Periodontia

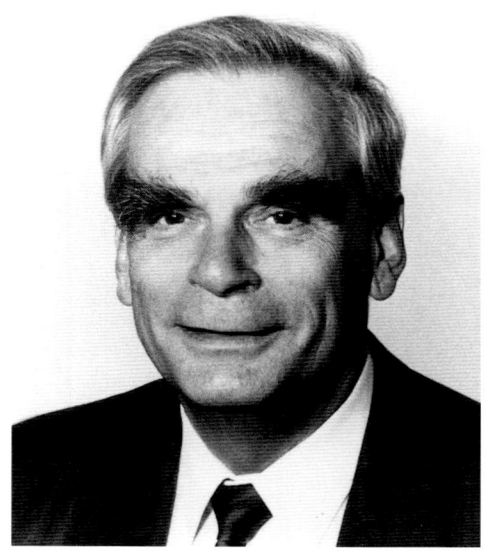

Prof. Dr. Klaus H. Rateitschak
In memorian

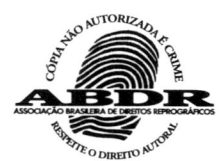

| W853p | Wolf, Herbert F.
    Periodontia / Herbert F. Wolf, Edith M. [Rateitschack-Plüss], Klaus H. Rateitschack ; tradução Ludmila C. Fruchi. – 3. ed., rev. e ampl. – Porto Alegre : Artmed, 2006.
    532 p. ; 28 cm. – (Coleção Artmed de Atlas Coloridos de Odontologia)

    ISBN 85-363-0553-3

    1. Odontologia – Periodontia. I. [Rateitschak-Plüss], Edith M. II. Rateitschak, Klaus H. III. Título.

    CDU 616.314.17 |

Catalogação na publicação: Júlia Angst Coelho – CRB Provisório 05/05

Coleção artmed de Atlas Coloridos de Odontologia

Herbert F. Wolf
Edith M. & Klaus H. Rateitschak

Periodontia

3ª edição revista e ampliada
1870 ilustrações

Tradução:
Ludmila C. Fruchi

Revisão técnica desta edição:

Alex Haas
Mestre em Periodontia, UFRGS. Professor Assistente de Periodontia, UFRGS.

Cassiano Küchembecker Rösing
Doutor em Periodontia, UNESP-Araraquara. Professor Adjunto de Periodontia, UFRGS e ULBRA.

Letícia Algarves Miranda
Doutora em Periodontia, UERJ. Professora Adjunta de Periodontia, UNISC.

Marilene Issa Fernandes
Mestre em Periodontia, UFRGS. Professora Assistente de Periodontia, UFRGS.

Patrícia Weidlich
Mestre em Periodontia, UFRGS. Professora Assistente de Periodontia, UFRGS.

Sabrina Carvalho Gomes
Doutora em Periodontia, UNESP-Araraquara. Professora Adjunta de Periodontia, ULBRA.

Consultoria e supervisão desta edição:

Rui Vicente Oppermann
Doutor em Odontologia, Universidade de Oslo. Professor Titular de Periodontia, UFRGS e ULBRA.

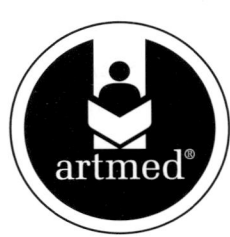

2006

Obra originalmente publicada sob o título
Parodontologie, (vol.1), 3 Auf.
© 2004, 1984, Georg Thieme Verlag, Stuttgart, Germany.
ISBN 3-13-655603-8

Capa: *Amarílis Barcelos*

Ilustração da capa:
Segmento de arco dental com periodontite.
As siglas das células efetoras e das moléculas sinalizadoras simbolizam a complexidade da resistência imunológica às infecções.

Preparação de original: *Lisandra Piccon*

Leitura final: *Jaqueline Capellari*

Supervisão editorial: *Letícia Bispo de Lima*

Editoração eletrônica: *Laser House*

Autores

Dr. Herbert F. Wolf
Privatpraktiker
Spezilarzt für Parodontologie SSP
Löwenstrasse 55/57
CH-8001 Zürich

Dr. Edith M. Rateischak-Plüss
ehem. OA Abteilung Kariologie
und Parodontologie
Zahnärztliches Institut Basel

Prof. Dr. Klaus H. Rateitschak
emer. Vorstand der Abteilung Kariologie
und Parodontologie
Zahnärztliches Institut Basel
Petersplatz 14, CH-4056 Basel

Reservados todos os direitos de publicação, em língua portuguesa, à
ARTMED® EDITORA S.A.
Av. Jerônimo de Ornelas, 670 – Santana
90040-340 – Porto Alegre RS
Fone: (51) 3027-7000   Fax: (51) 3027-7070

É proibida a duplicação ou reprodução deste volume, no todo ou em parte, sob quaisquer
formas ou por quaisquer meios (eletrônico, mecânico, gravação, fotocópia, distribuição na Web
e outros), sem permissão expressa da Editora.

SÃO PAULO
Av. Angélica, 1.091 – Higienópolis
01227-100 – São Paulo – SP
Fone: (11) 3665-1100   Fax: (11) 3667-1333

SAC 0800 703-3444

IMPRESSO NO BRASIL
PRINTED IN BRAZIL

Prefácio à 3ª Edição

Finalmente a 3ª edição pôde ser publicada, há mais de 13 anos após a 2ª edição. Muitas foram as razões para isso e, entre elas, a mais triste foi o falecimento do amigo, mestre e esposo *Klaus Rateitschak*, no dia 30 de setembro de 2002. Dedicamos esta edição a ele, que tanto se empenhou na realização desta obra até o último momento e se satisfez com os muitos e imensos avanços que os anos de 1990 trouxeram à nossa especialidade.

Em todo o mundo, a chegada do novo milênio motivou a análise retrospectiva de todas as conquistas, bem como a definição de novas metas. Isso significou uma mudança de paradigmas e um estímulo importante para que a odontologia e, especialmente, a periodontia integrassem à prática descobertas relevantes. Tais achados constituíram motivo suficiente para reelaborar por completo a 2ª edição, mantendo os conceitos consagrados e integrando à 3ª edição o que há de novo e útil à prática clínica.

O dever mais *nobre* do *cirurgião-dentista* – nas palavras do nosso falecido colega – é a manutenção da saúde e do bem-estar do organismo; neste caso, a prevenção de doenças bucais.

Se, apesar do esforço preventivo, dentes e periodonto sofrerem danos, o tratamento do aparelho de sustentação periodontal tem absoluta prioridade *acima* de qualquer outro procedimento odontológico. Todo tratamento reparador, desde pequenas restaurações e próteses removíveis até próteses fixas mais extensas – apoiadas sobre dentes ou implantes –, deve ser feito sobre um periodonto, isto é, uma base de sustentação saudável.

As doenças periodontais inflamatórias são, hoje, um dos problemas de saúde mais disseminados no mundo, cujos efeitos sobre a saúde em geral (doenças cardiocirculatórias) tornam-se cada vez mais evidentes, de modo que a correlação entre ambos dificilmente possa ser ignorada.

Por esse motivo, os capítulos e subcapítulos a seguir foram reorganizados, ampliados, reduzidos ou incluídos:

- Introdução ao "leigo", o paciente
- Etiologia: biofilme (placa bacteriana) e microrganismos periodontopatogênicos
- Patogênese: reações do hospedeiro, fatores de risco
- Alterações patológicas da gengiva e do periodonto
- Manifestações orais da AIDS e possibilidades de tratamento
- Retração gengival – "prevenção *versus* cirurgia"
- A fase de preparo sistêmico
- Terapia não-invasiva – novas indicações
- Terapia medicamentosa da periodontite
- Procedimentos cirúrgicos regeneradores e ressectivos
- A cirurgia plástica mucogengival – procedimentos estéticos
- Terapia de manutenção mediante controle dos fatores de risco
- Prótese gengival convencional e recursos estéticos
- Reconstrução alveolar com tecidos moles
- Indicações de implantes na ausência de doenças periodontais
- O periodonto do idoso
- Classificação completa das doenças periodontais – texto original, 1999

Procurou-se compor texto e imagens em disposição gráfica que estabelecesse praticidade ao estudo e ao manejo do livro, proporcionando uma leitura agradável a seus usuários. Além disso, gostaríamos de nos desculpar pelo grande volume desta edição, já que, infelizmente, não pode ser utilizada como leitura de cabeceira.

Herbert F. Wolf
Edith M. Rateitschak-Plüss

Apresentação da 1ª Edição em Inglês, 1985

Roy C. Page, DDS, PhD
Professor de Patologia e Periodontia
Universidade de Washington, Seattle

As doenças do periodonto continuam sendo um dos problemas de saúde da humanidade mais disseminados. Essas patologias estão adquirindo uma importância cada vez maior na Odontologia devido à queda da prevalência da cárie dental e ao fato de serem mais prevalentes em indivíduos de faixas etárias mais altas, um segmento da nossa população que cresce rapidamente. Desde o início dos anos 70, a aquisição de novos conhecimentos sobre as doenças periodontais, em todos os seus aspectos, vem sendo vertiginosa, proporcionando avanços consideráveis nessa área. A velocidade com que essas novas informações são adquiridas superou em muito a nossa capacidade de integrá-las aos conceitos e aos métodos de diagnóstico e tratamento das doenças periodontais. De modo geral, as monografias e os livros-texto estão desatualizados antes mesmo de se encontrarem nas prateleiras das livrarias e, muito freqüentemente, essas obras são omissas ao incorporar novas informações ou ao correlacioná-las com questões clínicas. Este livro é uma exceção.

O *Atlas Colorido de Periodontia* é diferente dos livros-texto e das monografias em diversos aspectos. De fato, não é um livro-texto, mas é muito mais do que um atlas. Este livro é uma abordagem nova da Periodontia, em que se integraram os conhecimentos mais atuais àqueles já existentes, apresentado-os de modo eficiente e de fácil assimilação por meio de imagens clínicas, diagramas e desenhos inovadores.

Esta publicação possui vários pontos fortes. Um imenso trabalho de reflexão e planejamento parece ter sido dedicado à seleção das áreas de abordagem e à sua ordenação. O conteúdo textual é extremamente minucioso e completo, subdivido em seções e temas como: biologia estrutural, patogênese, resposta do hospedeiro, epidemiologia, diagnóstico, terapia, terapia adjuvante e manutenção do resultado. O livro também possui seções que tratam de assuntos e áreas da Odontologia relacionados à Periodontia, como a Endodontia, a Ortodontia, a estabilização temporária, o trauma oclusal e o seu tratamento, as medicações usualmente empregadas durante o tratamento periodontal e as reconstruções removíveis para pacientes com doenças periodontais.

As seções sobre biologia estrutural, microbiologia e resposta do hospedeiro merecem especial atenção, por fundamentarem-se em conhecimentos científicos extremamente recentes e serem apresentadas de forma facilmente compreensível até mesmo para o graduando que se está iniciando no assunto. A seleção das referências bibliográficas é excelente. Também me agradou muito a seção de diagnóstico. A obra abrange e documenta todas as doenças inflamatórias do periodonto com a terminologia mais atual, sem, porém, incluir lesões orais irrelevantes, que apenas afastariam a atenção dos aspectos diagnósticos de interesse.

A seção de tratamento constitui cerca de dois terços do livro e, sem dúvida, é a de maior destaque, com um conteúdo inusitadamente minucioso. Todos os métodos e procedimentos consagrados foram inteiramente descritos, desde a higiene oral, a raspagem, a curetagem e o alisamento radicular até toda a série de procedimentos ressectivos e reconstrutivos. Cada procedimento é ilustrado com imagens do material utilizado e de um caso clínico exemplar. As fotografias e radiografias iniciais são acompanhadas da ilustração do procedimento clínico passo-a-passo e dos resultados pós-operatórios. Embora ainda haja grande controvérsia a respeito das vantagens dos métodos de tratamento conservadores em comparação aos métodos cirúrgicos, mais abrangentes e invasivos, os autores deste *Atlas* abordaram o assunto de maneira objetiva, sem manifestar favoritismo por qualquer conduta ou escola.

Até hoje, nos EUA, não havia nenhuma publicação de Periodontia comparável a esta, e é improvável que outra obra deste calibre seja publicada em um futuro próximo. A seleção, a organização e a ordenação das informações, bem como a qualidade técnica deste *Atlas* não têm precedentes. Este livro será útil para estudantes de graduação e pós-graduação, docentes, cirurgiões-dentistas e periodontistas e, muito provavelmente, tornar-se-á uma das publicações mais utilizadas e citadas na nossa área.

Apresentação à 3ª Edição

Maurizio S. Tonetti, DMD, PhD, MMSc, FDS, RCPS
Professor of Periodontology
Eastman Dental Institute, University College London

Periodontia, publicado pela primeira vez em 1984, está agora em sua 3ª edição, após ampla reelaboração e complementação das edições anteriores. Para o acervo particular de profissionais, estudantes e docentes, esta obra é um clássico de grande prestígio.

Na época de minha especialização, utilizava a 1ª edição como obra de referência e, mais tarde, como docente, "tomei emprestados" muitos gráficos da 2ª edição como auxílio para o esclarecimento de alguns conceitos complexos aos meus alunos. Sendo assim, é com imensa satisfação que escrevo a apresentação desta edição de *Periodontia*.

Em relação às antecedentes, a nova edição apresenta aspectos tanto de *evolução* como de *revolução*:

Evolução, porque os autores ampliaram e levaram à perfeição aquilo que faz deste atlas um verdadeiro clássico: a clareza e a atualidade com que são discutidos os temas essenciais da periodontia, com base em textos, gráficos e imagens detalhadas e numerosas. *Periodontia* é, por isso, a fonte ideal para transmitir de modo efetivo conceitos clínicos e teóricos sem grande dispêndio de tempo, reafirmando-se como uma obra-prima didática que dá acesso ao leitor às descobertas científicas e aos avanços na prática clínica.

O elemento *revolucionário* do novo atlas é a tentiva bemsucedida dos autores de integrar à prática a mudança de paradigmas ocasionada pela pesquisa básica e clínica das duas últimas décadas. Isso torna esta obra especialmente atraente, já que, com o avanço bastante rápido das pesquisas em periodontia, a realidade e a prática no consultório odontológico têm se distanciado cada vez mais.

Este atlas familiariza estudantes e profissionais com as profundas mudanças ocorridas na especialidade afim e aponta de modo convincente como os novos conhecimentos podem ser aplicados na prática para o bem-estar do paciente.

A periodontia chegou a uma fase crítica de transição: a melhor compreensão da etiologia e da patogênese de diversas formas de periodontite, bem como o reconhecimento da relevância da predisposição individual, constituem o fundamento para novas formas de tratamento mais eficazes. Uma maior precisão no diagnóstico e na estimativa de risco, novas alternativas de tratamento e um fundamento teórico – até hoje inexistente – sobre o que se deve fazer (ou, o que talvez seja até mais importante, sobre o que não deve mais ser feito) possivelmente tornem-se sem efeito se não forem ao encontro da prática clínica cotidiana.

Espero, portanto, que o leitor seja receptivo às modificações na prática clínica que se tornaram evidentemente necessárias considerando as atuais pesquisas na área.

Agradeço a equipe de Wolf e Rateitschak pela contribuição com mais uma obra magistral.

Parabéns!

Agradecimentos

Em primeiro lugar, agradecemos aos familiares e amigos pelo incentivo de que tantas vezes precisamos, pela compreensão e pela grande paciência com os autores, já estafados há "décadas". Eu, HW, agradeço de modo especial ao meu amigo dos tempos de faculdade, Klaus "Pascha" Rateitschak, que, anos antes de seu falecimento, ofereceu-me a autoria principal desta edição.

Entretanto, a realização desta edição, que se tornava sempre mais abrangente, só foi possível com a ajuda dos assistentes do consultório do dr. H. F. Wolf e do Centro Odontológico de Basel. Muito úteis foram, sobretudo, as contribuições de outros institutos e de diversos consultórios particulares. As imagens cedidas por eles estão relacionadas em um índice de figuras à parte (p. 524).

Destacamos a seguir pessoas que colaboraram na composição das figuras, como consultores, assistentes, fotógrafos, "modelos" ou mesmo como avaliadores e "críticos":

Andreas Adler, Basel – Sandra e Christian Augustin-Wolf, Zurique – Manuel Battegay, Basel – Jean-Pierre Ebner, Basel – Christoph Hämmerle, Zurique – Thomas Hassell, Flagstaff, AZ – Arthur Hefti, Columbus, OH – Joachim Hermann, Zurique – Markus Hürzeler, Munique – Marco Imoberdorf, Zurique – Thomas Lambrecht, Basel – Klaus Lang, Berna – Pascal Magne, Genebra – Michael Marxer, Luzerna – Carlo Marinello, Basel – Martin Meyer, Zurique – Jürg Meyer, Basel – Andrea Mombelli, Genebra – Rainer Oberholzer, Suhr – Hubert Schroeder, Zurique – Ulrich Saxer, Zurique – Peter Schüpbach, Horgen ZH – Maurizio Tonetti, Londres, GB – Anton Wetzel, St. Gallen – Lennart Wieslander, Basel – Jakob Wirz, Basel – Nicole Zitzmann, Basel.

Todos os gráficos, as tabelas e os esquemas esboçados por Herbert Wolf foram compostos eletronicamente pelo designer gráfico *Joachim Hormann*, de Stuttgart, com muita competência e paciência para com as inúmeras solicitações dos autores.

Igualmente imprescindível foi o trabalho da sra. *Heidi Hamberger*, que digitou e corrigiu o manuscrito original, bem como muitas outras versões, produtos de diversas alterações.

A assistente-chefe *Christa Durach* e o fotógrafo *Dieter Isch* prestaram-nos, desde a 1ª edição, o seu quase sempre discreto, porém eficiente, auxílio. A eles, também, os nossos sinceros agradecimentos.

Os custos das ilustrações foram financiados pelos autores e pela editora. Também ofereceram apoio financeiro as respeitáveis instituições e empresas a seguir:

Deppeler, Rolle – Esro, Thalwil – Gaba, Basel – Lever AG, Olten – Procter & Gamble, Schallbach, D – Trisa AG, Triengen – Fundação Walter-Fuchs, Basel.

A editoração e o preparo para impressão dos nossos originais de texto e imagens foram executados com muita paciência e competência pelos funcionários da empresa *kaltnermedia, Bobingen*. A impressão foi executada, como sempre com acurácia, pela gráfica *Grammlich, Pliezhausen*.

Mais uma vez agradecemos à excelente orientação que nos foi prestada pela Editora Thieme, Stuttgart, sobretudo ao *dr. Christian Urbanowicz, Markus Pohlmann, Karl-Heinz Fleischmann* e ao seu sucessor, *Rolf Zeller,* que se dedicaram intensivamente a esta edição, sempre dispostos a atender às muitas e "impossíveis" solicitações dos autores.

Herbert F. Wolf
Edith M. Rateitschak-Plüss

Sumário

Fundamentos

1 Introdução
1 Doenças periodontais
4 Evolução da periodontite não-tratada
4 Periodontite – propostas terapêuticas

7 Biologia estrutural
8 Gengiva
10 Estruturas de adesão epiteliais
12 Elementos de sustentação de tecido conjuntivo
14 Cemento radicular
16 Aparelho ósseo de sustentação
18 Irrigação do periodonto
19 Inervação do periodonto
20 Equilíbrio funcional das estruturas periodontais

21 Etiologia e patogênese
22 Periodontite – uma doença multifatorial

23 Microbiologia
24 Biofilme – formação de placa sobre as superfícies dentais e radiculares
25 Placa supragengival
26 Retenção de placa – fatores naturais
27 Retenção de placa – fatores iatrogênicos
28 Placa subgengival
29 Invasão bacteriana nos tecidos?
30 Classificação dos microrganismos do meio oral
31 Parede celular de bactérias Gram-positivas e Gram-negativas
32 Periodontite – processo infeccioso clássico ou oportunista
33 Bactérias de provável ação periodontopatogênica
34 Fatores de virulência
34 Transmissão da virulência
36 Bactérias marcadoras da periodontite
37 Patógenos "independentes" *versus* complexos patogênicos?
38 Endotoxinas – lipopolissacarídeos (LPS)

39 Patogênese: reação e recursos de defesa do hospedeiro
40 Novos conceitos da patogênese
41 Defesa do hospedeiro: mecanismos e elementos
42 Imunidade "congênita", inespecífica – primeira frente de defesa
43 Imunidade adquirida, específica – segunda frente de defesa
44 Componentes do sistema imunológico – resumo
45 Interação entre a imunidade específica e a inespecífica
46 Moléculas reguladoras da superfície celular: marcadores, receptores
47 Citocinas
49 Eicosanóides – prostaglandinas e leucotrienos
50 Mecanismos enzimáticos – metaloproteinases de matriz
51 Fatores de risco da periodontite – o hospedeiro suscetível
52 Fatores de risco genéticos – doenças, anomalias, variações da norma
54 Fatores de risco alteráveis, co-fatores modificadores
55 Patogênese I – primeiras reações inflamatórias
56 Patogênese II – histologia
58 Patogênese III – biologia molecular
50 Perda de inserção I – destruição de tecido conjuntivo
61 Perda de inserção II – destruição óssea
62 Patogênese – aspectos clínicos: da gengivite à periodontite
63 Evolução cíclica da periodontite
64 Infecções periodontais e doenças sistêmicas
65 Etiologia e patogênese – resumo

67 Índices
70 Índice de sangramento papilar (ISP)
71 Índice periodontal
72 Índice Comunitário de Necessidades de Tratamento
73 Índice Periodontal de Seleção e Registro (PSR)

74 Epidemiologia
74 Epidemiologia da gengivite
75 Epidemiologia da periodontite

Doenças e Diagnóstico

77 Doenças periodontais associadas à placa bacteriana
77 Gengivites – periodontites
78 Classificação das doenças periodontais – nomenclatura

79 Gengivite
80 Histopatologia
81 Sintomas clínicos
82 Gengivite leve
83 Gengivite moderada
84 Gengivite grave

85 Gengivite/periodontite ulcerativa
86 Histopatologia
87 Sintomas clínicos – bacteriologia
88 Gengivite ulcerativa (GUN)
89 Periodontite ulcerativa (PERUN)
90 Gengivoperiodontite ulcerativa – tratamento

91 Gengivites moduladas por hormônios
91 Gengivite da puberdade
91 Gengivite gravídica
91 Gengivite associada a contraceptivos
91 Gengivite menstrual/intermenstrual
91 Gengivite do climatério
93 Gengivite gravídica grave – épulis gravídica
94 Gengivite gravídica e o uso de fenitoína

95 Periodontite
96 Patobiologia – principais formas da periodontite
98 Patomorfologia – escores clínicos de gravidade
99 Tipos de bolsas e de perda óssea
100 Defeitos infra-ósseos, bolsas infra-ósseas
102 Comprometimento de furca
104 Histopatologia
105 Outros sinais clínicos e radiográficos
106 Contração – aumento de volume
107 Atividade da bolsa, movimentação e mobilidade dentais
108 Periodontite crônica – leve a moderada
110 Periodontite crônica grave
112 Periodontite agressiva – componentes étnicos
114 Periodontite agressiva – fase aguda
116 Periodontite agressiva – fase inicial
118 Periodontite pré-puberal – PP (periodontite agressiva)

119 Alterações patológicas da gengiva e do periodonto
120 Alterações predominantemente gengivais (tipo I B)
120 Alterações gengivais e periodontais (tipo IV A/B)
121 Aumento de volume gengival modificado por fenitoína
122 Aumento de volume gengival por diidropiridina
123 Aumento de volume gengival modificado por ciclosporina
124 Aumento de volume gengival por associação medicamentosa
125 Tumores benignos – epúlides
126 Tumores benignos – fibroses, exostoses
127 Tumores malignos
128 Gengivose/penfigóide
128 Pênfigo vulgar
129 Líquen plano: reticular e erosivo
130 Lecoplasias, lesões pré-cancerosas, eritroplasias
131 Herpes – gengivoestomatite herpética
132 Periodontite associada a doenças sistêmicas (tipo IV) – diabete tipos 1 e 2
134 Periodontite associada a doenças sistêmicas (tipo IV B)
Síndrome de Down, trissomia do 21
136 Periodontite pré-puberal associada a doenças sistêmicas:
Síndrome de Papillon-Lefèvre (tipo IV B)
138 Síndrome de Papillon-Lefèvre – "exceção à regra"

139 Infecção por HIV – AIDS
140 AIDS – epidemiologia
141 Classificação e evolução da doença
142 Manifestações orais do HIV
143 Infecções bacterianas em pacientes com AIDS

Sumário

- 144 Infecções fúngicas
- 145 Infecções virais
- 146 Neoplasias
- 147 Lesões de etiologia desconhecida associadas ao HIV
- 148 Invasão e replicação do vírus HIV – terapia sistêmica
- 149 Tratamento médico dos pacientes com AIDS
- 150 HIV – tratamento das infecções oportunistas
- 150 Prevenção da infecção pré e pós-exposição ocupacional
- 151 Tratamento da periodontite associada ao HIV

155 Recessão gengival
- 156 Fenestração e deiscência do osso alveolar
- 157 Sinais clínicos
- 158 Recessão gengival localizada
- 159 Recessão generalizada
- 160 Quadros clínicos semelhantes à recessão
- 161 Diagnóstico da recessão
- 162 Análise da recessão com método de Jahnke
- 162 Classificação de Miller
- 164 Seqüelas da recessão: sensibilidade dentinária, defeitos cuneiformes, cárie de dentina – diagnóstico diferencial – erosão

165 Exame clínico – diagnóstico – prognóstico
- 166 Exame clínico
- 167 Anamnese geral
- 167 Anamnese específica
- 168 Exame clínico de rotina
- 169 Sondagem de bolsas – profundidade das bolsas, perda de inserção clínica
- 170 Sondas periodontais
- 171 Profundidade de sondagem – interpretação dos valores
- 172 Exame de furca – comprometimentos de furca horizontal e vertical
- 174 Mobilidade dental – análise funcional
- 176 Exame radiográfico

178 Exames complementares – testes laboratoriais
179 Exames microbiológicos
- 180 Testes microbiológicos da bolsa – campo escuro/microscopia de fase
- 181 Exames microbiológicos – cultura
- 182 Novos exames microbiológicos – avaliação
- 183 Exames moleculares
- 184 Teste bacteriológico de sondas – modo de emprego do IAI PadoTest
- 185 Teste de sondas de DNA/RNA – IAI PadoTest 405
- 186 Testes imunológicos – reações antígeno-anticorpo
- 187 Testes bacterianos enzimáticos – teste BANA

188 Investigação da resposta do hospedeiro – risco
- 189 Fator de risco genético – investigação do polimorfismo genético da IL-1
- 190 Teste do gene IL-1 – técnica, interpretação dos resultados
- 191 Genótipo IL-1 positivo – outros fatores de risco
- 192 Higiene bucal inadequada como fator de risco – sangramento à sondagem (SS)
- 193 Avaliação do risco à periodontite – risco individual
- 194 Registro do exame clínico – ficha clínica periodontal
- 195 Ficha clínica eletrônica – Sistema Florida Probe
- 196 Diagnóstico
- 197 Prognóstico

198 Prevenção – profilaxia
- 198 Definições de prevenção e profilaxia
- 199 Prevenção da gengivite e da periodontite

Tratamento

201 Tratamento das doenças periodontais inflamatórias
- 202 Propostas terapêuticas e execução
- 203 Limitações do tratamento
- 204 Periodontite – objetivos e resultados terapêuticos

205 Cicatrização do periodonto
- 206 Cicatrização e regeneração – formas possíveis
- 207 Cicatrização do periodonto – definições
- 208 Plano de tratamento – esquema do tratamento
- 210 Fases do tratamento – planejamento individual

211 Fase preliminar: saúde geral
- 212 Avaliação do paciente – condições para o tratamento
- 213 Bacteremia – profilaxia da endocardite
- 214 Profilaxia da endocardite com antibióticos
- 215 Diabete melito (DM) – fator de risco para a periodontite
- 216 Fumo: um fator de risco modificável

217 Tratamento de urgência

221 Tratamento: fase 1
- 222 Aconselhamento do paciente – motivação – informação

223 Tratamento inicial 1 – higiene bucal realizada pelo próprio paciente
- 224 Motivação – sangramento gengival
- 225 Evidenciação de placa
- 226 Escovas dentais
- 228 Técnicas de escovação
- 229 Técnica unitufo: maneira diferente de escovar seus dentes
- 230 Escovas elétricas
- 231 Higiene interproximal
- 234 Dentifrícios
- 235 Controle químico de placa – prevenção cotidiana
- 236 Irrigadores
- 237 Higiene oral: combate à halitose
- 238 Possibilidades, sucessos e limitações da higiene bucal

239 Tratamento inicial 1 – adequação do meio oral: melhora das condições de higiene
- 240 Profilaxia supragengival – aparelhos sônicos, ultra-sônicos e jatos de bicarbonato...
- 241 ... e seu emprego
- 242 Remoção de placa supragengival – instrumentos manuais, pastas profiláticas...
- 243 ... e seu emprego
- 244 Adequação do meio oral – eliminação de fatores iatrogênicos
- 246 Eliminação de fatores de irritação iatrogênicos – pôntico
- 247 Eliminação de áreas naturais de retenção de placa: odontoplastia de sulcos, depressões e reentrâncias
- 248 Redução das áreas de acúmulo de placa em dentes com apinhamento: odontoplastia – desgaste morfológico
- 249 Tratamento da gengivite associada à placa bacteriana
- 252 Tratamento da gengivite

253 Tratamento: fase 1
- 253 Definições
- 254 Tratamento não-cirúrgico, antiinfeccioso – objetivos do tratamento
- 255 Tratamento antimicrobiano – eliminação dos reservatórios
- 256 Raspagem radicular – com ou sem curetagem gengival?
- 257 Tratamento não-cirúrgico na prática – indicação, instrumentação
- 258 Instrumentos manuais para raspagem e alisamento radicular – curetas
- 259 Aparelhos para raspagem
- 260 Curetas de Gracey – emprego
- 262 Instrumentos manuais especiais – curetas
- 263 Técnica de raspagem com as curetas de Gracey
- 268 Afiação
- 269 Afiação manual dos instrumentos
- 270 Afiação não-manual dos instrumentos
- 271 Debridamento subgengival sem exposição cirúrgica
- 276 Tratamento não-cirúrgico do primeiro quadrante...
- 277 ... e do restante da boca?
- 278 Limitações do tratamento não-cirúrgico
- 280 Vantagens e limitações do tratamento não-cirúrgico...

281 FMT – *full mouth therapy*
- 282 FMT – Conduta terapêutica mecânica e...
- 283 ... farmacológica
- 284 FMT – resultados radiográficos
- 285 FMT – resultados numéricos

287 Medicamentos
- 287 Terapia complementar antimicrobiana – antibióticos no tratamento periodontal
- 288 Quando empregar antibióticos? (Critérios de escolha)
- 290 Antibióticos – sensibilidade e resistência bacteriana
- 291 Terapia antimicrobiana local *versus* sistêmica
- 292 Tratamento local antimicrobiano – fármacos de liberação controlada
- 294 Reações do hospedeiro – substâncias moduladoras

295 Tratamento: fase 2
Cirurgia periodontal – fase corretiva
296 Funções e objetivos da cirurgia periodontal
297 "Seleção" dos pacientes
298 Fatores de influência para o resultado do tratamento
299 Métodos da cirurgia periodontal e suas indicações
300 Métodos de tratamento – vantagens e desvantagens
302 Cuidados pré e pós-operatórios

303 Cirurgias a retalho – exposição cirúrgica
304 Retalhos – incisões
305 Instrumental para as cirurgias a retalho
306 Agulhas e material de sutura
307 Nós cirúrgicos
308 Suturas mais comuns

309 Retalho de acesso: retalho de Widman modificado (MWF)
310 Técnica de Ramfjord
312 Vista oclusal do MWF – princípios
313 Retalho de acesso: retalho de Widman modificado – caso clínico
317 Retalho de acesso: retalho de Widman modificado
318 Resultados a longo prazo de diferentes modalidades de tratamento
319 Excisões em cunha distais às extremidades do arco – princípios
320 Excisão em cunha – extremidade do arco

323 Métodos regenerativos
324 Bolsas infra-ósseas – anatomia do defeito
326 Regeneração óssea sem "recursos complementares"
327 Materiais de preenchimento para bolsas infra-ósseas – transplantes/implantes
328 Instrumentos para a coleta de osso autógeno...
329 ... e o seu emprego
330 Enxerto ósseo autógeno
332 Materiais de preenchimento
334 Enxerto aloplástico – cirurgia combinada
337 Associação de técnicas cirúrgicas de enxerto
338 Regeneração tecidual guiada
340 Membranas/barreiras mais utilizadas
341 RTG com membrana não-reabsorvível
345 Membrana individual instantânea – tecnologia Atrisorb/Atrigel
346 RTG com membrana e preenchimento – Atrisorb *free flow*, Bio-Oss
348 RTG com membrana e material de preenchimento – Bio-Gide e coláageno Bio-Oss
351 Regeneração com auxílio de fatores de crescimento/diferenciação e proteínas
352 Retalho combinado com proteínas amelogênicas – Emdogain
354 Regeneração com Emdogain

355 Métodos ressectivos: eliminação de bolsas – cirurgia óssea
356 Instrumentos para osteoplastias e osteotomias...
357 ... e o seu emprego
358 Avaliação dos métodos ressectivos
359 Tratamento ressectivo: reposição apical do retalho – eliminação de bolsas
366 Técnicas cirúrgicas combinadas com retalhos

367 Gengivectomia e gengivoplastia
368 Instrumental para gengivectomias/gengivoplastias...
369 ... e seu emprego
370 Cimentos cirúrgicos e adesivos teciduais
371 Procedimento cirúrgico
376 Sinopse
377 GE/GP na arcada superior: vestibular e palatina
378 GE/GP – pequenas intervenções cirúrgicas: exposição da margem de cavidades e preparos
379 GE/GP – hiperplasia por hidantoína
380 Limitações da GE/GP – hiperplasia por ciclosporina

381 Comprometimento de furca – tratamento
382 Tratamento de dentes multirradiculados – furca
383 Comprometimento de furca – classificação
384 Comprometimento de furca – planejamento – resultados a longo prazo
385 Tratamento de furca – seleção
386 Opções de tratamento para diferentes padrões de acometimento
388 Comprometimento de furca F1 em molar inferior – odontoplastia e raspagem
389 Comprometimento de furca F2 em molar superior – odontoplastia
390 Comprometimento de furca F2 em molar inferior – técnica de RTG
392 Comprometimento de furca F3 em molar inferior – hemissecção com extração
394 Comprometimento de furca F3 em molar superior – rizectomia e reconstrução
396 Comprometimento de furca F3 em molar superior – trissecção e manutenção das raízes

397 Cirurgia plástica mucogengival
398 Problemas mucogengivais...
399 ... e opções tratamento para solucioná-los
400 enectomia – frenotomia
401 Enxerto de gengiva livre – enxerto autógeno
402 Instrumentos para a coleta de enxerto...
403 ... e seu emprego
404 Enxerto – espessura e forma
405 Transplante de gengiva livre – bloqueio da recessão
409 Resumo
410 EGL – cicatrização: aspecto clínico...
411 ... e através de angiografia por fluorescência
412 Vantagens e desvantagens do EGL

413 Recobrimento de recessões
414 Forma do defeito – escolha da técnica cirúrgica
415 Técnicas com retalhos pediculados
416 Recobrimento direto com EGL – ato operatório único
418 Deslocamento coronário do retalho após EGL – dois atos operatórios

419 Recobrimento de recessões com enxerto de tecido conjuntivo
421 Obtenção do enxerto no palato
424 Outros métodos de obtenção de enxertos de tecido conjuntivo
425 Enxerto de tecido conjuntivo – técnica de Nelson
430 Enxerto de tecido conjuntivo... e correção das complicações
434 Enxerto de tecido conjuntivo... e suas possíveis complicações

435 Recobrimento de recessões mediante regeneração tecidual guiada
437 Recobrimento da recessão com membrana reabsorvível
441 Retalho com deslocamento coronal e rotação papilar
442 Correções estéticas com cirurgia mucogengival e coroas protéticas
444 Cirurgia plástica mucogengival – resumo

445 Periodonto – endodonto
446 Classe I – problema primariamente endodôntico
446 Classe II – problema primariamente periodontal
447 Classe III – problemas endoperiodontais

449 Tratamento: fase 3
449 Terapia de manutenção periodontal
450 Prática da manutenção e seus resultados
451 Fase de manutenção – controle dos riscos
452 Consulta de manutenção
453 Demanda por tratamento, pessoal auxiliar
454 Equipe de prevenção: cirurgião-dentista – THD
454 Pessoal auxiliar e necessidades de tratamento
455 Insucesso por falta de terapia de manutenção
456 Seqüelas do tratamento periodontal
458 Hipersensibilidade dentinária

Terapias de suporte

459 Função – terapia funcional
459 Função normal
460 Mobilidade dental fisiológica
461 Trauma oclusal periodontal
462 Proteção oclusal com placa de mordida (*bite guard*) – placa de Michigan

463 Ortodontia: correções com finalidades estéticas e periodontais
464 Fechamento de diastemas anteriores após o tratamento da periodontite
466 Correção da inclinação do segundo molar inferior
468 Correção ortodôntica dos incisivos após tratamento periodontal
470 Correção ortodôntica de canino ectópico

471 Ferulização – estabilização
473 Ferulização temporária (provisória)
474 Ferulização semipermanente – dentes anteriores
475 Ferulização permanente – técnica adesiva
476 Estabilização protética – provisório de longa duração

Sumário

477 Prótese periodontal 1: técnicas convencionais
478 Provisórios – fixos ou removíveis
478 Provisório imediato removível
479 Prótese adesiva inferior – provisório de longa duração
480 Provisório fixo – áreas de vulnerabilidade
481 Provisório de resina fixo
482 Provisório fixo de longa duração com reforço de metal
484 Reconstrução fixa definitiva – prótese total
486 Perda de molar – o que fazer?
487 Prótese telescópica em dentição com poucos elementos remanescentes
488 Prótese removível – solução econômica

489 Prótese periodontal 2: medidas adicionais, estética
489 Próteses periodontais: objetivos, problemas e soluções
490 Margem da coroa – espaço biológico – complexo dentogengival
491 Espaço biológico – efeito *umbrella* – transparência
492 Linha do sorriso – proporção vermelho/branco
493 Aumento da coroa clínica – princípios
494 Aumento cirúrgico da coroa clínica – procedimento
496 Perda das papilas – classificação, regras
497 Perda papilar – solução protética com facetas laminadas
500 Perda das papilas – solução protética com coroas
502 Crista alveolar – pônticos
503 Defeitos de crista alveolar – classificações
504 Defeito de crista alveolar – correção protética
505 Defeitos de crista – correção cirúrgica – métodos

506 Aumento de crista alveolar com enxerto de tecido conjuntivo parcialmente epitelizado
509 Defeito de crista alveolar – reconstrução com enxerto de tecido conjuntivo – sinopse

511 Implantes: dente natural ou implante intra-ósseo após o tratamento periodontal?
512 Critérios para o diagnóstico e para a escolha do tratamento
513 Propostas de tratamento – resultados
514 Manutenção – administrando problemas com implantes

Apêndices

515 O periodonto do idoso: periodontia geriátrica
518 Alterações relacionadas à idade – plano de tratamento

519 Classificação das doenças periodontais
519 Nova classificação das doenças e estados clínicos periodontais (1999)
522 Modificações – comparação entre as classificações de 1989 e de 1999

523 Manutenção – tratamento individualizado

524 Imagens fotográficas
525 Referências
528 Índice

Introdução

O objeto de estudo da periodontia são os tecidos que suportam os dentes, o periodonto. Fazem parte do periodonto os tecidos que circundam os dentes e os fixam na maxila e na mandíbula (lat.: *peri* = ao redor de; gr.: *odus* = dente).

Os tecidos duros e moles que estão envolvidos na constituição do periodonto são:

- gengiva
- cemento radicular
- ligamento periodontal
- osso alveolar

A estrutura e a função dos tecidos periodontais foram amplamente estudadas (Schroeder, 1992). Compreender a interação entre seus componentes celulares e moleculares e aplicar os novos conhecimentos na prática terapêutica são o alvo de futuras e intensas pesquisas.

Doenças periodontais

Gengivite e periodontite

São várias as doenças que afetam o periodonto. Em primeiro plano estão as gengivites associadas à placa bacteriana (inflamações gengivais sem perda de inserção) e as periodontites (perda de tecido periodontal causada por inflamação).

- A *gengivite* limita-se ao tecido conjuntivo mole marginal, acima da crista alveolar. Clinicamente, manifesta-se por sangramento à sondagem do sulco gengival e, nos casos mais graves, por eritema e edema sobretudo na área das papilas (Fig. 3).
- A periodontite pode desenvolver-se de uma gengivite pré-existente em pacientes com uma condição imunológica comprometida, com presença de fatores de risco e mediadores pró-inflamatórios, bem como a presença de uma microbiota predominantemente periodontopatogênica. A inflamação se estende às estruturas mais profundas do aparelho de sustentação dental, ocorrendo, então, a destruição de colágeno e a reabsorção óssea (perda de inserção). O epitélio juncional transforma-se em epitélio de revestimento da bolsa periodontal, que prolifera em direção látero-apical. Forma-se, então, uma bolsa que serve como reservatório e área de proliferação de bactérias patogênicas oportunistas, que perpetuam a periodontite e podem ocasionar a progressão da doença (Fig. 4).

Recessão gengival

A *recessão gengival* não é propriamente uma doença, mas uma alteração, em princípio, morfológica causada por uma higiene oral incorreta (força excessiva de escovação) e, em algumas ocasiões, por sobrecargas funcionais. As recessões gengivais não levam à perda de elementos dentais, mas podem causar incômodos ao paciente, como sensibilidade dentinária e problemas estéticos. Se a retração atingir a mucosa oral de revestimento do fundo sulco, a realização adequada da higiene não mais será possível, acarretando, assim, uma inflamação secundária.

Além da forma clássica de recessão, observa-se também a migração apical da gengiva nos casos de periodontites de longa duração sem tratamento ou de pacientes idosos submetidos a tratamento periodontal ("involução") (Fig. 2).

As doenças periodontais mencionadas – gengivite, periodontite e recessão gengival – apresentam distribuição mundial, acometendo quase toda a população do planeta. Além dessas, existe um grande número de patologias e malformações pouco comuns, que foram, sem exceção, reclassificadas detalhadamente em 1999 na ocasião de um *World Workshop* internacional (classificação completa, ver Apêndice, p. 519).

2 Introdução

1 Periodonto saudável
A característica fundamental do periodonto é a união especial de tecidos moles e duros:

- Na área marginal, a gengiva livre de inflamação, por meio do epitélio juncional, protege as partes mais profundas do periodonto contra lesões mecânicas e microbiológicas.
- Abaixo do epitélio juncional, são as fibras supra-alveolares que unem a gengiva ao dente e, na altura do osso alveolar, são as fibras periodontais que, partindo da cemento radicular, inserem-se no osso.

Prevenção: Manter a saúde do periodonto é o objetivo principal da periodontia, devendo ser também o do paciente. Atinge-se esse objetivo mediante uma ótima higiene oral, simplesmente mecânica. Colutórios e dentifrícios complementam a higiene mecânica.

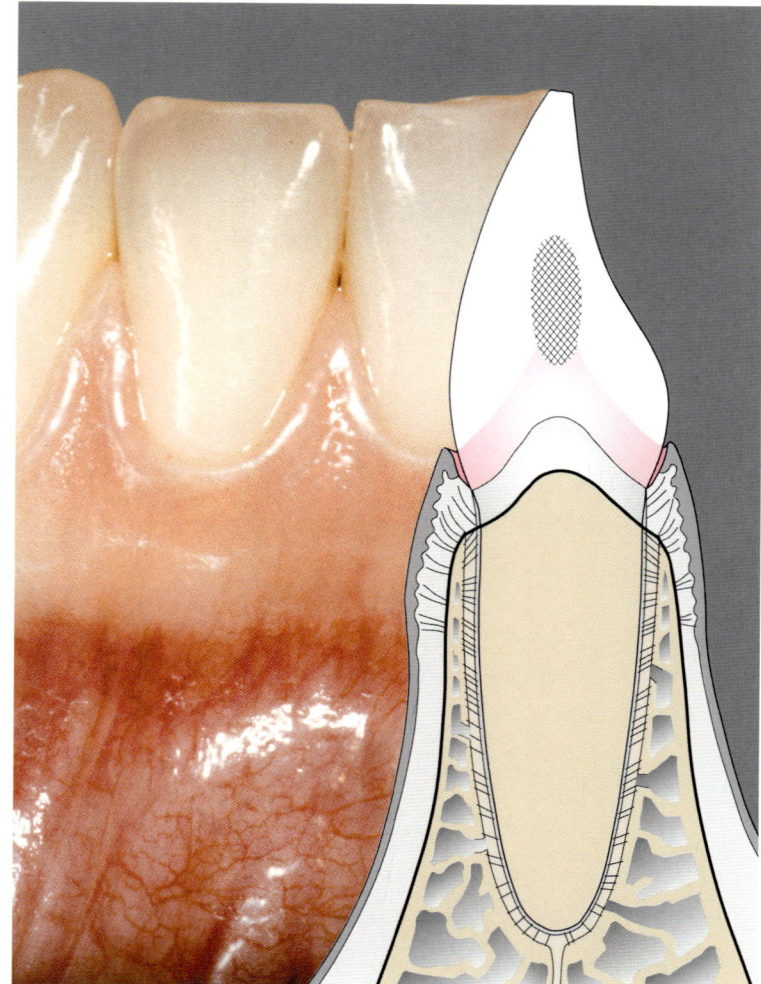

Saudável

2 Recessão gengival
O migração apical da gengiva sem inflamação é característico dessa "alteração" que tanto preocupa o leigo. Quanto ao aspecto morfológico, isso ocorre em áreas de lâminas ósseas vestibulares muito delgadas ou ausentes. O verdadeiro fator desencadeador da recessão é a higene oral incorreta, traumática (escovação horizontal), ou, eventualmente, a sobrecarga funcional (?). Por isso, a recessão não pode ser classificada propriamente como uma doença periodontal.

A melhor *forma de prevenção* da recessão é o procedimento correto e cuidadoso de escovação (movimentos verticais e circulares; eventualmente, uso de escovas sônicas).

Tratamento: O surgimento de novas retrações ou o avanço das já existentes podem ser contidos com a mudança dos hábitos de higiene e, nos mais graves, por meio de intervenção cirúrgica com a finalidade de recobrimento.

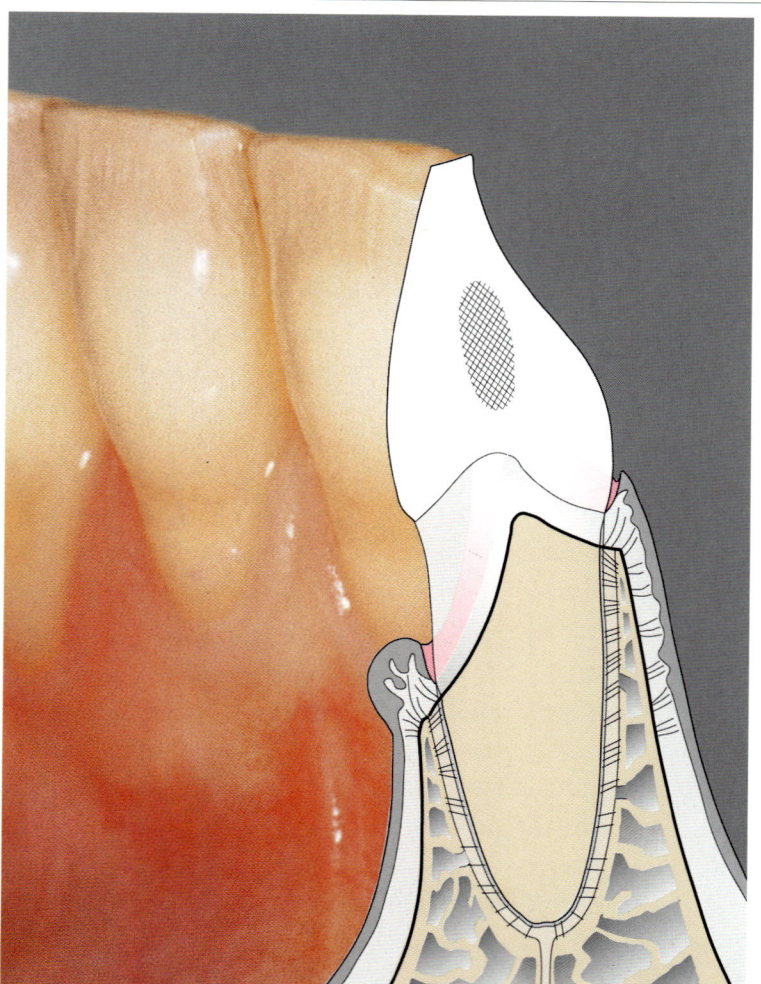

Recessão gengival

Doenças periodontais

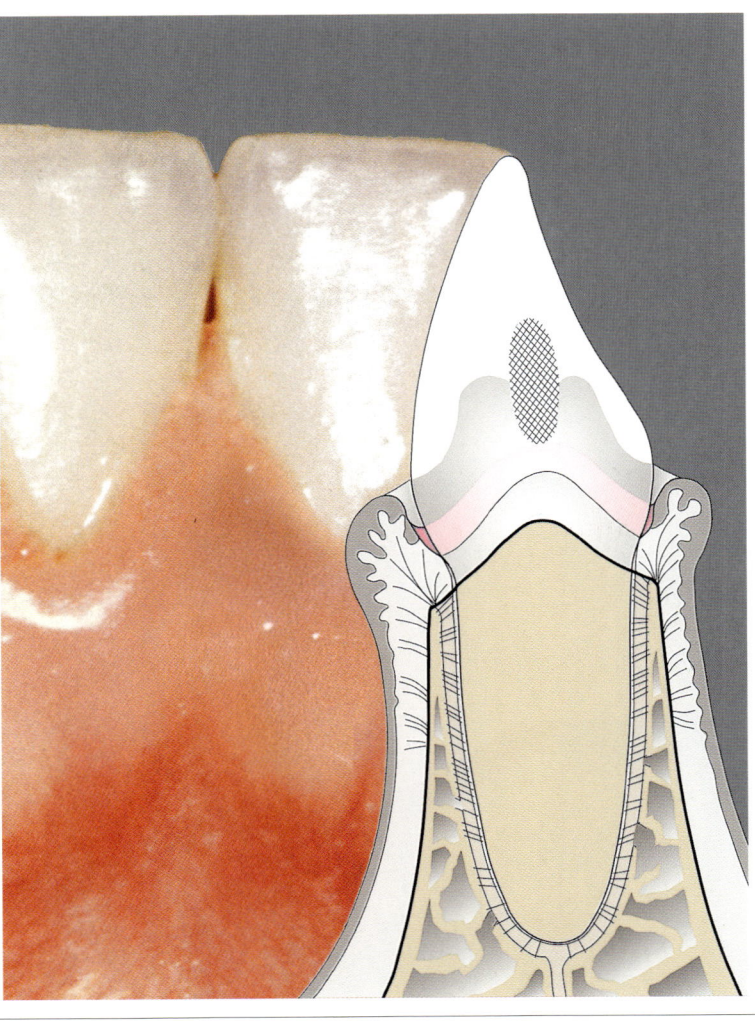

Gengivite

3 Gengivite
A gengivite é caracterizada pela inflamação da gengiva marginal e das papilas causada pela placa bacteriana; sangramento à sondagem, eritema e edema são os sintomas clínicos. O grau de manifestação pode variar conforme a placa bacteriana – biofilme (quantidade/qualidade) – e a resposta do hospedeiro. Não são envolvidas estruturas mais profundas (osso alveolar e ligamento periodontal).

A gengivite pode evoluir para uma periodontite, mas de forma alguma isso ocorre necessariamente.

Tratamento: O controle adequado da placa já é suficiente para sanar a gengivite. Com o início ou a melhora da higiene bucal e a remoção por profissional de placa e cálculos, obtém-se a cura completa. Entretanto, a ausência de inflamação, ou seja, de sangramento à sondagem, dificilmente pode perdurar se o paciente não for capaz de manter a longo prazo um bom padrão de higiene oral.

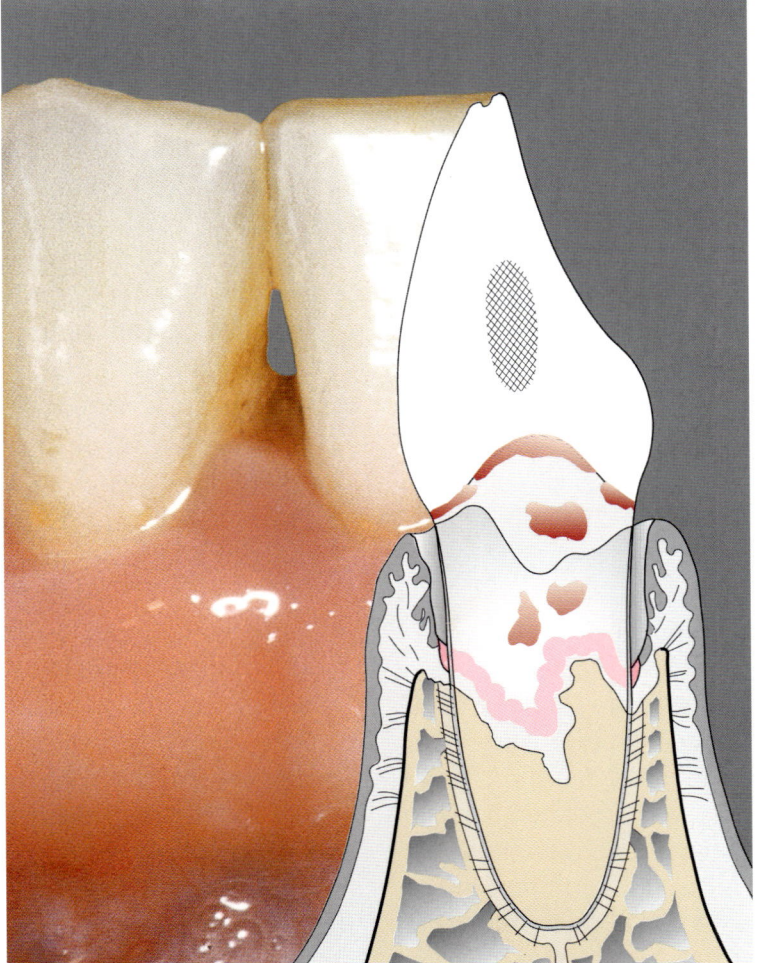

Periodontite

4 Periodontite
Nas áreas marginais, as características da periodontite correspondem às da gengivite. Os processos inflamatórios, porém, estendem-se às estruturas periodontais mais profundas – osso alveolar e ligamento periodontal, ocorrendo perda de inserção e formação de bolsa. Em geral, as perdas teciduais ocorrem de forma localizada, e não, generalizada. Distinguem-se a *forma crônica (tipo II)* e a *agressiva (tipo III)*, com diferentes graus de severidade. Cerca de 90% dos casos são de "periodontite crônica" (p. 108, 519).

Tratamento: A maioria das periodontites pode ser tratada com sucesso. O grau de dificuldade do tratamento, porém, pode diferir significativamente. Em fase inicial, o tratamento é simples, preferindo-se aos procedimentos mecânicos e, em algumas situações, pode ser feita complementação com medicamento local ou sistêmico.

Evolução da periodontite não-tratada

A periodontite é geralmente uma doença de evolução muito lenta (Locker e Leake, 1993; Albandar e cols., 1997), e nos casos graves – principalmente os não-tratados – pode levar à perda de estruturas dentais. Comparando-se os casos individualmente, notam-se grandes diferenças na velocidade de progressão. Além da quantidade e da composição da placa bacteriana, há diversos fatores que determinam a variabilidade individual: o estado de saúde geral do paciente; a sua imunidade, que embora seja definida geneticamente, é influenciada por variações do estado psíquico; a etnia; a classe social; e condições como fumo e estresse (p. 22, Fig. 41). Esses fatores fazem com que a periodontite instale-se nas mais diversas idades e apresente velocidade de progressão bastante variável.

A susceptibilidade à periodontite não é igual para todos os dentes e faces dentais (Manser e Rateitschak, 1996):

- Os *molares* apresentam maior risco.
- Os *pré-molares* e os *incisivos* são menos propensos.
- Os caninos são os mais resistentes.

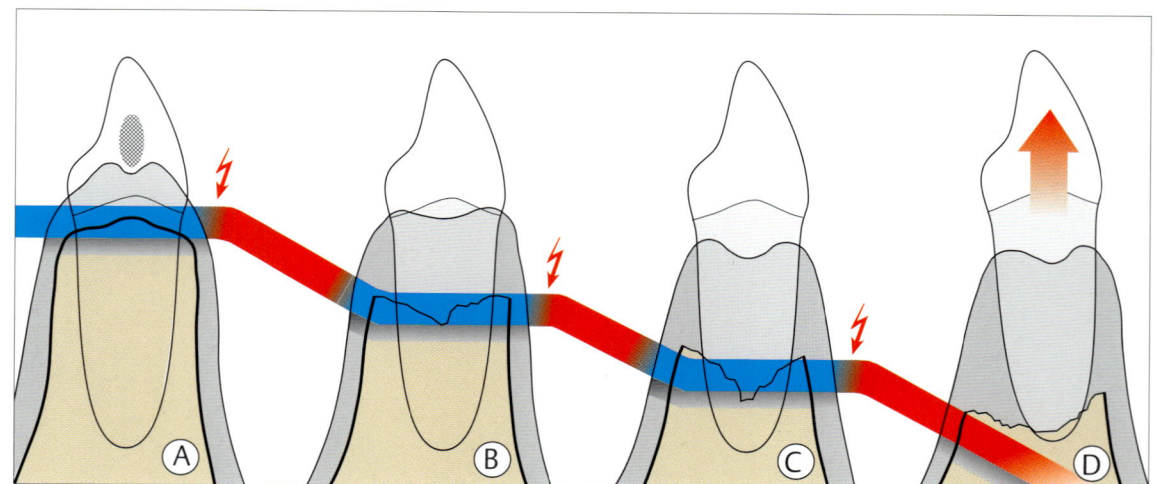

5 Evolução da periodontite não-tratada
Nas formas mais agressivas da periodontite (p. 95, 97), as perdas teciduais para cada dente ocorre principalmente em surtos agudos sucessivos, e não de forma crônica e regular. As fases de progressão e latência se alternam. As fases de destruição podem suceder-se muito rapidamente ou a longos intervalos.

Vermelho Fase aguda/destruição
Azul Fase de quiescência

Periodontite – propostas terapêuticas

O principal objetivo é a prevenção das doenças periodontais; o segundo, a cura das periodontites manifestas, visando à restituição integral do periodonto. As pesquisas básicas e clínicas atuais buscam atingir essa meta em um futuro próximo. Hoje, há propostas terapêuticas de comprovada eficácia, capazes de eliminar a inflamação e interromper a progressão da doença. Além disso, a regeneração da inserção é possível até determinado grau (RTG, p. 338). Pode-se optar pelas seguintes modalidades terapêuticas:

1 Raspagem radicular com ou sem intervenção cirúrgica (tratamento causal, *goldstandard*)
2 Tratamentos cirúrgicos regenerativos
3 Tratamentos cirúrgicos ressectivos
4 Como alternativa: extrações e implantes?

1 A raspagem radicular é indispensável em qualquer tratamento de periodontite. Ela é uma "terapia causal", por meio da qual o biofilme (placa bacteriana) e o cálculo subgengival são removidos. Se as bolsas periodontais são rasas, e as características morfológicas são simples (dentes unirradiculares), o tratamento pode ser feito sem intervenção cirúrgica. Nos casos de periodontite mais avançada, a terapia é feita sob visão direta, após o rebatimento de um retalho (retalho de acesso, p. ex., retalho de Widman modificado). O resultado desse tratamento é, em geral, a cura por meio de reparo (p. 206), formando-se um epitélio juncional longo.

2 Os *métodos de tratamento regenerativos* (regeneração tecidual guiada [RTG]; autógenos e implantes aloplásticos) ganharam importância nos últimos anos. Tais métodos têm sido continuamente aprimorados e é possível que, no futuro, sejam complementados por fatores de crescimento.

A terapia regenerativa pode ocasionar uma neoformação considerável de tecido periodontal.

3 Os *procedimentos cirúrgicos radicais* para a eliminação de bolsas estão em segundo plano, porém seus resultados são mais previsíveis, e os riscos de recidiva são menores.

4 Nos casos complexos de periodontite avançada, como os de comprometimento severo da área de furca de molares, deve-se considerar a extração e a *substituição da estrutura dental por um implante* em forma radicular como alternativa ao tratamento periodontal (tanto ressectivo como regenerativo).

Neste contexto, também são indispensáveis o tratamento periodontal dos demais dentes, o ótimo controle de placa por parte do paciente e a obtenção de volume ósseo suficiente para a realização do implante.

Opções de tratamento

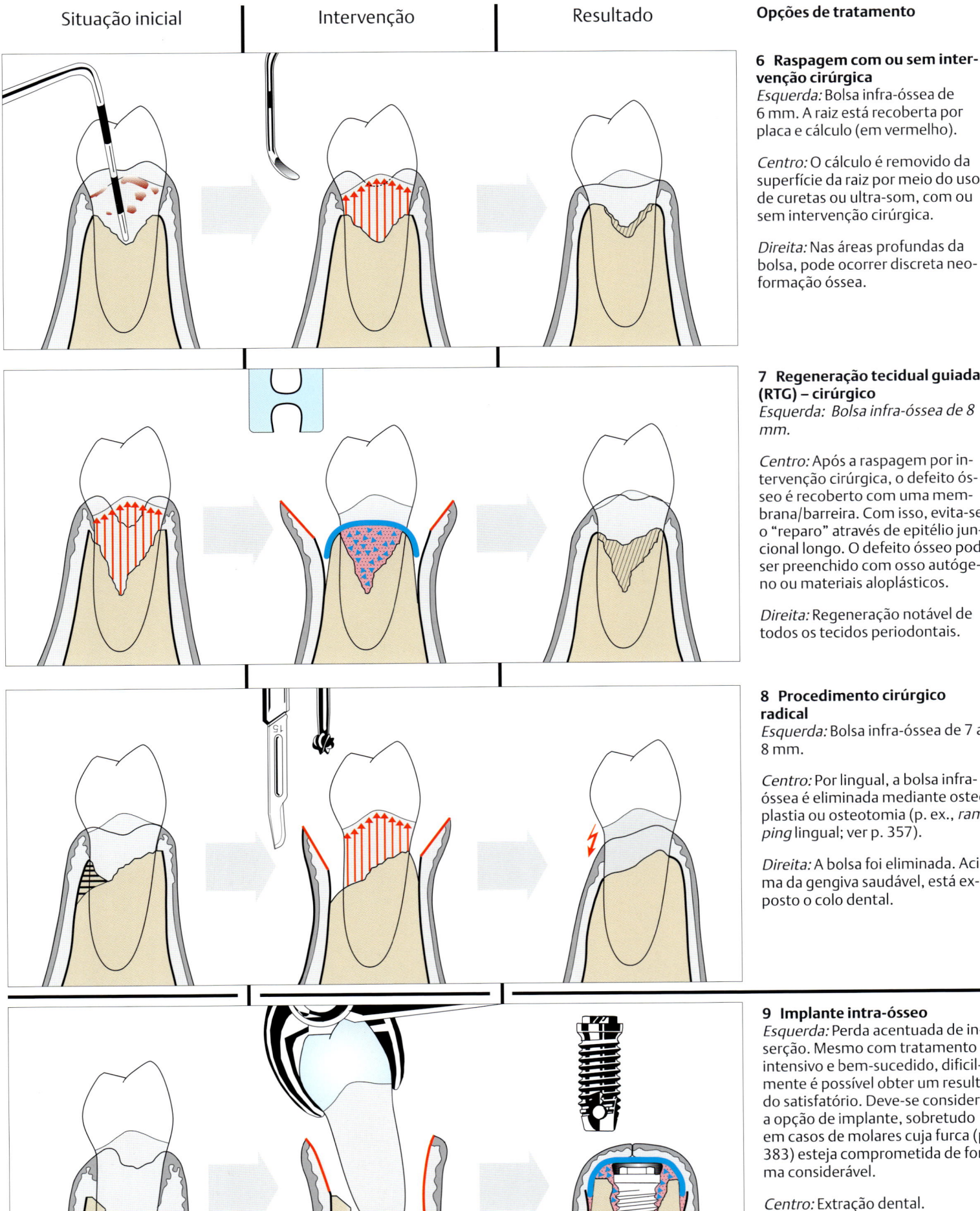

| Situação inicial | Intervenção | Resultado |

Opções de tratamento

6 Raspagem com ou sem intervenção cirúrgica
Esquerda: Bolsa infra-óssea de 6 mm. A raiz está recoberta por placa e cálculo (em vermelho).

Centro: O cálculo é removido da superfície da raiz por meio do uso de curetas ou ultra-som, com ou sem intervenção cirúrgica.

Direita: Nas áreas profundas da bolsa, pode ocorrer discreta neoformação óssea.

7 Regeneração tecidual guiada (RTG) – cirúrgico
Esquerda: Bolsa infra-óssea de 8 mm.

Centro: Após a raspagem por intervenção cirúrgica, o defeito ósseo é recoberto com uma membrana/barreira. Com isso, evita-se o "reparo" através de epitélio juncional longo. O defeito ósseo pode ser preenchido com osso autógeno ou materiais aloplásticos.

Direita: Regeneração notável de todos os tecidos periodontais.

8 Procedimento cirúrgico radical
Esquerda: Bolsa infra-óssea de 7 a 8 mm.

Centro: Por lingual, a bolsa infra-óssea é eliminada mediante osteoplastia ou osteotomia (p. ex., *ramping* lingual; ver p. 357).

Direita: A bolsa foi eliminada. Acima da gengiva saudável, está exposto o colo dental.

9 Implante intra-ósseo
Esquerda: Perda acentuada de inserção. Mesmo com tratamento intensivo e bem-sucedido, dificilmente é possível obter um resultado satisfatório. Deve-se considerar a opção de implante, sobretudo em casos de molares cuja furca (p. 383) esteja comprometida de forma considerável.

Centro: Extração dental.

Direita: Implante recoberto pela mucosa. Regeneração óssea sob membrana.

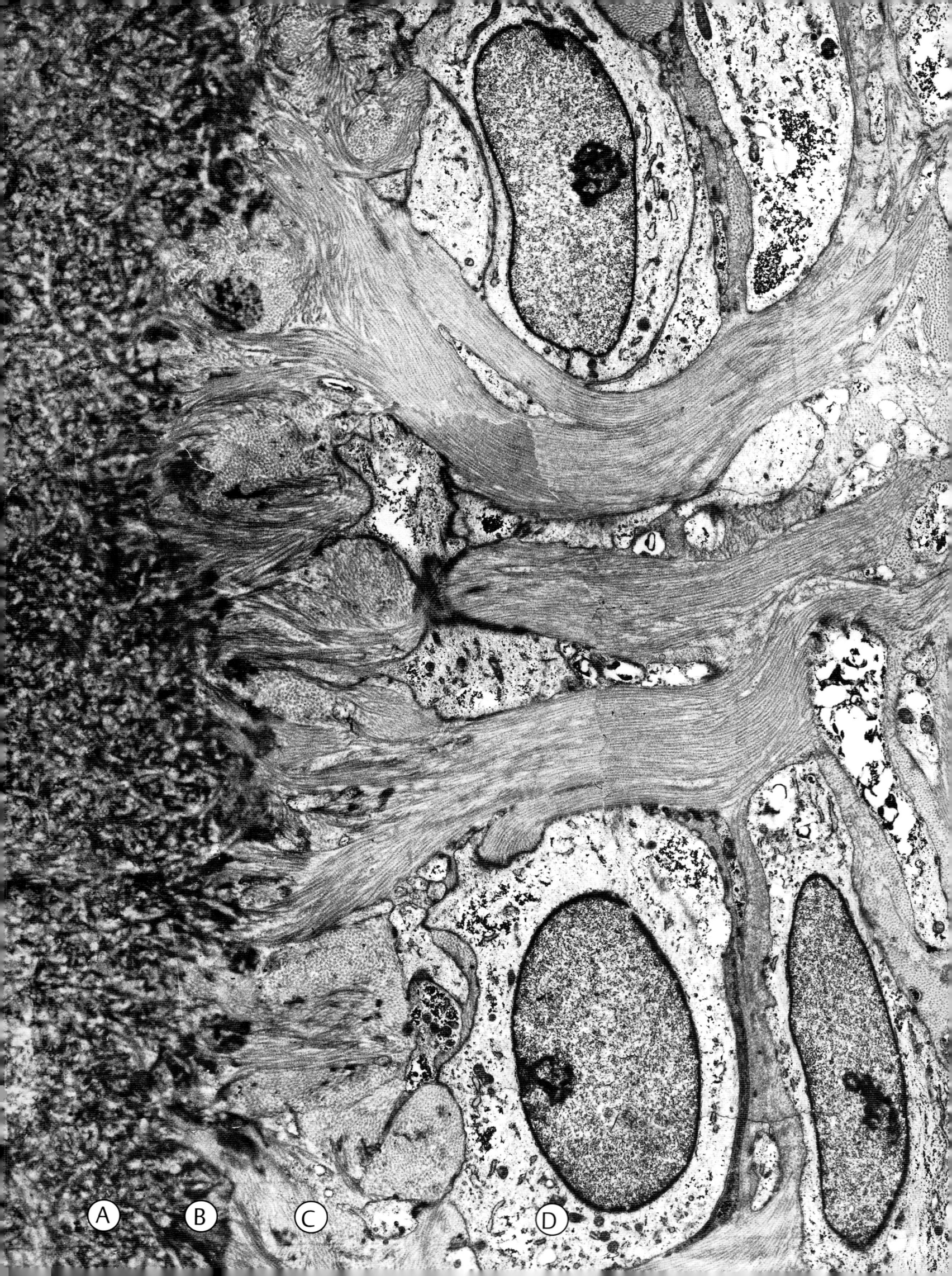

Biologia estrutural

Biologia estrutural é um conceito genérico, que, além da macromorfologia e da histologia clássicas, abrange a função e os processos bioquímicos das células e das estruturas intercelulares.

É indispensável possuir conhecimentos básicos sobre a biologia estrutural normal dos tecidos periodontais e a sua dinâmica (homeostase via mediadores, *turnover*) para a compreensão das alterações patobiológicas, uma vez que estas nada mais são que "desvios" das estruturas normais ou do equilíbrio funcional (Schroeder, 1992).

O termo "periodonto" abrange quatro tecidos diferentes, duros ou moles: gengiva, cemento radicular, córtex ósseo alveolar e a estrutura que interliga esses dois últimos, ligamento periodontal. Cada um desses tecidos pode, ainda, ser subdividido de acordo com sua estrutura, função e localização.

10 Estruturas periodontais

- *Col*, concavidade interpapilar
- Papila interdental vestibular
- Epitélio juncional
- Gengiva livre
- Gengiva inserida
- Junção mucogengival
- Mucosa de revestimento alveolar
- Cemento radicular
- Ligamento periodontal
- *Lamina cribriformis* = córtex ósseo alveolar
- Compacta óssea
- Osso trasecular

Página ao lado:

Fotomicrografia por microscopia eletrônica de transmissão (MET): formação radicular (criança de aproximadamente 6 anos)
Formação das superfícies delimitantes entre a dentina, o cemento e o ligamento periodontal durante a rizogênese.
Mineralização incial do cementóide depositado diretamente na dentina; fibras colágenas de fixação; cementoblastos semelhantes a fibroblastos, que estão envolvidos na formação do cemento acelular de fibras extrínsecas.
A Dentina
B Cementóide
C Fibras colágenas
D Cementoblasto (semelhante ao fibroblasto): forma o cemento acelular de fibras extrínsecas

Cortesia de *D. D. Bossardt* e *H. E. Schroeder.*

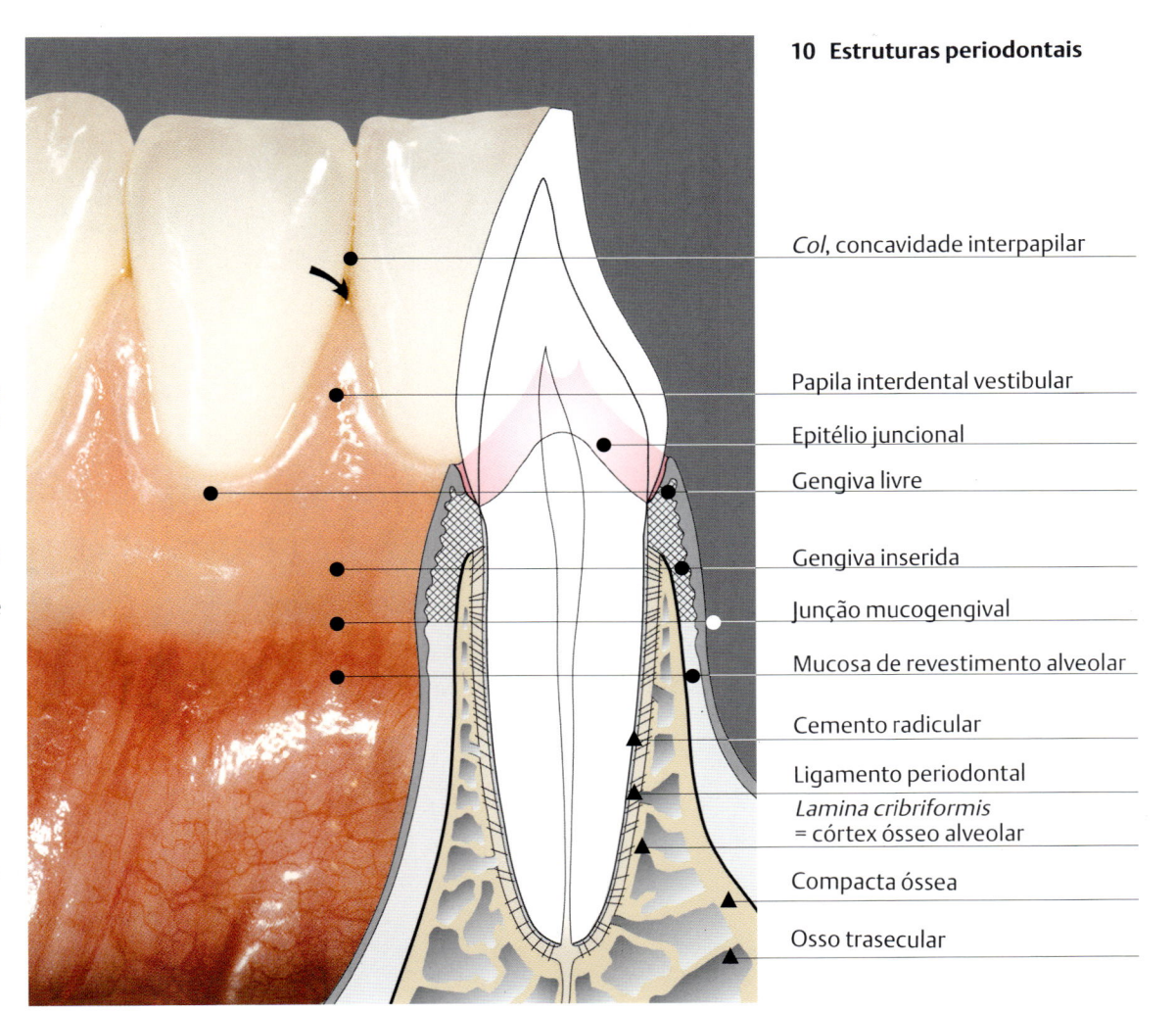

Gengiva

A gengiva constitui a mucosa gengival e é, ao mesmo tempo, a estrutura mais periférica do periodonto. Ela parte da junção mucogengival (JMG) e recobre as áreas marginais do rebordo alveolar. No palato, a JMG inexiste, já que a gengiva é integrante da mucosa inserida, queratinizada, que constitui a mucosa palatina.

A gengiva estende-se até os colos dentais, envolve os dentes e, por meio de um anel epitelial (epitélio juncional), forma a junção epitelial dentogengival (p. 10), o que assegura a continuidade do revestimento epitelial da superfície da cavidade oral.

Faz-se distinção entre a *gengiva marginal livre*, com cerca de 1,5 mm de largura, a *gengiva inserida*, cuja largura é muito variável, e a *gengiva interdental*.

A gengiva saudável é de cor rosa-claro – indivíduos negros ou de pele escura (mas, em raros casos, também brancos) podem apresentar pigmentação castanha, de tonalidade variável –, fixa e apresenta diversas consistências. Sua superfície é queratinizada e pode ter uma textura pontilhada, semelhante à de casca de laranja (Schroeder, 1992). De forma geral, a gengiva pode ser consistente, espessa e fortemente pontilhada (fenótipo espesso) ou delicada, fina e quase lisa (fenótipo fino; Müller e Eger, 1996; Müller e cols., 2000).

11 Gengiva saudável
A margem gengival é paralela à linha cemento-esmalte. As papilas vestibulares afilam-se em direção ao ponto de contato interdental. Em alguns pontos, é possível ver uma depressão entre a gengiva marginal livre e a inserida.

Direita: A radiografia mostra septos interdentários normais. Na imagem radiográfica original, a crista alveolar encontra-se a aproximadamente 1,5 mm do limite cemento-esmalte, em direção apical.

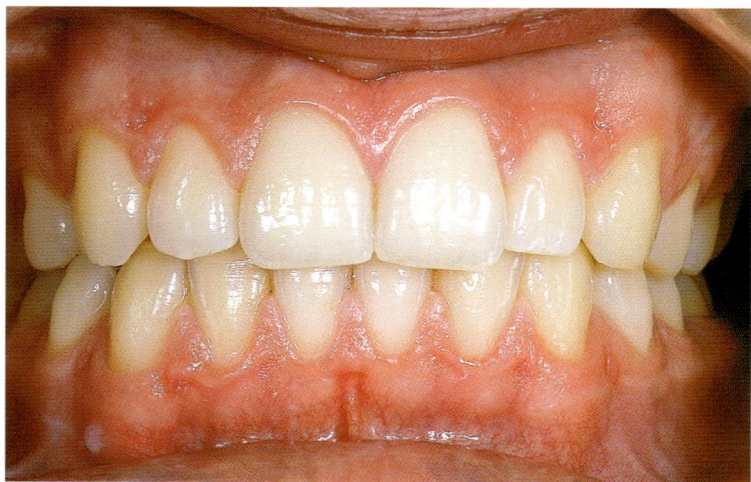 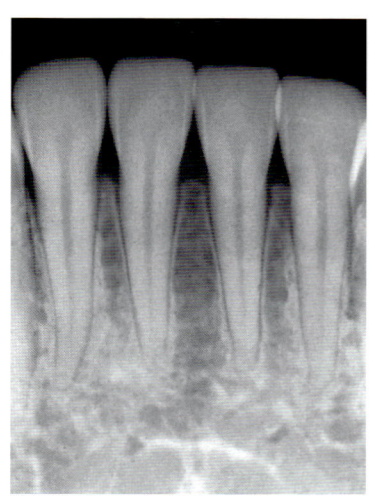

12 Variações de consistência da gengiva saudável
Esquerda: Gengiva consistente, fibrosa = fenótipo espesso.

Direita: Gengiva delicada, pouco pontilhada = fenótipo fino. As protuberâncias alveolares (contorno das raízes) são visíveis.

Para o tratamento e a reparação tecidual, a gengiva consistente possui características mais favoráveis (irrigação sanguínea e margem gengival mais estável).

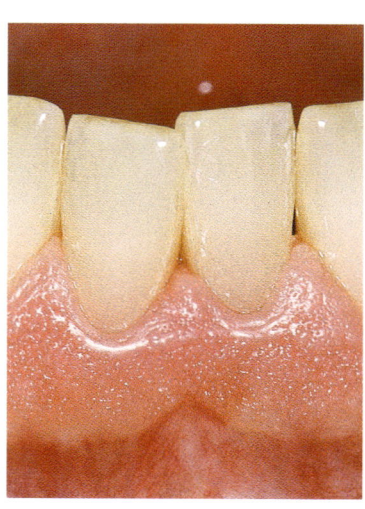 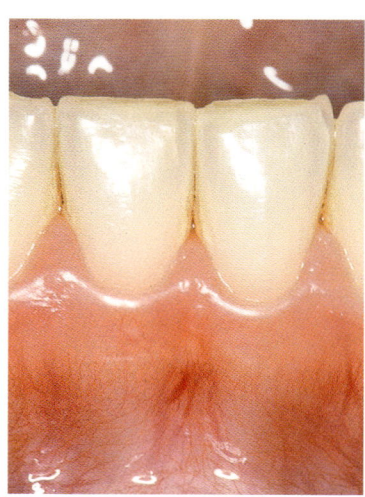

13 Gengiva pigmentada saudável
Pigmentação regular da mucosa inserida (gengiva) de uma jovem negra de 16 anos.

Direita: A pigmentação resulta da atividade dos melanócitos que estão no estrato basal do epitélio; no corte histológico, eles são identificados como manchas castanhas.

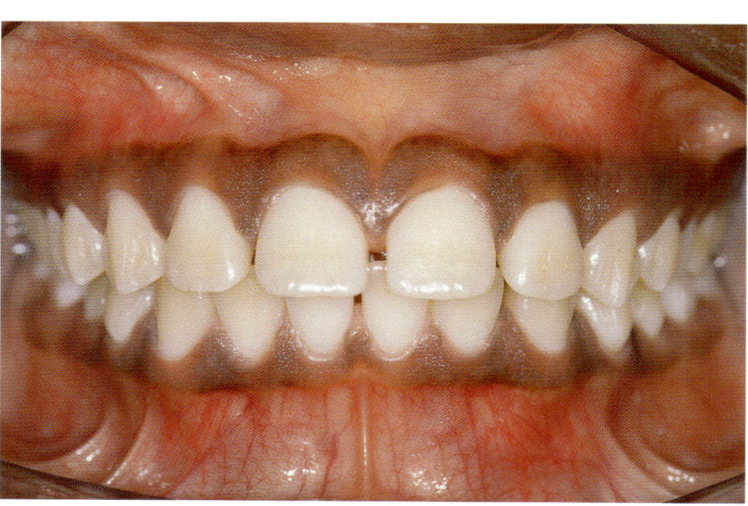 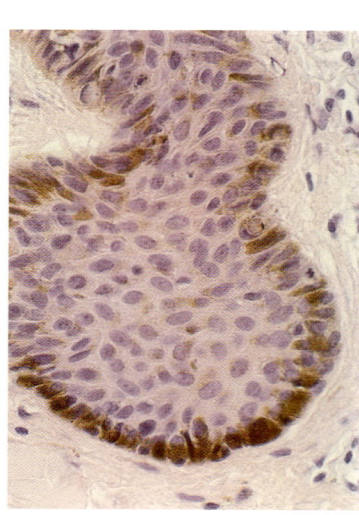

Largura da gengiva

A largura da faixa de gengiva inserida aumenta com a idade (Ainamo e cols., 1981), variando de um indivíduo para outro e, também, conforme o segmento dental em uma mesma pessoa. O conceito de que seja necessário um mínimo de gengiva inserida (cerca de 2 mm) para a manutenção da saúde do periodonto (Lang e Löe, 1972) é, hoje, considerado ultrapassado. Nas intervenções cirúrgicas, entretanto, uma faixa gengival larga pode ser vantajosa, tanto sob o aspecto terapêutico como o estético.

Col – concavidade interpapilar

Abaixo do ponto ou área de contato interdental, em direção apical, a gengiva interdental apresenta uma depressão. Essa concavidade (*col*) situa-se entre a papila vestibular e a lingual, não é visível clinicamente e, conforme a extensão da área de contato, varia em largura e profundidade. O revestimento epitelial da *col* é constituído pelos epitélios marginais dos dentes vizinhos (epitélio não-queratinizado; Cohen, 1959, 1962; Schroeder, 1992).

Na ausência de ponto de contato, o recobrimento de gengiva queratinizada é contínuo de vestibular para lingual e não há concavidade interpapilar.

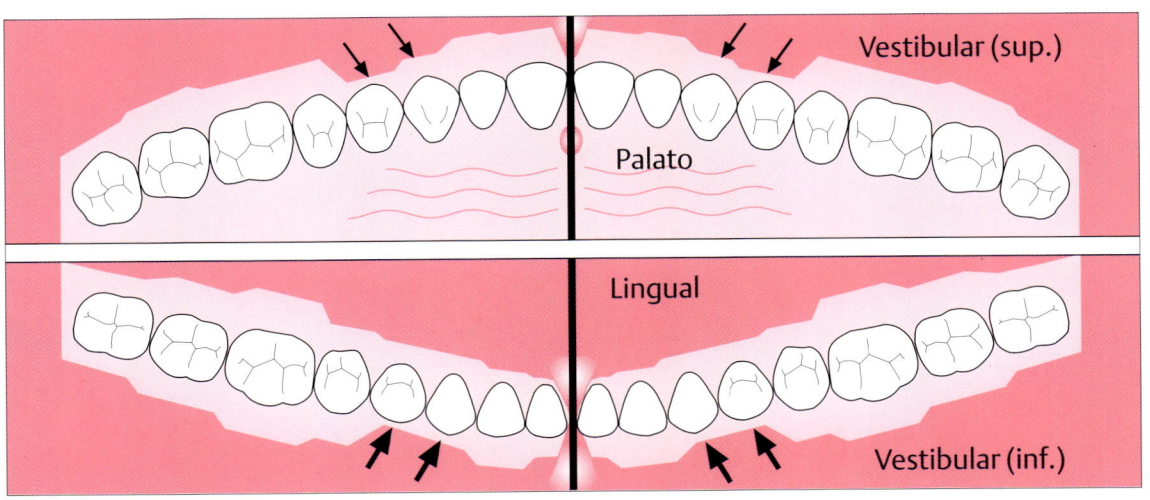

14 Largura da gengiva
- Na *maxila*, a faixa da gengiva *vestibular* na região dos incisivos é larga e, na região dos caninos e primeiros pré-molares, estreita. No lado *palatino*, não há delimitação entre a gengiva marginal e a mucosa do palato.
- Na *mandíbula*, a faixa da gengiva *lingual* é estreita na região dos incisivos e larga na região dos molares.
Por *vestibular*, a gengiva é estreita na região dos caninos e dos primeiros pré-molares (setas) e larga na região dos incisivos laterais.

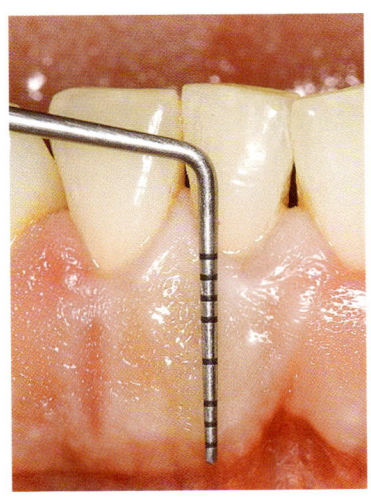 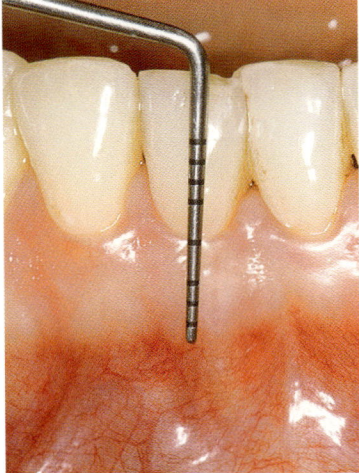 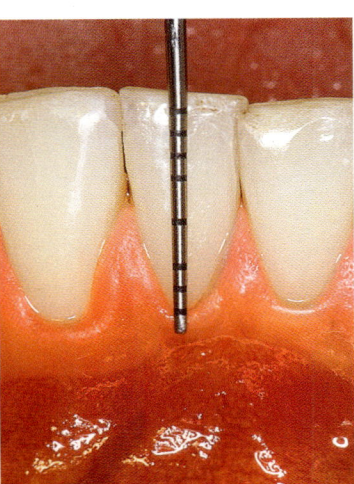

15 Variabilidade da largura da gengiva
Os valores médios de largura da gengiva variam consideravelmente de um caso para outro. Em três pacientes da mesma idade, observa-se uma variação de largura da gengiva de 1 a 10 mm na região dos incisivos inferiores.

Direita: Após aplicação de solução iodada de Schiller ou lugol, a mucosa alveolar, que contém glicogênio, mostra reação positiva para o iodo, ao contrário da gengiva.

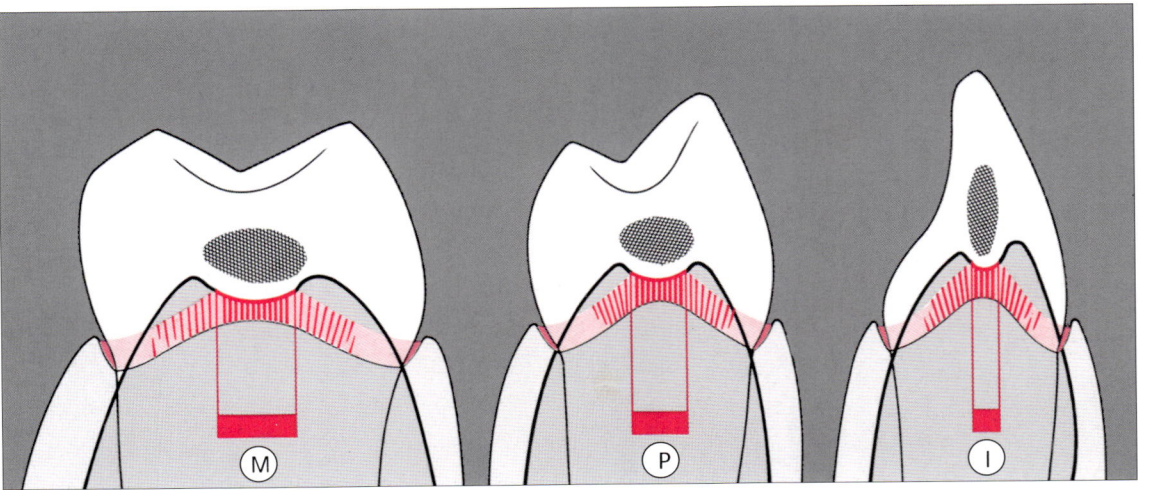

16 *Col* – concavidade interpapilar
A *col* é formada pela união dos epitélios juncionais de dentes vizinhos. A morfologia dental, a largura das coroas e o posicionamento dos dentes determinam a extensão apicoincisal das áreas de contato interdentais (áreas hachuradas) e, conseqüentemente, a largura (2 a 7 mm; colunas vermelhas) e a profundidade (1 a 2 mm) da *col*.

I	Incisivo
P	Pré-molar
M	Molar

Estruturas de adesão epiteliais

Epitélio juncional – junção epitelial dentogengival – sulco

A gengiva marginal adere à superfície dos dentes por meio da junção epitelial dentogengival, que é produzida e renovada constantemente pelo epitélio juncional (Schroeder, 1992).

Epitélio juncional

O epitélio juncional (EJ) pode ter até 2 mm de espessura e envolve o colo dental formando um anel. Na área mais profunda, em direção apical, possui apenas poucas camadas celulares; na área mais próxima do sulco gengival – em direção incisal – apresenta 15 a 30 camadas celulares. No fundo do sulco gengival, tem aproximadamente 0,15 mm de largura. O epitélio juncional é constituído de duas camadas: o estrato basal (com atividade mitótica) e o estrato suprabasal (células-filha). Ele não sofre diferenciação e não se queratiniza. As células do estrato basal unem-se ao tecido conjuntivo pelos hemidesmossomas e pela lâmina basal externa (ver Junção epitelial). A interface do epitélio juncional saudável com o tecido conjuntivo não é endentada. A velocidade de renovação (*turnover*) do epitélio juncional, de 4 a 6 dias, é altíssima (epitélio oral: 6 a 12 dias, cf. Skougaard, 1965; até 40 dias, cf. Williams e cols., 1997).

17 Epitélio juncional / Gengiva: corte vestibulolingual

A gengiva constitui-se de três tecidos:

- Epitélio juncional
- Epitélio oral
- Lâmina própria (tecido conjuntivo)

O *epitélio juncional* desempenha um papel-chave na manutenção da saúde do periodonto: ele produz a *junção epitelial*, estabelecendo, assim, a união com a superfície dental; é muito permeável, constituindo uma via de difusão para produtos metabólicos da placa bacteriana (toxinas, quimiotaxinas, antígenos, etc.) e, em contrapartida, para substâncias e elementos de defesa do próprio organismo (exsudato sérico, anticorpos, etc.). Mesmo na ausência clínica de inflamação, ocorre a migração de granulócitos polimorfonucleares (PMN) ao longo do epitélio juncional em direção ao sulco gengival (p. 56). As setas vermelhas indicam a movimentação das células-filha do estrato basal para o sulco gengival. As áreas dos círculos A a C estão representadas em detalhes a seguir.

Estrutura do epitélio juncional (EJ)

Comprimento: 1 a 2 mm (p. 490)
Largura (lado maior): 0,15 mm

A Sulco gengival (SG)
Dimensões histológicas
– Largura: 0,15 mm
– Profundidade: 0 a 0,5 mm
Dimensões clínicas
– Profundidade: 0,5 a 3 mm (varia conforme penetração da sonda no epitélio juncional; Fig. 378)

B Junção epitelial
– Lâmina basal interna (LBI) Espessura: 35 a 140 nm (1 nm = 10^{-9} m)
– Hemidesmossomos

C Limite apical
do epitélio juncional

Junção epitelial

A junção epitelial é formada pelo epitélio juncional, sendo formado pela *lâmina basal interna* (LBI) e por *hemidesmossomos*. Essa junção proporciona a adesão da gengiva à superfície dental, seja esta de esmalte, cemento ou dentina. A lâmina basal e os hemidesmossomos da junção epitelial são análogos aos da interface epitélio/tecido conjuntivo.

As células aderidas à superfície dental migram em direção à coroa, de modo que os seus pontos de adesão hemidesmossomais são degradados e renovados continuamente. Entre a lâmina basal e a superfície dental, é freqüente a presença de uma cutícula dental de 0,5 a 1 µm de espessura. Essa cutícula é, provavelmente, um precipitado sérico ou um produto das células do epitélio juncional.

Sulco gengival

O sulco gengival tem cerca de 0,5 mm de profundidade. O fundo desse estreito sulco é formado pelas células da área mais coronal do epitélio juncional, as quais se esfoliam sucessivamente, em grande velocidade. O sulco é delimitado por tecido dental de um lado e, de outro, por epitélio oral sulcular (EOS) (Schroeder, 1992).

Estruturas de adesão epiteliais

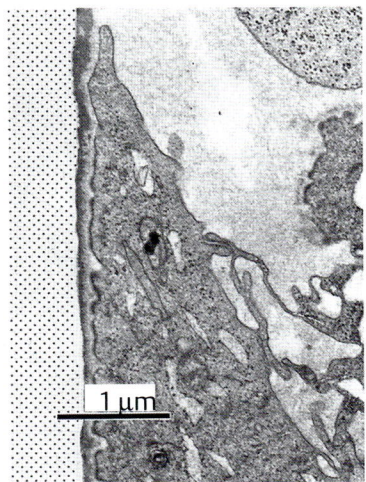

1 Epitélio juncional
2 Epitélio oral sulcular
3 Tecido conjuntivo
4 Sulco gengival

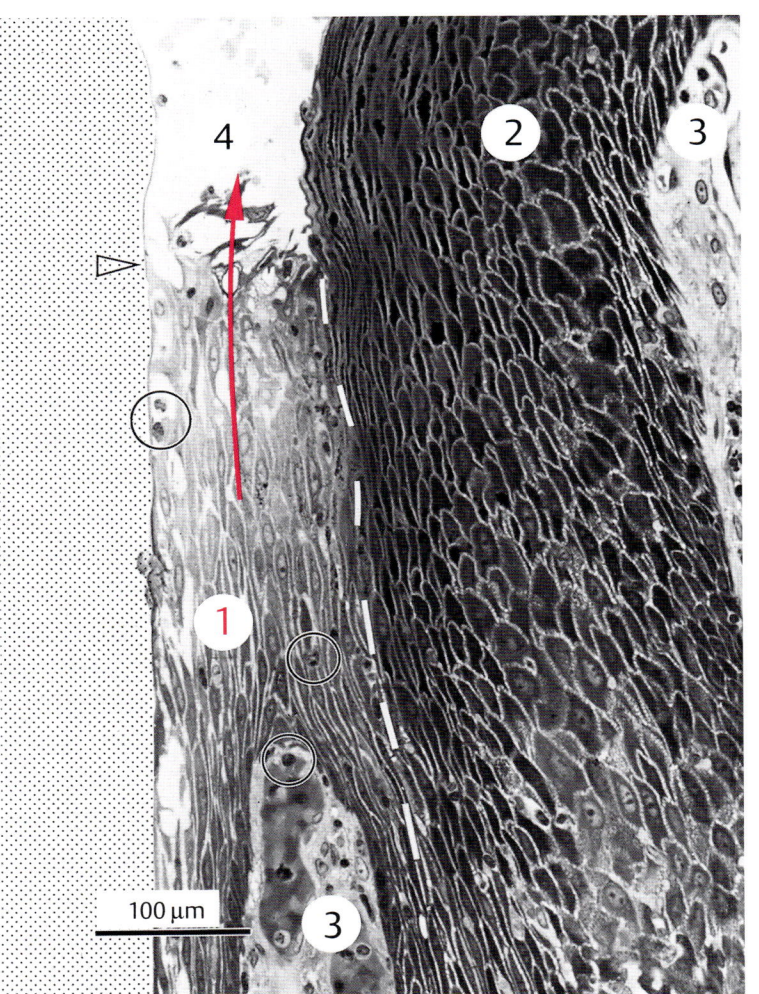

18 Sulco gengival, epitélio juncional
As células do epitélio juncional (**1**) orientam-se paralelamente à superfície dental e, abaixo do fundo do sulco gengival (**4**), limitam-se de forma nítida ao epitélio oral sulcular (**2**) (linha pontilhada), que, sob o aspecto histoquímico, é mais basófilo e escuro. Todas as células-filha que se formam no estrato basal (de 1 a 2 mm de comprimento) do epitélio juncional são eliminadas pelo fundo do sulco, cuja largura é de apenas 100 a 150 µm (seta vermelha). Observe os granulócitos polimorfonucleares (círculos) que saem do plexo venoso do tecido conjuntivo subepitelial (**3**), sem alterá-lo.

Esquerda: Imagem aumentada de célula da extremidade do epitélio juncional (ver seta clara na imagem maior), a qual ainda está aderida à superfície do esmalte com hemidesmossomos e a lâmina basal interna.

Cortesia de *H. E. Schroeder.*

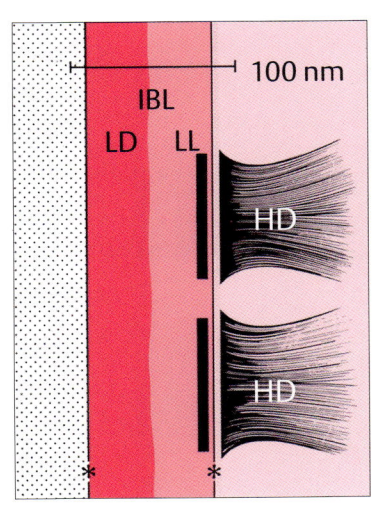

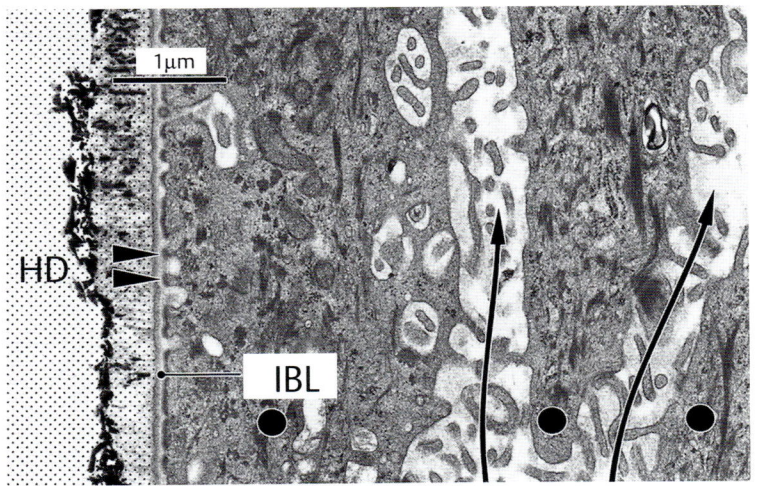

19 Lâmina interna basal e hemidesmossomos
Toda a célula do epitélio juncional em contato com a superfície dental forma hemidesmossomos (**HD**), por meio dos quais a célula se adere à lâmina basal interna (**LBI**) e à superfície dental. No lado esquerdo da imagem, apresentam-se restos de cristais de esmalte. As setas longas apontam os espaços intercelulares entre três células do epitélio juncional (●).

Esquerda: A lâmina basal constitui-se de duas camadas: a lâmina lúcida (**LL**) e a lâmina densa (**LD**).

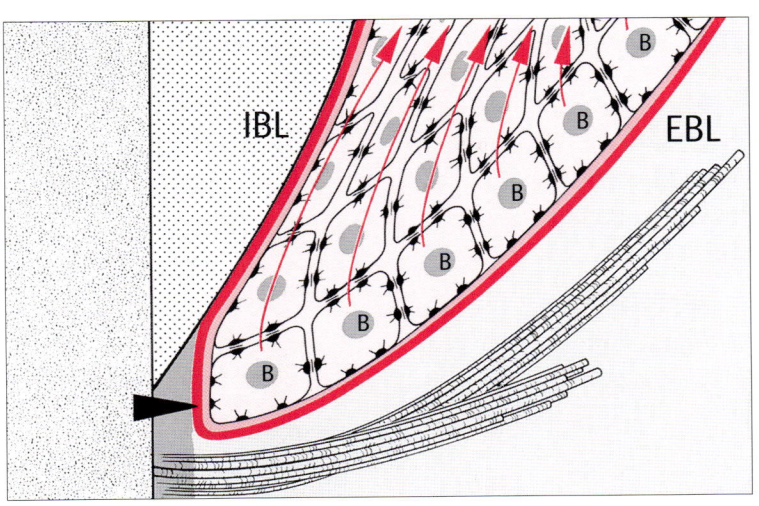

20 Extremidade apical do epitélio juncional
O epitélio juncional de indivíduos jovens e saudáveis acaba no limite esmalte-cemento. As células-filha das células basais cubóides (**B**) migram em direção ao sulco (setas vermelhas). Ao tocar a superfície dental, desenvolvem o mecanismo de adesão acima descrito. Na margem apical do epitélio juncional (seta), a lâmina basal interna (**LBI**) transforma-se na lâmina basal externa (**LBE**).

Biologia estrutural

Elementos de sustentação de tecido conjuntivo

Fibras gengivais e periodontais

As estruturas de tecido conjuntivo fibroso mantêm a união entre dente (cemento) e alvéolo, dente e gengiva, bem como entre um dente e outro. Fazem parte dessas estruturas:

- Os feixes de fibras gengivais
- Os feixes de fibras periodontais

Feixes de fibras gengivais

Na porção supra-alveolar, encontram-se feixes de fibras colágenas orientados em inúmeras direções. Esses feixes conferem à gengiva estabilidade de forma, fixação à superfície dental na área abaixo do epitélio juncional e resistência a forças de cisalhamento, assim como estabilizam a posição dos dentes no arco (Fig. 22). Em um sentido mais amplo, os feixes periosteogengivais também podem ser considerados fibras gengivais. Eles fixam a gengiva "inserida" no rebordo alveolar.

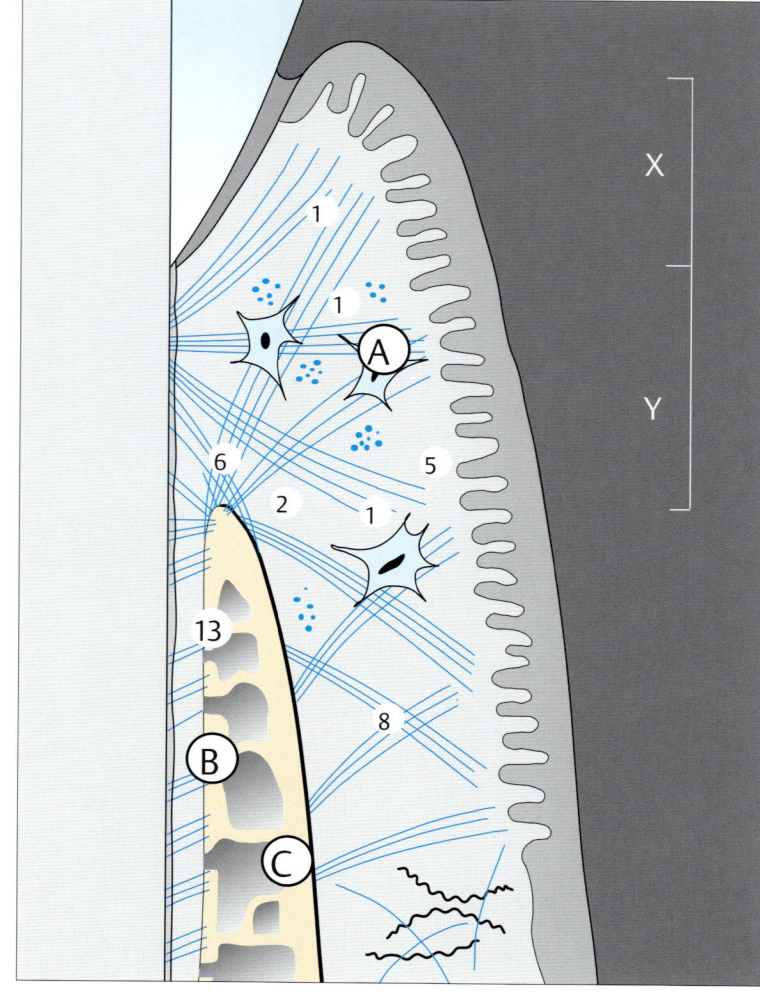

21 Feixes de fibras gengivais e periodontais (ver legenda da Fig. 22)
Na porção supra-alveolar da gengiva livre e, em parte, da inserida, predominam no tecido conjuntivo os feixes de fibras colágenas (**A**). Esses feixes partem do cemento radicular em direção à gengiva. Outros têm orientação relativamente horizontal e apresentam arquitetura algo complexa no interior da gengiva e entre os dentes (Fig. 22). Além das fibras colágenas, encontram-se também fibras reticulares (argirófilas) em pequena quantidade.

Em adultos, o ligamento periodontal (**B**) tem cerca de 0,15 a 0,2 mm de largura. Em torno de 60% desse espaço é preenchido por feixes de fibras colágenas, que partem do córtex ósseo alveolar (**C**) em direção ao cemento.

Direita: Gengiva marginal. Tecido conjuntivo fibroso (**A**, azul), epitélio juncional e epitélio oral (castanho-avermelhado).

Histologia: *N. P. Lang.*

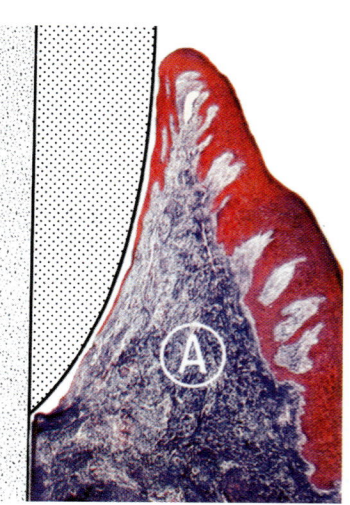

A Fibras gengivais
B Fibras periodontais
C Osso alveolar

X Sulco gengival e epitélio juncional
Y Inserção de tecido conjuntivo
X+Y Espaço biológico (EB) (p. 490)

Feixes de fibras periodontais, ligamento periodontal

O ligamento periodontal (LPD) situa-se entre a superfície radicular e o córtex ósseo alveolar. É constituído por fibras de tecido conjuntivo, células, vasos, nervos e fluido tecidual. Em 1 mm^2 da superfície do cemento, estão inseridos, em média, 28.000 feixes fibrosos!

Os elementos fundamentais dos feixes de fibras são fibrilas colágenas de 40 a 70 nm de espessura. Cada fibra colágena é formada por diversas fibrilas paralelas, e os feixes fibrosos resultam da união de numerosas fibras colágenas. Esses feixes fibrosos inserem-se, por um lado, no córtex ósseo alveolar e, por outro, no cemento radicular (fibras de Sharpey; Feneis, 1952). As células são fibroblastos fusiformes ou achatados, com núcleo oval e muitos prolongamentos citoplasmáticos de diferentes comprimentos. Os fibroblastos são responsáveis pela formação e destruição do colágeno. Além deles, encontram-se cementoblastos e osteoblastos voltados para os tecidos duros. Os osteoclastos só estão presentes nas fases de reabsorção óssea ativa. No terço próximo ao cemento, observam-se restos epiteliais de Malassez, ordenados em forma de feixes.

O tecido periodontal é fortemente vascularizado (p. 18) e inervado (p. 19).

Estruturas de fixação fibrosas

Orientação dos feixes de fibras gengivais (ver Fig. 21)

1. Dentogengival
   - coronal
   - horizontal
   - apical
2. Alveologengival
3. Interpapilar
4. Transgengival
5. Circular/semicircular
6. Dentoperiostal
7. Transeptal
8. Periosteogengival
9. Intercircular
10. Intergengival

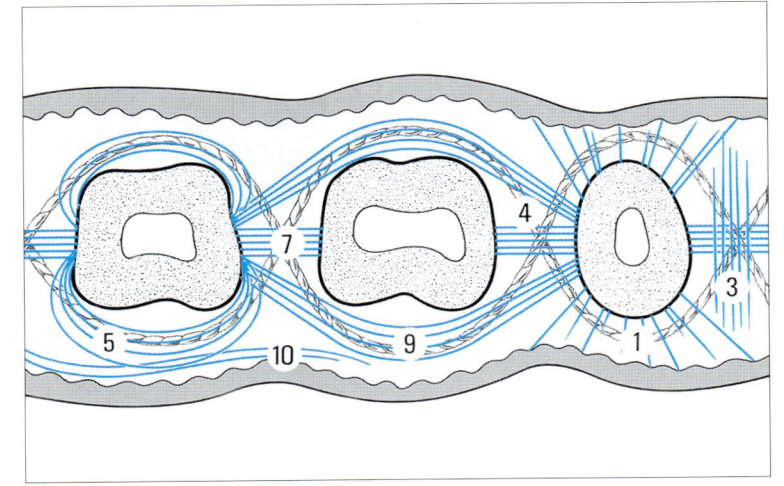

Fibras gengivais

22 Aparelho fibroso em corte horizontal

Orientação dos principais feixes fibrosos (gengivais) supra-alveolares.

A figura mostra claramente o entrelaçamento fibroso entre os dentes e entre os dentes e a gengiva.

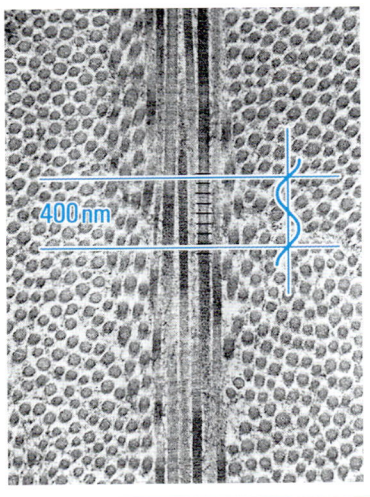

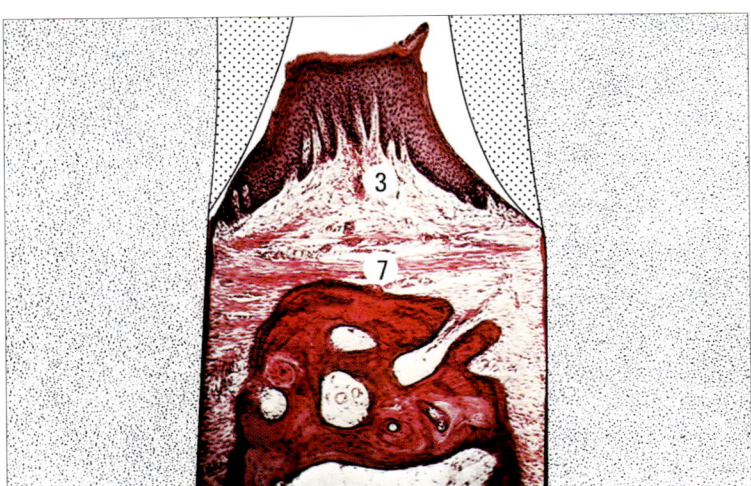

23 Feixes de fibras: corte mesiodistal

Nos espaços interdentais, as fibras transeptais (**7**) unem um dente a outro, estabilizando o arco dental no sentido mesiodistal. (Imagem: *N. P. Lang*).

Esquerda: O elemento fundamental dos feixes fibrosos são as fibrilas colágenas (cortes transversais e longitudinais) produzidas por fibroblastos, com estrias a cada 64 nm (luz azul, comprimento de onda = 400 nm); MET: *H. E. Schroeder*.

Orientação dos feixes de fibras periodontais

11. Oblíqua
12. Horizontal
13. Diagonal
14. Inter-radicular
15. Apical

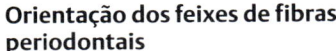

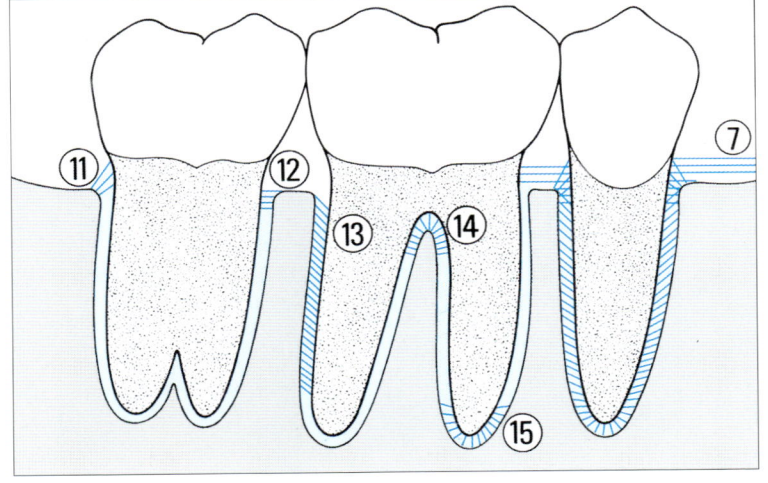

Fibras periodontais

24 Aparelho fibroso em corte mesiodistal

A fixação dos dentes no osso alveolar é conferida pelas fibras dentoalveolares do ligamento periodontal = LPD.

A maioria das fibras diagonais entre o osso e o cemento (**13**) absorve as cargas oclusais. Os outros feixes fibrosos (**11, 12, 14, 15**) contrapõem-se à ação de forças de inclinação e rotação.

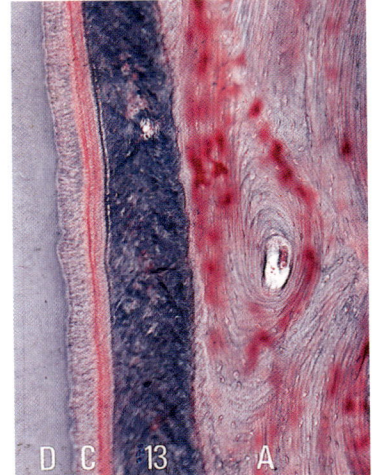

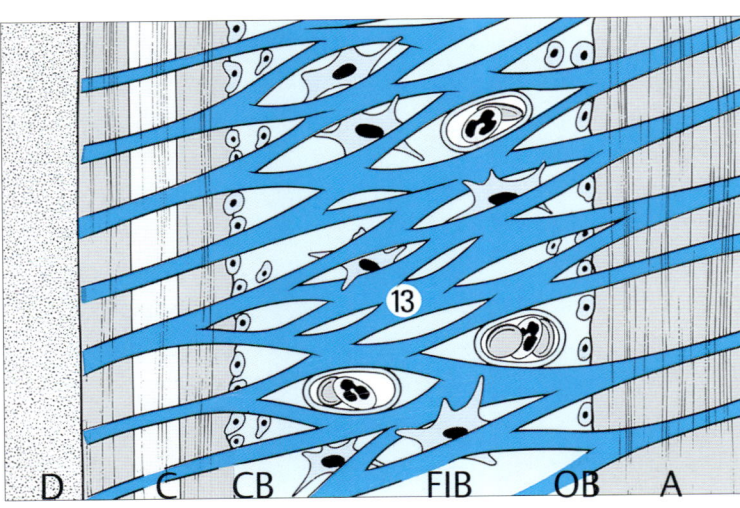

25 Ligamento periodontal – vista aproximada

Os feixes de fibras colágenas (**13**) estão entrelaçados entre si. Junto ao osso, encontram-se osteoblastos (**OB**) e, junto ao cemento, conforme o seu tipo, fibroblastos (**FIB**) ou cementoblastos (**CB**).

Esquerda: O corte histológico (Azan, 50×) mostra o ligamento periodontal fibroso (**13**) entre o cemento radicular (**C**) o córtex ósseo alveolar (**A**); **D**, dentina.

Histologia: *N. P. Lang*.

Cemento radicular

Tipos de cemento

O cemento radicular é constituinte tanto dos dentes como do periodonto. Faz-se distinção entre (Bosshardt e Schroeder, 1991, 1992; Bosshardt e Selvig, 1997):

1. Cemento acelular afibrilar (CAA);
2. Cemento acelular de fibras extrínsecas (CAFE);
3. Cemento celular de fibras intrínsecas (CCFI);
4. Cemento celular de fibras mistas (CCFM).

O CAFE e o CCFM são os mais importantes.

Células cementogênicas

Na formação do cemento, estão envolvidos fibroblastos e cementoblastos. O cemento acelular de fibras extrínsecas é produzido por *fibroblastos periodontais*. O cemento celular de fibras intrínsecas, parte do cemento celular de fibras mistas e, eventualmente, o cemento acelular afibrilar são produzidos por *cementoblastos*. Os *cementócitos* provêm dos cementoblastos que, durante a cementogênese, permanecem inclusos no cemento. Por essa razão, estão presentes no cemento celular de fibras mistas e, freqüentemente, no cemento celular de fibras intrínsecas.
(Formação do cemento, ver Cicatrização, p. 206.)

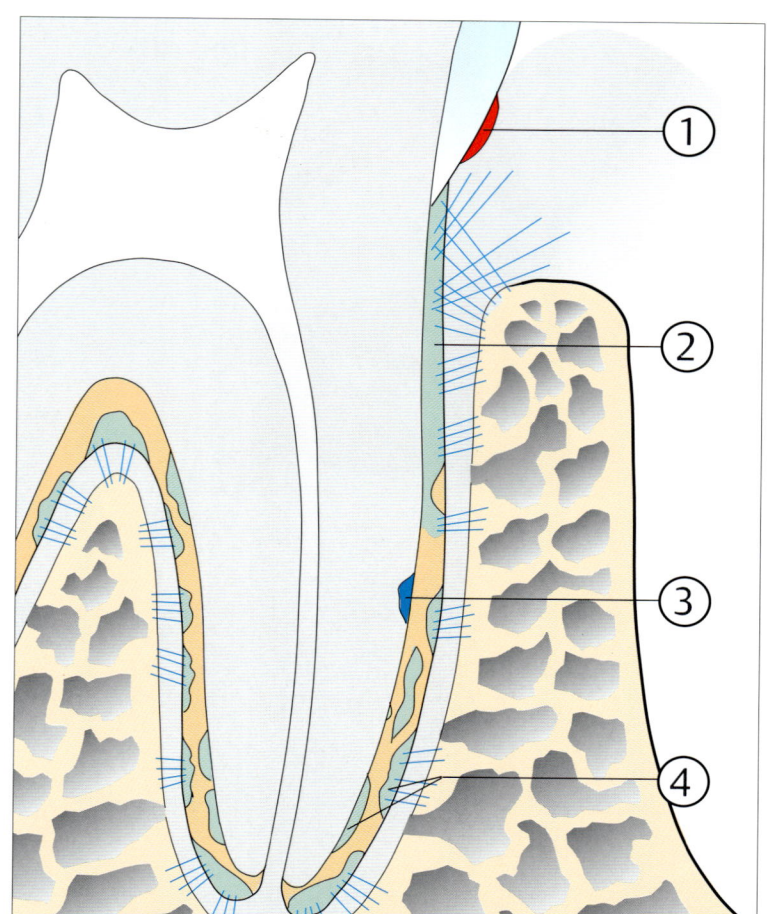
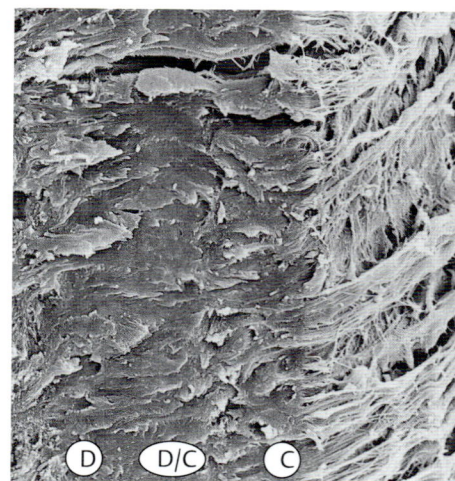

26 Tipos de cemento – estrutura, localização e formação

1. **Cemento acelular afibrilar** (CAA; vermelho):
forma-se na margem cervical do esmalte após conclusão da fase de maturação pré-eruptiva do mesmo e, eventualmente, também durante a erupção. É produzido, provavelmente, por cementoblastos.

2. **Cemento acelular de fibras extrínsecas** (CAFE; verde): forma-se nas fases pré e pós-eruptivas. É produzido por fibroblastos. Nas proximidades do ápice radicular, integra cemento celular de fibras mistas.

3. **Cemento celular de fibras intrínsecas** (CCFI; azul):
forma-se nas fases pré e pós-eruptivas. É produzido por cementoblastos e não contém fibras extrínsecas de Sharpey.

4. **Cemento celular de fibras mistas** (CCFM; laranja/verde): é produzido por cementoblastos e fibroblastos, constituindo-se em um misto de cemento celular de fibras intrínsecas e cemento acelular de fibras extrínsecas.

Ver página 15, figura 29 (à esquerda).

Cemento acelular de fibras extrínsecas (CAFE)

O CAFE é responsável, principalmente, pela fixação da estrutura dental no alvéolo. Encontra-se no terço cervical de todos os dentes decíduos e permanentes. O CAFE é constituído por feixes fibrosos em alta densidade (fibras de Sharpey) que se irradiam para o seu interior e permanecem inclusos em porções calcificadas, semi-esféricas, do cemento.

Durante a formação da raiz, ocorre o entrelaçamento das estruturas colágenas do cemento e da dentina antes da sua mineralização. Assim se explica a forte união de ambos os tecidos entre si.

Nas técnicas de tratamento regenerativas, é a formação desse tipo de cemento que se deseja obter.

Cemento celular de fibras mistas (CCFM)

O CCFM também é importante para a fixação da estrutura dental no alvéolo. No entanto, isso vale somente para as porções acelulares com fibras extrínsecas (CAFE) do cemento misto, nas quais se inserem as fibras de Sharpey produzidas por fibroblastos, contribuindo para a fixação do dente. O CCFM é estratificado no sentido vertical, e, em parte, no horizontal (em relação à superfície da raiz). As áreas produzidas por cementoblastos possuem uma grande quantidade de cementócitos (Fig. 30, à esquerda). O CCFM também se une à dentina durante a formação do dente mediante o entrelaçamento de fibras colágenas. O CCFM se desenvolve mais rapidamente do que o CAFE.

Estrutura radicular

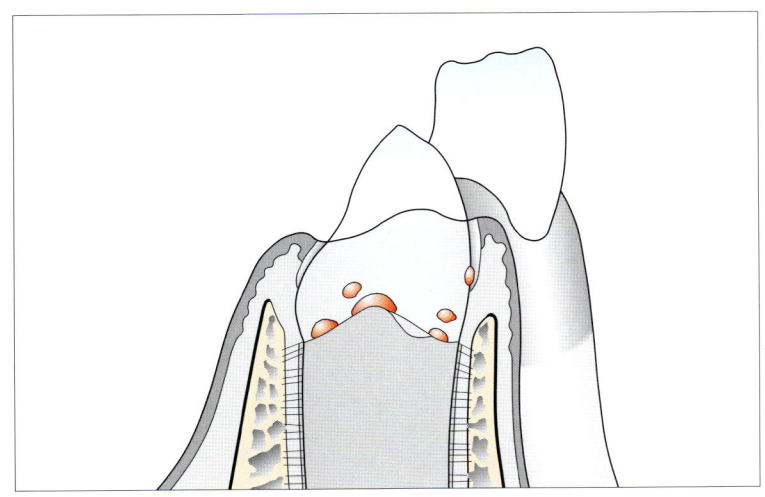

27 Cemento acelular afibrilar (CAA)
O CAA encontra-se somente na região cervical, no limite cemento-esmalte. Justapõe-se ao esmalte e, eventualmente, às áreas radiculares próximas ao colo, na forma de ilhas. O CAA origina-se durante a erupção dental, quando o epitélio reduzido do esmalte é parcialmente degradado, e a superfície do esmalte entra em contato com o tecido conjuntivo.

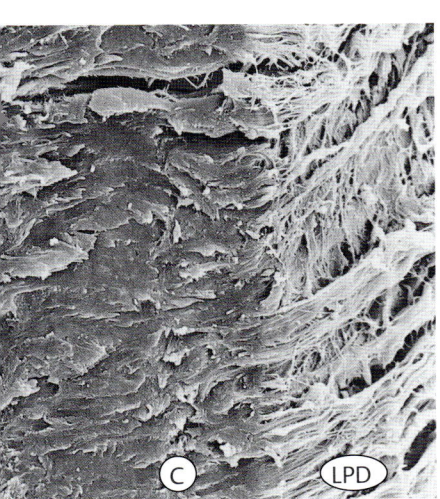

28 Cemento acelular de fibras extrínsecas (CAFE)
O CAFE, localizado no terço superior radicular (C) mostra uma estrutura fibrosa predominantemente horizontal (fibras azuis). Quando o dente sofre mudanças de posicionamento durante a gênese do cemento, a orientação das fibras se altera, formando ângulos.

Esquerda e p.14: Entrelaçamento do cemento (C) à dentina (D) e ao ligamento periodontal (LPD).

Legenda

- **D** Dentina
- **D/C** Dentina/Cemento
- **C** Cemento
  - C_2 CAFE
  - C_4 CCFM
- **LPD** Ligamento periodontal

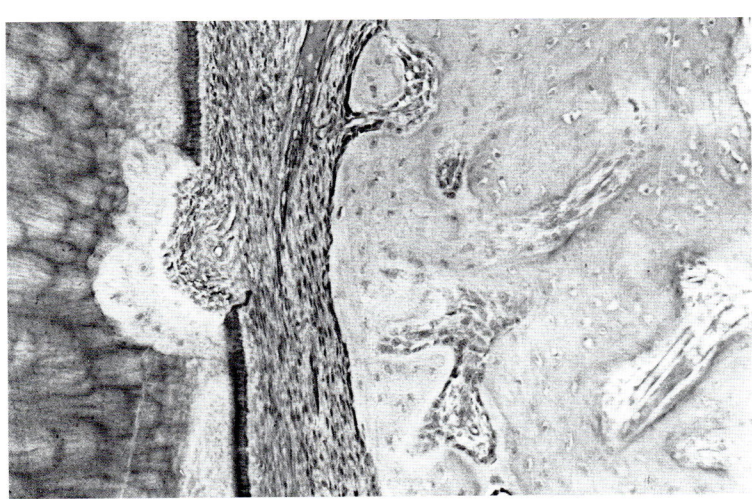

29 Cemento celular de fibras intrínsecas (CCFI)
O CCFI faz parte, normalmente, do cemento celular de fibras mistas (CCFM). Encontra-se no terço médio, na região apical e nas áreas de furca da raiz, contendo cementócitos.

O CCFI é também um tecido de reparação – como mostra a figura –, podendo preencher reabsorções radiculares e fendas de fratura.

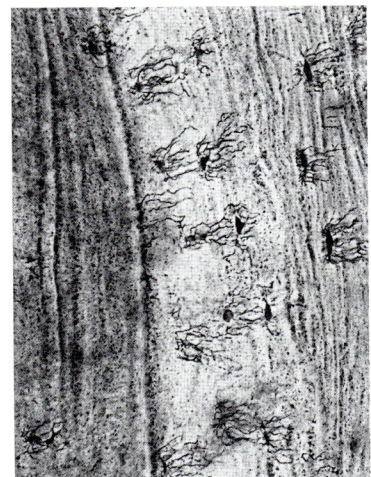
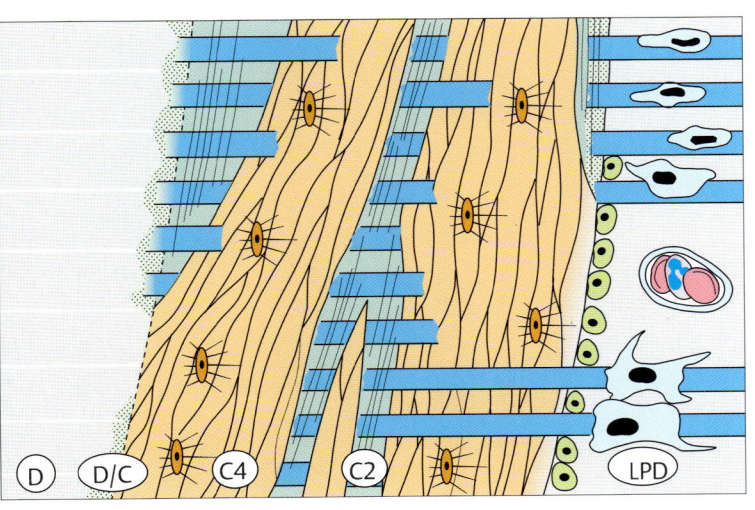

30 Cemento celular de fibras mistas (CCFM)
O CCFM encontra-se nas proximidades do ápice radicular, nas faces internas das raízes de dentes multirradiculares e nas áreas de furca. É um misto de cemento acelular de fibras exógenas (C2) e cemento celular de fibras endógenas (C4).

Esquerda: Cementócitos medusiformes nas proximidades do ápice de um dente multirradicular.

Modif. de *D. D. Bosshardt* e *H. E. Schroeder*.

Aparelho ósseo de sustentação

Processo alveolar – osso alveolar

Os *processos alveolares* da maxila e da mandíbula são estruturas que dependem da presença dos dentes. O seu desenvolvimento acompanha a formação e a erupção dos dentes e, com a perda destes, o processo alveolar atrofia-se consideravelmente. Distinguem-se três estruturas do processo alveolar:

- O processo alveolar em si
- O osso esponjoso
- A compacta óssea externa.

A *compacta óssea* recobre o processo alveolar. Na abertura do alvéolo, a crista alveolar transforma-se em lâmina cribriforme ou córtex ósseo alveolar. Esse osso compõe a parede do alvéolo e tem cerca de 0,1 a 0,4 mm de espessura; é repleto de pequenas cavidades (canais de Volkmann), pelas quais passam vasos e fibras nervosas em direção ao espaço periodontal. Entre a compacta óssea e o córtex ósseo alveolar, encontra-se o osso esponjoso. Entre a margem gengival e a crista alveolar, há sempre uma distância de aproximadamente 2 a 3 mm, o chamado espaço biológico (Gargiulo e cols., 1961) (p. 490).

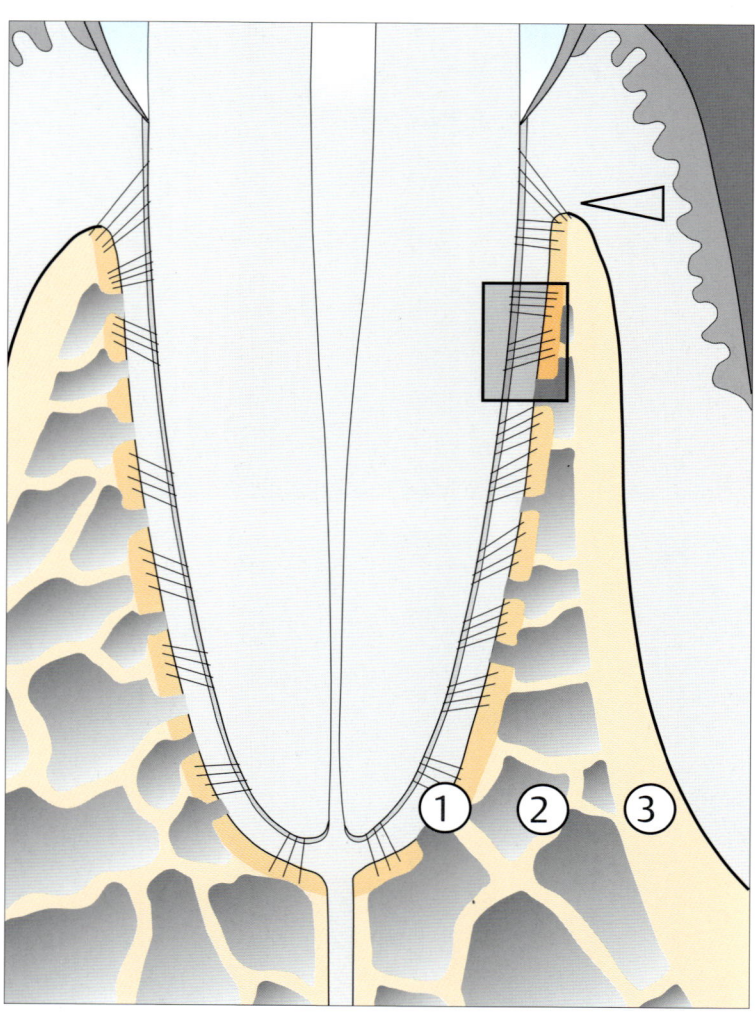

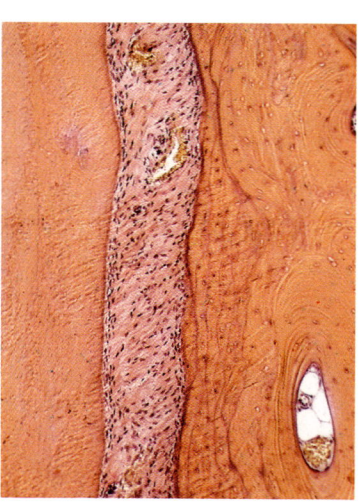

31 Aparelho ósseo de sustentação
Na presença da estrutura dental, o processo alveolar é constituído por: córtex ósseo alveolar (**1**), osso esponjoso (**2**) e compacta óssea (**3**). O córtex ósseo alveolar e a compacta óssea unem-se marginalmente, formando a crista óssea alveolar (seta). Nessa região – sobretudo paravestibular – o processo alveolar é, muitas vezes, extremamente fino e não apresenta osso esponjoso (p. 36).

Direita: Corte histológico, do periodonto (correspondente à área retangular do desenho; HE, 10×). O córtex ósseo alveolar (na figura, à direita) é bastante evidente, em virtude dos ósteons e do canal de Havers. Do lado do ligamento periodontal, essas estruturas são recobertas por osso fibroso.

O ligamento periodontal é rico em células e apresenta, ao longo do cemento acelular de fibras exógenas (esquerda), uma fina camada de fibroblastos cementogênicos.

Cortesia de *H. E. Schroeder.*

1 Osso alveolar
Sinonímia:

Nomenclatura anatômica:
- Parede do alvéolo
- Lâmina cribriforme

Nomenclatura radiográfica:
- Lâmina dura

2 Osso esponjoso

3 Compacta óssea

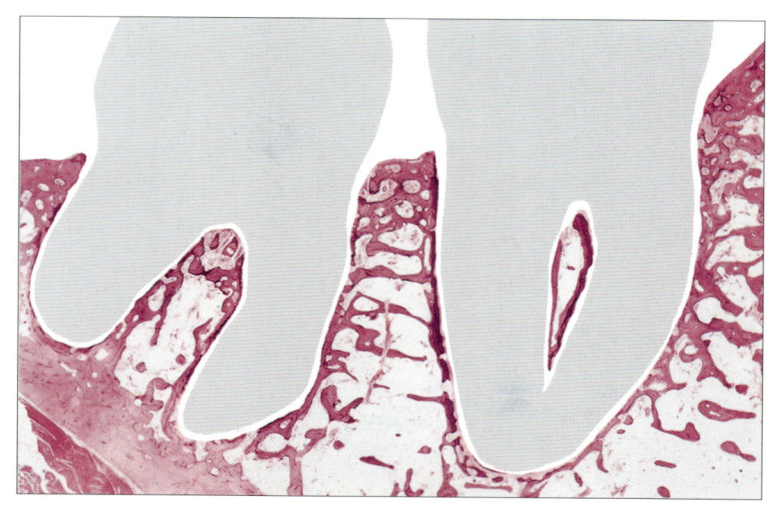

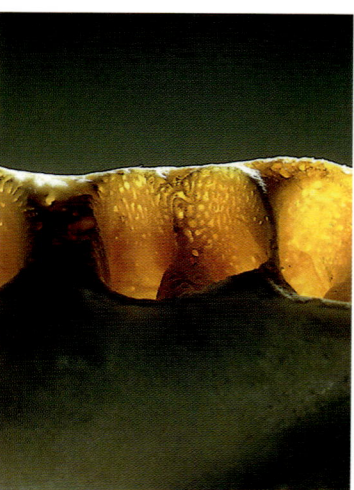

32 Processo alveolar da mandíbula – corte sagital
No corte histológico (HE, 1×), observam-se a estrutura delicada do osso esponjoso e grandes espaços medulares (medula amarela). O *córtex ósseo alveolar* mostra-se apenas como uma linha fina parcialmente interrompida. Embaixo, à esquerda, vê-se o canal mandibular.

Direita: A transiluminação do preparado ósseo evidencia as perfurações do córtex ósseo alveolar, que se assemelha a uma peneira.

Aparelho ósseo de sustentação

Maxila

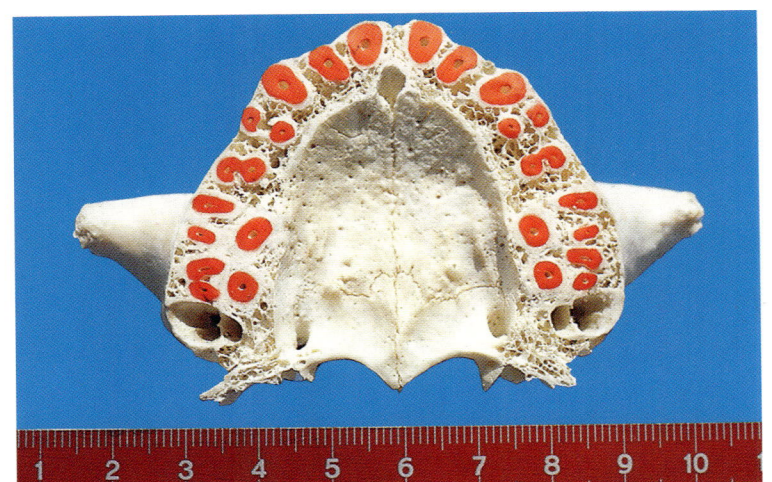

Osso da maxila

33 Processo alveolar na maxila – corte horizontal
O corte foi feito na altura média, aproximadamente, do rebordo alveolar (à metade das raízes). O osso é mais espesso no lado palatino do que no vestibular, exceto na região dos molares. A densidade do osso esponjoso é variável. Observa-se claramente a variabilidade de volume dos septos ósseos interdentários e inter-radiculares, bem como a diversidade de forma dos cortes transversais das raízes.

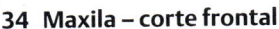
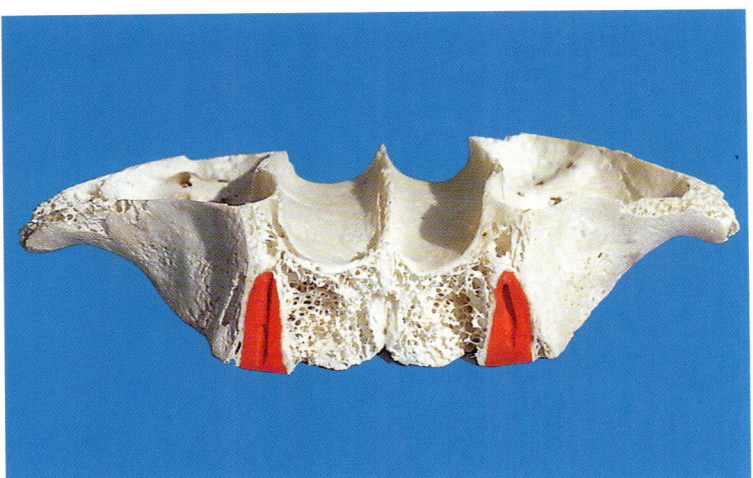

34 Maxila – corte frontal
O corte frontal à altura dos caninos mostra a relação das raízes com a cavidade nasal. Novamente se observa a delgada camada óssea na vestibular das raízes (Fig. 36).

Esquerda: O corte sagital mostra que os ápices de parte das raízes de pré-molares e molares avançam para o interior da cavidade nasal. O córtex ósseo alveolar pode estar diretamente em contato com a mucosa da cavidade.

Mandíbula

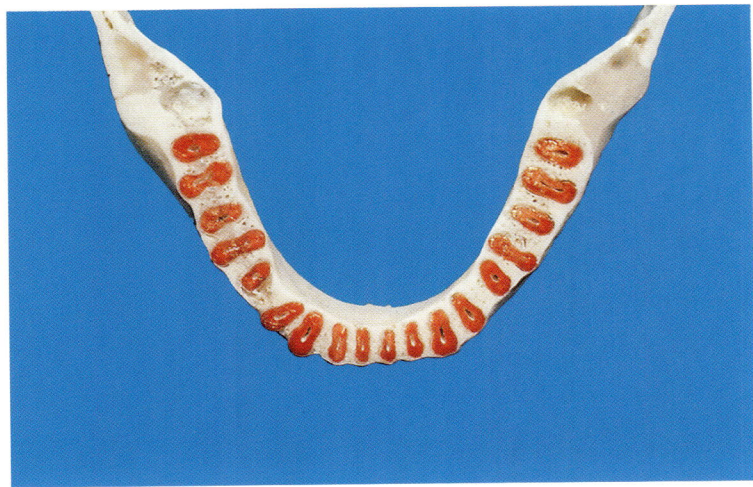

Osso da mandíbula

35 Processo alveolar da mandíbula – corte horizontal
O corte foi feito também na altura média do rebordo alveolar (à metade das raízes). Em relação à maxila, a largura vestibulolingual do rebordo é bem menos pronunciada. O corte sagital das raízes apresenta forma de ampulheta (concavidades proximais).

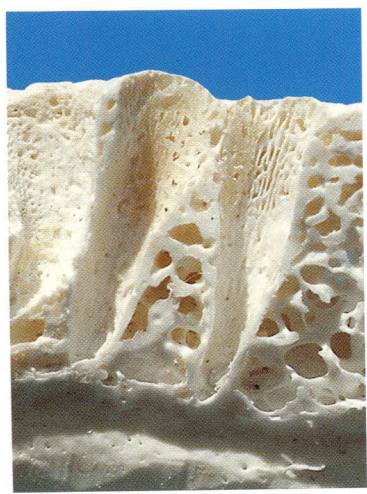
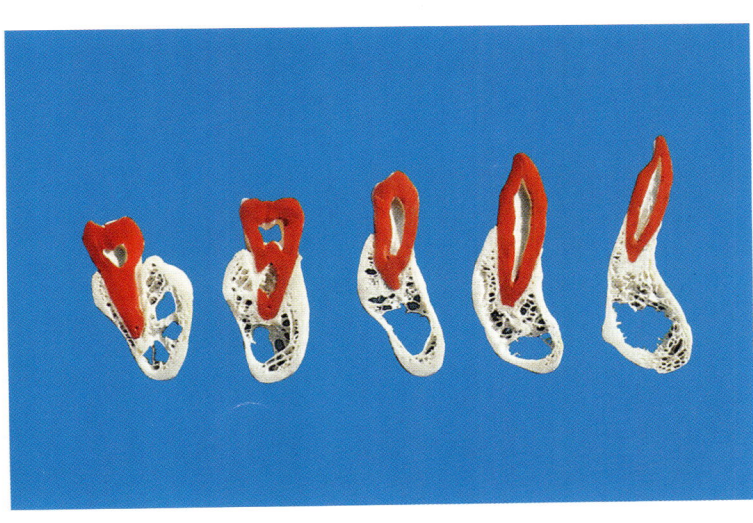

36 Mandíbula – cortes vestibulolinguais
Da direita para a esquerda: incisivo, canino, pré-molar, molares. Sobressai a pequena espessura das lamelas ósseas vestibulares, nas quais não é possível distinguir a compacta óssea e a parede do alvéolo.

Esquerda: Corte sagital do rebordo alveolar e dos alvéolos. Na região dos molares, o osso alveolar é especialmente compacto e possui numerosos canais de Volkmann.

Irrigação do periodonto

Mesmo saudáveis, os tecidos periodontais possuem uma intensa irrigação sanguínea, especialmente o ligamento periodontal. Essa característica deve estar relacionada tanto com o dinâmico metabolismo desses tecidos, que são ricos em fibras e células, como com as funções mecânico-funcionais do periodonto: as cargas oclusais são absorvidas não somente pela estrutura fibrosa do ligamento periodontal e pelo processo alveolar, mas também pelo líquido tecidual e por suas movimentações no espaço periodontal (*dissipação de forças hidráulicas, amortecimento*).

Os principais vasos sanguíneos que irrigam os processos alveolares e o periodonto são:

- Na *maxila*: as artérias alveolares posterior e anterior e as artérias infra-orbital e palatina
- Na *mandíbula*: as artérias maxilar, sublingual, mentual, bucal e facial.

Os vasos linfáticos praticamente acompanham as vias sanguíneas.

37 Esquema da irrigação sanguínea do periodonto
O ligamento periodontal (**1**), o processo alveolar (**2**) e a gengiva (**3**) são irrigados por três feixes de vasos, que se anastomosam entre si.

No ligamento periodontal, a rede vascular é especialmente densa, assemelhando-se a um cesto. Junto ao epitélio juncional, encontra-se um sistema de vasos bastante denso, chamado plexo venoso pós-capilar (**A**). Ele é de grande relevância para a resistência imunológica local (p. 55).

A interface do epitélio oral com o tecido conjuntivo é denteada. Nas projeções do tecido conjuntivo, encontram-se alças capilares (**B**).

Direita: O corte tangencial diretamente abaixo do epitélio juncional mostra *plexo capilar* denso (**X**). Acima das setas brancas, observam-se alças capilares marginais na região do epitélio oral sulcular (**EOS**), não-queratinizado, que se encontra adjacente.

Cortesia de *J. Egelberg*

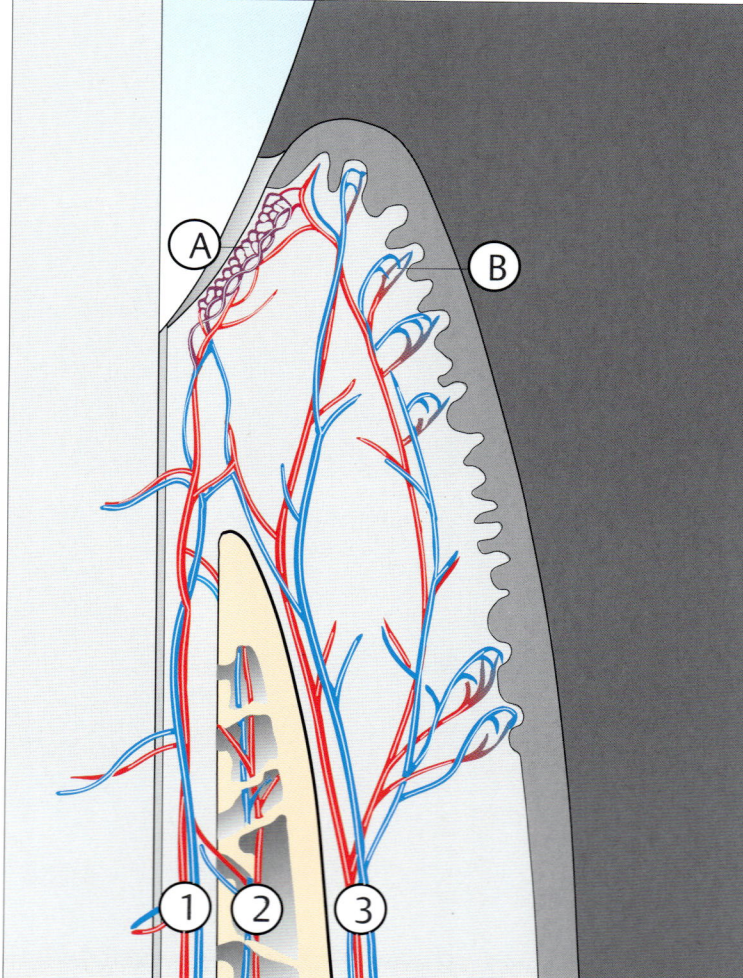

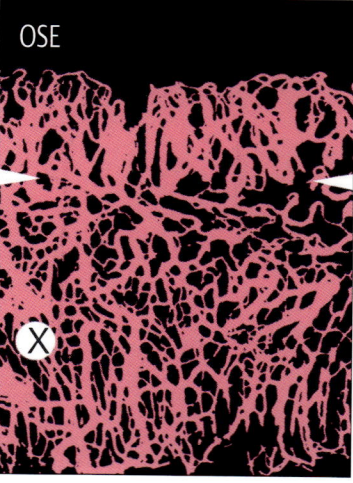

Vias de irrigação sanguínea

1 Periodontal
2 Alveolar
3 Supraperiosteal/mucogengival

A Plexo venoso pós-capilar
B Alças capilares subepteliais

38 Angiografia por fluorescência – alças capilares do epitélio oral

Após injeção intravenosa de 2 mL de solução de fluoresceína sódica (20%), os vasos (capilares) abaixo do epitélio oral tornam-se visíveis mediante irradiação UV.

Nas projeções do tecido conjuntivo, verificam-se pequenas alças capilares isoladas (**B** da Fig. 37).

Cortesia de *W. Mörmann*

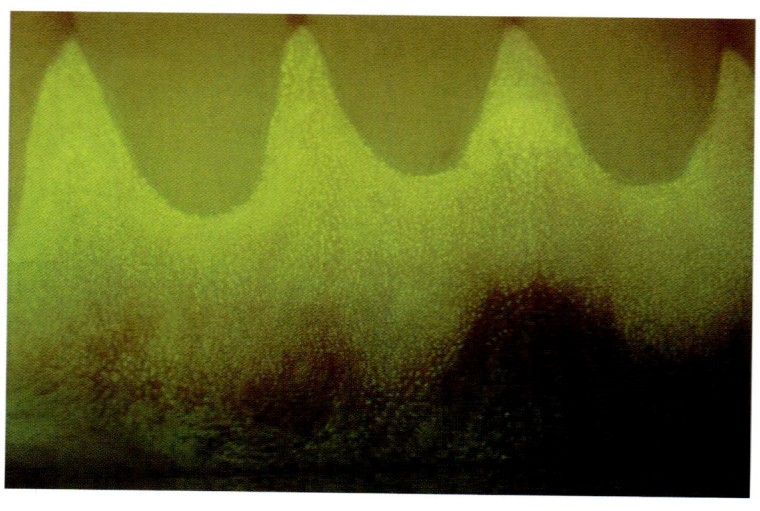

Inervação do periodonto

A inervação sensorial da maxila é conferida pelo segundo ramo do trigêmio, e a da mandíbula, pelo terceiro.

A descrição da inervação das estruturas periodontais a seguir baseia-se nos estudos de Byers (1985), Linden e colaboradores (1994) e Byers e Takeyasu (1997).

A sensibilidade do periodonto, principalmente da gengiva e do ligamento periodontal, dá-se via *mecanoceptores*, semelhantes aos de Ruffini, e *fibras nervosas nociceptoras*, além das ramificações ubiqüitárias do sistema nervoso simpático.

A atividade dessas inervações é coordenada com as atividades da polpa e da dentina. O limiar de excitabilidade dos mecanoceptores, que reagem a estímulos táteis (pressão) e ao estiramento das fibras periodontais, é muito baixo. Todavia, as terminações nervosas nociceptoras, sensíveis a estímulos dolorosos, têm um limiar relativamente alto. Por meio desses dois sistemas aferentes independentes, são transmitidas "informações" sobre: posição da mandíbula, abalos dentais, fala, contatos dentais na deglutição e na mastigação, pequenas alterações do posicionamento dental

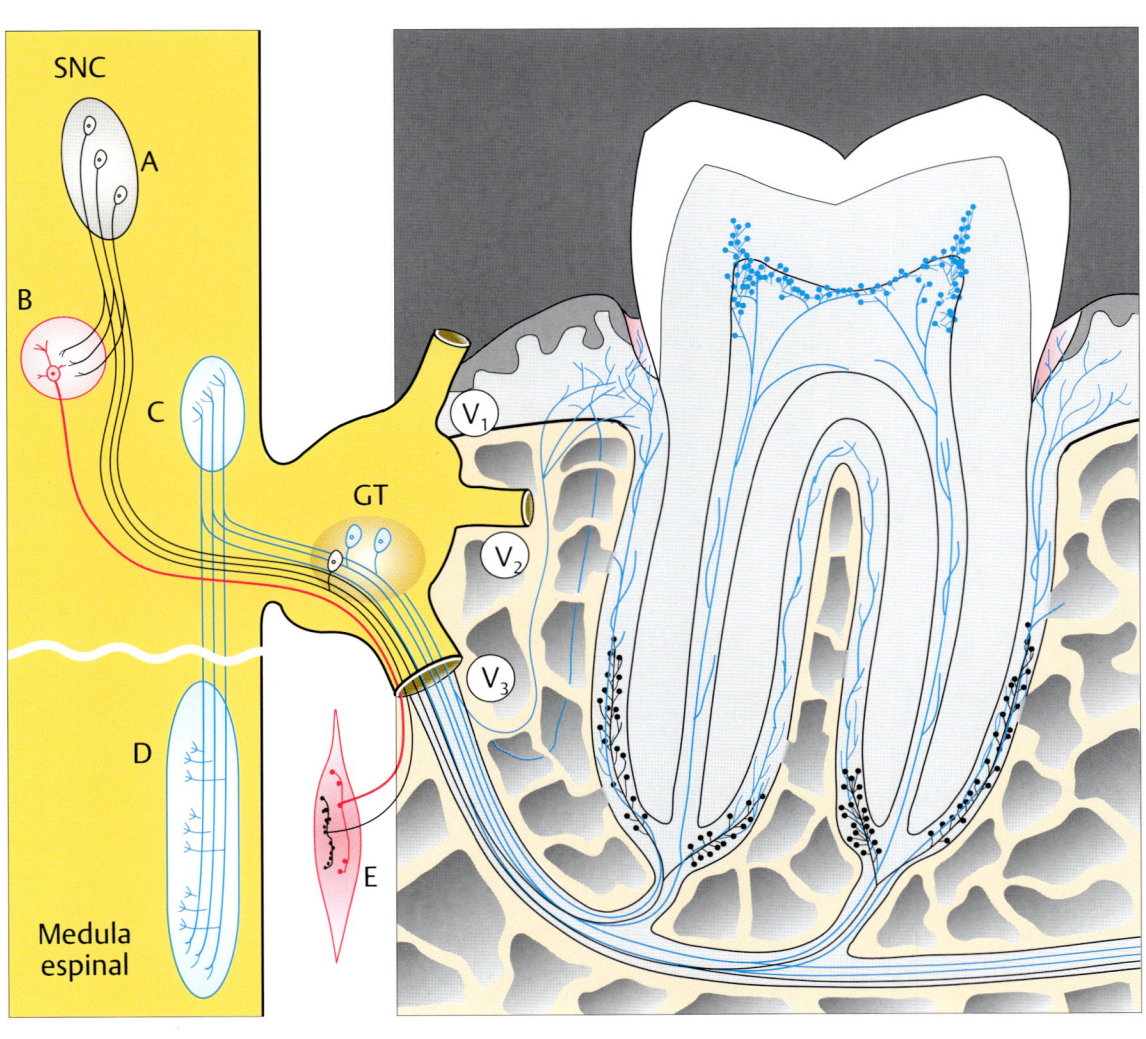

39 Inervação de um molar inferior
A inervação das estruturas gengivais e periodontais dá-se via nervo mandibular, o terceiro ramo do trigêmio.

Modif. de *M. R. Byers*.

- **A** Neurônios sensoriais mesencefálicos do trigêmio
- **B** Núcleo motor do trigêmio
- **C** Núcleo sensorial do trigêmio
- **D** Núcleo sensorial espinal do trigêmio
- **E** Fuso muscular de um músculo mastigatório

GT Gânglio trigeminal (gânglio de Gasser) e os seus três ramos:

- V_1 Oftálmico
- V_2 Maxilar
- V_3 Mandibular

SNC Sistema nervoso central

(movimentação fisiológica dos dentes) e estímulos dolorosos causados por cargas não-fisiológicas ou traumas. A condução dos impulsos nas reações voluntárias é mediada por diversos mecanoceptores, seguindo, via gânglio trigeminal, em direção ao núcleo sensorial do trigêmio no SNC; nos reflexos involuntários, os impulsos seguem para os neurônios sensoriais mesencefálicos. Esses receptores de diversos tipos estão localizados nas estruturas periodontais em diferentes regiões: na altura do terço médio radicular, encontram-se mais receptores para reações voluntárias, enquanto nas proximidades do ápice radicular concentram-se receptores para os reflexos involutários, cujos sinais são conduzidos para os neurônios sensoriais mesencefálicos.

O epitélio juncional, assim como os epitélios das gengivas livre e inserida, que também não possuem irrigação sangüínea, são inervados por uma densa rede de terminações nervosas nociceptoras e táteis. O mesmo vale para os tecidos conjuntivos subepitelial, supra-alveolar e gengival.

A percepção somatossensorial nos casos de determinadas doenças periodontais (gengivoperiodontite ulcerativa) e a sensibilidade dolorosa e tátil à sondagem do sulco gengival ou da bolsa periodontal são formas de expressão clínica da inervação do tecido gengival.

Equilíbrio funcional das estruturas periodontais

Turnover – adaptação – defesa imunonológica – cicatrização

No periodonto saudável, há a constante renovação de todos os tecidos (*turnover*), com exceção do cemento. A manutenção do equilíbrio entre as diferentes estruturas, ou seja, as suas relações de volume, a preservação da forma e a coordenação das suas funções, é chamada de homeostase (Williams e cols., 1997). A degradação e a síntese de diferentes tecidos, porém, pode variar conforme a incidência de cargas ou lesões, mesmo no periodonto saudável; isso significa que os tecidos periodontais são capazes de adaptar-se tanto à redução da função mastigatória (hipofunção, ausência de função) como ao seu aumento (hiperfunção, parafunção). Essa *adaptação* não é somente uma resposta às forças mastigatórias, mas a todas as condições que afetam o periodonto, como a constante ação de microrganismos.

A *defesa* contra qualquer tipo de agressão cabe, primariamente, ao sistema imunológico em sentido restrito (p. 41) e também aos tecidos saudáveis. A doença (periodontite) tem início quando as lesões a um tecido são maiores do que a sua capacidade de reagir por meio de adaptação.

Essa capacidade de adaptação dos tecidos – seu *turnover*, controlado por meio de diversos mediadores (sobretudo as citocinas), também desempenha um importante papel no *reparo tecidual, como, por exemplo,* após ferimentos ou curetagens periodontais.

Principais funções dos tecidos periodontais

Tecido epitelial

O epitélio da gengiva "inserida" (EO, epitélio oral) é também denominado mucosa mastigatória. Assim como a mucosa palatina, a mastigatória é queratinizada. A queratinização é uma espécie de mecanismo de *proteção contra todas as agressões mecânicas, térmicas, químicas e infecciosas.*

Na literatura, a velocidade de renovação do epitélio gengival mencionada varia consideravelmente: de 6 (Schroeder, 1992) a 40 dias (Williams e cols., 1997). A renovação epitelial é influenciada, provavelmente, por calônios (inibidores da mitose) e por citocinas (Figs. 95 a 100), como o fator de crescimento epidérmico (EGF) e o fator de transformação de crescimento (TGF β).

O *turnover* do epitélio juncional é ainda mais rápido que o do gengival. No primeiro, a divisão celular também ocorre no estrato basal. Todas as células-filha migram em direção ao sulco gengival, pelo qual são expelidas. Com esse fluxo de células do epitélio juncional, e de líquido tecidual (fluido gengival) e, no periodonto saudável, de granulócitos de migração ativa (PMN), são expulsas as bactérias, bem como os seus produtos metabólicos, que invadem o epitélio juncional a partir do sulco gengival. Portanto, além das células imunocompetentes, a dinâmica das células e do fluxo do fluido gengival em direção à coroa é a responsável primária pela proteção contra infecções.

Tecido conjuntivo gengival

Semelhantemente às estruturas epiteliais, o tecido conjuntivo do periodonto apresenta um *turnover* de apenas poucos dias, controlado por sinalizadores, ou seja, citocinas e fatores de crescimento (fator de crescimento derivado das plaquetas – PDGF; fator de crescimento de fibroblastos – FGF, etc.). A degradação e a síntese de colágeno e líquido intersticial são funções dos fibroblastos. As colagenases responsáveis pela degradação fazem parte das metaloproteinases matriciais (Fig. 102), cuja atividade depende de cátions de valência +2 (p. ex., Zn^{+2}). Sob a ação de patógenos, o equilíbrio entre a síntese e a degradação pode alterar-se até um determinado grau, havendo, inicialmente, o aumento da síntese. Se as lesões forem muito intensas, ocorre o recrudescimento da degradação (redução da síntese?) e, com isso, a destruição tecidual.

Tecido ósseo periodontal

A formação e a destruição de tecido ósseo, especialmente a perda óssea na periodontite, são descritas no Capítulo "Patogênese" (p. 60 e 61).

Cemento radicular

O cemento, diferentemente do epitélio, do tecido conjuntivo e do ósseo, não está submetido a um constante *turnover*: o cemento ganha espessura por meio de aposição, a velocidades variáveis ao longo dos anos. A destruição óssea local, na forma de lacunas de reabsorção, pode decorrer de trauma ou de aplicação de forças ortodônticas ou ser idiopática. Esses defeitos ósseos são reparados – com freqüência, apenas parcialmente – por cemento celular de fibras intrínsecas.

Conclusão

As estruturas periodontais saudáveis dispõem de recursos de defesa próprios, que podem ser empregados antes da ativação da defesa imunológica propriamente dita (este também introduz elementos destrutivos no meio).

Etiologia e patogênese

As principais doenças do aparelho de sustentação dental são alterações da gengiva e do periodonto induzidas pela placa bacteriana, em geral de caráter inflamatório crônico. Uma *gengivite* pode perdurar durante anos sem que evolua para periodontite. É reversível mediante boa higiene oral e remoção profissional efetiva de placa e cálculo. Em geral, a *periodontite* origina-se de uma gengivite, de maior ou menor gravidade, e sua reversibilidade é limitada (cicatrização periodontal, p. 205; terapias regenerativas, p. 323).

As razões por que uma gengivite evolui ou não para periodontite ainda não foram completamente elucidadas. Como em qualquer *processo infeccioso*, os fatores decisivos são a multiplicação dos microrganismos patogênicos, a sua potência tóxica e, eventualmente, a sua capacidade de invadir os tecidos, assim como a reação individual do hospedeiro ao agente infeccioso (a partir da p. 55) (Kornman e cols., 1997; Page e Kornman, 1997; Salvi e cols., 1997).

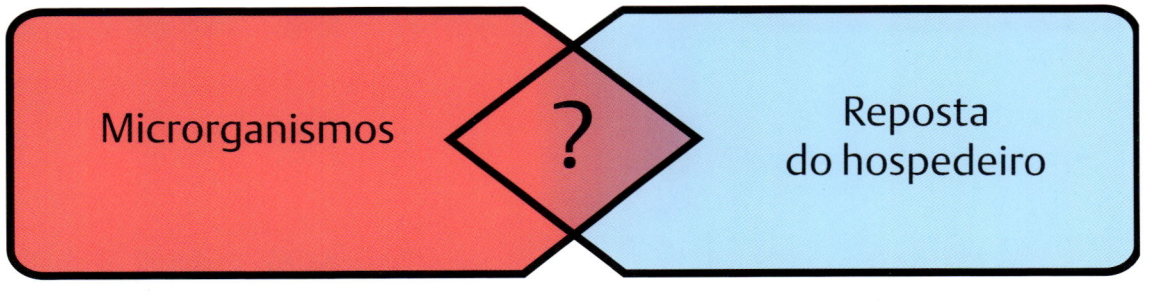

40 Ação bacteriana versus resistência do hospedeiro
A virulência, a capacidade de invadir os tecidos, a quantidade e a composição das bactérias, bem como os seus produtos metabólicos, desencadeiam a reação do hospedeiro (resposta imune). Portanto, o desenvolvimento ou não da doença periodontal e o seu grau de severidade dependem somente em parte da ação bacteriana. Fatores adicionais (resistência individual do hospedeiro, fatores de risco, fatores locais) são mais determinantes na evolução da gengivite em periodontite.

A ausência absoluta de placa bacteriana ou a proteção total contra a formação do biofilme sobre as superfícies dentais é inviável e ilusória – e, até mesmo, não-fisiológica. Apesar disso, a manutenção da saúde da gengiva e do periodonto é possível quando a quantidade de placa é pequena, sua composição é mista e pouco virulenta (anaeróbios facultativos, Gram-positivos) e a resistência do hospedeiro é efetiva.

Se a microbiota bacteriana assumir um caráter periodontopatogênico (com determinados microrganismos Gram-negativos), advêm a inflamação e uma resposta imunológica específica, que se constitui em mecanismos de defesa, porém potencialmente destrutivos (citotóxicos) – sobretudo em infecções de longa duração (p. 34).

Enzimas, antígenos, toxinas e sinalizadores que ativam macrófagos e células-T são todos *produtos bacterianos que causam a reação inflamatória* (Birkedal-Hansen, 1998). É provável que certas enzimas, toxinas e produtos metabólicos bacterianos possam lesar diretamente os tecidos periodontais – *sem* a ação indireta do hospedeiro (inflamação). Produtos bacterianos como hialuronidases, sulfatases de condroitina e enzimas proteolíticas, bem como citotoxinas na forma de ácidos orgânicos, amoníaco, sulfeto de hidrogênio e endotoxinas (lipopolissacarídeos, LPS), são detectáveis nos tecidos.

Periodontite – uma doença multifatorial

Nos últimos anos, os conceitos sobre a etiologia da periodontite se modificaram. Antes, as bactérias eram consideradas o único fator determinante. Associavam-se certos microrganismos patogênicos a diversas formas de doenças periodontais e à velocidade de sua progressão. A presença e a distribuição das bactérias patogênicas nem sempre correspondiam ao estabelecimento e à progressão da periodontite. Pôde-se comprovar, então, que a causa da formação de uma bolsa periodontal não seriam obrigatoriamente as bactérias patogênicas nela presentes, mas, sim, as condições favoráveis do ambiente no interior da bolsa que favorecem o desenvolvimento e a sobrevivência de microrganismos patogênicos, que, por sua vez, podem estar envolvidos na progressão da doença, criando um círculo vicioso (Mombelli e cols., 1991).

Portanto, ainda é válido o preceito de que *sem bactérias não há periodontite*, porém, considerando-se o fato de que as bactérias – mesmo as periodontopatogênicas – não são obrigatoriamente a causa de uma periodontite.

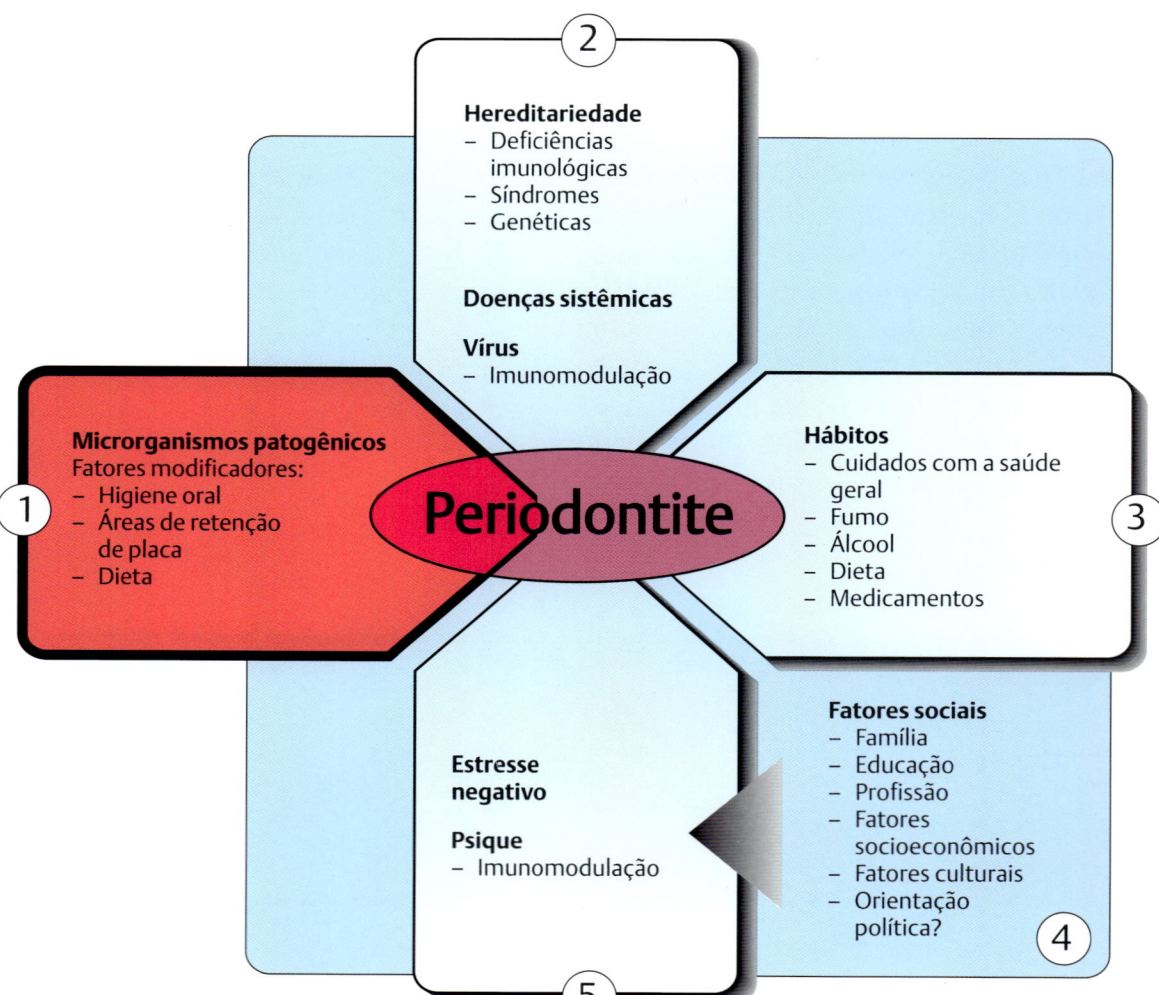

41 Etiologia da periodontite – interação entre placa dental e hospedeiro

Bactérias
1 O fator etiológico primário no surgimento da periodontite é a presença de microorganismos patogênicos no biofilme subgengival.

Hospedeiro
2 As defesas imunológicas específica e inespecífica, determinadas geneticamente, bem como a ocorrência de síndromes ou doenças sistêmicas, influem no estabelecimento e na progressão da periodontite.
3 Os hábitos e o comportamento em relação à própria saúde geral e bucal influem na formação da placa e na resistência imunológica do hospedeiro.
4 O ambiente social interfere no bem-estar físico e psíquico do paciente. Problemas de ordem socioeconômica geram estresse negativo.
5 O desgaste psíquico e o estresse têm influência sobre a resistência imunológica.

Além da presença de microrganismos específicos, diversos *fatores do hospedeiro* são decisivos para a evolução da gengivite para periodontite (ver Fig. 41, modif. de Clarke e Hirsch, 1995). Entre esses fatores estão as respostas imunes desencadeadas por patógenos, que, em geral, já são bastante conhecidas. As reações de defesa podem ser inadequadas (exarcebadas ou insuficientes) resultando em destruição tecidual.

Recentemente, além da reação imune determinada pela genética, têm sido mencionados outros numerosos fatores (de risco) individuais responsáveis pelo surgimento, pelo grau de severidade e pela velocidade da progressão da periodontite (p. 51).

Entre os fatores de risco enumerados nas Figuras 41 e 104, apenas poucos lesam o periodonto diretamente, como o fumo; a influência deles dá-se, sobretudo, pela sua ação sobre a resistência imunológica. O equilíbrio entre "ataque/destruição" (bactérias) e defesa (hospedeiro) sofre um sensível abalo. Logicamente, as periodontites mais agressivas, de rápida progressão, em pacientes jovens, desenvolvem-se quando bactérias bastante patogênicas se deparam com a resposta fraca do hospedeiro.

Microbiologia

Em muitos locais do corpo humano, as bactérias estão presentes durante toda a vida. Essas bactérias podem ser úteis, inócuas (comensais, residentes) ou nocivas ao organismo. Na cavidade oral, foi comprovada a existência de mais de 500 microorganismos diferentes que, em geral, permanecem em equilíbrio com o hospedeiro sem causar doença. Algumas bactérias patogênicas facultativas encontram-se em quantidade elevada somente em determinados períodos (oportunistas), sob condições patológicas (periodontite, infecções da mucosa), por exemplo. Não se esclareceu ainda se essas bactérias são as únicas causadoras da doença ou se simplesmente encontram condições favoráveis no ambiente patológico. A placa supragengival *inespecífica* (microbiota mista) provoca a gengivite no decorrer de sete dias. Com a remoção da placa bacteriana, esta regride completamente em pouco tempo (reversibilidade). As periodontites, por sua vez, parecem estar associadas a bactérias *específicas*, principalmente as formas agressivas da doença, de rápida progressão.

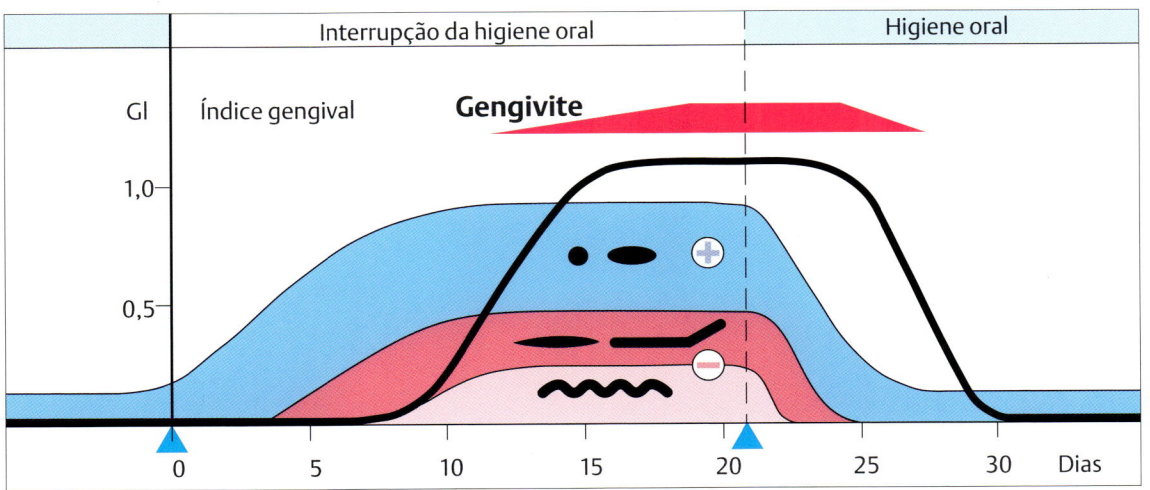

42 Gengivite experimental
Em 1965, *Löe e colaboradores* comprovaram com seu estudo clássico a *origem bacteriana da gengivite*: em indivíduos livres de placa bacteriana e gengivite, quando a higiene oral é interrompida, ocorre o acúmulo de bactérias e a formação de placa. Nos primeiros dias, cocos e bacilos Gram-positivos; em seguida, filamentosos e, por fim, Gram-negativos e espiroquetas. No decorrer de mais alguns dias, surge uma leve gengivite. Após a remoção da placa, a gengiva se recupera rapidamente.

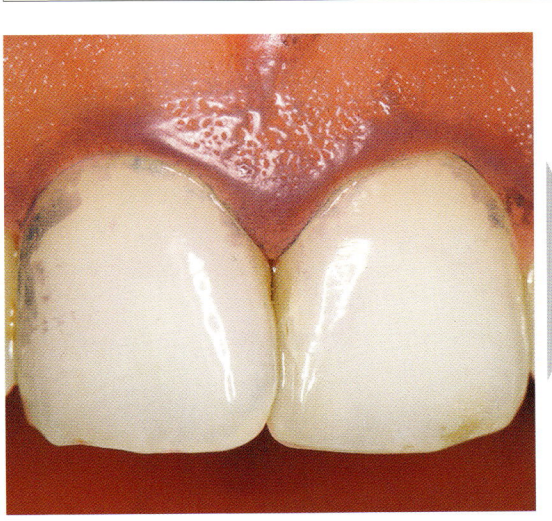

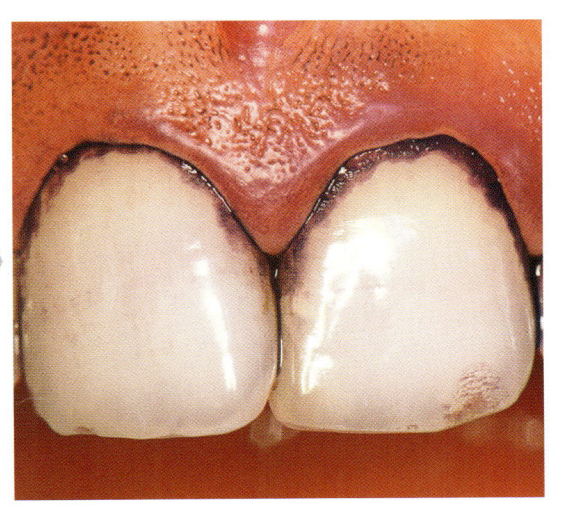

43 Gengiva saudável e gengivite incipiente
Esquerda: Ausência de placa "quase" completa. A presença de biofilme extremamente fino é compatível com a saúde gengival. As poucas bactérias desse biofilme podem ser, até mesmo, importantes para manter "alerta" o sistema imunológico (p. 55).

Direita: O acúmulo de placa após sete dias sem higiene oral promove o desenvolvimento de gengivite. A multiplicação e o aumento relativo da quantidade de microrganismos Gram-negativos provocam esta condição.

Biofilme – formação de placa sobre as superfícies dentais e radiculares

No meio ambiente da orofaringe, um ecossistema aberto, as bactérias distribuem-se por toda parte, procurando colonizar todos os nichos que lhes sejam favoráveis. A maioria delas só sobrevive por períodos mais longos mediante a formação de um biofilme em superfícies não-descamantes, ou seja, de materiais ou tecidos duros (superfícies dentais e radiculares, materiais restauradores, implantes, próteses, etc.).

Em indivíduos com boas condições de saúde dental e periodontal, os mecanismos de adesão e retenção do biofilme mantêm-se em equilíbrio com as forças abrasivas que provocam a sua redução, como as produzidas pela língua e pelas bochechas (autolimpantes), por alimentos e pela higiene oral mecânica.

A formação do biofilme acontece no decorrer de horas ou dias, obedecendo às fases descritas a seguir (Darveau e cols., 1997; Descouts e Aronsson, 1999; Costerton e cols., 1999).

O acúmulo e a estabilização das bactérias na forma de biofilme é de relevância não só para a etiologia da periodontite, como também para a terapia medicamentosa complementar, seja sistêmica ou local (p. 287): quando imersas em polissacarídeos extracelulares, as bactérias do biofilme são 1.000 vezes menos sensíveis à ação de antibióticos do que as bactérias livres, "planctônicas".

44 Formação da placa
Após a profilaxia dos dentes, forma-se sobre o esmalte uma *película* de proteínas e glicoproteínas da saliva em questão de minutos.

A *Associação:* mediante atração física, as bactérias depositam-se sobre a superfície dental, ainda relativamente *livres*.

B *Adesão:* no início da colonização bacteriana, poucas bactérias são capazes de *fixar-se* fortemente, graças a moléculas especiais receptores de película (adesinas) presentes na superfície, sobretudo de estreptococos e actinomicetos. Nessas primeiras bactérias colonizadoras, irão fixar-se outros microrganismos.

C Com a *multiplicação*, formam-se...

D ... *Microcolônias*: muitos estreptococos produzem polissacarídeos extracelulares (dextranas, levanos), que servem como proteção às bactérias.

E *Biofilme* (= placa aderida): as microcolônias agrupam-se formando complexos, o que favorece o metabolismo das bactérias.

F *Crescimento/amadurecimento da placa:* no biofilme, forma-se um sistema circulatório. Os microrganismos podem trocar produtos metabólicos e fatores de resistência e virulência, a placa começa a agir como *um organismo*. A quantidade de microrganismos anaeróbios aumenta. A defesa do hospedeiro é ativada por produtos metabólicos e componentes da parede celular expelidos (p. ex., lipopolissacarídeos, vesículas) (p. 38). As bactérias estão, agora, protegidas contra fagócitos (PMN) e bactericidas.

X Película
Y Biofilme – placa aderida
Z Fase planctônica

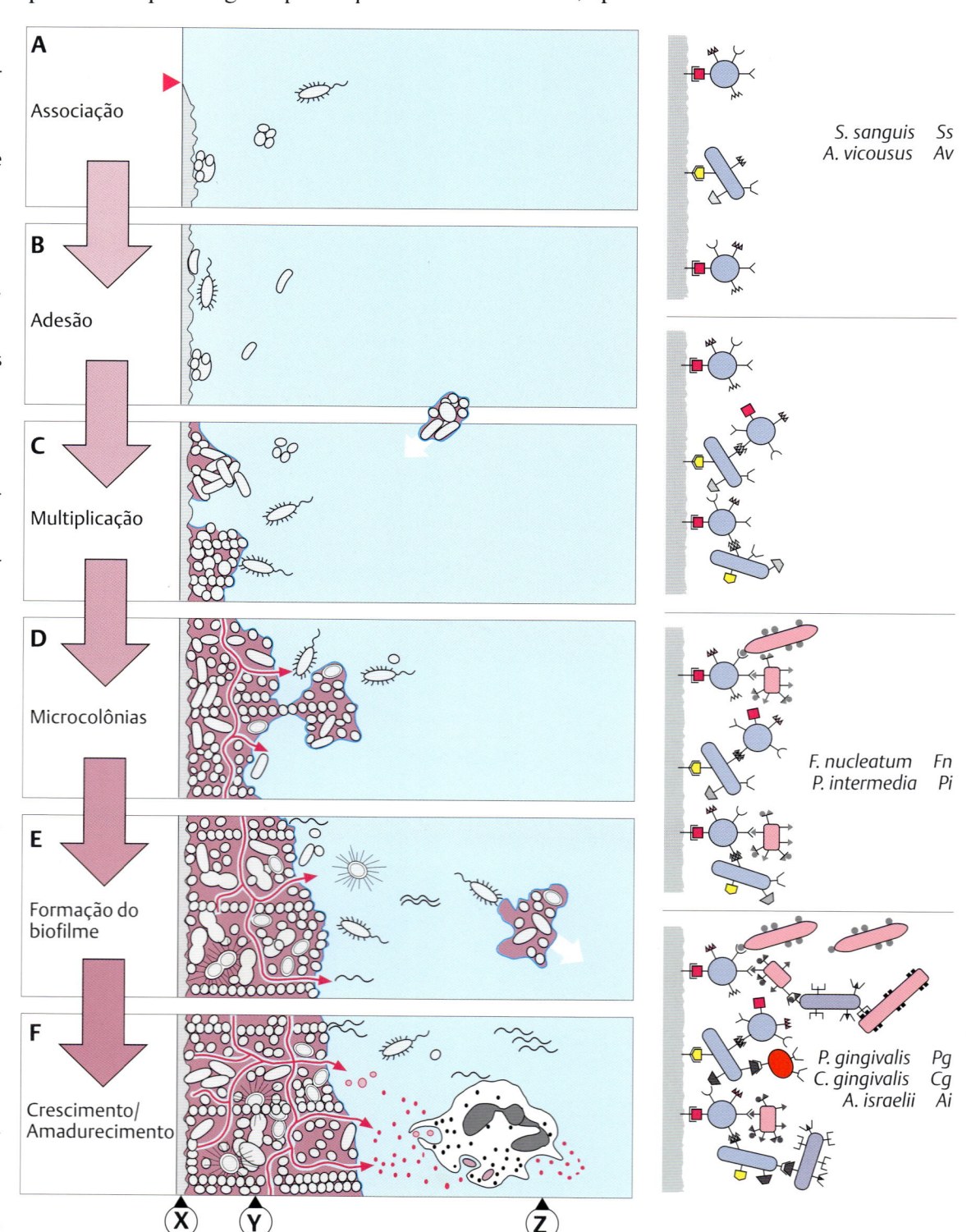

S. sanguis — Ss
A. vicousus — Av

F. nucleatum — Fn
P. intermedia — Pi

P. gingivalis — Pg
C. gingivalis — Cg
A. israelii — Ai

Placa supragengival

... e o seu avanço em direção subgengival

As primeiras bactérias que se depositam nas superfícies dentais *supragengivais* são, em geral, Gram-positivas (*Streptococcus sp., Actinomyces sp.*). No decorrer de alguns dias, segue-se a colonização por cocos Gram-negativos, bacilos Gram-positivos e Gram-negativos e bactérias filamentosas (Listgarten e cols., 1975; Listgarten, 1976). A flora bacteriana provoca, com sua grande diversidade de *produtos metabólitos*, o aumento da exsudação tecidual e a migração de leucócitos PMN para o sulco gengival (barreira leucocitária contra as bactérias).

A intensificação da diapedese de PMN e do fluxo do fluido do sulco provoca a desintegração inicial do epitélio juncional. Desse modo, as bactérias podem invadir mais facilmente a área subgengival, infiltrando-se entre o dente e o epitélio (gengivite, bolsa gengival).

O acúmulo de placa e as primeiras reações do tecido gengival ocorrem na ausência de higiene oral. Quando a higiene – inclusive a das áreas interdentais – é efetuada de modo ideal, a constante formação do biofilme é praticamente eliminada, e a gengiva mantém-se saudável.

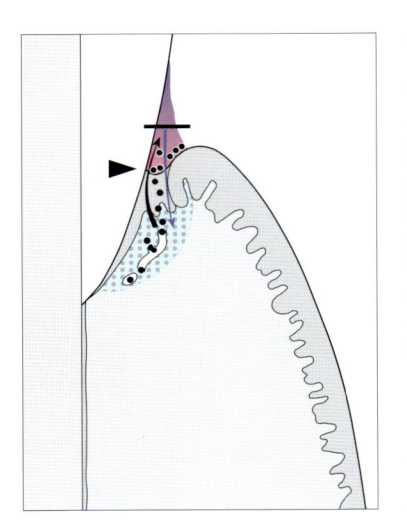

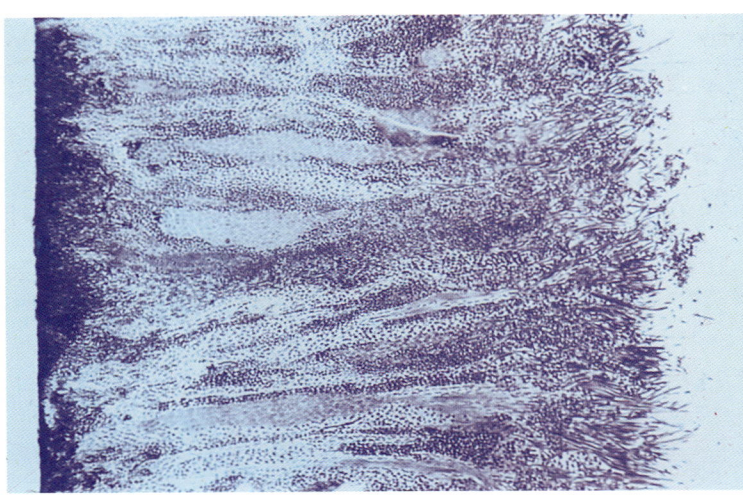

45 Interação placa–tecidos: primeira semana
Zona densa junto à superfície dental: colonização inicial. Sobre ela, a multiplicação de estreptococos forma estruturas colunares. Na superfície: bacilos e bactérias filamentosas.

Esquerda: Interação entre hospedeiro e placa. Migração de granulócitos polimorfonucleares (PMN, setas) regulada por quimiotaxia. Corte histológico aproximadamente à altura da linha horizontal escura.

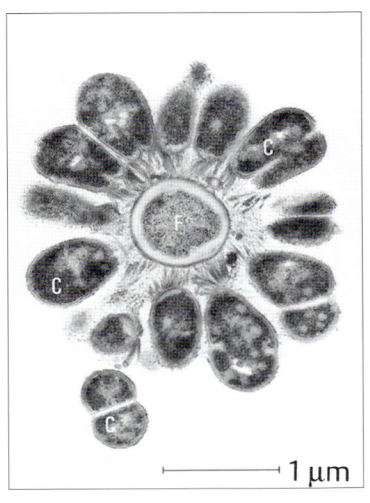

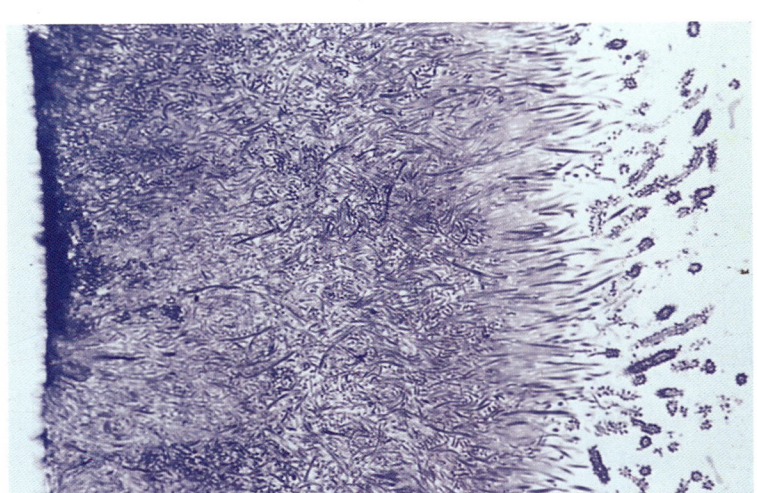

46 Placa bacteriana: terceira semana
A composição da placa supragengival modificou-se no decorrer de algumas semanas: predominância de bactérias filamentosas. Na superfície, observam-se formações espiciformes (*corn-cobs*).

Esquerda: Microscopia eletrônica de transmissão da estrutura de um *corn-cob*: filamento central Gram-negativo (**F**) circundados por cocos Gram-positivos (**C**).

Histologia e MET: *M. A. Listgarten*.

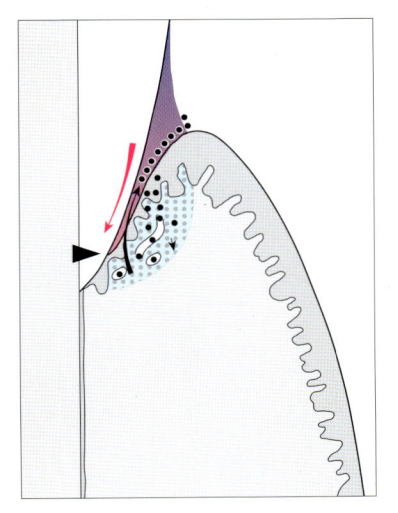

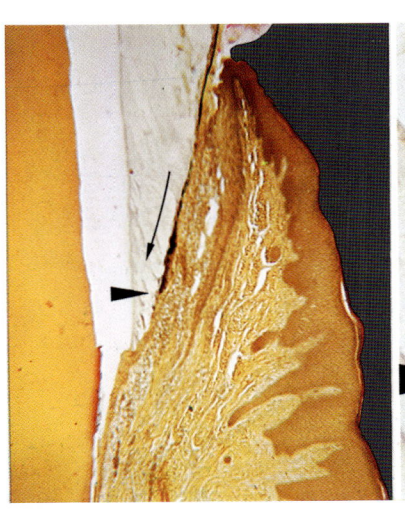

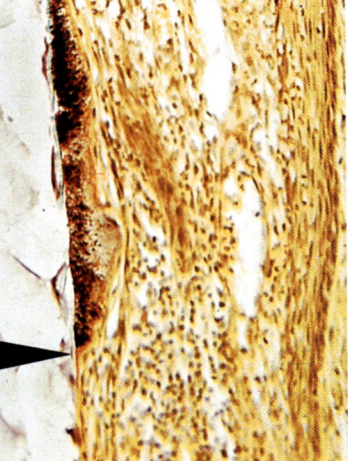

47 Extensão subgengival da placa – bolsa gengival
Centro e direita: O enfraquecimento da adesão epitelial ao dente permite que uma fina camada de bactérias Gram-positivas infiltre-se entre o dente e o epitélio juncional em direção apical (seta longa), sendo, então, seguidas por bactérias Gram-negativas. Ocorre a formação de uma bolsa *gengival* rasa (Fig. 150).

Histologia: *G. Cimasoni*.

Esquerda: Esquema de interação entre placa e tecidos.

Retenção de placa – fatores naturais

Os fatores de retenção naturais facilitam a formação do biofilme da placa e, ao mesmo tempo, dificultam a sua remoção mediante higiene oral. Esses fatores são os seguintes:

- Cálculo dental – supra e subgengival
- Junção cemento-esmalte, projeções do esmalte
- Áreas de furca, concavidades
- Fóssulas e fissuras
- Cáries de colo e raiz
- Apinhamento dental.

O cálculo dental, em si, é pouco patogênico. A sua superfície rugosa, porém, serve como retenção de bactérias patogênicas.

Observada ao microscópio, a *junção cemento-esmalte* é bastante irregular, com áreas rugosas retentivas. Nas projeções e pérolas de esmalte, o tecido conjuntivo é incapaz de se inserir.

As *áreas de furca, fissuras,* etc. são nichos retentivos para a placa.

As *cáries* constituem um grande reservatório de bactérias.

O *apinhamento* reduz a autolimpeza e dificulta a higiene oral.

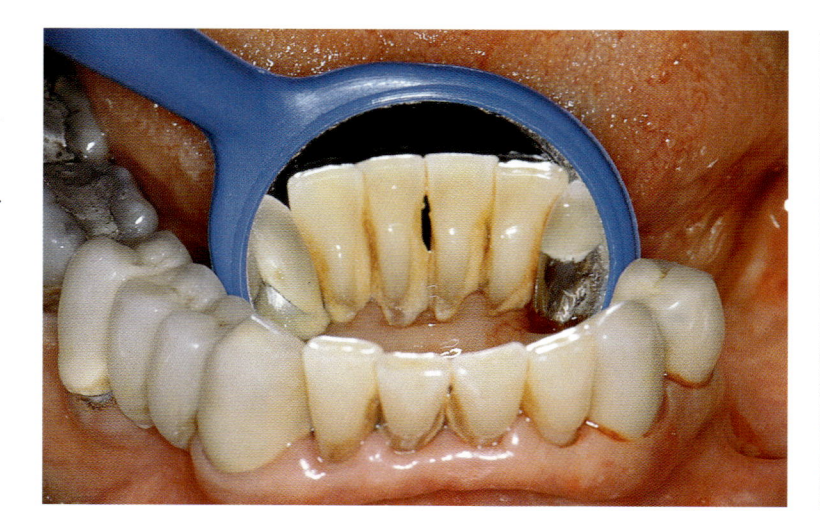

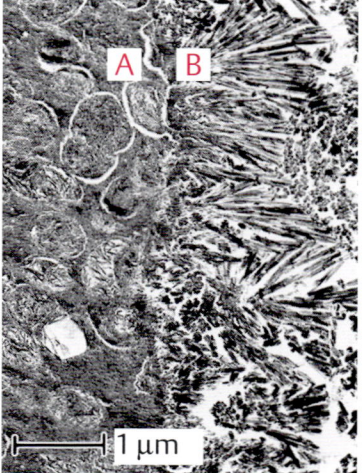

48 Cálculo supragengival – Áreas próximas aos orifícios dos ductos de glândulas salivares
As áreas típicas de acúmulo de cálculo supragengival, muitas vezes em grande quantidade, são as superfícies linguais dos incisivos inferiores e as vestibulares dos molares superiores.

Direita: MET de cálculo supragengival "maduro". Do lado da superfície dental, placa mineralizada (**A**). Sobre esta, acúmulos de monocristais hexagonais sem células (**B**).

MET: H. E. Schroeder.

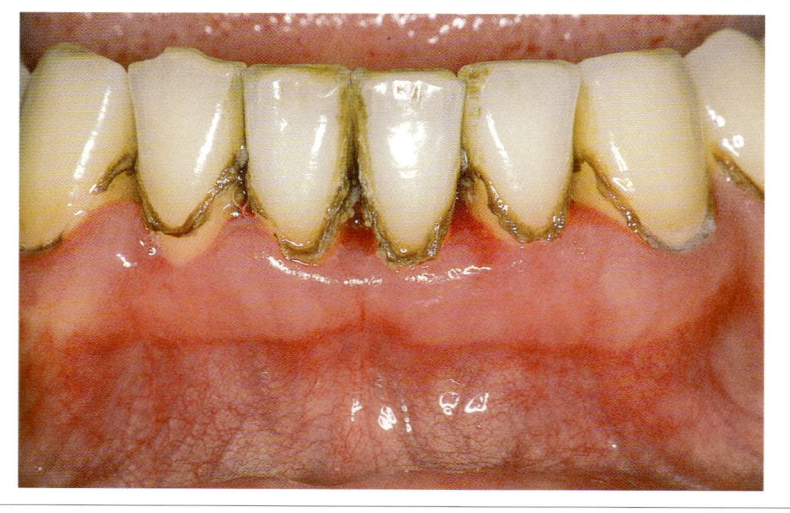

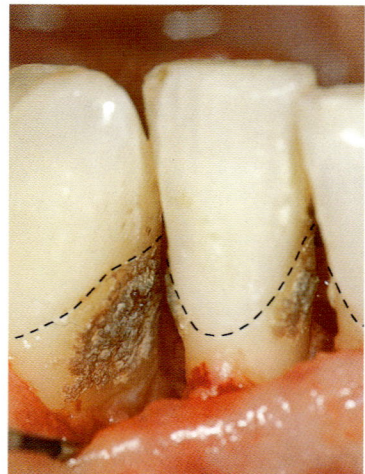

49 Cálculo subgengival –
Devido ao longo tempo de periodontite crônica, a gengiva retraiu. Os cálculos, originalmente subgengivais, encontram-se, agora, em áreas supragengivais.

Direita: Somente com o afastamento da gengiva, as concreções subgengivais tornam-se visíveis. Em geral, elas têm pigmentação escura (sais de ferro) e são mais duras do que o cálculo supragengival (fosfatos de cálcio). A linha pontilhada corresponde à junção cemento-esmalte.

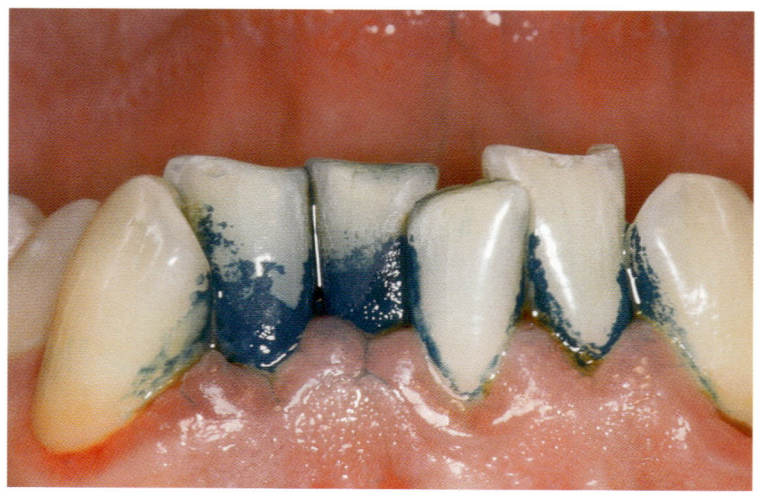

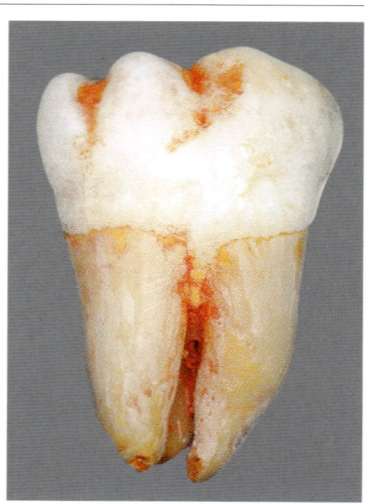

50 Apinhamento – Projeções e pérolas de esmalte
Os dentes posicionados para lingual não recebem autolimpeza (lábios). A higiene oral também é dificultada.

Direita: Na área da furca, o esmalte se projeta até o espaço inter-radicular, terminando em forma de pérola. Quando uma bolsa é formada nesta área, o controle de placa é dificultado.

Retenção de placa – fatores iatrogênicos

A Odontologia Restauradora – das restaurações mais simples às reconstruções totais – pode ocasionar mais danos do que benefícios à saúde oral quando realizada de modo insatisfatório. A execução de restaurações ideais exige atenção à saúde do periodonto (prevenção terciária, p. 198).

Restaurações e *coroas* clinicamente perfeitas apresentam, quase sem exceção, fendas marginais à observação microscópica. Quando subgengivais, essas fendas são a causa de constante irritação do periodonto marginal.

Sob restaurações com excesso marginal, pode haver grande acúmulo de placa, ocasionando a gengivite. A composição da placa se modifica, com o aumento do número de anaeróbios Gram-negativos (p. ex., *Porphyromonas gingivalis*), que são, em parte, responsáveis pelo desencadeamento e progressão da periodontite (Lang e cols., 1983).

Traumas mecânicos causados por iatrogenias grosseiras, como *grampos* e *selas de próteses removíveis* com desenho inadequado, podem lesar o periodonto diretamente.

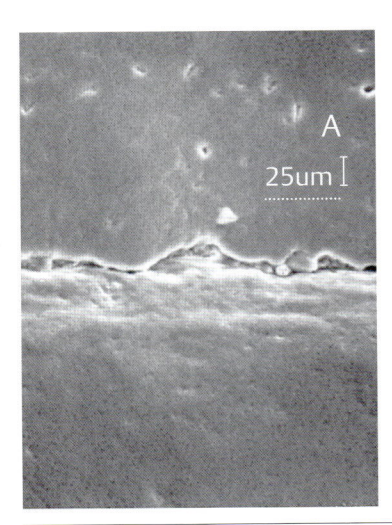

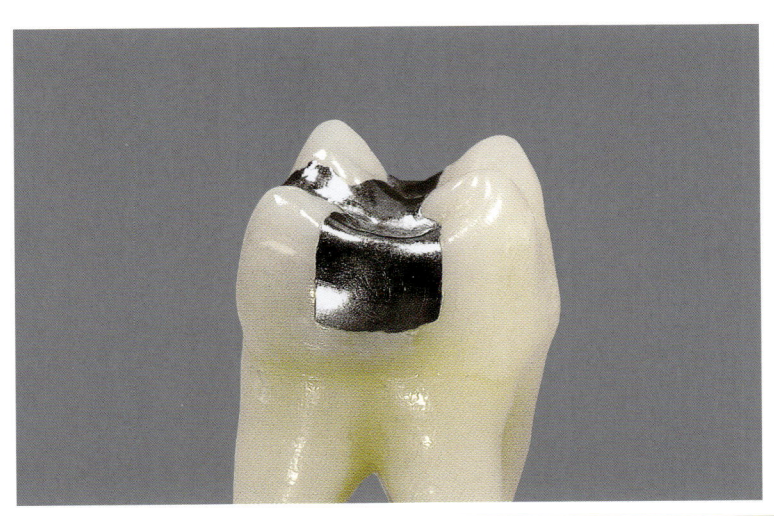

51 Restauração de amálgama – observação macroscópica e por MEV
Esquerda: A imagem por microscopia eletrônica de varredura (MEV) mostra a fenda marginal, refúgio para bactérias. A restauração de amálgama está na parte superior da imagem (**A**), e o esmalte, na inferior. Cada um dos pequenos pontos abaixo da escala corresponde ao tamanho de um coco (cerca de 1 μm).

MEV: F. Lutz.

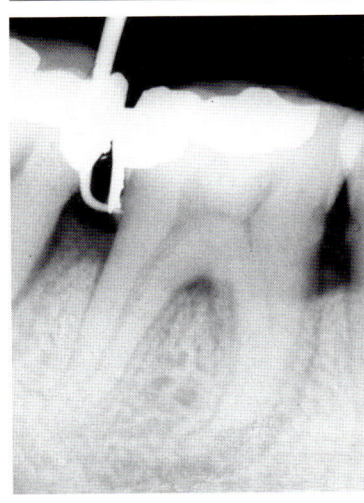

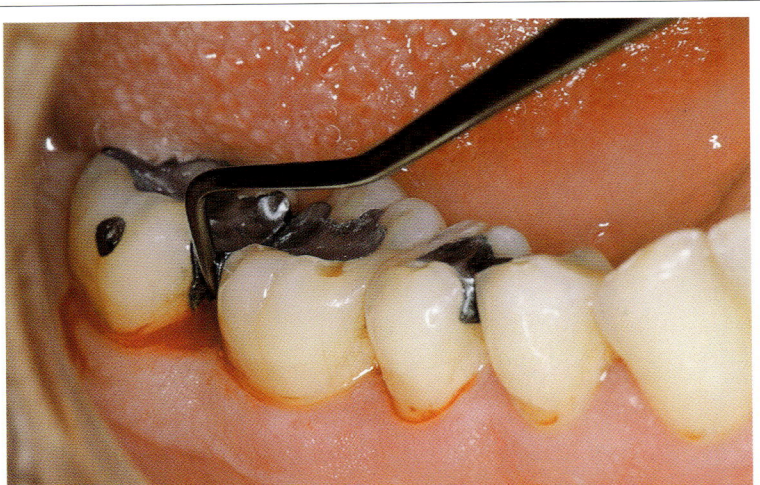

52 Restauração de amálgama com excesso marginal
Excessos marginais grandes como esse, em áreas subgengivais, ocasionam sempre o acúmulo de placa e, conseqüentemente, a gengivite (sangramento).

A quantidade de anaeróbios Gram-negativos patogênicos aumenta. Ao contrário das restaurações de amálgama e, principalmente, das de ouro, as restaurações de resina composta são em especial retentivas para bactérias.

Esquerda: Radiografia da região ilustrada na foto.

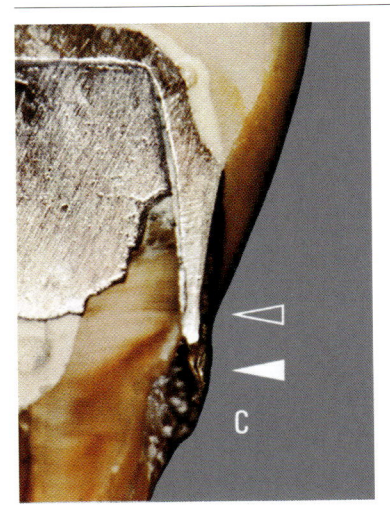

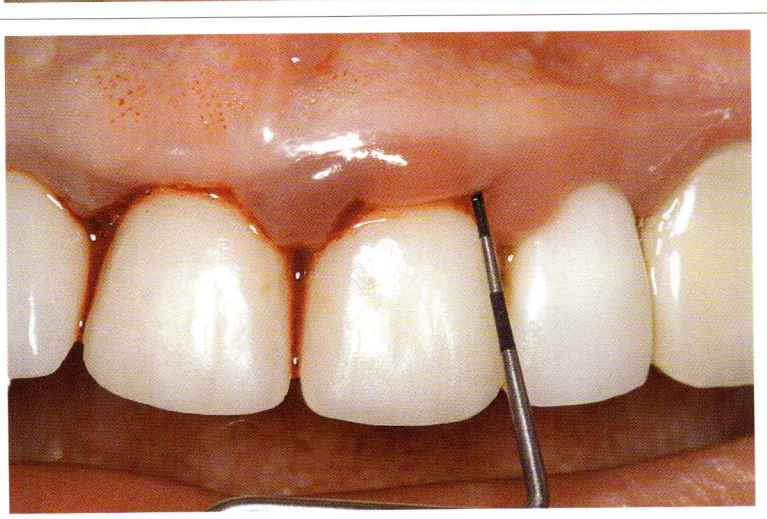

53 Fendas e excessos marginais de coroas
Na fenda marginal subgengival dessa coroa de porcelana, o cimento sofreu dissolução. O grande acúmulo de placa entre a coroa de porcelana e o desnível do preparo dental leva ao estabelecimento de bactérias patogênicas, ocasionando a gengivite.

Esquerda: Corte de uma coroa metalocerâmica, cuja borda se estende além do término do preparo em *slice*, mantendo-se afastada do dente (setas). Sob essa borda, há cálculo (**C**) e placa.

Placa subgengival

A partir da área supragengival, o biofilme subgengival se estende apicalmente na direção do sulco/bolsa (antes chamado de placa aderente). Somando-se às bactérias Gram-positivas, como estreptococos e actinomicetos, cresce o número de bactérias anaeróbias *Gram-negativas* na área subgengival (p. 36).

Esse biofilme também pode mineralizar-se, formando cálculo ("sérico") escuro, rígido e difícil remoção. Encontram-se também na bolsa aglomerados de bactérias não-aderentes, móveis (com grande número de anaeróbios Gram-negativos e espiroquetas).

Nas fases agudas, freqüentemente há considerável aumento da quantidade de bactérias periodontopatogênicas. Fazem parte desse grupo: *Actinobacillus actinomycetemcomitans, P. gingivalis, T. forsythensis*, espiroquetas, entre outras (p. 33). Apesar dessas alterações, a periodontite, mesmo na fase aguda, não pode ser considerada uma infecção "altamente específica", pois existem grandes diferenças de composição bacteriana entre os pacientes, assim como entre as bolsas ou faces dentais acometidas em um mesmo paciente (Dzink e cols., 1988; Slots e Taubmann, 1992; Lindhe, 1997).

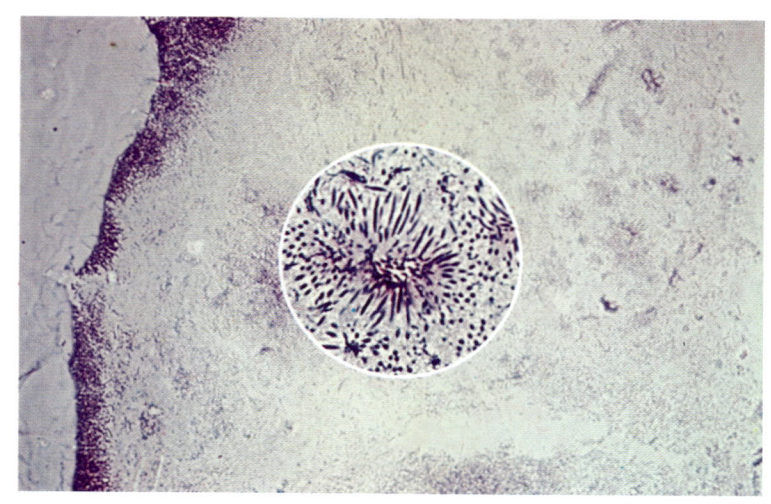

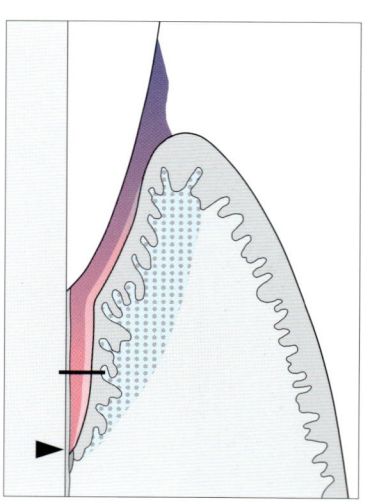

54 Microbiota subgengival
A superfície dental está recoberta por biofilme aderente (azul-escuro/violeta), relativamente delgado. Sobre este, observam-se aglomerados pouco densos de bactérias anaeróbias Gram-negativas, em parte, móveis. As formações semelhantes a escovas cilíndricas (*test tube brushes*, ver em destaque) são compostas por bactérias filamentosas.

Histologia: *M. A. Listgarten*

Direita: A microbiota torna-se cada vez mais anaeróbia e Gram-negativa à medida que aumenta a profundidade de bolsa.

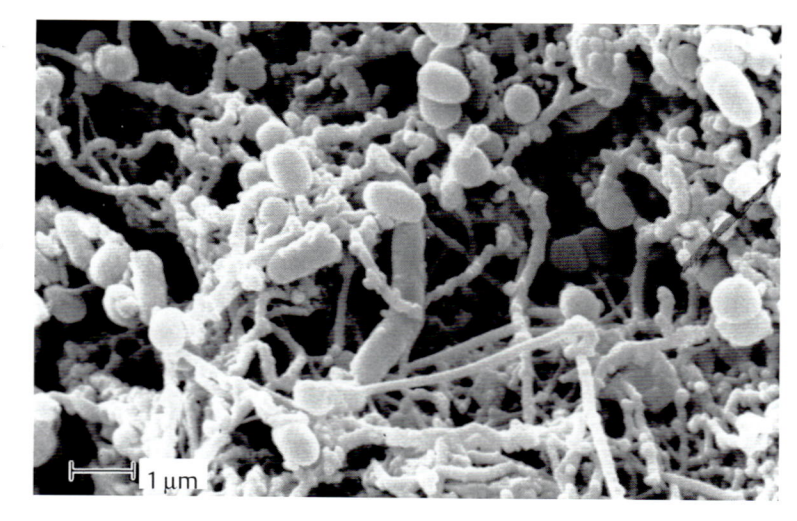

55 Superfície do biofilme sobre a raiz
Na região da bolsa periodontal, a superfície radicular do dente apresenta colonização bacteriana densa e diversificada (imagem: MEV).

A morfologia das bactérias não constitui informação suficiente para a determinação da espécie e, tampouco, da patogenicidade e virulência.

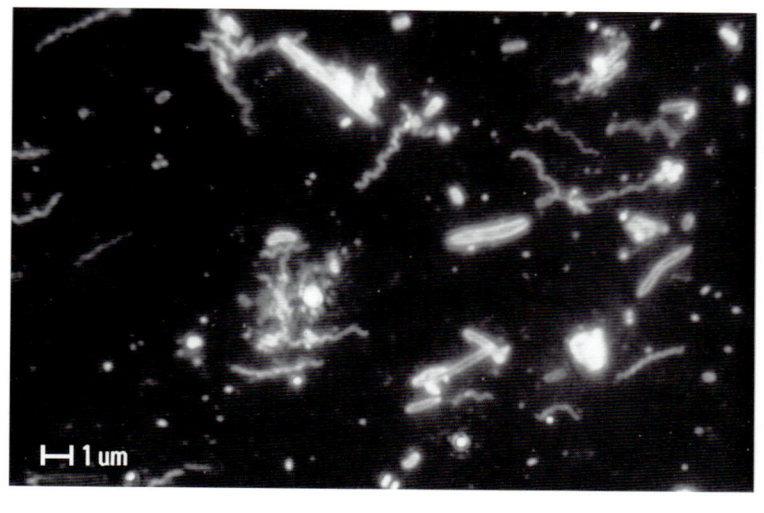

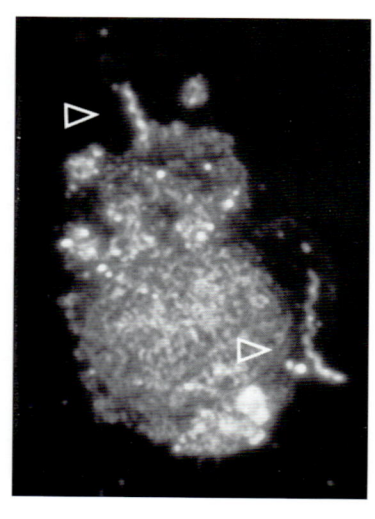

56 Microrganismos da placa livre – fase planctônica
Na microscopia de campo escuro, nota-se a predominância de bacilos móveis e espiroquetas pequenas e médias, bem como a ausência de cocos e bactérias filamentosas: quadro típico de bolsa ativa (fase de exacerbação, ver Fig. 63).

Direita: Fagócitos intactos (PMN) não perdem, na bolsa periodontal, a sua capacidade de fagocitose. As setas indicam as espiroquetas sendo fagocitadas.

Cortesia de *B. Guggenheim*.

Invasão bacteriana nos tecidos?

Nos casos de resistência do hospedeiro comprometida – como se observa nas periodontites agressivas, que acometem indivíduos jovens (p. 96) –, algumas bactérias com potencial patogênico conseguem penetrar no epitélio da bolsa e no tecido conjuntivo subepitelial, onde sobrevivem temporariamente. Na maioria das vezes, isso só ocorre nas áreas mais profundas da bolsa, onde a quantidade de exsudato inflamatório (defesa) é menor do que nas áreas marginais. As bactérias periodontopatogênicas (p. 33) produzem fatores de virulência (leucotoxinas do *Actinobacillus actinomycetemcomitans*, lipopolissacarídeos e enzimas), que, inicialmente, inibem a quimiotaxia dos fagócitos (sobretudo PMN) ou, até mesmo, destróem os PMN. Com o tempo, o sistema imunológico ativado passa a reconhecer e eliminar os microrganismos invasores. Quando a invasão é numericamente baixa, podem advir micronecroses reabsorvíveis; quando é maciça, podem formar-se abscessos agudos (Allenspach-Petrzilka e Guggenheim, 1983; Christensson e cols., 1987; Frank, 1988; Saglie e cols., 1988; Slots, 1999; Van Winkelhoff e Slots, 1999). Não se sabe se os microrganismos do meio oral *colonizam* o tecido ou se são apenas bactérias isoladas que penetram no tecido ou são conduzidos para o seu interior.

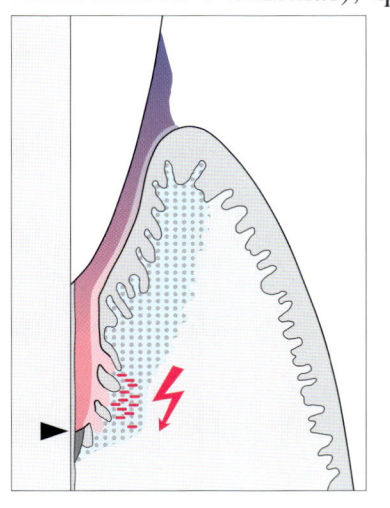

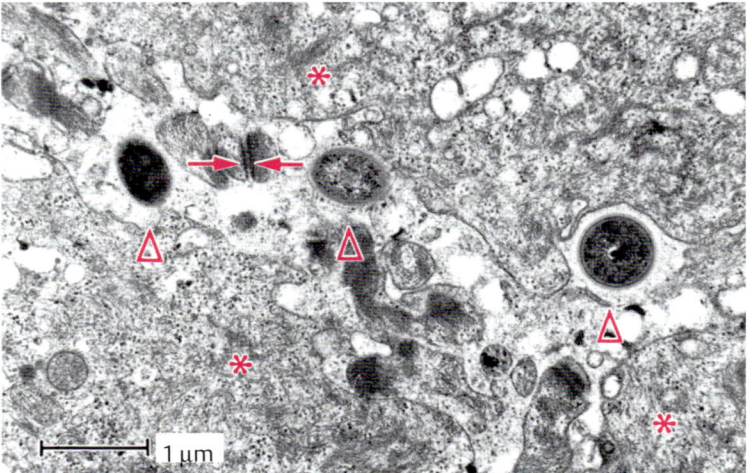

57 Bactérias no epitélio da bolsa
Bactérias (triângulos vermelhos) no espaço intercelular expandido do epitélio da bolsa. Na imagem, vêm-se três células epiteliais vizinhas (∗) e um desmossomo (setas convergentes).
O exsudato e os PMN expandiram consideravelmente os espaços intercelulares do epitélio juncional.

Esquerda: Na região mais profunda da bolsa ativa, o epitélio apresenta ulcerações, pelas quais as bactérias penetram no tecido conjuntivo (pontos vermelhos).

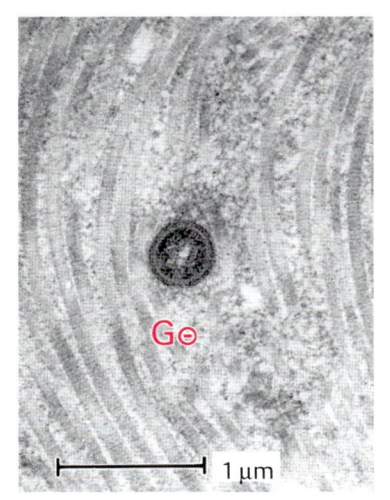

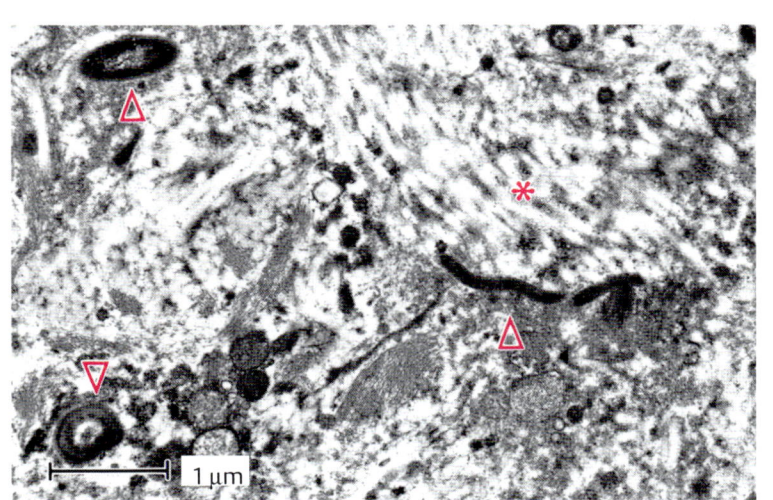

58 Invasão bacteriana – infecção
Bactérias de diferentes espécies invadiram o tecido conjuntivo de uma bolsa profunda (setas). O tecido pode estar danificado (∗, colágeno degradado) ou parecer completamente são.

Esquerda: Em meio a fibrilas colágenas ainda intactas, encontra-se bactéria Gram-negativa (GƟ).

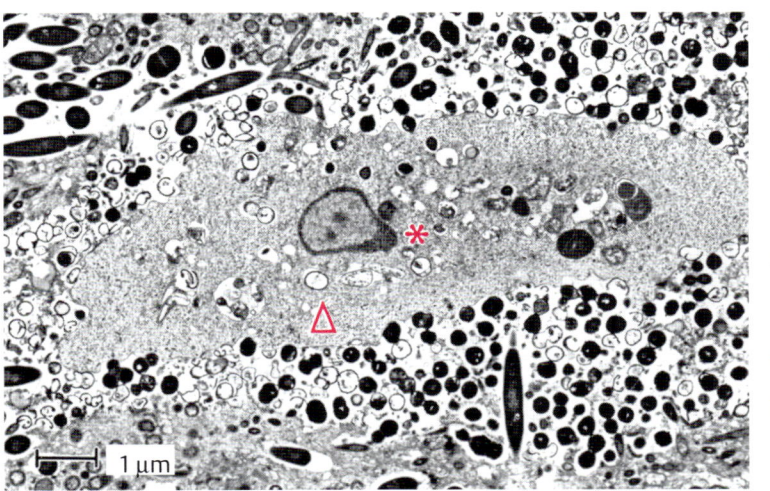

59 Necrose – suporação
O fagócito em degradação (PMN, ∗) ocupa quase toda a fotomicrografia. Alguns dos seus fagolisossomos contêm material digerido (seta).
O fagócito não-vital está circundado por bactérias mortas e invólucros (paredes celulares) bacterianos. O pus em pequena quantidade é reabsorvido pelo tecido; em grande quantidade é expulso do tecido (abscesso, fístula).

MET: *B. Guggenheim*.

Classificação dos microrganismos do meio oral

Utilizando-se de amostras microbiológicas subgengivais (e supragengivais), é possível isolar mais de 530 espécies e subespécies de microrganismos, bem como classificá-los, graças ao surgimento de novos métodos de estudo (como as análises do 16S rRNA) (Slots e Taubman, 1992; Moore e Moore, 1994; Socransky e cols., 1999). Algumas dessas espécies estão enumeradas a seguir.

Mais de dez espécies são consideradas *periodontopatogênicas*. Predominam entre estas as bactérias Gram-negativas, como: *Porphyromonas gingivalis*, *Actinobacillus actinomycetemcomitans*, *Tannerella forsythensis* (antes denominada *Bacteroides forsythus*) e *Treponema denticola* (p. 33).

Algumas dessas bactérias possuem características bioquímicas importantes para a patogênese das doenças periodontais inflamatórias. Elas são capazes de colonizar (por aderência, formação de colônias) a superfície de raiz e de células, obtendo um espaço seguro no microambiente da flora da bolsa. Além disso, dispõem de capacidade de coagregação, ou seja, agregam-se a outra(s) espécie(s) bacteriana(s) formando complexos (*clusters*) (Socransky e cols., 1998/99). Com o tempo, estabelece-se um equilíbrio ecológico entre os componentes. Faz-se distinção entre os complexos altamente patogênicos e os pouco patogênicos.

60 Microrganismos do biofilme e da placa não-aderente

	Gram (+) positivos		Gram (−) negativos	
Procariontes	Anaeróbios facultativos	Anaeróbios estritos	Anaeróbios facultativos	Anaeróbios estritos
Cocos	**Streptococcus** – S. anginosus (S. milleri) – S. mutans – S. sanguis •Ss – S. oralis – S. mitis – S. intermedius	**Peptostreptococcus** – P. micros •Pm **Peptococcus**	**Neisseria** **Branhamella**	**Veillonella** – V. parvula
Bacilos	**Actinomyces** – A. naeslindii •An – A. viscocus •Av – A. odontolyticus – A. israeli **Propionibacterium** **Rothia** – R. dentocariosa **Lactobacillus** – L. oris – L. acidophilus – L. salivarius – L. buccalis	**Eubacterium** – E. nodatum •An – E. saburreum – E. timidum – E. brachy – E. alactolyticum **Bifidobacterium** – B. dentium	**Actinobacilius** – A. actinomycetem comitans •Aa **Capnocytophaga** – C. ochracea – C. gingivalis – C. sputigena **Campylobacter** – C. rectus •Cr – C. curvus – C. showae **Eikenella** – E. corrodens •Ec **Haemophilus** – H. aphrophilus – H. segnis	**Porphyromonas** – P. gingivalis •Pg – P. endodontalis **Prevotella** – P. intermedia •Pi – P. nigrescens – P. melaninogenica – P. denticola – P. loescheii – P. oris – P. oralis **Bacteroides** – T. forsyth •Tf – B. gracilis **Fusobacterium** – F. nucleatum •Fn – F. periodonticum **Selenomonas** – S. sputigena – S. noxia
Espiroquetas e Micoplasmas	**Micoplasma** – M. orale – M. salivarium – M. hominis		**Espiroquetas da GUNA** **Treponema sp.** – T. denticola ¶d – T. socranskii – T. pectinovorum – T. vincentii	
Eucariontes	**Candida** – C. albicans	**Entamoeba**	**Tricomonas**	

Parede celular de bactérias Gram-positivas e Gram-negativas

A *coloração Gram* evidencia as diferenças estruturais da parede celular de bactérias:

- As bactérias Gram-positivas e as Gram-negativas possuem em comum: a membrana plasmática (dupla camada fosfolipídica; barreira osmótica), que circunda o citoplasma; estrutura de mureína (peptideoglicano) que confere rigidez à célula e, em bactérias Gram-negativas, é constituída de poucas camadas apenas.
- As *bactérias Gram-positivas* possuem apenas parede celular espessa, uma espécie de molécula reticular gigante sem extremos definidos (*sacculum*). Os ácidos teicônicos e as proteínas que se sobressaem da parede de mureína atuam como antígenos. As penicilinas inibem ou destroem bactérias Gram-positivas impedindo a síntese da parede celular mediante bloqueio das ligações transversais das cadeias de polissacarídeos.

A membrana externa específica para *bactérias Gram-negativas*, especialmente a sua camada mais externa, é altamente complexa; a ela estão incorporados lipopolissacarídeos (LPS), que são endotoxinas com ação *tóxica* e *antigênica* sobre o organismo do hospedeiro. A ação tóxica é devida principalmente a um de seus componentes, o lipídio A, e a ação *antigênica* se deve à cadeia polissacarídica O-específica (antígeno O; ver p.38)

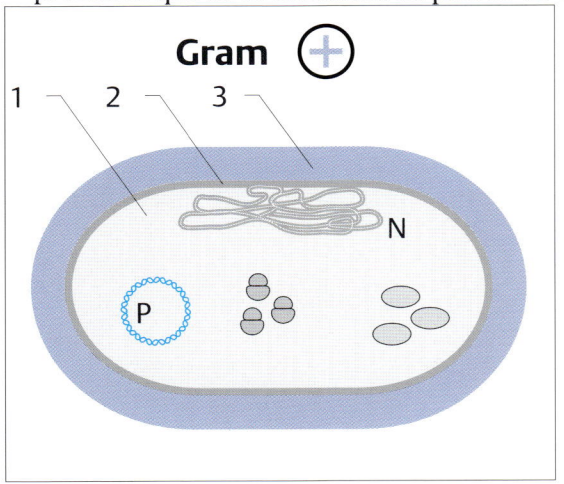

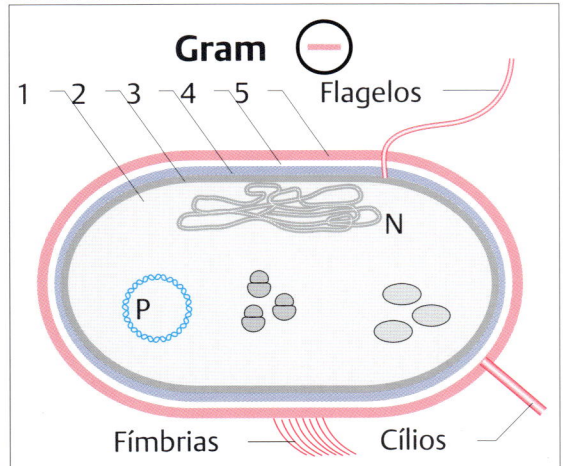

61 Estrutura das bactérias Gram-positivas *(esquerda)* e Gram-negativas *(direita)*
1. Citoplasma e organelas: genoma (N), plasmídeos (P), ribossomas
2. Membrana citoplasmática: a dupla camada fosfolipídica age como barreira osmótica
3. Mureína (peptideoglicano): a molécula gigante confere proteção e firmeza
4. Espaço periplasmático: específico para as Gram-negativas
5. Membrana externa: camadas interna e externa; somente em Gram-negativas

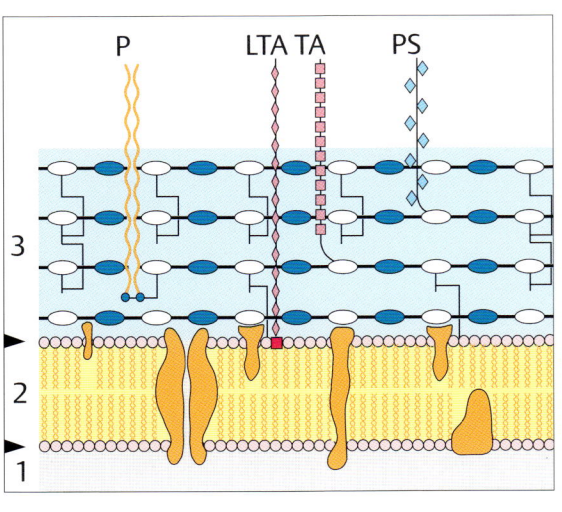

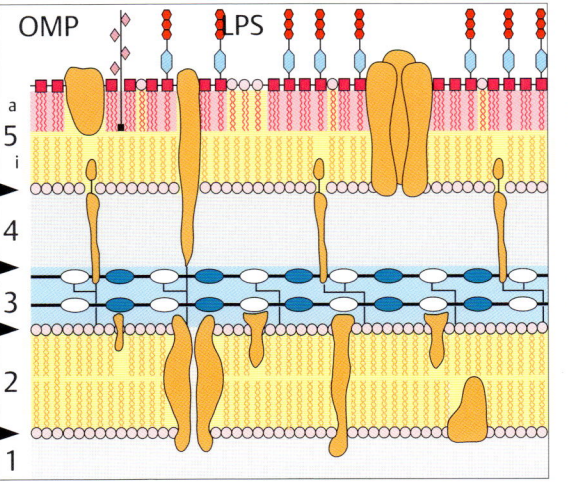

62 Parede celular – diferenças
Esquerda: Parede celular Gram-positiva.
- **P** Proteínas da parede
- **LTA** Ácidos lipoteicóicos
- **TA** Ácidos teicóicos
- **PS** Polissacarídeos específicos

Direita: Parede celular Gram-negativa.
4. Espaço periplasmático
5. Camadas interna (**i**) e externa (**a**) da membrana externa e suas proteínas (cor laranja; p. ex., **OMP** = *outer membrane proteins*) e lipopolissacarídeos (**LPS**, camada **5a**).
1, 2, 3 Ver legenda da Fig. 61.

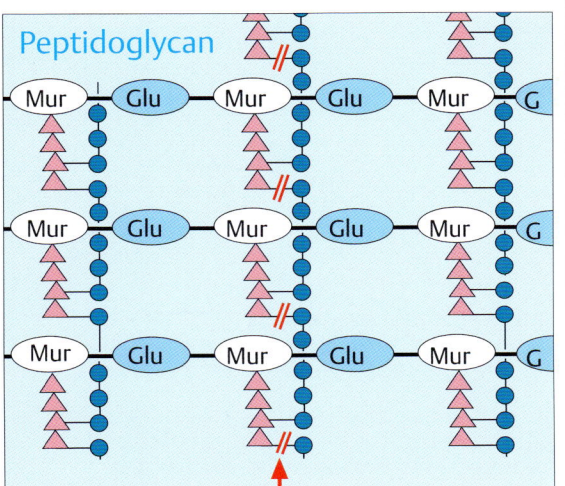

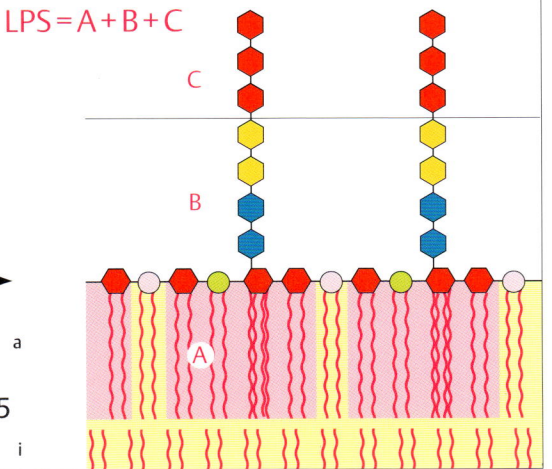

63 Parede celular – detalhes
Esquerda: Parede Gram-positiva. A mureína é composta por **Mur** (ácido N-acetil-muramínico) e **Glu** (N-acetil-glucosamina) intercalados, bem como por cadeias transversais de peptídeos (círculos azuis e triângulos vermelhos). A penicilina bloqueia essas ligações (seta).

Direita: Parede celular Gram-negativa.

LPS = A+B+C, "endotoxina" (p. 38)
- **A** Lipídeo A (vermelho, ação tóxica)
- **B** *Core* – polissacarídeo
- **C** Antígeno O específico

Modif. de *F. H. Kayser e cols.; L. Stryer*

Periodontite – processo infeccioso clássico ou oportunista

Processo infeccioso clássico

No processo infeccioso clássico, para os quais valem os postulados de Henle e Koch (ver a seguir), as barreiras de defesa do hospedeiro são rompidas por uma bactéria *específica, de grande virulência*. Esta se multiplica em um tecido e desencadeia, no organismo do hospedeiro, sinais patológicos típicos. As doenças infecciosas clássicas são, por exemplo, a difteria, a escarlatina e a tuberculose.

A periodontite *não* é uma infecção clássica. Somente as formas associadas ao *Actinobacillus actinomycetemcomitans* podem, eventualmente, ser consideradas como tal.

Infecção oportunista

Os microrganismos oportunistas são patogênicos somente em um hospedeiro com resistência comprometida; freqüentemente eles fazem parte da microbiota natural simbiótica e, em geral, não lesam o hospedeiro. Em determinadas situações (queda de resistência, surgimento de fatores de risco, imunossupressão), pode ocorrer a multiplicação seletiva de bactérias *pouco virulentas* e, com isso, uma infecção oportunista. Esta não obedece, então, aos postulados de Koch, mas sim, àqueles formulados por Socransky especificamente para a periodontite (ver a seguir, Socransky e Haffajee, 1992).

64 Infecção clássica

A *Situação inicial:* Colonização natural inespecífica, com microrganismos Gram-positivos (azul) e alguns Gram-negativos (vermelho), denominados residentes. O hospedeiro é saudável (equilíbrio do ecossistema).

B *Infecção:* Uma pequena quantidade de microrganismos patogênicos exógenos, específicos (triângulos vermelhos) rompe as barreiras de defesa do hospedeiro e, após a invasão, multiplica-se de modo seletivo.

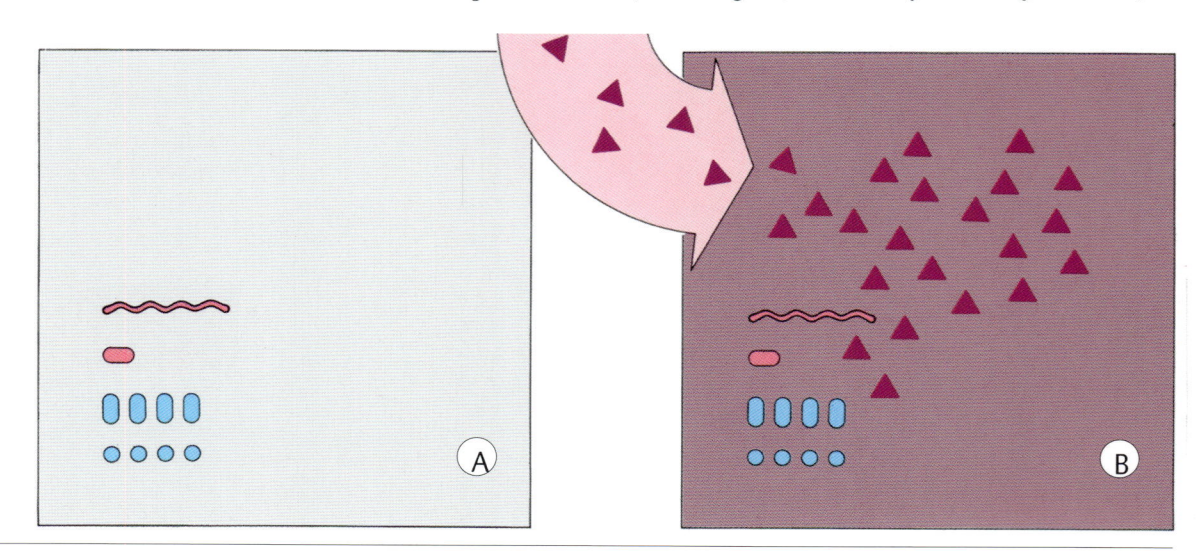

65 Infecção oportunista

C *Situação inicial:* Mesma microbiota (inócua) da Figura 64A.

D *"Shift"/Infecção:* Alterações na microecologia e da resistência do hospedeiro levam à desestabilização do equilíbrio ecológico. Uma ou diversas espécies reagem multiplicando-se seletivamente ou modificando sua atividade, o que provoca lesões teciduais (doença).

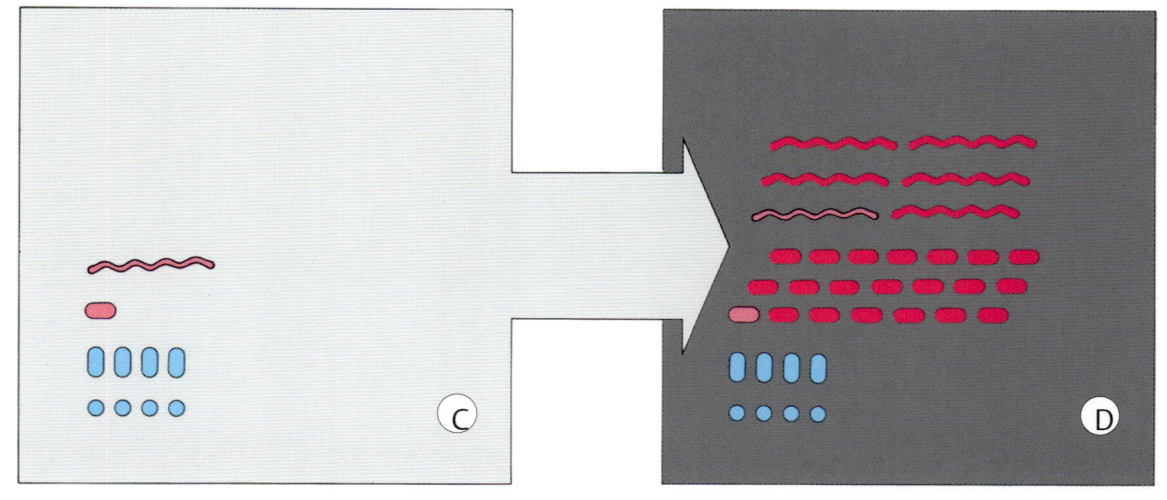

Infecção clássica versus oportunista – postulados

Além das infecções clássicas com um único agente, há uma série de infecções oportunistas, nas quais grupos inteiros de microrganismos podem estar envolvidos no processo patológico.

Postulados de Henle e Koch	Postulados de Socransky
Nas formas típicas da doença (e não, no indivíduo saudável), o exame do **agente infeccioso** deve resultar positivo.	**Associação:** Em sítios ativos, o agente infeccioso deve estar presente em maior número do que em sítios não-ativos.
A **cultura específica** do agente, fora do organismo, deve ser possível.	**Eliminação:** A eliminação do agente infeccioso deve interromper a progressão da doença.
As características patogênicas do agente infeccioso devem produzir doenças clinicamente análogas em **modelos animais**; o agente deve ser detectável nos animais doentes.	**Resposta do hospedeiro:** A resposta imunológica humoral ou celular precisa fornecer indícios do papel específico do agente infeccioso na doença.
	Fatores de virulência: O agente infeccioso deve possuir fatores de virulência importantes para o início e a progressão da doença.
Nota: Além dos postulados de Henle e Koch, também deve haver indícios da **interação imunológica agente-hospedeiro**.	**Modelos animais:** A patogenicidade do agente observada em animais precisa fornecer indícios de que este cause periodontite no ser humano.

Bactérias de provável ação periodontopatogênica

Há quase um século, investiga-se a ação bacteriana na etiologia da periodontite. Inicialmente, prevalecia o *conceito da placa inespecífica*, enquanto, a partir dos anos 1970, a causa da doença passou a ser atribuída, cada vez mais, a bactérias específicas. Certamente, muitos microrganismos periodontopatogênicos ainda estão por ser identificados. Dessa forma, a tabela da Figura 66 (Socransky e Haffajee, 1992; Tonetti, 1994) permanece em aberto, cabendo, futuramente, modificações e acréscimos.

Para a comprovação da patogenicidade de um microrganismo, não somente a associação com a doença é um dado relevante, como também (conforme os postulados de Socransky):

- a atenuação da doença após a eliminação do patógeno mediante tratamento
- a ativação da resposta específica do hospedeiro contra o agente infeccioso
- a detecção de possíveis fatores de virulência (p. 34 e 35)
- o desenvolvimento, em modelos experimentais em animais, de quadros patológicos semelhantes ao da periodontite.

Espécie	Experimentos	① Associação	② Eliminação	③ Resposta do hospedeiro	④ Fatores de virulência	⑤ Estudos em animais
Aa	Actinobacillus actinomycetemcomitans	+++	+++	+++	+++	+++
Pg	Porphyromonas gingivalis	+++	+++	+++	+++	+++
Pi	Prevotella intermedia	+++	++	++	+++	+++
Fn	Fusobacterium nucleatum	+++	+	+++	++	+
Tf	Tannerella forsythensis*	+++	++	+	+++	+
Cr	Compylobacter rectus	+++	++			
Ec	Eikenella corrodens	+++	+		+	++
Pm	Peptostreptococus micros	+++	+	+		
Ss	Selenomonas sputigena	+++				
	Eubacterium	++		++		
	Espiroquetas	+++	+++	+++	+++	+

66 Investigação do grau de patogenicidade de diversos microrganismos de acordo com os postulados de Socransky – freqüência de estudos com resultados positivos

Os sinais (+) indicam a freqüência de estudos com resultados positivos.

Para todos os microrganismos enumerados, foi investigada a associação direta com a doença (1) e, na maioria das vezes, também os outros critérios mencionados (2 a 5).

A intensidade da *cor* dos campos da tabela (vermelho = Gram-negativo; azul = Gram-positivo) indica a correlação de cada bactéria com os diversos critérios examinados.

Associação com a periodontite

+++ Muito forte
++ Forte
+ Moderada
 Não-investigada

+++ Muito forte	++ Forte	+ Moderada
Aa Actinobacillus actinomycetemcomitans	P. intermedia	S. intermedius
Pg Porphyromonas gingivalis	C. rectus	P. nigrescens
Tf Tannerella forsythensis*	E. nodatum	P. micros
Td Treponema denticola (Espiroquetas da GUNA)	Treponema sp.	F. nucleatum
		Eubacterium sp.
		E. corrodens

67 Relação de algumas bactérias classificadas por patogenicidade (Haffajee e Socransky, 1994)
A. actinomycetemcomitans, P. gingivalis, *Tannerella forsythensis (2003; antiga *B. forsythus*) e **algumas espiroquetas** parecem ser os patógenos periodontais mais virulentos.

Fatores de virulência

A condição determinante para a potência destrutiva das bactérias é a sua quantidade relativa (percentual na microbiota total), porém são os seus *fatores de virulência* o ponto mais importante. As bactérias com fatores de virulência (em geral, Gram-negativas) são encontradas em quantidade aumentada na bolsa quando a destruição periodontal está em avanço. Alguns agentes de virulência já foram anteriormente mencionados: endotoxinas, exotoxinas, enzimas, quimiotaxinas e antígenos. Ainda outros fatores de virulência junto com esses serão comentados mais adiante.

68 Percentual de microrganismos em bolsas ativas e inativas (Dzink e cols., 1988)
A progressão da periondontite varia conforme a face dental e ocorre em períodos isolados. Faz-se distinção entre bolsas ativas e inativas.

A quantidade e a porcentagem de bactérias periodontopatogênicas Gram-negativas (em vermelho) é sensivelmente maior nas bolsas *ativas*. Nas lesões *inativas*, encontram-se sobretudo microrganismos "residentes" (em azul), geralmente Gram-positivos, que são menos nocivos ao periodonto e, em parte, inibem (por competição) os patogênicos.

69 Fatores de virulência bacterianos
A virulência é multifatorial. Ela é influenciada pelo potencial patogênico inerente à determinada bactéria e pelo meio ambiente, em especial quando considerada a interação com o hospedeiro.

As bactérias virulentas precisam de um ambiente adequado. Para causar a periodontite, por exemplo, elas devem:
- instalar-se junto aos tecidos do hospedeiro;
- proteger-se do fluxo de saliva ou exsudato;
- encontrar nutrientes adequados;
- resistir à competição com outras bactérias e às defesas do hospedeiro;
- ser capazes de destruir os tecidos periodontais.

Embora as bactérias virulentas e patogênicas da bolsa possuam um considerável *potencial de destruição*, este ainda é baixo se comparado ao do hospedeiro: a destruição clinicamente observável (tecidos moles, osso) é causada quase por completo pela defesa imunológica (reação inflamatória) do organismo do hospedeiro.

Conclusão: Para o desencadeamento da periodontite, até mesmo as cepas mais virulentas necessitam associar-se a outras bactérias (Complexos, p. 37).

Transmissão da virulência

Os fatores de virulência são transmitidos para as células-filha durante a divisão celular, mas também podem ser propagados para bactérias da mesma ou de outra espécie por meio de plasmídeos.

Os *plasmídeos* determinam diversas características das bactérias, entre elas, a produção de toxinas (plasmídeos de virulência) e fatores de resistência (plasmídeos de resistência) como, por exemplo, contra antibióticos.

Bacteriófagos são vírus que se reproduzem no interior de bactérias e, com isso, podem transportar fragmentos de DNA ou plasmídeos de uma bactéria para outra (Fig. 70; Preus e cols., 1987; Haubek e cols., 1997; Willi e Meyer, 1998).

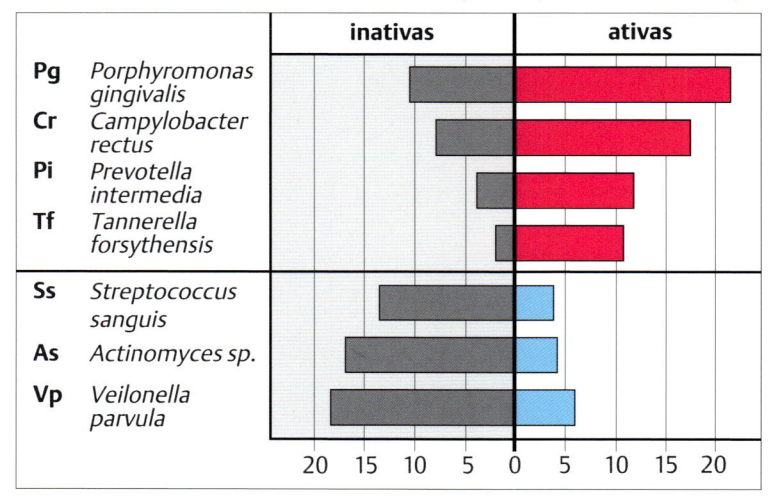

		inativas	ativas
Pg	*Porphyromonas gingivalis*		
Cr	*Campylobacter rectus*		
Pi	*Prevotella intermedia*		
Tf	*Tannerella forsythensis*		
Ss	*Streptococcus sanguis*		
As	*Actinomyces sp.*		
Vp	*Veilonella parvula*		

Ação	Fatores bacterianos
Adesão aos tecidos do hospedeiro – estruturas superficiais	– Flagelos, cílios – Outras adesinas
Colonização, multiplicação	– Desenvolvimento de cadeias alimentares – Proteases, para a lise dos nutrientes (proteínas do hospedeiro, Fe^{+2}) – Afastamento dos concorrentes
Resistência do hospedeiro: – Burlar – Reduzir – Inibir por completo	– Cápsulas, muco – Bloqueadores de receptores de PMN – Leucotoxinas (*Aa*) – Proteases para lise de imunoglobulinas (*Pg*) – Proteases para degradação de complemento
Invasão em tecidos e células do hospedeiro	– Invasinas
Lesão tecidual – direta *Enzimas* *Reabsorção óssea* *Toxinas*	– Colagenases – Hialuronidase, sulfatase de condroitina – Proteases semelhantes à tripsina (*Pg, Tf, Td*) – LPS/lipopolissacarídeos – LTA/ácidos lipoteicóico – Substâncias da membrana e da cápsula – Ácidos butírico e propiônico, indóis, aminas – Amoníaco, H_2S e outras moléculas sulforosas instáveis
Lesão tecidual – indireta	– Reação inflamatória do hospedeiro frente aos antígenos placa – Aumento de citocinas pró-inflamatórias, tais como TNF, IL-1, IL-6..., e, com isso, aumento da síntese da prostaglandina E2 (PGE2) e das metaloproteinases de matriz (MMP), entre outros

Transmissão da virulência

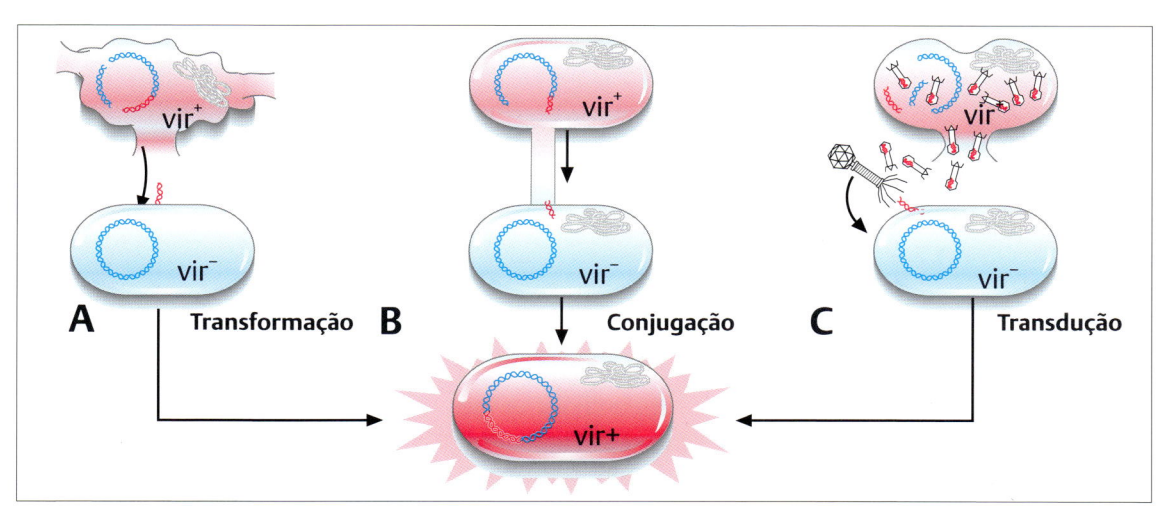

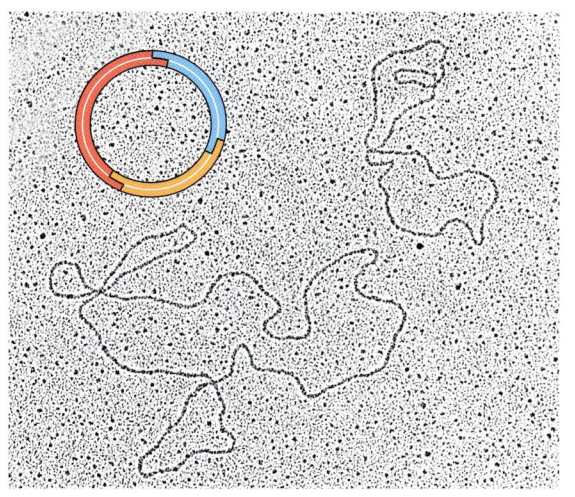

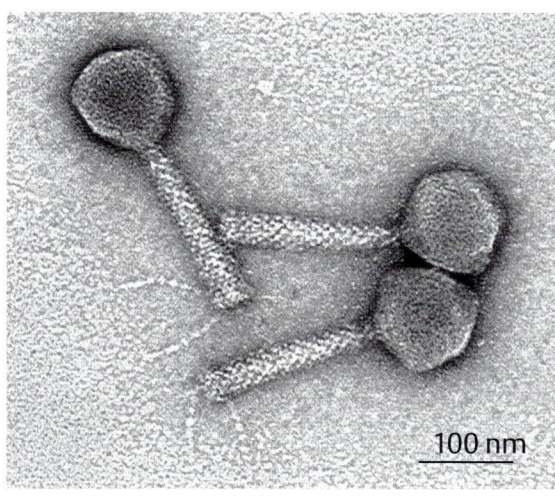

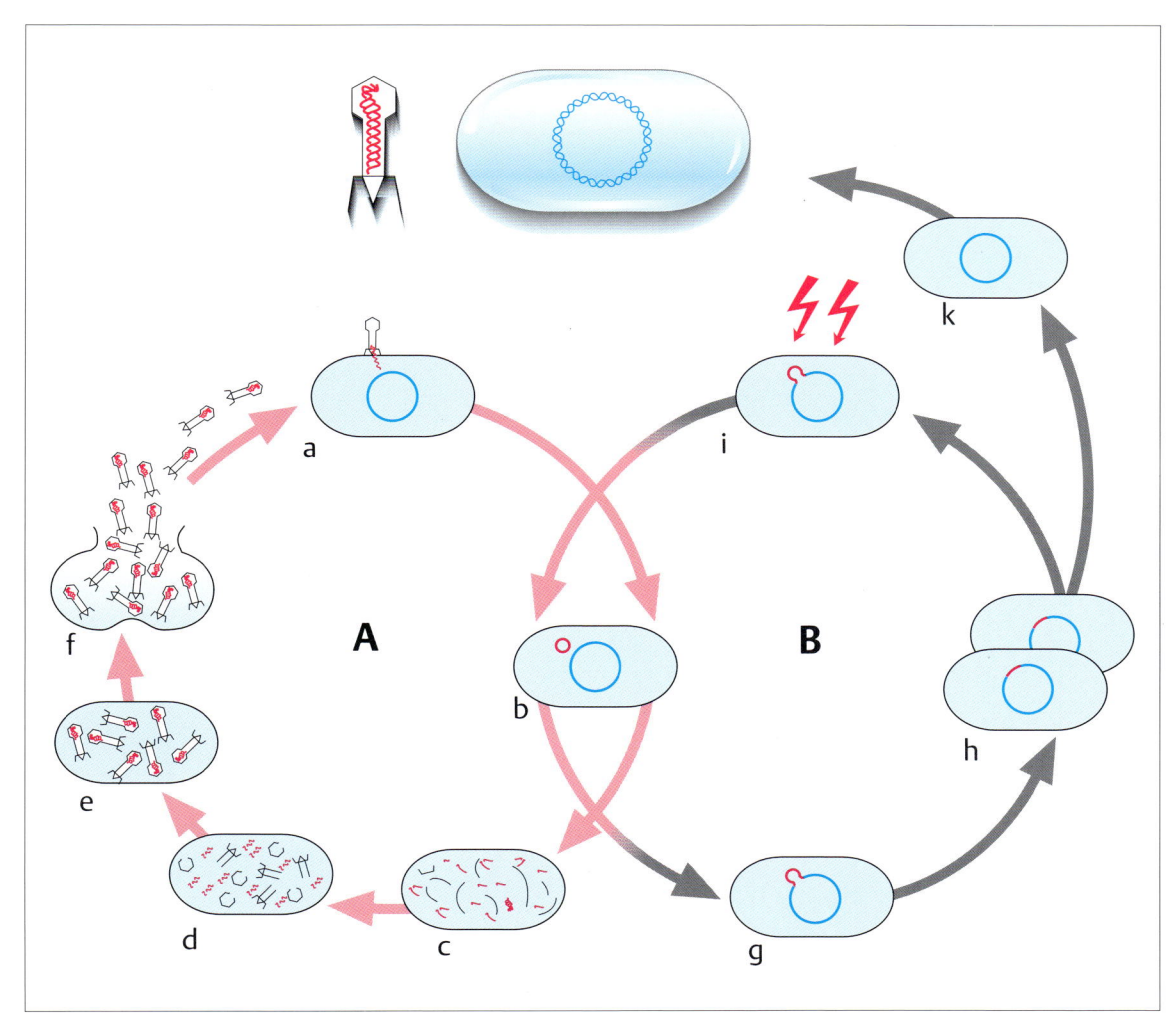

70 Vias de transmissão de fatores de virulência
As moléculas de DNA circulares (plasmídeos) possuem os genes para os fatores de virulência (vir⁺). São conhecidas três vias de transmissão de DNA:

A *Transformação:* Uma bactéria não-virulenta (vir⁻) incorpora o DNA livre de um germe virulento em degradação.
B *Conjugação:* Troca "sexual" de DNA entre duas bactérias vitais, por meio de contato celular direto.
C *Transdução:* O DNA é transportado por bacteriófagos (vírus) (Fig. 72).

71 Plasmídeos e bacteriófagos
Esquerda: Os plasmídeos são moléculas de DNA circulares, compostas por 1.000 a 450.000 pares de bases (2 a 500 genes). Possuem genes para fatores de virulência (toxinas) e de resistência. No desenho em forma de anel, estão representados três genes.

Direita: Bacteriófagos são os vírus que invadem bactérias e se replicam no interior das mesmas (transdução).

MET: *J. Meyer*

72 Transdução: Transferência de DNA por bacteriófagos
Os bacteriófagos replicam-se nas bactérias por duas vias (ciclos).

A Ciclo lítico:
A bactéria é destruída.
a O bacteriófago introduz o seu genoma.
b O DNA introduzido fecha-se formando um anel.
c/d Produção de componentes do bacteriófago guiada pelo DNA viral: invólucro, genoma, fator de virulência.
e Formam-se novos bacteriófagos (morfogênese viral).
f Bacteriólise: liberação de imensa quantidade de bacteriófagos novos.

B Ciclo lisógeno:
A bactéria sobrevive.
b DNAs separados (ver acima)
g O genoma do vírus é incorporado no da bactéria.
h A bactéria está infectada de modo latente e se divide. As novas bactérias são "virulentas" e vitais (p. ex., gene da toxina diftérica).
i Em decorrência de certos estímulos, o genoma do bacteriófago torna-se livre novamente → ciclo **A**.
k Algumas vezes, a bactéria "perde" o genoma do bacteriófago, restituindo-se por completo.

Bactérias marcadoras da periodontite

A periodontite está associada, em maior ou menor grau, a mais de dez tipos de bactérias da cavidade oral, denominadas bactérias marcadoras. Entre estas, as mais profundamente investigadas – e consideradas os verdadeiros agentes da doença periodontal – são:

- *Porphyromonas gingivalis (Pg)*
- *Actinobacillus actinomycetemcomitans (Aa)*
- *Tannerella forsytensis (Tf)*.

Todas as outras bactérias do ecossistema da cavidade oral produzem um número muito menor de fatores de virulência.

Fatores de virulência das bactérias marcadoras

- *Toxinas:* As mais conhecidas são as leucototoxinas de certos clones do *Aa* e o lipopolissacarídeo específico (LPS; p. 38) da *Pg*.
- *Poder de invasão:* A *Pg* e o *Aa* podem penetrar em *células* do hospedeiro, protegendo-se, assim, da defesa imunológica inespecífica / da "primeira frente de defesa" (p. 42).
- *Enzimas – proteases:* Ao entrar em contato com células do epitélio, a *Pg* libera um grande número de enzimas capazes de lisar células e substância intersticial (p. ex., proteases extracelulares), bem como inibidores da resposta imunológica do hospedeiro, os *gingipains*.

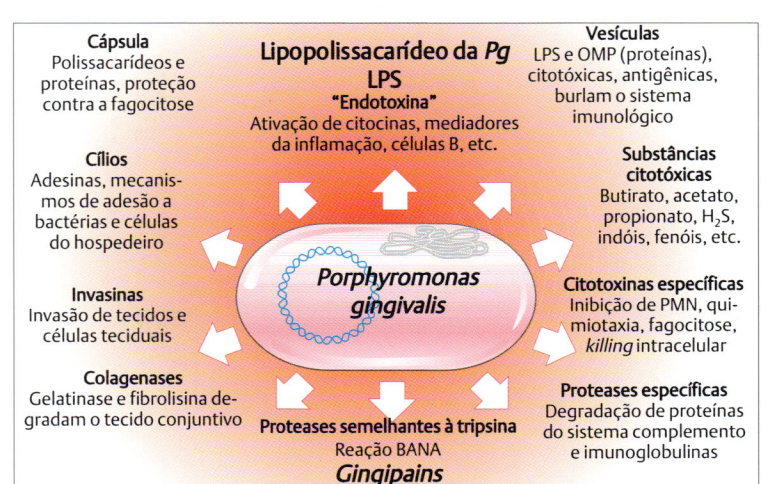

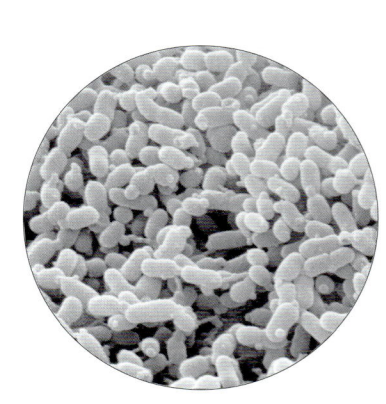

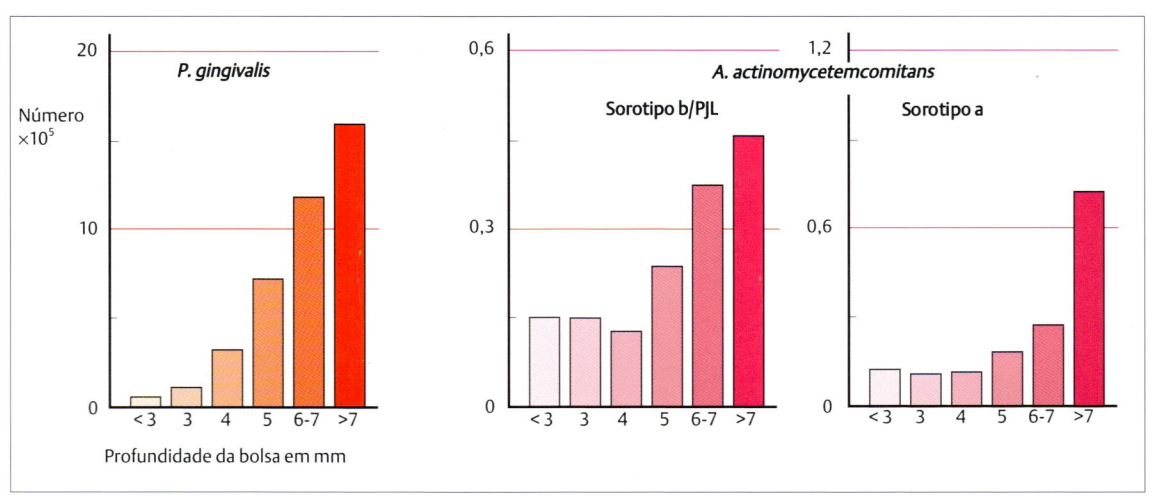

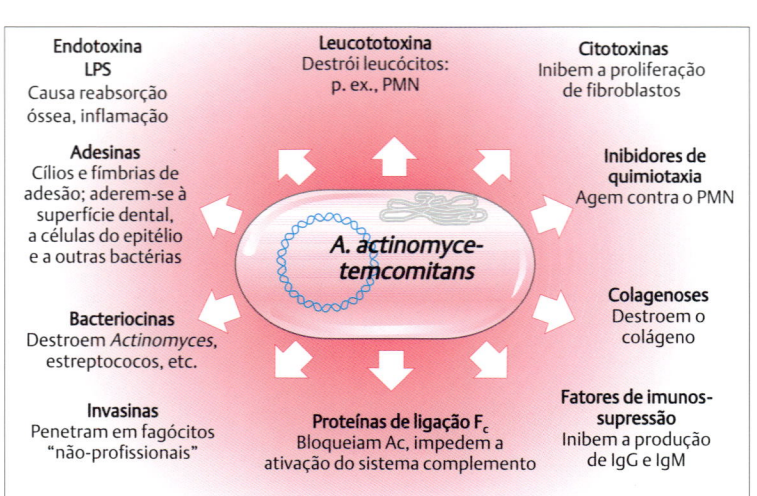

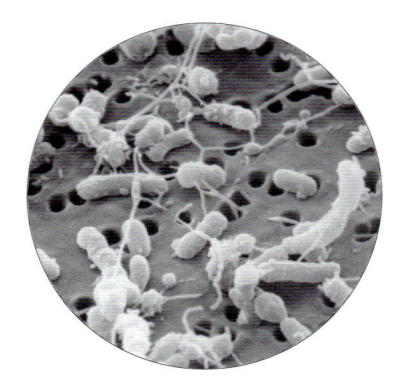

73 Fatores de virulência da *Porphyromonas gingivalis (Pg)*
A *Pg* necessita de vários desses fatores para sobreviver (seleção), ou seja, para nutrir-se e impor-se perante outros microrganismos do nicho "bolsa periodontal". Contra o organismo do hospedeiro, o principal fator é o seu LPS de ação tóxica e antigênica (p. 38).

Direita: Acúmulo de *Pg*. Observe as vesículas sobre as bactérias.

MEV das Figs. 73 e 75: *B. Guggenheim*

74 A bolsa como reservatório
Quanto mais profunda a bolsa (*anaeróbia*), maior é o número médio das bactérias patogênicas (*Pg* e *Aa*/sorotipo b).

Para o desencadeamento da doença, também é necessário determinado número de microrganismos patogênicos. Esse limiar numérico pode ser diferente para cada uma das bactérias representadas nos gráficos. Para o *Aa*/sorotipo a, por exemplo, é mais baixo do que para a *Pg*.

75 Fatores de virulência do *A. actinomycetemcomitans (Aa)*
A leucototoxina do *Aa* é uma das toxinas mais potentes. Ela é capaz de inibir a atividade de componentes importantes do sistema imunológico do ser humano, como PMNs e as imunoglobulinas, bem como a ativação do sistema complemento. Alguns dos 40 subtipos de *Aa* não produz leucototoxina. O subtipo que a produz em grande quantidade está associado a periodontites agressivas (PJL). (Modif. de J. Lindhe e cols.)

Direita: Acúmulo de *Aa*.

Bactérias da placa – complexos   37

Patógenos "independentes" *versus* complexos patogênicos?

Assim como muitos microrganismos da cavidade oral são beneficiados pela atividade de *Aa* e *Pg*, esses também dependem de outras bactérias: na maioria das vezes, a formação da placa inicia-se com bactérias "pioneiras" (*Actinomyces naeslundii/viscosus, Streptococcus sp.*, entre outras; p. 24). Só depois o *Aa* e a *Pg* agregam-se à placa; embora sejam capazes de colonizar epitélios, não se aderem facilmente aos tecidos duros dentais. A *Pg* é um anaeróbio estrito, razão pela qual é mais encontrada em bolsas profundas (aspecto que deve ser considerado na proposta terapêutica).

Com o "amadurecimento" do biofilme, sua composição sofre diversas modificações, passando, por exemplo, a ser mais Gram-negativa. Na fase final de colonização, a patogenicidade e a resistência perante a defesa do hospedeiro dão-se, por exemplo, com a formação do "*complexo* vermelho" pelas bactérias *P. gingivalis/T. forsythensis/T. denticola* (Socransky e cols., 1998/99).

Conclusão

O *A. actinomycetemcomitans*, a *P. gingivalis* e o complexo "vermelho" associados (Fig. 77) são fatores de risco bacterianos à periodontite em indivíduos suscetíveis devido aos seus fatores de virulência.

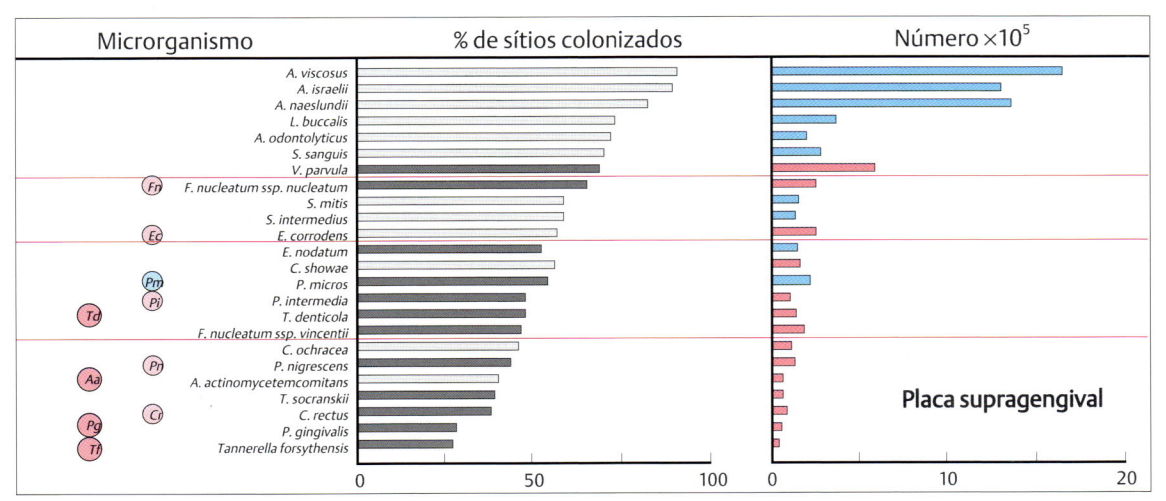

76 Bactérias da placa supragengival
Porcentagem de áreas colonizadas (centro) e freqüência absoluta (direita) de 24 microrganismos selecionados de um total de 40 testados (mais de 16.000 amostras colhidas de 213 adultos; *Socransky e cols., 1999*). Nos círculos à esquerda, abreviaturas das bactérias marcadoras.

Barras claras	Aeróbios
Barras escuras	Anaeróbios
Barras azuis	Gram-positivos
Barras vermelhas	Gram-negativos

No gráfico:

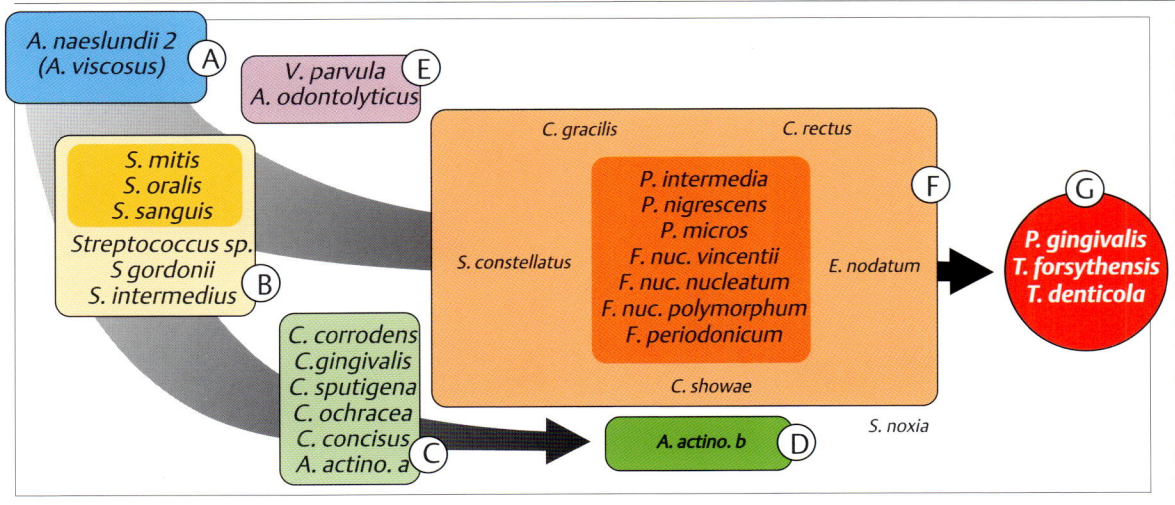

77 Formação de complexos
Conforme a resistência do hospedeiro, a oferta de nutrientes e a competição ou o mutualismo com outros microrganismos, desenvolvem-se associações diversas. As bactérias não atuam isoladamente: cada vez mais, o biofilme age e reage como um só organismo.

Há duas vias diversas de desenvolvimento: uma leva à formação do "complexo vermelho" (A→G) e outra, ao acúmulo de *Aa* (A→D).

Por meio de testes de DNA, é possível distinguir esses agrupamentos (ver p. 185).

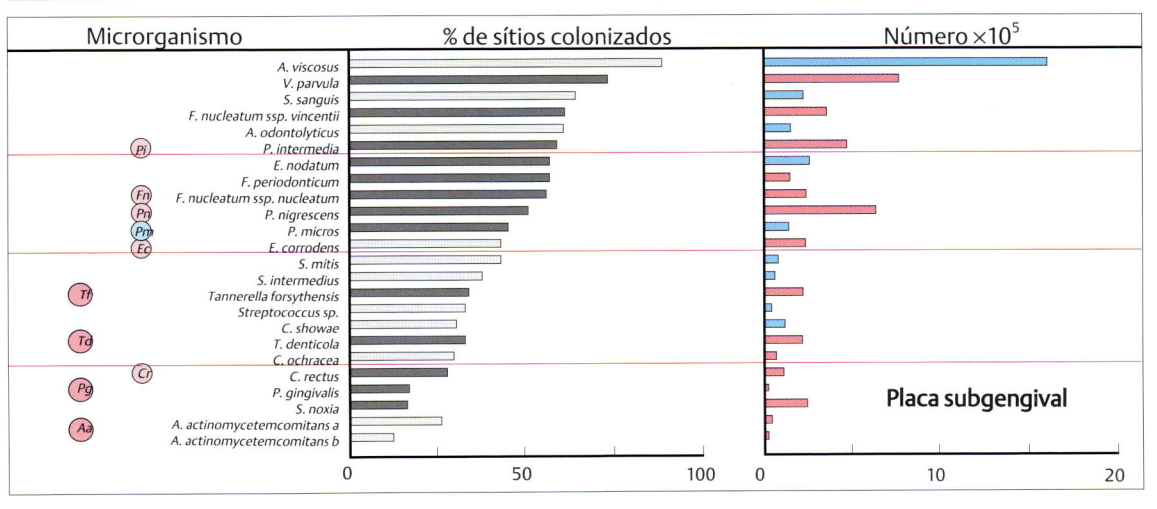

78 Bactérias da placa subgengival
Fonte e dados: ver Fig. 76. Quanto mais profundas as áreas subgengivais, menores são o número e a diversidade de Gram-positivos, enquanto a quantidade e a variedade de Gram-negativos aumenta. As bactérias marcadoras, em geral Gram-negativas, encontram-se nos destaques à esquerda.

O número de *A. actinomycetemcomitans* e *P. gingivalis*, bem como a freqüência com que são detectados, é relativamente baixo: vale mais a "qualidade" que a "quantidade"?

Endotoxinas – lipopolissacarídeos (LPS)

As endotoxinas bacterianas estão entre as moléculas bioquímicas mais fascinantes. São resistentes ao calor (e pirogênias) e têm grande toxicidade, causando inflamação, febre e choque. Quanto ao aspecto bioquímico, todas as endotoxinas bacterianas são lipopolissacarídeos (LPS; Rietschel e Brade, 1992).

As endotoxinas são elementos constituintes da membrana externa da parede celular de bactérias *Gram-negativas* (dupla camada de lipídeos, p. 31), tornando a membrana relativamente impermeável (p. ex., a antibióticos).

As espécies e subespécies bacterianas distinguem-se umas das outras por seus LPS. A cadeia O específica (C) é um elemento antigênico da molécula (*antígeno de superfície*). O lipídeo A é o único responsável pela toxicidade (e a ativação da reação imunológica do hospedeiro via macrófagos/MΦ), constituindo a porção do LPS presa à membrana externa. Somente moléculas de LPS *livres*, não-incorporadas à parede bacteriana, são tóxicas ao hospedeiro. Essas moléculas originam-se com:

- A formação de vesículas
- A divisão celular bacteriana (multiplicação)
- A degradação da parede celular de bactérias mortas

79 LPS – Estrutura e função
A ativação de macrófagos (MΦ) por LPS estimula a defesa imunológica/reação inflamatória.

1. O LPS, acoplado à proteína LBP (proteína de ligação ao LPS), ativa o MΦ por meio do receptor **CD14**, específico para LPS.
2. O MΦ produz os seguintes mediadores: citocinas, radicais de oxigênio, lipídeos (p. ex., prostaglandinas), que agem isoladamente ou em grupo. As citocinas estimulam (+) e os lipídeos inibem (−) a própria síntese.
3. Conforme a concentração de mediadores, é desencadeada uma série de reações no hospedeiro.

Direita: Estrutura de uma molécula de LPS.

A Lipídeo A: Até seis moléculas variáveis de ácidos graxos, diglicosamina (em vermelho), fosfato (em verde).
B Zonas centrais 1 e 2: Moléculas de diversos açúcares.
C Cadeias O específicas: Unidades repetitivas; específicas para a espécie, antigênicas.

Modif. de E. T. Rietschel e H. Brade, 1992.

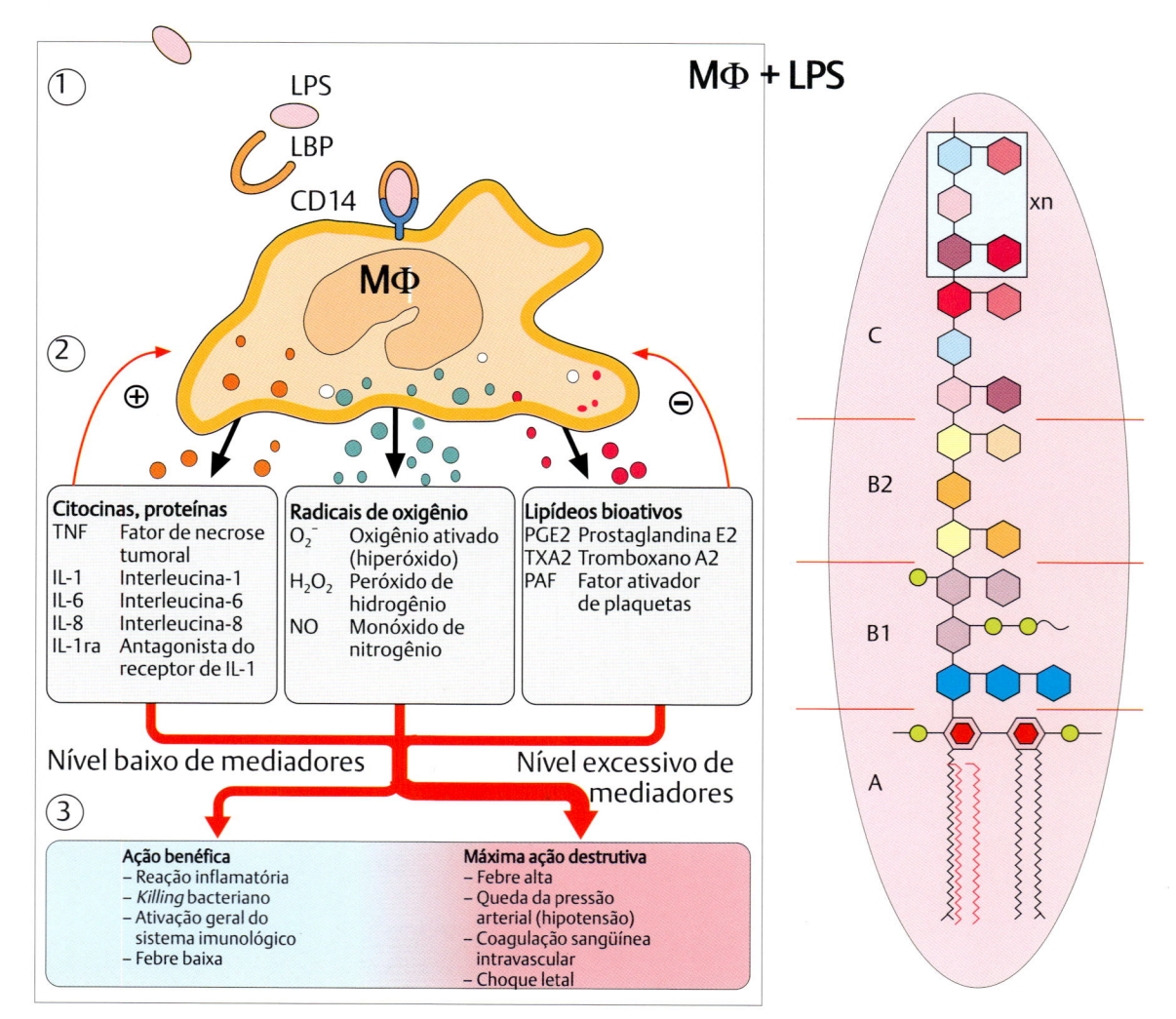

Citocinas, proteínas
TNF Fator de necrose tumoral
IL-1 Interleucina-1
IL-6 Interleucina-6
IL-8 Interleucina-8
IL-1ra Antagonista do receptor de IL-1

Radicais de oxigênio
O_2^- Oxigênio ativado (hiperóxido)
H_2O_2 Peróxido de hidrogênio
NO Monóxido de nitrogênio

Lipídeos bioativos
PGE2 Prostaglandina E2
TXA2 Tromboxano A2
PAF Fator ativador de plaquetas

Nível baixo de mediadores → **Ação benéfica**
– Reação inflamatória
– *Killing* bacteriano
– Ativação geral do sistema imunológico
– Febre baixa

Nível excessivo de mediadores → **Máxima ação destrutiva**
– Febre alta
– Queda da pressão arterial (hipotensão)
– Coagulação sangüínea intravascular
– Choque letal

Interação LPS – hospedeiro

Embora o metabolismo das bactérias da placa produza muitas substâncias biologicamente ativas e, em parte, nocivas (exotoxinas, enzimas, quimiocinas, flogógenos), o LPS de bactérias Gram-negativas desempenha um importante papel na patogênese das periodontites: ele estimula macrófagos a produzirem citocinas, leva à ativação *alternativa* do sistema complemento, tem ação antigênica e citotóxica. O LPS em baixas concentrações (pequena quantidade de placa) possui a propriedade de "despertar" o sistema imunológico, mantendo-o "alerta".

O LPS age sobretudo *indiretamente*: além de macrófagos, ele ativa células endoteliais e fibroblastos, estimulando-os, por exemplo, à produção de citocinas. A quantidade de citocinas sintetizadas varia consideravelmente de acordo com a molécula de LPS da bactéria periodontopatogênica. O LPS da *P. gingivalis*, por exemplo, induz à produção muito maior de citocinas do que outros microrganismos associados à periodontite (Takada e cols., 1991).

O hospedeiro reage ao LPS com intensidade variável, mas a patogênese da doença periodontal depende, principalmente, das características individuais da reação imunológica, que diferem de um hospedeiro para outro (Patogênese, a partir da p. 39).

Patogênese
Reação e recursos de defesa do hospedeiro

As doenças periodontais representam um grupo de doenças infecciosas bacterianas da mesma família, geralmente crônicas e, raras vezes, agressivas.

Os *patógenos primários*, ou agentes etiológicos, são algumas bactérias virulentas da placa bacteriana dental ou da cavidade oral, em especial *Pg*, *Tf* e *Aa*; outras espécies estão possivelmente envolvidas (ver p. 33). A presença bacteriana é uma condição, mas não a única causa da periodontite.

De acordo com estudos recentes, *fatores individuais* do hospedeiro e fatores de risco (fumo, estresse, etc.) exercem maior influência sobre a expressão (p. ex., tipo e grau de severidade) e a progressão da doença, bem como sobre a suscetibilidade à doença. Por esse motivo, é imprescindível o estudo minucioso das possíveis reações do organismo do hospedeiro perante a ação bacteriana.

Este capítulo é subdividido nos seguintes tópicos:

- Novos conceitos da patogênese – mudança de paradigmas
- Defesa do hospedeiro: mecanismos e elementos – células e moléculas
- Defesa imunológica congênita, inespecífica, e imunidade adquirida, específica – interações
- Moléculas de superfície, marcadores CD, receptores
- Moléculas reguladoras, mediadores: citocinas – eicosanóides – metaloproteinases de matriz
- Fatores de risco: fatores genéticos – fatores ambientais – estilo de vida
- Patogênese I – primeiras reações inflamatórias, diapedese de PMN
- Patogênese II – fases histológicas
- Patogênese III – nível molecular
- Perda de inserção: destruição dos tecidos conjuntivo e ósseo
- Da gengivite à periodontite – caráter cíclico da destruição
- Infecções periodontais e doenças sistêmicas
- Etiologia e patogênese – resumo e conclusões

Novos conceitos da patogênese

As pesquisas sobre a etiologia e a patogênese da periodontite resultaram em tantas informações novas nos últimos anos, que se considera ter ocorrido uma *mudança de paradigmas*. Esta mudança se baseia principalmente em novos conhecimentos a respeito do biofilme (microrganismos), da biologia molecular, da sensibilidade do hospedeiro, dos fatores de risco e dos fatores genéticos.

Biofilme

A microbiota bacteriana aderente – em forma de placa – é um biofilme altamente organizado. Dentro dele, as bactérias estão protegidas contra as defesas do hospedeiro e os antimicrobianos. Somente a "disrupção" física, a eliminação do biofilme por raspagem (coronorradicular – supra e subgengivalmente) são terapeuticamente eficazes.

Biologia molecular

Com base nos novos conhecimentos sobre os mecanismos moleculares e celulares, pode-se entender melhor por que as bactérias do biofilme deflagram e mantêm reações imunoinflamatórias, degradam o tecido conjuntivo e ocasionam a destruição óssea.

Suscetibilidade do hospedeiro e fatores de risco

Para que os mecanismos mencionados provoquem o surgimento e o estabelecimento de uma periodontite, é necessário um hospedeiro suscetível (predisposto); não bastam apenas microrganismos. Os fatores ambientais e os de risco, como o fumo ou os mecanismos de defesa (desfavoráveis) herdados, são responsáveis pelo surgimento, a progressão, a severidade e o quadro clínico da periodontite.

Fatores genéticos

Os chamados mecanismos biológicos moleculares, a predisposição do hospedeiro ao dano tecidual inflamatório e os fatores de risco congênitos são, em geral, determinados geneticamente (p. 51). Hoje se dá um enfoque muito maior à hereditariedade do que antes: o ser humano já nasce com a (predisposição à) periodontite.

80 Patogênese da periodontite humana
Em virtude dos inúmeros fatores de influência sobre as reações do hospedeiro, a doença não é fenotipicamente homogênea.

A Microbiologia	p. 23 a 40
B Reações do hospedeiro	p. 42 a 45
C Metabolismo	p. 60 e 61
D Sinais clínicos	p. 60 e 61
E Genética	p. 51 a 53
F Fatores de risco	p. 51 a 54
PMN Granulócitos polimorfonucleares	p. 42
LPS Lipopolissacarídeos	p. 38

Modif. de *R. C. Page e K. S. Kornman, 1997.*

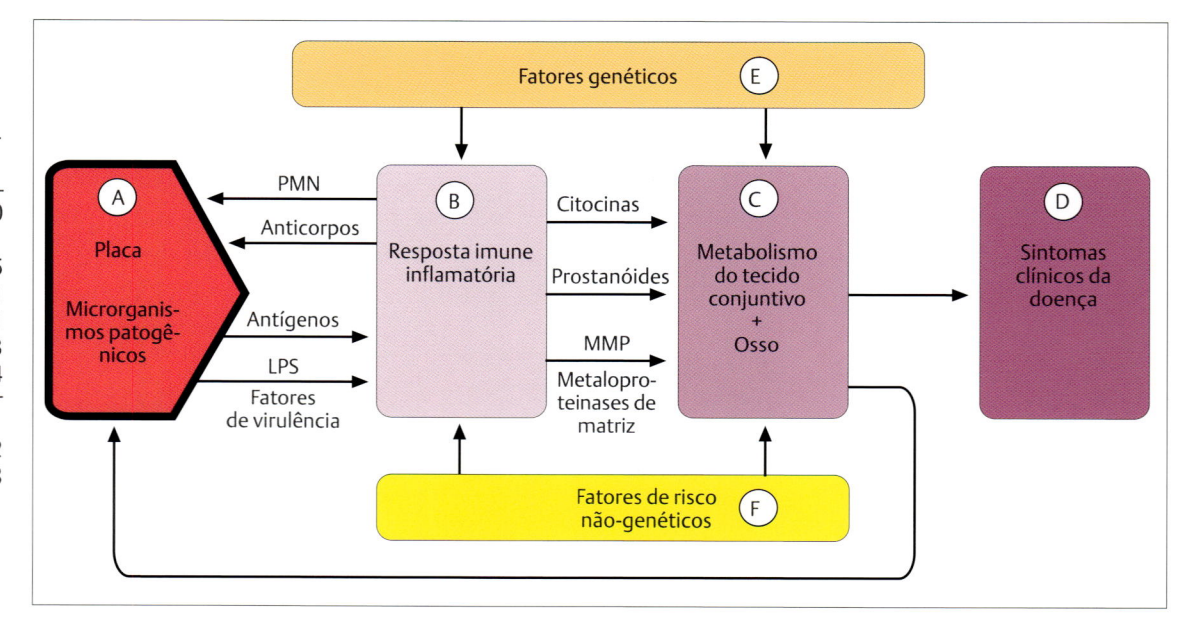

Conseqüências terapêuticas e diagnósticas

Desde os anos 1960, a terapia e a prevenção constituem-se principalmente na eliminação ou na redução das bactérias infectantes.

Futuramente, o objetivo será utilizar a resposta do hospedeiro aos agentes infecciosos como dado diagnóstico e influenciá-la por meio da conduta terapêutica, uma vez que a periodontite progressiva não é caracterizada somente pela elevação do nível de substâncias bacterianas (sobretudo lipopolissacarídeos), mas sim, também por mediadores *pró-inflamatórios*. Entre estes, estão as citocinas TNFα, as IL-1 e IL-6, bem como prostaglandinas (especialmente a PGE2) e metaloproteinases de matriz (MMP).

Entretanto, em periodontos saudáveis ou em lesões estáveis, o nível de substâncias bacterianas (LPS) é baixo, e o de citocinas *inibidoras da inflamação* – como a IL-10, o TGFβ – e de inibidores das MMP (TIMP) é alto.

As terapias futuras procurarão inibir os fatores de desencadeamento da doença e estimular os de resistência. Além disso, outros fatores de risco como o diabete, o hábito de fumar, o estresse e os fatores ambientais devem ser eliminados ou reduzidos.

Defesa do hospedeiro: mecanismos e elementos

Diversos mecanismos de resposta do organismo do hospedeiro impedem o desenvolvimento de infecções bacterianas. A proteção é conferida, principalmente, por barreiras químicas e físicas (pele/queratinização; mucosa/muco; saliva: mucina, lisozima, histocina, etc.) e pelo sistema imunológico.

Faz-se distinção entre:
- a imunidade inespecífica, "inata", inerente (p. 42), e
- a imunidade específica, adquirida (p. 43).

Primeira frente de defesa do sistema imunológico
É constituída pelas células da imunidade inespecífica (fagócitos, células natural *killers*) e por diversas moléculas efetoras (complemento, proteína C-reativa, entre outros.).

Segunda frente de defesa do sistema imunológico
Corresponde à imunidade específica, sendo constituída por linfócitos (linfócitos B e T, células apresentadoras de antígeno, como os macrófagos/MΦ) e diversas imunoglobulinas.

Componentes celulares da defesa do hospedeiro

- **Células do processo inflamatório**
  - PMN, granulócitos polimorfonucleares (p. 42)
    "Neutrófilos"
    Granulócitos eosinófilos
    Granulócitos basófilos, mastócitos
  - Trombócitos

- **Células residentes**
  - Fibroblastos, células endoteliais, células epiteliais

- **Células apresentadoras de antígenos (APC)** (p.42)
  - Monócitos / macrófagos / MΦ
  - Células de Langerhans, células dendríticas

- **Linfócitos** (p. 43)
  - Linfócitos T
    Linfócitos T auxiliares T_H1 e T_H2 = Células T4
    Linfócitos T citotóxicos T_C = Células T8
  - Linfócitos B, plasmócitos PC
  - Células-*killer* naturais

81 Componentes celulares do sistema imunológico
Adiante, há uma descrição minuciosa das células mais importantes da defesa imunológica, bem como das células do processo inflamatório, das células residentes, das células apresentadoras de antígeno e dos linfócitos.

Modif. de *R. Sanderink, 1999*.

Células	Leucócitos							Outros
	Linfócitos			Fagócitos		Células auxiliares		
	Linfócito B	Linfócito T	Linfócito granular grande	Fagócito mononuclear macrófago	Granulócito neutrófilo / eosinófilo	Mastócito basófilo	Plaquetas	Células do tecido
Mediadores solúveis	Anticorpos	Citocinas		Fatores do sistema complemento		Mediadores da inflamação		Interferons Citocinas

82 Componentes do sistema imunológico – células e mediadores solúveis
Uma grande parte dos mediadores solúveis, como fatores do sistema complemento, proteínas da fase aguda (proteína C-reativa), entre outros, é produzida no fígado. Cada uma das células envolvidas na constituição do periodonto sintetiza uma série de citocinas específicas (p. 47) e outros mediadores. Deve-se lembrar que as células residentes (locais, não-migratórias) também participam da atividade imunológica.

Modif. de *M. Roitt e cols., 1995*.

Moléculas efetoras reguladoras de superfície

- **Ig imunoglobulinas** (p.43)
  - 5 Classes: IgA, IgM, IgG, IgD, IgE
    Subclasses: IgA1 e A2, IgG1 bis G4

- **C Complemento** (p.42)
  - Cascata do complemento C1-9
  - MAC/complexo de ataque à membrana /C9

- **Citocinas** (p.42)
  - Interleucinas IL
  - Fatores citotóxicos TNF
  - Interferons IFN
  - Fatores estimuladores de colônias CSF
  - Fatores de crescimento GF

- **Quimiocinas** (p.48)
  - Quimiocinas "clássicas", α e β

- **Eicosanóides** (p. 49)
  - Prostaglandinas p. ex., PGE2
  - Leucotrienos p. ex. LTB4

- **Outros mediadores** (p.50)
  - Metaloproteinases de matriz MMP

- **Receptores, antígenos de superfície** (p.46)
  - Classes MHC I e II (HLA)
  - Antígenos CD (classificação)
  - Receptores: moléculas
  - Adesinas

83 Componentes humorais
Na tabela constam também receptores e antígenos de superfície (marcadores), sem os quais a interação entre células não seria possível (sinalização, apresentação de antígeno, etc.).

Modif. de *R. Sanderink, 1999*.

Imunidade "congênita", inespecífica – primeira frente de defesa

A imunidade inespecífica, cuja origem filogenética é antiga, constitui a primeira frente de defesa. Esta se caracteriza pela grande potência, pela rapidez com que é ativada e pelos mecanismos de *fagocitose* (ingestão/destruição de microrganismos) e de inflamação *aguda*.

Os *componentes celulares* do sistema imunológico inespecífico são os fagócitos (granulócitos neutrófilos [PMN] e monócitos/macrófagos [MΦ]) e as células natural *killers* (NK).

As *moléculas efetoras solúveis* são as do complemento (C) e as proteínas da fase aguda (proteína C-reativa), ambas sintetizadas, em grande parte, no fígado.

As *substâncias mediadoras* intensificam a reação inflamatória. São substâncias mediadoras as bradicininas, principalmente as citocinas pró-inflamatórias (p. 47 e 48) e as prostaglandinas (p. 49), entre outras. Componentes da primeira frente de defesa:

- Granulócitos polimorfonucleares PMN
- Monócitos/macrófagos MΦ
- Células natural *killers* NK
- Sistema complemento C
- Outros mediadores da inflamação.

A imunidade inespecífica não dispõe de memória.

84 Granulócitos polimorfonucleares (PMN)

Os PMNs são as células de defesa que atuam primeiramente. Elas se encontram em atividade já no sulco gengival.

A Adesão à parede dos vasos e passagem para o tecido
B Migração por quimiotaxia
C Captura do microrganismo (MO) opsonizado
D Fagocitose do MO
E Formação do fagossoma
F Destruição fagolisossômica
G Exocitose (liberação de mediadores que destróem MO)

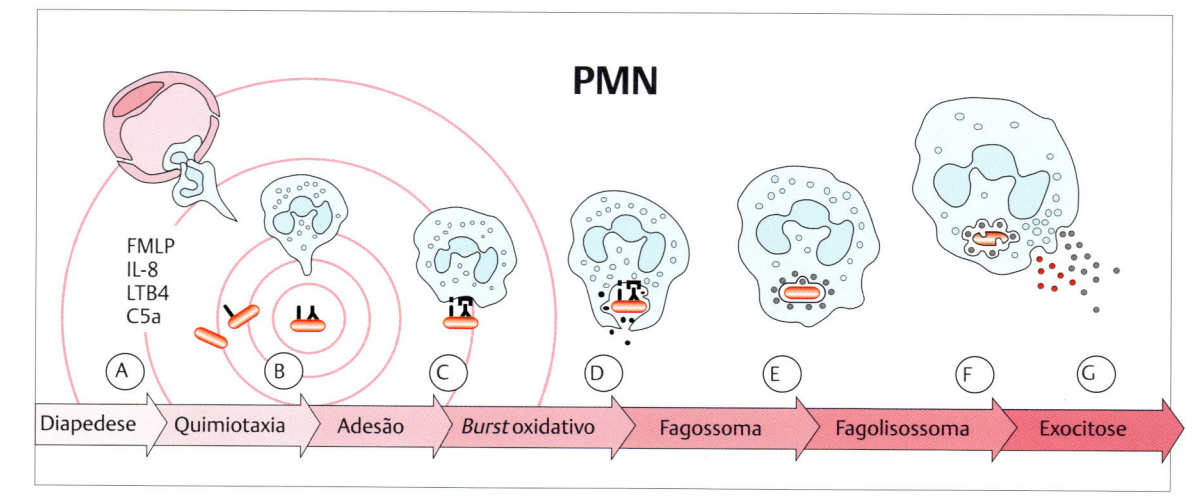

85 Macrófagos (MΦ)

Constituem um importante componente de interligação com o sistema imunológico específico:
Na forma de células apresentadoras de antígeno (**APC**), possuem os antígenos dos microrganismos fagocitados aos linfócitos T.

LPS Lipopolissacarídeos
LBP *LPS-binding protein*
CD14 Receptor do complexo (LPS + LBP)
FcR Receptor de imunoglobulina
MHC II *complexo principal de histocompatibilidade*, p. 46

Modif. de *Gemsa e cols.*, 1997.

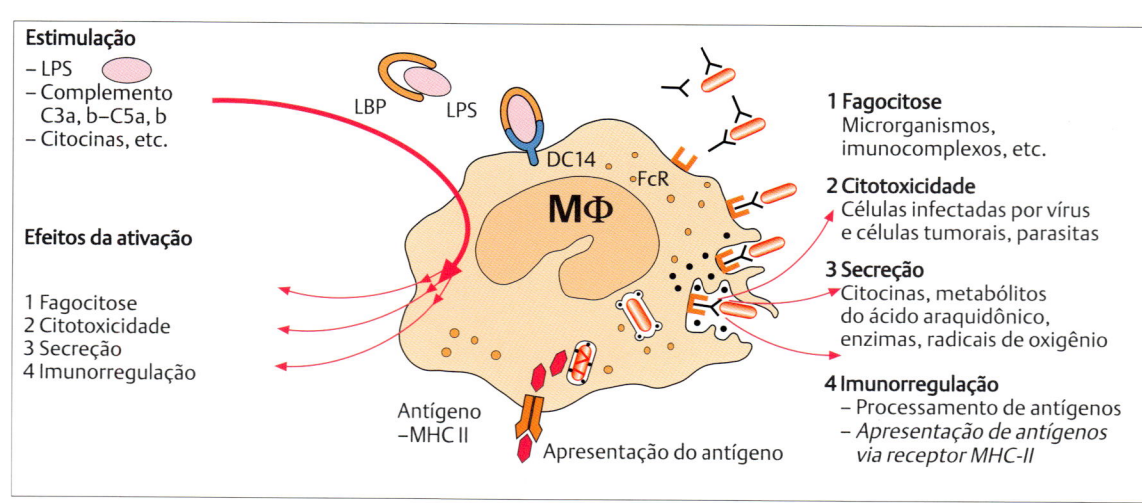

86 Complemento (C)

Os fatores solúveis C1 a C9 circulam no sangue de todas as partes do organismo. A maioria dos componentes C é proteínas com função enzimática que podem ser ativadas de duas formas diferentes.

- O efeito quimiotático de **C5a** é mais intenso do que o de **C3a**.
- O **C3b** é opsonizante, seguido pelo **C5b**, etc.
- O **MAC** (*membran attack complex*) abre poros e é bactericida.

Modif. de *Koolman*, *Röhm*; 1998.

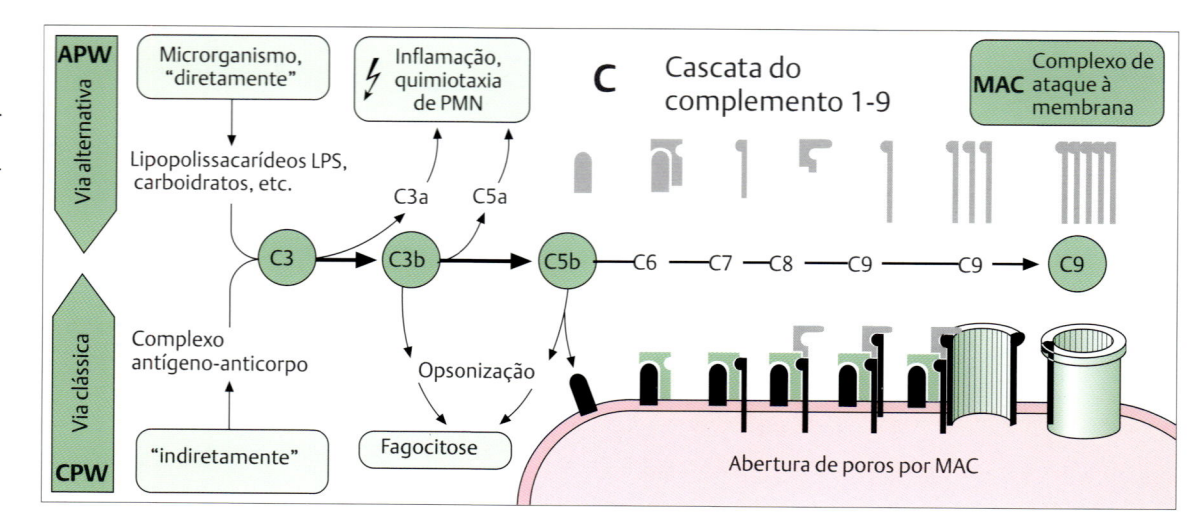

Imunidade específica

Imunidade adquirida, específica – segunda frente de defesa

- Linfócitos T
- Linfócitos B / Plasmócitos
- Imunoglobulinas

A imunidade específica, de origem mais recente na escala evolutiva, é responsável pela resposta precisa do sistema de defesa. Os linfócitos são as células-chave do sistema imunológico: eles controlam as diferentes respostas imunológicas. Distinguem-se dois grupos de células principais: os linfócitos T e os B.

A formação da segunda frente de defesa leva tempo, já que a imunidade específica dispõe de memória (→ imunização!).

- Os *linfócitos T* possuem diversas funções:
  - os linfócitos T citotóxicos (células T_C, T_8 e CD8) eliminam as células estranhas e as defeituosas do organismo ("linfotoxina" formadora de poros = TNFβ);
  - linfócitos T auxiliares (células T_H, T_4 e CD4) – as subclasses T_H1 e T_H2 secretam diversos grupos de citocinas, programando as diferentes vias da reação imunológica ($T_H1 \to M\Phi$ ou $T_H2 \to Ig$).
- Os *linfócitos B* ou plasmócitos, que produzem imunoglobinas, são responsáveis pela via comandada predominantemente por T_H2 (opsonização do corpo estranho; p. 44-45).

87 Linfócitos T / Células T
São ativados pelo contato direto das moléculas de MHC I e II, possuidoras de antígeno (sobre MΦ e linfócitos B), com o complexo *receptor da célula T* (p. 46). As células T auxiliares (T_H0) diferenciam-se, por meio da IL 4 e de outras citocinas (p. 47), em células T_H2 e, via IFNγ, em células T_H1; essas subclasses de células T estimulam, principalmente, a diferenciação de células B, mas também outras células de defesa (cor cinza). As células T_C (à direita) secretam citotoxinas, como a linfotoxina (= fator de necrose tumoral TNFβ).

88 Linfócitos B, plasmócitos (PC)
Os linfócitos B são ativados por citocinas ou células T auxiliares (IL-4 ou IFNγ), bem como por antígenos. Linfócitos B maduros produzem muitas **Ig** de superfície (= receptores de linfócitos B) e, sob a ação de citocinas, tornam-se plasmócitos produtores de Ig (**PC**); estes liberam, então, moléculas de Ig em grande quantidade.
As citocinas dos linfócitos T_H1 e T_H2 estimulam o *switch* de IgE ou IgM em subclasses de IgG (combate a infecções bacterianas).
Modif. de *Zinkernagel*, 1998.

89 Imunoglobulinas (Ig)
Esquerda: Classes e subclasses de Ig.

Centro: As moléculas de Ig são glicoproteínas em forma de Y com cadeias pesadas (**H**) e leves (**L**), bem como domínios constantes (**C**) e variáveis (**V**) (diversidade).

Direita: Os segmentos **Fab** possuem *loci* de ligação a antígeno. Os segmentos **Fc** unem-se a receptores de Fc de diferentes células de defesa e ao complemento (CPW, Fig. 90).

Modif. de *Roitt e cols.*, 1995.

Patogênese – componentes do sistema imunológico

Componentes do sistema imunológico – resumo

90 Componentes celulares e humorais

Célula / Molécula	Características	Funções, atividades
Granulócito polimorfonuclear (PMN, micrófago)	• Diferenciação, maturação e expansão clonal na medula óssea • Vida média: 2 a 3 dias • Ø 10 a 20 µm • **Receptores de Fc, C3 e C5** • Grânulos com conteúdo enzimático	• Diapedese, quimiotaxia • Fagocitose: aderência, formação de fagolisossomas, digestão, *burst* oxidativo • Liberação de enzimas lisossomais • Liberação de mediadores de inflamação: prostaglandinas (p. ex., **PGE$_2$**), leucotrienos (p. ex., **LTB4**), citocinas
Sistema complemento Cascata C1–C9	*CPW – via clássica* • Via clássica de ativação, desencadeada por anticorpos/imunoglobulinas (Ac/Ig) que se agregam a antígenos: complexo **Ag-Ac** *APW-via alternativa* • Via alternativa de ativação – dependente de anticorpos – por polissacarídeos microbianos (p. ex., **LPS**); leva à cisão de **C3** em **C3b** (e **C3a**) e à ativação de **C5** • Imunoaderência: liga-se ao segmento **Fc** do anticorpo	• Aumento da permeabilidade capilar • Anafilatoxina • Quimiotaxia de PMN (sobretudo **C5a**) • Opsonização de bactérias • Danos irreversíveis (estruturais e funcionais) à membrana mediante formação de MAC (*membrane attack complex* [abertura de poros])–, provocando a lise celular

Monócito/Macrófago (MΦ) 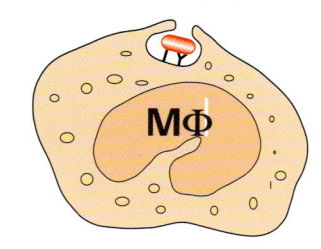	• Diferenciação, maturação e expansão clonal na medula óssea
	• Vida média: meses
	• Ø 12 a 25 µm
	• Diversos receptores:
	  – **Fc** para imunoglobulinas
	  – **CR** para complemento (**C3**)
	  – **CD** 14 para lipopolissacarídeos (p. 40)
		• Fagocitose, processamento do antígeno
		• Apresentação de antígenos (a células **B** e **T**)
		• Síntese e secreção de substâncias biologicamente ativas:
		  – Citocinas (p. 47 e 48): **IFNα** (antiviral), **TNFα**, **IL-1, IL-6, IL-8**
		  – Componentes do sistema complemento
		  – Enzimas lisossomais
		  – Metabólitos do ácido araquidônico (p. 49)
		  – Radicais de oxigênio e nitrogênio (p. 42)

Linfócitos T, Células T auxiliares, Células T citotóxicas 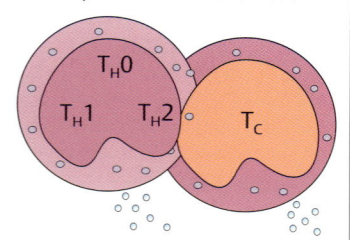	• Célula-tronco da medula óssea
	• Maturação: via timo (**T**)
	• Vida média: meses
	• Ø 6 a 7 µm; quando ativos: Ø 10 µm
	• Reconhecimento de antígenos: receptor de célula T (**TCR**)
	• Antígenos de superfície/marcadores:
	  – **CD4** em células auxiliares (T$_H$0, T$_H$1, T$_H$2)
	  – **CD8** em células citotóxicas (**Tc**)
	• Células **T** de memória
		"Imunidade celular"
		• Células **T** auxiliares: contribuição à produção de anticorpos e à resposta citotóxica da célula T (célula T$_C$), ativação de macrófagos
		• Supressão da resposta imunológica
		• Liberação de citocinas conforme a subclasse (T$_H$0, T$_H$1, T$_H$2): IL-2, IL-3, IL-4, IL-5, IL-6, IL-7, IL-8, IL-10, IL-12, IL-13; IFNγ, TNFβ
		• Células de memória K

Linfócito B / Plasmócito 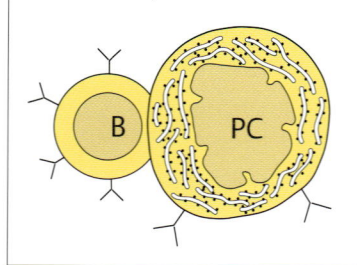	• Célula-tronco da medula óssea (**B**) • Maturação: fígado do feto, medula óssea, placas de Peyer • Vida média: meses • Ø 6 a 7 µm • Quando ativo (plasmócito): Ø 10 a 15 µm • **Ig** de superfície como receptor de antígeno • Células **B** de memória	*"Imunidade humoral"* • Síntese de imunoglobulinas • Linfócito **B**: **Ig** específica para antígeno, variável para classe • Plasmócito: **Ig** específica para antígeno e classe • Expansão clonal após ativação • Células de memória K

Anticorpos (Ac) = Imunoglobulinas (Ig)
 	
Peso molecular / Porcentagem
IgG 150.000 / 80%
IgM 900.000 / 13%
IgA 300.000 / 6%
IgD 185.000 / 1%
IgE 280.000 / 0,02%
	• 5 classes IgA, IgD, IgG, IgE, IgM
	• Subclasses IgA1, IgA2, IgG1, IgG2, IgG3, IgG4
	• Estrutura molecular:
	  – cadeias polipeptídicas leves (L) e pesadas (H)
	  – domínios constantes (C) e variáveis (V): milhões de variações possíveis
		• Opsonização de microrganismos
		• Ligação a antígenos: complexo antígeno-anticorpo
		• Ativação do complemento (**CPW**)
		• Neutralização de toxinas
		• Neutralização de vírus
		• Reações de hipersensibilidade (**tipos 1 a 3**)

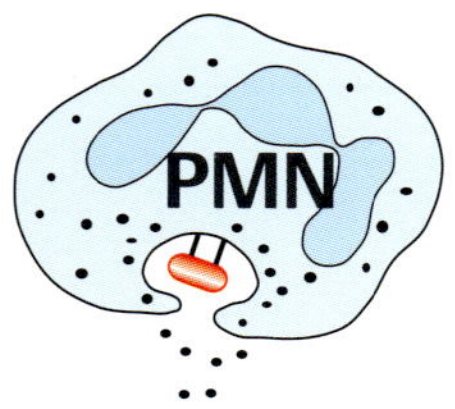

Interação entre a imunidade específica e a inespecífica

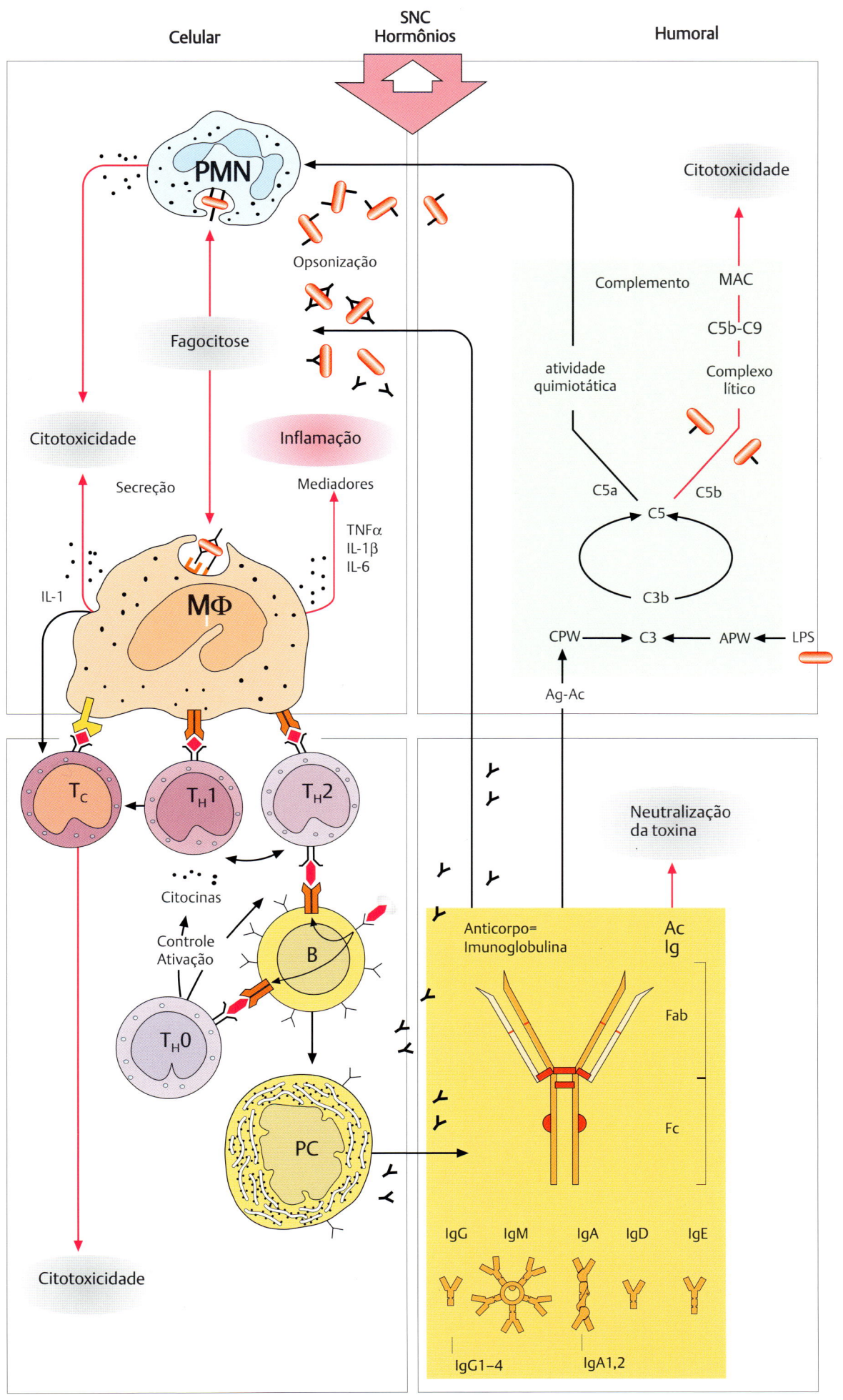

Celular — SNC Hormônios — **Humoral**

91 Interação

Imunidade inespecífica – primeira frente de defesa
Modif. de *Roitt e cols.*, 1985

- *Granulócitos PMN*: ação imediata no epitélio juncional e no sulco (fagocitose). Ocorrendo destruição do PMN, são liberadas enzimas lisossomais e radicais tóxicos (→ citotoxicidade).
- *Complemento:* primeira ativação pela via alternativa (APW), que é mais primitiva e não necessita de anticorpos; depois, pela via clássica (CPW), dependente de anticorpos: opsonização, quimiotaxia, destruição de membrana (MAC, p. 86) (→ citotoxicidade).
- *Macrófagos (MΦ):*
  – Fagocitose
  – Liberação de citocinas, metabólitos da inflamação e enzimas
  – Apresentação de antígenos: MΦ regulam os linfócitos B e T.

Imunidade específica – segunda frente de defesa

- *Linfócitos T*: responsáveis pela imunidade celular
  – Células T auxiliares (T_H): suas citocinas têm ação reguladora e/ou ativadora
  – As células T_C são citotóxicas
  – Células de memória de ambos os tipos constituem a memória imunológica das células T.
- *Linfócitos B / Plasmócitos*: responsáveis pela imunidade humoral; mediante o contato com antígenos e a ativação por células T_H, os linfócitos B transformam-se em plasmócitos, capazes de secretar anticorpos e células de memória dos linfócitos B.
- *Anticorpos (imunoglobulinas):*
  – Classes: IgG, IgM, IgA, IgD, IgE
  – Subclasses: IgG1 a 4, IgA1 a 2
  As imunoglobulinas são proteínas plasmáticas que se ligam especificamente aos antígenos que as induziram. As Ig agem por opsonização, neutralização de toxinas e ativação (complemento – CPW).

Moléculas reguladoras da superfície celular: marcadores, receptores

- MHC – *complexo principal de histocompatibilidade*
- CD – *cluster of differentiation*
- Receptores
- Adesinas e ligantes

Os *grupos moleculares MHC* (classes I e II) possibilitam a diferenciação entre o "próprio" e o "estranho" (rejeição de órgãos transplantados). O papel que desempenham na *apresentação de antígenos* é especialmente importante para a resposta imunológica.

Marcadores CD. Os linfócitos e os leucócitos apresentam moléculas marcadoras em sua superfície ("antígenos"), por meio das quais as populações celulares podem ser classificadas. Para esses marcadores, criou-se uma nomenclatura sistemática, internacional – o sistema CD.

Receptores. Na superfície de todas as células encontram-se receptores capazes de receber sinais inibidores ou, em sua maioria, excitatórios, gerados por substâncias bioativas, como citocinas, quimiocinas, fatores do sistema complemento, antígenos e anticorpos/Ig.

As *adesinas* funcionam como co-receptores, estabilizam a ligação ao receptor principal e são responsáveis pela segunda sinalização, de caráter determinante (ativação geral, o "o.k.").

92 Apresentação de antígeno
O macrófago (MΦ) possui, por meio do receptor MHC-II, substratos estranhos processados – por exemplo, um antígeno bacteriano (em vermelho) – a uma célula T auxiliar, pelo complexo do receptor de célula T (TCR + CD3 + CD4). Os complexos MHC-II (cor laranja) encontram-se sobre as células apresentadoras de antígeno (MΦ, células dendríticas, bem como linfócitos B).
Essa ligação principal é amparada por co-receptores, que também são importantes para a chamada segunda sinalização (ativação definitiva da célula-alvo).

93 Superfamília de genes da imunoglobulina
Esse grupo de moléculas de superfície (receptores) possui diversos componentes importantes:
- Moléculas MHC-I e MHC-II
- Receptores de célula T (TCR) e seus co-receptores; são importantes para a ativação das células T
- Imunoglobulinas (na figura: IgG presa à membrana = "receptor de célula B")
- Receptores Fc (Fig. 89)
- Diversas ICAM (adesinas).

94 Principais marcadores de superfície de células T e MΦ
Os *macrófagos* interagem com muitas moléculas biologicamente ativas, como imunoglobulinas (via receptor Fc), complemento (via receptor C, CR) e LPS bacterianos (via CD14).
As *células T* necessitam de menos receptores: após a ativação (apresentação de antígenos por MΦ), agem principalmente por meio de suas citocinas (p. 47). A subpopulação das células T citotóxicas (T$_C$) carrega o receptor CD8, e a das células auxiliares (T$_H$), o receptor CD4.

Ligação dos receptores de MΦ–T$_H$
Co-receptores de suporte e sinalizadores com seus números CD. Os seus nomes antigos expressam as suas funções, por exemplo:
- **LFA** Antígeno de função linfóide
- **ICAM** Molécula de adesão intercelular

Liberação de citocinas após ativação por...
- *MΦ*: TNFα, IL-1, IL-6
- *Célula T*: IFNγ, GM-CSF, IL-4, TGFβ, etc.

Família das adesinas
Algumas dessas moléculas de superfície são as:
- integrinas
- lectinas
- selectinas
- ICAM da superfamília de genes da Ig.

As adesinas fortalecem a união entre as células, sendo especialmente importantes para a diapedese "ordenada" das células na reação inflamatória (p. 55).

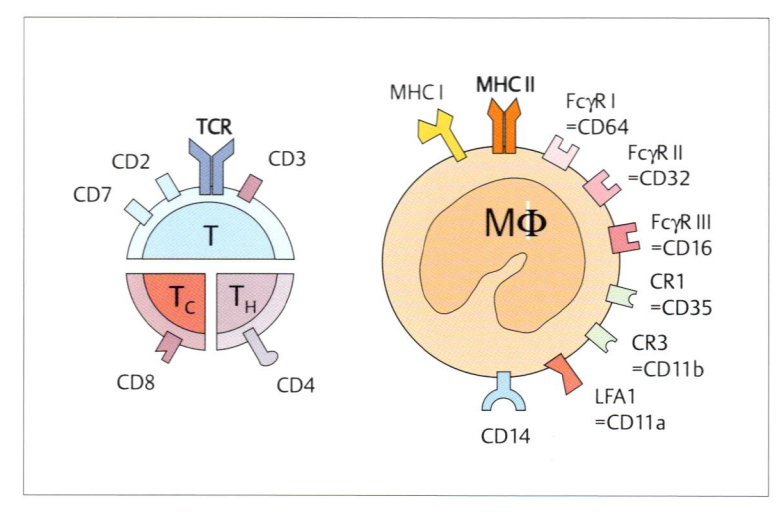

TCR Receptor de células T
MHC Complexo de histocompatibilidade principal
FcR Receptor do domínio das imunoglobulinas (Fig. 89)
CR Receptor de complemento
CD14 Receptor de lipopolissacarídeos (LPS)

Classificação CD
Até hoje, mais de 100 moléculas de superfície foram classificadas e descritas de acordo com sua função.

Citocinas

As citocinas são peptídeos ou glicopeptídeos de baixo peso molecular, semelhantes a hormônios. Elas regulam todos os processos biológicos importantes do organismo, como a *multiplicação*, o *crescimento* e a *ativação celulares*, a *inflamação*, a *imunidade* e a *reparação tecidual*. Algumas citocinas (IL-8, MCP-1) têm ação quimiotática sobre as células do sistema imunológico. Fazem parte da família das citocinas:

- As interleucinas (antes "linfocinas")
- Os fatores citotóxicos (fatores de necrose tumoral α e β)
- Interferons (IFNα e β, "IFNγ imunológico")
- Fatores estimuladores de colônias (CSF)
- Fatores de crescimento (*growth factors*, GF).

Junto com outros mediadores, as citocinas formam uma vasta rede, à qual cabe tanto a manutenção da *homeostase tecidual* como todo tipo de resposta imunológica.

A maioria das citocinas tem ação local, sendo que um pequeno grupo, também tem ação sistêmica (TNF, IL-1, IL-6). Em suas células-alvo encontram-se receptores específicos (para IL-1 a IL10, como CD121 a 130; p. 46).

Na reação inflamatória, que faz parte da imunidade natural (p. 42), as citocinas pró-inflamatórias (IL-1β, IL-6, IL-8, TNFα, IFNγ) contrapõem-se às inibitórias, "reguladoras da reação imunológica" (IL-1ra, IL-10, TGFβ) (p. 48).

Citocinas

P = Pró-inflamatórias
A = Antiinflamatórias
C = Quimiotáticas

Interleucinas (IL)
P	IL-1α	Interleucina 1α
P	IL-1β	Interleucina 1β
	IL-2	Interleucina 2
	IL-3	Interleucina 3
	IL-4	Interleucina 4
	IL-5	Interleucina 5
P	IL-6	Interleucina 6
	IL-7	Interleucina 7
C	IL-8	Interleucina 8
	IL-9	Interleucina 9
A	IL-10	Interleucina 10
	IL-11	Interleucina 11
P	IL-12	Interleucina 12
A	IL-13	Interleucina 13
	... entre outras	

Fatores citotóxicos
P	TNFα	Fator de necrose tumoral α
	TNFβ	Fator de necrose tumoral β = "Linfotoxina"

Interferons (IFN)
	IFNα	Interleucina α
	IFNβ	Interleucina β
P	TNFγ	Interleucina γ

Fatores de estimulação de colônias (CSF)
G–	CSF	CSF de granulócitos
M–	CSF	CSF de macrófagos
GM–	CSF	CSF de granulócitos/MΦ
multi-CSF = IL-3		

Fatores de crescimento (GF)
A	TGFα	Fator de crescimento tecidual α
A	TGFβ	Fator de crescimento tecidual β
	EGF	Fator de crescimento epitelial
	FGF	Fator de crescimento de fibroblastos
	PDGF	Fator de crescimento derivado de plaquetas
	IGF	Fator de crescimento semelhante à insulina
	BMPs	Proteínas ósseas morfogenéticas
	PTHrP	Paratormônio relacionado à proteína

Citocinas de ação quimiotática
Quimiocina α
	IL-8	Interleucina 8

Quimiocina β
	RANTES	Regulado na ativação, expresso e associado às células T normais
	MCP-1	Proteína quimiotática para monócitos
	MIP	Proteína inflamatória do macrófago

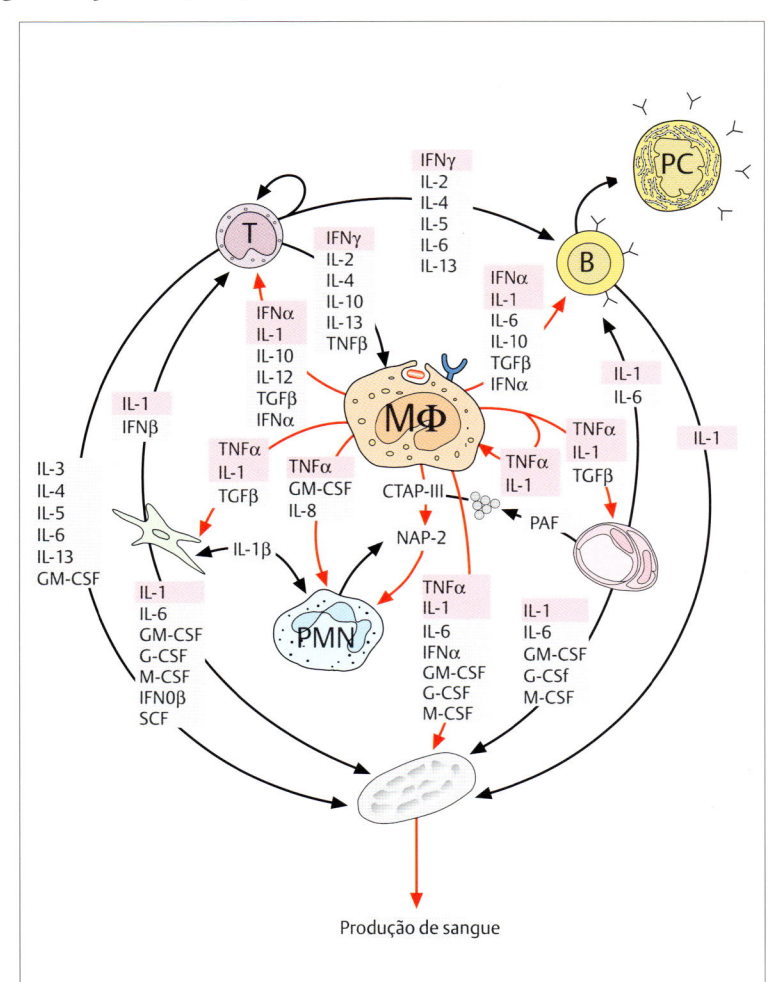

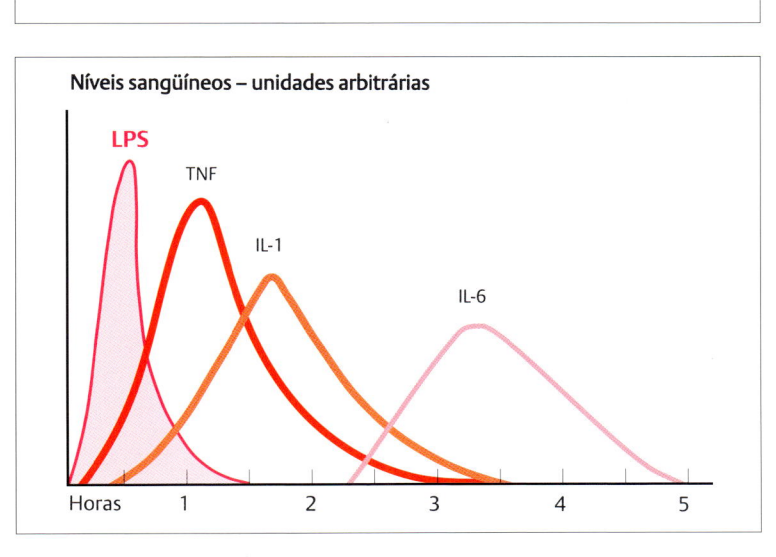

95 Rede de citocinas

As células produtoras de citocinas e suas células-alvo trocam sinais constantemente. A função dessas trocas é, sobretudo, manter a homeostase tecidual ("internet celular").

Quando há estimulação, algumas funções fisiológicas ou excepcionais (defesa imunológica, inflamação, reparação tecidual, crescimento, multiplicação celular) podem ser desencadeadas. TNF e IL-1 são *indutores de citocinas* essenciais, com ação local e sistêmica (p. ex., sobre o sistema neuroendócrino/hormônios hipofisários, fígado).

Além das citocinas *pró-inflamatórias*, há as suas antagonistas: as citocinas *antiinflamatórias* (IL-1ra, antagonista do receptor de IL–1; IL-10; TGFβ).

CTAP-III Proteína ativadora do tecido conjuntivo, precursora do NAP-2
NAP-2 Peptídeo ativador de neutrófilos
PAF Fator ativador de plaquetas
SCF Fator de células do estroma
Modif. de *Gemsa e cols.*, 1997.

96 Cascata de citocinas

Após administração intravenosa de lipopolissacarídeos LPS (curva cheia, à esquerda), surgem no plasma, sempre na mesma seqüência, TNF, IL-1 e IL-6: "sem TNF, não há IL-1; sem IL-1, não há IL-6" (produção em cascata dessas citocinas inflamatórias; ver Fig. 95, campos em cor rosa).

As citocinas são produzidas constantemente e não são armazenadas.

Modif. de *Abbas e cols. 1996*.

48 Patogênese – efeitos das citocinas

As citocinas e seus efeitos

97 Citocinas inflamatórias
A periodontite é caracterizada pela elevação da secreção de citocinas catabólicas e pró-inflamatórias, sobretudo dos grandes ativadores IL-1 e TNFα. Estes ativam a liberação de outras citocinas, como a IL-6, de mediadores da reação inflamatória, como as prostaglandinas (PGE2, p. 49) e de enzimas destruidoras de tecido, como as metaloproteinases de matriz (MMP, p. 50).

A destruição óssea é mediada principalmente por IL-1 e TNF, que inibem a síntese e estimulam a reabsorção de tecido ósseo (desequilíbrio da homeostase, p. 61).

98 Quimiocinas
As quimiocinas α e β do hospedeiro distinguem-se pela seqüência de seus aminoácidos: nas quimiocinas α, há entre os dois resíduos de cisteína (-C–C- nas quimiocinas β) um aminoácido adicional (X em -C-X–C-).
O vírus da AIDS aproveita-se dos receptores dessas quimiocinas em MΦ e em linfócitos T para atacá-los (p. 148).

99 Citocinas imunorreguladoras
Mecanismos de regulação ativadores, inibidores ou seletivos procuram combater substâncias e microrganismos estranhos, provocando o mínimo possível de destruição tecidual.

Não consta nesta lista a IL-1ra (antiinflamatória), antagonista do receptor de IL-1.

100 Citocinas da segunda linha de defesa
Citocinas responsáveis pela multiplicação, diferenciação e ativação das células-alvo (fatores estimuladores de colônias, CSF, e outros mediadores, que se encarregam também da cicatrização). Na tabela, constam somente três dentre uma série de citocinas desse tipo.

Modif. de *Abbas e cols.*, 1996.

Mediadores / Citocinas de imunidade inespecífica / de reação inflamatória aguda

Citocina	Origem	Células-alvo	Efeito sobre as células-alvo
TNF (α) *Polimorfismo genético*	Monócitos /MΦ Linfócitos T	MΦ PMN Osteoclastos Hipotálamo Fígado	Fagocitose, síntese de IL-1 Ativação geral, inflamação Intensifica a reabsorção óssea Febre, caquexia APP (proteínas de fase aguda)
IL-1 IL-1α IL-1β *Polimorfismo genético*	Monócitos /MΦ Outros	Células T, CD4⁺ Células B Osteoblastos Osteoclastos Células endoteliais Hipotálamo Fígado	Estimula secreção de IL-2 Estimula a proliferação Inibe a formação óssea Intensifica a reabsorção óssea Febre APP (proteínas de fase aguda)
IL-6	Monócitos /MΦ Células endoteliais, células T	Células do timo Células B maduras Fígado	Co-estimulação Proliferação APP, fibrinogênio, etc.
IL-8 *Quimiocina*	Monócitos /MΦ, endotélio Fibroblastos, células T	PMN Leucócitos	Quimiotaxia, ativação Quimiotaxia, ativação

Quimiocinas = *citóceras quimiotáticas*   Receptores em hélice

Quimiocina	Tipo	Célula-alvo	Efeito
Quimiocinas α- – IL-8	– –C-X-C– MΦ, células teciduais	PMN	Baixa concentr.: quimiotaxia Alta concentr.: ativação
Quimiocinas β- – MCP-1	– –C-C principalmente células T • Proteína quimiotática para monócitos	MΦ MΦ	Recrutamento, ativação
– MIP-1α	• Proteína inflamatória do macrófago	MΦ, CD4-	idem
– RANTES	• Regulado na ativação, expresso e associado às células T normais	Células de memória	idem

Mediadores / Citocinas das inflamações de causa imunológica (crônicas)

Citocina	Origem	Células-alvo	Efeito sobre as células-alvo
IFNγ *Interferon imunológico*	Células T, Células NK	Mono / MΦ, NK Todas	Ativação Aumento da expressão de moléculas do MHC das classes I e II
Linfotoxina TNFβ	Células T	PMN, NK Endotélio	Ativação Ativação
IL-10	Células T	Mono / MΦ Células B	Inibição Ativação
IL-5	Células T	Eosinófilos Células B	Ativação Proliferação e ativação
IL-12	Macrófagos	Células NK Células T	Ativação Proliferação, ativação, diferenciação de células CD4/T$_H$0 em células T$_H$1

Mediadores / Citocinas da ativação, proliferação e diferenciação de linfócitos

Citocina	Origem	Células-alvo	Efeito sobre as células-alvo
IL-2	Células T	Céluas T Células NK Células B	Proliferação, produção de Proliferação citocinas, ativação Proliferação, síntese de Ig
IL-4	Células T CD4⁺ Mastócitos	Células B Mono / MΦ Células T	Transformação isotípica em IgE Inibição da ativação Proliferação
TGFβ	Células T Monócitos / MΦ	Células T Mono / MΦ Outras	Inibição da proliferação Inibição da ativação Inibição da proliferação

Eicosanóides – prostaglandinas e leucotrienos

Os eicosanóides (moléculas C20) constituem um grande grupo de mediadores com amplo espectro de ação. Eles se originam do *ácido aracdônico* (ARA), que possui quatro ligações insaturadas. O ARA é um dos constituintes da membrana plasmática fosfolipídica de todas as células humanas. Ele é liberado da camada interna dessa membrana via *fosfolipase A2*. Em seguida, é transformado pela ação de enzimas da seguinte forma (*cascata do ARA*): mediante *fosfolipases*, em leucotrienos (LT); por meio de *sintetases de prostaglandinas* (= cicloxigenases 1 e 2 – COX 1 e 2), em prostaglandinas PG, prostaciclinas e tromboxanos.

Os mais relevantes para a periodontia são:
- o leucotrieno LTB4, de ação quimiotática (principalmete sobre PMN);
- a prostaglandina PGE2 (produzida localmente, sobretudo por macrófagos), que, em concentrações mais elevadas, é um dos mediadores mais potentes da reação inflamatória.

A PGE2 é produzida tanto por COX-1 (gene no cromossomo 9: $M\Phi$-*positivo* e $M\Phi$-*negativo* = *fenótipo normal*, ver a seguir) como por COX-2 (gene no cromossomo 1) (p. 53).

Cascata do ácido aracdônico

Ácido aracdônico – ARA

Membrana celular COX fixo à membrana

Leucotrienos B4 – LTB4

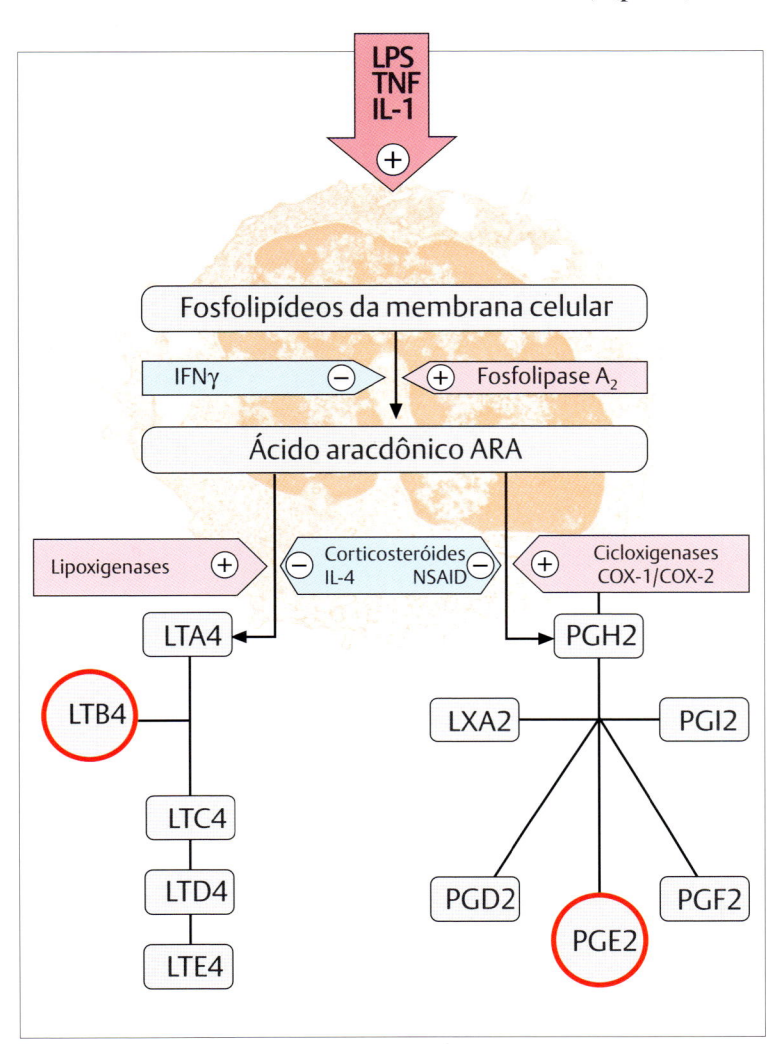

Prostaglandina E2 – PGE2

101 Cascata do ácido aracdônico

Quando estimulados por metabólitos bacterianos, como LPS e ou citocinas (TNF, IL-1), os macrófagos secretam diversos eicosanóides:

- Prostaglandinas, como **PGD2, PGE2, PGF2**
- Tromboxanos, como **TXA2**
- Prostaciclinas, como **PGI2**
- Leucotrienos **LTA4-LTE4**

Essas substâncias bioativas são produzidas constantemente, não sendo armazenadas em grânulos.

As prostaglandinas têm efeitos fisiológicos sobre a musculatura do estômago, a coagulação sangüínea, a musculatura lisa (vasos, intestino), o útero (cólicas; em altas concentrações, aborto), etc.

Teoricamente, a "produção excessiva" (inflamação, febre, etc.) pode ser impedida em diversos pontos por inibidores (no quadro, cor azul) das enzimas correspondentes (cor-de-rosa).

Na prática, utilizam-se corticosteróides e antiinflamatórios não-esteróides (AINES, p. 294).

COX-1 *versus* COX-2

A COX-1 é responsável por manter a síntese de PGE2 em um *nível fisiológico*, o que é essencial para a proteção da mucosa do estômago (mucina) e a atividade das plaquetas (coagulação). As citocinas pró-inflamatórias (IL-1, TNF) *não* elevam o nível da COX-1 – ao contrário do que ocorre com a COX-2, responsável pela forte elevação de PGE-2 na reação inflamatória.

A secreção de PGE-2 por macrófagos perante estímulos bacterianos é determinada geneticamente. O fenótipo $M\Phi$-*positivo* (referente à COX-1; Offenbacher e cols., 1993) mostra uma predisposição geral maior à inflamação (ver p. 52).

Recursos da terapia medicamentosa

Os "antiinflamatórios não-esteróides" (*AINES*), como o ácido acetilsalicílico (Aspirina®), estão entre os inibidores mais importantes da síntese de PGE2. Na maioria das vezes, eles bloqueiam tanto a COX-2 como a COX-1. O risco dos efeitos colaterais da inibição da COX-1 (úlcera gástrica; hemorragias) contra-indica o uso contínuo do medicamento em altas doses.

Com o desenvolvimento das "superaspirinas", que inibem exclusivamente a COX-2 (p. 294), é provável que, em um fututo próximo, seja possível impedir de modo seletivo a elevação do nível de PGE2 pela COX-2.

Mecanismos enzimáticos – metaloproteinases de matriz

As bactérias periodontopatogênicas da placa subgengival, que desencadeiam e mantêm o processo inflamatório, causam a destruição dos tecidos periodontais *diretamente* (por meio de *enzimas proteolíticas bacterianas*; entre estas, as *gingipains*) e, sobretudo, *indiretamente*, pela complexa estimulação de todo um grupo de *enzimas* proteolíticas *do hospedeiro*, capazes de degradar o tecido conjuntivo e o ósseo.

Especialmente importantes são as mais de 14 metaloproteinases de matriz (MMP), uma família de enzimas dependentes de zinco (Birkedal-Hansen, 1993; Deschner, 1998).

Fazem parte das MMPs as gelatinases, as colagenases, as estroma lisinas, as matrilisinas, entre outras etc.

Estimulação e expressão das MMP

Os produtos bacterianos (p. ex., LPS) podem estimular os macrófagos (MΦ) a produzir diretamente pré-MMPs. Os MΦ secretam, a seguir, citocinas e prostaglandinas, que, por sua vez, estimulam fibroblastos e outras células teciduais a sintetizar e liberar grandes quantidades de MMP.

102 Metaloproteinases matriciais – classes
Quando ativadas, as células estruturais e inflamatórias secretam uma série de enzimas proteolíticas (e, simultaneamente, os seus inibidores: TIMP).

As metaloproteinases de matriz degradam a substância extracelular do tecido conjuntivo; possuem especificidade cruzada para os substratos.

Figs. 102 e 103: Modif. de *J. J. Reynolds, M. C. Meikle, 1997*

Enzima		Número MMP	Substratos
Gelatinases			Degradação de colágeno
	– Gelatinase A	MMP-2	Colágeno nativo IV, V, VII, X
	– Gelatinase B	MMP-9	Elastina e fibronectina
Colagenases			
	– Tipo fibroblasto	MMP-1	Colágeno I, II, III, VII, VIII, X
	– Tipo PMN	MMP-8	
Estroma lisinas			Proteoglicanos, proteína nuclear
	– Estroma lisinas 1	MMP-3	(proteína com núcleo de proteoglicano?)
	– Estroma lisinas 2	MMP-10	Fibronectina, laminina
	– Estroma lisinas 3	MMP-11	Colágeno IV, V, IX, X e elastina
Matrilisinas		MMP-7	Fibronectina, laminina, colágeno IV
Metaloelastase		MMP-12	Elastina
Tipo membrana		MMP-14	Pró-gelatinase A

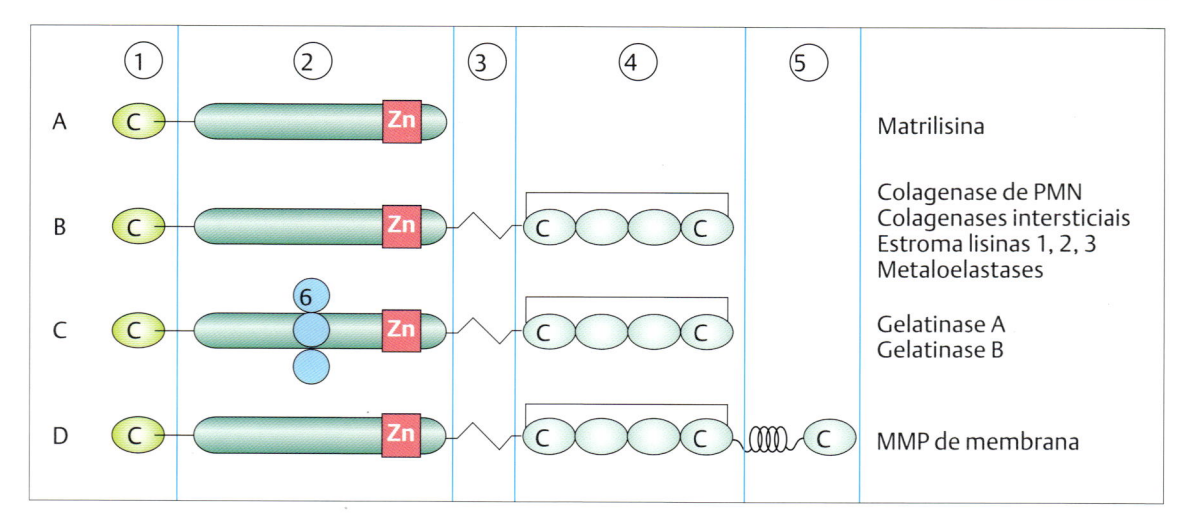

103 Estrutura das MMPs
As moléculas de MMP A a C são enzimas livres, a quarta (D) é uma MMP de membrana da superfície celular. As MMP não-ativadas apresentam seis domínios:

1 Propeptídeo (enzima latente)
2 Extremidade N-terminal, *segmento catalítico*, com Zn^{+2}
3 "Articulação" entre 2 e 4
4 Extremidade C-terminal
5 Domínio transmembrânico
6 Local de ligação à gelatina (somente em gelatinases)

As MMPs são ativadas por plasmina, entre outras substâncias.

Ao mesmo tempo, outros fatores entram em ação (fatores de crescimento, hormônios), os quais, indiretamente, participam também da síntese de MMP e de seus *inibidores* (p. ex., TIMP – *tissue inhibitors of MMP*).

Inibição e inativação das MMPs

A substância extracelular dos tecidos conjuntivo e ósseo, quando saudável, está submetida a um constante *turnover*. Os mecanismos de regulação mantêm o equilíbrio entre a síntese e a degradação, a homeostase tecidual. No caso de uma inflamação, especialmente na periodontite, esse equilíbrio é alterado em favor das enzimas catabólicas.

São inibidores naturais da expressão de MMP – e, portanto, da degradação tecidual – os já mencionados TIMP, a IL-10, a TGFβ (*locais*) e os glicocorticóides (inibidores esteróides, regulação *sistêmica*).

Os inibidores de MMP sintéticos não-esteróides são especialmente interessantes para a terapia periodontal, sobretudo as *tetraciclinas modificadas quimicamente* (CMT 1 a 10; Ryan e cols., 1996).

Uma dessas substâncias, a doxiciclina (DOX) modificada bloquedora de MMPs, já está pronta para ser introduzida no mercado na forma de LDD (*low-dose DOX; Periostat*) de longo prazo (p. 294).

Fatores de risco da periodontite – o hospedeiro suscetível

Microrganismos: agentes infecciosos

O papel da placa bacteriana como fator primário na etiologia da gengivite e da periodontite é incontestável. Principalmente as bactérias marcadoras, como a *A. actinomycetemcomitans* (Aa) e o "complexo vermelho", com as bactérias *P. gingivalis*, *T. forsythensis* e *T. denticola* (que hidrolisam BANA), estão presentes na evolução da gengivite em periodontite (Fig. 77).

O hospedeiro e o seu meio ambiente

Uma série de outros fatores, denominados fatores etiológicos secundários ou fatores de risco, determinam a instalação, a progressão e o quadro clínico da doença. Esses fatores exercem influência negativa sobre os tecidos e as reações de defesa (imunidade) do hospedeiro, tornando-o mais suscetível a adquirir a doença. Assim, os fatores de risco podem ser tão importantes para a patogênese da periodontite como os agentes infecciosos.

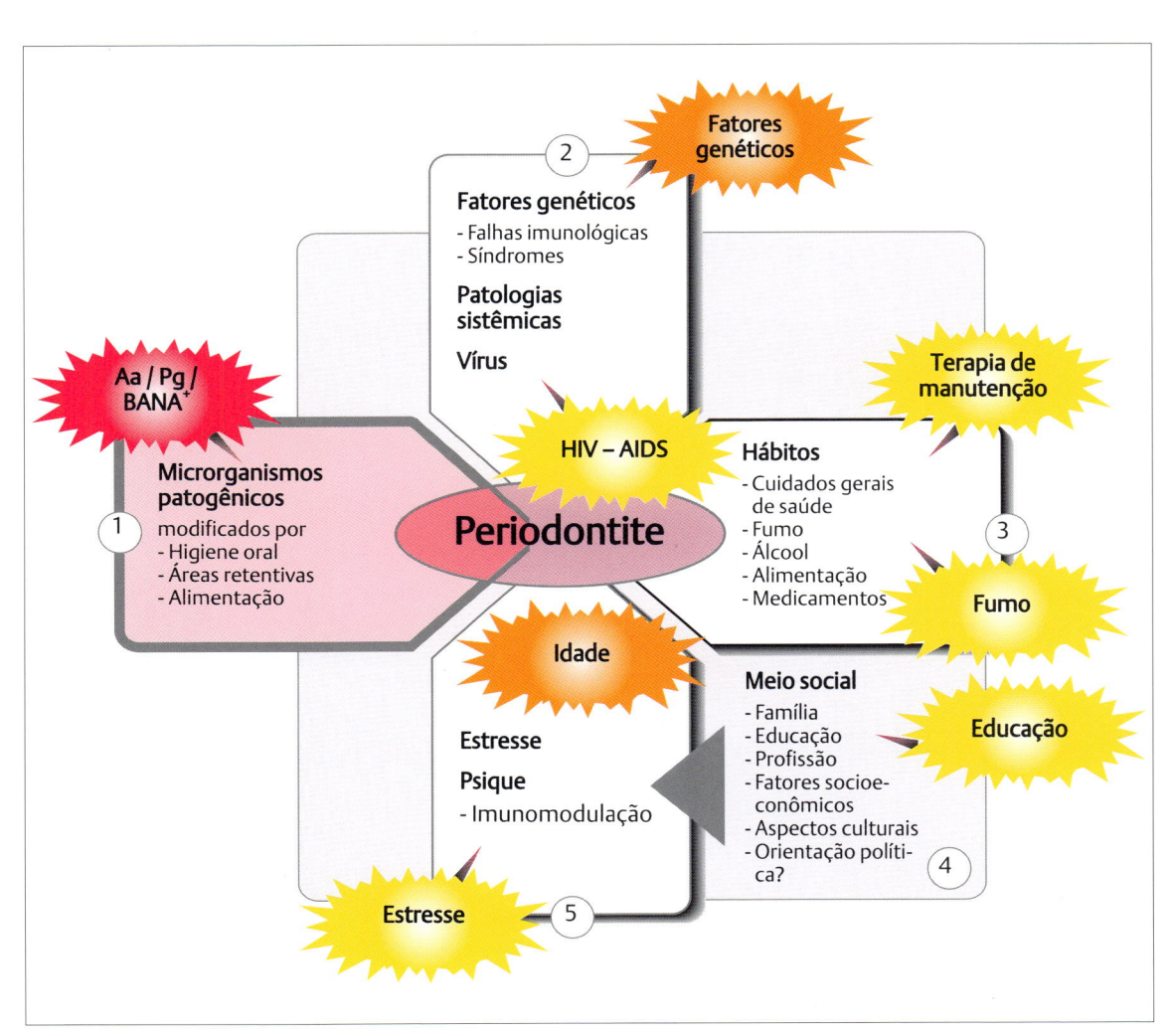

104 Fatores de risco – *odds ratios*

Fatores de risco primários
– Patógenos específicos da placa
- *A. actinomycetemcomitans*: ×2
- Complexo BANAT⁺:
  (Pg, Bf, Td): ×3,6
- *P. gingivalis*: ×2,7

Fatores de risco secundários
– *Fatores de risco inalteráveis*
- Anomalias genéticas: ?
- Polimorfismo genético
  para IL-1: ×2,7
- Etnia: ?
- Sexo: ?
- Idade: ?

– *Fatores de risco alteráveis*
- Fumo: ×2,8 a 6,7
- Estresse: ×3 a 5
- Educação: ×3
- Acompanhamento
  profissional insuficiente ×3,2
- *Diabete* melito: ×2 a 3
- HIV/AIDS: ?

* Bactérias BANA-positivas hidrolisam a N-α-benzoil-DL-arginina-2-naftalamida (substrato sintético da tripsina).

Esquema de fundo: N. G. Clarke e R. S. Hirsch, 1995 (p. 22).

Classificação dos fatores de risco – *odds ratios*

Ao exame clínico, a observação e a avaliação dos marcadores de risco e, conseqüentemente, dos fatores de risco (para o paciente, dentes e faces dentais) é de extrema importância para a determinação do prognóstico e a escolha do tratamento.

A *odds ratio* é um fator de multiplicação obtido com base em cálculos estatísticos. Esse fator exprime o risco em comparação à "normalidade", sendo considerado mais uma referência do que um valor preciso.

Os fatores de risco podem ser classificados de várias maneiras (ver p. 54):

- Microrganismos – hospedeiro
- Hospedeiro: sistêmicos – locais
- Genéticos – não-genéticos (hereditários-adquiridos)
- Evitáveis – inevitáveis, etc.

Eis uma classificação prática e de fácil memorização:

- Fatores de risco alteráveis (ver p. 54)
- Fatores de risco inalteráveis

Fatores de risco genéticos – doenças, anomalias, variações da norma

Na periodontite – uma doença multifatorial –, os fatores *genéticos* e os *não-genéticos* influenciam-se reciprocamente, e nem sempre é possível separá-los de forma clara. Na maioria das vezes, ambos intensificam tanto a patogênese como os sintomas clínicos. Um exemplo é o nível reduzido de IgG2 no sangue (origem genética, fumo).

Patologias genéticas – defeitos em genes

O defeito genético (como na síndrome de Papillon-Lefèvre, em que há mutação do gene do receptor de catepsina C) pode ser grande o suficiente para gerar uma doença. Isso ocorre predominantemente em doenças específicas ou anomalias cromossômicas (Hart e Kornmann, 1997). Nesses casos, a periodontite instala-se na juventude, por vezes já durante a erupção dos dentes decíduos. Muitos pacientes com periodontite pré-púbere, juvenil ou agressiva apresentam anomalias nos granulócitos (PMN) (ver a seguir).

Fatores de risco genéticos – polimorfismos

A maioria das doenças, porém, é *multifatorial*, eventualmente com componentes genéticos como base (variações genéticas: polimorfismos; p. ex., dos genes para IL-1). Esses fatores de risco genéticos podem estar associados a diversos *loci* (doenças multigenéticas), entretanto, sozinhos, não geram a manifestação clínica de uma doença: somente com o passar do tempo, na idade adulta, os sintomas evidenciam-se em alguns "pontos fracos", o hospedeiro torna-se mais suscetível a adquirir, por exemplo, uma periodontite crônica. Defeitos, polimorfismos em que há risco de periodontite:

- Receptores Fc (FcγRII em granulócitos PMN)
- Taxa de IgG2
- Polimorfismo do gene para IL-1 (+) (p. 189)
- Gene para COX-1(+): síntese aumentada de PGE2
- Fenótipo MΦ(+): inflamação/cicatrização
- Outros (polimorfismo de receptores de: catepsina C, IL-4, IL-10, TNFα, FMLP, vitamina D3)

105 Fatores de risco genéticos – influência sobre a patogênese
Funções imunológicas com deficiência de origem genética comprovada (rosa) ou suposta (amarelo). Os *loci* de seus genes estão representados na Figura 106.

- *Anticorpos:* taxa reduzida de IgG2
- *PMN/Funções deficientes:* LAD tipo 1 (*leucocyte adhesion deficiency*); déficit de aderência Carência de FcγRII
- *Citocinas:* genótipo IL-1 positivo
- *Prostaglandina/COX-1:* no genótipo COX-1 positivo, os MΦ (MΦ+) produzem PGE2 em excesso
- *Inflamação, cicatrização:* efeito negativo no fenótipo positivo (MΦ+)

Modif. de *T. C. Hart e K. S. Kornman, 1997.*

EOP Periodontite de estabelecimento precoce=PEP
AP Periodontite adulto=PA

Anomalias de PMN

Com base em estudos com gêmeos e indivíduos da mesma família, bem como em análises de DNA, conhece-se há muito o papel das anomalias (herdadas) de PMN na periodontite agressiva (Michalowicz e cols., 1991; Michalowicz, 1994; Hart e cols., 1994). Todos os estudos mostram a ação determinante dos PMNs na primeira frente de defesa contra os patógenos. Diversas funções dos PMNs, isoladas ou em grupo, podem estar alteradas (exemplos de van Dyke, 1995):
quimiotaxia, produção de peróxidos, fagocitose, atividade bactericida / *killing*, produção de LTB4.

As seguintes doenças sistêmicas causadas por anomalias de PMN estão associadas à doença periodontal (exemplos de Hart e cols., 1994):

- Deficiência de adesão de leucócitos (LAD) tipo 1
- Síndrome de Chédiak-Steinbrinck-Higashi
- Síndrome de Down
- Síndrome de papillon-Lefèvre
- Diabete melito
- Granulomatose crônica
- Síndrome do leucócito preguiçoso
- Doença de Crohn, entre outras.

Risco – genoma humano

Suscetibilidade de origem genética à periodontite

Deficiência de adesão de leucócitos tipo 1 (LAD tipo 1)

A falta de adesinas na superfície dos PMN e a ausência dos ligantes correspondentes nas células endoteliais impossibilitam a diapedese de PMN por quimiotaxia: apesar da grande quantidade de PMN nos vasos, encontram-se apenas poucos deles no tecido circundante, o que provoca o desenvolvimento de periodontites juvenis agressivas.

Baixas taxas de IgG2

Níveis baixos de IgG2 causados pelo fumo ou de origem genética estão correlacionados à periodontite agressiva. A IgG liga-se a antígenos semelhantes a polissacarídeos e, por isso, é importante para a defesa contra bactérias Gram-negativas, como a *A. actinomycetemcomitans* (p. 38).

Receptores para IgG – FcγRII em PMN

A afinidade e a força de ligação a bactérias (início da fagocitose) são grandes, quando estas estão *opsonizadas* por Ig, por exemplo. O domínio Fc da IgG (Fig. 89) liga-se aos receptores FcγRII dos PMN. A ausência ou anomalias desses receptores levam a periodontites agressivas.

Polimorfismos genéticos – genótipo positivo para IL-1

O genótipo positivo (p. 189) secreta, em resposta à estimulação de MΦ, IL-1 em quantidade quatro vezes maior do que a normal. Esse genótipo está associado à periodontite crônica de adultos.

Gene para a cicloxigenase 1 (COX-1)

Sob a ação de estímulos (TNFα, IL-1), a COX-1 dos macrófagos, responsável pela síntese fisiológica e *constante* de prostaglandinas, produz PGE2 em excesso. Essa última é um dos mediadores mais potentes da inflamação (p. 49).

Fenótipo MΦ(+)

Nem todos os MΦ reagem com a mesma intensidade a um determinado estímulo (p. ex., LPS). O fenótipo positivo secreta excessivamente as citocinas indutoras TNF e IL-1, interferindo fortemente nas *inflamações e na cicatrização*.

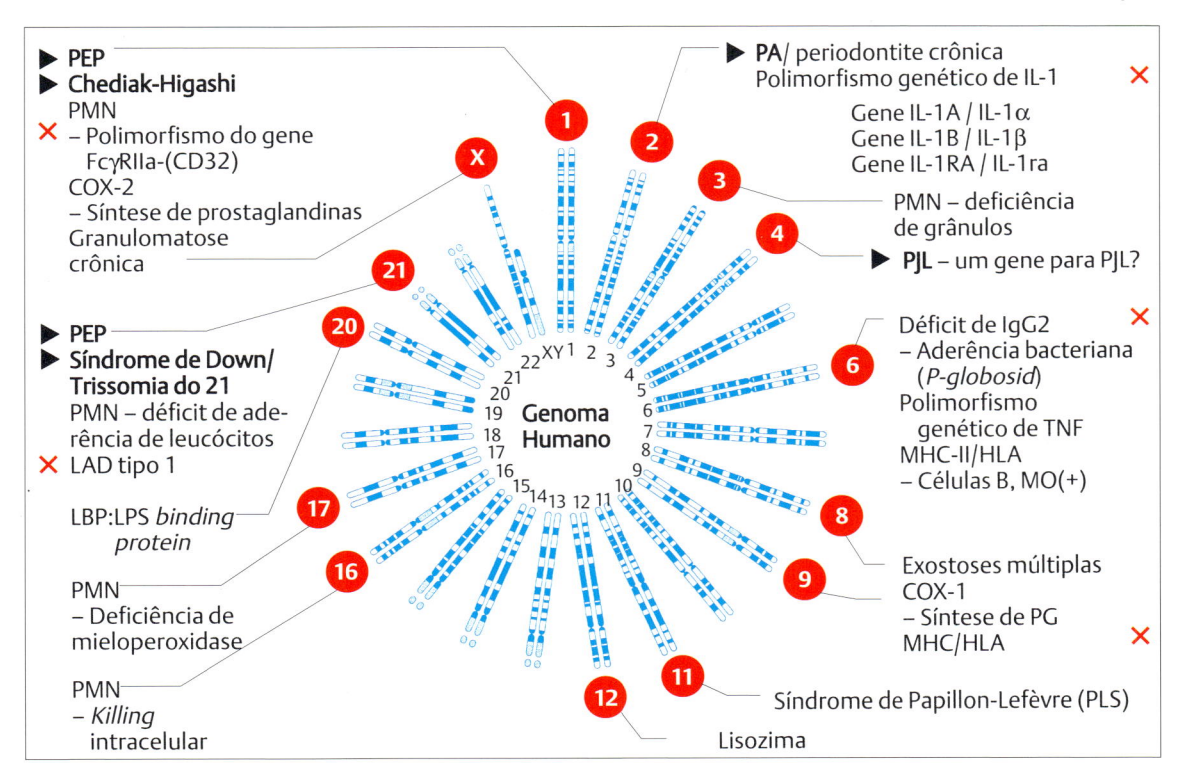

106 Cromossomos humanos com genes que podem estar correlacionados ao periodonto ou à periodontite (Stand, 1998)
Principalmente nos casos de anomalias de genes isolados e de polimorfismos genéticos é que se conhecem, hoje em dia, os *loci* gênicos e os distúrbios funcionais correspondentes (defeitos e variantes de genes; genes alelos).

Obs.: Alteração de nomenclatura, 1999.

PA = Periodontite crônica, tipo II/PC

PEP/PJL = Periodontite agressiva, tipo III/PA

Genoma humano

O Projeto Genoma Humano, da entidade de iniciativa semigovernamental *Human Genome Organisation* (HUGO, EUA), atingiu a sua ambiciosa meta de concluir até 2003 o seqüenciamento do genoma humano (mais de 3 bilhões de pares de bases) graças à grande concorrência do setor privado envolvido nas pesquisas.

Muito mais tempo levará a investigação da função de cada um dos genes (30.000 a 40.000?), das proteínas por eles codificadas e de seus domínios ou estruturas de relevância funcional (estimam-se 1.000 a 5.000 estruturas 3D).

Para esse projeto subseqüente (*Structural Genomics Project*), foram fundados consórcios científicos nos EUA e na Alemanha, como o *Protein Structure Factory*, de Berlim.

O conhecimento exato da estrutura e da função de proteínas humanas importantes auxiliará, provavelmente, a compreender a complexa interação entre diversos genes saudáveis ou anômalos e, por conseguinte, a desenvolver novos métodos de diagnóstico e de tratamento (p. ex., medicamento "sob medida").

É grande a probabilidade de que essas pesquisas resultem em novos conhecimentos de utilidade prática no campo das doenças periodontais.

Fatores de risco alteráveis, co-fatores modificadores

Além dos microrganismos periodontopatogênicos como agentes desencadeantes e dos fatores de risco inalteráveis (p. 51 a 53), há um grande número de fatores alteráveis – antes denominados "co-fatores" –, que influenciam o surgimento e a progressão de uma periodontite. O grau de interferência desses fatores varia conforme a sua "importância" ou intensidade. De uma certa forma, pode-se diferenciar os fatores de riscos gerais (sistêmicos) e locais:

Sistêmicos:
- Doenças sistêmicas (diabete, AIDS, etc.; ver p. 119)
- Fumo
- Estresse
- Medicamentos
- Educação, meio social
- Cuidados com a saúde, estilo de vida
- Meio ambiente
- Alimentação

Locais:
- Composição e quantidade salivar
- Respiração bucal
- Irritações exógenas, mecânicas, químicas, térmicas, corrosivas, actínicas
- Reações alérgicas
- Funcionais: trauma oclusal
- Bruxismo
- Parafunções correlacionadas à profissão.

No capítulo "Doenças periodontais associadas à placa bacteriana" (p. 77), é feita uma descrição das *doenças sistêmicas importantes* que podem causar ou agravar a gengivite e periodontite, como diabete, patologias sangüíneas, disfunções hormonais, etc. E no cap. "Alterações Patológicas Orais" (p. 119).

O *fumo* é hoje considerado um fator de risco relevante: o alcatrão irrita localmente a gengiva; a nicotina, um simpatomimético, reduz o metabolismo dos tecidos periodontais; e os produtos da combustão influem nas reações quimiotáticas dos PMN. Um risco considerável é representado pela redução da taxa de IgG2 (p. 53).

O *estresse*, que pode ter causas diversas, como sobrecarga de trabalho (*mobbing*), vida social, meio ambiente, etc., exerce influência negativa sobre o estado imunológico e eleva a quantidade de mediadores pró-inflamatórios, aumentando a suscetibilidade à periodontite.

Efeitos colaterais de medicamentos. No capítulo "Alterações patológicas bucais " (p. 119), encontram-se os medicamentos que podem causar ou agravar a gengivite ou a periodontite.

Más condições sociais e *falta de instrução* geram um baixo grau de consciência sobre a própria saúde (higiene), que se reflete negativamente sobre as estruturas periodontais.

Fatores ambientais negativos podem reduzir a defesa contra infecções, o estado imunológico.

A *nutrição* pode influenciar a velocidade de formação e a composição da placa bacteriana. A má nutrição extrema pode prejudicar o estado imunológico e, com isso, o combate às infecções periféricas.

A *saliva* tem uma função protetora. As suas mucinas (glicoproteínas) recobrem todas as mucosas, formando um filme protetor. A capacidade de limpeza da saliva varia conforme seu fluxo e viscosidade. O teor de bicarbonato, fosfato, cálcio e fluoreto determina sua capacidade de tamponamento e de remineralização. As imunoglobulinas secretoras (IgAs), bem como a lisozima, a catalase, a lactoperoxidase e outras enzimas definem a atividade antimicrobiana da saliva.

A *respiração bucal* leva ao ressecamento das mucosas, eliminando a ação protetora da saliva.

Fatores irritantes exógenos podem lesar a mucosa, a gengiva e o periodonto de diferentes formas:

- Irritações *mecânicas*, como pelo uso incorreto da escova dental ou outros acessórios de limpeza, podem causar lesões e inflamações agudas.
- Irritações *químicas* provocadas pelo uso local de medicamentos em concentrações muito elevadas ou por ácidos, bem como irritações *térmicas* (queimaduras), causam lesões geralmente reversíveis, superficiais, na mucosa e na gengiva. Em casos mais graves, entretanto, pode ocorrer necrose.
- Metais não-nobres podem sofrer *corrosão* (no caso de pinos intra-radiculares, quando há fissuras ou fraturas radiculares), cujos produtos são lesivos ao periodonto (Wirz e cols., 1997b).
- Irritações *actínicas*: os danos por radiação (mucosite, xerostomia) ocorrem no tratamento radioterápico de tumores na região da cabeça ou do pescoço.

As *reações alérgicas* manifestam-se de diversas formas, que variam desde eritemas até formação de bolhas.

O capítulo "Função – terapia fucional" (p. 459) aborda o papel do "trauma oclusal", os fenômenos de bruxismo e as parafunções profissionais.

Patogênese I – primeiras reações inflamatórias

Reações no tecido ainda saudável

Os metabólitos bacterianos da placa atraem PMN. Proteínas provenientes de grânulos bacterianos e LPS, que reagem com LBP, bem como substâncias quimiotáticas, como os formilpeptídeos (FMPL, p. 58), estimulam tecidos e vasos *diretamente* (A) – com o auxílio de mastócitos próximos aos vasos (MC) – ou *indiretamente* (B), via macrófagos (MΦ). Estes produzem citocinas pró-inflamatórias (IL-1, TNF), MMP, PGE2 e IL-8, uma quimiocina que também é produzida por células do epitélio juncional próximas ao sulco. As células de defesa (principalmente PMN) migram dos vasos em direção à placa bacteriana (seta azul), orientando-se conforme a concentração das substâncias quimiotáticas.

Reações dos vasos

As vênulas pós-capilares reagem a substâncias sinalizadoras (como a histamina dos mastócitos, a prostaciclina, o NO, etc.) dilatando-se, de modo que a velocidade do fluxo sangüíneo se reduz. As células do endotélio e de defesa presentes no sangue (primeiro PMN) possuem adesinas, que possibilitam a aderência dos PMN à parede dos vasos e a sua diapedese para o tecido irritado.

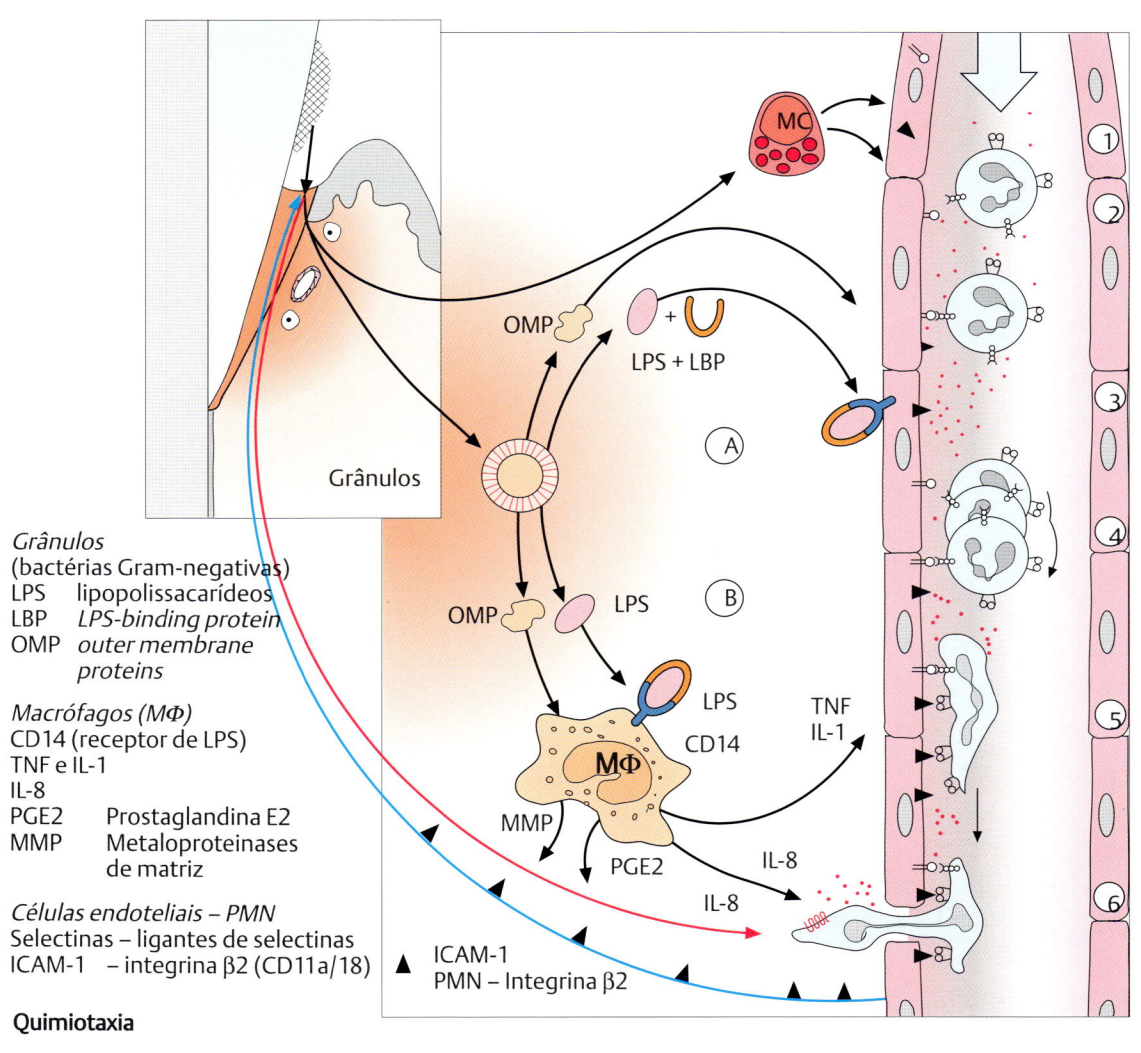

107 Recrutamento de leucócitos, interação vasos-PMN

1 *Recrutamento:* No fluxo sangüíneo reduzido da vênula dilatada, os PMN circulam junto à parede do vaso.

2 *Contato – selectinas:* Os PMN são "freados" por meio de ligações fracas entre moléculas da família das selectinas localizadas na sua superfície e na das células endoteliais.

3 *Rolagem:* Os PMN "rolam" ao longo da parede do vaso, conduzidos por seletinas (ELAM-1).

4 *Ativação das integrinas:* Quimiocinas do endotélio e do tecido ativam a integrina β2 da superfície dos PMN.

5 *Fixação/Aderência:* ICAM-1, na superfície da célula endotelial, e integrinas (PMN) fixam o granulócito (PMN). Guiado por quimiotaxia, este se movimenta para o espaço intercelular dilatado.

6 *Transmigração/diapedese:* O granulócito (PMN) sai da vênula, seguindo o "caminho azul" até o sulco/a placa, guiado por seus quimiorreceptores (receptor hélice 7, ver HIV, p. 148).

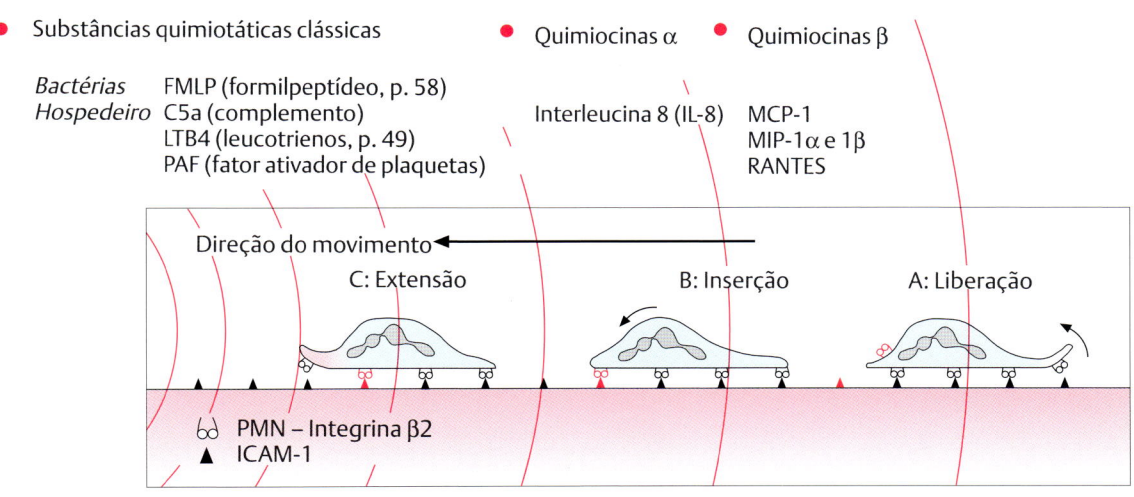

Grânulos (bactérias Gram-negativas)
LPS lipopolissacarídeos
LBP LPS-binding protein
OMP outer membrane proteins

Macrófagos (MΦ)
CD14 (receptor de LPS)
TNF e IL-1
IL-8
PGE2 Prostaglandina E2
MMP   Metaloproteinases de matriz

Células endoteliais – PMN
Selectinas – ligantes de selectinas
ICAM-1 – integrina β2 (CD11a/18)

Quimiotaxia

- Substâncias quimiotáticas clássicas
  - Bactérias: FMLP (formilpeptídeo, p. 58)
  - Hospedeiro: C5a (complemento)
    LTB4 (leucotrienos, p. 49)
    PAF (fator ativador de plaquetas)
- Quimiocinas α: Interleucina 8 (IL-8)
- Quimiocinas β: MCP-1, MIP-1α e 1β, RANTES

108 Migração do PMN (da direita para a esquerda): Liberação – Fixação – Estiramento
Os PMN dirigem-se às áreas de maior concentração de quimiocinas, locomovendo-se sobre células e sobre substâncias do líquido intersticial por meio de suas moléculas de integrina, que entram em contato com as ICAM.
ICAM são adesinas que pertencem à superfamília de genes da imunoglobulina (p. 46); elas podem ser expressas por todos os componentes do tecido.

Patogênese II – histologia

Page e Schroeder descreveram, já em 1976, o desenvolvimento histológico da gengivite e da periodontite com base em próprios experimentos e em uma revisão da literatura. O seu trabalho, considerado um marco na Periodontia, estabelece a distinção entre a gengivite inicial, a precoce e a estabelecida, diferenciando também essa última da periodontite. Hoje a "gengivite inicial" não é mais vista como o primeiro estágio de uma doença, mas sim, como a resposta fisiológica do tecido e do sistema imunológico à placa bacteriana presente, mesmo que em pequenas quantidades (Schroeder, 2000).

Gengivite precoce

Mesmo na gengiva saudável, alguns granulócitos polimorfonucleares (PMN) penetram no epitélio juncional (p. 55). Quando, além da migração de PMN, surgem células T no infiltrado na área subepitelial, trata-se de uma *gengivite precoce*. Somente em crianças esse estágio pode permanecer por tempo mais longo.

Em geral, a "lesão" precoce evolui rapidamente para uma *gengivite estabelecida*, que pode manifestar-se com intensidades muito diversas.

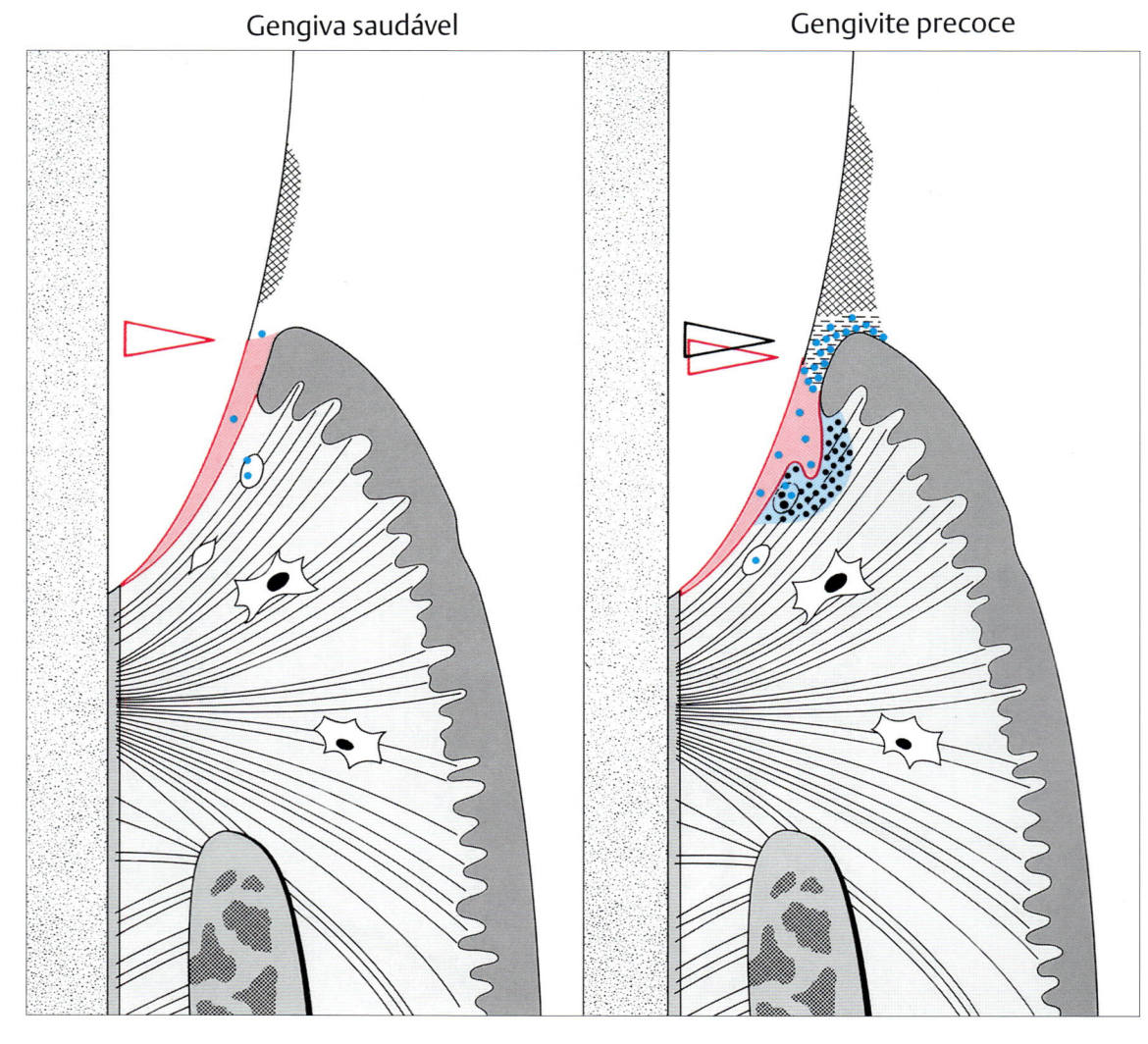

109 Gengiva saudável
Quantidade mínima de placa (área hachurada), epitélio juncional normal (rosa), sulco raso (seta vermelha).
Alguns granulócitos polimorfonucleares (PMN, pontos azuis) e uma pequena quantidade de exsudato (fluido do sulco) atravessam o epitélio juncional em direção ao sulco. Fibras colágenas em grande densidade, e fibroblastos intactos.
Esse "estado" era definido anteriormente como "gengivite inicial".

110 Gengivite precoce
Maior acúmulo de placa. Nessa lesão precoce, grande quantidade de PMN (pontos azuis) atravessam o epitélio juncional, formando uma barreira contra as bactérias da placa, no sulco levemente aprofundado (seta deslocada para baixo).
Na área subepitelial, surge pela primeira vez um infiltrado linfocitário (pontos pretos).

	Gengiva saudável	Gengivite precoce
Placa	Pouca quantidade, predominantemente Gram-positiva e aeróbia	Predominantemente Gram-positiva e aeróbia
Epitélio juncional/ Epitélio da bolsa	Normal, epitélio juncional não-endentado	Primeira alteração e proliferação lateral do epitélio juncional na área próxima ao sulco
Vasos Células inflamatórias, infiltrado Exsudato	Poucos PMN do plexo subepitelial de vasos sangüíneos atravessam o epitélio juncional pouco exsudato (fluido do sulco); ausência de infiltrado subepitelial de células esféricas	Vasculite, saída de proteínas plasmáticas, migração de PMN, acúmulo de células linfóides, predominância de células T, poucos plasmócitos; surgimento de imunoglobulinas e complemento
Tecido conjuntivo Fibroblastos, colágeno	Normal	Alteração citopática dos fibroblastos; perda de colágeno na área do tecido conjuntivo infiltrado
Osso alveolar	Normal	Normal
Progressão da doença	–	Lesão precoce: 8 a 14 dias após o aumento do acúmulo de placa

Patogênese II – histologia

Gengivite estabelecida

A gengivite estabelecida pode persistir durante anos sem evoluir para uma periodontite. A sua origem deve-se, provavelmente, mais à quantidade da placa e seus produtos do que a microrganismos específicos.

Periodontite

A progressão da gengivite à *periodontite* (*lesão progressiva*) deve-se, por um lado, à alteração do potencial patogênico da placa e, por outro, à resposta inadequada do hospedeiro à infecção, bem como à existência de fatores de risco (p. 51).

Distinguem-se períodos de estagnação e de exacerbação, que, conforme o tipo de periodonte, progridem rápida (tipo agressivo) ou lentamente (tipo crônico) (p. 112).

As características histopatológicas das lesões periodontais não esclarecem a diversidade de formas da doença (estabelecimento, progressão, etc.), cujas manifestações podem variar fortemente de um indivíduo para outro, sendo, por isso, de difícil classificação.

Somente os novos conhecimentos da biologia molecular possibilitam esclarecer os processos imunológicos que ocorrem no periodonto. Nas próximas páginas, encontra-se uma descrição resumida desses processos.

111 Gengivite estabelecida
Aumento de acúmulo de placa influencia consideravelmente a constituição gengival (interação). Todas as características da gengivite são evidentes, mas o seu grau de manifestação clínico pode diferir do histológico. O epitélio juncional, ou a junção epitelial, é "empurrado" pela placa bacteriana (bolsa gengival; setas), mas não há perda da inserção de tecido conjuntivo. O infiltrado de células esféricas protege as partes mais profundas do periodonto.

112 Periodontite
As diferenças histológicas essenciais entre a gengivite e a periodontite são a perda de inserção e a destruição óssea, bem como a proliferação e, em parte, a ulceração do epitélio juncional nas áreas mais profundas (epitélio da bolsa; fundo da bolsa indicado com a seta vermelha).
Nas fases agudas, ocorre invasão bacteriana do tecido e formam-se microabscessos.
Modif. de R. C. Page e H. E. Schroeder, 1982.

Gengivite estabelecida	Periodontite	
Gram-positiva e Gram-negativa	Subepitelial: predominantemente anaeróbia e Gram-negativa	Placa
Maior proliferação lateral do epitélio juncional; o sulco torna-se uma bolsa gengival ou uma pseudobolsa	Proliferação do epitélio da bolsa em direção apical, ulceração do epitélio da bolsa, formação de bolsa verdadeira	Epitélio juncional/Epitélio da bolsa
Alterações inflamatórias agudas (ver Gengivite precoce); predominância de plasmócitos; Ig em: tecido conjuntivo, epitélio juncional e sulco; aumento da exsudação do sulco; barreira leucocitária contra a placa	Alterações inflamatórias agudas como na gengivite; maciça infiltração; predominância de plasmócitos; forte exsudação – em parte, purulenta; disseminação das reações inflamatórias e imunopatológicas	Vasos Células inflamatórias, infiltrado Exsudato
Lesões profundas em fibroblastos, contínua perda de colágeno, infiltrado estável	Perda de colágeno no tecido com infiltrado; simultaneamente, fibrose nas áreas gengivais periféricas	Tecido conjuntivo Fibroblastos, colágeno
Normal	Reabsorção óssea (perda de inserção)	Osso alveolar
3 a 4 semanas após o acúmulo visível de placa, pode permanecer durante anos sem progressão	Períodos de estagnação e reabsorção; conforme o tipo, de rápida ou lenta progressão	Progressão da doença

58 Patogênese – reações e recursos de defesa do hospedeiro

Patogênese III – biologia molecular

Vinte anos após a descrição histológico-estrutural (Page e Schroeder, 1976, p. 56 e 57), Kornman, Page e Tonetti (1997) dispuseram-se a fazer uma nova descrição da patogênese da gengivite e da periodontite, à luz dos conhecimentos atuais da biologia molecular e da genética.

Eles dividem essa "nova" patogênese em quatro estágios, que se iniciam sempre com uma alteração significativa da atividade do sistema imunológico:

1 Reações do periodonto saudável à placa bacteriana
2 Primeiras reações inflamatórias agudas locais
3 Alta regulação da inflamação, infiltrado inflamatório
4 Reações imunológicas crônicas, perda de inserção.

As principais atividades das células e moléculas envolvidas nos processos locais de reação do tecido periodontal estão descritas (sucintamente) nas legendas.

113 Estágio 1:
Primeiras reações à placa
As bactérias da placa produzem metabólitos – como ácidos graxos de cadeia curta (ácidos butírico e propiônico), FMLP e LPS – que fazem com que o epitélio juncional secrete mediadores inflamatórios (IL-8, TNFα, IL-1α, PGE2, MMP). As terminações nervosas livres produzem neuropeptídeos e histamina, que exacerbam a *reação local dos vasos sanguíneos*. Mastócitos perivasculares liberam histamina, que faz com que o endotélio elimine IL-8 no interior do vaso. A IL-8 atrai PMN.

114 Estágio 2:
Ativação de macrófagos e do sistema de proteínas séricas
A reação vascular (p. 55) faz com que as proteínas séricas, como as do sistema complemento, adentrem o tecido conjuntivo; ela ativa a *reação inflamatória local*.
Mais tarde, ocorre o recrutamento de leucócitos e monócitos. Os macrófagos ativados produzem mediadores inflamatórios, como IL-1β, IL-1ra, IL-6, IL-10 e 12, TNFα, PGE2, MMP, IFNγ e quimiocinas, como MCP, MIP e RANTES.

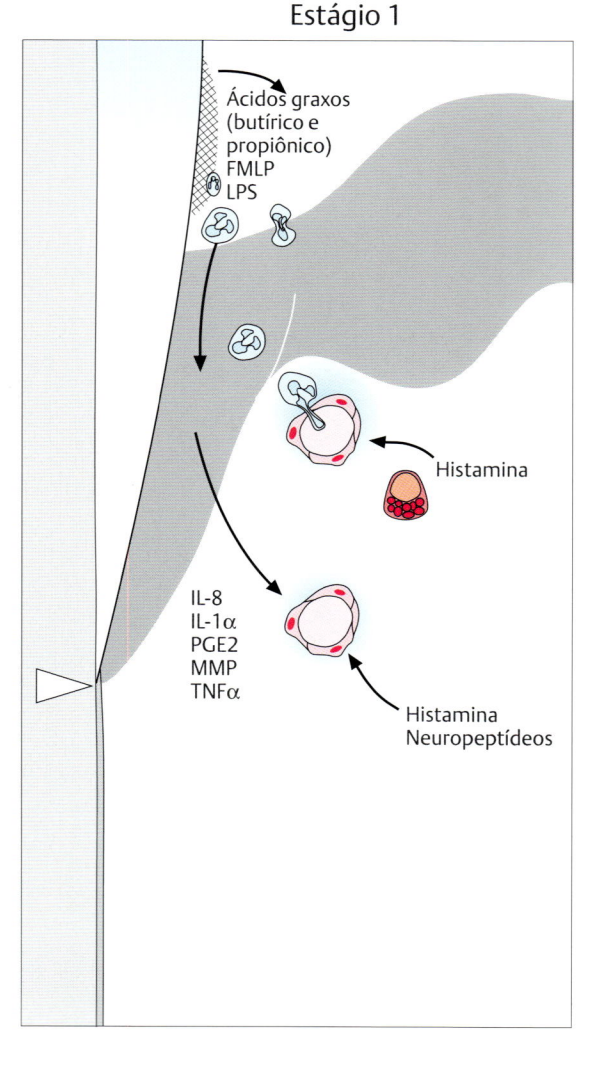

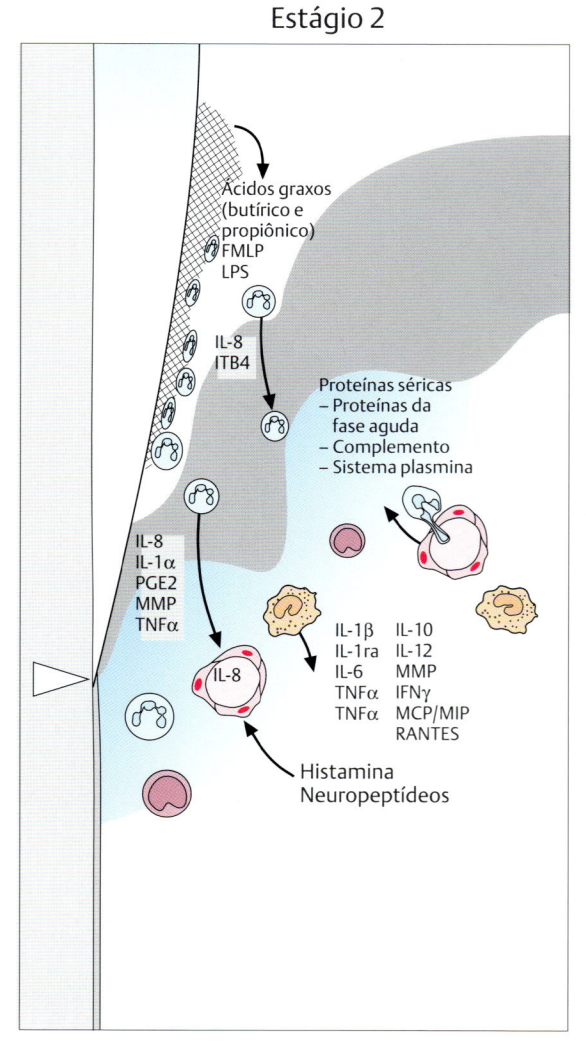

Células de defesa: PMN, Macrófago, Célula T, Célula B, Plasmócito, Mastócito, Fibroblasto

Moléculas sinalizadoras e efetoras
Hospedeiro:
• Citocinas
  *Pró-inflamatórias
• Eicosanóides
• Proteases, etc.
**Com ação quimiotática
Bactérias:
• Antígenos, toxinas e quimiocinas **

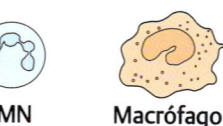

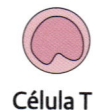

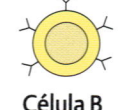

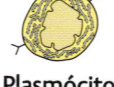

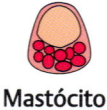

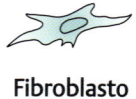

Abreviaturas das moléculas A–L
para todos os estágios

FMLP**	N-formil-metionil-leucil-fenilalanina	
IgG	Imunoglobulina G	
IL-1α*	Interleucina 1α	
IL-1β*	Interleucina 1β	
IL-1ra	Antagonista do receptor de interleucina 1	
IL-2	Interleucina 2	
IL-3	Interleucina 3	
IL-4	Interleucina 4	
IL-5	Interleucina 5	
IL-6*	Interleucina 6	
IL-8*	Interleucina 8	
IL-10	Interleucina 10	
IL-12*	Interleucina 12	
IL-13	Interleucina 13	
IFNγ*	Interferon γ	
LPS	Lipopolissacarídeos	

Patogênese III – biologia molecular

A defesa *local* significa que em um indivíduo saudável, nos tecidos irritados pela placa bacteriana, por exemplo, são reunidos e ativados somente aqueles componentes necessários para a defesa eficaz (o recrutamento é verificável ao exame histológico). Uma rede de mediadores (citocinas, prostanóides e enzimas) sintetizados por células migratórias do sistema imunológico e células locais informa os elementos envolvidos sobre a situação do momento, procurando manter a homeostae tecidual pelo maior tempo possível.

Se a "pressão" exercida pelos microrganismos perdurar (inflamação crônica) e a defesa imunológica for insuficientemente eficaz (hospedeiro suscetível), o equilíbrio tecidual entra em uma fase de forte destruição, sustentada por mediadores pró-inflamatórios e enzimas de degradação.

Em vista dessas reações moleculares e celulares aos metabólitos/fatores de virulência bacterianos – as quais variam conforme o indivíduo –, pode-se compreender a imensa diversidade de manifestações clínicas da gengivite e da periodontite.

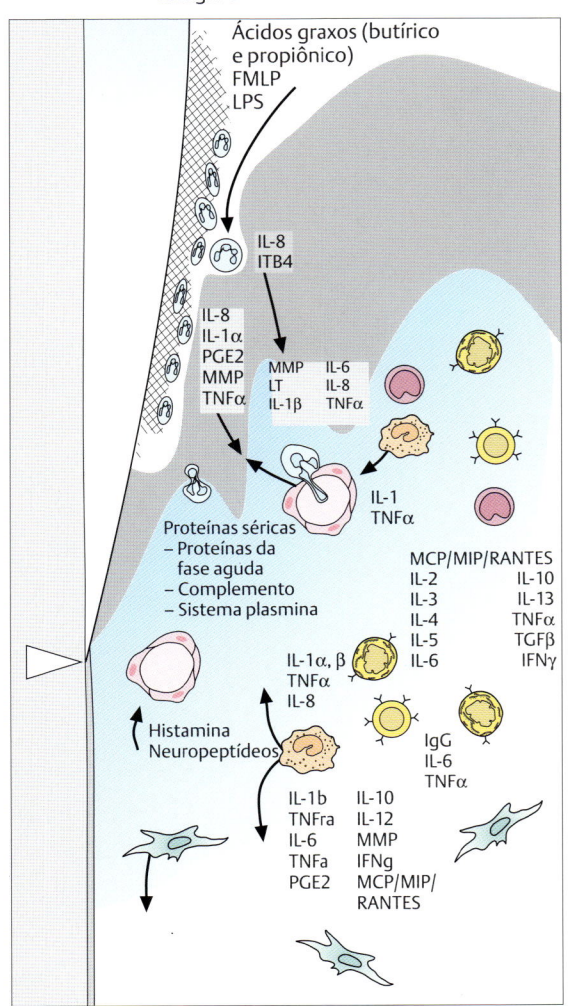

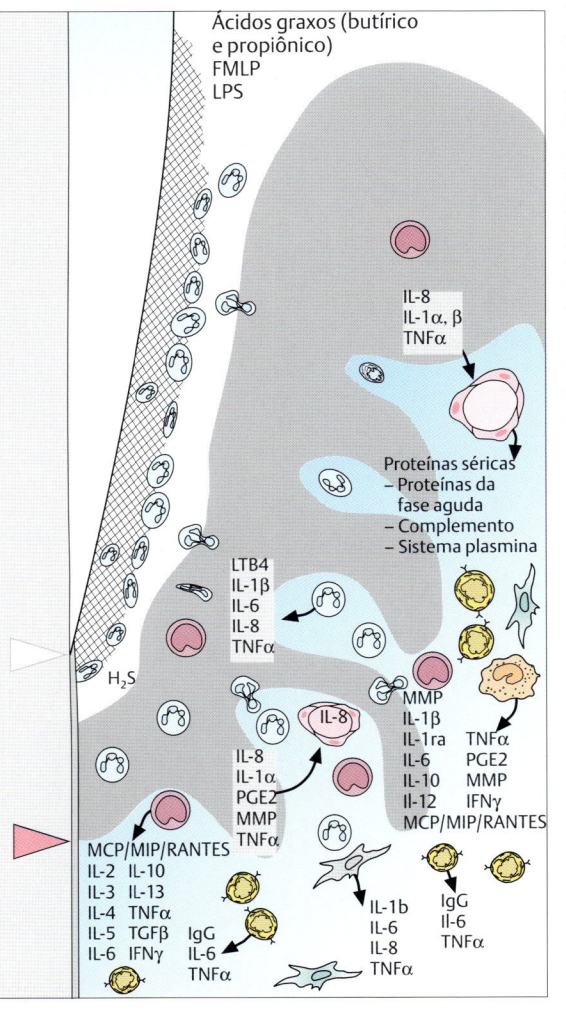

115 Estágio 3: Aumento da atividade das células inflamatórias – descolamento do epitélio juncional, bolsa gengival
Predominância de linfócitos no *infiltrado inflamatório*. As células T ativadas coordenam a resposta imunológica por meio de citocinas (IL-2 a 6, IL-10 e 13, TNFα, TGFβ, IFNγ). Os plasmócitos produzem Ig e citocinas. PMN ativados secretam diversas citocinas, leucotrienos (LTB4: quimiotaxia!) e MMP. Os fibroblastos ativados produzem MMP e TIMP em vez de colágeno. O infiltrado (na figura, azul) aumenta de volume.

116 Estágio 4:
Primeira perda de inserção
No tecido conjuntivo com infiltrado inflamatório há o aumento da atividade dos macrófagos e da quantidade de mediadores, exacerbação das reações do hospedeiro. Células imunocompetentes produzem várias citocinas (IL-1β, IL-6, IL-8, TNFα) e PGE2, MMP e TIMP. Os plasmócitos predominam no infiltrado. O desequilíbrio da homeostase tecidual leva à destruição de colágeno, da substância intersticial e de tecido ósseo, resultando na *periodontite*.

Modif. de K. S. Kornman e cols., 1997 [por T. Cockerham]

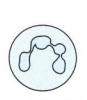

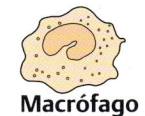

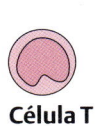

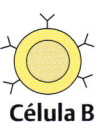

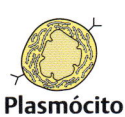

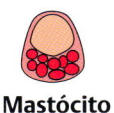

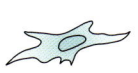

Células de defesa: PMN, Macrófago, Célula T, Célula B, Plasmócito, Mastócito, Fibroblasto

Moléculas sinalizadoras e efetoras
Hospedeiro:
- Citocinas
  *Pró-inflamatórias
- Eicosanóides
- Proteases, etc.
  **Com ação quimiotática

Bactérias:
- Antígenos, toxinas e quimiotaxinas**

Abreviaturas das moléculas L–Z
Para todos os estágios

LTB4**	Leucotrieno B4	
MCP**	Proteína quimiotáxica para monócitos	
MIP	Proteína inflamatória de macrófagos	
MMP	Metaloproteinases matriciais	
PGE2	Prostaglandina E2	
RANTES**	Regulado na ativação, expresso e associado às células T normais	
TIMP	Inibidores teciduais de MMP	
TGFβ	Fator de crescimento transformante β	
TNFα*	Fator de necrose tumoral α	

Perda de inserção I – destruição de tecido conjuntivo

A perda de inserção (PI) é um dos principais sinais de atividade da periodontite: a matriz extracelular e o colágeno, assim como as fibras periodontais, sofrem degradação. Uma característica importante é a mudança abrupta da atividade dos fibroblastos, que passa da homeostase tecidual – o equilíbrio entre síntese e degradação – para uma destruição excessiva. Isso pode ter diversas causas:

- Na *periodontite crônica*, os fibroblastos locais são estimulados a secretar mediadores (secundários) da destruição tecidual, como a PGE2 e certas enzimas (p. ex., MMP), principalmente mediante a ação de IL-1, TNF, etc., de macrófagos (MΦ) ativados por metabólitos bacterianos (como LPS).
- Nas *inflamações agudas e abscessos*, a concentração extremamente alta de quimiocinas ativa, já no tecido conjuntivo, os PMN que saem dos vasos. Com o *burst* oxidativo e a morte celular dos PMN, é liberada uma grande quantidade de enzimas líticas (hidrolases ácidas, elastases, proteases neutras, etc.), que desfazem o tecido do próprio organismo.

117 Tecido conjuntivo – homeostase da formação/destruição tecidual
Influência dos sinalizadores (citocinas, principalmente os fatores de crescimento) e dos mediadores secundários, como PGE2, MMP e TIMP, sobre os fibroblastos (FIB). A síntese e a degradação da matriz extracelular (fibras colágenas e substância fundamental) mantêm-se em equilíbrio.
O número de células também é regulado por sinais de proliferação e apoptose. A apoptose (morte celular determinada geneticamente) pode ser iniciada por muitos mecanismos, entretanto, ainda desconhecidos.

▲ Intensificação
▼ Redução

Modif. de *A. Hefti*, 1993.

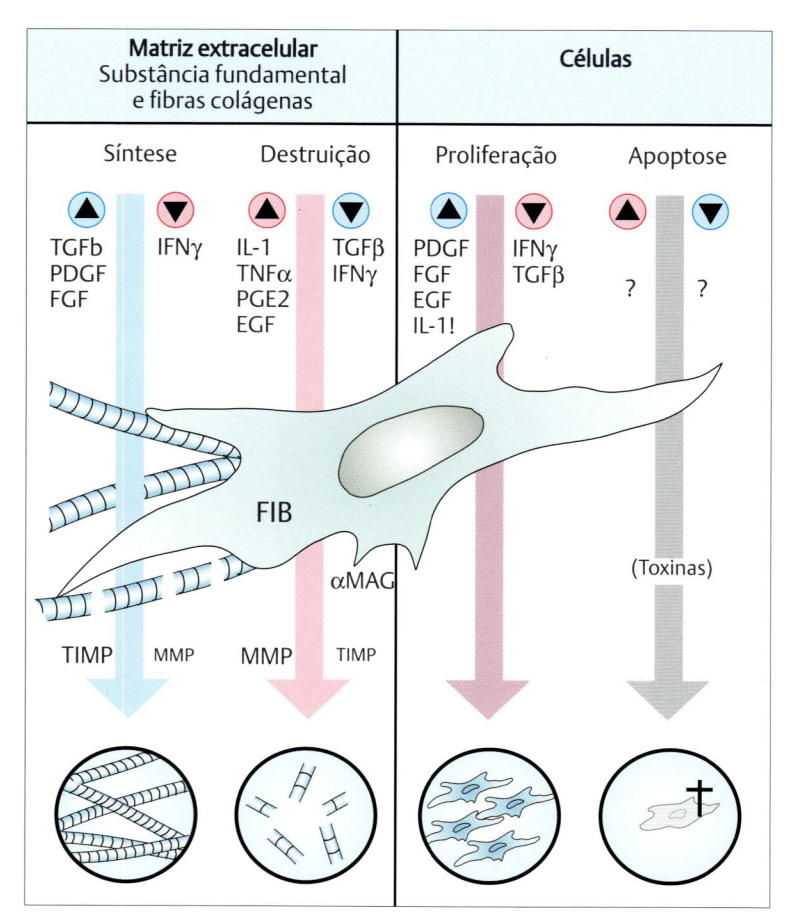

Mediadores envolvidos nos processos de remodelação

EGF	Fator de crescimento da epiderme
FGF	Fator de crescimento do fibroblasto
IFNγ	Interferon γ
IL-1	Interleucina 1
αMAG	Macroglobulina α
MMP	Metaloproteinase matricial
PDGF	Fator de crescimento derivado de plaquetas
PGE2	Prostaglandina E2
TGFβ	Fator de transformação β
TIMP	MMP inibidora de tecido
TNFα	Fator de necrose tumoral α

118 Destruição da matriz extracelular, inclusive de tecido ósseo, provocada por inflamação
1. Ativação do macrófago (MΦ) por lipopolissacarídeo (LPS).
2. Os mediadores inflamatórios (IL-1β, TNF, PGE2) e enzimas (MMP) em alta concentração ativam fibroblastos e destroem *diretamente* a matriz extracelular dos tecidos conjuntivo e ósseo.
3. Os fibroblastos destroem colágeno, também por meio de MMP.
4. A destruição óssea ocorre direta (por MΦ) ou indiretamente, por meio de osteoclastos estimulados.

Modif. de *R. Page e cols.*, 1997.

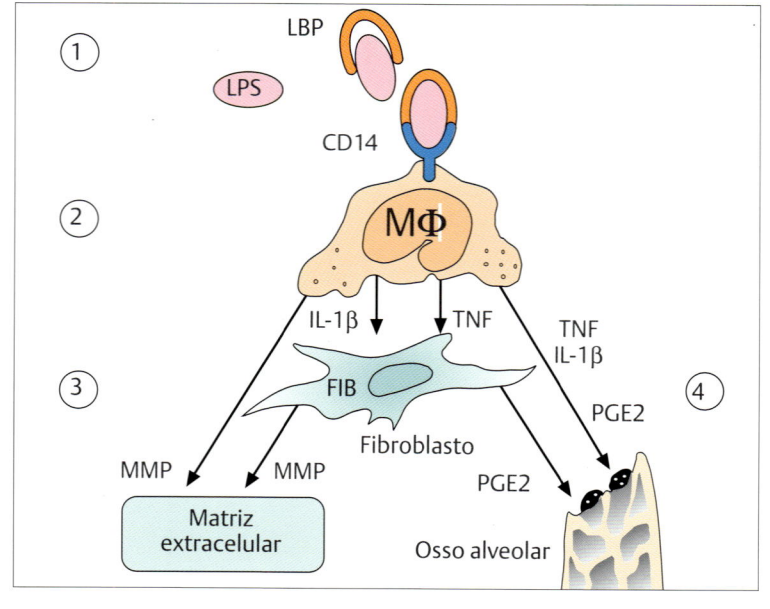

CD14	Receptor de LPS
IL-1β	Interleucina 1β
LBP	Proteína ligante de LPS
LPS	Lipopolissacarídeo
MΦ	Macrófago
MMP	Metaloproteinase matricial
PGE2	Prostaglandina E2
TNFα	Fator de necrose tumoral α

Perda de inserção II – destruição óssea

Os diversos mecanismos que colaboram para a manutenção da homeostase, mas também para o aumento da síntese e da destruição locais do osso alveolar, são bem conhecidos: os agentes desencadeantes da perda tecidual na periodontite são substâncias bacterianas, como os lipopolissacarídeos, os ácidos lipoteicóicos (LTA), etc. Elas causam o aumento (e às vezes, a diminuição) da liberação de citocinas e mediadores – como IL-1, TNFα, IFNγ e fatores de crescimento (p. ex., *proteínas morfogenéticas ósseas* – BMP) – e de fatores locais – como PGE2, MMP, etc. (siglas: ver legendas à esquerda das figuras a seguir).

Esses fatores estimulam a atividade dos osteoclastos diretamente ou agem de forma indireta sobre os pré-osteoclastos, multiplicando o *pool* de células de reabsorção óssea. Todavia, as substâncias bacterianas mencionadas e os mediadores do hospedeiro inibem diretamente, ou modulam, os osteoblastos formadores de tecido ósseo (Schwartz e cols., 1997).

Nas fases agudas da periodontite, é possível que ocorra a estimulação direta da destruição óssea por produtos bacterianos, como LPS, LTA e peptideoglicanos.

Componentes estimuladores (+) e inibidores (-) da destruição óssea

Bactérias Gram-negativas:
Ag Antígeno(s)
LPS Lipopolissacarídeo
Bactérias Gram-positivas:
Ag Antígeno(s)
LTA Ácido lipoteicóico
E Enzimas

Células do hospedeiro:
B Célula B
PC Plasmócito
T_H Célula T auxiliar
MΦ Macrófago
FIB Fibroblasto

Substâncias do hospedeiro:
C Complemento
IL-1 Interleucina 1
IFNγ Interferon γ
MMP Metaloproteinases matriciais
PGE2 Prostaglandina E2
TIMP Inibidores de MMP
TNFα Fator de necrose tumoral α

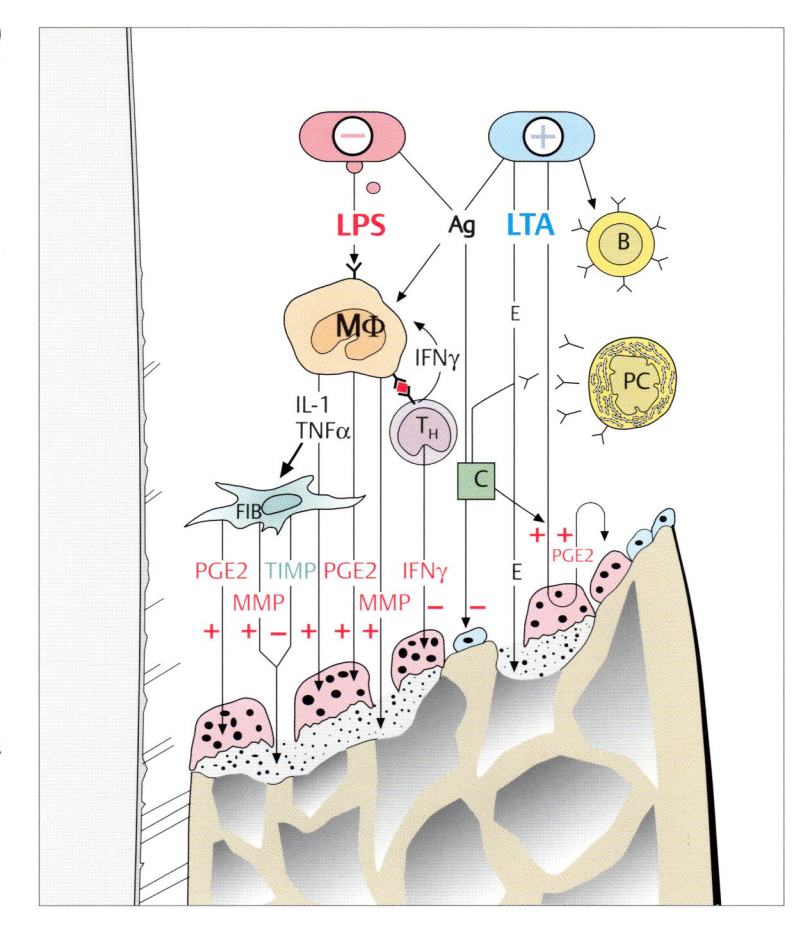

119 Mecanismos da destruição local do osso alveolar
As setas (MMP e TIMP) que partem dos macrófagos (MΦ) e dos fibroblastos (FIB) estimulados indicam a destruição enzimática da matriz orgânica do osso.

Osteoclastos multinucleados ativados (em rosa) reabsorvem os componentes inorgânicos/minerais (dissolução ácida do fosfato de cálcio) do osso alveolar.

Os osteoclastos possuem vilosidades na área de contato com o osso (secreção de ácidos, reabsorção de minerais solubilizados), que é circundada por uma prega de "vedação" ("ventosa").

Outros fatores (de crescimento) locais:
BMP Proteínas ósseas morfogenéticas
TGFβ Fator de crescimento transformante β

Inibição dos osteoblastos:
A1 Inibição da diferenciação do pré-osteoblasto em osteoblasto
A2 Inibição da produção de TGFβ, BMP
A3 Inibição da produção de substância intercelular

Estimulação dos osteoclastos:
B1 Estimulação da diferenciação dos osteoclastos
B2 Estimulação da atividade dos osteoclastos

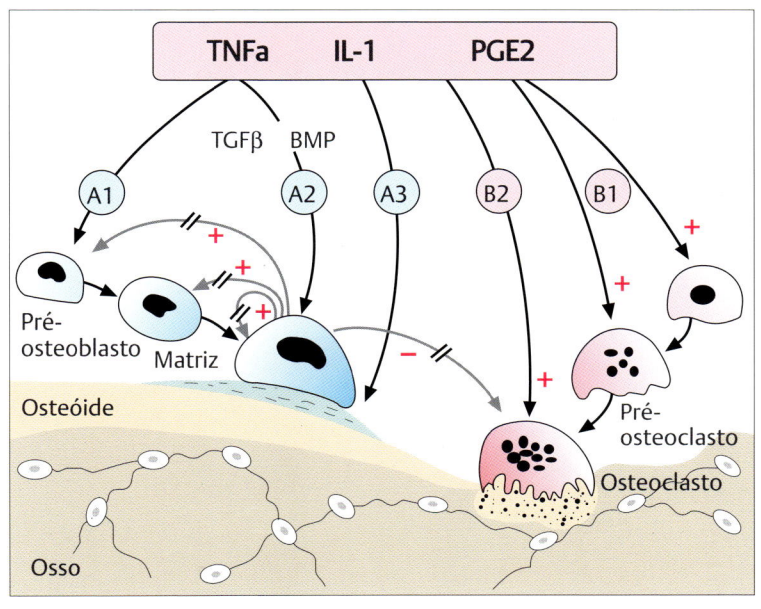

120 Modelação óssea na periodontite progressiva – fatores locais de inibição e estimulação
Os fatores locais liberados por células inflamatórias, osteoblastos e osteoclastos (ver texto) modificam a homeostase tecidual: os osteoblastos são inibidos; os osteoclastos, estimulados. Esses fatores influenciam a diferenciação, a proliferação e a capacidade dos osteoblastos de secretar substâncias da matriz e citocinas (p. ex., para as estimulações autócrina e parácrina).

Modif. de *Z. Schwartz e cols.*, 1997.

Patogênese – aspectos clínicos: da gengivite à periodontite

Os estágios da patogênese da gengivite e da periodontite já foram descritos quanto aos aspectos histopatológicos (p. 56 e 57) e moleculares (p. 58 em diante).

Em 1993, Offenbacher e colaboradores expuseram um modelo teórico que explica por que, na presença de bactérias consideradas patogênicas (p. 33), por vezes se desenvolve a gengivite e, em outras ocasiões, a periodontite. Os granulócitos neutrófilos (PMN) desempenham, nesse caso, um importante papel: se apresentarem deficiências na diapedese, reação quimiotática insuficiente, falta de mobilidade, incapacidade para fagocitose e "digestão" de bactérias, não serão capazes de impedir "uma invasão bacteriana ou a formação de um biofilme subgengival. Além disso, quando o número de PMN é muito baixo ou quando as bactérias conseguem evitá-los de forma seletiva, surgirá uma gengivite estabelecida, visível clinicamente" (Schroeder, 1994).

A evolução para uma periodontite crônica ou agressiva depende, então, de outras frentes de defesa imunológicas, bem como da propensão à inflamação e da capacidade de reparação tecidual, determinadas geneticamente (predisposição individual do hospedeiro).

121 Fluxograma clínico: da gengivite à periodontite
Metabólitos do biofilme (placa) ativam a defesa do hospedeiro, que responde com reações inflamatórias cuja intensidade varia para cada indivíduo → gengivite.

A As *primeiras bactérias colonizadoras* (*SS* e *Av*) possibilitam a adesão de outras espécies bacterianas (*Fn, Pi, Pg*) ao biofilme em formação (Fig. 44). Os granulócitos polimorfonucleares (PMN) são as primeiras células a surgirem no sulco, externamente ao tecido (Miyasaki, 1991). Caso os PMN apresentem disfunções ou os microrganismos patogênicos consigam esquivar-se dessa defesa periférica, instalando-se em áreas subgengivais, inicia-se uma *periodontite "limitada"*.

B Uma barreira leucocitária, formada principalmente por PMN, recobre a placa.

A primeira frente de defesa (*imunidade congênita do sistema*) compõe-se de fagócitos (PMN), fatores complemento e anticorpos.

Quando esta é rompida, a segunda frente de defesa (MΦ e células T) é ativada: *imunidade adaptativa*. A inflamação torna-se crônica e a periodontite avança → *periodontite progressiva*.

A reação MΦ/célula T pode variar de intensidade: a tendência à inflamação, a reparação tecidual e, conseqüentemente, a progressão da periodontite diferem-se para cada indivíduo.

C Os mecanismos de defesa do infiltrado inflamatório constituem a segunda frente de defesa.

Modif. de *K. T. Miyasaki*, 1991, *S. Offenbacher e cols.*, 1993.

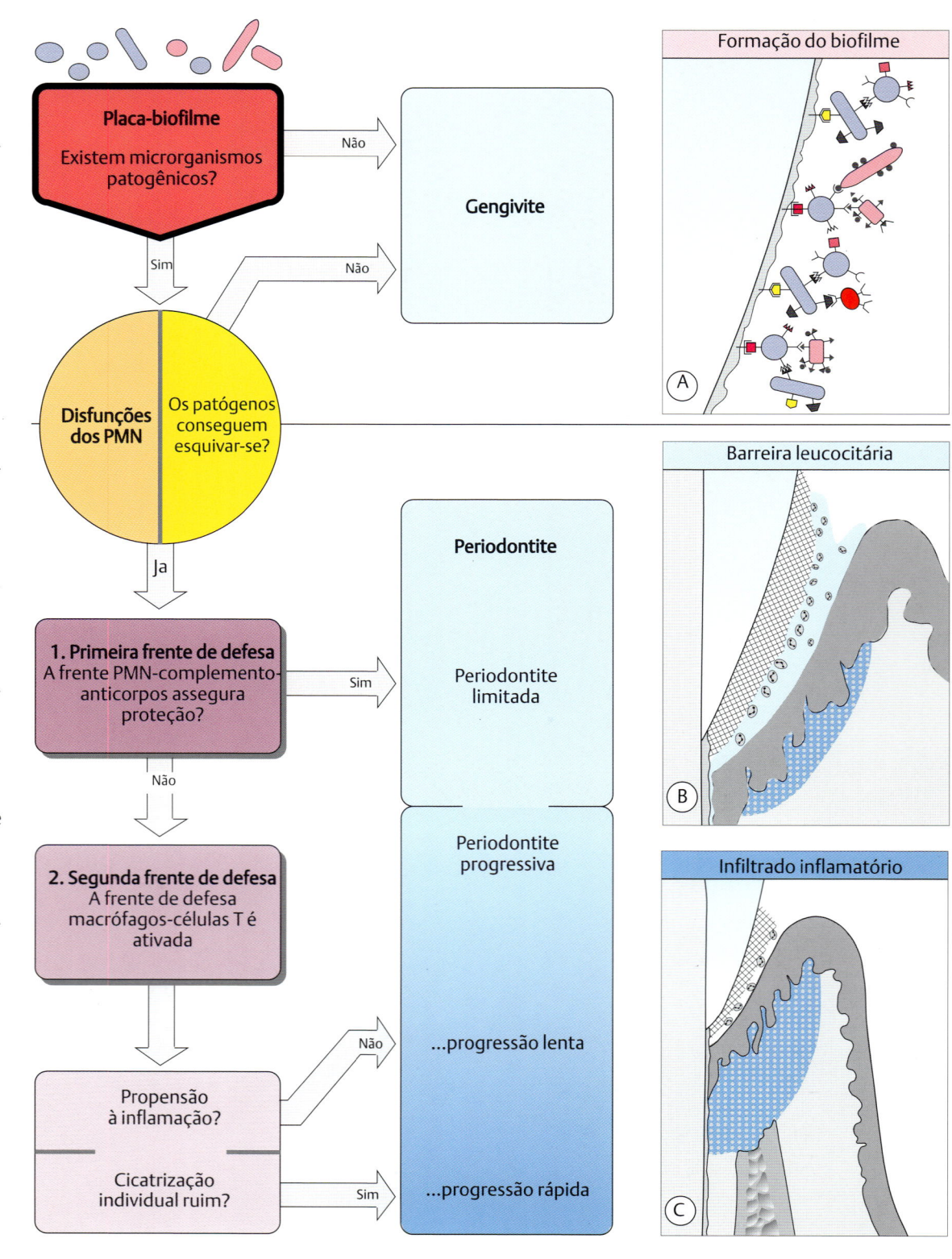

Evolução cíclica da periodontite

Lesão estável – lesão ativa (progressiva)

A periodontite raramente avança de forma contínua. Como demonstrado por Goodson e colaboradores (1982) e Socransky e colaboradores (1984), a perda de inserção ocorre em *surtos* e, muitas vezes, restringe-se a dentes ou faces dentais isoladas. Durante o surto agudo, aumenta o número de bactérias Gram-negativas, anaeróbias e móveis na bolsa periodontal. Em um curto espaço de tempo, pode ocorrer uma *invasão microbiana* direta no tecido. Este responde com reações agudas de defesa, formando-se *micronecroses* ou *abscessos*. Em conseqüência disso, ocorre perda de inserção pela destruição de colágeno e de tecido ósseo.

Discutem-se também outros mecanismos (Page e cols., 1997):
- Alterações do biofilme e altos níveis de LPS resultam em: concentrações muito altas de IL-1, TNF, PGE2 e MMP, com as conseqüências já mencionadas.
- Essas altas concentrações levam à perda dos gradientes quimiotáticos (IL-8, FMPL, etc.): os PMNs sofrem rompimento já no tecido conjuntivo, que se desfaz.
- A diapedese é inibida por LPS da *P. gingivalis* e diversas poliamidas: os PMNs não participam da defesa aguda.

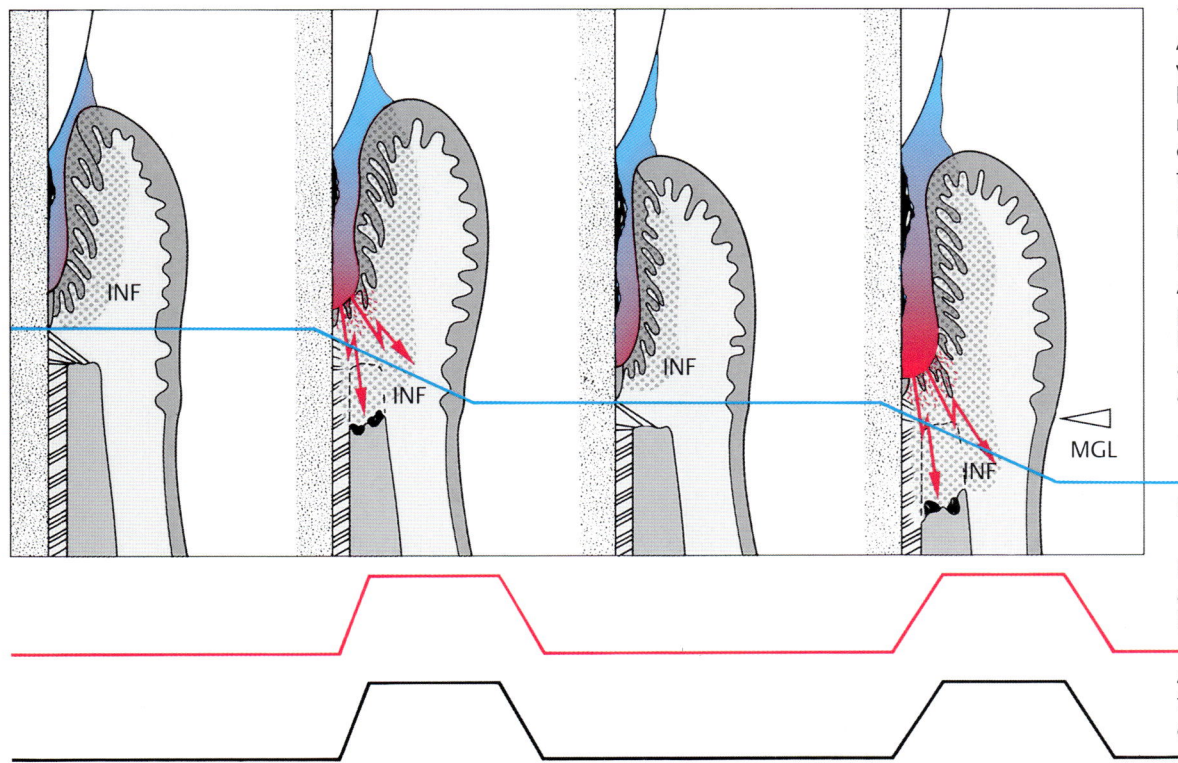

122 Evolução cíclica
Alterações no biofilme subgengival, principalmente o aumento das bactérias patogênicas e, em algumas ocasiões, a sua invasão no tecido (ver outros mecanismos no texto) provocam *reações inflamatórias agudas no tecido* ("reações relâmpago"), *perda de inserção* e *reabsorção óssea*.
A intensificação da defesa do hospedeiro pode eliminar a agressão bacteriana e levar à *estagnação* após a fase aguda. O tecido chega, até mesmo, a regenerar-se.

Perda de inserção

Microrganismos Gram-negativos, anaeróbios e móveis
Invasão/Infecção

Atividade: Exsudato, sangramento, pus, PMN, infiltrado, ulceração da parede da bolsa

Modif. de M. G. Newman, 1979.

123 Perda de inserção, contínua ou descontínua, conforme a face dental
O diagrama (*chart*) mostra profundidades de bolsas de até 6 mm (parte inferior). As bolsas periodontais podem permanecer anos inativas, com a mesma profundidade (**A**). Raramente a bolsa se aprofunda de forma contínua (**B**). Em faces dentais isoladas, é mais comum a ocorrência de sinais de atividade por períodos limitados (surtos **1** a **4**):

A Profundidade permanece igual durante anos
B Processo contínuo: 1 mm de perda de inserção
C Quatro processos agudos e perda de inserção
D Dois processos agudos, perda de inserção e remissão.

Modif. de S. S. Socransky e cols., 1984.

Infecções periodontais e doenças sistêmicas

A periodontite pode causar outras doenças?

A forte influência dos fatores do hospedeiro sobre a patogênese e a progressão da periodontite já foi aqui descrita. De acordo com trabalhos recentes, a doença crônica infecciosa "periodontite" pode, por sua vez, ocasionar doenças sistêmicas graves em alguns indivíduos predispostos; ela deve ser considerada, pelo menos, um fator de risco importante para essas doenças também multifatoriais (Mealey, 1999). Entre as doenças a seguir, algumas estão comprovadas, e outras, supostamente correlacionadas à periodontite:

- Doenças do sistema cardiovascular: *angina pectoris*, infarto do miocárdio, endocardite
- Problemas na gravidez: parto prematuro, peso do recém-nascido abaixo do normal, maior ocorrência de morte de lactentes
- Acidente vascular cerebral (AVC), abscesso cerebral
- Infecções pulmonares
- Diabete melito (DM)

Doenças do sistema cardiovascular: *angina pectoris*, infarto do miocárdio, endocardite

Os fatores de risco "clássicos" para esse grupo de doenças já são bem-conhecidos: taxas elevadas de colesterol (triglicérides, *colesterol de baixa densidade (LDL)*, estresse, fumo; os indivíduos do sexo masculino são mais suscetíveis a essas doenças. Beck e colaboradores (1996) demonstraram, em um estudo longitudinal com mais de 1.100 homens, que a periodontite com bolsas de grande profundidade à sondagem – independentemente de outros fatores – eleva o risco de doenças coronárias.

De modo geral, *toda infecção* representa um fator de risco para a arteriosclerose, a tromboembolia e a endocardite. Infecções com microrganismos Gram-negativos são acompanhadas pela liberação de mediadores inflamatórios na circulação sanguínea, entre eles, citocinas de ação sistêmica (TNF, IL-1, IL-6), fatores de crescimento e prostaglandinas.

Os microrganismos Gram-positivos também podem causar doenças cardíacas graves: os estreptococos – entre aqueles da cavidade oral, principalmente os *S. sanguis* – desencadeam ou agravam a temida endocardite (De Bowes, 1998; Herzberg e Meyer, 1998; Meyer e Fives-Taylor, 1998; Chiu, 1999).

Problemas na gravidez: parto prematuro, peso do recém-nascido abaixo do normal, maior ocorrência de morte de neonatos

Os partos prematuros e o baixo peso de recém-nascidos (menos de 2.500 g) são conseqüências diretas de contrações uterinas e ruptura da bolsa aminiótica precoces. Os fatores de risco são fumo, abuso de substâncias ilícitas, álcool, diabete, parturientes muito jovens ou de idade avançada, infecções bacterianas do trato urogenital.

A cada quatro casos de parto prematuro, porém, supõem-se outras causas (Offenbacher et al. 1996, 1998; De Bowes, 1998). Para o início do trabalho de parto, é muito importante a ação das prostaglandinas (PGE2, PGF2a – componentes da "pílula do dia seguinte" RU486), ou seja, mediadores freqüentemente detectados a longo prazo nas periodontites.

Acidente vascular cerebral (AVC), abscesso cerebral

Agentes infecciosos podem chegar ao cérebro a partir de muitos órgãos, porém, raramente da cavidade bucal. Por essa razão, há poucos estudos sobre o assunto. Ziegler e colaboradores (1998) descreveram algumas possíveis correlações entre infecções orais – inclusive periodontites graves – e AVC. Os abscessos cerebrais são, geralmente, conseqüência de infecções anaeróbias. Salvo alguns relatos de caso, não há qualquer estudo que comprove que as bactérias da cavidade oral possam causar infecções cerebrais (Saal e cols., 1988; Andersen e Horton, 1990).

Infecções pulmonares

Microrganismos orais, nasais e faringianos contaminam com bastante freqüência as vias aéreas superiores (De Bowes, 1998; Scannapieco e cols., 1998; Scannapieco, 1999). Pacientes internados ou acamados, que dependem de cuidados de terceiros, apresentam, geralmente, má higiene oral e, com isso, grande acúmulo de placa. Esta é um reservatório considerável de microrganismos potencialmente patogênicos ao trato respiratório (Terpenning e cols., 1993).

Diabete melito (DM) – tipo 1, tipo 2

Como comprovado por diversas pesquisas, o DM eleva o risco de ocorrência e de progressão das periodontites (p. 215). Investigou-se também se a periodontite, por sua vez, exerce influência sobre o controle metabólico (glicêmico) do DM (Yki-Järvinen, 1989; Grossi e Genco, 1998; Lalla e cols., 2000). Rayfield e colaboradores, 1982, observaram correlação direta entre o número de infecções agudas e a dificuldade de controle do nível de glicose sangüínea. A redução da resposta do organismo à insulina coincide com as infecções agudas – um estado que pode perdurar por longo tempo após a restabelecimento clínico (Sammalkorpi, 1989).

Etiologia e patogênese – resumo

Gengiva saudável

As estruturas epiteliais e conjuntivas da gengiva saudável (p. 8 a 13) dispõem de um certo potencial de defesa contra os microrganismos da placa dental. No indivíduo saudável, já ocorrem as primeiras reações imunológicas, sempre presentes (interações entre hospedeiro e bactérias: o ser humano como "biótopo").

Placa bacteriana

A placa dental é um biofilme. Este se forma em questão de horas sobre a película superficial do esmalte dental. Ao contrário dos acúmulos bacterianos sobre tecidos moles (como as mucosas), a placa não é eliminada periodicamente por exfoliação celular. As bactérias, predominantemente Gram-positivas, multiplicam-se e organizam-se. Inicialmente, essas bactérias permanecem fora dos tecidos do hospedeiro, agindo sobre estes por meio de seus metabólitos.

Tecido conjuntivo

Do plexo de vênulas subepitelial, são recrutados granulócitos polimorfonucleares (PMN) mediante os metabólitos bacterianos. Os PMN saem dos vasos em pequeno número. Nesse *estágio clínico saudável* da gengiva, ainda não há, praticamente, células inflamatórias. Os mediadores de regulação imunológica predominam sobre os pró-inflamatórios. Os fibroblastos e as estruturas colágenas estão íntegros.

Epitélio juncional/Sulco gengival

Além dos componentes plasmáticos (fluido do sulco), os PMN migram em pequena quantidade – acompanhando os gradientes quimiotáticos – através das fendas ou espaços intercelulares do epitélio juncional, saindo no sulco gengival. Eles formam uma barreira de defesa contra a placa bacteriana, porém não são capazes de eliminar por fagocitose o biofilme organizado.

Se a higiene oral é satisfatória, o equilíbrio entre a presença bacteriana e a primeira frente de defesa (PMN, mediadores da inflamação) pode manter-se durante anos. Esse "estado" era antes chamado de gengivite inicial, mas, cosiderando-se os conhecimentos atuais, não deve mais ser definido como doença.

Os "antigos" periodontistas, da primeira metade do século XX, mencionariam também – não totalmente sem razão – a "inflamação fisiológica" da gengiva, visível em nível histológico.

Gengivite estabelecida

Em experimentos com indivíduos possuindo gengiva saudável, ao se interromper a higiene bucal, deixando o biofilme "crescer e amadurecer", logo se observa o estabelecimento de bactérias Gram-negativas. Os metabólitos (p. ex., LPS) bacterianos penetram no tecido conjuntivo via epitélio juncional, ocasionando a *gengivite precoce* (Page e Schroeder, 1976). Esta se caracteriza pelo aumento da saída de proteínas séricas e PMN. Nas áreas subepiteliais, encontram-se principalmente células T. Observam-se as primeiras perdas de colágeno, alterações citopáticas dos fibroblastos e início da proliferação lateral do epitélio juncional. Essa "lesão gengival precoce" é de fase curta (4 a 14 dias) antecedendo a *gengivite estabelecida*. A gengivite precoce só perdura por tempo mais longo em crianças. Em adultos, ocorrem somente gengivites estabelecidas, com graus de gravidade muito diversos.

Placa bacteriana

O biofilme continua presente. Ele pode ser eliminado pela defesa do hospedeiro apenas superficialmente e continuará aumentando se a higiene bucal for insuficiente. O percentual de bactérias Gram-negativas se eleva.

Tecido conjuntivo

Em virtude da difusão permanente de antígenos e toxinas (principalmente de lipopolissacarídeos), macrófagos são, cada vez mais, ativados. Por meio de citocinas pró-inflamatórias (TNF, IL-1, IL-6, IL-8) e outros mediadores da inflamação (sobretudo PGE2; p. 49), esses macrófagos sinalizam aos endotélios dos vasos que, além de PMN e proteínas plasmáticas, outros componentes celulares sangüíneos podem sair dos vasos (expressão de adesinas específicas). No infiltrado inflamatório em expansão, estabelecem-se reações humorais (imunoglobulinas de células B/plasmócitos) e celulares (células T). Com o processamento dos antígenos e o aumento da produção de imunoglobulinas, a defesa torna-se mais específica: organização da imunidade específica, adaptativa, segunda frente de defesa (p. 43 e 62).

Epitélio juncional/sulco gengival/gengiva

O epitélio juncional prolifera lateralmente, mas não, em profundidade.
O aumento inflamatório de volume (edema, hiperplasia) da gengiva pode recobrir parte da placa, possibilitando que mais microrganismos anaeróbios (sobretudo Gram-negativos) se estabeleçam no sulco aprofundado. A *gengivite estabelecida*, então, inicia.
Ainda não houve perda de inserção. Com um tratamento adequado, a gengivite é eliminada.

Periodontite crônica e agressiva

A etiologia e a patogênese são, em princípio, semelhantes em todos os tipos de periodontite. As diferentes formas de progressão (crônica, agressiva, etc.) explicam-se pela variação da intensidade e qualidade da agressão bacteriana, assim como pela resposta do hospedeiro à infecção e pelo tipo e também pelo número de fatores de risco.

Placa bacteriana

A gengivite evolui para a periodontite, com perda de inserção e formação de bolsas verdadeiras, quando o número de bactérias virulentas e patogênicas da placa (p. 33) ultrapassa o limite crítico, deparando-se com uma defesa local inadequada, ou seja, hospedeiro suscetível. Quanto maior a profundidade das bolsas, mais Gram-negativa e anaeróbia é a placa. Protegida no biofilme, as defesas do hospedeiro não conseguem eliminá-la, principalmente nas áreas subgengivais. Como a placa se instala entre a raiz e o tecido da bolsa, o restabelecimento natural da saúde torna-se impossível.

As bactérias patogênicas podem desequilibrar gradativamente as defesas do hospedeiro e, com isso, a homeostase tecidual, da mesma forma descrita para a gengivite.

Altas concentrações de LPS e diversos mediadores mantêm a exacerbação das reações do hospedeiro, tanto as ordenadas quanto as desordenadas.

Gengiva/ligamento periodontal/osso alveolar

Na periodontite, em geral, a gengivite continua a existir, embora o seu grau de gravidade varie consideravelmente. Na periodontite juvenil agressiva (antes: PJL), por exemplo, os sinais inflamatórios visíveis podem ser muito discretos, apesar da significativa perda de inserção (p. 116).

Na existência de fatores de risco inalteráveis (p. ex., genéticos) e/ou alteráveis (p. ex., fumo), ocorre o aumento de mediadores pró-inflamatórios (resposta inadequada do hospedeiro), e os microrganismos periodontopatogênicos avançam em direção apical. Dessa forma, também são envolvidas, no processo destrutivo, estruturas mais profundas do periodonto (*ligamento periodontal e osso alveolar*). Os tecidos de sustentação dental são destruídos, havendo perda de inserção (lesão progressiva/periodontite).

124 Mediadores e a origem da periodontite
A *saúde* periodontal é caracterizada por poucas bactérias patogênicas, baixos níveis de citocinas pró-inflamatórias, prostaglandina E2 e metaloproteinases de matriz e altos níveis de de inibidores teciduais da MMP (TIMP) e citocinas, que inibem as reações inflamatórias imunológicas (IL-1ra, IL-10, TGFβ).
Na *periodontite*, a situação é inversa.
Modif. de R. C. Page e cols., 1997

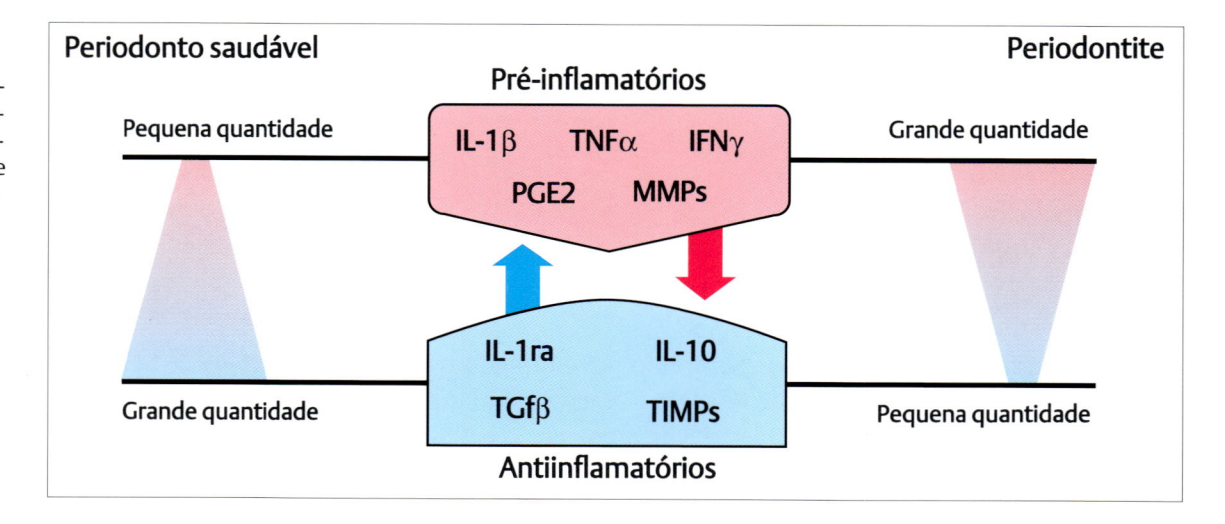

Conclusão

Todas as reações clínicas, histológicas e moleculares descritas anteriormente são reguladas por moléculas sinalizadoras da rede de citocinas ("internet dos tecidos") e por mediadores de ação anabólica/antiinflamatória ou catabólica/pró-inflamatória.

Conhecendo as interações desses fatores de regulação, pode-se entender, diagnosticar e tratar melhor as formas mais diversas da periodontite (principalmente da agressiva). Além dos recursos diagnósticos clássicos (profundidade da bolsa, perda/nível de inserção, radiografias, índices de placa e sangramento, etc.), já são oferecidos testes diagnósticos com base nos novos conhecimentos: testes bacteriológicos (testes de DNA, p. 183) e testes das reações do hospedeiro (testes genéticos: polimorfismo do gene para IL-1, p. 189). Futuramente é bem provável que, intervindo-se nos mecanismos já descritos, se consiga estabilizar as periodontites ou, até mesmo, regenerar o tecido periodontal destruído – por controles farmacológico, bioquímico e genético.

Também será possível prever se o tratamento da periodontite não será somente através de recursos mecânicos; além disso, os indivíduos diagnosticados como predispostos, mas ainda saudáveis clinicamente, serão mantidos desde jovens sob controle (profilaxia primária).

Índices

As doenças inflamatórias gengivais e periodontais, seus sintomas e o seu fator etiológico, a placa bacteriana/biofilme dental, podem ser avaliadas clinicamente utilizando-se índices qualitativos ou quantitativos. Estes são utilizados sobretudo em estudos epidemiológicos, mas também podem fazer parte do exame individual.

Os índices são expressos numericamente para descrever critérios diagnósticos definidos: uma doença, ou o seu grau de gravidade, pode ser descrita/classificada por meio de números (1, 2, 3, etc.).

Os índices simplificados indicam somente a presença ou a ausência de sintoma ou do fator etiológico de uma doença ("sim" ou "não"), como após a sondagem periodontal: (+) = "sangramento", (–) = "ausência de sangramento".

Um índice adequado permite a avaliação quantitativa e qualitativa dos critérios investigados (doença, causa da doença), além de ser um recurso simples, objetivo, reprodutível, rápido e prático, que pode ser executado também por assistentes (p. ex., ACD, THD) e ser usado em cálculos estatíticos.

Embora os índices tenham sido criados, em princípio, para *estudos epidemiológicos*, a padronização internacional dos diversos grupos de pesquisadores parece não ser possível: muitos pesquisadores utilizam índices diferentes ou simplesmente não os aplicam em seus estudos em periodontia, atribuindo graus de gravidade de acordo com a profundidade da bolsa e/ou a perda de inserção. Graus de gravidade I a III: para profundidades de sondagem de até 3 mm (I), entre 4 e 6 mm (II) e acima de 6 mm (III).

Outros epidemiologistas atribuem esses mesmos graus a outras medidas. Por isso, é quase impossível comparar com exatidão os resultados dos diferentes estudos. Mesmo assim, podem-se obter dados aproximados sobre a incidência da periodontite, por exemplo (p. 75).

Os índices são utilizados também em *exames clínicos individuais*: a placa e a gengivite são facilmente expressas em números.

Por meio de repetidas medições de um índice ao longo do programa profilático ou terapêutico, é possível avaliar objetivamente o grau de motivação de um paciente e o sucesso ou insucesso de determinado tratamento.

A seguir, há a descrição dos poucos índices aplicáveis internacionalmente em estudos epidemiológicos, bem como aqueles que se adequam ao uso na prática clínica.

Índice de placa
- Índice de placa (IP) – O'Leary e cols., 1972
- Índice de placa dos espaços interproximais (IPI) – Lange, 1986
- Índice de placa (IPl) – Silness e Löe, 1964.

Índice gengival
- Sangramento à sondagem (SS) – Ainamo e Bay, 1975
- Índice de sangramento papilar (ISP) – Saxer e Mühlemann, 1975
- Índice gengival (IG) – Löe e Silness, 1963.

Índice periodontal
- *Periodontal Disease Index* (PDI) – Ramfjord, 1959
- *Índice Comunitário de Necessidades de Tratamento* (CPITN) – OMS, 1978
- Índice Periodontal de Seleção e Registro (PSR) – ADA/AAP, 1992.

"Índice de recessão gengival"
- A recessão gengival é medida, em mm, a partir do limite cemento-esmalte até a margem gengival (Jahnkl e cols., 1993; p. 162) ou é avaliada conforme a classificação de Miller, 1985 (p. 162 e 163).

Índice de placa

125 Índice de placa (IP) – *Plaque Control Record* (PCR) (O'Leary e cols., 1972)

A avaliação mais precisa é a da placa supragengival nas quatro faces dentais. Nesse exame, aplica-se um corante evidenciador de placa. A presença (+) ou a ausência (−) de placa é anotada em um odontograma, e o "comprometimento" da cavidade bucal é expresso em porcentagem.

- O IP é um índice clínico.

Índice de placa simplificado (IP)
− Ausência de placa na margem gengival (não-indicada)
+ Placa na margem gengival

Avaliação

$$IP = \frac{\text{Número de áreas com placa}}{\text{Número de todas as áreas examinadas}} \times 100 \qquad \text{Exemplo: } \frac{57}{124} \times 100 = 46\%$$

Siglas	Grau
IP = PCR	⊕ e ⊖

126 Índice de placa interproximal (IPI; Lange, 1986)

Após a aplicação do evidenciador, observa-se se há presença (+) ou não (−) de placa nas faces proximais. A quantidade de placa nas áreas interproximais é expressa em porcentagem. Em geral, assim como no índice de sangramento papilar (ISP, Fig. 129), examinam-se os espaços interproximais de cada quadrante apenas por um lado, isto é, por vestibular nos quadrantes 2 e 4; por lingual, nos quadrantes 1 e 3.

O API é adequado para o exame clínico individual e a motivação do paciente. Ele está correlacionado ao PBI, sendo calculado da seguinte forma:

$$API = \frac{N^\circ \text{ de áreas com placa (+)}}{N^\circ \text{ de áreas examinadas}} \times 100$$

Direita: Ausência de elementos dentais (cinza-escuro) – na falta de somente um elemento (acima), o número de áreas examinadas permanece o mesmo. Na ausência de dois elementos vizinhos (abaixo), há uma área de exame a menos. Dessa forma, o API neste exemplo é de 69% (2° + 3° quadrantes).

127 Índice de placa (IPl; Silness e Löe, 1964)

O IPl avalia principalmente a espessura da placa ao longo da margem gengival, pois somente a placa próxima à gengiva é relevante para a gengivite. Antes do exame, as superfícies dentais são secas com jatos de ar. Não se procede à evidenciação da placa.

O índice de placa é adequado para estudos epidemiológicos em que se avalia também a gengivite, prestando-se menos aos exames clínicos individuais.

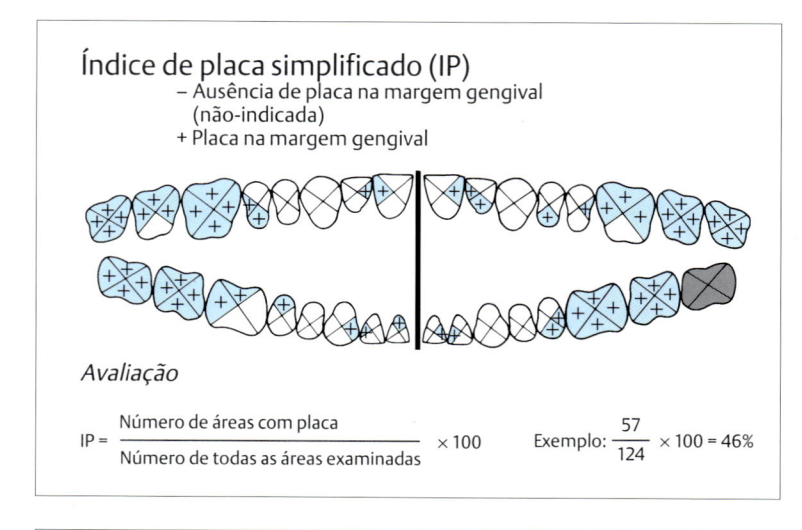

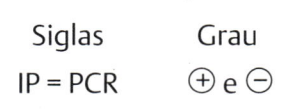

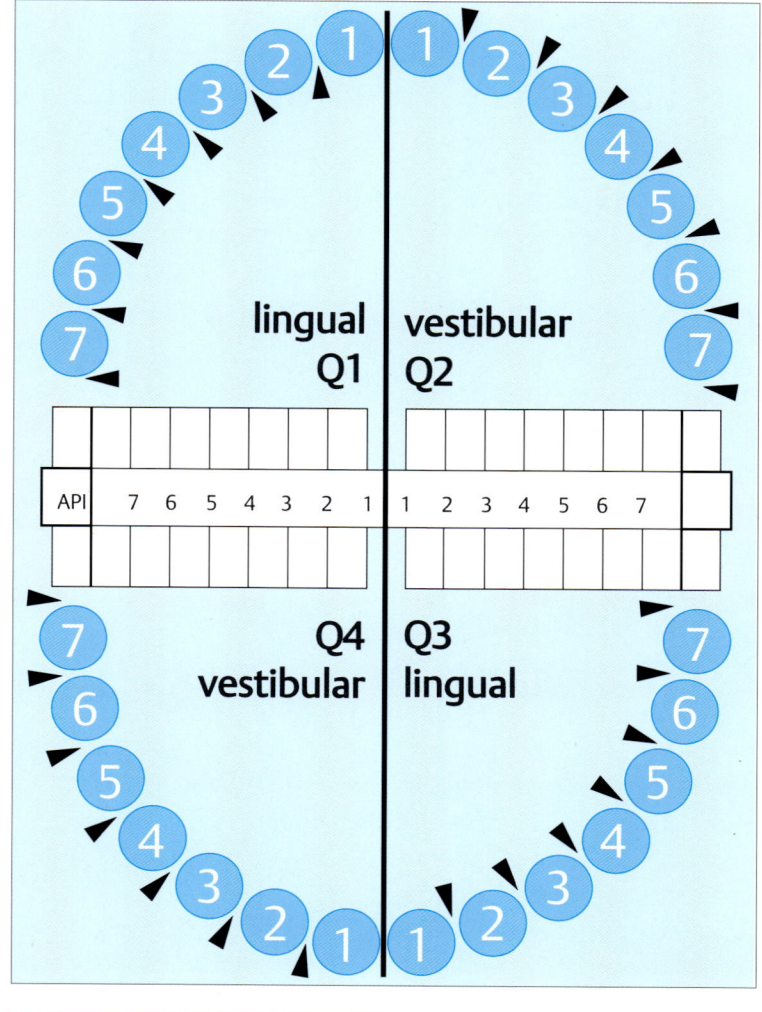

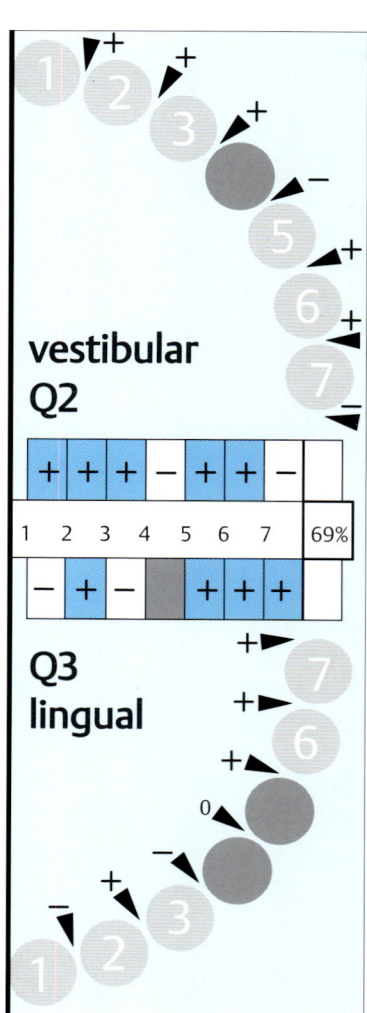

Grau		
0	**Ausência** de placa	
1	Camada **delgada** de placa junto à margem gengival, visível após fricção com a sonda	
2	**Quantidade média** de placa junto à margem gengival; espaços interdentais livres; placa visível a olho nu	
3	**Grande quantidade** de placa ao longo da margem gengival; espaços interdentais preenchidos por placa	

Siglas	Grau
IPl	0–3

Índice gengival **69**

Índice gengival

128 Sangramento à sondagem (*bleeding on probing*, SS; Ainamo e Bay, 1975)
Como no IP (Fig. 131), verifica-se nas quatro faces dentais de todos os dentes se, após a sondagem, há sangramento (+) ou não (–). O acometimento por gengivite é expresso em porcentagem.
Uma vez que mais de 100 locais são examinados, o SS só é aplicável em exames individuais (p. ex., exame clínico de manutenção.

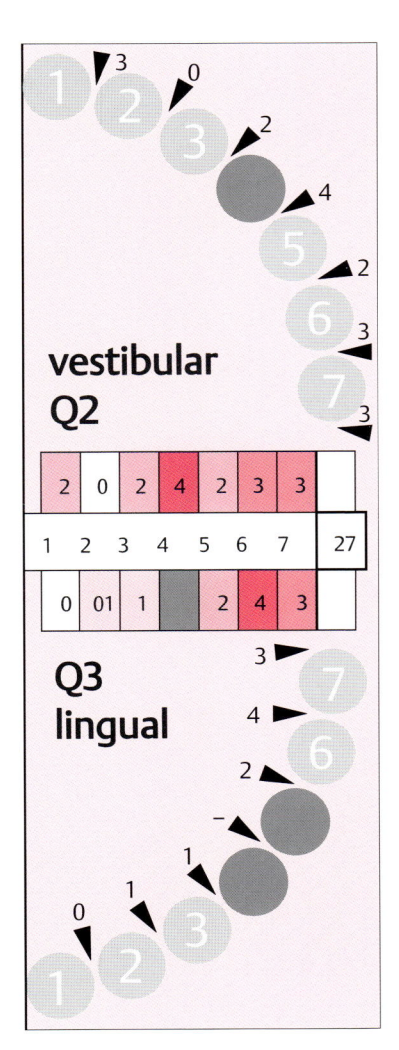

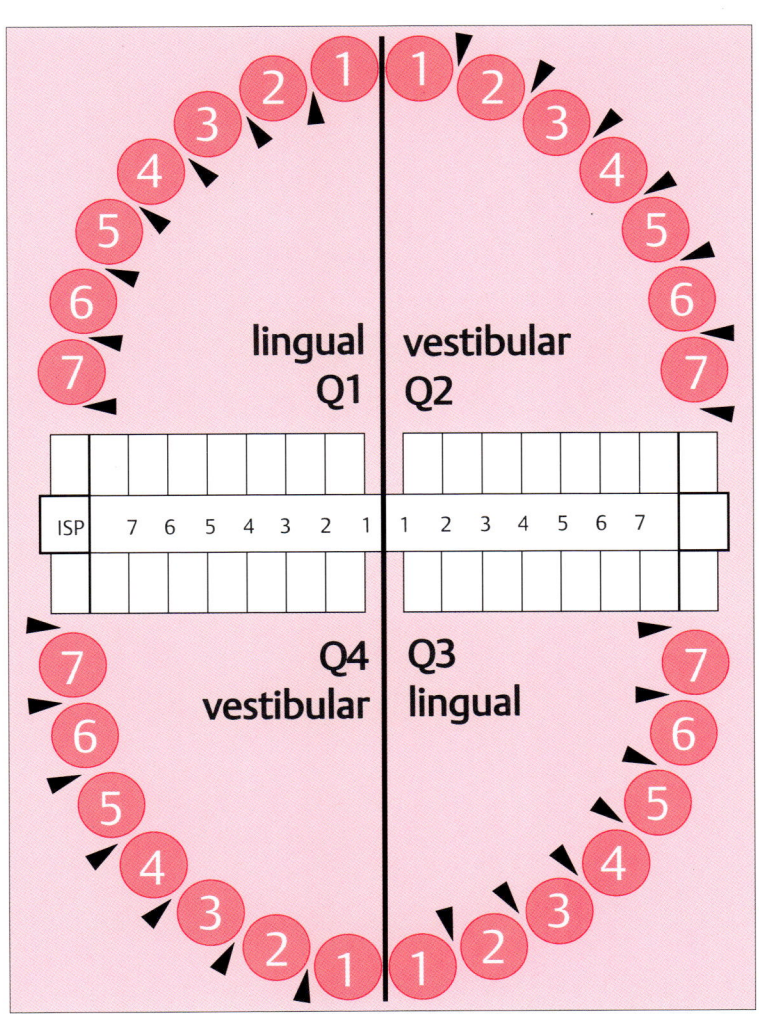

Sangramento à sondagem (SS)
– Nenhum sangramento (não-assinalado)
+ Sangramento

Ocorrência	Sigla
⊕ e ⊖	SS

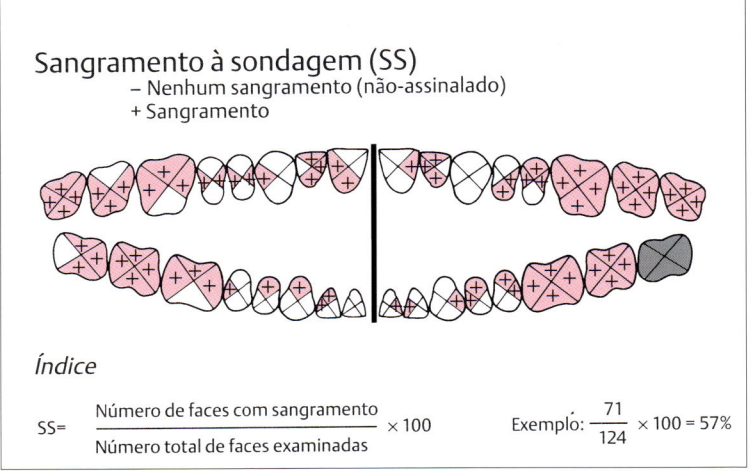

Índice

$$SS = \frac{\text{Número de faces com sangramento}}{\text{Número total de faces examinadas}} \times 100 \qquad \text{Exemplo: } \frac{71}{124} \times 100 = 57\%$$

129 Índice de sangramento papilar (*papillary bleeding index*, ISP; Saxer e Mühlemann, 1975)
Consideram-se quatro graus ou intensidades de sangramento após a sondagem do sulco na região da papila interdental (ver a seguir). A sondagem é feita nos quatro quadrantes. Para facilitar a verificação do ISP, a sondagem no primeiro e no terceiro quadrantes é realizada somente por lingual e, no segundo e no quarto quadrantes, apenas por vestibular (setas escuras do diagrama). Os graus de sangramento verificados são anotados na ficha (centro).

O ISP pode ser expresso como *valor sangramento (VS)* (= soma de todos os valores) ou como índice (média do grau de gravidade), como na seguinte fórmula

$$\text{ISP} = \frac{\text{valor de sangramento}}{\text{número de locais examinados}}$$

Na clínica, é importante a comparação entre os ISPs coletados ao longo do tempo (motivação; fatores de risco).

Esquerda: O ISP do exemplo (no segundo e no terceiro quadrantes) é de 2,1; o valor de sangramento é 27. Dentes ausentes: ver Figura 126, quadro à direita.

vestibular Q2

2	0	2	4	2	3	3	
1	2	3	4	5	6	7	27
0	01	1		2	4	3	

Q3 lingual

Grau	
0	Gengiva normal; ausência de inflamação, alteração de cor ou sangramento.
1	Leve inflamação; leve alteração de cor e da superfície; **ausência de sangramento.**
2	Inflamação moderada; vermelhidão; inchaço; **sangramento à sondagem** e à pressão.
3	Inflamação acentuada; vermelhidão e inchaço intensos; **tendência a sangramentos espontâneos**; às vezes, ulceração.

Grau	Siglas
0–3	IG

130 Índice gengival (IG; Löe e Silness, 1963)
O IG expressa a inflamação da gengiva em três graus. Ele é verificado em seis dentes (16, 12; 24 e 36, 32; 44) para vestibular, lingual, mesial e distal.
Somente há *sangramento* a partir do grau 2.

- O IG foi criado para estudos epidemiológicos, sendo menos adequado para o diagnóstico individual porque a diferença entre os graus é muito rudimentar.

Índice de sangramento papilar (ISP)

O ISP foi criado para a clínica, e não para estudos epidemiológicos. É um *indicador sensível* para a avaliação individual da gengivite, e sua execução demanda pouco tempo, uma vez que são examinados apenas 28 sítios (Saxer e Mühlemann, 1975).

O ISP tem-se mostrado particularmente eficaz para acessar a inflamação da papila interdental por meio do registro do sangramento à sondagem, nas áreas interdentais, durante o curso do tratamento. Por isso, é também um recurso excelente para a *motivação do paciente* (p. 222). O paciente visualiza o exame pelo espelho, podendo ver a intensidade do sangramento e reconhecer as áreas alteradas do periodonto.

Além disso, acompanha a redução da inflamação por meio das repetidas auferições do índice durante o tratamento, podendo-se contar, em geral, com a sua colaboração (*compliance*).

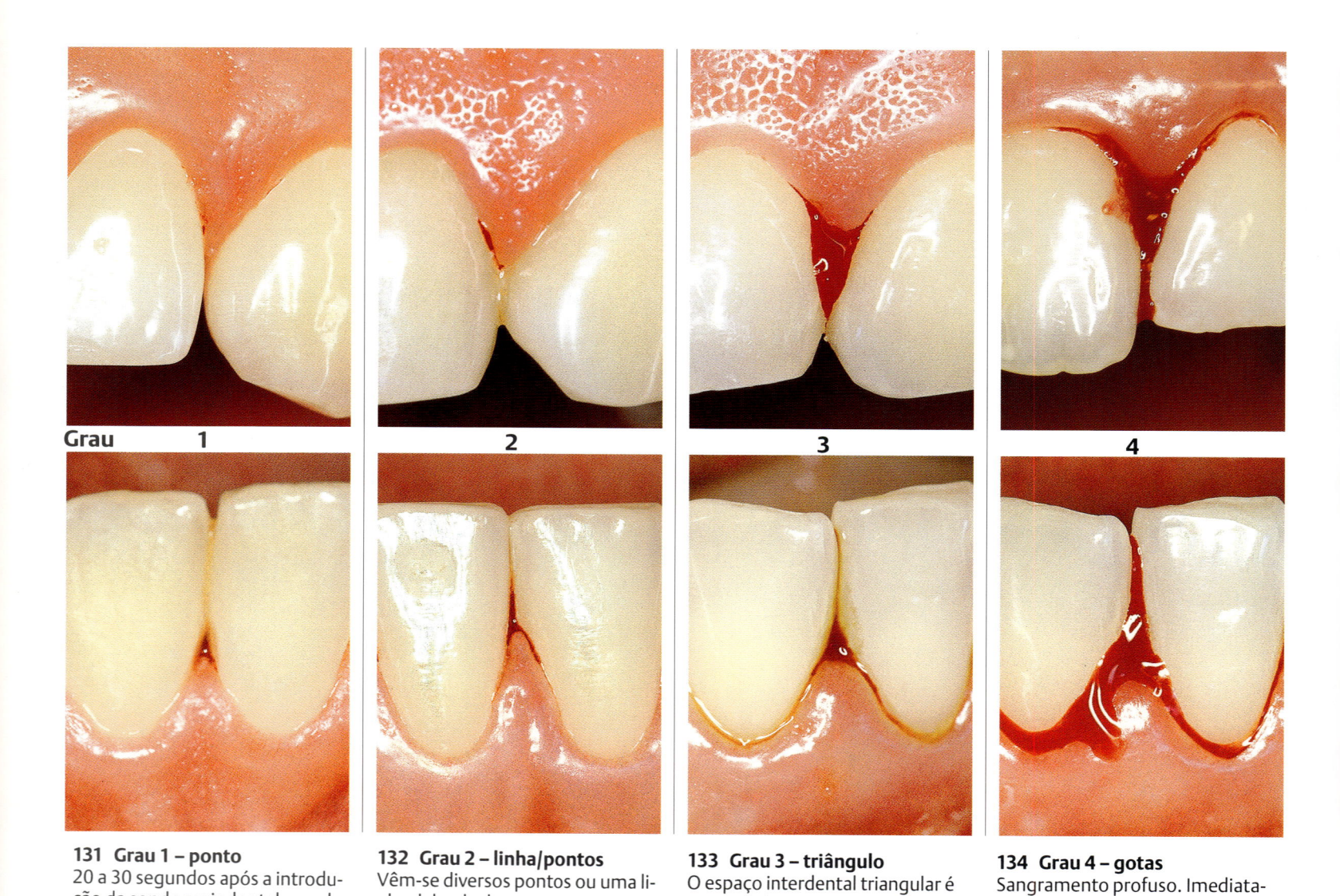

Grau 1   2   3   4

131 Grau 1 – ponto
20 a 30 segundos após a introdução da sonda periodontal no sulco para mesial e distal, surge apenas um ponto de sangramento.

132 Grau 2 – linha/pontos
Vêm-se diversos pontos ou uma linha delgada de sangramento.

133 Grau 3 – triângulo
O espaço interdental triangular é preenchido por sangue.

134 Grau 4 – gotas
Sangramento profuso. Imediatamente após a sondagem, o sangue flui para o espaço interdental e para os dentes (arco superior) ou gengiva (arco inferior).

Procedimento

O sangramento é provocado com a sondagem do sulco distal da papila e, depois, o mesial, partindo-se da base em direção à extremidade da papila. Após *20 a 30 segundos* – ao término da sondagem de um quadrante –, a intensidade do sangramento (provocado) é avaliada em um dos graus descritos e anotada na ficha clínica.

A soma dos graus resulta no *valor de sangramento*. O ISP médio é calculado dividindo-se esse valor pelo número de papilas examinadas.

Índice periodontal

A determinação do *grau de gravidade* da periodontite por meio de índice é, na verdade, impossível. Ao contrário dos índices para a gengivite, em que apenas a intensidade da inflamação é considerada, um índice periodontal exigiria principalmente a verificação da profundidade de sondagem e da perda do tecido periodontal de suporte (perda de inserção). Por isso, os índices periodontais têm maior utilidade em estudos epidemiológicos. Na clínica, permitem um exame rápido da condição periodontal de um paciente.

Antigamente, os estudos epidemiológicos utilizavam-se sobretudo do *Periodontal Disease Index* (PDI) de Ramfjord (1959). Mais recentemente, o PDI cedeu lugar ao CPITN (p. 72), recomendado pela Organização Mundial de Saúde (OMS). Esse último índice foi modificado pela *American Dental Association* (ADA, 1992) e pela *American Academy of Periodontology* (AAP, 1992), com a finalidade de torná-lo um método de diagnóstico rápido para a triagem em consultórios (PSR, p. 73).

Periodontal Disease Index (PDI)

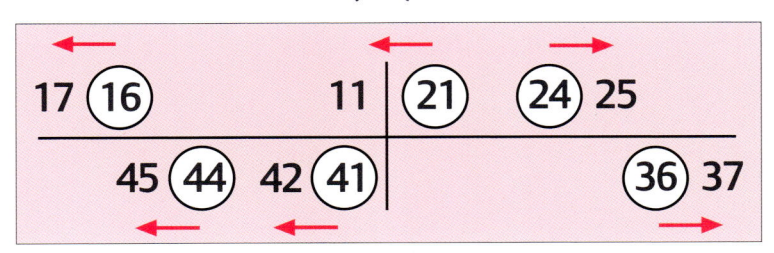

17 (16) 11 (21) (24) 25
45 (44) 42 (41) (36) 37

Grau	
0	Ausência de inflamação, Ausência de alterações gengivais.
Gengiva	
1	Gengivite leve a moderada em áreas isoladas ao redor do dente.
2	Gengivite leve a moderada ao redor de todo o dente.
3	Gengivite grave, vermelhidão, sangramento e ulceração.
Periodonto	
4	Perda de inserção de até 3 mm, medida a partir do limite esmalte-cemento.
5	Perda de inserção de 3 a 6 mm.
6	Perda de inserção de mais de 6 mm.

135 Determinação do PDI "Dentes de Ramfjord" – elementos substitutos
Em estudos epidemiológicos, os seis dentes circulados na figura são representativos para as duas arcadas completas, de acordo com Ramfjord. Na ausência desses "dentes de Ramfjord", deve-se examinar os elementos substitutos (não-circulados).

136 *Periodontal disease Index* (PDI) – graus de gravidade
Os graus 1, 2 e 3 do PDI correspondem a um *índice de gengivite*, enquanto os graus 4, 5 e 6 expressam a amplitude da perda tecidual (*perda de inserção*), independentemente da profundidade de sondagem e da presença ou ausência de gengivite.

O PDI não é adequado para a clínica, somente para estudos epidemiológicos.

Periodontal Disease Index (PDI)

A determinação do PDI abrange apenas seis dos 28 dentes (os terceiros molares são excluídos em praticamente todos os índices): 16; 21, 24; 36; 41 e 44. Esses "dentes de Ramfjord". Esses dentes foram escolhidos como representativos de todos os dentes em ambas as arcadas e para cada quadrante.
Os dentes ausentes são substituídos pelos dentes vizinhos (17, 11; 25; 37; 42, 45; Marthaler e cols., 1971).

No PDI, avaliam-se tanto a gengivite como a perda de inserção dos dentes examinados, sendo atribuídos três graus de gravidade para cada uma. Nos graus 4 a 6, relativos à periodontite, não é considerada a profundidade de bolsa (profundidade de sondagem), mas sim, a distância entre o limite cemento-esmalte e o fundo da bolsa.

Com base em determinado valor médio de PDI (p. ex., de 2,8), *não* é possível saber se se trata somente de uma gengivite (até grau 3) ou se há perda de inserção em dentes isolados. Uma gengivite leve e pequenas perdas de inserção em dentes isolados podem gerar valores abaixo de 3: portanto, os graus 1 a 3 e 4 a 6 devem ser avaliados separadamente.

Índice Comunitário de Necessidades de Tratamento (CPITN)

O CPITN (*Community Periodontal Index of Treatment Needs*) foi desenvolvido pela OMS (OMS, 1978, Ainamo e cols., 1982) e é útil, principalmente, a estudos epidemiológicos (p. 76). Ele se diferencia de outros índices sobretudo pelo fato de não determinar apenas o grau de gengivite (sangramento) e periodontite (profundidade de bolsa), mas por permitir que se tirem conclusões acerca do tipo e da abrangência do tratamento necessário. Dessa forma, obtêm-se dados tanto sobre a incidência da gengivite e periodontite em uma população como a respeito das dificuldades e dos investimentos necessários para o tratamento de determinado grupo populacional.

O CPITN não considera a perda de inserção, e sim, somente os parâmetros de tratamento:

- Inflamação gengival
- Sangramento
- Cálculo dental
- Profundidade de sondagem.

O CPITN é definido examinando-se todos os dentes com uma *sonda especial*; o acometimento mais grave por *sextante* é anotado (tabela).

137 Sondas especiais e códigos de 0 a 4 para a determinação do CPITN ou PSR
A característica desse tipo de sonda é a pequena esfera (0,5 mm de diâmetro) em sua ponta e a faixa preta entre os 3,5 e os 5,5 mm. Para o uso em consultório, podem ser feitas ranhuras entre os 8,5 e os 11,5 mm. A sondagem é realizada aplicando-se uma força aproximadamente de 0,25 N. O código mais alto de cada sextante é anotado (ver abaixo).

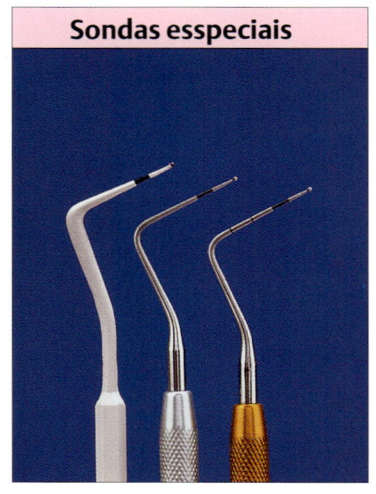

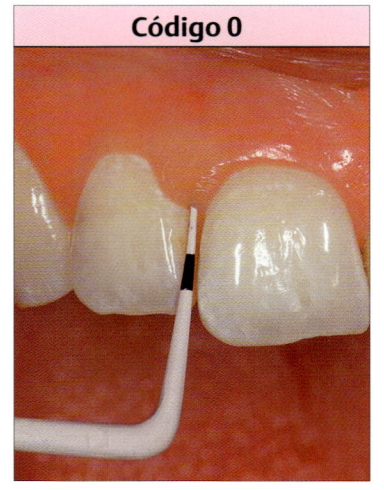

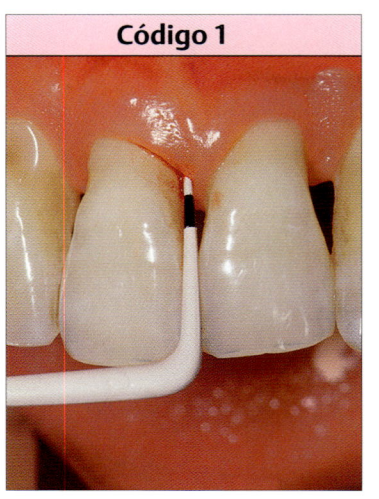

138 Definições dos códigos CPITN e PSR
Os códigos de 0 a 4 definem o grau de saúde (0) ou doença da gengiva e do periodonto (1 a 4). Em princípio, eles são iguais para ambos os índices. O PSR – criado para a clínica – é mais detalhado do que o CPITN à medida em que recebe um asterisco (*) ao lado do código quando há complicações, tais como:

- Comprometimento de furca
- Elevada mobilidade dental
- Problemas mucogengivais (p. ex., falta de gengiva inserida)
- Recessões > 3 mm.

Tabela para os códigos PSR:

4*	1	3
3	2*	3

Comentários do exemplo:
- Sextantes anteriores sem bolsas, mas forte retração gengival no segmento incisivo inferior (*)
- Bolsas de até 5 mm nos sextantes 3, 4 e 6
- Primeiro sextante (superior direito): comprometimento de furca e bolsa de 7 mm

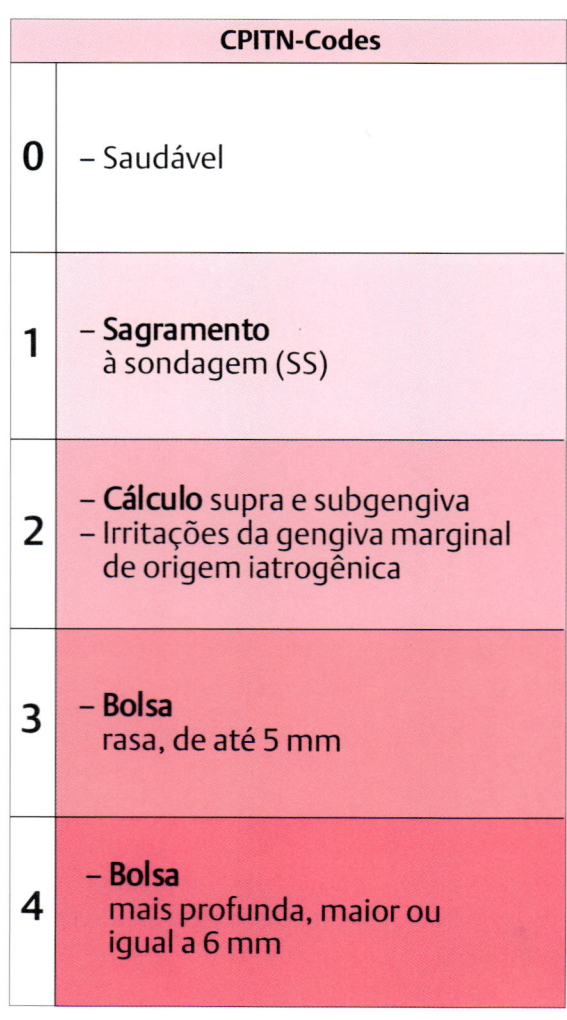

	CPITN-Codes	PSR-COdes	
0	– Saudável	– Ausência de sangramento – Ausência de cálculo – Faixa da sonda 100% visível	0
1	– **Sagramento** à sondagem (SS)	– **Sangramento** – Ausência de cálculos ou irregularidades – Faixa da sonda 100% visível	1
2	– **Cálculo** supra e subgengiva – Irritações da gengiva marginal de origem iatrogênica	– Sangramento – **Cálculo** – Faixa da sonda 100% visível	2
3	– **Bolsa** rasa, de até 5 mm	– **Faixa da sonda parcialmente visível** Profundidade de sondagem (PS) de 3,5 a 5,5 mm 3	3
4	– **Bolsa** mais profunda, maior ou igual a 6 mm	– **Faixa da sonda não-visível** Profundidade de bolsa (PS) ≥ 6 mm	4

Índice Periodontal de Seleção e Registro (PSR)

O PSR é um CPITN modificado e desenvolvido pela *American Academy of Periodontology* (AAP, 1992) e pela *American Dental Association* (ADA, 1992). Em 2002, esse índice foi adotado pela *Deutsche Gesellschaft für Parodontologie* (Associação Alemã de Periodontia) com a sigla PSI (*Periodontal Screening Index*). Ele é útil ao *exame clínico preliminar* de pacientes no consultório. A determinação do PSR/PSI, assim como a do CPITN, é relativamente rápida – uma vez que não exige o preenchimento de formulários extensos – e adequada para o diagnóstico precoce da periodontite.

O índice auxilia o profissional a avaliar a situação atual da gengiva (sangramento), bem como processos mais antigos, com base na profundidade das bolsas e na perda de inserção. O PSR indica também se serão necessários exames adicionais mais minuciosos: se em alguma área examinada for atribuído o código 3 ou 4, deve-se proceder a um exame periodontal completo e fazer uma radiografia panorâmica (OPT) ou radiografias periapicais de toda a boca.

O PSR ajuda o clínico geral a decidir se o paciente deve ser encaminhado a um especialista para tratamento periodontal mais complexo.

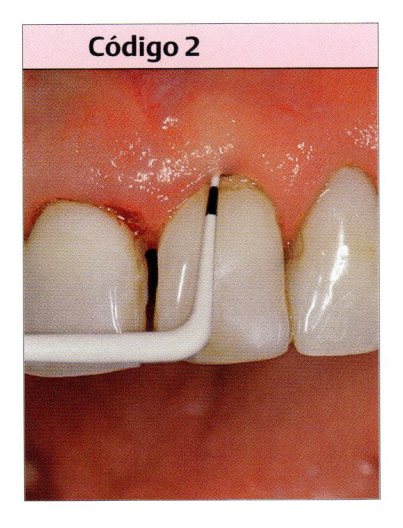

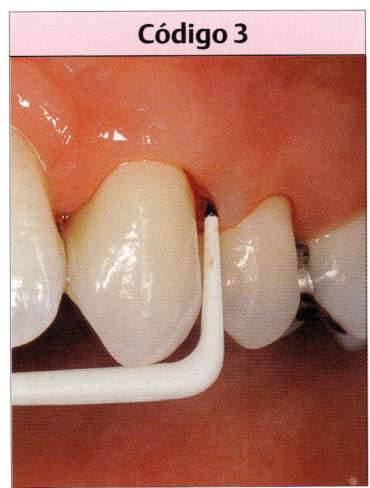

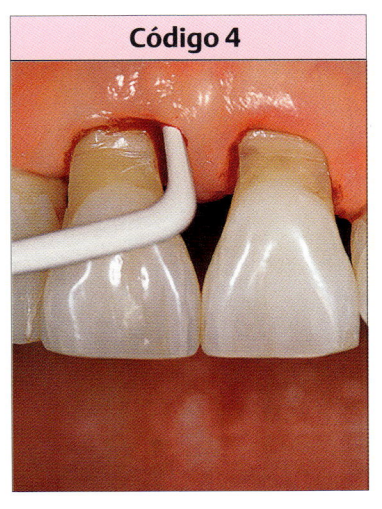

139 Definição clínica dos códigos 0 a 4
0 Sondagem completa do sulco: ausência de sangramento, saudável.
1 Sangramento provocado pela sondagem (placa, mas ausência de cálculo).
2 Sondagem detecta cálculo supra e subgengivais, sangramento.
3 Profundidade de sondagem entre 3,5 e 5,5 mm, isto é, "faixa" preta visível apenas parcialmente.
4 Profundidade de sondagem de 6 mm ou mais; faixa preta entra completamente na bolsa (sangramento, placa e cálculo).

140 CPITN e PSR – necessidade de tratamento
Diferentemente dos códigos, a determinação das necessidades de tratamento (baseada nesses mesmos códigos) varia um pouco para cada índice:

- No PSR, ao contrário do CPITN, recomendam-se medidas profiláticas já nos casos de gengiva saudável (**código 0**). (Orientação da higiene = profilaxia primária.)
- No **código 1**, além da higiene bucal pelo paciente (CPITN), a placa deve ser removida pelo profissional (PSR).
- No **código 2**, ambos os índices recomendam remoção da placa bacteriana supra e subgengival e remoção de cálculo.
- No **código 3**, além do tratamento, o diagnóstico deve ser ampliado no PSR: exame periodontal completo, radiografias panorâmica ou periapicais de toda a boca. O mesmo vale para o **código 4**.
- A observação "encaminhamento a especialista" indica mais uma vez que o PSR é voltado para a clínica geral.

	CPITN – medidas necessárias	PSR – medidas necessárias	
0	– Higiene oral (*home care*)	– Tratamento preventivo	0
I	– OHB/orientação da higiene bucal	– OHB – Remoção de placa e resíduos	1
II	I + remoção de cálculos/ raspagem	– OHB – Remoção de placa subgengival e cálculos	2
		– Idem em 2 + exame periodontal completo e radiografias ⇒ Eventualmente, encaminhamento a especialista	3
III	I + II + tratamento completo	– Idem em 2 e 3 + continuação do tratamento e, em alguns casos, cirurgia ⇒ Eventualmente, encaminhamento a especialista	4

Epidemiologia

A Epidemiologia Descritiva estuda a ocorrência, a severidade e a distribuição de doenças, invalidez e mortalidade em um grupo populacional.

A Epidemiologia Analítica procura esclarecer também as causas de determinada doença. Os estudos na área da Periodontia devem investigar não só o fator etiológico, ou seja, a placa bacteriana, mas também aspectos como: hereditariedade (genética), condições socioeconômicas, hábitos, distúrbios sistêmicos, fatores de risco e etnia. Com base nesses levantamentos, são adotadas medidas de saúde pública preventivas e terapêuticas (Albandar e Rams, 2002).

Na Periodontia, os epidemiologistas ocupam-se, principalmente, com a distribuição e as causas da gengivite e da periodontite.

Nem todos os estudos clássicos e epidemiológicos das últimas décadas são hoje reconhecidos incondicionalmente. Eles não consideram as causas da doença já mencionadas, nem as suas diferentes manifestações, seus diversos sinais de atividade e sua localização. Além disso, as pesquisas nem sempre permitem tirar conclusões sobre as necessidades de tratamento da população estudada (AAP, 1996b).

Epidemiologia da gengivite

Durante anos, foram realizados em todo o mundo inúmeros estudos epidemiológicos sobre a gengivite – principalmente em crianças e jovens. Os seus resultados mostram divergências enormes. As taxas de morbidade (percentual de acometimento entre os indivíduos examinados) variam de cerca de 50 a quase 100% (Stamm, 1986; Schürch e cols., 1991; Oliver e cols., 1998).

Os graus de gravidade da gengivite, descritos anteriormente, também apresentam diferenças entre os diversos estudos. Essas diferenças devem-se, sobretudo, à falta de padronização dos métodos investigativos (índices diversos) e às contínuas mudanças das classificações. As grandes divergências de resultados também se explicam, em parte, pelas diferenças das ações profiláticas (controle de placa) entre os vários grupos populacionais, bem como por fatores geográficos, étnicos e sociais.

A incidência e o grau de gravidade da gengivite podem variar até em um mesmo grupo após a repetição do levantamento em curto intervalo de tempo (Suomi e cols., 1971; Page, 1986). Além disso, o grau de gravidade de uma gengivite pode mudar consideravelmente ao longo da vida: na puberdade, atinge o seu ponto máximo, caindo de forma sutil na fase seguinte, para, então, aumentar com o avanço da idade (Stamm, 1986; Fig. 178, gráfico à direita).

A existência de uma gengivite não permite supor que, ao longo do tempo, ela evoluirá para periodontite (Listgarten e cols., 1985; Schürch e cols., 1991), o que torna questionável o significado da epidemiologia da gengivite para as políticas de saúde pública.

Os estudos em que ambos os parâmetros – placa e gengivite – são examinados mostram uma correlação evidente entre a higiene bucal e o grau de gravidade da gengivite (Silness e Löe, 1964; Koivuniemi e cols., 1980; Hefti e cols., 1981).

Epidemiologia da periodontite

Sobre a periodontite também existem diversos estudos epidemiológicos de muitos países (Ahrens e Bublitz, 1987, Fig. 142; Miller e cols., 1987; Miyazaki e cols., 1991a e b, Fig. 143; Brown e Löe, 1993, Fig. 141; Papapanou, 1994 e 1996; AAP, 1996; Oliver e cols., 1998). Assim como para os estudos acerca da gengivite, os resultados devem ser interpretados com cuidado. Estudos diferentes, com parâmetros diversos e cujos métodos não são calibrados entre si podem ser comparados apenas muito dificilmente. As pesquisas epidemiológicas realizadas até hoje – sobretudo as com indivíduos mais velhos – raramente investigaram as causas das perdas dentais e do edentulismo (por periodontite?).

Além do mais, se considerou pouco o fato de que os parâmetros se referiam sempre a faces dentais isoladas, e não, ao acometimento generalizado da doença ou à perda do tecido periodontal de toda a boca.

A maioria dos estudos epidemiológicos verifica a ocorrência momentânea da doença (*estudos transversais*).

Apenas Löe e colaboradores (1986) realizaram estudos *longitudinais*, acompanhando durante anos a perda de inserção periodontal em dois grupos com grandes diferenças étnicas e socioeconômicas entre si: o primeiro, norueguenses com formação universitária ou estudantes; o segundo, trabalhadores rurais (plantadores de chá) do Sri Lanka. De acordo com os resultados, a perda de inserção média no grupo norueguês foi de 0,1 mm/ano, e nos examinados do Sri Lanka, de 0,2 a 0,3 mm/ano. Considerando-se os dentes isoladamente, os molares foram os mais acometidos em ambos os grupos.

Tipos de periodontite

Em estudos epidemiológicos, faz-se pouca distinção entre as raras formas precoces de periodontite, que progridem rapidamente em adultos jovens (periodontites agressivas), e a periodontite crônica, muito disseminada e de progressão em geral lenta. As formas verdadeiramente agressivas são raras na Europa (2 a 5% dos casos).

Os dados sobre a periodontite agressiva localizada (antes: PJL; p. 118) são mais exatos: na Europa, cerca de 0,1% dos jovens são acometidos pela doença; os números divulgados sobre a Ásia e a África são, em geral, mais altos (de até 5%) (Saxen, 1980; Saxby, 1984 e 1987; Kronauer e cols., 1986).

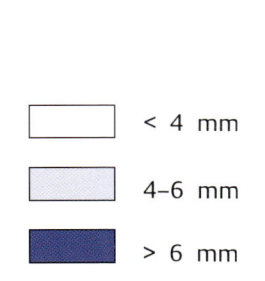

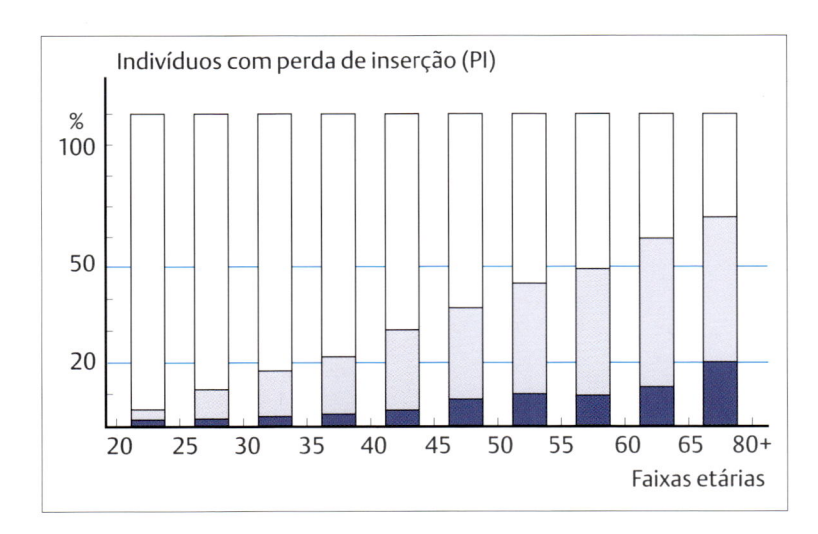

141 Perda de inserção em 15.000 norte-americanos de diferentes idades
No levantamento da perda de inserção (distância entre o limite esmalte-cemento e o fundo da bolsa), cerca de 30% de todos os examinados apresentaram de 4 a 6 mm de perda do tecido de sustentação dental, e apenas 7,5%, perda acima de 6 mm.
As profundidades de sondagem (PS) medidas no mesmo estudo são evidentemente menores do que a perda de inserção, pois no exame da PS não são consideradas eventuais recessões.

Perda de inserção – estudos norte-americanos

Miller e cols. (1987) e Brown e Löe (1993) examinaram, nos EUA, mais de 15.000 trabalhadores entre 18 e 80 anos de idade. Mediram-se a perda de inserção e outros parâmetros diversos. Cerca de 76% de todos os examinados apresentaram perda de inserção de 2 mm ou mais, mas somente 7,6% tinham perdas acima de 6 mm. Esse estudo também mostra que a perda de tecido periodontal aumenta com a idade, embora a periodontite (e a retração gengival) não seja uma doença associada ao avanço da idade.

Estudos CPITN

Nos últimos anos, o CPITN tem sido o índice mais utilizado mundialmente em estudos epidemiológicos. Em uma pesquisa feita com 11.305 pessoas em Hamburgo (Fig. 142), na qual se aplicou esse índice, somente 2,8% dos examinados apresentavam um periodonto completamente saudável. Nove por cento tiveram sangramento à sondagem (código 1), e 44% possuíam profundidades de sondagem de até 5,5 mm (código 3). Esses pacientes requerem raspagens supra e, sobretudo, subgengivais que poderiam ser executadas por técnicos em higiene dental (THD). Somente em 16% dos examinados foram encontradas bolsas com mais de 6 mm de profundidade (código 4). Esses pacientes foram submetidos a, além da raspagem, tratamentos mais complexos (limpeza radicular, intervenções cirúrgicas), realizados por cirurgiões-dentistas. A ocorrência de periodontites mais graves (código 4), ao contrário das leves, indicou aumento com a idade.

Estudos da Organização Mundial de Saúde

Em uma revisão de vários estudos realizados na Europa, nos EUA e na América Latina, Miyazaki e colaboradores (1991a, b) obtiveram resultados heterogêneos (ver a seguir). Apesar das grandes diferenças entre os países, as formas mais graves (CPITN: código 4) mantêm-se apenas entre 10 e 15%.

De modo geral, observa-se na Europa, nos EUA e na América Latina uma ampla disseminação das gengivites e das periodontites leves. Extensas perdas de inserção foram observadas em cerca de apenas 10 a 15% da população.

Os códigos aferidos ou os dados em milímetros não expressam, por exemplo, se uma periodontite é generalizada: um paciente é considerado "acometido" quando apenas uma face dental dentre todos os dentes apresentar bolsa de 6 mm isolada e, conseqüentemente, receber o código 4. Esse fato relativiza até mesmo o valor publicado de 10% a 15% de afetados para taxas um pouco menores. No entanto, é provável que a periodontite seja mais disseminada na Ásia e na África do que nas populações aqui mencionadas.

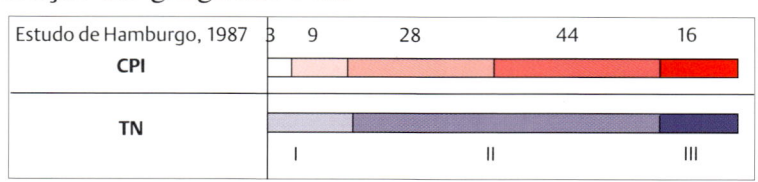

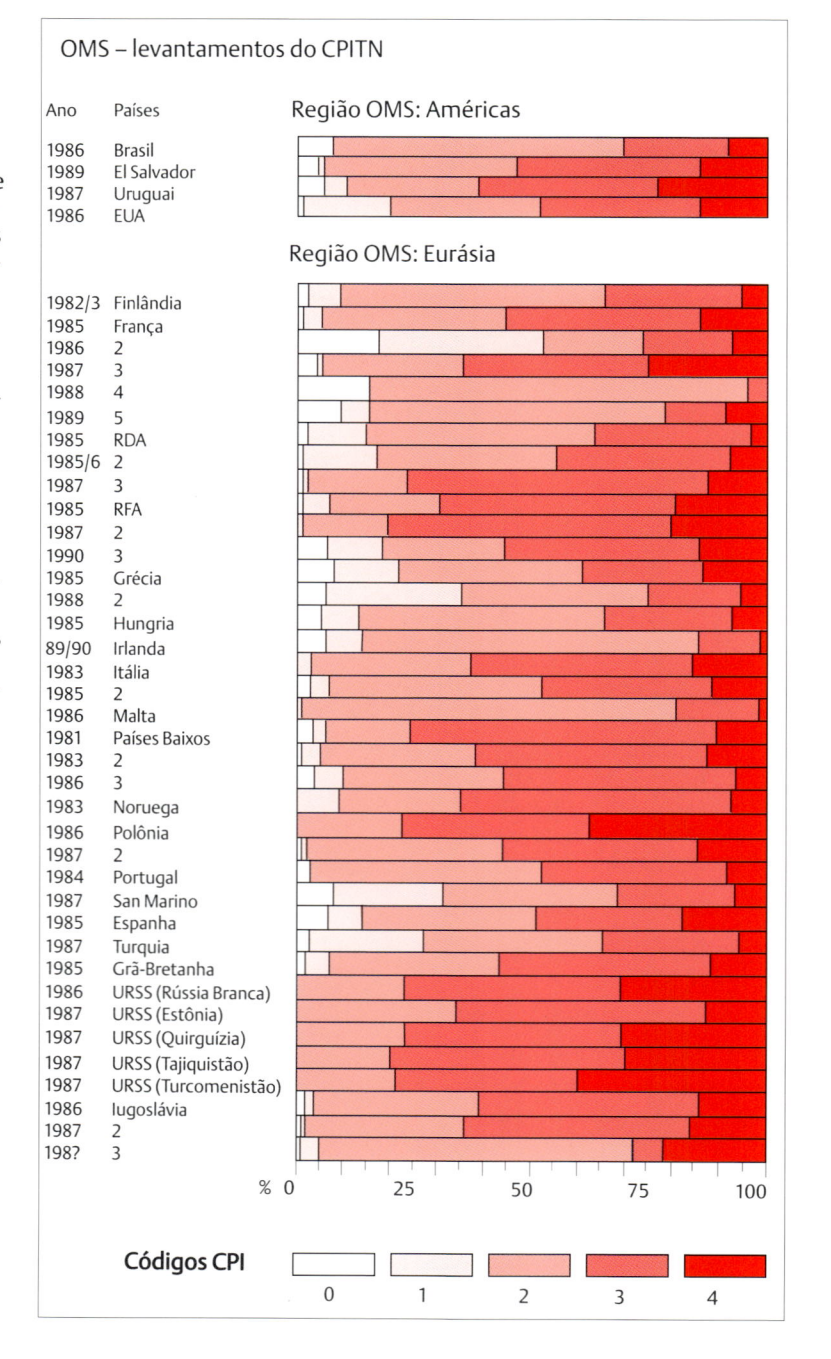

142 Estudo CPITN de Hamburgo, com 11.305 examinados
Distribuição percentual dos graus de gravidade (códigos 0 a 4) das doenças periodontais (acima) e as necessidades e formas de tratamento correspondentes (NT[necessidade de tratamento] I a III, embaixo).

143 Quarenta e dois estudos CPITN de países americanos e europeus
Notam-se grandes diferenças entre os estudos dos diversos países. Porém, mesmo trabalhos seqüenciais em um mesmo país, como os realizados na França ou na Alemanha, mostram variações consideráveis, que dificilmente se explicam por diferenças reais no grau de gravidade da doença. Supõe-se que o rigor com que são atribuídos os graus de gravidade do CPITN varie de modo sensível entre os examinadores.

Mesmo assim, pode-se considerar como um aspecto positivo na revisão desses estudos o fato de que as periodontites graves (código 4), ou o *Treatment Need III* (terapias complexas), tenham sido diagnosticadas em somente 10 a 15% dos examinados.

A situação de que um paciente classificado com o código 4, por exemplo, apresente os parâmetros correspondentes a esse código apenas em uma ou em poucas faces dentais de um quadrante significa, naturalmente, que uma terapia complexa (TN III) precisa ser executada apenas em dentes isolados, e não, nas arcadas completas, embora esse paciente pertença ao grupo dos suscetíveis ao desenvolvimento da periodontite.

Doenças periodontais associadas à placa bacteriana

Gengivites – periodontites

A designação "doenças periodontais" refere-se às alterações inflamatórias e destrutivas da gengiva e do periodonto (Page e Schroeder, 1982; AAP, 1989 e 1996; Ranney, 1992 e 1993; Lindhe e cols., 1997; Armitage, 1999).

As causas da recessão gengival são de origem morfológica, mecânica (escovação incorreta) e, eventualmente, funcional (p. 155), sendo que as *gengivites e as periodontites* são doenças associadas à placa bacteriana. Cada vez mais se difunde o conceito de que as bactérias, ou periodontopatógenos, podem ser as causadoras únicas da gengivite, mas nem sempre da periodontite. Os responsáveis pelo desencadeamento, pela velocidade de progressão e pela expressão do quadro clínico são os fatores negativos do hospedeiro e, adicionalmente, os fatores de risco (Clarke e Hirsch, 1995). Os primeiros são, por exemplo, deficiências da defesa aguda, em razão de distúrbios funcionais dos polimorfonucleares neutrófilos (PMN), deficiências de outras "barreiras" imunológicas e a predominância de mediadores pró-inflamatórios, entre os quais muitos são determinados geneticamente.

Entre os principais *fatores de risco alteráveis* estão os hábitos prejudiciais à saúde, como o fumo, o consumo de álcool, alimentação pouco variada, etc. (p. 22).

Além disso, certas síndromes ou doenças sistêmicas podem representar fatores de risco para a periodontite – em geral, *inalteráveis*. O diabete melito é considerado um fator de risco importante (p. 132). Por fim, as condições sociais de um indivíduo, de modo geral, desempenham importante papel (p. 22 e 51).

Todos esses fatores, descritos anteriormente no capítulo "Etiologia e patogênese" (p. 21), favorecem a deflagração de doenças, inclusive as periodontites. Estas apresentam, portanto, causas multifatoriais. O difícil é avaliar, bem como separar, a "relevância etiológica" das bactérias, por um lado, e, por outro, a resposta do hospedeiro e os fatores de risco. Portanto, a busca por "marcadores de risco" é um tema atual.

Ainda hoje, os profissionais podem valer-se de parâmetros clínicos – como o sangramento à sondagem e a relação entre a gravidade da doença e a idade –, bem como testes microbiológicos e genéticos, que auxiliam na obtenção de um diagnóstico e prognóstico corretos (p. 165).

Futuramente, uma investigação mais minuciosa das deficiências imunológicas e da quantidade e dos tipos de mediadores inflamatórios e citocinas envolvidos (como os do fluido do sulco gengival, do sangue ou da saliva) facilitará o diagnóstico e possibilitará prever com maior precisão a progressão da doença, bem como a realização de tratamentos mais específicos.

Classificação das doenças periodontais – nomenclatura

Em virtude do constante surgimento de novos conceitos, com base em pesquisas e observações clínicas, a nomenclatura das periodontites está submetida a alterações permanentes. Ela é, sim, objeto constante de dissensão entre autores e entidades, uma vez que os resultados da ciência estão sujeitos a diferentes interpretações.

Até há pouco tempo, a nomenclatura da *Academia Americana de Periodontia* (AAP), de 1989, era aceita de forma geral. Essa nomenclatura especificava, além da gengivite (G) e da periodontite do adulto (PA), as seguintes formas: a periodontite precoce (PEP) e seus subtipos (PP, PJ, PPR); a periodontite associada a doenças sistêmicas (PADS); a gengivoperiodontite ulcerativa necrosante aguda (GUNA) e a periodontite refratária (PR).

Essa classificação logo se tornou ultrapassada. A *Federação Européia de Periodontia* (EFP) sugeriu, portanto, uma nova classificação em 1993, a qual foi, então, modificada em 1999/2000 junto com a AAP, em ocasião de um uma oficina internacional (Armitage, 1999).

Uma das críticas à classificação de 1989 era a de que esta "dá muita ênfase à idade do paciente ou ao início da doença. A periodontite do adulto (PA), por exemplo, pode surgir como doença crônica já na juventude; a periodontite de rápida progressão (PPR) não é encontrada apenas em indivíduos jovens (PEP), podendo desenvolver-se 'abruptamente' também nos de idade mais avançada; a forma juvenil (PJL) não ocorre apenas em jovens." Além do mais, "a periodontite refratária (RP) não é uma doença específica, pois toda e qualquer periodontite pode recidivar após o tratamento ou não responder à terapia".

Classificação de 1999/2000

Neste atlas, foi empregada de forma consistente a nomenclatura mais recente, embora sejam mencionadas designações largamente utilizadas a título de explicação, como PJL, que hoje se enquadra na nomenclatura "tipo III – periodontite agressiva A – localizada".

A tabela a seguir é um resumo da nova nomenclatura. A abrangente *Classification of Periodontal Diseases and Conditions* completa encontra-se no apêndice deste livro, junto com os nossos comentários – positivos e negativos – a seu respeito (Classificações; p. 519 a 522).

Classificação das doenças periodontais (*Workshop Internacional* da AAP/EFP, 1999/2000)

Tipo I	Doenças gengivais A Dental Plaque-Induced Gingival Diseases B Non-Plaque-Induced Gingival Lesion	Doenças gengivais A Doenças gengivais associadas à placa B Doenças (lesões) não-associadas à placa
Tipo II	Chronic Periodontitis A Localized B Generalized	Periodontite crônica A Localizada B Generalizada
Tipo III	Aggressive Periodontitis A Localized B Generalized	Periodontite agressiva A Localizada B Generalizada
Tipo IV	Periodontitis as Manifestation of Systemic Disease A Associated with Hematological Disorders B Associated with Genetic Disorders C Not Otherwise Specified (NOS)	Periodontite como manifestação de doenças sistêmicas A Localizada – associada a desordens hematológicas B Generalizada – associada a desordens genéticas C Sem associações conhecidas
Tipo V	Necrositizing Periodontal Disease A Necrotizing Ulcerative Gingivitis (NUG) B Necrotizing Ulcerative Periodontitis (NUP)	Doenças periodontais necrosantes A Gengivite ulcerativa necrosante (GUN) B Periodontite ulcerativa necrosante (PERUN)
Tipos VI a VIII	Outros tipos de doenças periodontais, bem como a subdivisão e os "quadros clínicos" das aqui mencionadas, estão descritos integralmente na p. 519 (também na versão original em inglês), na qual consta ainda avaliação da nova classificação.	

Gengivite

Gengivite associada à placa, gengivite simples, tipo I A 1

A presença da gengivite é universal. Ela é uma inflamação da gengiva marginal de causa bacteriana (infecção mista inespecífica) (Löe e cols., 1965).

No capítulo "Etiologia e patogênese" há uma descrição da evolução da gengivite a partir da gengiva saudável e do estágio da lesão precoce até a gengivite estabelecida (p. 56 a 59; Page e Schroeder, 1976; Kornman e cols., 1997). Em crianças, a lesão precoce (gengivite), com predominância de células T, pode manter-se durante anos; em adultos, porém, encontra-se somente a gengivite estabelecida (predominância de plasmócitos), cuja intensidade pode variar consideravelmente. Clínica e patomorfologicamente, pode-se classificar as gengivites, de modo genérico, em leves, moderadas e graves.

Para o diagnóstico preciso da inflamação gengival, recomendam-se índices que se baseiam no sangramento do sulco à sondagem.

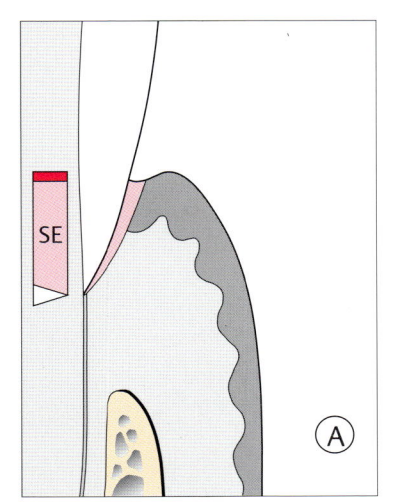

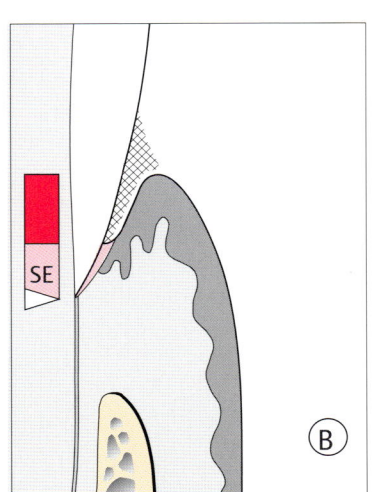

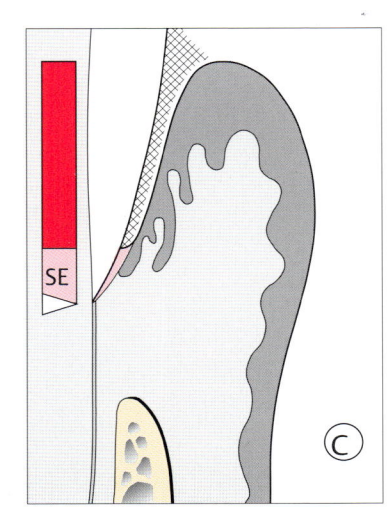

144 Sulco e bolsas gengivais
- **A Sulco** Histologicamente, a gengiva saudável apresenta um sulco de, no máximo, 0,5 mm. A sonda, porém, pode penetrar até 2 mm no epitélio juncional.
- **B Bolsa gengival** Na gengivite, a porção coronal do epitélio juncional separa-se do dente. Não há perda de inserção.
- **C Pseudobolsa** O aumento de volume da gengiva pode formar uma pseudobolsa.

O limite entre a gengiva saudável e a gengivite é difícil de estabelecer. Mesmo a gengiva com aparência saudável apresenta, histologicamente, um infiltrado inflamatório discreto. Com o aumento da inflamação clínica e histológica, ocorre proliferação do epitélio juncional. Este se separa do dente nas áreas marginais, ocorrendo invasão bacteriana entre a superfície dental e o epitélio: formação da *bolsa gengival*.

No caso de gengivites graves, com aumento de volume por edemaciamento ou sobrecrescimento do tecido gengival, pode-se formar uma pseudobolsa.

As bolsas gengivais e as pseudobolsas não são bolsas periodontais verdadeiras, pois, nesses casos, ainda não ocorreu a perda de inserção do tecido conjuntivo e a proliferação para as áreas profundas do epitélio juncional. Porém, o seu ambiente pobre em oxigênio confere condições mais propícias, ou nichos, aos microrganismos anaeróbios periodontopatogênicos.

A gengivite pode evoluir para uma periodontite, mas, mesmo não-tratada, pode também permanecer estável durante anos, com pequenas variações de intensidade (Listgarten e cols., 1985). Se tratada, é reversível.

Histopatologia

O aspecto clínico da gengivite estabelecida apresenta clara correspondência com o histopatológico (Engelberger e cols., 1983).

Os infiltrados inflamatórios discretos em gengivas clinicamente saudáveis explicam-se pela constante prontidão do sistema de defesa – mesmo quando a higiene bucal é satisfatória –, ativada por microrganismos não-patogênicos ou pouco patogênicos (sobretudo cocos Gram-positivos e bacilos).

Com o aumento do acúmulo de placa e da inflamação *clínica*, aumenta também a concentração e a expansão do infiltrado inflamatório. O infiltrado subepitelial compõe-se, principalmente, de linfócitos B que sofreram diferenciação (plasmócitos) ou de outros leucócitos, em menor quantidade.

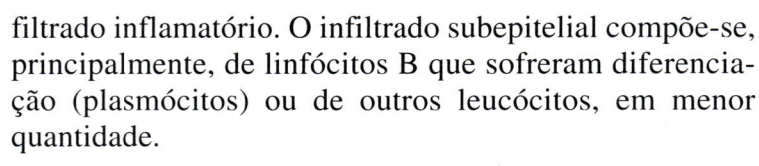

Conforme a inflamação se intensifica, cada vez mais granulócitos polimorfonucleares (PMN) migram ao longo do epitélio juncional.

Ao mesmo tempo, o epitélio juncional adquire características de um epitélio de bolsa (p. 104; Müller-Glauser e Schroeder, 1982), sem, entretanto, proliferar sensivelmente para áreas mais profundas.

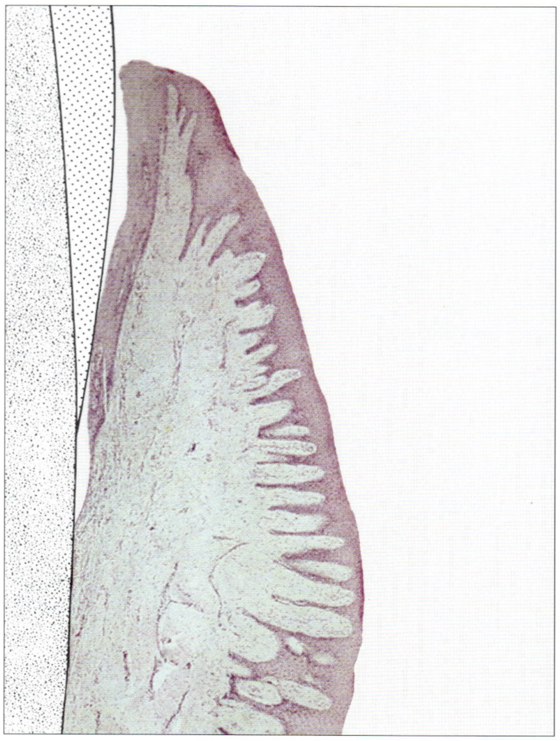

145 Gengiva saudável (esquerda)
Mesmo na gengiva saudável (IG 0, ISP 0), já se observa o início de um infiltrado inflamatório subepitelial muito discreto. Polimorfonucleares neutrófilos isolados atravessam o epitélio juncional praticamente íntegro (HE, aumento 10_).

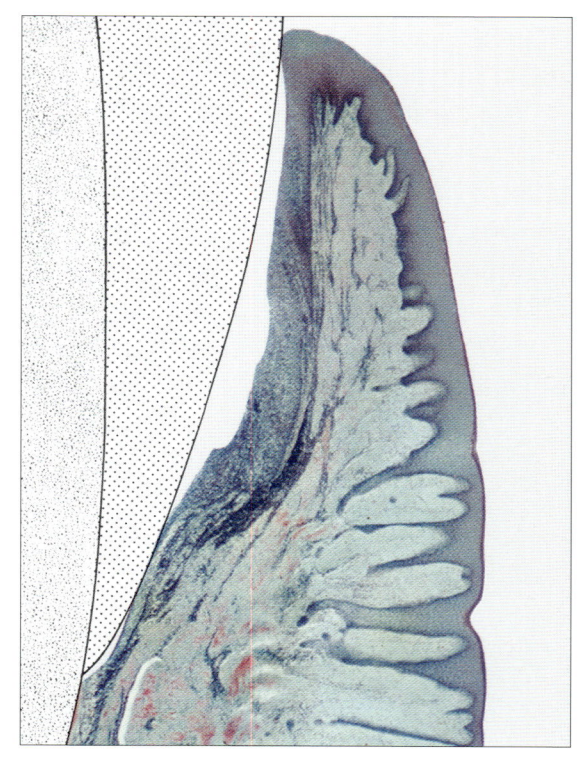

146 Gengivite leve (direita)
A exacerbação da inflamação clínica (IG 1, ISP 1) é acompanhada pelo aumento do infiltrado. Na área deste, ocorre perda de colágeno (Masson, 10_).

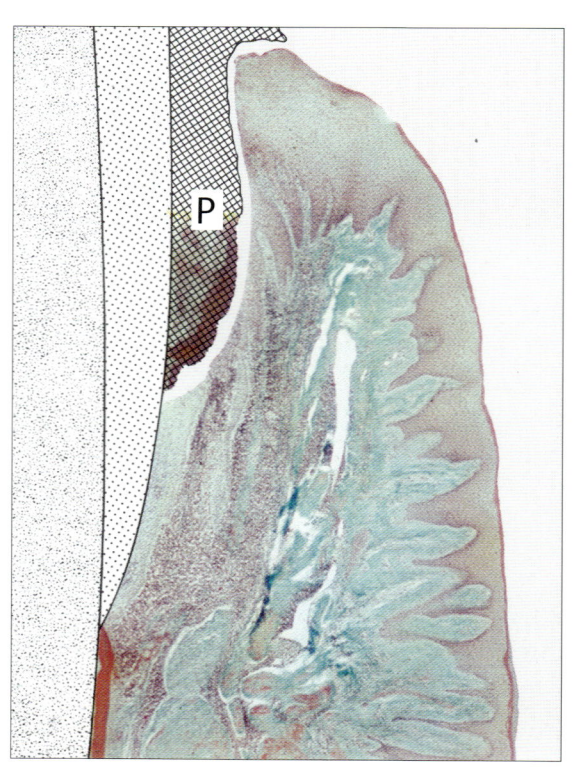

147 Gengivite moderada (esquerda)
Na gengivite com sinais clínicos claros (IG 2, ISP 2 e 3), o infiltrado é mais concentrado e abrange uma área mais ampla. A perda de colágeno se intensifica. O epitélio juncional prolifera lateralmente, e ocorre a formação de uma bolsa gengival. Placa subgengival (**P**) (Masson, 10_).

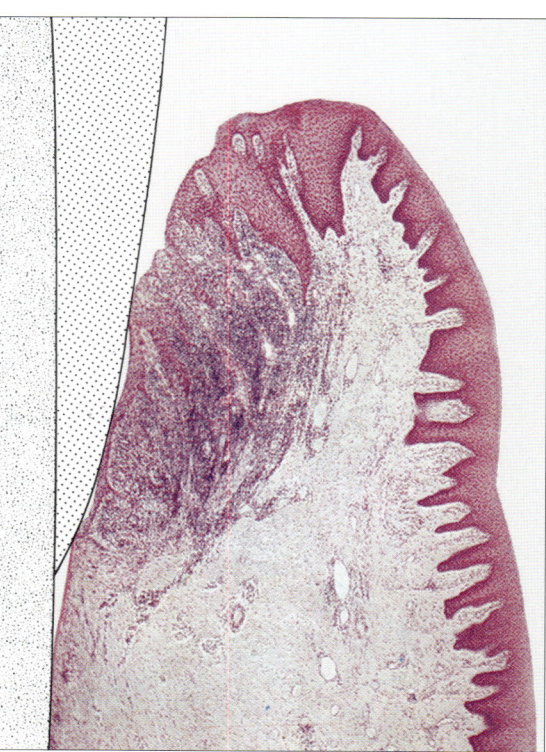

148 Gengivite grave (direita)
Edema intenso (IG 3, ISP 3 a 4). O infiltrado inflamatório é concentrado e atinge uma ampla área; há grande perda de colágeno. O epitélio juncional transformou-se em um epitélio de bolsa (bolsa gengival). Somente nas porções mais apicais encontram-se restos de epitélio juncional íntegro. Abaixo do epitélio juncional, em direção apical, a inserção conjuntiva permanece intacta (HE, 10_).

Sintomas clínicos

- Sangramento
- Eritema
- Aumento de volume por edemaciamento e hiperplasia
- Ulceração

O primeiro sintoma clínico significante de uma gengivite é o *sangramento* após a sondagem cuidadosa. Ela é causada pela introdução da sonda periodontal com ponta romba, através do epitélio juncional – não-irrigado e com densidade reduzida –, até o tecido conjuntivo subepitelial, rico em vasos sangüíneos. Neste estágio do processo inflamatório (ISP=1), o eritema gengival pode estar clinicamente ausente. Os sinais da gengivite avançada estabelecida são a intensificação do sangramento à sondagem, a *vermelhidão* evidente e as primeiras áreas de *edemaciamento*. Nos estágio mais avançado da gengivite, podem ocorrer sangramentos espontâneos e, eventualmente, ulcerações. As formas *crônicas* descritas, em seus diferentes graus de gravidade, não são dolorosas: a dor só está presente na gengivite *aguda* (p. ex., GUN p. 85).

Uma gengivite grave não evolui necessariamente para periodontite e, se tratada, é reversível.

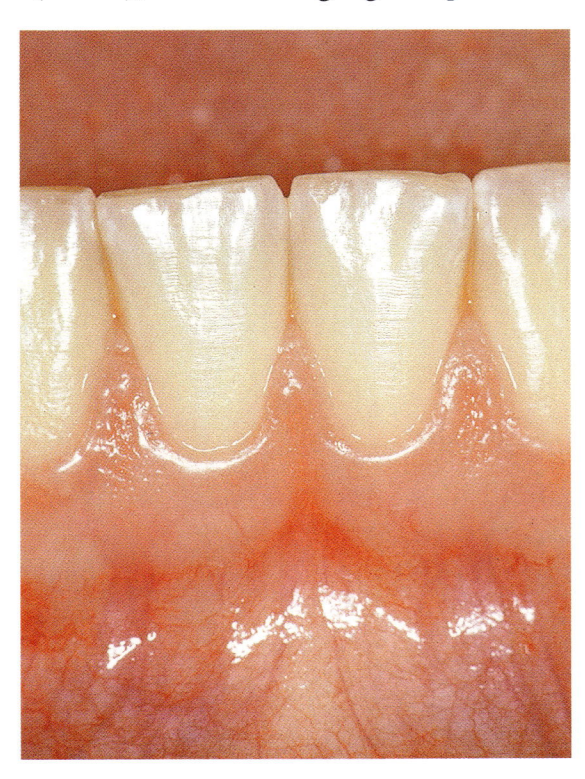

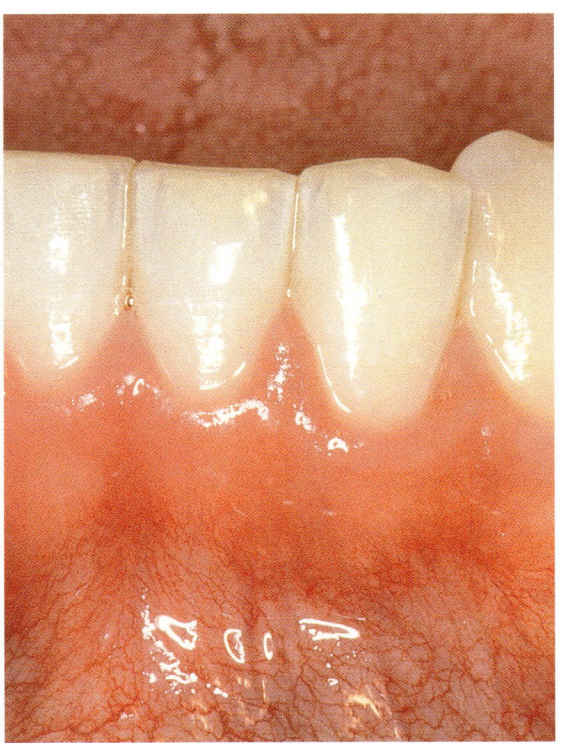

149 Gengiva saudável (esquerda)
A gengiva tem cor rosa-pálido e é pontilhada. É possível diferenciar a estreita margem de gengiva livre da inserida. A sondagem cuidadosa, com sonda de ponta romba, não provoca sangramento.

150 Gengivite leve (direita)
Leve rubor localizado, pouco visível; discreto aumento de volume; perda parcial do pontilhado da superfície e leve sangramento à sondagem.

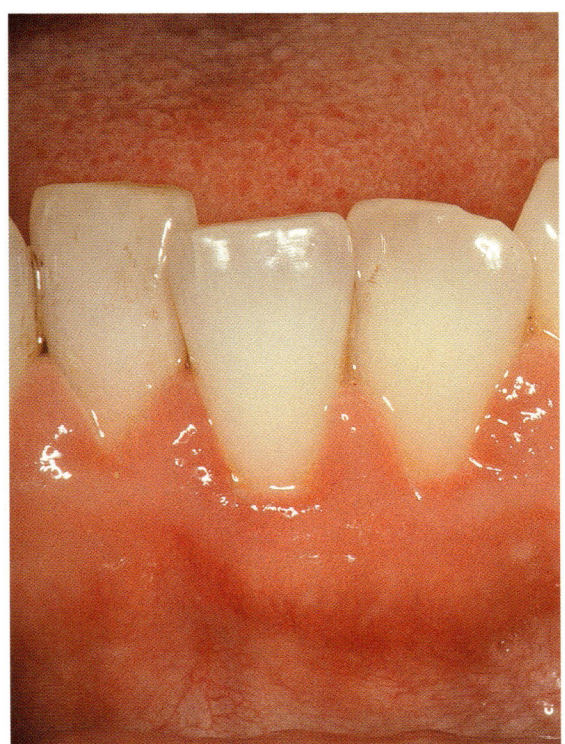

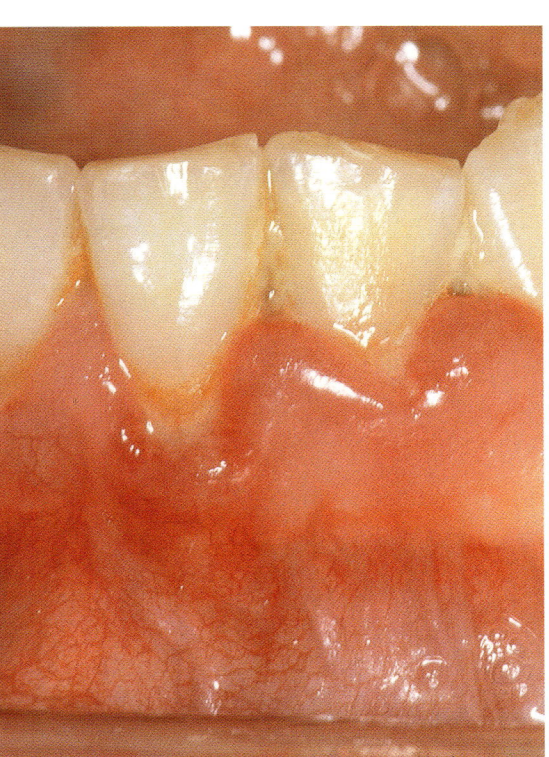

151 Gengivite moderada (esquerda)
Rubor evidente, aumento de volume por edema, perda do pontilhado da superfície, sangramento à sondagem.

152 Gengivite grave (direita)
Rubor intenso, aumento de volume por edema e hiperplasia, ausência de pontilhado superficial, ulceração interdental, forte sangramento à sondagem e sangramentos espontâneos.

82 Gengivite

Gengivite leve

Uma paciente de 23 anos consulta um cirurgião-dentista para exame de rotina. Ela não apresenta queixas, tampouco de doenças gengivais, embora na anamnese tenha mencionado um leve e eventual sangramento gengival durante a escovação. A sua higiene bucal é relativamente satisfatória: uma vez a paciente havia recebido orientações do dentista, mas, posteriormente, não foi realizada nenhuma espécie de controle. A paciente não está incluída em sistema de *manutenção*. Nos exames de rotina, efetuou-se esporadicamente a remoção de cálculos e foram feitas algumas restaurações.

Coleta de dados:
   IPI (índice de placa interproximal): 30%
   ISP (índice de sangramento papilar): 1,5
   PS (profundidade de sondagem): aprox. 1,5 mm no arco superior e 3 mm no inferior
   MD (mobilidade dental): 0
Diagnóstico: Gengivite em fase inicial.
Tratamento: Motivação, higiene bucal, remoção de placa e de cálculo dental.
Manutenção: Em intervalos relativamente longos; profilaxia.
Prognóstico: Muito bom.

153 Gengivite leve na região anterior
No arco superior, a gengivite mal pode ser diagnosticada clinicamente. Observa-se apenas rubor muito discreto.

No arco inferior, principalmente em algumas papilas, há edema leve e rubor discreto (setas).

Direita: Não se detecta nas radiografias perda óssea nos septos interdentários. Incisivos superiores com raízes curtas.

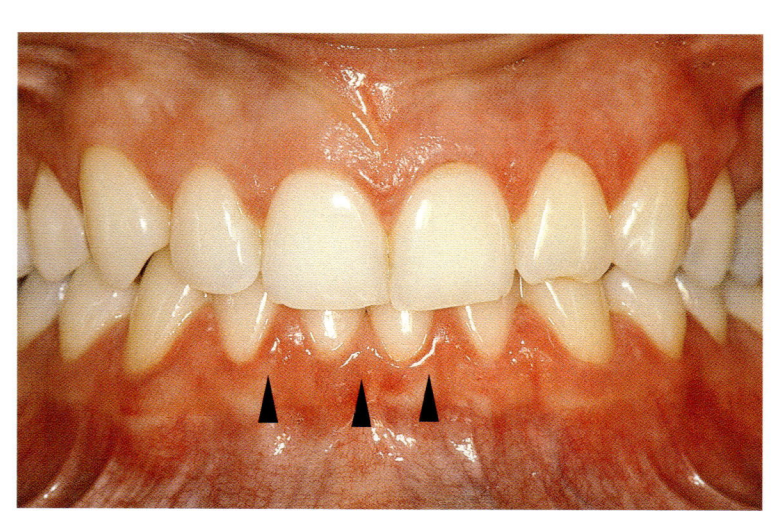

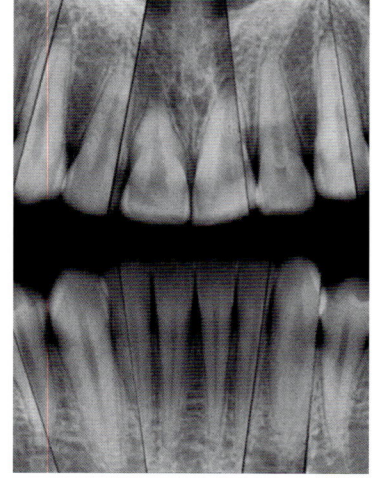

154 Sangramento papilar (PBI)
À sondagem cuidadosa do sulco com sonda periodontal de ponta romba, ocorre sangramento de primeiro e segundo graus na região das papilas. Esse sangramento é sinal evidente de gengivite.

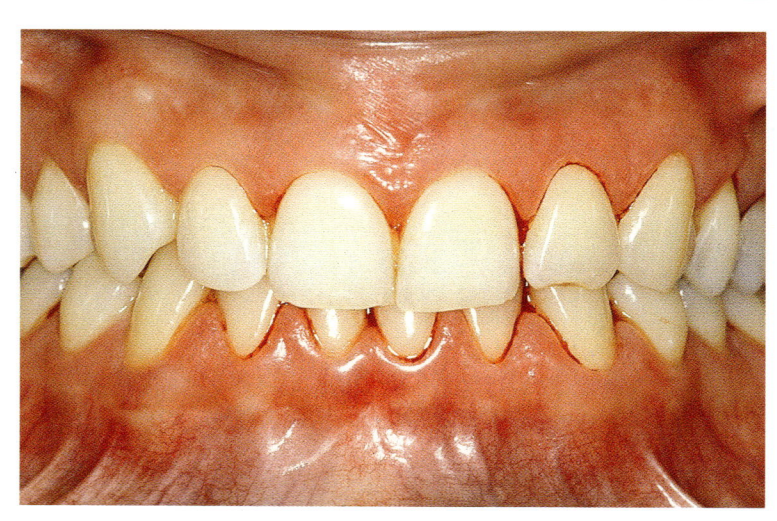

155 Evidenciação de placa
Observam-se depósitos de placa em áreas de colo do dente e entre os dentes.

Direita: Plexo capilar (**X**) na região do epitélio juncional com gengivite leve. Acima das setas brancas, vêem-se as alças capilares mais marginais, junto ao epitélio sulcular (**EOS**; preparado histológico de cão).

Cortesia de J. Egelberg

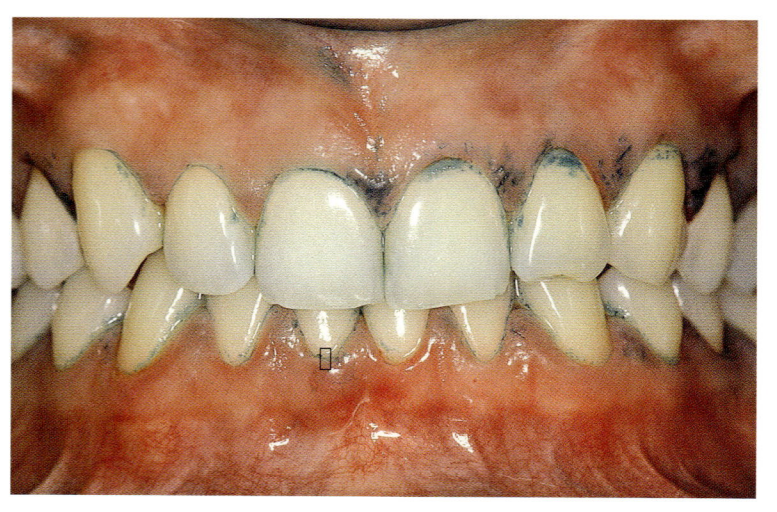

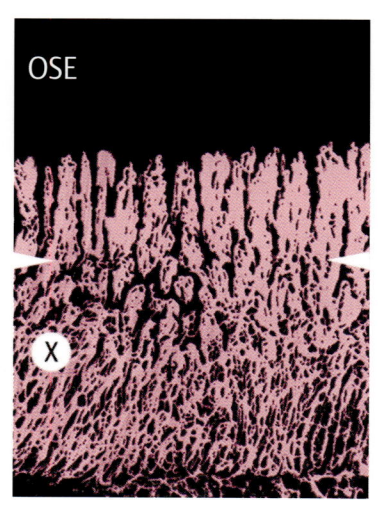

Gengivite moderada

Uma paciente de 28 anos queixa-se de sangramento gengival. Ela "escova os dentes", mas nunca recebeu instruções de higiene bucal de um cirurgião-dentista ou qualquer outro profissional da área. Os cálculos foram removidos raras vezes, e a profilaxia profissional nunca foi executada regularmente. Observam-se apinhamento generalizado e mordida aberta. Essas anomalias dificultam os processos de autolimpeza e a higiene oral, podendo ter agravado a gengivite.

Coleta de dados:
  IPI: 50%
  ISP: Sup. 2,6; inf. aprox. 3,4
  PS: Sup. aprox. 3 mm; inf. aprox. 4 mm
  MD: Sup. 0; inf. 1

Diagnóstico: Na região ântero-superior há gengivite moderada; na inferior, gengivite grave com a presença de pseudobolsas.
Tratamento: Motivação, higiene oral, remoção de placa e de cálculo; após reavaliação, eventualmente gengivoplastia.
Manutenção: No início, a cada 6 meses.
Prognóstico: Muito satisfatório se houver boa colaboração da paciente.

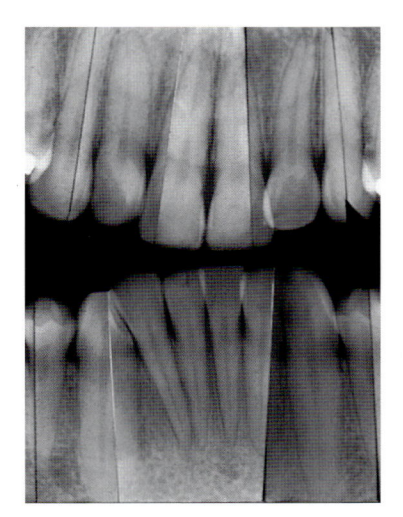

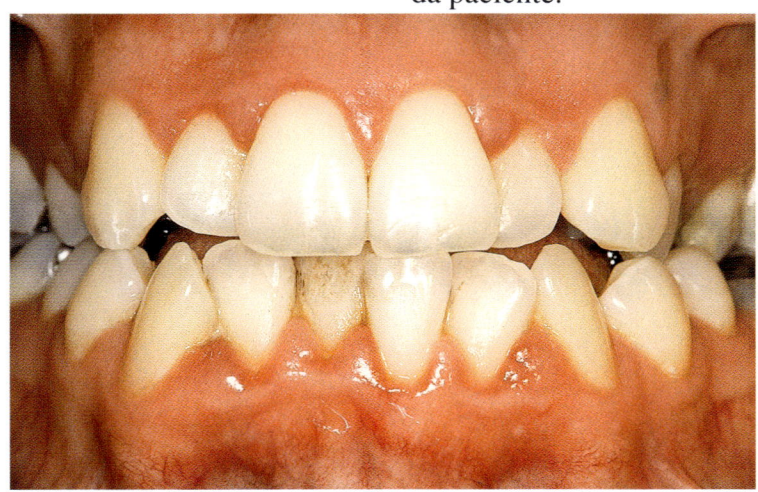

156 Gengivite moderada na região dos incisivos
Rubor e aumento de volume da gengiva. Os sinais são mais intensos no segmento inferior do que no superior.

Esquerda: Nas radiografias, não se observam perdas ósseas (desmineralização) nos septos interdentários.

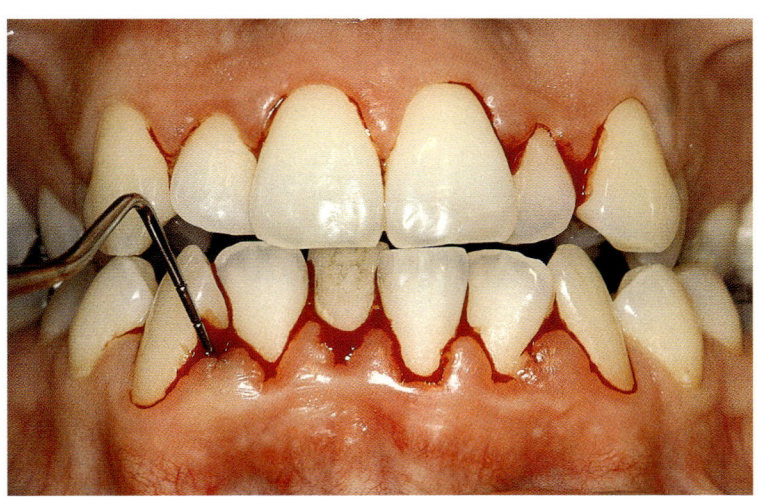

157 Sangramento gengival (ISP)
O ISP confirma a intensa gengivite, visível principalmente no segmento ântero-inferior. Após a sondagem ao longo das papilas, observam-se sangramentos de segundo e terceiro graus.

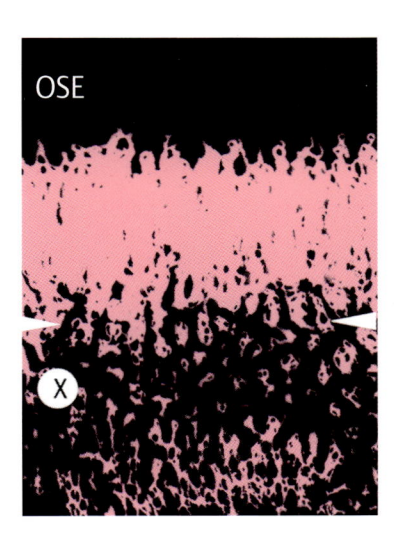

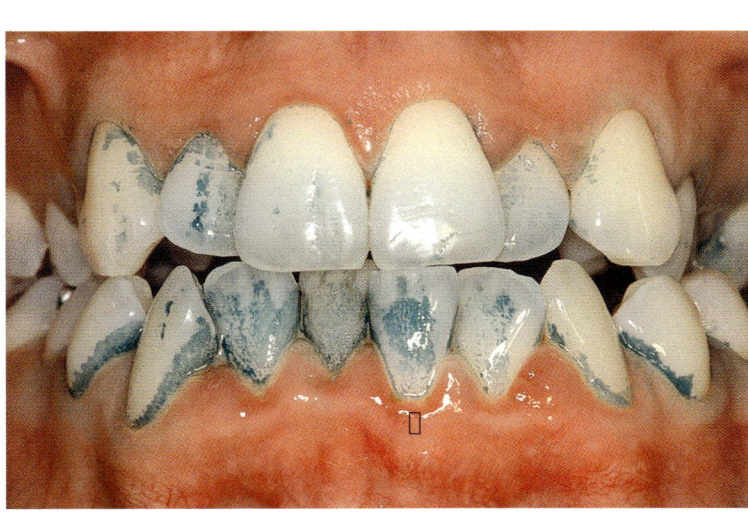

158 Evidenciação de placa
Presença moderada de placa no arco superior. No inferior, acúmulo maior de placa, especialmente junto à margem gengival.

Esquerda: Plexo capilar na região do epitélio juncional com gengivite mais intensa (Fig. 155, à direita).

Cortesia de *J. Egelberg*.

Gengivite grave

Um paciente de 15 anos, supostamente com periodontite juvenil (PJL/tipo III A), é encaminhado ao especialista. A gengivite acentuada, porém, é um indício contrário da primeira suspeita. A sondagem e as radiografias não indicam perda de inserção em dentes anteriores e molares.

O paciente praticamente não executa higiene oral, afirmando que não pode escovar os dentes, porque a gengiva sangra ao primeiro toque. Ele nunca recebeu instruções de higiene oral ou uma motivação adequada, e tampouco foi feito tratamento da gengivite.

Coleta de dados:
- IPI: 88%
- ISP: 3,5
- PS: Pseudobolsas de até 5 mm
- MD: 0

Diagnóstico: Gengivite grave, com aumento de volume por edema e hiperplasia na região vestibular anterior, respiração bucal como fator modificador.
Tratamento: Motivação, instrução de higiene oral, profilaxia. Após reavaliação, eventualmente gengivoplastia.
Manutenção: No início, a cada 3 meses.
Prognóstico: Bom, se houver colaboração do paciente.

159 Gengivite grave
São evidentes os sintomas clínicos da gengivite, como vermelhidão e aumento de volume por edema e hiperplasia. O acometimento concentra-se principalmente na região dos incisivos (leve apinhamento, respiração bucal?). A sondagem da bolsa não indica perda de inserção (não há bolsa além do limite cemento-esmalte).

Direita: Ausência de perda óssea nos espaços interdentários.

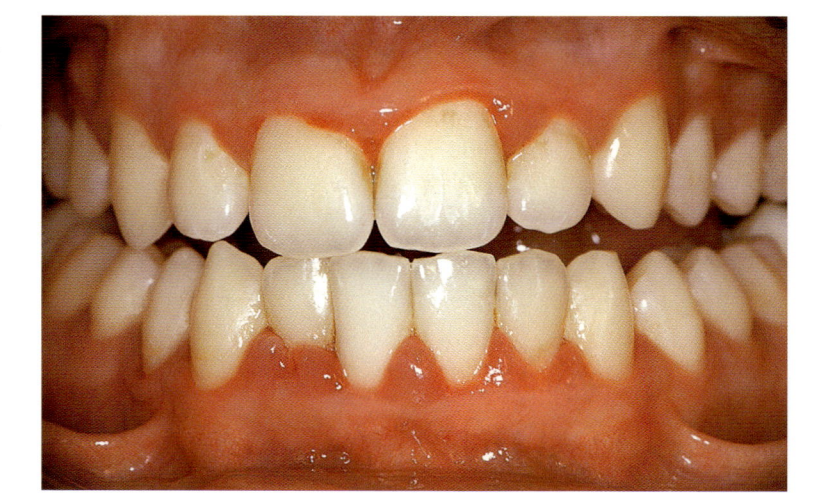

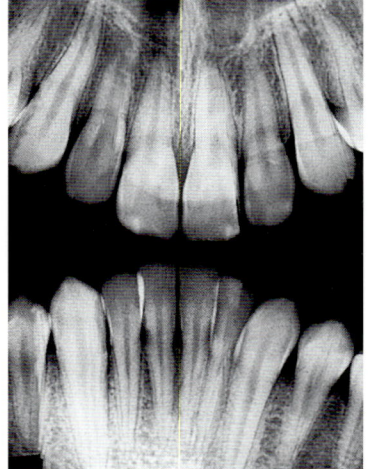

160 Índice de sangramento papilar (ISP)
A sondagem das pseudobolsas com uma sonda periodontal de ponta romba provoca imediato e intenso sangramento (ISP de grau 4). Na região dos molares e pré-molares, a inflamação é menos intensa.

Nos casos de grande aumento de volume gengival, devem-se investigar possíveis fatores sistêmicos – efeitos colaterais de medicamentos, distúrbios sistêmicos.

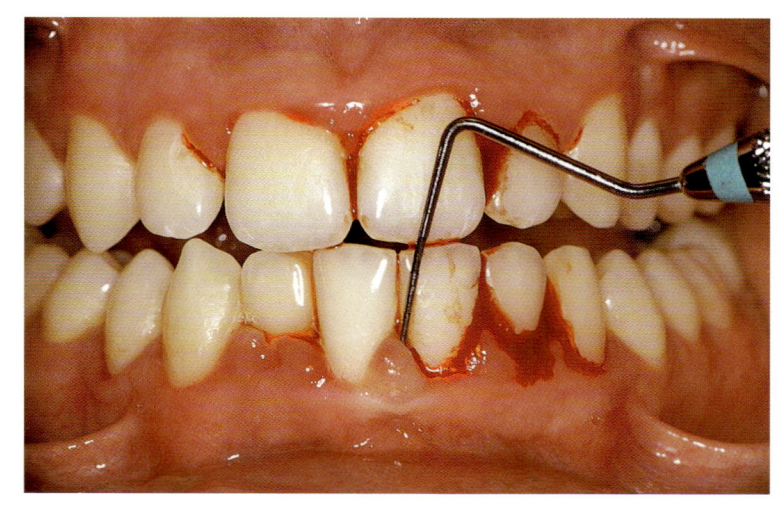

161 Evidenciação de placa
Acúmulo moderado de placa supragengival. A extensão subgengival da placa na pseudobolsa não é visível. Em vista da acentuada inflamação gengival na região anterior, porém, esperava-se quantidade maior de placa.

Direita: Vista aproximada da região dos dentes 21 e 22. A papila apresenta grande aumento de volume, rubor intenso e nenhum pontilhado.

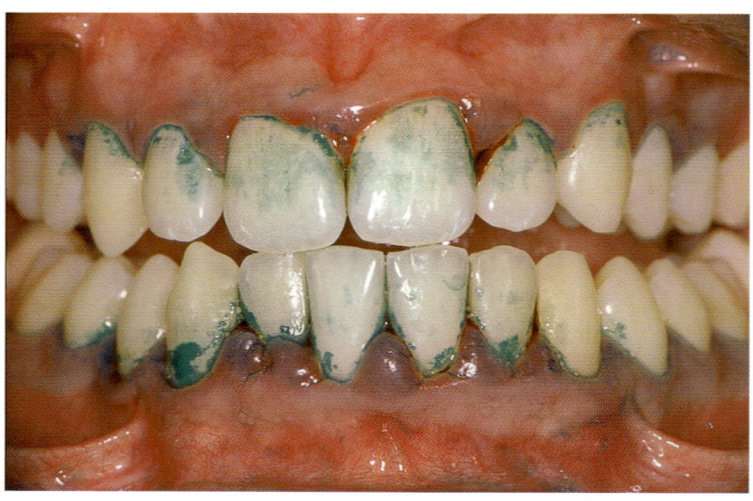

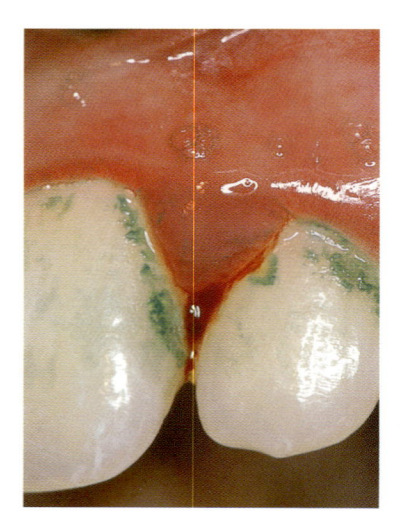

Gengivite/periodontite ulcerativa

G/PERUN = Gengivite/periodontite ulcerativa necrosante tipo V A (GUN) e V B (PERUN)

A gengivite ulcerativa é, na maioria das vezes, uma inflamação gengival aguda, dolorosa, de rápida progressão e ulcerativa, que pode transformar-se em doença crônica. Quando não é tratada, ela evolui localmente para uma periodontite ulcerativa. A doença raramente acomete todos os segmentos dentais de modo generalizado e uniforme. Ela pode apresentar-se bastante avançada nos dentes anteriores, acomentendo apenas discretamente ou não acometendo os pré-molares e molares vizinhos e vice-versa. Não há explicação segura para isso (nichos, bactérias localizadas, grupos dentais, higiene, isquemia?). A gengivite/periodontite ulcerativa apresenta, em geral, apenas bolsas pouco profundas, pois a gengiva sofre degeneração necrótica simultaneamente à perda de inserção. Úlceras secundárias surgem apenas raras vezes na mucosa (AAP, 1996e). *Atenção:* Quadros ulcerativos podem ser sinais de que o paciente é HIV-positivo ou tem AIDS (p. 151).

Nas últimas décadas, a ocorrência da gengivite/periodontite ulcerativa parece ter regredido (exceto no caso de pacientes HIV-positivos e de pacientes com AIDS). Os estudos sobre a *prevalência* na população mais jovem, de 0,1 a 1%, apresentam grandes variações.

A *etiologia* das ulcerações ainda não foi completamente esclarecida. Além da placa bacteriana e de gengivites pré-existentes, supõe-se que os seguintes fatores locais e sistêmicos sejam predisponentes:

Fatores locais
- Má higiene bucal
- Grande quantidade de espiroquetas, bactérias fusiformes, *P. intermedia* e, em alguns casos, *Selenomonas* e *Porphyromonas* na placa bacteriana
- Fumo (irritação local pelo alcatrão)

Fatores gerais
- Estafa, tensão psíquica, estresse, álcool
- Fumo: nicotina como simpatomimético e monóxido de carbono (CO) como quimiotático
- Idade (15 a 30 anos)
- Época do ano (no hemisfério norte: setembro/outubro e dezembro/janeiro; Skâch e cols., 1970)

Em geral, os pacientes com lesões ulcerosas possuem *hábitos semelhantes*: a maioria deles não dá grande importância aos dentes. São adultos jovens, fumantes (tabaco com grande quantidade de alcatrão e nicotina), que têm um higiene bucal apenas regular e, freqüentemente, mostram indiferença em relação à própria doença, interessando-se pelo tratamento somente nas fases agudas, quando sentem dor.

O *quadro* é agudo, e raramente ocorre febre. As papilas acometidas podem degenerar-se em poucos dias com a ulceração. A fase aguda pode passar a um estágio crônico quando há melhora da resistência (ver fatores predisponentes) ou mediante o uso de colutórios e soluções assépticas por iniciativa do paciente. As ulcerações não-tratadas normalmente recidivam, evoluindo de forma rápida a uma periodontite ulcerativa (perda de inserção, bolsas pouco profundas).

Tratamento: Além dos procedimentos mecânicos de limpeza, a primeira fase do tratamento inclui suporte medicamentoso. Nas lesões, utilizam-se pomadas de cortisona/antibiótico e, eventualmente, géis de metronidazol. Em casos mais graves, pode-se prescrever o uso sistêmico de metronidazol (p. ex.; Flagyl; Medicamentos: p. 287). Após a remissão dos sintomas agudos, nos casos mais avançados da doença, geralmente são indicados procedimentos cirúrgicos corretivos.

Histopatologia

O aspecto clínico da gengivite/periodontite ulcerativa também apresenta correspondência com o histopatológico. Ambos, porém, diferenciam-se nitidamente daqueles da gengivite simples.

Em virtude da reação aguda, uma quantidade maciça de granulócitos polimorfonucleares (PMN) atravessa o epitélio juncional em direção ao sulco e ao *col* e, diferentemente do que ocorre na gengivite simples, prossegue em direção à extremidade papilar e ao epitélio oral. As papilas sofrem degeneração necrótica. Sobre a lesão ulcerada, há uma pseudomembrana branca, visível, composta por bactérias, leucócitos e células epiteliais em degradação e fibrina. O tecido abaixo da úlcera apresenta edema, hiperemia e grande quantidade de infiltrado PMN. Nos casos de ulcerações que perduram por mais tempo, encontram-se nas camadas teciduais mais profundas também linfócitos e plasmócitos. Nas áreas infiltradas, a degeneração colágena inicia-se rapidamente.

Espiroquetas e outras bactérias podem invadir o tecido lesado (Listgarten, 1965; Listgarten e Lewis, 1967).

162 Biópsia de papila
Biópsia de uma paciente com leve gengivite ulcerativa – aspecto clínico semelhante ao da Figura 164. A extremidade da papila e o tecido em direção ao *col* sofreram degeneração ulcerosa (**U**).

O epitélio oral (**EO**, corado de amarelo) está praticamente íntegro. Nas áreas mais profundas da biópsia, vê-se colágeno intacto, corado de vermelho, enquanto o colágeno abaixo do tecido degenerado mostra grande destruição (van Gieson, 10_).

A seta indica a área ilustrada na Figura 163, com forte aproximação da imagem.

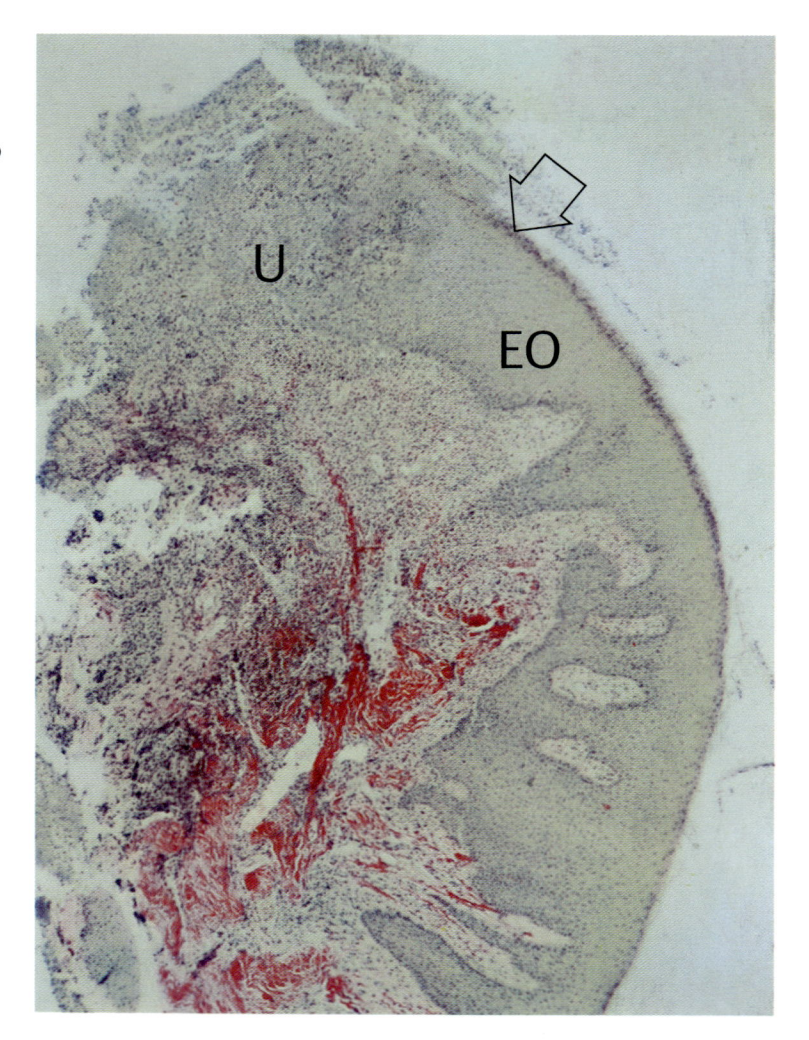

163 Superfície do tecido em degeneração
Na metade superior da figura, vêem-se bactérias fusiformes em grande densidade (**FUS**). Espiroquetas possivelmente presentes não podem ser vistas com essa coloração; os numerosos polimorfonucleares neutrófilos (**PMN**), porém, mostram-se bastante evidentes. As estruturas acastanhadas, com núcleos fracamente corados, são células epiteliais em degeneração (van Gieson, 1.000×).

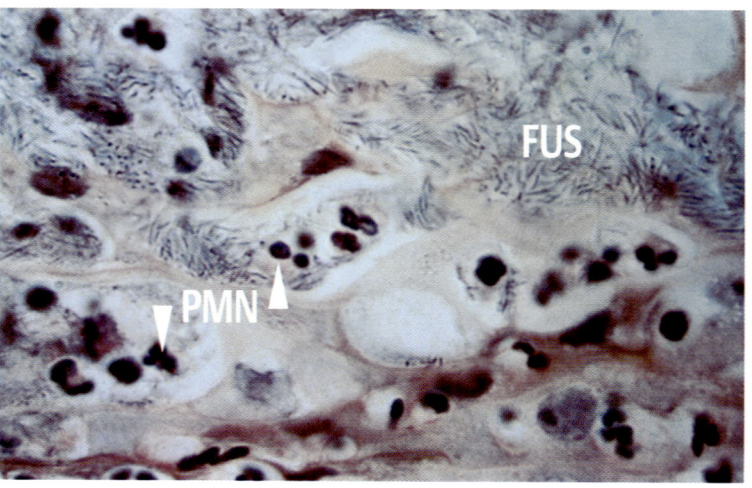

Sintomas clínicos – bacteriologia

- Degeneração necrótica da gengiva, ulcerações
- Dor
- Halitose
- Bactérias específicas

A degeneração necrótica da extremidade papilar inicia-se no espaço interdental (*col*), estendendo-se para toda a papila e, às vezes, também para as porções marginais da gengiva. Ainda não se sabe se a degeneração tecidual é por obstrução dos vasos ou por invasão de bactérias no tecido.

Apenas em raros casos formam-se úlceras secundárias na mucosa jugal, lábios ou língua. Caso não se proceda a nenhum tratamento, o tecido ósseo periodontal também pode ser atingido. O primeiro sintoma clínico da gengivite ulcerativa é dor local.

A halitose do paciente tem odor adocicado característico.

Deve-se fazer o diagnóstico diferencial entre a gengivite ulcerativa generalizada e a *gengivoestomatite herpética* (p. 131), que é sempre acompanhada de febre.

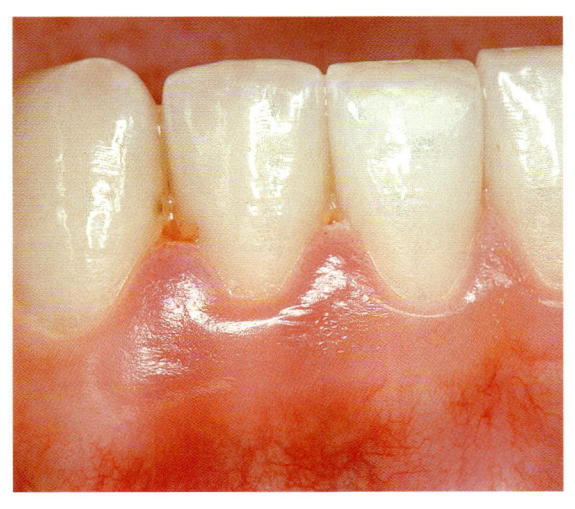

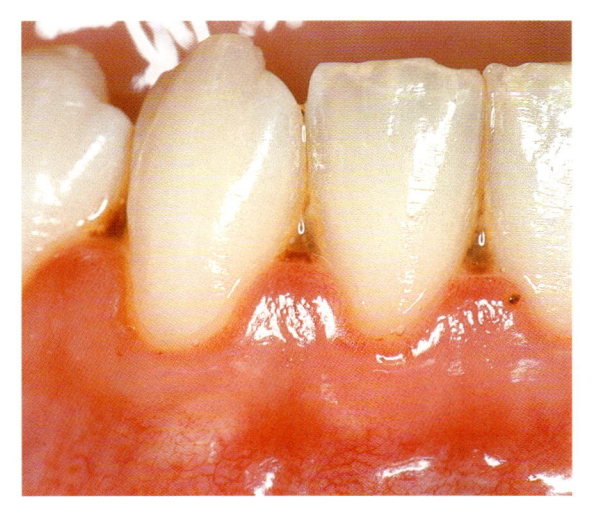

164 Primeiro sintoma da gengivite ulcerativa
As extremidades papilares começam a degenerar a partir da *col*. As lesões estão recobertas pela típica pseudomembrana esbranquiçada. Os primeiros sintomas dolorosos podem surgir ainda antes das ulcerações. É nesse estágio (reversível) que a gengivite ulcerativa deve ser diagnosticada e tratada.

165 Estágio avançado das ulcerações (direita)

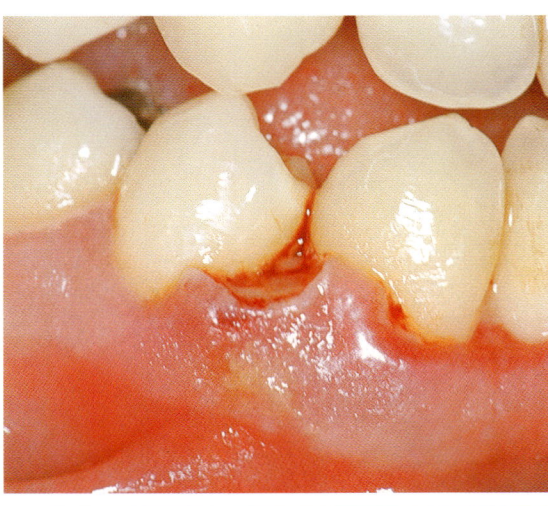

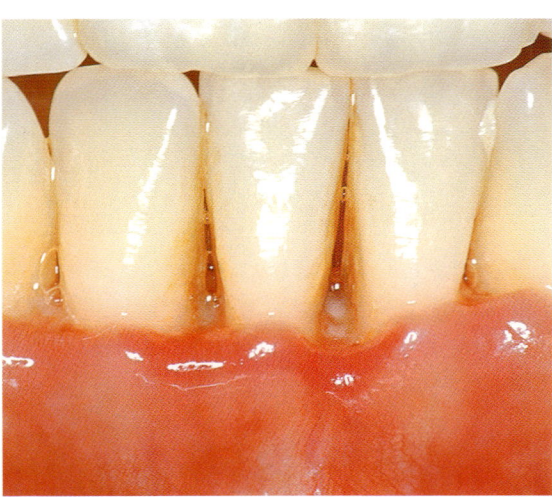

166 Degeneração completa das papilas (esquerda)
Observe o acometimento irregular: ausência de lesões entre os pré-molares, porém, há lesões necróticas iniciais na margem gengival mesial ao canino. Degeneração total da papila entre o canino e o pré-molar.

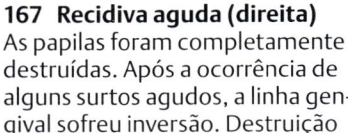

167 Recidiva aguda (direita)
As papilas foram completamente destruídas. Após a ocorrência de alguns surtos agudos, a linha gengival sofreu inversão. Destruição inicial dos septos alveolares (periodontite ulcerativa).

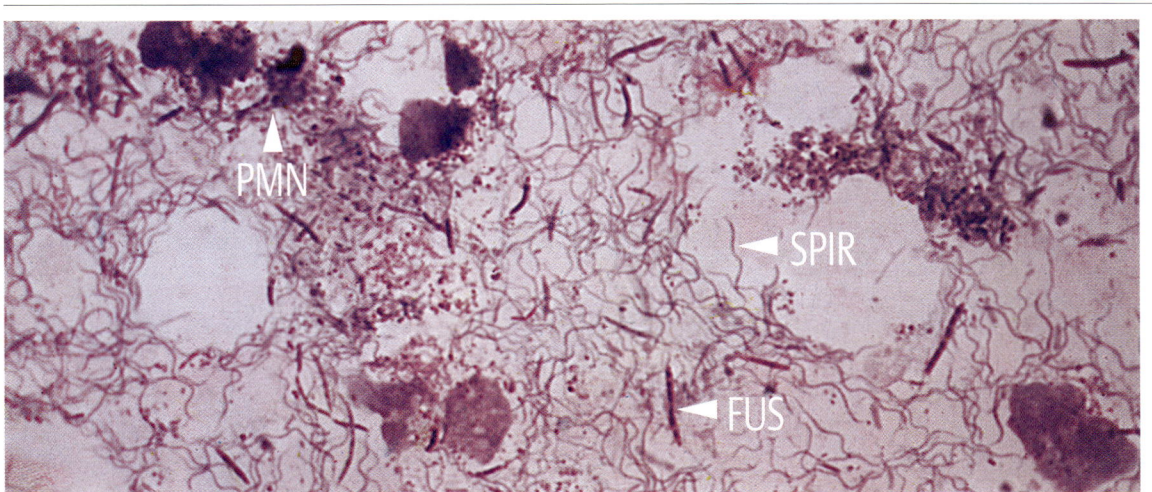

168 Bacteriologia – citologia esfoliativa da pseudomembrana
Além de células em decomposição, granulócitos (**PMN**) e bactérias fusiformes (**FUS**), observa-se grande quantidade de espiroquetas (**SPIR**) (van Gieson, 1.000×).

Gengivite ulcerativa (GUN)

Uma paciente de 19 anos queixa-se de dor e sangramento gengival iniciados há três dias.

Dados coletados:
IPI: 70%
ISP: 3,2 na região dos incisivos
       2,6 na região dos molares e dos pré-molares
PS: 2 a 3 mm
MD: 0 a 1

Diagnóstico: Gengivite ulcerativa aguda, fase inicial; GUN, tipo V A.
Tratamento: Na primeira sessão, profilaxia mecânica cautelosa; medicação local: aplicação tópica de antibióticos/cortisona; gel de metronidazol (p. ex, Elysol; ver p. 293). Enxágues com soluções de perborato de sódio que liberam H_2O_2, etc.
Acompanhamento: Motivação, repetidas instruções de higiene, remoção de placa e cálculo.
Prognóstico: Sob tratamento, bom, se houver boa colaboração do paciente.

169 Estágio inicial
Início de degeneração ulcerativa aguda de algumas extremidades papilares (setas). Outras papilas também apresentam leves sinais de inflamação, mas sem necrose.

Direita: Nas radiografias, não se observam perdas das cristas interdentais.

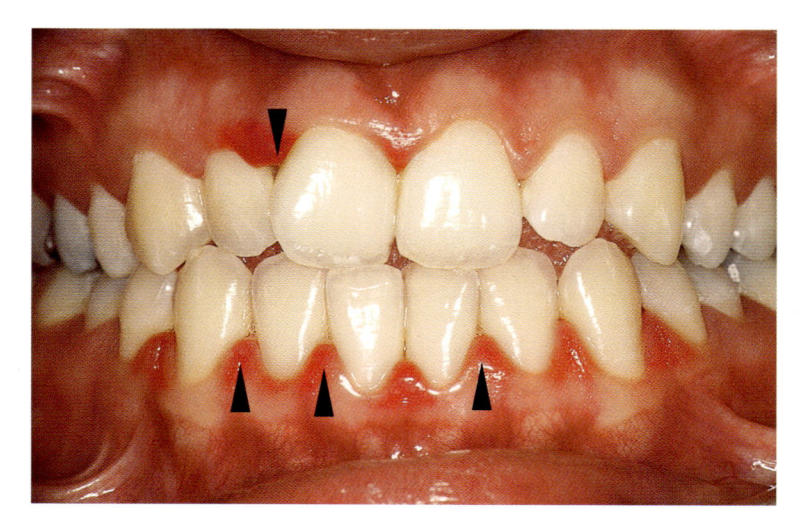

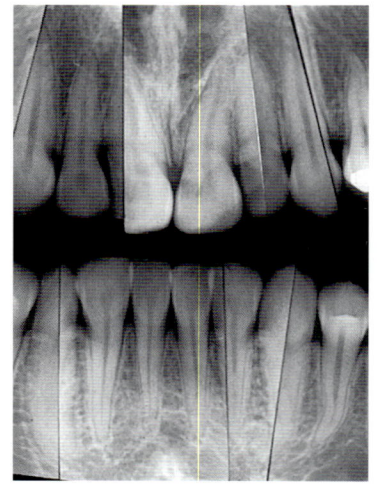

170 Início da degeneração papilar no superior
Entre o incisivo central e o lateral, degradação da extremidade papilar e edema e hiperemia da base. Entre o incisivo lateral e o canino, observam-se os primeiros sinais de necrose das extremidas papilares.

Papila hiperemiada entre os incisivos centrais, mas nenhum sinal de necrose. Em caso de dor à sondagem do local, pode-se supor que a necrose já teve início a partir do *col*.

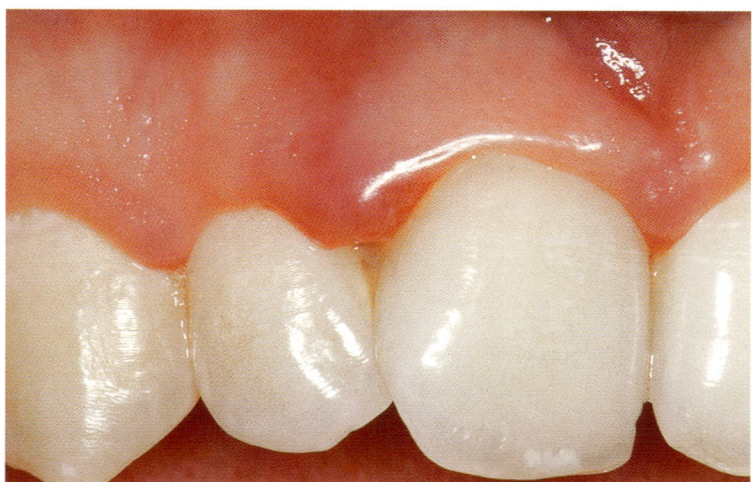

171 Degradação das extremidades papilares no segmento anterior inferior
Todas as papilas apresentam ulceração inicial e estão recobertas por pseudomembrana (fibrina, células teciduas degradadas, leucócitos, bactérias).

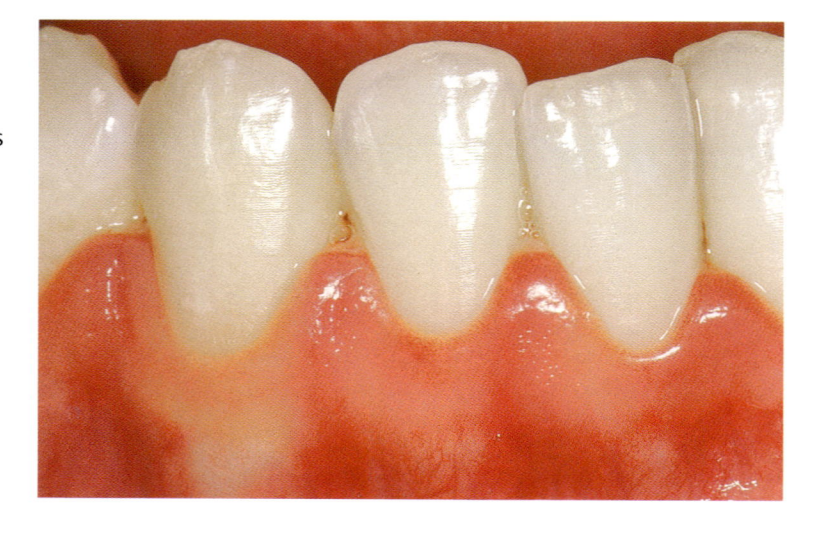

Periodontite ulcerativa (PERUN)

A periodontite ulcerativa desenvolve-se sempre – às vezes, muito rapidamente – a partir de uma gengivite ulcerativa (GUN). A profundidade das bolsas pode ser muito pequena, pois a degeneração da gengiva acompanha a perda de inserção (PI). Após o tratamento, a GUNA pode ser completamente curada, enquanto a periodontite ulcerativa sempre leva a danos irreversíveis (PI, perda óssea). As fases agudas e subagudas se intercalam. As fases agudas são sempre dolorosas, ao contrário da gengivite simples. A periodontite ulcerativa, assim como a GUN, raramente é generalizada.

Tratamento: Nas fases agudas, executa-se – como no tratamento da gengivite ulcerativa – a remoção cuidadosa de placa e concreções. Pode-se complementar o tratamento com medicação local. Após a remissão da dor, iniciam-se os procedimentos mecânicos de raspagem sistematicamente. Nos casos mais graves, a intervenção cirúrgica após a remissão de todos os sintomas agudos é praticamente obrigatória, variando de gengivoplastias a cirurgias corretivas com rebatimento de retalho. O acompanhamento rigoroso é indispensável, pois as ulcerações tendem a recidivar.

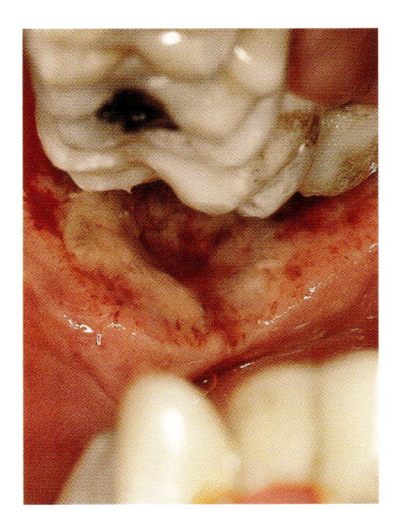

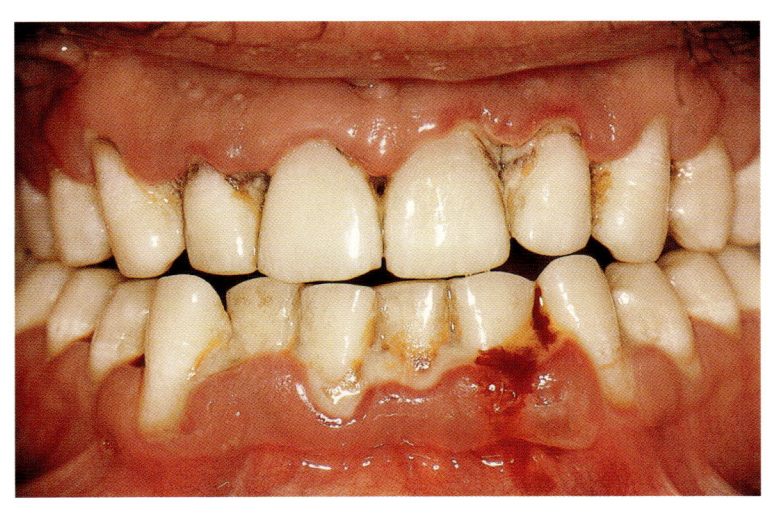

Estágio agudo

172 Gengivoperiodontite ulcerativa – segundo surto agudo
Um paciente de 26 anos tem surto agudo pela segunda vez. Além da gengivite, houve perda de inserção na região dos incisivos superiores. (Tratamento, p. 90.)

Esquerda: Extensa úlcera de contato dolorosa na região do 18. Após a remissão do estado agudo, extração do terceiro molar.

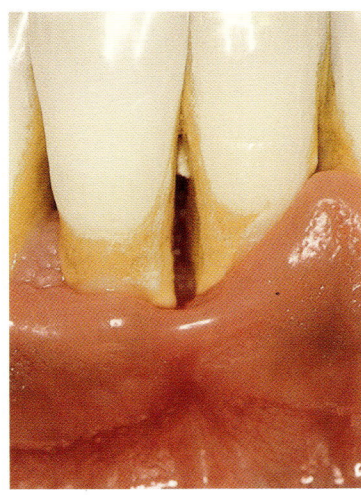

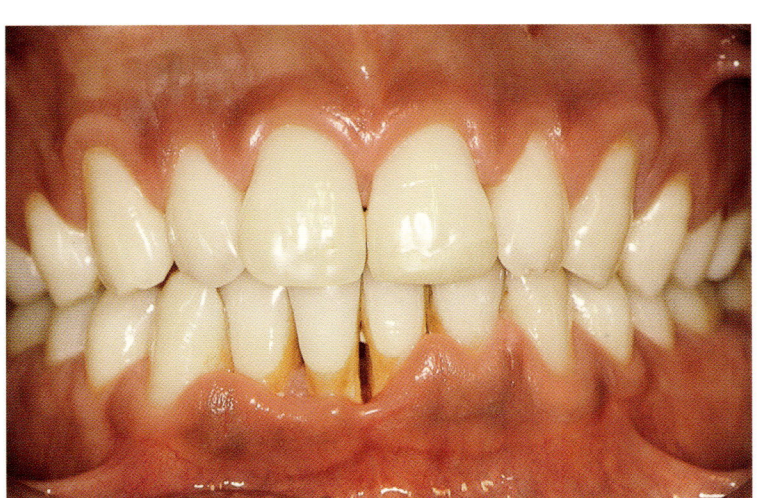

Fases de intervalo

173 Periodontite ulcerativa localizada
O paciente de 22 anos teve dois surtos agudos que não foram tratados por nenhum profissional. No momento da consulta, não se queixava de dor: *fase de intervalo.*

Esquerda: Perda de inserção acentuada, mas estritamente localizada na região ântero-inferior. O defeito interdental pode voltar a expandir-se se houver acúmulo de placa ou queda geral da resistência imunológica.

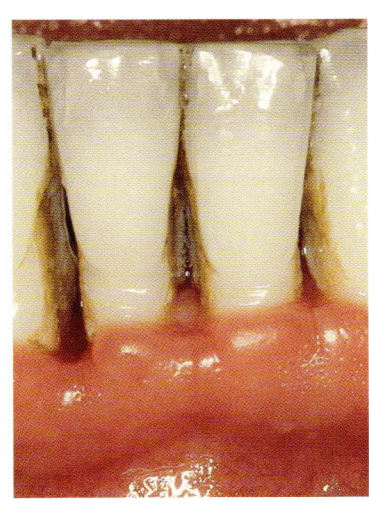

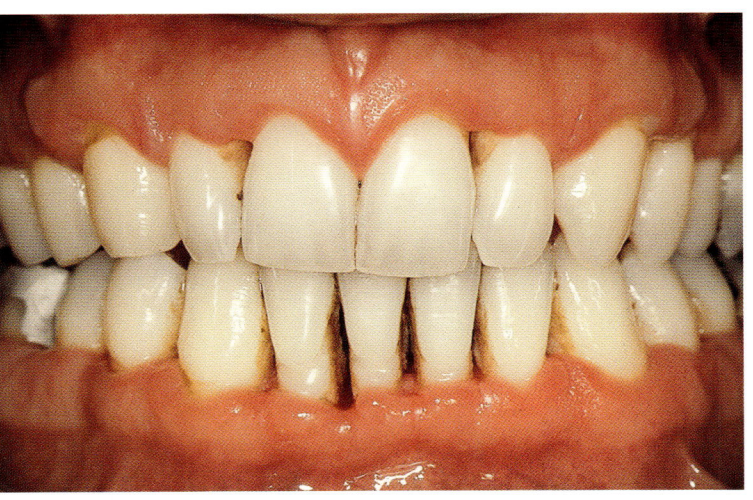

174 Periodontite ulcerativa generalizada
O paciente de 30 anos queixa-se de "redução da gengiva". Embora houvesse tido sintomas dolorosos diversas vezes nos anos anteriores, não buscou tratamento. As lesões, indolores no momento do exame, apresentavam estágios de progressão variados: *fase de intervalo.*

Esquerda: Na região ântero-inferior, especialmente entre os dentes 41 e 42, a perda de inserção mostra-se bastante avançada.

Gengivoperiodontite ulcerativa – tratamento

O paciente de 26 anos (ver também Figura 172), sem problemas de saúde geral, reclama de dor intensa e "gengiva inflamada". Cerca de ano antes da consulta, uma inflamação semelhante havia regredido apenas com o uso de colutórios e sem intervenção profissional. O paciente fuma cerca de 40 cigarros (tabaco do tipo Maryland) por dia.

Coleta de dados:
IPI: 80%   ISP: 3,2
PS: 3 a 5 mm   MD: 0 a 1
2ª crise aguda (após um ano)

Diagnóstico: Gengivoperiodontite ulcerativa aguda, generalizada.

Tratamento: Na fase aguda, profilaxia supragengival cuidadosa, bochechos com solução de clorexidina; nas bolsas, medicamentos de liberação lenta (p. ex., metronidazol: Elysol gel). Após a remissão do estado agudo, remoção sistemática de placa e cálculos supra e subgengivais. A finalização com correções cirúrgicas (gengivoplastias) não pôde ser realizada.

Acompanhamento: Não foi aceito pelo paciente.

Prognóstico: Incerto, devido à adesão insatisfatória do paciente.

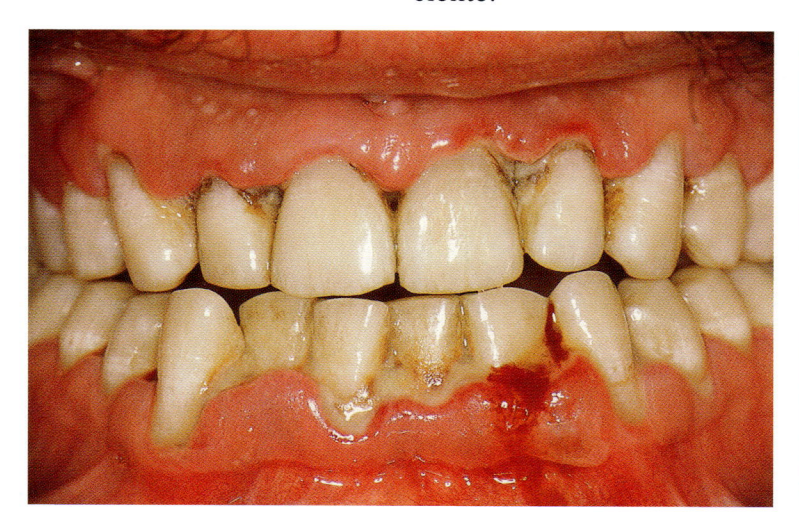

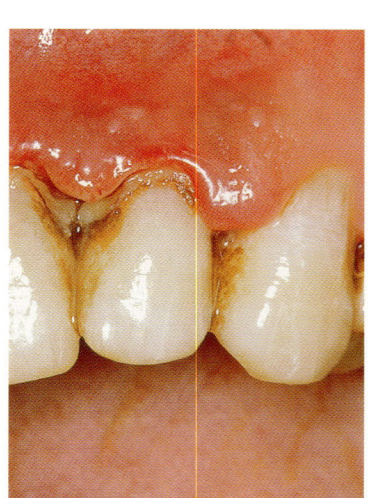

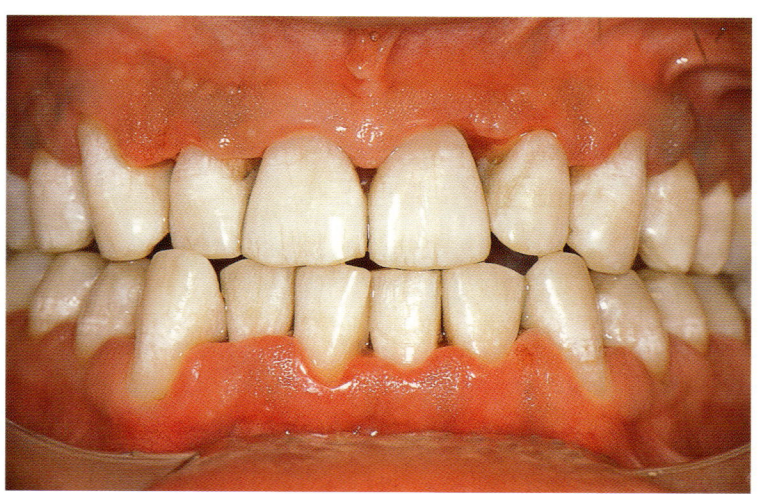

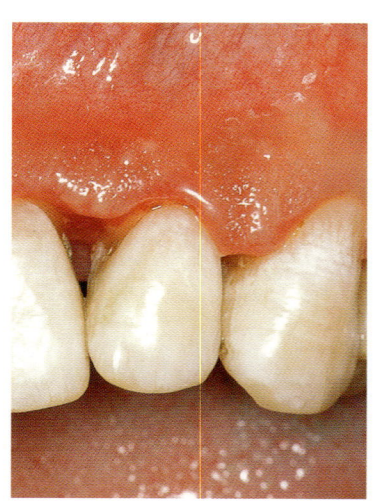

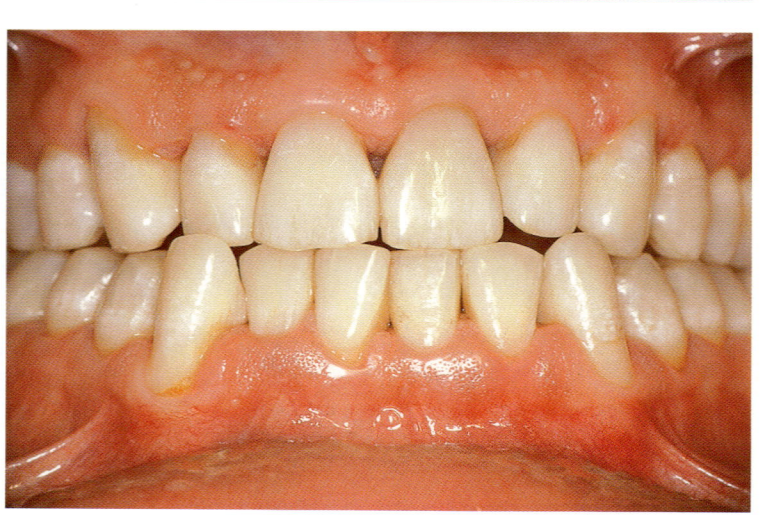

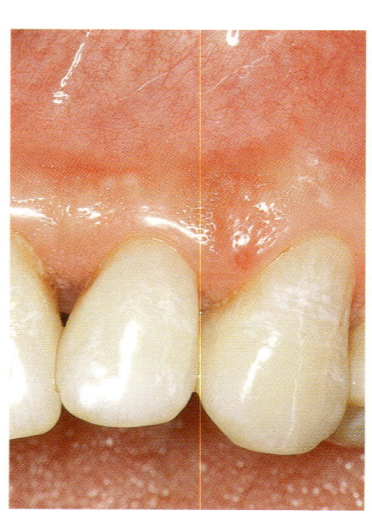

175 Gengivoperiodontite ulcerativa em um paciente de 26 anos
Degeneração necrótica da gengiva, especialmente das papilas da região anterior; aumento de volume gengival; sangramento ao toque e espontâneo, grande acúmulo de placa.

Um ano antes – aproximadamente na mesma época do ano (dezembro) –, a doença surgiu pela primeira vez.

Direita: Vista aproximada da região do 22.

176 Aspecto após 6 dias
Nesse intervalo de tempo, foram realizadas duas sessões (no primeiro e no quarto dias) de profilaxia cuidadosa (tratamento medicamentoso complementar descrito no texto).

Os sintomas agudos regrediram o suficiente para o início dos procedimentos mecânicos sistemáticos.

Direita: Vista aproximada da região do 22.

177 Aspecto final
Após a execução sistemática de diversas raspagens supra e subgengivais (sem cirurgia), a GUN está "curada". A gengiva ainda se apresenta relativamente volumosa, tendo sido indicada gengivoplastia. O paciente, porém, afirma "sentir-se bem" e recusa a continuação do tratamento, comportamento comum em pacientes de GUN.

Direita: Aspecto final.

Vista aproximada da região do 22.

Gengivites moduladas por hormônios
Tipos I A 2 a

Alterações e disfunções da regulação hormonal não causam, em geral, inflamações gengivais, mas podem exacerbar uma gengivite originada por placa bacteriana. Além da carência de insulina (diabete melito, p. 132, 215), são sobretudo os hormônios sexuais femininos que intensificam as gengivites comuns:

- Gengivite da puberdade
- Gengivite gravídica
- Gengivite associada a contraceptivos (rara)
- Gengivite menstrual ou intermenstrual
- Gengivite do climatério.

Gengivite da puberdade

De acordo com estudos epidemiológicos, as gengivites são ligeiramente mais acentuadas durante a puberdade do que nos anos que a precedem ou a sucedem (Curilović e cols., 1977; Koivuniemi e cols., 1980; Stamm, 1986). Nos casos de respiração bucal e má higiene bucal, podem desenvolver-se hiperplasias gengivais características, principalmente na região ântero-superior (Figuras 178 e 179). *Tratamento:* Higiene bucal, remoção de placa e de cálculos; no caso de hiperplasias exacerbadas, gengivoplastia. Eventualmente, tratamento da respiração bucal por otorrinolaringologista.

Gengivite gravídica

Nem toda a gestação é acompanhada da gengivite gravídica. Se a higiene bucal é satisfatória, ocorre apenas um aumento da tendência ao sangramento gengival (Silness e Löe, 1964).

Tratamento: Higiene bucal, *manutenção* até o final da fase de amamentação.

Gengivite associada a contraceptivos

A reação da gengiva a contraceptivos, quando ocorre, dá-se apenas após longos períodos de seu uso regular (Pankhurst e cols., 1981). Sintomas: leve sangramento, hiperemia e aumento de volume muito discretos.

Gengivite menstrual/intermenstrual

Essa gengivite é extremamente rara. A descamação do epitélio gengival altera-se ao longo do ciclo de 28 dias, semelhantemente ao epitélio vaginal. Em alguns casos, podem ocorrer oscilações acentuadas, ocasionando a "discreta" gengivite menstrual ou, de forma mais rara, a intermenstrual (Mühlemann, 1952).

Tratamento: Boa higiene bucal, a fim de prevenir a ocorrência de gengivite secundária, originalmente bacteriana.

Gengivite do climatério

Essa alteração da mucosa é rara. As alterações patológicas são menos comumente observadas nas margens gengivais do que na gengiva inserida e na mucosa de revestimento. Essas últimas são secas e lisas, com manchas cor de salmão. A gengiva não apresenta pontilhado e é muito pouco queratinizada. As pacientes queixam-se de ressecamento e ardência.

Tratamento: Higiene cuidadosa (dor) e, eventualmente, preparados ou dentifrícios com vitamina A. Em casos mais graves, terapia de reposição estrogênica por ginecologista.

A seguir, serão descritas apenas a gengivite da puberdade e a gravídica.

Puberdade

178 Gengivite da puberdade
Em uma paciente de 13 anos, a sondagem provoca, conforme a área, sangramento gengival de maior ou menor intensidade. A placa, fortemente aderida devido à respiração bucal, é a principal causa da inflamação gengival. A puberdade pode configurar também um fator coadjuvante.

Direita: Médias de prevalência da gengivite em um grupo de 10.000 pessoas. O pico encontra-se na puberdade (cf. Stamm, 1986).

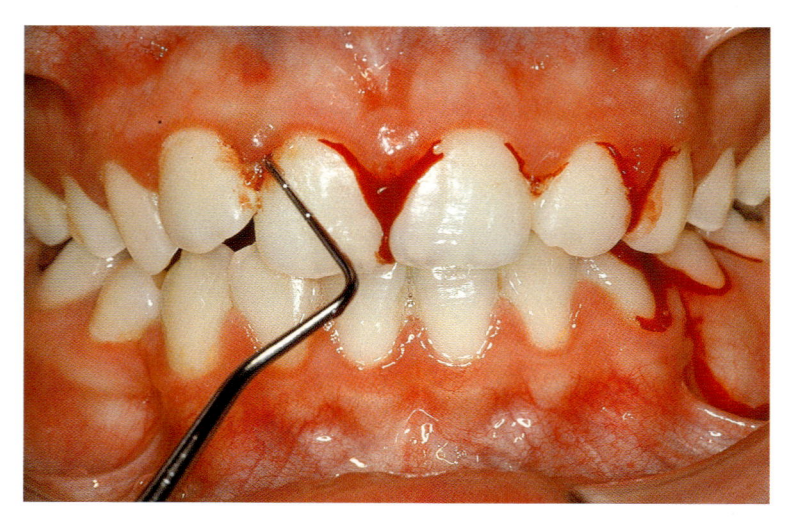

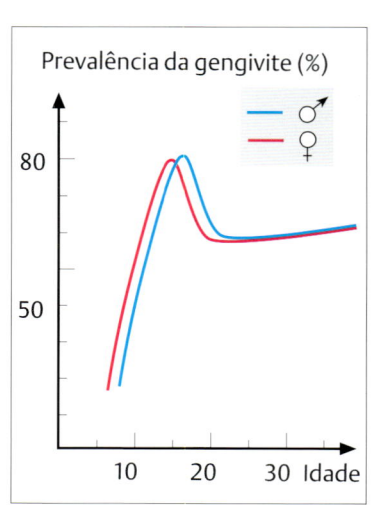

179 Gengivite da puberdade, tratamento ortodôntico
Os incisivos centrais deste paciente de 13 anos foram perdidos em um acidente. Antes disso, o paciente já apresentava gengivite possivelmente exacerbada pela puberdade.

Os incisivos laterais foram tracionados ortodonticamente para mesial. Por não ter sido feito um controle de placa bacteriana adequado, desenvolveu-se hiperplasia com intensa inflamação entre os incisivos laterais.

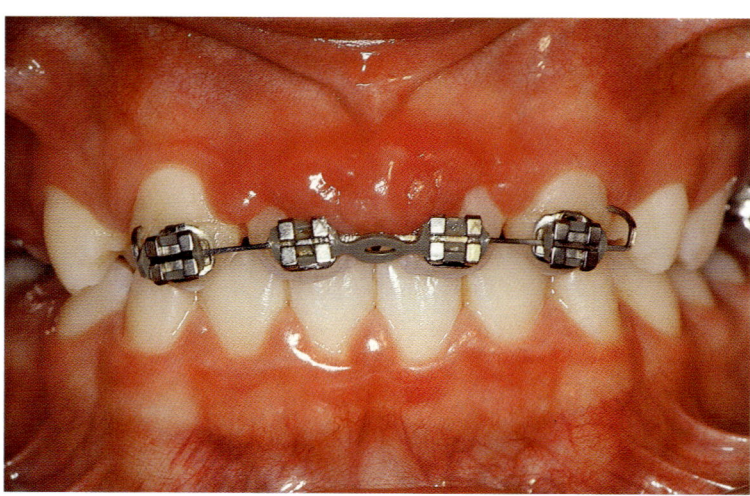

Gravidez

180 Gengivite gravídica leve
Paciente de 28 anos no sétimo mês de gestação. A gengivite na região anterior é pouco visível. Nas regiões posteriores, a gengivite é moderada.

Direita: Nas áreas de restaurações insatisfatórias (nichos de placa bacteriana), nota-se intenso sangramento à sondagem.

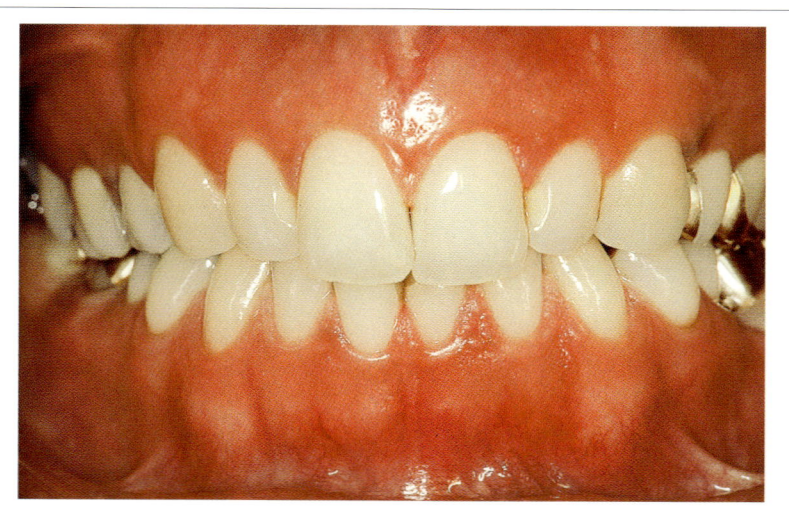

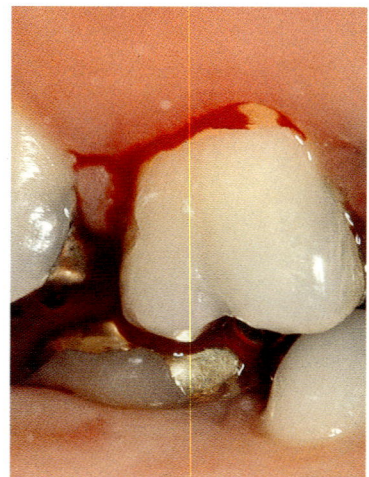

181 Gengivite gravídica grave
Essa paciente de 30 anos já apresentava gengivite moderada antes da gravidez. A gengiva, no oitavo mês de gestação possui intensa inflamação, alterações hiperplásicas e, em algumas áreas, semelhantes a epúlides, principalmente na região dos incisivos.

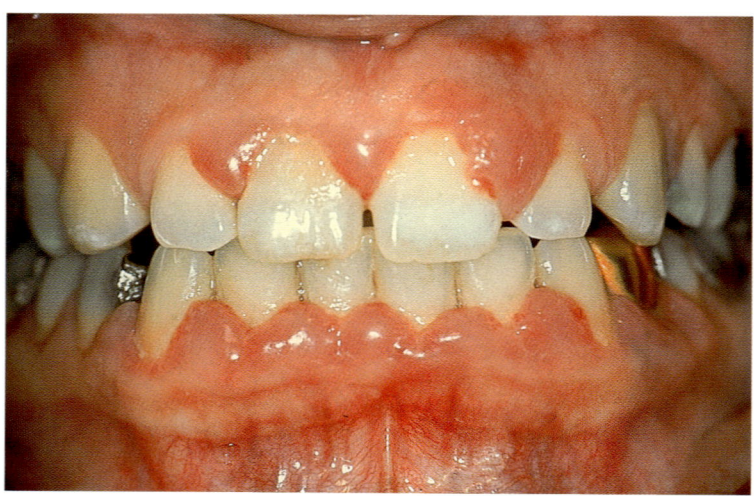

Gengivite gravídica grave – épulis gravídica

A paciente tem 24 anos e está no oitavo mês de gestação. Ela se queixa de estar "mordendo a gengiva inflamada" do lado esquerdo (epúlide gravídica). Observa-se grave gengivite generalizada.

Coleta de dados:

IPI: 70%

ISP: 3,2

PS: 7 mm nos dentes 34 e 35; no restante, 4 mm (pseudobolsas)

MD: 0 a 1

Diagnóstico: Gengivite gravídica grave, epúlide volumosa na região dos dentes 34 e 35.
Tratamento: Durante a gestação, motivação, orientação de higiene oral, remoção de placa e de cálculos; na região do 34 e do 35, gengivoplastia (eventualmente, eletrocirurgia, laser). Após a fase de amamentação: reavaliação e planejamento da continuação do tratamento.
Manutenção: Conforme a colaboração da paciente.
Prognóstico: Se realizado tratamento, bom.

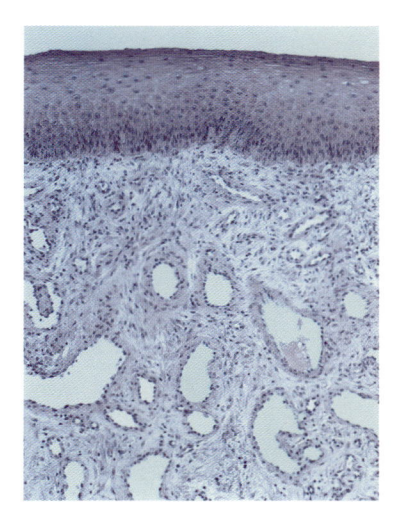

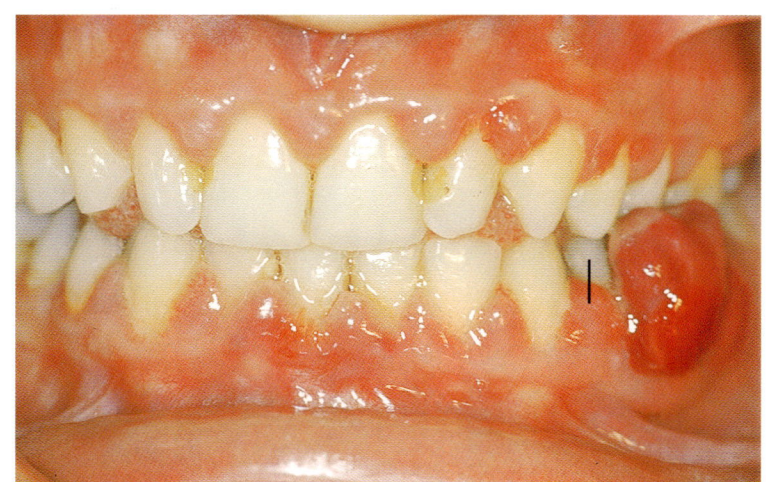

182 Gengivite gravídica grave
Em virtude de má higiene oral, desenvolveu-se intensa gengivite na segunda metade da gestação. Na região dos pré-molares inferiores esquerdos, observa-se uma epúlide grande para vestibular e para lingual.

Esquerda: O preparado histológico da gengiva (não da epúlide; ver traço na figura ao lado) mostra forte dilatação de vasos, relativamente pouca quantidade de infiltrado inflamatório e epitélio oral normal (HE, 40×).

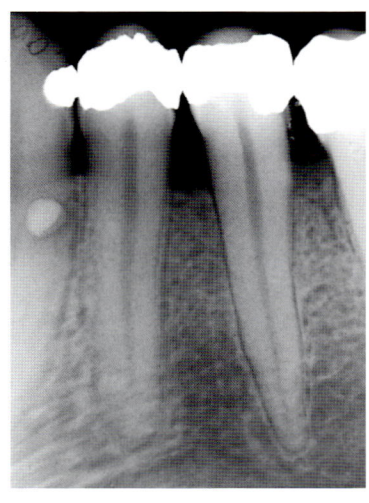

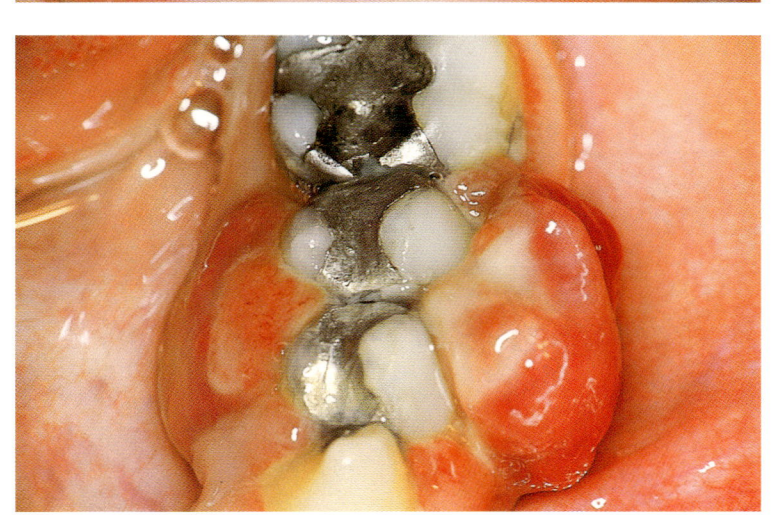

183 Epúlide gravídica
A epúlide é superficialmente ulcerada e dolorosa, pois a paciente morde o aumento tecidual. Por esse motivo, a hiperplasia tem de ser removida ainda durante a gravidez. Prevê-se a ocorrência de forte sangramento durante a cirurgia (eletrocirurgia, laser).

Esquerda: A radiografia mostra discretas perdas ósseas (desmineralização) nas cristas dos septos interdentários.

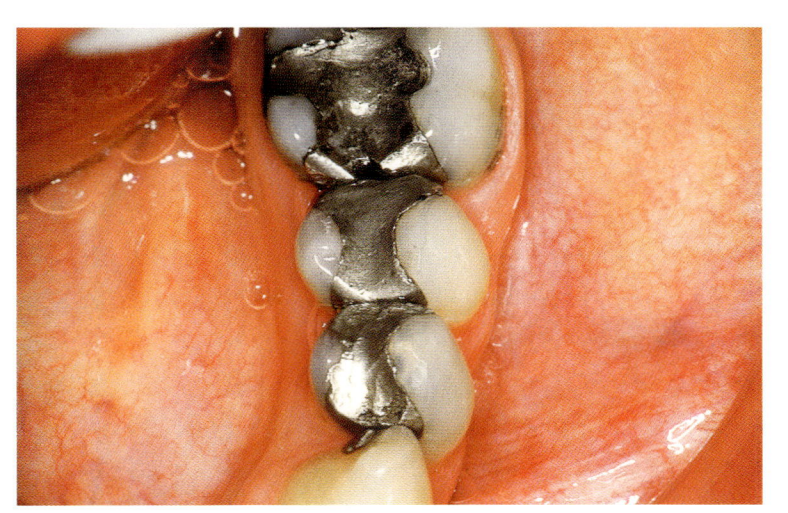

184 Três meses após a gengivoplastia, 2 meses após o parto
Só, então, é feito o planejamento definitivo da conservação do resultado e do tratamento saneador (substituição das restaurações de amálgama antigas por *inlays*).

Gengivite gravídica e o uso de fenitoína

Alguns fármacos sistêmicos – geralmente, em associação à placa bacteriana – podem provocar o surgimento de hiperplasias gengivais. A fenitoína é o medicamento com esses efeitos colaterais que se conhece há mais tempo (difenilidantoína, p. 121) e há décadas é utilizado contra a maioria das formas de *epilepsia*.

Tal medicamento também é prescrito nos casos de traumatismos cranianos e após cirurgias neurológicas, de forma que um contingente relativamente grande de pessoas (até 1% da população?) faz uso de fenitoína, ao menos por períodos limitados.

Como se sabe, a fenitoína tem *efeitos teratogênicos* e, por isso, não deve ser prescrita durante a gravidez. No caso aqui apresentado, tanto a paciente como o médico que a tratava desconheciam esse fato. A paciente, de 22 anos de idade, epiléptica e grávida de 7 meses, tomava o medicamento há anos, sem interrupção na gestação. Em toda a boca, desenvolveram-se hiperplasias gengivais, especialmente volumosas no hemiarco superior direito. As pseudobolsas de até 7 mm de profundidade sangravam fortemente à sondagem.

185 Gengivite gravídica hiperplásica durante administração de fenitoína
A paciente (epiléptica) está no sétimo mês de gravidez. Até o momento da consulta em nosso ambulatório, ela fazia uso de um preparado de fenitoína. A gengiva mostra hiperplasias inflamatórias generalizadas e volumosas.

Direita: Grande aumento de volume na região do 12.

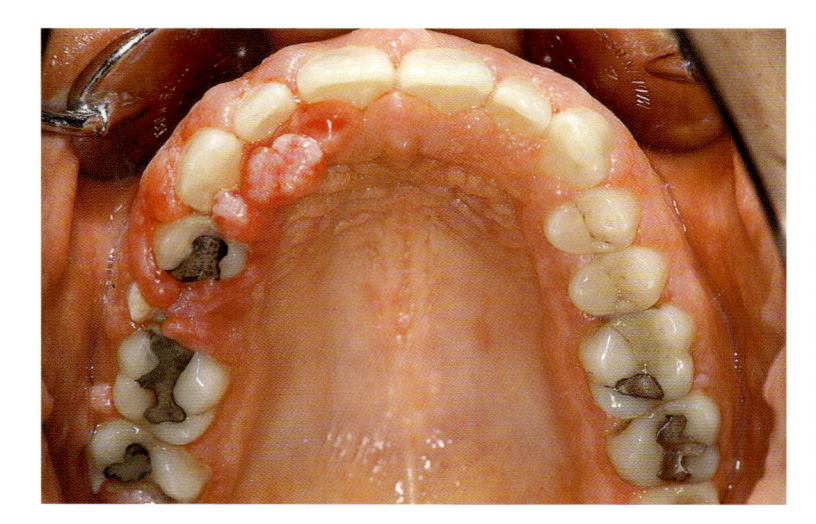

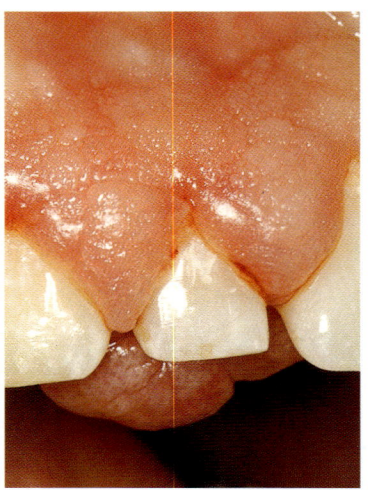

186 Exame radiográfico
Apesar da gengivite hiperplásica grave, há pouca perda óssea. Os dentes 15 e 17 foram extraídos.

Direita: Também na região do dente 12, com volumosa hiperplasia, os septos interdentários estão normais.

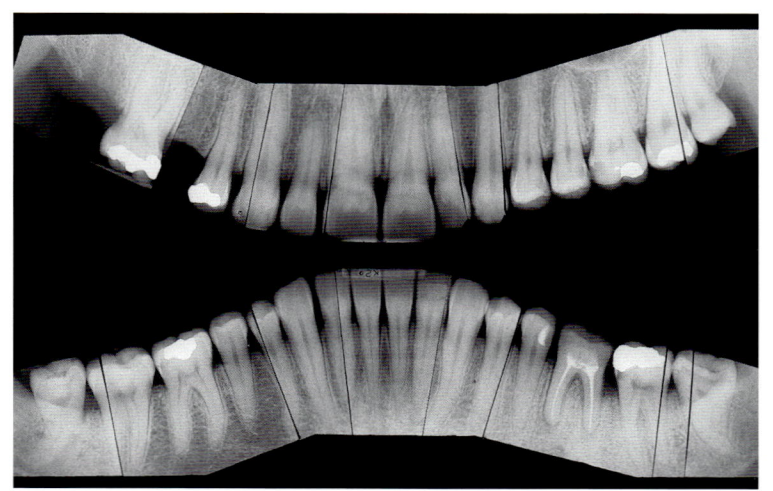

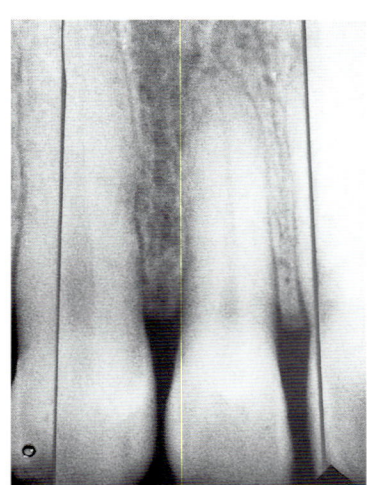

187 Após o tratamento periodontal
Após a realização de raspagens, gengivoplastias e extração dos dentes 17, 15 e 28 depois do parto, a gengiva pôde voltar praticamente ao normal, embora tenha sido necessário reiniciar o tratamento com fenitoína.

Direita: Mesmo nas áreas das hiperplasias mais acentuadas (região do 12), a gengiva mostra aspecto clínico quase normal.

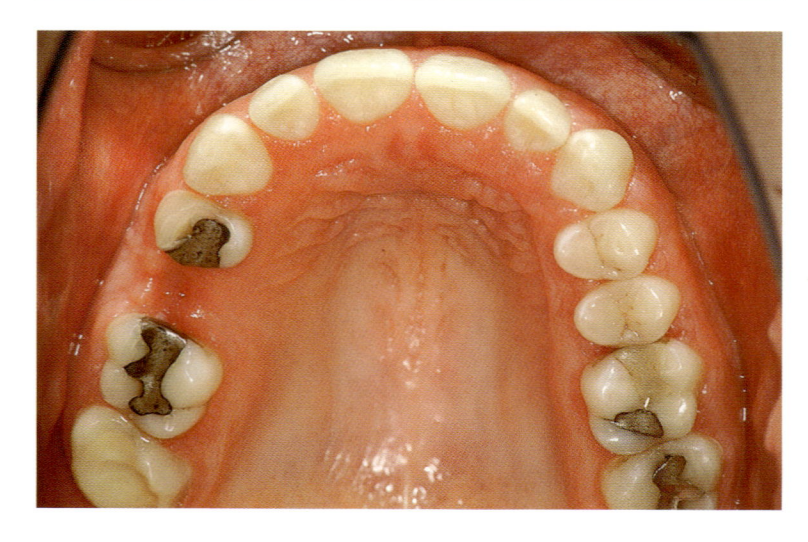

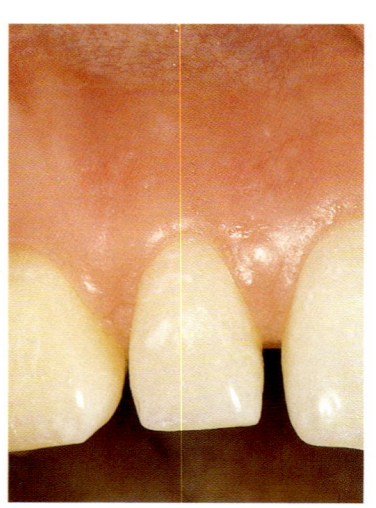

Periodontite

A periodontite ainda é uma das doenças de maior disseminação, mas, felizmente, apenas cerca de 5 a 10% de todos os casos são formas agressivas, de progressão rápida (Ahrens e Bublitz, 1987; Miller e cols., 1987; Miyazaki e cols., 1991; Brown e Löe, 1993; Papapanou, 1996).

A periodontite é uma doença multifatorial do aparelho de sustentação dental, deflagrada pelo biofilme microbiano (placa). Geralmente, a periodontite origina-se da gengivite. Porém, nem toda gengivite evolui para periodontite. A quantidade e, principalmente, a virulência dos microrganismos e, em contrapartida, a resposta do hospedeiro (resistência imunológica e características genéticas, ou seja, hereditariedade e fatores de risco) são determinantes para o desencadeamento e a progressão da destruição periodontal (p. 21).

A classificação das periodontites dá-se de acordo com critérios patobiológicos dinâmicos, como sugerido pela AAP (Armitage, 1999; classificação completa, p. 519):

- Periodontite crônica   (Tipo II, antiga PA)
- Periodontite agressiva   (Tipo III, antiga PEP/RPP)
- Periodontite necrosante (Tipo V B/PERUN, antiga PUNA).

As formas principais (tipos II e III) são divididas de acordo com sua distribuição em: *localizada* (A: comprometimento ≤ 30% de todos os sítios envolvidos) ou *generalizada* (B: comprometimento > 30% de todos os "locais" sítios envolvidos). Do mesmo modo, conforme a perda clínica de inserção, o escore clínico de gravidade é dividido em: *leve* (1 a 2 mm), *moderado* (3 a 4 mm) e *grave* (≥ 5 mm).

As formas agressivas (tipo III) abrangem as doenças periodontais antes denominadas PP (periodontite pré-púbere), periodontite juvenil localizada (PJL) e periodontite de progressão rápida (PPR).

A nomenclatura *patobiológica*, correspondente às formas de progressão da periodontite, encontra-se nas páginas 98 e 99 deste livro. Naturalmente, são feitas também avaliações clínica e radiográfica do grau de gravidade da doença (perda de inserção), ou seja, uma avaliação *patomorfológica*, para cada *paciente*, cada *dente* e cada *sítio*.

A seguir, são abordados os seguintes aspectos:

- Escores clínicos de gravidade da periodontite
- Formas das bolsas
- Morfologia da perda óssea
- Comprometimento de furca
- Histopatologia
- Sinais clínicos e radiográficos
- Casos clínicos das diferentes formas

Patobiologia – principais formas da periodontite

A classificação das diferentes formas da periodontite é dinâmica. Hoje se faz distinção, sobretudo, entre as formas crônicas e agressivas, as quais, todavia, podem ser localizadas ou generalizadas. A forma crônica pode transformar-se em agressiva – por exemplo, em pessoas mais idosas, em virtude da redução da resistência imunológica. A maioria das periodontites progride em surtos (*teoria dos surtos randômicos*). As fases de exacerbação intercalam-se com as de estagnação ou remissão.

Tipo II — Periodontite crônica
Antiga PA

Essa forma de periodontite, a mais comum de todas, desenvolve-se entre os 30 e os 40 anos de idade a partir de uma gengivite. O acometimento pode ser *generalizado*, abrangendo toda a boca (tipo II B). Mais freqüente, entretanto, é a distribuição irregular, *localizada*, com maior destruição nos molares e, em segundo lugar, nos incisivos (tipo II A). A gengiva apresenta inflamação variável e pode sofrer redução ou espessamento fibrótico.

As exacerbações ocorrem em intervalos relativamente longos. Os fatores de risco (como fumo, genótipo IL-1 positivo) podem acelerar a progressão. Em idades mais avançadas, a doença acarreta perda dental apenas parcial, a não ser que ocorram surtos agudos com grande freqüência em razão de queda da resistência imunológica.

Tratamento: A periodontite crônica pode ser tratada com sucesso apenas por meio de procedimentos mecânicos, mesmo que a colaboração do paciente não seja ideal.

Com o avanço dos conhecimentos acerca da microbiologia e da patogênese da periodontite – principalmente a resposta do hospedeiro à infecção –, o diagnóstico e a nomenclatura deixaram de basear-se na forma de progressão da doença, passando-se a usar mais freqüentemente denominações como: periodontite associada ao *Aa*, ao *Pg*, etc. Futuramente, é provável que se dê maior relevância a diversos parâmetros da resposta imune, dos mediadores e dos fatores de risco, uma vez que estão fortemente relacionados ao surgimento e à velocidade de progressão da doença.

Tipo III B — Periodontite agressiva
Antiga PEP/PPR

As periodontites agressivas são doenças relativamente raras (Page e cols., 1983a; Miyasaki e cols., 1993; Lindhe e cols., 1997; Armitage, 1999), surgindo, na maioria das vezes, entre os 20 e os 30 anos de idade. Aparentemente, é mais comum em mulheres do que em homens. O grau de gravidade e a distribuição da perda de inserção variam consideravelmente. Os estágios agudos podem tornar-se crônicos, de modo que as duas formas se alternam. A causa dos surtos agudos é microrganismos específicos (*Aa*, *Pg*, entre outros), que invadem o tecido ulcerado de tempos em tempos. Os mediadores pró-inflamatórios e os fatores de risco (fumo, doenças sistêmicas – como o diabete –, tensão psíquica e estresse), que reduzem a resistência imunológica, podem agravar o quadro.

Tratamento: Por meio de procedimentos mecânicos, é possível controlar a periodontite agressiva na maioria dos casos. A complementação com tratamento com antibiótico sistêmico é indicada.

---

188 Características do tipo II – antiga PA Sinais clínicos

Sinais e sintomas clínicos

• Prevalência	Cerca de 85 a 95% dos adultos (?)
• Início – progressão	Cerca de 95% dos indivíduos com doenças periodontais
	Em torno de 30 anos
	Progressão lenta, "crônica"
• Achados periodontais	– Acometimento de todos os dentes, localização mais comum: molares e incisivos
	– Inflamação gengival: aumento de volume e/ou contração gengival
• Doenças sistêmicas	– Osso alveolar: destruição irregular
	Nenhuma
Discrasias sangüíneas	
	PMN — Monócitos
	— —
Infecções bacterianas	Microbiota mista. Em bolsas *ativas*, freqüentemente *P. gingivalis, P. intermedia, Fusobacterium nucleatum, A. actinomycetemcomitans*
Transmissão hereditária	Não há (talvez polimorfismos, como de IL-1)

---

189 Características do tipo III B – antiga PEP/PPR Sinais clínicos

Sinais e sintomas clínicos

• Prevalência	5 a 15% dos indivíduos com doenças periodontais		
• Início – progressão	Em qualquer idade, sobretudo em indivíduos mais jovens		
• Achados periodontais	Progressão rápida, cíclica		
	– Acometimento de muitos ou todos os dentes		
	– Inflamação gengival variável		
	– Rápida destruição óssea		
	– Freqüentes sinais de atividade		
• Doenças sistêmicas	?, determinação genética possível		
Discrasias sangüíneas		PMN	Monócitos
Redução da quimiotaxia		++	++
Aumento da migração		++	++
Infecções bacterianas	Microbiota mista e específica *P. gingivalis, T. forsythensis, A. actinomycetemcomitans* (invasão?), *P. intermedia, Fusobacterium nucleatum*, espiroquetas		
Transmissão hereditária	Ligada ao sexo e dominante (?)		

Formas da periodontite 97

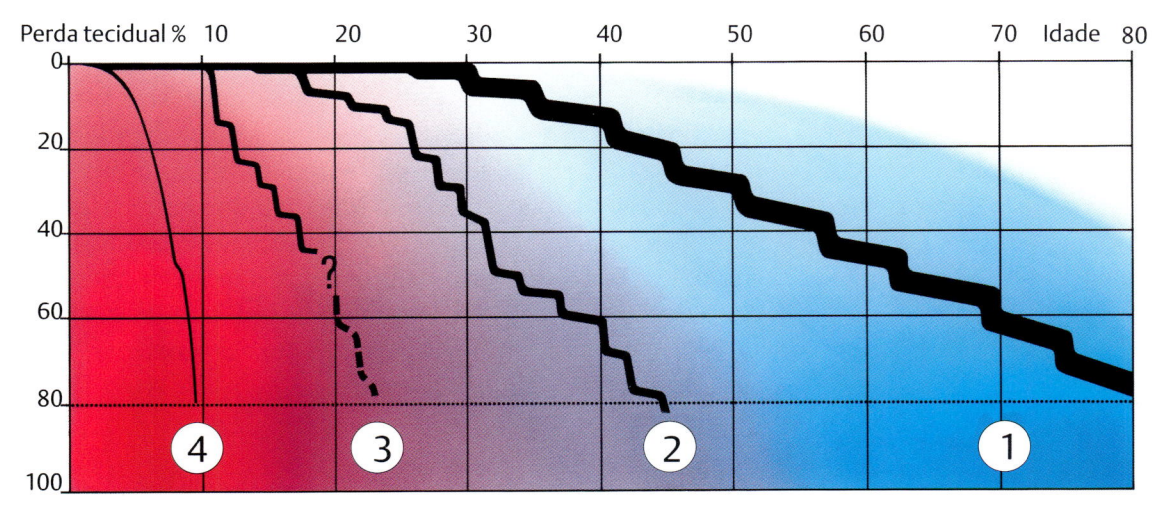

190 Formas da periodontite

1 Periodontite crônica, de lenta progressão, em adultos – tipo II

2 Periodontite agressiva, de rápida progressão – tipo III B

3 Periodontite agressiva, localizada (juvenil) – tipo III A

4 Periodontite agressiva, generalizada, pré-púbere, de rápida progressão – tipo IV B

Tipo III A — Periodontite agressiva, antiga PEP/PJL

Essa rara doença periodontal acomete a dentição *permanente* de indivíduos jovens. A periodontite agressiva tem início na puberdade, mas, na maioria das vezes, o seu diagnóstico dá-se anos depois, casualmente (radiografias interproximais para o controle de cárie). No estágio inicial, a periodontite concentra-se nos primeiros molares e/ou incisivos de ambas as arcadas (tipo "incisivo-primeiro molar"); mais tarde, pode estender-se também a outros dentes. A influência de fatores hereditários (genéticos, éticos) já foi comprovada. Jovens do sexo feminino são acometidas com maior freqüência do que os jovens do sexo masculino. Apenas raramente observa-se intensa gengivite no estágio inicial da periodontite agressiva juvenil. Nas bolsas, quase sempre há presença de *Aa* (90%). No plasma, encontram-se imunoglobulinas contra a leucototoxina de *Aa*, nociva aos PMN.

Tratamento: Se o diagnóstico for feito a tempo, a combinação de procedimentos mecânicos com terapia medicamentosa sistêmica pode interromper os processos de perda tecidual com relativa facilidade, ocorrendo também a regeneração dos defeitos ósseos.

Tipo IV B — Periodontite agressiva, antiga PEP/PP

Esse tipo de periodontite surge já durante a erupção dos dentes decíduos e é extremamente rara. Ela está associada a aberrações genéticas ou a doenças sistêmicas (Page e cols., 1983b; Tonetti e Mombelli, 1999; Armitage, 1999; ver p. 118)

A periodontite agressiva progride rapidamente e, na maioria das vezes, é generalizada:

- A forma localizada inicia-se em torno de 4 anos de idade e apresenta apenas discreta inflamação gengival, em pacientes com pequena quantidade de placa.
- A forma generalizada (tipo IV B) manifesta-se imediatamente após a erupção dos dentes decíduos. Essa forma está associada a gengivites graves e à "contração gengival". O aspecto bacteriológico ainda não foi esclarecido.

Tratamento: A forma localizada pode ser controlada por meio de procedimentos mecânicos, combinados à prescrição de antibióticos. A forma generalizada parece ser refratária ao tratamento.

191 Características do tipo III A (antiga PEP/PJL) Sinais clínicos

Sinais e sintomas clínicos

• Prevalência	0,1 % em jovens brancos, > 1 % em jovens negros	
• Início – progressão	Em torno de 13 anos, no início da puberdade. Progressão relativamente rápida, em surtos	
• Achados periodontais	– Inicialmente, apenas nos primeiros molares e/ou os incisivos – Muitas vezes, gengiva normal – Perda óssea em forma de crateras	
• Doenças sistêmicas	Nenhuma; determinação genética	

Discrasias sangüíneas	PMN	Monócitos
Redução da quimiotaxia	++	+
Redução da fagocitose	+	–
Carência de receptores	+	?

Infecções bacterianas	Microbiota mista e específica *A. actinomycetemcomitans* (sorotipos a, b) *Capnocytophaga ssp.* (?)
Transmissão hereditária	Autossômica recessiva (ligada ao sexo e dominante)

192 Características do tipo IV B (antiga PEP/PP) Sinais clínicos

Sinais e sintomas clínicos

• Prevalência	Muito rara (poucos casos relatados)	
• Início – progressão	Imediatamente após a erupção dos dentes decíduos. Progressão quase contínua, destrutiva	
• Sintomas periodontais		
– Forma generalizada	– Acometimento de todos os dentes – Inflamação gengival hiperplásica	
– Forma localizada	– Dentes isolados, muito rara	
• Doenças sistêmicas	Hipofosfatasia, suscetibilidade a infecções do trato respiratório, otite média, infecções cutâneas	

Discrasias sangüíneas	PMN	Monócitos
Distúrbio de aderência (parede dos vasos)	++	+
Redução da quimiotaxia	++	++
Carência de receptores	+	+

Infecções bacterianas	Microbiota mista, não se conhecem bactérias específicas
Transmissão hereditária	Autossômica recessiva

Figs. 188 a 192 modif. de *Schroeder, 1987b; Page e cols., 1983a/b, 1986*

Patomorfologia – escores clínicos de gravidade

O termo "periodontite" tem um sentido amplo. Ele abrange – como já mencionado – formas com progressões patobiológico-dinâmicas diversas, que apresentam diferentes agentes etiológicos e resistência (resposta do hospedeiro) variável (p. 21 em diante).

Mas toda periodontite tem um início, surgindo em idades variadas e, na maioria das vezes, a partir de gengivite associada à placa bacteriana. No exame clínico, além da forma de progressão da doença, deve-se observar o estágio patomorfológico da periodontite, isto é, a extensão da perda de inserção. Com base nesses critérios diagnósticos, na forma de progressão, na distribuição (*localizada*, i.e., menos de 30% das áreas examinadas, ou *generalizada*) e no grau de gravidade clínico, podem-se determinar o prognóstico e a abrangência do tratamento. Esta será maior, por exemplo, para a periodontite agressiva (tipo III) do que para a periodontite crônica com o mesmo grau de avanço (tipo II).

Diagnóstico do caso do dente e do sítio

O tipo de periodontite diagnosticado pode ser igual para a boca integralmente, mas não o seu grau de gravidade clínico. A periodontite progride, quase sempre, com velocidades muito diferentes em cada segmento das arcadas, em cada dente ou, até mesmo, em cada face dental. Portanto, a determinação da média do grau de gravidade não tem sentido.

As subdivisões patomorfológicas (graus de gravidade) apresentadas a seguir expressam o *diagnóstico* (e o *prognóstico*) relativo a *cada dente*, sendo menos úteis quando se faz referência ao caso como um todo. As razões da distribuição heterogênea e localizada do acometimento nem sempre são preesclarecidas (higiene, área retentiva, bactérias específicas, grupo dental, função?). Na prática, faz-se distinção entre as periodontites leves, moderadas e graves – além das gengivites. São utilizados também diversos sinônimos para esses mesmos graus, que variam conforme o autor, a "escola" ou a associação de periodontistas.

Escores clínicos de gravidade

- Leve/ superficial
- Moderada
- Grave avançada

Lindhe e colaboradores (1997) acrescenta aos graus *levis* e *gravis* a denominação *complicata* quando a perda de inserção – independentemente da amplitude – forma uma bolsa infra-óssea, quando há comprometimento de furca de grau 2 ou 3 (p. 102) ou o dente apresenta grande mobilidade.

A AAP (1996c) não mais define o grau de gravidade da doença exclusivamente pela profundidade de sondagem e tampouco se restringe às denominações "leve" a "moderada", mas considera também: a inflamação gengival, a perda óssea ou de inserção, o comprometimento de furca e a mobilidade dental.

Graus de gravidade clínicos		Inflamação gengival, sangramento (SS)	Profundidade de sondagem (PS)	Perda de inserção clínica (PI)	Perda óssea	Comprometimento de furca	Mobilidade dental (MD)
Classe	Forma						
Classe 1	Gengivite	+ a +++	1 a 3 mm	–	–	–	–?
Classe 2	Periodontite leve	+ a +++	4 a 5 mm	1 a 2 mm	+	–	–?
Classe 3	Periodontite moderada	+ a +++	6 a 7 mm	3 a 4 mm	horizontal ++ vertical isolada	F1 em alguns casos	+
Classe 4	Periodontite grave	+ a +++	>7 mm	≥5 mm	vertical múltipla ++	F2, F3	++

Conclusão

Por meio das categorias patomorfológicas aqui descritas (ver AAP-Glossary, 2001) procura-se expressar a gravidade da doença de acordo com o *estado* observado ao exame clínico; essas categorias, porém, dizem pouco sobre a patobiologia, a *dinâmica* e a velocidade de progressão (o prognóstico) da periodontite.

Tipos de bolsas e de perda óssea

As primeiras bolsas formam-se com a gengivite, sem que haja perda de inserção: *bolsas gengivais* e *pseudobolsas* (p. 79). As bolsas verdadeiras caracterizam-se por perda de inserção, proliferação do epitélio juncional em áreas profundas e a transformação deste no epitélio da bolsa periodontal (Müller-Glauser e Schroeder, 1982). Há dois tipos de bolsas verdadeiras (Papapanou e Tonetti, 2000):

- *Supra-ósseas*, com perda óssea alveolar horizontal
- *Infra-ósseas*, com perda óssea vertical e angular: fundo da bolsa em um ponto mais apical do que o osso alveolar.

O tipo da perda óssea – horizontal, vertical – está provavelmente relacionado à espessura do septo ou das tábuas ósseas alveolares vestibular e lingual.

A perda de inserção é deflagrada pela placa bacteriana e por seus produtos metabólicos no interior da bolsa. A área de alcance desses produtos e, portanto, o raio de ação da destruição é de 1,5 a 2,5 mm (Tal, 1984, Fig. 195).

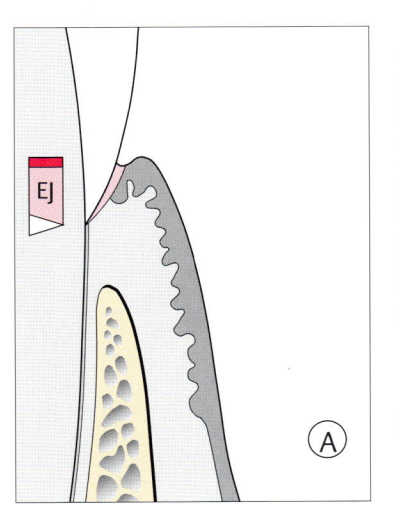

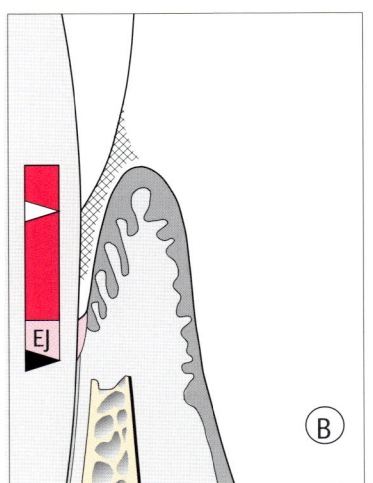

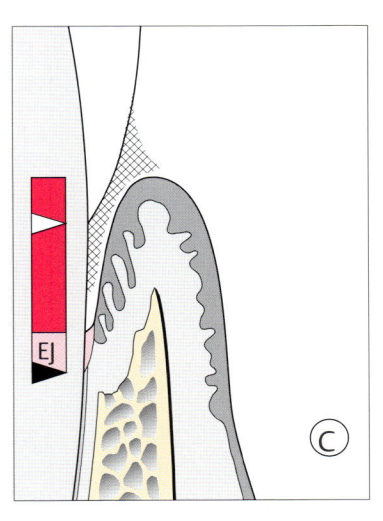

193 Tipos de bolsas periodontais

A Sulco normal
Extremidade apical do epitélio juncional (EJ) no limite cemento-esmalte (seta branca).

B Bolsa supra-alveolar (vermelho)
Perda de inserção, epitélio da bolsa em proliferação. No fundo da bolsa, há sempre um curto trecho de epitélio juncional íntegro (rosa).

C Bolsa infra-óssea

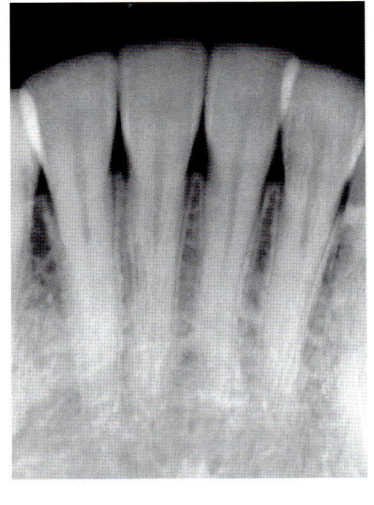

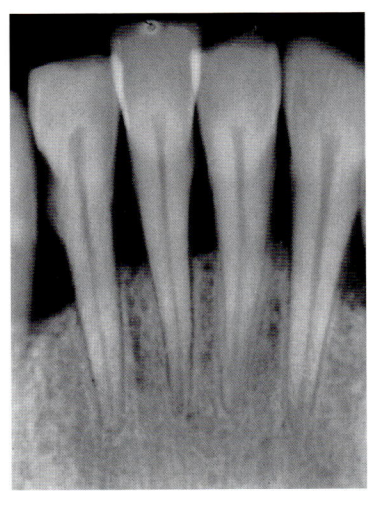

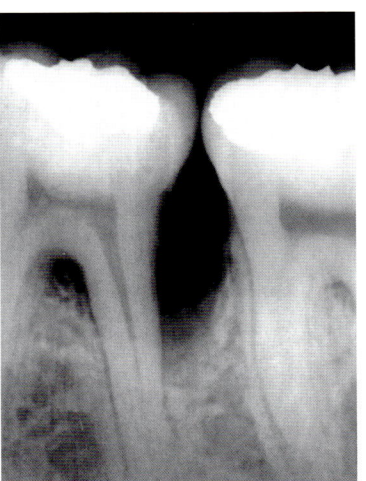

194 Tipos de perda óssea
Ausência de perda óssea (esquerda)
Septos alveolares normais. Lâmina dura e cristas alveolares íntegras.

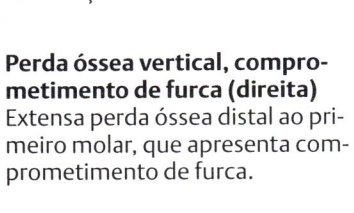

Perda óssea horizontal (centro)
Os septos interdentários sofreram reabsorção de até 50%.

Perda óssea vertical, comprometimento de furca (direita)
Extensa perda óssea distal ao primeiro molar, que apresenta comprometimento de furca.

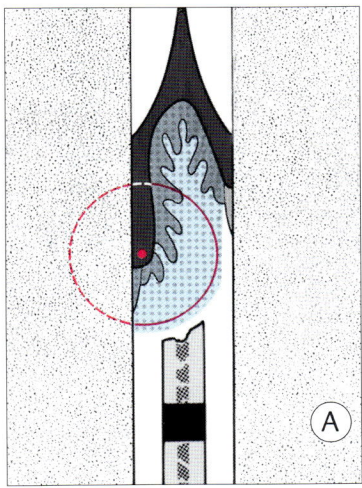

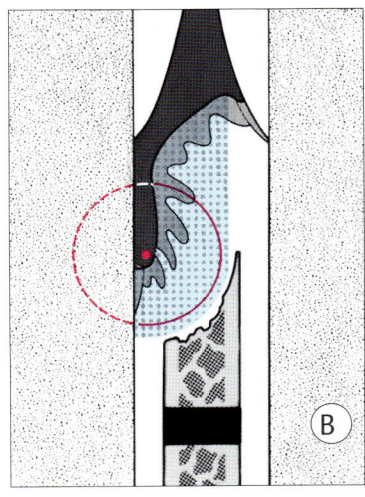

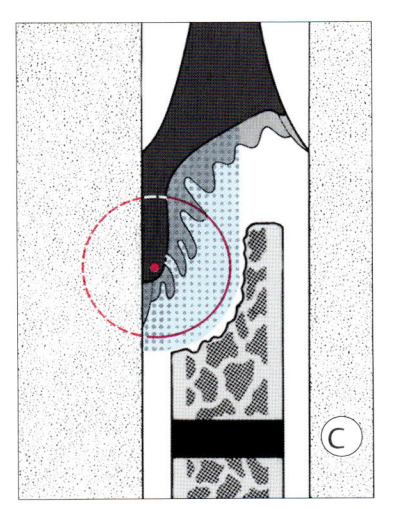

195 O "raio de ação" da placa determina a forma de destruição óssea
O processo de destruição parte da placa bateriana, alcançando um raio em torno de 1,5 a 2,5 mm (círculos vermelhos). A *largura do septo interdentário* determina, com isso, o tipo de perda óssea.

A Estreito: perda óssea horizontal
B Médio: perda óssea horizontal, início da destruição vertical
C Largo: perda óssea vertical, bolsa infra-óssea

Defeitos infra-ósseos, bolsas infra-ósseas

A bolsa infra-óssea (bolsa infra-alveolar, defeito ósseo vertical) pode apresentar diversas formas em relação aos dentes acometidos (Goldman e Cohen, 1980; Papapanou e Tonetti, 2000).

Classificação das bolsas infra-ósseas

- *Bolsa infra-óssea de três paredes*
  Limitada por uma parede dental e três paredes ósseas.
- *Bolsa infra-óssea de duas paredes, cratera interdental*
  Limitada por duas paredes dentais e duas paredes ósseas (uma vestibular e outra lingual).
- *Bolsa infra-óssea de uma parede*
  Limitada por duas paredes dentais e uma parede óssea (vestibular *ou* lingual) e tecido mole.
- *Bolsa infra-óssea combinada, defeito circular*
  Limitada por várias paredes dentais e ósseas. O defeito circunda o dente.

A variação morfológica das perdas ósseas tem inúmeras causas, e nem sempre é possível esclarecer a razão da forma de determinada bolsa.

196 Tipos de bolsas infra-ósseas: representação esquemática

A Bolsa infra-óssea de **três paredes**
B Bolsa infra-óssea de **duas paredes**
C Bolsa infra-óssea de **uma parede**
D Bolsa infra-óssea **combinada**, defeito circular

As paredes que limitam as bolsas estão indicadas com as linhas vermelhas (1 a 3).

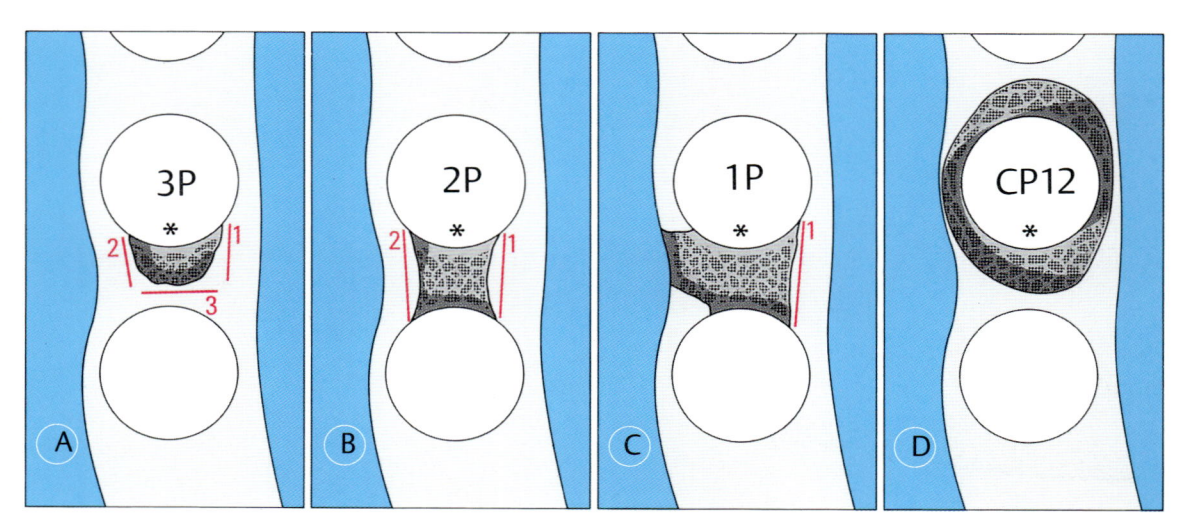

197 Pequeno defeito de três paredes
Início da formação de bolsa infra-óssea na mesial do segundo pré-molar. A sonda com marcas escuras (CP12) indica 3 mm de profundidade. Se houvesse recobrimento por tecido mole (gengiva), a profundidade total da bolsa seria de 5 mm.

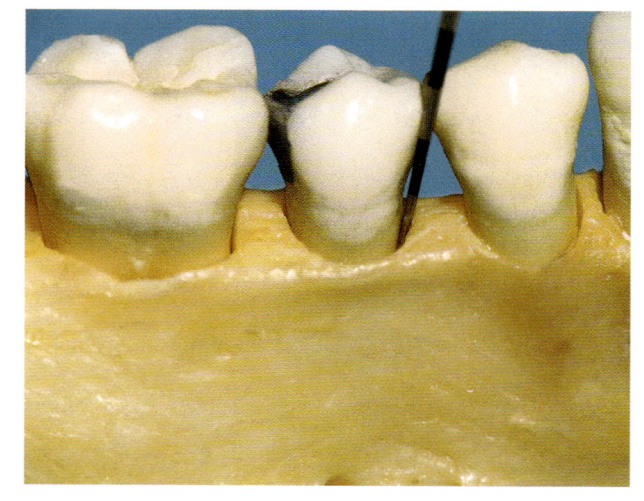

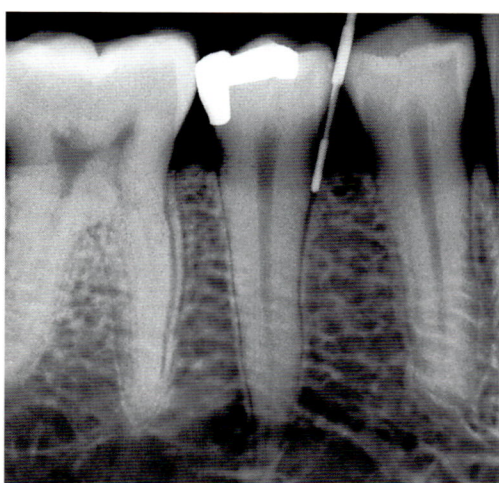

198 Bolsa infra-óssea profunda de três paredes
A sonda periodontal penetra quase 6 mm até o fundo da bolsa infra-óssea de três paredes – medida a partir da crista alveolar.

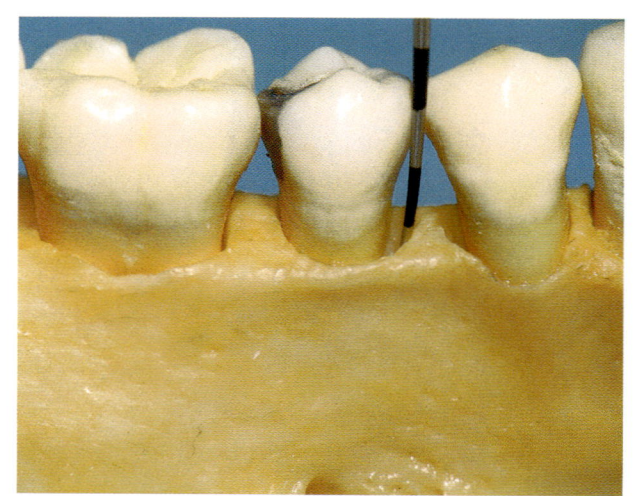

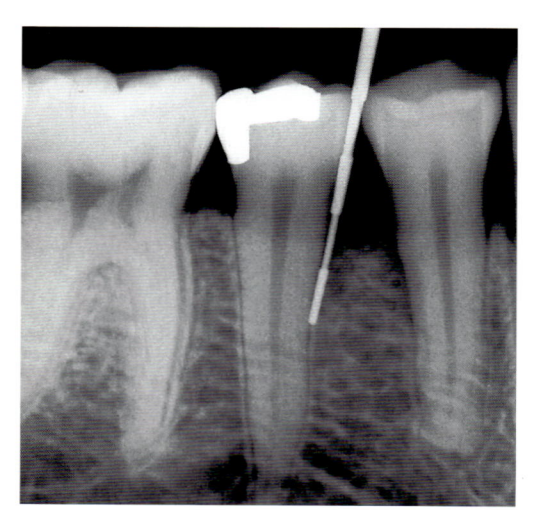

Periodontite – bolsas infra-ósseas

O papel da espessura óssea já foi mencionado (Fig. 195). Como os septos alveolares entre as raízes afilam-se em direção coronal, as perdas ósseas nas fases iniciais da periodontite são geralmente horizontais. Quanto maior a distância entre as raízes de dois dentes, mais espesso é o septo e, portanto, mais rápido se formam os defeitos verticais.

Além da morfologia alveolar, há certamente outros fatores que interferem no tipo de perda óssea:

- Surtos agudos localizados, causados por bactérias específicas das bolsas
- Insuficiência localizada da higiene (placa)
- Apinhamento e posicionamento dental inadequado
- Morfologia dental (reentrâncias radiculares, furcas)
- Sobrecargas oclusais causadas por disfunções?

A morfologia da bolsa infra-óssea é importante para o prognóstico e o plano de tratamento (*seleção pelo defeito*). Quanto maior a quantidade de paredes ósseas, maiores são as chances de obter neoformação óssea com o tratamento.

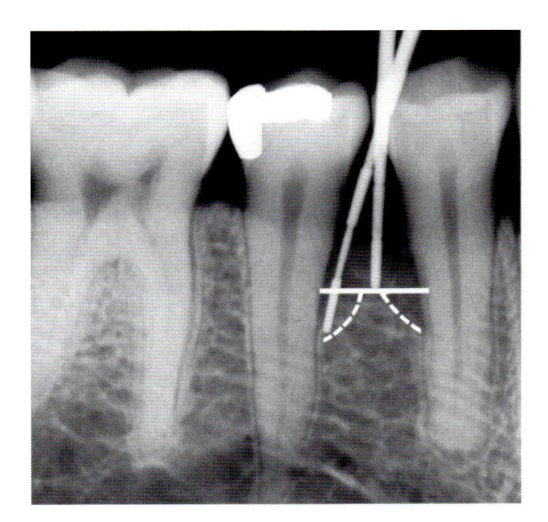

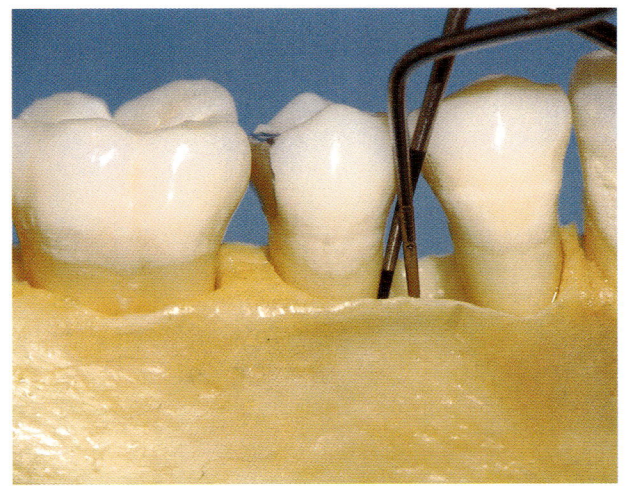

199 Bolsa infra-óssea de duas paredes, cratera interdental
A porção coronal do defeito é limitada apenas por duas paredes ósseas (e duas paredes dentais). Na porção apical, a bolsa de duas paredes transforma-se em defeitos de três paredes (ver extremidade da sonda na figura à esquerda).

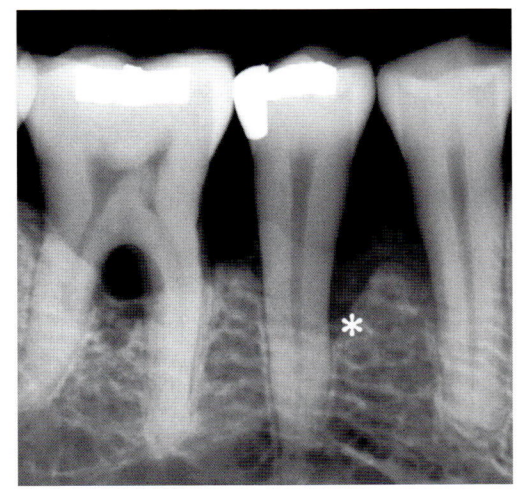

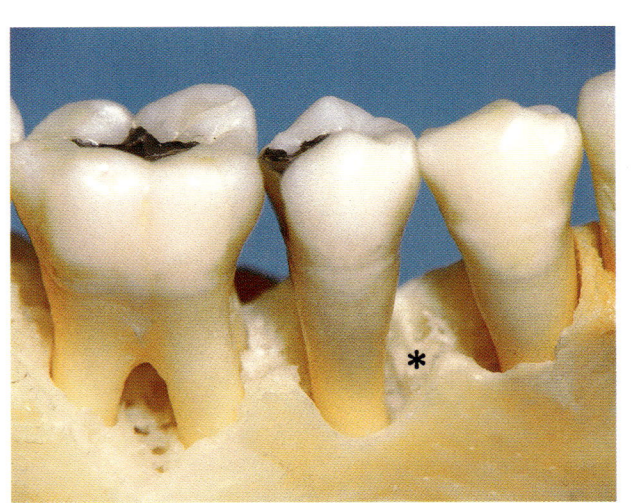

200 Bolsa de uma parede no dente 45 (mesial)
Perda óssea acentuada na região dos pré-molares e do primeiro molar. No dente 45, a perda alveolar vestibular quase alcança o defeito mesial (*). A parede lingual está parcialmente íntegra.

É possível que as superfícies radiculares vestibulares e os espaços interdentais estivessem recobertos por tecido mole até o limite esmalte-cemento.

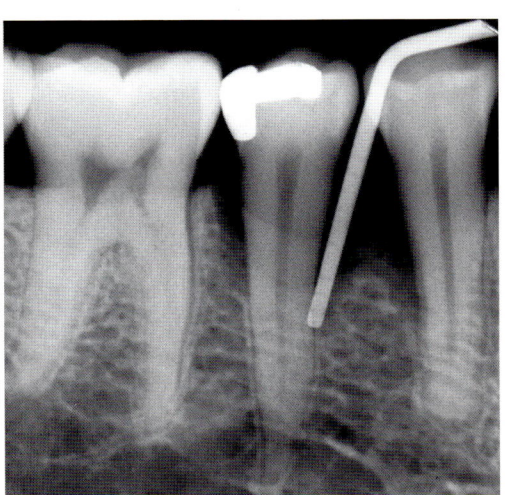

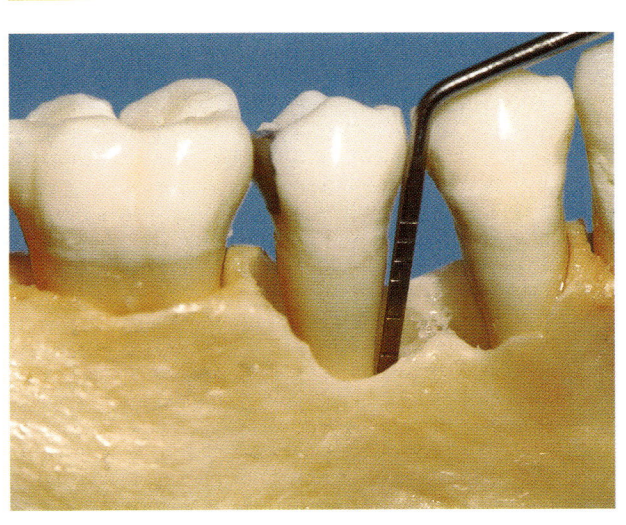

201 Bolsa combinada, defeito em forma de chave
Na região do dente 45, a porção apical do defeito ósseo circunda o dente (sonda de Goldman). O defeito é limitado por diversas paredes ósseas e pela superfície radicular.

Comprometimento de furca

A perda óssea periodontal em dentes multirradiculados torna-se um problema particular quando as bi ou trifurcações são comprometidas. As furcas, parcial ou completamente expostas, são ambiente propício ao crescimento bacteriano (Schroeder e Scherle, 1987). Exacerbações, abscessos, perda óssea progressiva e rápido aprofundamento das bolsas – sobretudo em furcas comprometidas em toda a sua extensão – são comuns. Além disso, as furcas expostas são especialmente vulneráveis a cáries.

De acordo com a classificação de Hamp e colaboradores (1975) modificada, distinguem-se três graus de comprometimento de furca, avaliado por sua extensão *horizontal*:

Graus – horizontal

Grau 1: A profundidade de sondagem horizontal da furca é de até 3 mm (F1).

Grau 2: A profundidade de sondagem horizontal da furca é de mais de 3 mm, mas a sonda não a atravessa completamente (F2).

Grau 3: A furca pode ser completamente atravessada pela sonda (F3).

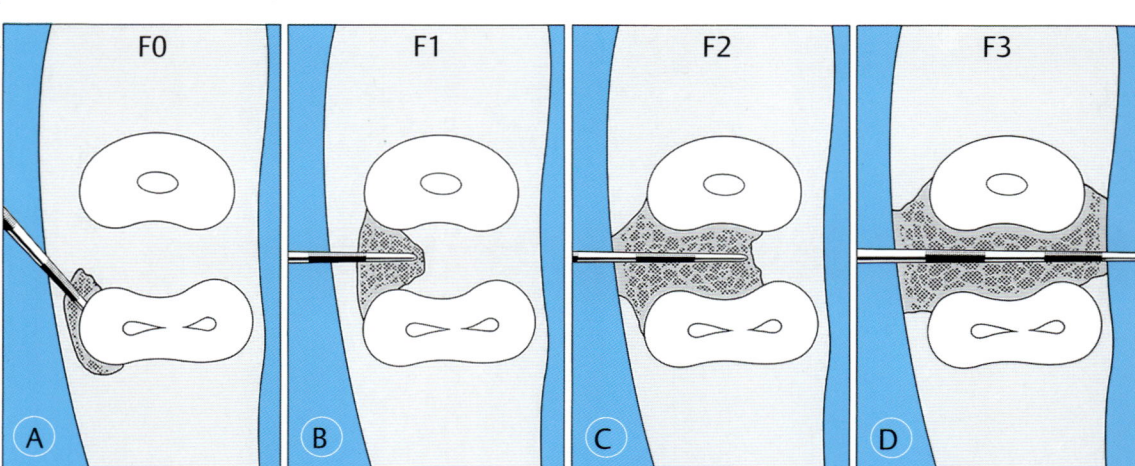

202 Classificação do comprometimento de furca
O comprometimento de furca pode estar acompanhado por bolsas infra-ósseas.

A F0: Bolsa junto à raiz mesial, sem comprometimento de furca.
B F1: Profundidade de sondagem horizontal de até 3 mm.
C F2: Profundidade de sondagem horizontal acima de 3 mm.
D F3: Sonda atravessa completamente a furca.

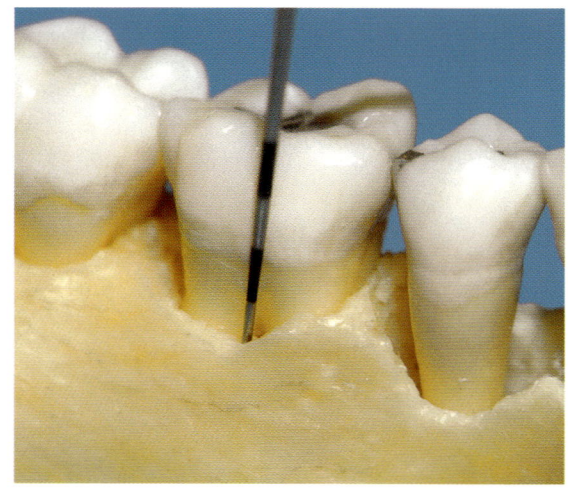

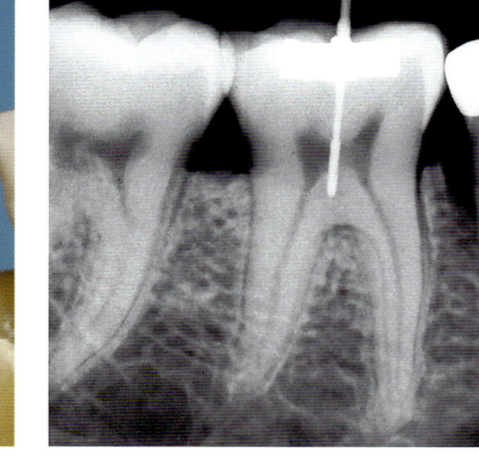

203 Furca não-comprometida – F0
Nesse caso, clinicamente, seria observada uma *bolsa supra-óssea* de cerca de 5 mm na entrada vestibular da furca.

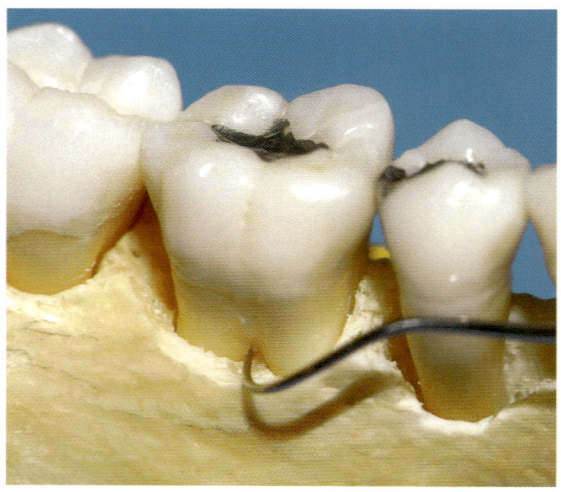

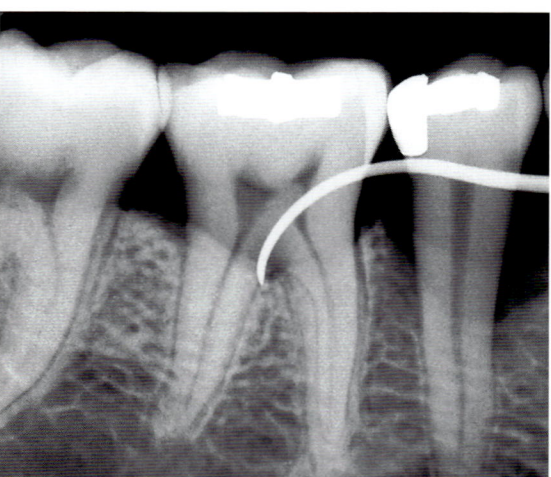

204 Comprometimento de furca – F1
A sonda curva pontiaguda CH3 (Hu-Friedy) penetra menos de 3 mm para vestibular. As sondagens são feitas para vestibular e para lingual. Atualmente são comercializadas sondas especiais para furca. Estas possuem ponta romba e escala milimetrada, por exemplo, Nabers-2 (Hu-Friedy).

A classificação para os dentes inferiores também é válida para os superiores, cujo comprometimento de furca é pouco visível radiograficamente. Nesse caso, deve-se determinar entre quais raízes se observa e o grau de comprometimento horizontal. Ao exame diagnóstico, a sondagem deve ser feita não somente por vestibular, mas também pela distal e mesiopalatina.

Além do comprometimento horizontal, avalia-se também a perda óssea *vertical*, classificando-a em três graus (subclasses A, B e C; Tarnow e Flechter, 1984). A mensuração dá-se a partir do teto da furca (ver também p. 172 e 383):

Graus – vertical

Subclasse A:	1 a 3 mm
Subclasse B:	4 a 6 mm
Subclasse C:	Acima de 7 mm

Tratamento: O comprometimento de furca de graus F1 e F2 pode ser contido com procedimentos de raspagem, apenas, ou com cirurgias a retalho (convencionais ou regenerativas). As furcas de grau 3 são tratadas, na maioria das vezes, por meio de procedimentos ressectivos – hemissecção ou remoção de raízes (p. 381).

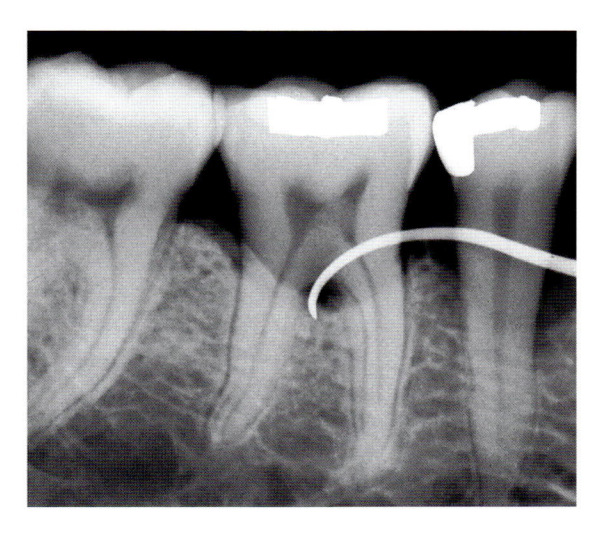

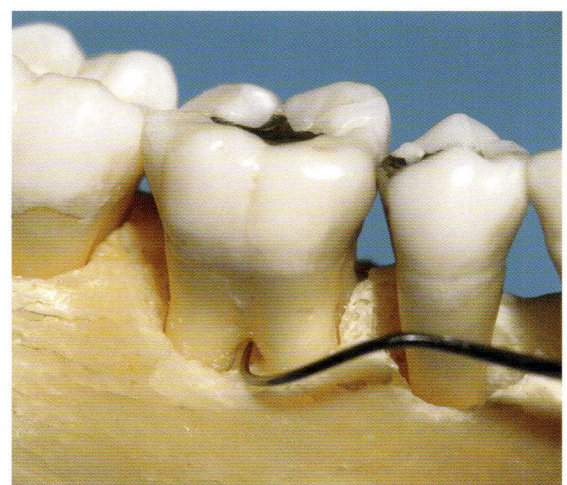

205 Comprometimento de furca – F2
A ponta da sonda CH3 penetra mais de 3 mm na furca, mas ainda não a atravessa.

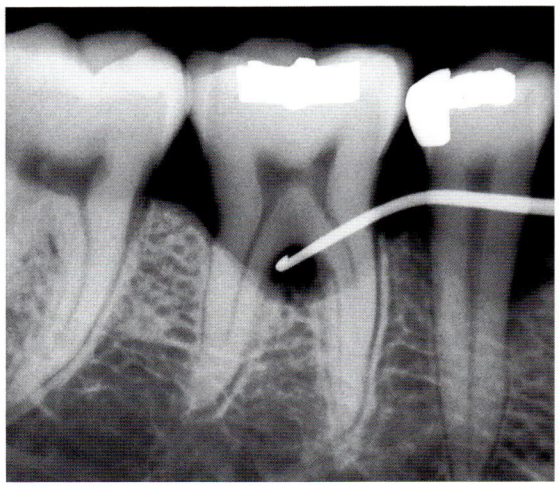

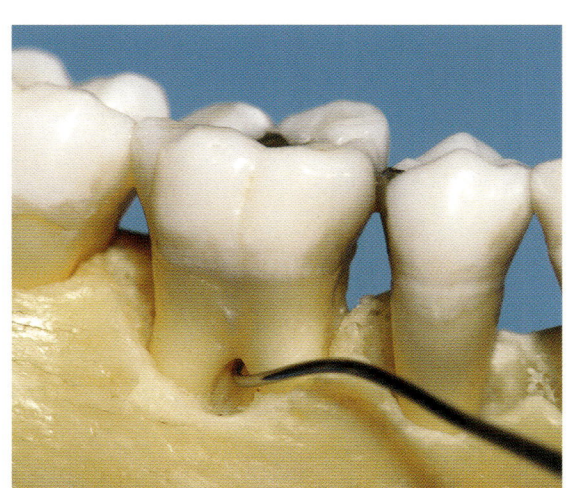

206 Comprometimento de furca – F3, leve, subclasse A
Bifurcação estreita, que pode ser atravessada pela sonda (Nabers 2); relativamente pouca perda óssea.

A perda óssea vertical é de menos de 3 mm, o que corresponde à subclasse A.

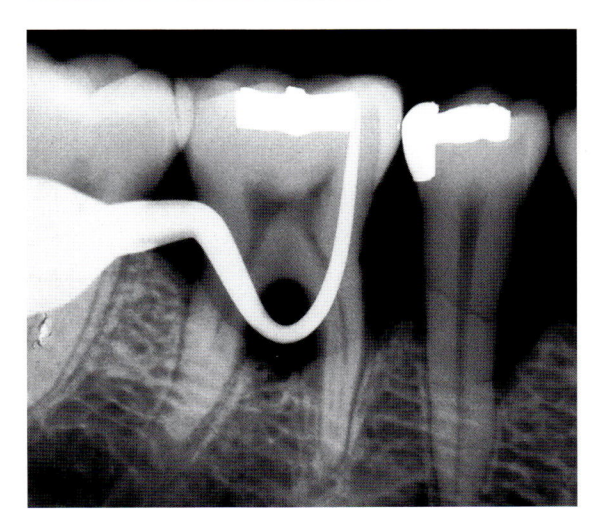

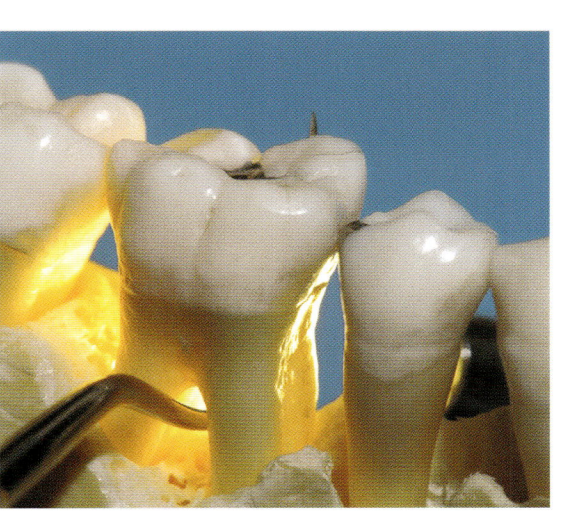

207 Comprometimento de furca – F3, grave, subclasse C
Bifurcação larga, que pode ser atravessada pela sonda, com extensa perda óssea horizontal e, em parte, vertical (sonda curva).

O defeito vertical é de mais de 6 mm: subclasse C.

Periodontite

Histopatologia

Os principais sinais da periodontite são a perda de inserção e a formação de bolsa. De acordo com a descrição de Müller-Glauser e Schroeder (1982) modificada, o *epitélio da bolsa* apresenta as seguintes características:

- vilosidades irregulares junto ao tecido conjuntivo; para o lado da bolsa, recobrindo as papilas de tecido conjuntivo, áreas de epitélio muito delgado e parcialmente ulcerado;
- na região apical, o epitélio da bolsa transforma-se em epitélio juncional (curto, geralmente);
- migração de granulócitos neutrófilos polimorfonucleares através do epitélio da bolsa;
- junto ao tecido conjuntivo, complexo da lâmina basal parcialmente lesado.

No *tecido conjuntivo subepitelial*, observa-se grande quantidade de infiltrado inflamatório e perda de colágeno; em fases agudas: formação de pus e microabscessos. O osso alveolar sofre reabsorção e as áreas mais profundas da medula óssea são transformadas em tecido conjuntivo fibroso.

Bolsa supra-óssea

Bolsa infra-óssea

208 Bolsa supra-óssea, bolsa gengival (esquerda)
Epitélio da bolsa acentuadamente endentado. Abaixo do fundo da bolsa, entre as setas, epitélio juncional intacto (afastamento artificial da superfície dental). Infiltrado inflamatório subepitelial até a área das fibras transeptais (HE, 40×).

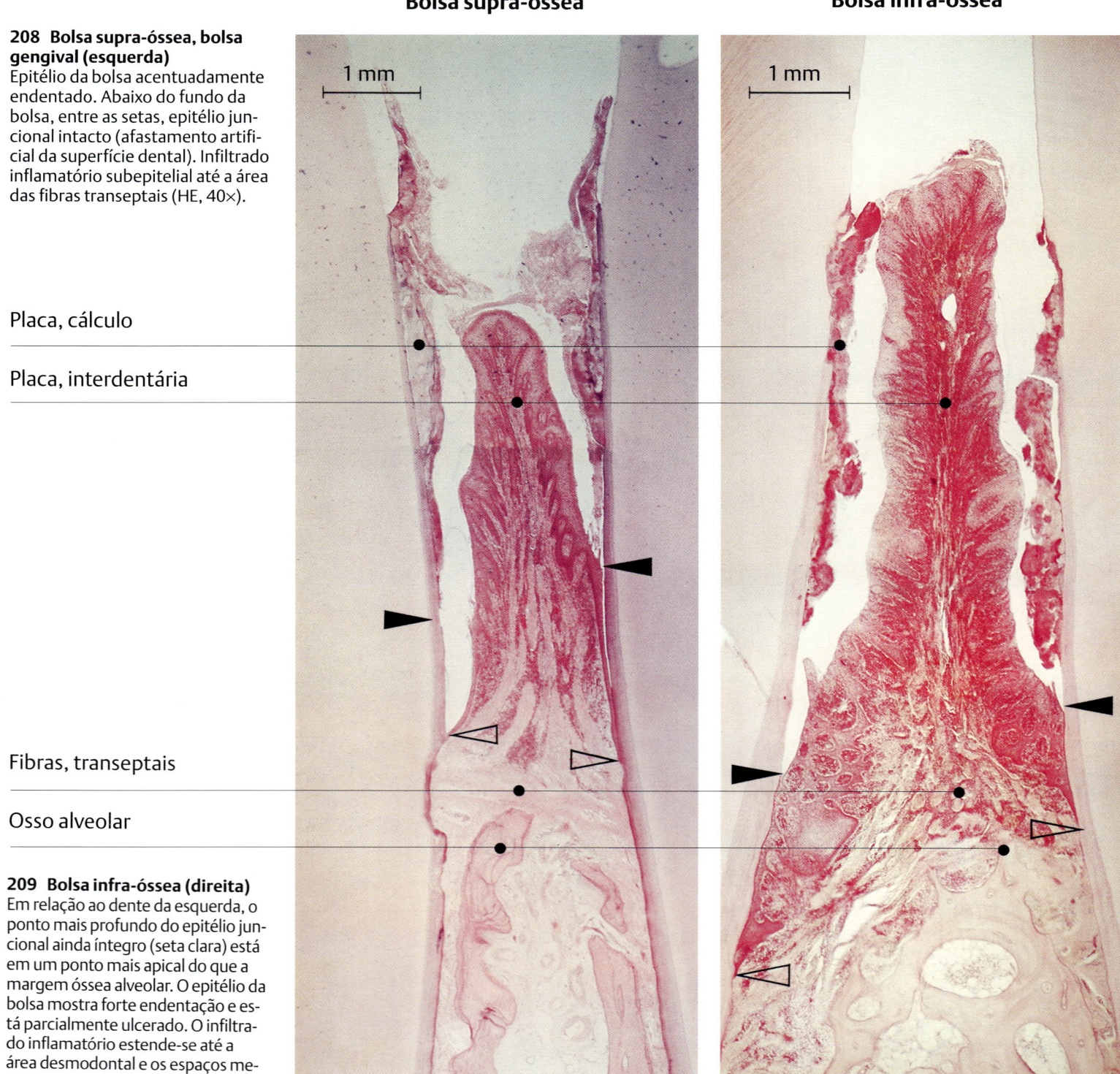

Placa, cálculo

Placa, interdentária

Fibras, transeptais

Osso alveolar

209 Bolsa infra-óssea (direita)
Em relação ao dente da esquerda, o ponto mais profundo do epitélio juncional ainda íntegro (seta clara) está em um ponto mais apical do que a margem óssea alveolar. O epitélio da bolsa mostra forte endentação e está parcialmente ulcerado. O infiltrado inflamatório estende-se até a área desmodontal e os espaços medulares do osso alveolar (HE, 40x).

Outros sinais clínicos e radiográficos

Sinais principais

- Inflamação (gengivite)
- Bolsa periodontal verdadeira
- Perda óssea

} Perda de inserção

A presença simultânea dos sinais principais é *obrigatória* para que se atribua o diagnóstico de "periodontite" (= perda de inserção de causa inflamatória). Esses sinais podem apresentar variações e diversos graus de gravidade.

Sinais secundários

Os seguintes sinais secundários, que *não* estão presentes *obrigatoriamente* em toda periodontite, modificam ou agravam o quadro da doença:

- Contração gengival
- Inflamação gengival
- Atividade da bolsa: sangramento, exsudato, pus
- Abscessos de bolsa e de furca
- Fístulas
- Movimentação, inclinação ou extrusão dental
- Mobilidade dental
- Exfoliação dental

Contração gengival

Especialmente nas periodontites crônicas de adultos, de lenta evolução, a gengiva pode retrair-se ao longo dos anos. Também durante a transição entre fases agudas e crônicas, bem como após o tratamento mecânico da periodontite, a drenagem de abscessos, etc., é possível ocorrer o retraimento da gengiva e, com isso, a exposição da superfície dental.

Essa contração não deve ser confundida com a *recessão*, que praticamente não apresenta inflamação clínica. A recessão desenvolve-se sem que haja formação de bolsa e localiza-se principalmente na face vestibular das raízes. A contração gengival na periodontite, por sua vez, pode ser extremamente acentuada nas áreas das papilas.

Se, em virtude da contração, a margem gengival encontrar-se em nível apical ao limite cemento-esmalte, a perda de inserção poderá ser subestimada ao se executar a sondagem da bolsa remanescente. Essa perda deve ser medida a partir do limite cemento-esmalte até o fundo da bolsa.

Aumento de volume gengival

O aumento de volume da gengiva é um sinal de gengivite que também pode perdurar na periodontite.

Nos casos de gengiva edemaciada e/ou hiperplásica além do limite esmalte-cemento, a profundidade de sondagem pode simular profundidade de bolsa ou perda de inserção excessivas (Fig. 212).

Atividade da bolsa

A atividade da bolsa e a freqüência dos surtos agudos são mais relevantes para o plano de tratamento e a avaliação do prognóstico do que a profundidade da bolsa em milímetros.

O sangramento à sondagem, o exsudato e a secreção purulenta – ao se exercer pressão com os dedos, por exemplo – são *sinais da fase aguda* da periodontite, surgindo com grande freqüência nas periodontites agressivas, mas também em pacientes de idade avançada com periodontite crônica e reduzida resistência imunológica (Davenport e cols., 1982).

Abscessos de bolsa e de furca

Um outro sinal da periodontite pode ser o abscesso de bolsa ou de furca. Este se desenvolve *durante a fase aguda*, quando a eliminação ou a reabsorção de tecido degenerado (necrose) não ocorre (adesão da gengiva na margem coronal de bolsas profundas, reentrâncias ou furcas). Um abscesso (macronecrose) pode ser provocado por *ferimentos*, causados, por exemplo, pela penetração de fragmentos pontiagudos de alimentos ou palitos de dente na bolsa ou por trauma durante o tratamento. Excepcionalmente, o abscesso periodontal pode transformar-se em um abscesso submucoso (parúlide).

O abscesso é um dos poucos sinais da periodontite que são acompanhados de *sintomas dolorosos*. Nos casos de abscessos extensos, que se avançam em direção apical, o dente pode apresentar sensibilidade ao toque. Na ocorrência de dor, o procedimento de urgência a ser executado é a drenagem do abscesso via bolsa ou por incisão na gengiva ou na mucosa de revestimento. Pode também ocorrer drenagem espontânea pela bolsa ou por percursos mais longos, como fístulas.

Fístulas

A fístula configura uma conseqüência da drenagem espontânea de um abscesso quando a margem gengival está aderida. Se a causa (bolsa ativa) não for eliminada, o canal fistular pode perdurar por muito tempo, sem sintomatologia dolorosa. A abertura da fístula não se localiza sempre junto ao processo agudo. Um canal sinuoso pode induzir a erro de localização do processo (sondagem do canal com sonda de ponta esférica).

A *vitalidade do dente* deve ser sempre *verificada* (problemas endodônticos).

Contração – aumento de volume

Nas periodontites avançadas, ocorrem a contração ou o aumento de volume gengival e a movimentação e/ou inclinação de um dente isolado ou de vários dentes vizinhos. A movimentação dental leva à formação de diastemas ou protrusões e, conseqüentemente, ao comprometimento da estética. As suas causas são numerosas, e nem sempre é possível esclarecê-las em determinados casos. A redução do arcabouço de sustentação dental propicia, certamente, a movimentação dos dentes. Os diversos fatores que podem deflagrá-la são: ausência de antagonistas, distúrbios oclusais funcionais, parafunções (interposição de lábios, mucosa jugal, língua, etc.). Supõe-se que a movimentação de um dente que apresente bolsa extensa em um lado e fibras ainda íntegras no lado oposto seja conseqüência, principalmente, da tração exercida pelas fibras supra-alveolares intactas e não da pressão exercida pelo tecido de granulação da bolsa. Essa teoria baseia-se no fato de que a bolsa mais profunda geralmente se situa no lado contralateral ao da movimentação dental.

A seguir, são descritos os principais parâmetros *clínicos* mensuráveis: profundidade de sondagem, recessão gengival, *perda clínica de inserção* (ver também p. 171).

Perda clínica de inserção

210 Exame da bolsa: profundidade de sondagem (PS) = perda de inserção (PI)
A mensuração (8 mm) é feita a partir da margem gengival de localização normal, ou seja, ao longo do limite esmalte-cemento: somente nesse caso a profundidade de sondagem corresponde à perda de inserção.

Direita: Representação esquemática – a profundidade da bolsa corresponde aproximadamente à perda de inserção.

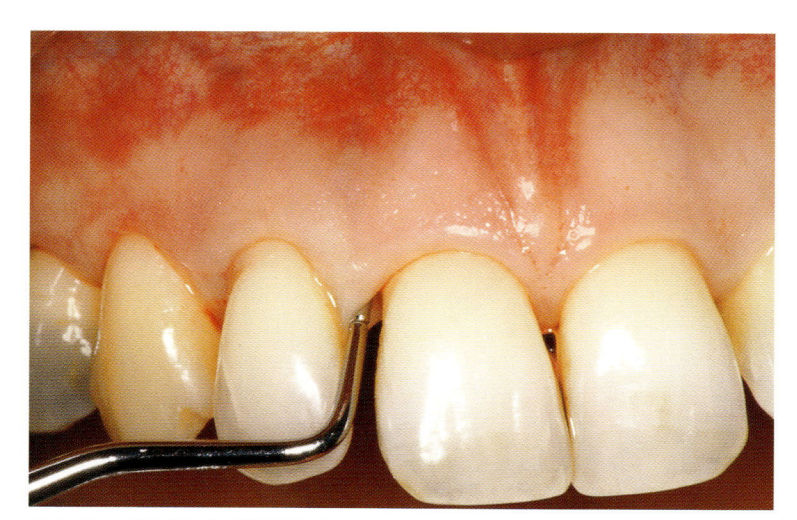

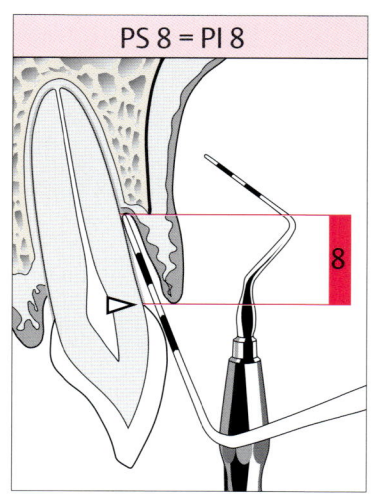

211 Exame da bolsa: profundidade de sondagem menor do que a perda de inserção
A mensuração (7 mm) é feita a partir da margem gengival retraída, situada 3 mm acima do limite esmalte-cemento (em direção apical). Perda de inserção = 10 mm.

Direita: Representação esquemática – devido à retração gengival **(RE)**, a profundidade da bolsa é menor do que a perda de inserção.

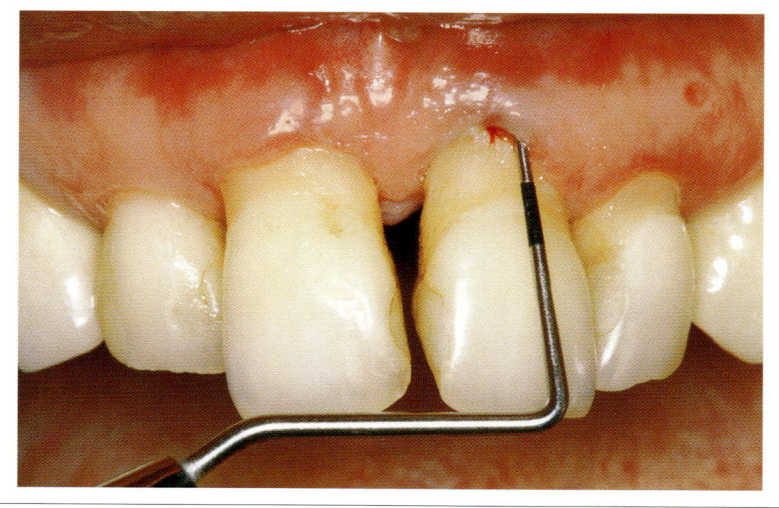

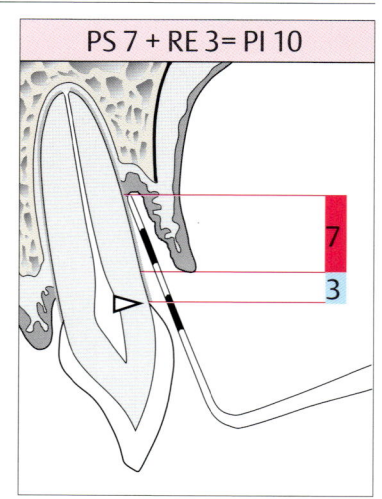

212 Exame da bolsa: profundidade de sondagem maior do que a perda de inserção
A mensuração (7 mm) é feita a partir da margem gengival, que ultrapassa consideravelmente o limite esmalte-cemento, devido à acentuada hiperplasia **(HI)**: pseudobolsa. A perda clínica de inserção é 3 mm menor.

Direita: Representação esquemática – devido ao aumento de volume gengival, a profundidade de sondagem é maior do que a perda de inserção.

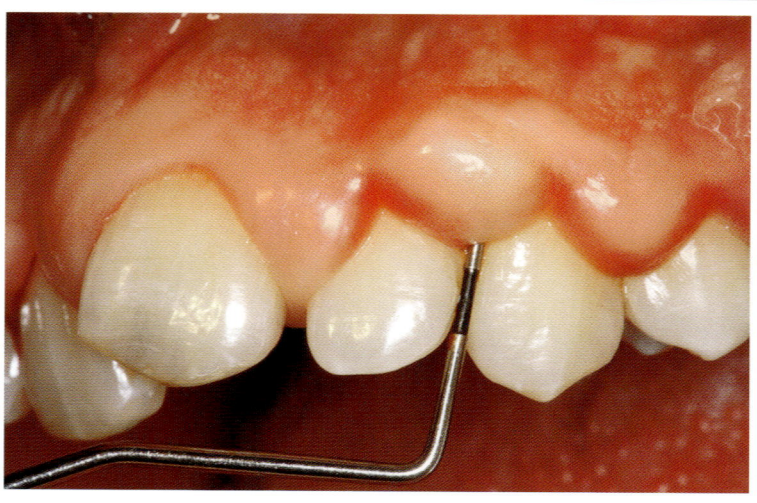

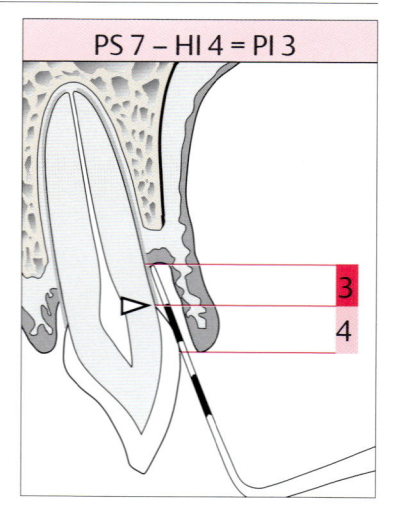

Atividade da bolsa, movimentação e mobilidade dentais

A atividade da bolsa e a mobilidade dental são sinais de progressão de periodontite grave. A mobilidade dental, porém, deve ser interpretada com cuidado, uma vez que há diversos fatores que podem influenciá-la.

Mesmo quando o periodonto é saudável, os dentes apresentam mobilidade variável, dependendo do número, da morfologia e do comprimento das raízes (p. 174).

O trauma oclusal pode levar ao aumento da mobilidade também nos casos de periodonto saudável (p. 461). Na periodontite, é o volume de perda óssea que determina a mobilidade dental, embora esta possa ser agravada por trauma oclusal secundário. Nesses casos, pode ocorrer um aumento constante (progressivo) da mobilidade, com prognóstico desfavorável.

Exfoliação dental

O último sinal da periodontite é a exfoliação dental. Esta raramente é espontânea, pois os dentes com forte mobilidade, não-uncionais, em geral são extraídos.

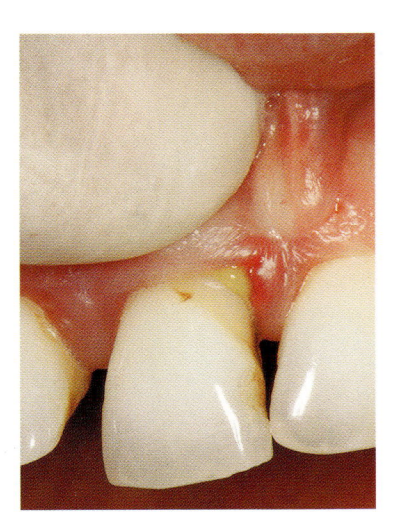

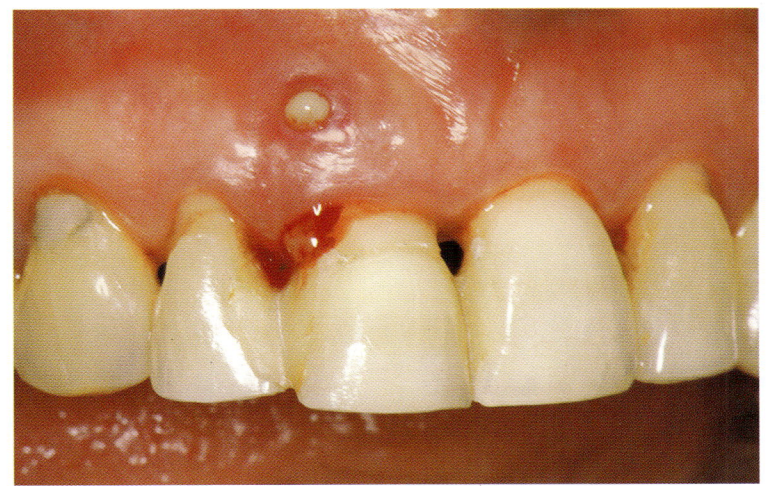

213 Fístula periodontal – pus
Bolsa de 13 mm de profundidade na distal do dente 11, com indicação de extração. Após a sondagem, ocorre drenagem da secreção purulenta e sangramento pela abertura da fístula e pela entrada da bolsa.

Esquerda: Bolsa ativa, drenagem do pus junto ao dente 11 após pressão digital.

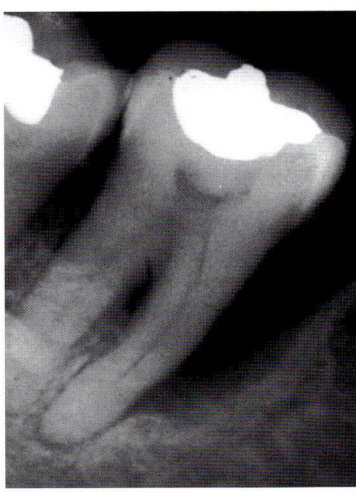

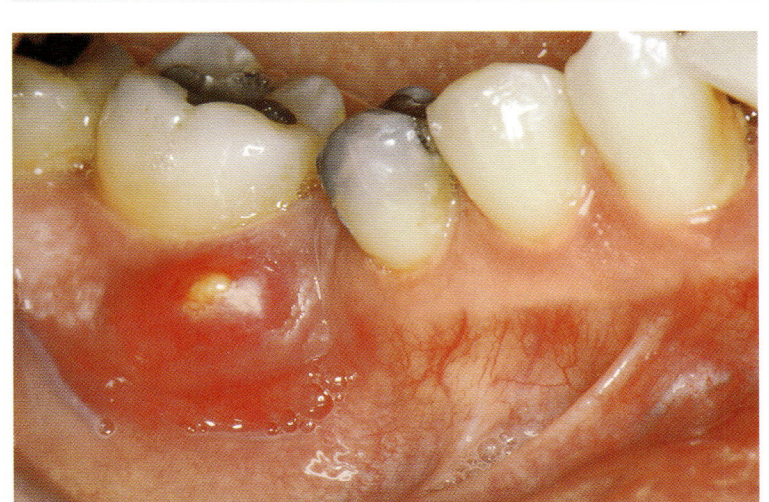

214 Abscesso periodontal
Mesial ao dente 47, formou-se abscesso em bolsa periodontal de 12 mm de profundidade, o qual está prestes a drenar.

Esquerda: Radiograficamente, observa-se grande perda óssea mesiovertical ao dente 47 inclinado.

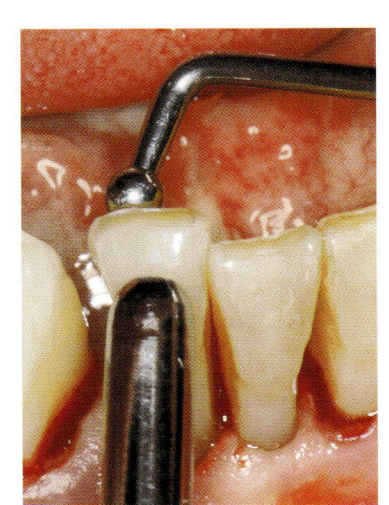

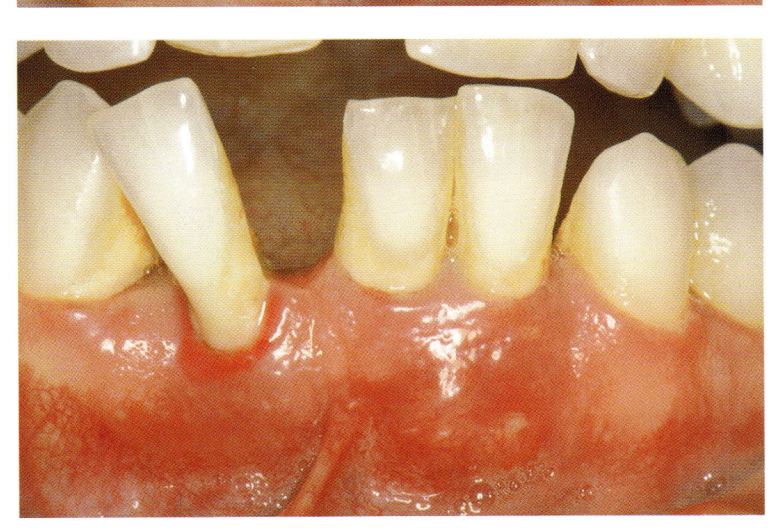

215 Movimentação e inclinação dentais
Formação de diastema em virtude da grande inclinação do dente 41 após a perda do dente 42 (forte interposição lingual durante a deglutição).

Esquerda: Mobilidade dental. O aumento da mobilidade pode ter causas funcionais ou ser ocasionada pela perda de inserção. O avaliação clínica simples (graus de mobilidade, p. 174) é feita mediante o uso de dois instrumentos ou de um instrumento e o dedo indicador.

Periodontite crônica – leve a moderada

Paciente de 51 anos que nunca havia consultado regularmente um cirurgião-dentista, tendo recebido, até então, apenas tratamento restaurador. O paciente queixou-se somente de leve sangramento gengival e de cálculos dentais. Ele não está ciente de sua doença periodontal e considera boa a sua função mastigatória.

Exame clínico: Formulários e radiografias, p. 109.
Diagnóstico: Periodontite de progressão lenta, de intensidade leve a moderada (tipo II).

Tratamento: Motivação, instrução e controle da higiene bucal, raspagem e alisamento radicular subgengival.
Após *reavaliação*, procedimento de Widman modificado (Fig. 218). Não foi prescrito medicamento sistêmico. Eventualmente, próteses fixas póstero-inferiores.
Manutenção: cada 4 a 6 meses.
Prognóstico: Bom, mesmo se a colaboração do paciente for apenas mediana. Nesses casos, o tratamento é sempre bem-sucedido.

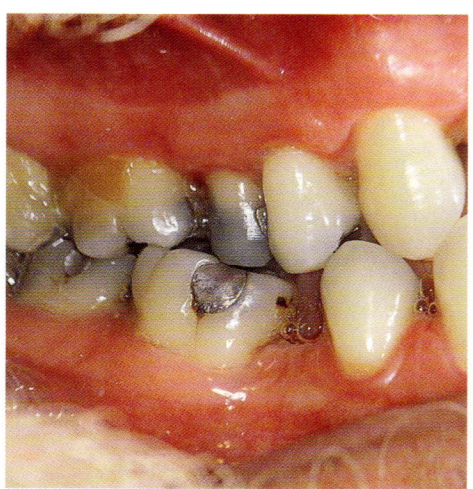

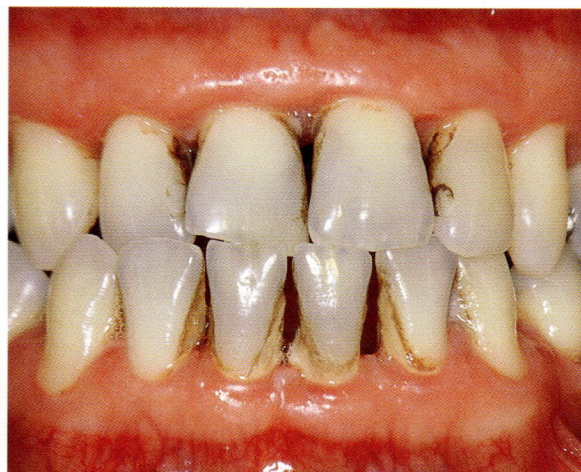

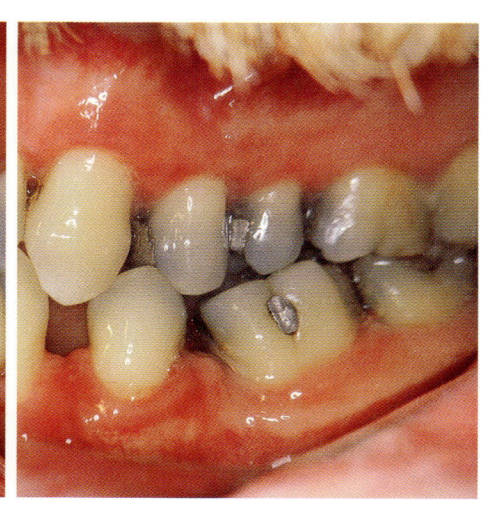

216 Exame visual (acima)
Observam-se apenas gengivite e inversão das papilas. Os segundos pré-molares inferiores foram extraídos há mais de 30 anos. Em razão disso, ocorreram migrações e inclinações dentais (formação de diastemas), que se estabilizaram nos últimos anos. Oclusão insatisfatória.

217 Evidenciação de placa – higiene (direita)
Nas superfícies vestibulares, a quantidade de placa é pequena; entretanto, em todas as superfícies proximais, há presença de placa e de cálculo.

218 Cirurgia a retalho na arcada inferior
Para vestibular, o osso alveolar é relativamente volumoso; a perda óssea foi apenas mínima. Entre os dentes, observam-se crateras ósseas em torno de 3 mm de profundidade.
O tratamento restringe-se à raspagem e alisamento radicular, leve redução do volume do osso alveolar (osteoplastia) e reposição do retalho em sua posição original.

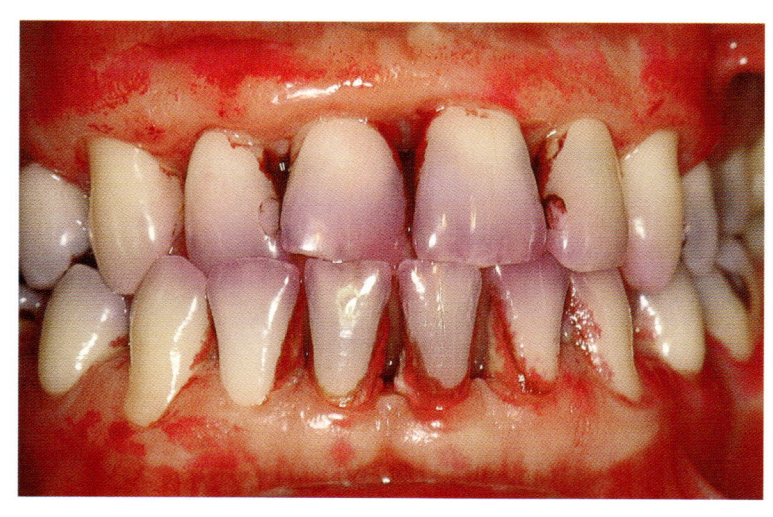

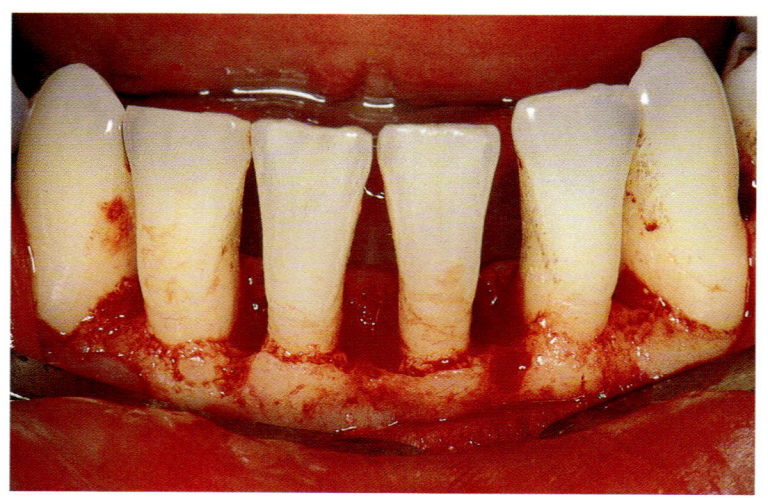

Periodontite – tipos

219 Índice de placa interproximal (API) e índice de sangramento papilar (PBI)

API: 93%. Má higiene bucal. Presença de placa em quase todos os espaços interproximais.

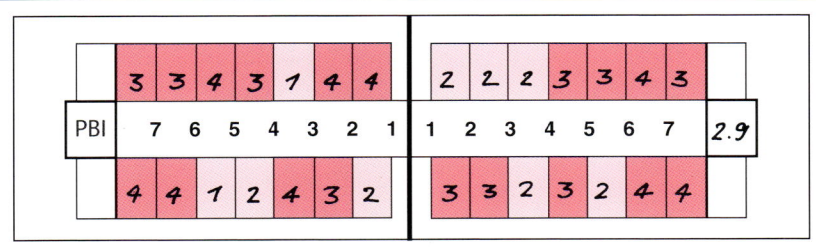

PBI: 2,9. O índice é muito alto. Todas as papilas apresentaram sangramento durante o exame.

A determinação desse índice está descrita nas páginas 68 a 70.

220 Ficha clínica periodontal I
Nessa ficha clínica comumente usada em consultórios (ver p. 194, Fig. 439), é feita a anotação alfanumérica da profundidade de sondagem, do comprometimento de furca e da mobilidade dental.

No caso apresentado, encontram-se bolsas uniformemente profundas, sobretudo nos espaços interdentais. Ao se avaliar a perda de inserção, devem ser consideradas retrações (Re), anotadas em milímetros.

A mobilidade dental é mínima (graus 0 a 2). Na análise funcional, observam-se contatos prematuros entre os incisivos laterais direitos (mordida cruzada, aumento da mobilidade dental) e interferências posteriores nos movimentos para a direita e nos protrusivos.

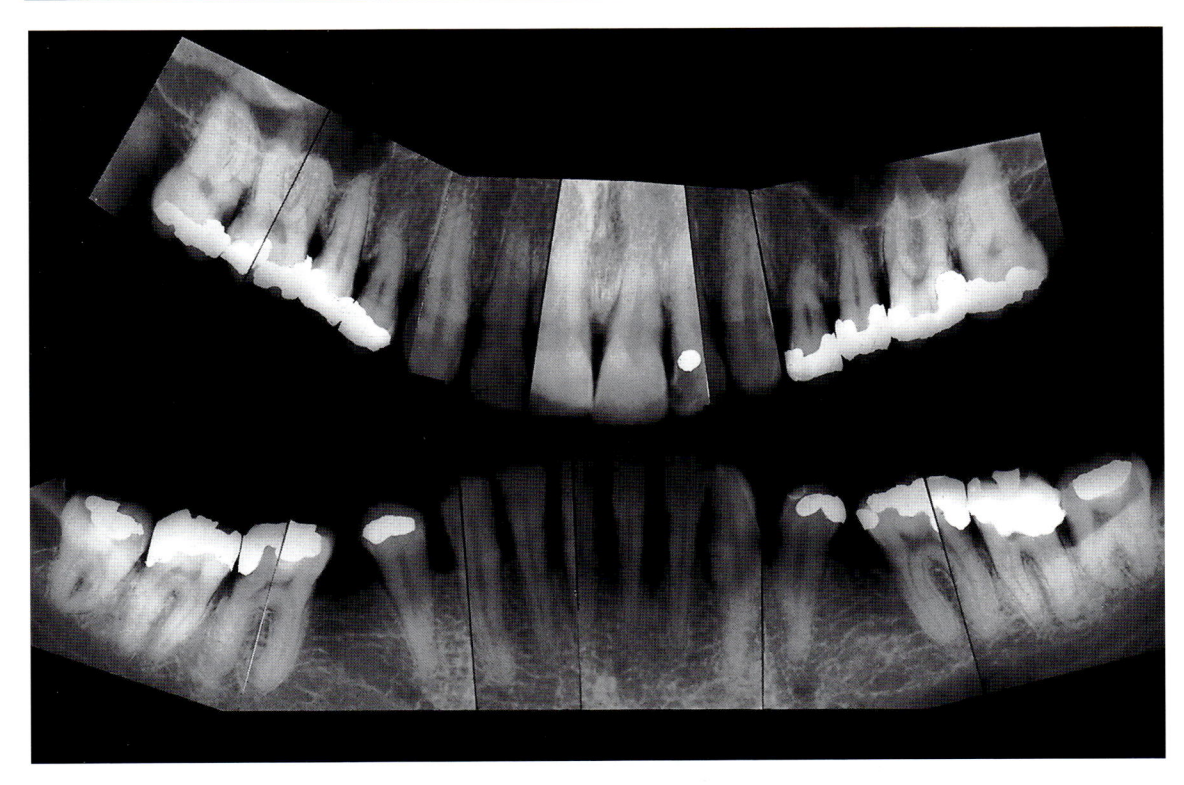

221 Exame radiográfico
A radiografia confirma os achados clínicos: destruição óssea localizada, de leve a moderada, predominantemente horizontal.

Movimentação e inclinação de dentes inferiores isolados. Restaurações, em parte, insatisfatórias.

Os dentes "estrategicamente" importantes – caninos e molares – apresentam condições satisfatórias para o tratamento (molares sem comprometimento de furca).

Periodontite crônica grave

Paciente de 61 anos que há décadas escova os dentes ântero-superiores com movimentos horizontais exercendo forte pressão. A escovação dos outros segmentos das arcadas é praticamente ignorada pelo paciente. As restaurações apresentam-se em condições insatisfatórias.

Exame clínico: Formulários e radiografias, p. 111.
Diagnóstico: Periodontite crônica generalizada (tipo II B), de moderada a grave. As contrações gengivais no segmento ântero-superior não devem ser confundidas com as clássicas recessões gengivais.

Tratamento:
- Imediato: Extração dos dentes 18, 17; 28 e 46, bem como da raiz do dente 41, cuja coroa é fixada nos dentes vizinhos mediante técnica de ataque com ácido e resina.
- Definitivo: Motivação, reeducação da higiene bucal, extração dos dentes 26 e 31. Tratamento inicial; posteriormente, se necessário, procedimentos cirúrgicos e próteses removíveis.

A cada 4 a 6 meses.

Prognóstico: Com relação aos dentes mantidos e tratados, prognóstico bom, se houver cooperação satisfatória do paciente.

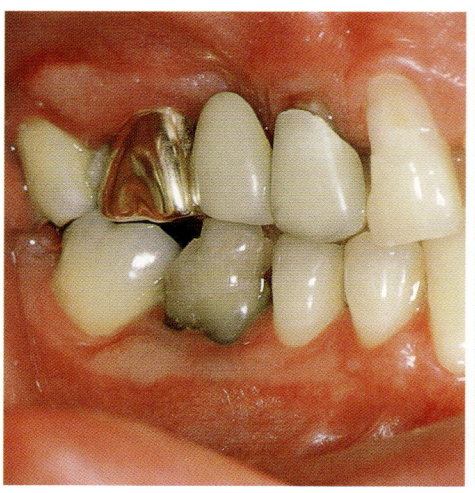

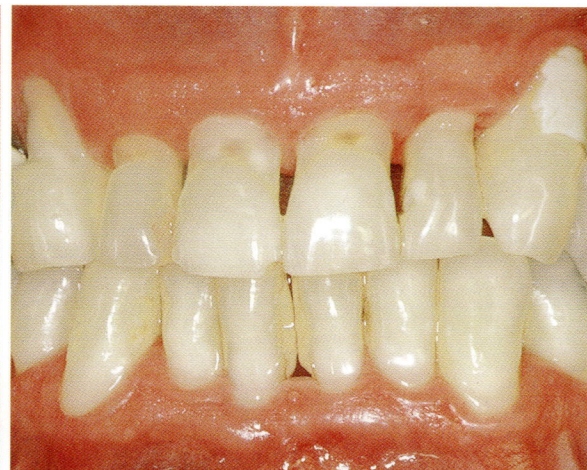

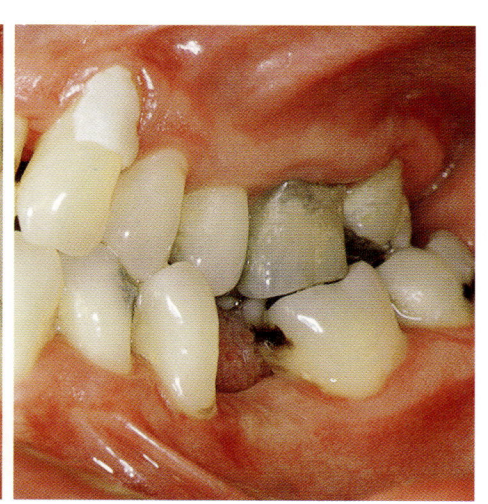

222 Exame visual (acima)
No segmento ântero-superior, intensa contração gengival e desgastes em forma de cunha (cerdas duras, pastas abrasivas). Nessa região, o paciente "eliminou" as bolsas periodontais por meio de escovação.

223 Sondagem dos incisivos inferiores (direita)
A sondagem da bolsa mesial ao dente 41 provoca pouco sangramento. Os colos dos incisivos inferiores também apresentam sinais de abrasão por escovação (desgastes em forma de cunha).

224 Ressecção de raiz do dente 41
O dente 41, praticamente sem função e cuja raiz encontrava-se quase por completo fora do osso alveolar, precisou ser extraído. A coroa foi, então, separada da raiz e utilizada como elemento provisório durante o tratamento periodontal, tendo sido fixada nos dentes vizinhos mediante ataque com ácido e resina.

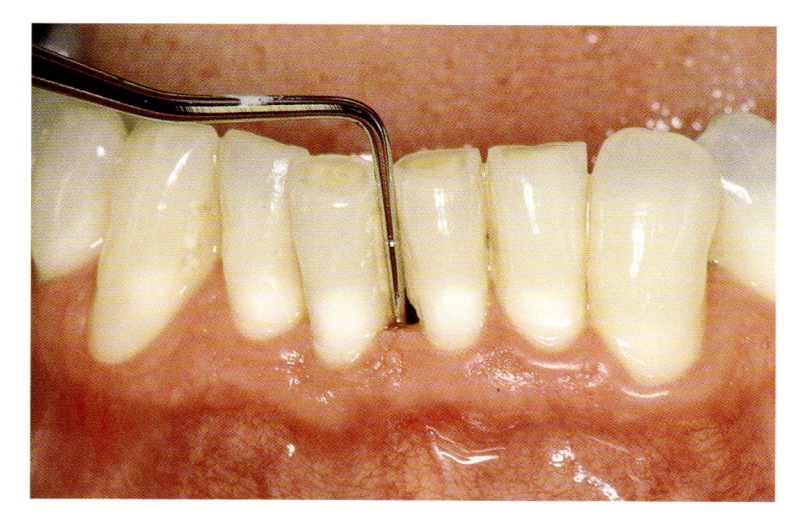

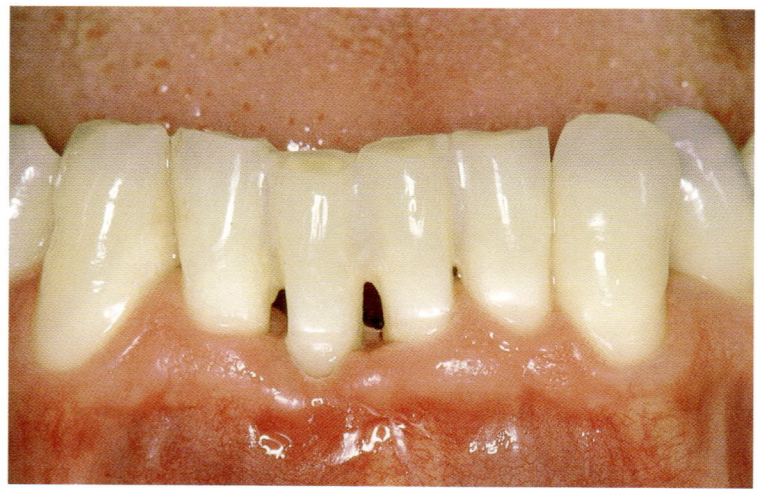

Periodontite – tipos **111**

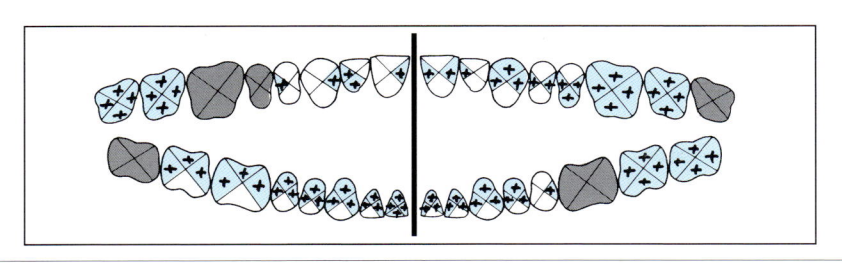

225 Índice de placa (IP) e índice de sangramento (SS)
IP: 69%. Quase todas as superfícies dentais – com excessão dos incisivos superiores e de algumas faces vestibulares dos incisivos inferiores – estão recobertas por placa.

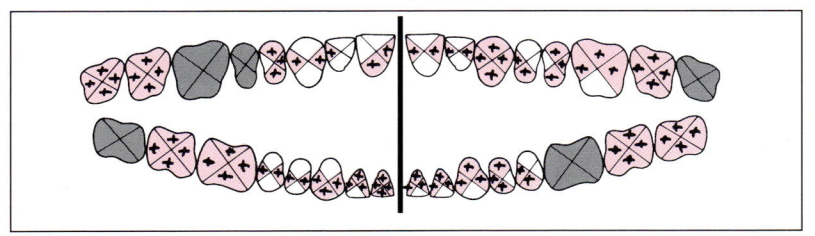

SS: Sangramento à sondagem em 75% das bolsas. O exame é feito pela mesial, distal, vestibular e lingual de cada dente (p. 68 e 69).

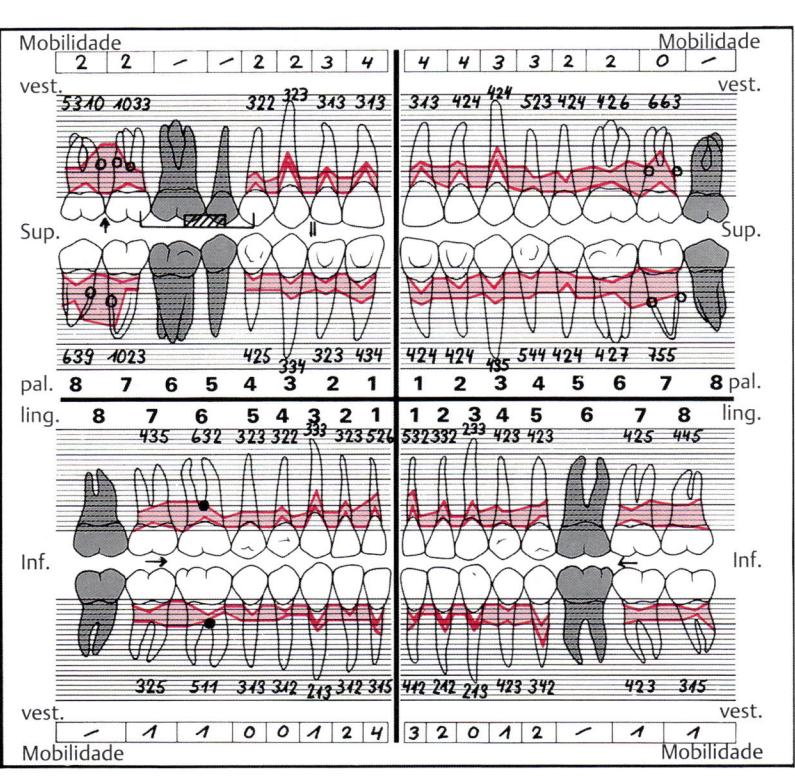

226 Ficha clínica periodontal II
Nessa ficha clínica "Michigan" modificada, a profundidade de sondagem e a perda de inserção são representadas graficamente.

A sondagem das bolsas é realizada ao redor de cada dente em seis pontos: três vestibulares e três linguais.

Em virtude das fortes recessões gengivais em algumas áreas, os segmentos anteriores não apresentam grande profundidade de sondagem, apesar da extensa perda de inserção. Todos os dentes anteriores possuem forte mobilidade.

A Figura 440 (p. 194) mostra a composição geral dessa ficha clínica periodontal, feita com base na da Universidade de Michigan.

Ficha clínica periodontal
Nome H. M. D.; 61;.
Data

Símbolos
1. ausente /
2. impação alimentar ↑↓
3. ausência de contato oclusal ‖
4. mobilidade 0, 1, 2, 3, 4
5. reconstrução protética ▨
6. inclinação, extrusão D→I
7. exposição inicial de furca ○
8. exposição de furca ●
9. radiolucidez periapical ⊗

Etiologia
Infecção bacteriana inespecífica

Diagnóstico
Periodontite de gravidades média a alta

Prognóstico
Regular a bom nos dentes sem indicação de extração

Doenças sistêmicas?
Nenhuma

227 Radiografias
As imagens radiográficas indicam destruição óssea de distribuição irregular, bastante característica de periodontites crônicas em pacientes com idade avançada. Alguns dentes ou faces dentais perderam completamente o contato com o tecido ósseo, enquanto o osso alveolar junto aos caninos inferiores e pré-molares permanece quase intacto.

Na região do dente 46, as lesões apicais e periodontais uniram-se.

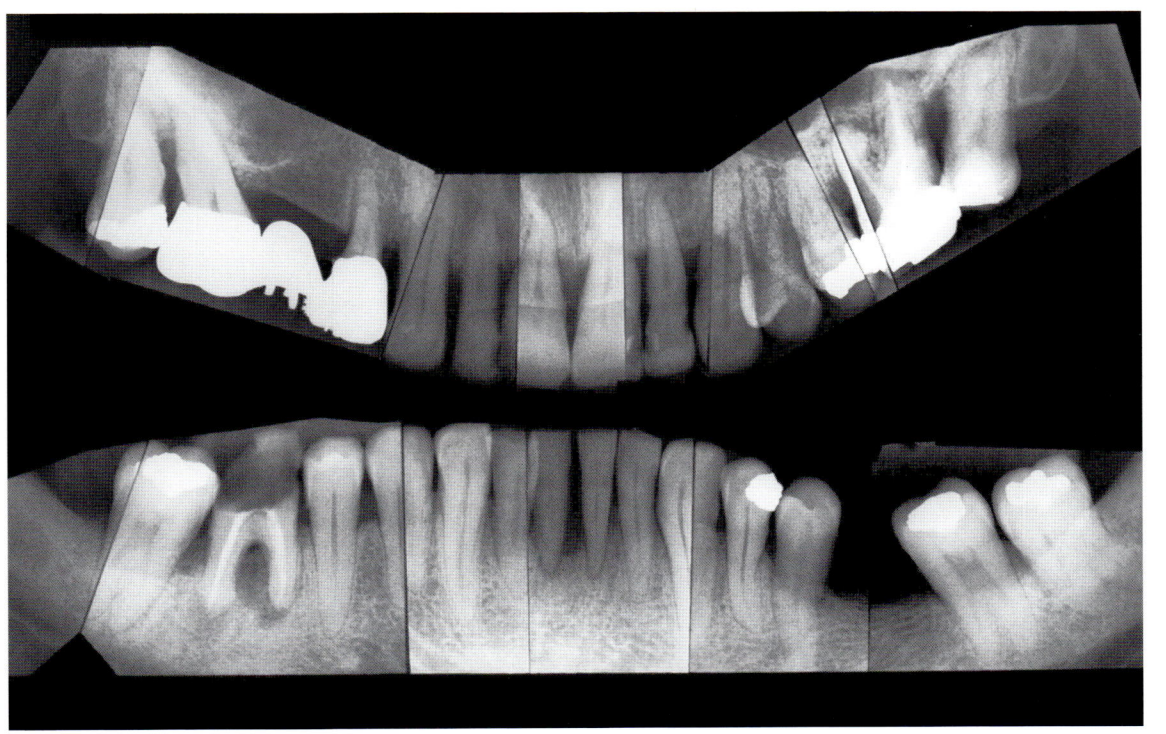

Periodontite agressiva – componentes étnicos

Paciente de 31 anos que emigrou da Etiópia para a Suíça há dez anos. Ela se queixa de mobilidade dental e abertura de diastemas entre os incisivos superiores. Durante a escovação, a paciente sempre observa sangramento gengival. Até o momento não foi executado tratamento periodontal.

Exame clínico: Ver bacteriologia (Fig. 229), formulários e radiografias (p. 113).
Diagnóstico: Periodontite agressiva de intensidade moderada; o componente étnico deve ser considerado.

Tratamento: Motivação, instrução e controle da higiene bucal. Tratamento inicial complementado por medicamento sistêmico: metronidazol e amoxicilina (van Winkelhoff e cols., 1989). Após reavaliação, cirurgias a retalho na arcada superior e no quarto quadrante (exceto na região ântero-inferior). Extração dos dentes 18 e 28.
Acompanhamento: Inicialmente, a cada 3 meses.
Prognóstico: Bom, se a colaboração da paciente for satisfatória.

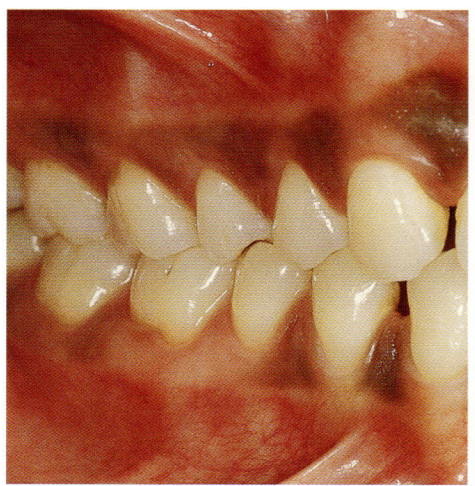

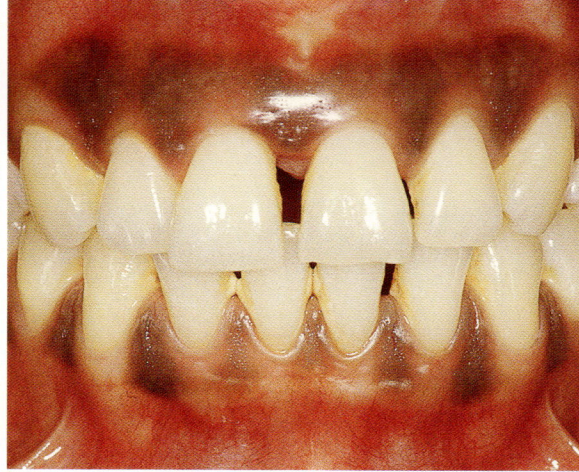

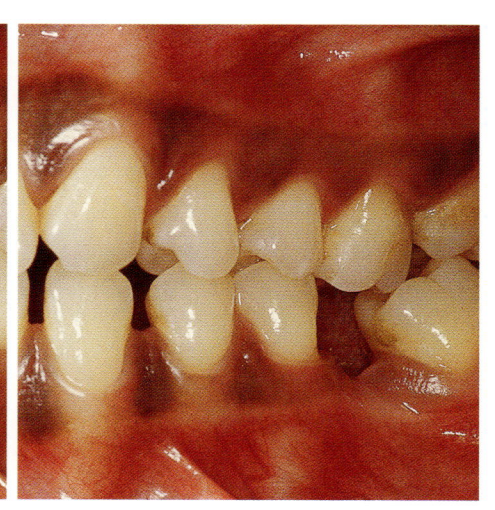

228 Exame visual (acima)
Gengiva pigmentada e inflamação pouco visível. Placa interdental e sangramento à sondagem. Cálculos nos incisivos inferiores. O diastema entre os incisivos superiores formou-se nos últimos dois anos; dente 11 levemente extruído.

229 Culturas bacterianas (direita)
Nas bolsas profundas testadas, grandes quantidades de *Aa*, *Pg* e *Ec*.

Direita: Classificação conforme o número de bactérias (Socransky e cols., 1991).

Espécie bacteriana		Quantidade rel.	Nº de bact.
Pigmentação negra		**50%**	
Aa	*Actinobacillus actinomycetemcomitans*	+ + + +	$\geq 10^6$
Pg	*Porphyromonas gingivalis*	+ + + +	$\geq 10^6$
Tf	*Tannerella forsythensis*	+ + +	$\sim 10^5\text{-}10^6$
Pi	*Prevotella intermedia*	+ +	$\sim 10^5$
Ec	*Eikenella corrodens*	+ + + +	$\geq 10^6$
Fn	*Fusobacterium nucleatum*	–	–

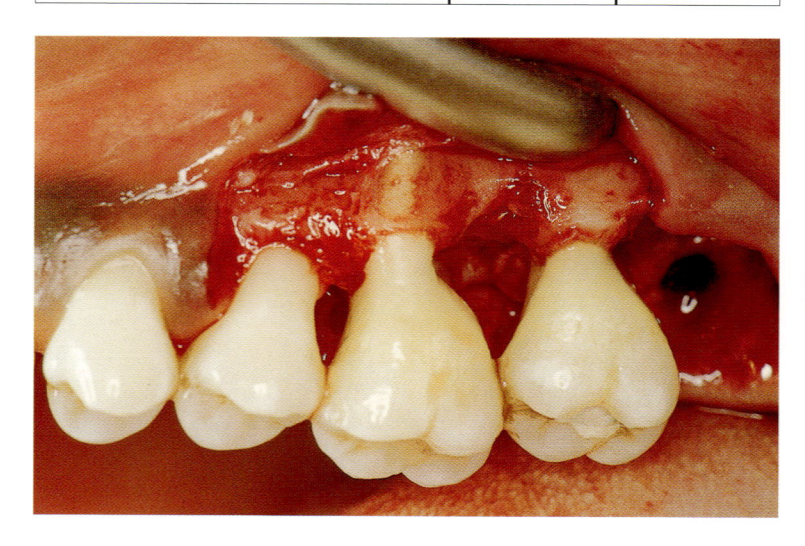

Culturas bacterianas	
Pigmentação negra	
Aa	*Actinobacillus actinomycetemcomitans*
Pg	*Porphyromonas gingivalis*
Tf	*Tannerella forsythensis*
Pi	*Prevotella intermedia*
Ec	*Eikenella corrodens*
Fn	*Fusobacterium nucleatum*

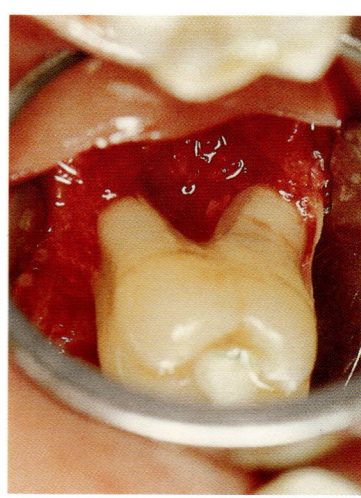

230 Operação a retalho
Região dos dentes 25, 26 e 27: as raízes distais dos dentes 26 e 27 foram removidas.

Direita: Vista distal do dente 27 (imagem espelhada).

Cortesia de J-P. Ebner.

Periodontite – tipos   **113**

231 Índice de placa interproximal (API) e índice de sangramento papilar (ISP)

IPI 64%. A higiene interdental é insatisfatória; as superfícies lisas apresentam pouca quantidade de placa.

ISP Todas as papilas sangram em maior ou menor intensidade. O índice de sangramento papilar é de 2,3.

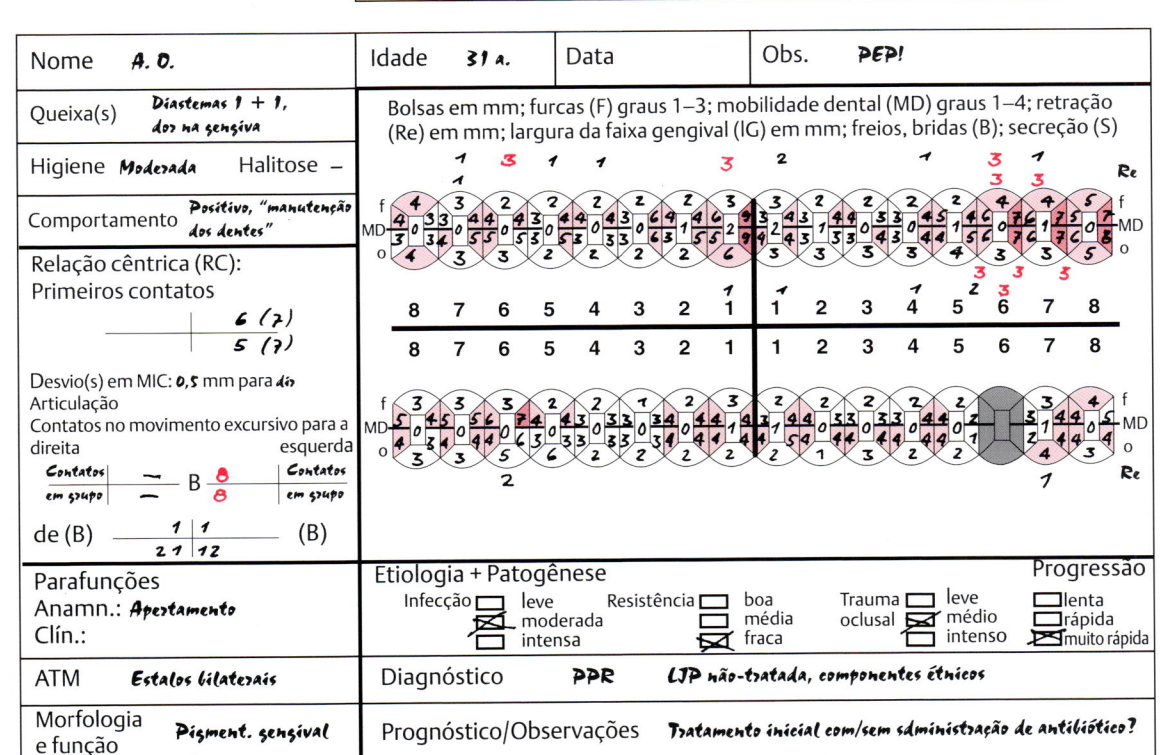

232 Ficha clínica periodontal I
A sondagem mostra distribuição bastante irregular da perda de inserção. Chamam a atenção os profundos defeitos junto aos dentes 11; 26, 27 e 46.

Comprometimento de furca de grau três nos dentes 26 e 27. Pela distal e vestibular, a sonda atravessa completamente a furca.

Ao exame funcional, observam-se contatos prematuros entre os dentes 26 e 35, com leve desvio anterior da mandíbula para a direita. Em razão disso, o dente 11 sofre sobrecarga.

Com exceção dos dentes 11 e 21, os dentes apresentam pouca mobilidade. Na anamnese, a paciente relata apertamento (bruxismo cêntrico) ocasional.

233 Exame radiográfico
A extensa perda de inserção detectada ao exame clínico é confirmada pelas imagens radiográficas. As raízes dos dentes 26 e 27 quase não têm mais contato com o osso alveolar.

O dente 11 apresenta discreta extrusão e distalização; junto ao seu lado mesial, há extenso defeito ósseo. Como na maioria dos casos, a maior perda de inserção localiza-se do lado oposto ao da direção do movimento dental.

Periodontite agressiva – fase aguda

Paciente de 32 anos que nos foi encaminhada pelo clínico geral, apresentando múltiplos abscessos e queixando-se de surtos de dor e secreção purulenta que se repetem há anos.

Exame clínico: Ver ficha, radiografias (p. 115) e teste de DNA bacteriológico (IAI PadoTest 4·5; Fig. 235 e p. 184).
Diagnóstico: Periodontite agressiva de intensidade moderada, com locais de atividade aguda e profunda (fase ativa).
Tratamento: Incisão dos abscessos; motivação, instrução e controle da higiene, extração imediata dos dentes 25; 37, 32, 31; 41 e 42; instalação de prótese provisória na região dos incisivos inferiores; raspagens supra e subgengivais. Complementação medicamentosa sistêmica (metronidazol); nas seções de acompanhamento, eventual aplicação local de "Elyzol" (metrronidazol; p. 289). Após a primeira reavaliação, planejamento da continuação do tratamento (radical, conservador ou regenerativo/RTG) conforme a colaboração da paciente.
Acompanhamento: No início, curtos intervalos entre as seções.
Prognóstico: Em caso de boa colaboração da paciente, prognóstico regular, exceto para os dentes 15, 24 e 37.

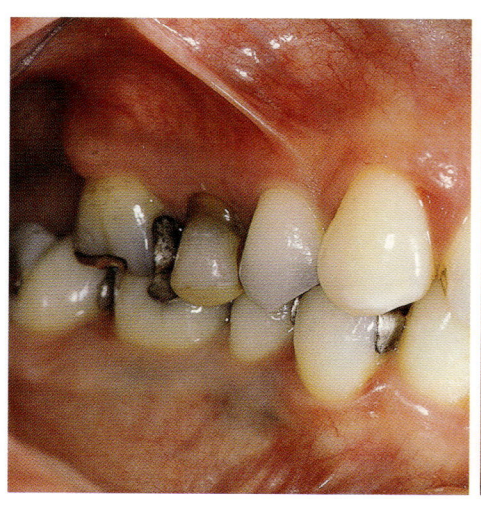

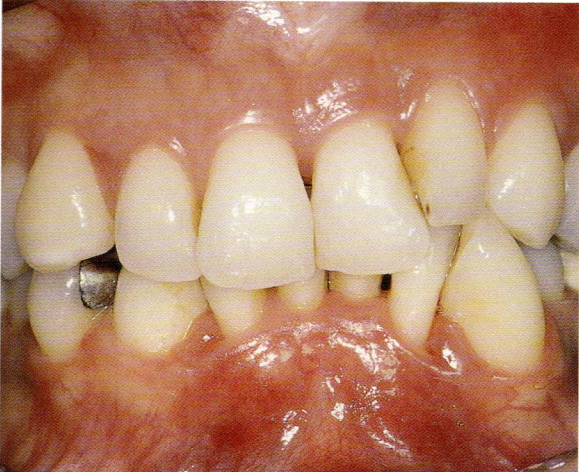

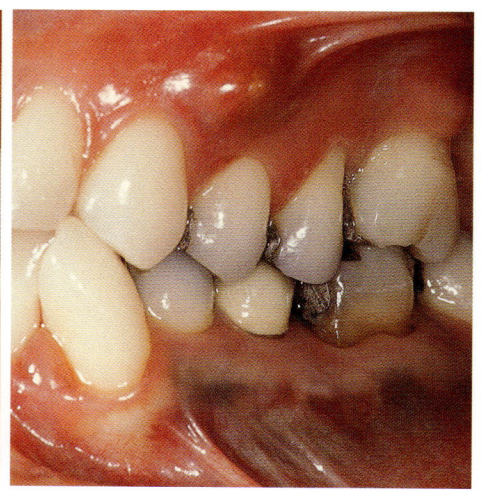

234 Exame visual (acima)
Periodontite em estágio agudo. Em áreas localizadas, gengiva com intensa inflamação, abscessos e secreção de pus em algumas bolsas. Oclusão insatisfatória e apinhamento de incisivos e caninos.

235 Resultados dos testes de DNA – IAI PadoTest 4.5 (p. 184)
Resultados de duas das bolsas examinadas nos dentes superiores (dentes 16 e 26). Há uma grande porcentagem de *Porphyromonas gingivalis (Pg)* e alta CBT (carga bacteriana total).

Teste microbiológico

- *Aa:* Ausentes.
- *Pg:* Presente no complexo vermelho (ver p. 37 e 191).
- *TML: Carga bacteriana total*, ou seja, bactérias marcadoras: 17 e 10% (muito alto).
- *Classificação:* Bolsa tipo 5 (p. 185).
- Proposta terapêutica: Procedimentos mecânicos e metronidazol.

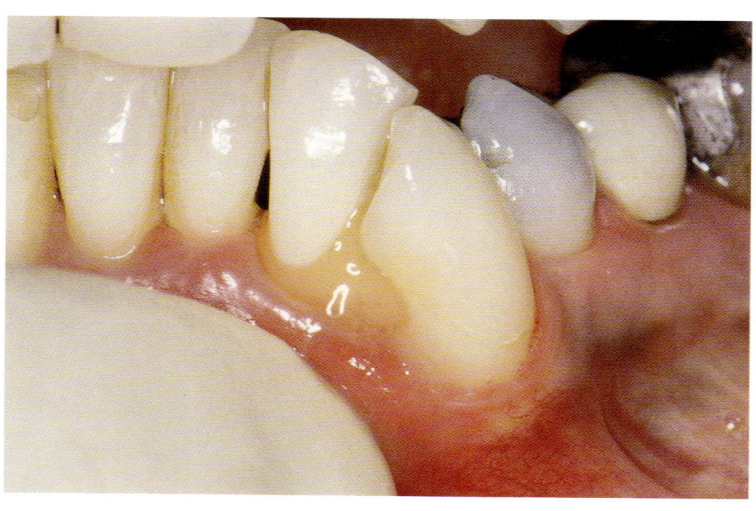

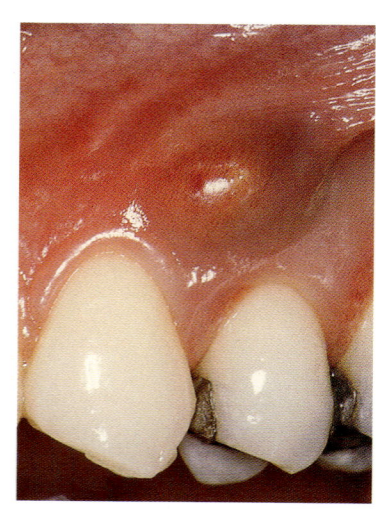

Dente: 16; Local: m-p; Prof. da bolsa: 8

Marcador	n	ML	Status
Aa	–		
Bf	7,84	6,3%	☆☆☆
Pg	8,2	6,6%	☆
Td	7	4,0%	☆☆
TBL	125,0	–	☆☆☆
TML		17%	Tipo 5

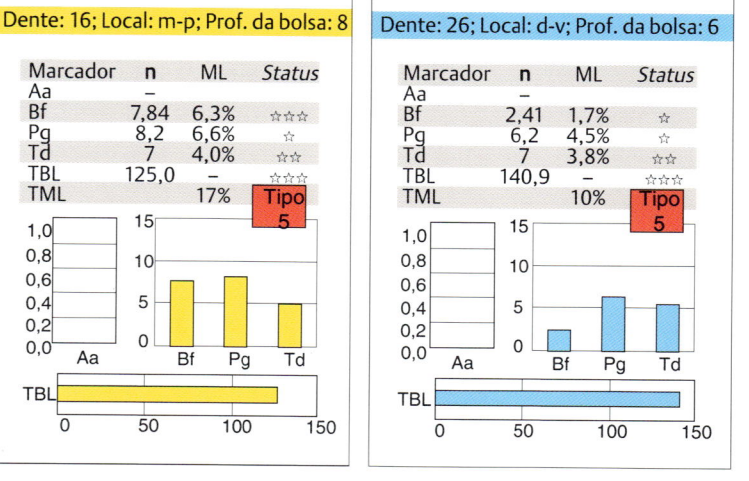

Dente: 26; Local: d-v; Prof. da bolsa: 6

Marcador	n	ML	Status
Aa	–		
Bf	2,41	1,7%	☆
Pg	6,2	4,5%	☆
Td	7	3,8%	☆☆
TBL	140,9	–	☆☆☆
TML		10%	Tipo 5

236 Abscessos e drenagem de pus
Drenagem de pus sob pressão digital entre os dentes 32 e 33, onde existe acentuado defeito ósseo.

Direita: Abscesso entre os dentes 23 e 24 (bolsa de 10 mm) prestes a drenar.

Periodontite – tipos

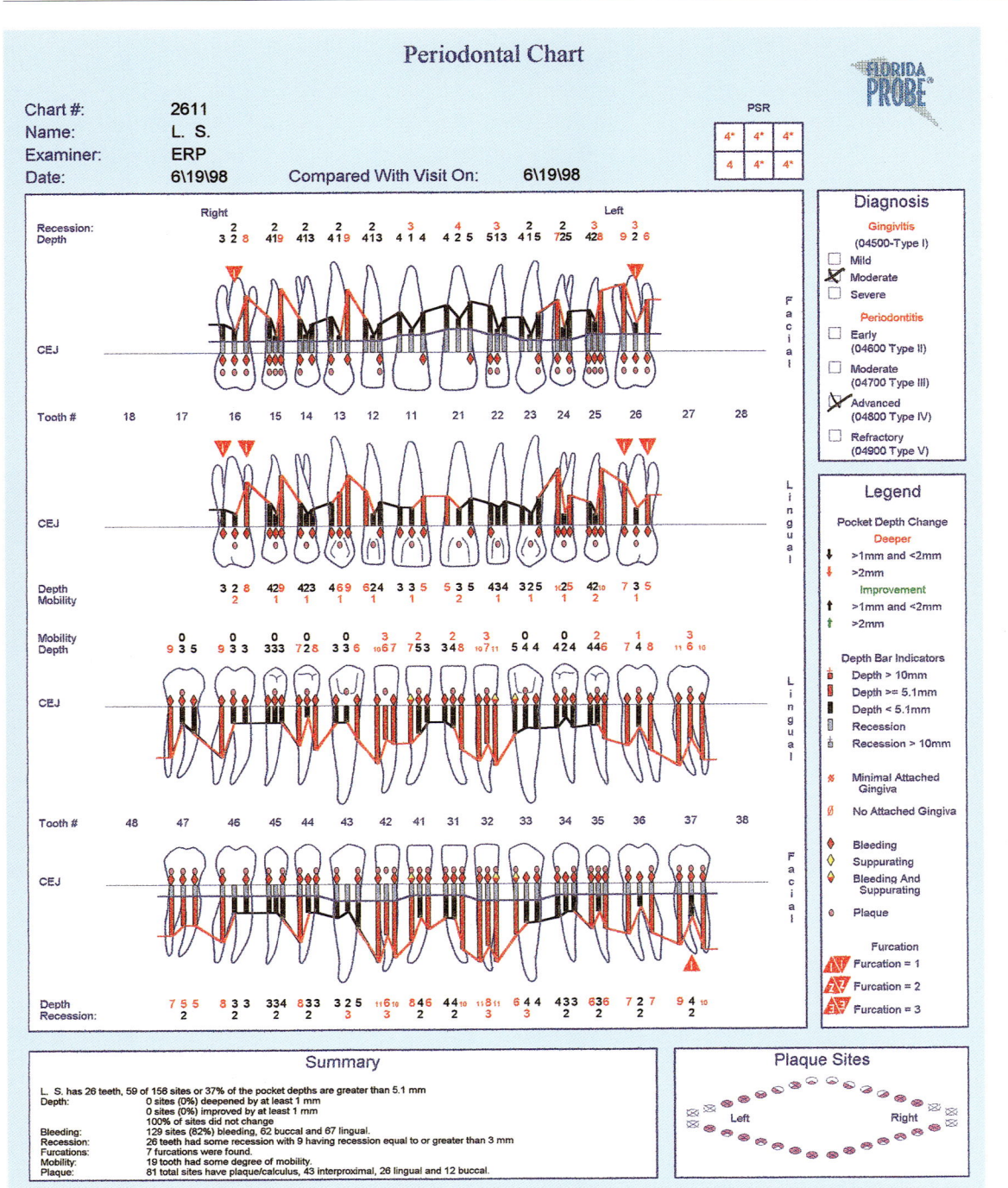

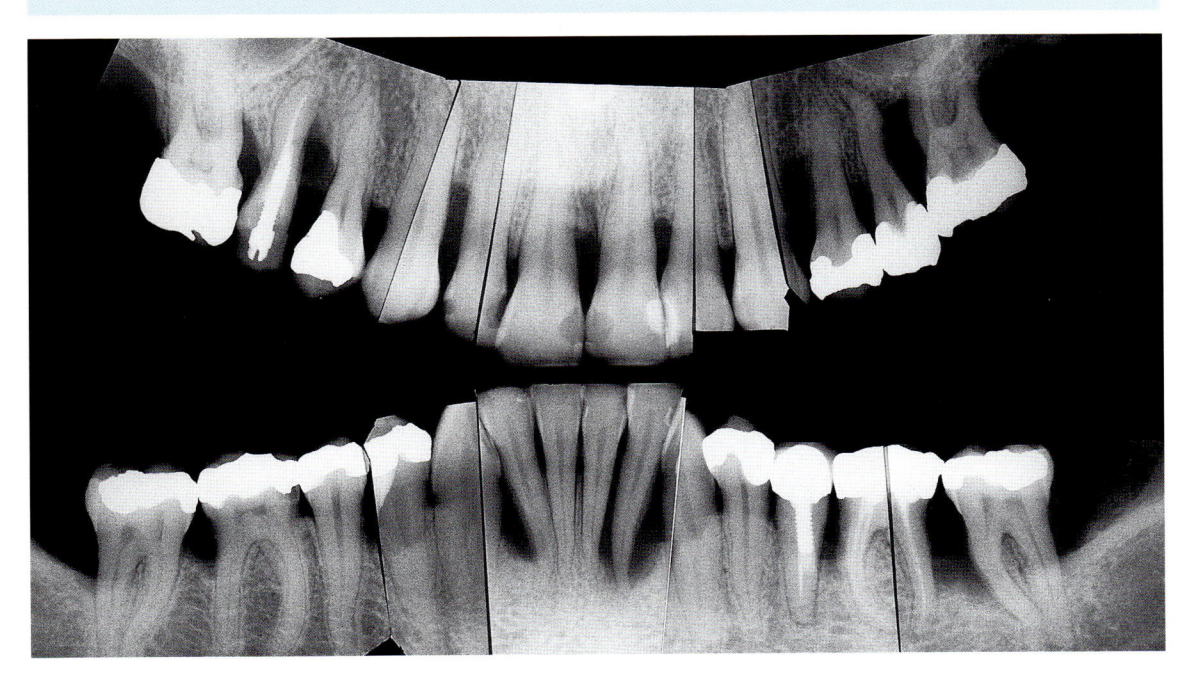

237 Exemplo de ficha clínica periodontal III – Florida Probe Charting

Nos casos anteriores e nos que se seguem, as profundidades de sondagem foram determinadas manualmente, com o auxílio de sondas periodontais (p. ex., CP-12 ou CP-15 UNC, Hu-Friedy), e anotadas em formulários impressos.

Com o avanço da informatização dos consultórios particulares, tem-se tornado cada vez mais comum o uso de sondas eletrônicas, como a *Sonda Florida* (descrição na p. 195).

A *Florida Probe* (Gibbs e cols., 1988) funciona por meio de pressão padrão (0,25 N). Os valores de recessão, profundidade de sondagem, etc. são registrados por controles acionados com os pés. Os registros podem ser vistos pelo paciente no monitor (informação, motivação) e impressos em cores.

Além da recessão, da profundidade de sondagem e do nível das inserções, podem ser anotados para cada dente outros critérios, como comprometimento de furca, mobilidade dental, quantidade de placa, sangramento e supuração. Em exames posteriores, como nas seções de acompanhamento, o *software* mais recente desse sistema (FP 32) permite a comparação dos dados a longo prazo: (*a progressão*) ou a melhora são representadas graficamente.

O caso apresentado é de periodontite do tipo agressiva generalizada (III B). As bolsas (profundidade de sondagem) de até 5 mm são indicadas por "colunas" pretas; as bolsas mais profundas, por colunas vermelhas.

238 Exame radiográfico

As imagens radiográficas confirmam o exame clínico. Observa-se acentuada perda óssea, que, em alguns locais, atinge até o ápice radicular; determinam-se, assim, quais dentes devem ser extraídos logo no início do tratamento (25; 37, 32, 31; 41 e 42).

Periodontite agressiva – fase inicial

Paciente de 15 anos que nos foi encaminhada devido ao súbito aparecimento de destruição óssea junto aos quatro primeiros molares.

Nas consultas de rotina, foram feitas periodicamente radiografias interproximais, bem como a verificação do periodonto. Dessa forma, os defeitos ósseos localizados não foram "achados casuais".

Exame clínico: Formulários e radiografias, p. 117.
Diagnóstico: PJL inicial (tipo III A). Acometimento característico dos primeiros molares, ausência de bolsa nos incisivos.

Tratamento: Aprimoramento da higiene bucal, principalmente na região dos molares. Após o tratamento inicial, procedimentos cirúrgicos com retalhos de Widman nos primeiros molares acometidos (raspagem e alisamentos radiculares com acesso cirúrgico).
Teste de DNA bacteriológico (p. ex., PadoTest): Presença de *Aa*, bolsa do tipo 4 (p. 185).
Complementação medicamentosa com *tetraciclina* (p. 289).
Preenchimento dos defeitos ósseos?
Manutenção: Controles regulares durante a reparação tecidual; posteriormente, a cada seis meses.
Prognóstico: Bom.

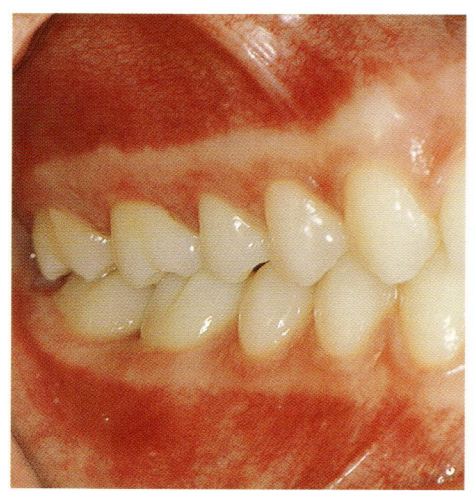

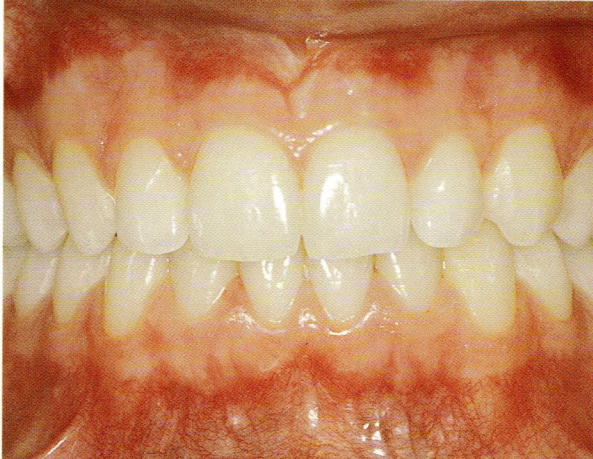

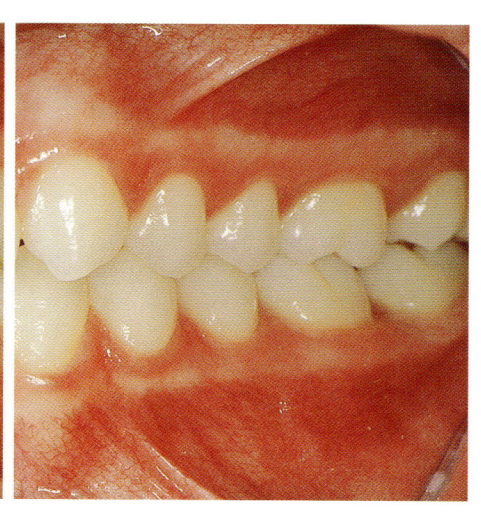

239 Exame clínico aos 15 anos (acima)
Dentição livre de cáries.

A gengiva parece saudável ao exame visual, porém apresenta sangramento à sondagem em diversos locais.

240 Radiografia interproximal aos 13 anos (direita)
Nas radiografias, junto aos primeiros molares, observam-se septos interdentários saudáveis, circundados por osso compacto (setas).

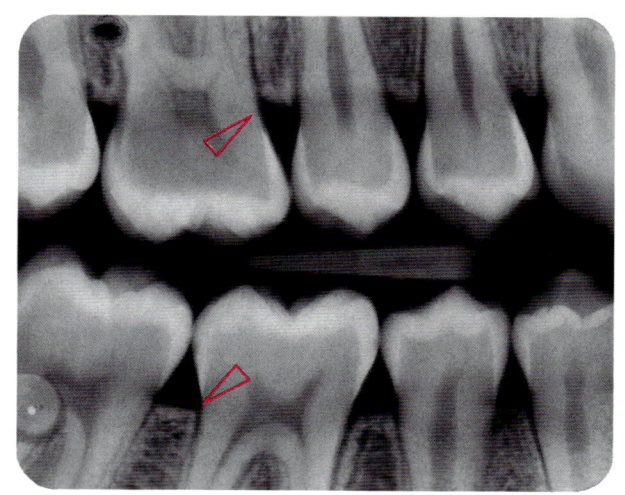

241 Radiografia interproximal aos 15 anos: PJL (tipo III A)
Dois anos depois, observam-se defeitos ósseos evidentes junto à mesial do dente 16 e à distal do dente 46 (setas vermelhas); no lado oposto da arcada, observam-se defeitos idênticos: diagnóstico precoce de PJL.

Esse caso demonstra a importância dos exames de rotina (radiografias) em jovens.

Direita: Cratera óssea junto à distolingual do dente 46, exposta durante a cirurgia.

Radiografias: *U. Hersberger*.

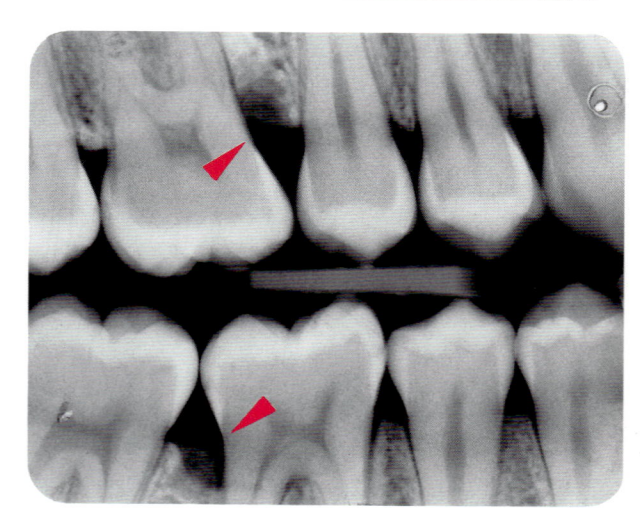

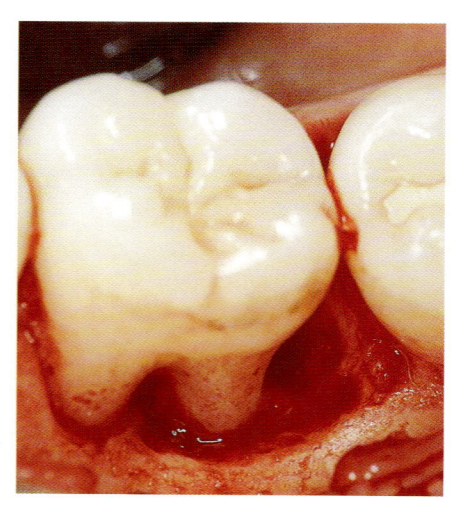

Periodontite – tipos

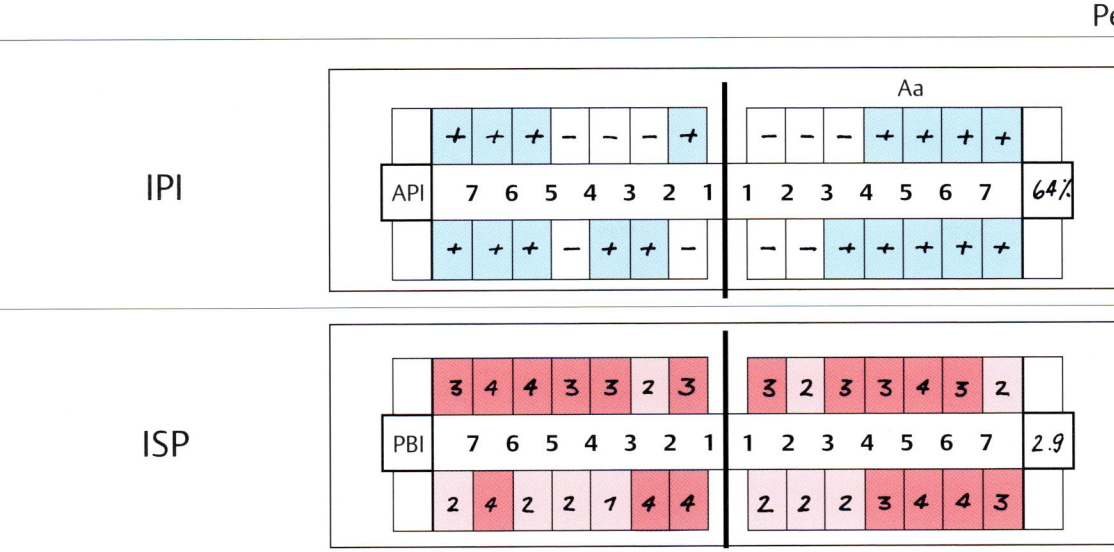

242 API e índice de sangramento papilar (PBI)
IPI 64%. Em apenas 10 dos 28 espaços interdentais examinados há ausência de placa (–), embora a higiene pareça relativamente satisfatória (Fig. 239).

ISP 2,9; valor de sangramento: 80 (!). À primeira vista, a gengiva parece não apresentar inflamação. Somente durante a determinação do ISP, pode-se detectar gengivite intensa.

243 Ficha clínica periodontal I
Em todos os primeiros molares, observam-se profundidades de sondagem de até 7 mm, o que representa uma perda de inserção de 5 mm (radiografia interproximal, Fig. 241). Nos primeiros molares superiores, já é possível sondar a entrada da furca (F1). Os incisivos, cujo acometimento é, em geral, tão freqüente como o dos primeiros molares, ainda não demonstram aprofundamento de sulco neste caso.

A oclusão é normal. Ausência de parafunções ou trauma oclusal. Apenas o dente 36 possui mobilidade ligeiramente elevada.

Observação: Em três das quatro bolsas de 7 mm foram detectadas *Aa* (círculos coloridos).

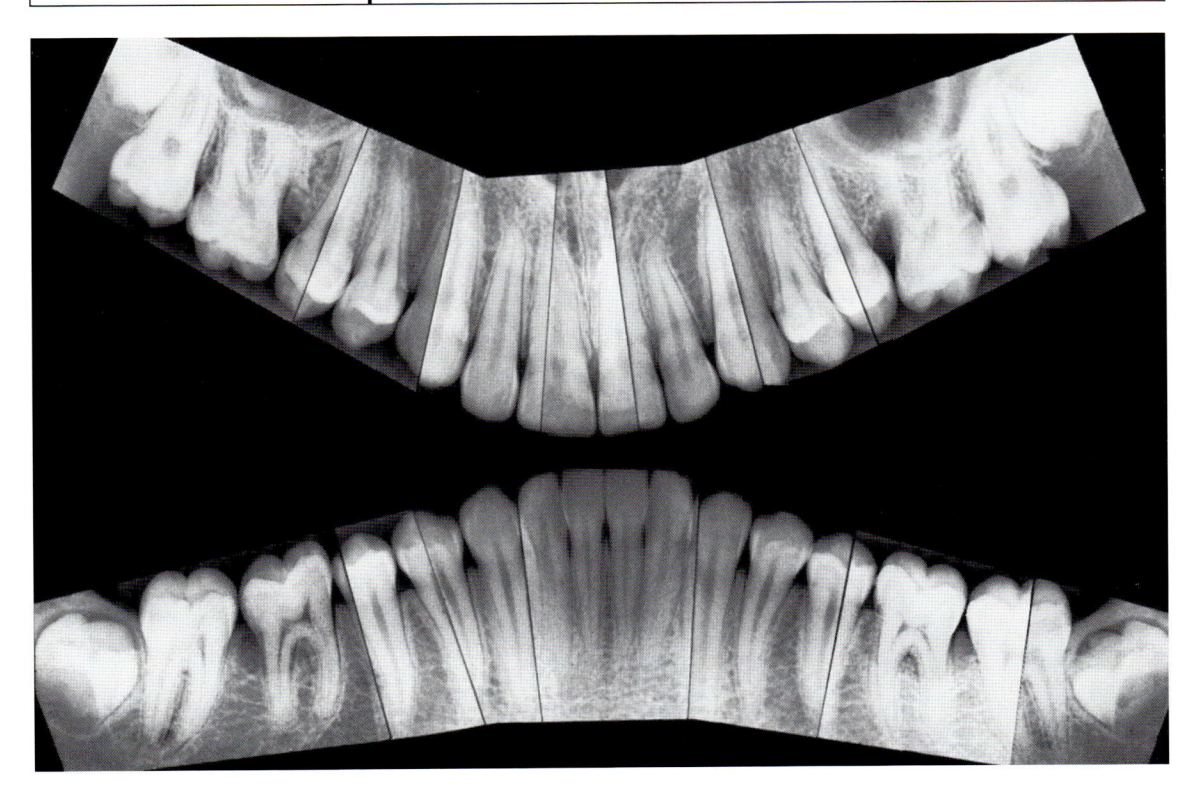

244 Exame radiográfico
Nas radiografias, as crateras ósseas mencionadas – especialmente nos 1⁰ˢ molares inferiores - não se mostram tão evidentes como nas radiografias interproximais (diferença nos ângulos de incidência). Os outros dentes – exceto os primeiros molares – não apresentam perdas ósseas alveolares, como se pode observar principalmente nos incisivos superiores e inferiores.

Periodontite pré-puberal – PP (periodontite agressiva)

Paciente de apenas dois anos e meio de idade que nos foi encaminhado por um cirurgião-dentista. À anamnese, os pais (pai suíço e mãe japonesa) informaram que os incisivos decíduos inferiores e o incisivo central direito superior haviam "caído" nos últimos meses. O incisivo central esquerdo, os incisivos laterais e os caninos superiores apresentavam forte mobilidade, mas as suas raízes não indicavam sinais de reabsorção.

O diagnóstico dificilmente é decretado sem que antes sejam investigadas deficiências de células sangüíneas. Embora a maioria dos dentes esteja acometida, o baixo grau de inflamação da gengiva e a ausência de hiperplasias gengivais indicam que não se trata de uma forma generalizada de PP (tipo IV B). É necessário investigar a suspeita de hipofosfatasia (síndrome de Rathbun).

Exame clínico: Ver diagrama de bolsas e radiografias.
Diagnóstico: Periodontite pré-púbere localizada (PP, tipo IV B).
Tratamento: Paliativo ou extração (Page e cols., 1983b). Iniciando-se a erupção dos dentes permanentes, profilaxia intensiva.
Prognóstico: Ruim para a dentição decídua; para a permanente, prognóstico incerto.

245 Exame visual – paciente de 2 anos e meio
Dente 51 (I+) e todos os incisivos e caninos inferiores exfoliaram espontaneamente. A gengiva tem aparência normal. Lesões semelhantes a aftas na região do 73 (– III).

Direita: Na radiografia, vê-se a acentuada perda de inserção dos dentes anteriores, cujo comprimento radicular não sofreu redução.

Polpas dentais volumosas (hipofosfatasia?).

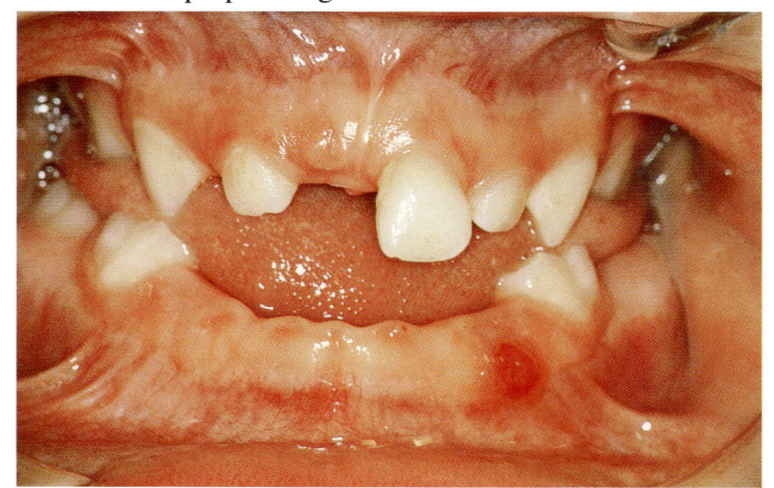

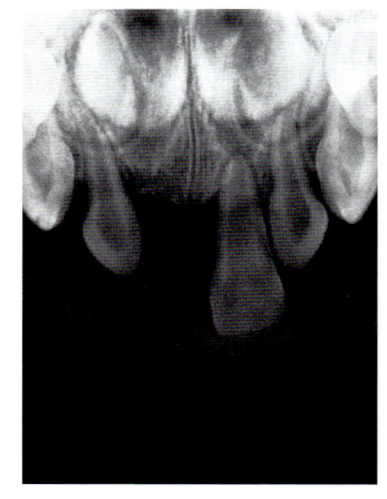

246 Profundidade de sondagem e mobilidade dental
A profundidade de sondagem pôde ser medida em apenas quatro locais do dente 61 (+I), pois, compreensivelmente, o paciente de apenas 2 anos e meio demonstrava muito medo e irrequietação.

Todos os dentes decíduos apresentam mobilidade acentuada, especialmente os dentes 54, 52; 61, 62 e 63.

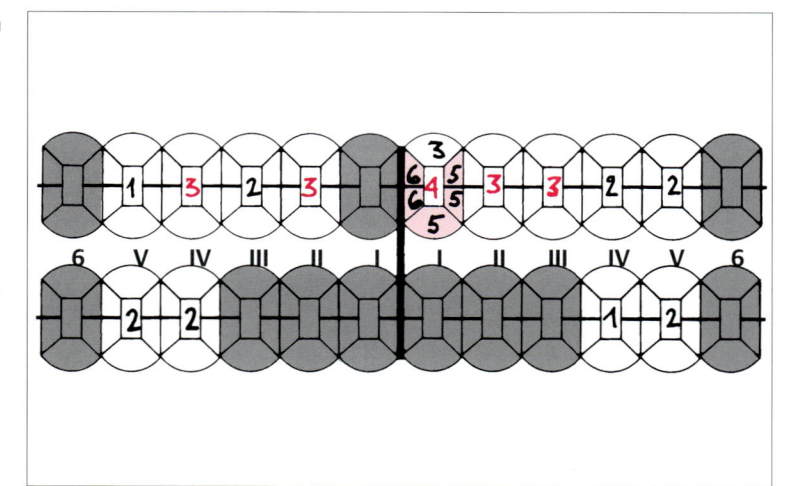

247 Radiografia panorâmica
Na radiogrfia panorâmica, observa-se em todos os dentes decíduos perda de inserção variável e, em parte, bastante acentuada. Os molares inferiores estão levemente comprometidos.

O dente 61, ainda presente no momento do exame clínico inicial (Fig. 245), sofreu exfoliação no intervalo de 2 semanas até a realização da radiografia.

Ortopantomograma: *B. Widmer.*

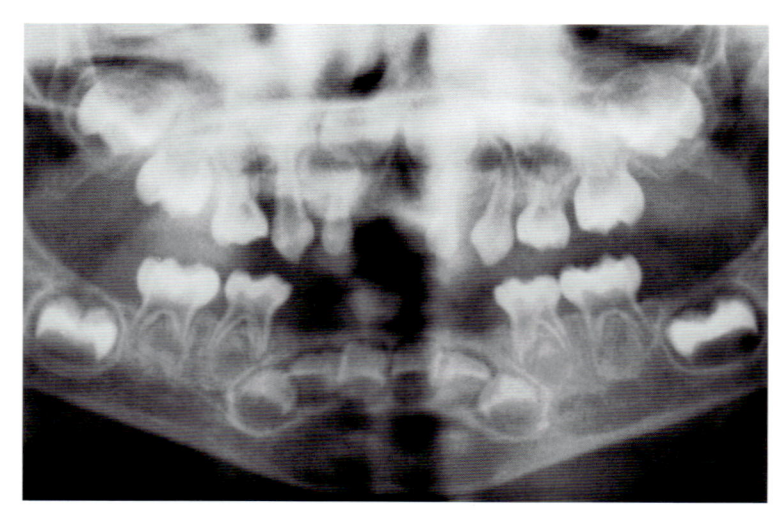

Alterações patológicas da gengiva e do periodonto*

Alterações hormonais ou efeitos colaterais de medicamentos podem configurar uma causa adicional ou um fator agravante para as doenças inflamatórias da gengiva e do periodonto associadas à placa bacteriana. Também se observam alterações patológicas da gengiva e do periodonto em certas doenças e distúrbios sistêmicos. Nesses casos, não há uma linha clara separando a gengivite e a periodontite das doenças da mucosa oral.

A enumeração e descrição completa de todas as alterações oropatológicas que podem acometer a *gengiva e o periodonto* ultrapassaria os limites deste atlas. Tais informações podem ser encontradas no atlas *Patologia Oral* desta mesma série (volume 14; Reichart e Philipsen, 1999).

Nas páginas seguintes, faremos uma breve descrição das doenças ou alterações mais freqüentes:

Alterações predominantemente gengivais

- Distúrbios hormonais (p. 91)
- Aumento de volume gengival causado por medicamentos
- Excrescências gengivais, tumores
- Doenças auto-imunes, alterações gengivais descamativas e bolhosas, anomalias de queratinização, doenças dermatológicas
- Infecções específicas
- Alergias
- Intoxicações
- Injúrias químicas

Alterações gengivais e periodontais

- Distúrbios metabólicos
- Carências nutricionais
- Síndromes sistêmicas relacionadas à genética
- Patologias sangüíneas
- Imunodeficiência, AIDS

---

* Na nova classificação da AAP (Armitage, 1999, p. 519), uma parte das alterações patológicas da *gengiva* consta como tipo I A ou B e, do *periodonto*, como tipo IV ("A periodontite como manifestação de doenças sistêmicas").

Alterações predominantemente gengivais (tipo I B)

As doenças assinaladas com um círculo cheio estão exemplificadas com imagens clínicas neste atlas.

Complicações hormonais
- Gengivite gravídica (p. 92)
- Gengivite associada a contraceptivos
- Gengivite da puberdade (p. 92)
- Gengivite do período menstrual e intermenstrual
- Gengivite do climatério.

Hiperplasias medicamentosas
- Aumento de volume gengival por fenitoína (p. 121)
- Aumento de volume gengival por nifedipina (p. 122)
- Aumento de volume gengival por ciclosporina (p. 123)
- Associação medicamentosa (ciclosporina/nifedipina, p. 1524)

Excrescências gengivais, tumores
- Epúlides (p. 125)
- Fibroses idiopáticas e hereditárias (p. 126)
- Neoplasias
  - Tumores benignos (p. 126)
  - Tumores malignos (p. 127).

Doenças auto-imunes, alterações gengivais descamativas e bolhosas, anomalias de queratinização, doenças dermatológicas
- Gengivose (p. 128)
- Penfigóide (p. 128)
- Pênfigo vulgar (p. 128)
- Epidermólise bolhosa
- Eritema exsudativo multiforme
- Líquen (p. 129)
- Leucoplasias – lesões pré-cancerosas (p. 130)
- Eritroplasias (p. 130)
- Dermatomiosite, esclerodermia, psoríase, etc.

Infecções específicas
- Herpes (p. 131)
- Aftas (p. 131)
- Toxoplasmose
- Actinomicose, candidíase
- Gonorréia, sífilis, etc.

Alergias
- A medicamentos
- A metais, mercúrio.

Intoxicações

Podem ser causadas localmente pela liberação de íons metálicos muito tóxicos de ligas odontológicas (níquel, cádmio, bismuto, berílio, vanádio, etc.; Wirz e cols., 1997a, b):
- Ligas odontológicas de diferentes composições
- Chumbo e outros metais.

Injúrias, injúrias químicas

Alterações gengivais e periodontais (tipo IV A/B)

Distúrbios metabólicos
- Diabete (p. 132)
- Acatalasia (Doença de Takahara)
- Granuloma eosinófilo
- Síndrome pré-leucêmica

Deficiência nutricional

Deficiência nutricional como causa de co-fator de gengivites e periodontites é praticamente inexistente nos países desenvolvidos. Em condições extremas, no Terceiro mundo, pode-se observar:
- Escorbuto (carência de ácido ascórbico) e
- *Kwashiorkor* (carência protéica), entre outras doenças.

Síndromes sistêmicas de origem genética

Em geral, as síndromes raras, muitas delas hereditárias, são acompanhadas de periodontites severas:
- Síndrome de Down (p. 134)
- Síndrome de Papillon-Lefèvre (p. 136)
- Síndrome de Chédiak-Steinbrinck-Higashi
- Hipofosfatasia (síndrome de Rathbun)
- Anomalia nuclear de Pelger-Huët
- Síndrome de Ehlers-Danlos, etc.

Patologias sangüíneas

Toda patologia sangüínea reduz a resposta imune e, com isso, as defesas locais.
- Leucemias
- Pan-mielopatias – anemia de Fanconi
- Neutropenia cíclica
- Agranulocitose
- Anemia eritroblástica, etc.

Deficiência imunológica

Qualquer redução do sistema imunológico pode ser uma causa adicional ou um agravante da periodontite. Hoje dá-se especial atenção à infecção causada pelo vírus da imunodeficiência humana, o HIV.

- Infecção por HIV, AIDS (p. 139)

Aumento de volume gengival modificado por fenitoína

A fenitoína (hidantoína) previne ou abranda as manifestações da maioria das formas de epilepsia ("grande mal"), com exceção do "pequeno mal". Ela é utilizada também após cirurgias neurológicas ou traumas cranianos. A ação anticonvulsivante é devida, provavelmente, à inibição do alastramento de potenciais de descarga no córtex.

Os *efeitos colaterais sistêmicos* são relativamente poucos. Após anos de tratamento, algumas patologias ósseas podem ocorrer. O medicamento pode provocar retardamento dos reflexos.

O *efeito colateral bucal* mais importante consiste em aumento de volume gengival acentuado, freqüentemente acompanhada de inflamação.

Tratamento: Motivação, repetidas instruções de higiene oral, remoção profissional de placa e de cálculos dentais. Após remissão da inflamação, gengivoplastias para remoção do tecido fibroso. Risco de recidiva.

Deve-se solicitar ao médico do paciente, se possível, a eventual troca do medicamento por barbituratos, benzodiazepínicos, ácido valpróico, etc.

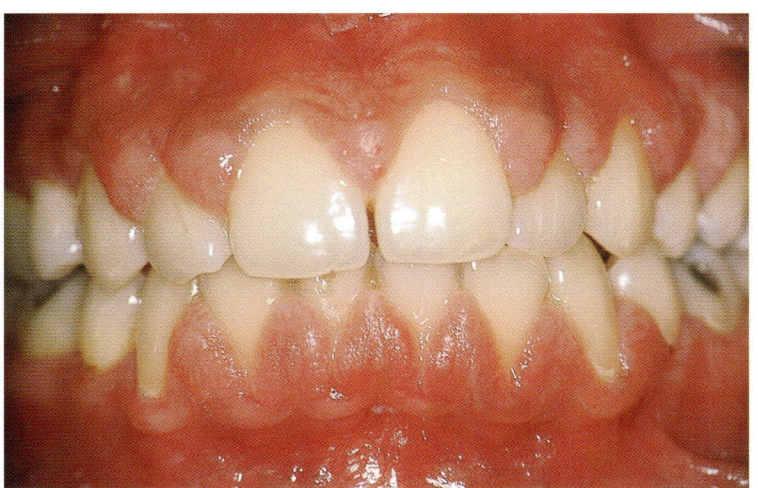

248 Aumento de volume gengival por fenitoína – leve
Forma fibrosa de hiperplasia por fenitoína em uma paciente epiléptica de 19 anos.

Após o tratamento inicial, foram realizadas gengivoplastias.

A higiene bucal da paciente é relativamente boa, de modo que a inflamação secundária das hiperplasias pôde ser controlada de forma satisfatória.

Fenitoína – nomes comerciais

- Antisacer
- Danten
- Diphantoin
- Diphenin
- Diphenylan Sodium
- Epanutin
- Minetoin
- Solantyl
- Tacosal
- Epelin
- Fenital
- Fenitoína
- Funed Fenitoína
- Hidantal
- Unifeniton

The Merck Index Nr. 7475 (12th ed., 1996, p. 1259)

Dicionário Especialidades Farmacêuticas. Jornal Brasileiro Medicina, EPUC. 2004-2005, p. 117.

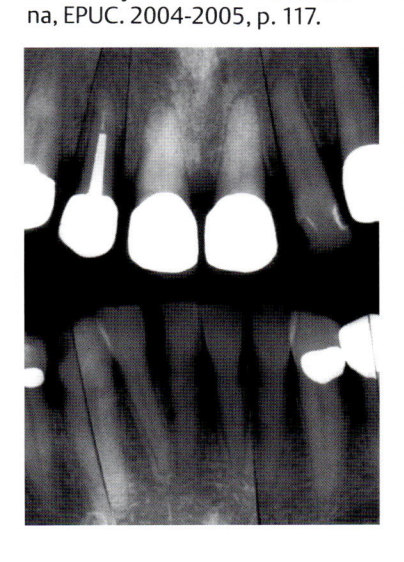

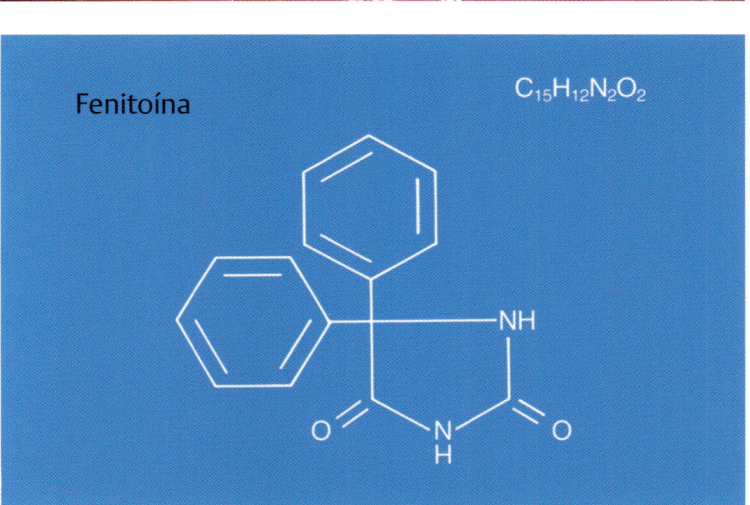

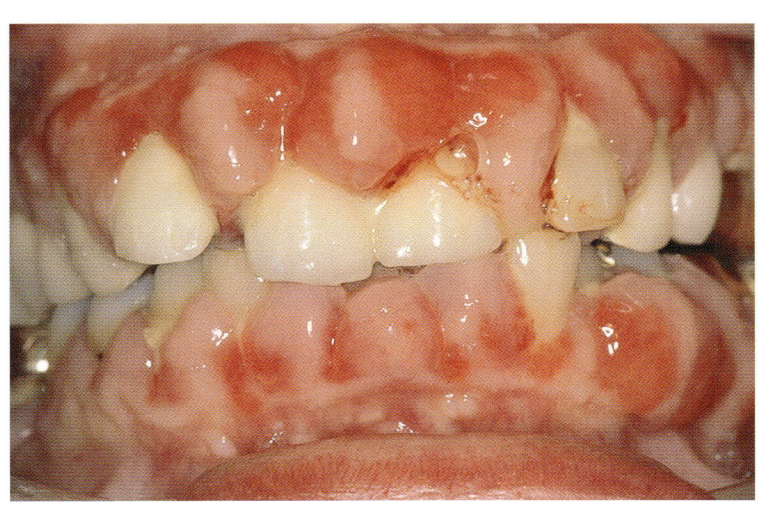

249 Fenitoína – fórmulas molecular e estrutural
O medicamento (difenilidantoína) é uma 5,5-difenil-2,4-imidazolidinadiona.

Fenitoína $C_{15}H_{12}N_2O_2$

O aumento de volume gengival manifesta-se apenas em um a cada dois pacientes, em geral, jovens (fator farmacocinético; Hassell, 1981). É possível que seja causada por determinados macrófagos e fibroblastos que estimulam mediadores catabólicos, fatores de crescimento e colágeno (tipo IV) (Sinha Morton e Dongari-Bagtzoglon, 1999).

250 Aumento de volume gengival por fenitoína – grave, com intensa inflamação secundária
Essa paciente de 44 anos faz uso de fenitoína desde a realização de intervenção neurocirúrgica há 6 anos. Ela apresenta leve retardo mental, sendo incapaz de fazer uma higiene bucal adequada. Após o tratamento inicial, foram feitas gengivoplastias (p. 367).

Esquerda: O exame radiográfico mostra reabsorção óssea interproximal.

Aumento de volume gengival por diidropiridina

A diidropiridina (p. ex., nifedipino, nitrendipino), antagonista verdadeiro do cálcio (bloqueador de canais de Ca^{+2}), inibe a entrada de íons Ca^{+2} na musculatura cardíaca, reduzindo, com isso, a sua força de contração e a resistência dos vasos ao fluxo sangüíneo. Esse medicamento eleva o fluxo sangüíneo coronário e reduz o consumo de oxigênio do coração, tendo, portanto, ação anti-hipertensiva e antiangínica. Deve-se estar atento aos efeitos colaterais gerais e às interações medicamentosas. Ao contrário da fenitoína, a diidropiridina é usada principalmente por pacientes cardíacos mais velhos que freqüentemente apresentam periodontite pré-existente.

Os principais efeitos colaterais *bucais* são aumento de volume gengival – freqüentemente, acentuados – com inflamações secundárias. Supõe-se que essas alterações sejam causadas pelos mesmos mecanismos de produção do tecido conjuntivo encontrados nos pacientes tratados com fenitoína, embora também se presuma um aumento de mucopolissacarídeos ácidos (matriz do tecido conjuntivo) (Lucas e cols., 1985; Barak e cols., 1987).

Tratamento: Após motivação do paciente, repetidas instruções de higiene e terapia periodontal inicial. Os aumentos gengivais mais exacerbados têm de ser removidos cirurgicamente – em geral, por gengivoplastia.

251 Aumento de volume gengival por nifedipina – leve a moderado
Este paciente de 55 anos apresenta hiperplasias de diversos graus e inflamações secundárias. Ele faz uso há dois anos de Adalat (nifedipina) para a redução da pressão arterial. Durante o período do tratamento odontológico, a nifedipina foi substituída por fármaco de outro grupo.

Direita: Ao exame radiográfico, observa-se que as alterações gengivais estão sobrepostas a uma periodontite pré-existente, inicialmente não-associada à droga.

252 Nifedipina – fórmulas molecular e estrutural
O medicamento é um 1,4-diidro-2,6-dimetil-4-(2-nitrofenil)-3,5-piridina-ácido dicarbônico-dimetil-éster.

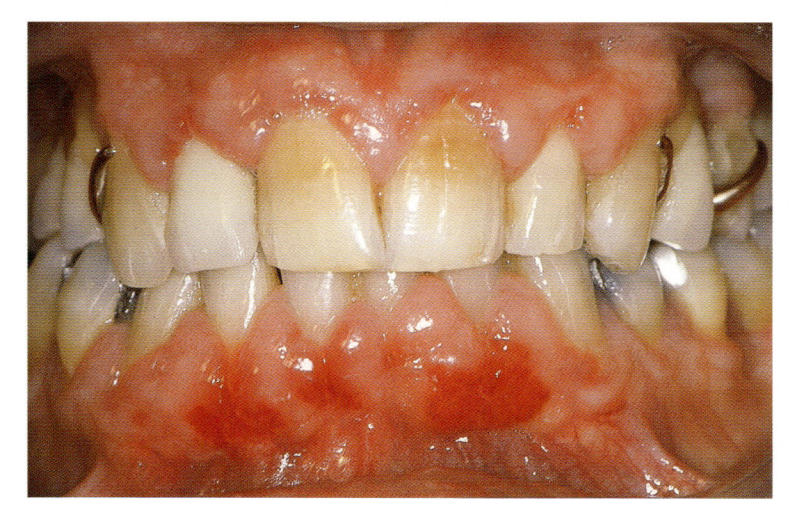

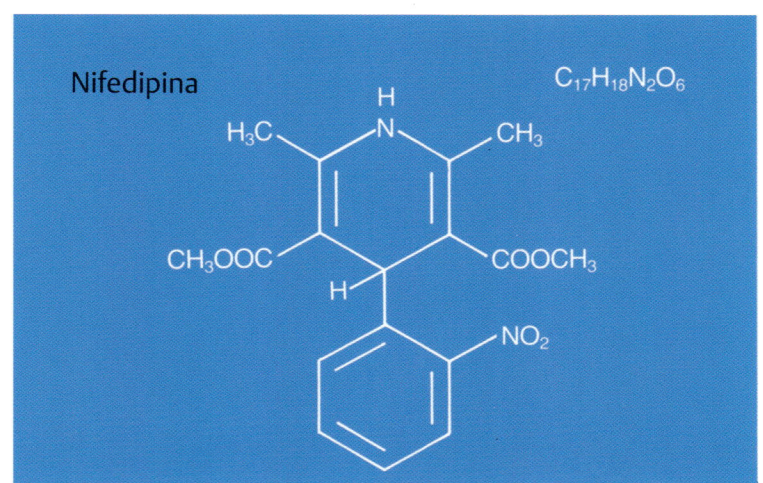

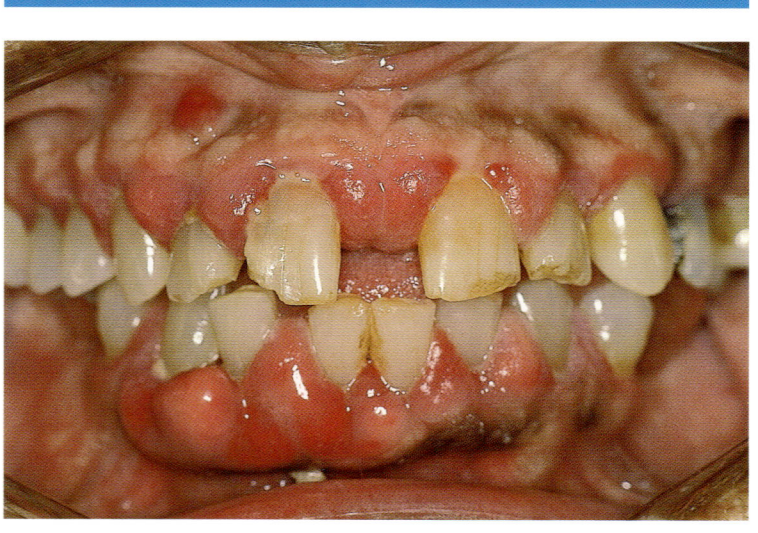

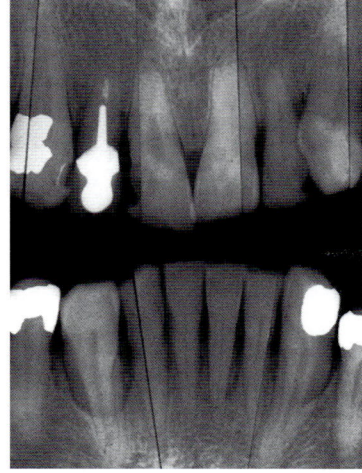

Nifedipina – nomes comerciais

- Adalat
- Adalex Retard
- Adapress
- Aldipin
- Alfadat
- Anifed...
- Bonacid...
- Cardalin Retard
- Dilaflux
- Dipinal
- Funed Nifedipina
- Hexadilat...
- Loncord Retard
- Nifadil
- Nifelan...
- Nifehexal Retard
- Oxcord
- Procardia...
- Zenusin

The Merck Index Nr. 6617.

Dicionário Especialidades Farmacêuticas, Jornal Brasileiro Medicina, EPUC. 2004-2005, p. 125.

253 Aumento de volume gengival por nifedipina – grave
Esta paciente negra (pigmentação gengival) apresenta hiperplasias extremas, com forte inflamação secundária. Ela utiliza há 4 anos o medicamento Procardia (nifedipina).

Cortesia de *T. M. Hassell.*

Aumento de volume gengival modificado por ciclosporina

A ação imunossupressora da ciclosporina (Cs; "Sandimmun", Novartis) dá-se pela supressão da produção de anticorpos contra antígenos dependentes de *células T*, pela supressão da imunidade celular e pela interferência na produção de citocinas (IL-2, entre outras).

São comuns os *efeitos colaterais sistêmicos*: elevação da pressão arterial, aumento da pilosidade (hirsutismo), formação de linfomas e nefro e hepatotoxicidade.

O efeito colateral do fármaco na cavidade bucal é aumento de volume gengival, que geralmente apresenta inflamação secundária. A incidência e severidade das lesões gengivais são fortemente associadas à dosagem do medicamento e correlacionadas com os níveis sangüíneos da droga. Muitos desses efeitos colaterais podem ser evitados, provavelmente, com o uso de medicamentos mais recentes (Prograf, Cellcept, etc).

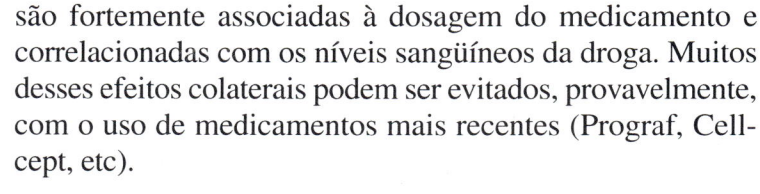

Tratamento: Mediante boa higiene bucal e terapia periodontal incial é possível reduzir a inflamação e a hiperplasia ou impedir o seu desenvolvimento logo no início. Nos casos mais severos, pode-se indicar gengivoplastias. Antes da realização do transplante de órgão, o tratamento odontológico deve ser concluído (Rateitschak-Plüss e cols., 1983a, b).

Ciclosporina – nomes comerciais

- Bedfordsporin
- Ciclosporina
- Gengraf
- Neoral
- Sandimmun
- Sigmasporin

The Merck Index, Nr. 2821.

Dicionário Especialidades Farmacêuticas, Jornal Brasileiro de Medicina, EPUC. 2004-2005, p. 111.

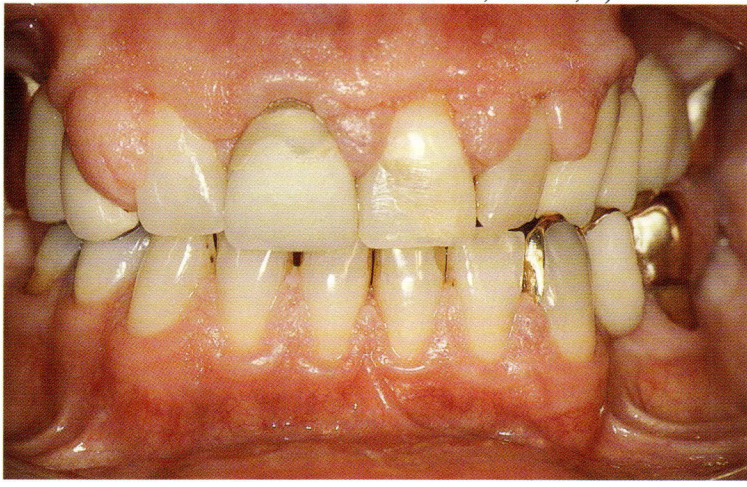

254 Aumento de volume gengival por ciclosporina – leve a moderada
Esta paciente de 45 anos faz uso de ciclosporina há dois anos, desde que foi submetida a transplante de rins. As hiperplasias mais acentuadas e com inflamação secundária localizam-se apenas na arcada superior.

Hoje em dia, a fim de se evitarem dosagens muito altas de ciclosporina, geralmente esta é utilizada em combinação com azatioprina e cortisona.

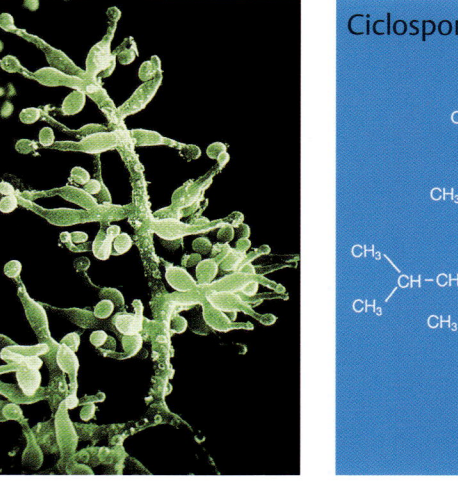

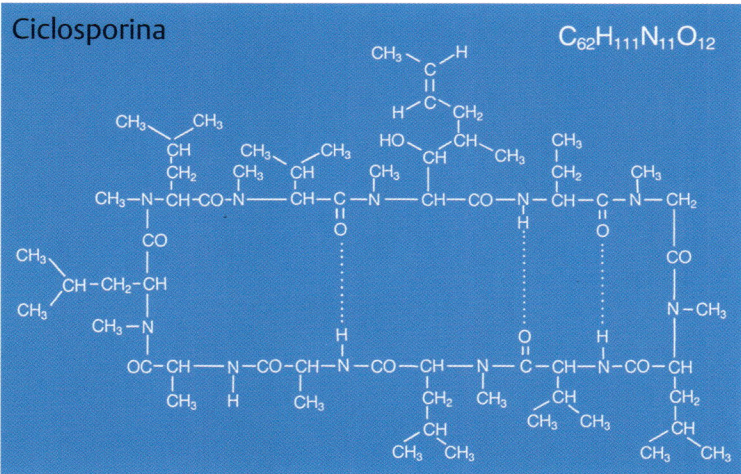

255 Ciclosporina – fórmulas molecular e estrutural
O medicamento é um peptídeo em forma de anel composto por 11 aminoácidos (*undecapeptídeo*) e é utilizado para prevenir reações de rejeição após transplantes de órgãos e medula.

Esquerda: O fungo *Tolypocladium inflatum,* a partir do qual foi isolada a ciclosporina durante pesquisas sobre antibióticos.

MEV: R. Guggenheim

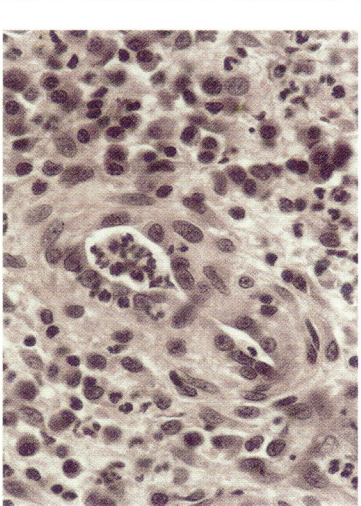

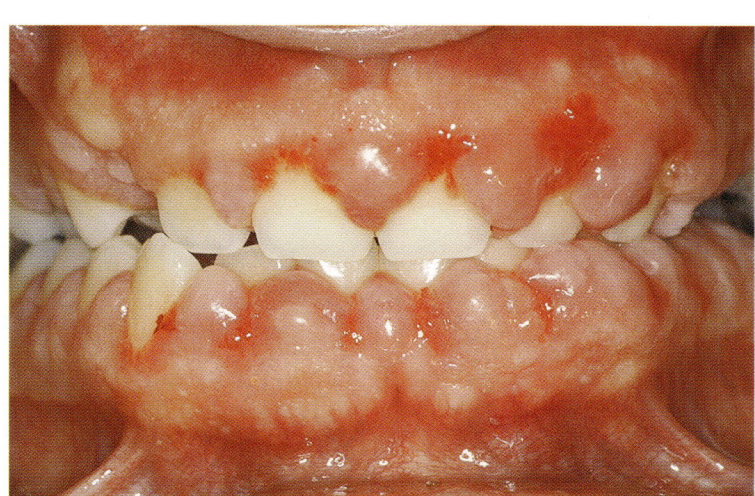

256 Aumento de volume gengival por ciclosporina – grave
Hoje em dia, raramente se observam hiperplasias tão acentuadas como a desta paciente de 51 anos. Na época em que a ciclosporina começou a ser utilizada, a paciente recebia doses três vezes maiores do que a que se costuma empregar atualmente. Além desse aspecto, a higiene bucal da paciente era insatisfatória.

Esquerda: No corte histológico, observam-se plasmócitos e granulócitos polimorfonucleares no tecido conjuntivo subepitelial (infiltrado tipicamente induzido por placa bacteriana, e não, por medicamento, HE 400×).

Aumento de volume gengival por associação medicamentosa

Diidropiridina e ciclosporina

A fim de evitar a ocorrência de efeitos colaterais de medicamentos sistêmicos, procura-se manter a dosagem o mais baixo possível, podendo-se, para tanto, recorrer à *combinação de fármacos*. Hoje em dia, nos casos de transplantes de órgãos (rins, coração, etc.), administram-se, por exemplo, ciclosporina (Cs), azatropina e prednisona combinadas.

Em alguns casos, porém, faz-se necessário combinar medicamentos que possuem os mesmos efeitos colaterais (p. ex., aumento de volume gengival), o que gera considerável intensificação desses efeitos.

Tratamento: No caso apresentado, o paciente de 30 anos iniciou o uso de Cs após sofrer transplante renal. Esse medicamento pode causar elevação da pressão arterial e, por esse motivo, foi combinado à nifedipina (p. 122), antagonista de cálcio. Essa combinação provocou o surgimento de aumento de volume gengival extremamente acentuado. Em um caso como este, deveriam ser administrados anti-hipertensivos alternativos.

257 Aumento de volume gengival grave
A administração simultânea de Sandimmun (ciclosporina) e Adalat (nifedipina), associada à higiene bucal insatisfatória, causou o surgimento de hiperplasias acentuadas (pseudobolsas) e inflamação secundária no tecido gengival de toda a boca.

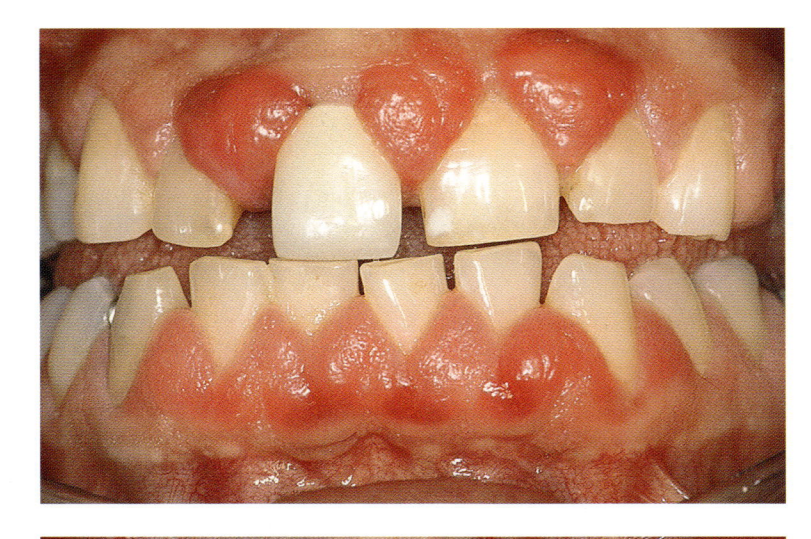

258 Gengivoplastia na arcada superior – pós-operatório
A gengivoplastia realizada na região de incisivos e caninos foi, depois, estendida à boca toda.

Infelizmente, não foram tomadas medidas para melhorar a higiene bucal do paciente.

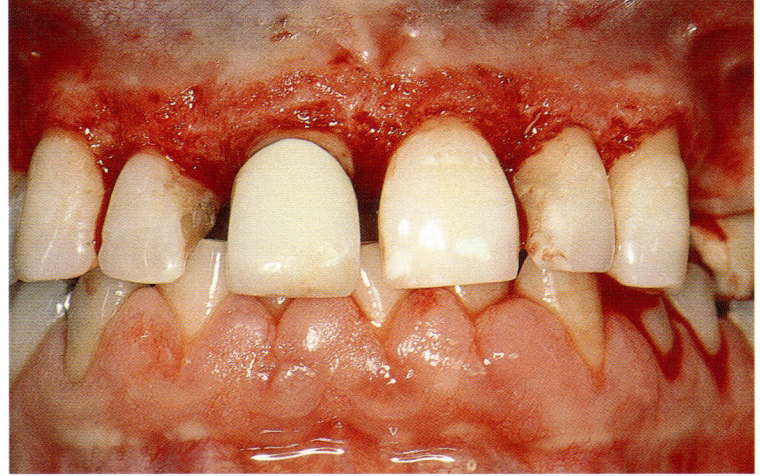

259 Recidiva na arcada superior
Oito meses após as intervenções cirúrgicas, surgiram novas hiperplasias na arcada superior, embora o anti-hipertensivo tenha sido substituído por um outro fármaco (beta-bloqueador). A higiene bucal do paciente ainda não é ideal.

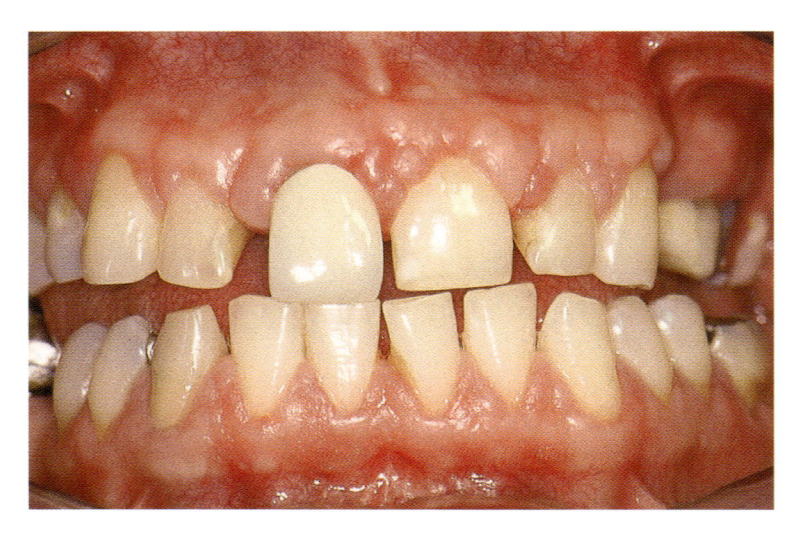

É compreensível que pacientes com histórico clínico tão significativo, como o de transplante de órgão, deixem a higiene oral em segundo plano.

Tumores benignos – epúlides

As epúlides são tumores benignos localizados sobre a gengiva. A classificação inclui:

- Epúlide granulomatosa, granuloma piogênico
- Epúlide (granuloma) de células gigantes
- Epúlide fibromatosa.

A epúlide granulomatosa e a de células gigantes podem evoluir rapidamente; a fibromatosa cresce de forma lenta. A etiologia desses tumores ainda não foi totalmente esclarecida, supondo-se que esteja associada a irritações marginais. Alguns patologistas designam a *epúlide de células gigantes* como *epúlide verdadeira*. Entre a epúlide fibromatosa e os fibromas em outros locais da cavidade oral não há diferenças histológicas.

Tratamento: Granuloma piocêmico epúlide e a fibromatosa podem ser removidas por excisão simples.

A epúlide de células gigantes tende a recidivar. Após a sua excisão, deve-se proceder ao rebatimento de retalho, à curetagem e limpeza minuciosa da superfície dentária (coronária e radicular) e à curetagem do tecido ósseo.

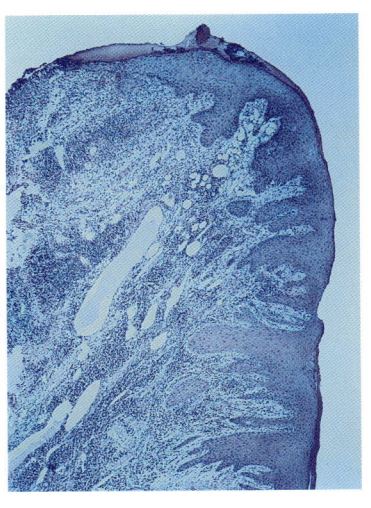

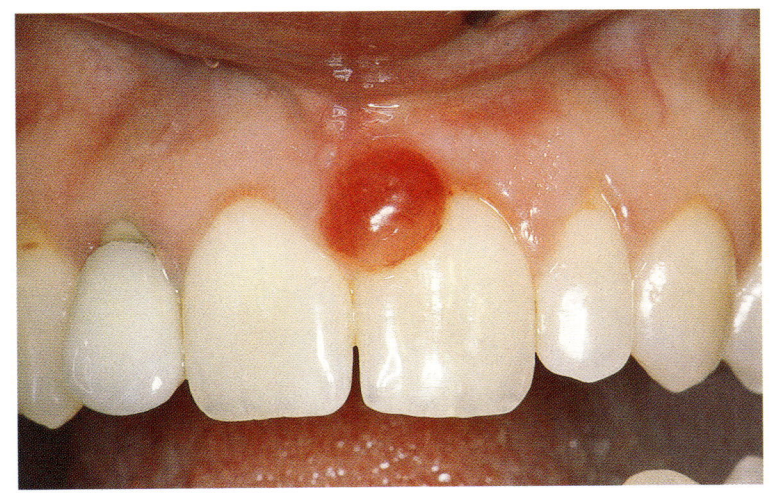

260 Epúlide granulomatosa, granuloma piogênico
Lesão tumoral na margem gengival, localizada, de cor vermelho intensa e consistência macia, em uma paciente de 34 anos. Em geral, as epúlides localizam-se na região de papilas e, mais raramente, na margem gengival – como no caso apresentado. Quando traumatizadas, ocorre intenso sangramento, acompanhado de secreção purulenta.

Esquerda: Histologicamente, observa-se um tecido de granulação fortemente irrigado e pouco denso (HE 40×).

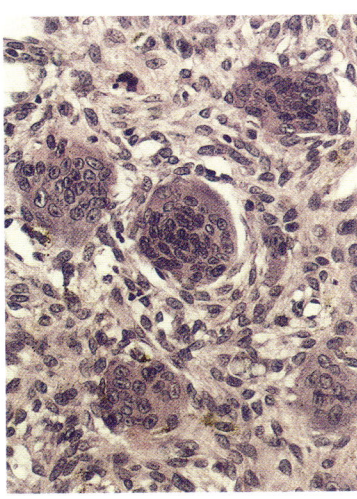

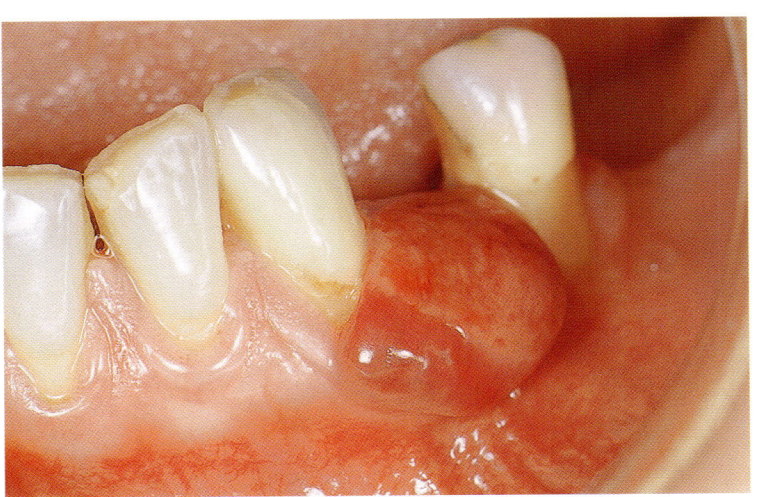

261 Epúlide de células gigantes – "epúlide verdadeira"
Clinicamente, essa epúlide é semelhante à granulomatosa, e a diferenciação entre as duas só pode ser confirmada por meio de exame histológico. O tumor pode adquirir grande volume e, como nessa paciente de 50 anos, levar ao deslocamento de dentes vizinhos.

Esquerda: No corte histológico, observam-se infiltrado inflamatório e *células gigantes multinucleadas* no tecido conjuntivo subepitelial.

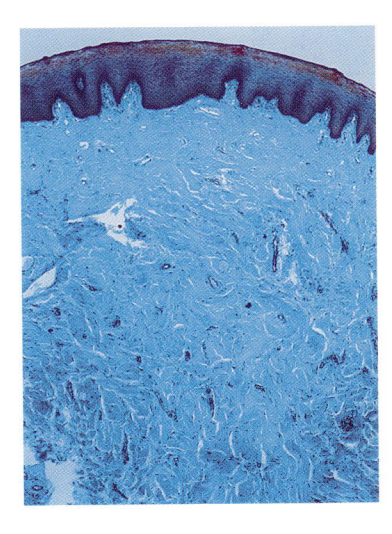

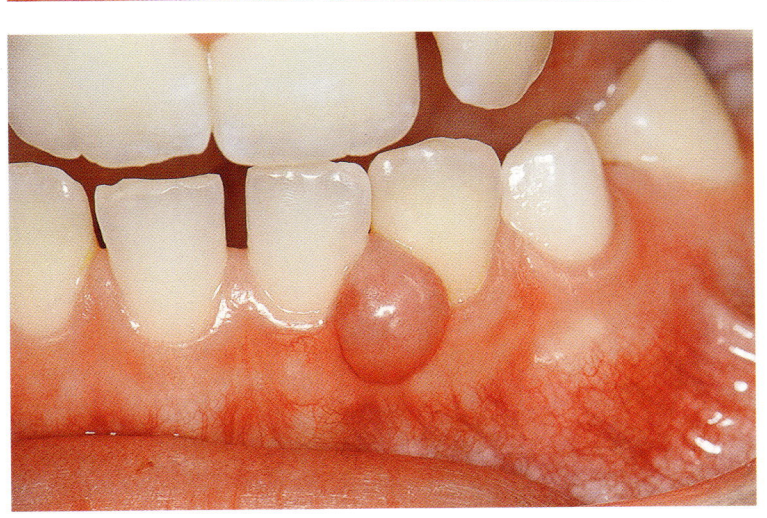

262 Epúlide fibromatosa
Esta paciente de 45 anos apresenta um espessamento da gengiva localizado, fibroso, entre os incisivos central e lateral. A causa dificilmente pode ser esclarecida.

Esquerda: Histologia – tecido fibroso.

Se o tumor se torna inflamado, secundariamente haveria presença de infiltrado inflamatório típico.

Cortesia de *B. Maeglin*.

Tumores benignos – fibroses, exostoses

A lista de tumores benignos das mucosas orais é longa (Pindborg, 1987; Reichart e Philipsen, 1998). Neste atlas, mencionaremos apenas os tumores *gengivais* e as alterações da gengiva e do tecido ósseo que devem ser diferenciados dos edemas inflamatórios associados à placa (gengivite) e epúlides;

- Fibroses
- Exostoses
- Hiperplasias verrucosas, papilomas, hemangiomas, cistos gengivais, ameloblastomas periféricos, *nevos*.

As fibroses e as exostoses da gengiva podem ser localizadas ou generalizadas. As causas são, em geral, desconhecidas. Hassell e Jacoway (1981a, b) descreveram uma forma da hiperplasia gengival determinada geneticamente (autossômica dominante), elefantíase gengival ou fibromatose gengival hereditária.

Tratamento: Nos casos em que há somente hiperplasias gengivais é feita a gengivoplastia; havendo também espessamento ósseo, procede-se ao rebatimento de retalho e osteoplastia. Esses métodos podem ser combinados (Fig. 264, à direita). Recidivas são comuns.

263 Fribromatose gengival hereditária
Este paciente de 28 anos de idade apresenta hiperplasias generalizadas, porém com grande variação de volume. Na anamnese, foi relatado que o pai (que atualmente usava próteses) possuía alterações gengivais semelhantes. A hiperplasia leva à formação de pseudobolsas, locais propícios ao crescimento bacteriano e que, portanto, podem gerar inflamações secundárias. Após a gengivoplastia, as hiperplasias podem recidivar.

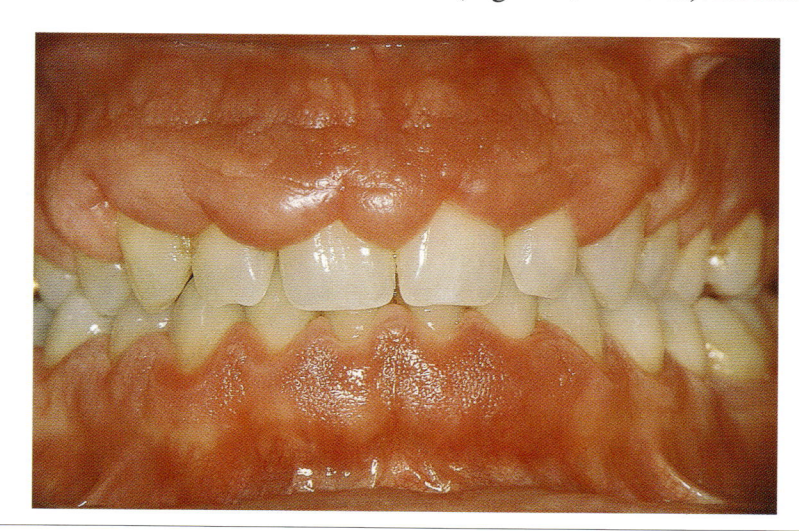

264 Espessamento gengival e ósseo de origem idiopática
Esta paciente de 26 anos apresenta acentuados espessamentos gengivais e ósseos. A detecção desses últimos pode ser feita pela penetração de sonda estéril ou agulha de seringa na hiperplasia (sondagem).

Direita: O tratamento consistiu de gengivoplastia e, após rebatimento de retalho, osteoplastia. Na figura, vê-se o retalho suturado, cuja espessura foi previamente reduzida por meio de gengivectomia.

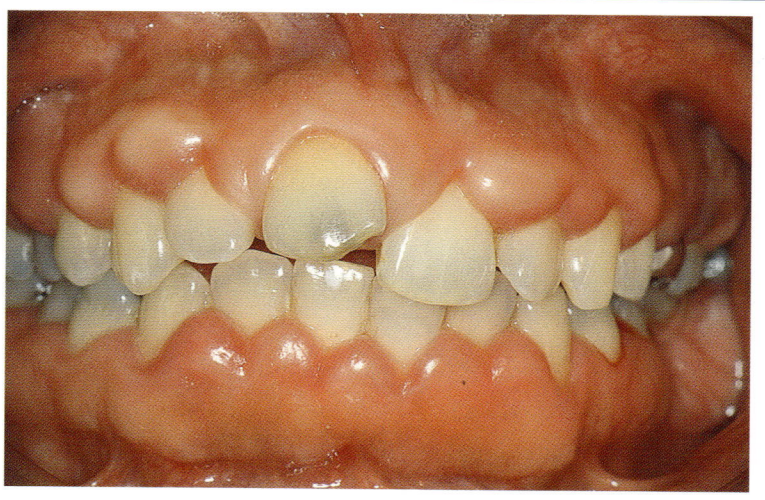

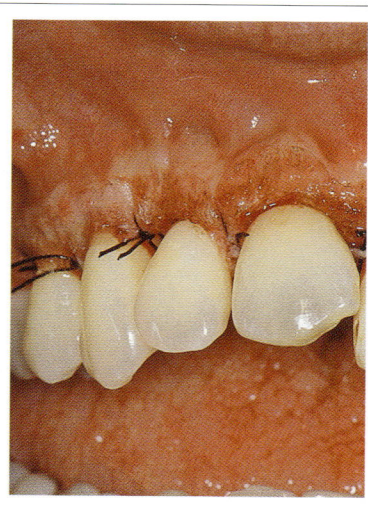

265 Exostoses
As exostoses são espessamentos ósseos "idiopáticos" (bruxismo?) de causa desconhecida. Quando não prejudicam a função, o bem-estar e a saúde periodontal (áreas de acúmulo bacteriano), não precisam necessariamente ser removidas.

Na figura, exostoses idiopáticas acentuadas, especialmente no quadrante superior direito. Elas prejudicam a higiene bucal.

Cortesia de *B. Maeglin*.

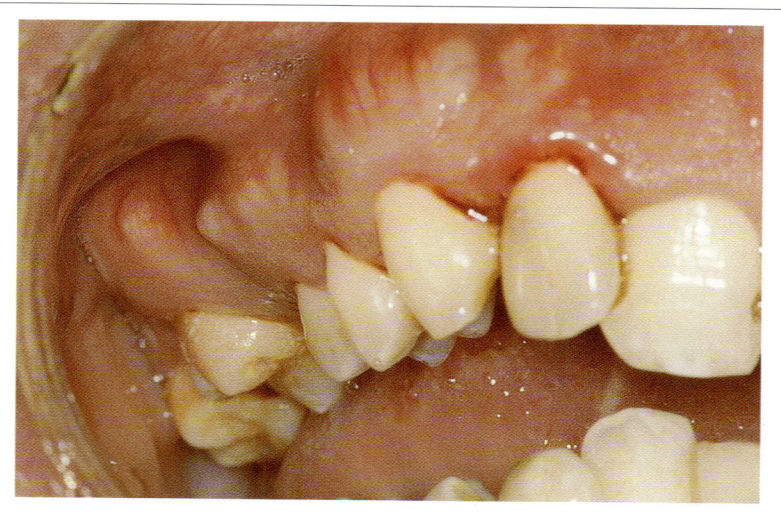

Tumores malignos

- Carcinomas
- Melanomas
- Sarcomas (condrossarcoma, fibrossarcoma, rabdomiossarcoma, linfoma, etc.)

Os tumores malignos epiteliais e mesenquimais localizam-se freqüentemente nas mucosas orais. No Ocidente, 1 a 5% % dos carcinomas são da cavidade oral (Pindborg, 1987).

Tumores malignos são raramente observados na gengiva:

Além dos *tumores primários*, podem ser encontrados também *metástases* provenientes de tumores malignos de rins, pulmão, próstata, mama ou outros órgãos.

Tratamento: À menor suspeita de malignidade, o paciente deve ser encaminhado para um semiologista ou cirurgião bucomaxilofacial (diagnóstico, biópsia; eventualmente, remoção cirúrgica radical, radioterapia e quimioterapia). O cirurgião dentista deve evitar manipular a massa tumoral e nunca realizar a biópsia.

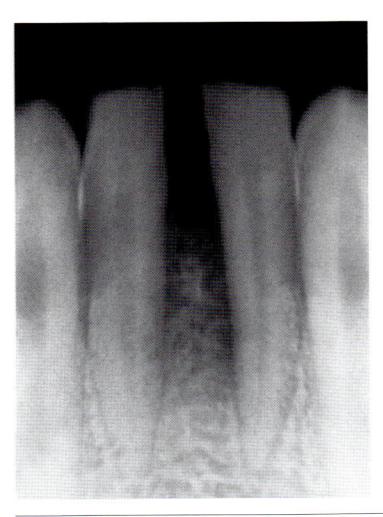

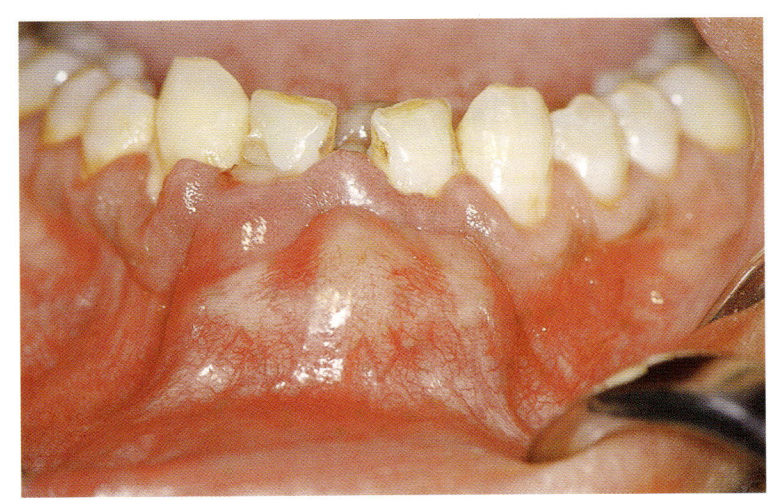

266 Condrossarcoma
Esta paciene de 25 anos queixava-se de grande aumento de volume na região ântero-inferior. O tumor, com cerca de 2 cm de largura, estendia-se da gengiva até a mucosa de revestimento. O diagnóstico histopatológico foi de condrossarcoma altamente diferenciado. Não foram detectadas metástases.

Esquerda: A radiografia mostra destruição óssea entre os dois únicos incisivos inferiores.

Fotos: Cortesia de *B. Maeglin*.

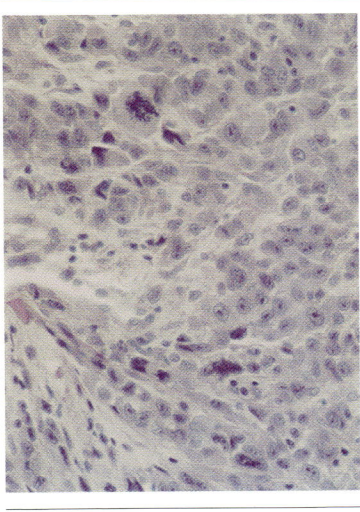

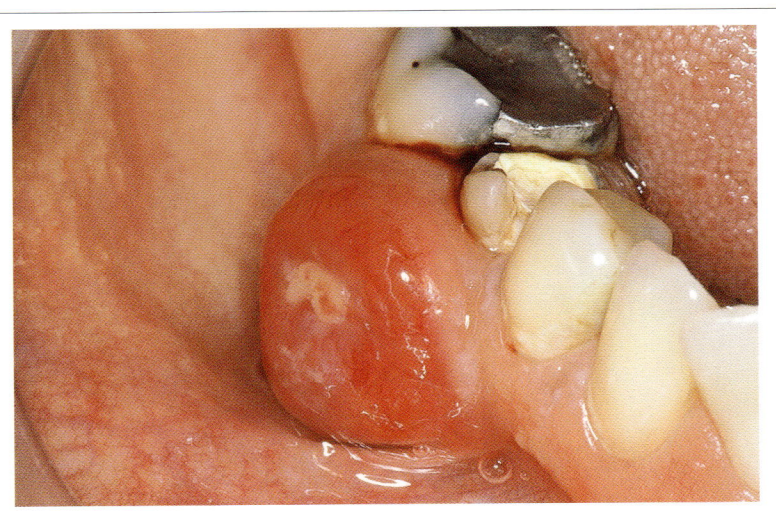

267 Rabdomiossarcoma
Esta paciente de 38 anos apresentava uma lesão volumosa, semelhante à epúlide, cujo diagnóstico histopatológico foi de rabdomiossarcoma, um tumor maligno raro. O tumor tem crescimento invasivo, destruindo o tecido ósseo alveolar e o da base maxilar ou mandibular. Em pouco tempo, iniciam-se as metástases em todo o esqueleto.

Esquerda: Histologicamente, observa-se crescimento tecidual em forma de feixes. Grande quantidade de células mitóticas (HE, 400×).

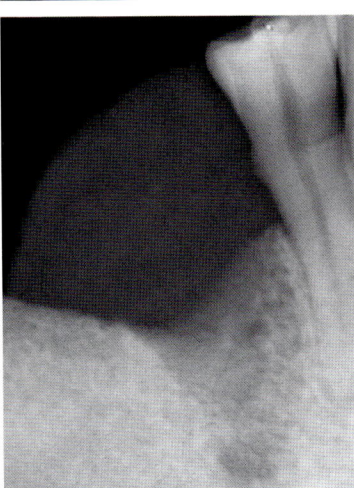

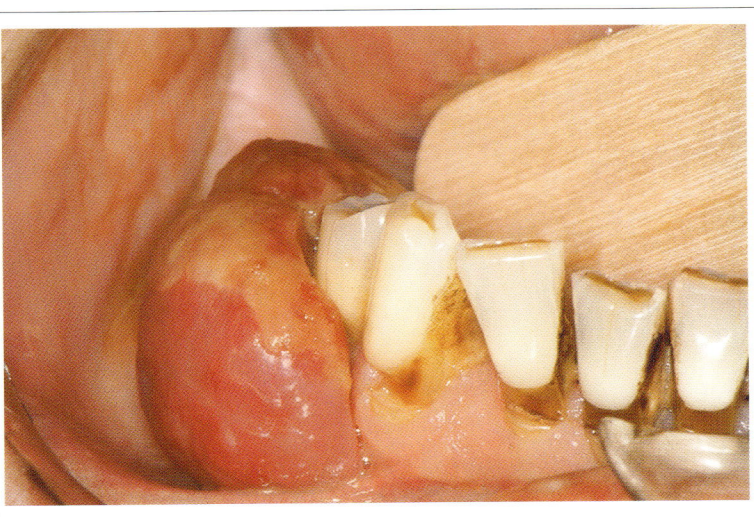

268 Adenocarcinoma – metástase
Reparação tecidual inadequada após extração do dente 45 neste paciente de 63 anos. No decorrer dos meses seguintes, desenvolveu-se grande excrescência na região inferior direita. O diagnóstico histopatológico foi de adenocarcinoma de células claras, de média diferenciação (metástase de carcinoma de próstata).

Esquerda: Na radiografia, alvéolo do dente 45 sem reparação óssea.

Gengivose/Penfigóide

As formas mais leves da gengivose (gengivite descamativa) são caracterizadas por manchas eritematosas na gengiva. Nos casos mais graves, ocorre descamação do epitélio. Quando a formação de bolhas é evidente, a descrição clínica é de penfigóide.

Tratamento: O fator causal não pode ser tratado.

A terapia é polipragmática e sintomática (medicação para a dor,..... contendo vitamina A). Nos casos mais graves (penfigóide), administra-se eventualmente corticosteróide tópico (sistêmico).

Pênfigo vulgar

No pênfigo vulgar, além da gengiva, podem ser acometidas todas as mucosas e a pele. Com ou sem formação de bolhas, o epitélio se solta, deixando erosões dolorosas, freqüentemente grandes. O diagnóstico histológico pode ser substituído por imunofluorescência sorológica e por identificação nas "células Tzanck".

Tratamento: Imunossupressores e corticosteróides sistêmicos. As lesões dolorosas podem receber tratamento local com pomadas de antibiótico e cortisona. Prognóstico relativamente ruim.

269 Gengivose/Gengivite descamativa
Intenso eritema na gengiva inserida dessa paciente de 62 anos. O epitélio pode ser afastado do tecido conjuntivo por fricção. Secundariamente, observa-se gengivite causada pela presença de placa bacteriana.

Direita: Epitélio oral delgado (EO), com ausência de cristais epiteliais, não queratinizado, que se solta por inteiro do tecido conjuntivo subepitelial com infiltrado inflamatório (carbol-fucsina, 100×).

Histologia: *H. R. Mühlemann.*

270 Penfigóide
A gengivose e o penfigóide têm grande proximidade. Nesta paciente de 54 anos de idade, observa-se forte vermelhidão localizada da gengiva, especialmente marginal. A paciente relata a formação recorrente de bolhas, especialmente por lingual.

Direita: Formação de bolhas e afastamento do epitélio em outra paciente com penfigóide.

Cortesia de *U. P. Saxer.*

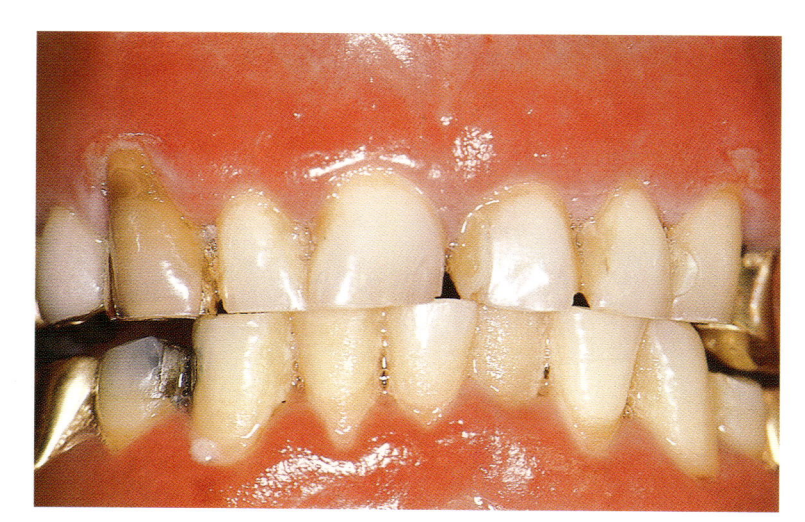

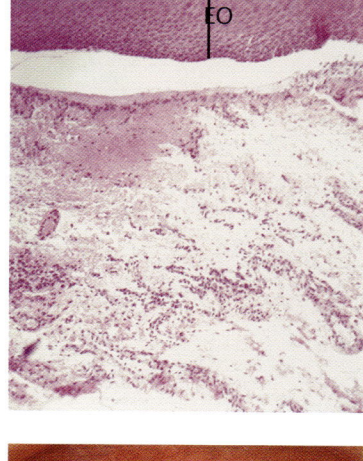

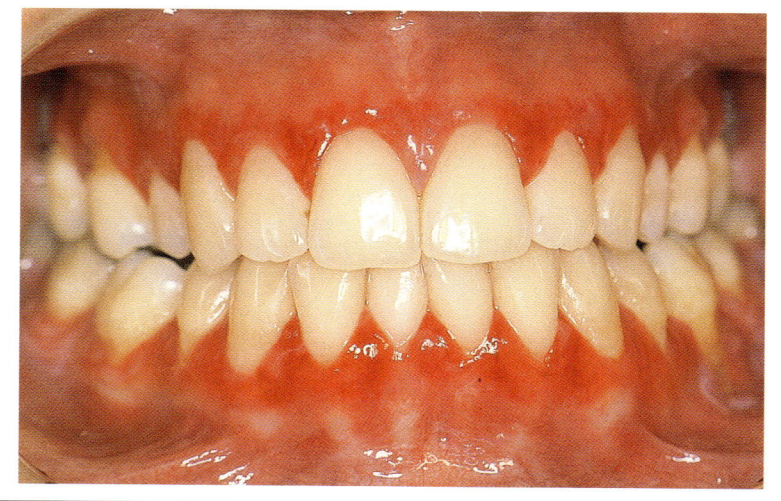

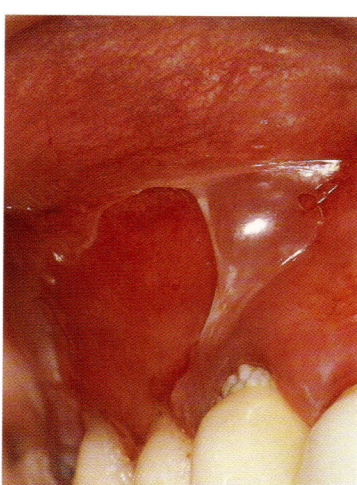

271 Pênfigo vulgar
Gengiva fortemente avermelhada, com lesões secundárias (bolhas após rompimento). Essa paciente de 50 anos apresenta lesões também em outros locais da mucosa oral e da pele.

Direita: A formação de bolha e a liberação da camada superficial da gengiva são intra-epiteliais. A camada de células basais permanece aderida ao tecido conjuntivo (HE, 250×, **EO** = epilético oral).

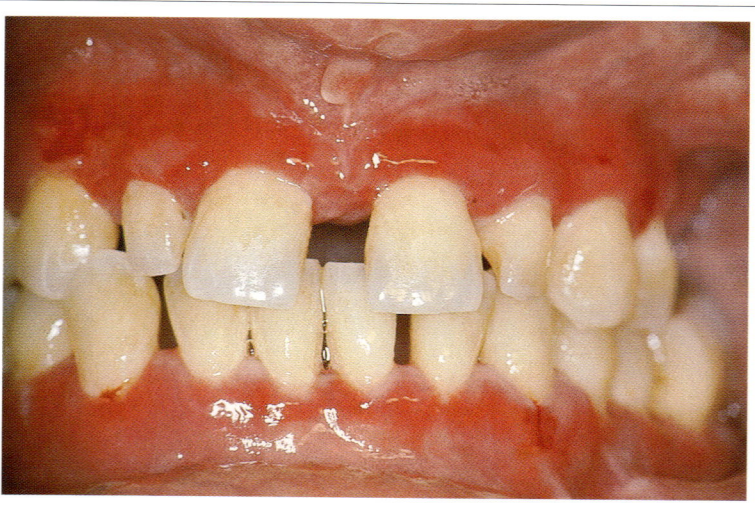

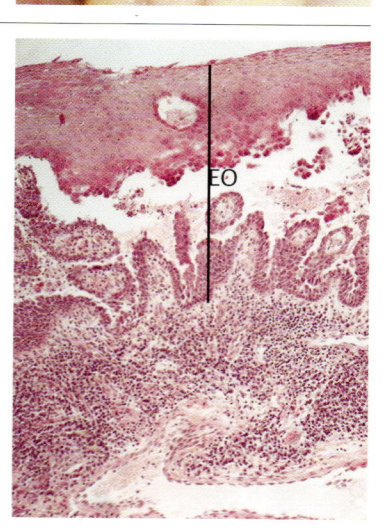

Líquen plano: reticular e erosivo

A denominação "líquen" abrange diversas alterações semelhantes da pele (líquen rubro) e das mucosas (líquen plano reticular, erosivo, nítido, piloso, agudo, verrucoso, entre outros). A doença é relativamente comum. A prevalência na população adulta relatada na literatura varia entre 0,2 e 1,9% (Axéll, 1976).

Os sinais do líquen plano reticular são eflorescências pontilhadas branco-leitosas, com hiperqueratose, e/ou lesões reticulares, as chamadas estrias de Wickham. As alterações esbranquiçadas podem também ser em forma de placas, parecendo leucoplasias. A mucosa acometida pode atrofiar (forma atrófica) e, por sua vez, sofrer erosão (líquen plano erosivo; pré-canceroso?).

Tratramento: Não existe tratamento para o fator causal. Observação das alterações. Nas formas erosivas, indica-se tratamento sistêmico com corticosteróides – em alguns casos, combinado com retinóides.

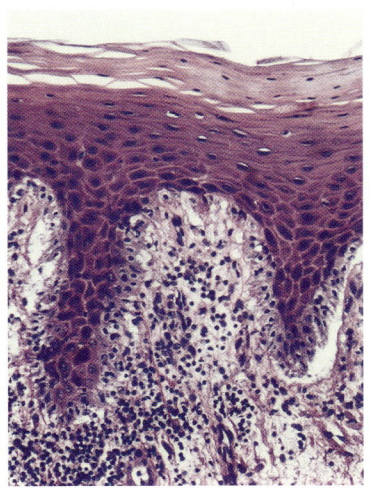

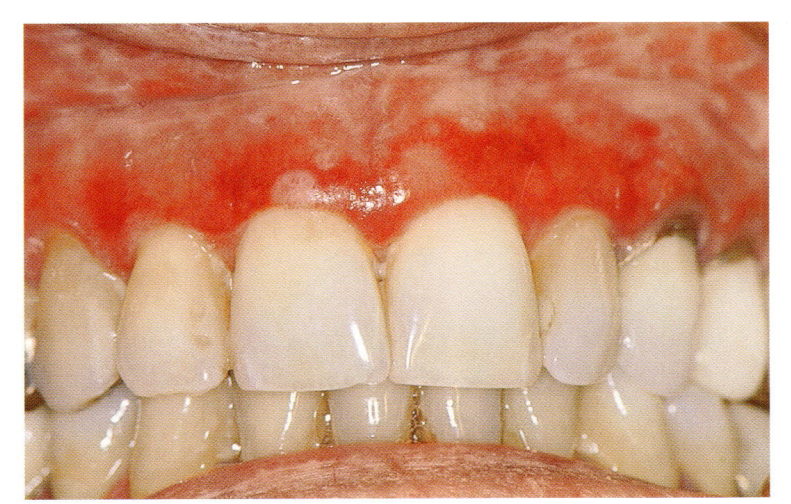

272 Líquen plano
Esta paciente de 42 anos apresenta eritemas, bem como manchas e estrias (estrias de Wickham) esbranquiçadas de hiperqueratose na gengiva e na mucosa de revestimento. Gengivite secundária.

Esquerda: Histologicamente mostra cristais epiteliais e é hiperqueratinizado. Na região subepitelial, observa-se infiltrado inflamatório (HE, 400×).

Histologia: *B. Maeglin*

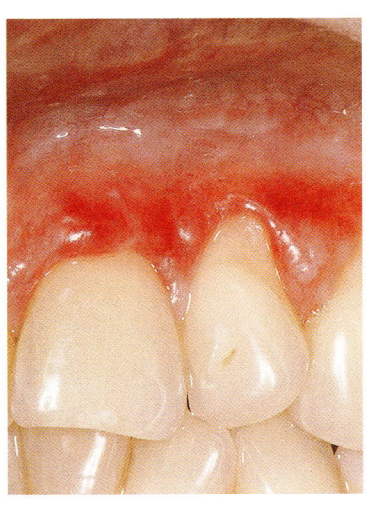

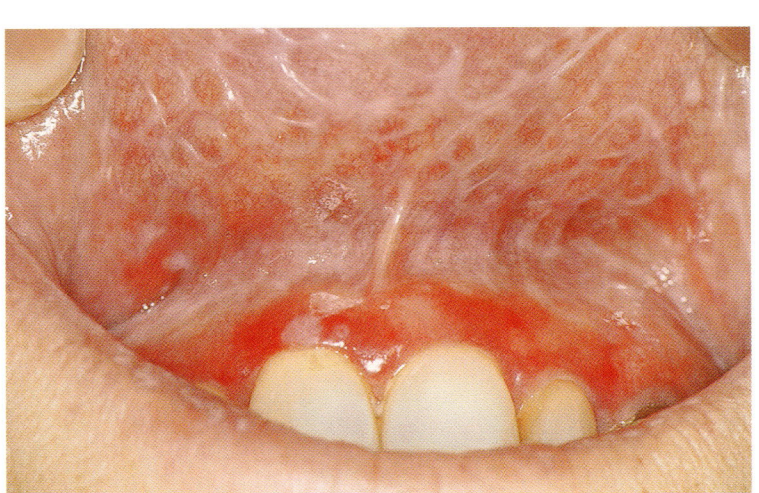

273 Líquen plano reticular, "estrias de Wickham"
Além das manchas brancas e vermelhas da gengiva, chama a atenção o reticulado que se difunde do fundo de saco para toda a mucosa e a parte interna dos lábios.

Cortesia de *B. Maeglin.*

Esquerda: Líquen bolhoso, gengivite secundária.

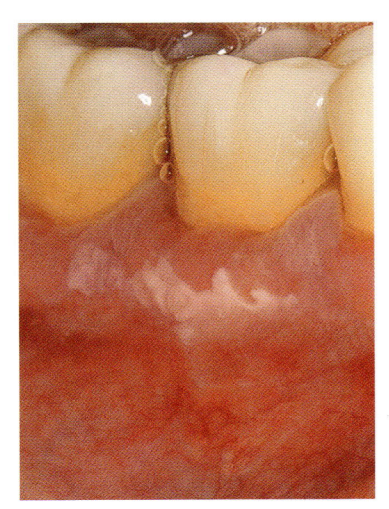

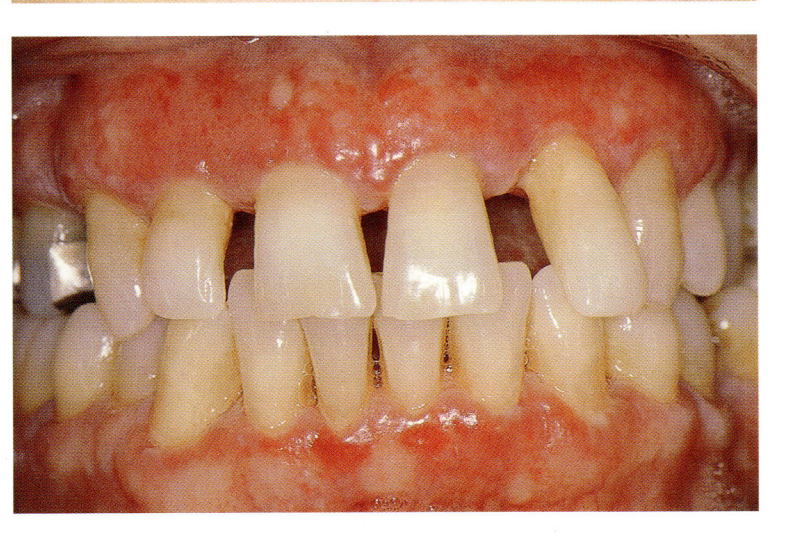

274 Líquen erosivo
Manchas vermelhas e esbranquiçadas, muito dolorosas nos locais que possuem erosões (dificultam a higiene bucal). Gengivite secundária devida ao acúmulo de placa.

Esquerda: As alterações estendem-se por toda a gengiva até a região dos molares.

Lecoplasias, lesões pré-cancerosas, eritroplasias

Pindborg (1985) e Axéll e colaboradores (1984) definem as leucoplasias como manchas brancas que, "clínica e histopatologicamente, não podem ser consideradas uma doença, e o hábito de fumar é o único fator ao qual estão correlacionadas". Histologicamente, as leucoplasias são caracterizadas por espessamentos epiteliais com hiperqueratose. Há duas formas clínicas (Bengel e Veltmann, 1986):

- Forma plana e homogênea, mais comum.
- Forma irregular, papilomatosa (verrucosa).

O acometimento da gengiva é raro; e a etiologia, desconhecida. Uma relação causal se estabeleceu apenas com o fumo e o hábito de mascar tabaco. A ocorrência em fumantes é três vezes maior do que em não-fumantes.

O risco de infecções secundárias e de transformação maligna (cerca de 10%) é real.

Tratamento: Observação da leucoplasia. Em casos discretos, eventual tratamento com retinóides. Nas leucoplasias mais acentuadas, com suspeita de transformação maligna, intervenção cirúrgica.

275 Leucoplasia: manifestação moderada
Neste paciente de 65 anos, fumante, observa-se leucoplasia na gengiva inserida na região dos dentes 17 a 15.

Direita: Ao exame histológico, a gengiva mostra leve espessamento e hiperqueratose (leucoplasia).

Cortesia de *B. Maeglin.*

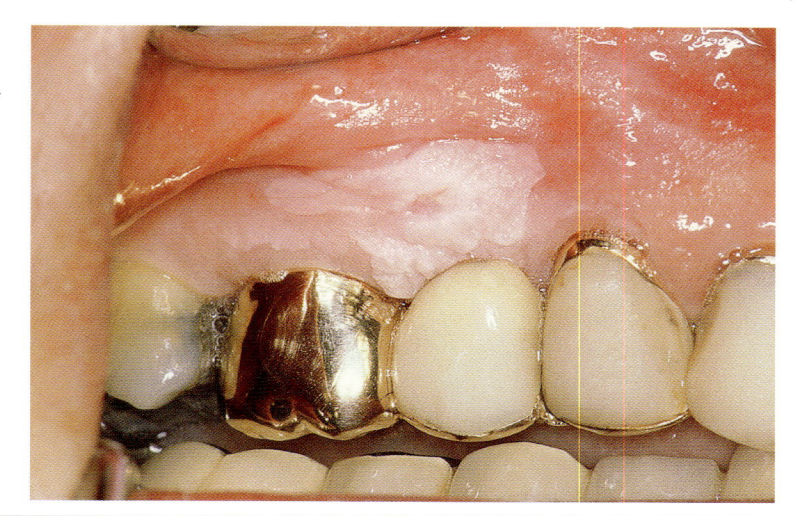

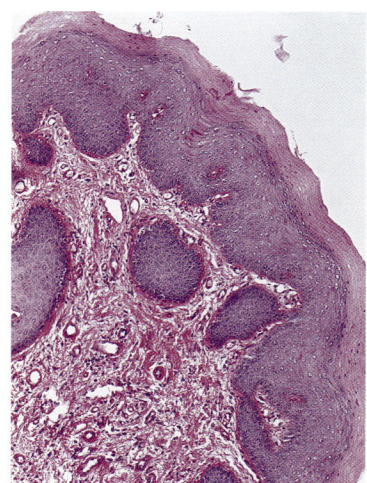

276 Lesão pré-cancerosa
Nesta paciente de 40 anos, ocorreu a transformação de uma leucoplasia, que há muito vinha sendo ignorada, em uma lesão pré-cancerosa (histologia).

As alterações papilomatosas (verrucosas) estão localizadas na gengiva da região de molares e pré-molares, no fundo de sulco e na mucosa jugal.

Direita: A biópsia mostra acantoses epiteliais e queratinização celular, bem como grande número de células mitóticas.

Histologia: *B. Maeglin.*

277 Eritroplasia
Intensa hiperemia de toda a gengiva inserida, especialmente no quadrante superior esquerdo e na região do dente 32. Leve descamação da superfície epitelial. As causas da alteração são desconhecidas. O tratamento é sintomático e exige o envolvimento de diversas especialidades.

Direita: Vista aproximada da região dos dentes 21 e 22.

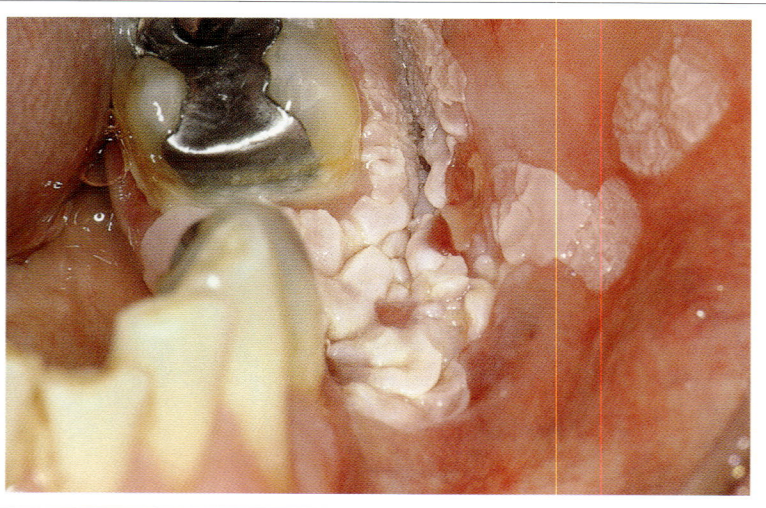

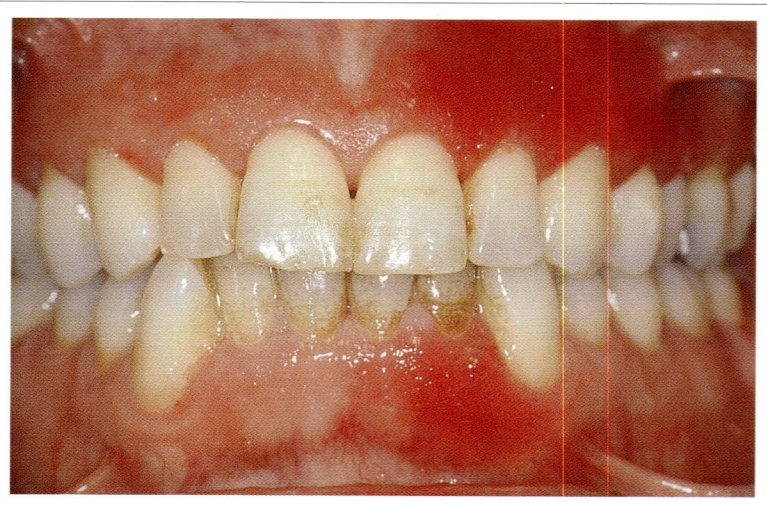

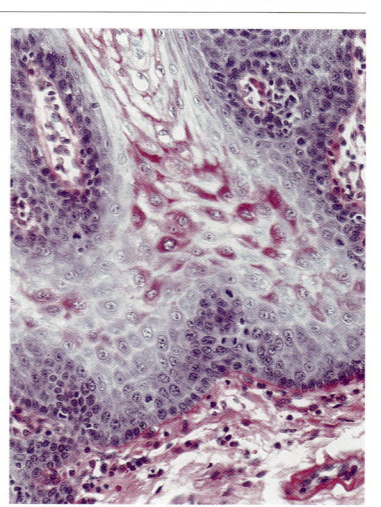

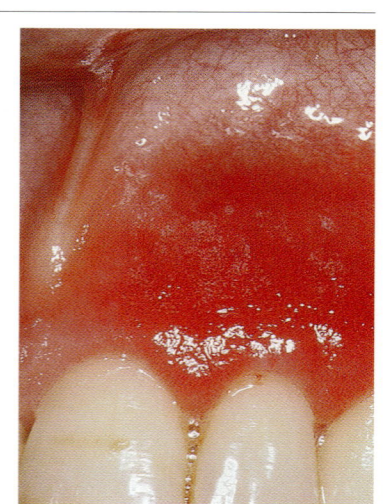

Herpes – gengivoestomatite herpética

Essa infecção viral ocorre mais freqüentemente em crianças e adultos jovens, entre 20 e 25 anos de idade. Na infecção primária, há *febre* e enfartamento doloroso dos linfonodos; a cavidade oral é acometida por gengivite aguda dolorosa com lesões erosivas, aftosas e bolhosas na gengiva inserida e, por vezes, também em outras mucosas e nos lábios. Deve-se diferenciar a doença da gengivite ulcerativa necrosante e das aftas recidivantes. A causa da gengivoestomatite herpética é a infecção pelo herpes-vírus *simplex* (HSV-1, na maioria das vezes; ver Fig. 278, à esquerda).

A reativação pode ser deflagrada por trauma mecânico, radiação solar, desvios nutricionais, fatores hormonais e desgaste psíquico. A remissão do surto ocorre espontaneamente após 1 a 2 semanas.

Tratamento: Sintomático, *local*; para a prevenção contra superinfecções por bactérias, pode ser utilizado um inibidor de placa bacteriana. *De forma geral*, pode ser prescrito Aciclovir sistêmico (e, também, local); nos casos de gengivoestomatites mais graves, recorre-se à terapia com antibiótico para o combate de superinfecções.

HHV – Herpesvírus humanos

- **HHV-1** *Herpes simples* 1 **HSV-1**
- **HHV-2** *Herpes simples* 1 **HSV-2**
- **HHV-3** Varicela-zóster **VZV**
- **HHV-4** Citomegalovírus **CMV**
- **HHV-5** Vírus Epstein-Barr **EBV**
- **HHV-6**
- **HHV-7**
- **HHV-8** Sarcoma de Kaposi V **KSV**

Tratamento: Vacinas
Aciclovir
Ganciclovir

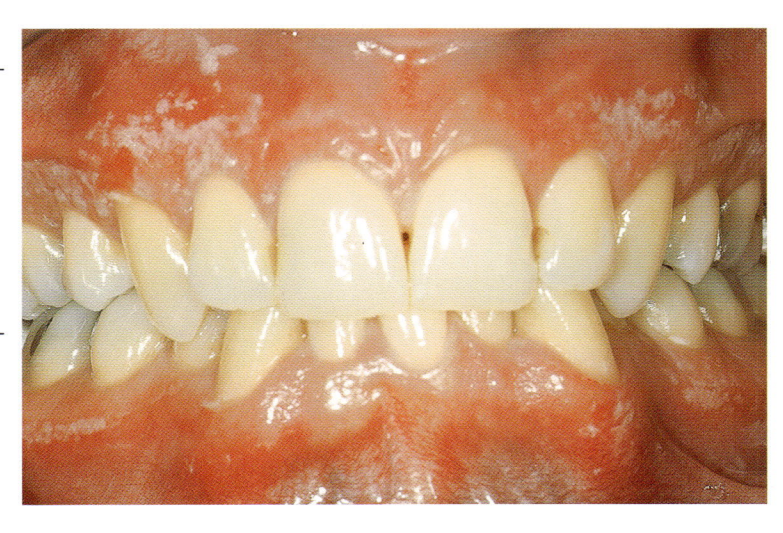

278 Gengivoestomatite herpética leve
Descamações esbranquiçadas e alterações erosivas, especialmente na gengiva inserida.

A higiene bucal da paciente é boa, a quantidade de placa bacteriana é baixa e a gengivite marginal é mínima. Deve-se considerar a hipótese de que a infecção herpética tenha sido deflagrada por trauma causado pela escovação.

Cortesia de *N. P. Lang.*

Esquerda: Herpes-vírus humanos.

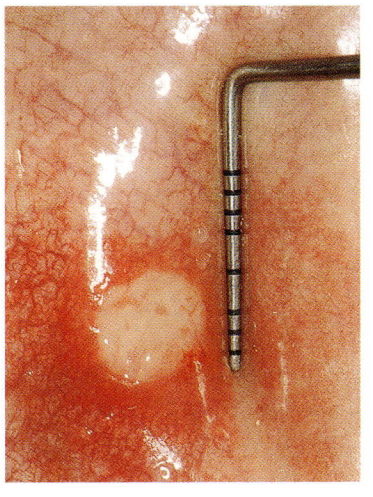

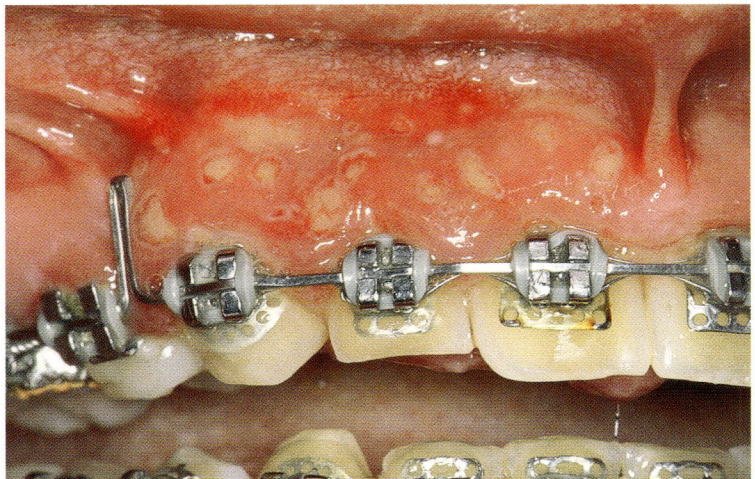

279 Gengivoestomatite herpética
A dificuldade de escovação ou o simples descuido da higiene oral durante o tratamento ortodôntico provocou gengivite, sobre a qual se instalou infecção herpética (superinfecção).

Esquerda: Diagnóstico diferencial – afta isolada. Lesão esbranquiçada com margens avermelhadas; pode atingir cerca de meio centímetro de diâmetro. As aftas, isoladas ou múltiplas, não devem ser confundidas com lesões herpéticas.

280 Gengivoestomatite herpética exacerbada
Esta paciente de 20 anos de idade apresenta febre e enfartamento dos linfonodos. Antes da infecção herpética, já havia forte gengivite. O quadro agudo é semelhante ao de gengivite ulcerativa, devendo-se fazer diagnóstico diferencial entre ambas as doenças.

Periodontite associada a doenças sistêmicas (tipo IV) – diabete tipos 1 e 2

Existe um grande número de estudos sobre a correlação entre o diabete melito (DM) e a gengivite/periodontite. Nos casos de DM mal ou não-controlada, a maioria desses estudos confirma a correlação da doença com a gengivite/periodontite (Firatli, 1997; Salvi e cols., 1997; Tervonen e Karjalainen, 1997; Katz, 2001), de modo que, hoje, o diabete deve ser considerado um fator de risco.

Há estudos em diabéticos que relatam a ocorrência freqüente de defeitos dos granulócitos polimorfonucleares (PMN) (Manouchehr-Pour e cols., 1981a, b). Além do mais, a hiperglicemia causa o acúmulo de AGE (*advanced glycated endproduct*), que estimula, via receptores, a produção de TNFα, IL-1β e IL-6 por macrófagos. A forma e a função dos componentes da matriz extracelular, como o colágeno, são alteradas.

Ainda não se comprovou se as angiopatias em diabéticos (Fig. 285, fundo do olho) também têm alguma influência na irrigação sangüínea do periodonto (Rylander e cols., 1987).

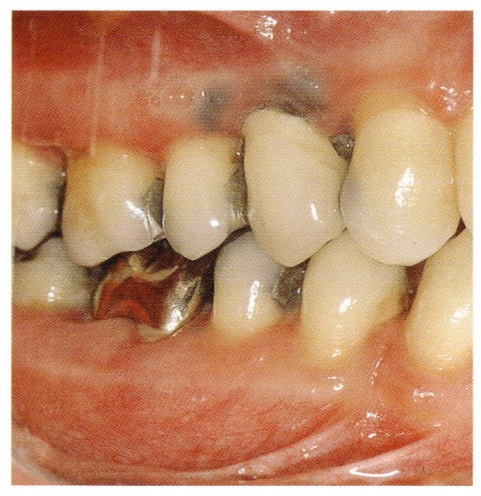

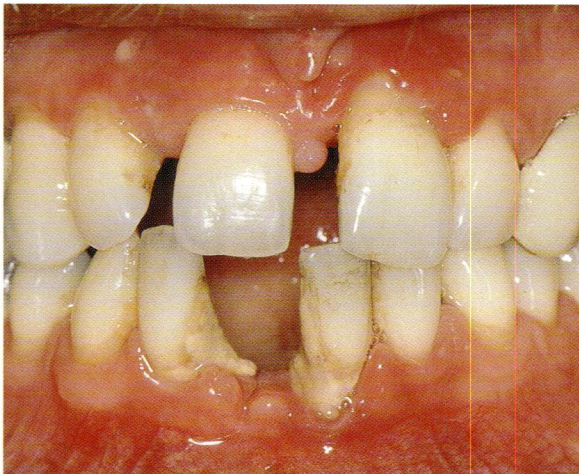

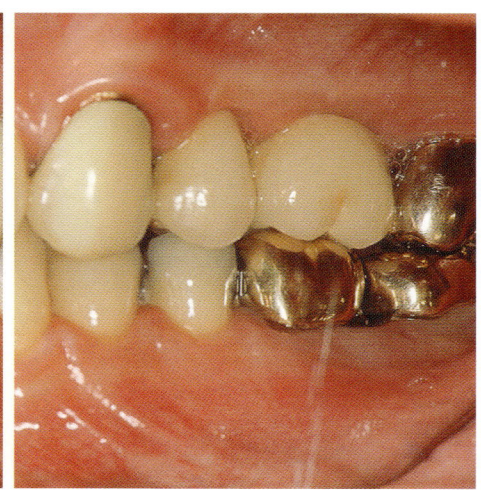

281 Exame visual (acima)
Inflamação aguda localizada da gengiva, que apresenta áreas de aumento de volume e de recessão. Quase todas as bolsas mais profundas mostram sinais de atividade (pus).

282 Profundidade de sondagem, retração da gengiva (Re) e mobilidade dental (MD) (direita)
A perda de inserção é extremamente irregular. Nas áreas proximais, encontram-se bolsas de 4 a 12 mm. Alguns dentes apresentam grande mobilidade (ver radiografias).

283 Exame radiográfico
As radiografias confirmam os achados clínicos. Os dentes 15, 14, 12; 21 e 32 devem ser extraídos.

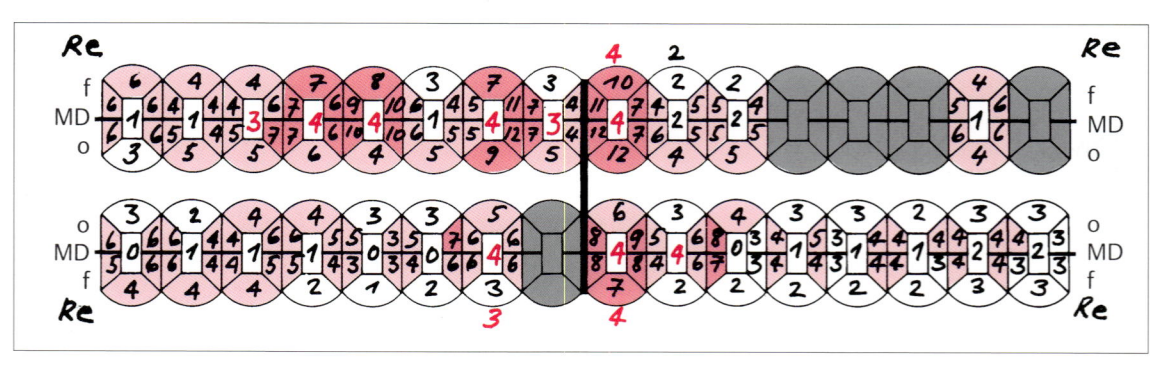

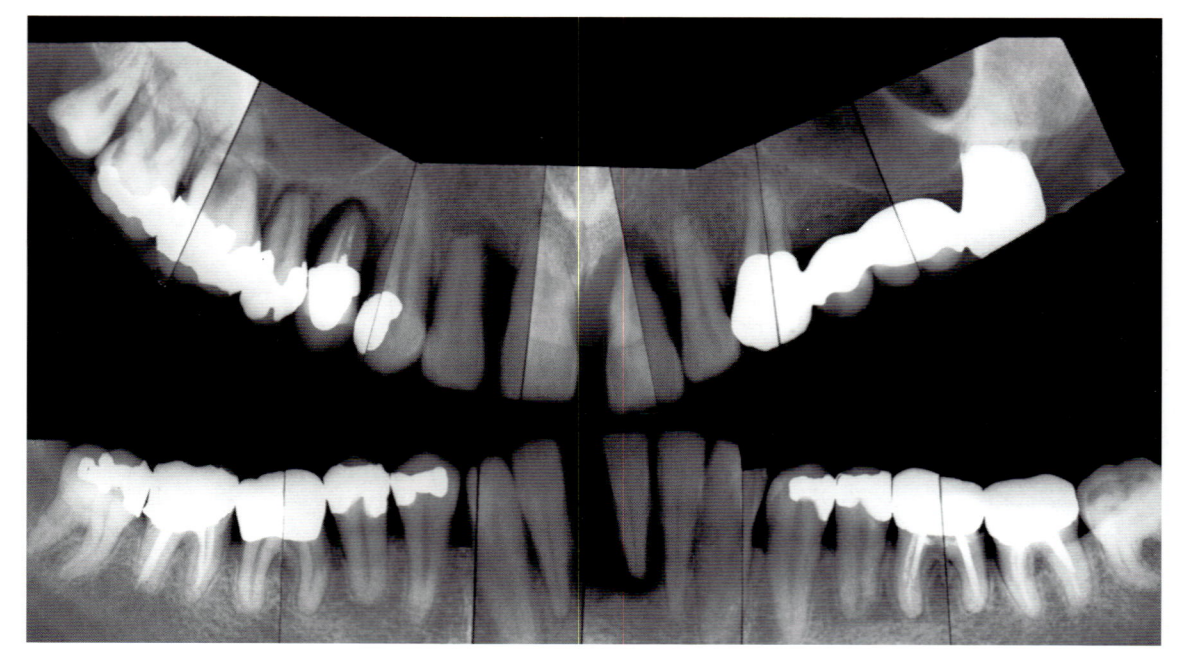

Diabete melito **133**

Paciente de 28 anos que sofre de grave *diabete juvenil dependente de insulina* (DM do tipo 1). A periodontite existente nunca foi tratada desde os 15 anos.

Exame clínico:
IPI: 69%   ISP: 3,2
Profundidades de sondagem, recessões gengivais e mobilidade dental, ver Figura 281.

Diagnóstico: Periodontite avançada e de rápida progressão relacionada ao diabete juvenil.

Tratamento: O plano de tratamento no diabético juvenil é, geralmente, radical.

– *Arcada superior:* Extração de todos os dentes, com exceção do 13 e do 23 (tratamento periodontal); prótese parcial provisória.
– *Arcada inferior:* Extração dos incisivos remanescentes e dos terceiros molares. Tratamento periodontal dos dentes restantes, prótese parcial removível. Deve-se ter cautela na indicação de implantes para diabéticos.

Rechamada: No início, a cada 3 meses.

Prognóstico dos dentes pilares: Reservado, apesar do tratamento radical proposto.

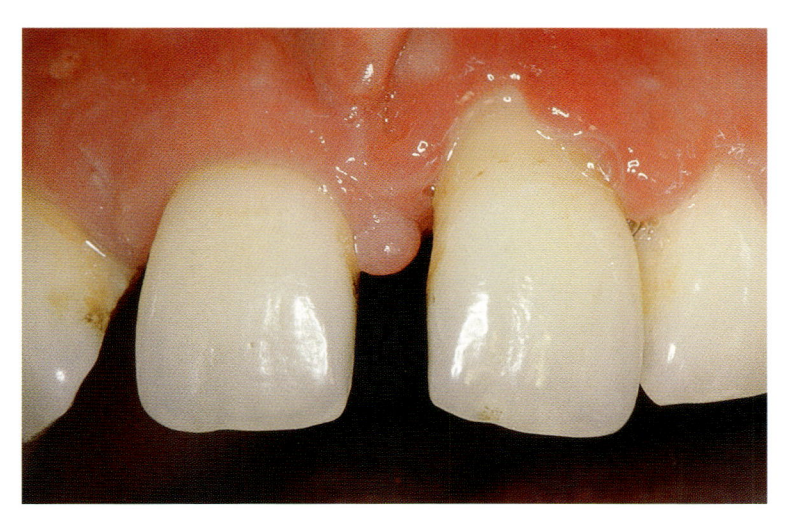

284 Incisivos superiores – exame inicial
No decorrer dos últimos anos, ocorreu a formação de diastemas. O dente 21 apresenta extrusão, ausência de suporte ósseo, mobilidade e dor, devendo ser extraído com os outros dentes (exame radiográfico, Fig. 283) após preparo da prótese parcial removível.

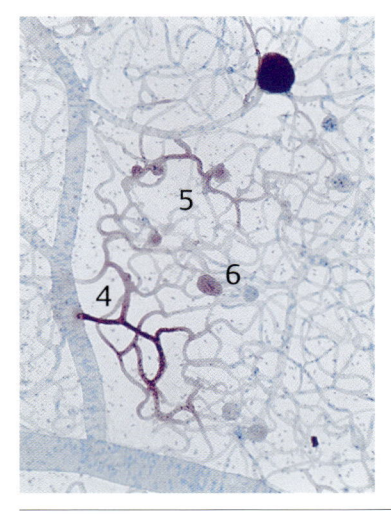

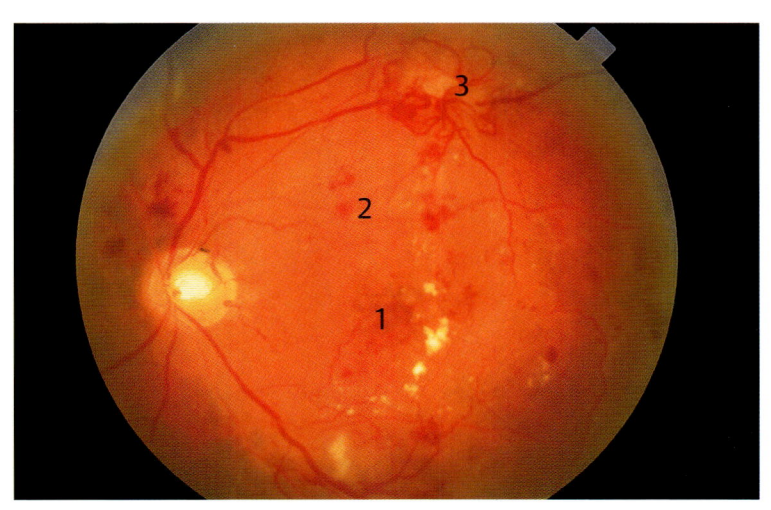

285 Fundo de olho em um caso de retinopatia diabética
1 Foco lipídico amarelo na retina
2 Hemorragias e microaneurismas disseminados
3 Feixe neurovascular em caso de isquemia.

Esquerda: Visão histológica da microangiopatia diabética.
4 Obstrução de um pré-capilar
5 Capilares atróficos, área acelular
6 Microaneurismas.

(Tripsina, 25×)

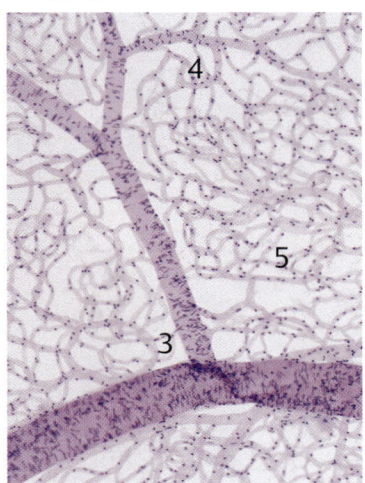

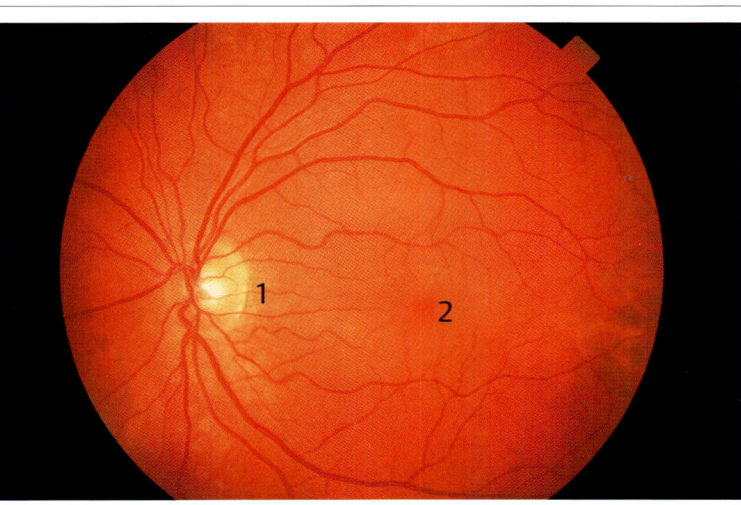

286 Fundo de olho normal
1 Papila do nervo óptico e vasos da retina
2 Mácula acelular.

Esquerda: Histologia da retina normal.
3 Arteríolas da retina
4 Pré-capilares
5 Capilares.

(Tripsina, HE 25×)

Cortesia de *B. Daicker.*

134 Alterações patológicas

Periodontite associada a doenças sistêmicas (tipo IV B)
Síndrome de Down, trissomia do 21

A primeira descrição detalhada da trissomia do 21 (antes denominada "mongolismo") foi realizada por Langdon Down em 1866 (Rett, 1983; revisão da literatura por Reuland-Bosma e Van Dijk, 1986). Trata-se de uma aberração cromossômica: durante a meiose, o processo de divisão celular das células germinativas, a separação do par do cromossomos 21 não ocorre durante a divisão nuclear. Dois homólogos deixam de se separar na primeira divisão meiótica, resultando em dois gametas carregados com uma "dose dupla" do cromossomo. Assim, em vez da formação de um zigoto que contém um cromossomo 21 do homem e um da mulher, o genótipo do zigoto contém 3 cromossomos na posição 21 – trissomia do 21 (cariótipo – Fig. 290).

Para cada 700 nascimentos, aproximadamente, há um caso da síndrome. Hoje, em virtude da realização de exames de ultra-som e de aminiocentese, bem como da liberalização das leis acerca da interrupção da gravidez, o número de recém-nascidos com trissomia do 21 deve ainda se reduzir consideravelmente (Schmid, 1988).

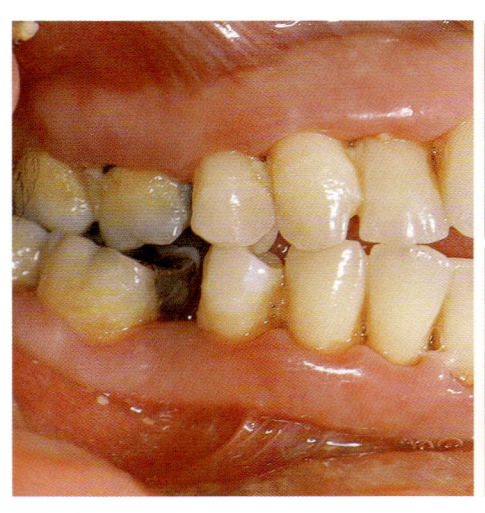

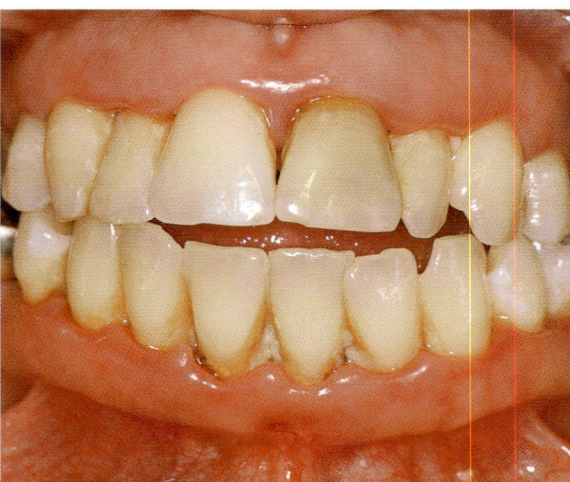

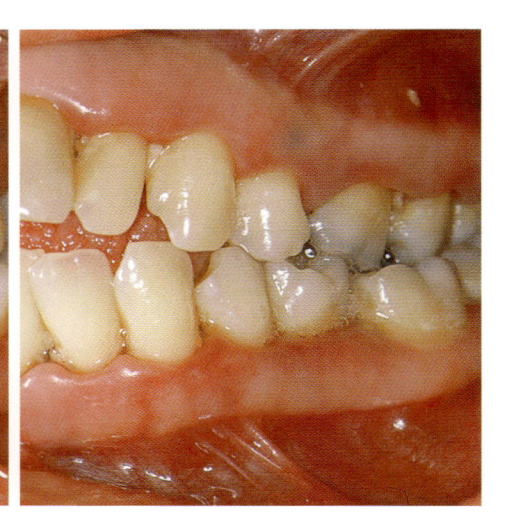

287 Exame visual (acima)
Grande acúmulo de placa, gengivite grave, mordida aberta anterior, mordida cruzada na região dos molares.

288 Profundidade de sondagem e mobilidade dental (MD) (direita)
As bolsas mais profundas estão ativas. Em razão da grande perda de inserção, todos os dentes apresentam mobilidade.

289 Exame radiográfico
As radiografias confirmam a grande perda de inserção generalizada: perda óssea horizontal e, em alguns locais, vertical, de até 2/3 do comprimento radicular. Os espaços periodontais aumentados é indício de elevação da mobilidade dental.

O dente 21, não-vital, apresenta lesão periapical.

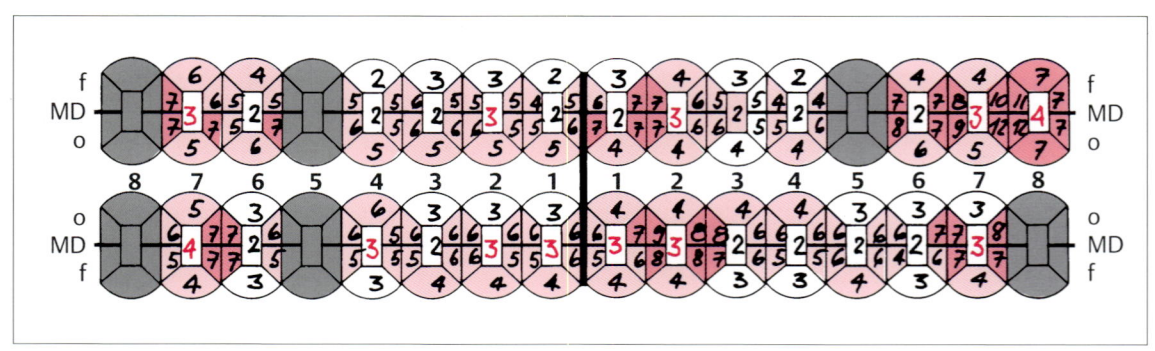

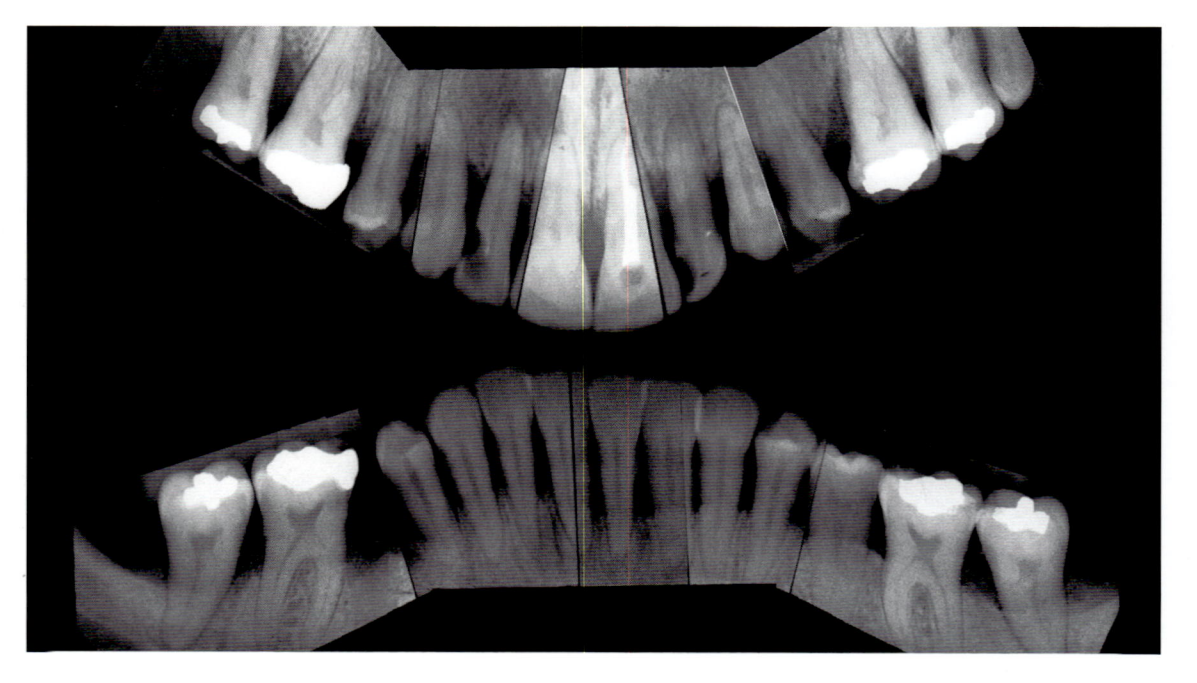

Paciente de 27 anos (sem cardiopatia), com idade mental de 6 a 7 anos, que cresceu junto aos pais, recebe bons cuidados e pode comunicar-se bem. Por essa razão, o tratamento será planejado de modo que se mantenha o maior número de dentes.

Dados coletados:
  IPI: 100%   ISP: 3,8

Profundidades de sondagem e mobilidade dental, ver Fig. 288.

Diagnóstico: Periodontite avaçada, de rápida progressão, em caso de síndrome de Down.

Tratamento: debridamento profissional e instruções de higiene bucal (escovação: pela própria paciente; fio dental: pela mãe).
  Em todos os quadrantes, procedimento cirúrgico de Widman modificado; extração dos dentes: 17; 27, 28; 37 e 47.

Rechamada: Sessões freqüentes e de curta duração.

Prognóstico: A colaboração da paciente será sempre fraca. O controle de placa dependerá principalmente dos seus responsáveis. Por essa razão, o prognóstico é reservado.

Com os avanços da medicina, a expectativa de vida dos portadores da síndrome de Down aumentou significativamente.

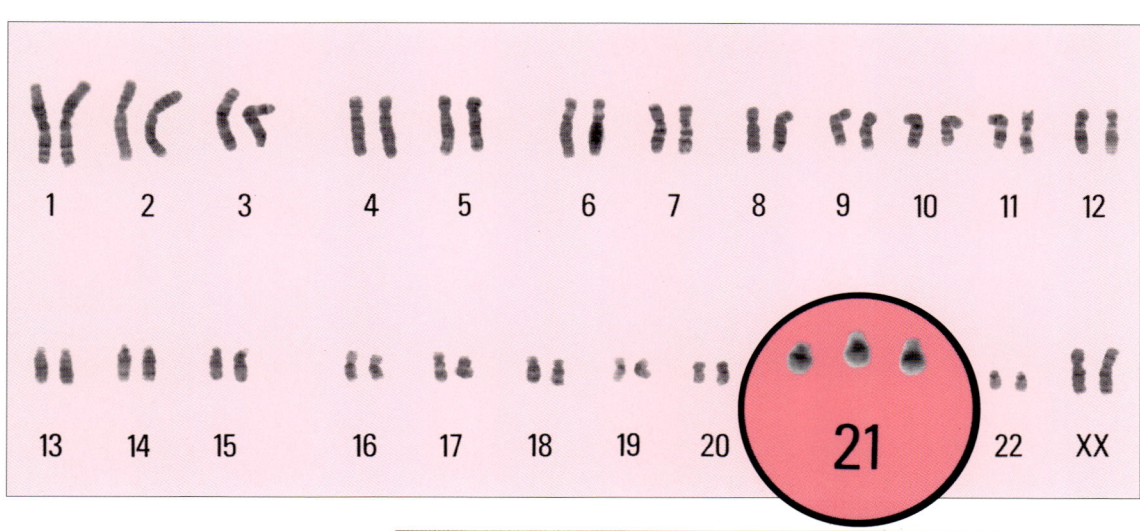

290 Cariograma na trissomia do 21
A anormalidade do cariótipo deve-se à existência de três dos pequenos cromossomos 21. Essa trissomia é observada em 94% dos pacientes com "mongolismo".

Cortesia de *H. Müller (modif.).*

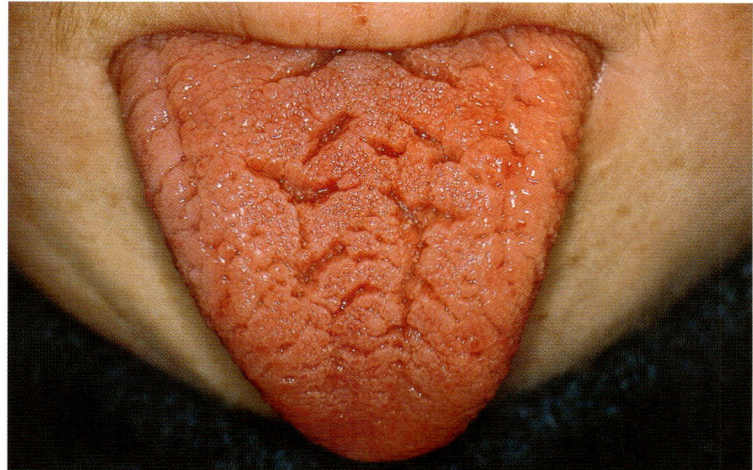

291 Sinais da síndrome de Down – língua fissurada
Um dos sinais típicos da síndrome de Down são os profundos sulcos na superfície lingual.

Sinais da síndrome de Down:
– Língua fissurada
– Posicionamento dos olhos
– Cabeça pequena
– Tronco curto
– Mãos curtas e macias
– Cardiopatia (1/3 dos casos; redução significativa da expectativa de vida)

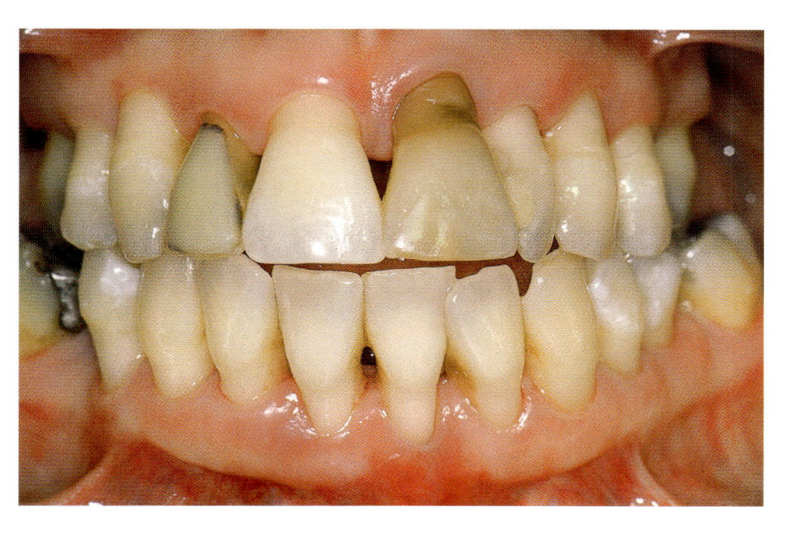

292 Sete anos após o tratamento
Logo após o tratamento inicial, foram realizadas cirurgias de Widman modificadas em todos os quadrantes. O resultado observado sete anos depois, em comparação ao quadro clínico inicial, é satisfatório.

Na época, foi recomendado ao paciente retornos freqüentes e, caso necessário, o uso de uma moldeira para a aplicação diária de gel de clorexidina.

Periodontite pré-puberal associada a doenças sistêmicas
Síndrome de Papillon-Lefèvre (tipo IV B)

A síndrome de Papillon-Lefèvre (SPL) é uma doença "dermatológica" rara, de transmissão *autossômica recessiva* (Haneke, 1979). Os sinais patognomônicos da doença são: periodontite grave, hiperqueratoses palmoplantares (HPP) – também em outras áreas de constante fricção.

Na maioria dos casos, os dentes exfoliam precocemente. Os dentes permanentes sempre estão periodontalmente comprometidos. Os principais fatores etiológicos são: mutação do gene da catepsina C (cromossomo 11q14-q21;

Hart e cols., 1998), o qual exerce influência sobre as células epiteliais e imunológicas; microbiota agressiva das bolsas (anaeróbios Gram-negativos).

Antes, as tentativas de tratamento eram invariavelmente malsucedidas. Nos anos 1980, Preus e Gjermo (1987) e Tinanoff e colaboradores (1986) obtiveram sucesso na manuteção dos dentes permanentes recorrendo à extração dos dentes decíduos – ou de todos os dentes presentes (em paciente de 9 anos).

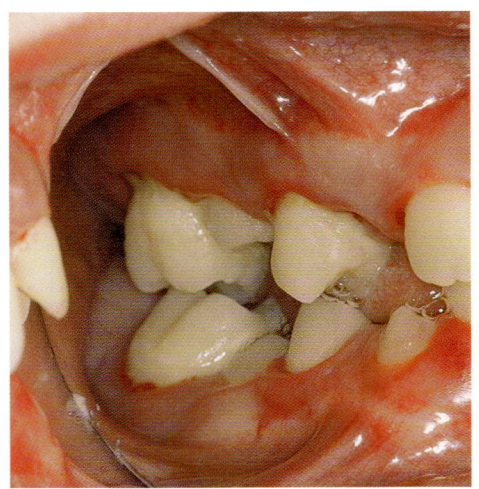

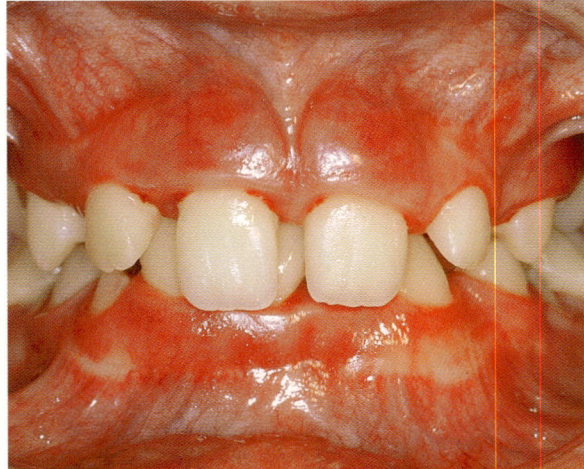

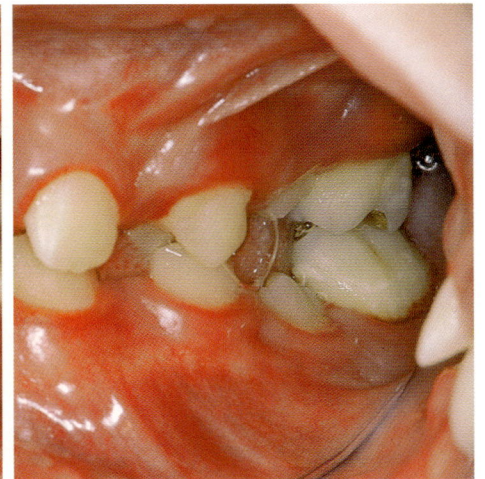

293 Exame visual (acima)
Gengivite extremamente grave e periodontite, placa bacteriana, sangramentos espontâneos, secreção e drenagem de pus pelas bolsas. Formação inicial de abscesso por vestibular dos dentes 11 e 21. Mordida profunda, maloclusão.

294 Profundidades de sondagem, retração e mobilidade dental (direita)
Todas as bolsas profundas apresentam claros sinais de atividade (pus).

295 Exame radiográfico
Os dentes marcados com um (∗), ou seja,

```
· · 6 4 · · 1|1 · · 4 6 · ·
· · 6 · · · · 1|1 · · · · 6 · ·
```

estão prestes a exfoliar e serão extraídos (nichos de proliferação bacteriana). Imediatamente após a erupção dos dentes, inicia-se a rápida destruição periodontal. Prevalecem os defeitos verticais (bolsas infra-alveolares). Comprometimento de furca (F3).

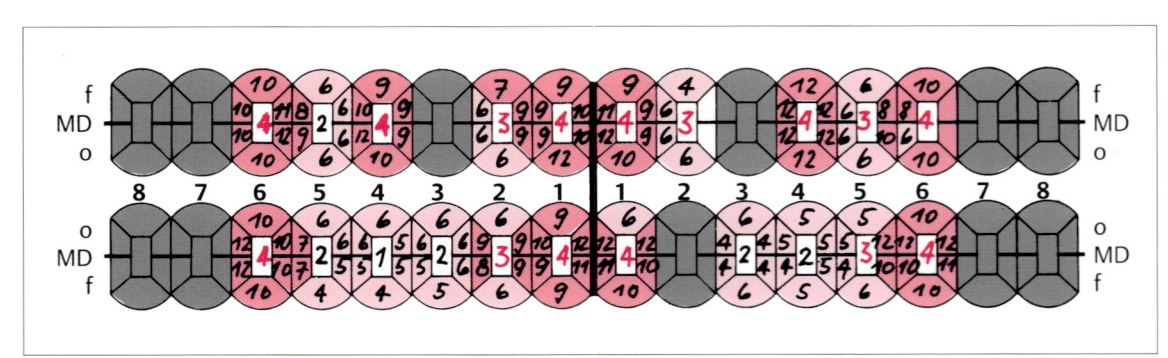

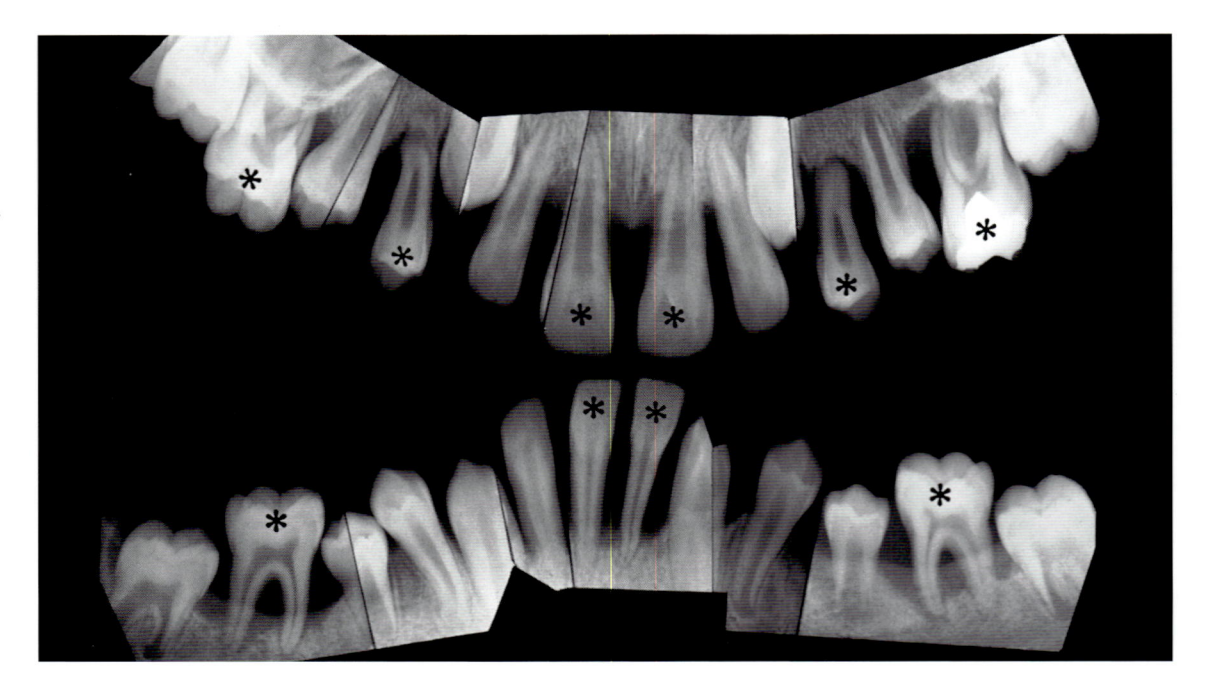

Paciente de 9 anos que nos foi encaminhado pelo pediatra devido à forte halitose e à grande mobilidade dos dentes.

Dados coletados:
 IPI: 100%   ISP: 3,9
Profundidades de sondagem, radiografias, mobilidade dental, queratose, ver figuras.
Achados laboratoriais: Defeitos dos PMN, microbiota específica na bolsa (p. ex., *Porphyromonas* e espiroquetas).
Diagnóstico: Periodontite pré-puberal grave, aguda, em caso de síndrome de Papillon-Lefèvre.

Tratamento: Extração dos dentes em más condições (* na Fig. 295).
Tratamento mecânico e medicamentoso local (CHX) e sistêmico (metronidazol/tetraciclina); próteses removíveis provisórias (higiene).
Rechamada: Curtos intervalos entre as seções de controle.
Prognóstico: Os dentes que se mantiverem durante a puberdade, provalmente não serão mais perdidos (ver caso clínico).

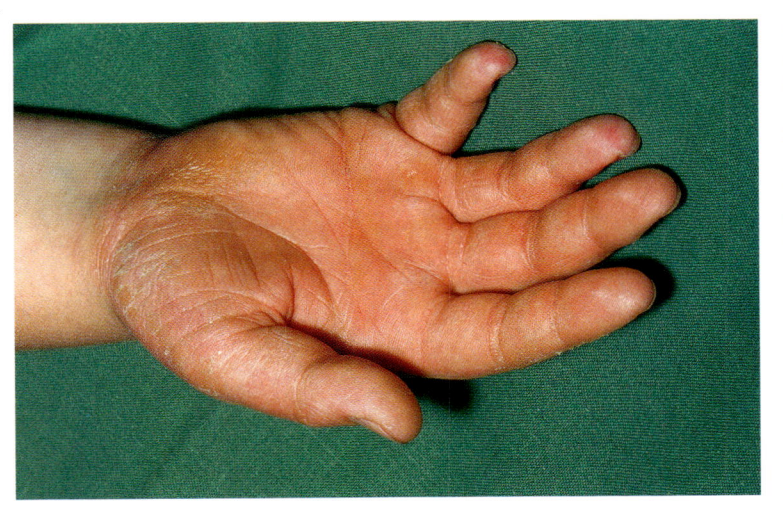

Síndrome de Papillon-Lefèvre com hiperqueratose palmoplantar (HPP)

296 Hiperqueratose nas mãos
A pele hiperqueratinizada apresenta rachaduras e fissuras (feridas), cuja cicatrização é ruim. Essas lesões são especialmente incômodas no inverno.

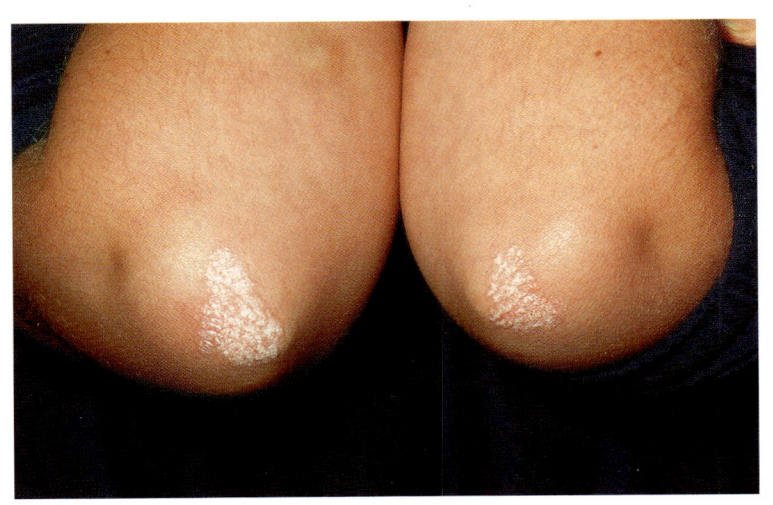

297 Hiperqueratose nos cotovelos

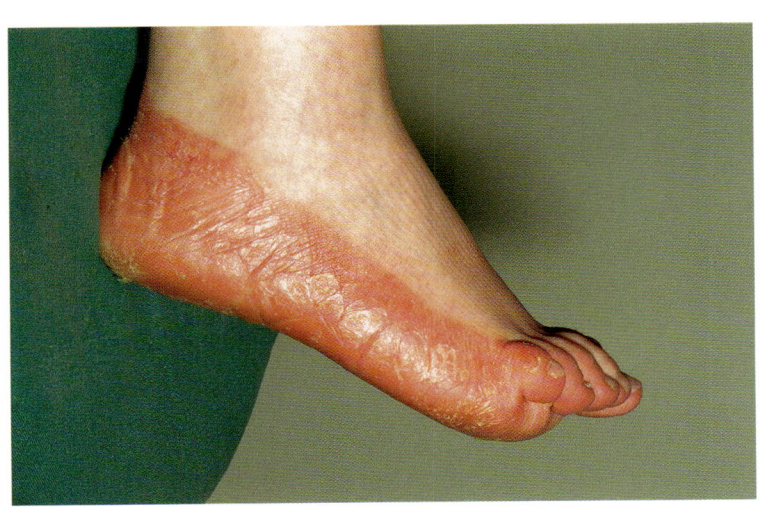

298 Hiperqueratose nos pés
O limite entre a pele hiperqueratinizada e a pele saudável acompanha a forma do sapato que o paciente costuma calçar.

Fricções mínimas da pele causam hiperqueratinizações, cujo tratamento é apenas sintomatológico e/ou multipragmático.

138 Alterações patológicas

Síndrome de Papillon-Lefèvre – "exceção à regra"

Paciente que foi encaminhada, aos sete anos de idade, ao centro odontológico em virtude de mobilidade dos incisivos inferiores e dos primeiros molares também inferiores, há pouco erupcionados. O tratamento continuou por mais 24 anos no mesmo centro.

Quando adolescente, a paciente utilizou próteses removíveis. Aos 18 anos, submeteu-se à cirurgia ortognática (ver fios de osteossíntese na radiografia feita anos depois, Fig. 301). Aos 25 anos, foi realizada reabilitação oral por meio de próteses fixas (superiores e inferiores) cimentadas provisoriamente.

Diagnóstico: Periodontite severa, aguda em caso de síndrome de Papillon-Lefèvre (SPL).

Evolução da doença e tratamento: Neste caso, foi possível manter um grande número de dentes permanentes por meio de extrações no momento adequado, tratamento periodontal intensivo, freqüentes sessões de controle e boa colaboração da paciente (Fig. 301).

Deve-se lembrar que o tratamento realizado 25 antes foi apenas mecânico, não tendo sido aplicada complementação medicamentosa local ou sistêmica.

299 Exame radiográfico da paciente aos 7 anos
Dentes permanentes já erupcionados:

$$\frac{\cdot\cdot\ 6\ \cdot\cdot\cdot\ 21\ |\ 12\ \cdot\cdot\cdot\ 6\ \cdot\cdot}{\cdot\cdot\ 6\ \cdot\cdot\cdot\ 21\ |\ 12\ \cdot\cdot\cdot\ 6\ \cdot\cdot}$$

Exfoliação dos primeiros molares 1 ano após a erupção. Os incisivos inferiores apresentam periodontite severa. Todos os germes dos dentes permanentes estão presentes. Os dentes decíduos exfoliaram precocemente.

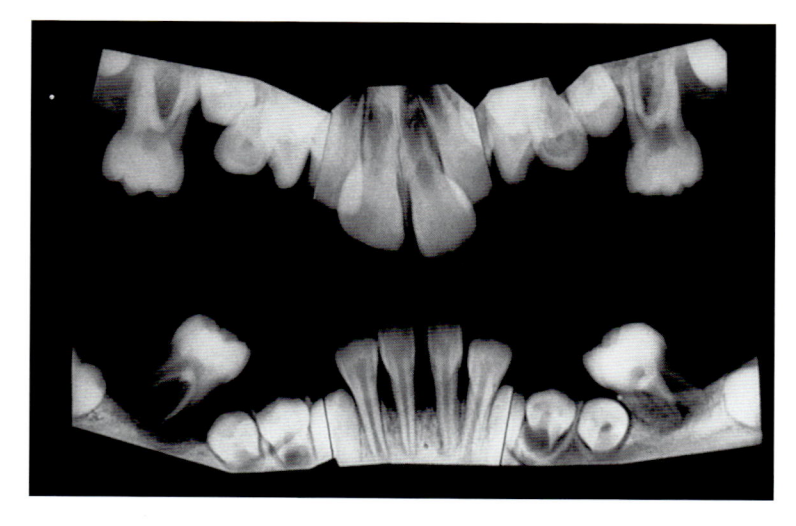

300 Paciente aos 31 anos
Apesar do prognóstico ruim da síndrome de Papillon-Lefèvre, boa parte dos dentes mostrados pelo sorriso da paciente são naturais. Hiperqueratose grave em ambas as mãos. Rachaduras e fissuras dolorosas na pele hiperqueratinizada dos calcanhares.
A pele das palmas das mãos é fina (com textura de pergaminho), seca, hiperqueratinizada, e visivelmente eritematosa.

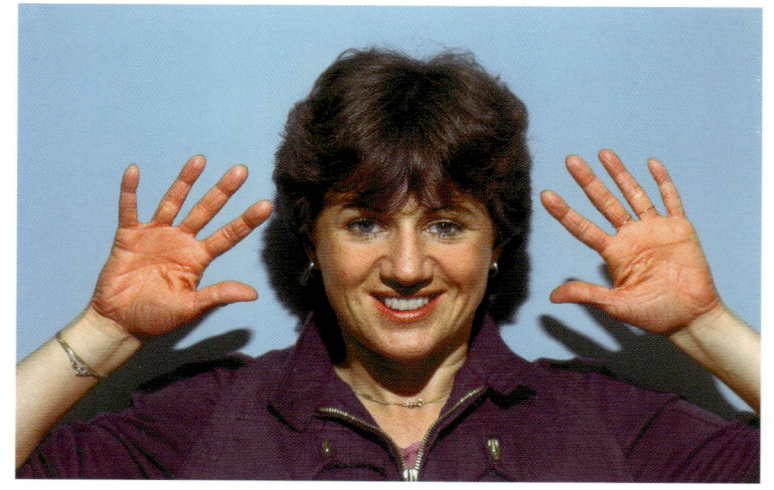

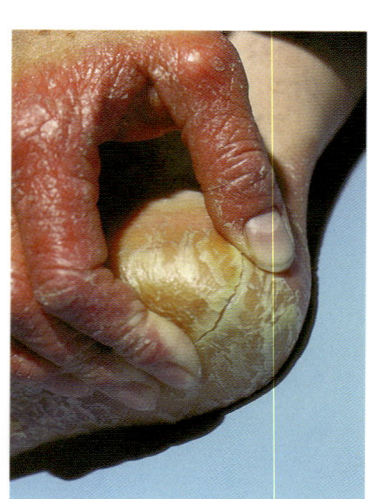

301 Exame radiográfico da paciente aos 31 anos
A perda óssea periodontal não avançou na puberdade. Os dentes remanescentes são usados como pilares para reconstruções metalocerâmicas totais:

$$\frac{87\ \cdot\cdot\cdot\ 3\ \cdot\ |\ \cdot\ 3\ \cdot\ 5\ \cdot\ 8}{87\ \cdot\ 54\ \cdot\cdot\ |\ \cdot\cdot\ 45\ \cdot\ 78}$$

As próteses são cimentadas apenas de forma provisória (Temp-Bond), sendo removidas e limpas periodicamente.

Radiografias: *U. P. Saxer.*

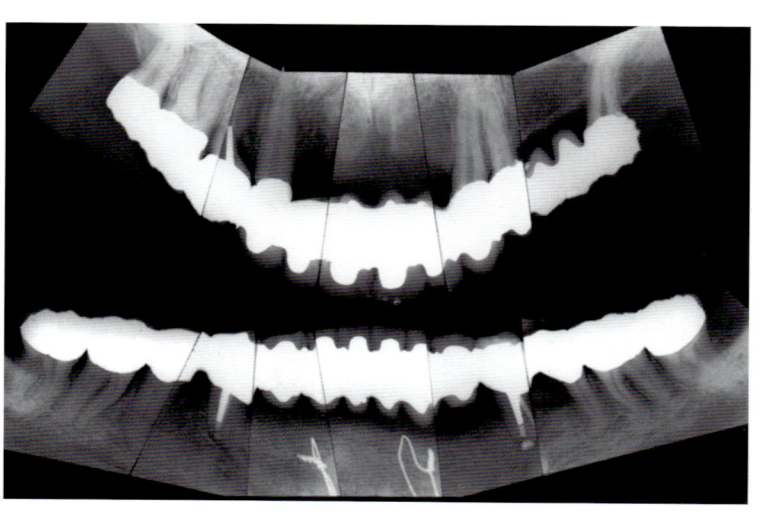

Infecção por HIV – AIDS

A síndrome da imunodeficiência adquirida (AIDS) é causada pelo retrovírus HIV-1. Este é um vírus complexo, cujo genoma de RNA (8.700 bases) possui ao mínimo nove genes. Os três genes mais importantes são os chamados *env* (proteínas da cápsula viral), *gag* (antígenos grupo-específicos), *pol* (polimerase, segmento de codificação enzimática do genoma retroviral; Fig. 302).

O HIV apresenta as seguintes propriedades estruturais: genoma RNA no centro, ao qual está ligada a transcriptase reversa (RT, p66, produto genético da *pol*); estrutura do vírion determindada pelas proteínas codificadas pelo *gag*; membrana fosfolipídica (MF) adquirida do hospedeiro; uma glicoproteína transmembrânica (gp41), à qual se acopla, externamente, uma outra glicoproteína (*Knobs*, gp120), ambas produtos genéticos do *env*. Os genes *tat*, *rev* e *nef* têm função regulatória. As funções específicas dos genes restantes ainda não foram completamente esclarecidas.

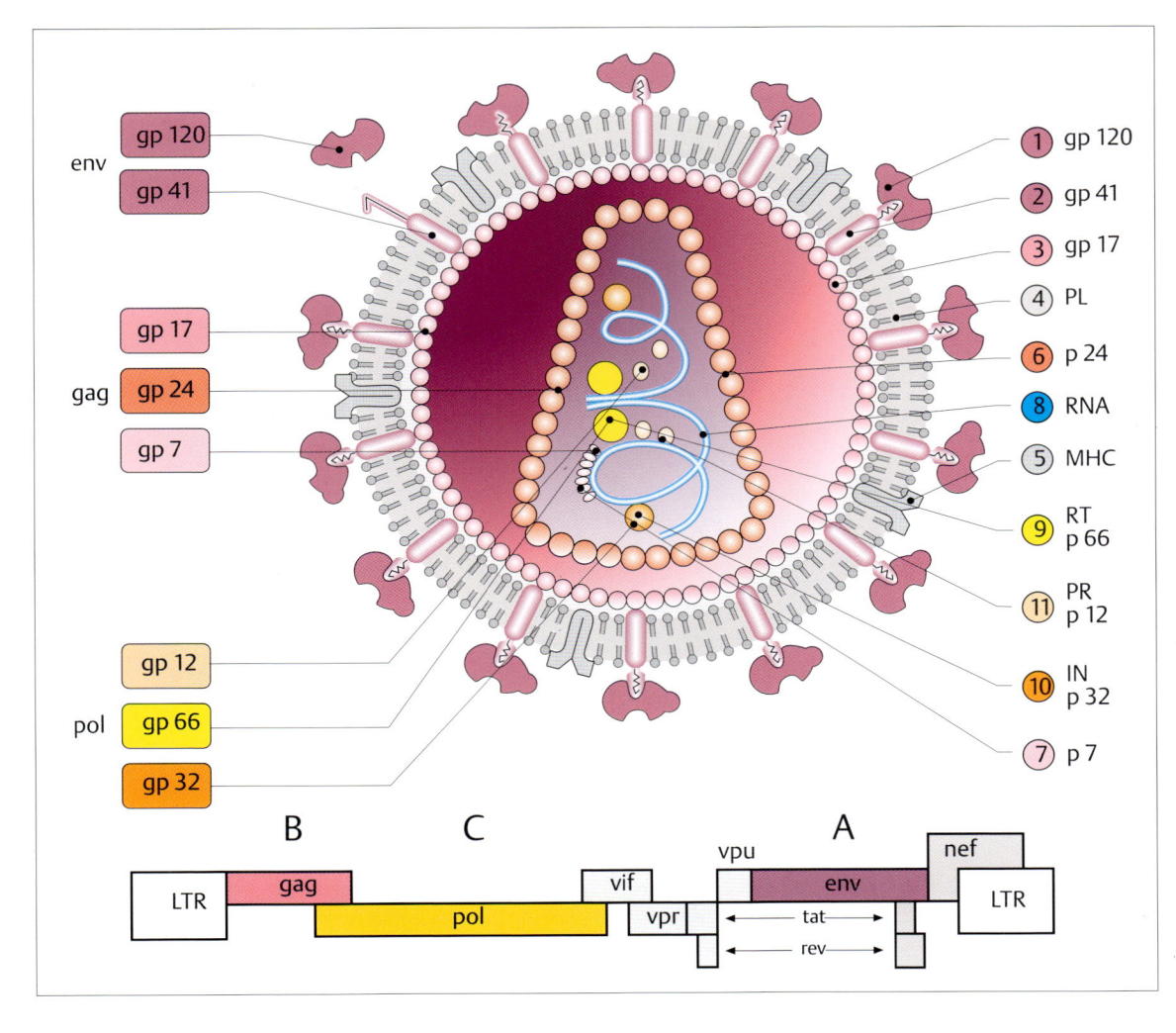

302 Vírus HIV
As proteínas codificadas por *env*, *gag* e *pol* (**p**) e as glicoproteínas (**gp**) encontram-se enumeradas à esquerda; as outras estruturas (**1** a **11**) encontram-se à direita.

Cápsula do HIV/envelope
– *Codificada pelo vírus*
1 Corpúsculos *Knob*   gp120
2 Unidade transmembrânica gp41
3 Matriz capsular   p17
– *Codificada pelo hospedeiro*
4 Camada fosfolipídica dupla
5 Proteínas do MHC (receptores, p. 46)

Núcleo/capsídeo/core
6 Proteínas do capsômero   p24
7 RNA-proteína da cápsula   p7

Genoma/enzimas
8 RNA do HIV, 2 filamentos
9 RT transcriptase reversa   p66
10 IN integrase   p32
11 PR protease   p12

Genoma do HIV (parte inferior da figura)
A *env* Codifica proteínas da superfície viral (locais de acoplamento a CD4 e de fusão entre as membranas)
B *gag* Codifica o capsídeo e a cápsula nucleares
C *pol* Codifica as enzimas RT, IN, PR e ribonucleases

AIDS – epidemiologia

A disseminação do HIV está crescendo mundialmente. No final de 2002, havia 41 milhões de pessoas infectadas com o HIV, e as diferenças entre os países em desenvolvimento e os desenvolvidos aumentam continuamente: enquanto nos EUA, na Europa Ocidental, no Japão, na Austrália e na Nova Zelândia ocorreu estabilização do número de contaminações, este aumenta de modo preocupante nos países africanos ao sul do deserto do Saara e na Rússia. Nesses países, vivem dois terços dos adultos e 90% das crianças infectadas pelo HIV.

É provável que a evolução desse quadro se deva ao grande número de contatos heterossexuais sem proteção, a deficiências no controle do sangue para transfusões e, especialmente, à falta de esclarecimento da população, assim como aos enormes custos do tratamento. Um fator agravante é a existência de diversos tipos e subtipos de HIV (Reichart e Philipsen, 1999), o que dificulta a investigação sobre tratamento e imunização.

A luta contra a pandemia da AIDS envolve limites socioeconômicos.

Noventa por cento das pessoas infectadas vivem nos países em desenvolvimento, mas 90% de todas as verbas destinadas a campanhas de esclarecimento, prevenção e tratamento são gastas nos países desenvolvidos – cerca de US$ 10.000,00/ano por pessoa infectada.

A epidemiologia não deve fazer distinção somente entre os países, com base nas suas distinções econômicas. Nos países desenvovidos também se observam diferenças consideráveis entre as classes sociais: nos EUA, há quase cinco vezes mais homens negros infectados do que brancos, sendo a diferença entre as mulheres ainda maior (Fig. 304, à direita).

Como as discrepâncias entre os países em desenvolvimento e os industrializados, bem como entre as classes sociais, dificilmente podem ser corrigidas, o desenvolvimento de medicamentos de maior eficácia e custo mais baixo e, sobretudo, de vacinas, é de extrema prioridade (Mann e Tarantola, 1998).

303 Distribuição mundial de pessoas infectadas pelo HIV, 1997
A maioria das pessoas infectadas pelo HIV concentra-se na África – ao sul do Saara (20.800.000) – e no sul e sudoeste da Ásia (6.000.000), seguidos pela América Latina (1.800.000).

Distinguem-se diversos subtipos de HIV (A a G). Na Europa e na América do Norte, prevalece o tipo B (80%).

No final de 2002, o número de infectados pelo HIV era de 41 milhões de pessoas.

304 Crescimento do número de adultos infectados entre 1980 e 1998
Esquerda: Nos países desenvolvidos, o número de infectados reduziu-se sutilmente após a elevação observada no período inicial. Ao sul do deserto do Saara – mas também no sul e sudoeste da Ásia –, no entanto, o crescimento é dramático.

Direita: Novos casos de infecção a cada 100.000 adultos e jovens nos EUA, 1996; os números são mais elevados entre os de pior condição socioeconômica.

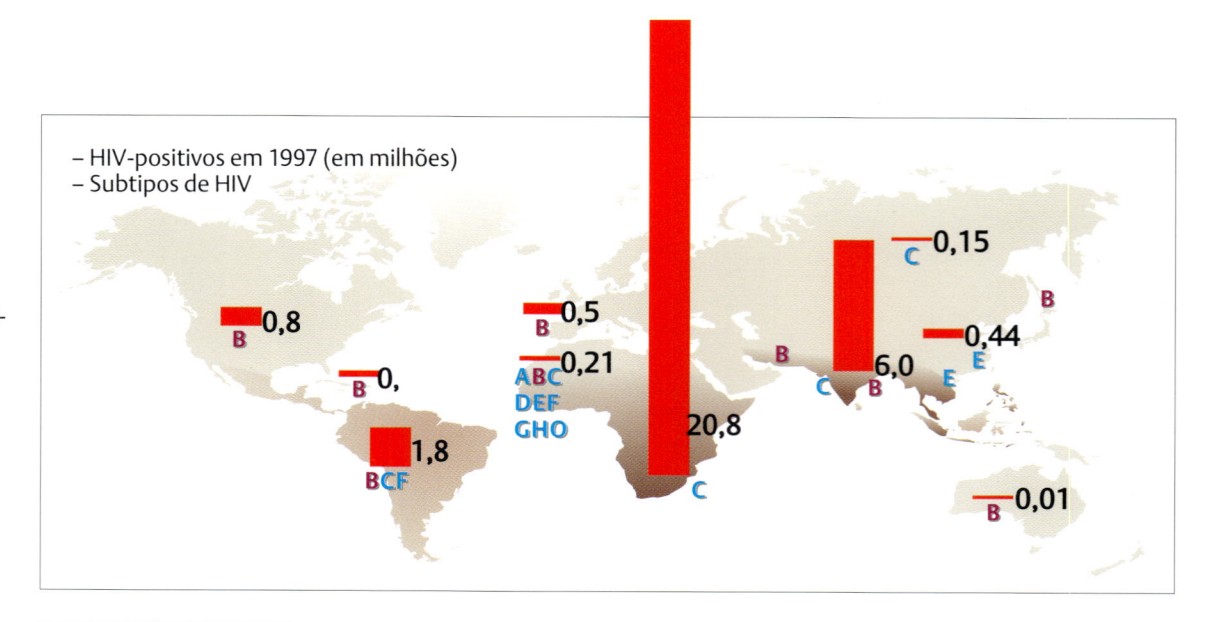

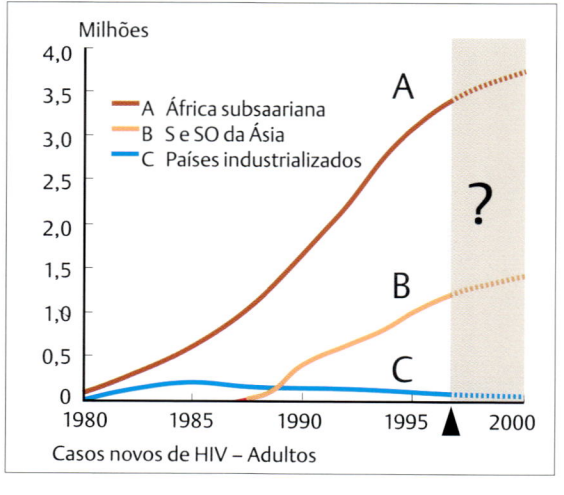

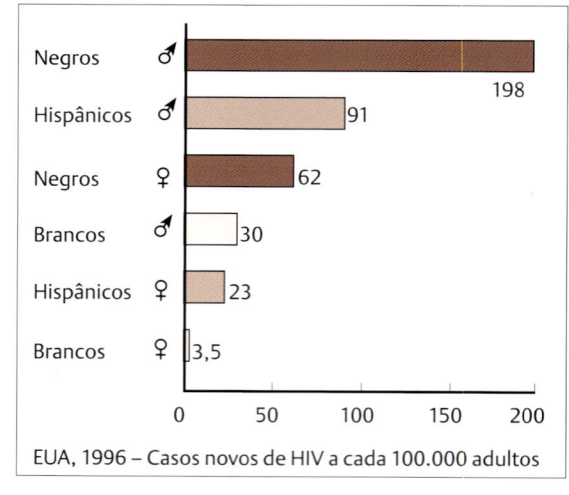

Classificação e evolução da doença

Com o avanço das pesquisas sobre a AIDS e a aquisição de novos conhecimentos, a classificação da doença foi alterada diversas vezes e, certamente, passará por novas modificações no futuro. A classificação atual segue as determinações dos *Centers for Disease Control and Prevention* (CDCP). Essa classificação baseia-se na relação entre o número de células CD4 (estágios 1 a 3) e os sintomas clínicos (estágios A a C) (Fig. 305).

Além dessa classificação, o parâmetro considerado mais importante atualmente é o número de réplicas livres do vírus por mililitro de plasma sangüíneo, a *carga viral* (*viral load*). Esta é determinada por meio da reação em cadeia da polimerase (PCR).

A AIDS desenvolve-se rapidamente após a infecção pelo HIV. Bilhões de partículas de HIV destróem milhões de linfócitos CD4. Esse "combate inexorável" entre o vírus HIV e as células do hospedeiro permanece contínua durante anos. Nas fases seguintes da doença – que se iniciam cerca de meio ano após a infecção –, o número de vírus circulantes reduz-se consideravelmente, e o número de células imunológicas aumenta. O equilíbrio entre o ataque e a defesa pode durar em torno de 10 anos, até que o número de vírus comece a crescer vertiginosamente e a defesa entre em colapso (Fig. 306).

A evolução da doença pode variar de modo significativo de paciente para paciente. Há os chamados *long survivors*, cuja sobrevida é de mais de 10 anos, e há doentes que têm expectativa de vida muito baixa. O prognóstico da evolução pode ser determinado verificando-se a *carga viral*. Mellors (1998) examinou a carga viral de 1.600 homens infectados que não estavam submetidos a tratamento e observou que 70% destes – com mais de 30.000 réplicas do vírus por mililitro de plasma sangüíneo – vieram a óbito em um período de até 6 anos (média de sobrevida: 4,4 anos). Porém, entre os pacientes com menos de 500 cópias/ml, a porcentagem de óbito nos primeiros 6 anos foi de apenas 1%. A expectativa de vida desses últimos pacientes é de mais de 10 anos.

A carga viral é, portanto, um dado importante para a determinação do prognóstico e do tratamento. As terapias medicamentosas anti-retrovirais hoje disponíveis (p. 149) são capazes de reduzir drasticamente o número de partículas virais, até mesmo em níveis abaixo dos detectáveis por exames laboratoriais.

Sintomas clínicos / Graus – n° de células CD4⁺	A Casos assintomáticos ou infecção por HIV aguda	B Síndrome ARC, como candidíase bucal	C Doenças patognomônicas da AIDS
1 > 500	A1	B1	C1
2 200-500	A2	B2	C2
3 < 200	A3	B3	C3

305 Classificação CDCP
Essa classificação deixa claro que pacientes com um número relativamente alto de células CD4 também podem apresentar sintomas da AIDS, assim como há doentes com um número baixo dessas células que se encontram em estado assintomático (**A2**).

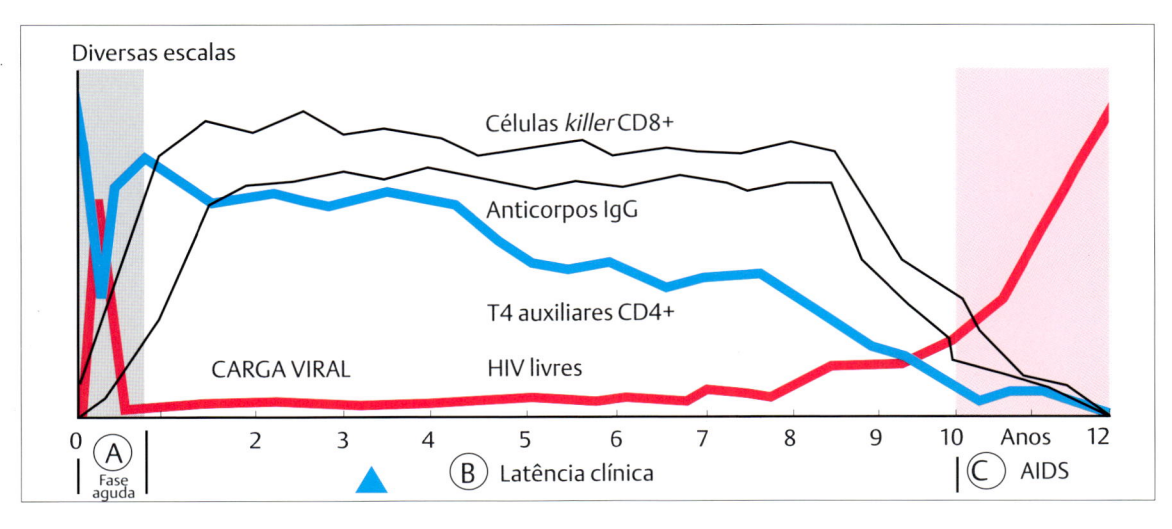

306 Evolução média da AIDS
Logo após a infecção pelo HIV, inicia-se uma fase aguda de cerca de meio ano (surtos de febre, linfadenite, etc.), que é seguida por um período parcialmente assintomático que se estende por anos. Essa fase é caracterizada por baixa *carga viral* e defesa positiva (células T auxiliares e T *killer*, anticorpos, etc.). O número de vírus volta a crescer, em média, 8 a 12 anos depois, levando a defesa ao colapso. A evolução média representada pode variar fortemente de um paciente para outro.

Manifestações orais do HIV

Além dos numerosos sinais e sintomas gerais, podem-se observar em doentes de AIDS manifestações bucais acentuadas, que, no entanto, com a evolução dos tratamentos médicos, se tornaram mais raras: infecções bacterianas e fúngicas, infecções virais, neoplasias e alterações de origem desconhecida (Fig. 307).

Essas manifestações orais, freqüentemente dolorosas, geram uma queda considerável da qualidade de vida do paciente. O seu início pode depender do número de células CD4 ou da carga viral (Fig. 308). Algumas vezes, porém, não é possível prever em que momento da evolução da doença surgirão as alterações bucais – especialmente o eritema gengival linear (EGL) e a periodontite necrosante (PERUN).

O cirurgião-dentista deve conhecer as manifestações orais da AIDS, uma vez que, em muitos casos, é ele quem levanta a primeira suspeita da doença ao detectar alterações patológicas da cavidade bucal. A confirmação é feita, então, por meio de exames solicitados pelo médico.

307 Algumas manifestações orais do HIV
A maior parte das alterações pode ser detectada pelo cirurgião-dentista. O EGL e a PERUN são tratados exclusivamente por ele (p. 151). Todas as outras afecções bucais deveriam ser tratadas em conjunto com o cirurgião-dentista.

Infecções bacterianas inespecíficas	Infecções fúngicas	Neoplasias
• Eritema linear gengival (ELG) • Gengivite e periodontite ulcerativas necrosantes (GUN e PERUN) • Carcinoma espinocelular • Exacerbação dos processos patológicos periapicais	• Candidíase • Histoplasmose	• Sarcoma de Kaposi • Linfoma não-Hodgkins • Carcinoma espinocelular
	Infecções virais	**Etiologia desconhecida**
Infecções bacterianas específicas	• Herpes-vírus humano (HHV) • Estomatite herpética • Papilomavírus humanos (HPV) (Descrição detalhada nas p. 131 e 145)	• Retardo na reparação tecidual • Aftas • Ulcerações • Pigmentações • Trombocitopenia idiopática (sangramentos) • Xerostomia • Alterações das glândulas salivares
• *Mycobacterium avium intracellulare* (MAI) • *Enterobacter cloacae*		

308 Ocorrência da doença em correlação com a contagem de células CD4 (marcadores de doença)
A *candidíase* pode surgir já nas fases iniciais, enquanto doenças mais graves, como a pneumonia por *Pneumocystis carinii* (PPc), a toxoplasmose, a infecção por *Mycobacterium avium intracellulare* (MAI), a pneumonia por citomegalovírus (CMV), entre outras, são observadas somente nos casos de contagem reduzida de células CD4.

Células auxiliares CD4$^+$

Candidíase
sarcoma de Kaposi (SK)
Pneumonia por *Pneumocystis carinii* (PPc)
Toxoplasmose
Infecção por MAI
Pneumonia por CMV, linfoma do SNC
sarcoma de Kaposi agressivo

Anos após a soroconversão

309 Freqüência das patologias orais em doentes de HIV
A freqüência com que surgem essas doenças oportunistas também varia com o estágio da AIDS (Weinert e cols., 1996).

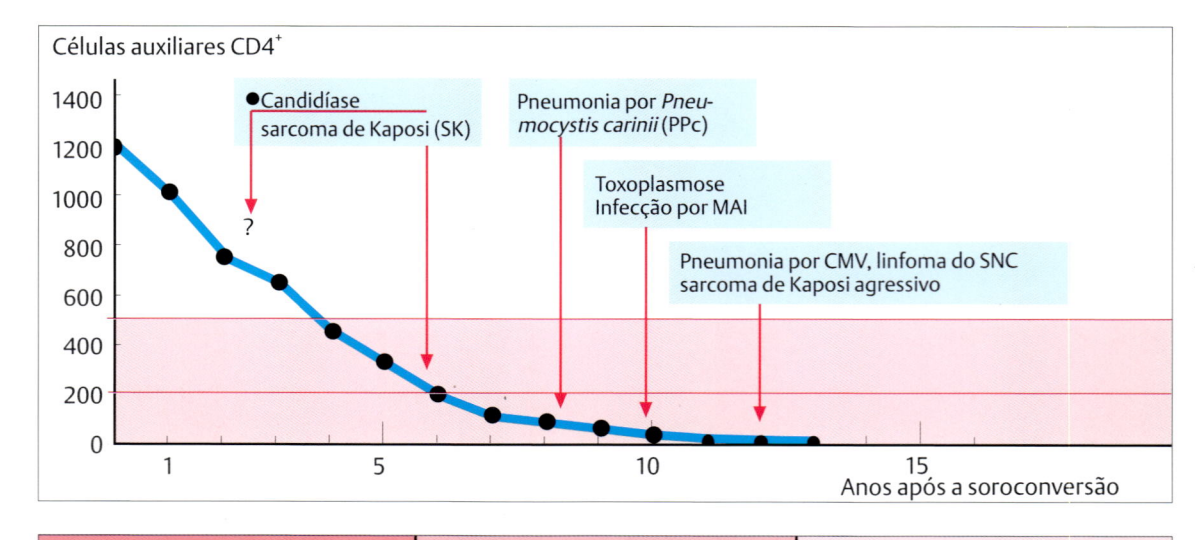

Ocorrência freqüente +++	Ocorrência ocasional ++	Ocorrência rara +
• Candidíase • Leucoplasia pilosa • ELG • GUN/PERUN • Sarcoma de Kaposi • Linfoma não-Hodgkin	• Infecções bacterianas como a tuberculose (comum no Sul da África) • MAI • Infecções virais (vírus *herpes simples*, vírus *varicela zoster*, papilomavírus) • Ulcerações atípicas • Púrpura trombocitopênica • Alterações das glândulas salivares • Pigmentações	• Infecções fúngicas (exceto por cândida) • Outras infecções pouco conhecidas • Distúrbios neurológicos, infecções virais (citomegalovírus, entre outros) • Estomatite aftosa recorrente • Reações a medicamentos

Infecções bacterianas em pacientes com AIDS

- Eritema linear gengival (ELG)
- Gengivite/periodontite ulcerativa necrosante (GUN/PERUN)

A partir dessa página, as doenças marcadas com um ponto cheio [•] estão ilustradas por meio de fotos.

O ELG distingue-se claramente da gengivite simples, caracterizando-se por uma faixa avermelhada estreita ao longo da margem gengival. A ocorrência das periodontites clássicas – formas crônica e agressiva – é pouco maior nos doentes de AIDS do que na população em geral; a *PERUN*, por sua vez, é mais comum nos pacientes aidéticos, levando a perdas rápidas de inserção.

O papel de determinados microrganismos na etiologia do ELG e da PERUN ainda não foi esclarecido. Nas formas agressivas, são encontrados microrganismos periodontopatogênicos (p. 96), mas também uma quantidade significativa de *Candida albicans* (*C.a.*). As manchas avermelhadas na gengiva inserida podem ser causadas por esse fungo, detectado com freqüência em áreas retentivas e em bolsas. Os casos que não respondem à terapia mecânica, o citomegalovírus é freqüentemente detectado.

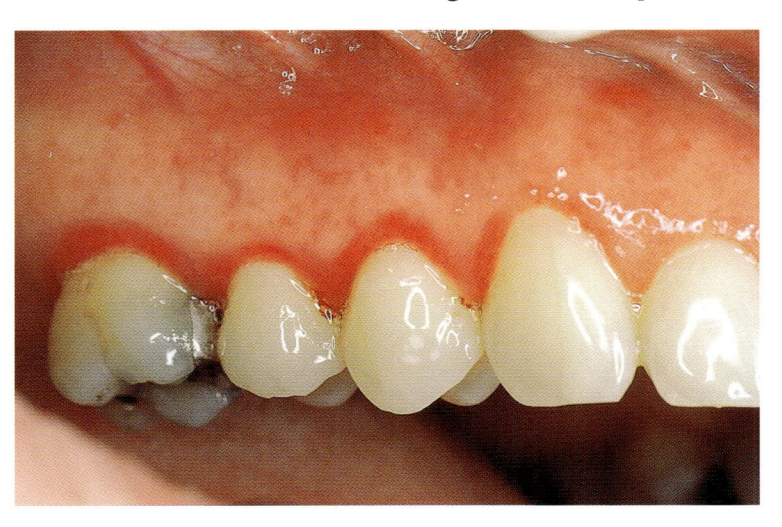

310 Eritema linear gengival (ELG)
Faixa hiperêmica ao longo da margem gengival e das papilas. Não se sabe se o ELG, quando não-tratado, pode evoluir para uma PERUN. É mais provável que essa última evolua de gengivite ulcerativa. (Fig. 311). O tratamento indicado é limpeza mecânica associada a bochechos com iodopovidona, motivação da higiene bucal e – em casos mais graves –, bochechos com clorexidina.

Cortesia de *J. R. Winkler*.

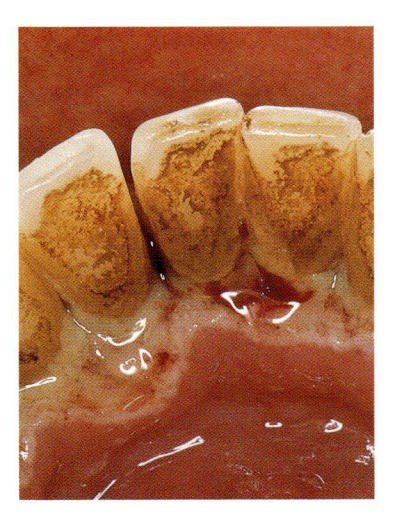

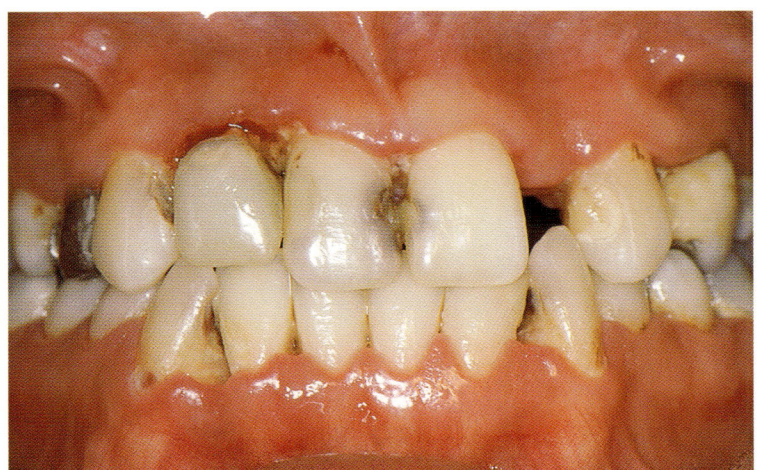

311 Gengivite ulcerativa – PERUN em fase inicial
Paciente de 23 anos, usuária de drogas. Inflamações e ulcerações semelhantes às da gegivoperiodontite ulcerativa clássica. Sem tratamento, a destruição gengival pode progredir muito rapidamente.

Esquerda: Gengivite ulcerativa grave e dolorosa em um paciente de 28 anos, usuário de drogas. O tratamento foi bem-sucedido (Figs. 329 a 335); o paciente comparece com regularidade às sessões de controle e há sete anos não apresenta recidivas.

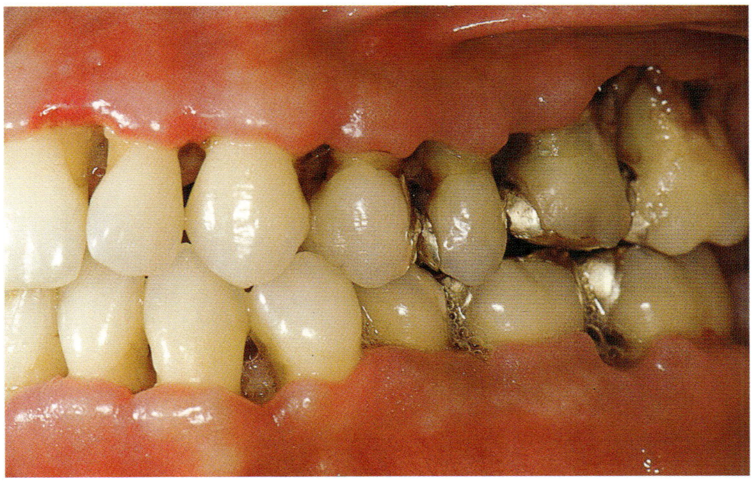

312 PERUN avançada
Paciente de 45 anos, homossexual, com PERUN extremamente grave e dolorosa. Nas áreas interdentais, há exposição do osso alveolar. Em casos tão graves como este, podem ocorrer seqüestros ósseos. O paciente encontrava-se em fase terminal da AIDS e faleceu três meses depois.

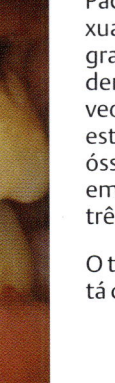

O tratamento "usual" da PERUN está descrito nas páginas 151 a 154.

Infecções fúngicas

- Candidíase
  - Pseudomembranosa
  - Hiperplásica
  - Atrófica eritematosa
  - Queilite angular
- Histoplasmose

A primeira e mais comum infecção fúngica nos doentes de AIDS é a candidíase, em suas diversas formas. Cerca de 95% das doenças fúngicas são causadas pela *Candida albicans*; os outros fungos são menos relevantes. A *Candida albicans* também pode ser detectada em pessoas saudáveis, sem que estas apresentem quaisquer sintomas. Com a queda de imunidade – como nos pacientes de AIDS –, pode advir a multiplicação desse fungo por crescimento das hifas ou formação de micélios. Esses últimos são capazes de invadir a mucosa oral, levando a manifestações clínicas nas formas aqui já enumeradas. As candidíases orais tendem a recidivar. O comprometimento do trato respiratório ou gastrintestinal indica avanço da AIDS, e séria complicação para o paciente e o médico.

313 Candidíase pseudomembranosa
Gengiva e mucosa de revestimento recobertas por uma camada branca, removível por fricção e indolor, em uma paciente de 27 anos, usuária de drogas e doente de AIDS. O tratamento da candidíase restrita à cavidade oral consiste na remoção cuidadosa das pseudomembranas e no uso local e, em casos mais graves, sistêmico de antimicóticos.

Direita: Micélio de *Candida* em meio de cultura.

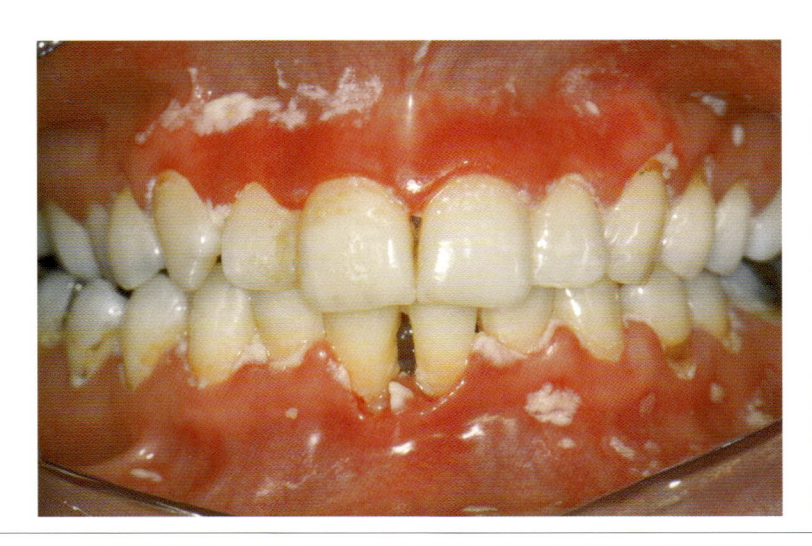

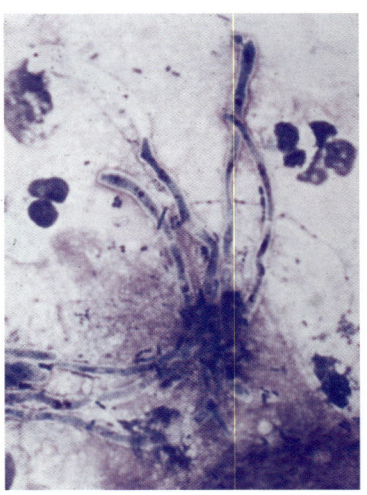

314 Candidíase atrófica eritematosa
Doente de AIDS de 45 anos, homossexual, com lesão eritematosa no palato (PERUN). Esse tipo de lesão pode ser observado também em áreas edentadas do processo alveolar, na gengiva inserida e no dorso lingual. A lesão pode ser dolorosa.

O tratamento medicamentoso consiste no uso local de clorexidina e no uso sistêmico de fluconazol.

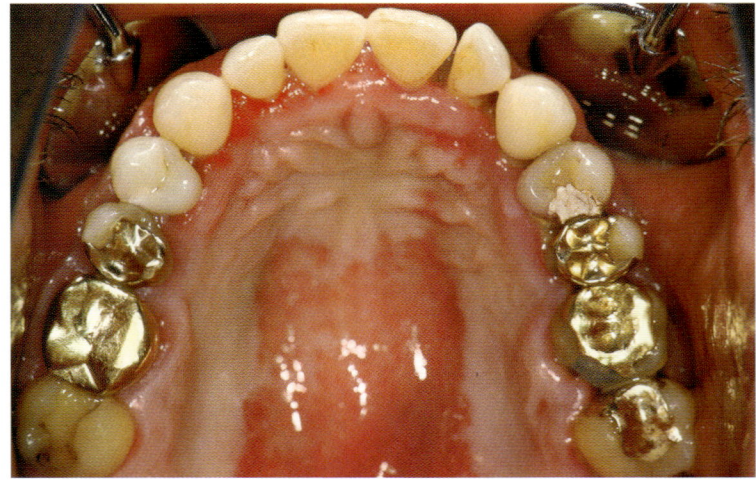

315 Queilite angular
Fissuras características na comissura labial de um doente de AIDS de 32 anos, heterossexual (promiscuidade). Essas lesões são muito dolorosas e, em geral, dificultam o tratamento odontológico. A infecção consiste em uma associação entre *Candida albicans* e *Streptococcus aureus*. A queilite angular pode ser observada também em pacientes idosos, com queda da resistência imunológica, e em pacientes com redução da dimensão vertical. O tratamento consiste no uso de antimicóticos locais (já mencionado).

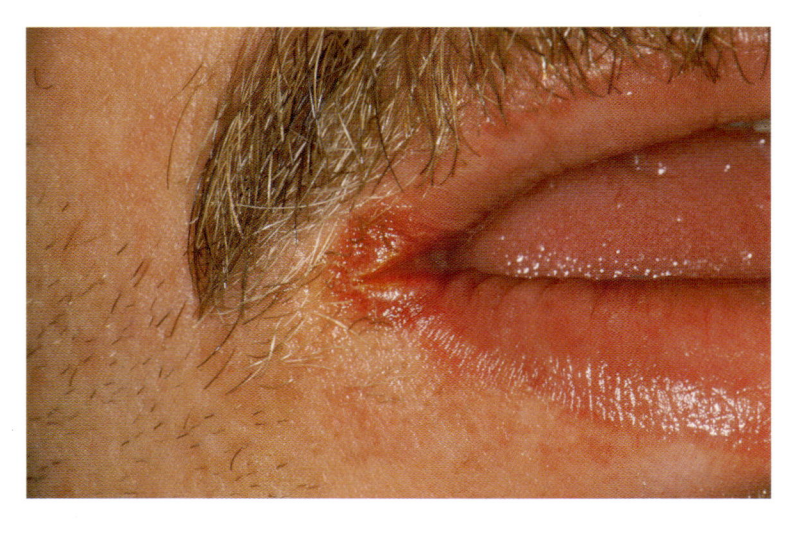

Infecções virais

Herpes-vírus humano (HHV)

- Vírus *H. simplex* tipo 1 (HSV-1) — HHV-1
- Vírus *H. simplex* tipo 2 (HSV 2) — HHV-2
- Vírus *Varicella-zoster* (VZV) — HHV-3
- Vírus Epstein-Barr (EBV) — HHV-4
- Citomegalovírus (CMV) — HHV-5
- Herpes-vírus humano tipo 6 — HHV-6
- Herpes-vírus humano tipo 7 — HHV-7
- Herpes-vírus humano tipo 8 — HHV-8

Os vírus, em geral, limitam-se a acometer estruturas ectodérmicas (pele, mucosas, retina, etc.), podendo ser encontrados também em tecidos saudáveis, em forma latente. Na maioria das vezes, a infecção primária ocorre na infância, após transmissão por contato direto ou gotículas de aerossol. O vírus pode permanecer no organismo por toda a vida, na forma de infecção latente.

As manifestações clínicas das infecções virais na mucosa oral são muito variadas. Elas podem ocorrer na forma de vesículas, lesões leucoplásicas na língua (leucoplasia pilosa), ulcerações localizadas (às vezes, extensas) e lesões verrucosas.

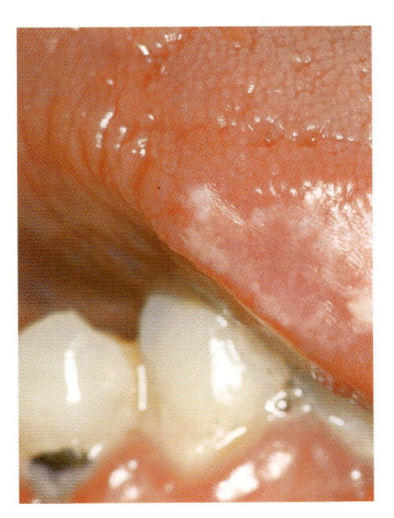

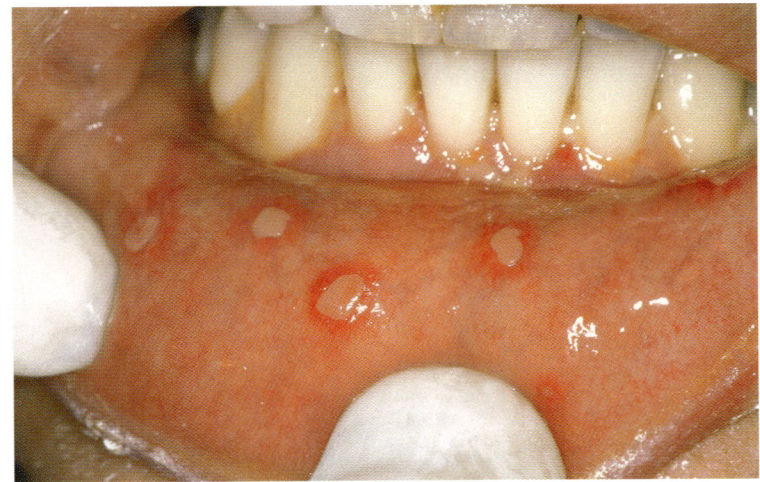

Herpes-vírus humanos

316 Estomatite herpética
Vesículas com halo avermelhado, causadas pelo HSV-1, em um paciente de 40 anos, homossexual, doente de AIDS. Após o rompimento das vesículas, as lesões transformam-se em úlceras dolorosas.

Tratamento: Local – medicamento analgésico e antiinflamatório; sistêmico – Aciclovir (Zovirax), entre outros.

Esquerda: Leucoplasia pilosa no bordo lateral da língua (vírus Epstein-Barr, EBV).

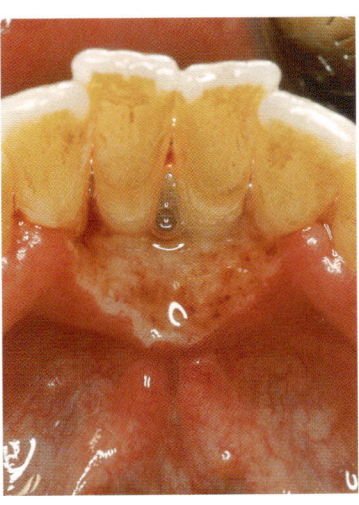

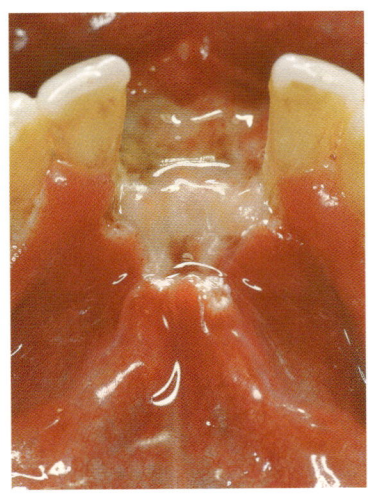

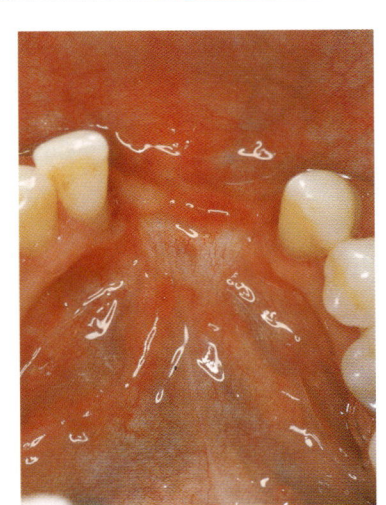

317 Ulceração extensa
Esquerda: Paciente aidético de 28 anos, homossexual, com ulceração extensa e ampla perda de inserção na região dos incisivos inferiores.

Centro: Após debridamento do tecido mole e extração dos dentes com mobilidade (41 e 31). Apesar do tratamento, a úlcera aumentou. Suspeita de infecção por citomegalovírus (CMV, citologia exfoliativa).

Direita: Infecção por CMV confirmada. Extração do dente 42 e tratamento sistêmico. Cicatrização da úlcera.

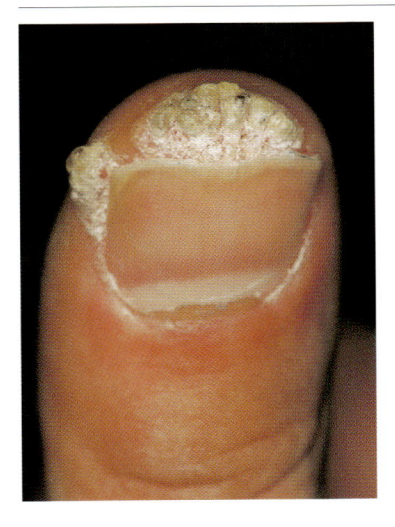

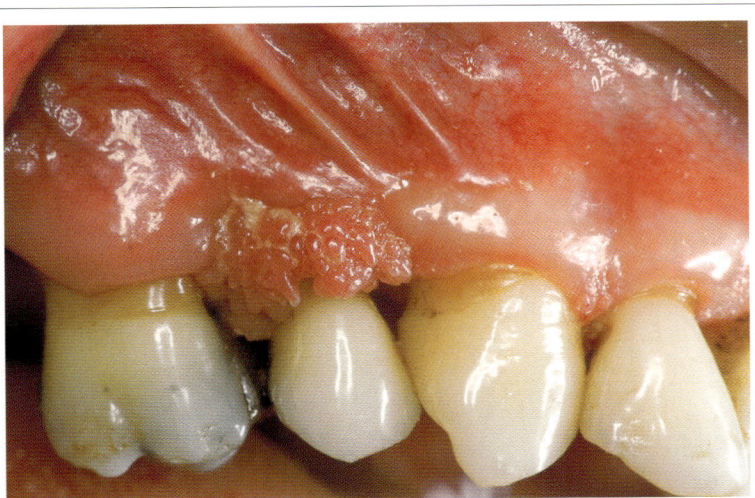

Papilomavírus humano (HPV)

318 Lesão verrucosa
Lesão verrucosa causada pelo HPV em um paciente de 42 anos, homossexual, doente de AIDS. Esse tipo de lesão pode ser removido com o auxílio de laser de CO_2.

Esquerda: Lesão na extremidade do dedo causada pelo mesmo vírus.

Neoplasias

- Sarcoma de Kaposi
- Linfoma não-Hodgkins
- Carcinoma espinocelular

A neoplasia mais comum em doentes de AIDS é o *sarcoma de Kaposi*, um angiossarcoma do endotélio dos vasos sanguíneos e linfáticos. Os locais afetados adquirem coloração que varia do vermelho-escuro ao roxo, em diferentes intensidades, e as lesões, sempre indolores, podem ser planas ou exofíticas; a neoplasia, muitas vezes, localiza-se bilateralmente no palato duro, acompanhando a artéria palatina (Fig. 319), mas também pode ser observada no palato mole, na gengiva (Fig. 320) e na mucosa vestibular.

A etiologia não foi ainda completamente esclarecida. O envolvimento do herpes-vírus humano tipo 8 (HHV-8) já foi comprovado, enquanto a influência de fatores angiogênicos de células mononucleares é apenas uma suposição. O sarcoma de Kaposi é observado em 10 a 20% dos doentes de AIDS, sendo mais comum em homossexuais do que em usuários de drogas (Grassi e Hämmerle, 1991; Reichart e Philipsen, 1998).

319 Sarcoma de Kaposi plano, no palato
Paciente homossexual de 34 anos, doente de AIDS, em fase terminal. Não há tratamento seguramente eficaz. Na cavidade oral, costuma-se recomendar a cirurgia a laser e, na pele, a radioterapia. Em alguns casos, recorre-se à administração de citostáticos e interferon.

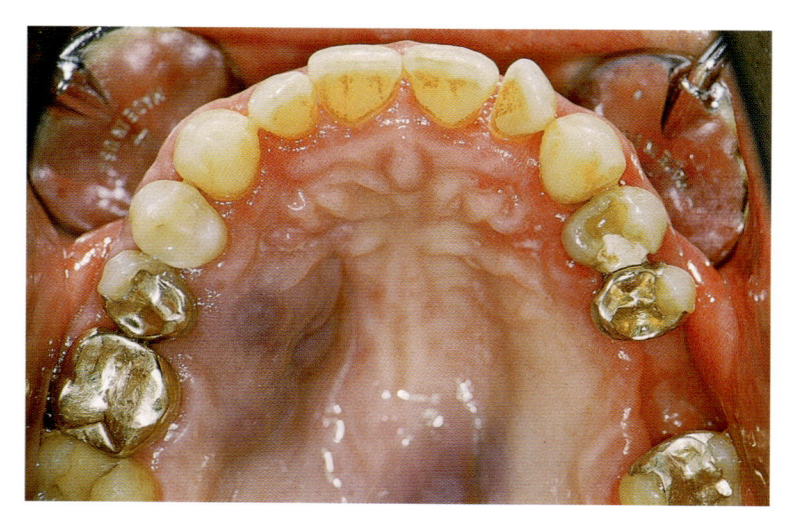

320 Sarcoma de Kaposi acentuadamente exofítico, na gengiva
Paciente homossexual de 40 anos, doente de AIDS, em fase terminal. O paciente faleceu poucos meses após o exame clínico.

Direita: Sarcoma de Kaposi menos exofítico e com coloração mais clara, na gengiva entre os dentes 11 e 21. O tecido volumoso pode ser "levantado".

Cortesia de *M. Grassi.*

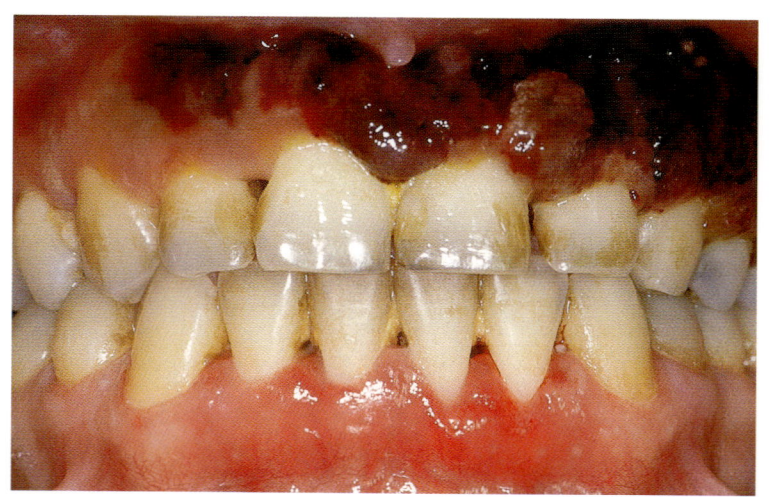

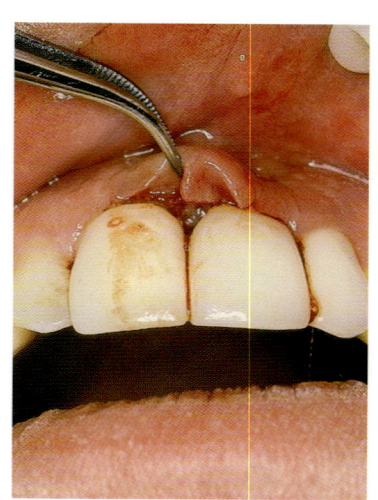

321 Histologia do sarcoma de Kaposi
Esquerda: Biópsia do palato. Epitélio queratinizado. No tecido conjuntivo, verifica-se a persença de hemossiderina, corada de azul. Ela provém de eritrócitos degenerados, que se encontravam fora dos vasos (azul de Berlin, 32×).

Direita: Células tumorais maiores, com arranjo em forma de redemoinho. Proliferações de capilares (HE, 80×).

Cortesia de *S. Büchner.*

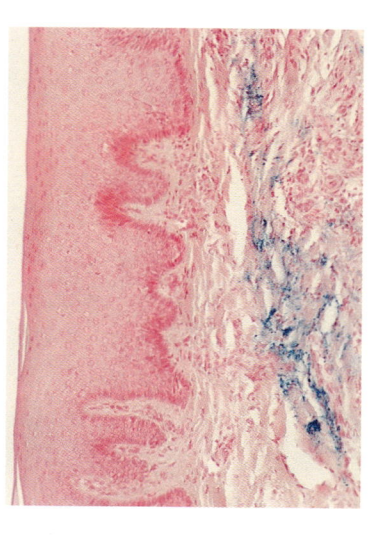

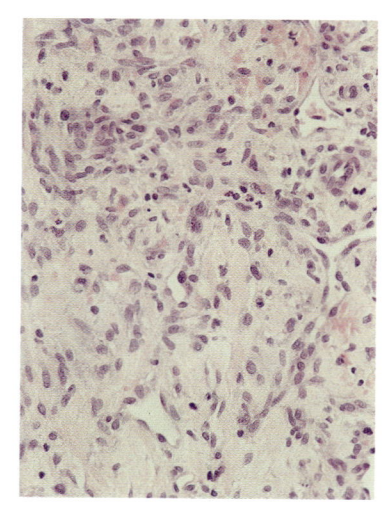

Lesões de etiologia desconhecida associadas ao HIV

- Úlceras
- Aftas
- Afecções das glândulas salivares (xerostomia)
- Sangramentos teciduais (trombocitopenia)
- Pigmentações orais

Na margem gengival, podem surgir úlceras extensas e bem-delimitadas. Não se conhece a etiologia dessas úlceras, que podem perdurar por tempo relativamente longo e, como as aftas, ser muito dolorosas. A etiologia de algumas lesões ulcerosas é conhecida, como é o caso da periodontite ulcerativa necrosante e da infecção por citomegalovírus.

Cinqüenta por cento das crianças infectadas pelo HIV são acometidas por xerostomia e cáries rampantes, em conseqüência de *afecções das glândulas salivares*. Nos adultos, o acometimento das glândulas salivares é menos comum. A parótida é a glândula mais afetada, apresentando aumento de volume e redução da produção de saliva. Essas alterações estão freqüentemente associadas à linfadenopatia.

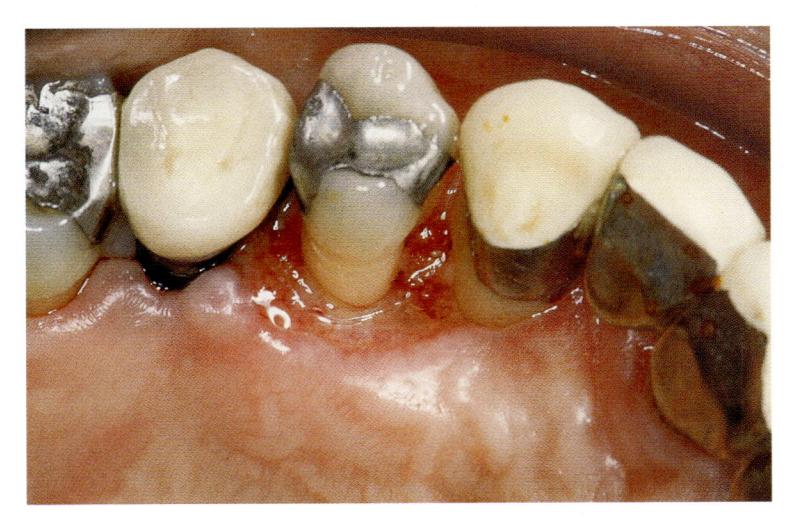

322 Ulceração
Nesta paciente de 40 anos, observa-se grande ulceração na margem gengival do dente 24, já em processo de cicatrização. A paciente apresentava também extensa afta em outra região (Fig. 323), e, em vista dessas duas lesões, foi solicitado um teste de HIV pelo cirurgião-dentista. O resultado do teste foi positivo.

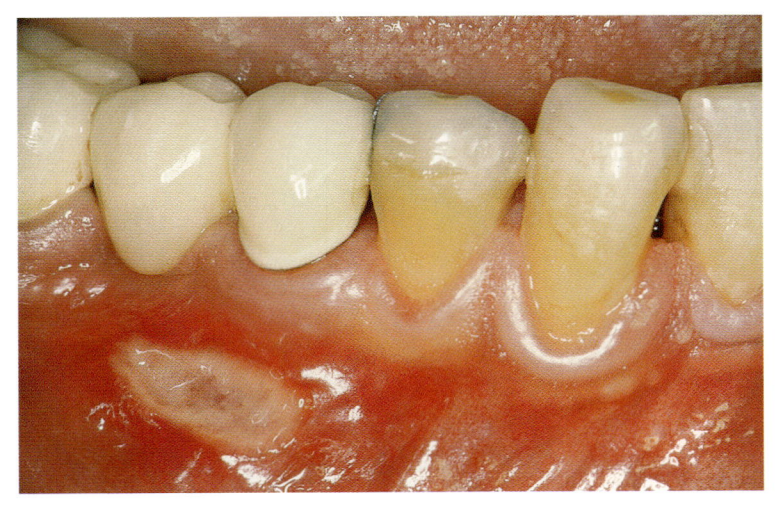

323 Afta extensa
A úlcera na região da mucosa de revestimento apresenta recobrimento fibrinoso e halo avermelhado. O tratamento é inespecífico, sintomático: são usados colutórios, tinturas e pomadas com ação desinfetante, cauterizante ou antiinflamatória (corticosteróides).

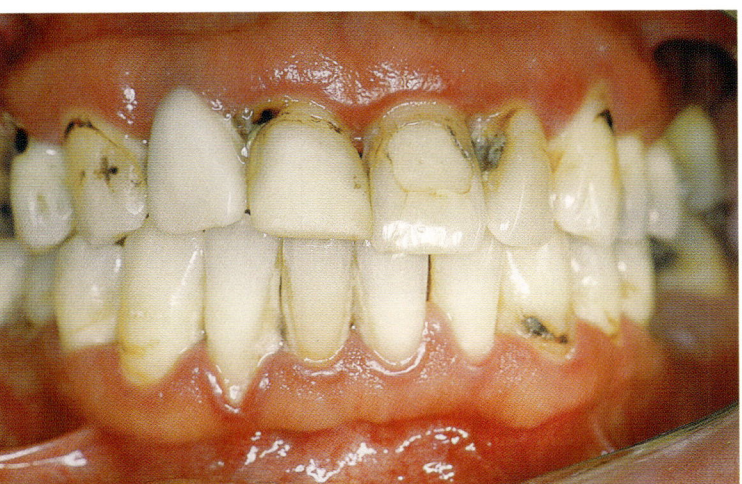

324 Cáries e xerostomia
Este paciente de 42 anos, homossexual, doente de AIDS, apresenta aumento bilateral das parótidas, xerostomia grave e, em razão disso, cáries rampantes.

Nesse caso, indica-se a imediata realização de tratamento restaurador, medidas preventivas intensivas (higiene bucal, aplicação de flúor, controle da dieta e, eventualmente, o uso de gomas de mascar sem açúcar para a estimulação do fluxo salivar).

Invasão e replicação do vírus HIV – terapia sistêmica

O HIV infecta, entre outras células, monócitos/macrófagos (MΦ) e lifócitos T4 via receptores CD4 e co-receptores (Fig. 325). A replicação no interior dos linfócitos T4 está representada na Figura 326.

A forma mais eficaz e econômica de conter a disseminação mundial do HIV seria por meio da imunização (p. 149). O desenvolvimento de uma vacina, entretanto, ainda é incerto (p. 149, Vacinas). Os medicamentos que vêm sendo desenvolvidos e empregados atualmente procuram impedir o acoplamento dos vírus às celulas-alvo e interromper o seu ciclo de replicação. Os estudos atuais concentram-se, principalmente, no bloqueio da transcriptase reversa (RT), responsável pela transformação do RNA viral em DNA. Outro possível mecanismo de combate ao vírus é a inibição de proteinases. No final do seu ciclo de replicação, o vírus necessita de proteinases para a modificação das proteínas virais sintetizadas. Na Figura 326, estão relacionados outros mecanismos de ação possíveis.

325 Tropismo do HIV
As cepas do HIV com tropismo por macrófagos e células T acoplam-se, por meio de sua glicoproteína de superfície gp 120 (Fig. 302), aos receptores **CD4**, presentes nas células T4 e em monócitos/macrófagos (**MΦ**). Com isso, o *knob* se solta e o gp41, um elemento de ligação em forma de arpão, expõe-se na cápsula viral. Na presença dos co-receptores correspondentes (MΦ: **CCR-5**; célula T4: **CXCR4**), ocorre a endocitose (quimiorreceptores!).

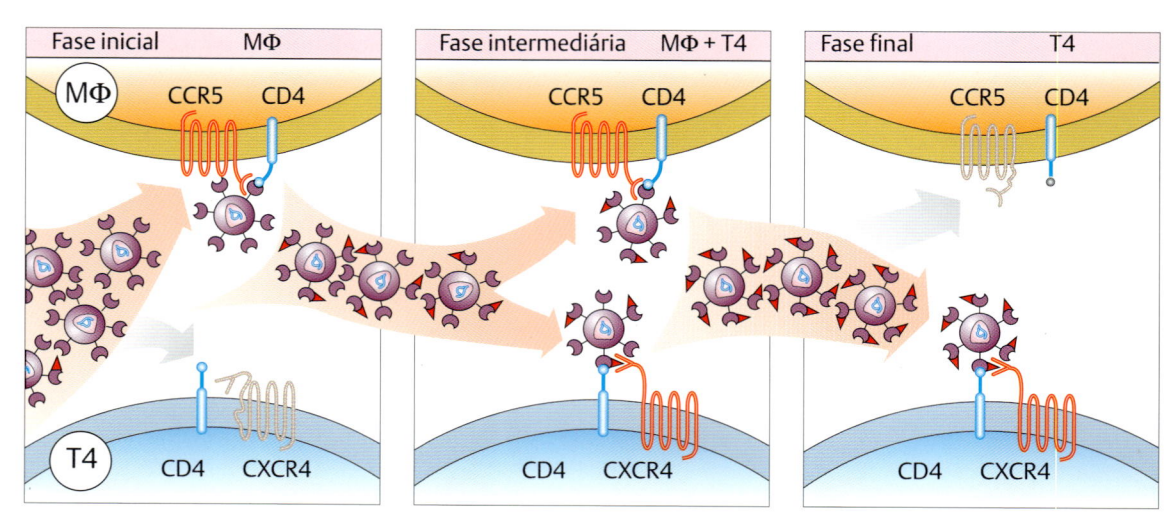

326 Ciclo de replicação do HIV na célula T4
A Acoplamento do HIV a receptores específicos
   Exemplo: Célula T auxiliar
   – Receptor CD4
   – Co-receptor CXCR4
   – Ligação do vírus à célula T4 por meio do "arpão viral"
B Endocitose e liberação da fita de RNA viral
C Conversão do RNA em DNA ("legível" pelo hospedeiro) via **transcriptase reversa (RT)**
D Integração do DNA do "pró-vírus" ao vírus do hospedeiro via **integrase (IN)**
E Multiplicação do
   – RNA viral = transcrição
   – Elementos estrutuais do vírus = translação
F Aproximação do RNA viral a proteínas capsulares
G Liberação do HIV imaturo, produção de proteínas estruturais por **proteases (PR)**
H Maturação do HIV

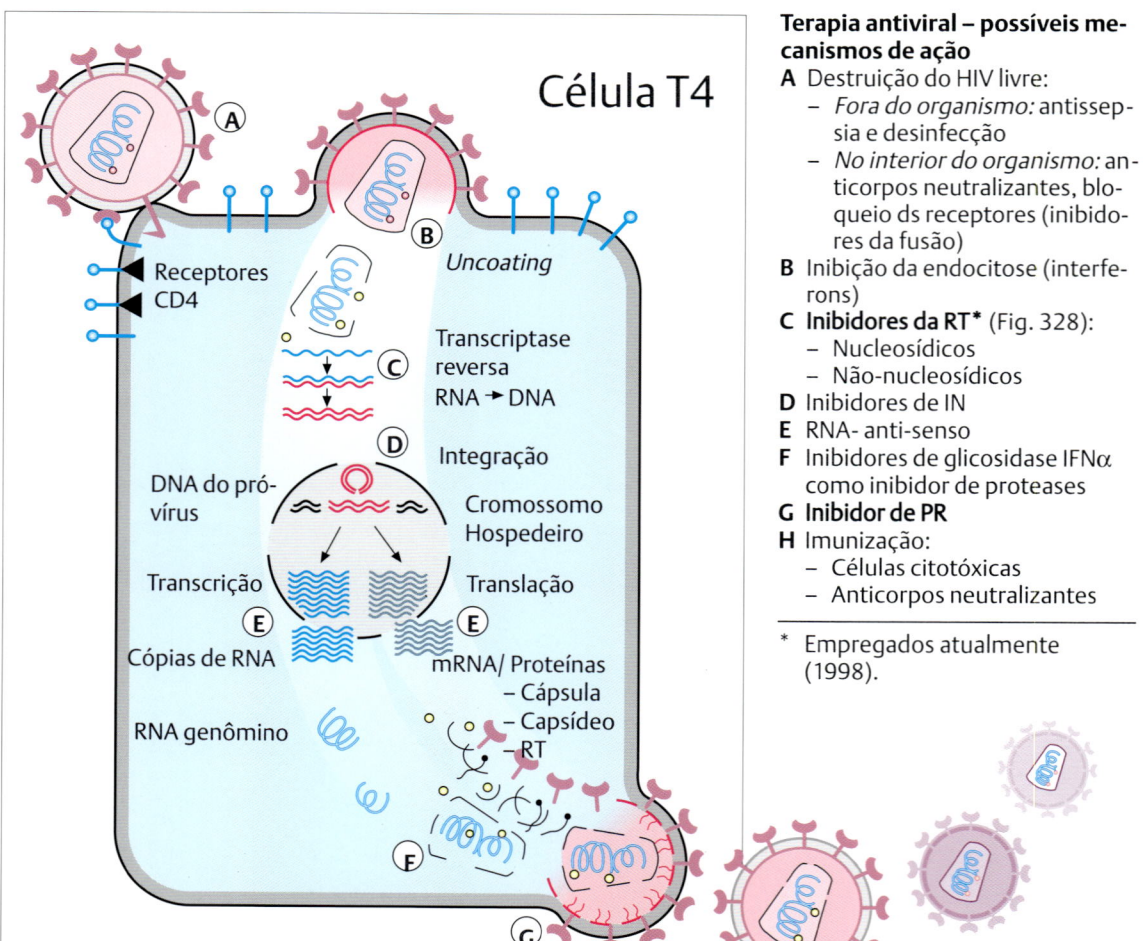

Terapia antiviral – possíveis mecanismos de ação
A Destruição do HIV livre:
   – *Fora do organismo:* antissepsia e desinfecção
   – *No interior do organismo:* anticorpos neutralizantes, bloqueio ds receptores (inibidores da fusão)
B Inibição da endocitose (interferons)
C Inibidores da RT* (Fig. 328):
   – Nucleosídicos
   – Não-nucleosídicos
D Inibidores de IN
E RNA- anti-senso
F Inibidores de glicosidase IFNα como inibidor de proteases
G Inibidor de PR
H Imunização:
   – Células citotóxicas
   – Anticorpos neutralizantes

* Empregados atualmente (1998).

Tratamento médico dos pacientes com AIDS

Medicamentos anti-retrovirais

Há alguns anos existem fármacos (Fig. 328) capazes de reduzir a carga viral no plasma sangüíneo, especialmente a combinação empregada na "terapia tríplice" (hoje são utilizadas também combinações de quatro ou até mais medicamentos). Esse medicamento de uso contínuo é extremamente dispendioso, muitos efeitos colaterais e depende da cooperação do paciente; nos EUA, é chamada de HAART (*highly active anti-retroviral therapy*). Essa terapia prolonga consideravelmente a sobrevida dos pacientes infectados pelo HIV.

Vacinas

As vacinas, ativas ou passivas, para a imunização de pessoas saudáveis ou o refreamento da disseminação da doença, ainda estão em fase de pesquisa. O seu desenvolvimento, porém, é de extrema urgência, uma vez que são a única forma de combate à AIDS financeiramente viável, em âmbito mundial, que poderia evitar uma pandemia nos países em desenvolvimento.

As mais promissoras parecem ser as vacinas genéticas, como a aplicação direta de determinados genes de DNA ligados ao plasmídeo, que deflagram uma intensa resposta imunológica do hospedeiro (Kennedy, 1997; Weinert e Kennedy, 1999).

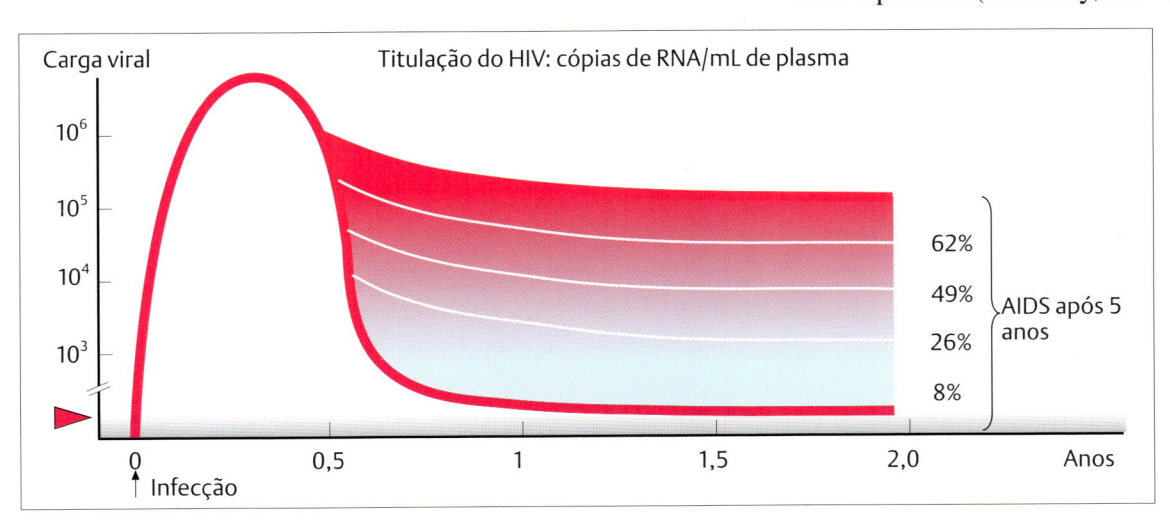

327 Carga viral e razão média de sobrevivência em 5 anos de pacientes HIV-positivo
O objetivo da terapia anti-retroviral é a eliminação das partículas virais do sangue (abaixo de níveis detectáveis; estes, com o aumento da precisão dos testes, tornam-se cada vez mais baixos). Hoje, a terapia é considerada bem-sucedida com a obtenção de níveis abaixo de 5.000 cópias de RNA viral por mililitro de plasma.

RT I	Análogos de nucleosídeos	
Videx	didanosina	ddI
Epivir	lamivudine	3TC
Zerit	estavudine	d4T
Hivid	zalcitabina	ddC
Retrovir	zidovudine	AZT
Combivir	AZT+3TC	
Ziagen	abacavir	
Sustiva	efavirenz	

RT I	Não-análogos de nucleosídeos
Rescriptor	Delavirdine
Viramune	Nevirapine
Stocrin	Efavirenz

PR I	Inibidores da protease
Crivixan	Indinavir
Viracept	Nelfinavir
Norvir	Ritonavir
Invirase	Gel consistente
Fortovase	Gel macio
Agenerase	Amprenavir

328 Medicamentos anti-retrovirais
Os mais empregados atualmente são os inibidores das enzimas virais *transcriptase reversa (RT-I)* e *proteases (PR-I)*. Os inibidores da RT impedem a conversão do RNA viral em DNA legível pelo hospedeiro. Os inibidores PR-I induzem a incorreções na produção das proteínas virais; essas proteínas, após a liberação da partícula viral imatura, são imprescindíveis para a formação da estrutura viral definitiva.

A alta taxa de mutação do HIV faz com que este se torne rapidamente resistente à ação de medicamentos usados de forma isolada.

Dessa forma, empregam-se terapias alternadas, que evitam o desenvolvimento da resistência viral; em contrapartida, o paciente consciencioso se submete a uma rotina extremamente dura (ingestão de até 20 comprimidos por dia, a intervalos precisos).

Além disso, os efeitos colaterais são intensos.

(dados de abril/1998)

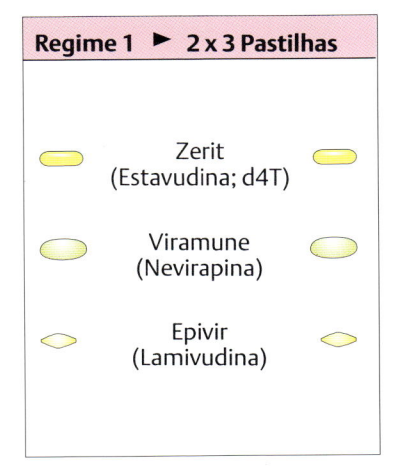

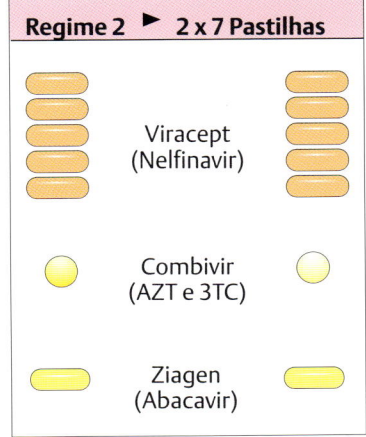

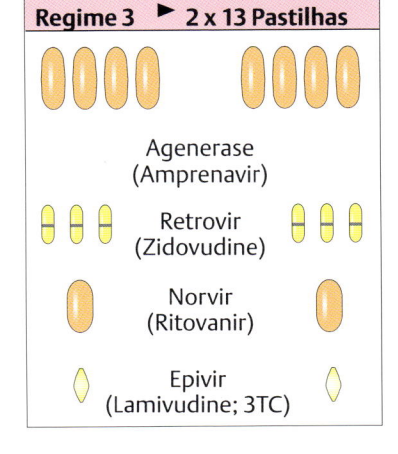

Regime 1 ▶ 2 x 3 Pastilhas
- Zerit (Estavudina; d4T)
- Viramune (Nevirapina)
- Epivir (Lamivudina)

Regime 2 ▶ 2 x 7 Pastilhas
- Viracept (Nelfinavir)
- Combivir (AZT e 3TC)
- Ziagen (Abacavir)

Regime 3 ▶ 2 x 13 Pastilhas
- Agenerase (Amprenavir)
- Retrovir (Zidovudine)
- Norvir (Ritovanir)
- Epivir (Lamivudine; 3TC)

HIV – Tratamento das infecções oportunistas

A terapia com anti-retrovirais combinados (ver tópico anterior), tem, muitas vezes, de ser complementada com o uso de medicamentos contra infecções oportunistas:

- Infecções bacterianas
- Infecções micóticas
- Infecções virais
- Infecções parasitárias
- Infecções combinadas
- Neoplasias, etc.

Tratamento de infecções oportunistas da cavidade oral, tratamento da periodontite

O exame odontológico sistemático da mucosa oral, do periodonto e dos dentes tornou-se mais importante com a disseminação da AIDS. Nem todo paciente infectado com o vírus HIV tem conhecimento de que foi contaminado, enquanto outros escondem esse fato. Por essa razão, a manutenção da cadeia asséptica no consultório deve ser igualmente rigorosa para todos os pacientes.

Pacientes HIV-positivos "saudáveis" devem ser atendidos em qualquer consultório obedecendo-se às medidas de rotina.

Se surgirem sinais da doença na cavidade oral, deve-se estabelecer junto com o médico do paciente o tratamento a ser executado. As medidas locais – especialmente o tratamento das lesões periodontais (PUN) – ficarão a cargo do cirurgião-dentista.

O tratamento periodontal em doentes de AIDS exige procedimentos combinados, semelhantes aos do tratamento das periodontites agressivas (p. 96): os procedimentos principais, ou seja, os mecânicos, devem ser complementados por medicamento local e, mais raramente, também sistêmico. Nesse último caso, não devem ser administrados os medicamentos reservados para o tratamento de infecções oportunistas graves, como a tuberculose. Todo medicamento sistêmico significa uma sobrecarga adicional ao paciente (requerem atenção a horários de ingestão e dosagem, além dos efeitos colaterais).

Um problema sério, característico do paciente com deficiência imunológica, são as recidivas, *inevitáveis* após a interrupção do uso dos medicamentos. A infecção é apenas contida, mas não, suprimida. A cura praticamente não ocorre.

Uma descrição detalhada dos problemas estomatológicos dos doentes de AIDS pode ser encontrada em Reichart e Gelderblom (1998).

Entre os medicamentos e antissépticos com eficácia comprovada, encontram-se os seguintes (p. 235, 283 e 289):

- Locais   CHX (clorexidina)
                  Iodopovidona
- Sistêmicos   Metronidazol

Fase aguda

As lesões periodontais nos doentes de AIDS são, em geral, ulcerosas e dolorosas. Necroses e dores ósseas difusas são comuns. O paciente dificilmente consegue manter a higiene oral. Os bochechos com iodopovidona não provocam dor (soluções que não contêm álcool), são bactericidas e analgésicos, facilitando a curetagem profissional sem anestesia. Os tecidos necróticos devem ser removidos.

Nos primeiros dias da terapia ativa, o paciente ainda não está em condições de realizar a escovação de modo eficaz; recomendam-se, então, bochechos com clorexidina (CHX 0,1 a 0,2%).

Fase subaguda consolidada

As bolsas periodontais podem ser tratadas normalmente (p. 151 em diante). A realização ou não de profilaxia antibiótica deve ser decidida conjuntamente com o médico do paciente. O medicamento a ser prescrito irá variar conforme o estágio da AIDS, o tipo e a gravidade da periodontite e os fármacos já usados pelo paciente.

Nas páginas 151 a 154, há a descrição completa do tratamento de um paciente com periodontite complexa (PERUN).

Prevenção da infecção pré e pós-exposição ocupacional

O cirurgião-dentista e todo o pessoal auxiliar devem proteger os pacientes e a si mesmos seguindo as normas de biossegurança conhecidas (uso de luvas, máscara, óculos de proteção, etc.).

Atenção: *O potencial de contaminação do vírus HIV é muito mais baixo do que o do vírus da gripe ou da hepatite!*

Em caso de suspeita de contaminação (p. ex., perfuração com agulha de seringa), deve-se seguir o protocolo de "prevenção pós-exposição", que normalmente consiste em um regime de quatro semanas sob o uso de dois ou três medicamentos anti-retrovirais. Nos casos de pacientes em fases já avaçadas da AIDS, com alta carga viral, ou que já estejam sendo tratados com inibidores da RT, deve-se prescrever, adicionalmente, a administração de um inibidor de protease (Reichart e Gelderblom, 1998).

Tratamento da periodontite associada ao HIV

Procedimentos clínicos

A forma predominante de periodontite associada ao HIV é a ulcerativa necrosante. Em geral, esta pode ser controlada por meio de terapias mecânicas (raspagem e alisamento radicular) e medicamentosas.

Paciente de 32 anos, usuário de drogas, que procurou a nossa clínica queixando-se de dor intensa na gengiva. O tratamento de urgência foi de duas horas e consistiu na remoção cuidadosa dos tecidos necróticos com curetas universais – sob irrigação constante com solução de iodopovidona (Fig. 333). A iodopovidona (10% iodo) inativa (oxida) a clorexidina (CHX) e, por isso, essas duas soluções não devem ser utilizadas simultaneamente. Após a profilaxia dental, o paciente recebeu instruções de higiene bucal. Prescreveram-se bochechos com solução de CHX (0,2%) duas vezes ao dia e metronidazol sistêmico (Flagyl) – 1g/dia durante sete dias.

O tratamento na arcada inferior obteve bons resultados, enquanto, na arcada superior, houve seqüestro ósseo em uma área de ulceração extensa entre os dentes 11 e 21. Os quatro incisivos superiores (12, 11; 21, 22) foram extraídos.

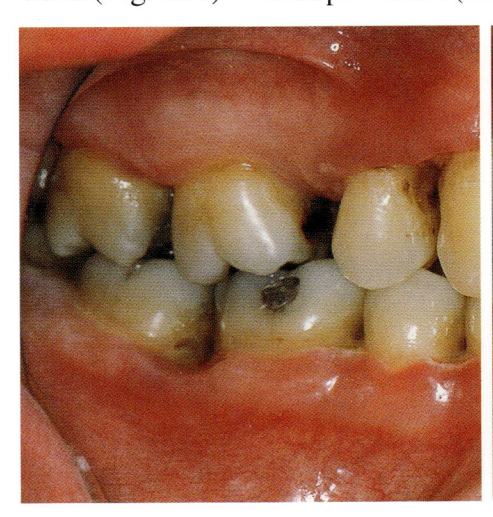

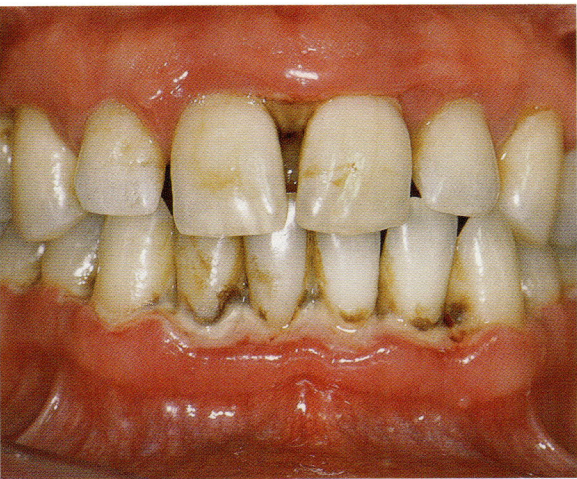

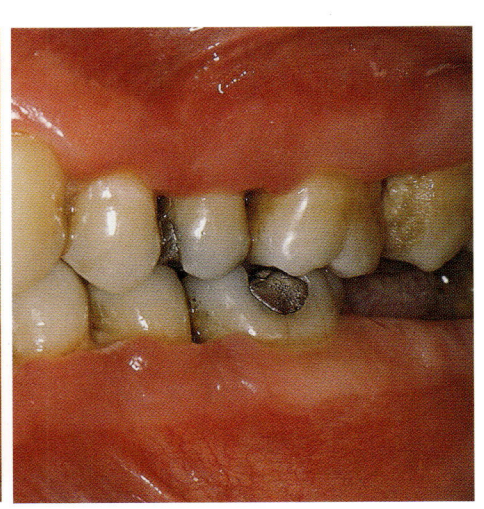

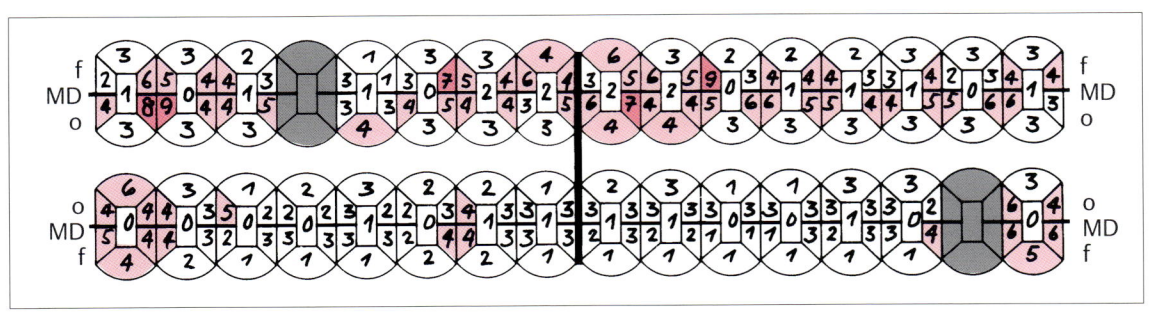

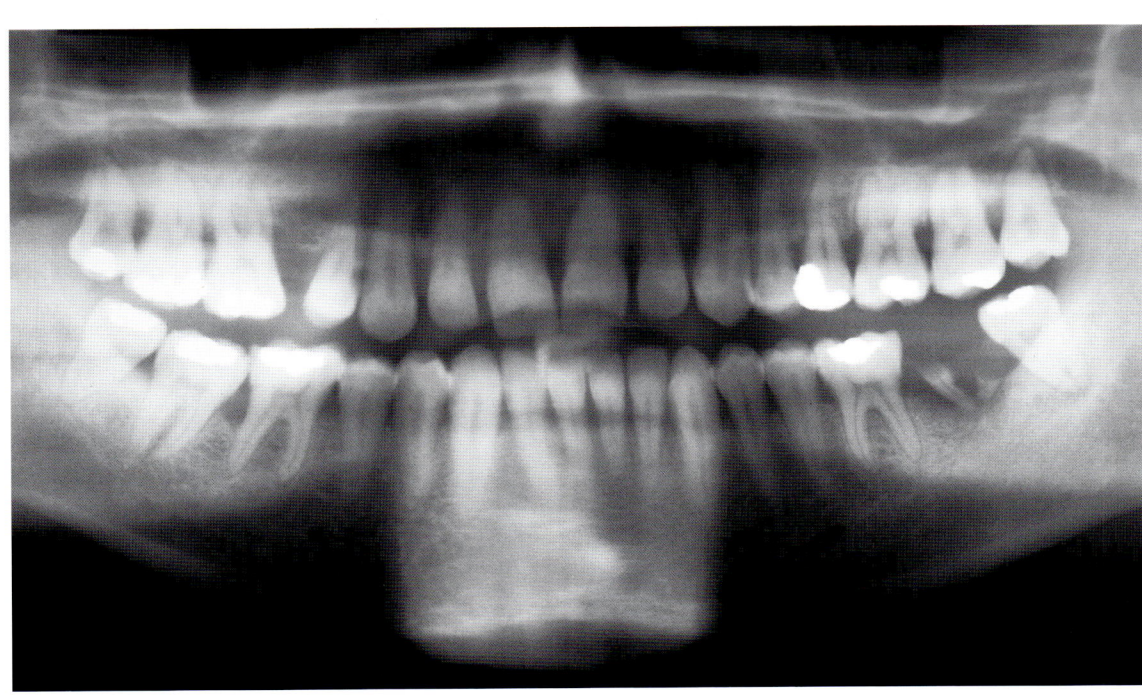

329 Imagem clínica (acima)
Gengivoperiodontite ulcerativa necrosante (PERUN). Chama a atenção o intenso processo necrótico na região dos incisivos, caninos e pré-molares inferiores. Em todas as outras regiões, observa-se inversão do contorno gengival e crateras interdentais.

330 Profundidade de sondagem e mobilidade dental (odontograma)
As bolsas periodontais concentram-se principalmente nas regiões dos incisivos superiores e dos molares. Os incisivos superiores apresentam mobilidade aumentada.

331 Radiografia panorâmica
Observa-se perda de inserção principalmente nas regiões dos incisivos superiores e dos molares. Elemento dental 15 ausente; raízes residuais do dente 37.

Três semanas após o tratamento de urgência, extraíram-se os dentes 18 e 28, bem como as raízes residuais do 37.

HIV, AIDS – terapia da periodontite

Arcada inferior, vista lingual

332 Exame inicial
Necrose exacerbada da gengiva na região dos incisivos, caninos e pré-molares.

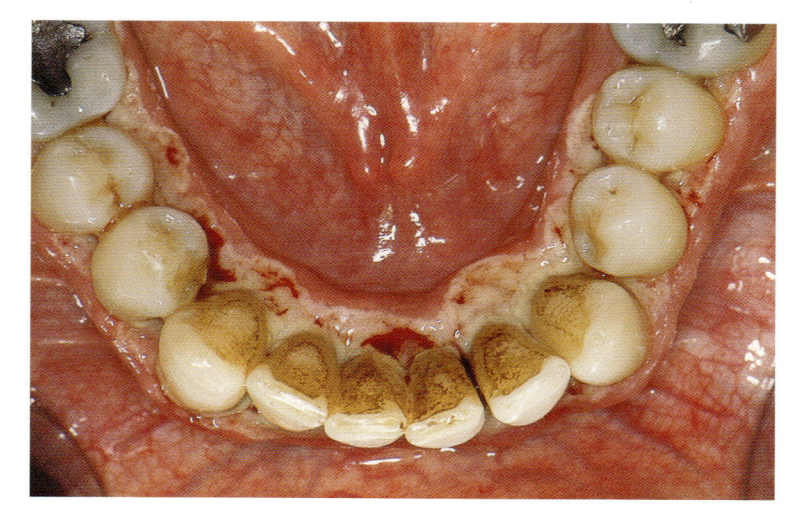

333 Remoção de cálculo após curetagem do tecido necrótico
Imagem clínica imediatamente após a curetagem do tecido e a remoção de cálculos supragengivais. A curetagem cuidadosa dos tecidos moles é feita sob irrigação constante de solução de iodopovidona (10%). A iodopovidona, além de antimicrobiana e hemostática, também age como anestésico de superfície.

Direita: Solução de betadina (10%) e seringa para a irrigação durante a curetagem mecânica.

334 Quatro dias após o tratamento
A cura inicia-se imediatamente após a realização dos primeiros procedimentos. Quatro dias após a curetagem, as úlceras já se apresentam parcialmente epitelizadas. O paciente não se queixa mais de dor.

Direita: O paciente faz bochechos com CHX duas vezes ao dia e fará uso de metronidazol (Flagyl) por ainda mais três dias (sete dias no total). A escovação é reiniciada sob constante orientação e controle profissional.

335 Quatro anos após o tratamento
Imagem clínica em uma seção de controle.

Ao longo desse período, foram feitas novas restaurações.

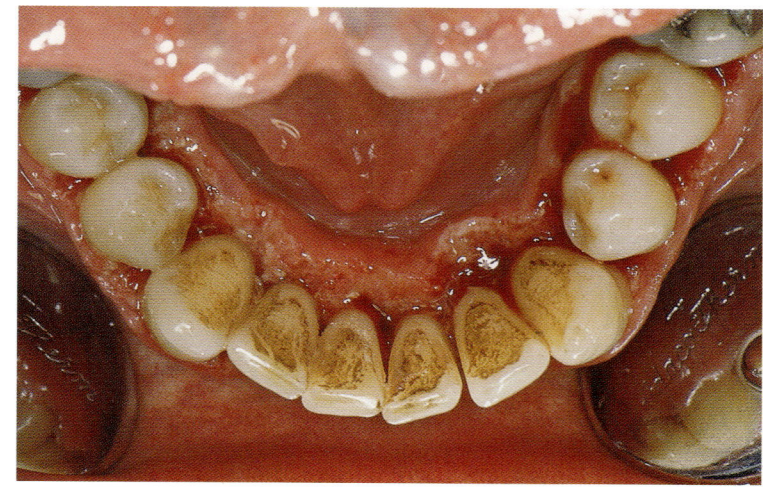

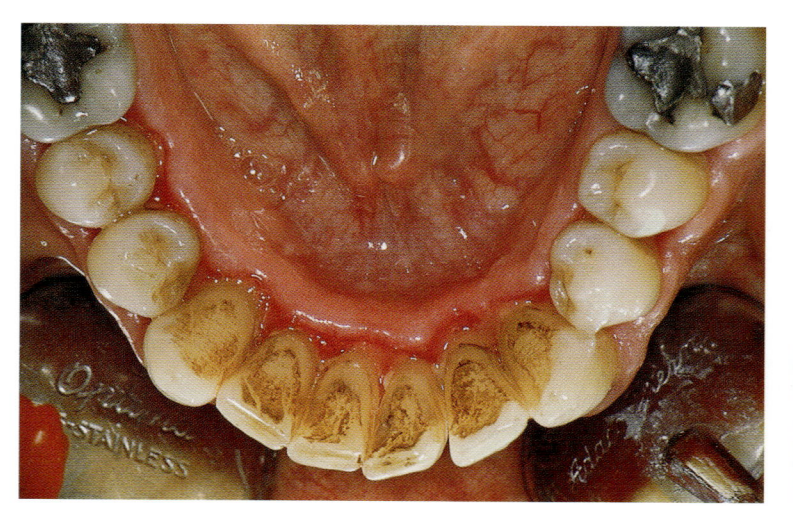

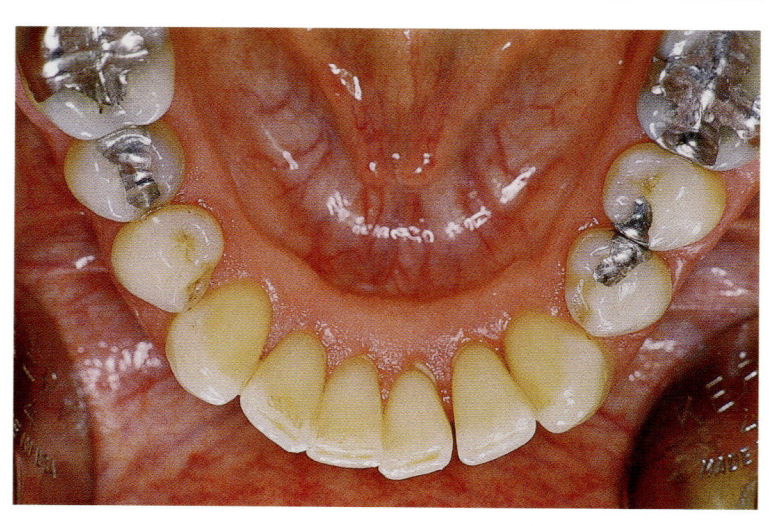

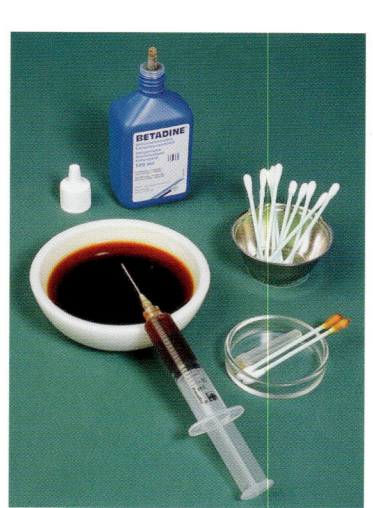

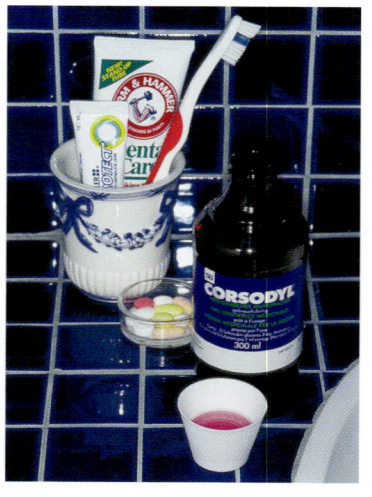

HIV, AIDS – tratamento da periodontite

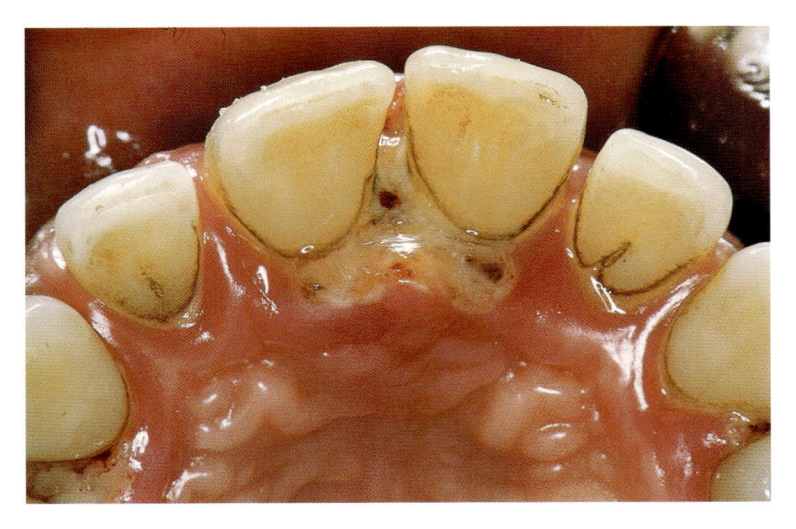

Incisivos superiores, vista palatina

336 Exame inicial do mesmo paciente
Úlcera extensa na região dos dentes 11 e 21, que apresentam mobilidade. Ulcerações extensas como esta são, em alguns casos, causadas por citomegalovírus, podendo ser contidas somente por meio de tratamentos combinados com medicamento anti-retroviral sistêmico. Em 1990, quando este paciente foi tratado, ainda não se tinha conhecimento desse fato.

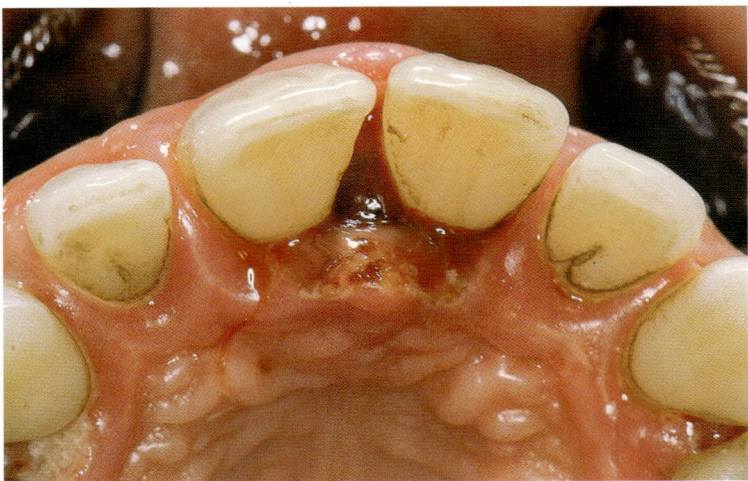

337 Após a curetagem
Imagem clínica imediatamente após a curetagem do tecido necrótico. Entre os incisivos, permanece uma profunda cratera.

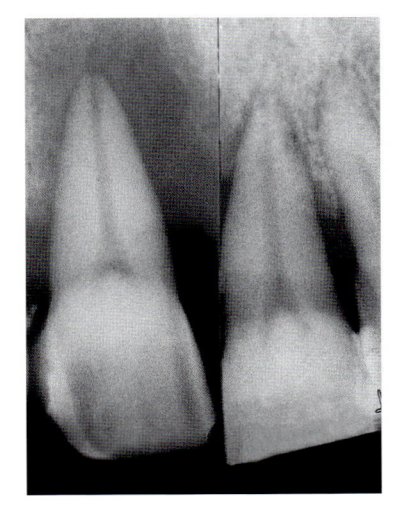

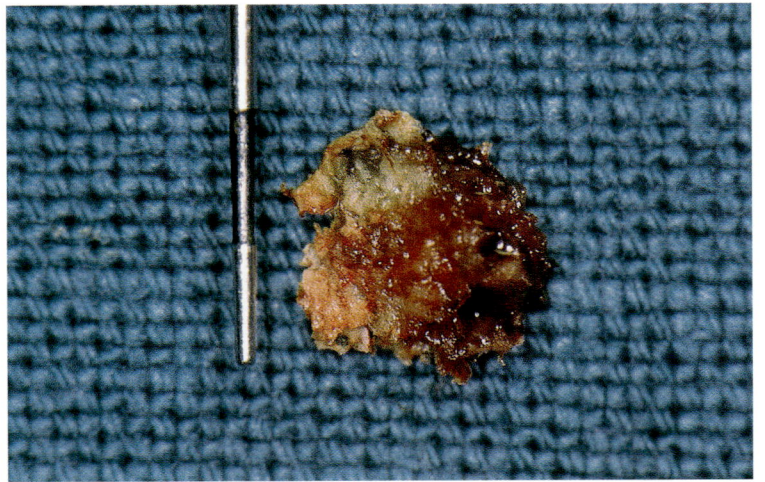

338 Seqüestro ósseo
Foi removido um seqüestro ósseo de cerca de 6 mm de diâmetro entre os dentes 11 e 21.

Esquerda: Imagem radiográfica 5 meses após o início do tratamento, imediatamente após a remoção do seqüestro ósseo. A área radiolúcida é significativamente maior do que o seqüestro.

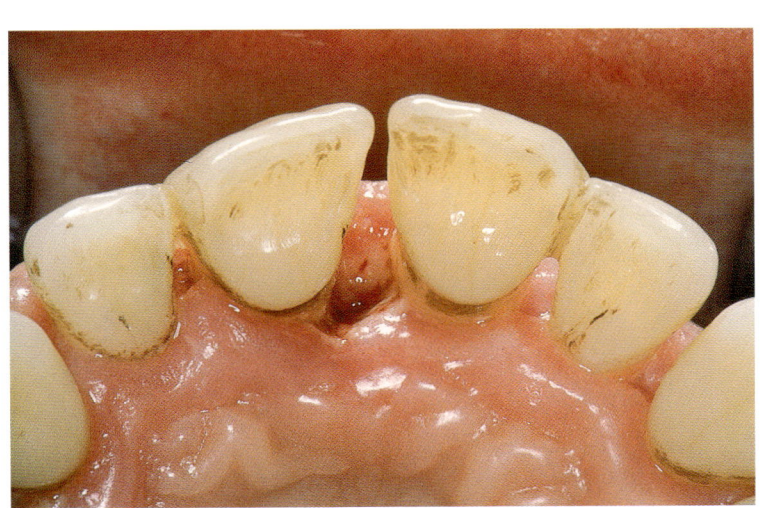

339 Região dos incisivos imediatamente após a remoção do seqüestro
Profunda cratera interdental, recessão gengival. O dente 11 apresenta mobilidade de grau 4, e o dente 21, de grau 3. Os quatro incisivos serão extraídos.

A úlcera primária extensa, a formação de seqüestro e a permanência do amplo defeito ósseo podem ter sido conseqüência da infecção por citomegalovírus.

HIV, AIDS – terapia da periodontite

Reconstrução protética na arcada superior

340 Prótese removível
Imediatamente após a extração dos incisivos, foi confeccionada prótese provisória de resina, substituída 8 meses depois por outra removível a grampo (liga de cromo e cobalto).

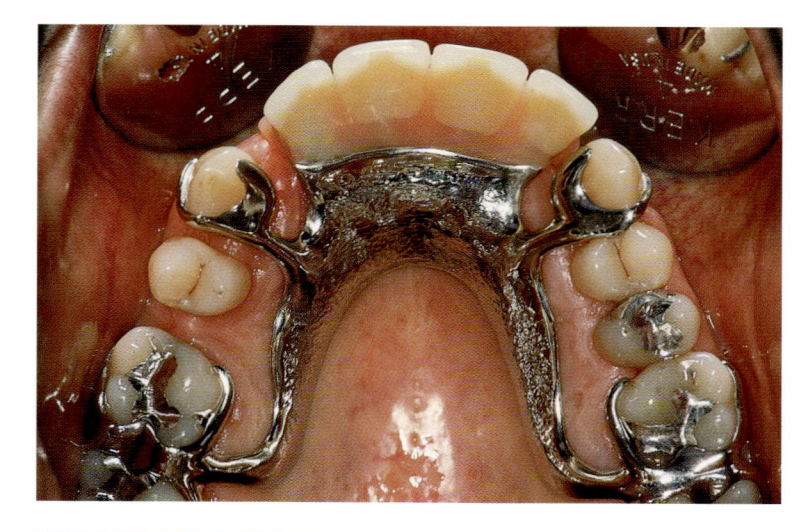

341 Irritação da mucosa
A mucosa sob a prótese tornou-se cada vez mais hiperêmica. Os testes toxicológicos e alergológicos resultaram *negativos*. A causa dessa intensa inflamação localizada era, supostamente, a irritação mecânica e bacteriana, associada à reduzida defesa imunológica do paciente.

Direita: Prótese fixa (titânio-resina). Procurou-se facilitar ao máximo o controle de placa.

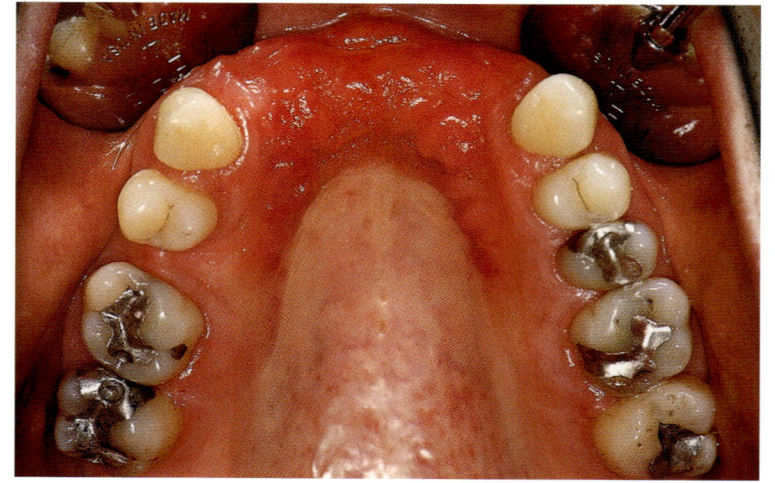

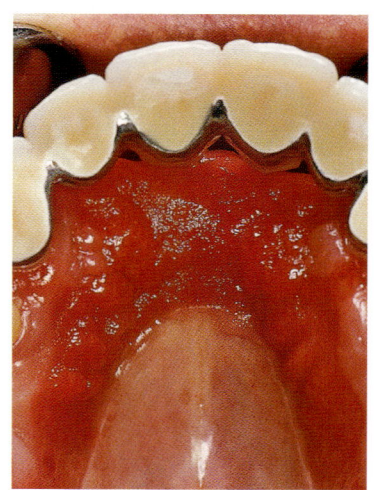

Sete anos após a conclusão do tratamento

342 Prótese fixa superior, controle
Poucos meses após a instalação da prótese, houve remissão da inflamação. A prótese está instalada há anos sem quaisquer complicações.

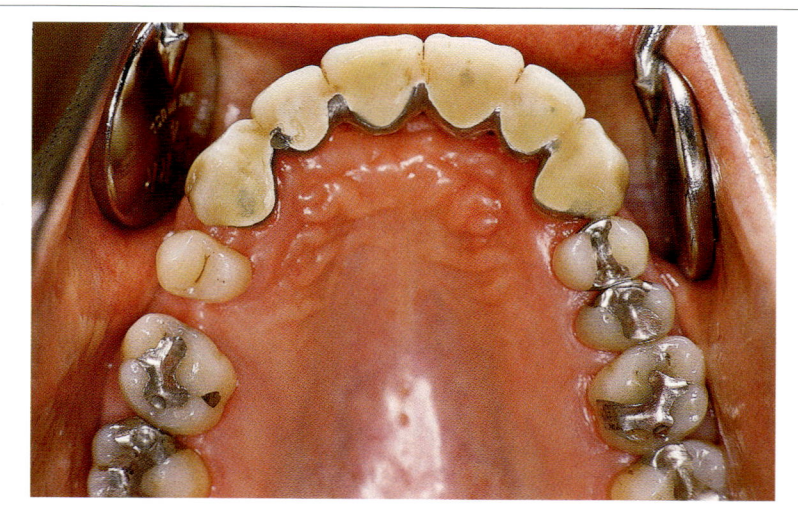

343 Controle da arcada inferior
As consultas de controle foram realizadas a cada 4 a 6 meses, e a higiene bucal do paciente é satisfatória. Desde o início do tratamento, ele se submetia à terapia com metadona, o que causou redução do seu fluxo salivar e a formação de cáries em alguns locais, apesar da aplicação regular de flúor. Além disso, o paciente está há dois anos sob terapia anti-retroviral tríplice (p. 149).

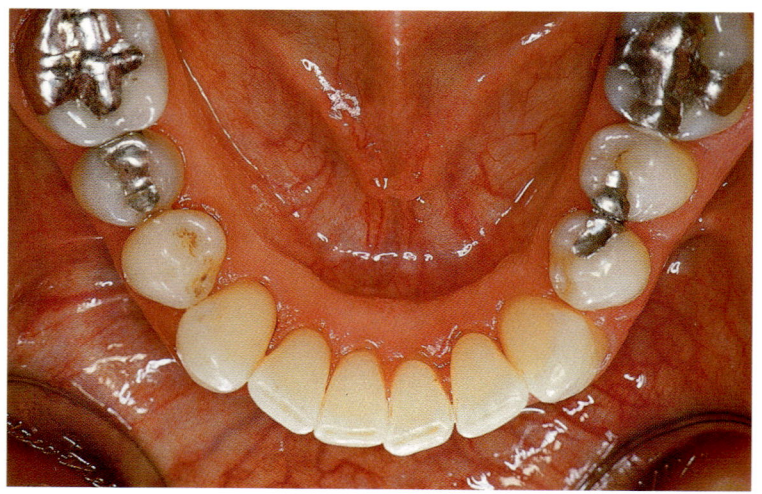

Recessão gengival
Tipo VIII B 1

A recessão da gengiva marginal pode ter causas diversas, podendo apresentar várias formas, que podem combinar-se:

- *Recessão "clássica"*, sem infecção e inflamação, normalmente localizada por vestibular. Esta é a forma mais comum de recessão e, no início, não apresenta perda papilar (Figs. 349 e 350).
- Contração do tecido gengival, inclusive das papilas, durante a evolução de *periodontites não-tratadas* (normalmente crônicas); a progressão é lenta, podendo durar anos (Fig. 358).
- Recessões após o *tratamento periodontal*, com perda das gengivas marginal e interdental, especialmente após a realização de procedimentos ressectivos (Fig. 359).
- *Involução* causada pela idade, com perda da gengiva marginal e, na maioria dos casos, também da interdental (Fig. 360).

Recessão gengival "clássica"

A recessão gengival clássica corresponde a 5 até 10% de todas as formas de perdas teciduais do periodonto e pode ser definida como o encurtamento *não-inflamatório* do tecido periodontal vestibular e, mais raramente, do lingual. Em pacientes jovens, a papila continua a preencher o espaço periodontal, com o ápice bem-definido. Em geral, a recessão é localizada, e, apenas em raros casos, observa-se a forma generalizada. Os dentes *não apresentam mobilidade*. Com exceção do tecido retraído, as estruturas periodontais mostram-se completamente hígidas. A recessão clássica não leva à perda de elementos dentais! Quando a higiene bucal é insuficiente – ou a recessão alcança a mucosa móvel –, inicia-se o processo inflamatório secundário e, eventualmente, ocorre a formação de bolsas (periodontite).

Etiologia: Os fatores morfológicos e anatômicos estão em primeiro plano. A camada de osso alveolar que recobre as raízes dentais por vestibular é, em geral, muito delgada. Muitas vezes, nessa área, o recobrimento ósseo das raízes é inexistente (*deiscência*) ou apresenta fenestrações. Dentes anteriores e premolares são mais freqüentemente afetados.

A recessão gengival é causada pela combinação das características morfológicas e anatômicas recém-descritas com os seguintes fatores:

- Escovação dental incorreta, traumática (movimentos horizontais com forte pressão; Mierau e Fiebig, 1986, 1987).
- Leve inflamação crônica, pouco visível (Wennström e cols., 1987a).
- Tração exercida pela mucosa móvel, principalmente por freios com inserção próxima à margem gengival.
- Tratamento ortodôntico (movimentação para vestibular, expansão palatina; Foushee e cols., 1985; Wennström e cols., 1987a).
- Raspagem periodontal freqüente.
- Distúrbios funcionais (bruxismo), fator ainda controverso.

Mais adiante, encontra-se descrição da recessão clássica com base em imagens clínicas, desenhos e peças anatômicas.

A simples recessão limitada à região vestibular não é diagnosticável por *radiografia*.

Tratamento: A correção da *técnica de escovação* já basta para que o processo de recessão seja interrompido. Deve-se orientar os pacientes a realizarem movimentos verticais rotatórios (técnica de Stillman modificada).

A correção das formas extremas de recessão por meio de procedimentos cirúrgicos mucogengivais é abordada a partir da página 397.

Fenestração e deiscência do osso alveolar

No periodonto saudável, a margem óssea vestibular situa-se a cerca de 2 mm da gengival, que acompanha o limite cemento-esmalte. A tábua óssea que recobre as raízes por vestibular é, em geral, muito delgada. Nos preparados anatômicos ou nas cirurgias a retalho, observa-se freqüentemente a ausência de osso alveolar na altura do terço coronal das raízes (*deiscência*) ou aberturas em forma de *fenestrações*. Nas áreas mais apicais do periodonto saudável, a lamela cortical vestibular apresenta maior espessura e, entre as camadas da compacta óssea vestibular e lingual, encontra-se o osso esponjoso. Em geral, a recessão pára naturalmente de avançar quando alcança essas áreas de maior espessura óssea.

Em pacientes com idade avançada – especialmente quando estes já praticam há décadas uma higiene bucal intensiva – a recessão vestibular pode estar combinada a uma perda óssea horizontal do septo interdental, também com perda da papila. Entretanto, assim como na recessão vestibular clássica, não há formação de bolsas.

344 Periodonto normal e diferentes formas de retração: corte vestibulolingual
Retração (azul), epitélio juncional (**EJ**) e profundidade de sondagem (vermelho). Limite mucogengival e limite esmalte-cemento (setas).

A Gengiva e osso alveolar normais.
B Retração de tecido ósseo e gengival em iguais proporções: fenestração.
C A deiscência óssea é mais acentuada do que a retração gengival.
D Retração com festão de McCall (Fig. 350, à direita).

345 Fenestração
Além da fenestração vestibular junto ao canino (área circulada), observam-se também deiscências e perdas predominantemente horizontais nas regiões interdentais (esquerda).

346 Deiscência
Deiscência acentuada por vestibular do canino, estendendo-se até a região do ápice dental. As deiscências junto aos outros dentes são menos extensas. Perda óssea horizontal generalizada (direita).a

Exposição cirúrgica

347 Fenestrações múltiplas
Procedimento cirúrgico de Edlan: após o afastamento do periósteo dos dentes 16, 15, 13 e 12, verificaram-se amplas fenestrações (esquerda).

348 Deiscência junto ao canino
Durante o procedimento de extensão para enxerto de gengiva livre, observou-se ampla deiscência que não havia sido detectada à sondagem: a extensão da deiscência é consideravelmente maior do que a retração gengival (direita).

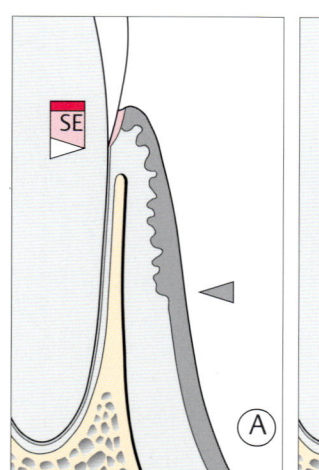

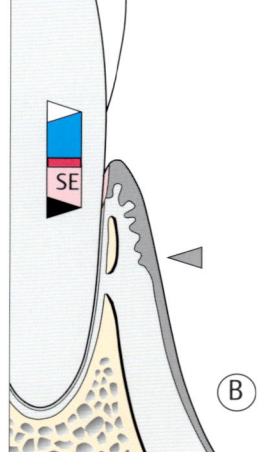

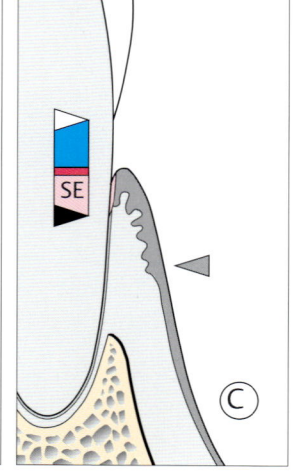

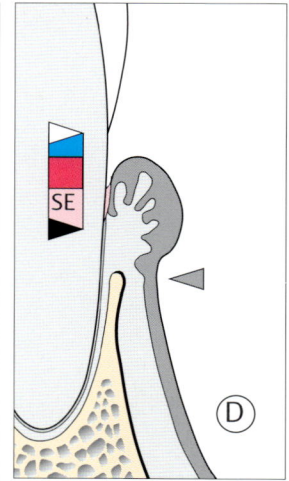

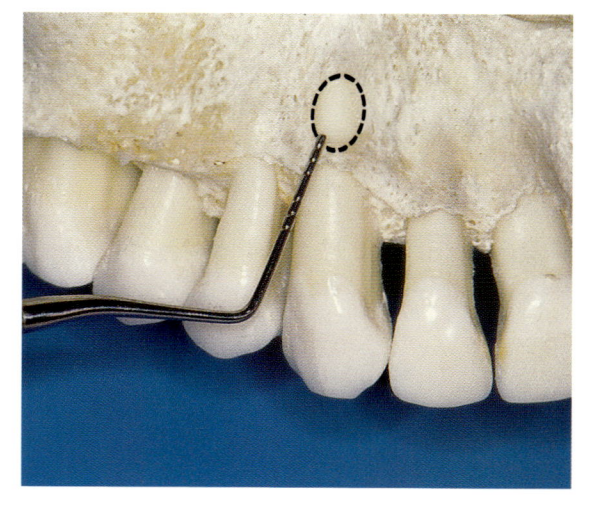

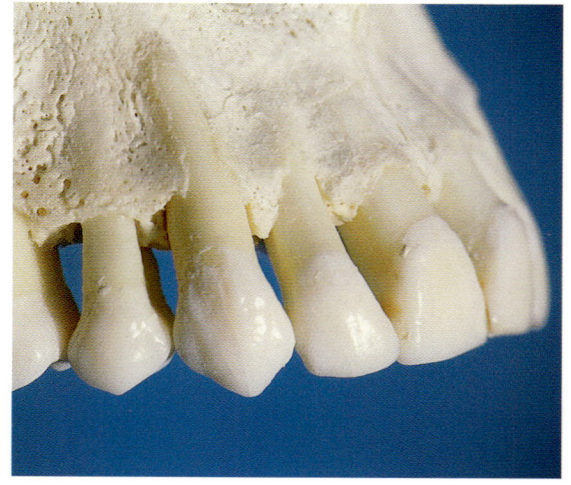

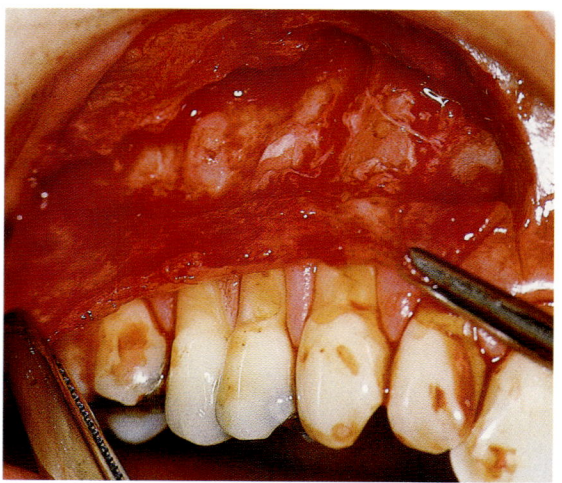

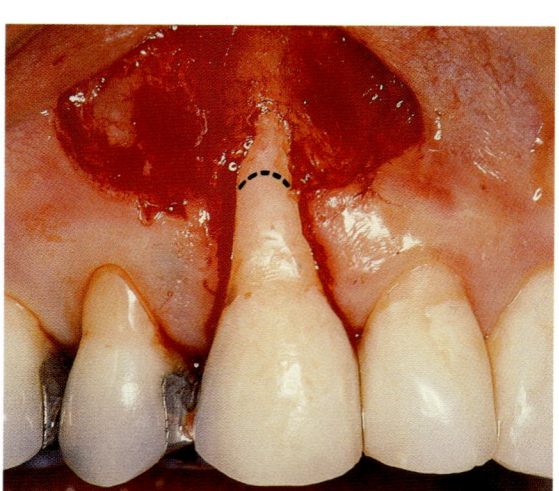

Sinais clínicos

- Recessão gengival (extensão total da margem)
- Fissura de Stillman
- Festão de McCall

As formas clínicas da recessão gengival apresentam grande variação. Na maioria das vezes, o início da recessão é quase imperceptível, estendendo-se por toda a *largura vestibular* do dente. Em alguns casos, no estágio inicial, ocorre a rápida formação de uma fenda gengival estreita, chamada de *fissura de Stillman*. Essa fenda pode sofrer alargamento, originando a recessão.

Acima da recessão, é comum a ocorrência de espessamento reativo fibroso, sem inflamação, da estreita faixa de gengiva remanescente (*festão de McCall*, Fig. 350).

Quando a recessão avança até o limite mucogengival, pode ocorrer inflamação secundária da margem da gengiva (Fig. 351).

Na região dos incisivos superiores, a recessão pode comprometer a estética. A exposição das superfícies dentais levar à sensibilidade dentinária. Freqüentemente, as recessões estão associadas a defeitos dentais cuneiformes (p. 164).

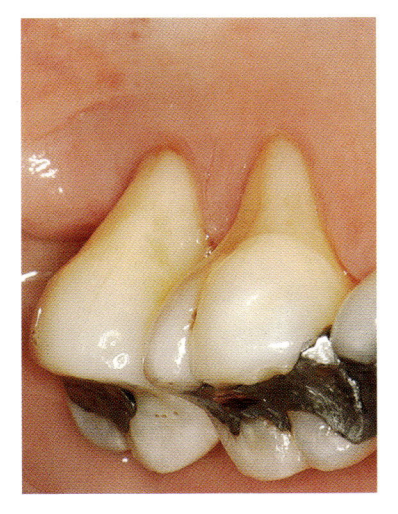

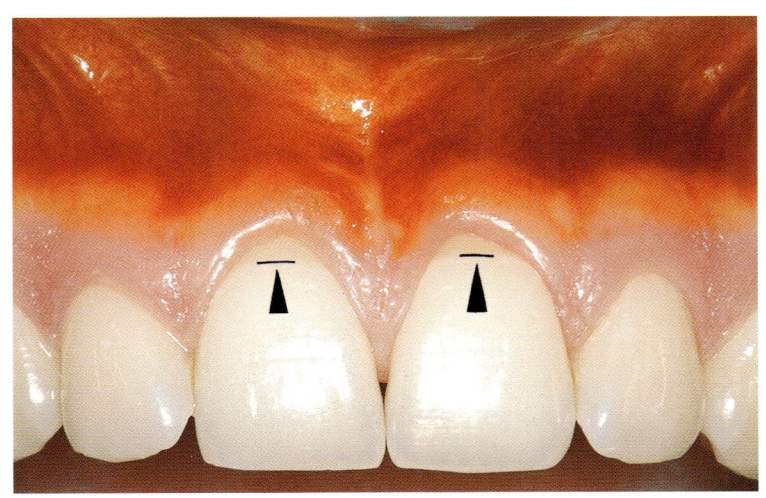

349 Recessão incipiente (direita)
Exposição inicial do limite cemento-esmalte (setas), de lenta progressão. A mucosa móvel foi corada com solução iodada de Schiller (Fig. 363).

Recessão palatina (esquerda)
A recessão ligual é muito mais rara do que a vestibular (morfologia).

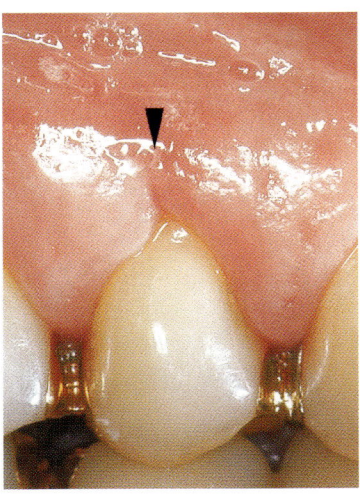

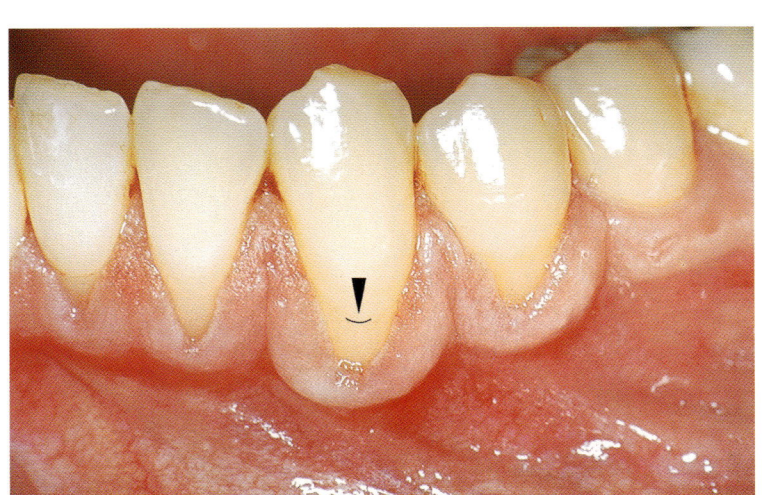

350 Festões de McCall (direita)
A gengiva inserida consiste apenas em um espessamento fibroso, em forma de colarinho (seta): reação tecidual para cessar a recessão?

Fissura de Stillman (esquerda)
Fissuras de origem traumática. Esses defeitos podem alargar-se, gerando a recessão. A superfície radicular exposta pela fissura pode ser muito dolorosa, estando, geralmente, recoberta por placa bacteriana.

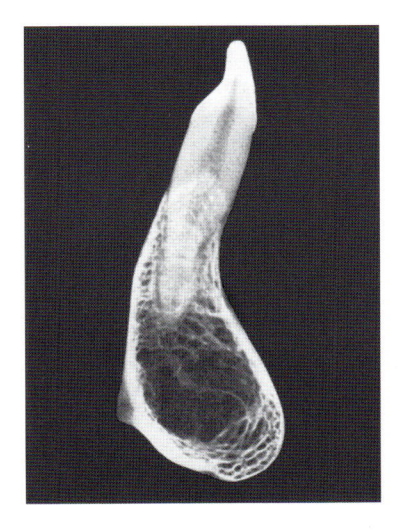

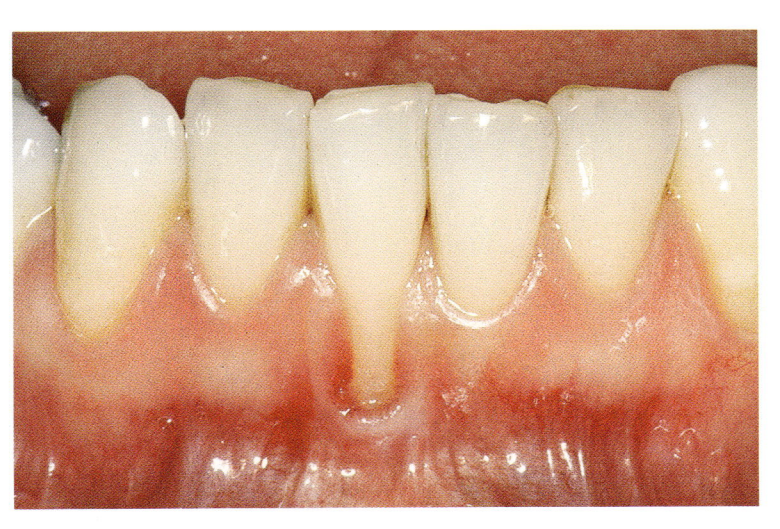

351 Recessão profunda localizada (direita)
A raiz dental está exposta até a altura da mucosa móvel. Inflamação marginal secundária. Nesse caso, após o tratamento inicial, indica-se correção cirúrgica (p. 397 em diante).

Deiscência do osso alveolar (esquerda)
Corte sagital na região de um incisivo: radiografia. A espessura do tecido ósseo por vestibular e lingual do incisivo é mínima.

Recessão gengival localizada

Paciente de 26 anos preocupado com o alongamento dos seus caninos. Ele escova meticulosamente os dentes até quatro vezes ao dia e relata consultar regularmente o cirurgião-dentista. Apesar disso, nunca recebeu orientação sobre técnicas de escovação.

Exame clínico:

IPI: 10%   ISP: 0,8
Bolsas, recessão gengival, MD, ver Fig. 353.

Diagnóstico: Recessões vestibulares acentuadas nos caninos. Recessões generalizadas em fase inicial.
Tratamento: Instruções de escovação. Confecção de modelos de estudo para observação de eventuais avanços das recessões. Havendo comprometimento estético, recobrimento cirúrgico da raiz exposta do dente 23 com enxerto de tecido conjuntivo (p. 419).
Rechamada: A cada seis meses ou mais.
Prognóstico: Bom.

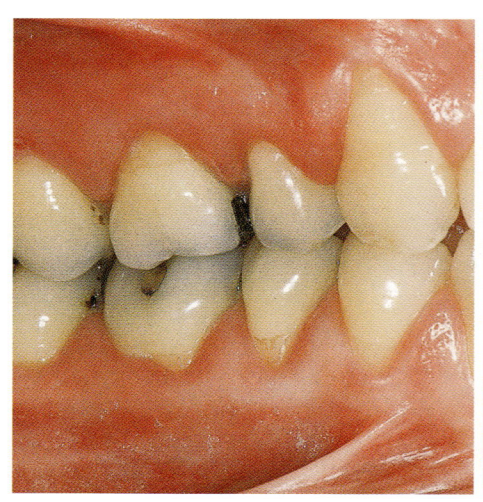

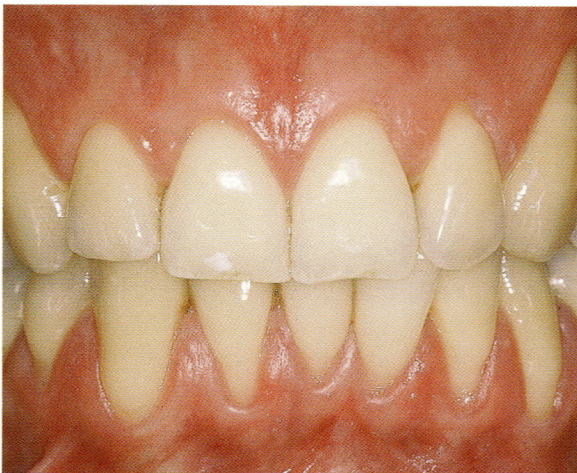

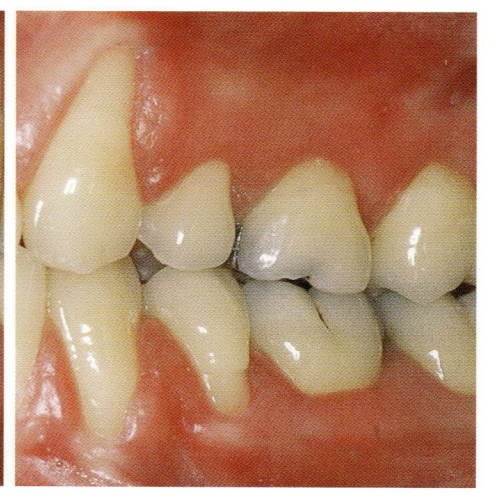

352 Exame clínico visual (acima)
As recessões variam conforme os dentes, sendo mais acentuadas nos caninos. As papilas preenchem todo o espaço interdental e suas extremidades encontram-se íntegras. Na região dos molares, observa-se leve inflamação marginal. No dente 35 há defeito cuneiforme.

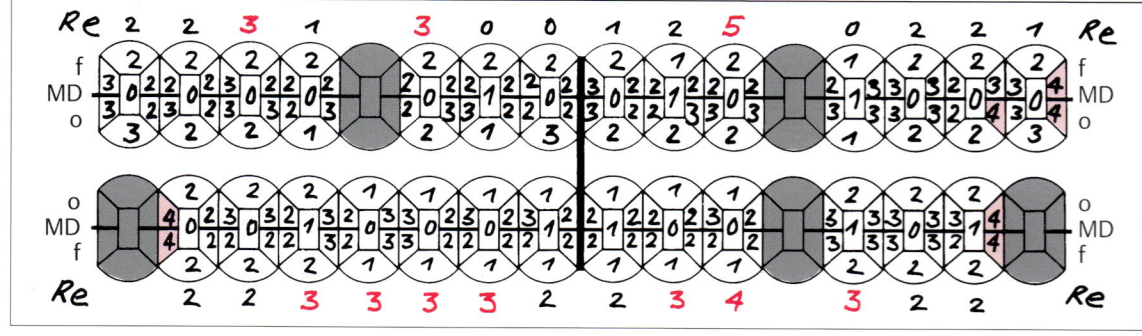

353 Profundidades de sondagem, recessão (Re), mobilidade dental (MD; odontograma à direita)
Na recessão gengival clássica, não ocorre a formação de bolsas nem o aumento da mobilidade dental.

354 Exame radiográfico
As deiscências ósseas vestibulares não são visíveis nas radiografias (ver imagem clínica dos caninos). O exame radiográfico, isoladamente, não teria possibilitado detectar a recessão. Nas áreas interdentais, não se observa perda óssea (paciente jovem).

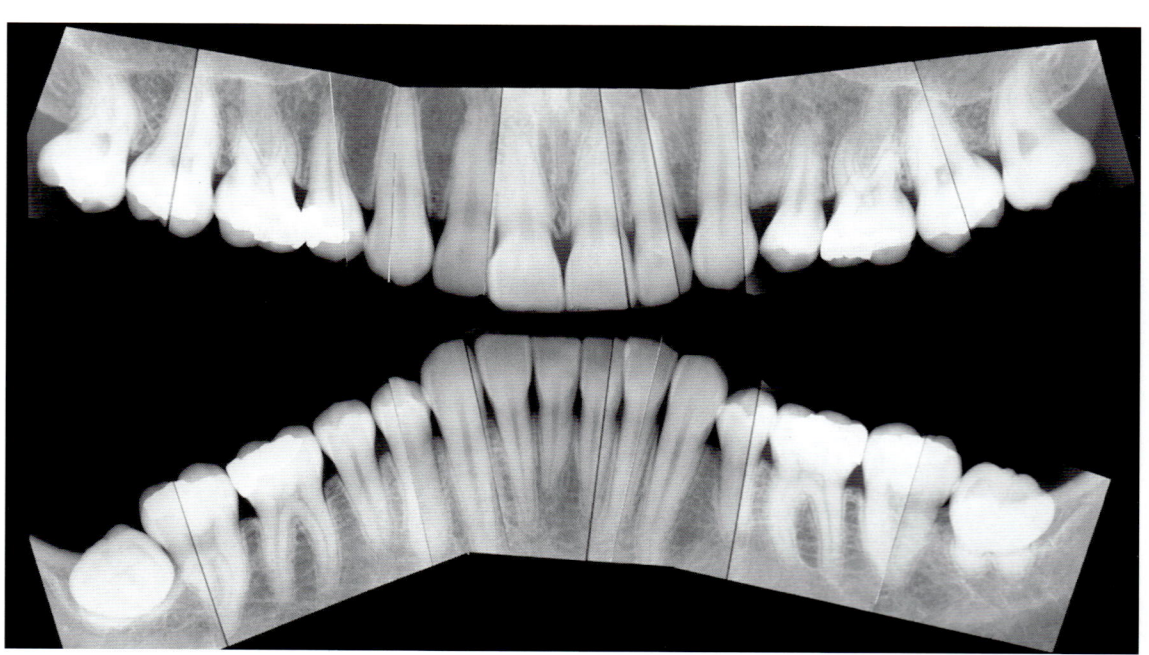

Recessão generalizada

Paciente de 43 anos que se queixa de alongamento em todos os dentes. Todos os caninos e pré-molares apresentam defeitos cuneiformes que, ocasionalmente, provocam sensibilidade de colo. A paciente gostaria que sua "doença gengival" fosse tratada.

Exame clínico:
IPI: 20% ISP: 1,0
Bolsas, retração, MD, ver Figura 356.

Diagnóstico: Recessão vestibular generalizada, estágio avançado. Discreta perda tecidual nas áreas interdentais, com bolsas periodontais irrelevantes.
Tratamento: Instruções de escovação. Confecção de modelo; intervalos de controle: 3 a 6 meses.
Rechamada: A cada seis meses ou mais; comparação dos modelos.
Prognóstico: Conseguindo-se evitar a inflamação secundária e corrigir a escovação, prognóstico bom.

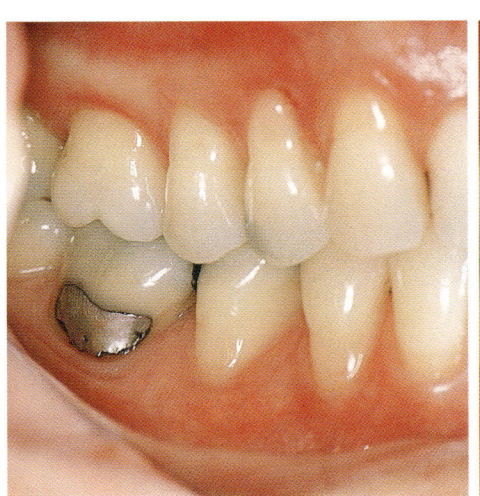

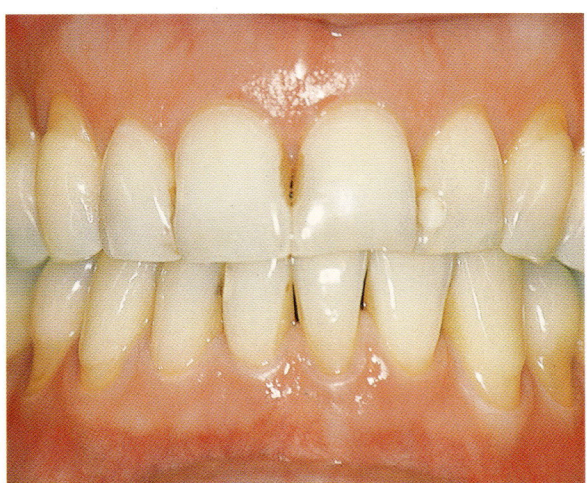

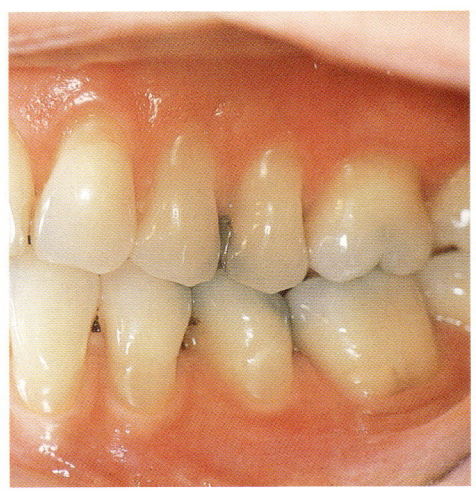

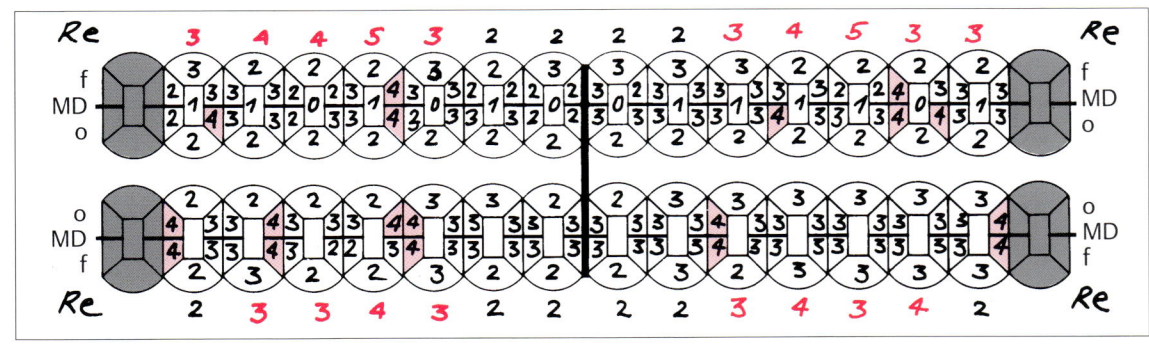

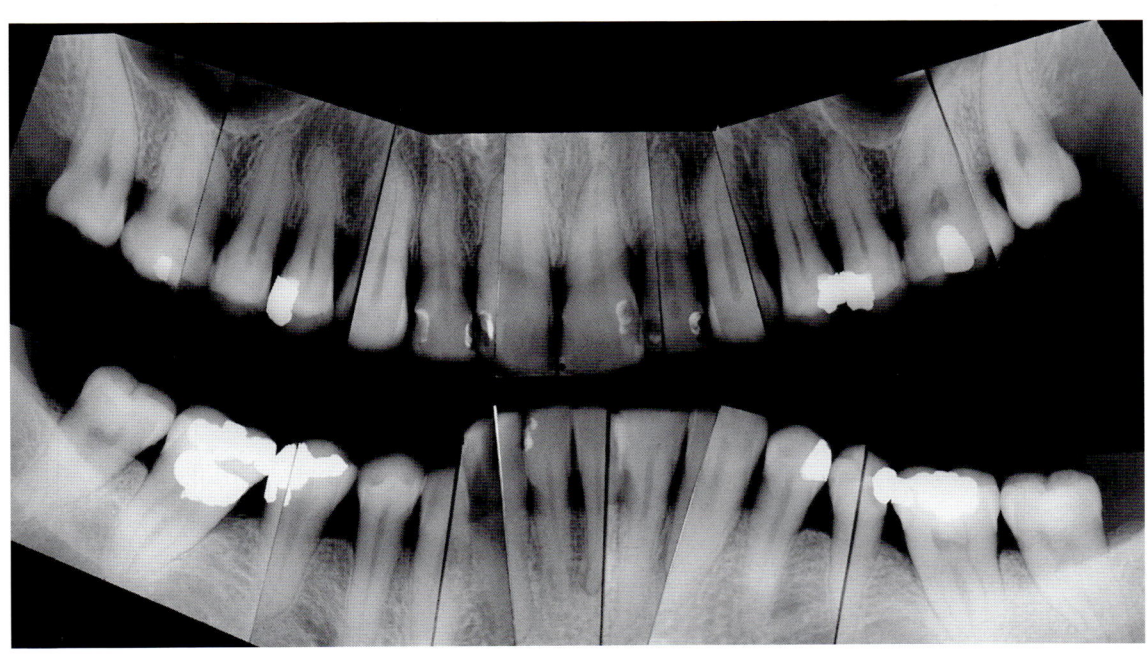

355 Exame clínico visual (acima)
Paciente de 43 anos de idade. Além das recessões generalizadas, observam-se pequenas recessões papilares: os espaços interdentais estão-se abrindo.

356 Profundidades de sondagem, recessões vestibulares (Re), mobilidade dental (MD; odontograma à esquerda)
Na região dos pré-molares inferiores, ausência de gengiva inserida por vestibular. A perda de inserção, neste caso, continua avançando, apesar da escovação ter sido corrigida.

357 Exame radiográfico
Perda óssea horizontal generalizada, discreta, dos septos interdentários. A avançada perda do tecido ósseo vestibular não é visível.

Quadros clínicos semelhantes à recessão

Além da recessão clássica, há outras formas *clinicamente visíveis* da perda de inserção:

- *Recessão da gengiva nos casos de periodontites não-tratadas:*
- Sinais da periodontite (p. 105).
- *Resultado após o tratamento periodontal:*
  Dentes "alongados", espaços interdentais amplos e sensibilidade dentinária são as seqüelas do tratamento ressectivo da periodontite avançada.
- *Atrofia do periodonto relacionada à idade:*

A atrofia do periodonto com o avançar da idade não ocorre necessariamente. Ela pode ser causada por leve inflamação crônica associada à recessão gengival – induzidas pela aplicação excessiva de força na escovação e por fatores iatrogênicos irritativos ao longo de décadas.

- *Recessões clássicas com periodontite secundária* (Fig. 359):
  Essa associação ocorre raramente, pois os pacientes com recessão, em geral, apresentam pouca quantidade de placa e pouca inflamação quando a escovação é realizada de forma correta.

358 "Recessão" em periodontite não-tratada
Esta paciente de 32 anos apresenta bolsas interdentais de 5 a 6 mm e recessões gengivais de 4 a 5 mm, ou seja, perdas de inserção entre 9 e 11 mm. A forte recessão do tecido gengival é incomum, tendo sido provocada, provavelmente, pela escovação incorreta (defeitos cuneiformes).

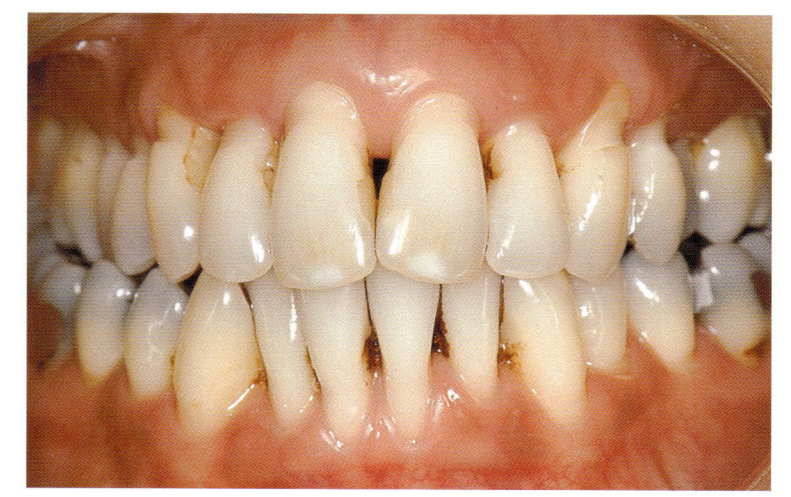

Quadros semelhantes:
– Faixas etárias diferentes
– Causas diferentes

32 anos
Periodontite

359 Quadro clínico após tratamento da periodontite
Paciente de 36 anos com periodontite avançada (9 mm de profundidade). Após o tratamento da periodontite (sobretudo depois dos procedimentos cirúrgicos ressectivos radicais), o resultado foi bem-sucedido em relação à eliminação das bolsas, mas insatisfatório quanto à estética.

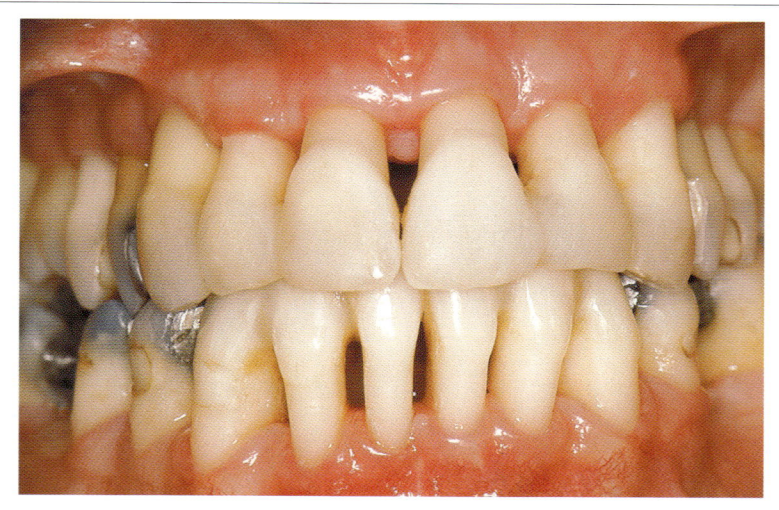

36 anos
Tratamento

360 "Atrofia senil"
Este paciente de 81 anos não apresenta bolsas periodontais. Durante toda a vida, foram realizados apenas tratamentos restauradores. O "tratamento periodontal" ficou a cargo do próprio paciente, por meio de escovação e mastigação intensas (abrasões, defeitos cuneiformes).

Cortesia de *G. Cimasoni*.

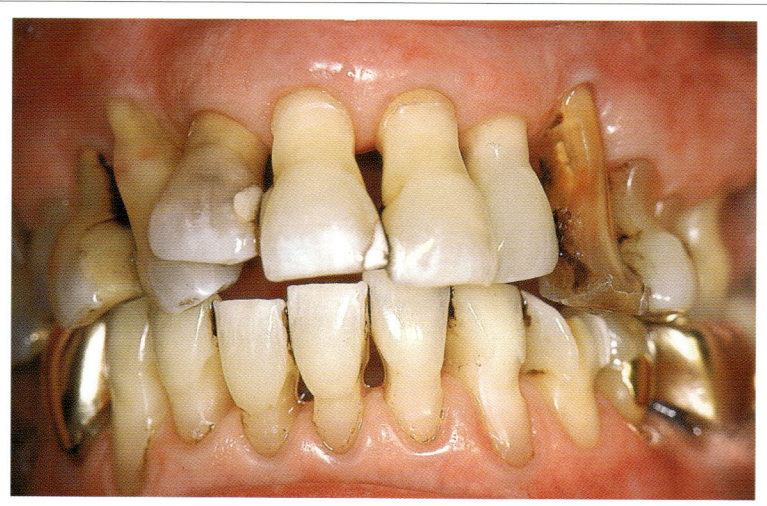

81 anos
Idade

Diagnóstico da recessão

Muitos pacientes consultam o cirurgião-dentista devido ao comprometimento estético das recessões gengivais, bem como pelo temor de que os dentes sejam perdidos, pois julgam estar acometidos por periodontite.

Tanto para o cirurgião-dentista como para o paciente, é possível diagnosticar a recessão apenas com o exame visual. Mesmo assim, faz-se necessário um exame meticuloso para a execução do plano de tratamento. Na prática, deve-se esclarecer se o caso é de uma recessão "clássica", sem inflamação ou bolsas periodontais, ou se a redução da gengiva é sinal de uma periodontite tratada (procedimento cirúrgico radical) ou não-tratada (recessão). A largura da faixa de gengiva inserida não é de grande relevância. A sua ausência completa, associada à inserção da mucosa móvel (freio labial ou jugal) diretamente na área da recessão, pode levar à progressão incontrolável da recessão da gengiva.

A sondagem do sulco e, se necessário, o "teste de gengiva inserida" com a sonda ou com o dedo, bem como a aplicação de corante na mucosa móvel, são métodos clínicos para verificar a suscetibilidade a complicações.

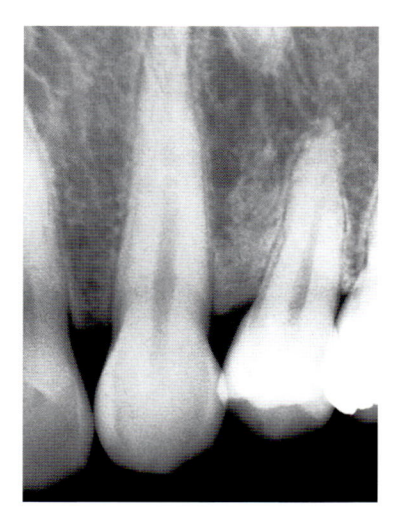

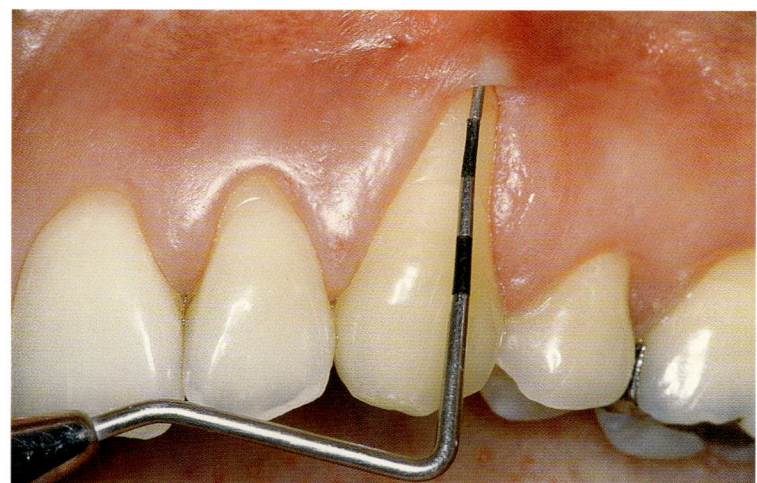

361 Perda de inserção – lesão por escovação
A recessão gengival medida entre o limite esmalte-cemento e a margem gengival é de 5 mm. A gengiva inserida parece estar completamente ausente. Também não se observa o festão de McCall, a provável resposta de reparação nos casos de largura gengival mínima.

Esquerda: Na radiografia, a perda óssea vestibular não pode ser detectada.

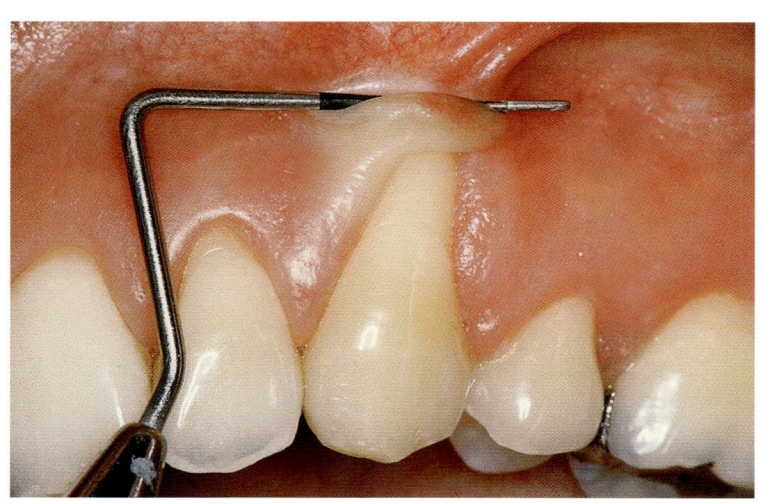

362 "Teste de gengiva inserida"
A mucosa móvel é movimentada com o dedo ou com a sonda periodontal contra a recessão. Havendo gengiva inserida remanescente, esta exercerá certa resistência contra o movimento.

No caso apresentado, a mucosa móvel avança até a margem gengival.

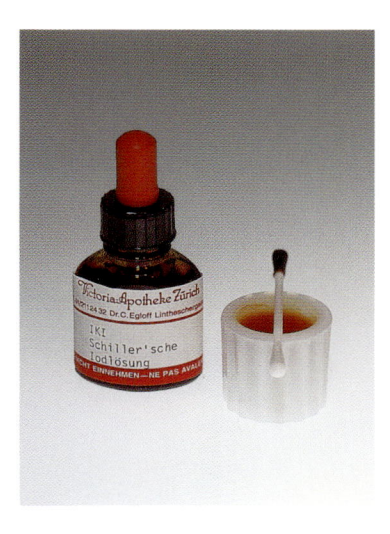

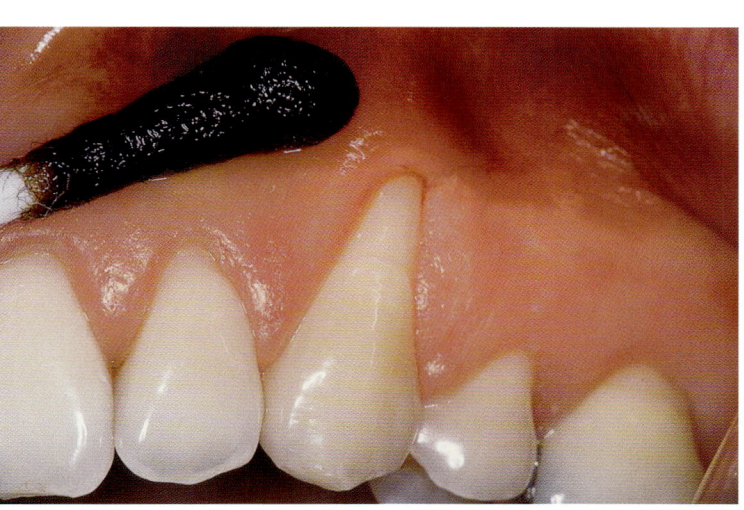

363 Teste de iodo
A gengiva e a mucosa são pinceladas com solução iodada de Schiller (solução aquosa diluída de iodo e iodeto de potássio) ou com solução de lugol diluída. A mucosa móvel, que contém glicogênio, adquire cor castanha, enquanto a cor da gengiva inserida (livre de glicogênio) permanece inalterada. O teste de iodo indica ausência de gengiva inserida sobre o canino.

Esquerda: Solução iodada de Schiller.

Análise da recessão com método de Jahnke

Em certas ocasiões, como nas investigações científicas, são necessários métodos mais precisos de definição da recessão. Jahnke e colaboradores (1993), por exemplo, medem a extensão vertical da recessão não apenas do limite cemento-esmalte até a margem gengival (ponto de referência 1), mas também a profundidade de sondagem (4), que, somada à recessão, indica a perda de inserção (2). Além da largura da faixa de gengiva queratinizada (3), a extensão horizontal da recessão (5) e, principalmente, das papilas adjacentes à área de recessão também é significativa para o plano de tratamento.

Classificação de Miller

Miller (1985) estabeleceu uma correlação ainda mais estreita com a prática em sua "classificação da recessão gengival". Essa classificação não define a extensão e a localização exatas da perda de tecido gengival, mas sim, a sua forma – largura e comprimento – em relação ao limite mucogengival ou à gengiva inserida remanescente; a perda de tecido das papilas, ou tecido periodontal interdental, também é considerada. As determinação das classes de Miller (I a IV) permite avaliar as possibilidades e os limites da correção cirúrgica em cada caso (recobrimento da área de recessão, p. 413).

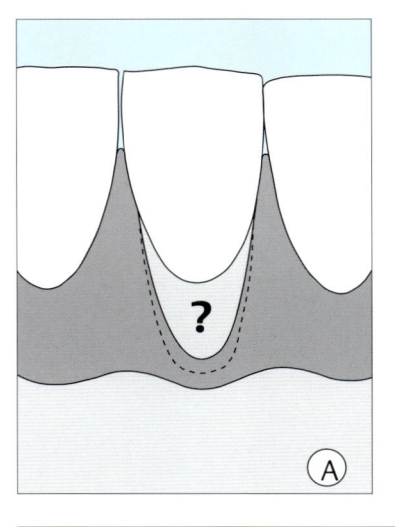

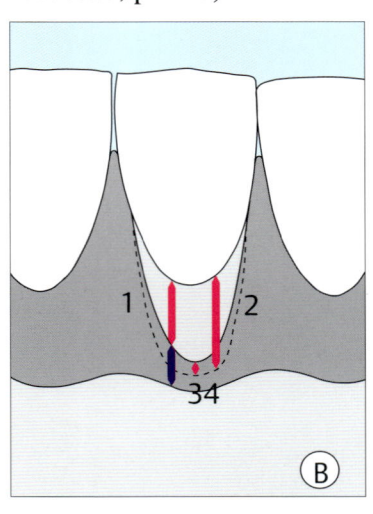

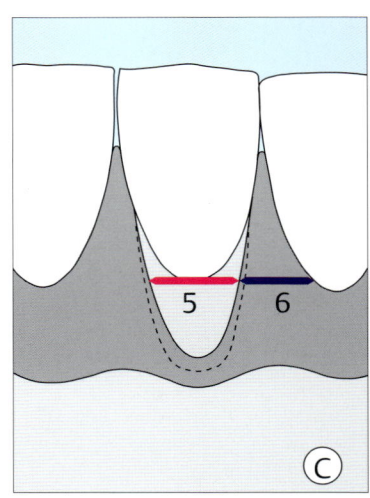

364 Mensuração da recessão e do tecido gengival circunjacente
A largura e o comprimento da recessão "clássica" são avaliados em relação à gengiva inserida, à profundidade do sulco e à largura das papilas adjacentes. Esses parâmetros são relevantes para o plano de tratamento.

As perdas teciduais papilares, embora também sejam relevantes para o tratamento e a determinação do prognóstico, não fazem parte da análise de Jahnke, que se destina sobretudo a estudos científicos (computadorizados).

Modif. de *P.V. Jahnke e cols.*, 1993

Recessão: mensuração em mm (Jahnke e cols., 1993)

- **Medidas verticais**

1 Recessão vertical
2 Nível de inserção
3 Gengiva queratinizada
4 Profundidade de sondagem

- **Medidas horizontais**

5 Largura do defeito no nível da junção cemento-esmalte
6 Largura da papila na junção cemento-esmalte

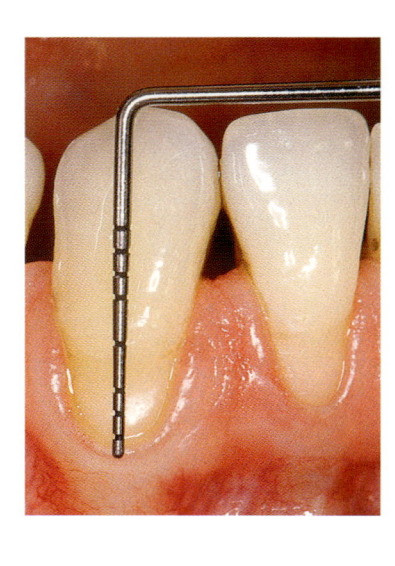

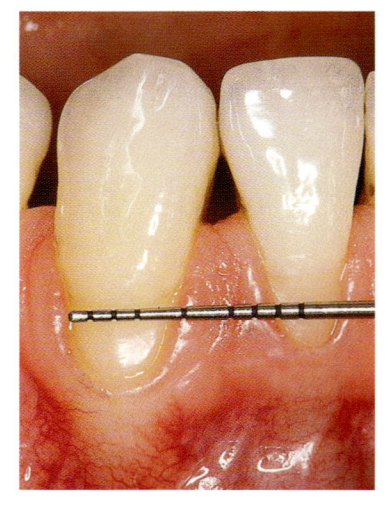

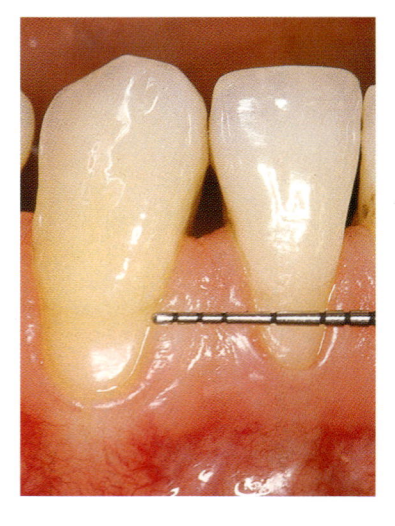

365 Mensuração clínica dos três parâmetros principais

1 e 2	Recessão vertical e nível de inserção (esquerda)
5	Recessão horizontal/largura (centro)
6	Largura papilar (direita)

Para a correção cirúrgica da recessão, o que importa é o volume do tecido circunjacente (irrigação do enxerto), e não a extensão da recessão.

Diagnóstico da recessão **163**

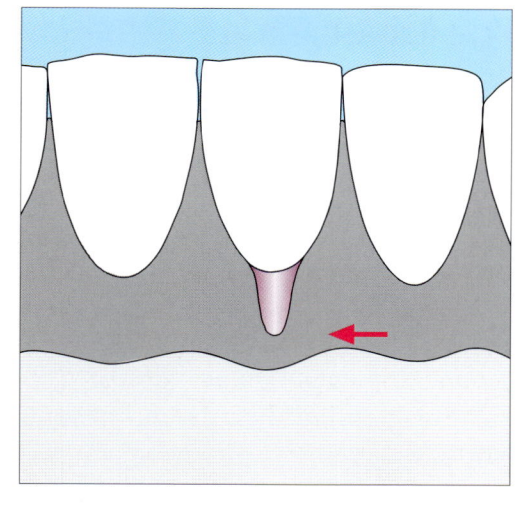

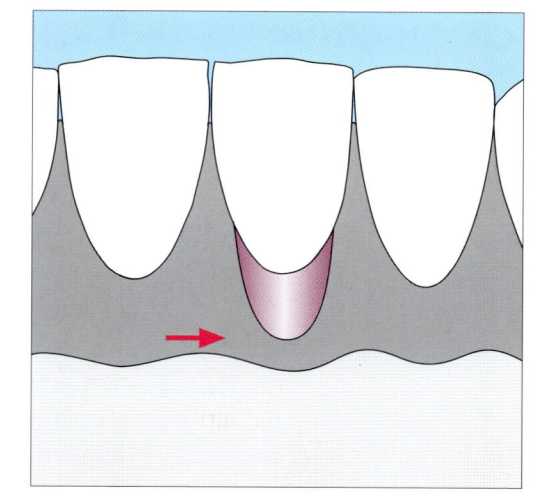

Classificação de Miller (1985)

366 Classe I
Recessão "clássica" vestibular, estreita (*esquerda*) ou larga (*direita*), e papilas íntegras, com extremidades afiladas. O defeito não alcança a linha mucogengival.

Tratamento: O recobrimento total desse tipo de recessão – com enxerto de tecido conjuntivo, por exemplo – não é possível.

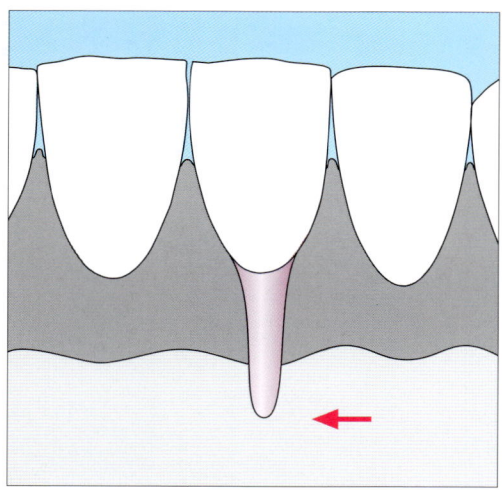

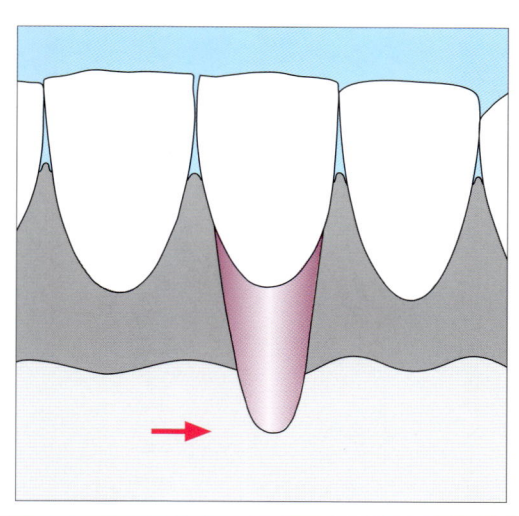

367 Classe II
Recessão "clássica" vestibular, estreita (*esquerda*) ou larga (*direita*), que ultrapassa a linha mucogengival, alcançando a mucosa móvel. Papilas praticamente intactas.

Tratamento: Ainda é possível obter o recobrimento total da superfície radicular. Nesse tipo de recessão profunda, pode-se empregar, em vez de um enxerto de tecido conjuntivo, também a técnica da regeneração tecidual guiada (RTG) (ver p. 435).

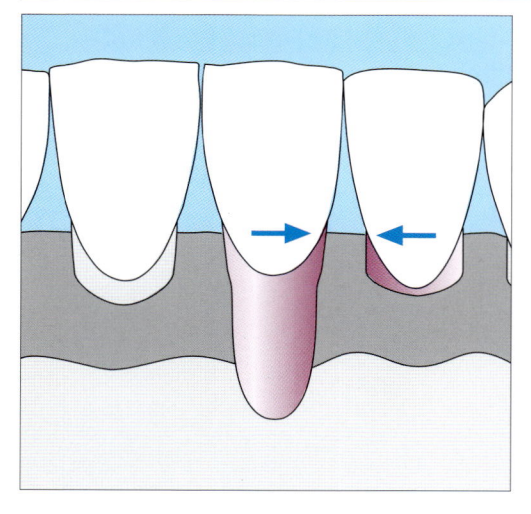

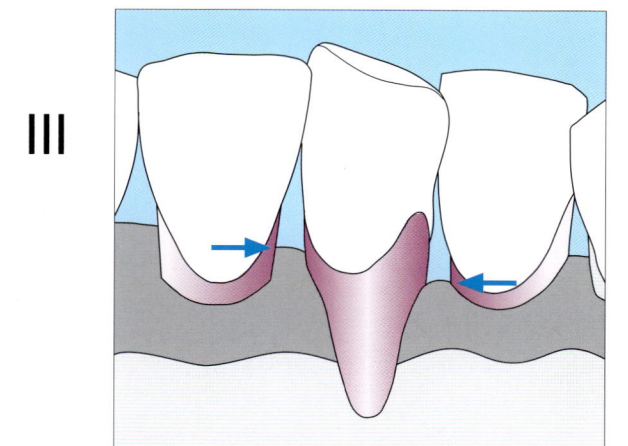

368 Classe II
Recessões largas que ultrapassam a linha mucogengival e alcançam a mucosa móvel. A contração tecidual e o posicionamento dental inadequado podem levar à perda considerável das papilas.

Tratamento: A regeneração completa do tecido não é viável; mediante correção cirúrgica, pode-se recobrir a superfície radicular apenas parcialmente; não há possibilidade de regeneração papilar.

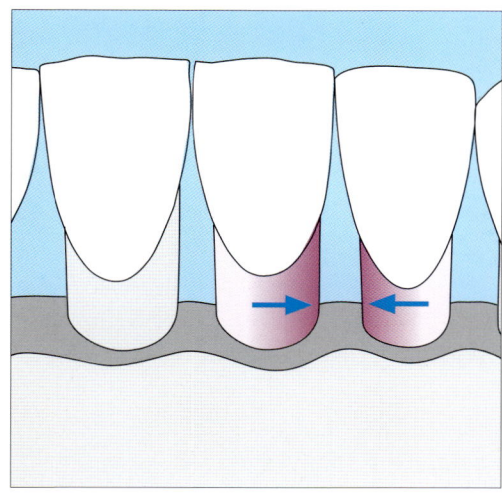

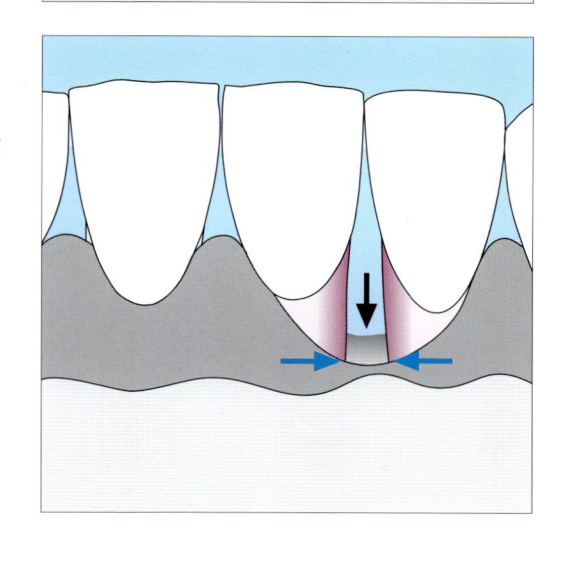

369 Classe IV
Esquerda: Perdas de tecidos periodontais ao redor de todo o dente (recessão devida à periodontite ou a tratamento ressectivo).

Direita: Esse tipo de perda tecidual observa-se mais comumente nos casos de gengivoperiodontite ulcerativa, após repetidos surtos agudos.

Tratamento: A reconstrução tecidual por meio de intervenções cirúrgicas é praticamente impossível.

Seqüelas da recessão: sensibilidade dentinária, defeitos cuneiformes, cárie de dentina – diagnóstico diferencial – erosão

As seqüelas da recessão são numerosas: nas regiões mais visíveis, como as de incisivos superiores, caninos e pré-molares, pode haver comprometimento estético. Os dentes com recessões podem apresentar *hipersensibilidade*, difícil de eliminar em alguns casos (p. 458). Mais tarde, especialmente se a técnica de escovação não for corrigida (movimentos horizontais), pode ocorrer a formação de defeitos em cunha. Em pacientes senis, com dificuldade de manter higiene bucal adequada, podem desenvolver-se cáries dentinárias nos colos dentais ou, até mesmo, em toda a extensão das superfícies expostas. O tratamento dessas lesões é extremamente difícil (p. 456).

Os defeitos cuneiformes devem ser diferenciados da erosão. Esta localiza-se no esmalte, junto ao colo dental, surgindo primeiramente nos incisivos e caninos superiores. A causa da erosão é, em geral, o consumo de alimentos altamente ácidos, desmineralizantes (frutas, bebidas ácidas, etc.), associada ao fluxo salivar insuficiente nessas áreas (carência de remineralização).

370 Recessão vestibular – defeitos cuneiformes
A Situação saudável em um paciente jovem.
B Recessão causada por escovação traumática. Podem ocorrer comprometimento estético e sensibilidade dentinária em conseqüência da recessão.
C Quando a escovação inadequada (movimentos horizontais, força excessiva) – e, talvez, também distúrbios funcionais – não é corrigida, surgem defeitos em forma de cunha.

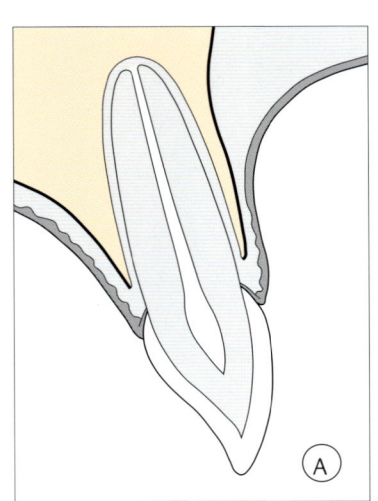

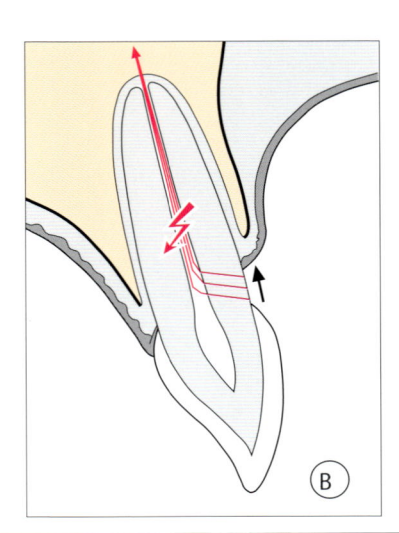

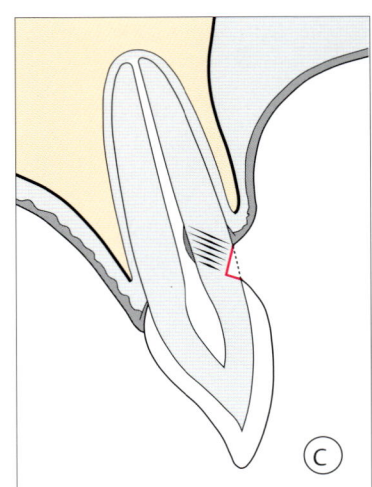

371 Diagnóstico diferencial: erosões
D Desmineralização da superfície de esmalte limpa, livre de placa, inicia-se após o contato prolongado com substâncias ácidas (alimentação).
E Erosão acentuada, alcançando a dentina.
F Erosão profunda, *associada* a defeito cuneiforme, em caso de recessão gengival.

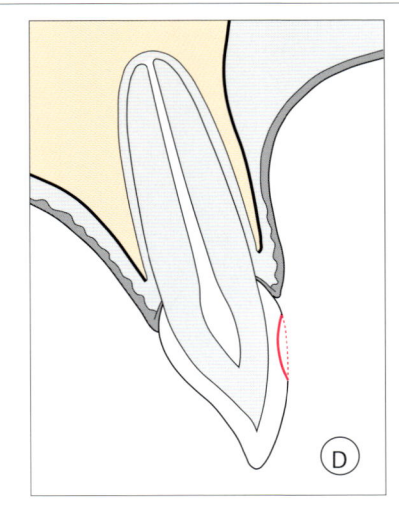

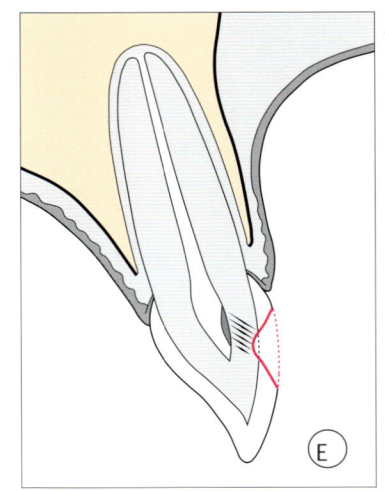

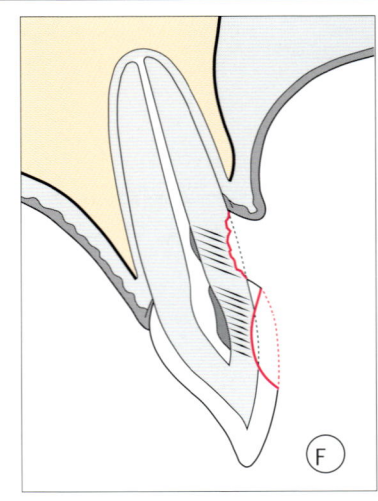

Tratamento: As recessões e erosões podem ser prevenidas e tratadas.

A melhor forma de prevenir a recessão gengival e a conseqüente formação de *defeitos cuneiformes* é por meio de técnica de escovação correta. Se, mesmo assim, a recessão gengival surgir ou continuar progredindo, esta deverá ser contida por aplicação de enxerto gengival livre (EGL, p. 401), de preferência. Se, para o paciente, o componente estético estiver em primeiro plano, pode-se recobrir a raiz exposta por meio de enxertos de tecido conjuntivo, por exemplo (p. 419).

Defeitos cuneiformes profundos e que não serão recobertos por enxerto podem ser restaurados com compósitos.

As *erosões* devem ser diagnosticadas precocemente, quando ainda se limitam ao esmalte. Para conter a progressão dessas são necessárias mudanças nos hábitos alimentares (além de enxágüe imediato da boca após consumo de alimentos ácidos), escovação correta e aplicação e uso de flúor. As erosões profundas, atingindo a dentina (cor amarelada), devem ser restauradas com compósitos após ataque ácido e aplicação de adesivos dentinários. Em alguns raros casos, as erosões estão associadas a defeitos cuneiformes.

Exame clínico – diagnóstico – prognóstico

Antes de dar início ao tratamento, deve ser feito exame clínico minucioso para a determinação do diagnóstico e do prognóstico preliminar. É necessário distinguir os casos de reabilitação geral do periodonto daqueles em que o paciente deseja apenas solucionar um problema local específico. Mesmo nesse último caso, é imprescindível a realização de anamneses *geral* e *específica*, a fim de levantar todos os dados acerca de doenças sistêmicas, fatores de risco, uso de medicamentos, etc.

Hoje em dia, porém, dá-se prioridade aos tratamentos reabilitadores. Isso só é possível quando o paciente expressa os seus desejos e expectativas. Nas periodontites avançadas, com amplos defeitos ósseos, faz-se necessária a consulta e a intervenção de profissionais de diversas áreas: periodontistas, cirurgiões, protesistas, ortodontistas e, até mesmo, do clínico geral.

O diagnóstico e o prognóstico preliminares servem como orientação para o início do tratamento. Importante é a distinção entre as formas agressivas e as crônicas da doença periodontal.

Com base nos dados coletados, pode-se executar um plano de tratamento temporário, bem como um plano alternativo.

A propedêutica clínica abrange:

Exame clínico
- História médica do paciente
- Anamnese clássica
- Exames laboratoriais, como culturas microbiológicas, avaliação da resposta imunológica do paciente, etc.

Determinação dos fatores de risco
- Fatores adquiridos e hereditários
- Avaliação do risco

Armazenamento dos dados (charting)
- Ficha clínica usual (formulários)
- Armazenamento eletrônico/digitalizado dos dados

Diagnóstico – temporário/definitivo
- geral ou bucal (p. ex., "periodontite crônica tipo II")
- dental ou relativo a cada face dental (ver ficha de exame)

Prognóstico – preliminar/definitivo
- geral para o paciente
- específico para cada segmento do periodonto

Exame clínico

Antes do exame minucioso do periodonto, deve ser feito um "rastreamento" rápido (p. ex., índice PSR/PSI, p. 73), de apenas alguns minutos, a fim de investigar se existem realmente lesões periodontais ou se há outros problemas a serem priorizados.

Uma vez detectadas alterações no periodonto, deve-se proceder a exame mais detalhado. Primeiramente, é feita a verificação usual da profundidade das bolsas e da perda de inserção (p. 383).

Havendo indícios de patologia específica, pode ser indicada a realização de exames complementares, especialmente nos seguintes casos:

- Sangramento intenso, apesar do pouco acúmulo de placa bacteriana;
- Sinais de atividade (secreção purulenta);
- Perda significativa de inserção em pacientes jovens;
- Mobilidade dental elevada, apesar da pouca perda óssea;
- Suspeita de doença sistêmica.

372 Checklist dos exames de rotina e facultativos

Exames de rotina
Os exames de rotina são realizados em todos os casos de periodontite, antes do início do tratamento. Para tanto, é necessária uma ficha clínica periodontal, à qual se podem anexar formulários de anamnese, índices gengival e de higiene, análise funcional, etc. Independentemente da ficha clínica utilizada e da forma de levantamento e armazenamento dos dados – computadorizada ou não –, o importante é que o exame seja feito de modo sistemático, *dente por dente*.

Exames complementares
Nos casos de periodontites agressivas, de rápida progressão e/ou relacionadas a distúrbios funcionais, bem com naqueles em que estão previstas reconstruções protéticas extensas, podem ser necessários exames complementares, que variam conforme o caso.

Para uma melhor avaliação do potencial de risco e do prognóstico, bem como a execução de plano de tratamento mais preciso (tratamento medicamentoso complementar?), testes laboratoriais microbiológicos e imunológicos podem ser úteis.

Exame		Formulário/Ficha/Relatório
Exames de rotina		
Anamnese geral		História médica
Anamnese específica		Ficha periodontal, formulário
Inflamação gengival	(ISP, SS)	Ficha periodontal (e formulários de controle)
Acúmulo de placa	(IPI, IP)	Ficha periodontal
Profundidade de sondagem		Ficha periodontal
	Nível clínico de inserção →	Ficha periodontal
Recessões gengivais		Ficha periodontal
Envolvimento de furca	F1–F3	Ficha periodontal
Nível ósseo clínico		Ficha periodontal
Atividade de bolsa	(Exsudato, pus)	Ficha periodontal
Mobilidade dental	MD	Ficha periodontal
Análise funcional simples	(Análise intrabucal)	Ficha periodontal
Exame radiográfico		Panorâmica, interproximais, periapicais, etc.
Exames complementares, facultativos		
Moldagem para confecção de modelos		Modelos*; se necessário, montagem em articulador
Fotografias intra e extra-orais		Catálogo fotográfico, exames especiais
Exames microbiológicos		
Microscopia (campo escuro ou contraste de fases)		Protocolo
Cultura bacteriana		Relatório laboratorial
Testes de DNA		Relatório laboratorial
Ensaios reação antígeno/anticorpo		Relatório laboratorial, protocolo
Ensaios enzimáticos		Relatório laboratorial, protocolo
Outros		
Análise da resposta do hospedeiro		
Polimorfismo da interleucina-1 (genótipo IL-1 positivo)		Relatório laboratorial
AST – análise das enzimas da degradação celular		Protocolo (*chair side*)
Teste de temperatura das bolsas		Protocolo
Outros		
Biópsia tecidual		Relatório médico, laboratorial
Exames médicos gerais e anamnese		Relatório médico (contato com o clínico geral)
Exames de sangue (p. ex., análise dos PMN)		Relatório laboratorial
Análise funcional (AF) intra-oral		Formulário AF
Análise funcional minuciosa, com registro em articulador		Modelo de estudo em articulador, formulário AF

Anamnese geral

O exame do paciente inicia-se com a anamnese acerca da saúde geral, ou anamnese médica. Para facilitá-la, pode-se utilizar um questionário, que, no entanto, não substitui a anamnese feita oralmente. O questionário deve ser complementado com perguntas individuais, especialmente sobre os fatores de risco adquiridos ou hereditários.

A anamnese médica é importante não só para a proteção da saúde do paciente como também para a do cirurgião-dentista e dos assistentes (p. 211).

Anamnese específica

Além das perguntas sobre a saúde geral do paciente, deve-se realizar a anamnese específica: por que razão o paciente procurou o profissional? Quais são as suas queixas? Quais são as suas expectativas em relação ao tratamento? Há problemas cariológicos, periodontais, protéticos urgentes? Há alterações na mucosa oral? Há queixas de dor? O paciente reclama em relação à estética bucal, como escurecimento dental, diastemas, mau posicionamento dental inadequado, extrusão, *sorriso gengival*, etc.?

Questionário – anamnese médica

*Favor preencher todo o formulário – as suas respostas são muito importantes.
Todas as informações fornecidas são confidenciais e serão mantidas sob sigilo.*

Nome ....

Endereço .... CEP ....

Profissão .... Data de nascimento ....

Telefone residencial .... Telefone comercial ....

Médico clínico geral ....

Motivo da consulta ....

Você...   Sim   Não
- sente dor no peito durante o esforço físico (angina *pectoris*)?   ☐   ☐
- já sofreu infarto (quando?)   ☐   ☐
- possui anomalia de válvula cardíaca (ou prótese valvar)?   ☐   ☐
- sofre de hipertensão?   ☐   ☐

- sangra com facilidade?   ☐   ☐
- já sofreu derrame?   ☐   ☐
- sofre de epilepsia?   ☐   ☐
- sofre de asma brônquica?   ☐   ☐

- tem ou já teve...   ☐   ☐
- doenças pulmonares, tosse crônica?   ☐   ☐
- reações alérgicas... (medicamentos? Outras causas?)   ☐   ☐
- diabete?   ☐   ☐
  faz uso de insulina?   ☐   ☐

- doenças da tireóide?   ☐   ☐
- doenças hepáticas?   ☐   ☐
- doenças renais?   ☐   ☐
- câncer (leucemia, carcinoma ou outra forma)?   ☐   ☐

- doenças infecciosas?   ☐   ☐
  hepatite?   ☐   ☐
  AIDS (ou é HIV-positivo)?   ☐   ☐
  Outras?   ☐   ☐

Informações complementares
- Você necessita de cobertura antibiótica antes de tratamentos odontológicos?   ☐   ☐
- Você faz uso de medicamentos *prescritos por médico*?   ☐   ☐
  Outros medicamentos? ....   ☐   ☐
- Você fuma? (Quantos cigarros/dia?)   ☐   ☐

- Apenas para mulheres: Você está grávida? (Semana, mês?)   ☐   ☐

Data: .... Assinatura: ....

---

373 Questionário sobre a saúde geral
No cabeçalho, devem ser preenchidos os dados pessoais do paciente, os quais, em seguida, podem ser transferidos para a ficha clínica.

Para maior economia de tempo, o questionário é preenchido já na sala de espera.

O questionário do exemplo ao lado contém apenas 20 perguntas, que o paciente deve responder com *sim* ou *não*. O paciente confirma a veracidade das informações por ele fornecidas mediante assinatura.

Na maioria das vezes, as questões devem ser complementadas com perguntas específicas para cada caso, que serão discutidas com o paciente.

Nos casos de doenças sistêmicas graves, o médico do paciente deve ser consultado.

As informações fornecidas pelo paciente devem ser mantidas em sigilo.

Exame clínico de rotina

Após a anamnese, dá-se início aos procedimentos "clássicos" do exame clínico. Primeiramente, é feito o exame visual, inspecionando-se todas as áreas da cavidade oral com auxílio do espelho. Muitas alterações já podem ser detectadas com essa inspeção (Fig. 374): gengivites e recessões, por exemplo, bem como acúmulo de placa. O exame visual, porém, pode induzir a enganos: gengivites graves, por exemplo, podem ser interpretadas como periodontite, e gengivas aparentemente saudáveis podem "mascarar" perdas de inserção. O diagnóstico precoce da periodontite – detecção de bolsas verdadeiras – é muito importante para a manutenção do elemento dental e só é possível com o uso da sonda periodontal.

A inspeção deve ser complementada pelo exame radiográfico, bem como por testes de vitalidade em todos os dentes. Nos elementos dentais com mobilidade elevada, devem ser feitos exames complementares (análise funcional, p. 174).

374 Exame visual, confiabilidade?
À inspeção da cavidade oral, a gengiva aparenta saudável. Ao exame visual do *periodonto*, detectam-se apenas alterações superficiais em mucosa e dentes (direita). A inspeção visual pode ser de extrema importância para a saúde geral do paciente – "inspeção visual" das mucosas para a prevenção de carcinomas, por exemplo, assoalho da boca, palato, deve ser realizado rotineiramente, principalmente em pacientes fumantes (estomatites, leucoplasias).

Dentes
- Integridade do tecido duro
- Acúmulo de placa
- Restauração (higiene bucal)

Gengiva
- Eritema
- Edema
- Lesões ulcerosas
- Recessão

Mucosas
- Eflorescências
- Alteração de cor
- Lesões pré-cancerosas
- Tumores

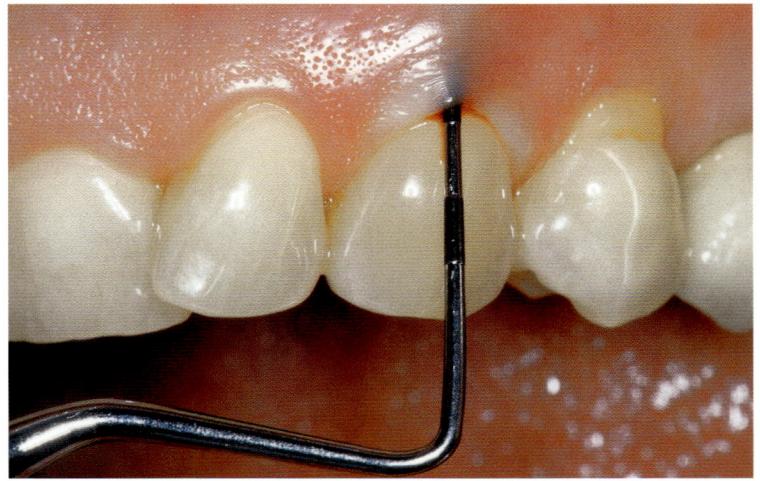

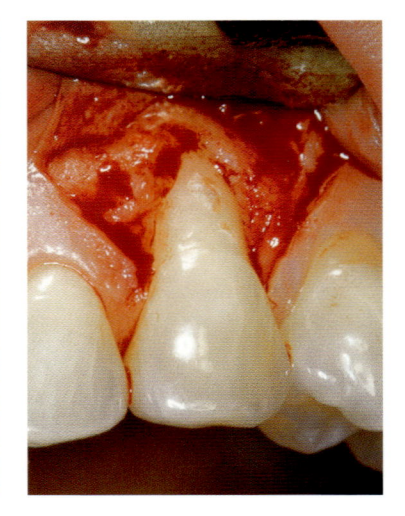

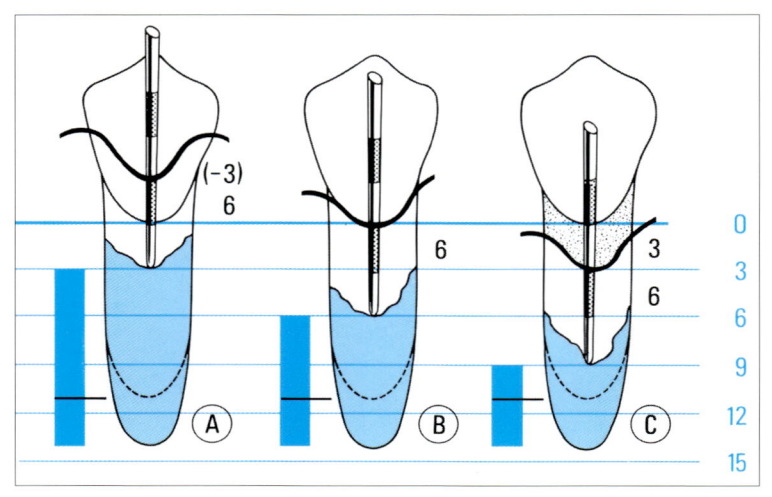

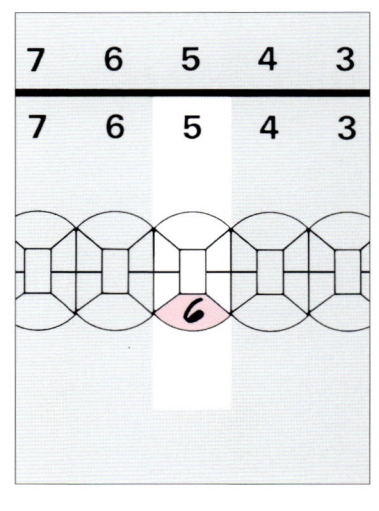

375 Sondagem do sulco gengival
Somente a sondagem do sulco gengival permite detectar a presença de periodontite avaçada (no mesmo caso), apesar da aparência saudável da gengiva (perda de inserção vestibular).

Direita: A área de exposição cirúrgica apresenta:
- Perda de 3 mm da tábua óssea vestibular.
- Resíduos de cálculos em...
- ... uma fissura radicular, vestibular, rasa.

376 Profundidade de sondagem (PS) de 6 mm
Os 6 mm de PS não significam nada quanto à perda de inserção (PI) e à inserção remanescente (colunas azuis): a PI de 6 mm é mais crítica em raiz curta.

A 6 mm de profundidade de bolsa
– 3 mm de pseudobolsa
= 3 mm de perda de inserção (PI)

B 6 mm de profundidade de bolsa
= 6 mm (PI)

C 3 mm de recessão gengival
+ 6 mm de profundidade de bolsa
= 9 mm (PI)

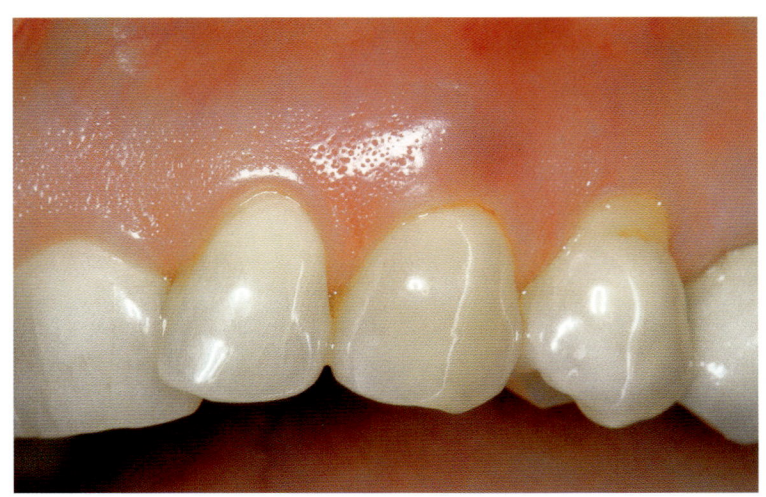

Sondagem de bolsas – profundidade das bolsas, perda de inserção clínica

Os principais sinais da periodontite são a destruição do tecido de sustentação dental – ou perda de inserção (PI) – e a formação de bolsas gengivais e/ou ósseas verdadeiras. Portanto, a determinação da profundidade das bolsas, ou profundidade de sondagem (PS), e da perda de inserção faz parte do exame clínico do paciente com periodontite. A validade dessas medidas *clínicas* infelizmente é apenas relativa, uma vez que são pouco congruentes com os achados anatomopatológicos (Armitage e cols., 1977; van der Velden e Vries, 1980; van der Velden e cols., 1986), variando conforme a integridade do periodonto (resistência tecidual).

Mesmo que a aplicação da força à sondagem não ultrapasse os baixos valores recomendados – 0,20 a 0,25 N –, a sonda periodontal sempre ultrapassa o fundo do sulco/bolsa, penetrando no tecido: quando a gengiva é saudável e o epitélio juncional está íntegro, a profundidade do sulco histológico é de, no máximo, 0,5 mm, enquanto a sonda indica 2,5 mm, pois o instrumento penetra no epitélio juncional. Nos casos de gengivite ou periodontite, a sonda penetra pelo epitélio da bolsa e pelo tecido conjuntivo inflamado, rico em vasos sanguíneos (sangramento), até as primeiras fibras colágenas intactas inseridas em cemento radicular.

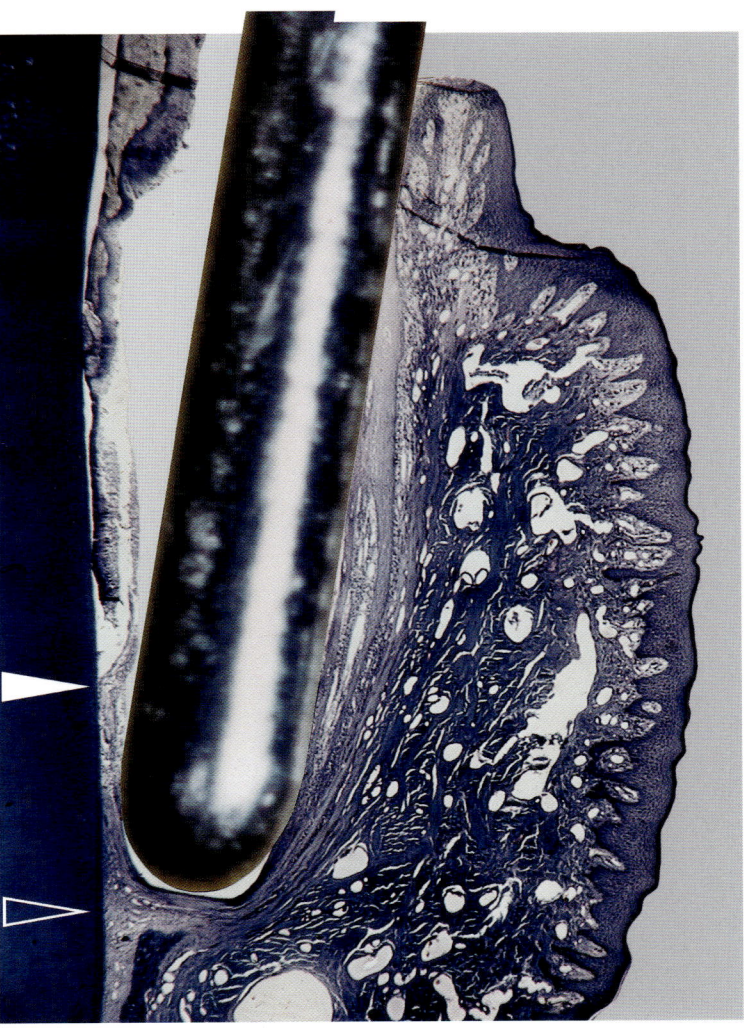

377 Profundidade de sondagem (PS) *versus* profundidade de bolsa
A fotomontagem em dimensões proporcionais mostra a extremidade de uma sonda em bolsa supra-óssea pouco profunda: o epitélio da bolsa é perfurado, e a gengiva, afastada. Apenas as fibras colágenas saudáveis do tecido conjuntivo ou da crista óssea exercem resistência contra a penetração da sonda ("freamento" da sonda somente por fibras colágenas dentogengivais intactas).

Seta cheia   Fundo da bolsa
Seta vazia   Profundidade de sondagem

A *margem de incongruência* entre a profundidade histológica (real) e a clínica (profundidade de sondagem) pode chegar a até 2 mm no periodonto fortemente alterado. No exame inicial, essa imprecisão é irrelevante, mas, na comparação entre os quadros pré e pós-tratamento, deve ser levada em consideração: na maioria das vezes, o sucesso da terapia (redução da PS) é menor do que o aparente.

Cortesia de *G. Armitage*.

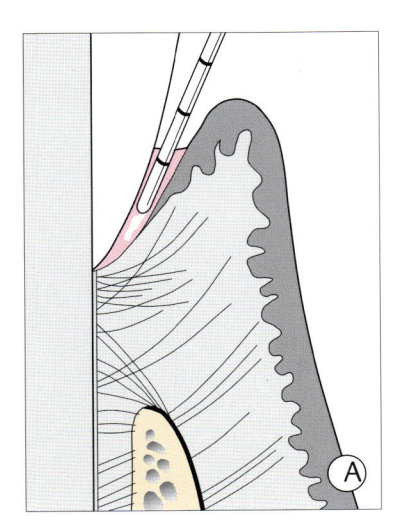

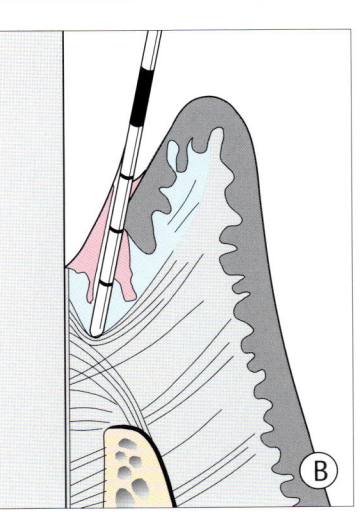

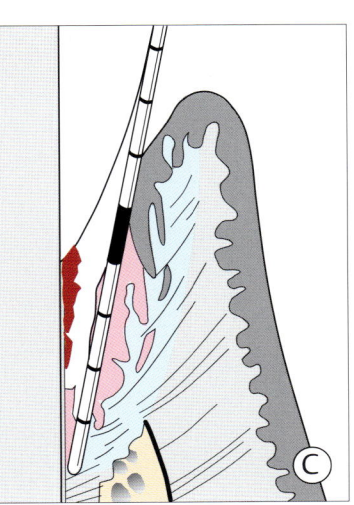

378 Profundidades de sondagem (PS)
Esquerda: **Gengiva saudável:**
A sonda pára no interior do epitélio juncional (rosa) (ausência de sangramento). Profundidade medida: cerca de 2,5 mm.

Centro: **Gengivite:**
A sonda penetra através do epitélio juncional (sangramento), parando nas fibras colágenas.

Direita: **Periodontite:**
A sonda penetra atravessando o epitélio juncional e é freada pelo tecido ósseo (sangramento). Profundidade medida: 7,5 mm.

Sondas periodontais

Existe um grande número de instrumentos disponíveis no mercado para a mensuração da profundidade de bolsas. Quando empregadas corretamente, a maioria das sondas é confiável; entretanto, deve-se fazer distinção entre as sondas para estudos científicos e aquelas utilizadas na clínica. As sondas plásticas são empregadas na sondagem de "bolsas" junto a implantes (mucosite, periimplantite).

A tendência atual é para o uso de sondas com milimetragem precisa, com marcas a cada 1 mm, por exemplo. O importante é que a leitura não seja comprometida.

O padrão atual é de sondas com 0,5 a 0,6 mm de diâmetro e *pontas arredondadas*.

A força aplicada à sondagem deve ser em torno de 0,20 a 0,25 newtons. Pode-se testar o emprego da força com uma balança de laboratório ou pressionando-se a raiz da unha do polegar (dor): na maioria das vezes, a força aplicada à sondagem é maior do que a recomendada. Entretanto, deve-se considerar que a sonda pode ser detida por um cálculo ou outra irregularidade antes de alcançar a profundidade máxima de sondagem.

379 Sondas periodontais com diferentes marcações (em mm)
Sondas metálicas com divisões exatas (em mm).
Da esquerda para a direita:

- **Sonda CPITN/OMS** (Deppeler): 0,5 (esfera); 3,5; 5,5; (8,5; 11,5)
- **CP12** (Hu-Friedy): 3; 6; 9; 12
- **GC-American:** 3; 6; 9; 12
- **UNC 15** (Hu-Friedy): Milimetrada; a cada 5 mm: faixa preta larga (5; 10; 15)

Direita: UNC 15, vista aproximada.

380 Sondas plásticas
Para uso junto a implantes. Nem todas são esterilizáveis.
Da esquerda para a direita:

- **Deppeler:** 3; 6; 9; 12
- **Hu-Friedy:** 3; 6; 9; 12
- **Hawe:** 3; 5; 7; 10
- **Hawe "dobrável"** [[no original: "sonda click"]]: 3; 5; 7; 10

Direita: "**Sonda sonora**" (Esro): 3; 6; 9; 12. Quando a força aplicada à sondagem atinge 0,20 N, a sonda emite um sinal acústico.

381 Sistema Florida-Probe
A *extremidade de titânio* (0,45 mm de diâmetro) da sonda eletrônica, usada também em implantes, calibra a força de sondagem em 0,25 N e uma precisão de 0,2 mm.
Na figura: Comparação de tamanho com sonda UNC-15.

Direita: Os três tipos de sonda do sistema FP marcam diferentes pontos de referência para a mensuração. De cima para baixo:

- Disc Probe
- Stent Probe
- PD Probe (*pocket depth*)

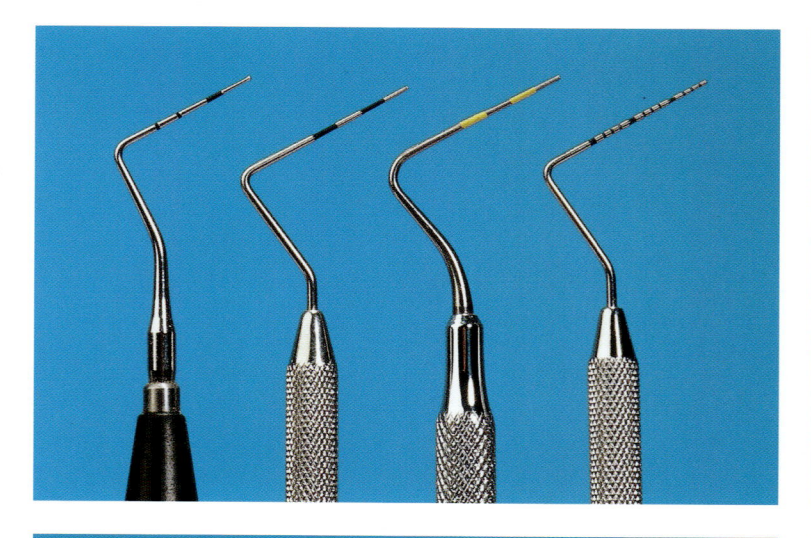

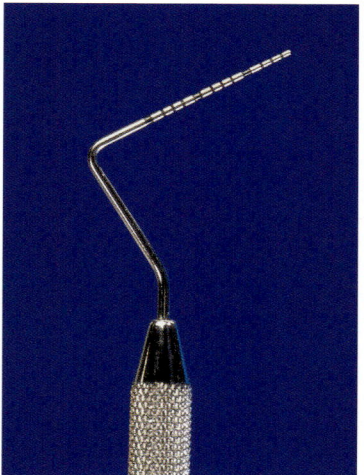

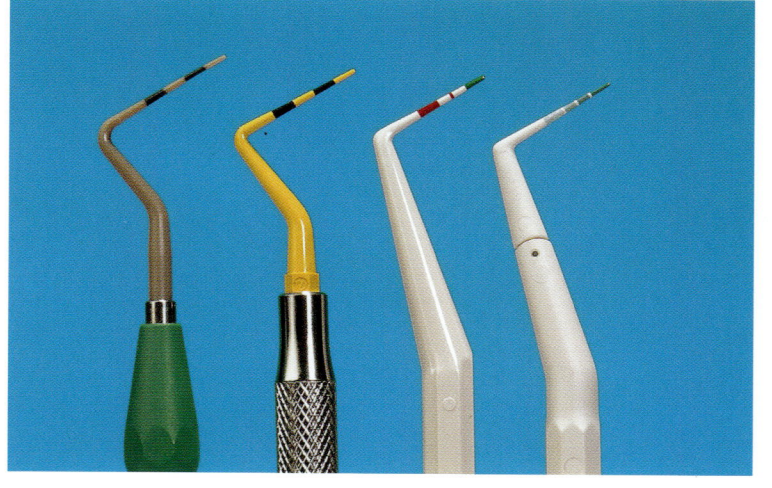

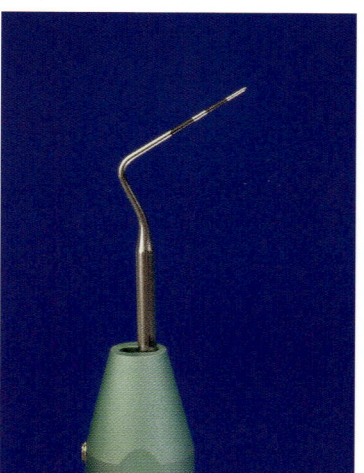

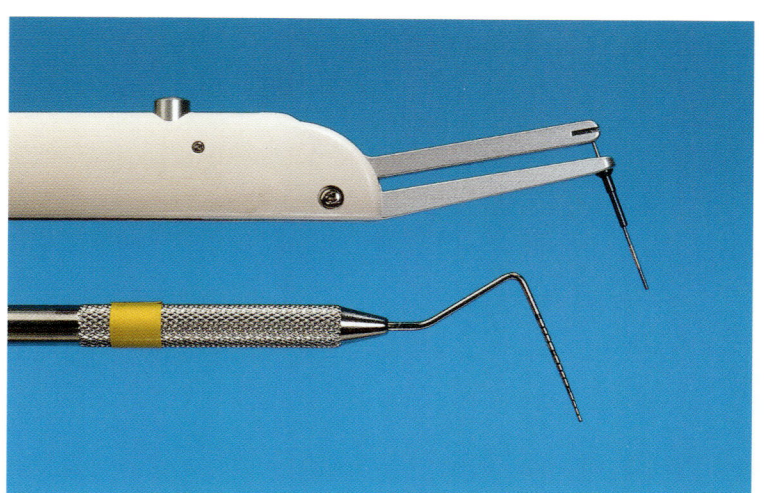

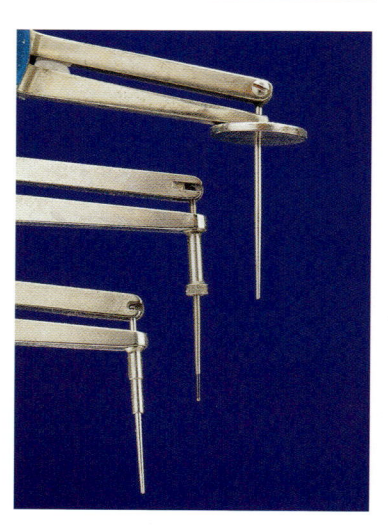

Profundidade de sondagem – interpretação dos valores

Embora se fale em *mensuração da profundidade de bolsas* no exame clínico, a verdadeira profundidade (histológica) *não* pode ser determinada clinicamente, pois a sonda sempre penetra no tecido (epitélio juncional ou da bolsa, tecido conjuntivo com infiltrado). Os resultados dependem, portanto, da intensidade da inflamação, ou seja, da resistência exercida pelo tecido. Todavia, cálculos ou irregularidades da superfície radicular podem impedir a penetração da sonda até o fundo da bolsa.

Em geral, podem ser verificados os seguintes parâmetros com o uso da sonda, seja ela mecânica, seja eletrônica:

- *Profundidade de sondagem:* medida da margem gengival até o ponto mais apical de penetração da sonda; relativamente imprecisa.
- *Nível de inserção clínico (CAL: clinical attachment level):* medido da junção cemento-esmalte (JCE) até o ponto mais apical de penetração da sonda; mais preciso.
- *Altura óssea* (sob anestesia): medida da margem gengival até a crista óssea.
- *Recessão:* medida do limite esmalte-cemento até a margem gengival.
- *Edema gengival:* medido do JCE (muitas vezes, difícil de localizar com a sonda) até a margem gengival.

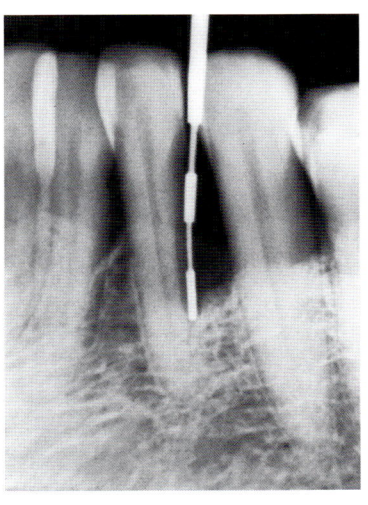

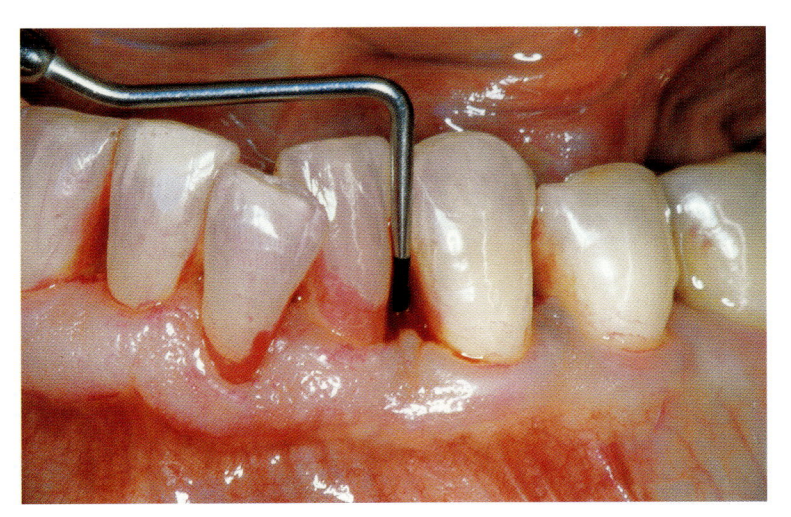

382 Bolsa intra-óssea de 9 mm de profundidade – distal do dente 32
Apesar da aplicação controlada da força (cerca de 0,25 N), a sonda penetra até o osso, atravessando o fundo da bolsa e o epitélio juncional ainda existente (tecido inflamado).
Perda óssea horizontal com início de destruição óssea vertical ao redor do dente.

Esquerda: A ponta da sonda parece alcançar o osso.

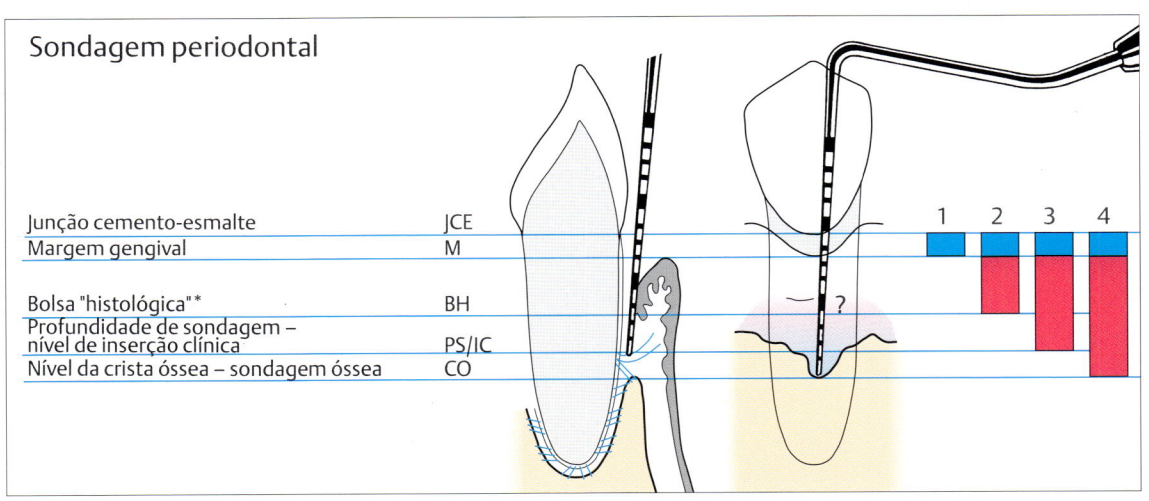

Sondagem periodontal

Junção cemento-esmalte	JCE
Margem gengival	M
Bolsa "histológica"*	BH
Profundidade de sondagem – nível de inserção clínica	PS/IC
Nível da crista óssea – sondagem óssea	CO

383 Representação esquemática dos parâmetros mensuráveis
Com exceção do edema gengival, constam na figura todos os parâmetros de mensuração acima mencionados. As mensurações aqui representadas por vestibular devem ser feitas em pelo menos seis diferentes locais junto ao dente (p. 194).

As colunas indicam:

1 A recessão gengival;
2 O fundo histológico da bolsa;
3 A profundidade de sondagem clínica;
4 A "sondagem óssea".

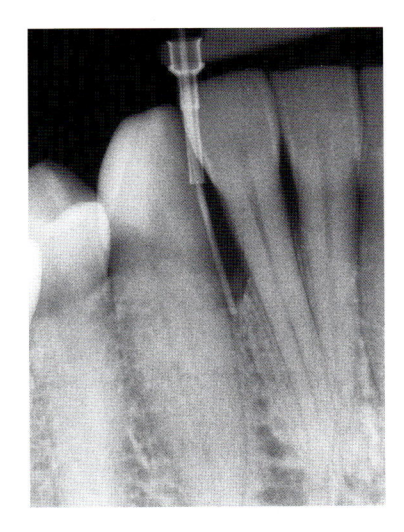

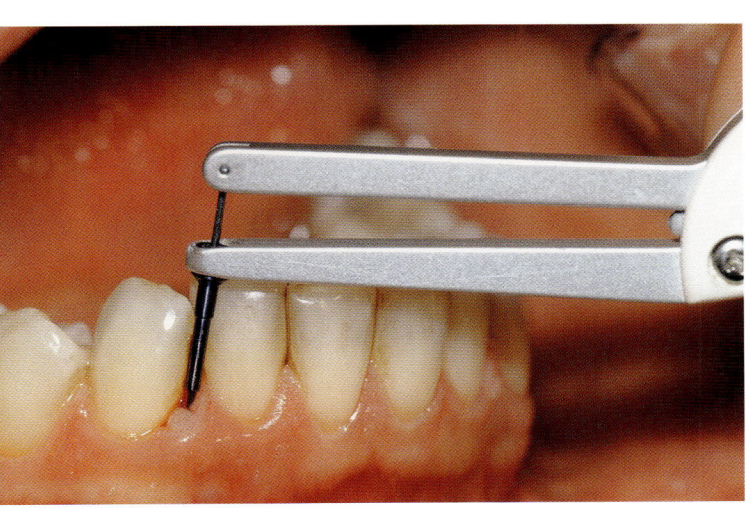

384 Sonda "Florida" posicionada
A sonda "Florida", ou o monitor a ela conectado, mostra uma profundidade de sondagem de 7 mm. Pode-se ver o cilindro-guia, que deve estar apoiado sobre a margem gengival.

Esquerda: Sonda Florida, de 0,5 mm de espessura, visível na radiografia: o contraste é relativamente baixo (titânio).

Envolvimento de furca – comprometimentos de furca horizontal e vertical

Irregularidades e fusões radiculares, projeções de esmalte

Se todas as raízes tivessem superfícies convexas, ou seja, cortes transversais ovais ou circulares, o tratamento periodontal seria muito mais simples. No entanto, concavidades ou constrições radiculares são observadas mesmo em dentes unirradiculares. Nos dentes multirradiculares, é sempre necessário localizar a furca (comprimento do tronco; ângulo da furca) e verificar se esta foi exposta pela perda de inserção e, em caso afirmativo, qual a amplitude da exposição. Deve-se também pesquisar até que ponto as raízes estão fusionadas – em alguns casos, formam-se furcas estreitas e profundas no local da fusão –, bem como se há projeções ou pérolas de esmalte (p. 382) na área da furca. A superfície radicular (de cemento), mesmo saudável, apresenta irregularidades, que são especialmente acentuadas nas áreas de furca (Schroeder e Rateitschak-Plüss, 1983; Schroeder, 1986).

Quanto maior a profundidade de sondagem e mais estreita for a furca comprometida, mais difícil será detectar as características morfopatológicas.

385 Sondas especiais para o exame de furcas, reentrâncias e fissuras:

- **EX 3CH** (HuF): afilada e pontiaguda; curva/helicoidal; par: direita e esquerda; adequada para o exame de superfícies e de reentrâncias estreitas.
- **PC-NT** 15 (HuF): dobrada em ângulo reto; milimetrada, com faixas mais largas a cada 5 mm (5; 10; 15).
- **PQ 2N** (Nabers; HuF): sonda para furca com marcas aos 3, 6, 9 e 12 mm.

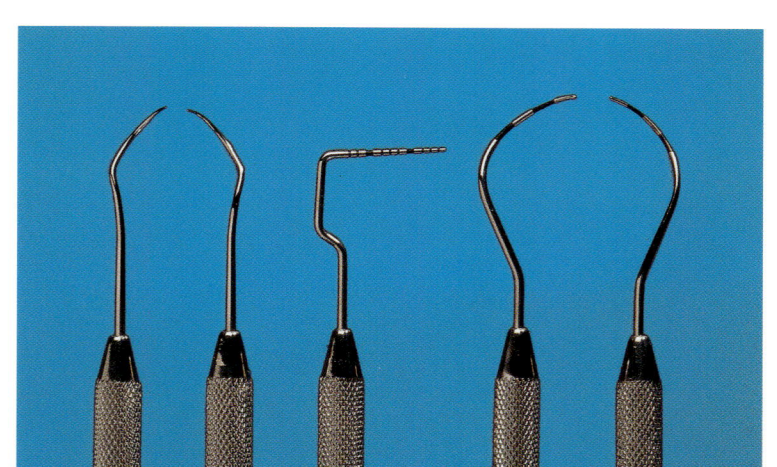

Graus do comprometimento de furca:

Horizontal (graus 0 a 3)

F0 –
F1 Até 3 mm
F2 Acima de 3 mm
F3 Toda a extensão horizontal/lado a lado

Vertical (subclasses A a C)

A Até 3 mm, tronco curto
B 4 a 6 mm
C 7 mm ou mais

O comprimento do tronco (da JCE até o teto da furca) deve ser considerado.

386 Corte transversal da maxila
Observa-se imensa diversidade de cortes transversais radiculares, fusões e concavidades radiculares, etc., bem como uma grande variação de volume dos septos ósseos interdentários e inter-radiculares.

387 Formas variadas dos molares superiores e inferiores (direita)
As raízes foram cortadas transversalmente a cerca de 4 mm da JCE em direção apical. A vista pelo lado apical mostra a grande variação de forma, bem como as fusões das furcas. Pode-se imaginar as dificuldades associadas com o alisamento radicular destas áreas.

388 Corte transversal da mandíbula
A morfologia radicular dos dentes inferiores é menos variada do que a dos superiores, entretanto, praticamente todas as raízes apresentam concavidades vestíbulo-linguais. Muitos molares têm projeções de esmalte. Principalmente os molares inferiores mostram uma variabilidade no comprimento do tronco radicular.

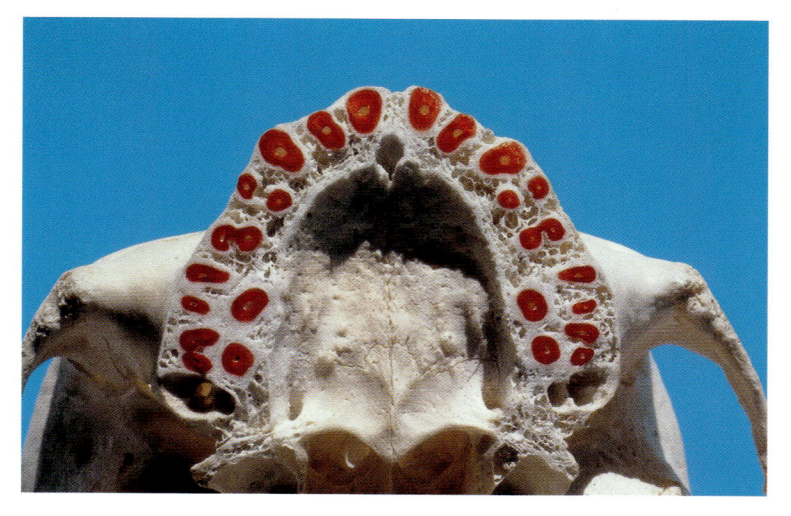

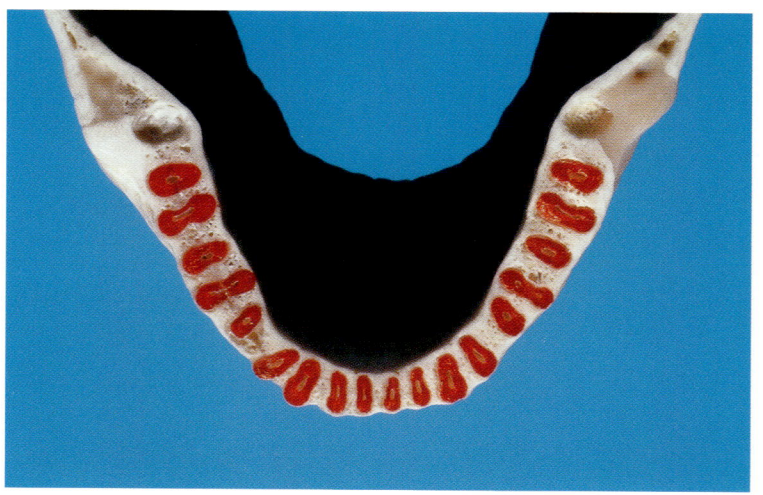

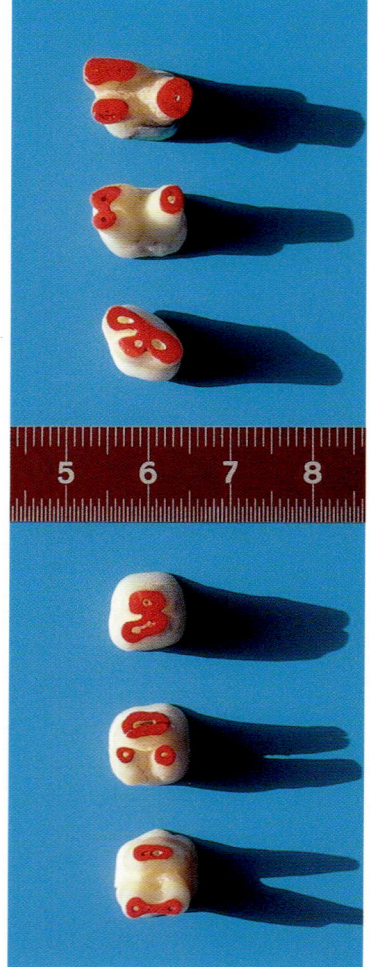

Envolvimento de furca – comprometimentos de furca horizontal e vertical

Para o exame clínico, nem sempre basta uma sonda periodontal reta e de ponta arredondada, como as usadas para medir a profundidade das bolsas. Além dessa sonda, devem ser utilizadas sondas curvas especiais, de ponta arredondada e de ponta afilada (Fig. 385).

É importante examinar cuidadosamente as características descritas, pois as furcas são os locais de retenção e acúmulo de placa mais difíceis de tratar.

Além disso, o exame minucioso – por exemplo, antes de cirurgia a retalho – mostra que a diversidade pode ser ainda maior do que se pode imaginar: as variações da morfologia e as perdas ósseas são, em geral, mais acentuadas do que as observadas no exame inicial.

Por meio de radiografias intra-orais é possível visualizar peculiaridades radiculares, mas não permite verificar com precisão a morfologia das raízes; o exame raiográfico não substitui de forma alguma a sondagem da superfície radicular. Somente uma tomografia computadorizada de alta resolução poderia reproduzir essa região tridimensionalmente.

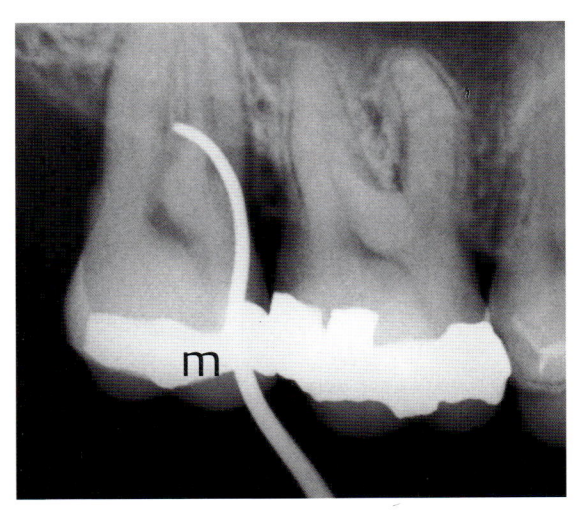

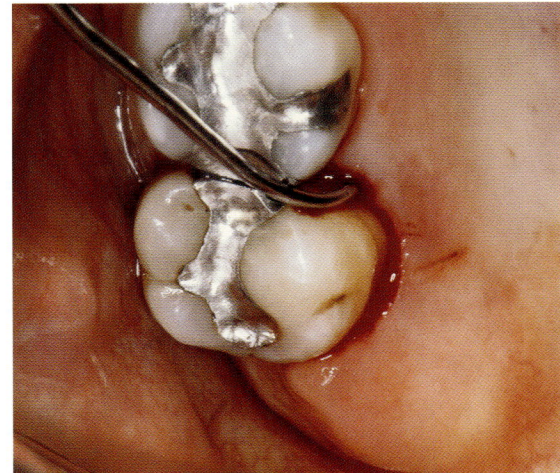

Sondagem da trifurcação do dente 17

389 Furca mesial – m
Embora não seja possível verificar por meio da radiografia o comprometimento de furca, o espaço inter-radicular pode ser alcançado com a sonda Nabers-2 através da furca mesial.

Atenção: A furca mesial só pode ser sondada corretamente pelo lado mesiopalatino.

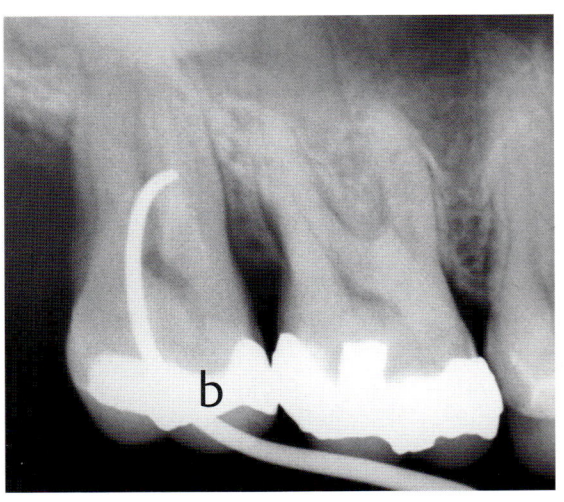

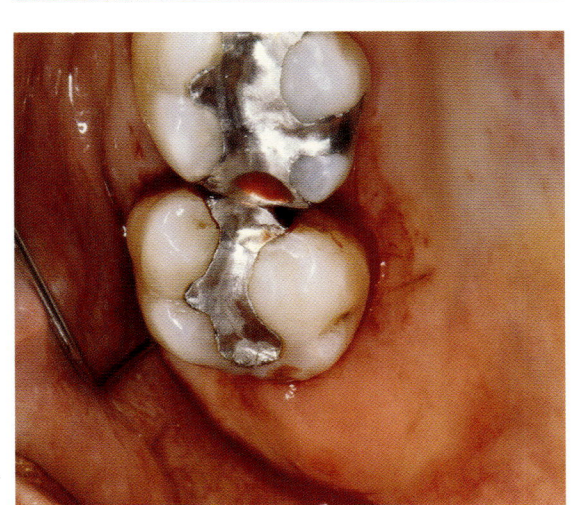

390 Furca vestibular – v
Pela estreita furca vestibular, ou seja, entre as raízes mesiovestibular e distovestibular, a sonda alcança, ao longo do *teto da furca*, o defeito inter-radicular do mesmo dente.

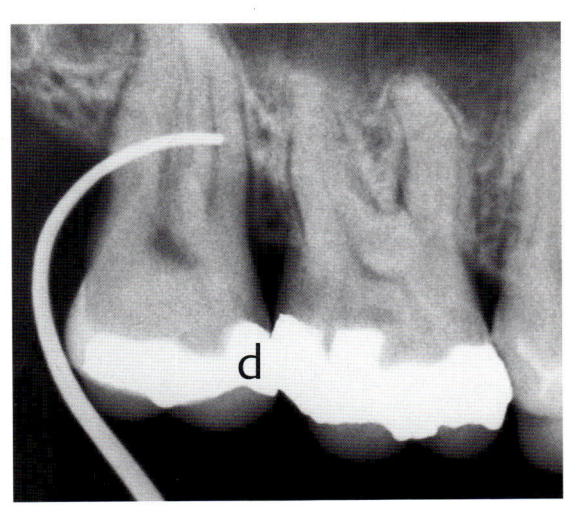

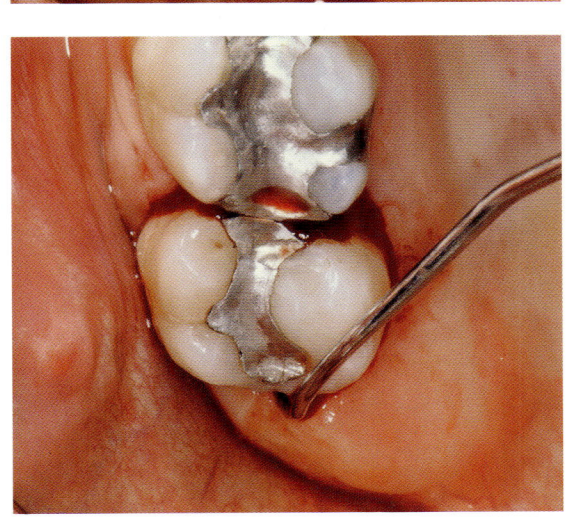

391 Furca distal – d
No segundo molar, a furca distal pode ser sondada pelos lados vestibulodistal e vestibulopalatino, desde que o terceiro molar não esteja presente na arcada. A sonda Nabers-2 alcança o espaço inter-radicular.

Portanto, o dente 17 apresenta – em cada furca – grau 3 de comprometimento.

Obs.: Essas lesões F3 foram tratadas sem exposição cirúrgica e permanecem estáveis há 20 anos.

Mobilidade dental – análise funcional

As parafunções (ranger ou apertamento) não provocam gengivite ou periodontite (p. 459). Elas podem levar ao trauma oclusal, a modificações patológicas no periodonto e, com isso, acelerar o curso de uma *periodontite* preexistente (Svanberg e Lindhe, 1974; Polson e cols., 1976a, b). Cargas não-fisiológicas podem causar aumento da mobilidade dental – sem que haja perda de inserção. As parafunções são desencadeadas localmente por *contatos prematuros*, surgindo mais comumente em fases de estresse.

De acordo com Ramfjord (1979), "um trauma periodontal de origem oclusal compromete a saúde do periodonto; por essa razão, o tratamento de lesões traumáticas do periodonto deve sempre fazer parte da terapia periodontal".

Os distúrbios funcionais desempenham importante papel na etiologia das mioartropatias, devendo ser eliminados antes de se proceder à reabilitação protética (Bumann e Lotzmann, 2000).

392 Localização dos movimentos dentais em MIC
O aumento da mobilidade dental (contatos prematuros, trauma de dentes isolados) pode ser verificado da seguinte forma: o paciente deve abrir e fechar a boca – ou ativar a musculatura mastigatória em MIC – repetidas vezes, tocando os dentes com a ponta do indicador. As causas do aumento local da mobilidade deve ser investigado por meio de outros exames.

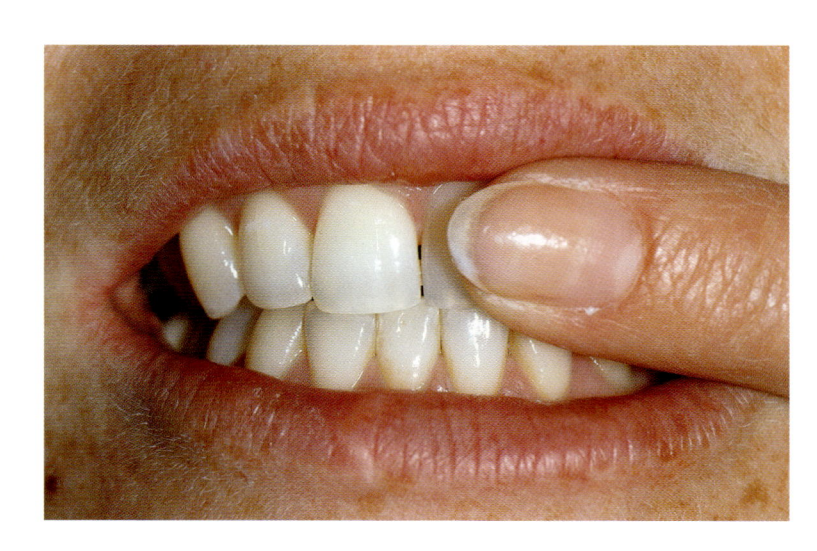

393 Exame manual da mobilidade dental – grau de MD
Com a boca aberta, a mobilidade dental é verificada movimentando-se cada dente no sentido vestibulolingual com a ponta do indicador e um instrumento. A força aplicada deve ser de 5 N (cerca de 500 g) (Mobilidade dental periodontal; p. 460).

Direita: A classificação em quatro graus de mobilidade usada neste atlas foi determinada eletronicamente.

Mobilidade dental (MD) – graus (H. R. Mühlemann, 1975)

0 **Normal**
   mobilidade fisiológica
   (p. 460)
1 **Mobilidade detectável com o tato**
   Leve aumento da mobilidade
2 **Mobilidade visível**
   Até 0,5 mm
3 **Mobilidade acentuada**
   Até 1 mm
4 **Mobilidade muito acentuada**
   MD vertical, perda de função do elemento dental

394 Para ou hiperfunção
Distúrbios funcionais que permanecem por longos períodos, especialmente as parafunções, podem repercutir no periodonto, nos tecidos duros dentais ou nas articulações e na musculatura mastigatória – dependendo de qual desses elementos apresenta menor resistência.

Esquerda: Aumento da mobilidade dental e migração dental; lesão do periodonto.

Direita: Abrasão excessiva devida a parafunções acentuadas e periodonto resistente.

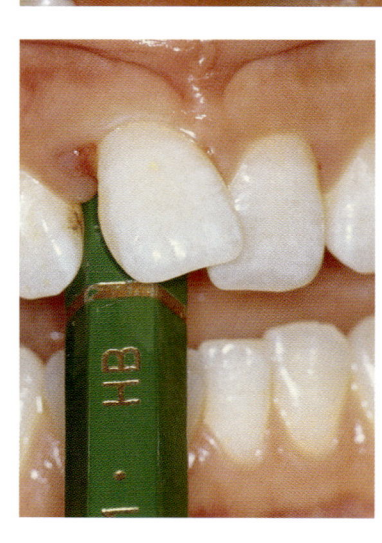

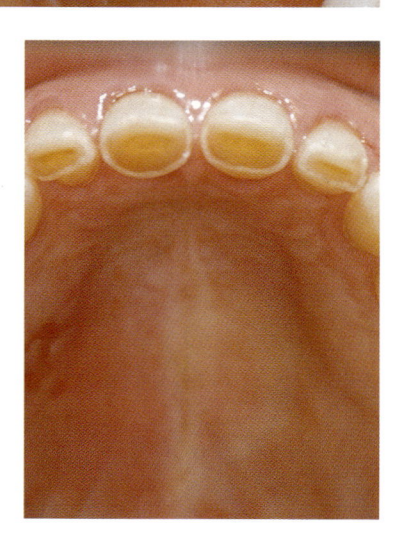

Mobilidade dental – análise funcional

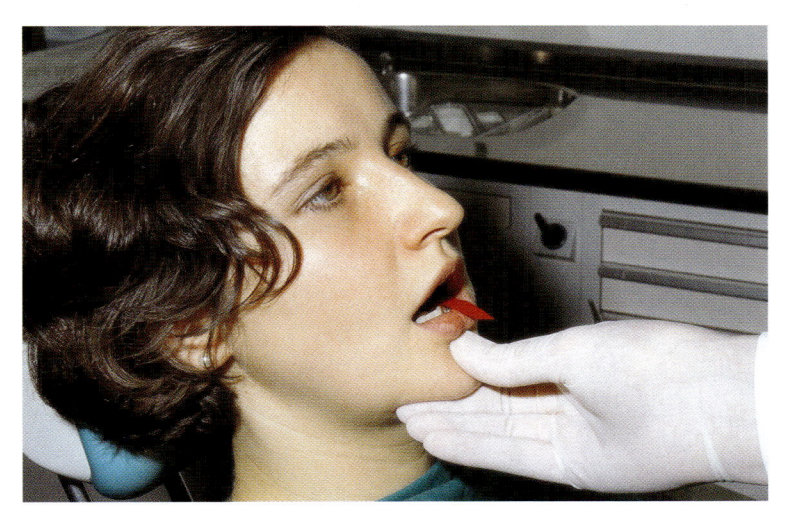

395 Exame manual para a determinação de contatos prematuros em RC
A mandíbula do paciente (que deve estar sentado, com o encosto da cadeira em posição vertical) é primeiramente empurrada em relação cêntrica (RC). Os côndilos devem ser levados ao ponto mais alto (cranial) da cavidade glenóide, não se devendo exercer pressão excessiva, para que não sejam deslocados para uma posição não-fisiológica.

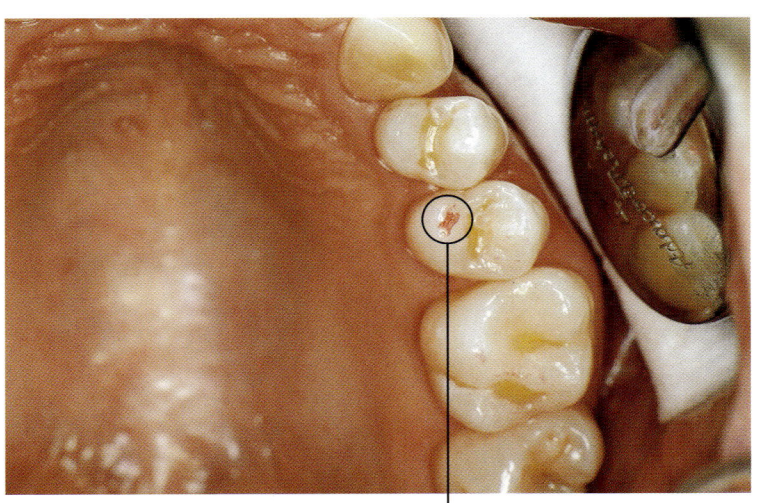

Marca de contato prematuro em relação cêntrica (contato em RC) entre os dentes 25 e 35

396 Marca na face mesial da cúspide palatina do dente 25
Este é um local em que freqüentemente se observam contatos prematuros.

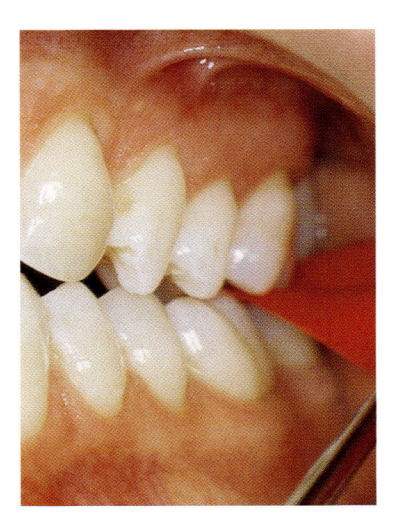

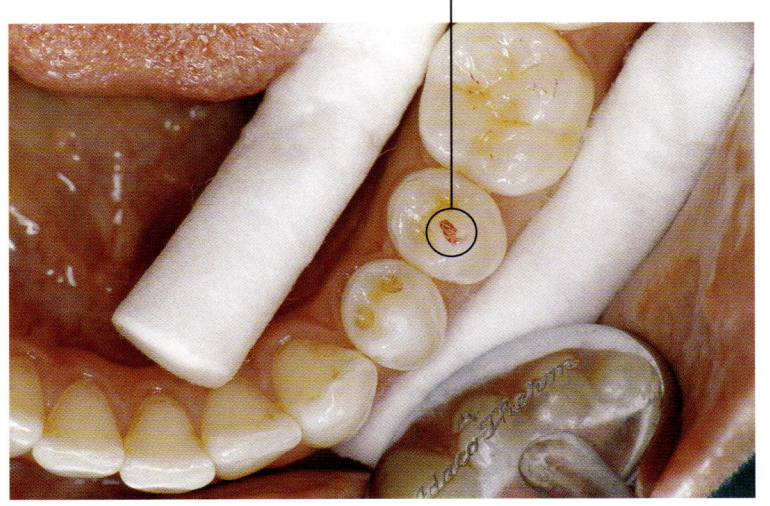

397 Marca na cúspide vestibular do dente 35
No exame dos contatos em RC, somente os segundos pré-molares superiores e inferiores se tocam.

Durante o fechamento de boca, a mandíbula desliza para a frente e para a direita até a oclusão habitual (máxima intercuspidação, MIC; oclusão cêntrica).

Esquerda: Movimento mandibular para a esquerda. Ausência de contato oclusal dos molares.

Relação cêntrica (RC)
– Primeiros contatos "prematuros"   5 / 5
– Desvio em MIC   1,5 mm para direita/frente

ATM
– Contatos nos movimentos   321 / 321   67 / 67   (B)   7 / 7   1234 / 1234
para..........   direita   esquerda

frente   (B)   21 / 21   12 / 12   (B)

Parafunções   Morfológicas e funcionais
– Relatadas pelo paciente —   **Obs.:**
– Clínicas —   N.d.n.

Articulações   Leve "atrito" para a esquerda

398 Principais itens da análise funcional "simples"
Ficha da paciente das Figuras 395 a 398: periodonto saudável.

Por meio de desgastes oclusais, as únicas medidas profiláticas viáveis seriam a correção da RC (eliminação dos contatos prematuros) e a redução/eliminação dos contatos instáveis entre os dentes 26,27 e 36,37 e entre o 17 e o 47.

Exame radiográfico

Os exames clínicos descritos até aqui *devem* ser complementados por exames radiográficos. De acordo com estudos comparativos, a verificação da profundidade das bolsas e da perda de inserção por meio de sondagem não detecta a perda óssea com precisão. Porém, em contrapartida, o diagnóstico de periodontite não deve basear-se somente em imagens radiográficas bidimensionais. Estas mostram apenas *alterações ósseas interproximais*. Outras alterações do tecido duro, cáries e complicações endodônticas, podem ser essenciais para o plano de tratamento.

Técnicas radiográficas intra e extra-orais
- *Radiografia panorâmica:* A radiografia panorâmica possibilita avaliação geral do quadro.
- *Radiografias periapicais:* A radiografia panorâmica não substitui as radiografias periapicais nos casos mais complexos. Para se obter imagem satisfatória das estruturas periodontais, recomenda-se o uso da técnica do paralelismo (cone longo) (Pasler e Visser, 2000).

Exame radiográfico

399 Radiografias interproximais horizontais
Dependendo da *atividade de cárie*, recomenda-se o exame radiográfico interproximal uma ou duas vezes ao ano. As radiografias do caso ilustrado na figura apresentam como uma periodontite juvenil não-detectada aos 15 anos (PJL; nomenclatura atual: tipo III A) pode tornar-se "visível" aos 20 anos e, aos 25, configurar um problema generalizado. Sondagens periodontais feitas regularmente poderiam ter impedido essa evolução.

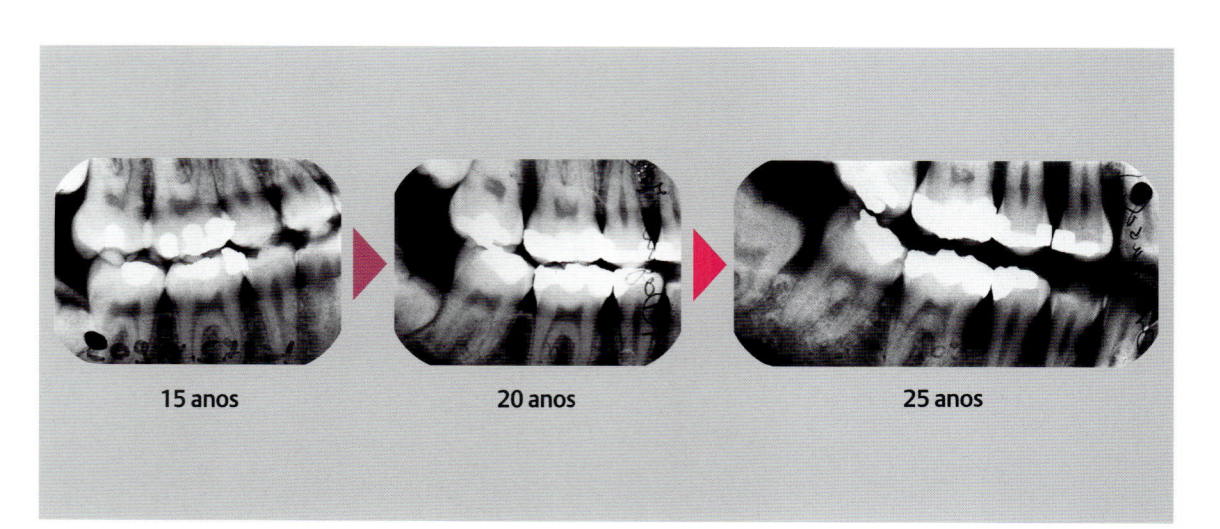

400 Radiografias interproximais verticais
Na maioria dos casos de periodontite, pode-se obter uma visão geral da perda óssea (inclusive de cáries e de cálculos) com apenas quatro radiografias desse tipo na região posterior. A *periodontite juvenil* inicial descrita na figura anterior pode ser melhor avaliada. (Ver Figura 399.)

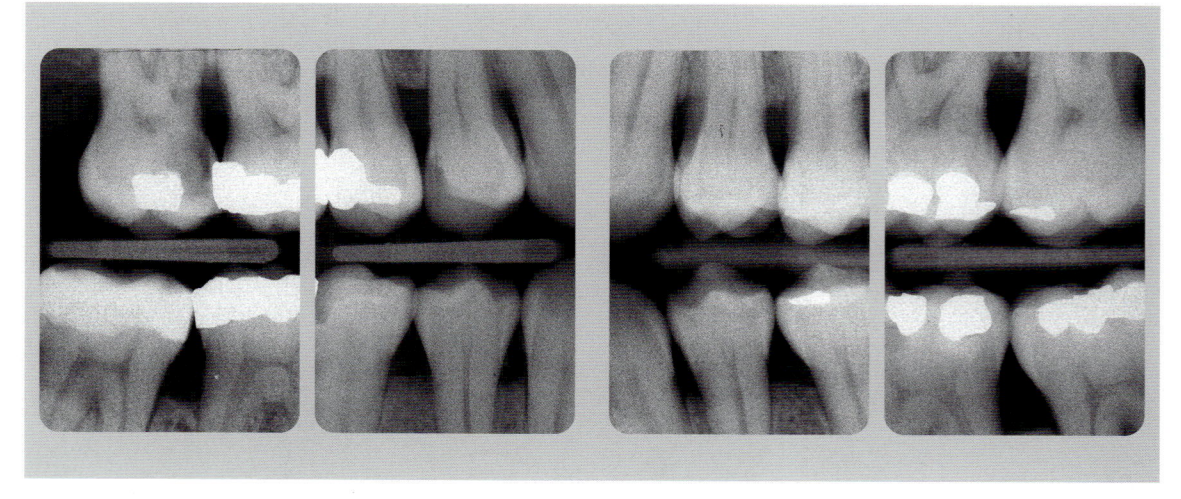

401 Radiografia panorâmica – achados radiográficos
Embora a resolução não seja a mesma das radiografias interproximais e periapicais, a radiografia panorâmica é um recurso auxiliar importante – especialmente em pacientes com reflexo de vômito acentuado. A ocorrência de achados casuais é freqüente.

Radiografia: Canino incluso, extremamente ectópico, e cisto de retenção (ver Fig. 437).

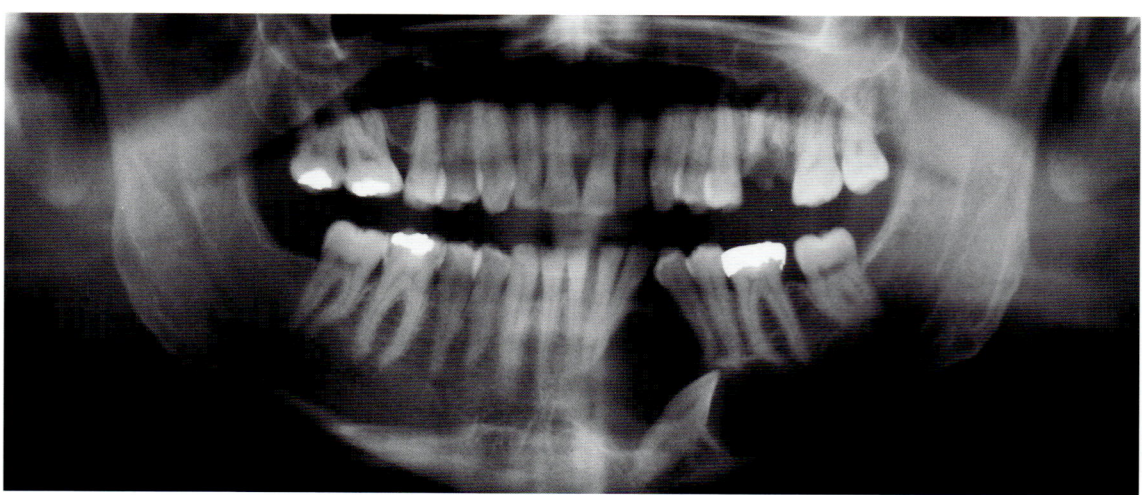

Alterações patológicas detectáveis em imagens radiográficas

Distribuição e localização da perda óssea periodontal e dos defeitos ósseos:
- Generalizada
- Localizada

Tipo da perda óssea:
- Desmineralização (matriz óssea se mantém; reversível)
- Reabsorção da crista alveolar
- Perda óssea horizontal (septos delgados)
- Perda óssea vertical (septos volumosos; Fig. 195)
- Perda óssea em forma de taça

Extensão da perda óssea:
- Distância entre a margem óssea e o limite esmalte-cemento
- Envolvimento de furcas
- Nível de inserção remanescente em relação ao comprimento radicular

Causa da perda óssea:
- Cálculo supra e subgengival; fatores irritativos iatrogênicos
- Forma e posicionamento dos dentes (das raízes) (áreas retentivas).

As radiografias mostram as perdas ósseas que já ocorreram. Controles radiográficos regulares evidenciam, ao menos em parte, a dinâmica de evoluçaõ da doença.

Exame radiográfico detalhado

402 Radiografias para o exame do periodonto
Para a obtenção de imagens sem distorção dos septos interdentárias e inter-radiculares, são necessárias pelo menos 14 radiografias periapicais. Nos casos de pacientes com múltiplas restaurações e coroas, deve-se complementar o exame com duas ou quatro radiografias interproximais, para que sejam avaliados também eventuais fatores iatrogênicos.

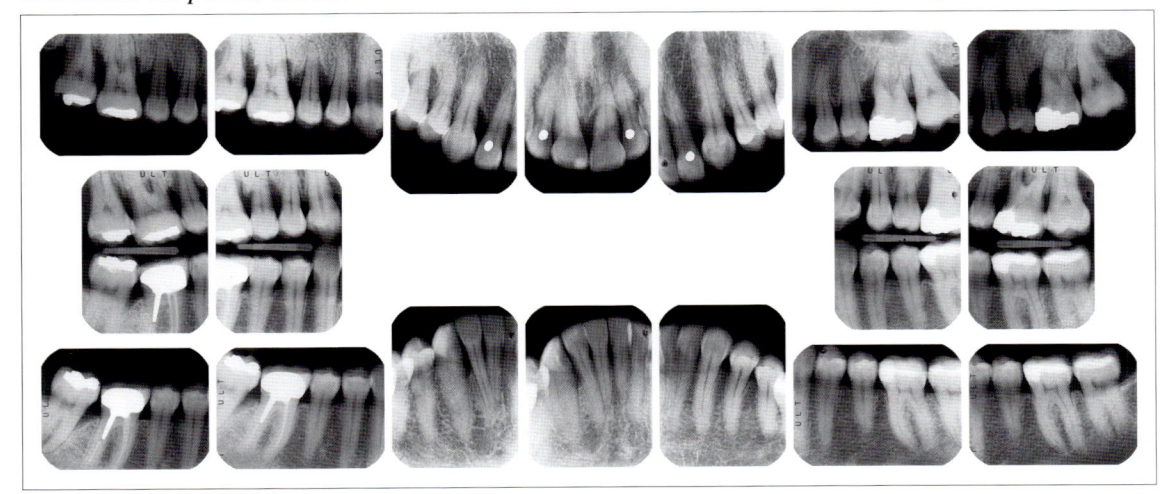

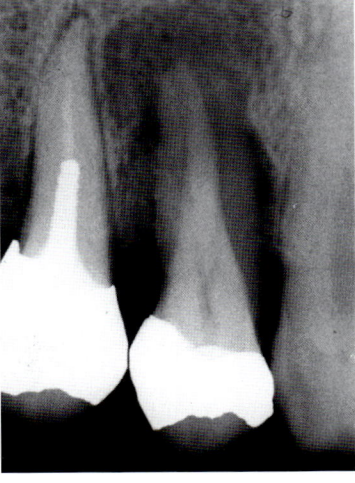

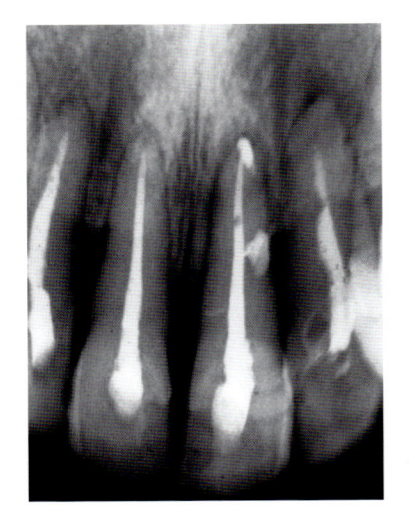

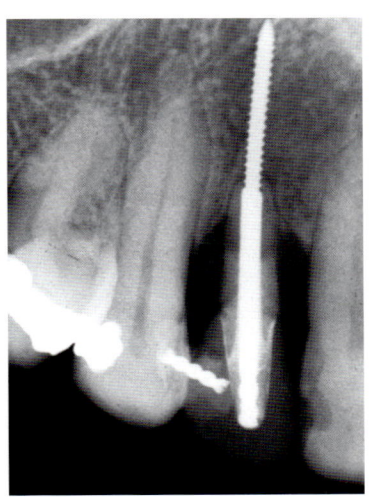

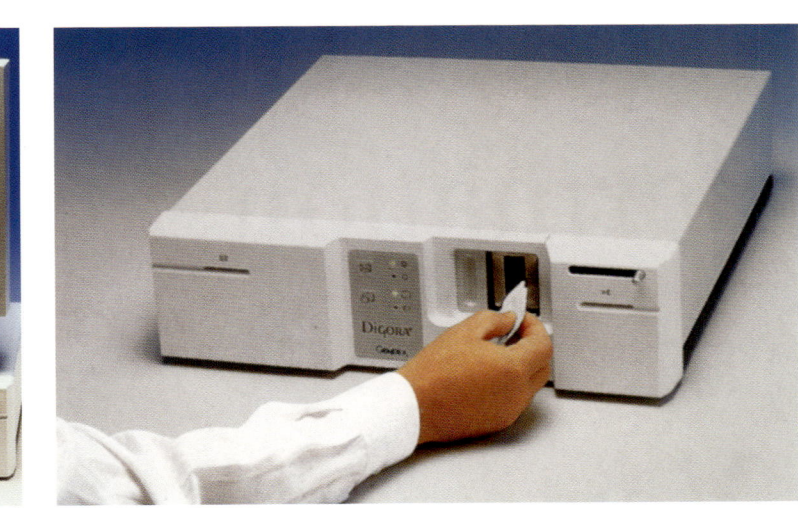

403 Achados radiográficos específicos
Esquerda: Abscesso apical em um primeiro pré-molar após necrose pulpar (ver envolvimento endoperiodontal, p. 445).

Centro: Perda óssea periodontal acentuada, que, no incisivo 21, alcança um canal pulpar bilateral.

Direita: O parafuso de transfixação (Wirz, 1983) e a fixação dental explicam o baixo grau de mobilidade dental apesar da quantidade mínima de fundamento ósseo.

404 Técnica digital
A informatização (economia de tempo) e a questão ecológica (produtos químicos) são fatores que estimulam o uso de técnicas digitais de radiografia. Os sensores intrabucais são em forma de *chips* (CDD ou CMOS) ou *écrans de fósforo fotoestimulado*. A obtenção de imagens quase livres de distorções representa grande vantagem principalmente para a endodontia e a implantologia. Figura maior: escaneamento do *écran* de armazenamento.

Esquerda: A figura pode ser analisada ao monitor.

Exames complementares – testes laboratoriais

- **Exames microbiológicos**
- **Exames da resposta do hospedeiro**

Nas páginas 168 a 175, há a descrição dos métodos *clássicos* de exame clínico. Atualmente existem exames que possibilitam um diagnóstico mais preciso e, com isso, um melhor prognóstico.

Na 405, os exames assinalados com um círculo *cheio* serão descritos nas próximas páginas.

405 Exames complementares

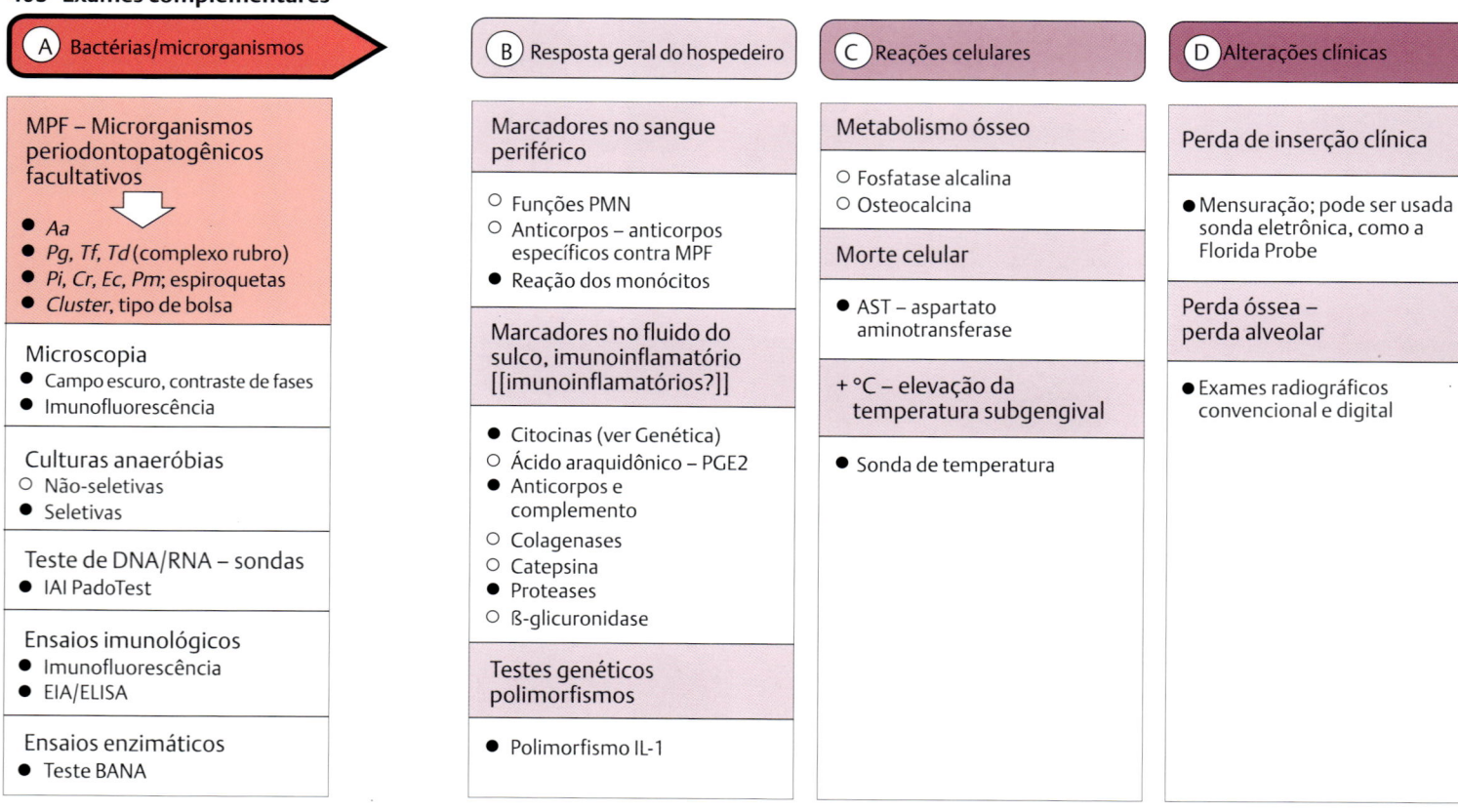

A Bactérias/microrganismos	B Resposta geral do hospedeiro	C Reações celulares	D Alterações clínicas
MPF – Microrganismos periodontopatogênicos facultativos ● *Aa* ● *Pg, Tf, Td* (complexo rubro) ● *Pi, Cr, Ec, Pm*; espiroquetas ● *Cluster*, tipo de bolsa	**Marcadores no sangue periférico** ○ Funções PMN ○ Anticorpos – anticorpos específicos contra MPF ● Reação dos monócitos	**Metabolismo ósseo** ○ Fosfatase alcalina ○ Osteocalcina	**Perda de inserção clínica** ● Mensuração; pode ser usada sonda eletrônica, como a Florida Probe
Microscopia ● Campo escuro, contraste de fases ● Imunofluorescência	**Marcadores no fluido do sulco, imunoinflamatório [[imunoinflamatórios?]]** ● Citocinas (ver Genética) ○ Ácido araquidônico – PGE2 ● Anticorpos e complemento ○ Colagenases ○ Catepsina ● Proteases ○ ß-glicuronidase	**Morte celular** ● AST – aspartato aminotransferase **+ °C – elevação da temperatura subgengival** ● Sonda de temperatura	**Perda óssea – perda alveolar** ● Exames radiográficos convencional e digital
Culturas anaeróbias ○ Não-seletivas ● Seletivas			
Teste de DNA/RNA – sondas ● IAI PadoTest	**Testes genéticos polimorfismos** ● Polimorfismo IL-1		
Ensaios imunológicos ● Imunofluorescência ● EIA/ELISA			
Ensaios enzimáticos ● Teste BANA			

A maior parte dos métodos de exame descritos a seguir é dispendiosa e demorada, não sendo indicada ou necessária para os casos de periodontite crônica simples. Dessa forma, a sua indicação restringe-se apenas aos casos de difícil prognóstico.

Testes microbiológicos

Em princípio, os microrganismos periodontopatogênicos primários – causadores primários da periodontite – podem ser identificados por diferentes métodos (ver Fig. 405).

Testes da resposta do hospedeiro

Tão importante quanto a composição da microbiota da bolsa periodontal é a resposta geral do hospedeiro à infecção (ver Etiologia, p. 39), representada por marcadores e mediadores no sangue e no fluido do sulco, bem como por fatores de risco genéticos, não-influenciáveis, como os polimorfismos genéticos.

As bactérias nocivas e as reações do hospedeiro a essas bactérias e a seus metabólitos desencadeiam outras reações celulares e processos destrutivos no periodonto, especialmente a perda de inserção e a destruição do osso alveolar.

Exames microbiológicos

Os exames microbiológicos para a investigação do tipo e da quantidade de bactérias são indicados especialmente nos casos de periodontites agressivas, de formas refratárias de periodontite e de periodontites graves associadas à doença sistêmica (p. ex., diabete, AIDS). Esses testes fornecem informações adicionais para que se decida se a terapia mecânica deve ser complementada ou não pelo uso de antibióticos. Por meio desses testes, pode-se também avaliar o sucesso do tratamento.

Os testes descritos neste atlas são os seguintes:

- Técnicas microscópicas – campo escuro, constraste
- Culturas bacterianas – inespecíficas/específicas
- Sondas de DNA ou RNA – amplificação do DNA mediante PCR
- Métodos imunológicos – imunofluorescência, ensaios EIA e ELISA
- Testes bacterianos enzimáticos (BANA).

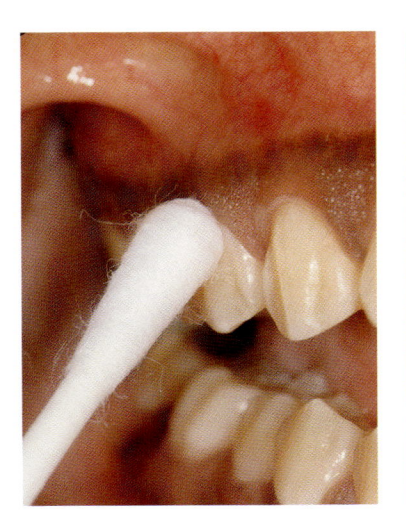

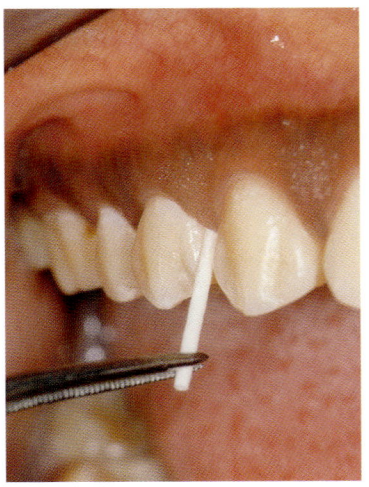

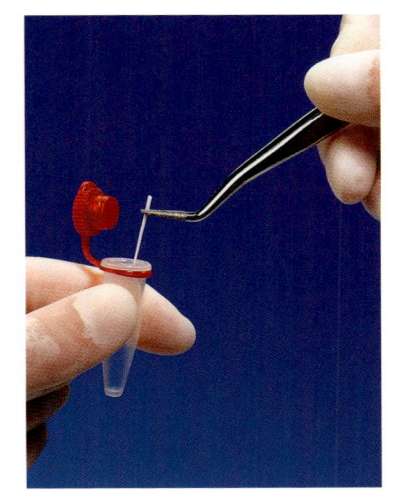

406 Coleta de placa bacteriana subgengival
Esquerda: Profilaxia supragengival e secagem do local de coleta.

Centro: Introdução de cone de papel de tamanho médio (nº 30 a 50) na bolsa.

Direita: Armazenamento do cone em recipiente para o transporte.

Técnica de coleta

Para a coleta das bactérias da bolsa (placa bacteriana subgengival), há diversos métodos recomendados. O mais usado é o do cone de papel de espessura média. Podem-se colher amostras únicas, específicas para cada lado – da bolsa mais profunda de cada quadrante, por exemplo – ou diversas amostras de diferentes bolsas, para a composição de uma amostra apenas.

Os locais e a data das coletas devem ser anotados na ficha clínica (ou registrados por foto).

Deve-se remover a placa bacteriana supragengival do local de coleta, secando-o em seguida com gaze ou algodão (não usar jato de ar). O cone de papel é introduzido até o fundo da bolsa e deixado no local por 10 segundos. Ao ser removido, o cone não deve entrar em contato com saliva, pus ou mucosa oral.

Conforme o método utilizado, o cone é armazenado em fluido para transporte (p. ex., para o teste de sondas de RNA, como o IAI PadoTest 4·5) ou apenas colocado em recipiente bem vedado, sem fluido algum (p. ex., no teste de sondas de DNA, DMDx/Anawa, entre outros), para então ser encaminhado para exame em laboratório especializado.

Testes microbiológicos – campo escuro/microscopia de fase

Esses métodos correspondem a exame microbiológico limitado, feito diretamente na clínica. São métodos rápidos e de fácil execução, pois não necessitam de fixador e de coloração (Gram). Entretanto, é possível determinar apenas o *morfotipo bacteriano*, ou seja, a forma da bactéria e a sua motilidade. A definição desses critérios fornece indícios sobre a patogenicidade dos microrganismos (Listgarten e Helldén, 1978).

A predominância de cocos e bacilos fixos indica microbiota patogênica pouco ativa.

Havendo grande número de bactérias móveis (p. ex., bacilos e espiroquetas), é provável que a bolsa – isto é, a sua microbiota – se encontre em fase de atividade.

Muito *efetiva para a motivação* do paciente, já que a imagem das bactérias é transmitida por um monitor, através do qual se vêem muitos bacilos e espiroquetas em movimento.

Mesmo para esses métodos simples e rápidos, a relação custo (microscópio)/benefício deve ser considerada em se tratando de exames clássicos ou outros testes.

407 Microscopia de campo escuro
Esse método permite observar apenas os contornos das bactérias e a sua motilidade, mas não para determinar o seu tipo específico. O método é relativamente limitado, permitindo apenas definir se uma bolsa pode estar ativa ou não. A principal utilidade é a motivação do paciente.

Direita: Identificação das bactérias pelo método de campo escuro ou de microscopia de fase de acordo com os critérios mencionados.

Classificação das bactérias em morfotipos

A	Cocos
B	Bacilos fixos
C	Bacilos móveis
D	Bacilos curvos
E1	Espiroquetas pequenas
E2	Espiroquetas médias
E3	Espiroquetas grandes
F	Outros

408 Bactérias de bolsa inativa – cocos
Poucos cocos e partículas não-identificáveis; muito poucos bacilos ou espiroquetas (proporção de espiroquetas e cocos: cerca 1: 40).

Em todas as "células" da grade de contagem, encontra-se baixo número de bactérias: bolsa inativa.

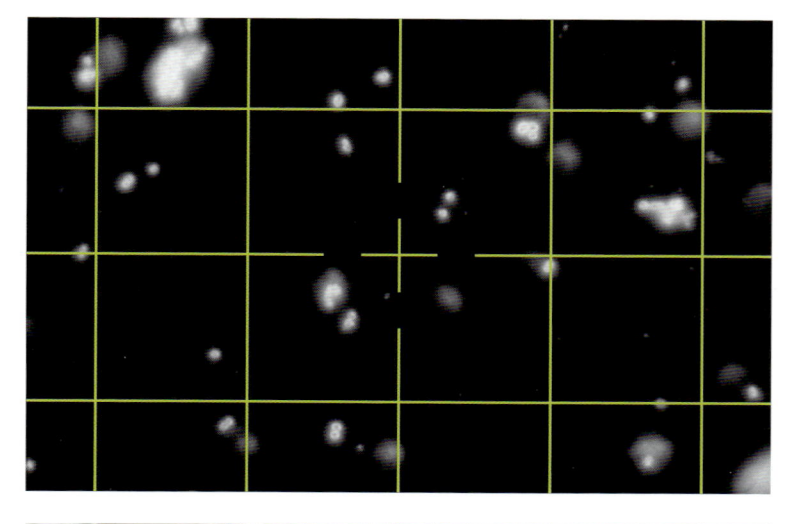

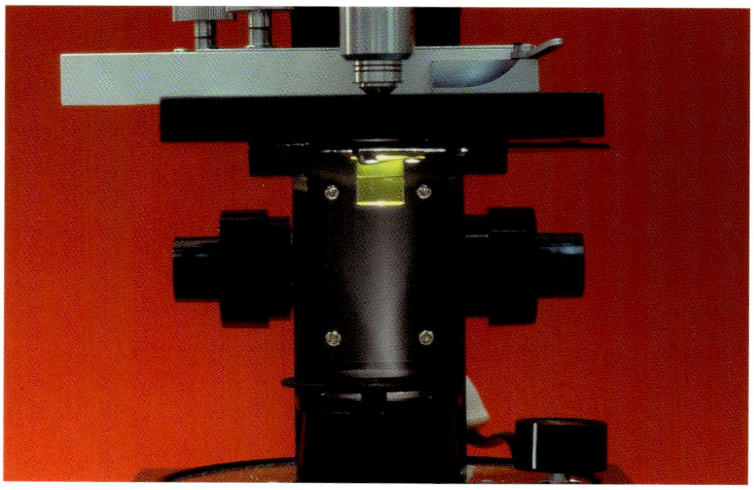

409 Bactérias de bolsa ativa – Espiroquetas
Predominância de bacilos e espiroquetas *móveis*. A proporção em relação aos cocos é agora de 4:1; o número total de bactérias é extremamente alto. Em comparação à bolsa inativa, houve a mudança de morfotipos: de *esféricos* (cocos) para *alongados* (bacilos, etc.), bem como de *fixos* para *móveis*.

Direita: Descrição comparativa de contagem e distribuição típica (em %) dos morfotipos (ver Fig. 407, direita) em bolsas ativas e inativas.

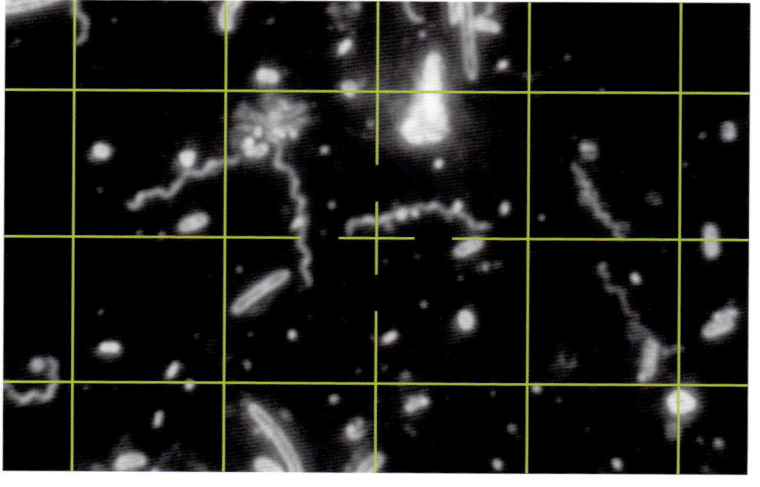

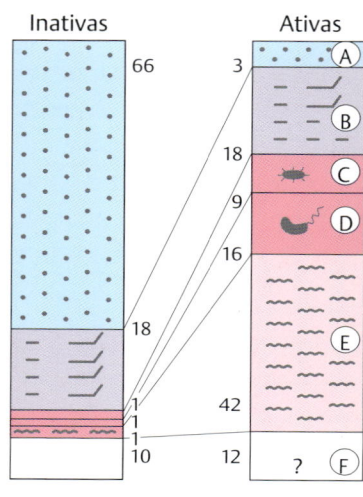

Exames microbiológicos – cultura

A cultura microbiológica é um dos métodos "clássicos" mais antigos. As bactérias devem ser mantidas vivos para que possam ser detectadas.

As bactérias periodontopatogênicas são, em geral, *anaeróbias*, o que pode gerar problemas já no momento da coleta, bem como no transporte para o laboratório (O_2, temperatura, meio nutriente). Além disso, o cultivo é demorado e demanda bons conhecimentos de microbiologia e material adequado, o que acaba por produzir custos. As bactérias anaeróbias orais multiplicam-se lentamente, e um resultado definitivo só pode ser esperado após cerca de três semanas.

As cepas bacterianas de interesse, como as de *Actinobacillus actinomycetemcomitans (Aa), Porphyromonas gingivalis, Bacteroides spp., Capnocytophaga, Eikenella corrodens,* fusobactérias, entre outras, são detectáveis tanto em meios seletivos como em não-seletivos. Entretanto, as espiroquetas são pouco cultiváveis nos meios de cultura comuns. A vantagem da cultura é a possibilidade de realizar um antibiograma, ou seja, verificar a quais antibióticos determinado microrganismo mostra-se *sensível* ou, o que é mais importante saber, *resistente*.

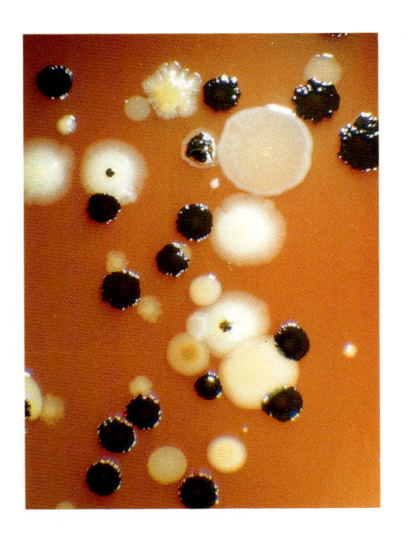

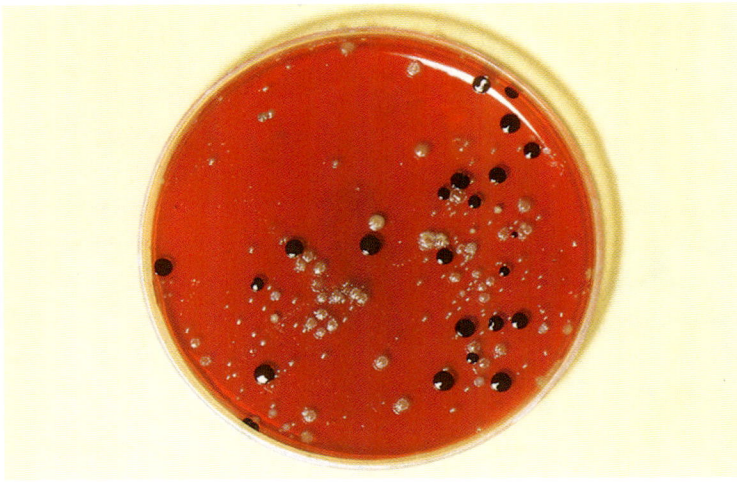

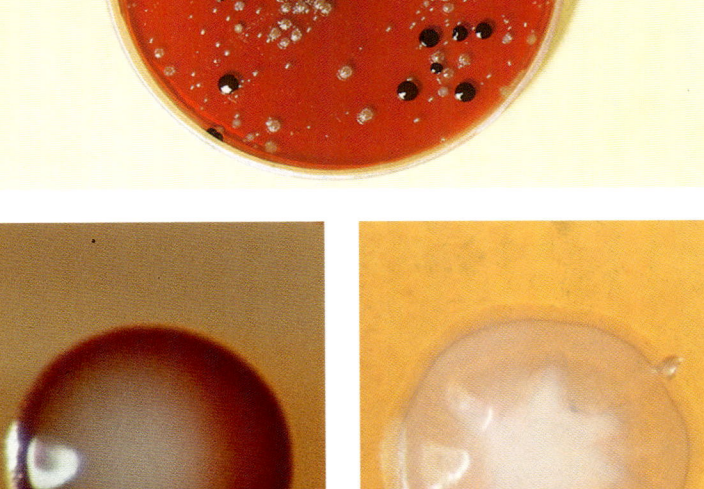

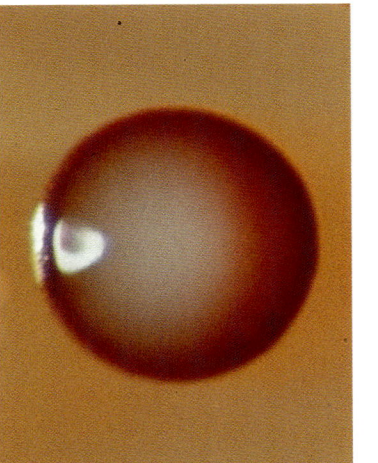

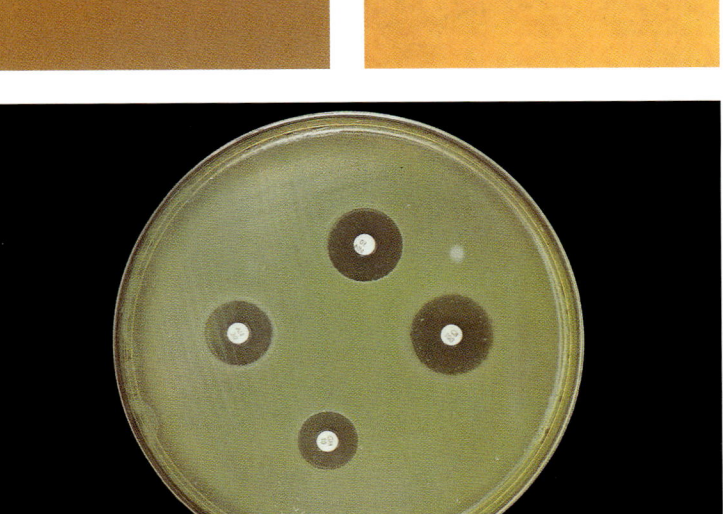

410 Cultura bacteriana anaeróbia em ágar-sangue
Diversas colônias bacterianas em placa de Petri com ágar-sangue (PAS) incubada em anaerobiose por 10 dias. Além das colônias de bacteróides pigmentadas de preto, observam-se diversas outras formas.

Com base na *forma* das colônias e no seu *metabolismo*, entre outros fatores, é possível determinar e classificar os microrganismos da cultura (*Bergey's Manual of Systematic Bacteriology*, 1984).

Esquerda: Em maior aumento.

411 Colônias isoladas
Esquerda: Colônia de *Porphyromonas gingivalis*.

Direita: Colônia de *Actinobacillus actinomycetemcomitans* em sua forma estrelada característica.

Cortesia de A. Mombelli.

412 Determinação da resistência por meio de antibiograma
O halo ao redor da bola de algodão umedecida com antibiótico (halo de inibição) indica a intensidade de inibição do crescimento bacteriano, permitindo, assim, a prescrição precisa da terapia com antibiótico sistêmico. (Cortesia de A. Mombelli.)

Esquerda: Amarelo? Rosa? Vermelho?

Os medicamentos não devem ser selecionados de acordo com a cor ("empiricamente"), mas sim, com os resultados obtidos de exames criteriosos.

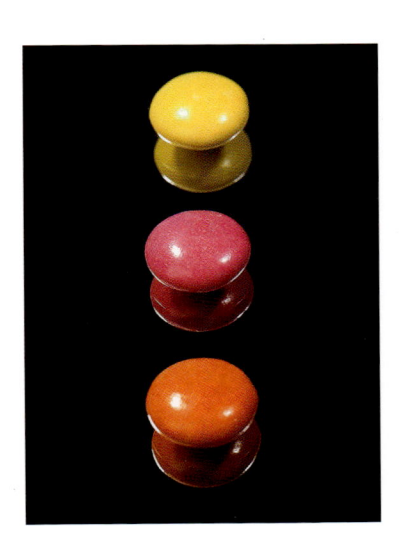

Novos exames microbiológicos – avaliação

Os exames clássicos, inclusive as culturas bacterianas, são considerados os exames de eleição (padrão-ouro), mas permitem apenas a observação de processos que já ocorreram nos tecidos. Como os exames convencionais, que são relativamente imprecisos, podem indicar um tratamento insuficiente ou excessivo, o objetivo dos novos testes diagnósticos é determinação mais precisa do prognóstico e a "individualização" do tratamento.

Novos testes *microbiológicos* (e imunológicos; p. 186) já se tornaram métodos preciosos para os exames de diagnóstico periodontal. Em alguns casos mais complexos, constituem exames importantes, especialmente para a escolha do tratamento de, por exemplo, periodontites agressivas (tipo III) ou "refratárias", periodontites associadas a doenças sistêmicas (tipo IV), periodontites crônicas avançadas (tipo II) e em implantologia.

Os exames complementares devem auxiliar na determinação:
- da futura progressão da periodontite;
- *de pacientes de risco;*
- dos critérios individuais de acompanhamento longitudinal do paciente.

Avaliação dos novos exames periodontais

Os métodos de exame modernos devem ser melhores, simples, mais rápidos, não-invasivos e o menos dispendiosos possível. De modo geral, devem ser mais úteis que os imprecisos exames clássicos e, também, ser adequados para o uso em consultório, onde perda ou ganho de inserção são determinados, com precisão, apenas histologicamente, ou seja, após a extração do dente!

Na rotina do consultório, portanto, esses métodos invasivos devem ser substituídos por um procedimento que, com respeito à praticidade, se aproxime ao máximo dos exames clássicos (Müller, 2001). Deve-se avaliar:
- Valor de predição positivo e negativo (critério mais importante)
- *Sensibilidade e especificidade* (definição no glossário a seguir)
- *Validade* dos resultados do exame: a utilidade prática é um fator decisivo.

Na prática, anotam-se as observações em esquema simples 2x2 (matriz decisória), e calculam-se os parâmetros procurados.

413 Matriz decisória – avaliação de um teste
Com o cálculo dos parâmetros

- sensibilidade,
- especificidade,
- valor de predição positiva e
- valor de predição negativa

pode-se determinar o valor – a *validade* – de um teste.

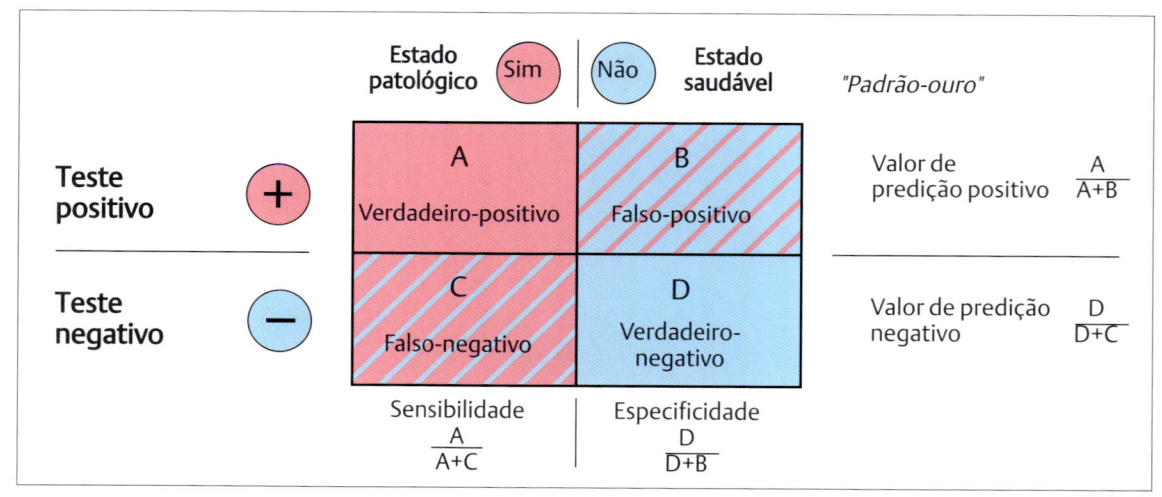

Glossário

A explicação dos seguintes termos fundamenta-se no conceito de "saúde-doença" (ver AAP, 1995; *Diagnosis of Periodontal Diseases*, Pihlström, 2001):

- *Goldstandard* (GS): Padrão de referência ou padrão-ouro – sim/não; estado patológico (= positivo) ou não-patológico (= negativo).
- *Sensibilidade:* Probabilidade (em %) de que uma doença seja detectada (= resultado positivo) pelo teste. A alta sensibilidade significa que apenas poucos doentes deixarão de ser detectados (= resultados falso-negativos). Importante em casos de doenças poucos contagiosas de alto risco (p. ex., hepatite B).
- *Especificidade:* Probabilidade (%) de um indivíduo saudável ser reconhecido pelo teste como tal (= "estado patológico negativo"). A *alta especificidade* significa que nenhuma pessoa saudável é considerada equivocadamente como doente (= resultados falso-positivos). Importante, por exemplo, no exame de doenças graves (carcinomas, AIDS), para evitar a submissão de pacientes saudáveis a tratamentos complexos.
- *Periodontite:* Um teste com sensibilidade de 70% (não se detectam todos os doentes) e especificidade de 90% (poucos indivíduos saudáveis indicados como doentes) seria suficiente para essa doença, que não representa risco de vida para o paciente e cujo tratamento não é fortemente invasivo.

Exames moleculares

Hibridização de sondas de DNA – sondas genéticas

Atualmente, há disponíveis no mercado exames com *seqüências de oligonucleotídeos* (sondas de DNA com 24 a 30 bases) – em geral, com marcadores *radiativos* – que se unem de forma complementar a seqüências de DNA ou RNA bacterianas (hibridização; Fig. 414) Esses testes não necessitam de bactérias vivas, o que facilita o transporte para o laboratório de análise. Para o exame, as bactérias a serem testadas são diluídas, e as suas fitas duplas de DNA ou RNA, separadas, fragmentadas e fixadas em uma membrana.

Reação em cadeia da polimerase (PCR)

As bactérias possuem apenas uma molécula de DNA, mas milhares de moléculas de RNA(r). Portanto, para a *hibridização de DNA/RNA*, o RNAr bacteriano não precisa ser amplificado. Entretanto, as poucas moléculas-alvo têm de ser multiplicadas por meio da PCR. Desse modo, é possível detectar até mesmo quantidades mínimas de DNA.

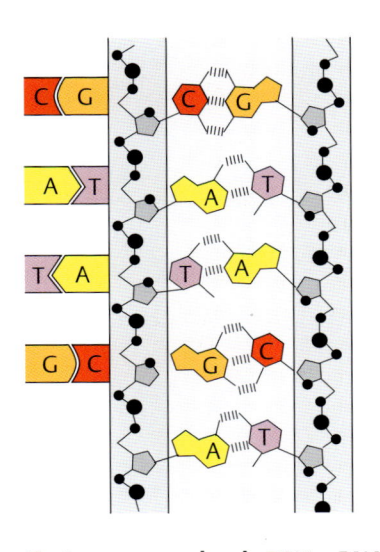

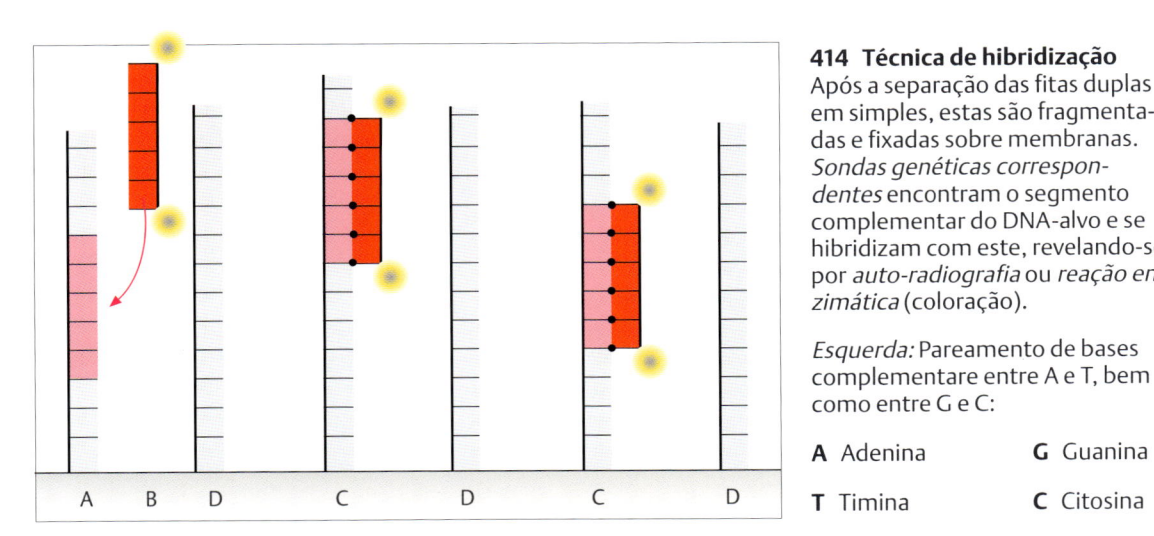

414 Técnica de hibridização
Após a separação das fitas duplas em simples, estas são fragmentadas e fixadas sobre membranas. *Sondas genéticas correspondentes* encontram o segmento complementar do DNA-alvo e se hibridizam com este, revelando-se por *auto-radiografia* ou *reação enzimática* (coloração).

Esquerda: Pareamento de bases complementare entre A e T, bem como entre G e C:

A Adenina **G** Guanina
T Timina   **C** Citosina

Testes com sondas de DNA e RNA – Bactérias marcadoras
- **DMDx-PathoTek (DNA)**
  Padrão: *Aa, Pg, Pi*
  Outros: *Tf, Cr, Td, Fn, Ec*

- **Teste com sondas Meridol DNS 3/8**
  ver **DMDx**

- **MicroDent Test (DNA)**
  Aa, Pg, Tf, Pi, Td

- **Perio Bac Test (DNA)**
  Aa, Pg, Tf, Pi, Td

- **IAI PadoTest 4·5 (RNA*)**
  Aa, Tf, Pg, Td
  * RNA de plasmídios

415 Auto-radiografia de um teste de DMDx
Após a hibridização, todos os fragmentos de sondas não-ligados são removidos por lavagem, as amostras do paciente são transferidas para uma folha de papel-filtro e a auto-radiografia é produzida.

Parte superior da imagem: Controles positivos com três padrões de quantidade (10^5, 10^4 e 10^3). Controle negativo com *Av*.

Parte inferior da imagem: Resultado negativo para *Aa* e positivo para *Pg* e *Pi*.

Esquema PCR
1 Separação do DNA em fitas únicas
2 Seqüências de oligonucleotídeos específicas para os *primers* A e B
3 Acoplamento dos *primers* às seqüências-alvo (segmentos em cor rosa)
4 A polimerase (Taq) duplica a seqüência-alvo a cada "passagem"

Número de seqüências-alvo: 2^n
n = número de "passagens"
Exemplo: 20 passagens = 2^{20} = cerca de 1 milhão de cópias

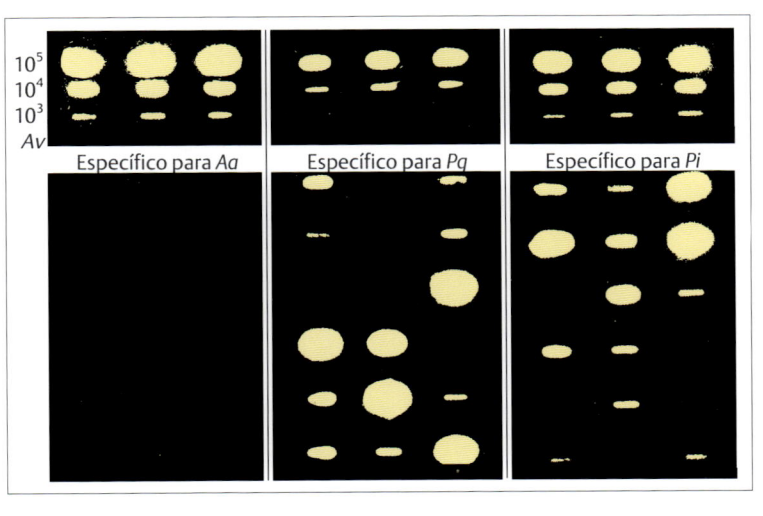

416 Reação em cadeia da polimerase
Para a reprodução de determinado segmento de DNA, são necessários: *Taq-polimerase*, resistente ao calor (o *Bacterium Thermophilus aquaticus* mantém-se intacto e ativo até 95°C), dois *primers* adequados (um em cada extremidade de ambas as fitas de DNA) e as quatro bases (nucleotídeos) A, T, G e C em excesso. A separação das bases de DNA dá-se a 95°C; após resfriamento a 55°C, os *primers* podem aderir-se a estas, e a polimerase preenche as "lacunas".

Teste bacteriológico de sondas – modo de emprego do IAI PadoTest

Os testes de DNA ou RNA hoje disponíveis permitem a verificação de três a oito bactérias marcadoras associadas à periodontite.
O IAI PadoTest 4.5 – teste de RNA; ver página 183 – é capaz de detectar as seguintes bactérias periodontopatogênicas:

- *Aa/Actinobacillus actinomycetemcomitans*
- *Bf/Bacteroides forsythus (nomenclatura atual: Tf/Tanerella forsythensis)*
- *Pg/Porphyromonas gingivalis*
- *Td/Treponema denticula*

Além disso, o teste permite o levantamento dos seguintes dados para o diagnóstico e tratamento (Fig. 420):
Quantitativos:
- ML: número e porcentagem (%) das bactérias marcadoras
- TBL/TML: porcentagem total (carga) de todas as bactérias ou das bactérias marcadoras
- comparação estatística desses resultados*

Qualitativos:
- Determinação do tipo de bolsa (tipos 1 a 5)*

* de acordo com Baehni e cols., 1995.

417 Coleta da microbiota da bolsa com auxílio de cone de papel
Nos exames bacteriológicos, normalmente são coletadas amostras das bolsas mais profundas de cada quadrante (em geral, dos molares). Na figura: coleta de amostra por distal do incisivo lateral. O cone de papel é introduzido até o fundo da bolsa, onde é deixado por 10 s.

Direita: O cone de papel é levado ao recipiente de transporte codificado em cores, que, em seguida, é fechado hermeticamente.

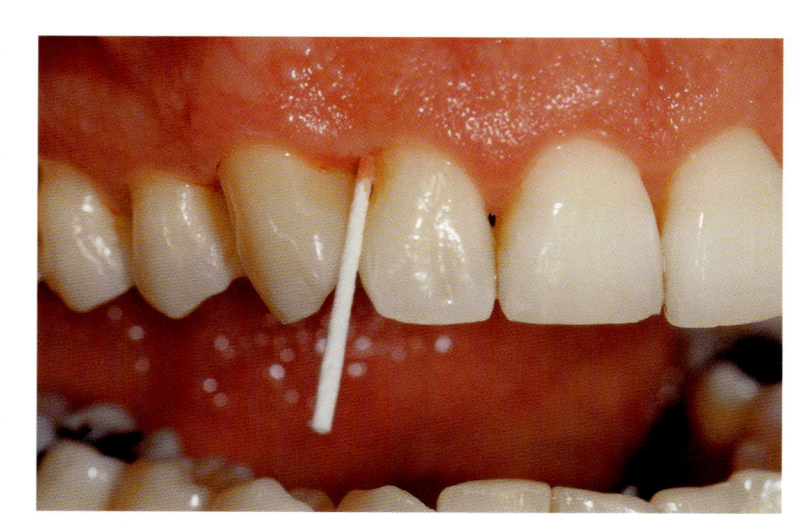

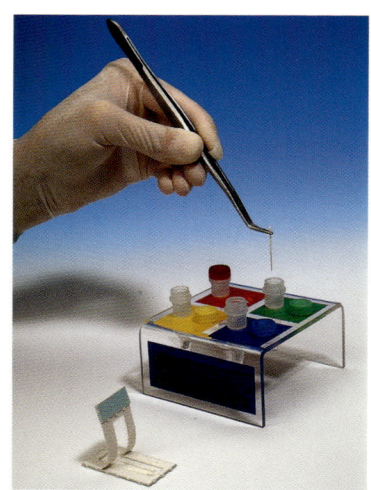

418 Kit de coleta do IAI PadoTest 4.5
Os cones de papel, o recipiente de transporte e o suporte são fornecidos gratuitamente pelo fabricante. Todo o material, ou seja, os quatro recipientes, o suporte, os formulários e o relatório com os resultados (ver a seguir), está *codificado com diferentes cores* (vermelho = primeiro quadrante, e assim por diante).

Direita: Ao contrário do DNA, que é estável também a seco, o RNA é quimicamente frágil e necessita de um fluido de transporte estabilizante.

419 Envio para o laboratório de análise
Os recipientes com as amostras e a ficha com o nome do paciente e as anotações dos locais de coleta são enviadas pelo correio ao laboratório. O resultado da análise chega em poucos dias: a microbiota de cada bolsa (*sítio*), e o seu padrão de distribuição, são classificados de acordo com a literatura/estudos afins/disponíveis.

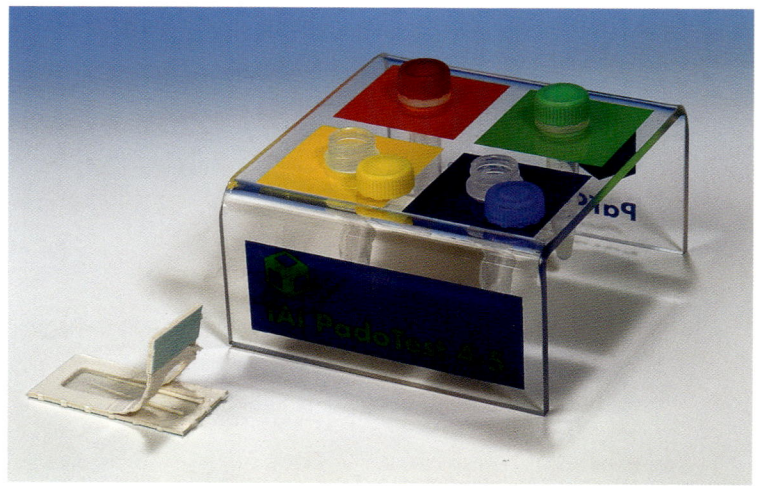

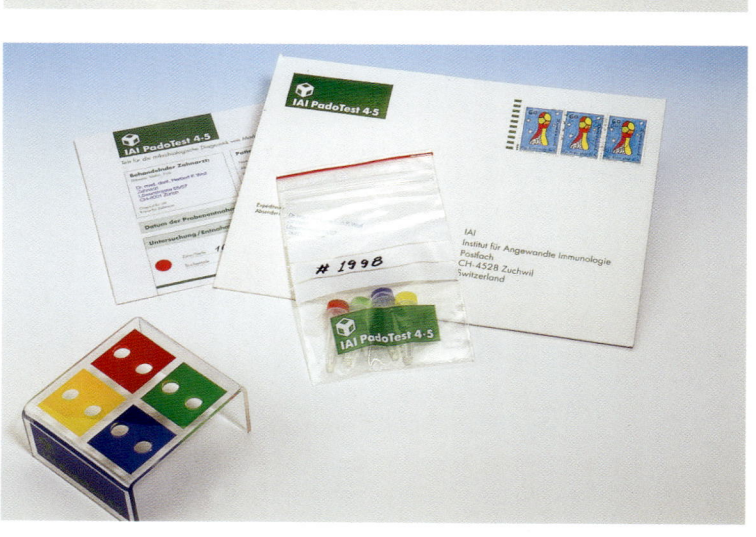

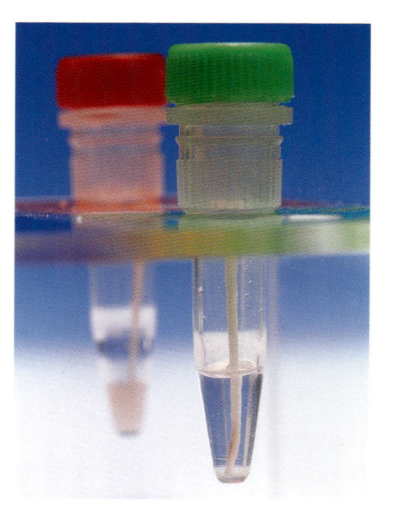

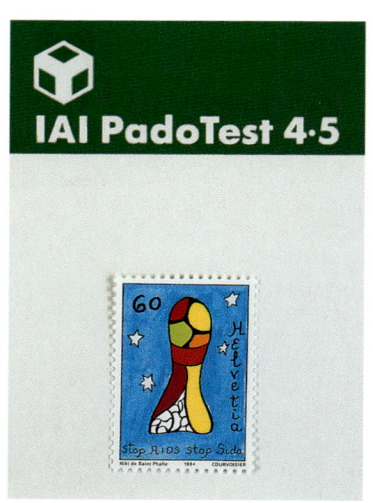

Teste de sondas de DNA/RNA – IAI PadoTest 4·5

IAI PadoTest 4·5

Relatório do exame

Cirurgião-dentista: **Dr. Wolf, Herbert F., Zurique**
Paciente: **Sr. # 1284 (HW)**
Análise em: **07-12-00** (exame anterior ao tratamento)

Dente: 17. Local: D-V. Profundidade de bolsa: 8

Marcador	n	ML	Status
Aa	–		
Bf	0,31	0,6%	
Pg	–		
Td	0,69	1,3%	★
TBL	53,63	–	★
TML		2%	Tipo 5

Dente: 12. Local: D-L. Profundidade de bolsa: 7

Marcador	n	ML	Status
Aa	0,184	0,2%	★★
Bf	5,39	6,56%	★★★
Pg	8,04	9,8%	★
Td	3,31	4,0%	★
TBL	82,37	–	★
TML		21%	Tipo 5

Dente: 42. Local: D-V. Profundidade de bolsa: 9

Marcador	n	ML	Status
Aa	–		
Bf	7,84	6,3%	★★★
Pg	8,27	6,6%	★
Td	4,96	4,0%	★★
TBL	125,06	–	★★★
TML		17%	Tipo 5

Dente: 26. Local: D-V. Profundidade de bolsa: 7

Marcador	n	ML	Status
Aa	–		
Bf	2,41	1,7%	★
Pg	6,27	4,5%	★
Td	5,29	3,8%	★★
TBL	140,97	–	★★★
TML		10%	Tipo 5

Tipo 1 ●
Tipos 2 ■ **3** ■
Tipos 4 ▲ **5** ◆

420 Resultados do teste: significado prognóstico e terapêutico

No caso apresentado, os locais de coleta foram as três bolsas mais profundas da arcada superior (17, 12 e 26) e uma bolsa muito profunda na arcada inferior (dente 42).

Parâmetros quantitativos, bolsa D-V no dente 12 (tabela verde)

n = número de bactérias em milhões, por exemplo: 180.000 unidades de *Aa* e 5,4 milhões de *Tf*.

ML = Percentual de bactérias marcadoras.
Percentual de bactérias marcadoras em relação ao total de bactérias (**TBL**; neste caso, cerca de 82 milhões); percentual de *Aa* = 0,2%.

Comparação estatística ("estrelas"): detalhes na Figura 421.

TML = *Percentual de bactérias marcadoras total*: % de *todas* as bactérias marcadoras no total de bactérias.

TBL = *Total de bactérias* (total de bactérias "patogênicas e não-patogênicas"); escala de 0 a 150 milhões.

Parâmetros qualitativos

Classificação das bolsas periodontais em **tipos 1 a 5** conforme a microbiota/associações microbiológicas.

Essa classificação permite expressar a complexidade dos resultados microbiológicos por meio de cifras e determinar o seu significado clínico.

Tipo 5 = Tipo de bolsa

Tf, Pg, Td – *complexo vermelho*, p. 37.
Escalas para *Tf, Pg, Td*: 0 a 15 _ 10^6
Escala para *Aa*: 0 a 1 milhão

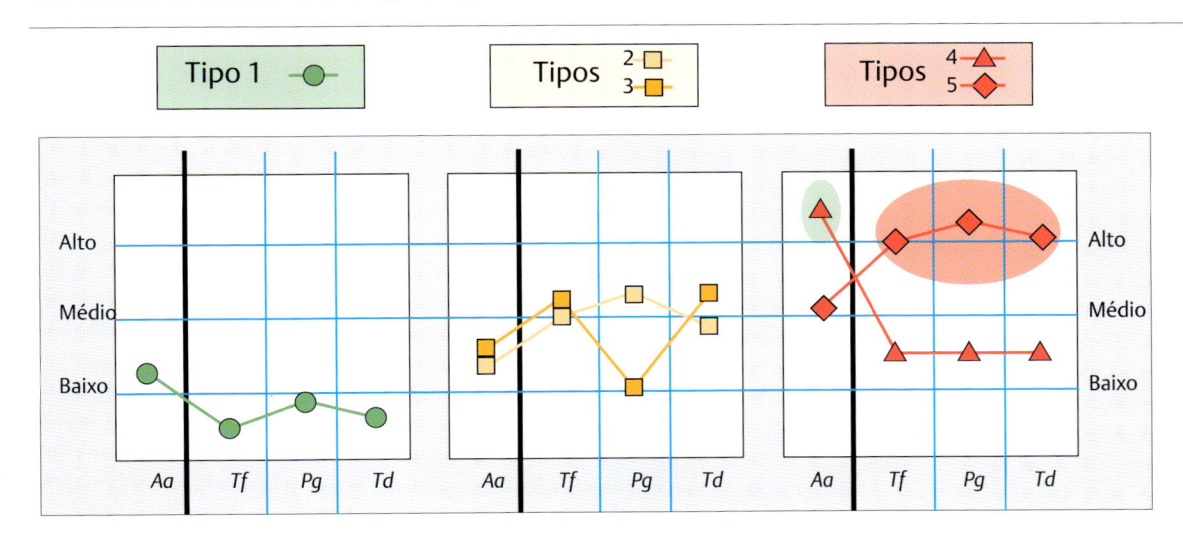

421 Tipos de bolsas – complexos microbiológicos

Em razão do padrão de distribuição das bactérias marcadoras, distinguem-se cinco tipos:

	Tratamento
Tipo 1	Grau baixo de dificuldade
Tipos 2 e 3	Grau médio de dificuldade
Tipo 4 e 5	Grau alto de dificuldade

A abordagem terapêutica dos tipos 1 a 3 pode restringir-se à mecânica. Os tipos 4 (*Aa*) e 5 ("complexo vermelho") exigem que o tratamento seja complementado por antibióticos.

Testes imunológicos – reações antígeno-anticorpo

Reação antígeno-anticorpo

Ao contrário dos exames descritos anteriormente, os métodos imunológicos de investigação de bactérias baseiam-se na adesão de anticorpos (Ac) monoclonais específicos a *marcadores de superfície antigênicos* (*Ag*) (estruturas como fímbrias e flagelos; em geral, carboidratos ou glicoproteínas). Para tornar visível a ligação Ag-Ac, são produzidos anticorpos especiais com substâncias marcadoras (SM), que podem ser substâncias fluorescentes ou enzimas corantes.

Imunofluorescências direta e indireta

Na imunofluorescência, observa-se a reação Ag-Ac ao *microscópio de fluorescência*. As bactérias fixadas sobre a lâmina de vidro tornam-se visíveis com a ligação de seus *antígenos de superfície* a anticorpos específicos, marcados com substâncias fluorescentes sob luz UV (Gmür e Guggenheim, 1994). Dessa forma, são detectadas tanto bactérias viáveis como não-viáveis, podendo-se até mesmo serem distinguidas por meio de cores (Netuschil e cols., 1996).

422 Imunofluorescência
Direita (D): O anticorpo específico ("amarelo") marcado com uma enzima fluorescente acopla-se aos antígenos (Ag) triangulares (vermelho).
Direita: Indireta (I)
Em seguida, diversos Ac "verdes" ligam-se a anticorpos "amarelos" não-marcados; com isso, a fluorescência sob luz UV é *intensificada* (reação antígeno-anticorpo).

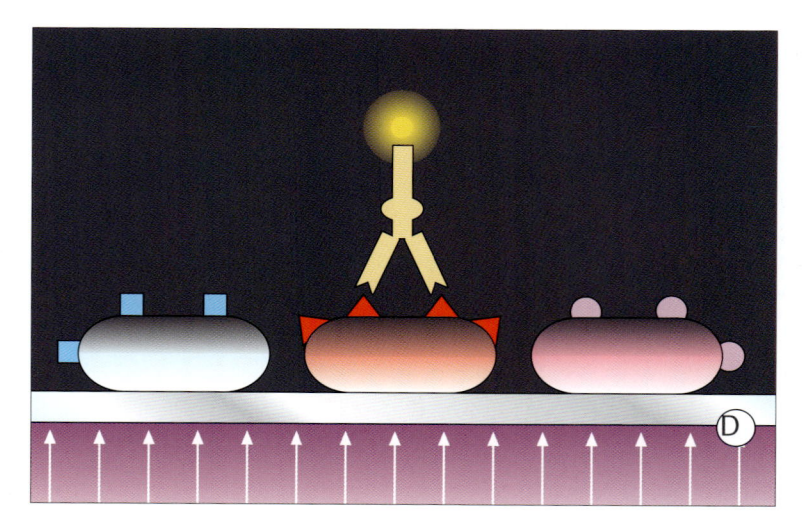

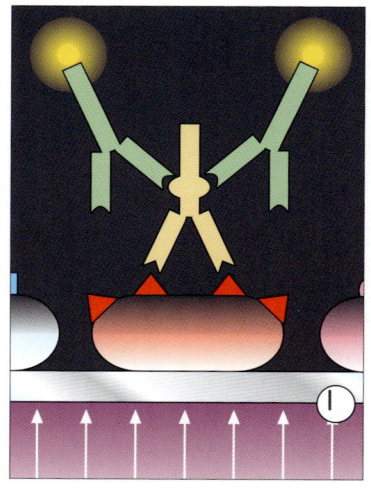

EIA/ELISA – *Enzyme-Linked-ImmunoSorbent-Assay*

Testes rápidos de identificação de bactérias periodontopatogênicas marcadoras não (mais) se encontram disponíveis no mercado odontológico. Entretanto, os ensaios imunoenzimáticos de reação de "coloração", por exemplo, seriam a alternativa ideal para os exames feitos em laboratório, como os de imunofluorescência, que demandam equipamentos dispendiosos. Há poucos anos, era possível adquirir um teste bastante satisfatório, o Evalusite (Kodak/teste de coloração semiquantitativo para as bactérias marcadoras *Aa*, *Pg* e *Pi*), mas, infelizmente, ele foi retirado do mercado. Espera-se que, em breve, esteja à disposição do cirurgião-dentista um novo sistema de imunoensaio para uso em consultório, cuja confiabilidade seja comparável à do Evalusite. Os ensaios imunológicos são, portanto, realizados em laboratórios, de acordo com os dois procedimentos descritos adiante: "captura de anticorpos" (A) e "captura de antígenos" (B).

No primeiro caso (A) um anticorpo monoclonal específico (amarelo) "captura" o antígeno (vermelho) que é fixado em uma minicuveta, e então um segundo anticorpo é fixado com a molécula da substância mercadora (SM).

Seguindo um procedimento em formação, somente o complexo Ag-Ab participa na relação de coloração. O procedimento (B) é similar, mas os processos são contrários.

423 Ensaios imunológicos, reações de coloração – EIA e ELISA

A "Captura de anticorpos"

B "Captura de antígenos"

1 Antígeno específico (vermelho)
2 Anticorpo primário (amarelo): reação antígeno-anticorpo
3 Anticorpos secundários (verde/amarelo) carregam a molécula marcadora (SM)
4 Molécula da substância marcadora (SM): possibilita reação de coloração

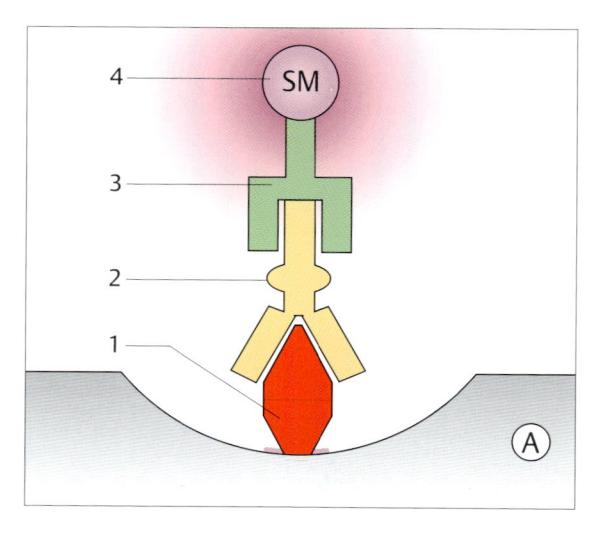

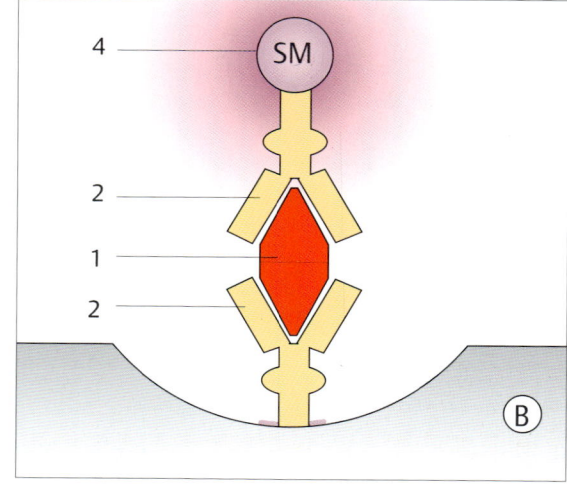

Testes bacterianos enzimáticos – teste BANA

Determinadas bactérias periodontopatogênicas (como as do "complexo vermelho": *Tf, Pg* e *Td*; p. 37 e 191) produzem, durante o seu metabolismo, uma enzima semelhante à tripsina – uma peptidase capaz de degradar BANA (Loesche e cols., 1992). BANA é a sigla para N-α-benzoil-DL-arginina-2-naftilamida, um substrato sintético que é hidrolisado por essa peptidase. Um dos produtos da hidrólise é a β-naftilamida, que se torna visível por meio de reação de coloração, podendo, assim, ser usada para a detecção bacteriana.

O teste BANA (como o Dentocheck, Butler) tem um custo relativamente baixo, é rápido e pode ser executado também por assistentes. Um teste *fortemente positivo* indica que, além da terapia mecânica, pode ser necessária antibioticoterapia contra anaeróbios estritos (tipo de bolsa: 5; p. 185). O teste BANA, porém, tem duas limitações: a primeira é que o teste não é capaz de detectar o *Aa*, bactéria extremamente resistente e de difícil eliminação; a segunda é que outras bactérias da bolsa, menos patogênicas, também podem ser BANA-positivas.

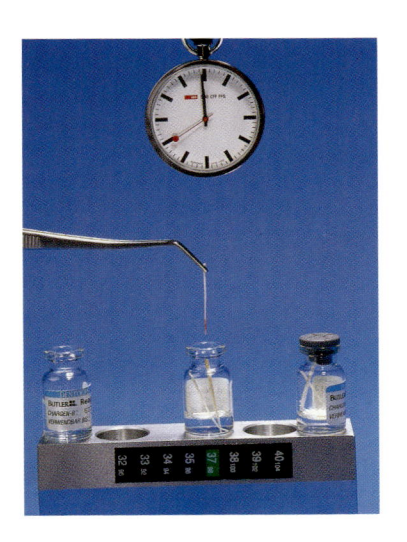

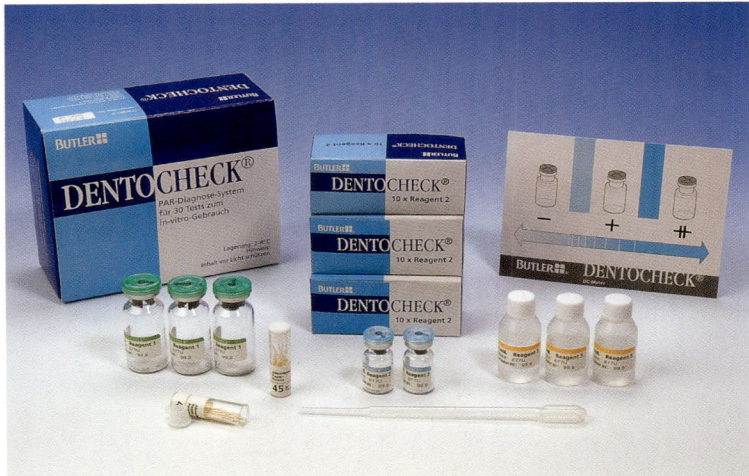

424 DentoCheck
(Butler/Heico Dent)
Um *kit* contém material para 30 testes/locais de coleta:

- Reagentes 1, 2 e 3
- 100 cones de papel
- 1 pipeta
- Cartão com escala de cores para interpretação dos resultados
- Instruções de uso minuciosas

Esquerda: Conforme as instruções do fabricante, colhem-se três amostras de placa bacteriana das bolsas mais profundas com cones de papel (um para cada amostra).

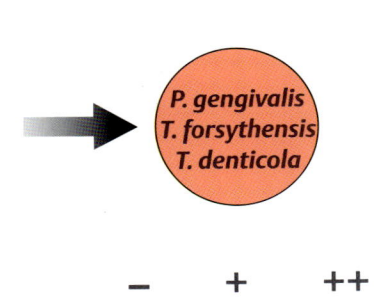

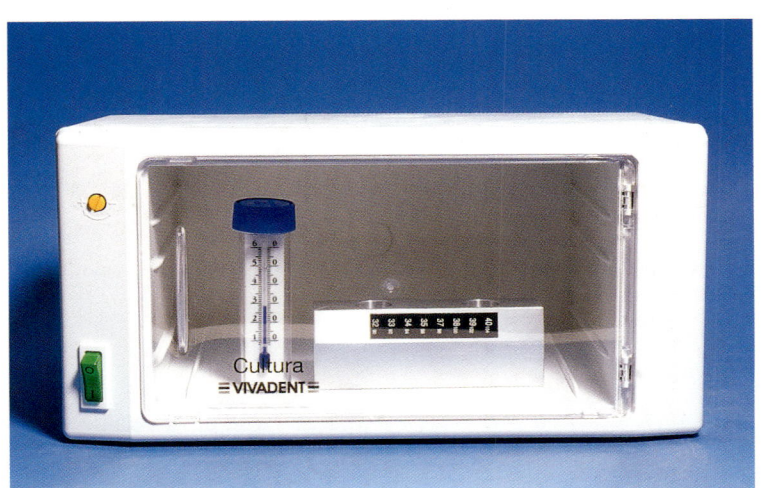

425 Estufa, bloco de alumínio, termômetro, cronômetro
Este é o equipamento necessário. A estufa e o bloco de alumínio devem ser pré-aquecidos a 37°C.

Esquerda: As bactérias do "complexo vermelho" são BANA-positivas (Socransky e cols., 1998). Conforme a concentração desses microrganismos, o teste será negativo, levemente positivo ou fortemente positivo.

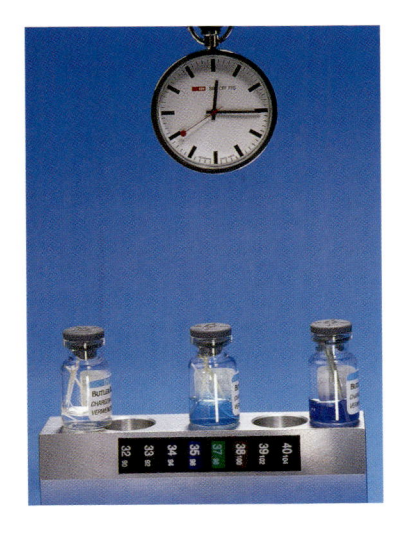

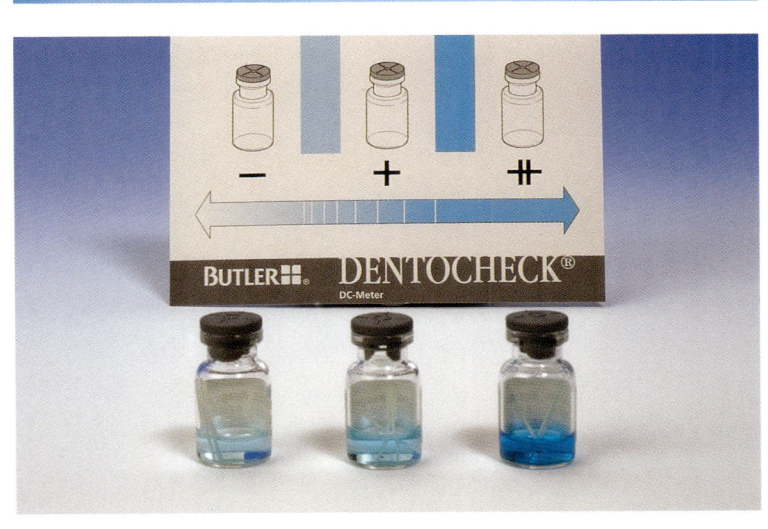

426 Interpretação dos resultados
Com base na comparação com a escala de cor, faz-se uma estimativa do número de microrganismos BANA-positivos.

Esquerda: O tempo de reação deve ser obedecido com exatidão (15 min a 37°C).

Testes disponíveis na Europa:

- Dentocheck
- Perioscan
- Periocheck

Investigação da resposta do hospedeiro – risco

- Fatores de risco
- Fatores de gravidade
- Fatores de progressão

Todos os exames anteriormente apresentados baseiam-se em parâmetros clínicos ou, direta ou indiretamente, na identificação de bactérias periodontopatogênicas. Os exames a seguir revelam a resposta do hospedeiro às infecções microbianas.

Defeitos de PMN, altos níveis de anticorpos contra bactérias periodontopatogênicas, enzimas como a aspartato-aminotransferase (AST; Persson e cols., 1995), níveis elevados de mediadores inflamatórios (PGE2) e muitos outros fatores podem ser sinal de destruição periodontal. A temperatura subgengival (p. ex., medida com o Sistema PerioTemp) indica a ocorrência ou não de inflamação, mas não permite estimar a progressão da doença (Kohlhurst e cols., 1991; Fedi e Killoy, 1992; Trejo e cols., 1994). Nenhum dos testes da resposta do hospedeiro conhecidos consagrou-se até agora na clínica, uma vez que ainda é praticamente impossível predizer se em um local específico ocorrerá perda de inserção ou não.

427 Teste enzimático – Hawe Perimonitor
Com esse teste para aplicação em consultório, é medida a quantidade de aspartato-aminotransferase (AST) no *fluido do sulco*.

A enzima intracelular AST é liberada com a morte celular e sua quantidade é proporcional à destruição tecidual. O teste baseia-se em reação corante (ver instruções de uso).

Direita: As tiras para o coleta do fluido crevicular devem ser mantidas na posição por 30 segundos.

428 Temperatura subgengival – sistema PerioTemp
Um dos quatro sinais de inflamação é o aumento de temperatura. Esta pode ser medida com sonda termométrica estéril, que é introduzida cuidadosamente no sulco. A escala de cores, com a representação de 32 dentes, passa de verde para vermelho quando a temperatura de 35,5°C é ultrapassada. Os valores medidos podem ser impressos.

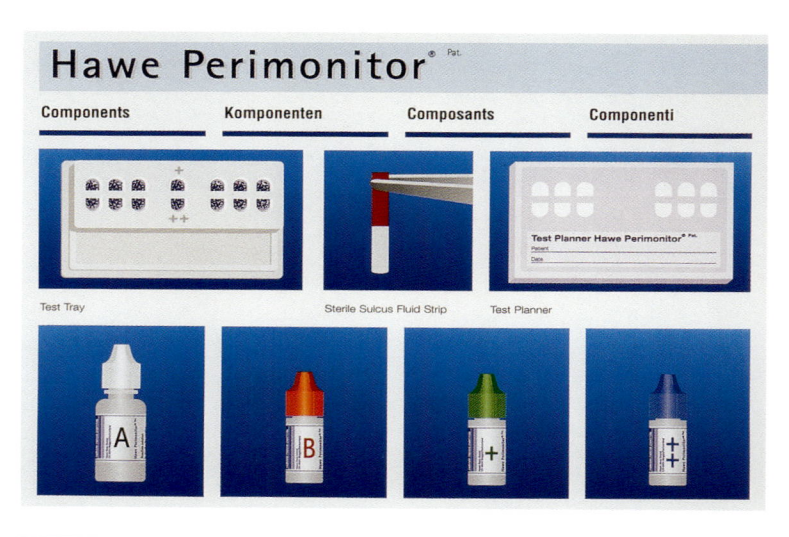

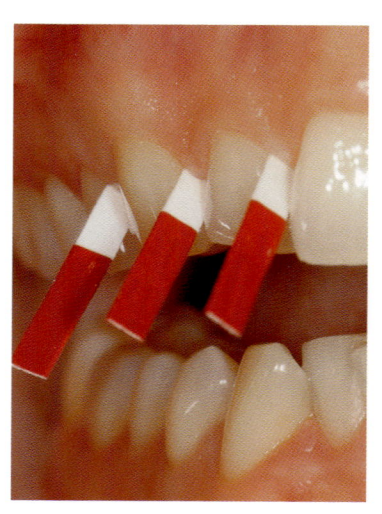

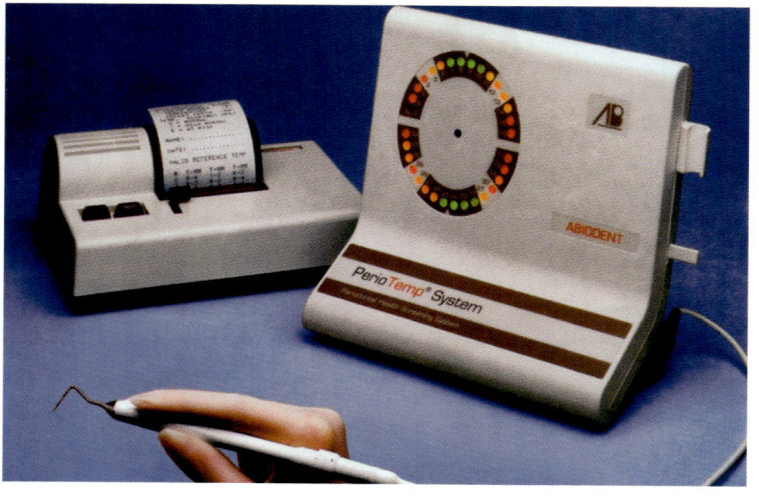

Fator de risco genético – investigação do polimorfismo do gene da IL-1

No capítulo "Etiologia e patogênese", foi elucidado o *importante* papel dos diferentes mecanismos de defesa do hospedeiro contra as infecções microbianas (p. 41 a 66). Como já se sabe, as reações inflamatórias dependem de um grande número de mediadores e enzimas, como as prostaglandinas, as metaloproteinaes e determinadas citocinas. Entre estas, encontra-se um dos ativadores inespecíficos mais potentes, a interleucina 1 (IL-1). Esta se apresenta nas formas *IL-1α* e *IL-1β*, cuja produção é determinada pelos genes IL-1A e IL-1B (ambos no cromossomo 2).

Polimorfismo do gene da IL-1

A ocorrência de mutações de um único par de base (*single nucleotide polymorphism*; SNP) é bastante comum; a seqüência de bases normal no gene é denominada *alelo 1*, e a mais rara ou alterada, *alelo 2*. Ambos os genes para IL-1 podem apresentar esse SNP: a base citosina (pareamento com a guanina; Fig. 436, esquerda) é substituída pela base timina (pareamento com a adenina). Os polimorfismos não são grandes alterações genéticas (defeitos genéticos, p. 54) e, por isso, os seus efeitos são geralmente discretos.

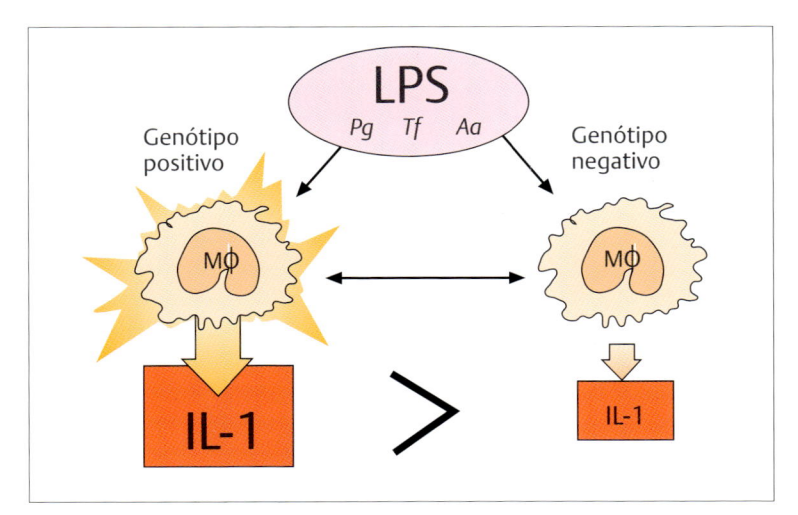

Obs.: Essa produção local aumentada do MΦ hiper-reativo pode intensificar-se ainda mais em conseqüência da conhecida ação *autócrina* (auto-estimulante) da IL-1 (Deschner, 2002).

429 Diferenças da estimulação de monócitos no genótipo IL-1-positivo e IL-1-negativo
Os *monócitos/macrófagos (MΦ)* regulam a intensidade da reação inflamatória local conforme o estímulo.

No genótipo IL-1 positivo, os monócitos secretam uma quantidade até quatro vezes maior quando estimulados por lipopolissacarídeos (LPS) de microrganismos anaeróbios (*Pg, Tf, Td*).

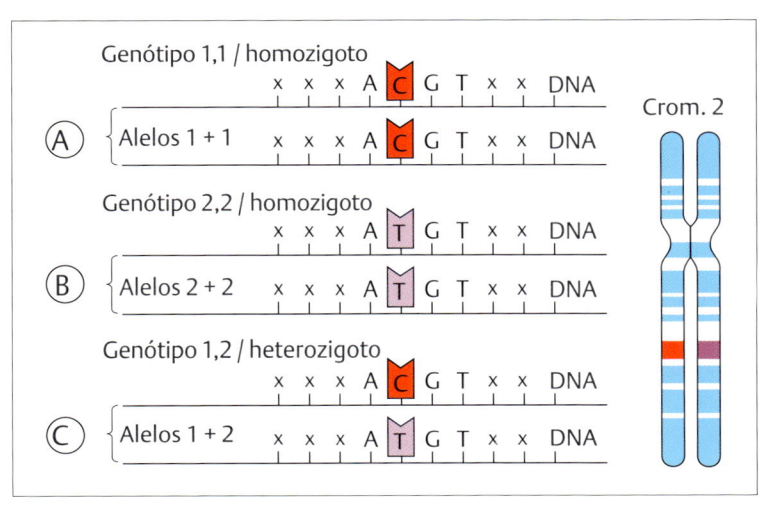

430 Polimorfismo – genótipo
Os cromossomos das células teciduais estão presentes em pares (diplóide: um cromossomo herdado do pai e outro da mãe). Por isso, em um SNP são possíveis três variantes por gene (**A**, **B** e **C**).

A Duas **C** (citosina: "*normal*") = alelos 1e1, homozigoto
B Duas **T** (timina: *SNP*) = alelos 2e2, homozigoto
C Uma **C** e uma **T** = alelos 1e2, heterozigoto

Efeito sobre o periodonto

O efeito geral do genótipo IL-1 positivo pode ser visto na Figura 429.

Definição: O genótipo IL-1-positivo (positivo em relação ao SNP) designa os indivíduos com Alelo 2 homozigotos em um gene ou com pelo menos heterozigotos em ambos os genes da IL (gene IL-1A e IL-1B; ver texto e figuras anteriores).

Essa propensão elevada à inflamação do genótipo IL-positivo não repercute diretamente sobre o periodonto de indivíduos jovens, desde que não estejam presentes fatores de risco adicionais, como fumo, higiene bucal inadequada, doenças sistêmicas (como diabete), etc. (Kornman e cols., 1997). Se, caso contrário, encontrarem-se fatores de risco por período relativamente longo, o polimorfismo da IL-1 intensifica a periodontite e acelera a sua progressão de forma considerável (fator de razão de probabilidade; *odds-ratio*: aprox. 1,5 a 2).

Em alguns casos de difícil planejamento ou de risco elevado, indica-se o exame de investigação do polimorfismo genético IL-1.

Teste do gene IL-1 – técnica, interpretação dos resultados

A periodontite é considerada hoje uma doença multifatorial. Portanto, procuram-se desenvolver métodos de investigação de fatores genéticos que possam elevar a *suscetibilidade* do hospedeiro ou agravar a *progressão* e o grau de *gravidade* da doença.

São conhecidos polimorfismos dos genes, ou *agregados* gênicos, do TNFα, da IL-10 e dos receptores de células T, imunoglobulinas (Fcγ-RII, Fcγ-RIII, etc.), catepsina, vitamina D3, entre outros. Bastante conhecido e estudado é, especialmente, o efeito do polimorfismo genético sobre a periodontite por meio da interleucina-1, estimuladora da inflamação (IL-1α e β; Kornman e cols., 1999).

Os *testes genéticos da IL-1* medem os SNP (*single nucleotide polymorphisms*) para IL-α no *locus* +4.845 ou –889 (ação igual) e para IL-1β no *locus* +3.054.

Para a execução desses testes de DNA, são necessárias células do hospedeiro provenientes do sangue, da saliva ou da mucosa jugal. O DNA precisa ser amplificado por meio da PCR (reação em cadeia da polimerase; p. 183). O *genótipo IL-1 positivo* não significa necessariamente a ocorrência de periodontite grave: somente quando associado a outros fatores de risco, a sua expressão é relevante.

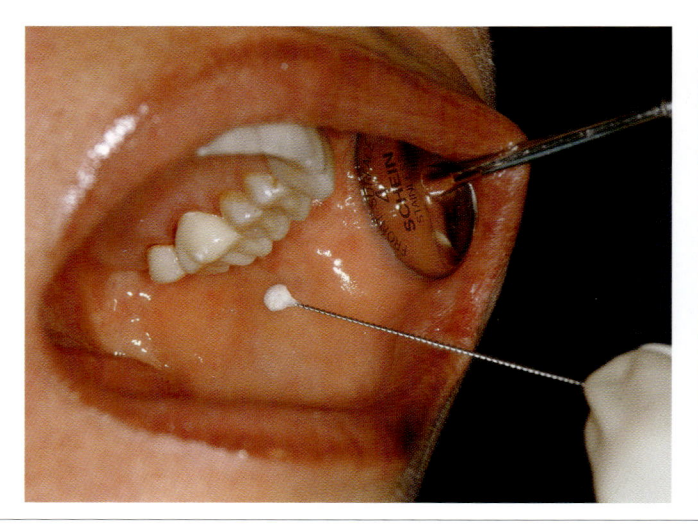

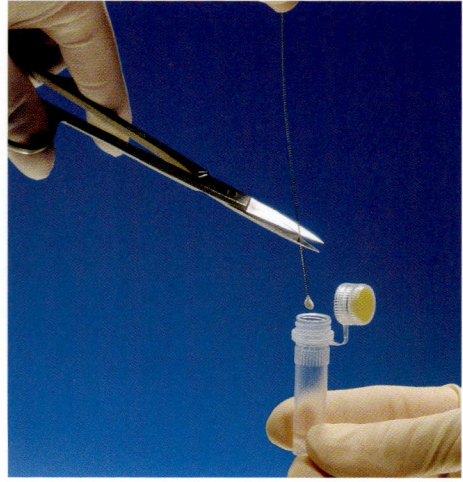

431 Teste do gene da IL-1 – técnica de coleta
Esquerda: Com uma pequena escova estéril, a mucosa jugal é friccionada a fim de se coletarem algumas células para a análise molecular.

Direita: A extremidade da escova com as células é cortada e colocada em um recipiente adequado para o transporte.

Testes de IL-1/fabricantes:
• PST – Interleukin Genetics
• GenoType PRT – Hain
• ParoGenTest – IAI

Resultado do teste: polimorfismo genético para IL-1 positivo e suas possíveis conseqüências

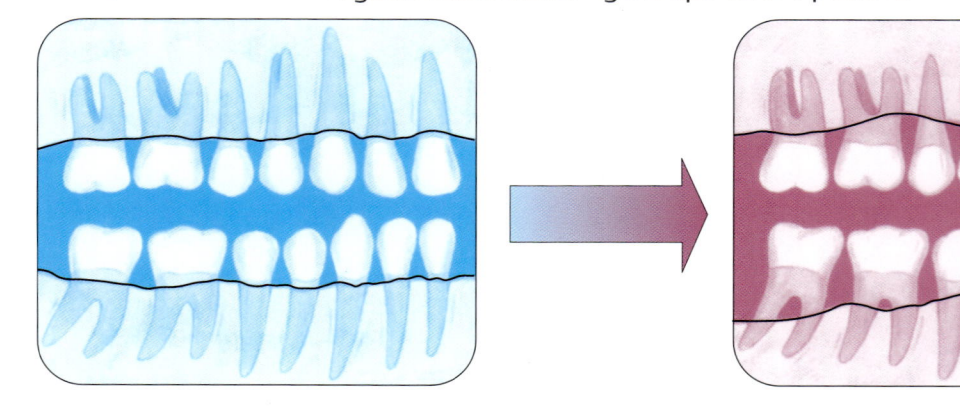

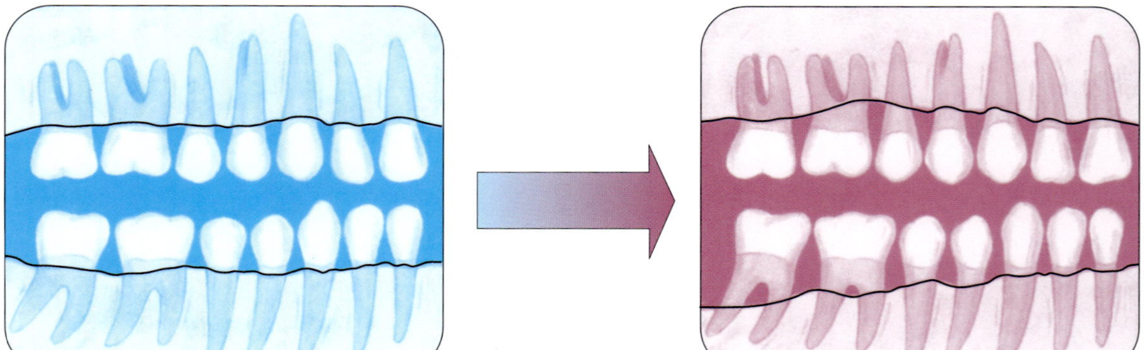

432 Caso 1
Esse paciente de 35 anos de idade apresenta 10% de perda óssea em razão de periodontite crônica em fase inicial.
Se a sua higiene bucal manter-se *ótima* e não surgirem outros fatores de risco, ele ainda possuirá todos os dentes 20 anos depois, ou seja, aos 55 anos de idade. Nas regiões de maior acúmulo de placa (molares, dentes multirradiculados, etc.), a perda óssea poderá continuar avançando.

35 anos — 10% de perda óssea → 55 anos
Higiene bucal ótima – genótipo de IL-1 positivo

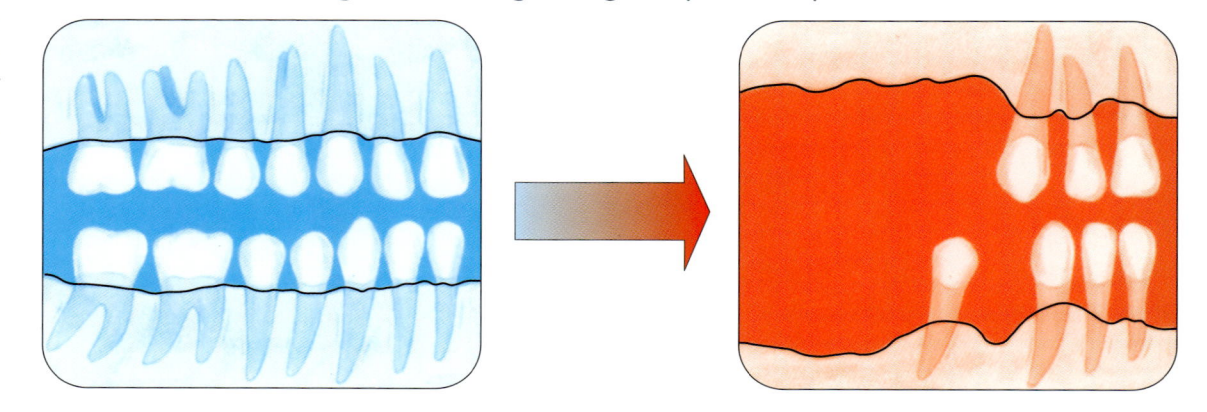

433 Caso 2
Paciente da mesma idade, nas mesmas condições; a *higiene bucal*, porém, é apenas *regular*. Após 20 anos, pode-se esperar considerável perda óssea e dental: o genótipo IL-1 positivo age principalmente como "fator agravante", intensificando a perda de inserção e óssea.

Modif. de *Fa. Hain*.

35 anos — 10% de perda óssea → 55 anos
Higiene bucal regular – genótipo de IL-1 positivo

Genótipo IL-1 positivo – outros fatores de risco

A predisposição genética – pode-se entendê-la como o genótipo IL-1 positivo – não causa, sozinha, a periodontite. O *desencadeamento* e a *progressão* da doença, assim como a profundidade da bolsa periodontal (anaerobiose), devem-se à ação de bactérias, variando de acordo com o seu número e a sua patogenicidade. Socransky e colaboradores (2000), com base em estudos utilizando populações predominantemente caucasianas, esclarecem a provável influência do genótipo de IL-1 positivo (Fig. 434): a associação entre o genótipo positivo e a periodontite crônica grave só é observada em faixas etárias mais altas (Fig. 433) e nos casos de bolsas mais profundas (Fig. 434). O *genótipo positivo* deve, portanto, ser considerado um fator de gravidade. Um dado curioso é que esse genótipo, isto é, o alelo 2 (p. 189), foi observado em apenas 8% dos afro-americanos (Walker e cols., 2000) e em 2,3% dos chineses (Armitage e cols., 2000); entretanto, um a cada três caucasianos pertence ao genótipo positivo.

Outros fatores de risco significativos para a periodontite (isolados ou combinados) são: fumo, em primeiro lugar; higiene bucal inadequada; doenças sistêmicas (diabete, HIV); estresse; idade, com algumas restrições.

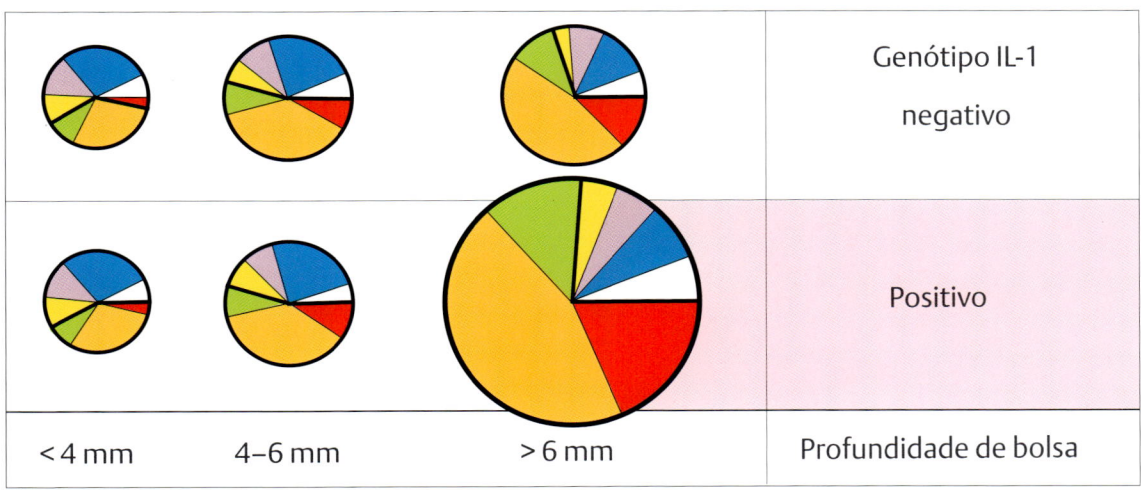

434 Genótipo IL-1 – profundidade de bolsa e microbiota bacteriana

Até a profundidade de 6 mm, a colonização bacteriana nos pacientes IL-1 negativos e IL-1 positivos é, quantitativamente, a mesma (diâmetro dos círculos). As frações de cada complexo bacteriano também não diferem significativamente.

A partir de 6 mm de profundidade de bolsa, porém, ocorre em um paciente IL-1 positivo uma alteração dramática, tanto quantitativa como qualitativa (tamanho dos círculos; *complexos "laranja" e "vermelho"*). A anaerobiose é, certamente, um fator decisivo.

A progressão da periodontite para estágio avançado parece ser maior em pacientes geneticamente predispostos.

Os complexos bacterianos e sua composição principal, de acordo com Socransky e cols. (1998) (p. 37, Fig. 77), estão enumerados à esquerda.

Modif. de *Socransky e cols., 2000*.

Espécies de Actinomyces
Actinomyces gerencseriae
Actinomyces israelii
Actinomyces naeslundii genospecies 1
Actinomyces naeslundii genospecies 2

Complexo "roxo"
Actinomyces odontolyticus
Veillonela parvula

Complexo "amarelo"
Streptoccocus gordonii
Streptoccocus intermedius
Streptoccocus mitis
Streptoccocus oralis
Streptoccocus sangius

Complexo "laranja"
Campylobacter gracilis
Campylobacter rectus
Campylobacter showae
Eubacterium nodatum
Fusobacterium nucleatum ss nucleatum
Fusobacterium nucleatum ss polymorphum
Fusobacterium nucleatum ss vincentii
Fusobacterium periodonticum
Peptostreptococcus micros
Prevotella intermedia
Prevotella nigrescens
Streptococcus constellatus

Complexo "vermelho"
Tannerella forsythensis
Porphyromonas gingivalis
Treponema denticola

Complexo "verde"
Actinobacillus actinomycetemcomitans
Capnocytophaga gingivalis
Capnocytophaga ochracea
Capnocytophaga sputigena
Eikenella corrodens

Outras espécies
Eubacterium saboreum
Gemella morbillorum
Leptotrichia buccalis
Neisseria mucosa
Provetella melaninogenica
Proprionibacterium acnes
Selenomonas noxia
Streptococcus anginosus
Treponema socranskii
+ weitere

Odds-ratio (OR) para 0 a 4 fatores de risco

	0 RF	1 RF	2 RF			3 RF		4 RF
Genótipo IL-1 positivo	−	+	+	+	+	+	+	+
Bactérias patogênicas	−	−	+	−	−	+	−	+
Fumo	−	−	−	+	−	+	+	+
Higiene bucal inadequada	−	−	−	−	+	−	+	+
Odds-ratio	1,0	2,7	~7–15			~15–20		>20

Fatores de risco – risco geral elevado

435 Genótipo IL-1 positivo combinado a outros fatores de risco
Representação de três fatores de risco combinados com o genótipo IL-1 positivo. O fatores, de maior ou menor peso (ver *odds ratio*), são multiplicados entre si, resultando na estimativa do risco geral, relevante para o *tratamento* e o *prognóstico da doença a longo prazo*.

Higiene bucal inadequada como fator de risco – sangramento à sondagem (SS)

Os testes bacteriológicos e o exame da resposta do hospedeiro, em especial o polimorfismo do gene da IL-1, descritos anteriormente, complementam, até determinado ponto, os exames clínicos e radiográficos, auxiliando na determinação do diagnóstico e do prognóstico das diferentes formas de periodontite, bem como no planejamento terapêutico.

Como as periodontites não são doenças generalizadas e de progressão regular e constante, o exame detalhado dos dentes e faces dentais, como os índices de placa e sangramento, continuam sendo válidos.

Os *índices de placa* evidenciam a higiene bucal e a colaboração do paciente, mas não a *resposta inflamatória do organismo à presença da infecção*. Essa reação, variável de indivíduo para indivíduo, é determinante para o grau de intensidade da doença, pondendo ser melhor avaliada com o índice SS (*sangramento à sondagem*). Esse índice é um pobre indicador de risco (Lang e Brägger, 1991): sangramento = inflamação = gengivite, não significa evolução da ou para periodontite. A ausência de sangramento – verificada sempre nos mesmos locais por longos períodos –, todavia, indica "estabilidade, ausência de progressão".

436 Controle a longo prazo – índice SS durante o tratamento e as sessões de acompanhamento

Exames:
0   Antes do tratamento periodontal
1 a 4   Nas quatro sessões de acompanhamento

Antes do tratamento, observa-se, em todos os dentes, sangramento à sondagem (em vermelho no odontograma).

Após o preparo para o tratamento, o tratamento em si e durante a terapia de manutenção (acompanhamento), a tendência ao sangramento vai-se reduzindo: cada vez menos locais apresentam resultado "positivo".

No exemplo aqui apresentado, chama a atenção o fato de que nos dentes 24, 26; e 46, persiste um ponto de sangramento à sondagem (*vermelho escuro*) durante todo o tempo: esses locais – dos quais dois se encontram nas entradas de furca – apresentam um risco de 30% de sofrer perda de inserção (PI) ≥ 2 mm: a correlação *sangramento/perda de inserção* é, portanto, relativamente fraca. Entretanto, em locais que *não sangram* por longos períodos, é praticamente certo (98% de chance) que não ocorrerá perda de inserção.

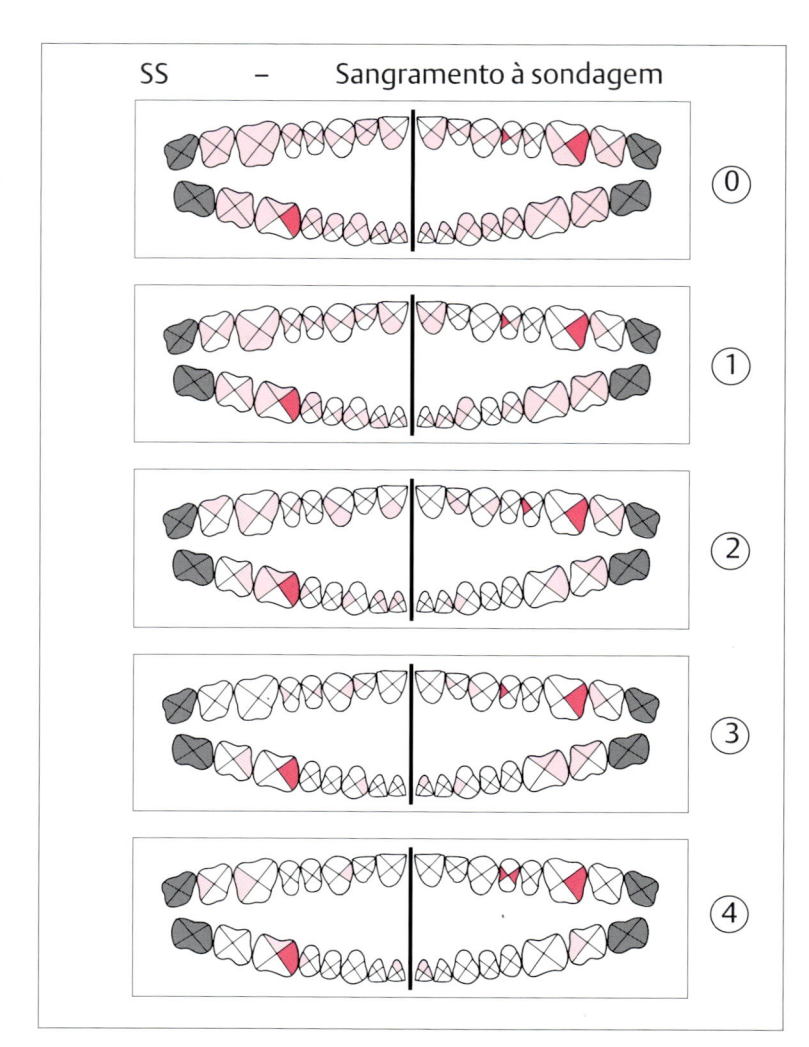

Validade do teste BOP

- valor de predição positivo 0,3 (30%)
- valor de predição negativo 0,98 (98%)

437 SS e PI – estudo clínico
Nas sessões de *acompanhamento*, quanto mais freqüentemente ocorre sangramento à sondagem em determinado local, maior é a probabilidade de que este sofra perda de inserção (Lang e Brägger, 1991). Quando se observa sangramento em quatro sessões seguidas, a probabilidade de que ocorra perda de inserção ultrapassa a marca dos 30%: o risco de PI eleva-se quanto mais tempo dura a inflamação crônica.

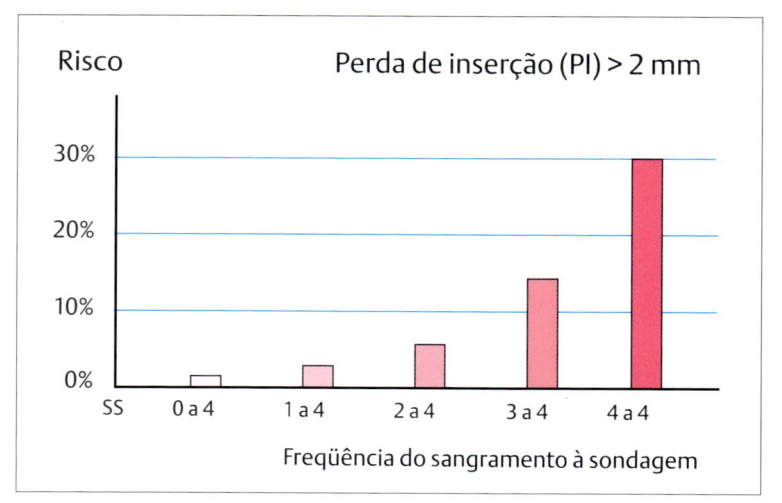

Avaliação do risco à periodontite – risco individual

Em razão do grande número de marcadores e fatores de risco existentes, faz-se necessário sistematizar esses aspectos sob a ótica clínica. O modelo criado pela Universidade de Bern ("hexágono de risco"; Lang e Tonetti, 1996), por exemplo, permite a análise de seis grupos de risco nos seguintes níveis: face dental, elemento dental e paciente. O perfil do *risco individual* confere maior precisão ao diagnóstico, ao prognóstico e ao plano de tratamento, e a representação gráfica desse perfil serve como material informativo, motivando o paciente à mudança de hábitos e, assim, à eliminação dos fatores de risco alteráveis (fumo, higiene bucal inadequada, diabete).

Critérios de análise – aspectos gerais

O hexágono faz distinção entre fatores *locais*, *sistêmicos*, *alteráveis* e *inalteráveis*. O risco para cada critério é avaliado como *alto*, *moderado* ou *baixo*. Essa análise de risco não é realizada apenas em pacientes novos, mas também nas sessões de acompanhamento, após a conclusão do tratamento. Se a cooperação do paciente for satisfatória, a redução do risco geral é bastante visível (p. 451).

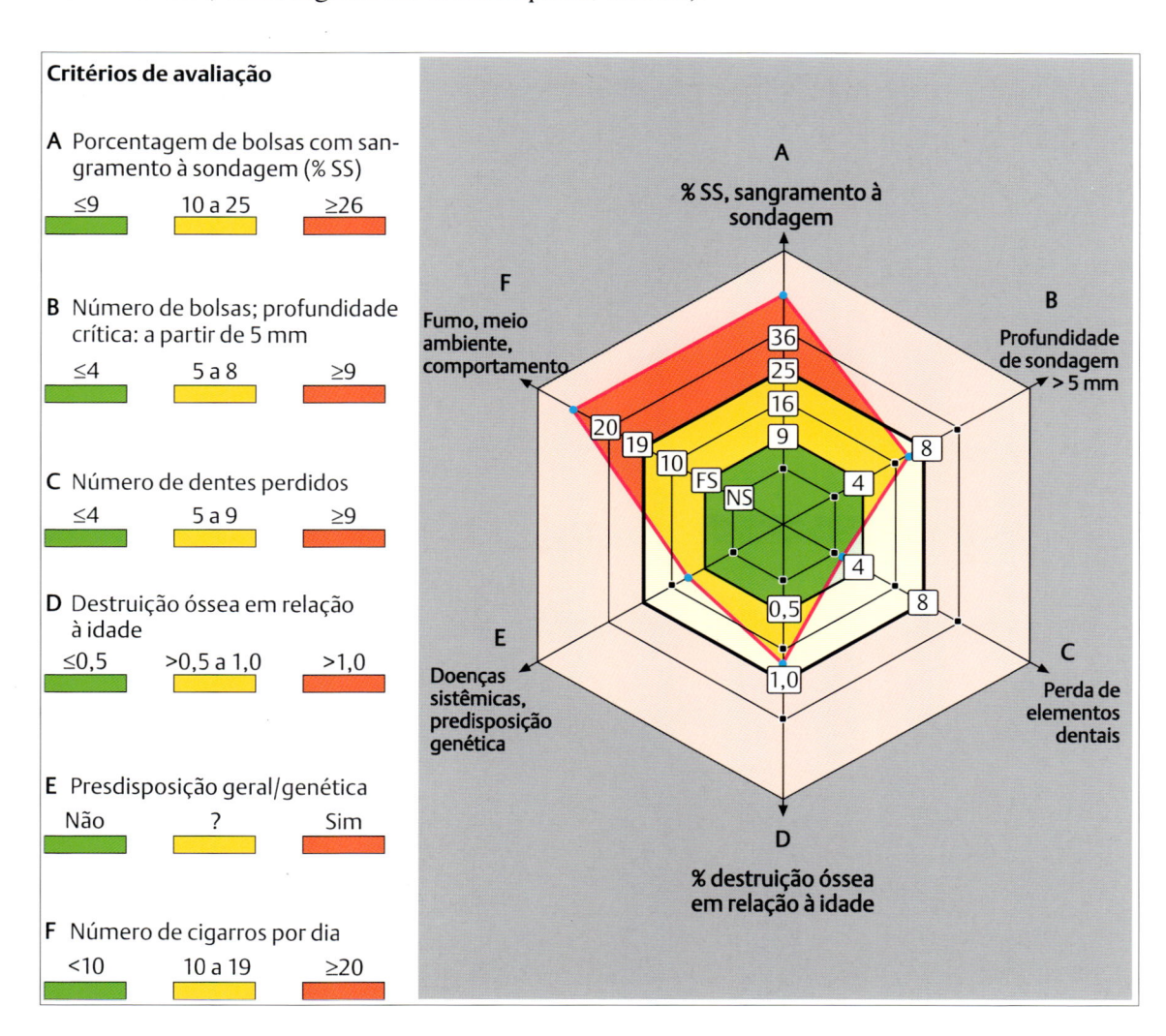

Critérios de avaliação

A Porcentagem de bolsas com sangramento à sondagem (% SS)
≤9 | 10 a 25 | ≥26

B Número de bolsas; profundidade crítica: a partir de 5 mm
≤4 | 5 a 8 | ≥9

C Número de dentes perdidos
≤4 | 5 a 9 | ≥9

D Destruição óssea em relação à idade
≤0,5 | >0,5 a 1,0 | >1,0

E Presdisposição geral/genética
Não | ? | Sim

F Número de cigarros por dia
<10 | 10 a 19 | ≥20

438 Hexágono de risco – Exemplo
É composto por três áreas concêntricas:
- Risco **baixo** (*verde*)
- Risco **moderado** (*amarelo*)
- Risco **alto** (*vermelho*)

São avaliados seis parâmetros (exemplo entre colchetes [•]):

A SS (*Sangramento à sondagem*): número de áreas com sangramento à sondagem [48]
B PS: número de áreas com profundidade de sondagem ≥ 5 mm [7]
C Número de elementos dentais perdidos [3]
D Destruição óssea em relação à idade [0,8]
E Doenças sistêmicas, predisposição genética [–]
F Fumo [> 20 cigarros] e outros hábitos nocivos

Critérios de análise – detalhes

A determinação do risco individual é relativamente simples:

- Para cada paciente novo, anotam-se os elementos dentais perdidos (C).
- O número de bolsas residuais com profundidade de sondagem ≥ 5 mm (B) pode ser determinado por meio do exame CPITN ou PSR (PSI – *Periodontal Screenig Index*; DGP, 2002).
- A determinação do SS (A) é feita logo após a sondagem das bolsas.
- A perda óssea média em relação à idade (D) pode ser verificada por meio do exame radiográfico.
- A investigação de doenças sistêmicas (diabete, AIDS), interações medicamentosas e suscetibilidade elevada (E) à periodontite dá-se por meio da anamnese.
- O fumo é o fator ambiental (FA) de maior risco, influenciando, proporcionalmente ao consumo, o surgimento e a progressão da periodontite: para os não-fumantes (NF), os ex-fumantes (EF) e os fumantes que consomem menos de cinco cigarros por dia, o risco é considerado baixo; a partir de 20 cigarros, alto.

Registro do exame clínico – ficha clínica periodontal

Os dados periodontais coletados ao exame clínico devem ser registrados por escrito e com o auxílio de desenhos, radiografias e, em alguns casos, fotografias e modelos. Somente com essa documentação será possível efetuar um diagnóstico preciso e um plano de tratamento detalhado, bem como, posteriormente, uma avaliação do resultado a longo prazo.

O registro dos dados também é indispensável para demonstrar ao paciente a evolução do tratamento (motivação), para a reavaliação do caso após cada fase do tratamento ativo, para o acompanhamento do caso durante a fase de manutenção (v. p. 449) e, eventualmente, para fins judiciais. Independentemente do modelo de ficha clínica periodontal selecionado entre os muitos disponíveis, o importante é que permita a fácil visualização da situação periodontal de toda a boca, bem como a anotação da *profundidade de sondagem* em seis pontos diferentes para cada dente, o *comprometimento de furca* e a *mobilidade dental*. A perda de inserção clínica (PI) deve ser calculada. Informações adicionais, como o acúmulo de placa bacteriana, o sangramento à sondagem e a vitalidade pulpar, também podem ser incluídas na ficha ou anotadas em formulários separados. Nas Figuras. 439 e 440, são apresentadas as fichas utilizadas neste *Atlas*.

439 Ficha clínica I
A anamnese – excerto do questionário
B Dados coletados ao exame clínico
Profundidade da bolsa em mm; cores utilizadas neste *Atlas*:
0–3 mn = –
0-6 mm = rosa claro
7 mm ou mais = rosa escuro
MD = Mobilidade dental
No espaço em torno do odontograma podem ser anotadas as recessões (**Re**), o comprometimento de furca (**F**), a largura da gengiva inserida (**GI**), etc. A perda de inserção real (**PI**) é calculada com base na retração (ou na hiperplasia) da gengiva e na profundidade de sondagem.
C Dados funcionais (p.174)
D Etiologia, risco, diagnóstico e prognóstico

Técnica da mensuração – profundidade de sondagem
O fundo da bolsa é sondado em toda a sua extensão (*walking*) por vestibular e por lingual. As profundidades maiores são anotadas no diagrama (6 valores).

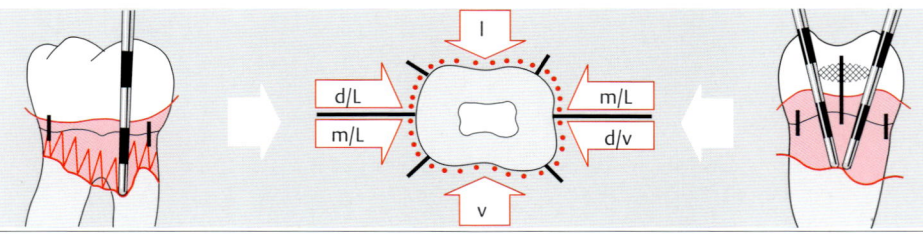

440 Ficha clínica II
A Legenda para o preenchimento do diagrama
B A linha da margem gengival e as profundidades de sondagem são anotadas e desenhadas no diagrama com precisão milimétrica (representação gráfica das profundidades de sondagem e da perda da inserção).
C Etiologia, risco, prognóstico
Os fatores etiológicos mais importantes e os riscos gerais e locais são anotados, sendo usados para elaboração de um diagnóstico sucinto, de caráter "temporário".

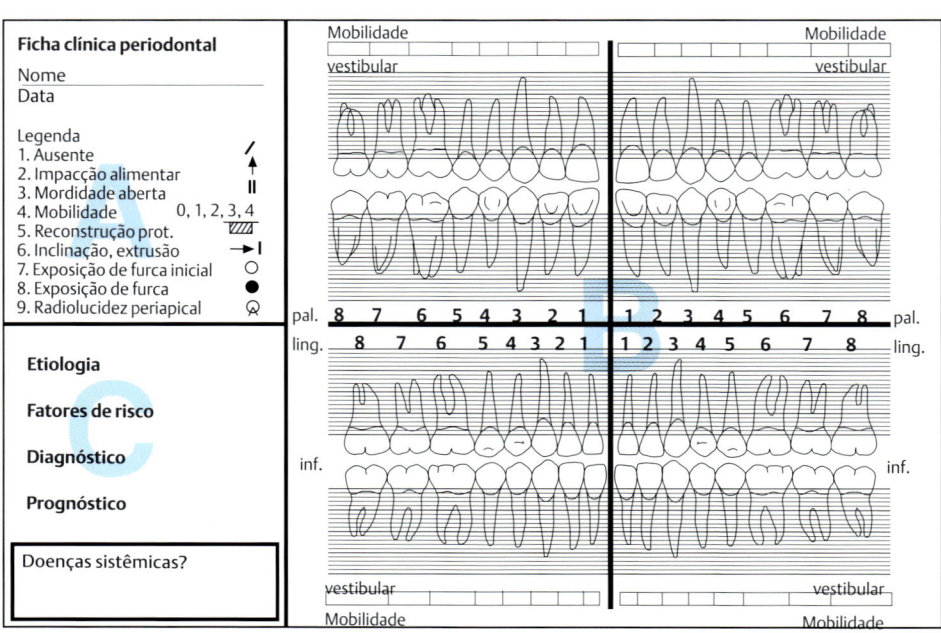

Ficha clínica eletrônica – Sistema Florida Probe

O registro dos dados do *exame periodontal* não se limita apenas à anotação da profundidade de bolsas periodontais. A periodontite, por ser uma doença primariamente local, torna necessária a verificação da perda de inserção de cada dente ou, até mesmo, de cada face dental, por meio de sondagem. Além disso, devem ser verificados nos mesmos locais o acúmulo de placa (AP), o sangramento à sondagem (SS), bem como a presença ou não de secreção purulenta.

Com o avanço dos recursos de informática na admnistração e na prática clínicas, é razoável que os dados verificados no exame sejam registrados em banco de dados eletrônico.

O Sistema *Florida Probe* (FP32), desenvolvido pela University of Florida, Gainesville (Gibbs e cols., 1988), é hoje considerado padrão-ouro, constituindo-se de uma peça-de-mão eletrônica com pressão calibrada (0,25 N) e ponta de titânio (p. 170), um pedal tríplice, entre outros componentes (interface, etc.).

O *software* que acompanha o sistema, possibilita, por exemplo, a consulta da ficha clínica no monitor e a sua impressão em cores.

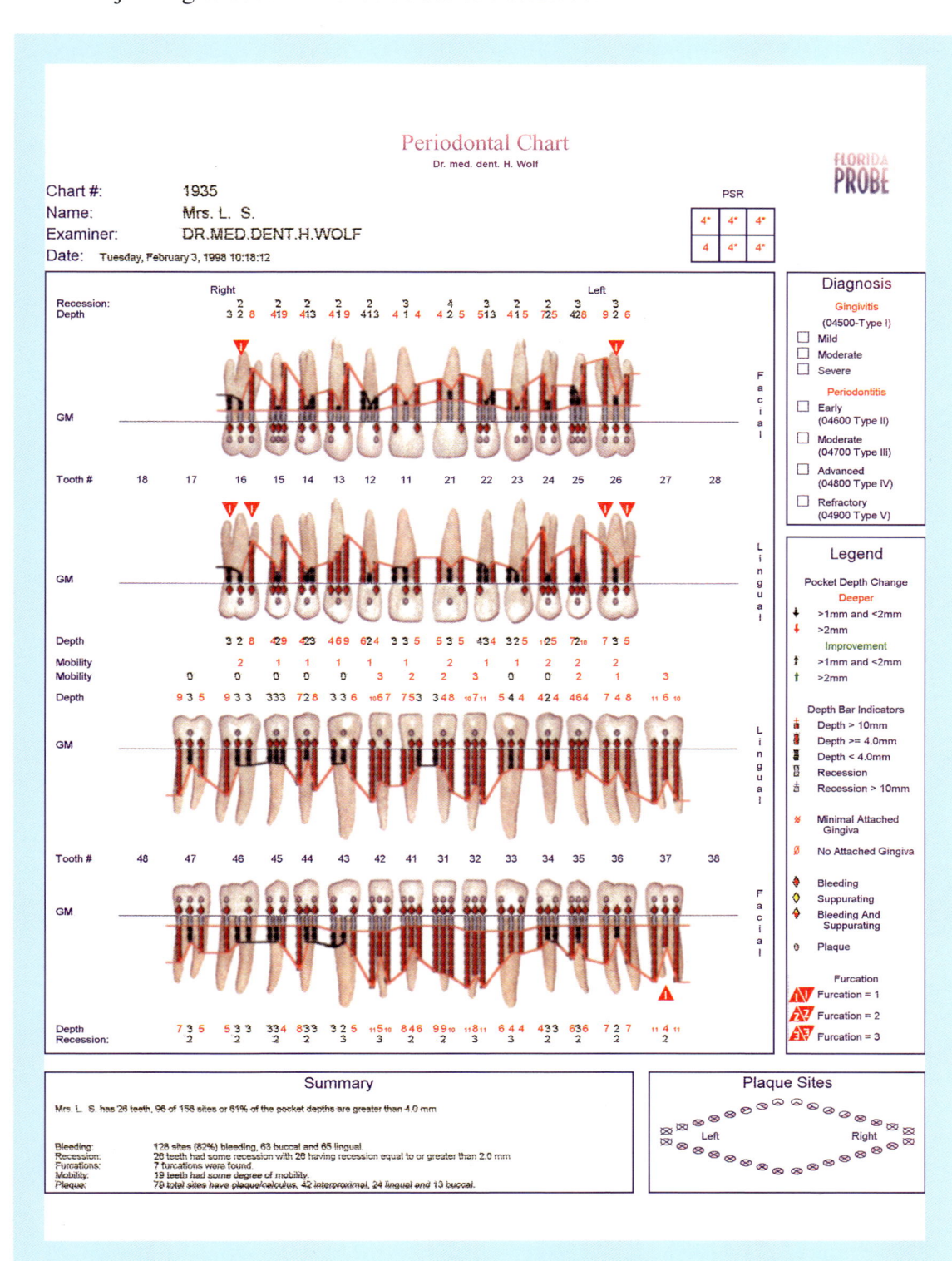

441 Florida Probe (FP) – exemplo de registro clínico
Na figura, vê-se um dos modos de exibição do programa. Esse modo contém todos os parâmetros obrigatórios do exame clínico periodontal. Esses parâmetros são representados em diversas cores em cada um dos dentes:

- Recessão** (Re) (6 locais)
- Profundidade de sondagem** (PS) (6 locais)
- Comprometimento de furca (3 graus)
- Mobilidade dental (definível)
- Sangramento à sondagem (SS) (6/4 locais)
- Abscesso/supuração (6 locais)
- Acúmulo de placa PI/PCR (6/4 locais)

**Cor das colunas:

Re	Azul
PS até 5mm	Preta
PS acima de 5 mm	Vermelha

Outros achados, como *largura gengival insuficiente*, podem ser anotados.

O *PSR*, ou *PSI* (Índices, p. 73), é mostrado automaticamente pelo programa (canto superior direito).

O programa é especialmente útil na fase de acompanhamento: a cada sessão, observa-se se houve *melhora* ou *piora* de cada área examinada (inflamação, motivação e aderência do paciente).

O acúmulo de placa, por exemplo, pode ser representado na forma do PCR (canto inferior direito; O'Leary, 1972; p. 68) e fornecido impresso ao paciente.

Diagnóstico

Um diagnóstico confiável exige não somente o exame local clássico e eventuais testes bacteriológicos – verificação da gravidade e, até determinado grau, das causas e da forma de progressão da doença (em relação à idade) –, como também da história médica geral e/ou específica, ou seja, do estado geral e, especialmente, de eventuais fatores e comportamentos de risco (p. ex., fumo; p. 216) do paciente.

Deve-se distinguir entre o *diagnóstico geral*, que se refere ao paciente e à sua dentição como um todo, e o *diagnóstico local* para cada dente ou face dental. De acordo com a nova classificação (AAP, 1999), a periodontite divide-se em: crônica (tipo II), agressiva (tipo III) e associada a doenças sistêmicas (tipo IV). Além disso, deve-se estabelecer o grau de gravidade (leve, moderado e grave) e a extensão do acometimento (localizado, generalizado) (detalhes da classificação, ver p. 519).

Apesar do exame minucioso, o diagnóstico estabelecido para o paciente novo não pode ser considerado, imediatamente, definitivo.

Diagnóstico geral

O diagnóstico se refere à saúde geral do periodonto:

- *Gengivite:* aguda ou crônica; hiperplásica; hormonal ou medicamentosa; secundária a doenças sistêmicas, etc.
- *Periodontite:* tipo, grau de gravidade (perda de inserção clínica/PI), distribuição
- *Retração.*

O *diagnóstico* periodontal *geral* diz apenas qual doença periodontal *o paciente* apresenta.

As gengivites/periodontites ou as retrações raramente progridem com distribuição regular, generalizada. É muito mais comum que em alguns dentes haja fortes alterações patológicas; em outros, alterações apenas leves; e o restante não apresente sinal de doença. De acordo com a nova classificação, a alteração é considerada *localizada* quando 30% ou menos de todas as faces dentais estão acometidas; acima de 30%, a alteração é *generalizada*.

442 Formulário do "diagnóstico local"
Além do diagnóstico de periodontite (tipo, diagnóstico geral), é feita a avaliação de cada dente.

- Gengivite
- Periodontite leve: PI < 2 mm
- Periodontite moderada: PI = 3 a 4 mm
- Periodontite grave/avançada: PI > 5 mm*

* Comprometimento de furca? MD?

Gengivite																	
Periodontite leve																	
Periodontite moderada																	
Periodontite grave*																	
Diagnóstico local	8	7	6	5	4	3	2	1	1	2	3	4	5	6	7	8
	8	7	6	5	4	3	2	1	1	2	3	4	5	6	7	8
Gengivite																	
Periodontite leve																	
Periodontite moderada																	
Periodontite grave*																	

Diagnóstico local

A ficha periodontal, bem como os formulários "acúmulo de placa" e "inflamação" (sangramento, p. 69), possuem um esquema geral de todo o caso e um específico para cada dente, para o diagnóstico por dente/face dental. A profundidade de sondagem ao redor de cada dente, por exemplo, é medida em seis locais e anotada, em parte, manual ou eletronicamente. O estado de saúde periodontal é avaliado para cada dente e, até mesmo, para cada face dental, embora o diagnóstico "periodontite" se refira a toda a dentição; por exemplo: periodontite crônica generalizada, moderada (PC), com defeitos ósseos localizados severos.

Tem sido demonstrado repetidamente que a periodontite não é uma doença generalizada, mas sim, localizada, apresentando, freqüentemente, grandes diferenças de um dente para outro. Pode-se dizer que sejam gerais a predisposição, as condições sistêmicas e os diversos fatores de risco.

Prognóstico

A estimativa do prognóstico em um caso de periodontite é difícil ao início do tratamento e depende de diversos fatores. O *prognóstico imediato (inicial)* estabelecido com base no exame clínico inicial tem de ser revisto algumas vezes no decorrer do tratamento.

Muitas vezes, apenas após o início do tratamento é possível avaliar corretamente a cooperação do paciente e a sua coordenação motora (escovação). A reação tecidual à terapia – cicatrização e regeneração – também não pode ser sempre prevista (p. ex., com base na idade e nos fatores de risco).

De forma geral, a periodontite crônica (PC, tipo II) tem um prognóstico bom, enquanto as formas mais raras, agressivas (PA, tipo III), o prognóstico é pior.

O prognóstico do caso depende do prognóstico de cada dente (ver adiante, Prognóstico periodontal de cada dente).

Deve-se fazer distinção entre:
- *Fatores prognósticos gerais*
- *Fatores prognósticos locais*

Fatores prognósticos gerais
- Saúde geral, resistência, resposta imunológica
- Fatores de risco sistêmicos, genéticos, adquiridos
- Causa e progressão da periodontite
- Relação idade/perda tecidual (perda de inserção)
- Expectativas do paciente
- Regularidade das sessões de manutenção
- Motivação e cooperação do paciente (higiene bucal)

Fatores prognósticos locais
- Morfologia dental e radicular, posicionamento dental inadequado (áreas retentivas)
- Quantidade de microrganismos e composição do biofilme (virulência)
- Velocidade de formação da placa bacteriana, independentemente da qualidade e da intensidade da higiene bucal
- Localização, profundidade e atividade da bolsa
- Comprometimento/exposição de furca
- Extensão da perda de inserção
- Inserção residual (comprimento da raiz)
- Forma da destruição óssea: horizontal ou vertical
- Mobilidade dental em relação à perda óssea
- Mobilidade dental em relação ao traumatismo oclusal

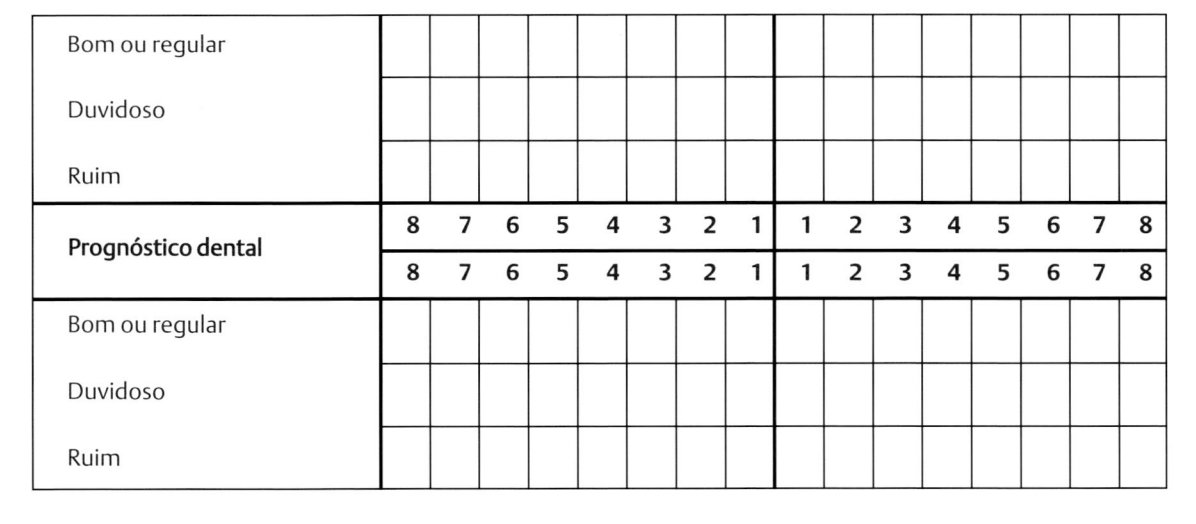

443 Formulário "prognóstico dental"
Assim como para o diagnóstico, preenche-se no exame inicial um formulário para o prognóstico (ainda provisório) de cada dente:

- **bom ou regular**
- **duvidoso**
- **ruim?**

Deve-se ter em conta que o dente que não parece recuperável, mas ainda mantém a sua função e não causa dor, não deve ser, *a priori*, considerado perdido. O "prognóstico inicial" deve ser sempre revisto.

Prognóstico periodontal de cada dente

O disposição do paciente, as suas expectativas, o diagnóstico periodontal e a soma dos prognósticos para cada dente (especialmente dos elementos pilares estrategicamente importantes) determinam o planejamento do tratamento: se este deve ser radical, conservador ou apenas paliativo.

Se o prognóstico dental é ruim, especialmente nas formas agressivas de periodontite, e o paciente não se mostra motivado, deve-se avaliar bem as chances de sucesso do tratamento periodontal ao planejá-lo (p. 208) e, eventualmente, optar por extrações múltiplas e reabilitação protética.

Prevenção – profilaxia

Odontologia: cáries, gengivite, periodontite

Manutenção da saúde, prevenção de doenças...

... são os objetivos primários da medicina moderna. A prevenção da doença é mais fácil para o paciente e o médico, mais agradável e menos dispendiosa que o tratamento. Nos últimos anos, ocorreu um aumento vertiginoso dos custos da medicina diagnóstica e terapêutica em todas as áreas. Governo, seguradoras e pacientes, direta ou indiretamente, não podem mais arcar com esses custos e, dessa forma, a tendência é investir na prevenção.

Odontologia

A prevenção das doenças periodontais inflamatórias deve ser de amplo alcance, beneficiando a população de forma geral. As medidas preventivas devem visar especialmente às crianças, aos adolescentes e aos adultos jovens, que precisam aprender logo cedo a responsabilizar-se por boa parte da própria saúde. O comportamento preventivo a longo prazo, porém, exige do paciente compreensão, vontade e disciplina. Isso só pode ser esperado se os profissionais da área odontológica, os professores da área odontológica, etc. realizarem constantes orientações sobre o assunto, esclarecendo a respeito da importância e das possibilidades da prevenção e, assim, motivando o paciente/aluno a manter a sua saúde. Isso exige que o cirurgião-dentista não somente disponha de amplos conhecimentos dos recursos diagnósticos e terapêuticos da atualidade, mas, também, seja capaz de reconhecer e explicar as implicações para a saúde geral.

Definições de prevenção e profilaxia

Prevenção: medidas preventivas odontológicas e médicas.
- *Prevenção primária:* reforçando a saúde geral – prevenção contra determinada doença, como a vacinação; na odontologia, instruções de higiene bucal, medidas preventivas, etc.
- *Prevenção secundária:* diagnóstico precoce e tratamento de determinada doença – exame minucioso e tratamento de combate a uma infecção, por exemplo.
- *Prevenção terciária:* medidas para impedir a recidiva de uma doença tratada/curada – por exemplo, por meio de sessões regulares de controle.

Profilaxia: proteção contra uma doença (individual ou coletivamente).
- *Profilaxia bucal:* remoção de placa e cálculo.
- *Profilaxia antibiótica.*

Prevenção da gengivite e da periodontite

Como já documentado por diversos estudos nos últimos anos, a prevenção da periodontite, pode ser bem-sucedida se corretamente realizada. (Axelsson e Lindhe, 1977, 1981a, b; Axelsson, 1982, 1998, 2002).

O agente desencadeante primário da gengivite e da periodontite é o *biofilme microbiano*. Na ausência deste, não se desenvolve inflamação gengival. A prevenção/profilaxia abrange, como sempre, a proteção contra a formação de placa e de cálculo, bem como a sua eliminação, e a motivação do paciente para a realização da higiene bucal correta.

Na prevenção da periodontite, observada de uma outra perspectiva, estão incluídas também algumas outras medidas, que, indiretamente, visam ao controle de placa, ou seja uma *terapia antiinfecciosa*. Algumas delas são: a eliminação de áreas retentivas (p. ex., apinhamentos) e, principalmente, de fatores irritativos iatrogênicos. Restaurações em excesso e coroas com margens mal-adaptadas impossibilitam a higiene das áreas interproximais – por exemplo, com fio dental. O cirurgião-dentista, a THD devem capacitar o paciente para uma correta higiene bucal. Além disso, as restaurações e reconstruções protéticas devem obedecer sempre aos critérios preventivos e – se a estética o permitir – ser sempre supragengivais.

A ausência total de placa bacteriana é uma meta inatingível. Viável é objetivar uma condição de higiene individual adequada (índice de placa), que possa ser mantida durante anos – dependendo do grau de motivação e da freqüência das sessões de acompanhamento. Um fato comprovado é que o estado periodontal não sofre piora se o controle for feito a intervalos adequados a cada paciente (Ramfjord e cols., 1975; Rosling e cols. 1976a; Axelsson e Lindhe, 1981a, b; Axelsson, 1982, 1998, 2002; Manser e Rateitschak, 1997).

Na ausência de microrganismos, não há gengivite ou periodontite. Entretanto, a presença da placa bacteriana, apenas, não causa necessariamente a periodontite. A suscetibilidade do paciente, a sua resistência imunológica, a existência de fatores de risco inalteráveis (em geral, geneticamente determinados) e alteráveis, ou seja, a resposta do hospedeiro à infecção, são determinantes para o início e a progressão da periodontite.

A prevenção deve, portanto, *ter influência sobre a resposta do hospedeiro,* na medida do possível. O reforço do sistema imunológico é apenas limitado, e as manipulações genéticas ainda não mostraram resultados consistentes. Futuramente será possível inibir mediadores pró-inflamatórios ou estimular os antiinflamatórios. Atualmente, um objetivo viável é influenciar e reduzir os *riscos alteráveis*. Doenças sistêmicas que agravem ou sejam causas da periodontite devem ser tratadas; o diabete, por exemplo, deve ser mantido sob controle. O fumo, em especial, é um hábito que consiste em fator de risco considerável e que o paciente precisa abandonar. Devem-se estimular hábitos de vida saudáveis e a redução do estresse.

A prevenção odontológica não pode ser relegada a segundo plano. Ela custa muito tempo do paciente e do profissional. Esse fato geralmente é subestimado e torna problemática a sua execução.

As prevenções da gengivite e a da periodontite, na prática, são idênticas às medidas descritas no capítulo "Fase preliminar e fase 1 do tratamento" (p. 211 a 252). Portanto, ela não é descrita em detalhes aqui.

① ② ③

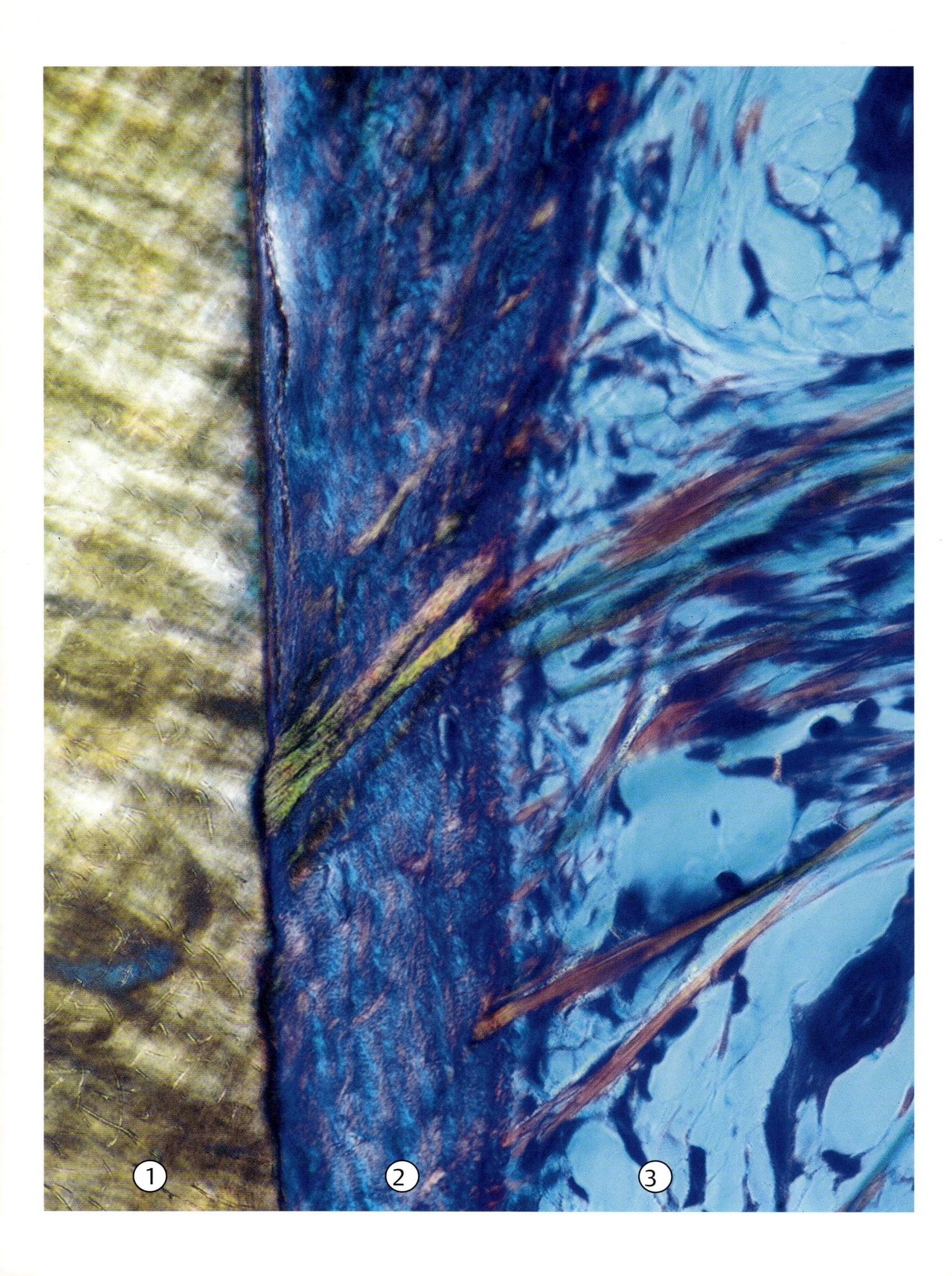

Tratamento das doenças periodontais inflamatórias

- Gengivite
- Periodontite

As gengivites e a periodontites são doenças de origem predominantemente bacteriana. Portanto, o tratamento deve ser, em primeiro plano, antiinfeccioso. A redução ou a eliminação da infecção dá-se principalmente mediante tratamento mecânico das superfícies dentais e radiculares e do tecido mole gengival; em casos especiais, o tratamento é complementado com medicamento local ou sistêmico. Na medida do possível, os fatores de risco alteráveis devem ser eliminados.

Nas páginas seguintes, serão abordados os seguintes assuntos:

- Propostas terapêuticas periodontais: viabilidade, metas, sucesso
- Cicatrização periodontal, plano e execução do tratamento.

Tratamento: Fase 0   Tratamento sistêmico preliminar

- Tratamento de urgência

Tratamento: Fase 1
- Tratamento inicial 1 e 2
  Tratamento antiinfeccioso/causal, não-invasivo
- FMT – "*full mouth therapy*" terapia total de boca

- Complementação medicamentosa – sistêmica e local

Tratamento: Fase 2   Tratamento cirúrgico antiinfecioso e corretivo
- Cirurgia a retalho
- Tratamento regenerativo
- Tratamento ressectivo
- Tratamento de furca

- Cirurgia plástica mucogengival

Tratamento: Fase 3
- Terapia de manutenção – acompanhamento

- Outros procedimentos terapêuticos:
  - Funcionais; ortodônticos; fixação
  - Protético-periodontais 1 e 2
  - Implantes "alternativos"

Figura à esquerda:

Corte histológico em luz polarizada; regeneração verdadeira do periodonto após RTG (p. 338)
M. Hürzeler e cols., 1997.

1 Dentina
2 *Cemento acelular novo*, fibras
3 Aparelho fibroso periodontal
Cortesia de P. Schüpbach

Propostas terapêuticas e execução

Muitos dos novos conhecimentos adquiridos nos últimos anos, especialmente com relação à etiologia e patogênese das doenças periodontais, geraram uma mudança de paradigmas na filosofia do tratamento. Antes, o tratamento se concentrava basicamente na eliminação das bolsas e da placa periodontal, enquanto, hoje, acresceram-se a isso muitas outras opções para o controle da periodontites.

se procura *eliminar* microrganismos patogênicos, mas sim, *reduzir* significativamente o número total de microrganismos na cavidade oral. O objetivo é reconstituir o *equilíbrio* entre as bactérias residentes e o organismo do hospedeiro. Os microrganismos não-patogênicos são úteis para coibir os patogênicos (Fig. 444).

Eliminação/redução das bactérias patogênicas

A ausência completa de placa, seja sub ou supragengival, não é uma meta realista. Portanto, em primeiro plano, não

444 Causas da progressão da periodontite

A O avanço da periodontite depende de diversos fatores como:

B a suscetibilidade do paciente (defeitos genéticos ou polimorfismos, doenças sistêmicas, outros fatores de risco);

C a presença de bactérias *periodontopatogênicas* e...

D ...a ausência de microrganismos *competitivos*.

Modif. de *Socransky e Haffajee*, 1992.

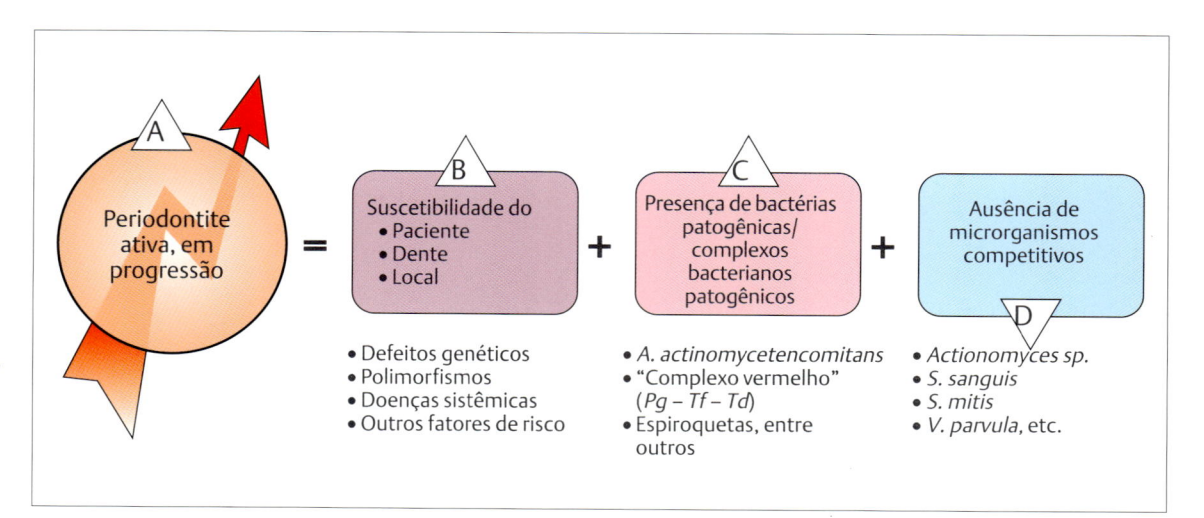

Periodontite ativa, em progressão = Suscetibilidade do
• Paciente
• Dente
• Local
+ Presença de bactérias patogênicas/ complexos bacterianos patogênicos
+ Ausência de microrganismos competitivos

• Defeitos genéticos
• Polimorfismos
• Doenças sistêmicas
• Outros fatores de risco

• *A. actinomycetencomitans*
• "Complexo vermelho" (*Pg – Tf – Td*)
• Espiroquetas, entre outros

• *Actionomyces sp.*
• *S. sanguis*
• *S. mitis*
• *V. parvula*, etc.

Eliminação do biofilme – tratamento causal

O equilíbrio entre microbiota e hospedeiro é obtido principalmente mediante tratamento mecânico, de forma que o sistema fechado do biofilme na bolsa periodontal seja "irrompido" e, na medida do possível, eliminado. Desse modo, possibilita-se o acesso dos mecanismos de defesa do organismo e de eventuais medicamentos aos microrganismos do biofilme. O tratamento da bolsa (especificamente, da superfície radicular) pode ser realizado com equipamentos – instrumentos de ultra-som, por exemplo – ou instrumentos manuais, com ou sem exposição cirúrgica.

Especialmente efetivo é o tratamento mecânico tradicional, sem exposição cirúrgica, quando realizado na forma da *full mouth therapy* (FMT; Quirynen e cols., 1995; De Soete e cols., 2001; Saxer, 2002a, b). Nessa técnica, as bolsas são irrigadas constantemente com soluções anti-sépticas – como CHX, iodopovidona – durante a raspagem radicular, o que aumenta consideravelmente as chances de sucesso do tratamento, em especial quando o tratamento de todos os quadrantes é realizado dentro de um período de até 24 horas (p. 281).

A meta principal do tratamento *com exposição cirúrgica* é também a eliminação dos microrganismos patogênicos e do biofilme. Além disso, a morfologia do defeito ósseo pode ser melhorada, ou seja, corrigida.

Tratamento do defeito ósseo – correção cirúrgica

Com base nos conhecimentos atuais, é possível realizar procedimentos regenerativos com previsibilidade bastante satisfatória:

• Preenchimento dos defeitos ósseos com osso ou materiais aloplásticos;
• Regeneração tecidual guiada por membranas (RTG) (eventualmente, uso combinado dos dois sistemas);
• Utilização de moléculas sinalizadoras, como proteínas da matriz, fatores de crescimento, entre outras.

Intervenção no hospedeiro

Ainda não é possível influenciar fatores de risco como os defeitos genéticos; todavia, as doenças sistêmicas devem ser diagnosticadas e tratadas por médico. Em pacientes com diabete bem-controlado, por exemplo, o tratamento periodontal tem boas chances de sucesso.

Os fatores alteráveis (ver Fatores de risco, p. 54) devem ser eliminados ou consideravelmente reduzidos.

Manutenção dos microrganismos "benéficos"

Como já dissemos, após tratamento periodontal, deve-se estabelecer o equilíbrio ecológico na cavidade oral. Portanto, como complemento à terapia mecânica, é importante evitar o uso de antibiótico que elimine os microrganismos "benéficos".

Limitações do tratamento

O princípio mais simples do tratamento periodontal, que é a limpeza da superfície dentorradicular, pode deparar-se com grandes problemas na prática, como:

- A linha irregular do *fundo da bolsa e do epitélio juncional residual*
- A *micromorfologia* das raízes e furcas, em especial: cemento celular, cementículos, lacunas e reabsorções (Schroeder e Scherle, 1987)
- A *macromorfologia* das raízes, com furcas estreitas, fusões radiculares, sulcos, etc.

A linha formada pelo *fundo da bolsa* ao redor do dente raramente é regular. Em geral, algumas faces dentais são mais fortemente acometidas do que outras.

A superfície natural da raiz – especialmente nas áreas de cemento celular e de furcas – é irregular. Ela pode apresentar cementículos, projeções e pérolas de esmalte e, mesmo em regiões saudáveis, lacunas (Schroeder e Rateitschak-Plüss, 1983; Schroeder, 1986; Holton e cols., 1986). A raspagem e o alisamento dessas áreas são procedimentos trabalhosos.

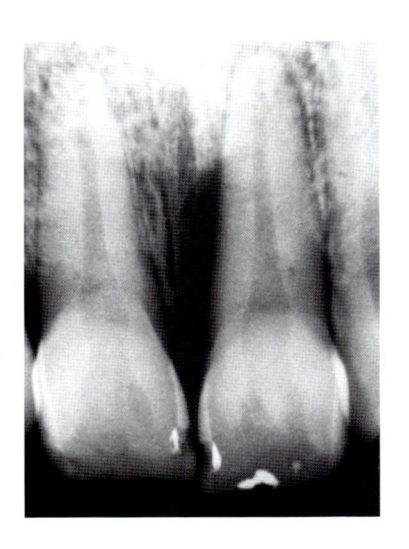

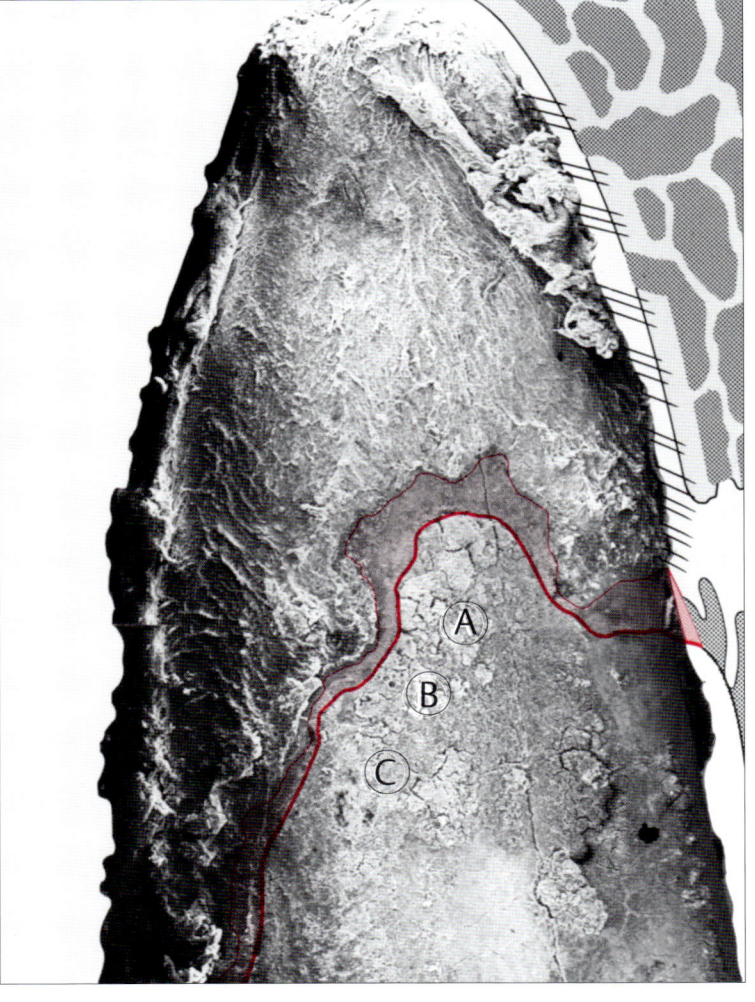

445 Fundo irregular da bolsa – vista mesial
O incisivo central esquerdo apresenta, por mesial, bolsa profunda. O epitélio juncional ainda presente no fundo da bolsa está marcado de vermelho. Ele forma uma linha irregular e, em determinado ponto, é até mesmo "descontinuado". Na região apical e em direção palatina (à esquerda na imagem MEV), ainda podem ser vistas estruturas periodontais.
No centro da imagem, vê-se a superfície radicular "da bolsa", recoberta por bactérias. A dificuldade do tratamento mecânico é evidente: por um lado, o fundo da bolsa deve ser alcançado e, por outro, a inserção ainda íntegra (desmodonto) não deve ser lesada.
Vista aproximada das estruturas encontradas nas áreas **A**, **B** e **C**: ver figura a seguir.

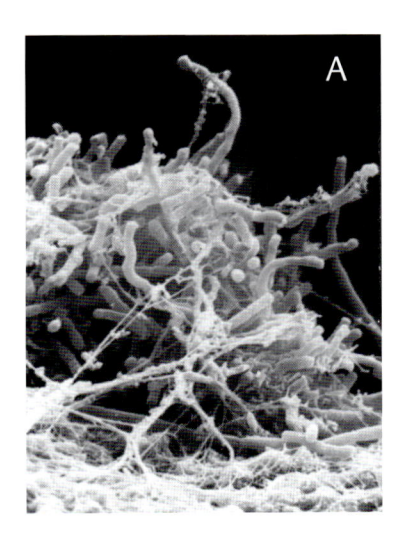

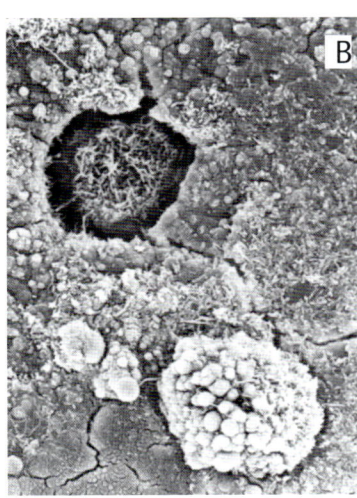

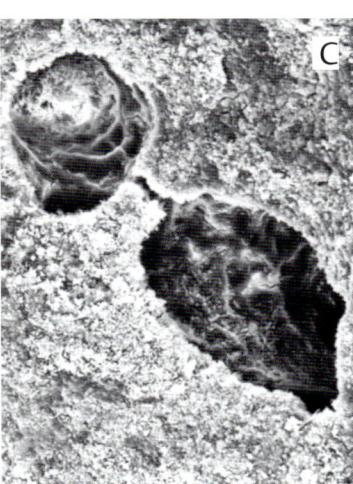

446 Superfície radicular na área da bolsa

A Placa aderente/biofilme
Sobre a superfície radicular exposta pela bolsa, encontra-se camada densa de placa.
B Cicatrículas preenchidas por bactérias
C Cicatrículas vazias na superfície radicular

Imagens MEV: *H. E. Schroeder.*

Periodontite – objetivos e resultados terapêuticos

O objetivo primordial do tratamento periodontal é a cura total da periodontite, o próximo é a recuperação de todas as estruturas teciduais perdidas.

Infelizmente, apenas poucas vezes é possível obter sucesso completo. As pesquisas básicas e clínicas, porém, trabalham nesse sentido: o tratamento padrão – ou seja, a raspagem e o alisamento radiculares com ou sem exposição cirúrgica – foi complementado por procedimentos de regeneração dos defeitos ósseos, como os enxertos com osso ou material aloplástico, a técnica de RTG, bem como a utilização de proteínas da matriz e de fatores de crescimento.

Embora a regeneração completa ainda não possa ser alcançada, pode-se considerar os resultados obtidos como sucessos parciais. Os conceitos de "fracasso" e "sucesso" após o tratamento periodontal podem ser interpretados de formas diversas, dependendo, obviamente, da condição inicial, do diagnóstico da periodontite (forma crônica ou agressiva).

Pode-se utilizar, de modo relativamente arbitrário, uma *"escala de cicatrização"* que engloba desde o resultado ideal até o resultado mínimo a ser obtido com o tratamento:

****	**Regeneração completa**
***	**Cicatrização das bolsas – reparação**
**	**Interrupção da perda de inserção**
*	**Eliminação, minimização da inflamação**

**** *Regeneração completa de todos os tecidos destruídos:*
Só pode ser alcançada pelo tratamento da gengivite, ou seja, quando ainda não ocorreu perda de inserção. O tratamento de uma periodontite, em geral, *não* leva à regeneração total de todos os tecidos doentes.

*** *Eliminação completa da bolsa por cicatrização, reparação:*
Ocorre, por um lado, na região do tecido mole marginal (epitélio juncional longo, adesão do tecido conjuntivo à superfície radicular) e, por outro lado, nas áreas apicais, por meio de regeneração de osso e, eventualmente, cemento e ligamento periodontal. A cicatrização desses últimos pode ser diferenciada em "reinserção" e "nova inserção".

- A reinserção significa a readesão das estruturas periodontais de tecido parcialmente destruído, mas não por infecção.
- A nova inserção significa a neoformação das estruturas periodontais sobre superfície radicular tratada. Nas áreas marginais, ocorre encolhimento gengival e, com isso, redução adicional da bolsa.

A obtenção dessa "cicatrização três estrelas" após o tratamento periodontal deve ser considerada um grande sucesso.

** *Interrupção da perda de inserção*
Interrupção da progressão da perda de inserção na área em que se encontrava a bolsa. Cicatrização, em parte, por meio de epitélio juncional longo.

Nesse tipo de reparação tecidual, pode permacer uma bolsa residual pouco profunda e inativa. Ao mesmo tempo, porém, a profundidade da bolsa é reduzida pelo encolhimento marginal, e o enrijecimento tecidual contribui para a redução da profundidade de sondagem. Nos casos de periodontite avançada, muitas vezes essa "cicatrização duas estrelas" é o máximo que se pode alcançar. Ela exige intervalos mais curtos entre as sessões de acompanhamento, que devem dar-se regularmente, a fim de evitar, a tempo, que a infecção seja reativada. A cooperação do paciente é de extrema importância.

* *Eliminação/minimização dos processos inflamatórios clinicamente visíveis (sangramento):*
Redução da inflamação (sangramento à sondagem/SS) e, com isso, algum encolhimento dos tecidos, sem que ocorra regeneração dos tecidos periodontais.

Continuam existindo bolsas residuais, de cerca de 4 a 5 mm de profundidade, inativas e "secas". Uma "cicatrização uma estrela" pode ainda ser considerada um sucesso parcial, que, porém, pode transformar-se em insucesso se ocorrer reinfecção das bolsas e, com isso, uma possível perda de inserção.

A manutenção de um "sucesso parcial" só é possível a longo prazo se a cooperação do paciente for boa e os intervalos entre as sessões de acompanhamento, curtos.

Além dessas metas prioritárias do tratamento periodontal das bolsas, também se busca obter melhora das estruturas gengivais e periodontais:

- Melhora do contorno gengival e, se possível, da arquitetura óssea: facilitação do controle de placa.
- Melhora das condições funcionais e estéticas por meio de intervenções cirúrgicas – gengivoplastias, recobrimentos radiculares, correções da crista alveolar.
- Tratamento funcional, desgaste oclusal:
  Melhora da função, da morfologia e da estética.
- Estabilização de dentes com mobilidade elevada (função, fixação temporária ou permanente, p. 471).
- Reposição protética dos elementos dentais perdidos ou restauração dos dentes com defeitos periodontais.

Cicatrização do periodonto

Reparação → Reinserção → Nova inserção → Regeneração → Prevenção

A *cicatrização do periodonto* obedece às etapas biológicas conhecidas (Clark, 1996, Fig. 447), mas constitui um dos processos de cicatrização mais complexos do corpo humano (McCulloch, 1993): as células de cinco ou mais tecidos diferentes – epitélio, tecido conjuntivo periodontal, osso, cemento radicular – têm de ligar-se ao tecido duro avascular e não-vital da raiz. O processo é ainda mais complexo pelo fato de que a cicatrização da lesão periodontal dá-se em sistema aberto – permanentemente contaminado, sob "carga bacteriana" considerável. Assim, pode-se entender a grande variabilidade dos resultados do tratamento periodontal de um caso para outro.

A osteointegração de implantes (p. 511) – envolvendo apenas "anquilose ao tecido ósseo – é, sob o ponto de vista biológico, muito mais simples, envolvendo apenas "anquilose" ao tecido ósseo. No caso da terapia periodontal, a anquilose é resultado de insucesso do tratamento (reabsorção radicular).

Um requisito fundamental para o sucesso do tratamento é a superfície limpa, ausência de biofilme bacteriano, descontaminada. Sob essas condições, ocorre, na maioria dos casos, *reparação* e formação de epitélio juncional longo, permanecendo, eventualmente, bolsa residual.

Para a otimização dos resultados, tem-se utilizado métodos regenerativos que se mostram cada vez mais eficazes.

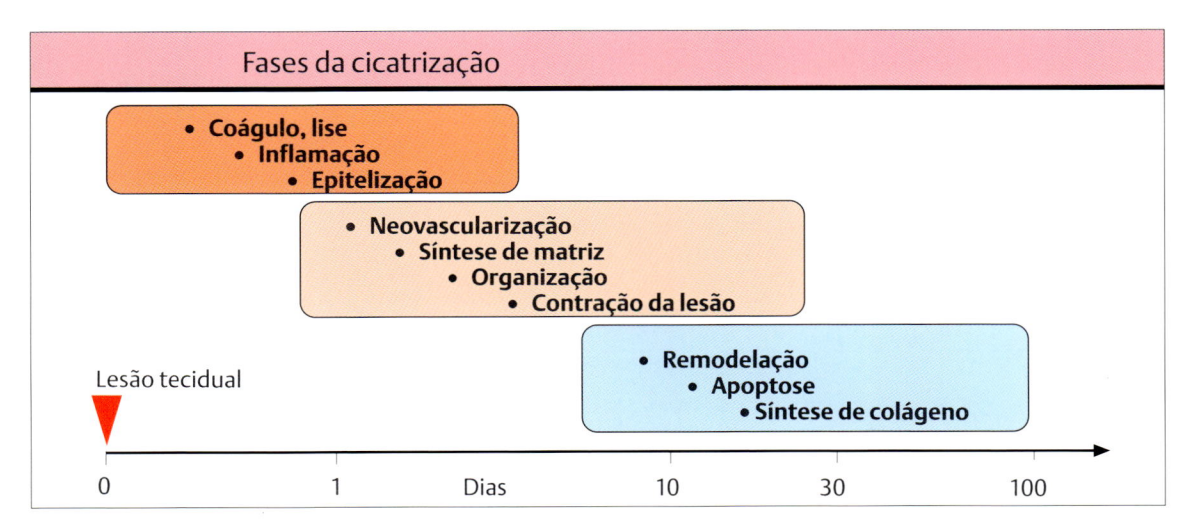

447 Fases fundamentais da cicatrização
As três fases da cicatrização descritas sobrepõem-se em parte. A duração de cada fase pode variar consideravelmente, sendo influenciada por diversos fatores:

- Fase da inflamação: curta duração (vermelho)
- Fase da proliferação: média duração (laranja)
- Fase de maturação: longa duração (azul)

Modif. de *R. Clark, 1996.*

Regeneração do periodonto lesado

Além da eliminação da inflamação, a regeneração dos tecidos perdidos é uma das grandes questões atuais e futuras da periodontia. Os defeitos ósseos são preenchidos por material autógeno ou aloplástico; recursos biomecânicos (membranas; RTG, p. 338) impedem a migração do tecido epitelial.

O próximo passo é a utilização de substâncias sinalizadoras (p. ex., fatores de diferenciação e de crescimento) que regulam a migração e a distinção de células indiferenciadas pluripotentes, guiadas por estruturas artificiais ou natuais *engenharia tecidual*, pela formação de matriz e neoformação tecidual (Lynch e cols., 1999).

A indução do crescimento tecidual ou o preenchimento de defeitos estão-se tornando procedimentos padrões, e a questão central da *regeneração integral* continua sendo a união do tecido mole aumentado e, especialmente, do osso alveolar com a superfície radicular antes infectada (periodonto novo).

Em todos os estudos sobre a neoformação do cemento, foi encontrado, em geral, cemento celular e, raramente, cemento acelular de fibras extrínsecas. O cemento celular é considerado por muitos como material "ósseo", que não apresenta união estável com a dentina da raiz.

Cicatrização e regeneração – formas possíveis

Os paradigmas do tratamento periodontal sofreram grandes mudanças nas últimas décadas, para os quais contribuíram de forma relevante os novos conhecimentos adquiridos em muitas áreas da medicina (McCulloch, 1993; McGuire, 1996; TenCate, 1997; Wikesjö e Selvig, 1999; Cho e Garant, 2000).

O esclarecimento dos mecanismos de regulação e retroalimentação (*feedback*) da função celular possibilitou a intervenção nos processos de cicatrização (Bartold e Narayanan, 1998; Christgau, 2001; Hägewald, 2002). Os avanços na área da biologia celular aperfeiçoaram a interpretação do comportamento clínico dos tecidos envolvidos (Amar e Chung, 1994; Selvig e Wikesjö, 1999). Entres os novos conhecimentos adquiridos, pode-se mencionar:

- A capacidade da matriz óssea desmineralizada de induzir a formação de osso (proteínas como a Proteína Óssea Morfogenética; Jepsen, 1996; Jepsen e Terheyden, 2000; p. 351).
- Os conceitos de condicionamento da superfície radicular avascular (Säure, Emdogain; Selvig e cols., 1988; Trombelli e cols., 1995; Hammarström, 1997; Blomlöf e cols., 2000).
- A recuperação da "biocompatibilidade" de uma superfície radicular anteriormente contaminada com LPS.
- O conceito de compartimentos teciduais, que originou a técnica de RTG (p. 338): as células colonizam superfícies obedecendo ao princípio "*o primeiro a chegar, o primeiro a agir*" (Fig. 448B).
- A complexa rede local de fatores de crescimento e diferenciação e de moléculas de adesão e sinalização, modulada sistemicamente (Marx e cols., 1998; Anitua, 2001; Kübler e Würzler, 2002).
- A existência de linhas de células-troco/células-mãe multipotentes também no sangue e na área perivascular.

No tratamento da periodontite, nos dias atuais, aplicam-se conceitos estritamente antiinfecciosos e antimicrobianos (Slots e cols., 1999), com protocolos específicos para cada técnica de tratamento. Porém, faltam ainda concepções terapêuticas para os cuidados na fase imediatamente "pós-operatória", ou seja, a primeira fase da cicatrização, em que a lesão deve receber cuidados, realizando-se o controle de placa fármaco-mecânico. Uma das medidas mais importantes é a *estabilização do coágulo*, protegendo-se a área em cicatrização. Os mecanismos de fixação (p. ex.; adesinas, Somerman e cols., 1987; MacNeil e Somerman, 1999; Somerman, 2001) à superfície radicular condicionada impedem que o epitélio cresça em profundidade e permitem o firme ancoramento da estrutura de fibrina. Esta funciona como guia natural para as futuras células teciduais que migrarão para o local, reguladas por determinados fatores, na segunda fase da cicatrização tecidual.

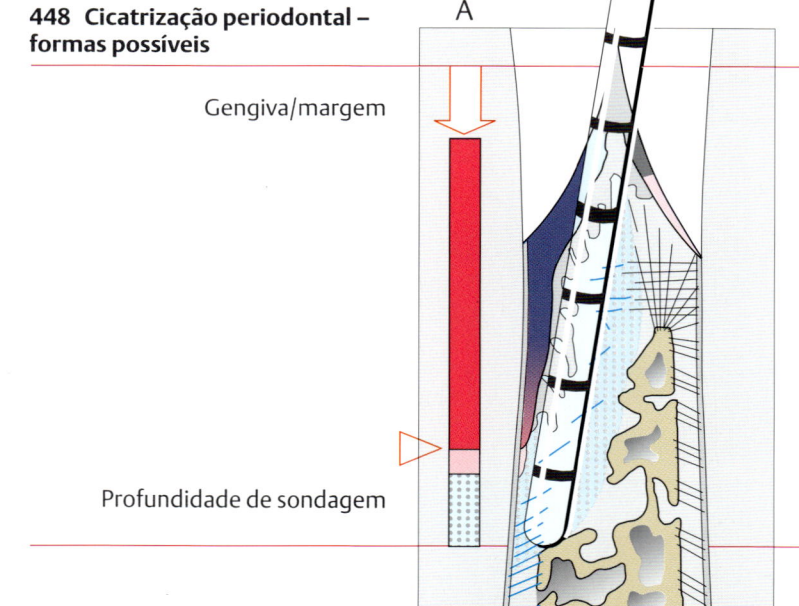

448 Cicatrização periodontal – formas possíveis

Gengiva/margem

Profundidade de sondagem

Modif. de *H. E. Schroeder*

No desenho: Diagnóstico (**A**), tratamento (**B**), e possíveis resultados terapêuticos (**C a G**) (cicatrização pós-terapêutica) do defeito periodontal intra-ósseo junto ao dente da esquerda.

Obs.: O periodonto do dente da direita está saudável.

A Diagnóstico:
Bolsa interdental

A sonda periodontal penetra no tecido inflamado, de baixa densidade, até o nível do osso do dente com periodontite, abaixo do ponto mais coronal da crista óssea alveolar (bolsa infra-óssea).

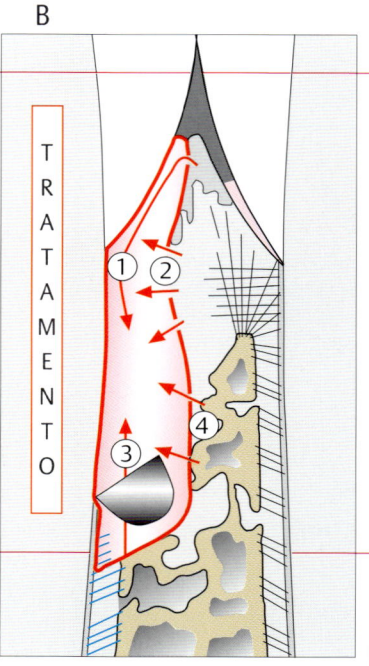

B Tratamento:
Tratamento com ou sem exposição cirúrgica, alisamento radicular

A "disputa dos tecidos" se inicia (ver RTG, p. 338).

1 Epitélio gengival
2 Tecido conjuntivo gengival
3 Tecido conjuntivo periodontal (ligamento periodontal)
4 Osso

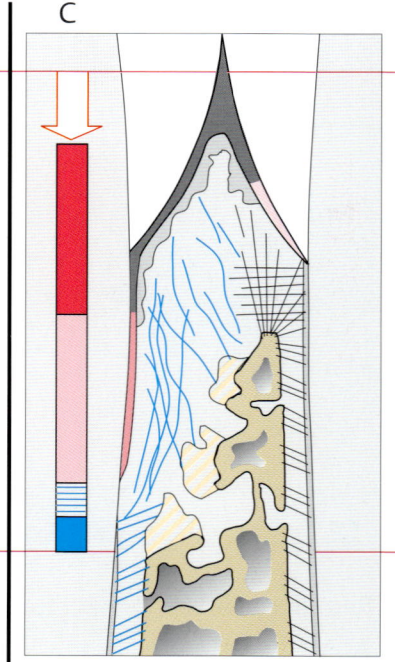

C Cicatrização 1:
Após debridamento → com epitélio juncional longo (EJL)

Cicatrização mais comum, de baixo para cima:

- Pouca reinserção (azul)
- Pouca nova inserção (azul, hachuras)
- Epitélio juncional longo (rosa) e, paralelas a este, fibras colágenas
- Bolsa residual

Cicatrização do periodonto – definições

Alguns estudos histológicos sobre a cicatrização investigaram até que ponto a cicatrização do aparato de inserção gengival e periodontal (periodonto) pode-se dar na forma de reinserção ou regeneração (Schroeder, 1983; Polson, 1986; Karring, 1988). Faz-se distinção entre:

• Epitélio	Reinserção
• Regeneração epitelial	Nova inserção
• Readesão de tecido conjuntivo	Reinserção
• Regeneração de tecido conjuntivo	Nova inserção

Terminologia histológica

Regeneração – restituição integral

Recuperação completa da forma e da função: da gengiva, com formação de epitélio juncional e tecido conjuntivo gengival; do periodonto, com formação de cemento, ligamento periodontal e osso alveolar.

Reparação

Recuperação da continuidade na área da lesão ou do defeito sem regeneração do tecido original, no que se refere à forma e à função: por exemplo, epitélio juncional longo.

Nova inserção

Nova adesão de tecido conjuntivo com a superfície radicular antes patologicamente exposta, ou seja, nova formação de cemento dental com fibras periodontais que nele se inserem (formação de osso com fibras de Sharpey inseridas).

Reinserção

Recuperação da união do tecido conjuntivo com os tecidos vitais remanescentes sobre a superfície radicular, como cemento e porções de periodonto (em geral, nas áreas mais profundas da bolsa; "azul-escuro" na Fig. 448).

Obs.: Não ocorre reinserção epitelial. O epitélio se forma sempre a partir das células basais.

Osso alveolar – preenchimento ósseo

O preenchimento de um defeito ósseo não significa que houve a regeneração completa do periodonto (neoformação de cemento). Esta só pode ser comprovada por exame histológico (Listgarten, 1986).

Terminologia clínica

Profundidade de sondagem, nível de inserção clínico, etc., ver Diagnóstico, p. 165.

448 Outras possibilidades de reparação: D-G

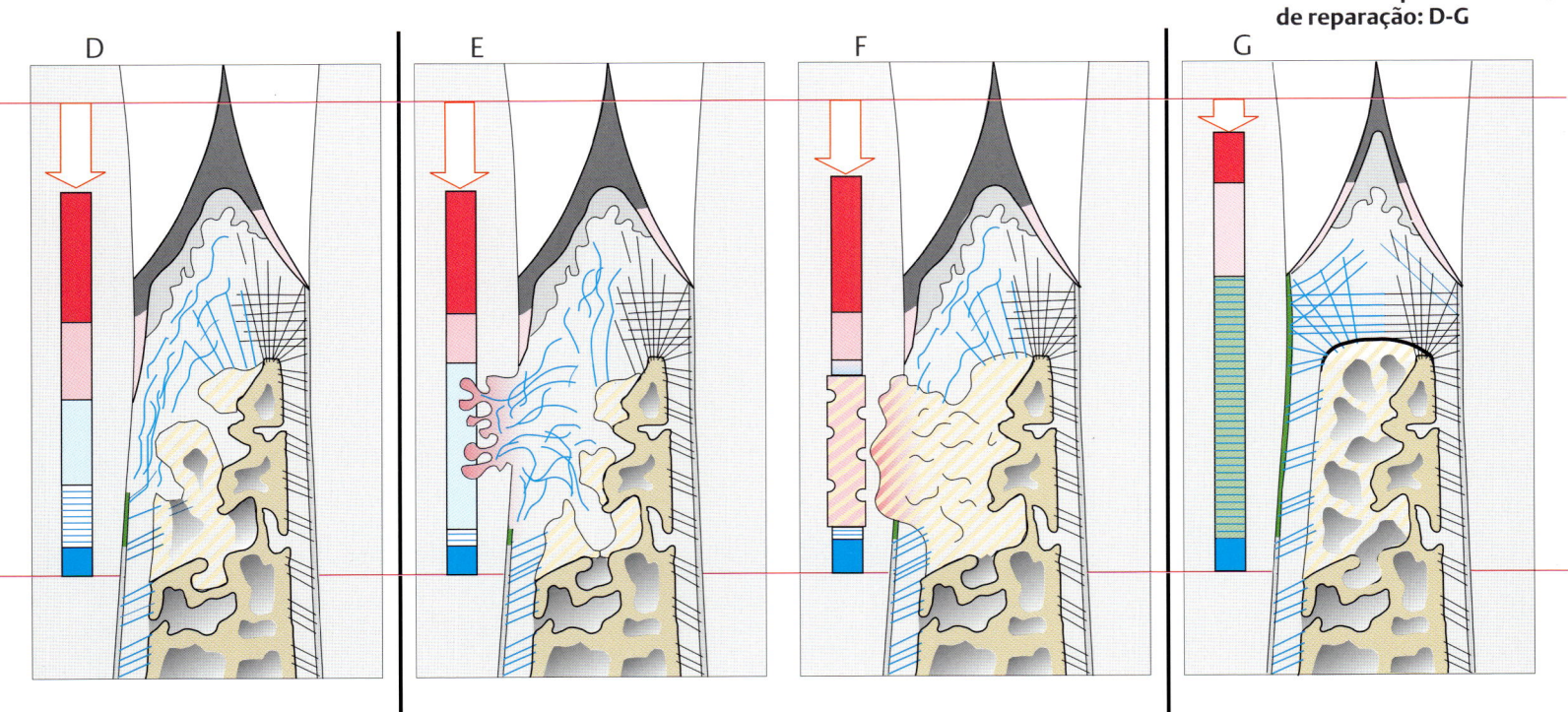

D Cicatrização após cirurgia de regeneração
- Epitélio juncional não muito longo (EJL)
- Adesão de colágeno +
  → Reinserção
- Regeneração óssea
  → A regeneração ocorre nas regiões mais apicais; nas mais coronais, formação de epitélio juncional longo
→ reparação
Bolsa residual, sucesso "parcial" satisfatório

E Cicatrização desfavorável: reabsorção radicular

Reparação do tecido conjuntivo
  → Preenchimento com tecido conjuntivo

Reabsorção superficial da superfície radicular ("granuloma externo")
Falta da proteção pelo epitélio juncional longo (EJL)?

F Cicatrização desfavorável: anquilose

Regeneração óssea e → Reabsorção radicular

De forma agressiva, o osso, em regeneração, reabsorve e preenche segmentos da dentina radicular, ocupado anteriormente por um transplante de osso ilíaco utilizado como preenchimento.

G Regeneração total = objetivo futuro? Utopia?

Neoformação de:
- Cemento (verde)
- Periodonto
- Osso
- Epitélio juncional
Regeneração tecidual (*turnover*) na medida correta → Regeneração integral do tecido

Plano de tratamento – esquema do tratamento

Em princípio, o tratamento da periodontite é semelhante para todas as suas formas (p. 209); ele se divide em *etapas* ou *fases* – cuja duração varia conforme a distribuição e a gravidade da doença.

O tratamento diferencia-se claramente, nos pequenos detalhes, dependendo do tipo da doença, do comportamento do paciente, da sua idade, dos seus recursos financeiros e das preferências do profissional – detalhe nem um pouco desprezível.

Fase preliminar – sistêmica; higiene oral

A "fase 0" constitui-se, primordialmente, na investigação da *saúde geral* do paciente (anamnese médica; p. 212), bem como em um exame minucioso, no estabelecimento de um diagnóstico provisório e na descrição completa do quadro (condições, tratamento necessário).

Eventuais tratamentos de urgência são executados nessa fase.

A obtenção de *higiene bucal* ótima e da colaboração do paciente (*aderência ao tratamento*) é extremamente importante para o tratamento futuro e a manutenção dos resultados a longo prazo.

A *remoção profissional da placa e do cálculo supragengivais*, a eliminação de fatores iatrogênicos irritativos e de áreas retentivas, bem como o controle de placa simples e eficaz por parte do paciente melhoram rapidamente as condições bucais. Essa melhora motiva o paciente a continuar colaborando com o tratamento.

Não se deve esquecer que, mesmo se os pacientes receberem todas as informações e esclarecimentos necessários, alguns deles recusará completamente o tratamento, fato que não deve deixar de ser anotado na ficha clínica.

Fase 1 – tratamento causal, antimicrobiano, antiinfeccioso

Nessa fase do tratamento, são verificados os achados, o diagnóstico e o prognóstico. Uma vez que, na fase preliminar, a higiene bucal realizada pelo paciente e pelo profissional já proporcionou a redução da placa e da inflamação, somente então é recomendável tirar conclusões com base nos achados clínicos importantes (profundidade de sondagem, perda de inserção) e estabelecer um diagnóstico (e prognóstico) *definitivo* e concluir o plano de tratamento.

Enquanto as medidas da fase preliminar são realizadas em todos os pacientes, as modalidades de tratamento da fase 1 podem distinguir-se de um paciente para outro. Nessa fase, podem ser iniciados os procedimentos de *raspagem e alisamento radicular sem exposição cirúrgica* – com ou sem emprego de medicamentos (p. 287) – ou, em alguns casos, passa-se diretamente ao tratamento cirúrgico (fase 2):

Em casos mais simples, especialmente nas periodontites crônicas, basta, em geral, a *terapia sem exposição cirúrgica* – desde que o paciente coopere satisfatoriamente.

Nos casos mais complexos, pode-se passar da fase preliminar para o *tratamento cirúrgico-corretivo*.

Porém, em geral, os tratamentos sem e com exposição cirúrgica são realizados "consecutivamente": nesses casos, após a fase 1, apenas poucos locais têm de ser tratados com exposição – o sangramento, agora, é menos intenso. A perda tecidual do pós-operatório (papilas, margens gengivais), também parece ser menor.

A decisão por um tratamento apenas sem (A) ou com exposição cirúrgica apenas (C) ou primeiro sem e, depois, com exposição cirúrgica (B, p. 209) depende não somente da condição patomorfológica, mas também da estrutura do consultório. Se o cirurgião-dentista trabalha com uma THD competente, ele pode delegá-la todos os procedimentos sem exposição cirúrgica (p. 454).

Fase 2 – cirúrgica, corretiva

Após o debridamento radicular subgengival, a fase 1, deve-se sempre realizar uma *reavaliação* do quadro. Se o resultado do tratamento for insatisfatório, podem-se executar novamente os procedimentos de raspagem e alisamento de algumas superfícies radiculares, sem exposição cirúrgica (A). Se permanecerem algumas bolsas profundas, bem com depressões, fissuras, furcas comprometidas, etc., estas devem ser corrigidas ou removidas por meio de intervenção cirúrgica.

Quando se procura a *correção* dos defeitos periodontais, indica-se a intervenção cirúrgica após tratamento preliminar. Deve-se evitar o encolhimento do tecido, a fim de que a área de operação, após diversas aplicações dos materiais de preenchimento e/ou membranas, seja recoberta com gengiva.

O importante é que, após a intervenção cirúrgica, a cicatrização seja acompanhada pelo profissional, mantendo-se livre de placa a porção supragengival da área operada.

Fase 3 – preventiva, antiinfecciosa, "permanente"

Após a conclusão do tratamento da periodontite – independentemente dos procedimentos terapêuticos escolhidos –, devem ser realizados *exames de controle* após 2 ou 3 meses. Se o tratamento foi bem-sucedido, iniciar-se-á a fase de acompanhamento (manutenção; p. 449).

Se em alguns locais ainda houver problemas (bolsas residuais, sangramento), estes devem ser retratados com (B) ou sem (C) cirurgia, dependendo do caso.

Nessas situações, pode ser útil o uso de medicamento de liberação lenta (p. 293).

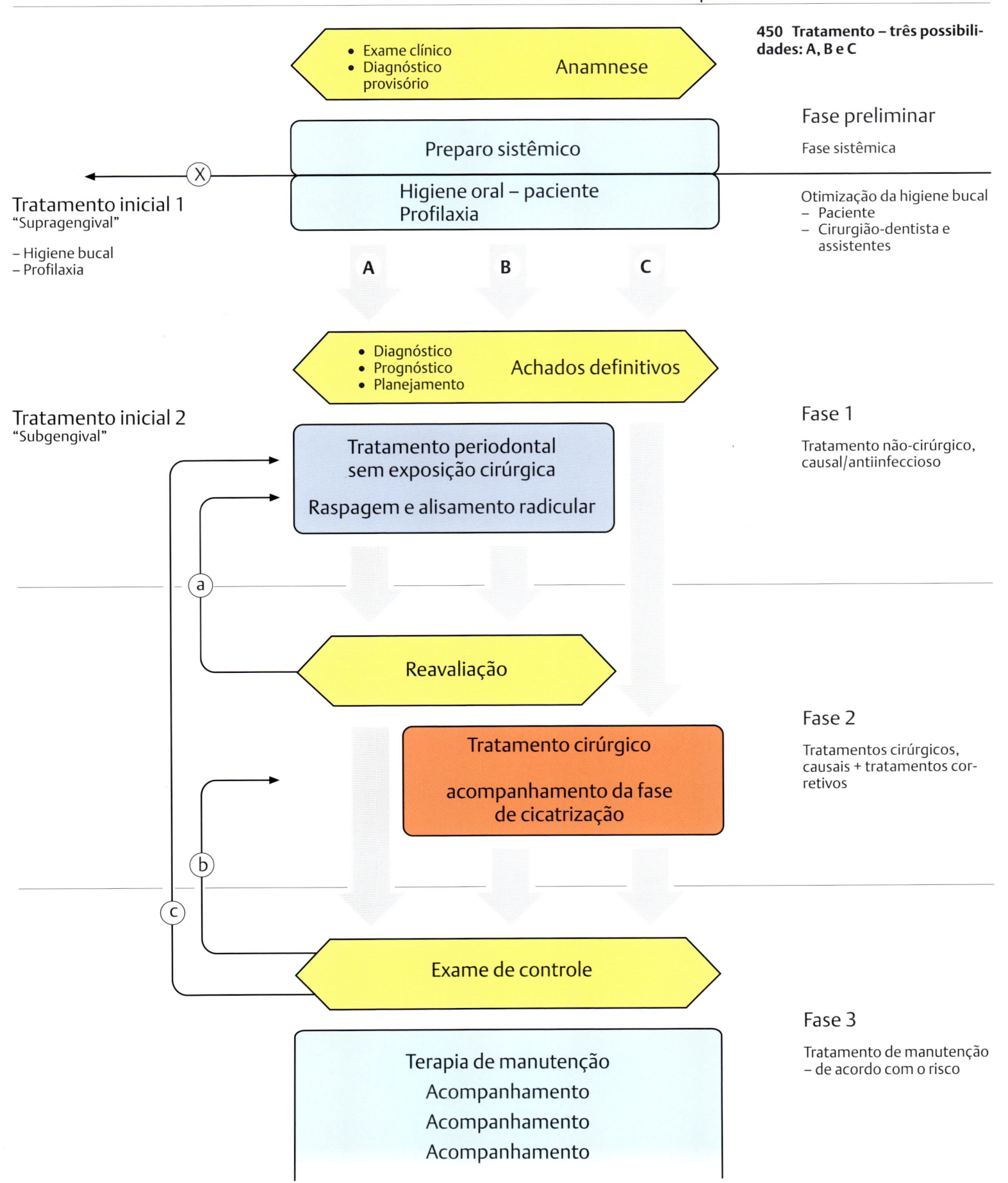

Plano de tratamento – esquema do tratamento 209

450 Tratamento – três possibilidades: A, B e C

- Exame clínico
- Diagnóstico provisório

Anamnese

Fase preliminar

Preparo sistêmico

Fase sistêmica

Higiene oral – paciente
Profilaxia

Otimização da higiene bucal
– Paciente
– Cirurgião-dentista e assistentes

Tratamento inicial 1
"Supragengival"
– Higiene bucal
– Profilaxia

A   B   C

- Diagnóstico
- Prognóstico
- Planejamento

Achados definitivos

Tratamento inicial 2
"Subgengival"

Tratamento periodontal sem exposição cirúrgica

Raspagem e alisamento radicular

Fase 1

Tratamento não-cirúrgico, causal/antiinfeccioso

Reavaliação

Tratamento cirúrgico

acompanhamento da fase de cicatrização

Fase 2

Tratamentos cirúrgicos, causais + tratamentos corretivos

Exame de controle

Fase 3

Tratamento de manutenção – de acordo com o risco

Terapia de manutenção
Acompanhamento
Acompanhamento
Acompanhamento

Fases do tratamento – planejamento individual

Nas páginas anteriores, há as descrições do plano e da execução do tratamento nos casos de gengivite e periodontite, o qual se divide, de forma geral, nas fases mencionadas (p. 208 e 209).

As fases de tratamento e de cicatrização alternam-se com intervalos em que a reação ao tratamento e a higiene do paciente são mantidas sob observação. A cada passo do tratamento, deve seguir-se uma *reavaliação* do caso: o resultado do tratamento e a sua continuação são examinados e, se necessário, esta última é corrigida de acordo com a nova situação.

Tratamento causal – modalidade convencional

Na fase terapêutica 1, que corresponde ao debridamento minucioso das superfícies subgengivais de todas as bolsas periodontais, a execução dos procedimentos por *quadrantes* vem comprovando, há décadas, a sua eficácia (Badersten e cols., 1981, 1984; p. 280). Os intervalos entre as sessões levam cerca de uma ou duas semanas. A essa fase terapêutica segue-se diretamente a "fase da higiene bucal", na qual o paciente executa o controle de placa.

451 Quadrantes – sextantes
O tratamento mecânico tradicional é planejado separadamente por *quadrantes* (Q1 a Q4) ou *sextantes* (S1 a S6) e, em casos mais simples, por lado (direito ou esquerdo).

A duração da sessão depende da dificuldade do caso; as sessões da fase terapêutica 1 repetem-se a cada uma ou duas semanas.

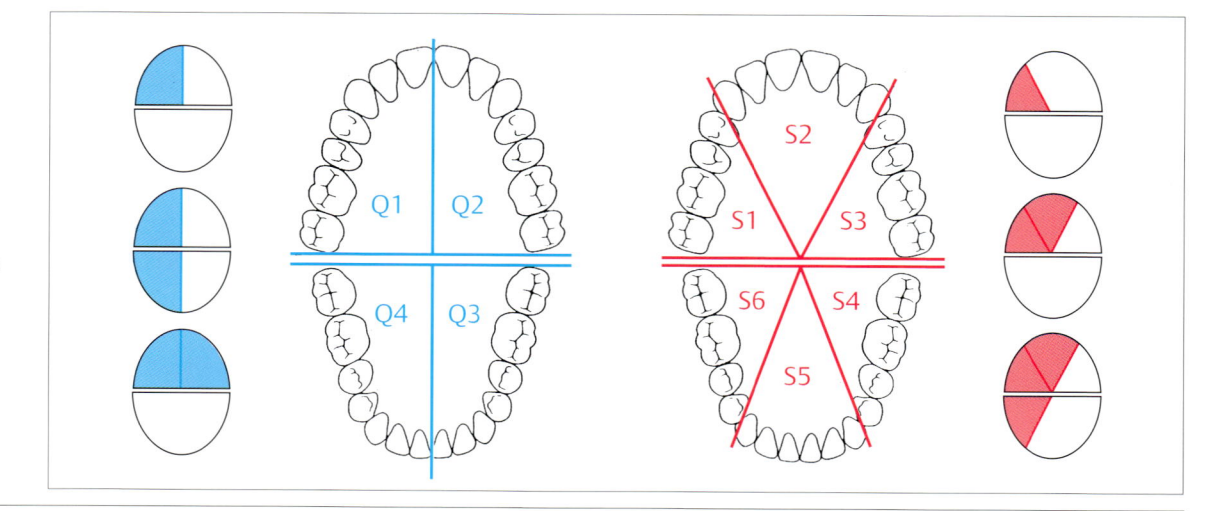

Tratamento causal – "full mouth therapy" (FMT)

FMT corresponde à tentativa de sintetizar todos os conhecimentos dos últimos anos em um tratamento. O seu fundamento é o combate à infecção, que se inicia com o tratamento (mecânico) preliminar supragengival da dentição e de todas as áreas de retenção de placa (especialmente a língua); apenas depois de alcançados todos os parâmetros exigidos (p. 287), o debridamento subgengival (mecânico *e* medicamentoso/local) é realizado dentro do período mais curto possível; nos casos "extremos", dentro de 24 horas. Esse procedimento é muito bem-aceito pelos pacientes!

Durante tal tratamento intensivo, são utilizados anti-sépticos como a clorexidina (CHX; p. 235), a iodopovidona ou, também, hipoclorito de sódio (NaOCl) para irrigação das bolsas ou enxágüe da boca. O objetivo é dificultar ao máximo a recolonização e a reinfecção bacterianas (p. 256) das bolsas já tratadas.

Graças aos resultados significativamente melhores dessa forma de tratamento (p. 285) do que do convencional, essa técnica irá provavelmente ganhar terreno, reduzindo o número de intervenções cirúrgicas e, em algumas situações, tornando menos dispendioso o tratamento dos casos avançados.

452 "Full mouth therapy" (FMT) – "full mouth disinfection" (FDIS)
Essa nova modalidade de tratamento sem exposição cirúrgica é executada no período mais curto possível – de preferência, em apenas duas sessões (p. ex., uma para o lado direito e outra para o esquerdo). O tratamento preliminar intensivo e a higiene bucal ótima fazem com que muitas bolsas passadas por reparação, tornem-se mais rasas, de forma que apenas poucas bolsas mais profundas necessitem ainda de tratamento – que, só nessa fase, é realizado sob anestesia (FMT, p. 281).

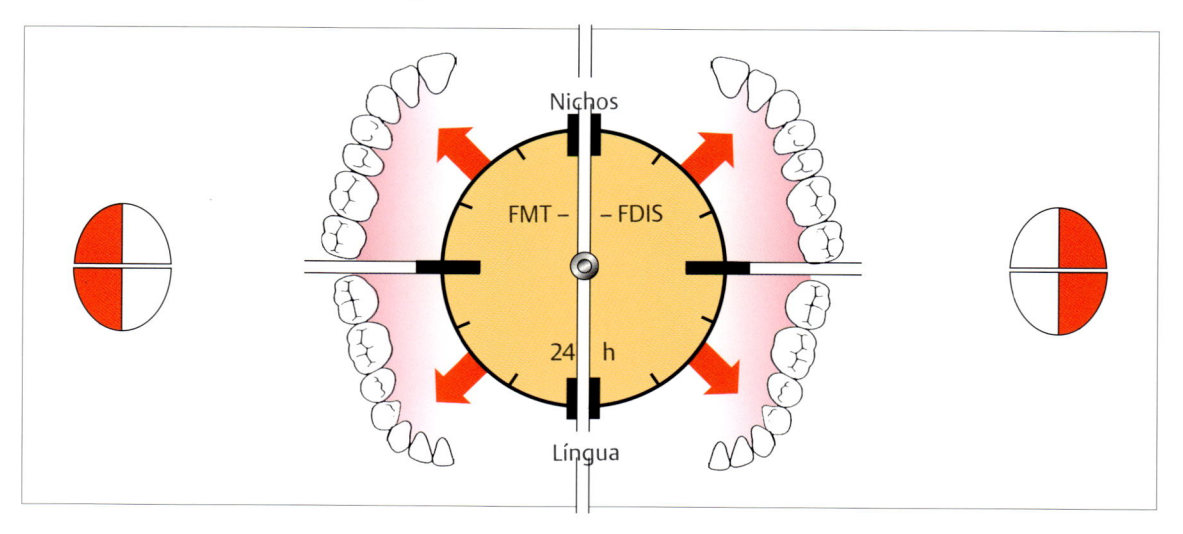

Fase preliminar: saúde geral

• **Problemas sistêmicos**
• **Riscos sistêmicos**

Essa fase é importante para proteção do paciente e do cirurgião-dentista, constituindo-se na investigação dos riscos "sistêmicos" do primeiro.

Doenças infecciosas, principalmente doenças virais (herpes, hepatites B e C, infecção por HIV) devem ser investigadas obrigatoriamente: todo paciente deve ser visto como um transmissor em potencial. Por isso, é necessário que em todos os exames e intervenções odontológicas sejam seguidas as normas de proteção, como uso de luvas, máscara e óculos de proteção.

Em indivíduos gravemente doentes (ver Classificação da ASA, p. 212), raras vezes pode ser feito um tratamento completo de reabilitação oral; na maioria das situações, é possível apenas realizar terapia de urgência – de preferência, na presença de médico.

Para os pacientes com múltiplas enfermidades, principalmente os que correm o risco de desenvolver a endocardite, são indicadas medidas especiais (Reichart e Philipsen, 1999).

Para os indivíduos com doenças *menos críticas*, o tratamento deve ser planejado junto com o médico do paciente; deve-se verificar se os medicamentos por ele prescritos não interagem com os utilizados no tratamento odontológico, bem como esclarecer os seus efeitos colaterais (ver Hiperplasias gengivais; p. 12).

Graças ao uso de medicamentos, muitos pacientes podem levar uma vida normal. Qualquer risco que possa eventualmente ser gerado por intervenções odontológicas deve ser afastado (alergia, utilização de anticogulantes, risco de hipertonia e/ou hipercolesterolemia, etc.).

Os riscos genéticos e adquiridos devem ser avaliados (diabete, fumo).

Neste capítulo, constam os seguintes assuntos:

- O paciente – classificação da ASA
- Doenças cardiovasculares – redução da "viscosidade sangüínea"
- Bacteremia – prevenção da endocardite infecciosa
- Profilaxia da endocardite – antibióticos
- Diabete melito – fator de risco para a periodontite
- Fumantes – informação, terapia antitabaco

Avaliação do paciente – condições para o tratamento

Antes do início do tratamento, deve-se fazer a avaliação cuidadosa da anamnese médica do "novo" paciente, independentemente do tipo de tratamento que se queira executar. Especialmente relevantes são doenças, distúrbios ou transtornos sérios, como:

- Doenças cardiovasculares
- Doenças cardiopulmonares
- Doenças renais
- Doenças endócrinas
- Deficiências imunológicas
- Transtornos psicológicos/psiquiátricos

Devem ser investigadas as ocorrências passadas de caráter agudo, como alergias, reações anafiláticas e, também, de ansiedade perante o tratamento.

O cirurgião-dentista e os assistentes devem estar preparados para situações de emergência. Para tanto, devem estar sempre à disposição orientações na forma de *checklists*, materiais e equipamentos de primeiros socorros (caixa de primeiros socorros, materiais para a reanimação cardiopulmonar, desfibrilador em casos de fibrilação ventricular, etc.).

A classificação da American Society of Anesthesiologists (ASA) serve como referência para a avaliação do estado de saúde geral do paciente (classes I a VI; Fig. 453).

453 Classificação do estado de saúde geral do paciente (ASA)
Normalmente, no consultório odontológico, são tratados pacientes apenas de classes I e II e, em casos mais raros, de classe III. Pelo menos para esses últimos pacientes, é essencial o trabalho em conjunto com o médico responsável.

Classe ASA	Descrição do paciente – critérios de classificação
I	Paciente *saudável*, *sem* doenças/distúrbios sistêmicos
II	Paciente com *leve* distúrbio sistêmico
III	Paciente com doença sistêmica *séria*, que limita as suas atividades, mas não representa risco de vida
IV	Paciente com doença sistêmica *grave*, constantemente sob risco de vida
V	Paciente *moribundo*, cuja sobrevida, com ou sem cirurgia, não ultrapassará 24 horas
VI	Paciente com *morte cerebral*, cujos órgãos serão, ou podem ser, retirados para doação
E	Paciente que necessita de primeiros socorros – essa categoria é subdividida nos graus I a IV, de acordo com o estado do paciente (p. ex., ASA III–E)

Fator de risco geral: anticoagulantes

Pacientes com doenças cardiocirculatórias (p. ex., que sofreram infarto do miocárdio, *angina pectoris*, etc.) ou que apresentem limitações como diálise, profilaxia contra trombose ou fase pós-operatória geralmente fazem uso de anticoagulantes:

- Tratamento de curto prazo — Heparina
- Profilaxia de longo prazo — Derivados da "aspirina"
- Tratamento de longo prazo — Derivados cumarínicos (Sintrom, Marcumar, Warfarin)

A fim de se evitarem hemorragias pós-operatórias graves, devem-se examinar os níveis de INR ou *Quick* (tempo de protrombina) do paciente. Valores *Quick* ≥ 30% normalmente não limitam as intervenções cirúrgicas odontológicas; para níveis entre 15 e 25%, deve-se entrar em contato com o médico do paciente.

- A ação anticoagulante desses medicamentos é *intensificada* por inibidores da inflamação não-esteróides, como salicilatos, ácido mefenâmico, tetraciclinas, metronidazol, sulfonamidas (Scully e Wolff, 2002).
- Entretanto, a sua ação é *reduzida* por barbitúricos, glicocorticóides, álcool, alimentos com alto teor de vitamina K, etc.

A vitamina K é um antídoto contra a cumarina; para a heparina, que é de rápida degradação, não há antídoto; havendo necessidade, a sua administração é interrompida.

454 Comportamento da coagulação – testes anticoagulantes
Em virtude da grande variação dos resultados, o teste *Quick* vem sendo substituído cada vez mais pelo teste de INR (*International Normalized Ratio*), de resultados mais constantes e de fácil aplicação.

Faixa terapêutica: valores de INR entre **2,5 e 4,5**, de acordo com o nível de risco do paciente (enumeração dos riscos pode ser encontrada junto às sociedades de cardiologia):

Teste de coagulação	INR	% Quick	Segundos
Limite mínimo	1,2	70	13,2
	1,4	50	14,2
	1,6	40	15,6
	1,9	30	16,6
	2,1	25	17,4
	2,5	20	19,0
	3,0	16	20,8
Faixa terapêutica	3,5	13	22,5
	4,0	11	24,0
	4,5	10	25,5
	5,0	9	26,9
Limite máximo	8,0	5	34,0

Bacteremia – profilaxia da endocardite

A *bacteremia transitória* é um fenômeno natural, que ocorre diariamente (mastigação, escovação). Os microrganismos da cavidade bucal que caem na circulação sangüínea são eliminados pelo sistema de defesa do organismo saudável.

A *endocardite infecciosa* (EI) é uma infecção de alto risco, geralmente desencadeada por microrganismos (estreptococos) de defeitos expostos da cavidade bucal (formação de placa bacteriana em válvulas cardíacas).

Dependendo da virulência do microrganismo e da resistência do paciente, podem-se distinguir as seguintes formas (Müller, 2001):

- *Agudas, infecciosas:* septicemia, febre, distúrbio do endocárdio; morte em menos de seis semanas.
- *Agudas/subagudas:* forma limítrofe, desencadeada, muitas vezes, por enterococos.
- *Subagudas:* febre leve; sem tratamento, morte entre seis semanas e três meses.
- *Crônicas:* sintomas semelhantes ao das formas subagudas; morte dentro de três meses ou mais.

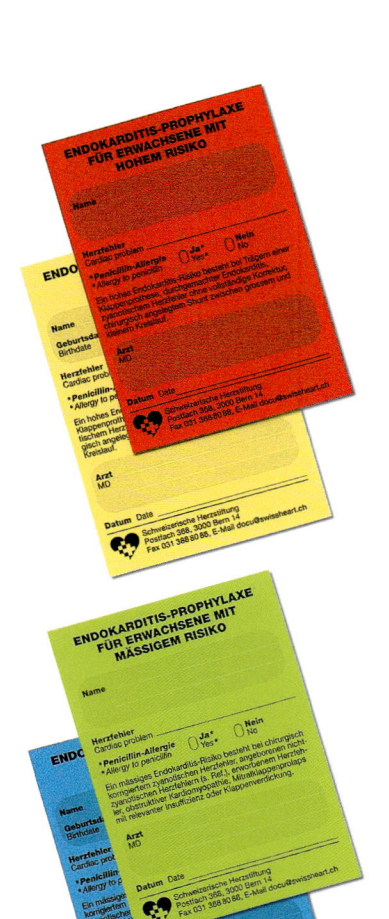

Indicações para a profilaxia da endocardite

Defeitos cardíacos e achados pós-operatórios

Alto risco de endocardite
- Uso de próteses valvares biológicas ou mecânicas
- Histórico de endocardite infecciosa, mesmo na ausência de doença cardíaca

Risco médio de endocardite
- Defeito de válvula congênito ou adquirido
- Defeito cardíaco congênito, como
  - Estenose do istmo da aorta
  - Canal arterial (*ductus botalli*) aberto
  - Defeito de septo ventricular (tipo *ostiom primum*)
  - Estenose aórtica sub ou supravalvar
- Tetralogia de Fallot
- Histórico de cirurgia paliativa de defeitos cardíacos congênitos
- Correção incompleta de defeitos cardíacos congênitos
  Cardiomiopatia hipertrófica obstrutiva (CMHO)
- Prolapso de válvula mitral (PVM) com ruído sistólico

Risco normal (sem elevação) de endocardite
- Defeito de septo atrial
- Histórico de cirurgia bem-sucedida de correção do septo atrial ou ventricular (seis meses sem resíduos)
- Histórico de cirurgia de *bypass* coronário (ponte de safena)
- Prolapso de válvula mitral (PVM) sem ruído sistólico
- Ruídos cardíacos fisiológicos, funcionais ou inócuos
- Histórico de doença de Kawasaki sem disfunção valvar
- Histórico de febre reumática sem disfunção valvar
- Uso de marca-passo
- Histórico de cirurgia de estenose do istmo da aorta

455 Doenças e defeitos cardíacos – indicações para a profilaxia da endocardite
Na nova versão do programa de profilaxia da AHA (American Heart Association; Dajani e cols., 1997), as estruturas de risco cardíaco foram divididas em três grupos:
- Alto risco (vermelho);
- Risco médio (verde);
- Risco normal (sem elevação).

O cirurgião-dentista deve saber que o uso de marca-passo não é motivo de indicação para a profilaxia antibiótica (atenção, porém, com o uso de equipamentos eletrônicos, como os aparelhos de ultra-som).

Esquerda: Cartão da Fundação Suíça de Cardiologia, com as normas e os esquemas de prescrição para a profilaxia da endocardite em casos de...

- alto risco
  Vermelho → adultos
  Amarelo → crianças

- risco médio
  Verde → adultos
  Azul → crianças

Endocardite infecciosa (EI)

Há inúmeros microrganismos que, quando caem na circulação sangüínea após trauma ou manipulação de tecidos, podem causar a endocardite infecciosa: bactérias, micoplasmas, fungos, rickéttsias ou clamídias. As áreas especialmente suscetíveis do sistema cardiovascular são aquelas com fluxo sangüíneo mais lento ou de grande turbulência.

A cavidade bucal é uma fonte freqüente de microrganismos desencadeadores da EI. Os estreptococos são os principais causadores (tipo *viridans*, Gram-positivos) encontrados, especialmente o *Streptococcus sanguis*.

Além do *S. aureus* e do *S. epidermis*, tem-se tornado cada vez mais comum a detecção de *A. actinomycetemcomitans*, *Hämophilus ssp.*, *Cardiobacterium ssp.*, *Eikenella corrodens*, *Kingella ssp.*, *Capnocytophaga*, *Neisseria ssp.*

Para a cobertura antibiótica de pacientes com risco de EI, recomendam-se antibióticos bactericidas da família das penicilinas (p. 214). A partir de 1983, J. Slots e outros autores, levantaram a questão sobre o uso de metronidazol como medicamento complementar (Medicamentos, p. 287).

Profilaxia da endocardite com antibióticos

Nas novas orientações da AHA (Dajani e cols., 1997), a dose profilática do antibiótico padrão *amoxicilina* foi reduzida para 2 g; além disso, ao contrário das outras Associações de Cardiologia, não mais se recomenda a prescrição de mais de uma dose.

Um fato alentador para a comunidade odontológica foi a revelação de que a maioria dos casos (raros) de endocardite não são conseqüência de tratamentos invasivos. Não se deve esquecer, porém, que a maioria das intervenções periodontais dá-se em meios extremamente contaminados. Não é sem razão que sempre se recomendou a profilaxia antibiótica na maioria das cirurgias de áreas amplas ou profundas. Portanto, são sempre bem-vindos os trabalhos com recomendações sobre a profilaxia antibiótica (Newman e Winkelhoff, 2001).

456 Profilaxia da endocardite
O antibiótico padrão para a profilaxia da EI é a *amoxicilina*, com ação de amplo espectro.

Constam na tabela alternativas para os pacientes alérgicos a esse antibiótico ou que não deglutem comprimidos.

* Dose máxima recomendada para crianças, de acordo com o peso corpóreo; não ultrapassar a dose recomendada para adultos!

** Não utilizar cefalosporinas e penicilinas nos casos de hipersensibilidade do tipo 1!
Profilaxia da endocardite – AHA (*American Heart Association*)

Prevenção da endocardite - profilaxia antibiótica - *American Heart Association*

Paciente	Antibiótico	Dosagem Adultos	Crianças*	Antes da intervenção
Profilaxia padrão	Amoxicilina	2 g v.o.	50 mg/kg v.o.	1h antes
Não deglute comprimidos	Ampicilina	2 g i.m./i.v.	50 mg/kg i.m./i.v.	30 min antes
Alérgico à penicilina	Clindamicina	600 mg v.o.	20 mg/kg v.o.	1h antes
	Cefalexina** Cefradoxil**	2 g v.o.	50 mg/kg v.o.	1h antes
	Azitromicina Claritromicina	500 mg v.o.	15 mg/kg v.o.	1h antes
Não deglute comprimidos e é alérgico à penicilina	Clindamicina	600 mg i.v.	20 mg/kg v.o.	30min antes
	Cefalozina	1 g i.m./i.v.	25 mg/kg v.o.	30min antes

Intervenções odontológicas com risco de bacteremia

Em todos os procedimentos em que há *sangramento*, deve-se contar com a ocorrência de bacteriemia; o paciente de risco deve ser protegido por cobertura antibiótica de dose única nos casos de:

- Exodontias com ou sem osteotomia
- Apicectomias
- Troca de curativos; remoção de sutura
- Remoção de cálculo dental
- Anestesia intraligamentar
- Sondagem periodontal (Fig. 457, à esquerda), etc.

Bacteremias de diferentes freqüências e intensidades podem ocorrer nas seguintes ocasiões: mastigação de alimentos duros (15 a 50%), escovação dental (5 a 25%) ou uso de *WaterPik* (25 a 40%; Neu, 1986).

A porcentagem e o número de espécies *anaeróbias* são duas vezes maiores em pacientes com higiene bucal inadequada. Embora esta também provoque bacteriemias, ela não deve deixar de ser realizada: pacientes com risco de endocardite apenas precisam fazer enxágües de clorexidina 30 minutos antes da escovação.

457 Profilaxia antibiótica da endocardite (P-E) necessária ou dispensável na prática
Em intervenções únicas, bastam as medidas profiláticas sugeridas anteriormente.

Se for planejado um tratamento de duração mais longa, deve-se prever o uso, nesse período, de medicamento complementar – combinado a um regime de antisepsia (p. 287).

Intervenções odontológicas: P-E recomendada

Anestesia – injeção intraligamentar.

Cirurgia – Extração dental, outras intervenções.

Periodontia – Sondagem; raspagem e alisamento radicular; cirurgia; sessões de controle; manutenção/rechamada; colocação de dispositivos de liberação de medicamentos subgengivais.

Implantodontia – Cirurgias de colocação de implantes.

Endodontia – Instrumentação ou cirurgia que ultrapassam o ápice radicular.

Procedimentos de profilaxia, quando a ocorrência de sangramento é provável.

P-E não-recomendada*

Anestesia local (exceto intraligamentar).

Tratamento restaurador ou protético, com ou sem uso de fio de retração.

Endo: Tratamento de canal, colocação de pino intra-radicular, etc.

Outros: Isolamento com dique de borracha; remoção de sutura; moldagens; radiografias; ajuste de aparelhos ortodônticos.

Extração de dentes decíduos em vias de exfoliação.

*Realizar P-E quando previsto hemorragia estiver prevista.

Diabete melito (DM) – fator de risco para a periodontite

Desde 1997, há uma nova classificação para o diabete melito (OMS; *American Diabetes Association*, ADA):

- Diabete melito tipo 1 (antigo DMID)
- Diabete melito tipo 2 (antigo DMNID)
- Outros tipos de diabete de causas conhecidas
- Diabete da gestação

Comum a todas essas formas é o nível elevado de glicose sangüínea, bem como as modificações do metabolismo de carboidratos e gorduras (DGP 2002/fatores de risco).

- O DM do *tipo 1* é mais raro, sendo deflagrado pela destruição auto-imune das células pancreáticas produtoras de insulina: a conseqüência disso é carência aguda de insulina.
- O DM do *tipo 2* não é, primariamente, insulino-dependente (supernutrição, sedentarismo), tendo alcançado níveis epidêmicos nos dias atuais. O número de diabéticos está crescendo vertiginosamente, e estima-se que englobe em torno de 150 milhões de pessoas no mundo todo. O mais comum, hoje, é o diabete da "síndrome metabólica", ou seja, associado a níveis elevados de lipídeos sangüíneos e de pressão arterial (*deadly quartet*; síndrome X).

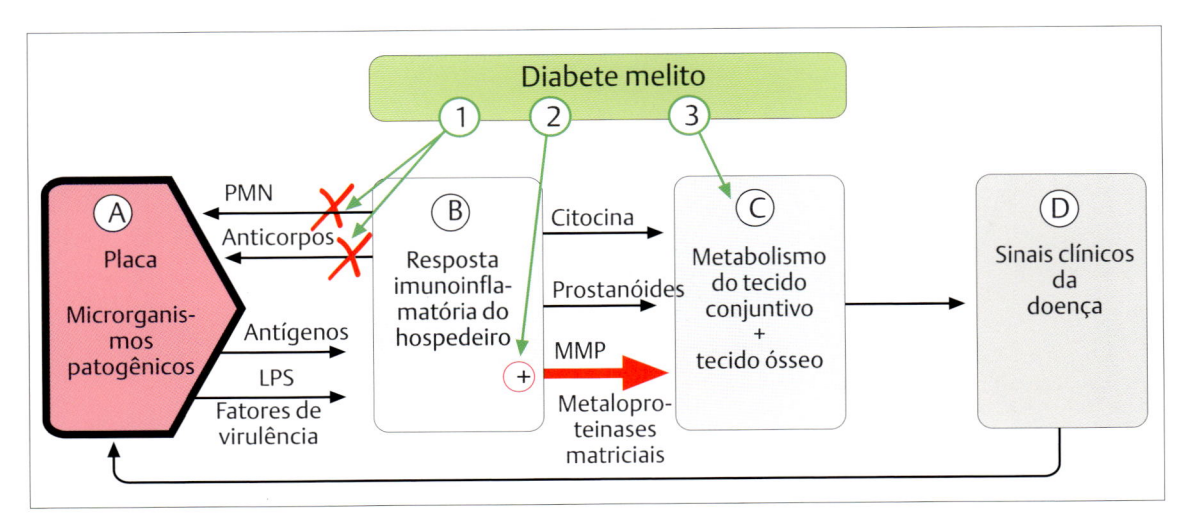

458 Fator de risco: DM
São muitas as conseqüências da hiperglicemia de longa duração. Muitas células-alvo reagem erroneamente à ação de proteínas e lipídeos glicolisados (AGE: *advanced glycated endproducts*) – mediados pelo receptor específico RAGE.

1 Anticorpos e PMN defeituosos
2 Macrófagos com mecanismos catabólicos intensificados
3 Matriz extracelular alterada

Modif. de *R. C. Page, 1998*

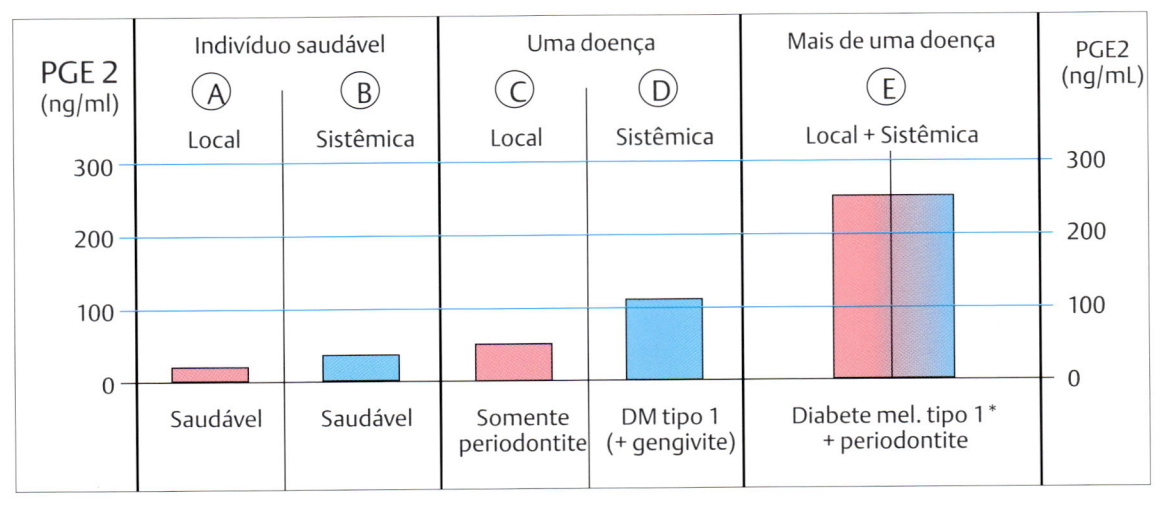

459 Diferenças da resposta do hospedeiro em pessoas saudáveis, em diabéticos do tipo 1 e em pacientes com periodontite
O nível de prostaglandina E2 (PGE2; p. 49), um mediador de intensa ação pró-inflamatória varia consideravelmente.

Em pacientes com diabete e periodontite (E), observa-se a produção extremamente exagerada de PGE2, com séria complicação do quadro clínico.

Modif. de *G. E. Salvi e cols., 1998*

Tratamento periodontal no paciente diabético

O primeiro passo importante é o tratamento inicial antiinfeccioso e o ótimo controle do nível de glicose sangüínea (função do médico). A continuação ou a progressão da periodontite pode causar um aumento da resistência à insulina e agravar as conseqüências do diabete:

- Retinopatias (danos à parede dos vasos, p. 133; cegueira)
- Nefropatias
- Neuropatias
- Angiopatias (aterosclerose – periférica, cardíaca, cerebral)
- Deficiências de cicatrização
- Alterações periodontais: "sexta complicação".

A periodontite e o diabete melito interagem de diversas formas. Ambas representam fator de risco recíproco. A infecção crônica da bolsa periodontal (microrganismos Gram-negativos, lipopolissacarídeos) age sobre as células glicolisadas (AGE) do diabético, intensificando as reações das células de defesa, com a liberação de grandes quantidades de mediadores pró-inflamatórios catabólicos (Grossi e Genco, 1998). Portanto, o diabete e a periodontite devem ser tratados em conjunto e, se necessário, com complementação medicamentosa (doxicilina) (Miller e cols., 1992; Westfelt e cols., 1996; Tervonen e Karjalainen, 1997).

Fumo: um fator de risco modificável

O hábito de fumar um grande número de cigarros regularmente, devido aos seus muitos efeitos nocivos sobre o organismo, é considerado um dos vícios mais perigosos para a saúde geral; ao mesmo tempo, é o fator de risco modificável mais importante para as doenças periodontais.

Além da *nicotina*, há na fumaça do tabaco até 4.000 substâncias diferentes, muitas delas tóxicas e oncogênicas. Portanto, em pacientes fumantes, deve-se sempre realizar inspeção detalhada de toda a cavidade bucal, a fim de se excluir a presença de lesões tumorais (Reichart, 2002; Reichart e Philipsen, 1999).

Patogênese: A nicotina e os seus produtos de degradação comprometem, principalmente, a resistência contra infecções – inclusive do periodonto (Müller, 2001):

- Redução da quimiotaxia e da fagocitose dos PMN
- Diminuição da produção de imunoglobulinas (IgG2)
- Estimulação de citocinas pró-inflamatórias e outros mediadores (IL-1, IL-6, PGE2)
- Aumento do número de microrganismos anaeróbios em áreas subgengivais, como *T. forsythensis*, *P. gingivalis* e componentes do "complexo laranja" (Haffajee e Socransky, 2001)
- Danificação de fibroblastos (gengiva, periodontal).

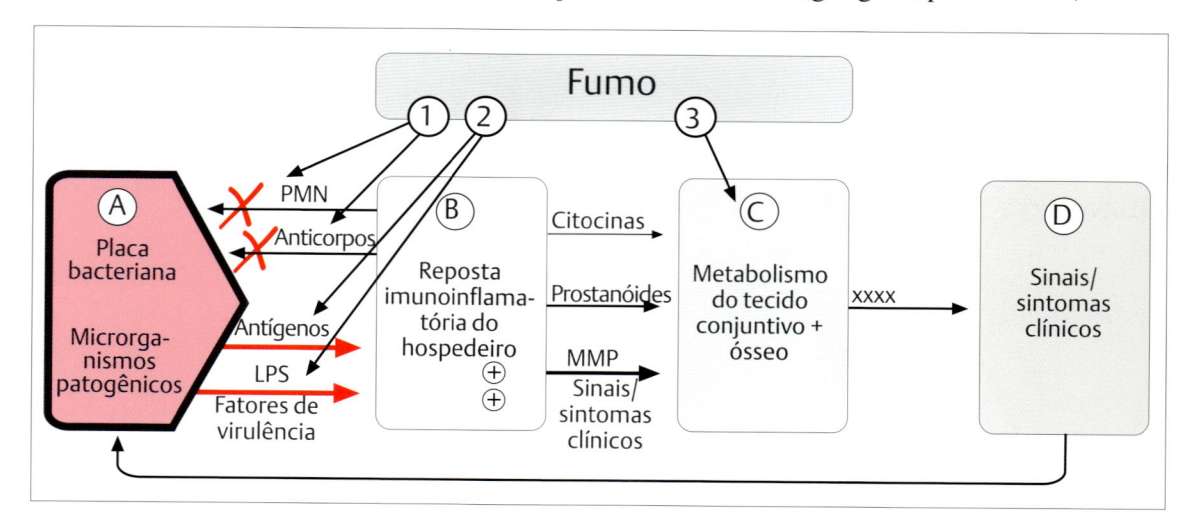

460 Fator de risco: fumo
Onde e como age o fumo na patogênese das doenças periodontais?

1. Atividade de PMN, redução da produção de imunoglobulinas (IgG2)
2. Aumento do número de anaeróbios subgengivais
3. Influência no metabolismo gengival, periodontal e ósseo

Modif. de R. C. Page e S. Kornman, 1997.

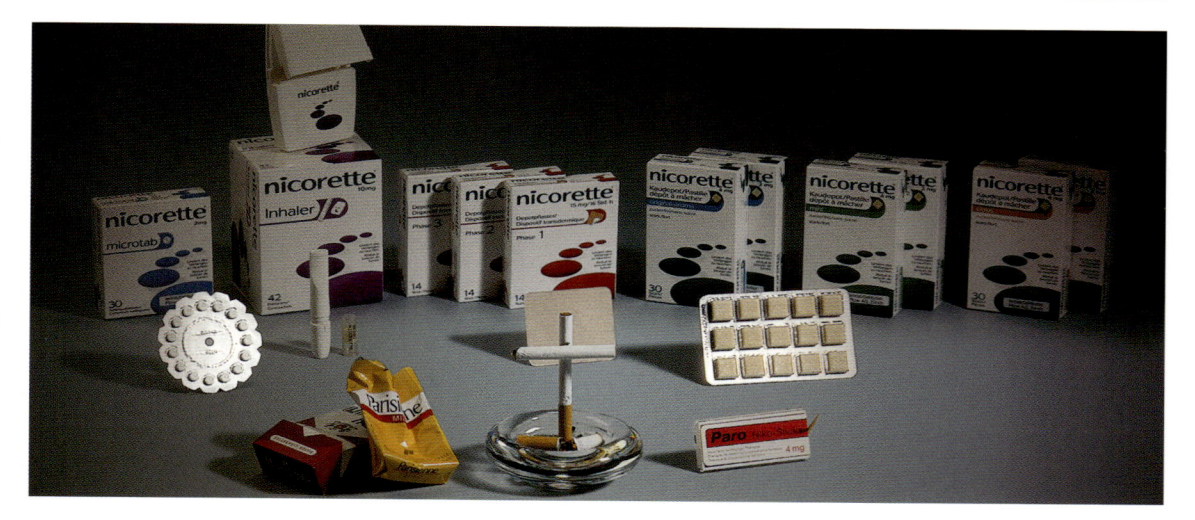

461 Terapia antitabaco por meio de substitutos da nicotina
Substitutos da nicotina (Nicorette, da esquerda para a direita):

- **Comprimidos:** comprimidos sublinguais
- **Cartuchos:** filtros para piteiras
- **Emplastros:** 16 horas; 15, 10 e 5 mg
- **Goma de mascar**

Todas as formas mencionadas estão disponíveis em diferentes concentrações; e as formas orais, em diferentes sabores.

Terapia antitabaco

O cirurgião-dentista vê o paciente pelo menos duas vezes ao ano em sessões de controle e, dessa forma, acompanha de perto a terapia antitabaco deste – mesmo porque os resultados do tratamento de periodontites agressivas em fumantes com higiene bucal deficiente são, em média, significativamente piores do que em não-fumantes. Antes de intervenções cirúrgicas regenerativas – como o preenchimento de defeitos ósseos junto a dentes naturais ou implantes – em pacientes fumantes, recomenda-se cautela: na presença de outros fatores de risco (higiene bucal deficiente, diabete, polimorfismo IL-1, etc.), a cirurgia não é indicada (Tonetti e cols., 1995; Müller e cols., 2002; Jansson e cols., 2002; Machtei e cols., 2003).

A terapia antitabaco exige muita paciência, pois o fator "tempo" é de extrema importância. O aconselhamento do paciente deve seguir o princípio dos "cinco As": *ask, advise, asses, assist, arrange*.

Os métodos terapêuticos que se mostraram mais eficazes são os medicamentosos, especialmente com substitutos da nicotina (Fig. 461). Um medicamento auxiliar é a brupopiona (Zyban).

Tratamento de urgência

Muitos pacientes passam anos sem saber que possuem periodontite avançada. Somente quando sentem dor ou apresentam sinais de inflamação aguda (rubor, calor, edema), consultam o cirurgião-dentista.

Esses casos de urgência têm de ser atendidos obrigatoriamente, mesmo que o tempo seja exíguo. A fim de evitar incidentes de alto risco para a saúde do paciente, deve-se proceder à *anamnese médica breve*, levantando informações sobre o uso de medicamentos (p. ex., anticoagulantes), a necessidade de profilaxia antibiótica (endocardite, HIV, etc.), eventual histórico de alergia ou de incidentes passados.

Antes de iniciar qualquer tratamento de urgência, apesar da dor, é indispensável realizar exame clínico completo, inclusive radiográfico local. Os procedimentos e as situações de urgência na periodontia são:

- Tratamento local – medicamentoso e mecânico – da GUN
- Tratamento de bolsas com processos agudos e secreção purulenta
- Drenagem de abscessos periodontais
- Exodontia imediata de elementos dentais com grande mobilidade, já condenados
- Problemas agudos de comprometimento endoperiodontal
- Trauma periodontal após acidente.

A *gengivite ulcerativanecrosante aguda* (GUN) é dolorosa e avança muito rapidamente. O tratamento local medicamentoso e a instrumentação cuidadosa de urgência aliviam a dor em poucas horas, reduzindo o quadro súbito.

Atenção: Úlceras podem indicar que o paciente é HIV-positivo (infecção oportunista).

Bolsas agudas e supurantes geralmente não são dolorosas quando ocorre drenagem para a margem gengival (exceção: abscesso). Porém, elas são o sinal de um processo exacerbado, que pode levar à rápida perda de inserção. Portanto, elas devem ser imediatamente interrompidas com o uso de medicamentos (colutórios ou pastas) e, em alguns casos, com procedimentos mecânicos.

Os *abscessos periodontais* são, em geral, dolorosos. Eles têm de ser abertos e drenados imediatamente. Muitas vezes, isso só é possível pela abertura da bolsa e por meio de sondagem.

Nos molares com bolsas profundas ou comprometimento de furca, também pode haver formação de abscesso subperiosteal, que penetra no tecido ósseo. Nem sempre esse tipo de abscesso pode ser alcançado pela margem, precisando ser aberto por meio de incisão.

Apenas dentes condenados, com extrema mobilidade e que incomodem o paciente devem ser *extraídos imediatamente*. Na região anterior, por razões estéticas, as extrações devem ser evitadas ou então realizadas mediante confecção de próteses provisórias.

Os *processos agudos endoperiodontais* são de melhor prognóstico quando a causa principal é de origem endodôntica. O canal radicular deve sempre ser tratado primeiro e, depois, a bolsa periodontal (p. 445 a 447).

Após *trauma periodontal por acidentes*, geralmente é necessária a fixação imediata (ou após reimplante ou reposição dos dentes).

Tratamento de urgência

462 Caso de urgência: gengivite ulcerativa aguda (GUNA)
Devido à dor intensa, no estágio agudo é possível realizar apenas a instrumentação superficial.

Para o tratamento da fase aguda, portanto, limpam-se as lesões com H_2O_2 (3%) e, em seguida, aplica-se uma pasta antiinflamatória, analgésica e anti-séptica.

O paciente faz bochechos em casa com clorexidina (0,1 a 0,2%).

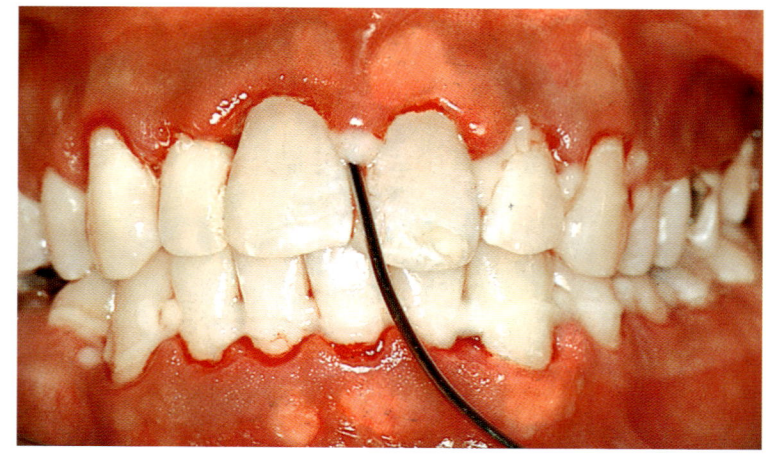

"Gengivite ulcerativa necrosante" aguda (GUN)

463 Após o tratamento de urgência: fase subaguda
Alguns dias após o tratamento local de urgência e instrumentação superficiais, sinais e sintomas de atividade – principalmente a dor – são suprimidos. O tratamento por meio de curetagem subgengival sistemática e, eventualmente, de gengivoplastias, segue na ordem terapêutica usual.

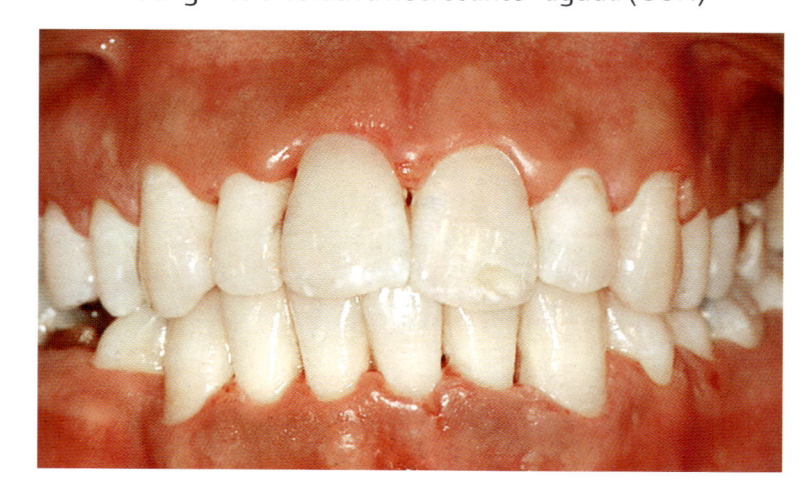

464 Caso de urgência: bolsa localizada aguda
Apesar do defeito ósseo de 10 mm de profundidade na distal do dente 31, deve-se procurar manter esse dente vital. Quase não há formação de pus; a drenagem marginal é possível. O incisivo apresenta sensibilidade ao toque e, antes da terapia de raspagem, é tratado com medicamento antiálgico, e a bolsa, desinfetada (irrigação, pastas).

Direita: Defeito ósseo profundo por distal do dente 31.

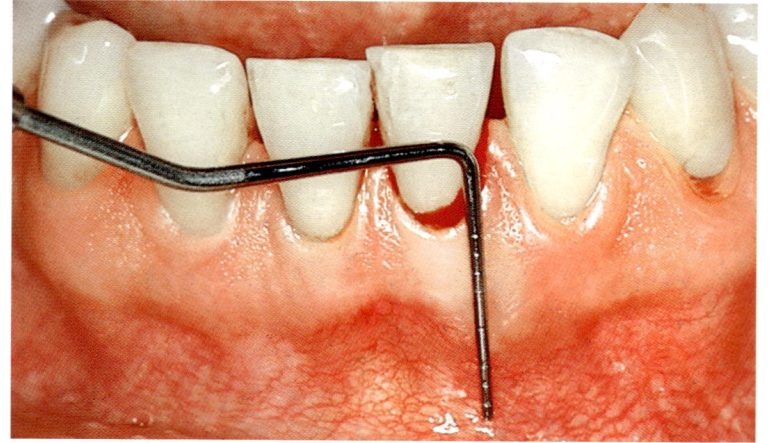

"Bolsa em fase aguda" – inflamação aguda

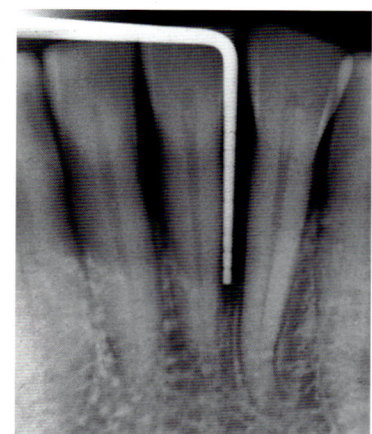

465 Tratamento medicamentoso de urgência e resultado após oito semanas
Como tratamento de urgência, a bolsa é preenchida com pasta de acromicina 3% após irrigação com CHX. Passada a remissão dos sintomas agudos, procede-se à limpeza subgengival das raízes.

Direita: Oito semanas após o tratamento da bolsa, a gengiva mostra-se firme novamente, embora com leve contração. A profundidade de sondagem é de apenas 3 mm.

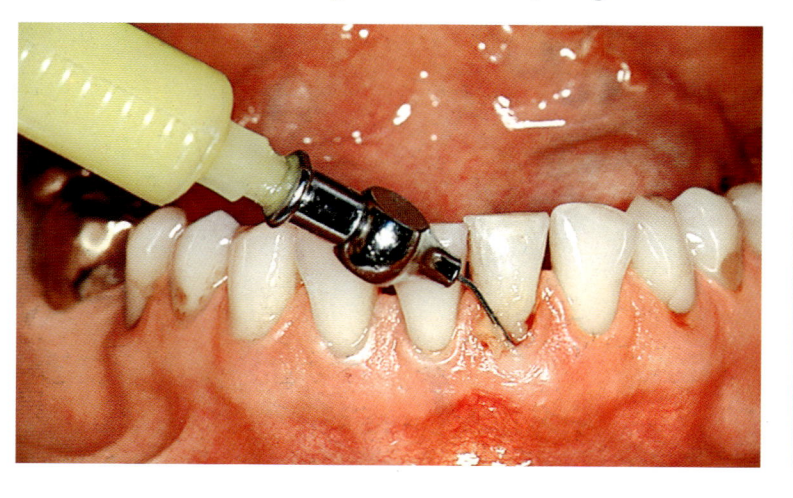

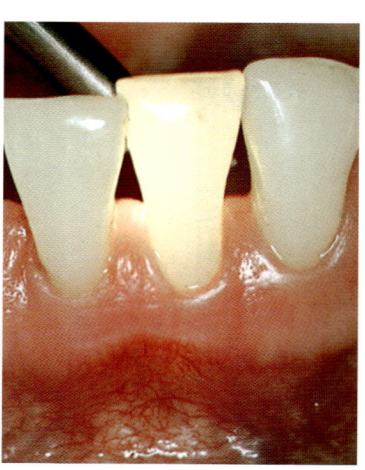

Terapia de urgência

466 Caso de urgência: abscesso periodontal – abertura mediante sondagem pela margem
A partir de bolsa infra-óssea profunda mesial ao dente 11, formou-se um abscesso periodontal. À sondagem da bolsa, ocorre drenagem de grande quantidade de pus.

Esquerda: A imagem radiográfica mostra a grande profundidade em que penetra a sonda periodontal – até o fundo da bolsa.

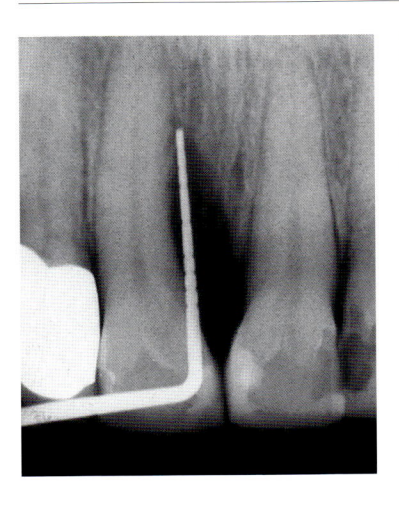

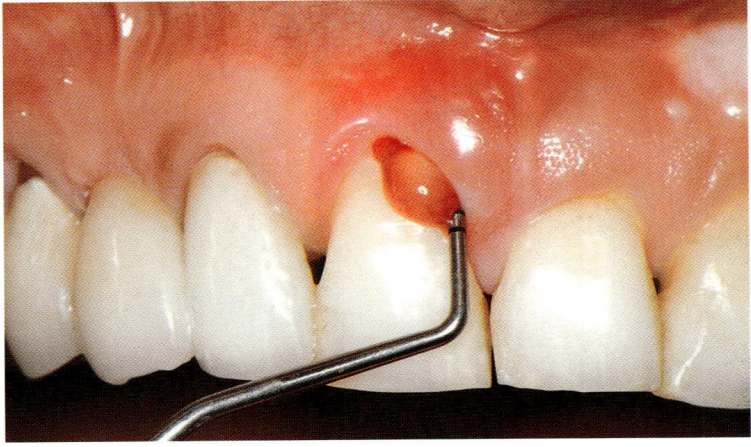

Abscesso de bolsa

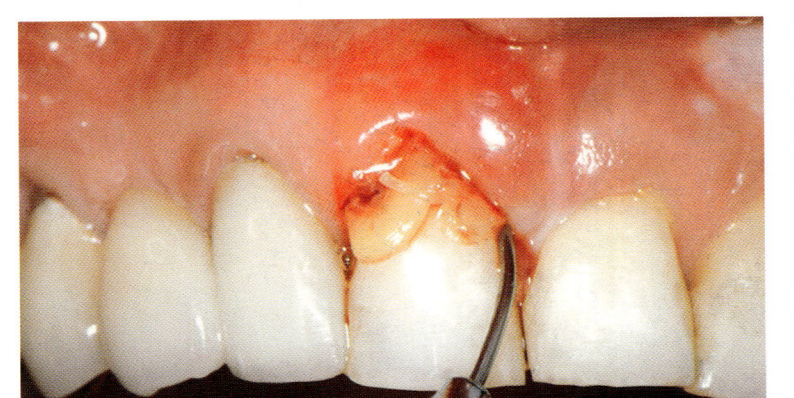

467 Tratamento de urgência medicamentoso – radiografia após seis meses
O abscesso é drenado pela margem gengival. A bolsa é irrigada copiosamente e, a seguir, preenchida com pasta antibiótica. Após a remissão dos sintomas agudos, procede-se ao tratamento definitivo.

Esquerda: Radiografia seis meses após o tratamento definitivo: neoformação do osso.

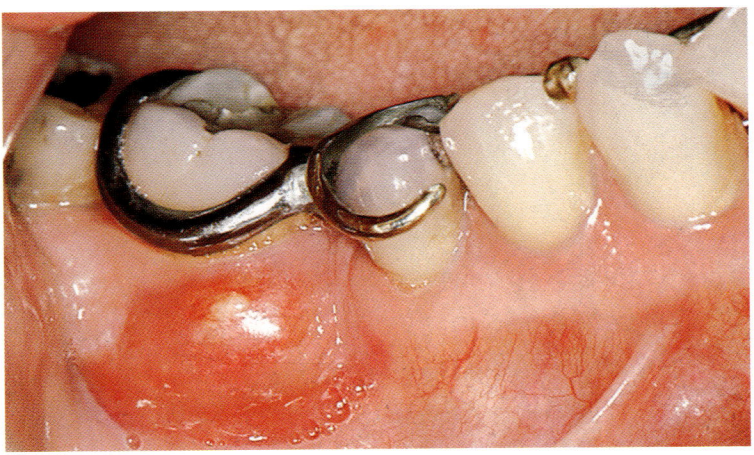

468 Caso de urgência: abscesso periodontal prestes a drenar
A partir de bolsa infra-óssea mesial ao dente vital 47, de uma parede, formou-se um abscesso, que está prestes a drenar através da gengiva.

O dente 47 é o dente de apoio de uma prótese removível antiga, adaptada de forma inadequada. A paciente, porém, insiste em manter a prótese.

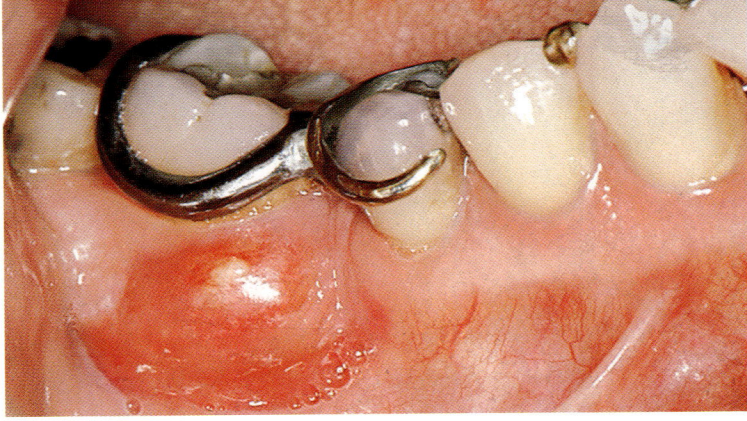

Abscesso de periodontal

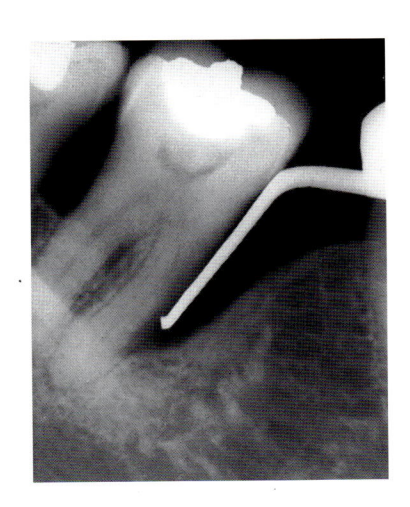

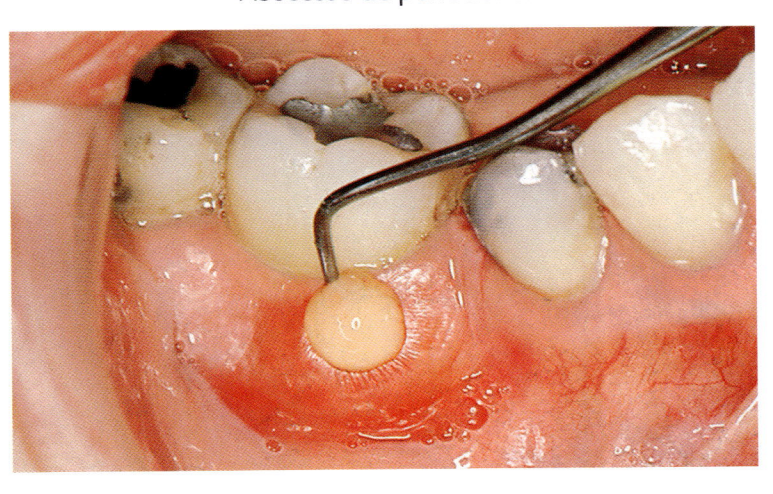

469 Drenagem do abscesso
O toque com a sonda provoca a abertura imediata do abscesso, com drenagem considerável de pus.

Esquerda: Na radiografia, vêem-se a bolsa profunda e a cureta em seu interior. Como a furca ainda foi pouco comprometida, procura-se manter o dente na cavidade bucal (apoio de prótese). Realizam-se os tratamentos medicamentoso e mecânico simultaneamente.

220 Tratamento de urgência

470 Caso de urgência: indicação de exodontia do elemento dental 37
Drenagem espontânea de pus da profunda bolsa distal e da furca vestibular.

O dente 37 apresenta forte mobilidade e dor intensa ao mínimo toque.

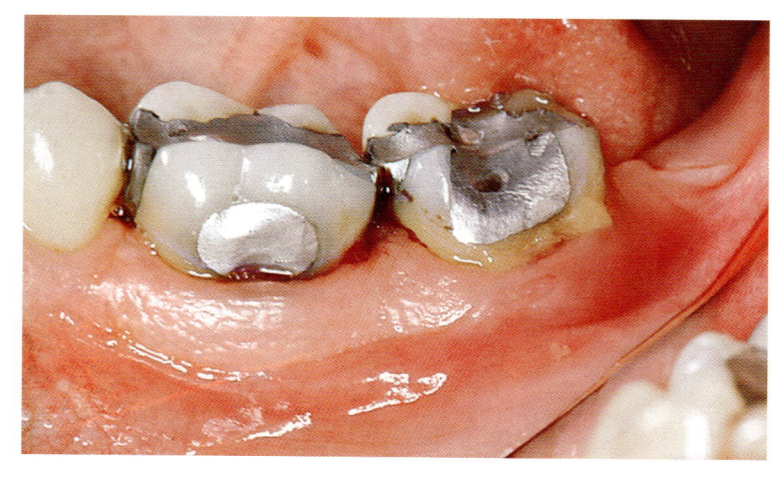

Abscesso – bolsa distal/furca

471 Radiografia antes da exodontia imediata
A sonda, introduzida na bolsa sem pressão, aproxima-se do ápice radicular. Sem a sonda, o defeito mal poderia ser detectado nesse local. A forma da furca é extremamente desfavorável para o tratamento; as raízes se unem em direção ao ápice.

Direita: Aderido à extremidade apical do dente extraído, tecido de granulação com grande quantidade de infiltrado inflamatório.

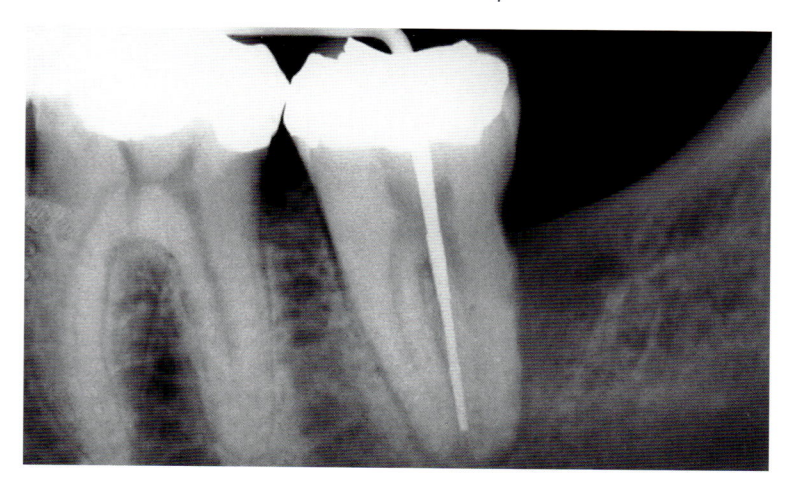

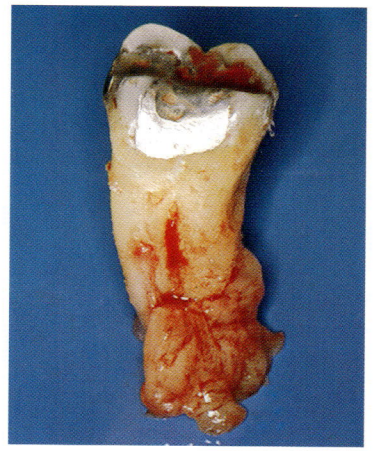

472 Caso de urgência: indicação de exodontia do incisivo central 11 – fístula
Fístula de bolsa profunda. O incisivo não-vital apresenta forte mobilidade e sensibilidade à percussão.

Direita: Na radiografia, observa-se que a sonda, introduzida cuidadosamente, alcança o periápice (comprometimento endoperiodontal, p. 445).

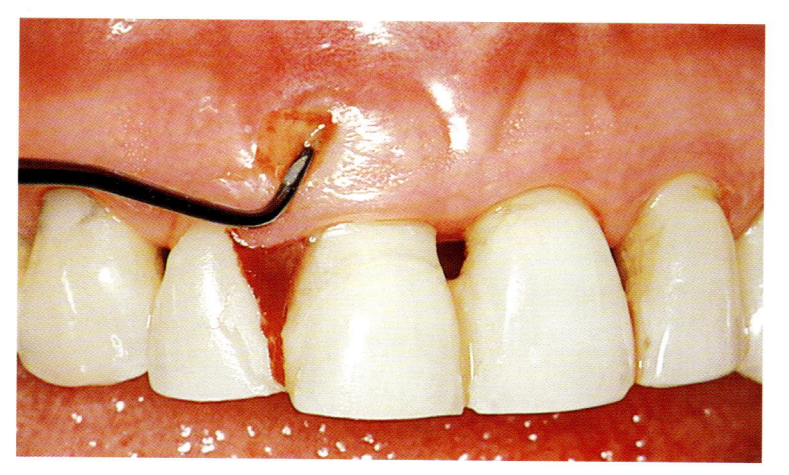

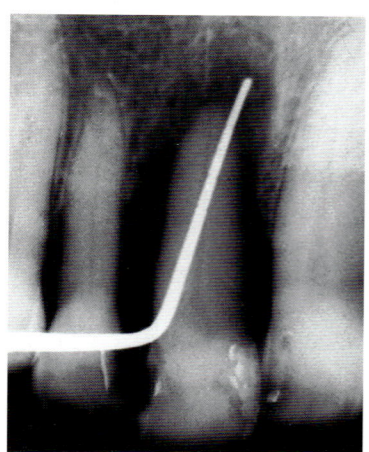

Comprometimento endoperiodontal – fístula

473 Exodontia imediata – provisório
Na região anterior, faz-se necessária a confecção imediata de uma prótese provisória. Após a exodontia e a separação da coroa, esta é fixada com compósito nos dentes vizinhos. Essa prótese provisória pode ser mantida até a reconstrução protética definitiva.

Direita: Radiografia da coroa provisória (coroa do próprio dente extraído).

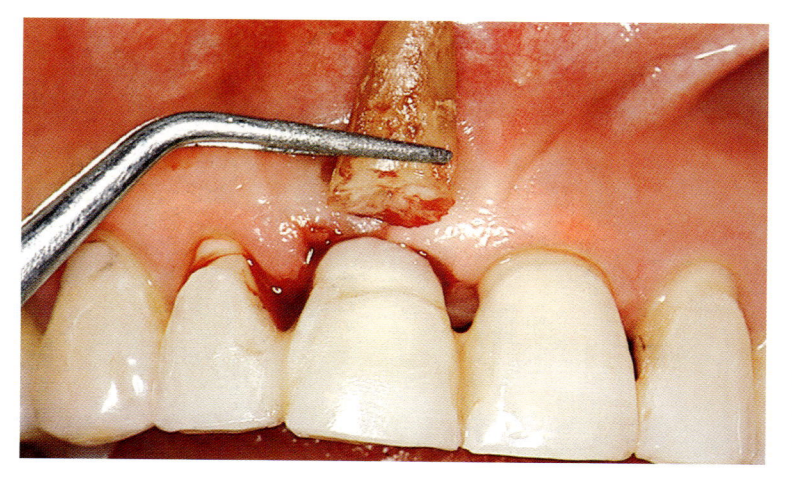

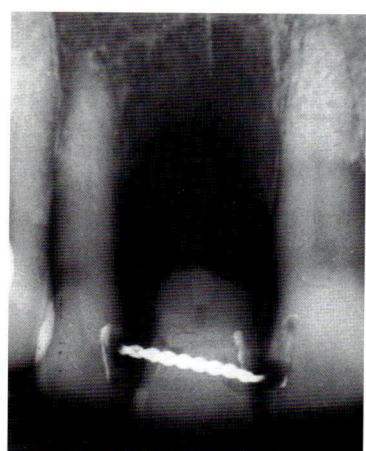

Tratamento: fase 1

Tratamento causal, antimicrobiano, não-cirúrgico

A *prevenção primária* – prevenção de determinada doença – deve iniciar-se já em casa. Mediante o exemplo dos pais e o ensino de técnicas de escovação simples e atraumáticas, a criança é estimulada a escovar os dentes. O resultado dos seus esforços deve ser controlado e elogiado ou corrigido regularmente.

Nos pacientes saudáveis, as medidas preventivas são rápidas, simples e não provocam dor. A prevenção previne tanto contra cáries como contra doenças periodontais.

Se, mesmo assim, desenvolverem-se alterações patológicas ao longo do tempo – no periodonto, estas se iniciam com a gengivite –, deve-se esclarecer rapidamente o paciente sobre a causa (biofilme bacteriano) e sobre os controles de placa profissional e individual (escovação, higiene bucal), a fim de se restaurar a saúde bucal – *prevenção secundária*.

Tendo já ocorrido formação de bolsa, perda de inserção e, com isso, instalação da *periodontite*, deve-se intervir o mais rapidamente possível. Com medidas simples do tratamento causal (raspagem e alisamento radicular), sem exposição cirúrgica, esses casos podem ser *resolvidos*. Antes, previa-se sucesso do tratamento para bolsas de até 4 a 6 mm; com auxílio dos novos recursos atuais (curetas *"after five"*, soluções anti-sépticas, novas estratégias de tratamento e novos equipamentos), podem hoje ser tratadas com sucesso bolsas de até 8 mm ou mais.

Condições anatômicas complexas, como comprometimento de furca, sulcos e crateras ósseas estreitas, assim como a tentativa de regeneração tecidual, exigem, ainda hoje, cirurgias corretivas (fase 2/cirurgia; p. 295) – muitas vezes, complexas – logo após a fase 1 (sem exposição cirúrgica).
Este capítulo divide-se em:

> Aconselhamento do paciente – motivação para os autocuidados
> Tratamento inicial
> - Higiene bucal pelo paciente
> - Prevenção
>
> Tratamento inicial 2
> - Tratamento convencional das bolsas periodontais
> - FMT: *full mouth therapy*

Aconselhamento do paciente – motivação – informação

A manutenção ou a recuperação da saúde periodontal (ausência de inflamação; recuperação da função) é viável e, sob certas condições, também a correção estética. Para que o objetivo terapêutico possa ser atingido, paciente e profissional devem atuar em conjunto: o paciente tem de estar *interessado* em manter ou recuperar a saúde do seu aparelho mastigatório, devendo ser *motivado* a colaborar.

Em primeiro lugar, deve-se informar o paciente acerca dos fatores causais. O cirurgião-dentista e o seu pessoal auxiliar dispõem de diversos recursos para apontar ao paciente as alterações inflamatórias e esclarecer-lhe a origem do processo (Roulet e Zimmer, 2003).

474 Primeira consulta: orientações e motivação
Os pacientes esperam, já na primeira sessão – em que é feita a anamnese e o exame clínico –, receber o máximo de informações sobre o seu caso. Já nesse primeiro contato, deve-se motivar o paciente, esclarecendo-lhe que, sem a sua cooperação, é praticamente impossível alcançar um resultado satisfatório.

Nessa sessão, o paciente conhecerá as diversas possibilidades e alternativas de tratamento para o seu caso.

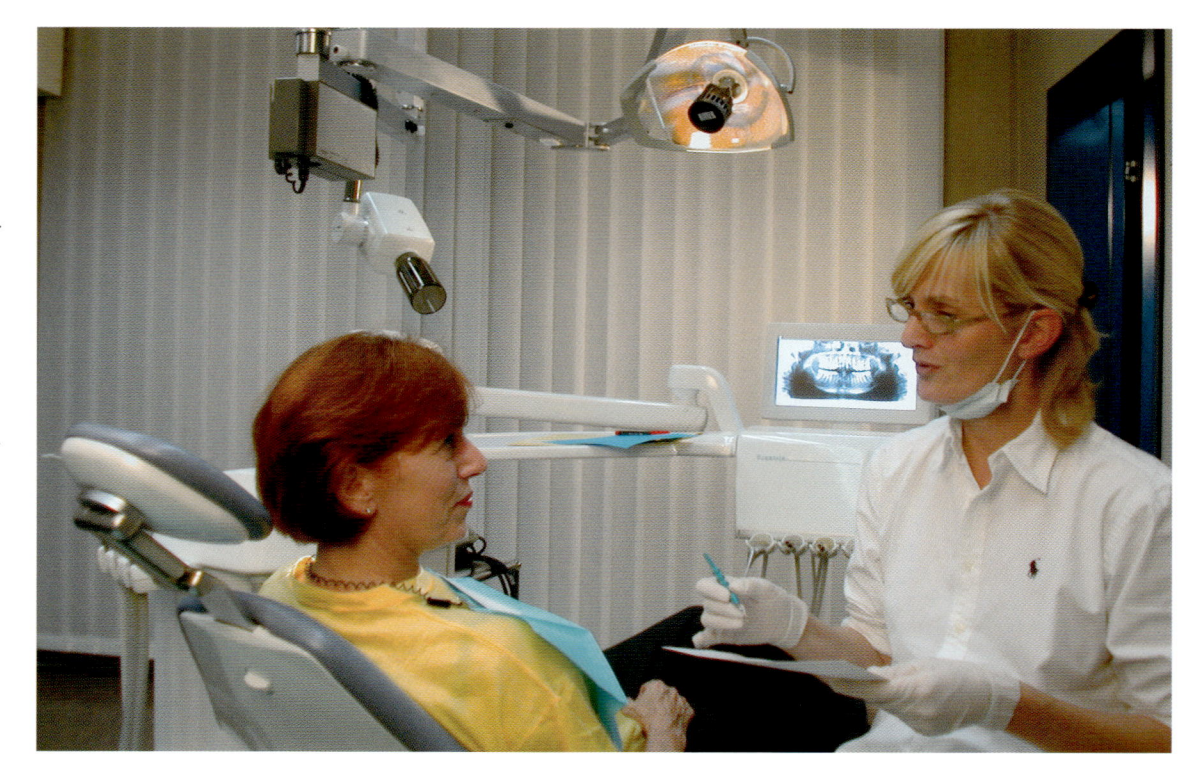

Recursos auxiliares

Deve-se ter sempre em mente que o paciente está interessado principalmente no próprio caso. Dessa forma, mostram-se ao paciente a sua radiografia panorâmica e, com o auxílio de um espelho, alguns sinais clínicos evidentes – recessão, apinhamento, sangramento à sondagem, hiperemia, inchaço, etc.

Somente depois disso é que se deve proceder à evidenciação de placa bacteriana – não com a finalidade de constrangê-lo, mas sim, de informá-lo –, mostrando-lhe a placa junto à margem gengival ou nos espaços interdentais (Evidenciação, p. 224); um recurso que costuma impressionar os pacientes é a comprovação da "vitalidade" da placa com o auxílio de microscópio ("microscopia de campo escuro", p. 180) e um monitor.

Além disso, podem ser utilizados atlas, modelos, equipamentos *high-tech* (p. ex., câmera intra-oral), entre outros recursos, para esclarecer o paciente.

Ocorre com bastante freqüência, porém, que o paciente não consiga assimilar uma quantidade tão grande de informações. Para que ele possa recordar todos os detalhes, é aconselhável fornecer-lhe uma apostila ou um simples panfleto informativo que ele possa ler e reler com calma fora do consultório.

Tratamento inicial 1 –
Higiene bucal realizada pelo próprio paciente

A higiene bucal realizada pelo próprio paciente (controle de placa) é um dos alicerces da *profilaxia* periodontal. Ela facilita o *tratamento* posterior e é de extrema importância para a *manutenção* dos resultados obtidos.

Sem a cooperação do paciente, o tratamento periodontal tem poucas chances de sucesso, ou de um sucesso duradouro. A higiene bucal significa, principalmente, a redução da quantidade de placa e dos microrganismos na cavidade oral. A massagem da gengiva por meio da escovação tem efeito irrelevante, mais de caráter "psicológico".

Em casos especiais, o controle mecânico da placa pode ser complementado por medicamento local (antisépticos, como a CHX) durante um período limitado.

Neste capítulo, os assuntos abordados são:

- Evidenciação de placa
- Escovas dentais manuais
- Técnicas de escovação
- Escovas dentais elétricas
- Higiene interdental
- Dentifrícios
- Controle químico da placa – CHX e outros produtos
- Irrigadores
- Halitose, respiração bucal – higiene bucal
- Possibilidades, sucesso e limitações da higiene bucal

As escovas dentais, sejam de qualquer tipo, são um importante recurso para a remoção mecânica da placa. Entretanto, elas só alcançam as superfícies dentais *vestibulares, linguais* e *oclusais*.

As lesões iniciais da gengivite e da periodontite, bem como de cáries, encontram-se, em geral, nas áreas interproximais. Portanto, a escovação deve ser complementada com métodos que garantam a limpeza dessas áreas.

Não existe técnica única de higiene bucal que seja indicada para todo e qualquer paciente. O tipo e a gravidade das doenças periodontais, as condições morfológicas (apinhamento, diastemas, fenótipo gengival, etc.), bem como a aptidão motora do paciente são determinantes para a escolha da técnica de higienização. Às vezes, esta deve ser modificada no decorrer do tratamento da periodontite, a fim de adaptá-la às novas condições morfológicas (coroas clínicas mais longas, espaços interdentais livres, dentina exposta).

O paciente deve ser informado sobre a freqüência, a força a ser aplicada e o tempo a ser investido na sua higiene bucal diária. Em geral, basta a remoção de placa minuciosa e sistemática – e que não agrida os tecidos moles – *uma vez ao dia* (desorganização do biofilme; Lang e cols., 1973).

O importante, por fim, não é o material, a técnica ou o tempo empregado, mas sim, o resultado, ou seja, a *ausência de placa*. A quantidade de placa e o estado da gengiva (SS) devem ser verificados a intervalos regulares.

Motivação – sangramento gengival

Desde os anos 1980, a evidenciação de placa vem sendo substituída pelo sangramento gengival à sondagem como referência na estratégia de motivação do paciente. Com o tempo, tornou-se claro que, menos importante do que mostrar ao paciente a quantidade de placa ou a sua imagem ao microscópio – aliás, modo pouco "diplomático" de evidenciar a sua falta de higiene – é apontar a reação do organismo a essa irritação.

Cada indivíduo possui um *padrão de reação individual* a esse biofilme, a seus microrganismos colonizadores e, em especial, aos seus metabólitos; dessa forma, a suscebilidade de cada organismo à mesma quantidade de placa varia imensamente.

Com o IPB (Saxer e Mühlemann, 1975; Mühleman, 1978) ou o SS (Ainamo e Bay, 1975; p. 69), a intensidade da inflamação gengival pode ser expressa numericamente. Se, durante o tratamento inicial (1), o índice de sangramento registrado apresentar constante redução, esse sucesso visível contribui para a motivação do paciente.

Índice de sangramento à sondagem na motivação do paciente

475 Exame inicial: periodontite moderada
O paciente observa o intenso sangramento durante a determinação do SS.

Direita: Somente depois o fator causador – a placa bacteriana – é mostrado ao paciente. Seguem-se à evidenciação as instruções de higiene bucal e a profilaxia profissional (supragengival).

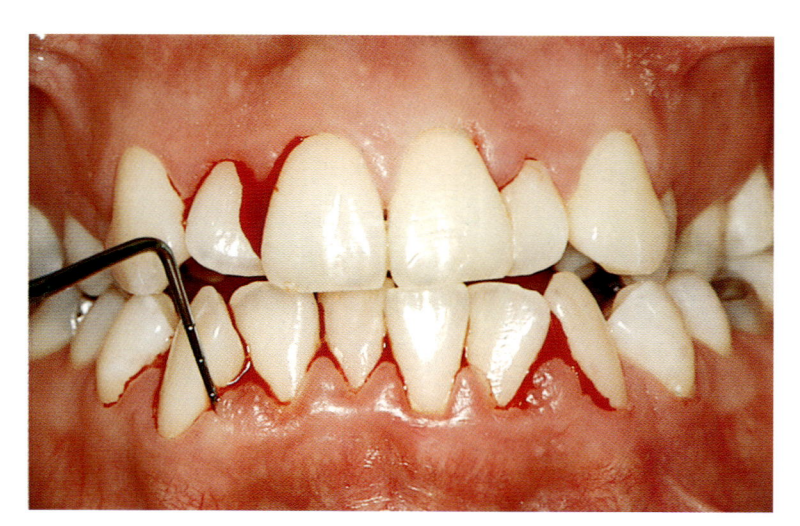

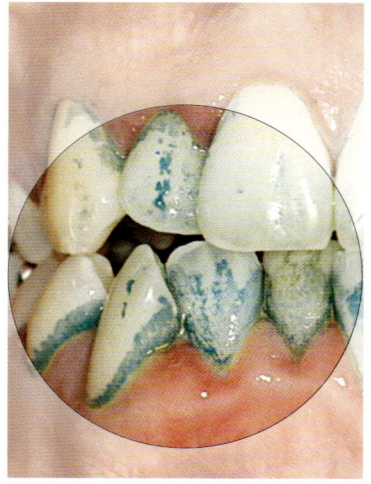

476 Quadro clínico após duas semanas
Após duas sessões de profilaxia e repetidas instruções de higiene bucal, o paciente já nota a melhora da saúde gengival e a redução do sangramento durante a determinação do SS.

Esses primeiros sinais de sucesso motivam consideravelmente o paciente.

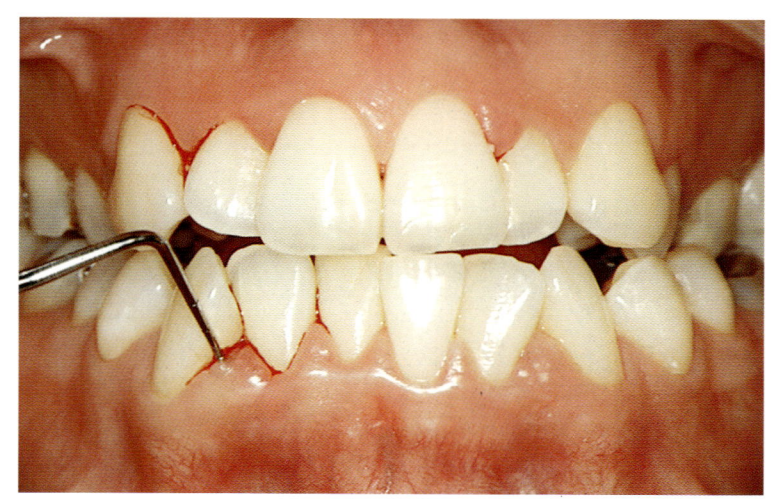

477 Quadro clínico após quatro semanas
O sangramento agora é mínimo (redução da inflamação) e a quantidade de placa evidenciada reduziu-se de forma significativa. Isso convence definitivamente o paciente da eficácia do tratamento.

Direita: A forte redução da placa evidencia a correlação: menos placa = menos gengivite.

Nas próximas instruções de higiene, chama-se a atenção do paciente para as superfícies ou espaços interdentais ainda incompletamente livres de placa.

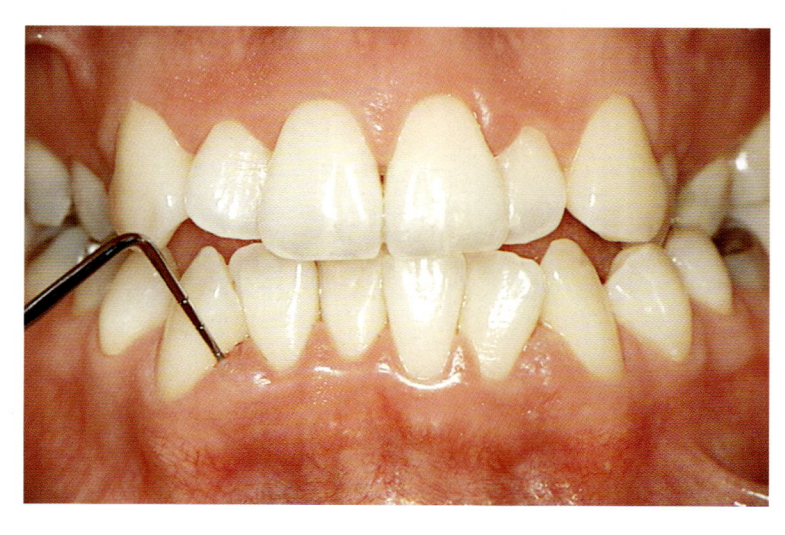

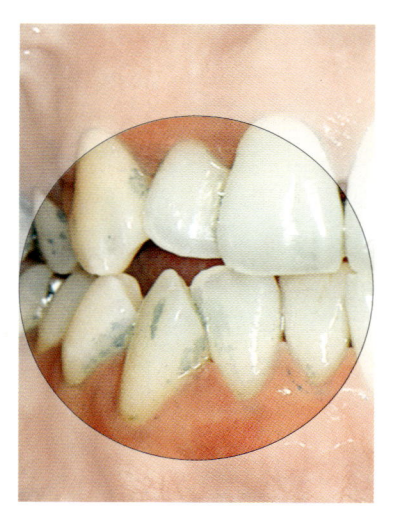

Evidenciação de placa

Na fase de motivação ou de aconselhamento, o paciente pergunta-se muitas vezes quais são os motivos de sua doença periodontal. Somente então é que chegou o momento para a evidenciação da placa bacteriana, o fator etiológico mais importante da gengivite e da periodontite.

A placa aderida às superfícies dentais e à gengiva pode ser evidenciada com corantes atóxicos – vitais ou alimentares. A placa é mostrada com o auxílio de espelho e removida em alguns pontos com sonda.

Os pacientes se impressionam ao saber que 0,001 g de placa contém cerca de 300.000.000 de bactérias. Com as primeiras instruções de higiene, ele se conscientiza da necessidade e da possibilidade de remoção de placa por meio da higiene bucal.

A desvantagem dos evidenciadores corantes é que eles permanecem visíveis por longo tempo sobre as superfícies bucais. Esse problema não existe no sistema Plaklite, uma solução fluorescente sob luz azul, mas praticamente invisível sob a luz natural.

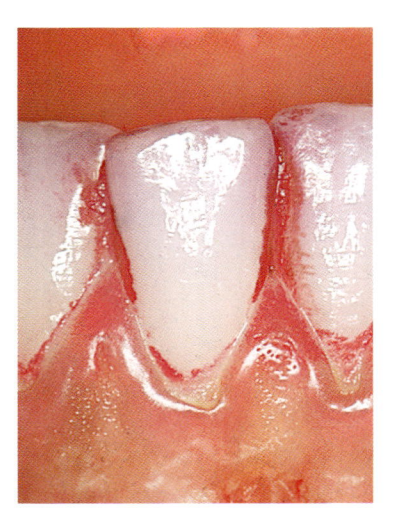

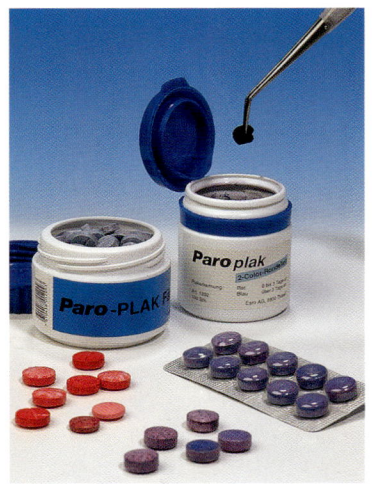

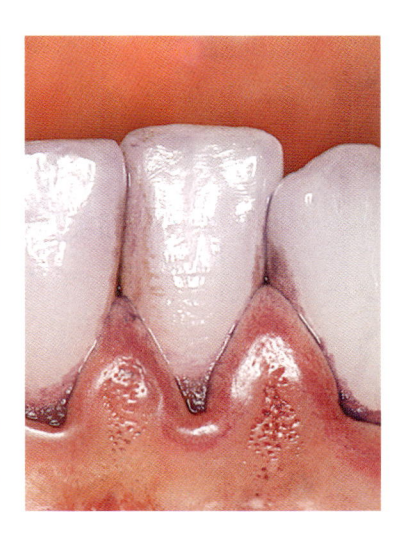

478 Evidenciadores vermelhos e violeta
Esquerda: Cor vermelha característica do corante eritrosina. O uso desse corante é permitido pela FDA nos EUA.

Centro: Evidenciadores de aplicação profissional (soluções, bolinhas) ou para uso pelo próprio paciente (comprimidos).

Direita: Evidenciadores diferenciais, que coram a placa recente de *violeta-claro* e a placa "madura" de *violeta-escuro* (p. ex., solução Mira-2, Hager & Werken; Paroplak, Esro).

Eritrosina	Azul patente	Floxina B	Fluoresceína sódica
Tetraiodo fluoresceína sódica	CI 42090	CI 45410	Sal dissódico
C.I. Vermelho ácido 51	FD + Azul C Nº 1	C.I. Vermelho ácido 92	Fluoresceína solúvel
CI 45430	Azul brilhante	Tetracloro-tetrabromo-fluoresceína	
E 127	E 133		
Não usar em caso de alergia ao iodo			

479 Quatro corantes de placa (modif. de Roulet e Zimmer, 2003)
Os corantes mais antigos, como a fucsina básica, o verde de malaquita e os corantes "histológicos", mostrados em algumas figuras deste atlas, não são aqui apresentados em razão dos seus efeitos colaterais nocivos/tóxicos.

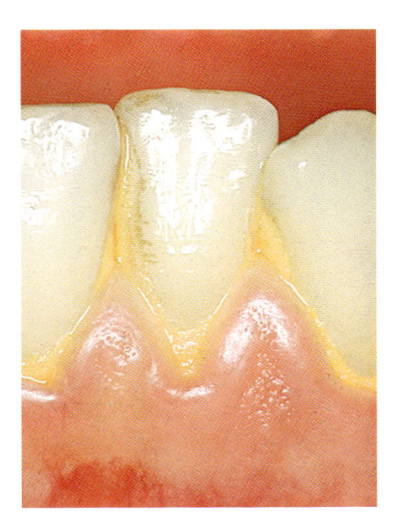

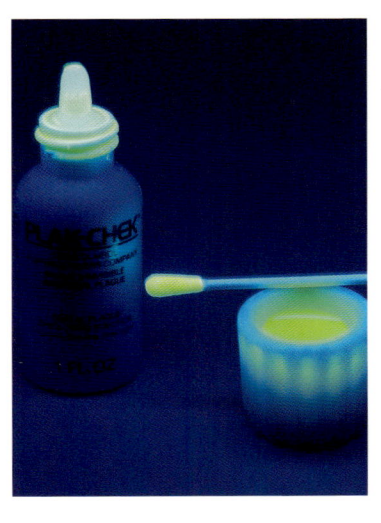

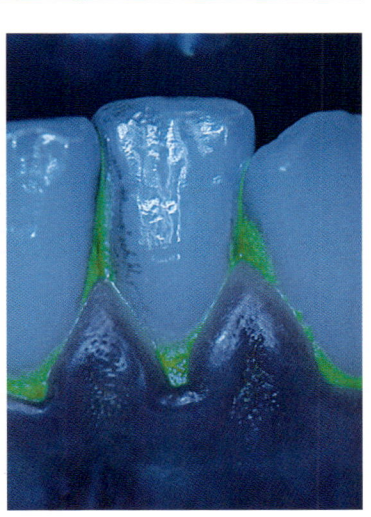

480 Evidenciadores fluorescentes sob luz azul
Após aplicação de solução 0,75% de Na-fluoresceína, as superfícies dentais com placa mostram-se levemente amareladas à luz natural e, à luz azul, cor verde-amarelada (*direita*).

Produtos fabricados por: Vivadent, Lactona, Clairol, Intern. Pharmaceutical Co. (IPC), etc.

A desvantagem dessa técnica é exigir fonte de luz azul ou espelho-filtro.

226 Tratamento inicial 1

Escovas dentais

As escovas dentais são utilizadas há séculos para a remoção de restos alimentares e placa bacteriana das superfícies dentais *vestibulares, linguais* e *oclusais*. Elas continuam sendo indispensáveis, embora não possibilitem uma higiene interdental suficiente e, quando empregadas com força, podem lesionar a gengiva saudável.

Não existe uma escova ideal (forma, tamanho, cabo), mas na periodontia tem sido cada vez mais comum o uso de escovas com cerdas macias e flexíveis e, obviamente, com pontas arredondadas.

Deve-se lembrar que as escovas dentais são sempre utilizadas com dentifrícios (p. 234) e, portanto, a combinação desses dois componentes deve ser avaliada para cada caso (König, 2002). No aconselhamento do paciente, este recebe orientação acerca das informações veiculadas por propagandas de dentifrícios, aprendendo a separar dados reais daquilo que é mera publicidade.

481 A escova ideal
Os pacientes sempre perguntam ao cirurgião-dentista qual é a melhor escova. Qual delas vale ouro, prata ou não vale nada?

Obviamente, a "melhor" escova não existe.

É importante que o cirurgião-dentista e o pessoal auxiliar conheçam as marcas mais comuns e, mais essencial que isso, as necessidades do paciente, para poder orientá-lo.

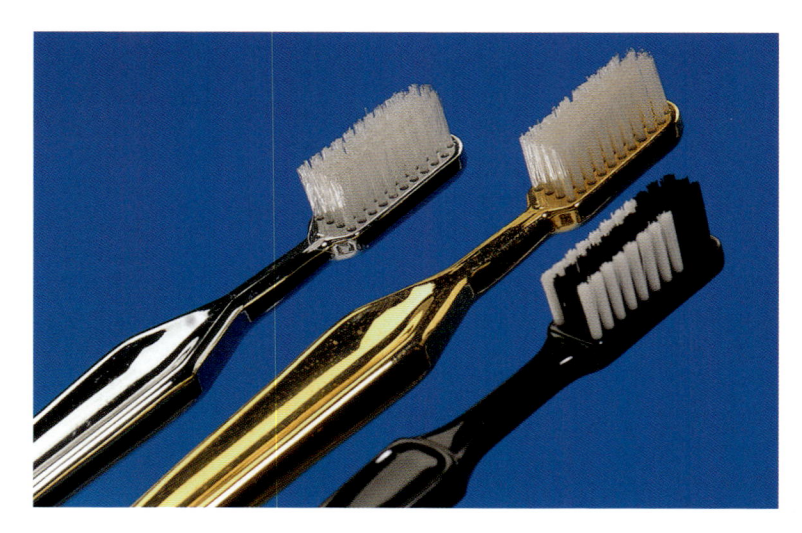

482 Tipo ADA e novas tendências
Os novos modelos de escovas são submetidos a testes *in vitro* padronizados pela ADA (American Dental Association). Os testes em pacientes são mais complexos, e sua confiabilidade é limitada.

À esquerda, escova com quatro fileiras de cerdas (multicerdas) e cerdas de igual comprimento (norma ADA); à direita, a nova tendência (na figura: Oral-B "Cross Action").

Direita: Vista aproximada de cerdas padrão, com extremidades arredondadas.

483 Escova e dentifrícios
Em geral, superestima-se o papel das escovas dentais. A sua ação é eficaz somente com o uso de dentifrícios. O suposto efeito positivo da massagem gengival é insignificante. Os efeitos negativos da escovação podem ser sérios: lesões da gengiva e da mucosa causam, em algumas situações, aftas e recessões.

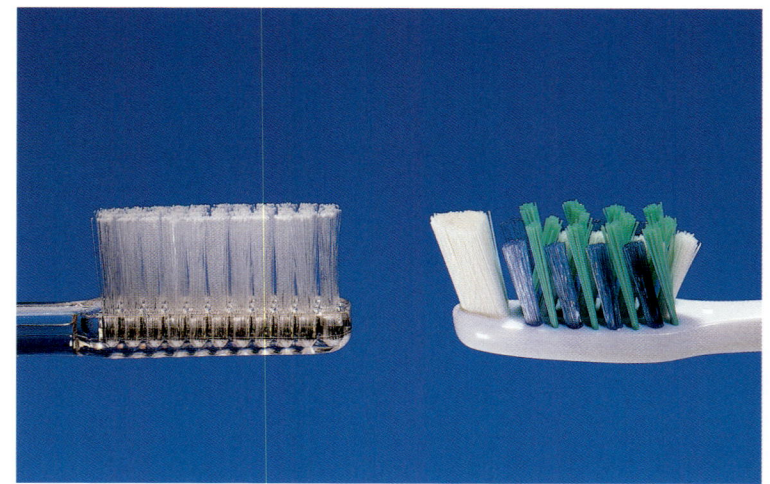

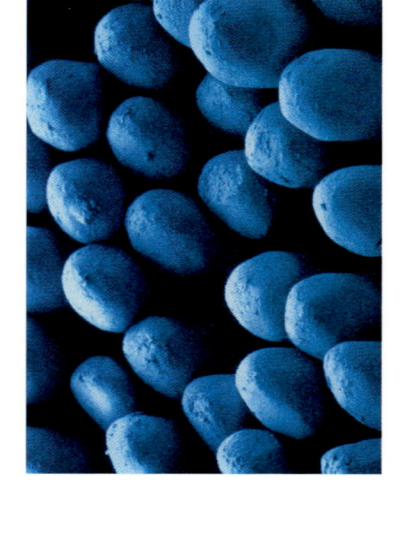

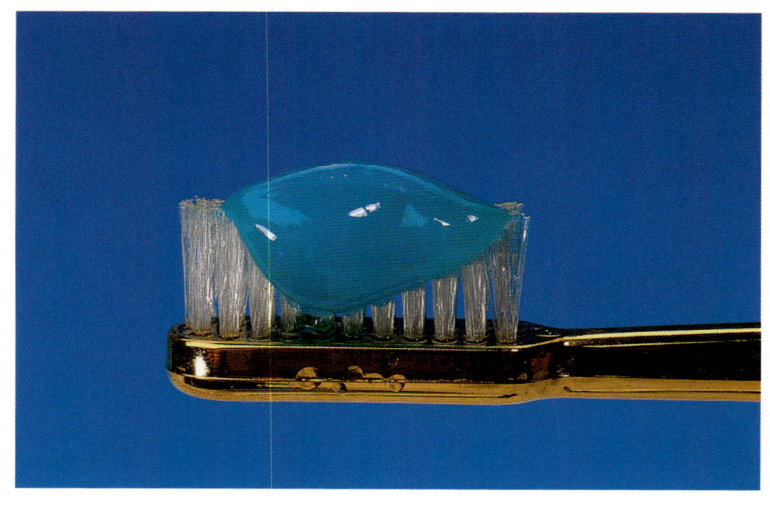

A comercialização de artigos de higiene oral assumiu proporções imensas em todo o mundo! As indústrias se esforçam para conquistar o cliente com escovas de cores e formas extravagantes. A nova geração de máquinas *high-tech* para a aplicação das cerdas possibilitou a criação de escovas com as mais diversas formas: cerdas paralelas ou cruzadas, cerdas de cores diversas, conjunto de cerdas com superfície reta, curva ou em níveis. Qual é a utilidade disso para o paciente?

Os cirurgiões-dentistas têm a obrigação não só de reagir, como também de agir, definindo as normas para as escovas ideais, por exemplo, para pacientes com periodontite e pequena espessura de gengiva, retrações e grandes espaços interdentais. É importante lembrar que o paciente motivado irá escovar os seus dentes durante 60, 70, 80 anos! Evitar lesões a longo prazo é mais importante do que a eficiência momentânea.

Um movimento nesse sentido já parece ter iniciado: hoje se busca o desenvolvimento de escovas com cerdas extremamente finas – que são tão eficientes quanto as mais duras – e escovas com cabeças triplas.

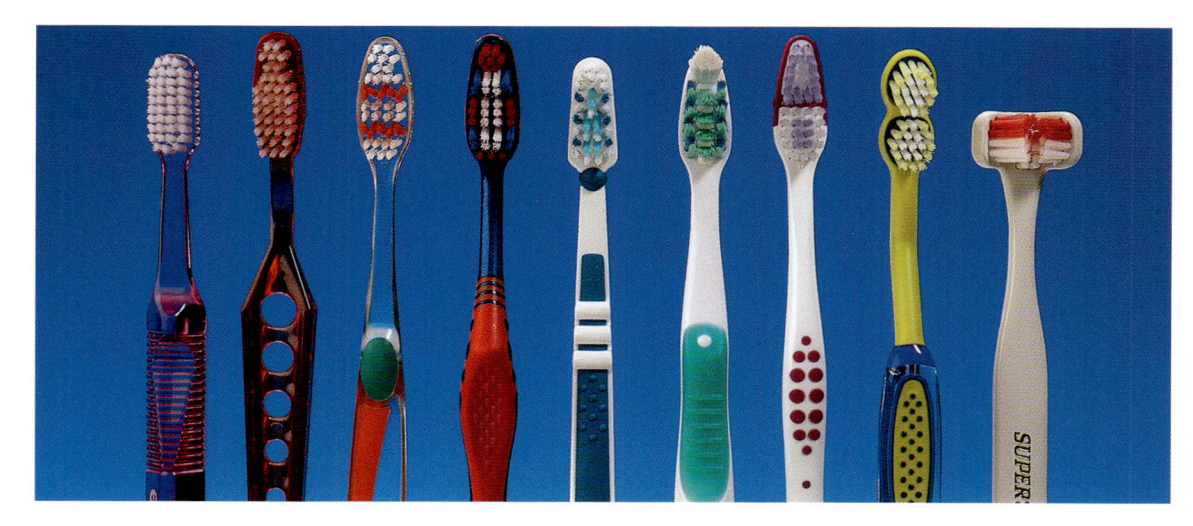

484 Escovas modernas – vista frontal
Como avaliar as diferentes formas de cabeça e cabo dessas escovas?

Uma mensagem positiva, de qualquer modo, é a de que os dentes devem ser limpos independentemente da forma da escova, a fim de se alcançar o próprio bem-estar (dentes e gengivas saudáveis; combate ao mau hálito).

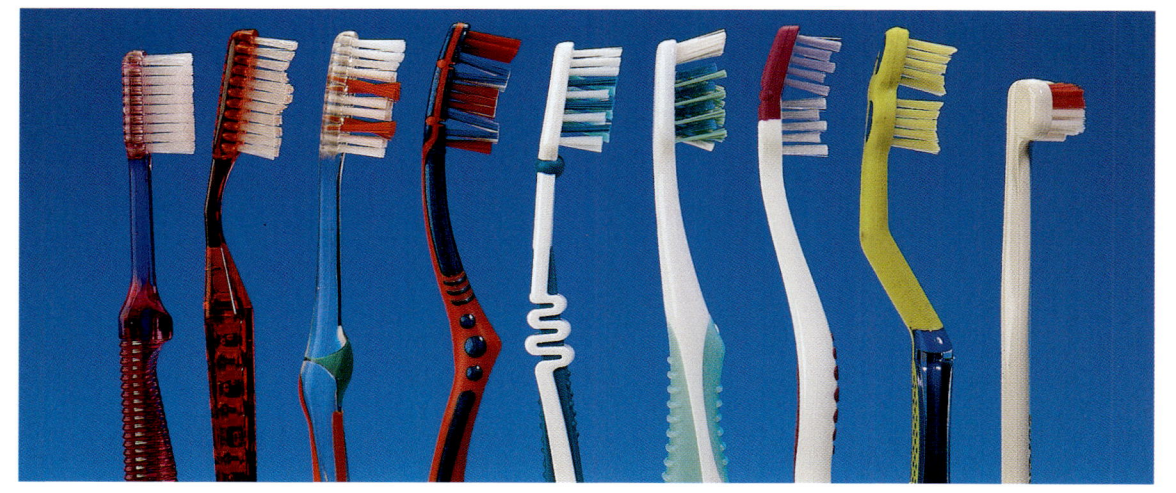

485 Escovas modernas – vista lateral
A ordem corresponde à da Figura 484; da esquerda para a direita:

– Elmex	Supersoft
– Paro	Future
– Elmex	Inter X medium
– Trisa	FlexHead soft
– Dr. Best	X-aktiv Flex
– Oral-B	Cross Action
– Colgate	Navigator medi.
– Mentadent	Insider soft-medi.
– Superbrush	Junior

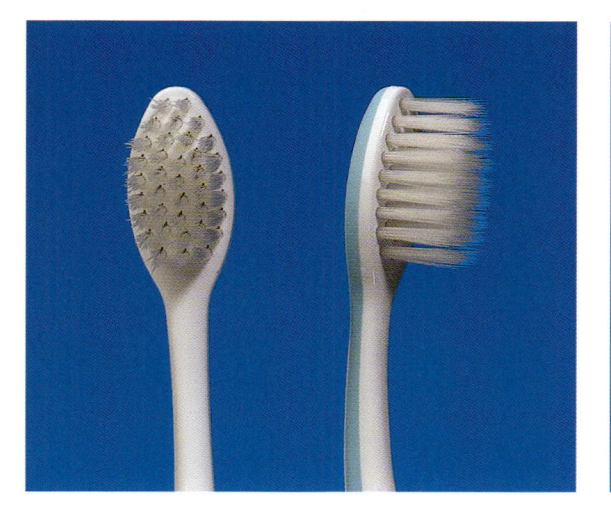

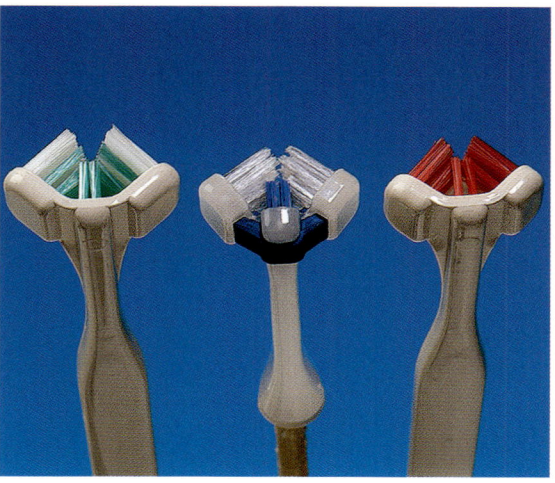

486 Meridol e superbrush – inovações recomendáveis
Esquerda: A escova Meridol com cerdas ultrafinas e flexíveis procura amortecer o excesso de pressão aplicada pelo paciente.

Direita: As escovas com cabeças triplas limpam simultaneamente as superfícies vestibular, oclusal e lingual de dentes de comprimento normal. Com movimentos vibratórios leves, limpa-se dente por dente; em testes, mostraram resultados melhores do que as escovas-controle (no centro: cabeça da escova elétrica Nais; ver p. 230).

Técnicas de escovação

Hoje não se ensinam mais aos pacientes muitos dos movimentos de escovação outrora recomendados: movimentos circulares, vibratórios, verticais e horizontais (Jepsen, 1998). Mais importante do que a técnica é a *eficiência* da limpeza e a *sistemática* do procedimento, assim como o fato de que os tecidos não sejam lesados pela escovação.
Todo cirurgião-dentista experiente sabe que, mesmo recebendo instruções de escovação, a maioria dos pacientes continua "esfregando" os dentes com movimentos de vaivém.
A técnica mais comumente recomendada é a de "*Bass modificada*" (Bass, 1954), descrita a seguir.

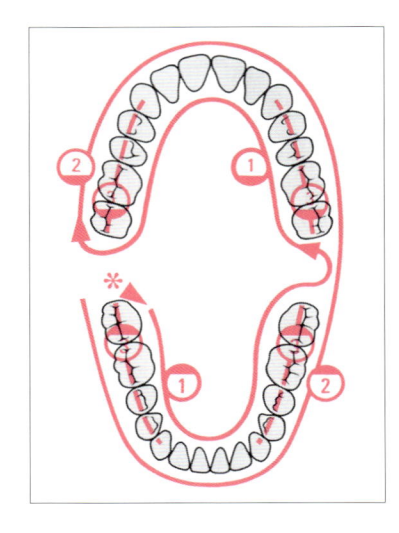

487 Sistemática da escovação
A ordem que se recomenda é a seguinte (iniciando-se com a região posterior direita):

1 **Superfícies linguais** (inferiores e superiores) e todas as superfícies distais das extremidades das arcadas
2 **Superfícies vestibulares** (inferiores e superiores)
3 **Superfícies oclusais** (inferiores e superiores)
4 Espaços interdentais: recursos especiais (ver a seguir)

Técnica de Bass modificada

488 Posicionamento sobre os dentes...
Ao se posicionar a escova perpendicularmente aos eixos dentais, as áreas interdentais não são alcançadas.

Direita: Em vez do emprego de escovas com duas fileiras de cerdas, hoje se utilizam escovas de três ou quatro fileiras ou com cerdas formando suaves ondulações.

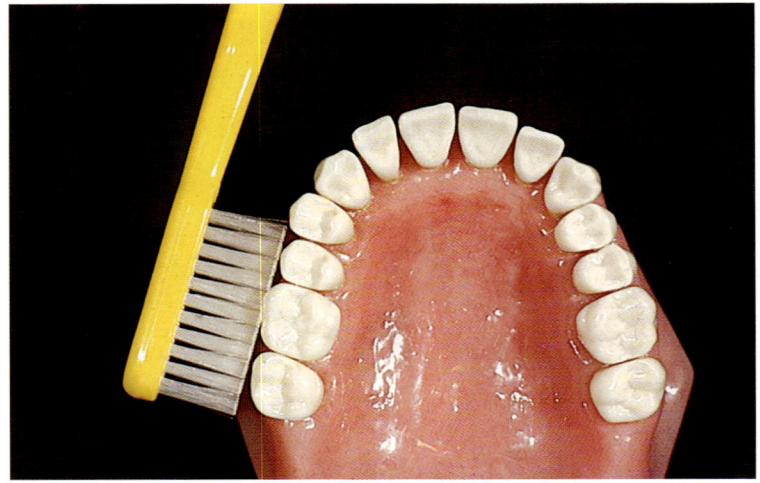

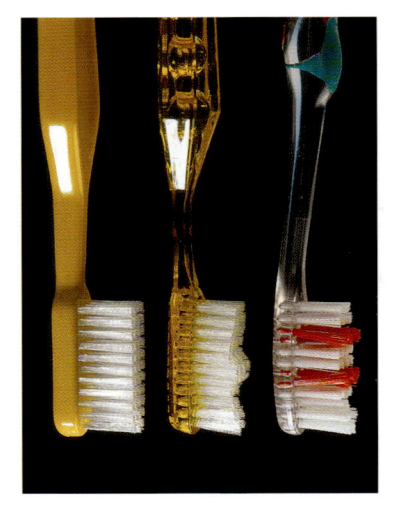

489 ... angulação da escova em 45° – vista oclusal
Com a angulação da escova em 45°, as cerdas deslizam sobre as áreas interdentais e nos sulcos gengivais *sem* que se aumente a pressão.

Com *pequenos* movimentos *circulares* nessa posição, consegue-se remover a placa de maneira satisfatória.

As áreas dos caninos são especialmente problemáticas quando a curvatura das arcadas é fechada nessas regiões.

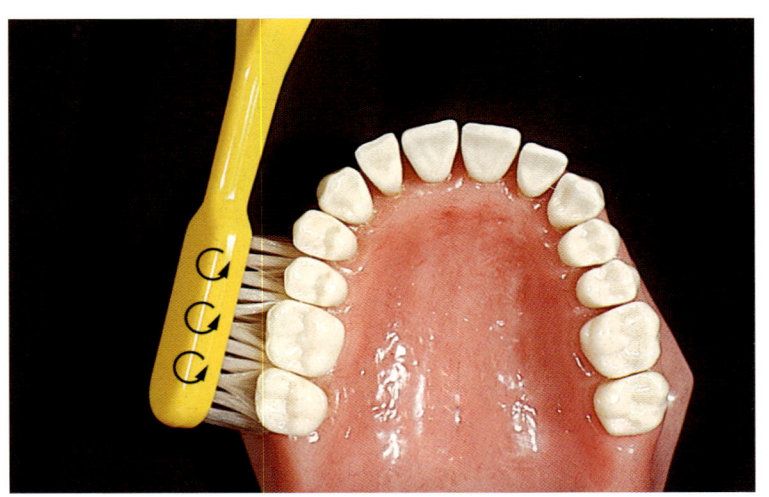

490 Ângulo de 45° – superfície distal
Na vista do modelo por distal, observa-se a posição das cerdas na técnica de Bass.

Direita: As superfícies distais dificilmente podem ser alcançadas por escovas de cerdas duras; para escová-las, são necessárias cerdas com grande flexibilidade.

Nessas áreas (concavidades, furcas), não se recomenda o uso de fio dental, mas sim, de escovas unitufo.

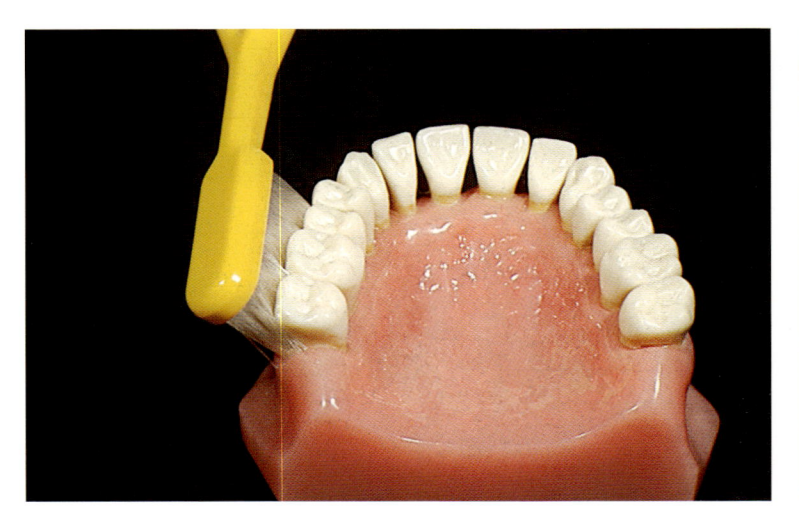

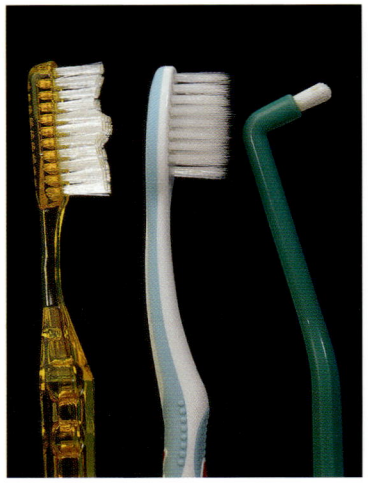

Técnica unitufo: maneira diferente de escovar seus dentes

Jiri Sedelmayer (2000) escreve sobre o modo de escovar os dentes da maioria das pessoas: "áreas que pouco necessitam de limpeza, como superfícies dentais e gengivais proeminentes, são escovadas violentamente; por sua vez, apenas um número ínfimo de pessoas limpa regularmente locais de grande concentração de placa, como espaços interdentais, sulcos gengivais e superfícies distolinguais". Além dessa constatação, Sedelmayer sugere uma nova técnica de escovação, que, pelo menos para quem tem interesse em investir algum tempo na própria saúde, é uma boa alternativa.

O problema da escova clássica é que, quando se exerce pressão leve, atraumática, os nichos bacterianos não são alcançados. Exercendo-se pressão mais forte, porém, as superfícies dentais e gengivais proeminentes sofrem, a longo prazo, danos sérios (retrações, defeitos em cunha, etc.; p. 456; Lussi e cols., 1993).

Com uma escova unitufo redonda e pouca pressão, é possível limpar perfeitamente dente por dente, especialmente as faces linguais, bem como as áreas marginais e os espaços interdentais. Para a limpeza desses últimos, porém, não basta a escova.

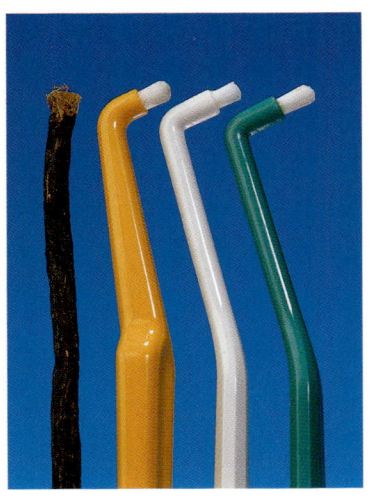

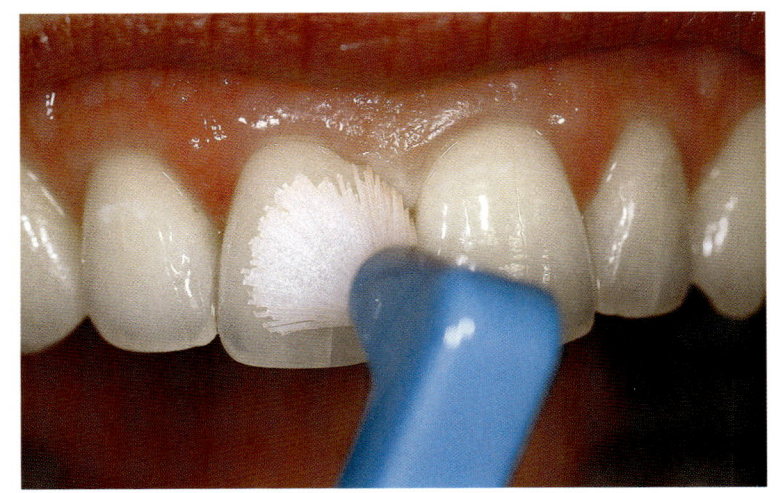

491 Técnica unitufo – sistemática: início por mesial do dente 11...
A escova redonda unitufo (na imagem: Curaprox CS 1006) é posicionada sobre a face dental com leve pressão, fazendo com que as cerdas se afastem levemente. Com movimentos circulares mínimos, limpa-se o sulco gengival mesial do dente 11.

Esquerda: Alguns exemplos de escovas unitufo. À extrema esquerda, escova primitiva feita com um ramo seco de alcaçuz mastigado na extremidade.

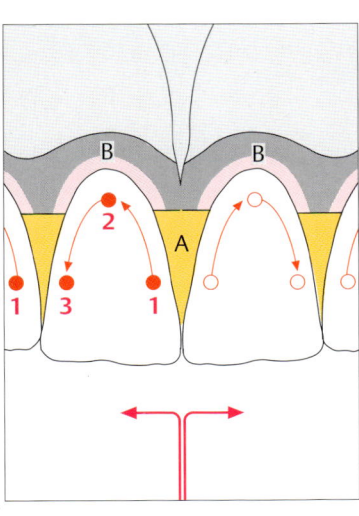

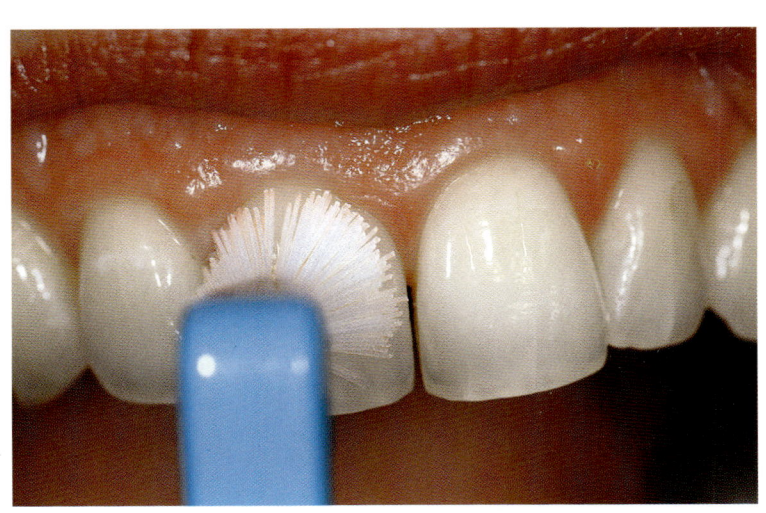

492 ...continuação pela área marginal...
Remoção de placa do colo dental e do sulco gengival – controle apenas tátil, sem auxílio de espelho.

Esquerda: Sistemática simples – movimentos de mesial para distal (exemplo: incisivo).

1 Mesial
2 Marginal
3 Distal

A Papilas
B Margem gengival

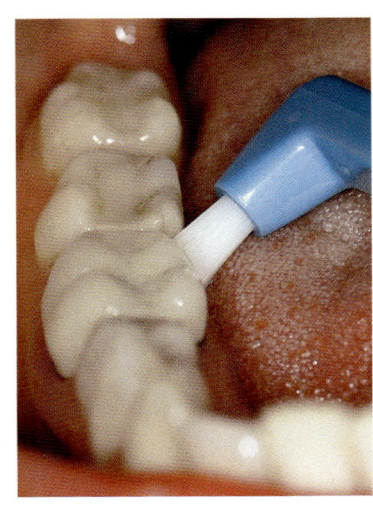

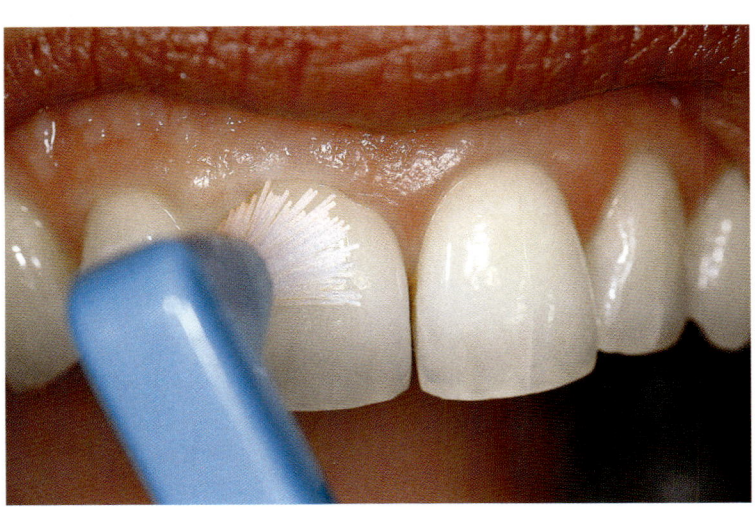

493 ...por último, área distal
A escova é levada para distal fazendo-se movimentos vibratórios, de modo que se obtenha o máximo de contato com a superfície dental distal, o sulco e a papila gengival. O procedimento se repete a cada dente.

Esquerda: Escovação da região posterior lingual (margem e áreas interproximais), onde a limpeza com a escova convencional é quase impossível.

Escovas elétricas

Estudos comparativos mostram que a eficiência da remoção de placa das escovas elétricas novas é pelo menos comparável à das manuais. Os diversos produtos disponíveis são úteis principalmente para pessoas com coordenação motora deficiente, mas constituem também uma alternativa para aquelas mais motivadas. Recomendam-se de preferência, escovas sônicas – em virtude de sua atividade hidrodinâmica – com cabeça redonda (van der Weijden e cols., 1996; Zimmer e cols., 2000; Warren e cols., 2001).

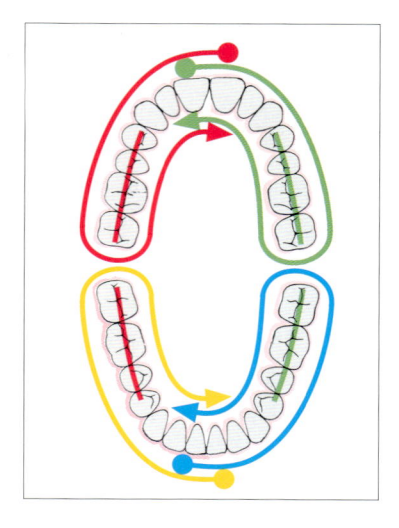

494 Sistemática com escovas elétricas
Pode-se utilizar a mesma sistemática das escovas manuais (Fig. 487) ou a do *chip* contido em seu interior. Nesse caso, em geral, a escovação de cada quadrante dura 30 s (Q1 a Q4).

Q1 — Primeiro quadrante
Q2 — Segundo quadrante
Q3 — Terceiro quadrante
Q4 — Quarto quadrante

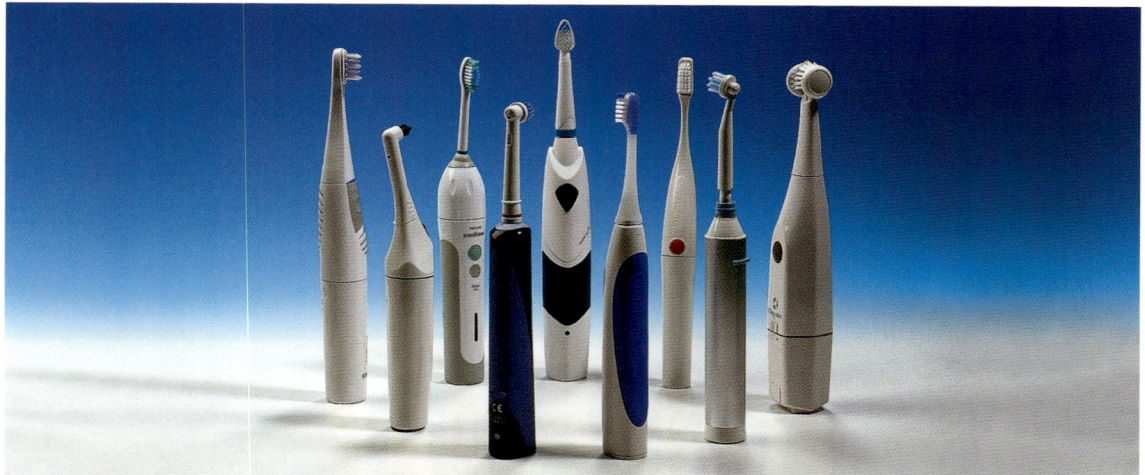

495 Diferentes marcas de escovas elétricas
(No sentido horário, começando da esquerda)

– Interplak
– Philips Sonicare
– Waterpik
– Ultra sonex
– Oralgiene
– Roventa
– Nais
– Braun Oral-B
– Roventa

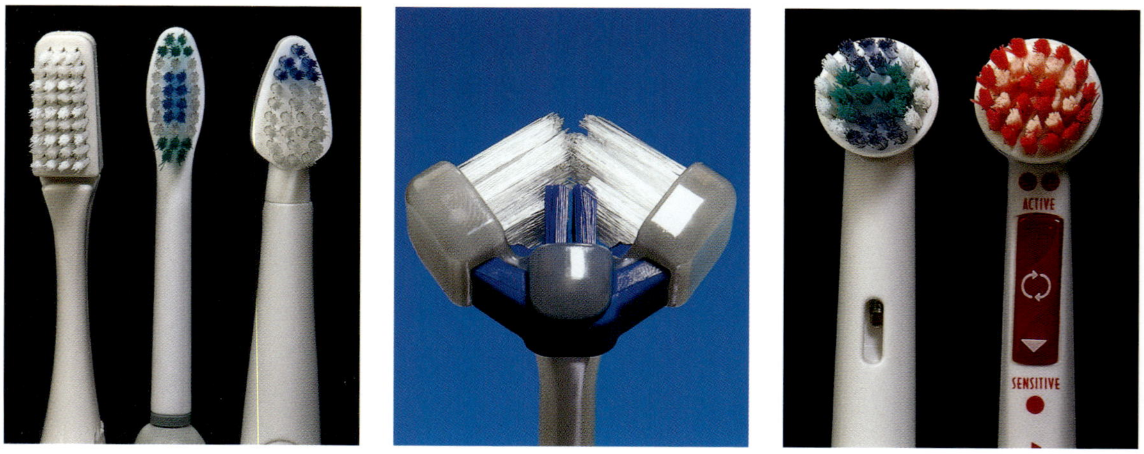

496 Cabeças
A forma da cabeça da escova elétrica é um critério de escolha a ser considerado.

Nos casos das escovas de alta freqüência, deve-se estar atento para que não provoquem lesões gengivais. São recomendados os modelos que interrompem o funcionamento quando é aplicada pressão excessiva.

Deve-se transmitir essas informações ao paciente, bem como instruí-lo com relação ao emprego da escova.

Escovas ultra-sônicas | Escova de cabeça tripla | Escova de cabeça redonda

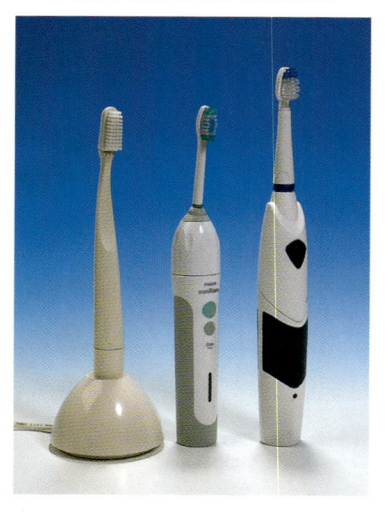

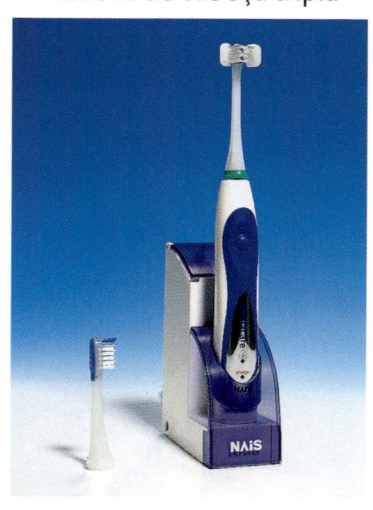

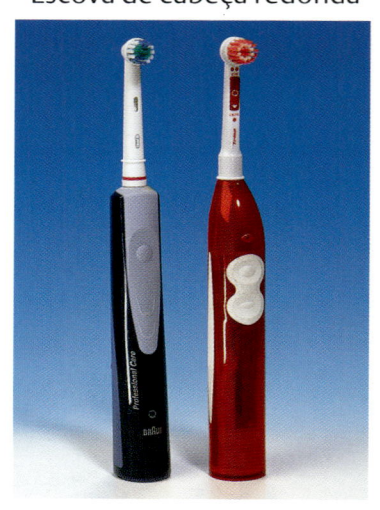

497 Lançamentos
Os modelos mais recentes são os sônicos e os combinados – sônicos e ultra-sônicos –, como o Ultra sonex, o Sonicare e o Waterpik (à esquerda). Em virtude de seu efeito hidrodinâmico, a escova elétrica Nais (*centro:* com cabeça "normal" ou tripla) remove, supostamente, a placa nas áreas não-alcançadas pelas cerdas.

As escovas de cabeça redonda (Braun, Oral-B da quinta geração e Trisa; *direita*) são produtos bastante desenvolvidos e de alta eficiência.

Higiene interproximal

As gengivites e as periodontites são mais acentuadas nas áreas interproximais do que nas vestibular e lingual. A incidência de cáries também é maior nas áreas interproximais do que nas superfícies lisas linguais e vestibulares. Por essa razão, a higiene interproximal, que não pode ser efetuada com a escova, é decisiva para o paciente com periodontite. Para cada paciente, deve-se procurar o melhor método. A escolha entre os numerosos produtos à disposição no mercado dependerá, principalmente, das condições morfológicas dos espaços interproximais.

Fio dental

No periodonto saudável e nos casos de gengivite, periodontite leve e discreto apinhamento, o uso de fio dental é (ou *seria*) indicado. De acordo com alguns levantamentos, porém, este não é um método bem-aceito pela maioria dos pacientes – especialmente os homens. Portanto, devem-se sugerir ao paciente métodos alternativos, mesmo que estes não sejam tão eficientes; o importante é que sejam utilizados diariamente.

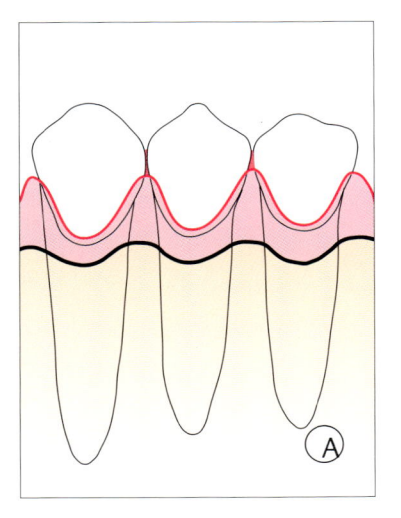

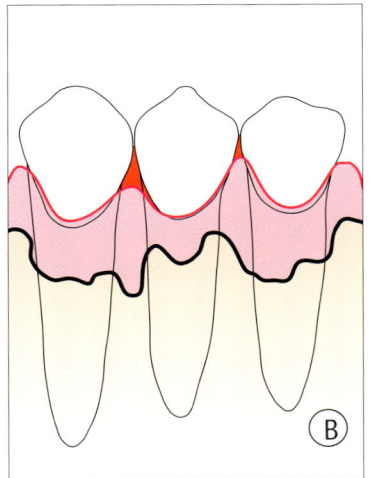

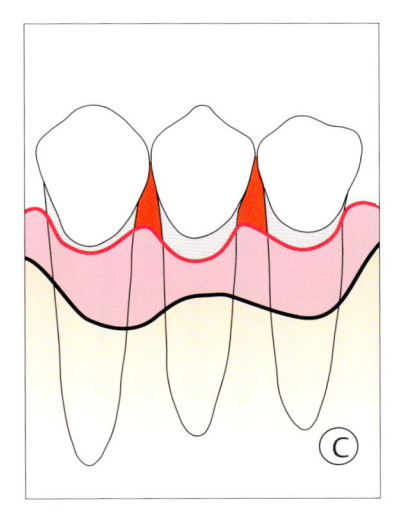

498 Morfologia (esquema) do periodonto em pacientes...

- Saudáveis (A)
- Com periodontite (B)
- Tratados (C)

Em cada uma das situações mencionadas, são necessários diferentes métodos e materiais para o controle de placa interdental. Na figura, estão representados a margem alveolar, a margem gengival e os espaços interdentais (vermelho).

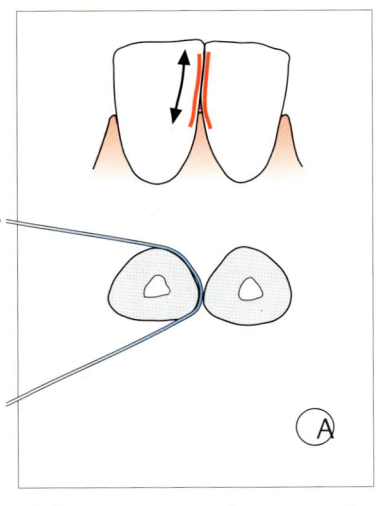

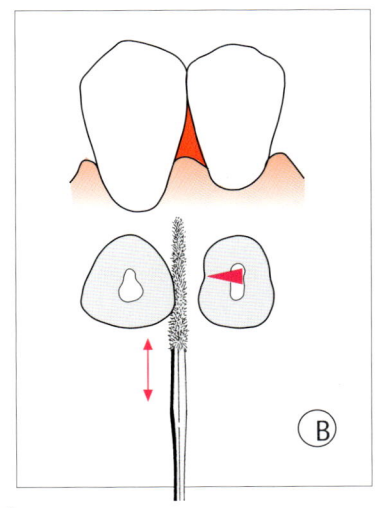

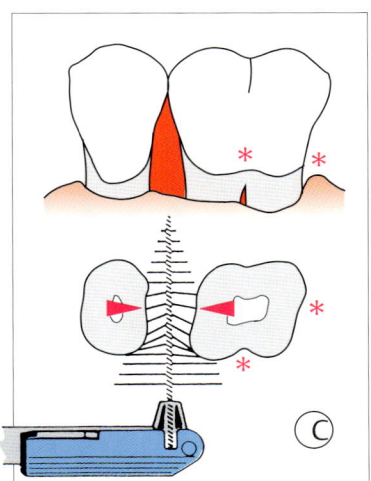

499 Espaços interproximais e métodos de higiene

A escolha do método para o controle de placa interproximal depende, principalmente, do volume do espaço interdental.

A Fio dental
Espaço interdental estreito
B Palitos dentais
Para espaços interproximais ligeiramente abertos
C Escovas interproximais
Espaços interproximais abertos, depressões radiculares, concavidades

Palitos, escovas interproximais

Nos casos de espaços interdentais abertos, como os que surgem após o tratamento periodontal, bem como nos de pacientes que, apesar de não rejeitar o fio dental, pouco o utilizam, são indicados palitos dentais ou escovas interproximais para a remoção de placa.

Os novos "palitos de dentes" não são mais artigos descartáveis feitos de madeira, mas sim, palitos de plástico reutilizáveis, recobertos por uma camada levemente abrasiva, elástica (*brush sticks*). Em geral, os pacientes os utilizam com extrema freqüência.

Nos casos de superfícies radiculares expostas – especialmente nas regiões de molares – há concavidades mais ou menos acentuadas, que só podem ser alcançadas com escovas interdentais.

Esses recursos são utilizados sem pasta dental – a não ser em casos excepcionais, apenas por curtos períodos. Pastas abrasivas iriam desgastar rapidamente a dentina interproximal exposta.

A aplicação de flúor e clorexidina em gel a intervalos regulares pode auxiliar a prevenir cáries nos espaços interproximais e a recolonização das bolsas residuais.

Fio dental

500 Fio dental, fita dental, *ultrafloss* e *superfloss*

As fibras de *nylon*, *kevlar* ou outros materiais hoje utilizados são suficientemente resistentes para passar por pontos de contato fortes. Para dentes com contenção fixa ou próteses de vários elementos, existem passadores (p. ex., Eez thru, Butler).

Os fios dentais podem ser encerados ou não, sendo ambos recomendados.

Direita: Fita dental (Colgate).

501 Uso do fio dental

Para não ferir a papila, a fita dental deve ser passada pelo ponto de contato com movimentos de vaivém. No espaço interdental, a fita é curvada sobre a superfície de um dos dentes, e a limpeza dá-se por meio de pequenos movimentos para cima e para baixo (seta); no sentido gengival, o fio dental é conduzido até a parte interna do sulco.

Por fim, a limpeza do dente vizinho é feita da mesma maneira. Quando o fio/fita dental emite um ruído ao deslizar sobre a superfície dental, esta pode ser considerada limpa.

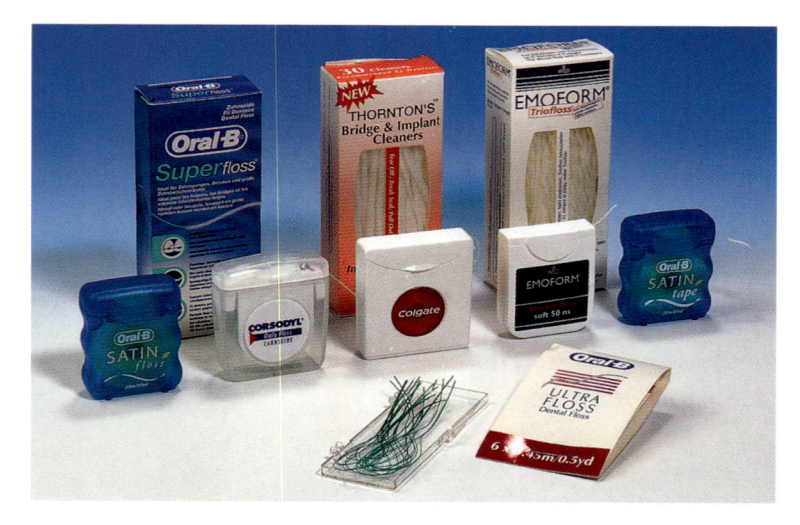

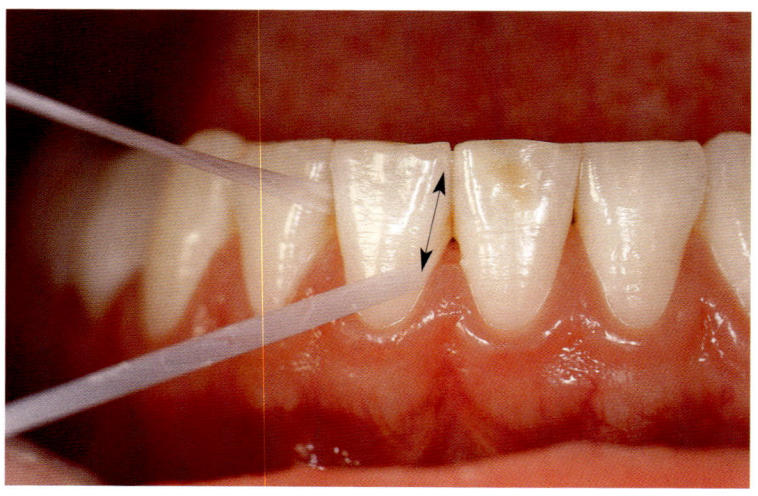

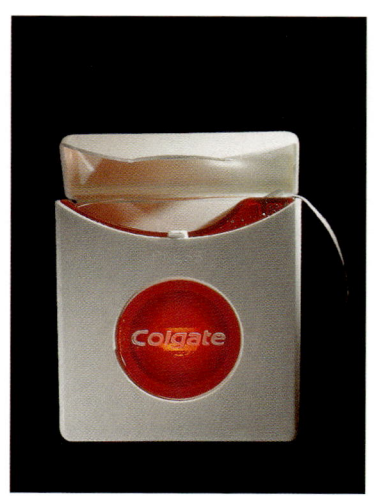

Palitos dentais

502 Tipos

Os palitos tradicionais têm um corte transversal triangular, adaptando-se ao espaço interdental. Eles podem ser de madeira dura ou mole, e muitos são impregnados com substâncias como fluoretos, CHX, menta ou nicotina, geralmente pouco eficazes nessa forma.

Direita: A nova geração, muito eficiente (*brush stick*, Esro).

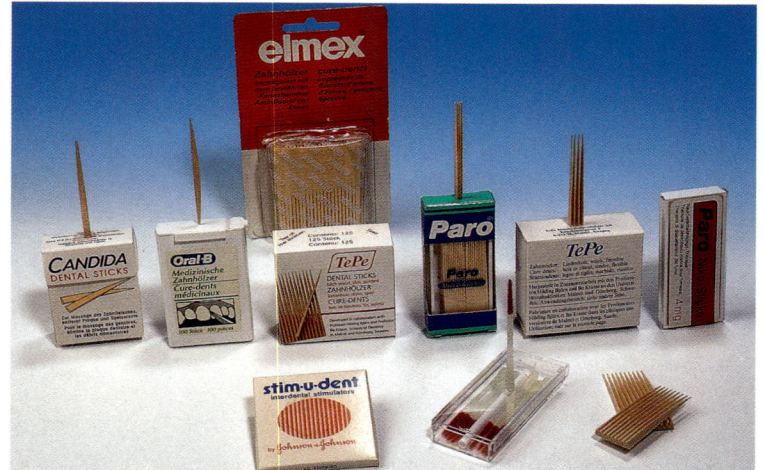

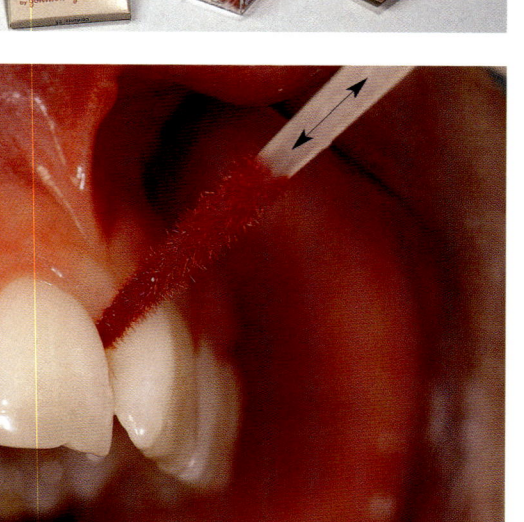

503 Uso dos *brush sticks (palitos)*

O instrumento plástico com o "feltro" de cor vermelha, levemente abrasivo, é introduzido no espaço interdental a partir do ponto mais apical. Para a remoção da placa, fazem-se movimentos horizontais de vaivém (seta). No caso de espaços interproximais amplos, pressiona-se o *palito* primeiro sobre a superfície de um dente e, em seguida, sobre o vizinho. Os palitos de ponta romba são bastante eficientes para a limpeza de concavidades dentais.

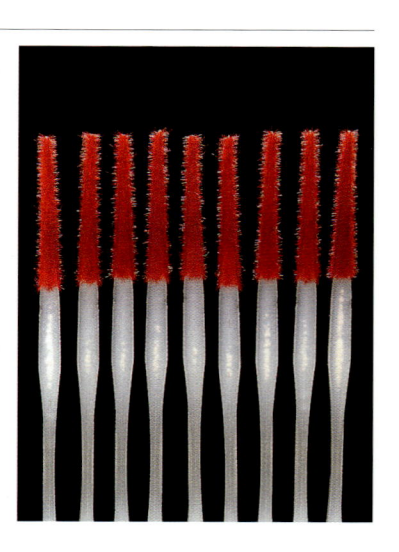

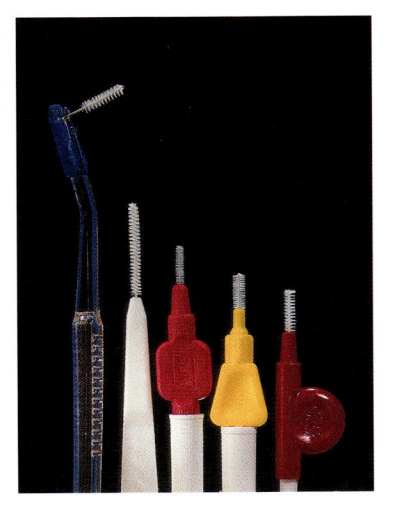

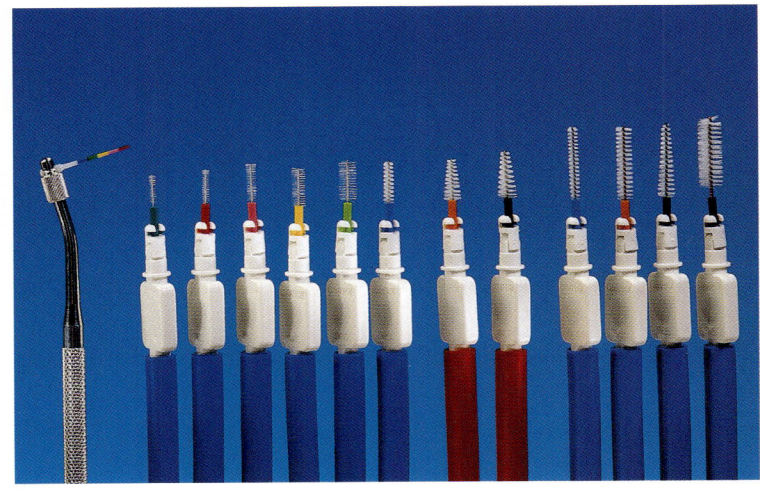

Higiene interproximal

504 Escovas interproximais

A variedade de escovas interproximais é imensa. Alguns modelos são oferecidos em diferentes comprimentos e consistências de cerdas e diâmetros de cabeça, com cabos ou suportes separados (na figura: *Curaprox*; à esquerda, sonda escalonada para a seleção do tipo de escova).

Esquerda: Oral-B (com cabo), Top Caredent, TePe, oral Prevent, Paro (Esro).

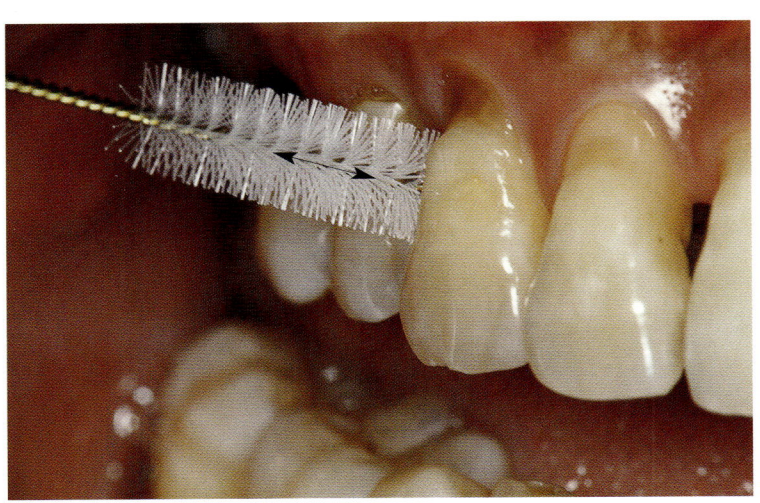

505 Utilização de escova interproximal grande

Atualmente existem escovas adequadas para espaços interproximais de todos os tamanhos, desde os mais estreitos até grandes espaços. As escovas interproximais são o recurso de higiene ideal para os pacientes com periodontite. Assim como os *sticks*, elas são introduzidas pelo lado apical com uma certa angulação. A limpeza dá-se por meio de movimentos de vaivém (seta).

A tendência atual é de se fabricarem escovas com cerdas mais longas e flexíveis (finas).

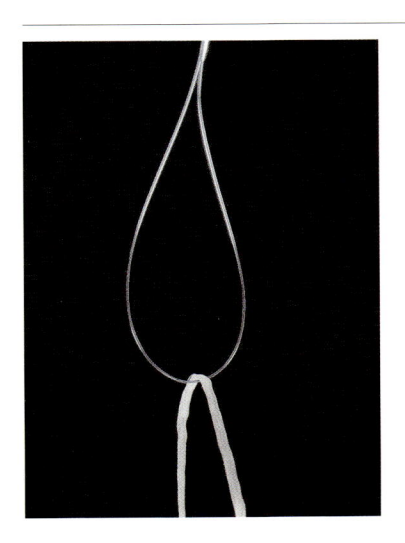

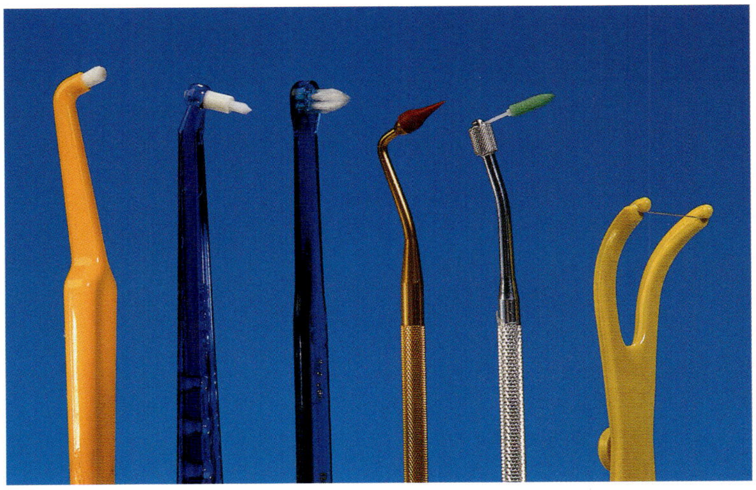

Outros produtos de higiene oral

506 Produtos especiais

- **Escova unitufo redonda** (p. 229)
- **Escova unitufo pontiaguda:** para entradas de furca, por exemplo
- **Estimuladores:** para massagem das papilas gengivais
- **Ponta Soft Foam (Oral-B):** especial para implantes
- **Suporte** para fio dental

Esquerda: **Passador** para fio ou fita dental.

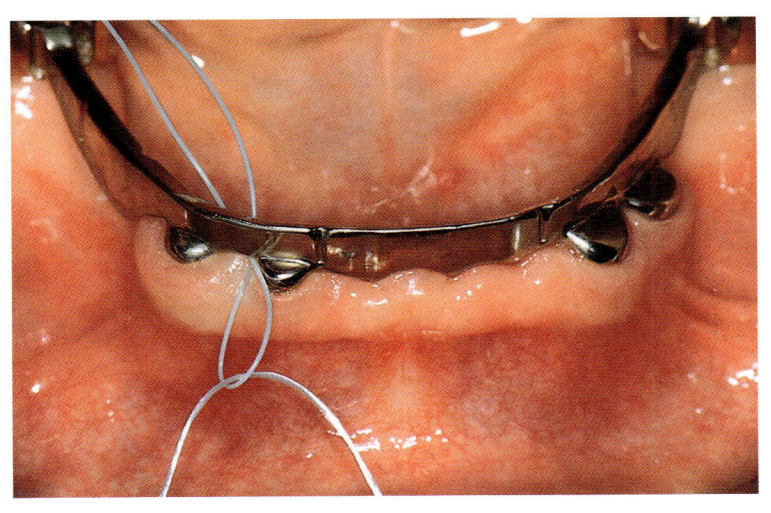

507 Uso do passador de fio dental

Nos casos de múltiplos elementos (contenções, próteses fixas, barras), o fio dental não pode ser introduzido por oclusal – pelo ponto de contato. Como auxílio para o uso do fio dental, são utilizados passadores (p. ex., Butler).

Esse recurso é especialmente útil para os pacientes menos hábeis, bem como nos casos de espaços interdentais para os quais o passador do *superfloss* não é suficientemente rígido.

Dentifrícios

As pastas dentais são imprescindíveis para a higiene bucal individual. Elas dobram a eficiência da remoção mecânica de placa, auxiliando, assim, a prevenção de doenças orais como cáries e inflamações gengivais (*princípio ativo da prevenção*).

O componente mais importante de toda pasta dental é o material abrasivo. As partículas de abrasão distinguem-se, de um produto para outro, não só pela sua composição química (fosfatos, carbonatos, sílica, etc.), mas, principalmente, por sua forma (esféricas, anguladas) e tamanho. Essas diferenças são determinantes para a eficiência de polimento e a abrasividade da pasta dental sobre a dentina (valor RDA *in vitro*: índice de abrasão dentário radioativo.

A ação não-mecânica das pastas dentais é realizada por seus aditivos químicos (*princípio passivo da prevenção*): eles previnem contra cáries (compostos fluoretados, como fluoreto de amina ou de sódio), reduzem a sensibilidade de colo (sais de K e Sr; fluoretos; p. 458), têm ação antiséptica (Triclosam) e auxiliam o clareamento de dentes que sofreram escurecimento (H_2O_2 ou carbamida).

508 Pastas dentais
O imenso número de marcas disponíveis no mercado obriga os profissionais do consultório odontológico a optar por algumas delas, devendo, porém, conhecer suas vantagens e desvantagens (argumentos a serem apresentados na sessão de esclarecimento do paciente).

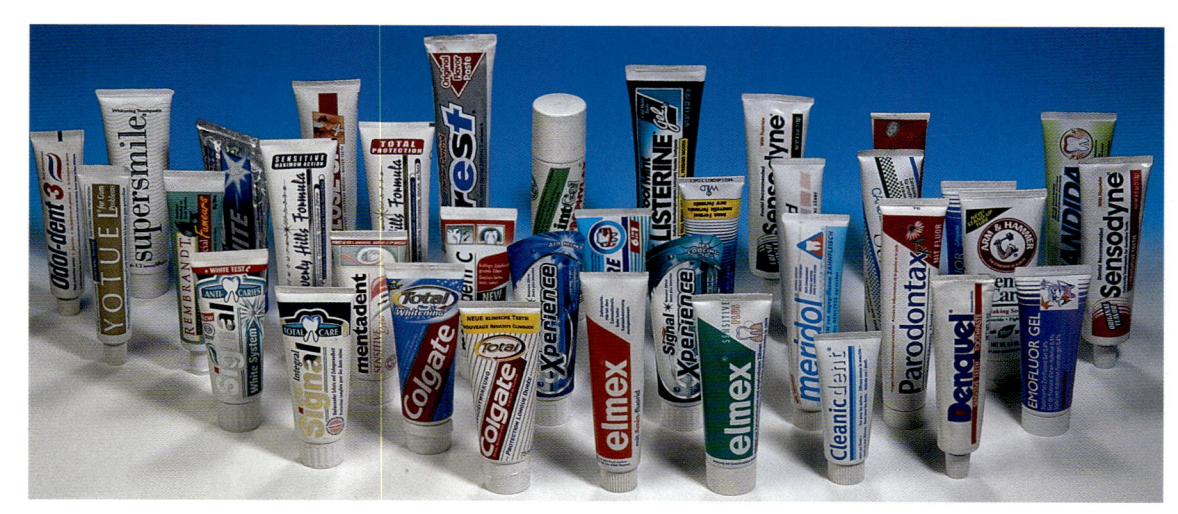

509 Pastas lesivas? Hábitos lesivo?
Esquerda: Dentição saudável – qual será sua aparência daqui a 40 anos?

Centro: A cada escovação, a perda de esmalte é mínima (**A**); essa perda, porém, é considerável após o consumo de ácidos cítricos (*grapefruit*: **B**/gelb amarelo) e agentes quelantes contidos em alimentos (**C**). A escovação após o consumo de ácidos é ainda pior (**C**).

Direita: Resultado de 50 anos de escovação incorreta e consumo de ácidos duas vezes ao dia.

510 Pastas dentais agrupadas
- **Pastas clareadoras** (esquerda)
- **Pastas fluoretadas normais** (centro)
- **Pastas para colos sensíveis** (direita)

O uso contínuo de pastas clareadoras pode danificar os dentes? A dentina exposta tem obrigatoriamente de ser aliviada?

Não se esqueça: os dentes permanentes são os últimos naturais!

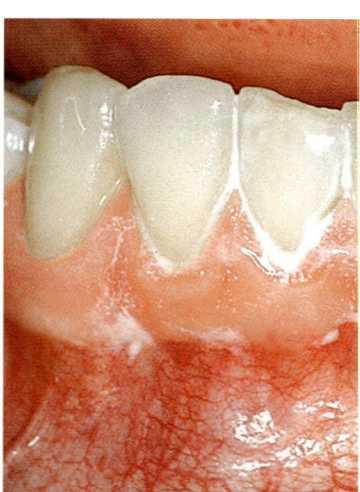

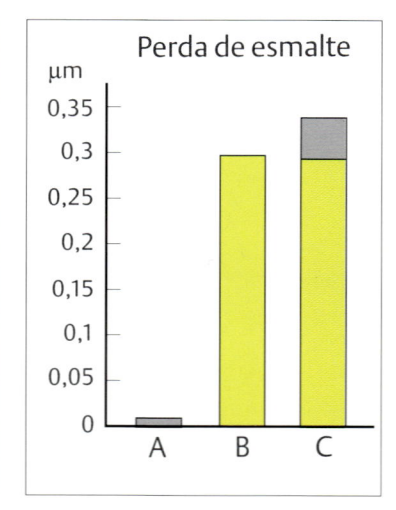

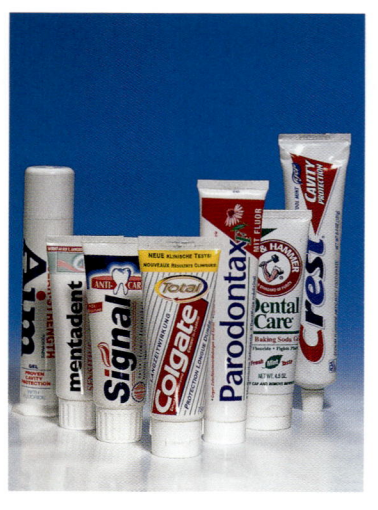

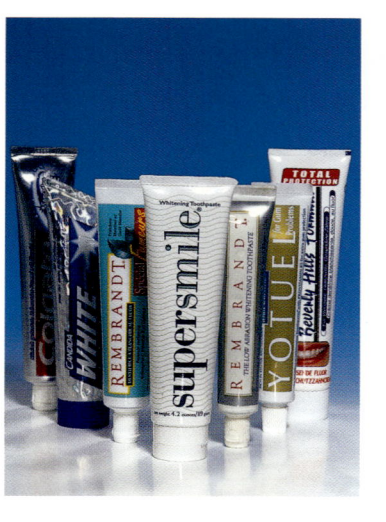

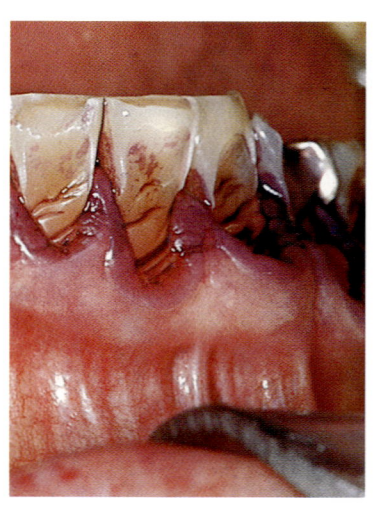

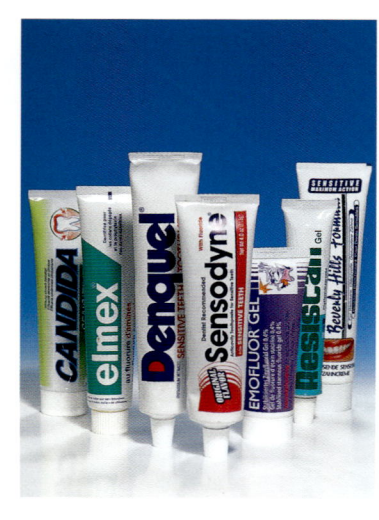

Controle químico da placa – prevenção cotidiana

O controle mecânico da placa (prevenção) é, geralmente, de eficiência apenas parcial; a escovação grosseira, entretanto, pode lesar dentes e periodonto. A otimização marcante da higiene bucal só pode ser alcançada com a ação de fármacos antimicrobianos – contidos em pastas dentais ou colutórios. Essas substâncias não devem interagir com os outros componentes das pastas dentais e ser o mais eficazes possível (AAP, 1994; Brecx e cols., 1997; Cummins, 1997). A ação das substâncias inibidoras de placa depende:

- da eficácia; farmacocinética;
- da concentração/dose;
- do tempo de ação;
- do local de aplicação.

Para ser considerada terapeuticamente eficaz, a substância química deve inibir ao menos 80% a formação de placa. Essa eficácia é atingida apenas pela biguanida clorexidina, uma bisbiguanidina (CHX). A CHX em suas diferentes apresentações é, por isso, o anti-séptico de escolha.

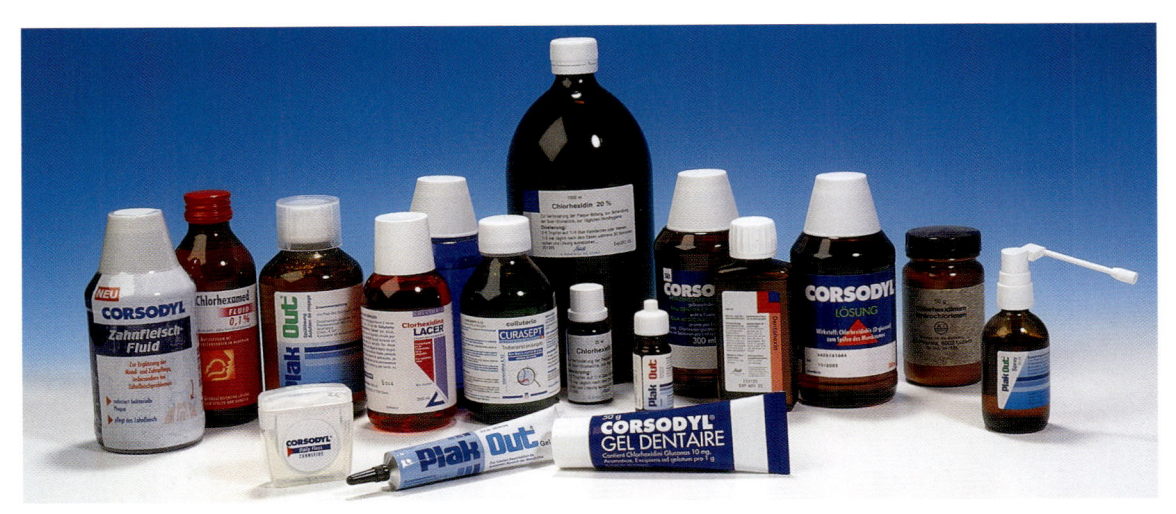

511 Produtos com digluconato de clorexidina
Os pacientes podem adquirir no mercado colutórios, géis, aerossóis, etc., nas seguintes concentrações:

- **0,06 a 0,12%**
- **0,1 a 0,2%**
- **10%** (concentrado; PlakOut)

Para o *cirurgião-dentista*, estão disponíveis soluções de até **20%**, bem como **CHX-HCl** em pó. Com a diluição da clorexidina em uma dessas formas, obtém-se um anti-séptico ou uma solução refrigeradora de baixo custo para aparelhos de ultra-som.

512 Fármacos para o controle de placa
A CHX em todas as suas formas é o fármaco mais potente para o controle de placa *supragengival*.

A maioria dos fármacos, ou antisépticos, dessa tabela tem ação antimicrobiana (como a CHX) e, em concentrações específicas, *bactericida*.

A clorexidina pertence ao grupo da segunda geração dos inibidores de placa mais utilizados, e os alcoóis amínicos (p. ex., Delmopinol), à terceira geração; esses últimos não têm ação bactericida, mas inibem a formação do biofilme. Esse grupo de substâncias baseia-se, em primeiro lugar, nos conhecimentos mais recentes sobre a formação do biofilme (p. 24).

Obs.: A inibição de placa bacteriana não é o mesmo que ação antiinflamatória. Portanto, nessa tabela, não constam produtos especificamente antiinflamatórios.

Controle de placa químico – substâncias desinfetantes

Classe de substâncias	Exemplos	Ação	Produtos
Biguanidas	• Clorexidina (CHX)	• Antimicrobiana	Colutórios, géis, pastas dentais, aerossóis
Compostos de amônio quaternário	• Cloreto de cetilpiridínio • Cloreto de benzalcônio	• Antimicrobiana	Colutórios
Fenóis e óleos essenciais	• Timol, mentol, óleo de eucalipto • Triclosan	• Antimicrobiana • Antimicrobiana, antiinflamatória	Colutórios, pastas dentais
Íons metálicos	• Zinco, estanho • Estrôncio, potássio	• Antimicrobiana, dessensibilizante	Colutórios, pastas dentais
Halógenos – Fluoretos – Iodo	• Fluoreto de sódio, monofluorfosfato de sódio • Fluoreto de zinco • Fluoreto de amina • Iodopovidona	• Inibidora de cáries (antimicrobianas), dessensibilizante • Antimicrobiana	Pastas dentais, géis, colutórios, vernizes Colutórios
Aminoalcoóis	• Delmopinol	• Redução da formação do biofilme	Nenhum produto disponível
Substâncias liberadoras de oxigênio	• Peróxido de hidrogênio • Perborato de sódio • Percarbonato de sódio	• Antimicrobiana	Colutórios
Produtos fitoterápicos	• Sanguinarina	• Antimicrobiana	Colutório, pastas dentais
Enzimas	• Glicoxidase • Amiloglicosidase	• Antimicrobiana	Pasta dental

Irrigadores

A eficácia dos colutórios com fluoretos (proteção contra cáries) ou anti-sépticos (principalmente a clorexidina) nas áreas supragengivais já foi comprovada. Os colutórios e os jatos bucais (p. ex., irrigadores: WaterPik) são, entretanto, apenas coadjuvantes da higiene bucal.

Os jatos bucais funcionam com pressão pulsante, removendo restos alimentares e de pasta dental de pequenos nichos e espaços interproximais, mas não, o biofilme (Hugoson, 1978). É comum a adição de substâncias aromáticas e, mais recentemente, de anti-sépticos no líquido do irrigador. De acordo com os estudos de Lang e Räber, 1981; e Flemming e colaboradores, 1990; a adição de clorexidina em baixas concentrações (p. ex., 0,06%) reduz a quantidade de placa bacteriana e tem efeito antiinflamatório.

Ao contrário disso, a eficácia dos irrigadores pulsáteis subgengivais para bolsas é apenas limitada (Mazza e cols., 1981; Wennström e cols., 1987). Com o uso de pontas especiais, o jato penetra nas bolsas, enxaguando-as (até 90% da profundidade; Flemmig, 1993); o biofilme, porém, não é removido.

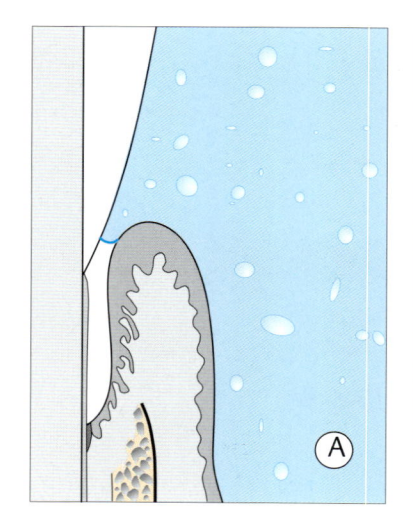

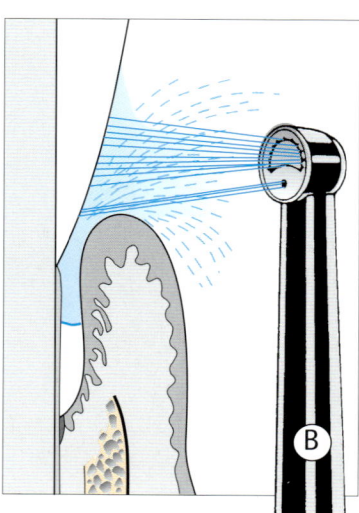

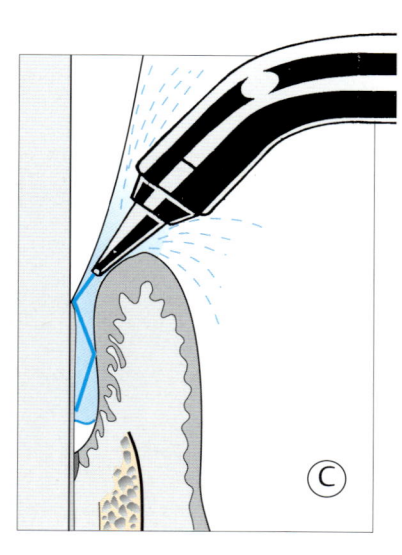

513 Colutórios – irrigador

A Uso do colutório – a bolsa não é "enxaguada" (> 5%).

B Jato bucal único ou múltiplo – o jato penetra até, no máximo, a metade da bolsa.

C Ponta especial (PikPocket) – o jato quase alcança o fundo da bolsa: até 90% da profundidade.

Modif. de *Flemmig, 1993*.

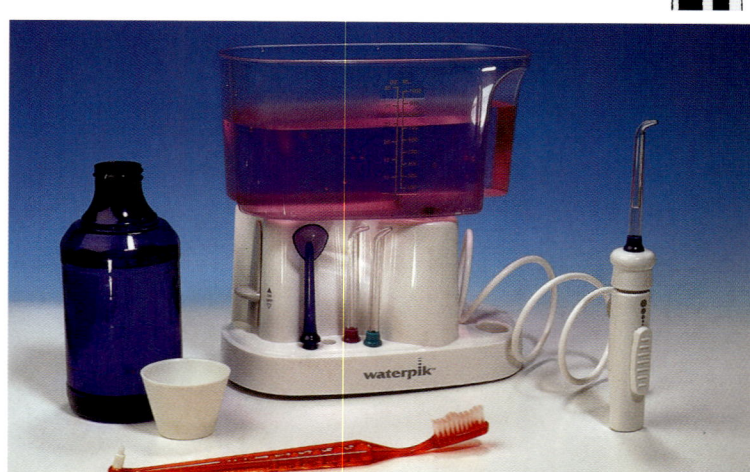

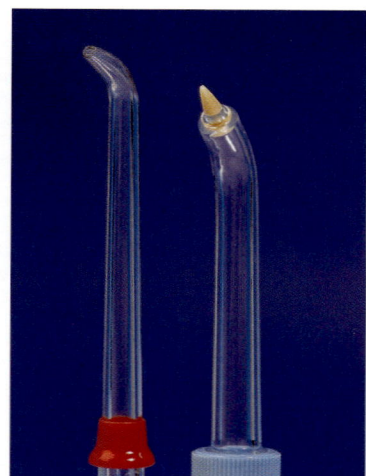

514 Irrigador WaterPik
Na figura ao lado, modelo recente do "pai de todos os irrigadores".

A WaterPik foi o fabricante pioneiro de irrigadores bucais. O seu primeiro modelo era tecnicamente bastante simples; os atuais possuem no cabo botões de acionamento e de regulação de pressão. Adiciona-se CHX ao líqüido de enxágüe; a escova em primeiro plano serve de lembrete para a importância da escovação antes do uso do irrigador.

Direita: Ponta normal (à esquerda) e ponta especial (PikPocket).

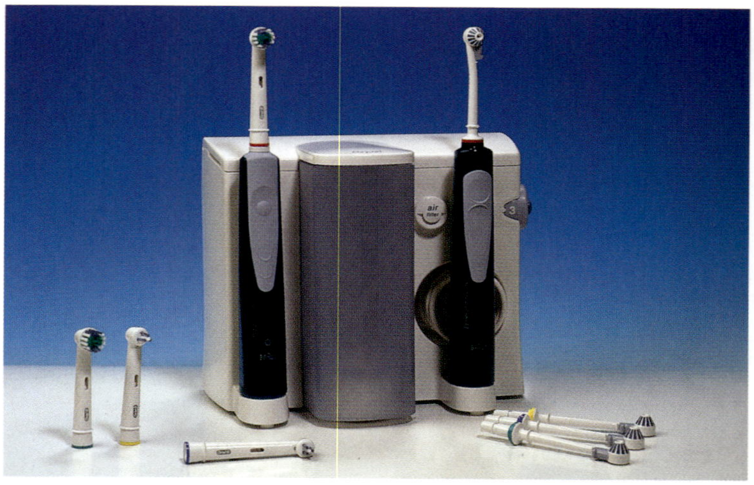

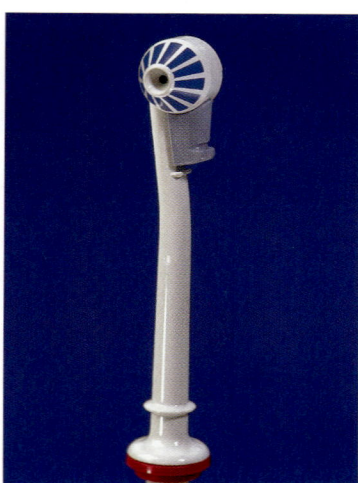

515 "Professional Care Center" – Braun Oral-B
A conhecida *escova elétrica* da *Braun*: grande variedade de cabeças – entre elas, a cabeça *interspace* – e jato bucal (Oral-B Oxyjet) em um só aparelho.

Direita: Pode-se acoplar um bico especial para que o aparelho produza *pequenas bolhas de ar* no jato de água. A função dessas bolhas é agredir as bactérias da placa e remover restos alimentares dos espaços interproximais.

Higiene bucal: combate à halitose

Estima-se que cerca de 50% das pessoas sofram de halitose ocasional ou permanente. As causas da halitose são as mais diversas, podendo ser sistêmicas, oronasais e bucais, associadas a grande número de moléculas odoríferas.

Na ausência de causas sistêmicas, a cada dez casos de halitose, nove se devem às amígdalas e à língua, especialmente a sua porção posterior (Stassinakis, 2002).

A ação dos anaeróbios Gram-negativos da bolsa periodontal sobre o organismo do hospedeiro dá-se por meio de seus lipopolissacarídeos, especialmente ácidos graxos curtos – tais como os ácidos butírico e propiônico. Os produtos de degradação do sistema imunológico do hospedeiro também podem estar envolvidos no odor da respiração. Compostos instáveis de enxofre, como o peróxido de enxofre (H_2S) e os tióis (mercaptanas), podem ser facilmente quantificados (von Steenberghe e Rosenberg, 1996; Loesche e Kazor, 2002).

A medida mais importante parece ser o aperfeiçoamento da higiene bucal, especialmente a limpeza da língua (Saxer, 2000, 2002; Seemann e cols., 2001).

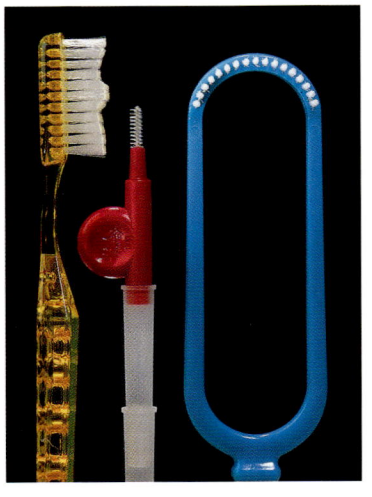

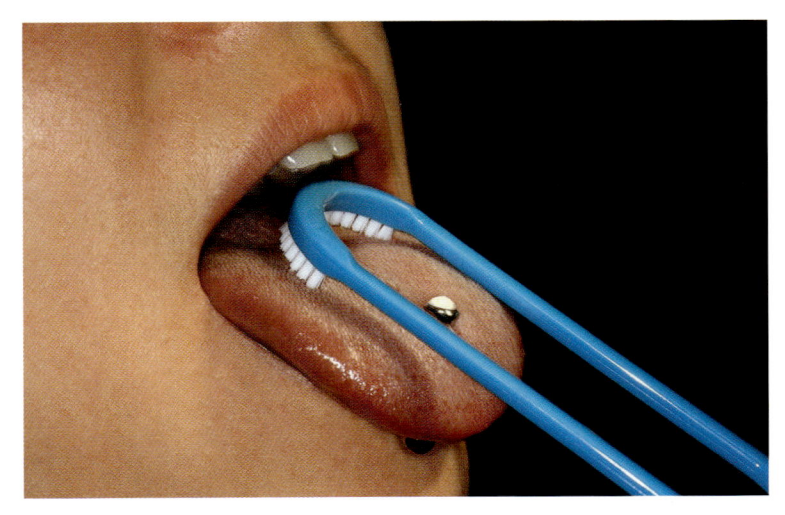

516 Higiene da língua
No mercado, estão disponíveis limpadores especiais para a higiene da língua. Deve-se exercitar com o paciente a limpeza da parte posterior da língua. A reação de vômito inicial logo é superada.

Obs.: A higiene da língua auxilia além do combate à halitose, a destruição de um grande reservatório de germes periodontopatogênicos.

Esquerda: Artigos de higiene: escova; escova interproximal; raspadores de língua.

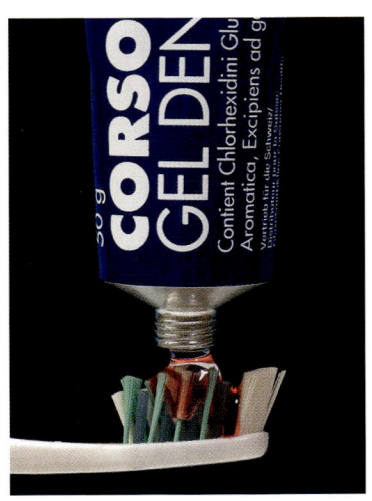

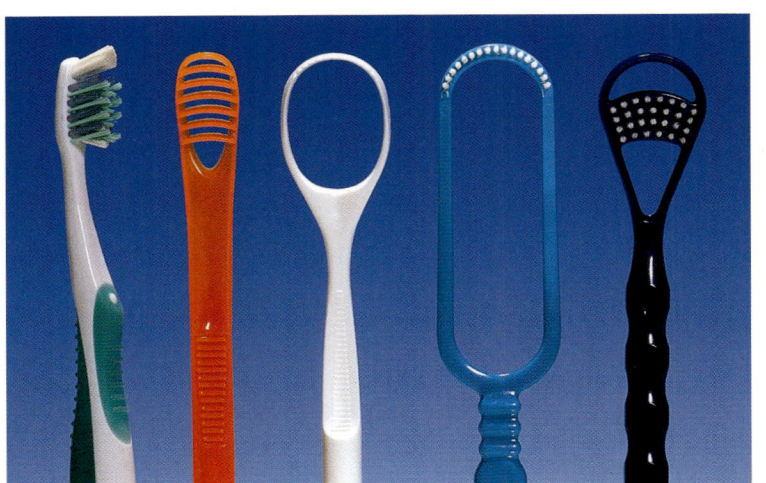

517 Raspadores de língua
Além da escova convencional, que também é útil para a limpeza da língua, existem diversos tipos de limpadores: "raspadores", escovas de língua ou uma combinação dos dois.

Esquerda: Além da limpeza mecânica, também podem ser usados anti-sépticos – nesse caso, gel de clorexidina 1%, colocado sobre a escova.

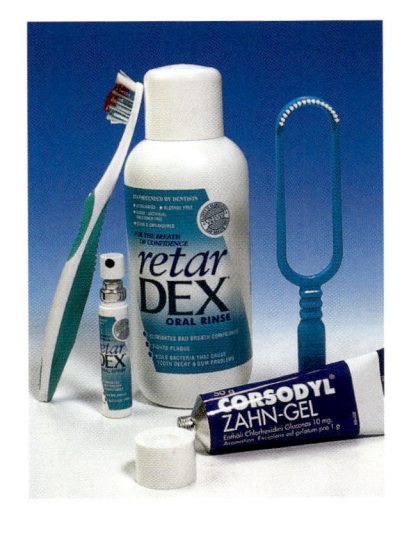

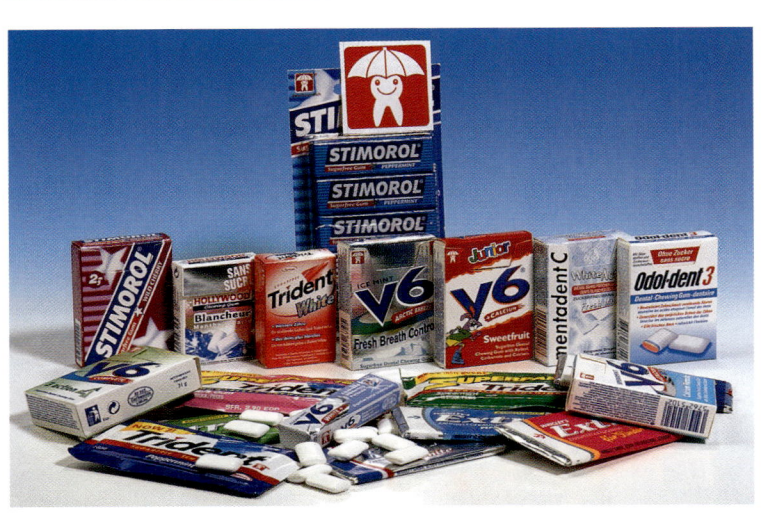

518 Outros produtos para a higiene completa da boca
O uso de gomas de mascar não-cariogênicas estimula a produção de saliva (remineralização do esmalte) e massageia a gengiva, removendo tecidos descamados e massas bacterianas.

Esquerda: Recursos adicionais de higiene – mecânicos: escovas e raspadores de língua; químicos: *sprays* microbianos, géis ou colutórios (p. ex., retarDEX, Esro).

Possibilidades, sucessos e limitações da higiene bucal

Higiene bucal e profilaxia

Não há dúvida alguma de que a higiene mecânica correta (escovação, higiene interproximal) seja o melhor recurso profilático contra a periodontite (revisão da literatura: Axelsson, 2002). Ela pode ser complementada com o uso local de quimioterápicos (principalmente a CHX). Com uma higiene bucal ótima, a saúde da boca pode ser *mantida* (prevenção primária).

Higiene bucal e gengivite

Além de ser uma medida preventiva, o controle supragengival da placa é também uma medida terapêutica contra a gengivite (prevenção secundária; Löe e cols., 1965). Como o paciente não pode remover sozinho a placa mineralizada (cálculo), ele deve consultar regularmente o cirurgião-dentista para a remoção profissional de cálculo.

Higiene bucal e periodontite

Por mais importante que a higiene bucal seja para a prevenção, para o tratamento da gengivite e para a manutenção da saúde bucal, ela tem pouca eficácia como *medida terapêutica* da periodontite, se empregada isoladamente. Mesmo que haja grande empenho do paciente, são grandes as limitações: a placa subgengival de áreas profundas não pode ser alcançada suficientemente. A remoção de concreções ou de camadas de cemento contendo toxinas não pode ser feita pelo próprio paciente.

A equipe de pesquisa de Egelberg (Cercek e cols.; Fig. 519), 1983, publicou um trabalho a esse respeito, em que pacientes com periodontite foram tratados em três fases, de acordo com as profundidades de sondagem.

Fase A: higiene bucal simples; fase B: uso adicional do Perio-Aid (palito de dentes rombo) em áreas supragengivais; fase C: raspagens e alisamentos *supra e subgengival* sob anestestesia local. Os exames clínicos (D) continuaram até nove meses após a conclusão da fase de testes.

Como os resultados mostraram, os índices de placa e de sangramento sofrem notável redução com a higiene bucal, apenas, mas não a profundidade de sondagem das bolsas: estas mantiveram-se praticamente inalteradas. Apenas com a raspagem subgengival (C) ocorre uma grande redução das bolsas e, eventualmente, ganho de inserção (ver resultados após debridamento subgengival; p. 280).

519 Higiene bucal *versus* raspagem subgengival (Cercek e cols., 1983)

A Higiene bucal: escova e material para higiene interproximal
B Higiene bucal como em A + emprego de Perio-Aid
C Raspagem subgengival (com aparelho ultra-sônico)
D Resultados após 17 meses

Agrupamento conforme as profundidades de sondagem iniciais:

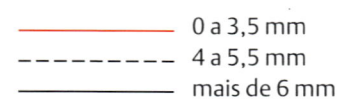

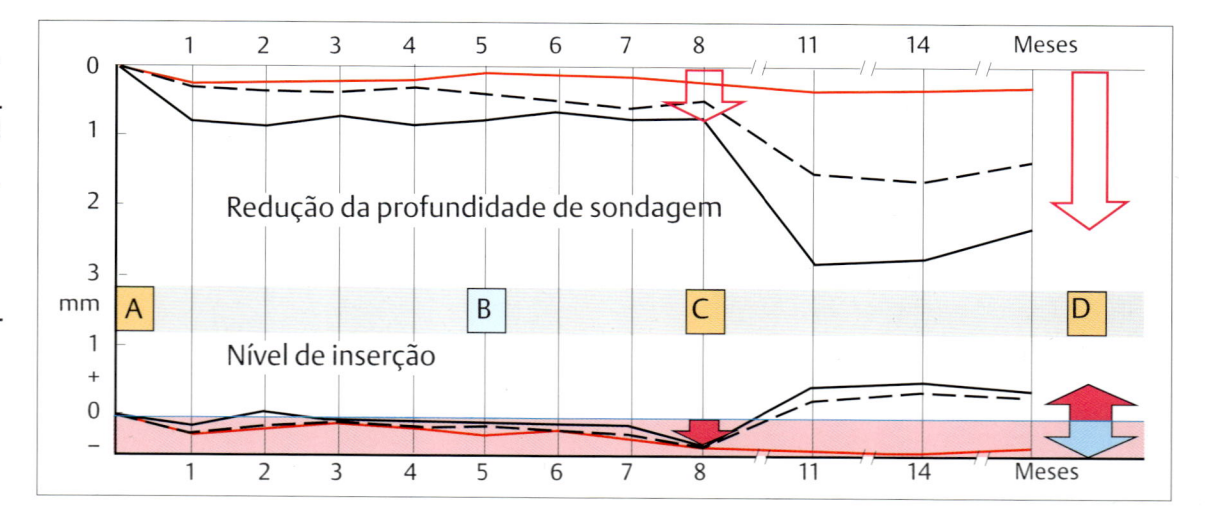

──────── 0 a 3,5 mm
- - - - - - - 4 a 5,5 mm
──────── mais de 6 mm

Higiene bucal após o tratamento periodontal

Além da profilaxia e do tratamento da gengivite, a higiene bucal é o fator mais importante para a manutenção do resultado obtido pelo tratamento: apenas um ótimo controle de placa feito pelo próprio paciente – e complementado pelo CD ou pela THD em sessões de acompanhamento (terapia de manutenção) – é possível prevenir a recidiva ou a reinfecção de bolsas residuais inativas (Rosling e cols., 1976b; Nyman e cols., 1977; Knowles e cols., 1979; Axelsson, 2002).

A seguinte questão traz à luz uma aparente contradição: Como é possível que uma bolsa residual de 4 mm ou mais permaneça inativa apenas com a higiene bucal – que, supostamente, não tem ação subgengival –, sabendo-se hoje que as bolsas são recolonizadas em um período extremamente curto (Petersilka e cols., 2002)?

A equipe de Socransky talvez tenha uma resposta para essa questão (Haffajee, 2001a, b; 2003). Um bom controle de placa é capaz de alterar lenta e permanentemente a microbiota das bolsas e, conforme as suas observações, o percentual de microrganismos periodontopatogênicos se reduz! Portanto, o controle supragengival parece ter eficácia.

Tratamento inicial 1 –
Adequação do meio oral: melhora das condições de higiene

- **Raspagem supragengival**
- **Melhora das condições bucais com vistas à higiene**
- **Tratamento da gengivite**

O tratamento pelo cirurgião-dentista ou pela THD deve iniciar-se já na fase de motivação e de instrução de higiene bucal. Não se pode esperar melhora da higiene bucal dos pacientes se, ao mesmo tempo, não se propiciarem as condições necessárias para tanto (restabelecimento da capacidade de higienização). Especialmente importantes são a profilaxia profissional e a eliminação de locais de acúmulo bacteriano.

Os tratamentos descritos a seguir constituem a *primeira fase do tratamento inicial*, da qual fazem parte medidas para o tratamento da gengivite, que também são preparatórias para o tratamento da periodontite.

Os itens abordados neste capítulo são:

- Instrumentos e materiais
- Remoção de placa e de cálculo supragengivais
- Eliminação de fatores de irritação iatrogênicos
- Redução de nichos naturais de acúmulo de placa (odontoplastias, correção de apinhamentos, etc.)
- Remoção de placa e de cálculo subgengivais de pseudobolsas e de bolsas gengivais rasas

Os passos de tratamento inicial nessa primeira fase não podem ser separados com exatidão: muitas vezes, executam-se paralelamente, nas mesmas seções, a remoção de placa e de excessos de restaurações ou cimento, pequenas odontoplastias, desgastes oclusais, etc.

Os procedimentos de raspagem e alisamento subgengivais da superfície radicular (segunda parte do tratamento inicial) podem coincidir com a primeira parte do tratamento inicial.

Em situações clínicas limítrofes, representadas pela transição de gengivite para periodontite incipiente, com bolsas rasas, as raspagens supra e subgengival em geral podem ser realizadas simultaneamente.

A raspagem e o alisamento de bolsas mais profundas, porém, fazem parte da segunda fase do tratamento inicial. Alguns autores consideram esses procedimentos até mesmo parte do tratamento cirúrgico.

Profilaxia supragengival – aparelhos sônicos, ultra-sônicos e jatos de bicarbonato...

A remoção de manchas, placa e resíduos não faz parte somente da fase 1 inicial, constituindo medida profilática importante em pacientes com periodonto saudável e um dos procedimentos terapêuticos de maior relevância após a conclusão de um tratamento periodontal, devendo ser repetida a cada sessão de controle (Fase de manutenção, p. 447).

A execução da profilaxia/do tratamento/da terapia de manutenção *ad infinitum* exige o trabalho de uma THD e, além disso, a racionalização, a padronização e a facilitação dos procedimentos, assim como o desenvolvimento de novos equipamentos (aparelhos de ultra-som, cavitador sônico, etc.).

Manchas de difícil remoção provocadas por medicamentos (clorexidina), cigarro, bebidas (chá, vinho) e alimentos, bem como a própria placa bacteriana, podem ser removidas rapidamente da superfície dental com jatos de água e bicarbonato (p. ex., Cavitron-Jet). O bicarbonato adicionado ao *spray* de água deve ser pouco ou não-abrasivo (Iselin e cols., 1989) O jato não deve ser direcionado perpendicularmente à superfície dental, em geral deve-se aplicá-lo

520 Jato de bicarbonato (na figura: Cavitron-Jet)
O material abrasivo do jato constitui-se de partículas arredondadas de bicarbonato de sódio ($NaHCO_3$) capazes de remover placa consistente e manchas da superfície dental. O jato de bicarbonato só deve ser utilizado junto com o sugador.

Direita: "Jet shield"

Esse minissugador é acoplado diretamente na ponta do Cavitron.

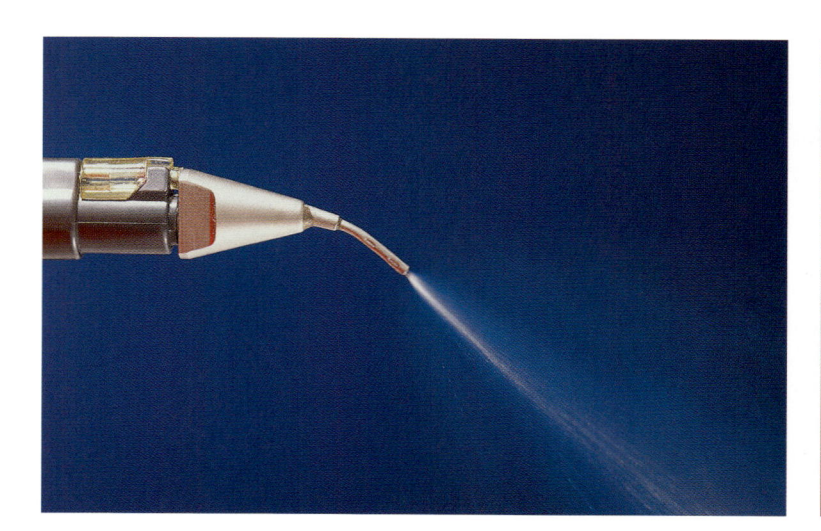

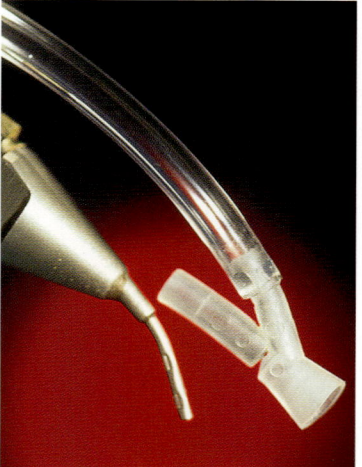

521 *Stabilized power system* (SPS) com pontas ultra-som (*Cavitron Thru Flow Inserts* –TFI)
Nos modelos de ultra-som (US) modernos, o jato de refrigeração sai diretamente da parte anterior do instrumento, seguindo por uma canaleta até a ponta do *scaler*. Os *scalers* de ultra-som trabalham com freqüência de 25.000 a 50.000 oscilações por segundo, a uma amplitude mínima.

Direita: Diversas pontas de US; da esquerda para a direita: TFI-1.000; TFI-9; TFI-1; TFI-7.

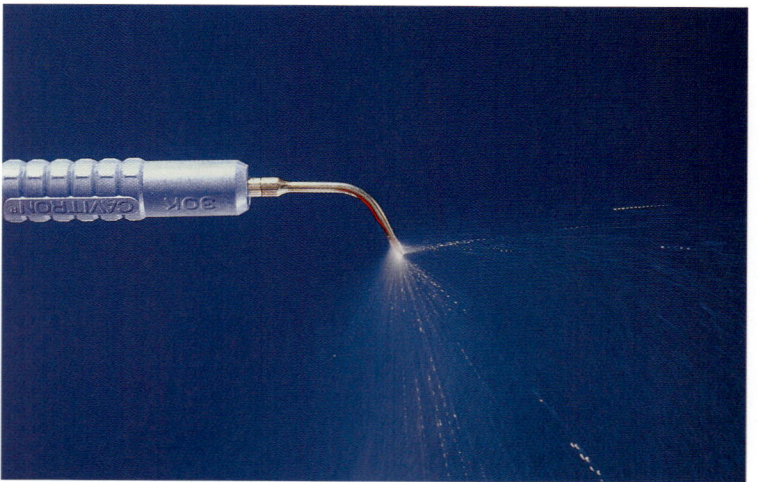

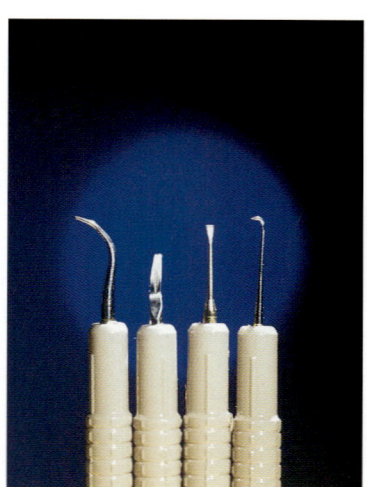

522 Cavitador sônico (Air Scaler)
Os *air scalers* oscilam a, no máximo, 6.000 Hz, sendo consideravelmente mais lentos do que os aparelhos de ultra-som. A amplitude da oscilação na ponta do instrumento, de 0,08 a 0,20 mm, é relativamente grande.

Direita: Três pontas para o aparelho Titan-S.
Outras marcas:
- KaVo
- Satelec, etc.

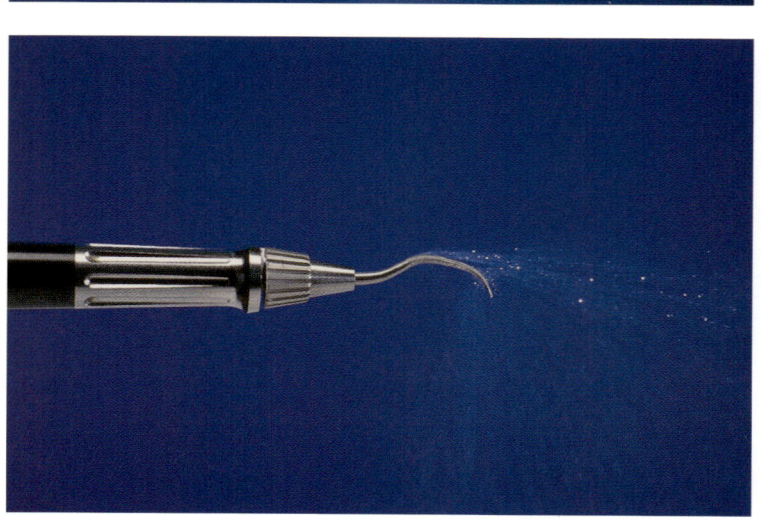

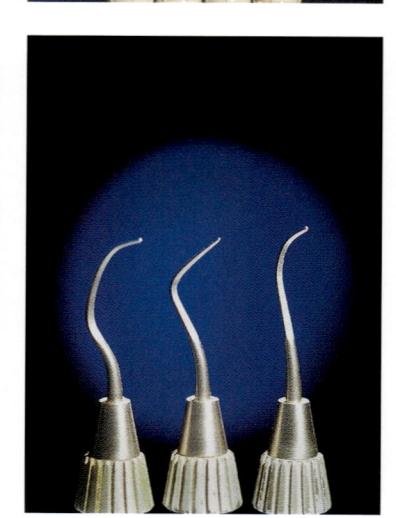

... e seu emprego

apenas sobre o esmalte, sob movimentação constante. Nos espaços interdentais e nichos bacterianos, a eficácia desses aparelhos não é garantida. Além do mais, o jato não pode ser direcionado para o interior da bolsa. Isso só é possível com o uso dos novos materiais o mínimo abrasivos e pontas extremamente finas (p. ex, glicina em pó da Espe e EMS Airflow Handy 2; p. 282), que permitem, até mesmo, o emprego subgengival do jato (Petersilka e cols., 2002).

Após a remoção da placa bacteriana, os cálculos se tornam visíveis. Uma vez que, sobre estes, acumula-se grande quantidade de placa, a sua remoção completa é imprescindível. Para tanto, existem diversos tipos de aparelhos, recomendando-se os seguintes: aparelhos de ultra-som (p. ex., Cavitron) e cavitadores sônicos (*air scalers*), que podem ser acoplados às mangueiras de ar/água do equipo odontológico (p. ex., Titan-S, Satelec; Sonicflex, KaVo, etc.; Hermann e cols., 1995).

Os instrumentos mais importantes para a remoção "final" dos resíduos continuam sendo, porém, os manuais (p. 242).

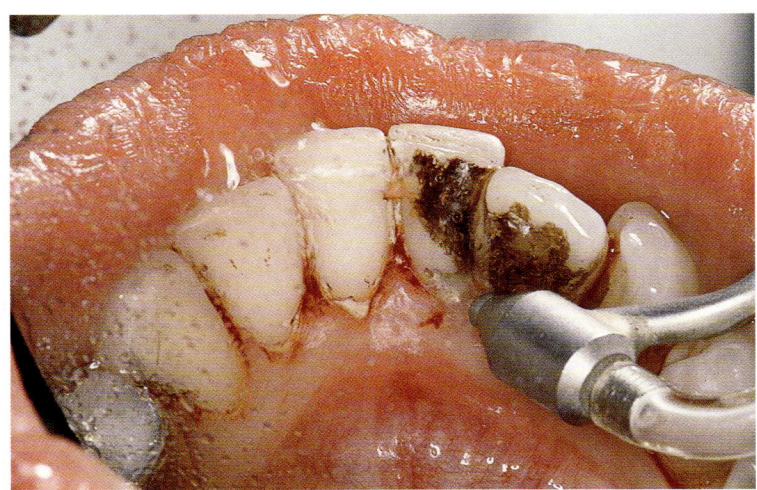

523 Remoção de placa e manchas
A placa bacteriana, madura ou não, e as manchas de cigarro, chá, vinho, clorexidina, etc. podem ser removidas rapidamente das superfíceis mais acessíveis de esmalte com jatos de bicarbonato. O jato deve ser aplicado com uma angulação de 45° sobre a superfície dental, posicionando-se o sugador contralateralmente.

Obs.: Ação fortemente abrasiva em cemento, dentina e restaurações.

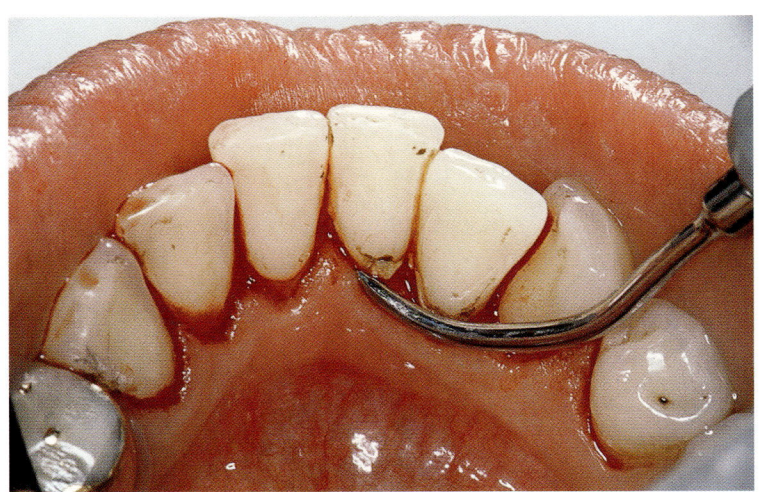

524 Remoção de depósitos supragengivais endurecidos com o ultra-som
Após a remoção da placa, os cálculos são eliminados com o aparelho de ultra-som. Nas áreas de difícil acesso, é necessário o emprego de pontas mais finas (Slimline) ou a complementação com instrumentos manuais.

Obs.: Risco de sobreaquecimento: fissuras em esmalte, porcelana, etc.

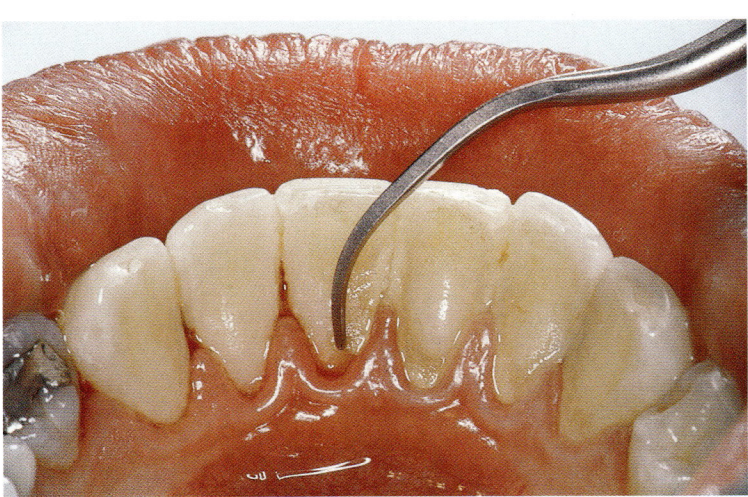

525 Remoção de depósitos endurecidos com o cavitador sônico (Air Scaler)
Esse instrumento é acoplado à mangueira de ar/água do equipo e remove os resíduos de modo semelhante ao ultra-som. A sensibilidade tátil é melhor do que com o aparelho de ultra-som e a freqüência é regulável. A eficiência do aparelho e a visibilidade da área de trabalho são melhores quando a pressão aplicada é leve.

Na figura: Titan-S-Scaler.

Remoção de placa supragengival – instrumentos manuais, pastas profiláticas...

Os raspadores manuais e as curetas são, junto com os aparelhos de ultra-som, os instrumentos mais importantes para a profilaxia e a terapia periodontais. Para a remoção de depósitos amolecidos e manchas, utilizam-se, além dos instrumentos manuais, escovas, taças de borracha, tiras de polimento e pastas de profilaxia e polimento.

Encontra-se disponível no mercado odontológico um grande número de raspadores e curetas. Todos esses instrumentos são eficientes quando empregados de maneira correta. Não a marca, mas sim, a forma dos instrumentos e, em especial, a sua capacidade cortante (afiação) e a habilidade de quem os emprega (técnica de raspagem) é que são determinantes para o sucesso do tratamento.

Para o debridamento supragengival, recomenda-se principalmente o uso de *cinzéis*, *raspadores* retos ou curvos e, eventualmente, *raspadores linguais*. Nas regiões de pré-molares e molares, em locais de difícil acesso, sulcos e reentrâncias da coroa, bem como em partes expostas da raiz, utilizam-se também *curetas* para a profilaxia supragengival, feita geralmente sem anestesia.

526 Raspadores
Para a remoção de cálculos supragengivais e resíduos subgengivais próximos à margem, são adequados instrumentos afiados e pontiagudos:

- **Cinzel de Zerfing** ZI 10 (branco)
- **Raspador de Zbinden** ZI 11, 11 R+L (azul), reto e curvo (direito e esquerdo)
- **Raspador lingual** ZI 12 (preto)

Direita: Extremidade ativa do cinzel de Zerfing (ângulo de corte de 45°) e do *raspador* lingual.

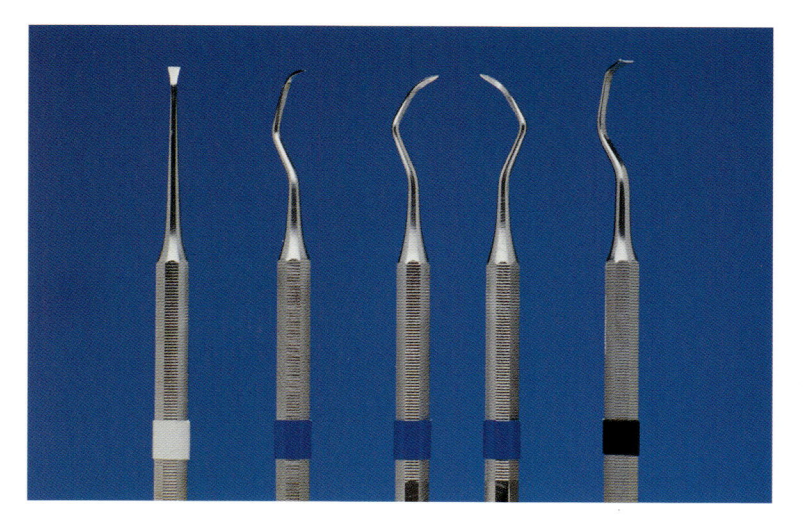

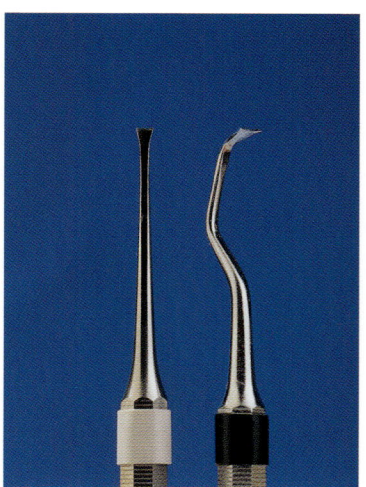

527 Curetas
Para os locais de difícil acesso, bem como para as concrescências subgengivais, são necessárias curetas como complementação dos raspadores:

- **Curetas universais** ZI 15 (amarelo), 1,2 mm de largura
- **Curetas anteriores** GX 4 (laranja); Deppeler
- **Curetas posteriores** M 23A (vermelho); ambas têm cerca de 0,95 mm de largura; Deppeler

Direita: Extremidade ativa de um par de curetas universais.

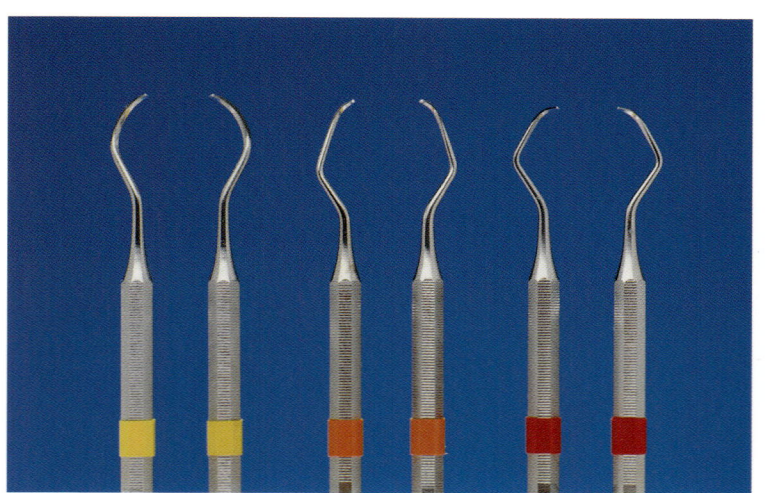

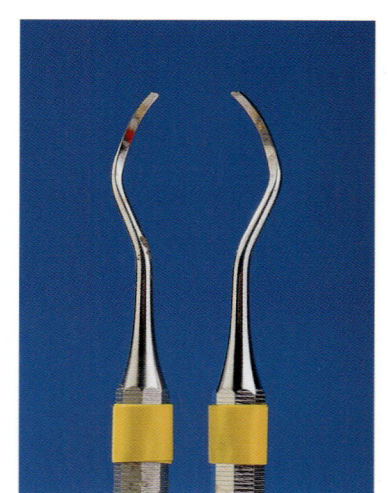

528 Pastas profiláticas padronizadas (RDA)
Essas pastas apresentam diferentes abrasividades. A padronização é feita de acordo com a sua abrasividade sobre a dentina, auferida por métodos radioativos (RDA); todas contêm flúor.

Valor RDA	Abrasividade	Cor
40	Baixa	Amarela
120	Normal	Vermelha
170	Média	Verde
250	Alta	Azul

Direita: Pastas profiláticas em diferentes cores.

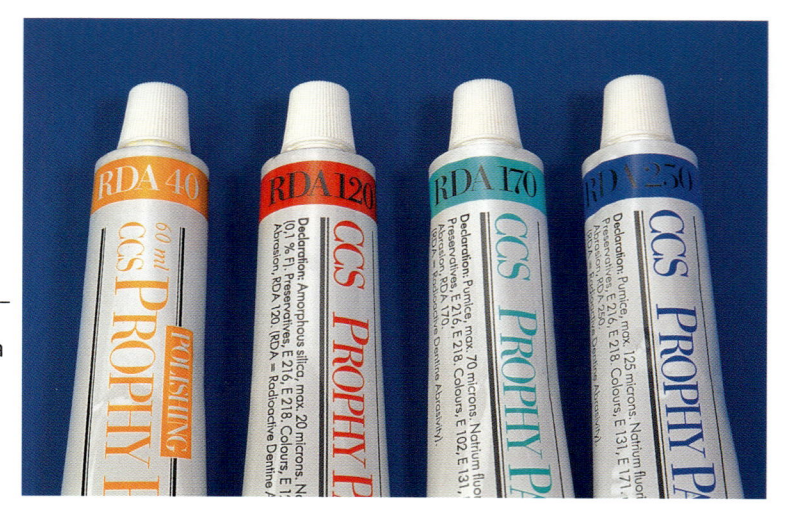

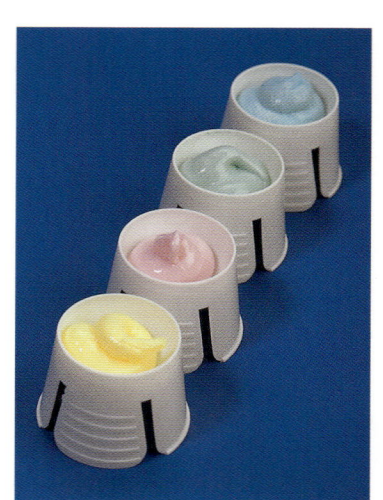

... e seu emprego

Para a primeira fase da terapia inicial, recomendam-se as curetas universais clássicas. As delicadas *curetas de Gracey*, com corte unilateral, são reservadas para a raspagem subgengival e radicular em pacientes com periodontite (p. 259). Além dos instrumentos manuais, são usados cada vez mais aparelhos ultra-sônicos e sônicos.

Sendo grande a quantidade de placa sobre os cálculos supragengivais, a sua remoção é feita com escova rotatória e pasta profilática de granulação grossa ainda antes da raspagem.

Após a remoção completa dos cálculos, as superfícies dentais são alisadas com taça de borracha e pasta abrasiva. O polimento dos dentes e das superfícies radiculares eventualmente expostas é feito com pastas profiláticas fluoretadas, classificadas de acordo com a sua abrasividade à dentina (RDA; p. 234).

O polimento final do ponto de contato e dos espaços interproximais é feito com tiras de polimento de granulação fina (ver a seguir).

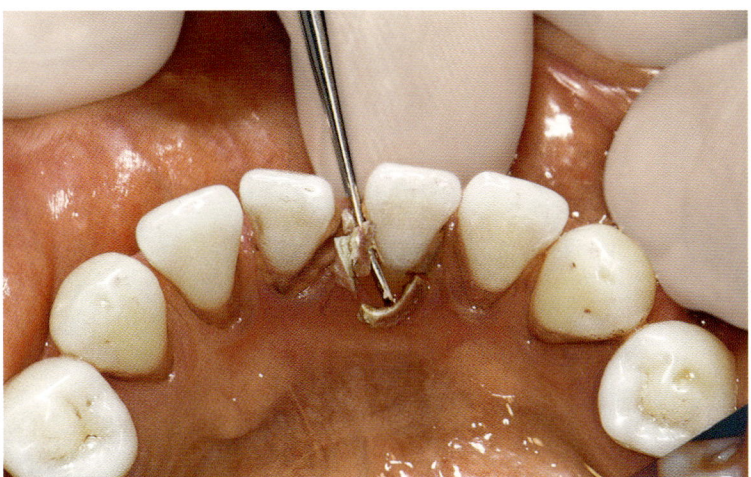

529 Remoção de cálculo supragengival
O cinzel de Zerfing (Fig. 526) é o único instrumento usado no segmento anterior com movimento de impulsão. Para a remoção dos cálculos restantes, utilizam-se, a seguir, raspadores retos e curvos e/ou aparelho de ultra-som.

O raspador lingual (Fig. 526, direita) alisa principalmente as estreitas superfícies linguais dos incisivos inferiores.

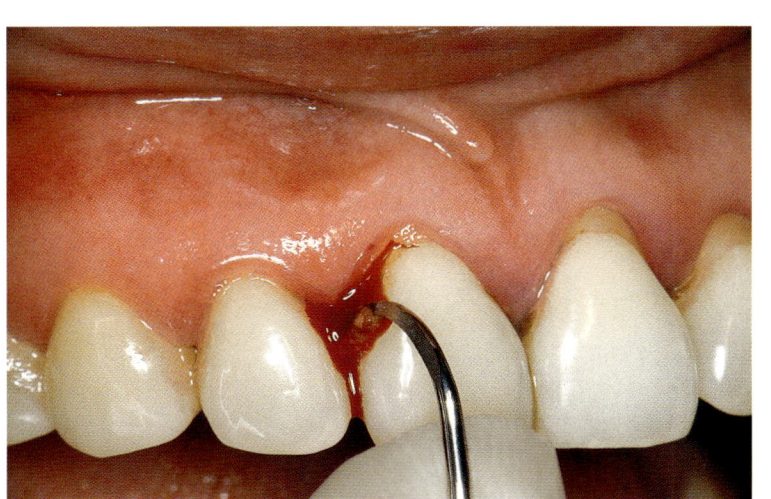

530 Remoção de cálculo subgengival
A maioria dos cálculos subgengivais encontra-se a apenas poucos milímetros da margem gengival. Esses cálculos devem ser removidos sem anestesia já no primeiro debridamento com raspadores, curetas e/ou ultra-som.

Mesmo com a realização cuidadosa dos procedimentos, fere-se, muitas vezes, o tecido já ulcerado, ocorrendo sangramento.

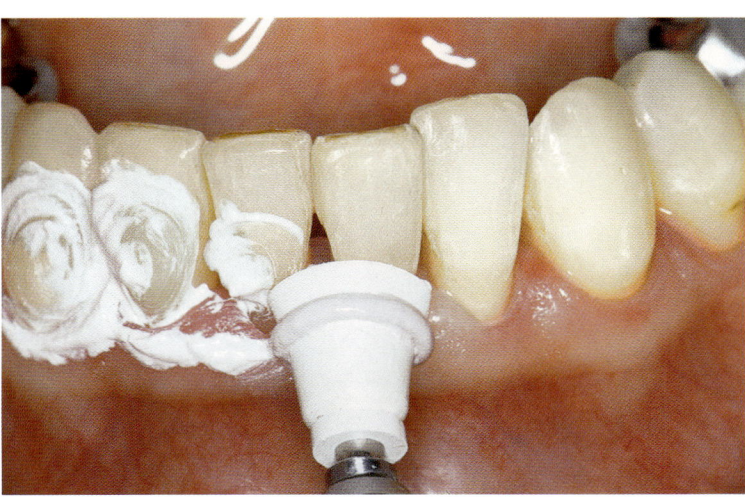

531 Polimento dental com pasta de profilaxia e taça de borracha
Após a remoção dos cálculos, as superfícies dentais têm sempre de ser polidas, pois a sua rugosidade favorece o acúmulo de placa bacteriana. As taças de borracha com pasta profilática (técnica RCP: *rubber cup and paste*) são bastante adequadas para o polimento e agridem menos a margem gengival do que as escovas rotatórias. Em bolsas rasas, é possível polir até 1 a 2 mm abaixo da margem gengival.

Adequação do meio oral – eliminação de fatores iatrogênicos

Paralelamente à remoção de placa e de cálculo, é necessária a correção de trabalhos restauradores e protéticos a fim de se criarem superfícies supra e subgengivais lisas, bem como bordos de restaurações ou coroas sem níveis. Apenas com essas medidas será possível para o paciente realizar um controle de placa eficiente: *restabelecimento das condições de higiene oral*.

Alguns dos principais fatores iatrogênicos são:

- Superfícies ásperas e com contorno inadequado das restaurações
- Excesso de material nos bordos das restaurações
- Bordos de coroas mal-adaptados, subgengivais
- Contorno inadequado dos elementos do pôntico
- Grampos e selas mal-ajustados, podendo lesar direta e mecanicamente o periodonto.

532 Instrumentos para a correção do contorno e o polimento de restaurações antigas
Caneta de alta-rotação e ponta diamantada de granulação fina, em forma de chama.

Direita:

- broca de pedra esférica
- broca esférica multilaminada
- broca diamantada de granulação fina, em forma de chama
- ponta de borracha para polimento

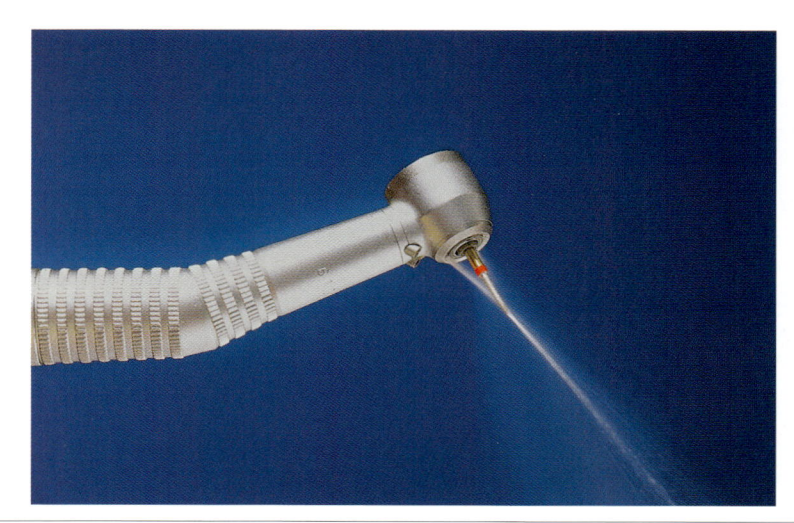

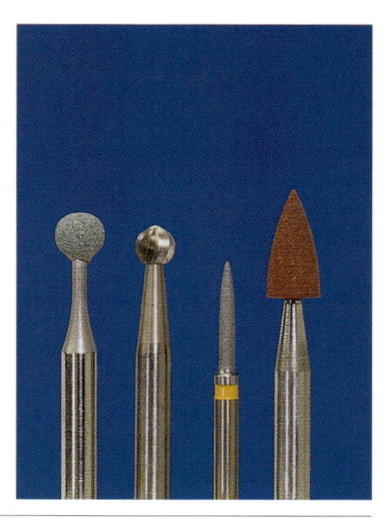

533 Desgaste com auxílio de motor
Contra-ângulo com pasta profilática (Eva-System; KaVo). Amplitude das oscilações de 0,4 a 1,5 mm (na figura, 0,4 mm). Freqüência "controlável": até 10.000 rpm.

Direita:

- **Proxoshape-Set** (intensivo)
  Pontas diamantadas com partículas de 75 µm, 40 µm (amarela), 15 µm (vermelha).

Essas pontas possibilitam a remoção de excessos até mesmo em espaços interproximais estreitos.

534 Desgaste manual
Para a remoção de excessos e o polimento em áreas de forte ponto de contato, o suporte de tira de polimento facilita o trabalho, protegendo, ao mesmo tempo, a mucosa jugal, a língua e os lábios. Na figura:

- **Suporte LM; tiras de aço** (Horico)

Direita: **Separador MEBA.**
Quando os pontos ou áreas de contato são fortes, nem sempre é possível passar as tiras de polimento, nem mesmo as mais finas. Eles podem ser abertos com o uso de separador.

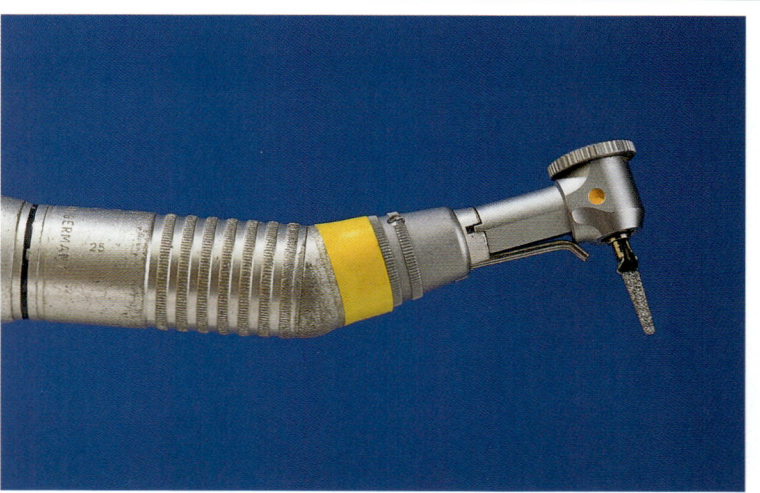

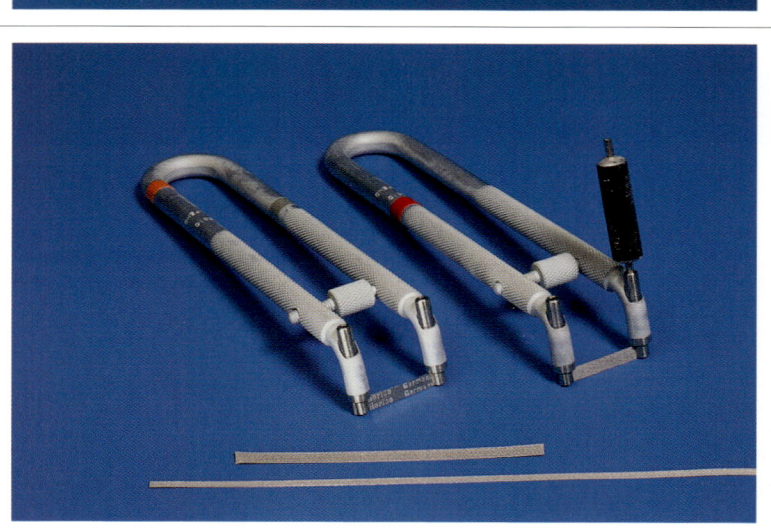

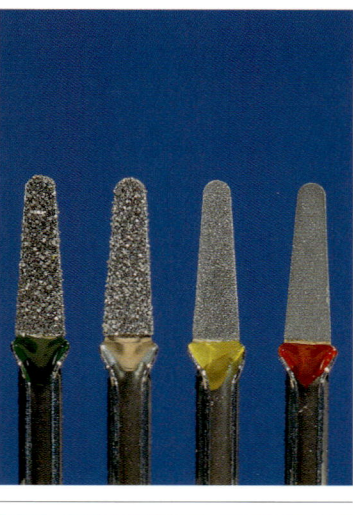

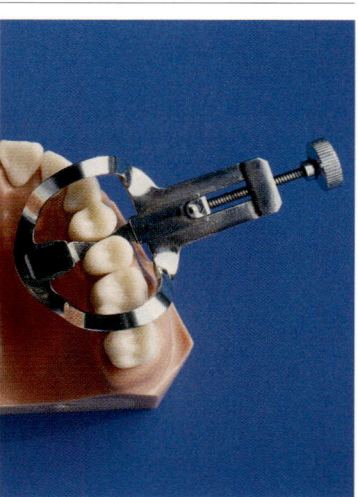

Adequação do meio oral – eliminação de fatores iatrogênicos

Mais importantes do que essas irritações diretas é o fato de que toda pequena imperfeição das restaurações constitui um nicho de retenção de placa. Em conseqüência disso, ocorrem nesses locais inflamações gengivais e, a longo prazo, destruição periodontal (Lang e cols., 1983, Iselin e cols., 1985).

O polimento das superfícies de restaurações antigas pode ser feito com pontas de diamante de granulação fina (refrigeradas), brocas multilaminadas ou discos para polimento.

Excessos de restaurações nas áreas interproximais podem ser removidos com pontas diamantadas em forma de chama e limas periodontais ou com as lixas Proxoshape (EVA-System).

Para o alisamento das restaurações em áreas interproximais, podem ser utilizadas tiras de lixa de aço ou poliéster, com ou sem auxílio de porta-tira, na altura do ponto de contato ou junto à margem gengival.

É comum a ocorrência de cáries sob restaurações antigas com excesso ou fissuras e, portanto, estas *devem ser substituídas*.

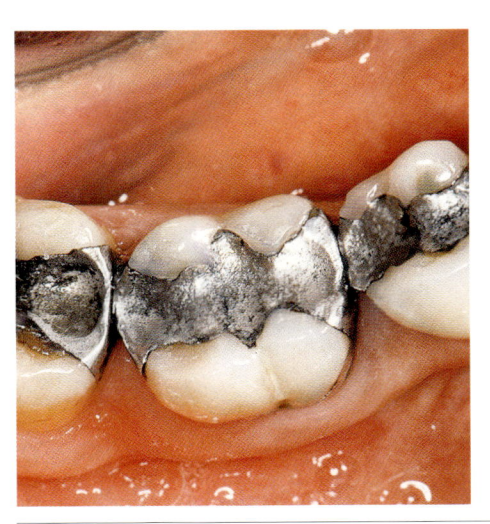

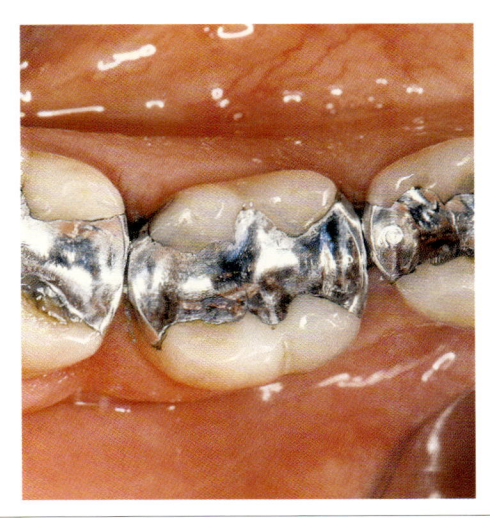

535 Restaurações de amálgama – pré e pós-recontorno
Esquerda: A superfície irregular e escurecida dessas restaurações antigas favorecem a retenção de placa. Embora as superfícies oclusais não estejam em contato direto com o periodonto marginal, a quantidade total de microrganismos na boca é reduzida com o polimento. Devem-se verificar os contatos funcionais em RC e em movimentos laterais.

Direita: Restaurações de amálgama antigas após polimento e correção da forma.

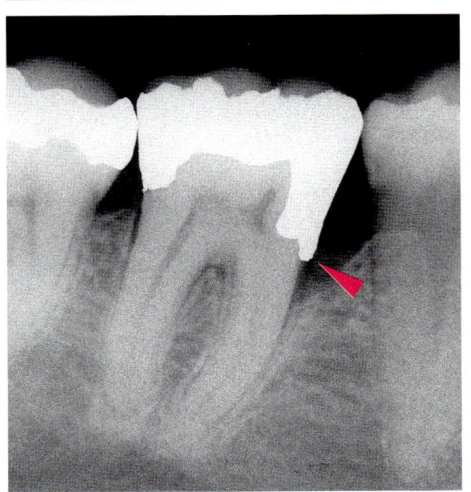

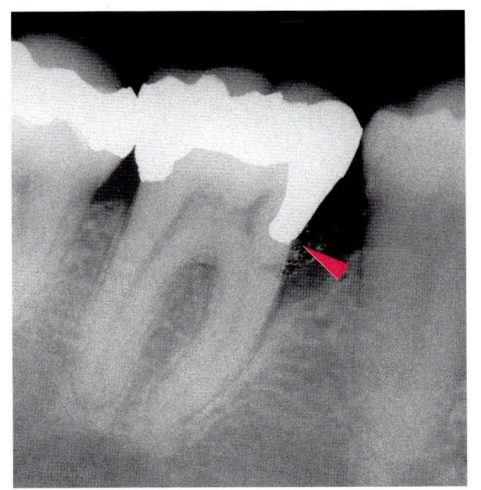

536 Excesso de amálgama: antes e após a remoção
Esquerda: A restauração do molar 46 apresenta grande excesso por mesial (retenção maciça de placa, seta). Nessa área de acúmulo de placa de origem iatrogênica, ocorreu a formação de bolsa infra-óssea.

Direita: O excesso interproximal foi removido; e a restauração, polida. A correção da margem impede o acúmulo de placa. Havendo suspeita de cáries, recomenda-se a substituição da restauração.

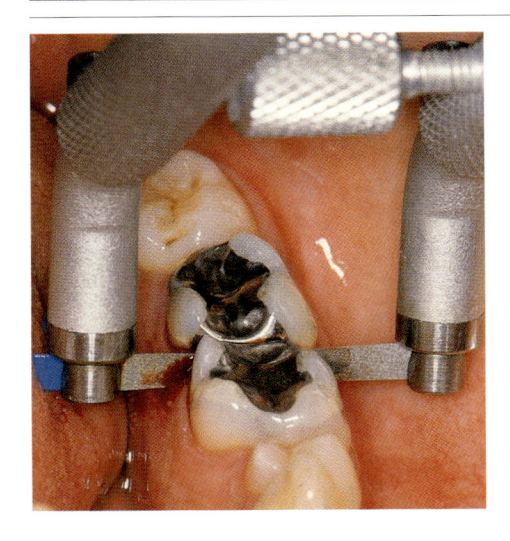

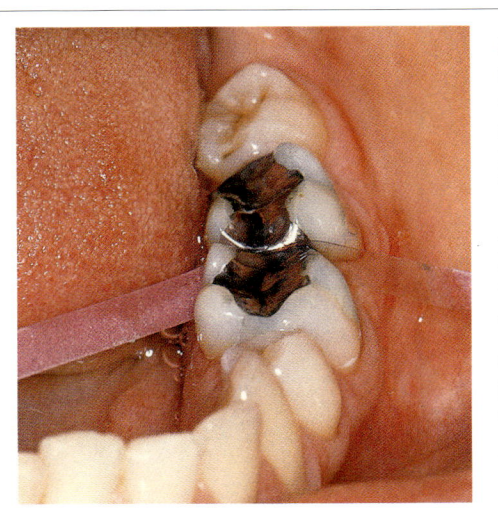

537 Alisamento interproximal da restauração com tira de lixa
Esquerda: Tira de aço diamantada em porta-tira: alisamento da superfície distal do elemento 36. A área de contato é preservada.

Direita: O alisamento final da superfície interproximal da restauração é feito com tiras de linho, de abrasão mínima.

Objetivo: Obtenção de superfícies interproximais lisas que possibilitem a perfeita higiene interproximal com o fio dental.

Eliminação de fatores de irritação iatrogênicos – pôntico

Por motivos estéticos, os elementos de pônticos na *região anterior* devem ficar em contato com a gengiva inserida. A formação de papilas junto aos dentes pilares pode ser estimulada por pôntico com elementos ovóides (p. 502) parcialmente imersos na gengiva, melhorando a estética, mas dificultando a higiene.

Na *região posterior*, pode-se deixar um espaço de 1 a 2 mm entre o pôntico e a gengiva, a fim de garantir a remoção de placa da parte inferior do pôntico.

Elementos de pôntico facetados (*modified ridge lap*; p. 502) têm formato mais favorável para a limpeza com escovas interdentais, palitos ou *superfloss* do que os antigos pônticos em barra, sob os quais permanece um grande espaço.

Caso necessário, os pônticos mal construídos podem ser corrigidos com pontas diamantadas em forma de chama. Com as limas Proxoshape, é possível conferir um polimento das superfícies inferiores de qualidade aproximada à do polimento feito em laboratório (granulação de 15 µm).

538 Pôntico com incorreção de contorno
O pôntico de um elemento em formato de sela (tipo *ridge-lap*, p. 502) está em contato com o processo alveolar, recobrindo a mucosa *móvel* vestibular. Esse elemento apresenta comprimento e largura excessivos, bem como uma grande área de contato com o pilar mesial, que comprime a papila gengival do dente pilar e impossibilita a higiene interproximal. A linha pontilhada mostra a correção do contorno que se planejou.

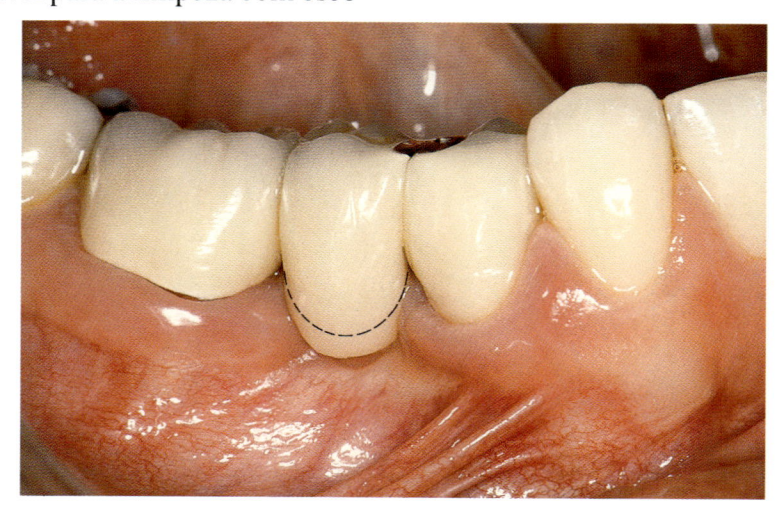

539 Correção do pôntico
A prótese cimentada pode ser mantida, necessitando apenas de correção do contorno do pôntico nas áreas marginais e proximais com uma ponta em forma de chama.

Direita: O desenho mostra a grande área de retenção de placa sob o pôntico original, em forma de sela (setas cheias). Com a correção do contorno, a face inferior torna-se plana, ligeiramente convexa, e a retenção de placa é reduzida (setas vazias).

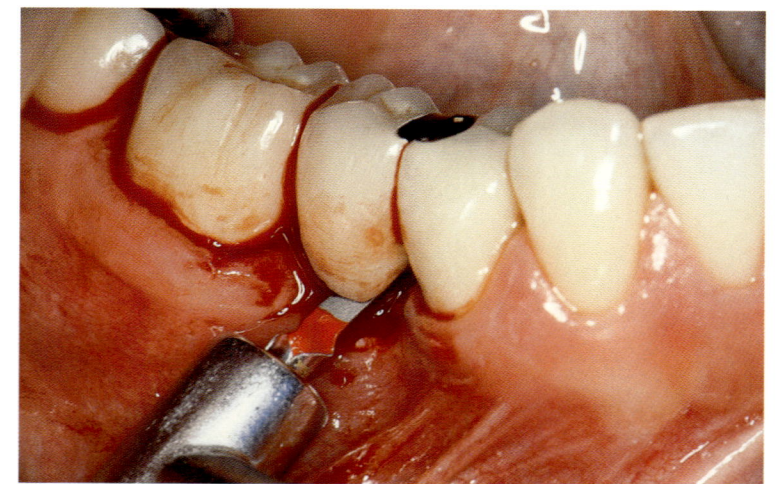

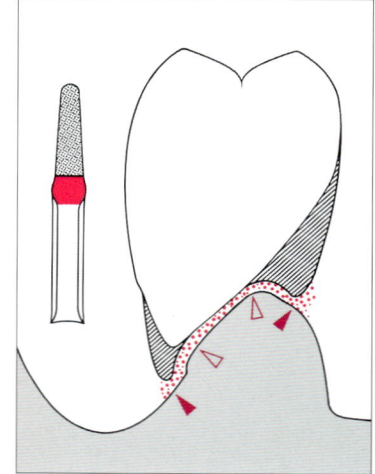

540 Higienização sob o pôntico
Após a cicatrização da gengiva – foi mantido cimento cirúrgico (Coe-Pak) no local por dez dias –, é possível executar perfeitamente a higiene das áreas interproximais dos dentes pilares, com *superfloss* ou *escova e fio dental*, por exemplo.

A luz amarelada da fibra ótica posicionada em lingual revela gengiva queratinizada saudável.

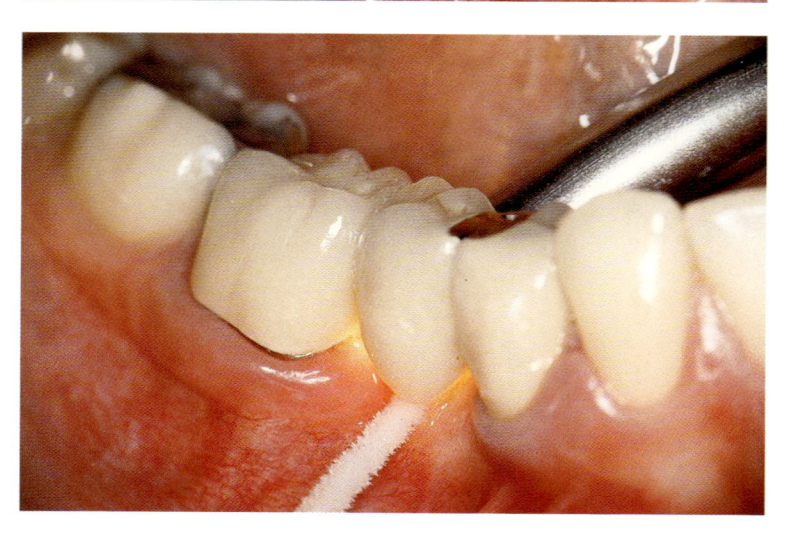

Eliminação de áreas naturais de retenção de placa: odontoplastia de sulcos, depressões e reentrâncias

As coroas e raízes dentais possuem sulcos, concavidades e reentrâncias naturais. Na dentição saudável, essas áreas podem, geralmente, ser higienizadas de maneira satisfatória com escova de dentes e instrumentais de higiene interproximal.

Na área cervical de alguns dentes, é relativamente comum a ocorrência de anomalias que favorecem a retenção de placa, como os *sulcos* que se originam no forame cego e se estendem até a raiz.

Além disso, as raízes fusionadas de dentes multirradiculados podem ser, transversalmente, bastante irregulares, apresentando *reentrâncias* profundas, que se estendem até a dentina. Quando se forma uma bolsa, essas reentrâncias transformam-se em nichos bacterianos que, em geral, causam destruição óssea localizada e progressiva.

Essas áreas podem ser alargadas, até determinado grau, mediante odontoplastia simples, de forma que se tornem acessíveis para a higienização.

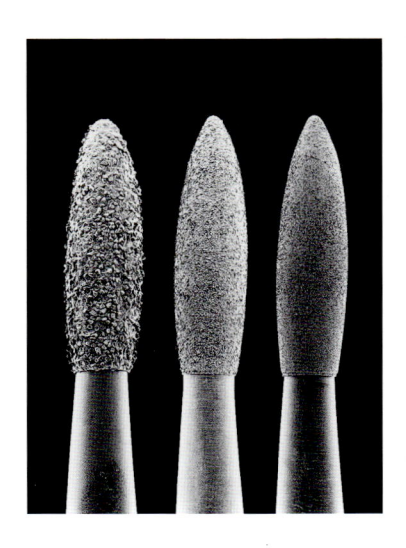

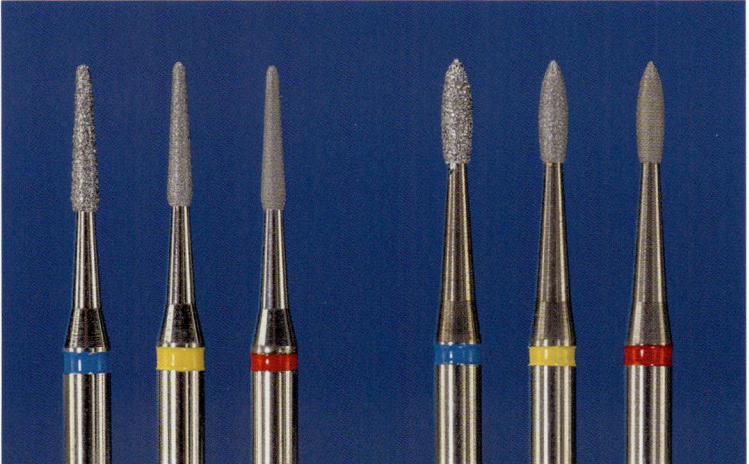

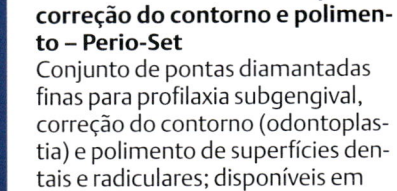

541 Pontas diamantadas para correção do contorno e polimento – Perio-Set
Conjunto de pontas diamantadas finas para profilaxia subgengival, correção do contorno (odontoplastia) e polimento de superfícies dentais e radiculares; disponíveis em dois comprimentos de pescoço.

Esquerda: Pontas diamantadas em forma de chama: conjunto com 3 granulações diferentes (REM):

Perio-Set:
- 75 µm (azul)
- 40 µm (amarelo)
- 15 µm (vermelho)

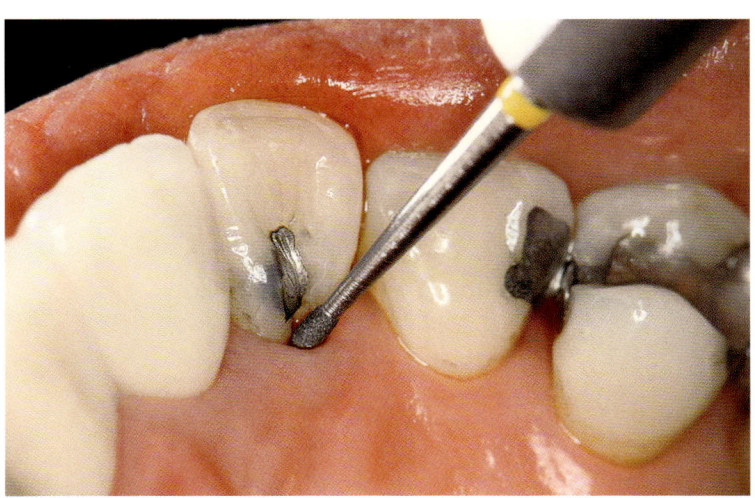

542 Abertura de reentrância no dente 22
Sulco fino, sondável (nicho bacteriano), partindo do forame cego (restauração de amálgama) do incisivo lateral para o interior da bolsa de 5 mm de profundidade.

O sulco é tão estreito, que o fundo não pode ser alcançado nem com raspador nem com cureta. Desgaste odontoplástico (alargamento, arredondamento e polimento com pontas diamantadas de granulação de 15 µm).

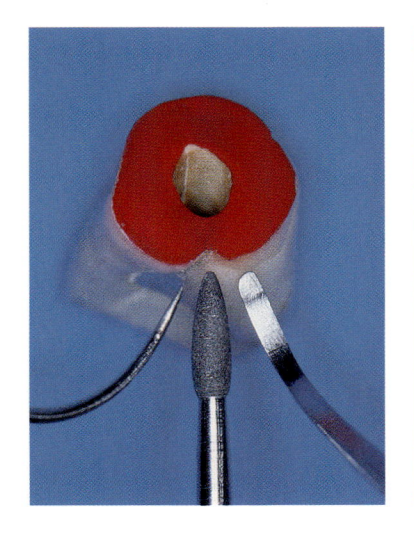

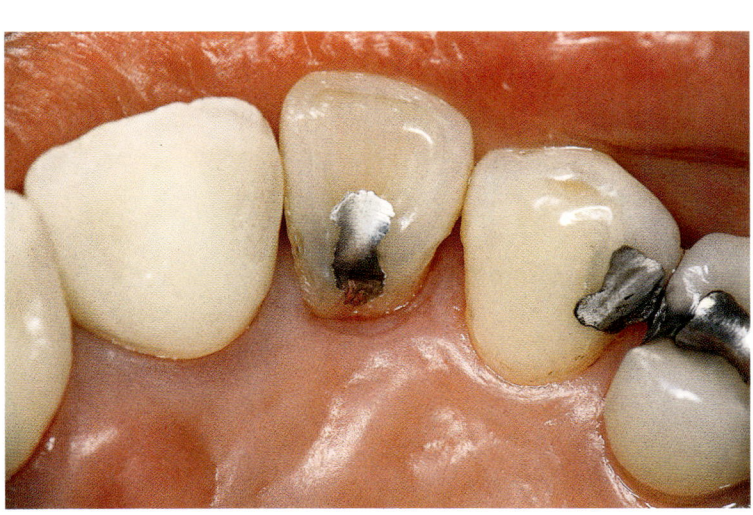

543 Dente 22 após odontoplastia
Sulco delgado após alargamento com as pontas diamantadas descritas. O fundo pode, então, ser alcançado por instrumentos finos (p. ex., curetas de 0,8 mm) e está acessível à higienização.

Após a odontoplastia, a superfície dental deve ser fluoretada diversas vezes.

Esquerda: Corte transversal na altura da gengiva de um dente anterior.

Redução das áreas de acúmulo de placa em dentes com apinhamento: odontoplastia – desgaste morfológico

O apinhamento é uma das poucas anomalias de posicionamento cujo envolvimento na gengivite/periodontite é relevante, mesmo se indireto. Fatores oclusais e funcionais são pouco significativos nesse caso. O mais importante é que os dentes apinhados formam áreas de acúmulo de placa de difícil higienização.

Muitas vezes, tratamentos ortodônticos complexos (p. 463) – eventualmente com extrações – não podem ser executados em adultos por razões técnicas, financeiras ou de tempo.

O *desgaste cuidadoso* de dentes apinhados melhora a estética e é uma alternativa ao tratamento ortodôntico, mesmo que bastante limitada. As correções da morfologia dental são feitas com pontas diamantadas finas, *apenas em esmalte*. Por fim, desgastam-se as superfícies dentais, aplicando-se flúor sobre estas.

544 Apinhamento – retenção de placa
Nesse apinhamento grave, observa-se uma gengivite acentuada e grande quantidade de placa principalmente nas superfícies dentais não-alcançadas pela autolimpeza por língua e lábios. Essa condição pode ser modificada por meio de desgastes *morfológicos*.

Direita: Vista dos incisivos inferiores por oclusal. O dente 31 não pode ser alcançado pela língua por oclusal.

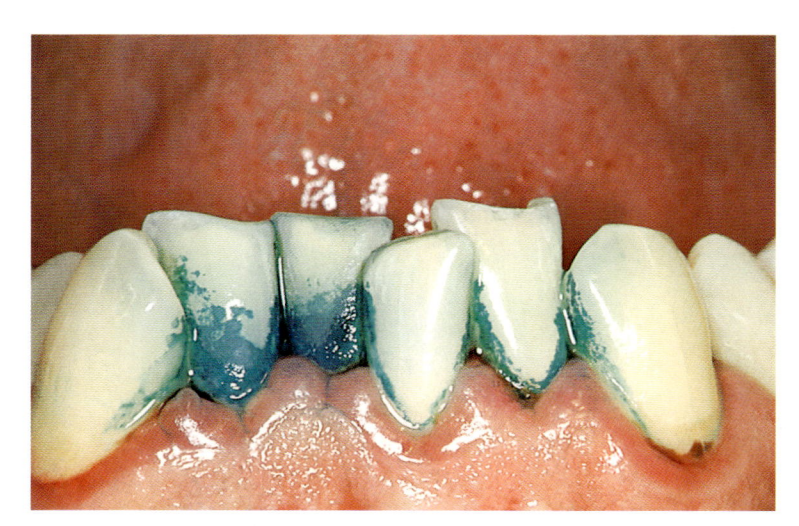

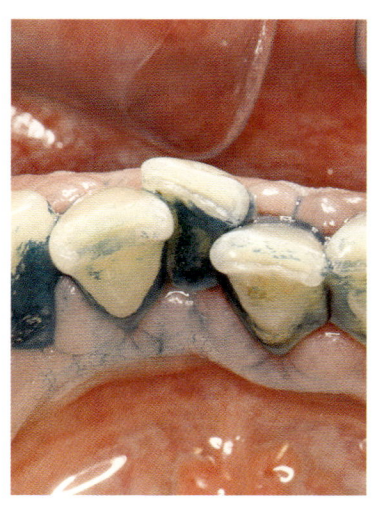

545 Odontoplastia – desgaste morfológico
Após leve desgaste dos bordos incisais – mantendo-se os contatos oclusais (vermelhos) –, o apinhamento será aliviado mediante desgaste morfológico nas áreas pintadas de preto.

Áreas de contato com forte pressão são aliviadas com tiras de granulação fina, a fim de possibilitar o uso do fio dental.

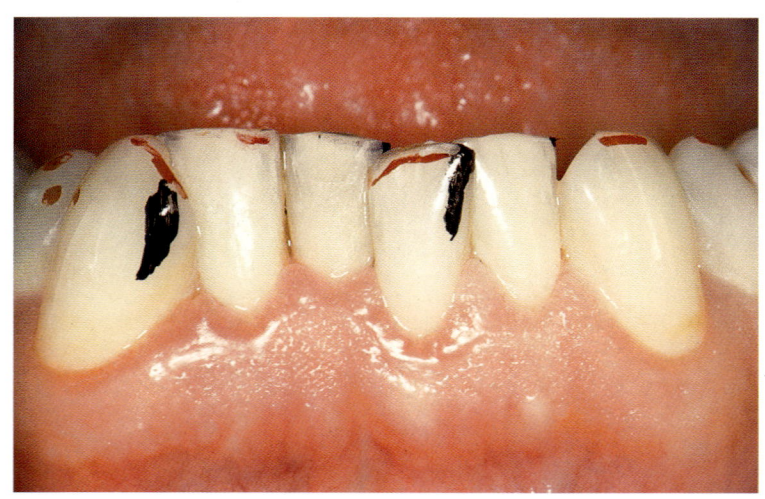

546 Após desgaste e profilaxia dental
Os nichos de acúmulo de placa não são mais tão grandes como no início, e a quantidade de placa evidenciada é mínima. O uso do fio dental tornou-se possível após a odontoplastia.

Com esse tratamento e a melhora da higiene bucal, a inflamação praticamente foi eliminada.

Direita: A situação das faces linguais também melhorou, embora ainda se observe uma leve inflamação marginal.

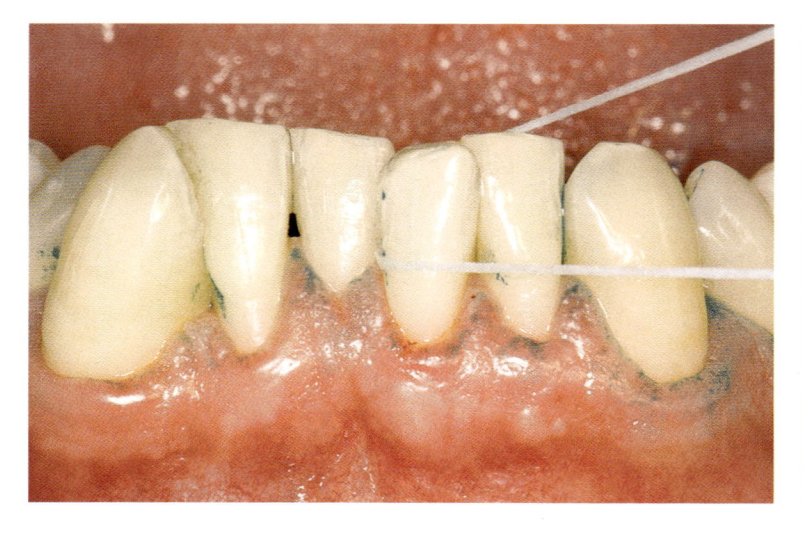

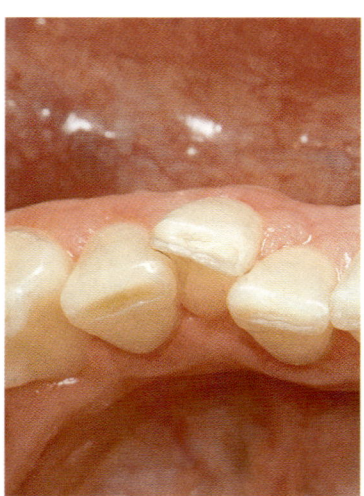

Tratamento da gengivite associada à placa bacteriana

Procedimentos passo a passo

O tratamento da gengivite (classificação: tipo I A, p. 520) é idêntico ao realizado por paciente e CD na 1ª fase da terapia inicial (fase de higienização), abrangendo: motivação, informação, instrução e controle da higiene bucal, bem como a remoção de placa e de cálculo supragengivais (*depuração*).

Quando executado em toda a dentição, esse tratamento pode ser bastante demorado. A paciente do exemplo aqui mostrado, de 30 anos de idade, apresenta gengivite moderada associada à placa. Não houve perda de inserção, mas se verificam pseudobolsas de até 4 mm de profundidade. Durante as sessões de *profilaxia*, a paciente recebeu, pela primeira vez, instruções de higiene por um profissional.

Coleta de dados (incisivos):

PI: 72% SS: 69% MD: 0 a 1 (graus, p. 174)

Exames visual e radiográfico: ver figuras a seguir.

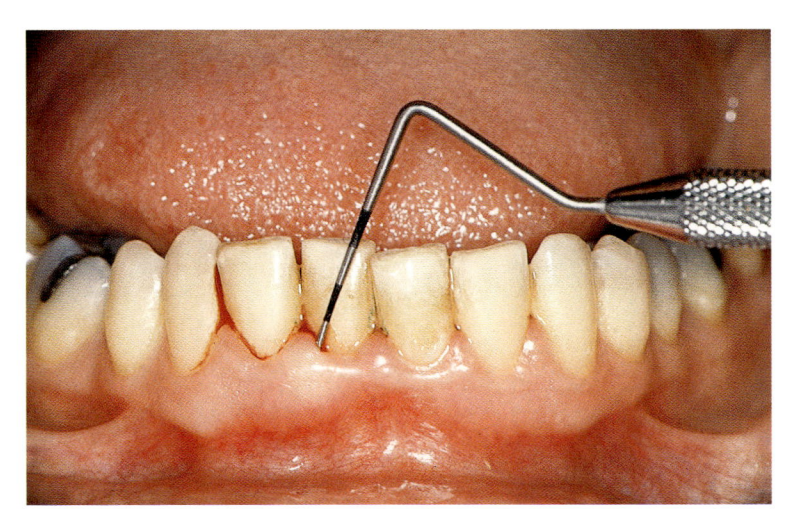

547 Exame clínico inicial – gengivite moderada
A gengiva mostra-se edemaciada especialmente nas papilas. Mesmo com uma sondagem cuidadosa, ocorre intenso sangramento – sobretudo nos espaços interproximais. Além da higiene bucal insuficiente, há um leve apinhamento na região ântero-inferior que favorece o acúmulo de placa.

A largura da gengiva inserida é normal.

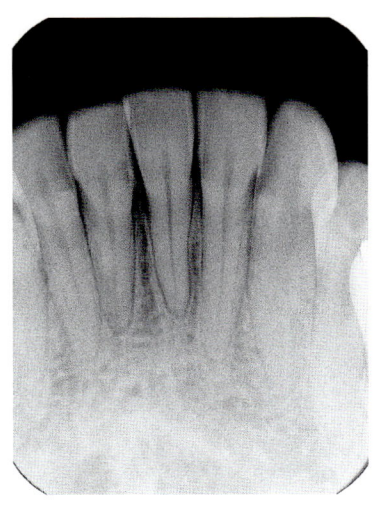

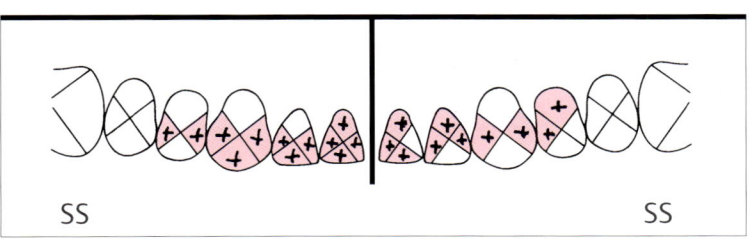

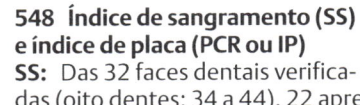

548 Índice de sangramento (SS) e índice de placa (PCR ou IP)
SS: Das 32 faces dentais verificadas (oito dentes: 34 a 44), 22 apresentam sangramento à sondagem.

Esquerda: Exame radiográfico. Não se detecta perda óssea.

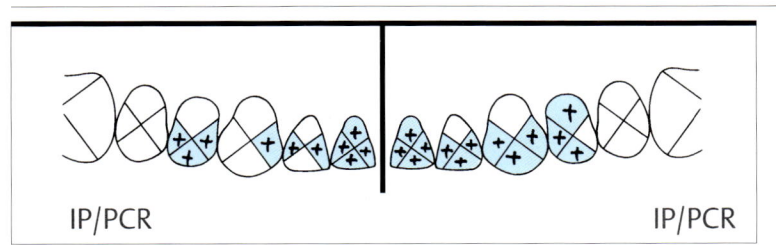

PI/PCR: Em 23 das 32 faces dentais examinadas (8 dentes: 34 a 44), há presença de placa.

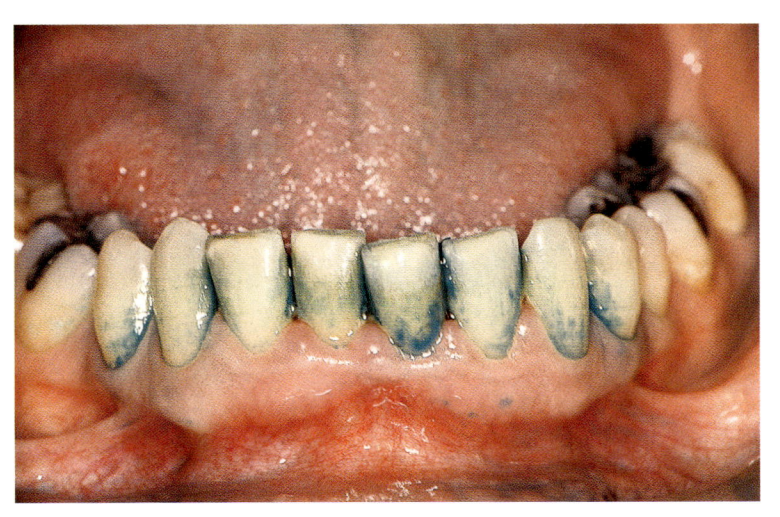

549 Placa evidenciada
Em quase todos os dentes, encontram-se acúmulos de placa em quantidade variável junto às margens gengivais ou às faces interproximais.

Remoção de placa e de cálculo na região ântero-inferior; procedimentos observados por lingual

550 Exame clínico inicial
Por lingual, gengivite causada por placa e cálculos supragengivais.

Já na primeira consulta, procede-se à instrução de higiene bucal (escovação).

A higiene interproximal (neste caso, com o fio dental) será demostrada apenas na próxima consulta.

Direita: Gengivite; vista vestibular.

551 Profilaxia com ultra-som
Para a remoção completa dos depósitos supragengivais de consistência macia ou sólida (debridamento rápido), os aparelhos ultra-sônicos e sônicos são bastante adequados.

Direita: Instrumento de ultra-som mais antigo (na figura, à esquerda) e mais recente, com refrigeração interna (centro; Dentsply Cavitron), ou cavitador sônico (KaVo Sonicflex; na figura, à direita).

Atenção: A proteção contra o aerossol infeccioso não deve ser esquecida.

552 Raspagem – profilaxia dental, complementação com instrumento manual
Após a profilaxia, complementa-se o trabalho sistematicamente com raspadores manuais/curetas (debridamento).

Essencial não é o instrumento utilizado, mas, sim, o resultado, ou seja, a limpeza da superfície.

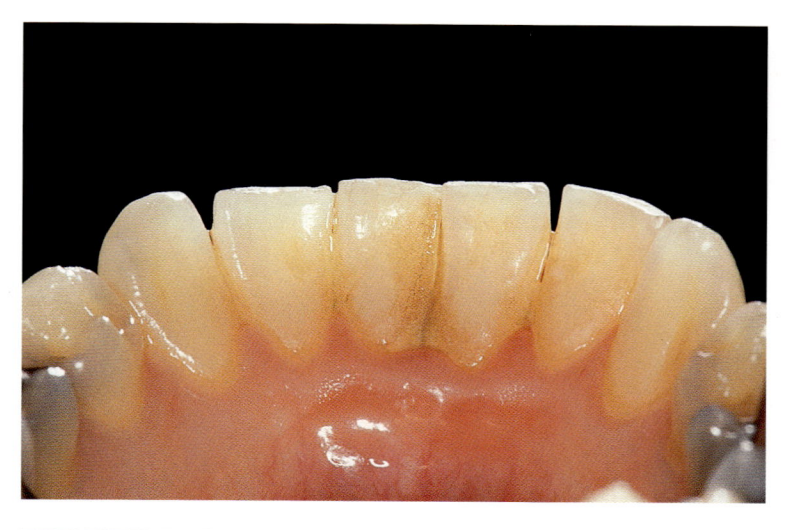

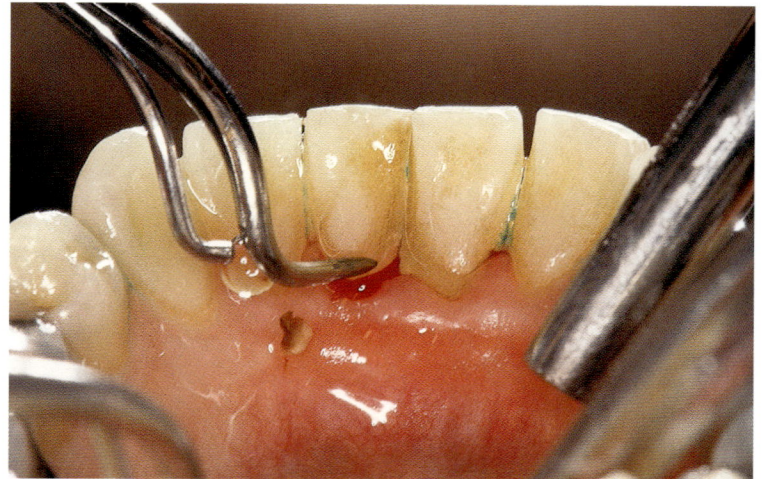

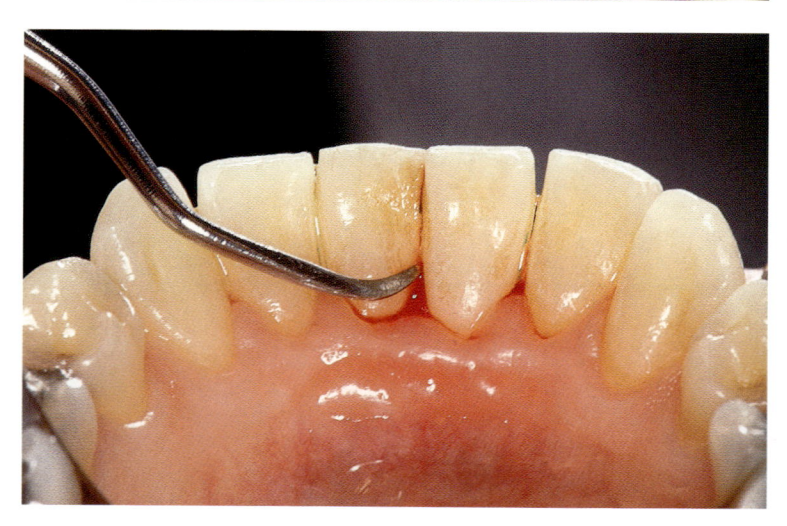

553 Verificação da limpeza com a sonda
A limpeza da superfície coronal/radicular é sempre verificada com sonda de ponta afilada.

Direita: Sondas finas, pontiagudas:

- EXD5
- EXD3CH
- EXDS3A
  Fabricante: Hu-Friedy.

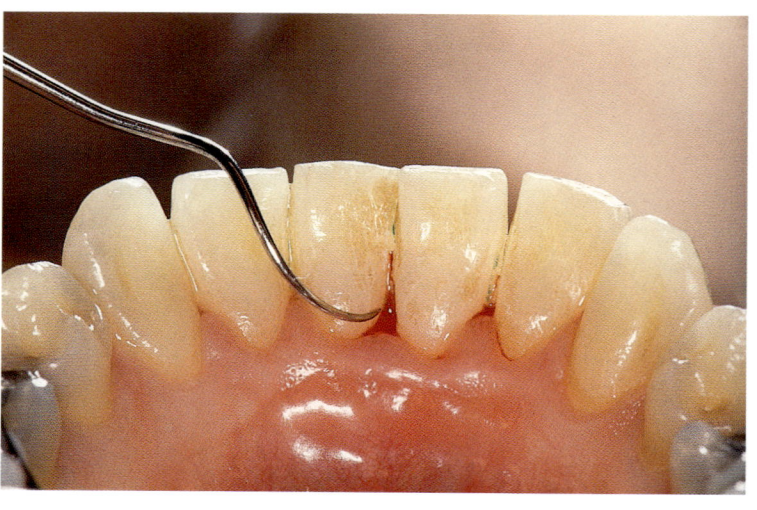

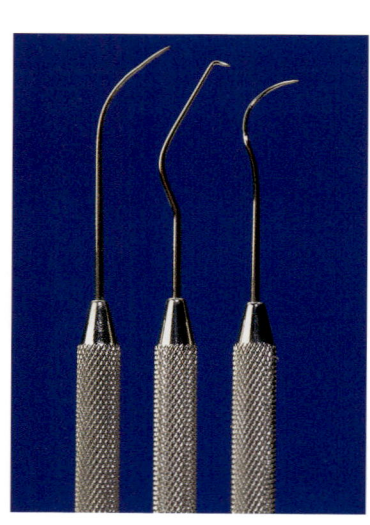

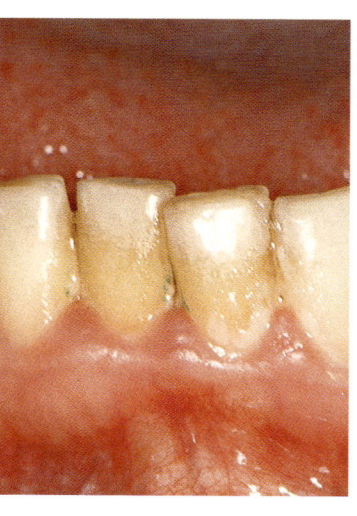

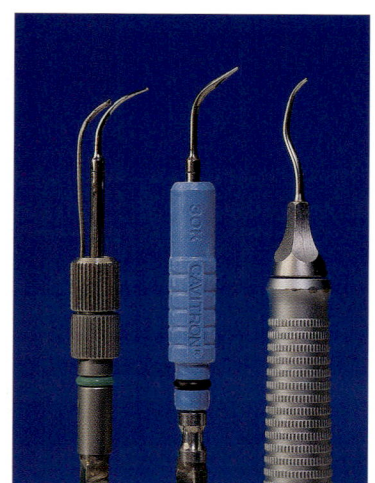

Tratamento da gengivite associada à placa 251

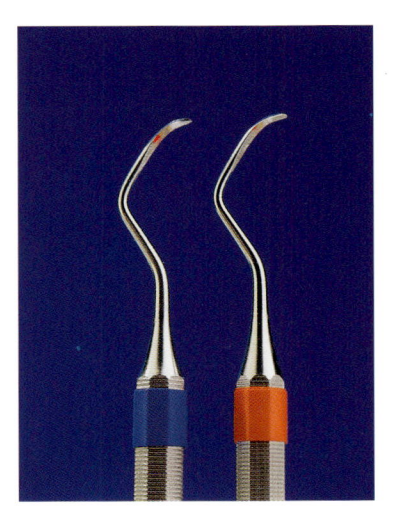

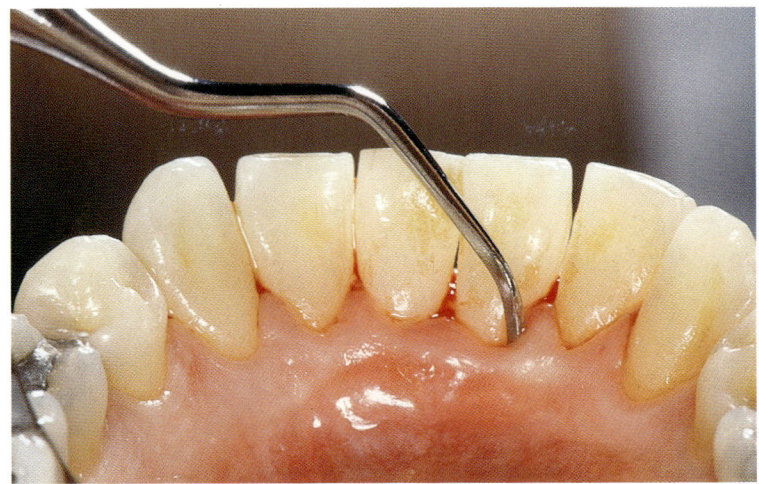

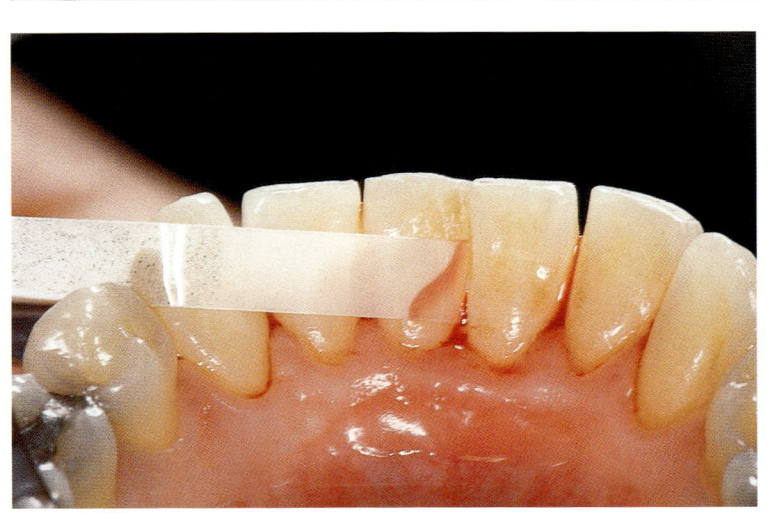

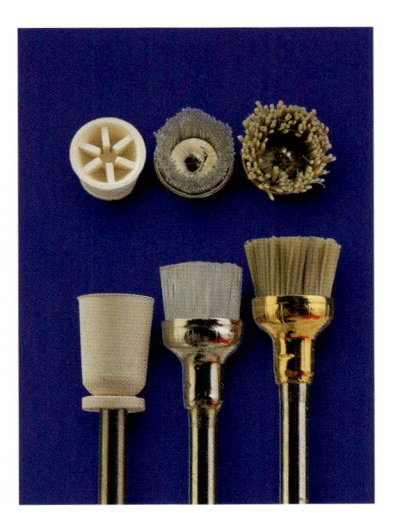

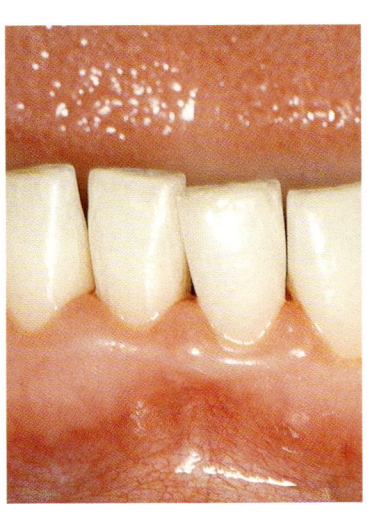

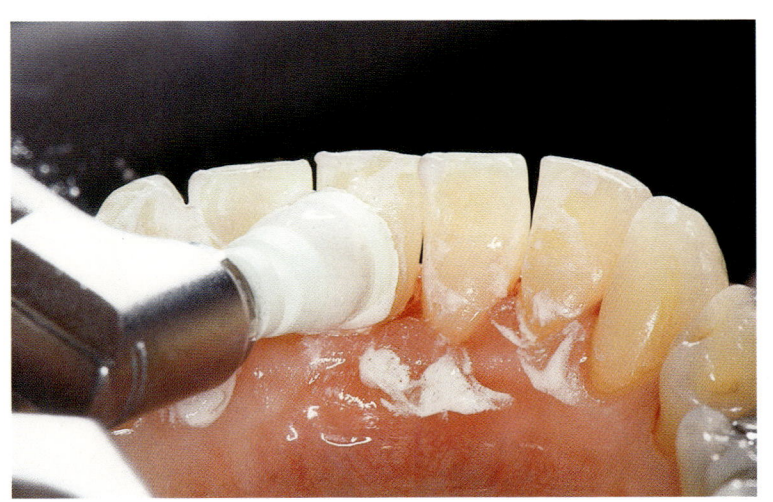

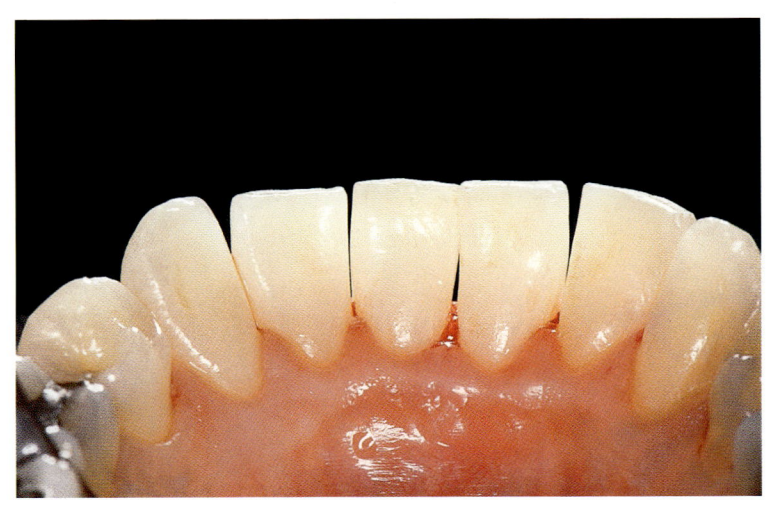

554 Profilaxia subgengival com cureta universal
No tratamento da gengivite, já se podem empregar curetas finas, de extremidade arredondada, de forma que a gengiva sofra o mínimo de trauma durante a curetagem levemente subgengival das pseudobolsas (movimentos horizontais de raspagem).

Esquerda: Instrumentos

- Raspador M23
- Cureta M23A
  Fabricante: Deppeler.

555 Remoção de placa e polimento das faces interproximais – tira levemente abrasiva
Após a curetagem das superfícies vestibulares e linguais, as superfícies proximais e a área de contato são limpas com tiras de poliéster de granulação fina.

Para o polimento, podem ser utilizadas tiras de poliéster lisas ou fita dental (p. 232) com pasta para polimento fluoretada.

557 Incisivos inferiores imediatamente após a profilaxia
A placa e os cálculos foram removidos; a profilaxia desta área levou cerca de 15 min. Mesmo que o procedimento seja feito com cuidado, leve ferimento da gengiva é inevitável. Essas lesões cicatrizam em poucos dias.

Esquerda: Vista por vestibular imediatamente após a remoção de placa e de cálculos.

Tratamento da gengivite

Resumo

As restaurações desta paciente de 30 anos foram feitas a longos intervalos (anos). Nessas consultas esporádicas ao cirurgião-dentista, ela não recebeu instruções de higiene. De acordo com a paciente, foram feitas apenas remoções de cálculo rápidas e superficiais.

Durante o tratamento da gengivite feito pela THD, a paciente mostrou motivação, aprendendo com facilidade a realizar o controle de placa com a escova e o fio dental. O índice de placa (IP ou PCR) caiu para 12%. O sangramento à sondagem foi mínimo (SS 9%; p. 69).

Graças à colaboração da paciente, uma ou duas sessões de controle a curto prazo serão suficientes. Depois, bastarão consultas a cada seis meses para a manutenção dos resultados – ausência clínica de inflamação, saúde periodontal – e para o controle da higiene bucal. O intervalo de rechamada também torna possível diagnosticar precocemente qualquer falha ou problema no autocuidado caseiro.

559 Exame clínico inicial – incisivos inferiores
Gengiva inflamada, com ligeiro aumento de volume, pseudobolsas, sangramento à sondagem. Depósito de placa marginal generalizado, pouco visível.

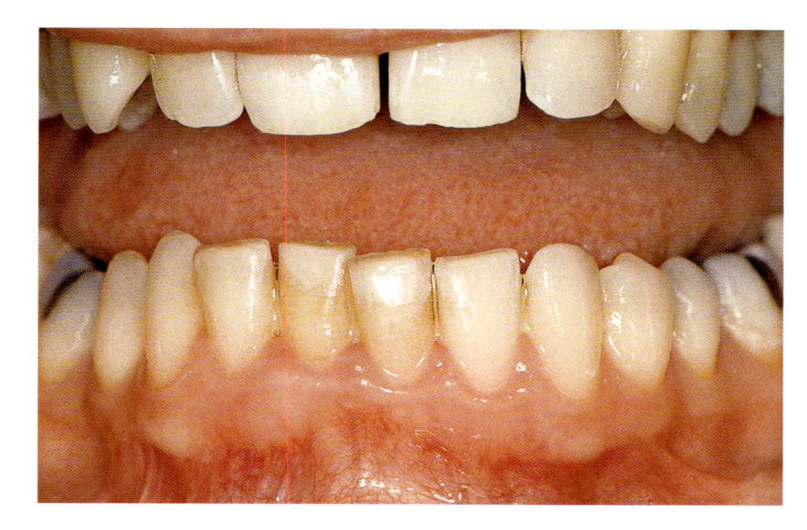

560 Índice de sangramento à sondagem (SS)

Antes do início do tratamento
Mais de dois terços de toda a margem gengival e das áreas interproximais apresentam sangramento à sondagem (SS 69%).

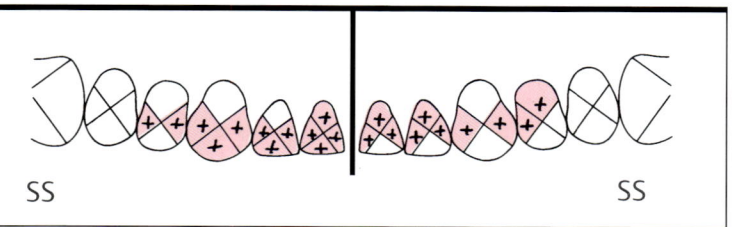

Antes

Após o tratamento
Com o tratamento, o número de locais de sangramento caiu de 69 para 9%. Na região ântero-inferior, observa-se sangramento em apenas três pontos.

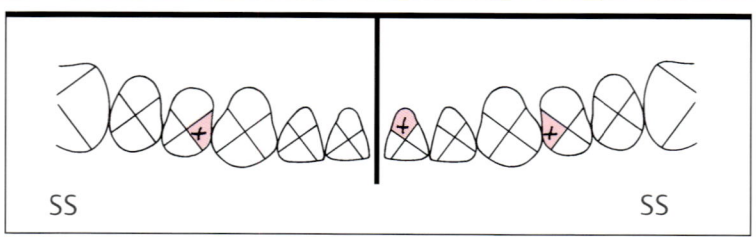

Depois

561 Após seis meses
A gengivite foi eliminada. A gengiva apresenta forma normal, cor rosada, estrutura queratinizada e superfície levemente pontilhada.

Não há presença de placa.

A paciente usa escovas manuais para o emprego da técnica de Bass modificada; as áreas interproximais são higienizadas com fio dental. Ela sabe quais são as causas da gengivite, podendo, assim, evitar recidiva (*prevenção terciária*).

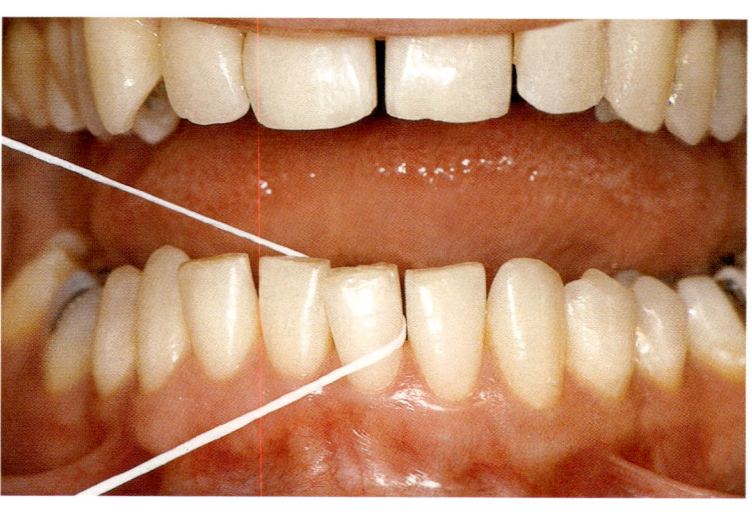

Tratamento: fase 1

- **Tratamento inicial 2 – causal, antimicrobiano**
- **Tratamento convencional, não-cirúrgico**
- **FMT:** *full mouth therapy*, com complementação medicamentosa

O tratamento de fase 1 em si – ou tratamento inicial 2 – constitui-se na eliminação das bolsas periodontais sem exposição cirúrgica. Ele é também denominado *conservador* ou, em contraposição à cirurgia periodontal (p. 295), *não-cirúrgico*. Estão incluídos nessa fase os seguintes procedimentos:

- Remoção de placa e de cálculos da superfície radicular
- Remoção de camadas de cemento com endotoxinas (?)
- Alisamento radicular
- Curetagem gengival, se necessário
- *Full mouth therapy*

Definições

A nomenclatura dessas medidas (*Glossary of Periodontal Terms*, AAP, 2001) não é uniforme em todo o mundo. Por isso, faremos uma breve recapitulação de algumas definições:

Debridamento (raspagem) – remoção de placa e de cálculo

Remoção de placa aderente ou não (biofilme), bem como de placa mineralizada (cálculo) da bolsa gengival ou infraóssea, sem a modificação da superfície radicular.

Desintoxicação da superfície radicular

Desintoxicação mecânica ou química da superfície radicular. Remoção de camadas de cemento residuais contendo endotoxinas. Esse procedimento mal pode ser distinguido da remoção de cálculo subgengival e do alisamento radicular

Alisamento radicular

Alisamento da superfície radicular com curetas e, eventualmente, com pontas diamantadas. Esse procedimento também não pode ser distinguido claramente do debridamento subgengival.

Curetagem gengival

Curetagem do epitélio da bolsa e do tecido conjuntivo subepitelial inflamado (também considerada como procedimento cirúrgico).

Tratamento conservador – curetagem sem exposição cirúrgica

Todos os procedimentos definidos já mencionados executados sem afastamento gengival, ou seja, sem visão direta da bolsa ou da superfície radicular (ver p. 282).

Curetagem com exposição cirúrgica

Após o rebatimento de um retalho de acesso (Widman modificado, p. 309), a gengiva é afastada o suficiente para que o debridamento e o alisamento radiculares possam ser executados sob visão direta. É considerada um procedimento cirúrgico.

Full mouth therapy – FMT

Tratamento sistemático, antimicrobiano, sem exposição cirúrgica e *mecânico farmacológico* das bolsas de toda a boca (FDIS – *full mouth disinfection*).

Entre as medidas do tratamento inicial 1 (remoção *supragengival* de placa e de cálculo) e as do tratamento inicial 2 não há linha divisória clara.

Tratamento: fase 1

Tratamento não-cirúrgico, antiinfeccioso – objetivos do tratamento

O objetivo do tratamento tradicional não-cirúrgico é eliminar os microrganismos responsáveis pela destruição periodontal da bolsa e dos tecidos circunjacentes, obter superfícies dentais limpas, lisas e biocompatíveis, bem como remover o tecido patológico, eventualmente contaminado (Frank, 1980; Saglie e cols., 1982; Allenspach-Petrsilka e Guggenheim, 1983; O'Leary, 1986; Adriaens e cols., 2002).

A remoção do epitélio da bolsa e de parte do tecido conjuntivo infectado era, até há pouco, controversa; estudos atuais, porém, comprovaram a possibilidade de colonização de células do epitélio da bolsa (colonização intracelular) e de componentes do tecido conjuntivo. Os principais microrganismos colonizadores são: *A. actinomycetemcomitans, P. gingivalis, T. denticola* e – além dos patógenos mais conhecidos – o *Streptococcus constellatus* (Socransky e Haffajee, 2002).

Então, além do biofilme, o epitélio da bolsa também deve ser removido?

562 Princípio do tratamento conservador das bolsas
Corte histológico de uma bolsa gengival (HE, 20_) e representação de dois passos do tratamento: "*debridamento radicular*" e "*curetagem gengival*".

A curetagem gengival (**2**) nunca é executada isoladamente. A terapia causal é a eliminação dos microrganismos que se organizam em forma de biofilme, independentemente de onde este se encontra. A superfície radicular deve ser obrigatoriamente debridada (**1**).

1 Raspagem e alisamento radiculares
Com uma cureta de corte unilateral, como a cureta de Gracey (**1**), removem-se placa, cálculos, cemento superficial contendo endotoxinas e, eventualmente, dentina. A seta indica a direção em que a cureta é movimentada.

2 Curetagem gengival
Com uma cureta com fio para o lado oposto (**2**), raspa-se o tecido mole, removendo-se o epitélio da bolsa e o epitélio juncional residual (apical), bem como tecido conjuntivo inflamado.

- epitélio oral (queratinizado)
- epitélio da bolsa
- bolsa
- cálculo dental (recoberto por placa)
- epitélio da bolsa ulcerado
- infiltrado inflamatório
- tecido conjuntivo subepitelial
- epitélio juncional
- cemento
- dentina

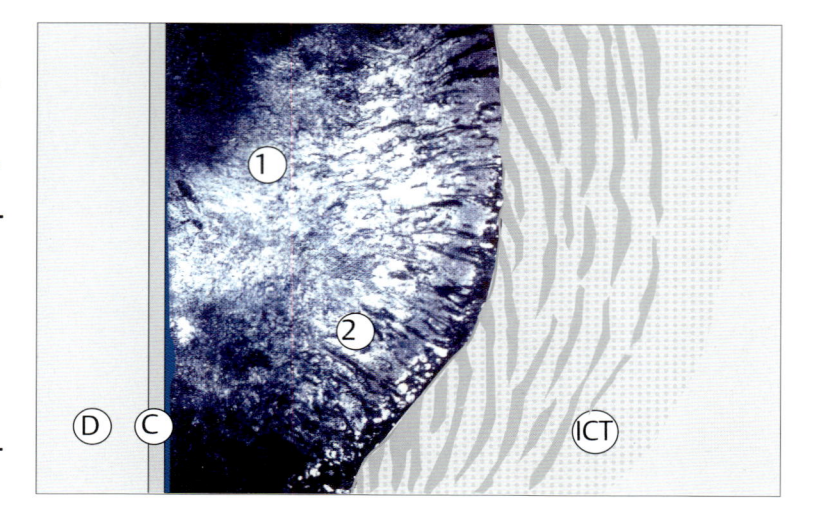

563 Biofilme subgengival no fundo da bolsa
Corte histológico: placa dental corada com azuis de toluidina e azul de metileno. Interessante é a formação de biofilme no lado do tecido mole.

1 *Biofilme*/Placa sobre a superfície radicular
2 *Biofilme* sobreposto ao tecido mole
D Dentina
C Cemento
ICT Tecido conjuntivo com infiltrado inflamatório

Cortesia de *M. Listgarten*

Tratamento antimicrobiano – eliminação dos reservatórios

A resposta à pergunta do tópico anterior seria, portanto: "Sim, embora a AAP (2002) tenha concluído em suas diretrizes acadêmicas relativas à curetagem gengival que a curetagem dos tecidos moles, complementar aos procedimentos de raspagem e alisamento, não produza efeito adicional".

Parece importante, de qualquer modo, que não seja empregado um tratamento exclusivamente mecânico, mas sim, que se utilizem todos os recursos antimicrobianos disponíveis para a cura periodontal.

A primeira questão é a das reservas bacterianas no ecossistema da boca. O desenho a seguir mostra nichos em que os microrganismos periodontopatogênicos possam estar presentes.

Esses germes contaminam rapidamente as bolsas recém-tratadas, comprometendo os resultados do tratamento. Os reservatórios bacterianos devem, portanto, também ser "tratados" – isso é especialmente importante para os pacientes de maior suscetibilidade.

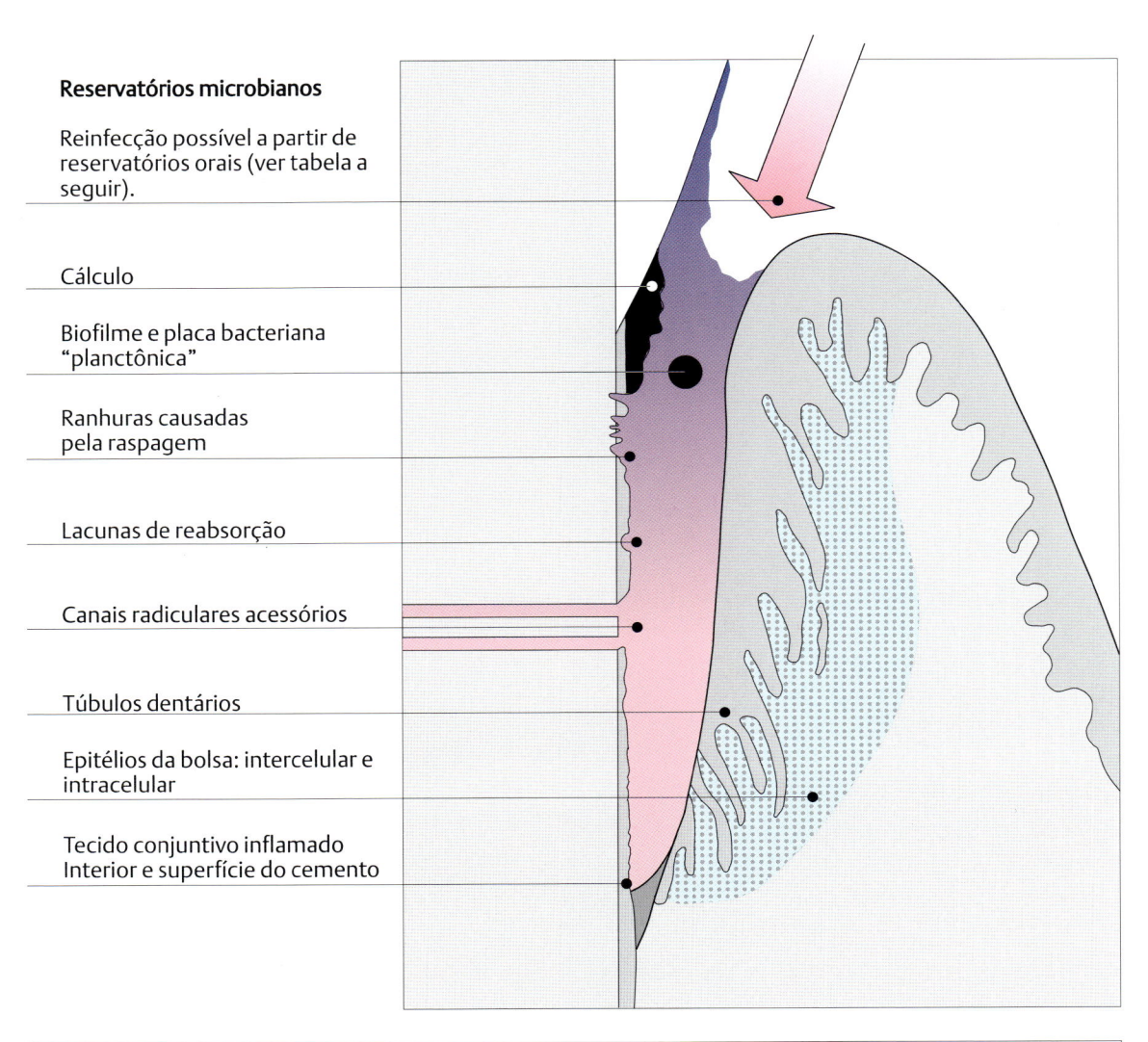

Reservatórios microbianos

- Reinfecção possível a partir de reservatórios orais (ver tabela a seguir).
- Cálculo
- Biofilme e placa bacteriana "planctônica"
- Ranhuras causadas pela raspagem
- Lacunas de reabsorção
- Canais radiculares acessórios
- Túbulos dentários
- Epitélios da bolsa: intercelular e intracelular
- Tecido conjuntivo inflamado Interior e superfície do cemento

564 Reservatórios microbianos orais
O acúmulo de placa ocorre em todos os locais em que os microrganismos estejam protegidos e disponham dos nutrientes necessários.

Em pequenas ranhuras das superfícies radiculares, em criptas profundas das tonsilas e sobre o dorso da língua, encontram-se muitos microrganismos associados (*clusters*), entre eles, muitos dos anaeróbios periodontopatogênicos.

Esses últimos encontram condições de anaerobiose já em biofilmes de 0,5 mm de espessura.

Modif. de *P. A. Adriaens, 1995.*

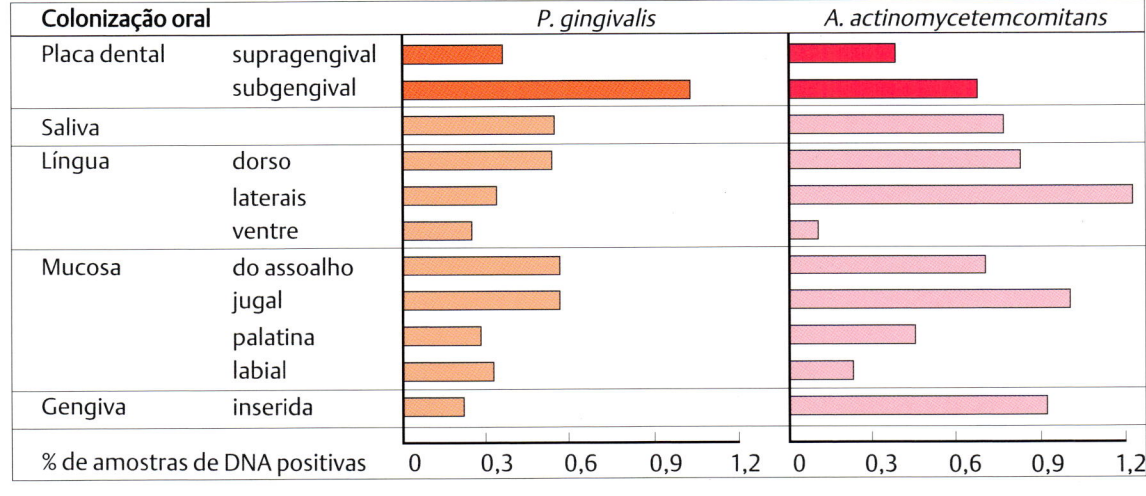

Colonização oral		P. gingivalis	A. actinomycetemcomitans
Placa dental	supragengival	0,3	0,4
	subgengival	1,0	0,7
Saliva		0,5	0,7
Língua	dorso	0,5	0,8
	laterais	0,3	1,2
	ventre	0,2	0,05
Mucosa	do assoalho	0,5	0,7
	jugal	0,55	1,0
	palatina	0,25	0,5
	labial	0,3	0,2
Gengiva	inserida	0,15	0,9
% de amostras de DNA positivas		0 0,3 0,6 0,9 1,2	0 0,3 0,6 0,9 1,2

565 *P. gingivalis* e *A. actinomycetemcomitans* em reservatórios orais
Presença de ambos os microrganismos em 24 pacientes.

A presença absoluta e relativa desses microrganismos justifica a higienização da língua (M. Novak, p. 237 e 281) não somente por pessoas com halitose.

Modif. de *Socransky e cols., 1999.*

Raspagem radicular – com ou sem curetagem gengival?

A remoção do biofilme da superfície radicular é um procedimento fundamental no tratamento das bolsas periodontais.

Após a remoção da placa bacteriana recente ou madura – caso presente –, os cálculos subgengivais são retirados. As camadas superficiais do cemento radicular contêm endotoxinas. Esses lipopolissacarídeos (LPS) de bactérias Gram-negativas podem prejudicar a regeneração do periodonto sobre a superfície radicular. Portanto, a raiz deve ser raspada até o cemento sadio ("duro") ou dentina e, em seguida, alisada.

Somente após o tratamento da superfície radicular, executa-se a curetagem do epitélio da bolsa e do tecido conjuntivo inflamado, um procedimento ainda controverso. Utilizando-se curetas com corte bilateral, já ocorre remoção de tecido mole da parede da bolsa durante a raspagem radicular.

O objetivo dessas medidas é a eliminação da infecção da bolsa, a remoção do epitélio da bolsa e a cura da lesão periodontal.

566 Alisamento radicular e curetagem – princípios
A Debridamentos da raiz e da bolsa
A superfície dental é tratada (1) e a placa bacteriana (P) da bolsa é removida.
B Bolsa original:
Com cálculo, placa aderente e microrganismos não-aderentes.
C Curetagem gengival:
Como procedimento complementar – e nunca como tratamento isolado –, o epitélio/tecido inflamado (2) e o epitélio juncional (3) são removidos.

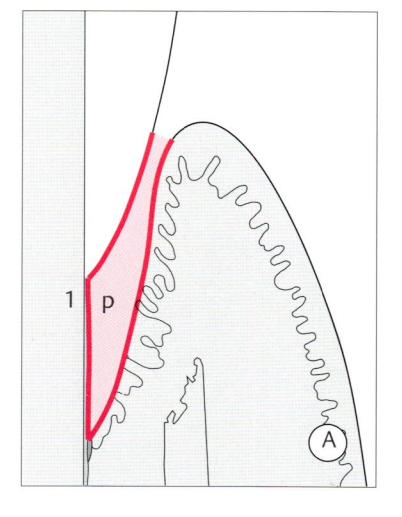

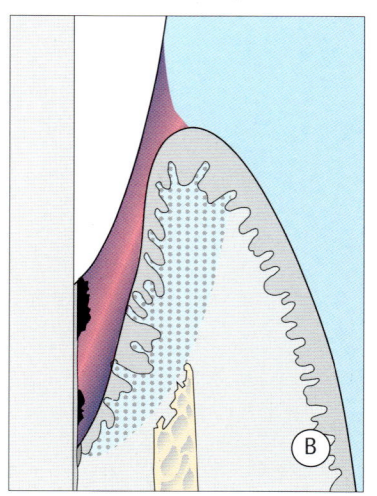

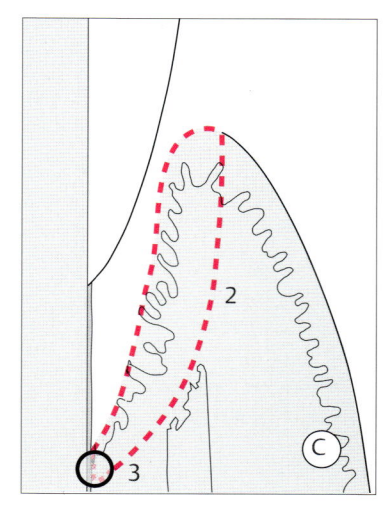

Efeitos do debridamento subgengival – cicatrização da bolsa ou recolonização?

O objetivo do tratamento antiinfeccioso, ou seja, a cura completa das bolsas, raramente é atingido. A visão e o acesso durante a instrumentação são limitados. Em um ou outro local, sempre permanecem bolsas residuais (Badersten, 1984; p. 280). A profundidade é considerada crítica a partir de 4 a 5 mm, em que o ambiente se torna anaeróbio e, portanto, propício à multiplicação dos patógenos Gram-negativos anaeróbios. Dessa forma, as bolsas residuais podem representar um risco de recolonização. Realizando-se consultas freqüentes, elas devem ser mantidas sob controle ou eliminadas.

Com a instrumentação subgengival (depuração) são removidas até cerca de 90% das bactérias da bolsa, em proporções iguais de microbiota indígena e patogênica: os processos de cicatrização e recolonização entram em confronto, permanecendo bolsas residuais.

O efeito favorável do tratamento das bolsas sem exposição cirúrgica advém do fato de que a flora não-patogênica recoloniza a bolsa mais rapidamente do que a patogênica (Fig. 567; Petersilka e cols., 2002).

567 Instrumentação de bolsas – bolsas residuais
A Bolsa não-tratada
Microrganismos não-patogênicos (pontos azuis) e patogênicos (pontos vermelhos) da microbiota da bolsa.
B Após a instrumentação
Todos os componentes da flora sofrem redução proporcional.
C Recolonização
A porcentagem de microrganismos "azuis" (não-patogênicos) elevou-se; esses microrganismos – ou a defesa do hospedeiro – inibem os "vermelhos" (patogênicos).

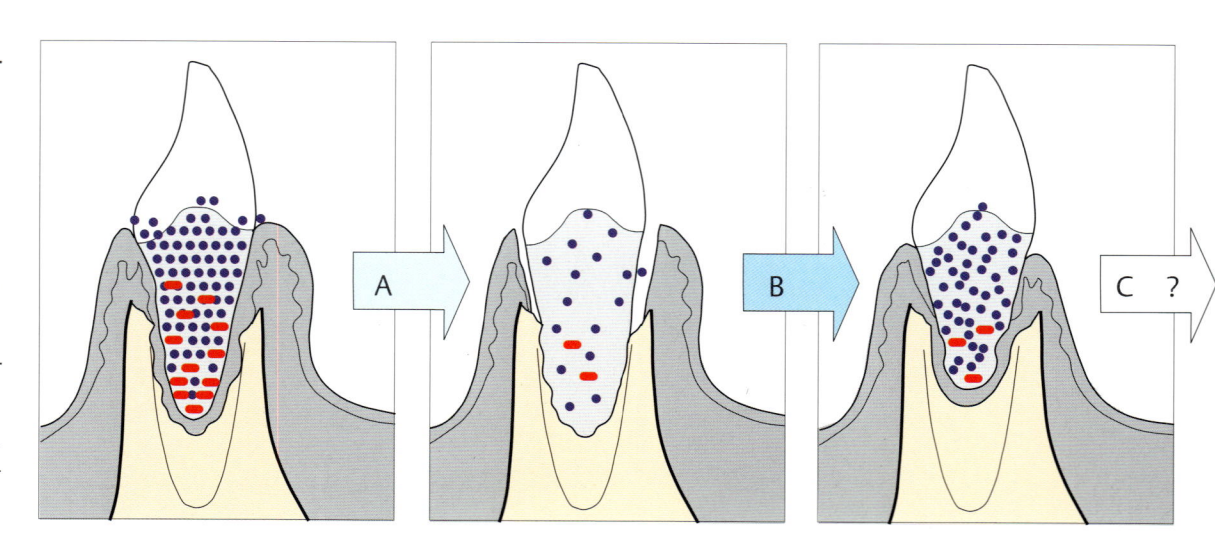

Tratamento não-cirúrgico na prática – indicação, instrumentação

Como já mencionado repetidas vezes, as doenças periodontais devem ser evitadas (prevenção individual) ou diagnosticadas e tratadas precocemente.

O método padrão de terapia das periodontites leves e moderadas é o tratamento antiinfeccioso não-cirúrgico das bolsas periodontais (raspagem e alisamento radicular). É um método seguro, não agride os tecidos (provoca apenas leve recessão), não provoca sangramento intenso, apresenta bons resultados e não tem custo elevado.

O tratamento sem exposição cirúrgica constitui tanto um procedimento preliminar em casos complexos como um tratamento definitivo em casos mais simples.

São raras as contra-indicações (pacientes sob uso de anticoagulantes, pacientes suscetíveis a infecções focais ou que sofram de determinadas doenças sistêmicas).

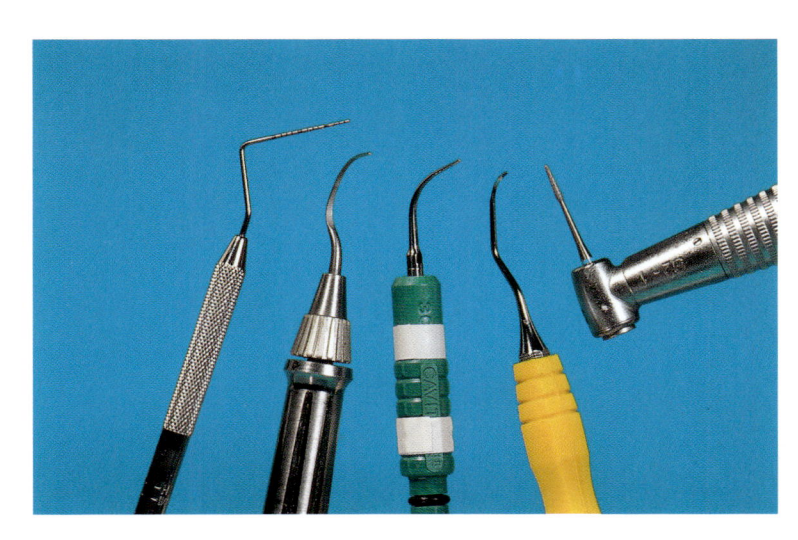

568 Instrumental para o tratamento mecânico antiifeccioso, não-cirúrgico
Basicamente, os instrumentos necessários em todos os casos são:

- **Sonda periodontal:** fundo da bolsa, superfícies
- **Cavitador sônico:** tratamento supragengival
- **Aparelho de ultra-som:** bolsas, tratamento subgengival
- **Cureta:** debridamento, polimento
- **Instrumentos rotatórios:** furcas, sulcos, etc.

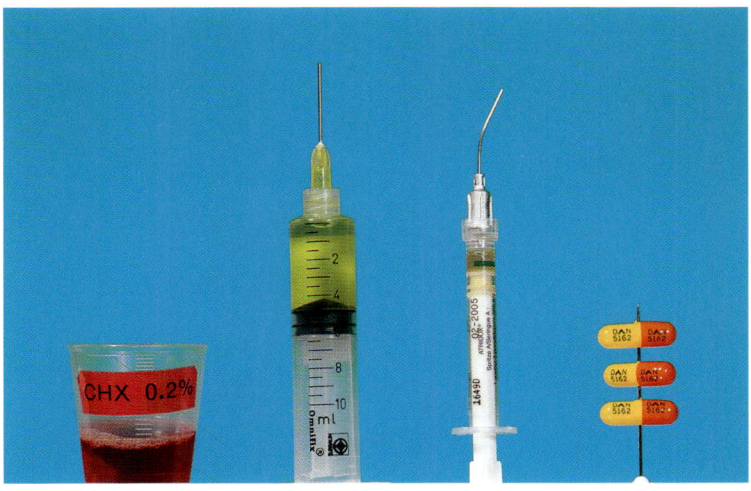

569 Medicamento complementar químico-farmacológico
Com as mudanças conceituais na terapia da periodontite, que deram maior ênfase ao aspecto antiinfeccioso/antimicrobiano, intensificou-se o uso de anti-sépticos e antibióticos como tratamento complementar.

- **Anti-sépticos**
  FMT (p. 235 e 283)
- **Fármacos de liberação local**
  CRD – *controlled released drugs* (p. 292)
- **Antibioticoterapia sistêmica** (p. 288)

Conclusões

São simples as funções a serem cumpridas pela técnica de debridamento:

- Remoção completa de cálculo e biofilme
- Alisamento radicular (retardo de novo acúmulo de placa)
- Obtenção de uma superfície radicular biocompatível (condicionamento químico com diferentes substâncias após o tratamento mecânico).

O debridamento subgengival é de difícil execução, pois não se trabalha com visão direta. Mesmo o profissional experiente não alcança todas as superfícies radiculares e não remove completamente a placa e o cálculo daquelas que consegue tratar.

Como melhorar a terapia padrão, ou seja, a terapia causal não-cirúrgica?

Ultimamente, têm sido empregados cada vez mais fármacos locais (anti-sépticos, antibióticos) como complementação à terapia mecânica. (Não se deve, porém, negligenciar os procedimentos mecânicos!) Os antibióticos sistêmicos são indicados, muitas vezes, em casos complexos e agressivos (p. 287).

Uma nova técnica de câmera intra-oral confere "iluminação e visão" do campo de trabalho; o aparelho DentalView poderia reduzir consideravelmente a quantidade de cálculo "remanescente".

Instrumentos manuais para raspagem e alisamento radicular – curetas

Para a remoção de acúmulos de placa subgengivais de maior volume, os instrumentos mais adequados são as curetas, além dos aparelhos sônicos e ultra-sônicos (p. 259). Para o alisamento radicular e a curetagem gengival, utilizam-se apenas curetas.

Com relação à qualidade (p. ex., aço inoxidável) e ao *design*, são inúmeros os instrumentos disponíveis no mercado. Produtos específicos não são recomendados, porque cada escola e cada cirurgião-dentista utiliza os instrumentos de sua preferência. O importante é que, com um conjunto de curetas, todas as superfícies radiculares possam ser alcançadas, os instrumentos sejam empregados em ângulo de 80° com relação à superfície, bem como afiados a cada uso (p. 268).

Merecem menção as curetas de Gracey, cujo corte da parte ativa, diferentemente das curetas convencionais, é unilateral; essas curetas são mais comumente utilizadas para a raspagem das raízes do que para a curetagem gengival.

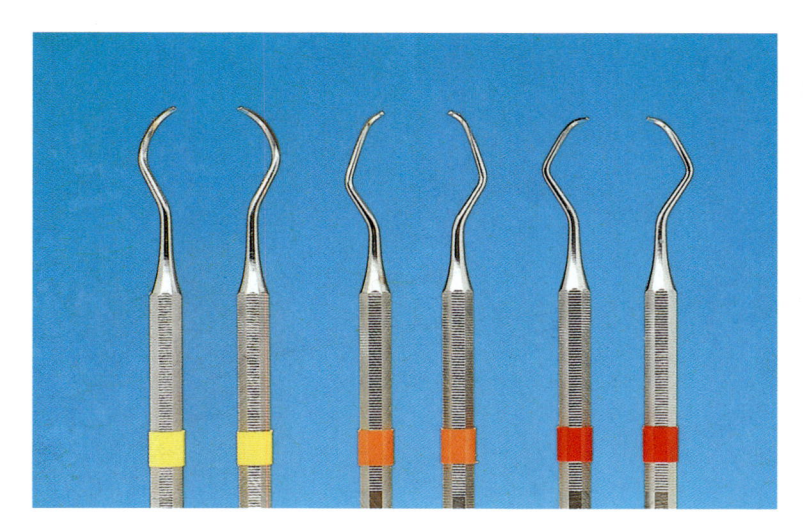

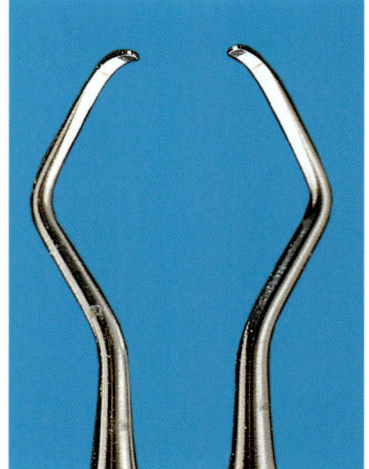

570 Curetas
(Marca: Deppeler)

- **Curetas universais ZI 15**
  Faixa amarela; para o debridamento grosseiro.
- **Curetas anteriores GX 4**
  Faixa laranja; para incisivos e caninos e, eventualmente, pré-molares e molares
- **Curetas posteriores M23*/A**
  Faixa vermelha; para pré-molares e molares

Direita: Extremidades das curetas posteriores M23A.

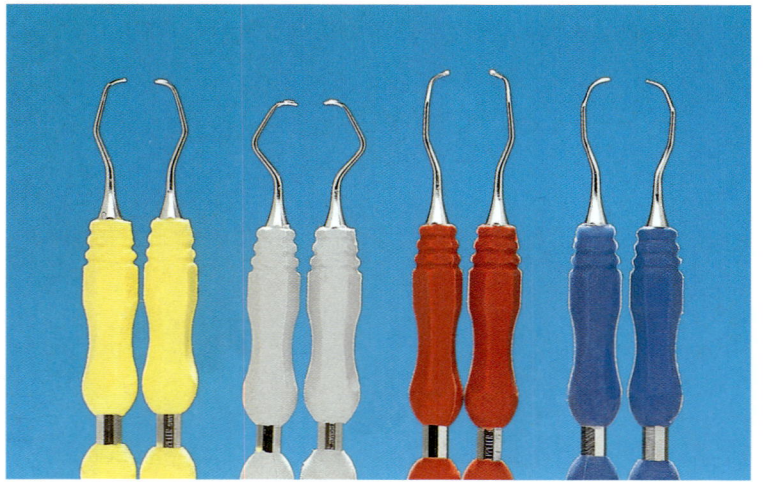

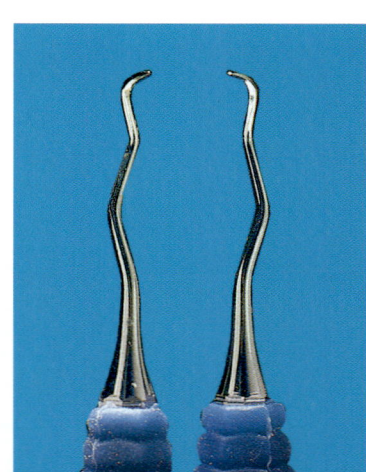

571 Conjunto básico de curetas de Gracey
Na maioria das vezes, basta a seleção de quatro instrumentos de Gracey, cada um com duas extremidades ativas. As curetas dessa figura são identificadas por cores, e os cabos possuem revestimento antiderrapante (Colgrips: ADEC, Deppeler).

- Gracey 5/6   Amarelo
- Gracey 7/8   Cinza
- Gracey 11/12 Vermelho
- Gracey 13/14 Azul

Direita: Haste biangulada e extremidades de um par de curetas de Gracey 13/14.

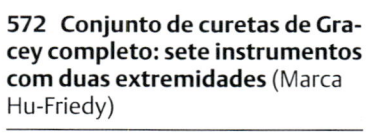

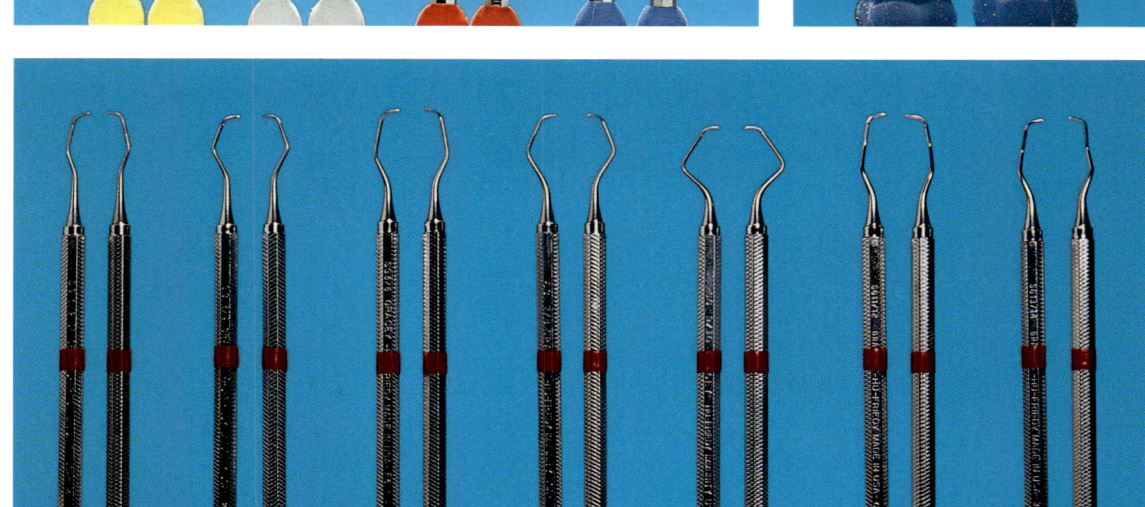

572 Conjunto de curetas de Gracey completo: sete instrumentos com duas extremidades (Marca Hu-Friedy)

- Gracey 1/2
- Gracey 3/4
- Gracey 5/6*
- Gracey 7/8
- Gracey 9/10
- Gracey 11/12*
- Gracey 13/14*

* Esses quatro instrumentos constituem o conjunto básico (Fig. 571).

Aparelhos para raspagem

Para as raspagens periodontais supra e subgengival, além dos instrumentos manuais, é cada vez mais comum o emprego dos seguintes aparelhos:

- Aparelhos de ultra-som (freqüência de 20 a 50.000 Hz)
- Cavitadores sonoros (freqüência de até 6.000 Hz)
- Instrumentos rotatórios: pontas diamantadas

Com esses instrumentos mais as curetas/raspadores manuais, é possível obter superfícies radiculares biocompatíveis. Os cálculos devem ser eliminados sem que se remova tecido dental ou que se arranhem as superfícies tratadas.

Superfícies irregulares são mais rapidamente colonizadas por bactérias do que as lisas. Curetas ou aparelhos de ultra-som, quando bem-empregados, possibilitam a obtenção de superfícies relativamente lisas (Römhild, 1986; Schwarz e cols., 1989; Ritz e cols., 1991; Axelsson, 1993; Kocher e Plagmann, 1997). Áreas irregulares limpas, especialmente junto à margem gengival, devem ser alisadas com a cureta, a fim de se evitar ou pelo menos retardar a reinfecção da bolsa.

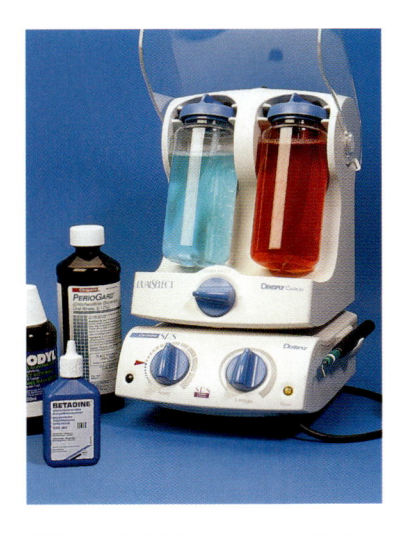

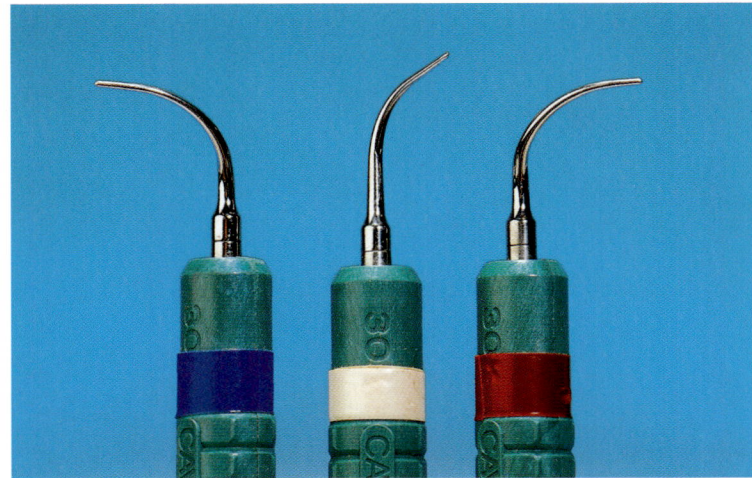

573 Aparelhos de ultra-som (US)
Os aparelhos de US agem sob contato direto, por meio das bolhas de cavitação produzidas e do "microfluxo acústico" (*acoustic microstreaming*). Exemplos de aparelhos de US:

- **Dentsply**
  Na figura: pontas *slimline*
- **EMS**
- **Satelec**

Esquerda: **Dual Select** (Dentsply). Com esse aparelho acessório, podem ser adicionadas à solução de refrigeração dois anti-sépticos diferentes.

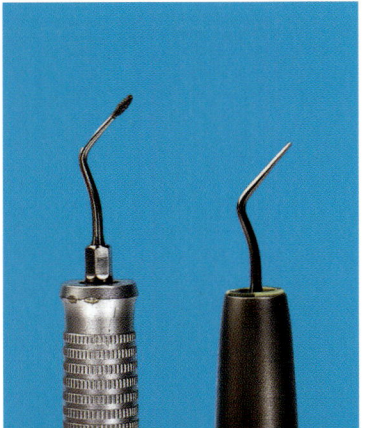

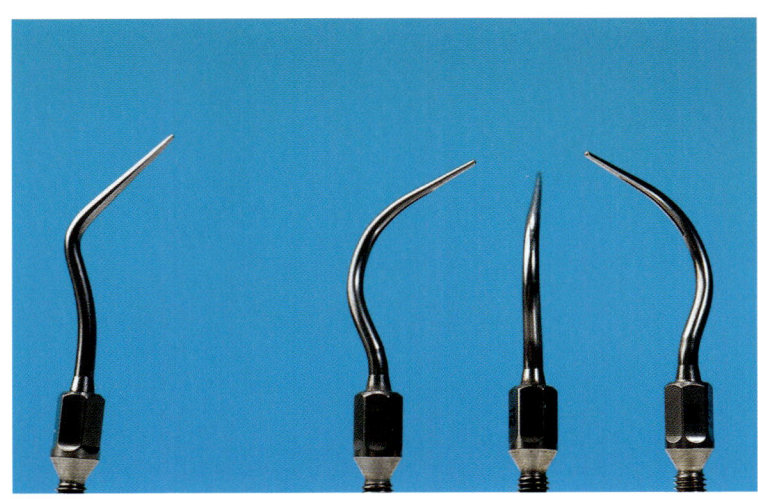

574 Cavitadores sônicos – Sonicscaler, KaVo – pontas n° 8 com prolongamento
As pontas de nº 60, 61 e 62 são especiais para o debridamento subgengival.

Exemplos de cavitadores sônicos:

- **Sonicscaler KaVo**
- **Air scaler Titan-S**
- **Siroson Siemens**

Esquerda: Pontas ativas. Extremidade diamantada para uso em furcas.

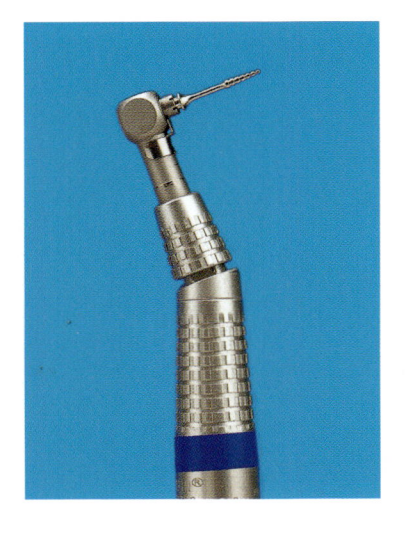

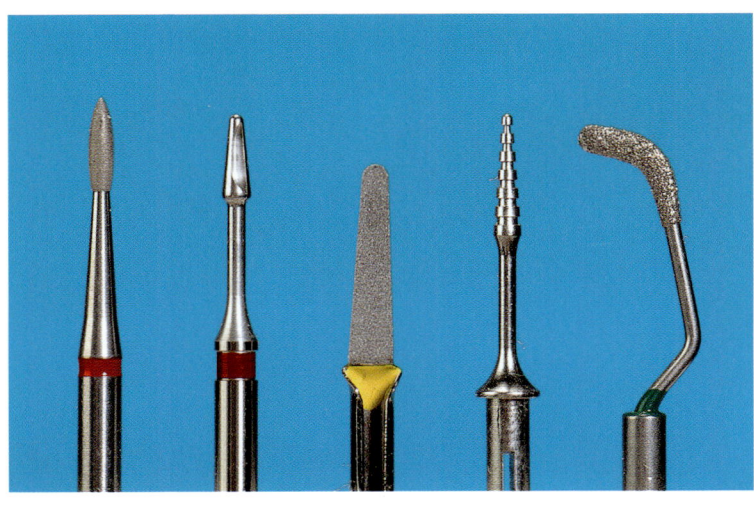

575 Outros instrumentos rotatórios de emprego subgengival

- **Pontas diamantadas Perioset** (Intensiv SA)
- **Ponta Scalex** (Rotex)
- **Sistema EVA/Proxoshape** (Intensiv SA)
- **Peri-O-Tor** (Dentatus)
- **Perioplaner, Periopolisher** (Mikrona)

Esquerda: Contra-ângulo com ponta Peri-O-Tor.

Curetas de Gracey – emprego

Conjunto completo

Para a raspagem subgengival e o alisamento radicular, recomendamos instrumentos especiais que se adaptem o máximo possível à forma da raiz. Já na década de 1930, era essa também a concepção do dentista C. H. Gracey e do fabricante de instrumentos Hugo Friedman (Hu-Friedy) quando criaram o seu primeiro conjunto de cinzéis. Nas suas palavras, esses instrumentos "possibilitam ao dentista: alcançar com facilidade, sem distensão traumática da gengiva, áreas profundas até mesmo de bolsas periodontais de difícil acesso; remover completamente cálculos subgengivais das superfícies radiculares; alisar essas superfícies em toda a sua extensão, a fim de permitir a adaptação e a reinserção teciduais".

As atuais curetas de Gracey são resultado de um contínuo aprimoramento do instrumental odontológico. A sua utilização está descrita detalhadamente na literatura (Pattison e Pattison, 1979, 1992; Hellwege, 2002).

Incisivos e pré-molares
As Figuras 576 a 582 mostram o emprego sistemático das curetas de Gracey (GRA) no segundo quadrante.

576 Gracey 1/2 – incisivos e caninos
As curetas GRA 1/2 são utilizadas na região de incisivos e caninos, principalmente nas superfícies radiculares vestibulares.

Direita: **GRA 1/2**
Haste de comprimento médio, levemente curva.

577 Gracey 3/4 – incisivos e caninos
Emprego semelhante ao da GRA 1/2; em razão da sua forte curvatura, é adequada principalmente para as superfícies radiculares *palatinas* e *linguais*.

Direita: **GRA 3/4**
Haste curta, maior angulação.

O fio da parte ativa (corte unilateral) situa-se ao lado *convexo* da curvatura.

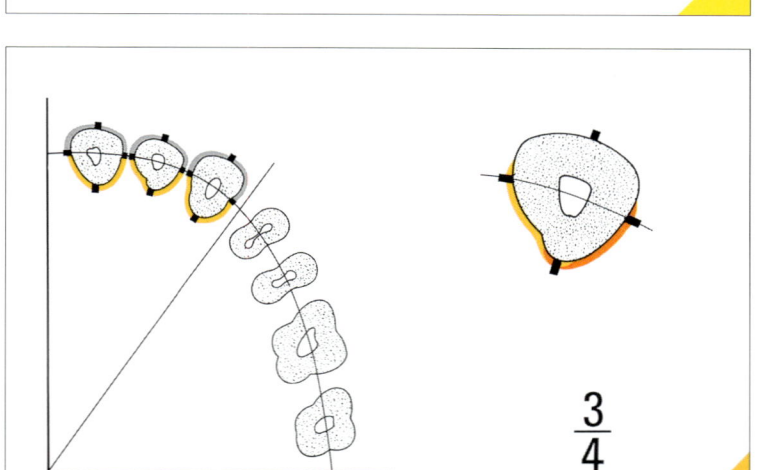

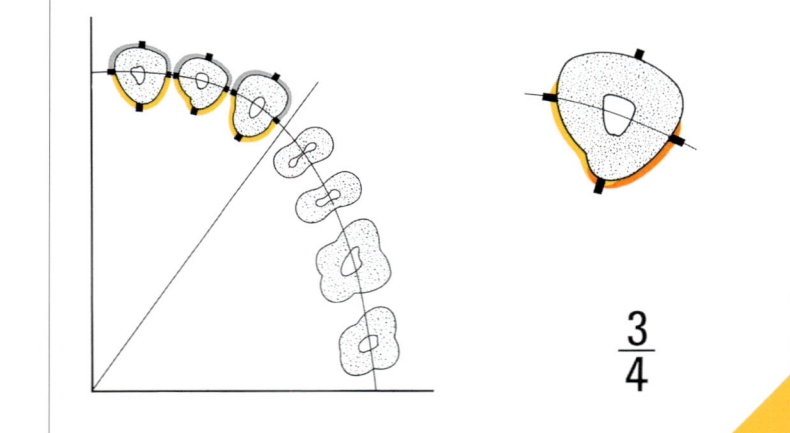

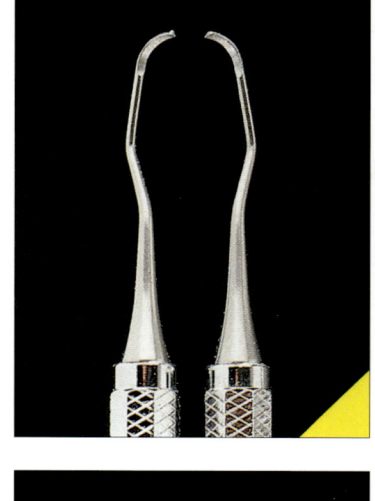

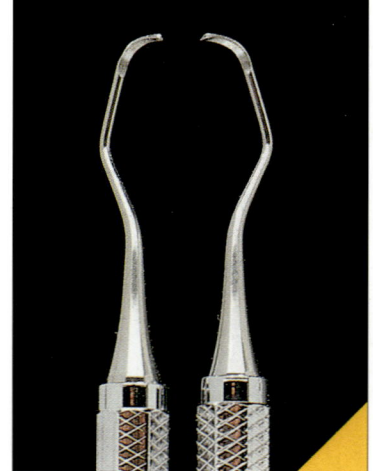

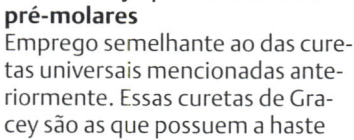

578 Gracey 5/6* – incisivos e pré-molares
Emprego semelhante ao das curetas universais mencionadas anteriormente. Essas curetas de Gracey são as que possuem a haste mais longa, sendo utilizadas em todas as bolsas profundas de qualquer região.

Direita: **GRA 5/6**
Haste longa, ligeiramente angulada. 5 6

*Os quatro instrumentos assinalados com o asterisco compõem o conjunto básico de curetas de Gracey (ver Figs. 571 e 586).

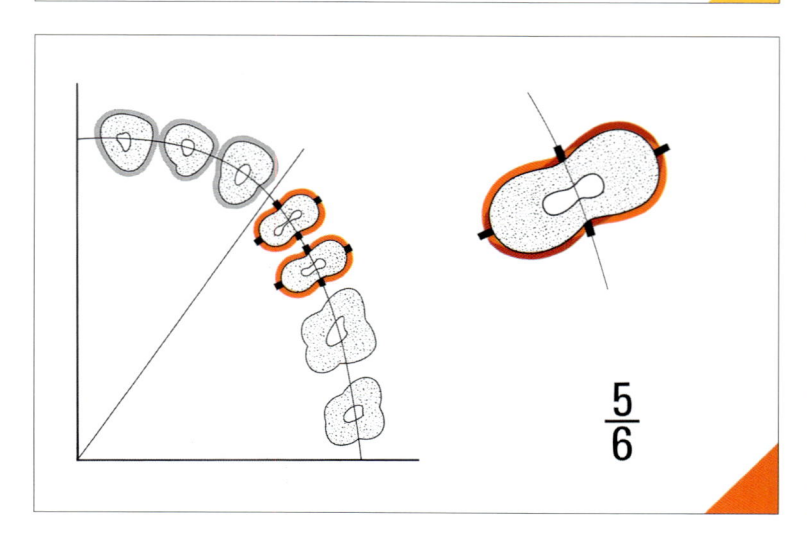

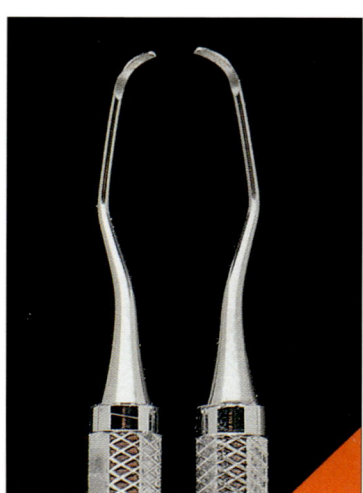

Curetas de Gracey – Emprego 261

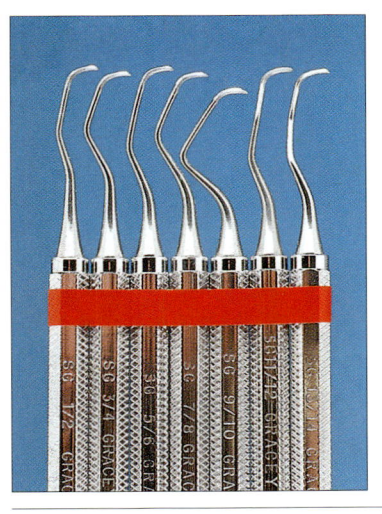

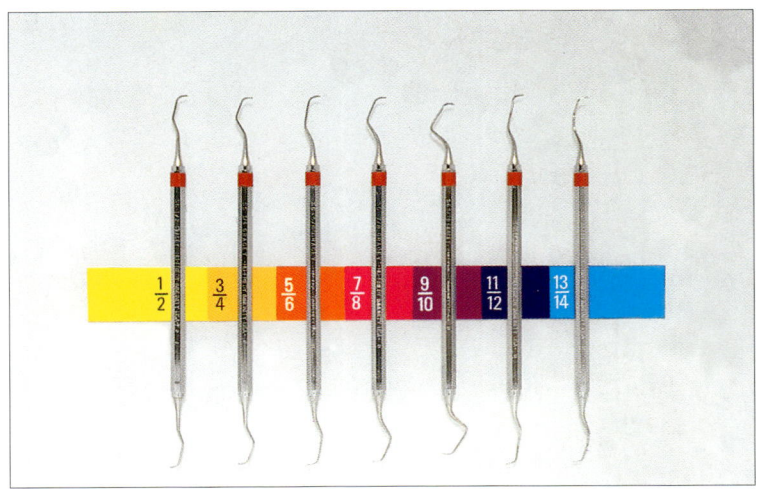

579 Conjunto completo de curetas de Gracey (*original Hu-Friedy*)

GRA	1/2	Amarelo
GRA	3/4	Laranja
GRA	5/6*	Vermelho
GRA	7/8*	Magenta
GRA	9/10	Lilás
GRA	11/12*	Violeta
GRA	13/14*	Azul

(As cores correspondem às das Figs. 576 a 582).

Esquerda: Conjunto de curetas de Gracey – Pontas ativas dos 7 instrumentos com extremidades duplas.

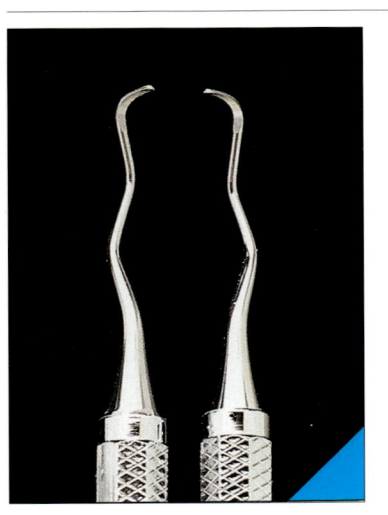

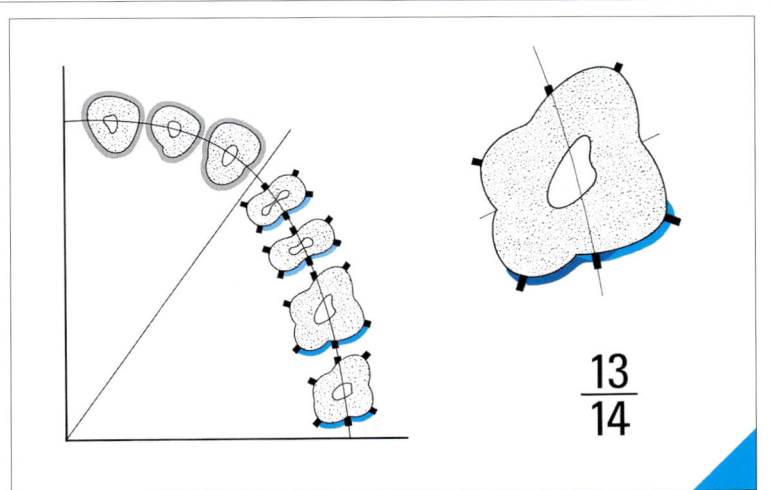

Dentes posteriores

580 Gracey 13/14* – molares e pré-molares – distal

A raspagem inicia-se por todas as *superfícies distais* acessíveis por vestibular, continuando por aquelas acessíveis por lingual. O *line angle* – a passagem de uma superfície radicular para outra – está assinalada com um pequeno retângulo, que indica o limite entre áreas de instrumentação vizinhas.

Esquerda: **GRA 13/14***
Haste triangulada.

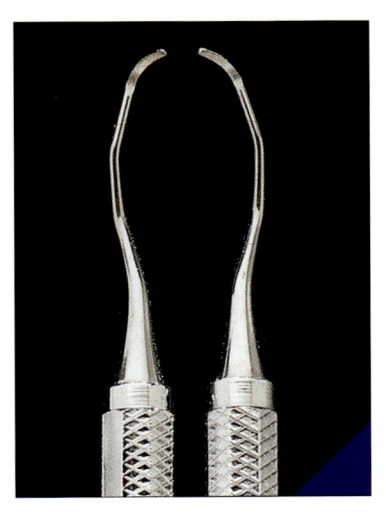

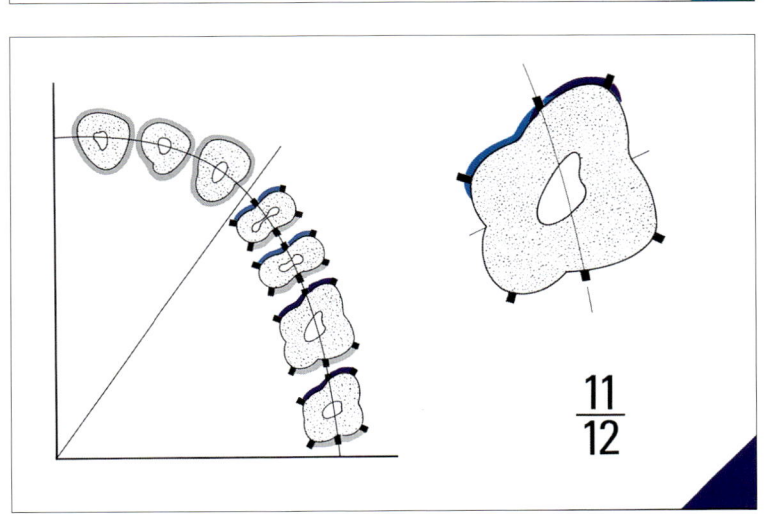

581 Gracey 11/12* – molares e pré-molares – mesial

Um dos instrumentos do par destina-se ao uso em todas as *superfícies mesiais* pelo lado vestibular, e o outro também é utilizado nas superfícies mesiais, mas pelo lado lingual. Assim como o GRA 13/14, o GRA 11/12 é bastante adequado para pré-molares multirradiculados, bem como para reentrâncias e furcas.

Esquerda: **GRA 11/12***
Haste longa, multiangulada.

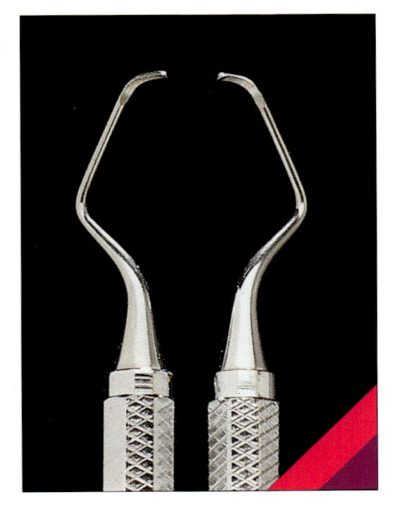

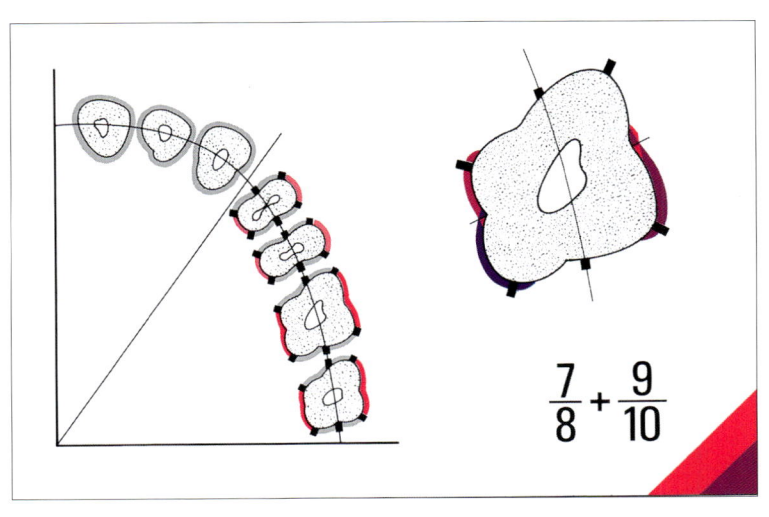

582 Gracey 7/8* e 9/10 – molares e pré-molares – vestibular e lingual

Além do seu emprego convencional (em superfícies vestibulares e linguais dos dentes posteriores), também é possível alcançar nichos de difícil acesso (p. ex., furcas) com ambos os instrumentos, graças à sua forte angulação, que permite a execução de movimentos diagonais.

Esquerda: **GRA 7/8***
Haste de comprimento médio, fortemente angulada.

Instrumentos manuais especiais – curetas

A consagração das formas terapêuticas não-cirúrgicas como tratamento completo – em vez de somente pré-cirúrgico –, atraumático e pouco dispendioso, incluindo-se a complementação farmacológica (como na *full mouth therapy*, p. 281) levou os profissionais a se depararem com a difícil tarefa de tratar (sem cirurgia) bolsas de grande profundidade, superfícies irregulares e furcas comprometidas, também em pacientes com mínima abertura de boca.

Fatores e locais problemáticos incluem:

- Bolsas profundas e estreitas, como nos incisivos inferiores
- Bolsas distais
- Pacientes com pouca abertura de boca
- Comprometimento de furca significativo (p. 381)
- Implantes em pacientes com suscetibilidade à periodontite.

Atenção: A oferta de instrumentos no mercado é extremamente variada, sendo importante que o profissional se restrinja ao mínimo necessário!

583 Curetas de Gracey especiais
As variantes para casos especiais que se encontram disponíveis no mercado são as seguintes (na figura: 11/12 Hu-Friedy; da esquerda para a dirieta):

- **Tipo SGR** "*rigid*": haste e ponta ativa rígidas e largas
- **Tipo SG** "*normal*": com haste flexível
- **Tipo SRPG** "*after 5*": haste alongada para PS de até 8 mm
- **Tipo SAS:** longa e com ponta afilada, para incisivos inferiores, por exemplo

Direita: Comparação de forma das quatro curetas.

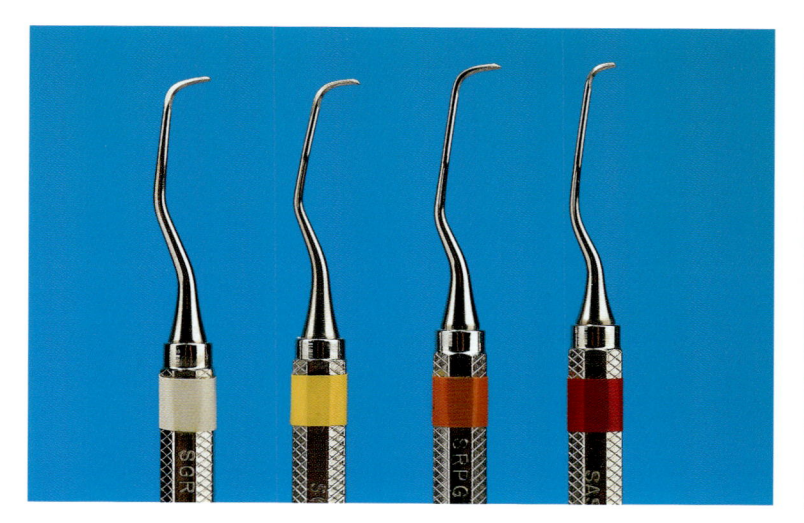

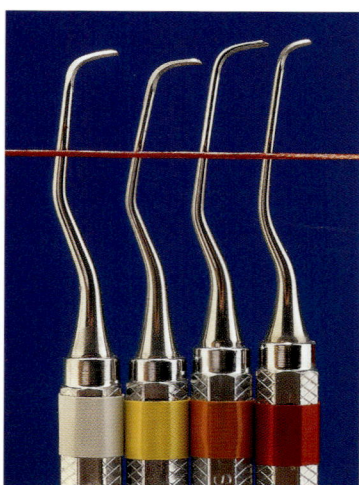

584 Angulação mais acentuada
As curetas de Gracey 11/12 (mesiais) e 13/14 (distais) para molares exigem uma boa abertura de boca para a raspagem dos segundos ou terceiros molares.

Na figura, cureta 13/14 (com marca azul), com haste de angulação normal, e cureta 17/18 (marcas: azul e amarela), que pode ser empregada também em pacientes com pouca abertura de boca.

Direita: Angulações diferentes: comparação das partes ativas.

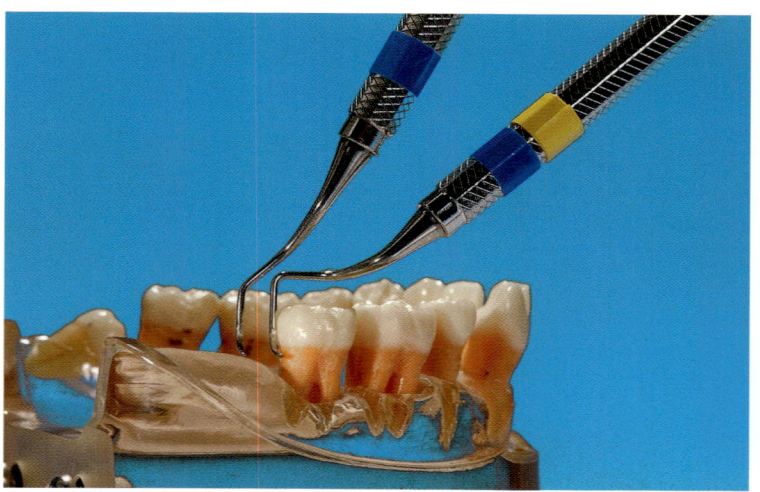

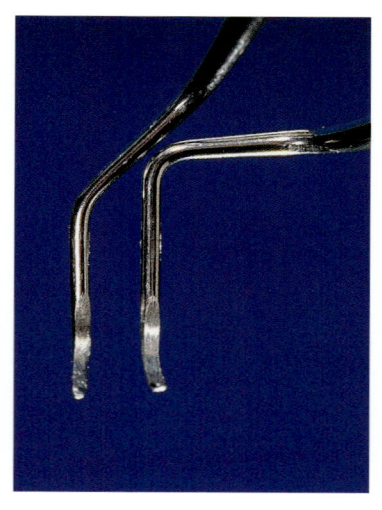

585 Instrumentos de plástico
Para as superfícies de implantes de titânio, recomenda-se o uso de instrumentos menos rígidos, ao contrário do usados em dentes naturais para o tratamento da gengivite e da periodontite.

Especialmente nos casos de *mucosite* ou em alguns casos de *periimplantite*, é importante que as superfícies acessíveis sejam limpas com instrumentos de plástico.

Na figura, *à esquerda*, curetas (Hu-Friedy) e, *à direita*, sonda (Deppeler) e curetas de carbono (HaWe).

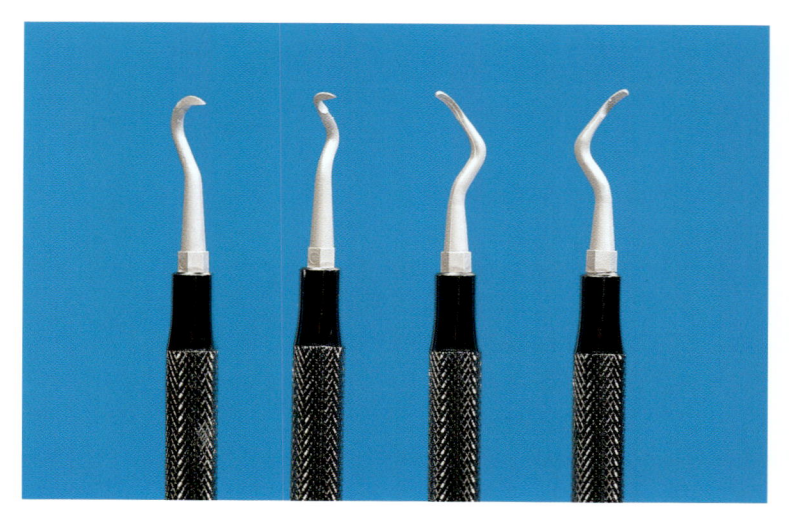

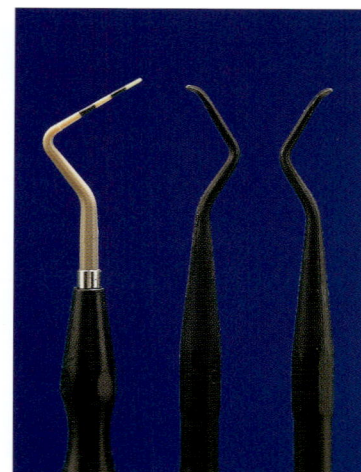

Técnica de raspagem com as curetas de Gracey

Conjunto básico

Na fase de iniciação à técnica de raspagem com as curetas de Gracey, recomenda-se o uso de apenas quatro instrumentos, cada um com duas extremidades ativas (p. 258). Marcas ou cabos com revestimentos (*colgrips*) em cores facilitam a rápida identificação das curetas.

Para a execução de uma raspagem satisfatória, além do instrumental adequado, são importantes os seguintes fatores (Wolf, 1987):

- Posição do paciente e do cirurgião-dentista
- Iluminação do campo de trabalho
- Afiação do instrumental, corte adequado
- Manejo seguro do instrumento/pega e apoio (fulcro) do instrumento
- Conhecimento exato das profundidades de sondagem
- Conduta sistemática
- Verificação da aspereza superficial.

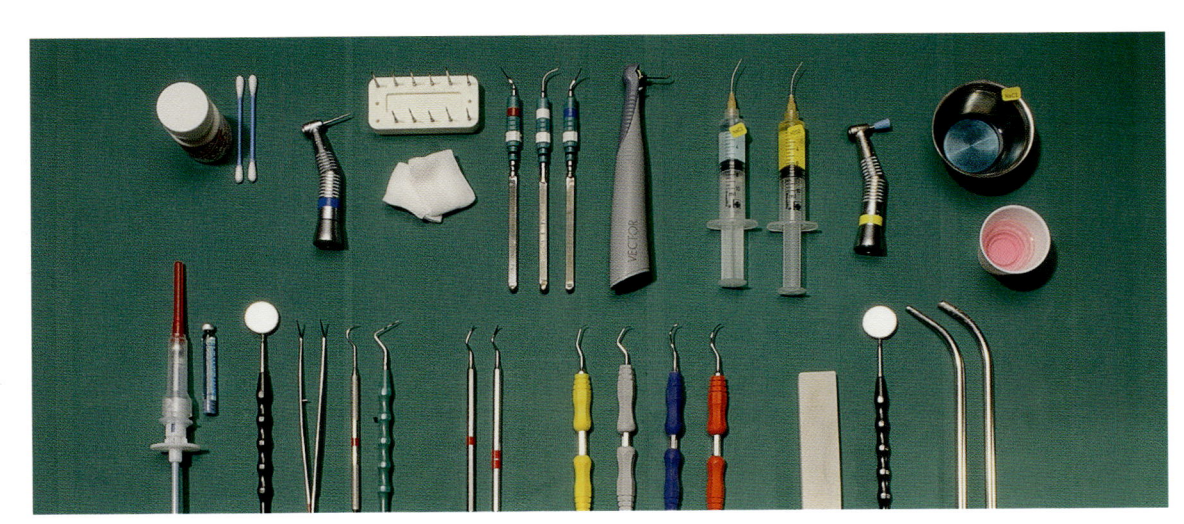

586 Instrumental básico completo para a técnica de raspagem

Em cima:
- Pontas de ultra-som
- Pontas diamantadas Perio-Set
- Soluções irrigadoras

Embaixo:
- Anestesia
- Espelho, pinça, sonda exploratória
- Sonda periodontal
- Raspadores, cureta universal
- **Conjunto de Gracey modificado**
- Pedra de afiação estéril, etc.

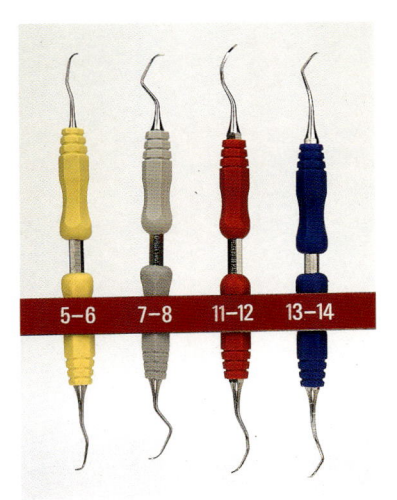

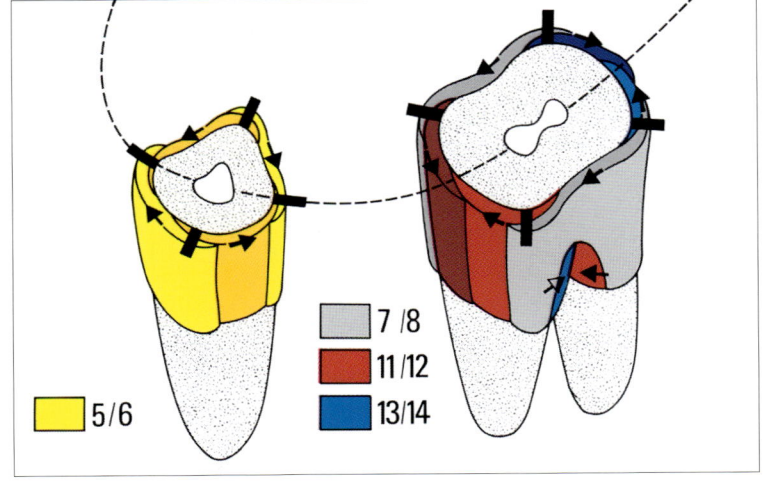

587 Conjunto de Gracey básico: emprego, cores

- **Gracey 5/6**   (amarelo)
  Incisivos e caninos
- **Gracey 7/8**   (cinza)
  Pré-molares e molares, vestibular e lingual
- **Gracey 11/12**   (vermelho)
  Molares e pré-molares
  Mesial, furcas
- **Gracey 13/14**   (azul)
  Molares e pré-molares
  Distal, furcas

Esquerda: Conjunto reduzido, cabos revestidos (*colgrips*).

Lista de verificação – técnica de raspagem

Sala de atendimento: Luz, energia, água, ar
Instrumental
Cirurgião-dentista: Óculos de proteção, máscara, luvas
Técnica: Posição CD-paciente
Ficha clínica:
Profundidade de sondagem, radiografias
Seleção dos instrumentos, manejo
Apoio, direto ou indireto

Nas páginas 264 a 267, é mostrado o uso sistemático do conjunto de Gracey básico no segundo quadrante.

Tratamento: fase 1

5-6

Região anterior, vestibular

588 Raspagem das superfícies distovestibulares – dente 22
Posição da cabeça do paciente: voltada para a direita

Posição do CD: "9 horas"

Apoio: intra-oral, indireto – sobre o polegar da mão esquerda

Visão: direta

Direita: GRA 5/6, extremidades ativas.

589 Demonstração em modelo
Esse apoio intra-oral indireto permite aproximar o fulcro da mão de trabalho (dedo anular) o máximo possível da superfície radicular.

Direita: Todas as superfícies distovestibulares são curetadas com uma das extremidade ativas da cureta GRA 5/6, enquanto a outra extremidade é usada para a raspagem das superfícies mesiovestibulares. No desenho ao lado, estão marcados os pontos de delimitação das faces.

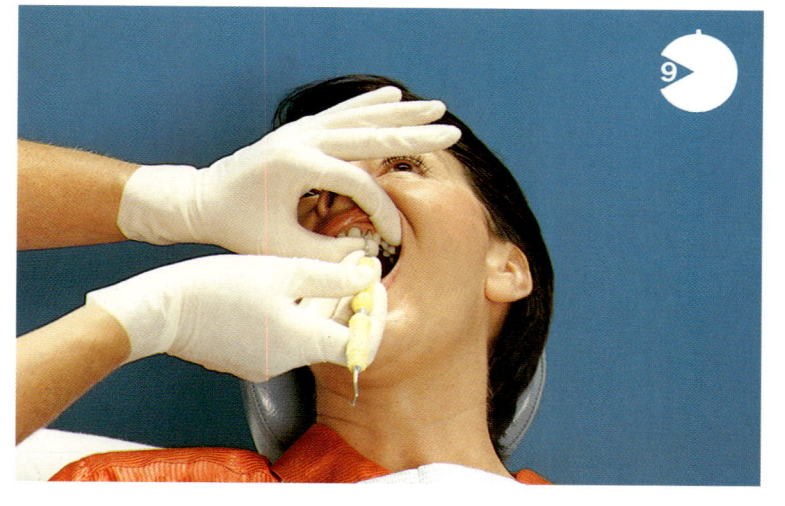

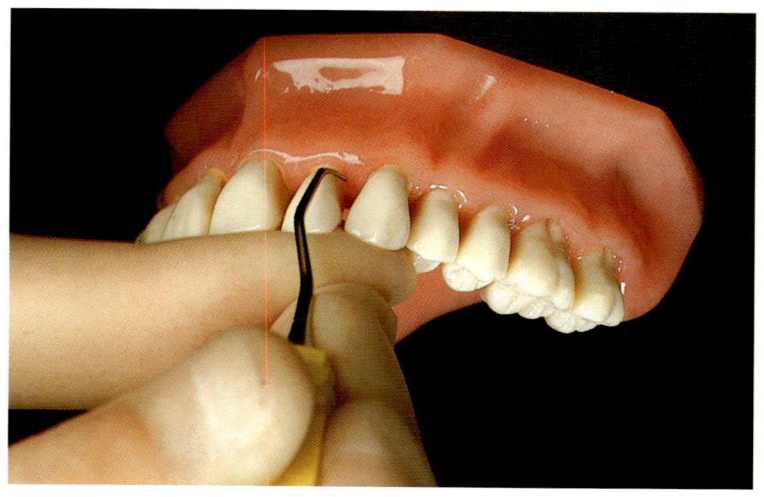

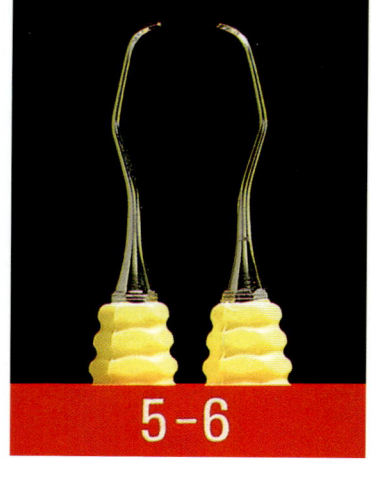

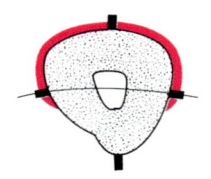

Região anterior, lingual

590 Raspagem das superfícies distolinguais – dente 22
Posição da cabeça do paciente: voltada para direita e para trás

Posição do CD: "11 horas"

Apoio: intra-oral, direto – sobre o dente 21

Visão: indireta (espelho)

Direita: Movimentos de raspagem de 3 a 4 mm, paralelos, de lingual para vestibular (até o espaço interdental).

591 Demonstração no modelo
O espelho bucal permite a visão indireta e assegura boa iluminação do campo de trabalho. Observe o modo de segurar o instrumento.

Direita: Para cada face (mesiolingual e distolingual), é usada uma das extremidades simétricas da cureta GRA 5/6.

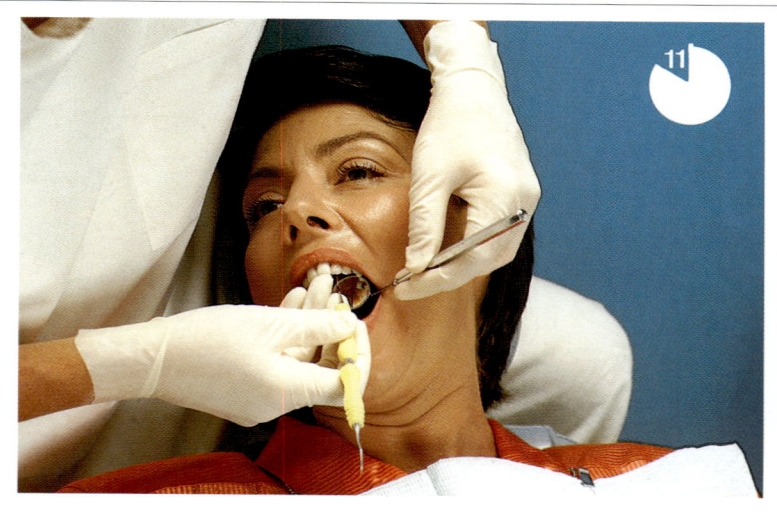

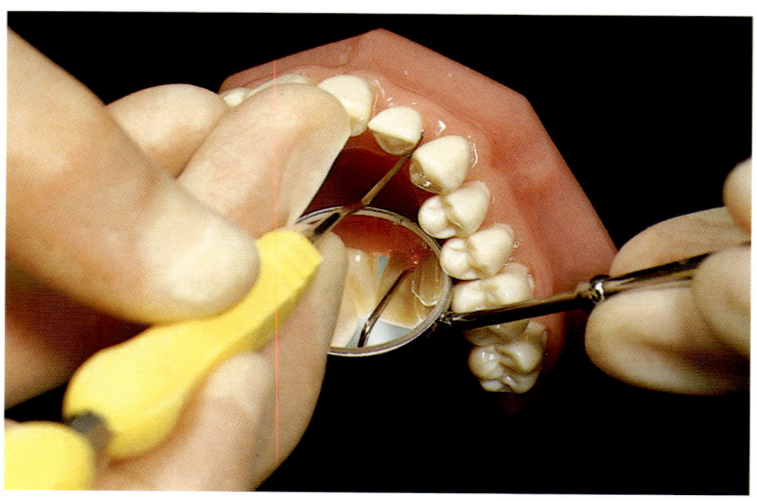

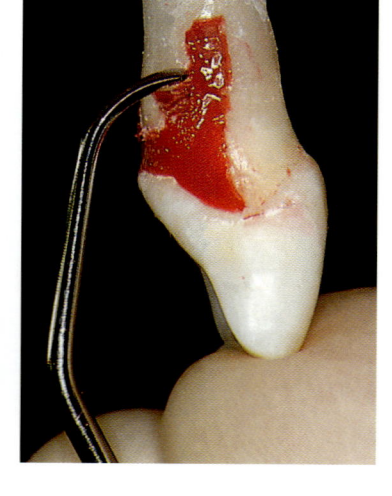

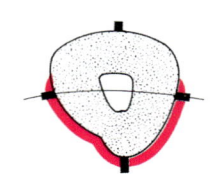

Técnica de raspagem com as curetas de Gracey 265

11-12

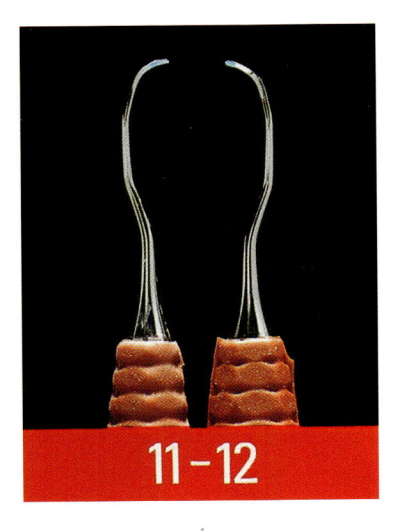

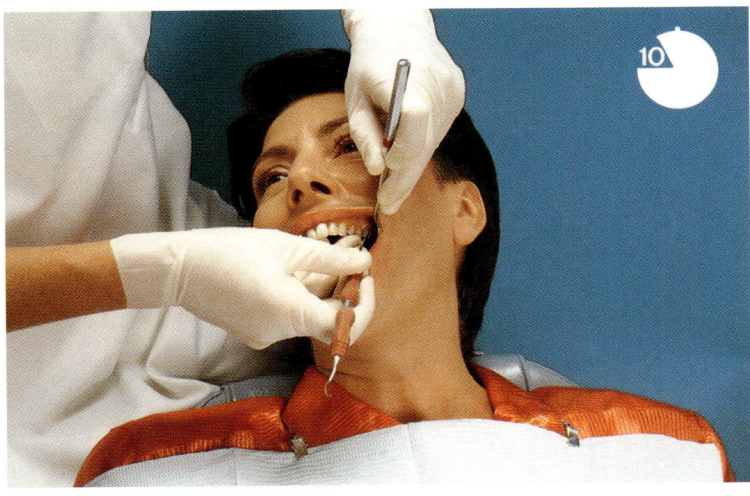

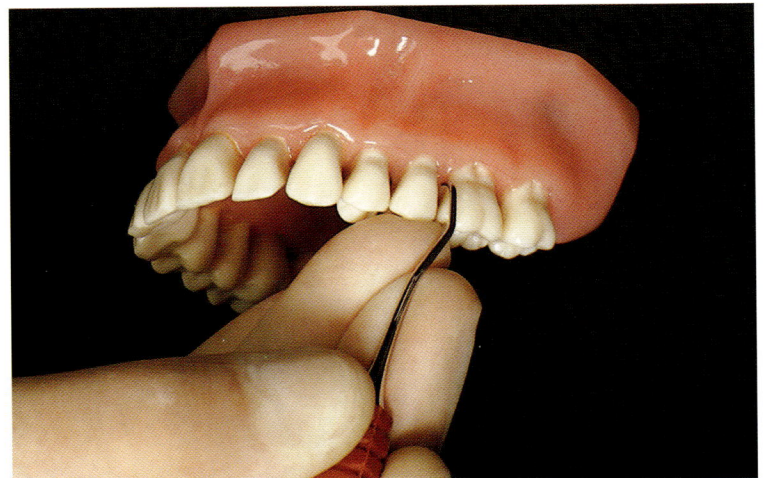

Região posterior – mesial

592 Raspagem das superfícies mesiais por vestibular – dente 26
Posição da cabeça do paciente: ligeiramente voltada para a direita

Posição do CD: "10 horas"
Apoio: intra-oral, diretamente sobre o dente vizinho
Visão: direta

Esquerda: GRA 11/12, extremidades ativas.

593 Demonstração no modelo
O dedo anular procura um fulcro que se aproxime o máximo possível da face mesial do dente 26. Os movimentos de raspagem subgengival dão-se por meio de rotação do *braço* ao redor desse ponto.

Esquerda: Corte transversal do dente 26. Por vestibular, a cureta GRA 11/12 é empregada na superfície que se estende do ângulo mesiovestibular até pouco além do ponto de contato em direção palatina (área de furca mesial).

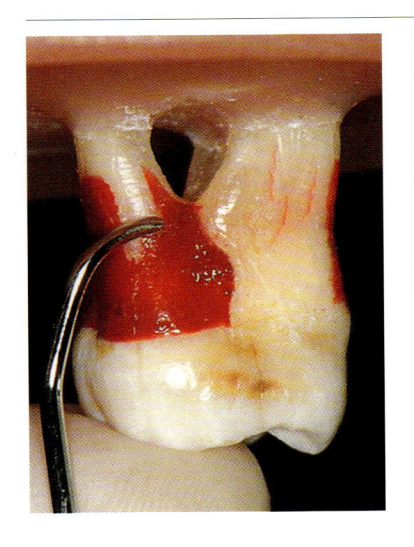

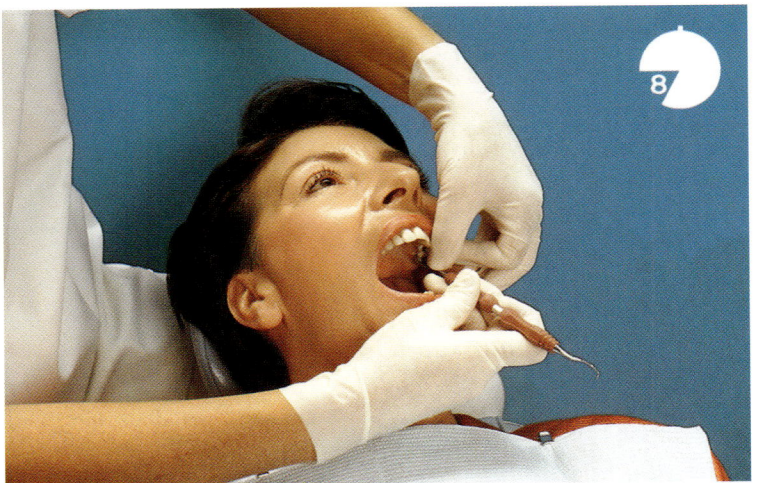

Região posterior – mesial

594 Raspagem das superfícies mesiais por lingual – dente 26
Posição da cabeça do paciente: voltada para a esquerda e para trás

Posição do CD: "8 horas"
Apoio: extra-oral, na mandíbula, ou intra-oral, na arcada oposta; o polegar da mão esquerda é usado como apoio e guia dos movimentos de raspagem
Visão: direta

Esquerda: A furca mesial só pode ser alcançada com facilidade por lingual.

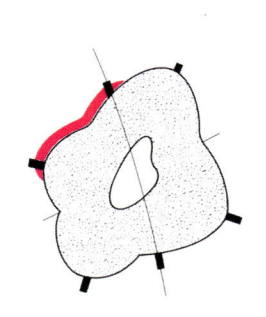

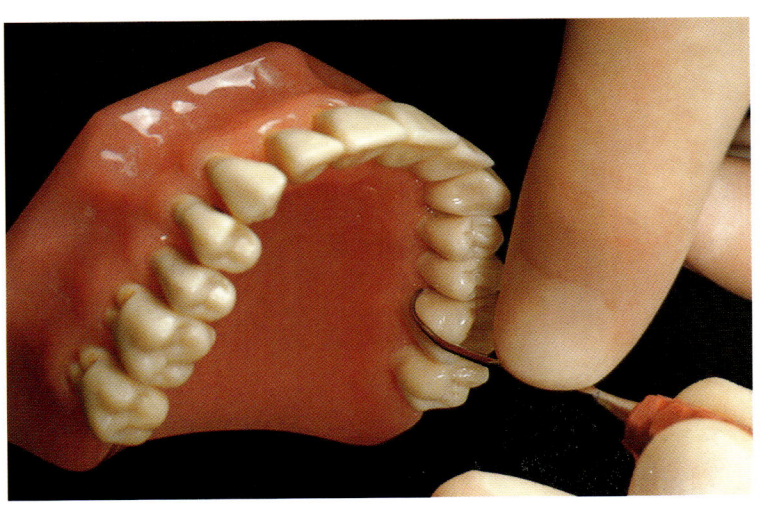

595 Demonstração no modelo
O polegar esquerdo serve de apoio, conduzindo e estabilizando a cureta durante os movimentos. Apenas leve pressão é necessária. A função da cureta é, basicamente, a de um instrumento de corte para a raspagem da superfície radicular.

Esquerda: Corte transversal do dente 26. Vê-se, no desenho, a área de trabalho acessada por lingual com a cureta GRA 11/12.

Tratamento: fase 1

13-14

Região posterior – distal

596 Raspagem das superfícies distais por vestibular – dente 26
Posição da cabeça do paciente: voltada para a direita

Posição do CD: "10 horas"
Apoio: intra-oral, diretamente sobre o dente vizinho
Visão: direta; afastamento da bochecha com o espelho

Direita: GRA 13/14, extremidades ativas.

597 Demonstração no modelo
A mão se apóia com o dedo anular sobre o dente 25, situando o ponto de fulcro muito próximo ao dente 26. A parte anterior da cureta deve posicionar-se paralelamente a essa superfície.

Direita: Corte transversal do dente 26. No desenho, estão assinalados os pontos de contato e os quatro ângulos dentais diametralmente opostos. Por vestibular, a cureta GRA 13/14 é empregada na superfície distal que se estende da área de contato distovestibular até o ângulo também distovestibular.

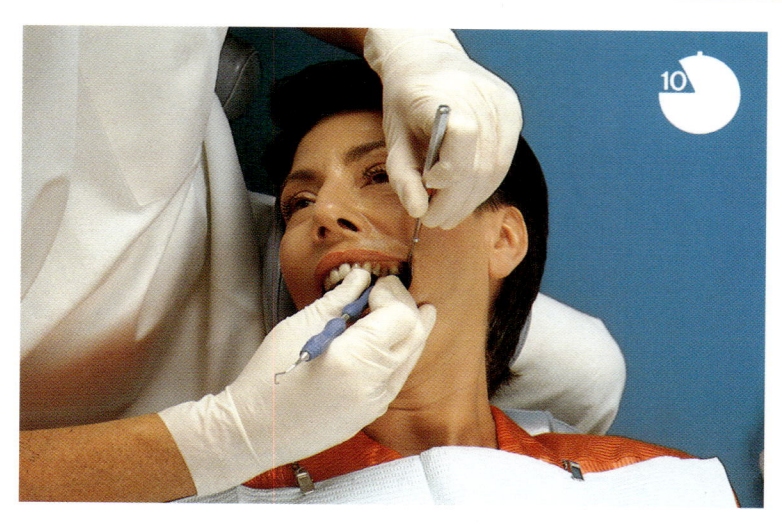

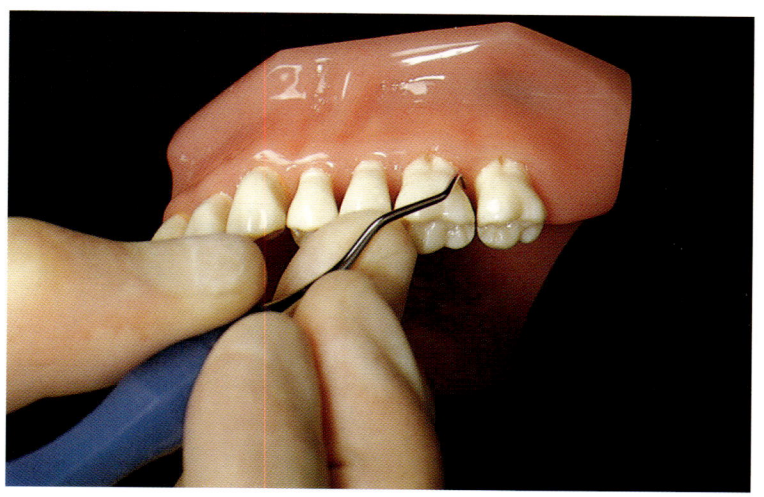

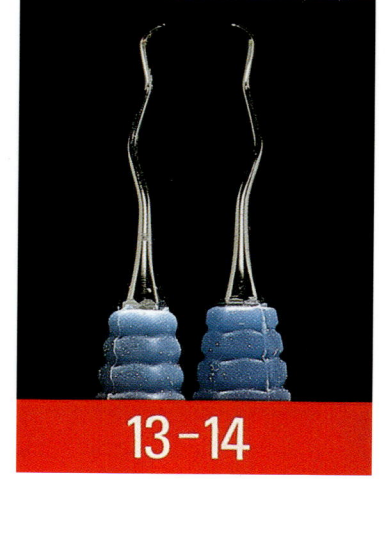

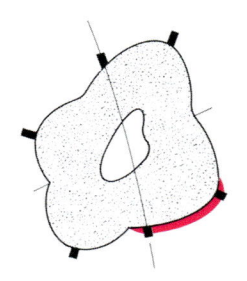

Região posterior – distal

598 Raspagem das superfícies distais por lingual – dente 26
Posição da cabeça do paciente: voltada para a esquerda

Posição do CD: "9 horas"
Apoio: intra-oral, indireta – sobre o dorso do indicador da mão esquerda; esse dedo também serve de apoio e guia do instrumento
Visão: direta

Direita: A raiz palatina é curetada em direção à furca (ou área de contato).

599 Demonstração no modelo
O indicador da mão esquerda exerce várias funções:
- Apoio para a mão direita
- Guia e apoio lateral para a cureta

Direita: Por lingual, a cureta GRA 13/14 é empregada na superfície distal do dente 26 que parte do ângulo distopalatino, passa pela área de furca e se estende até a área de contato.

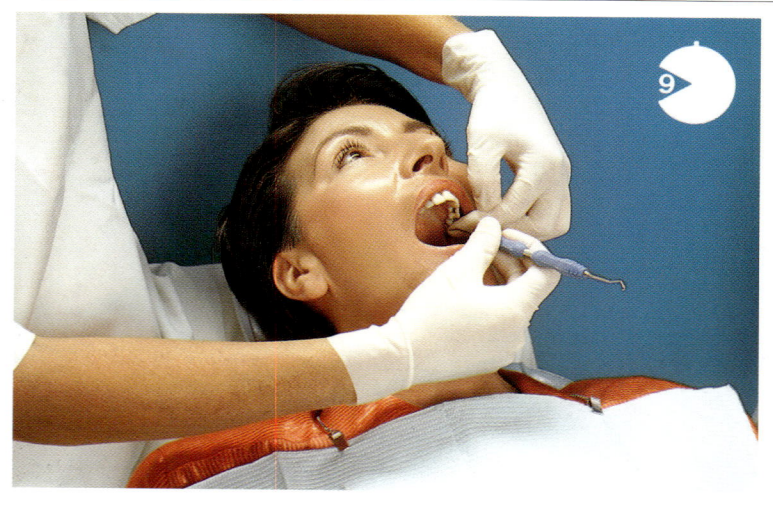

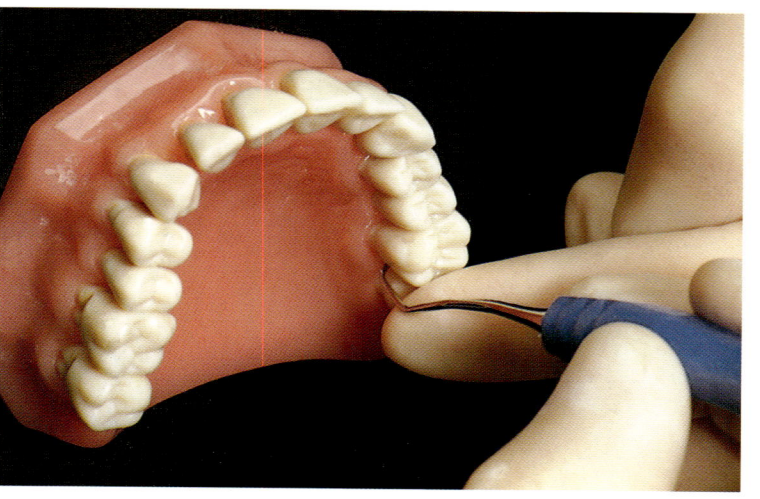

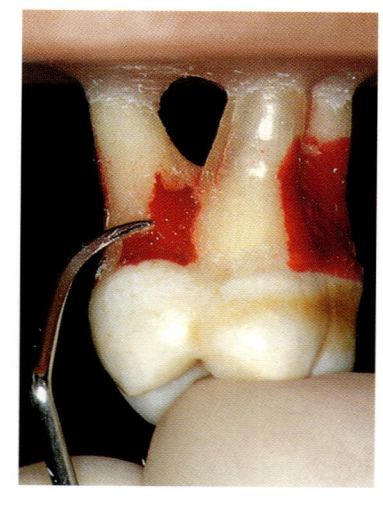

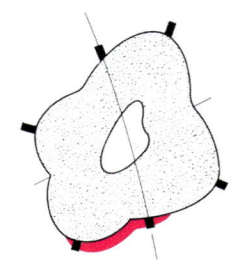

Técnica de raspagem com as curetas de Gracey   267

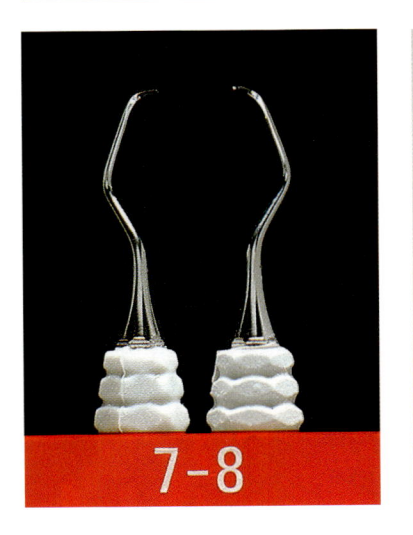

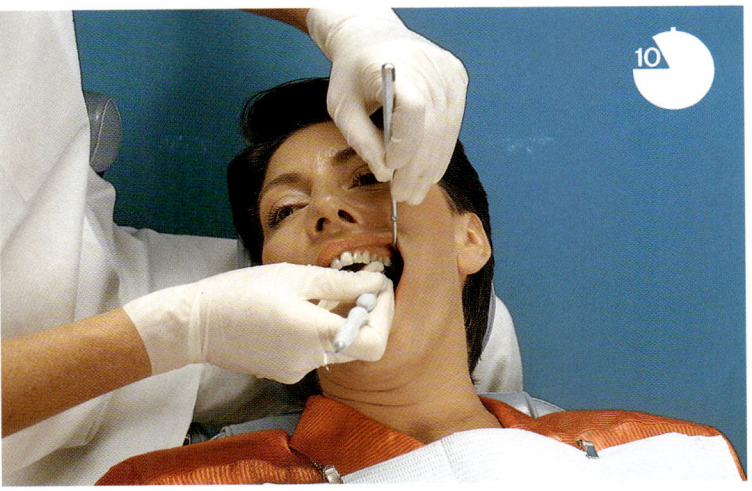

7-8

Região posterior – vestibular

600 Raspagem das superfícies vestibulares – dente 26
Posição da cabeça do paciente: ligeiramente voltada para a direita

Posição do CD: "10 horas"
Apoio: intra-oral, diretamente sobre o dente vizinho
Visão: direta

Esquerda: GRA 7/8, extremidades ativas.

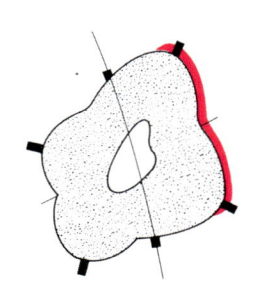

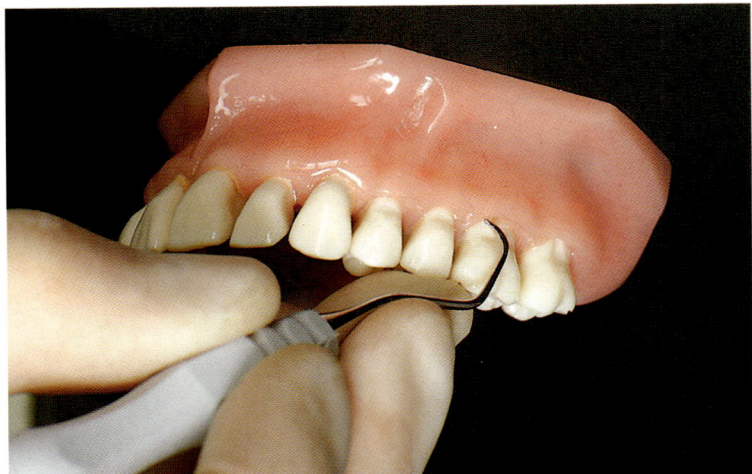

601 Demonstração no modelo
As superfícies vestibulares dos molares são curetadas também com movimentos diagonais/horizontais, além de axiais. Observe o modo de segurar a cureta. O dedo médio se apóia sobre a primeira "curva" da haste do instrumento.

Esquerda: A entrada da furca vestibular encontra-se nessa superfície da raiz. *Observe:* Porções radiculares mesiais e distais da furca exposta são raspadas com as curetas GRA 11/12 (mesial) e GRA 13/14 (distal).

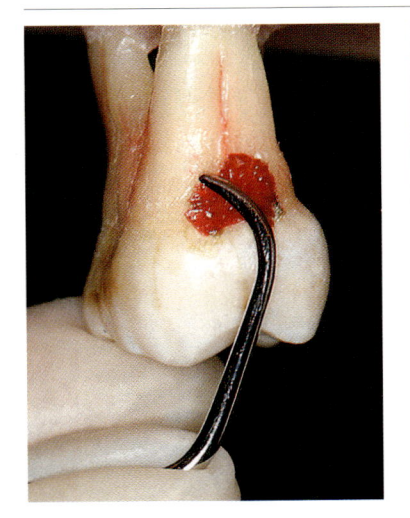

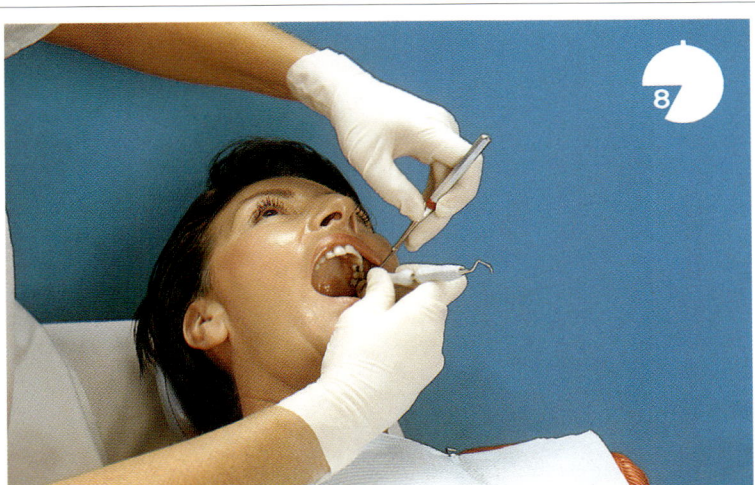

Região posterior – lingual

602 Raspagem das superfícies linguais – dente 26
Posição da cabeça do paciente: voltada para a esquerda

Posição do CD: "8 horas"
Apoio: intra-oral, diretamente sobre a arcada dental
Visão: direta

Esquerda: A furca mesial só pode ser alcançada com facilidade por lingual.

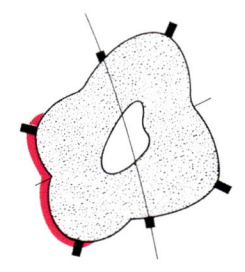

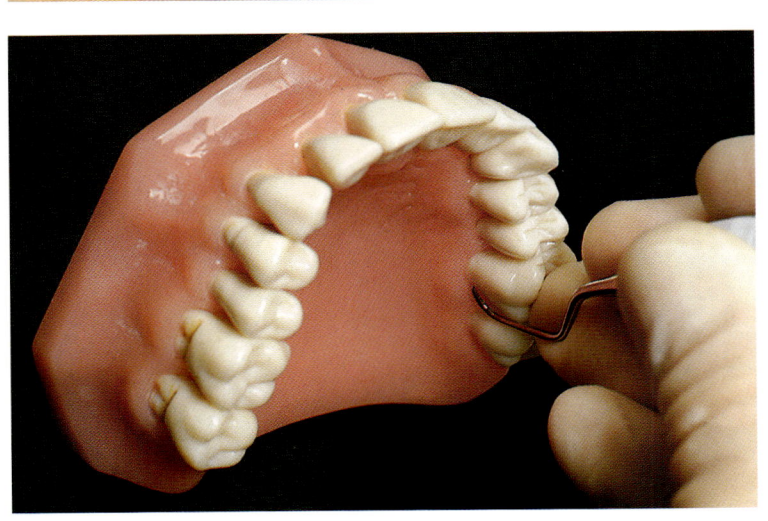

603 Demonstração no modelo
Apoio direto sobre a superfície oclusal do dente 26.

Esquerda: A área de trabalho da cureta GRA 7/8 na superfície palatina estende-se do ângulo distopalatino ao mesiopalatino. Nessa área, é comum a presença de sulcos.

Com a raspagem dessa última superfície (palatina) na região posterior, finaliza-se o trabalho no quadrante superior direito. As bolsas são, então, irrigadas, a fim de se conterem eventuais sangramentos.

Afiação

Como instrumento universal nos tratamentos periodontais, cirúrgicos ou não, a cureta exerce diversas funções: raspagem, debridamento subgengival, alisamento radicular e curetagem gengival. Portanto, é importante conhecer as suas características e saber manter a sua função: instrumentos sem corte têm de ser afiados, pois a falta de fio de corte não podem ser compensadas com o emprego de maior força ou com habilidade manual. Um instrumento "cego" alisa o cálculo em vez de removê-lo.

A afiação sistemática das curetas pode ocorrer antes, durante ou depois do tratamento. As curetas mais finas, principalmente, perdem o corte com rapidez quando em contato com metal ou esmalte. Portanto, durante o tratamento, deve-se sempre ter à mão uma pedra moderadamente abrasiva, estéril, para afiação dos instrumentos (Fig. 606).

Um instrumento que já foi afiado 10 a 15 vezes está mais fino e pode fraturar, devendo ser substituído ("material de consumo").

604 Curetas – nomenclatura
Exemplo: Cureta de Gracey 13/14

I   Cabo
II Haste
III Extremidade ativa

Direita: Corte transversal da extremidade ativa (cureta de Gracey).

A Lado cortante
Apenas um dos cantos apresenta corte; o outro é cego (ver ponto).
B Face
C Lado
D Dorso

605 Diferenças entre a cureta universal (A) e a cureta de Gracey (B)

1 A "face" (Fig. 604 B) da parte ativa forma ângulo de 90°, na cureta universal, ou de 70°, na cureta de Gracey, em relação à parte vertical da haste.
2 Na cureta universal, ambos os cantos da parte ativa são cortantes; na de GRA, apenas o canto mais baixo é cortante.
3 Apenas a extremidade da cureta GRA apresenta dupla curvatura: no "facial" e no lateral.

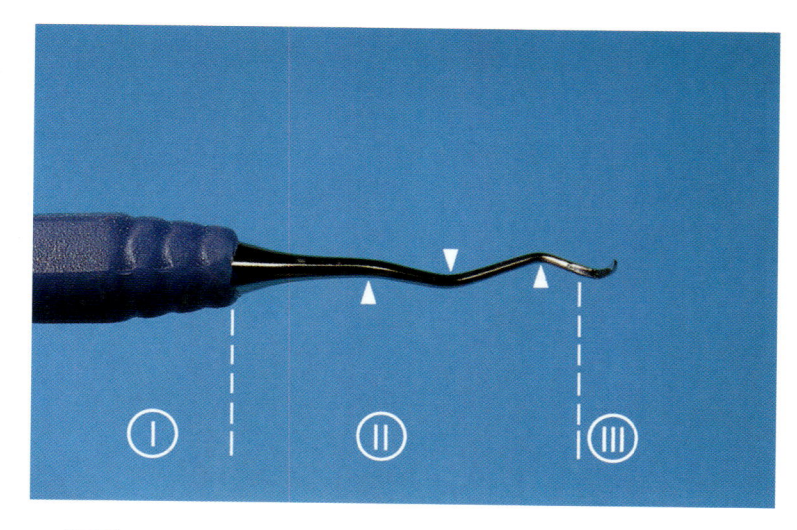

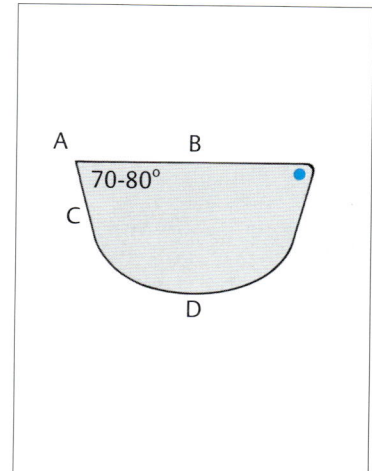

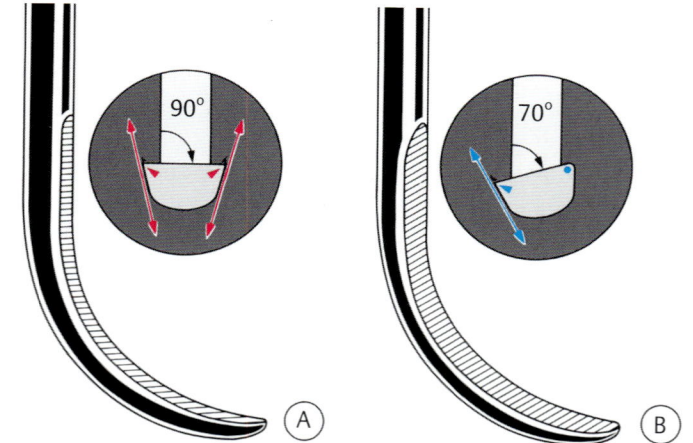

606 Pedras de afiação – óleo de afiação

C Carborundum
SIS /Carbeto de silício; artificial; granulação grosseira; superfície fortemente abrasiva
I Índia
Al_2O_3, óxido de alumínio; abrasiva
A Arkansas
Al_2O_3; óxido de alumínio; natural, granulação fina a média; pouco abrasiva

Direita: Óleo mineral, livre de ácidos (SSO; Hu-Friedy).

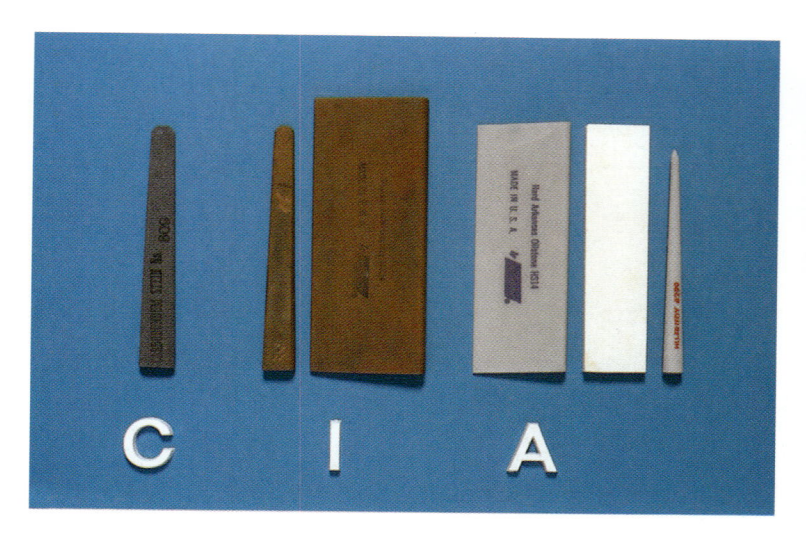

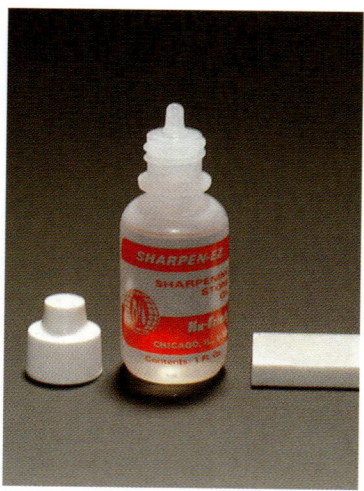

Afiação manual dos instrumentos

Os raspadores e as curetas são utilizados em todas as técnicas de tratamento – com ou sem exposição cirúrgica –, bem como na profilaxia, mesmo que, hoje em dia, alguns aparelhos (sônicos, ultra-sônicos) tenham assumido muitas das suas funções.

A raspagem eficiente, principalmente de superfícies radiculares infectadas, só pode ser obtida com instrumentos bem afiados (Bengel, 1998; Christan, 2002).

O profissional experiente sabe que raramente se obtêm resultados satisfatórios com a afiação à mão livre. Portanto, para a afiação manual, são necessários posicionadores. Com base em sua experiência de muitos anos como técnica em higiene dental, C. M. Kramer (1989, 1999) criou dois dispositivos de afiação que obedecem a rígidos critérios técnicos. Os princípios básicos são o posicionamento preciso dos instrumentos e o uso de gabaritos com linhas de orientação específicas para a afiação de raspadores e curetas, como apresentado a seguir.

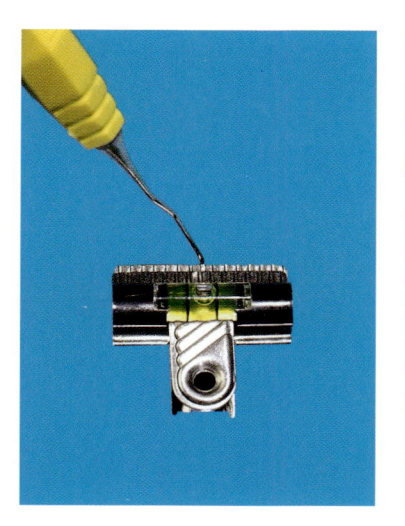

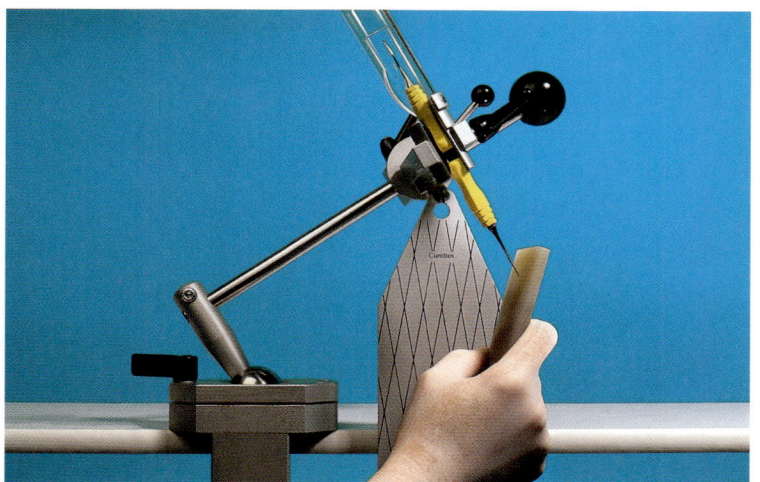

607 Afiação do instrumental com posicionador de Kramer
Com o posicionador em forma de torno, que possui grande articulação esférica, é possível fixar o instrumento em diversas posições.

Esquerda: Em primeiro lugar, deve-se prender a extremidade do instrumento com o prendedor especial (Miniclip), que possui nível de bolha integrado. A "face" da extremidade ativa deve sempre ser posicionada *horizontalmente*, para só então se iniciar a afiação. A pedra de afiação deve ser movimentada paralelamente às linhas de orientação.

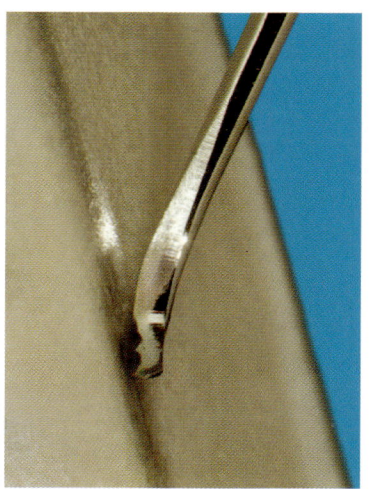

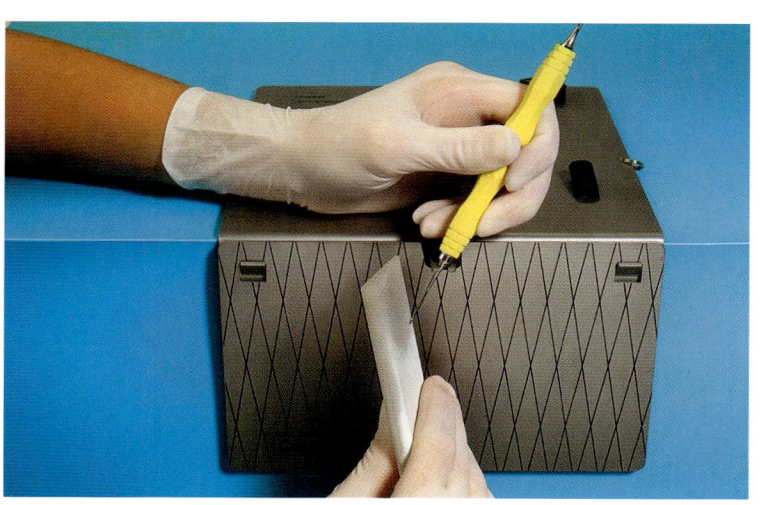

608 Versão simplificada – miniposicionador de Kramer
O dispositivo acima é ideal para profissionais menos experientes e é um grande auxílio para a racionalização do trabalho quando se afiam diversos instrumentos de uma só vez.

A vantagem do miniposicionador de Kramer, além de ocupar pouco espaço, é a de poder ser utilizado durante o atendimento do paciente. O nível de bolha e as linhas diagonais são iguais; o dispositivo pode ser colocado sobre a bancada ou sobre mesa com rodas auxiliar junto ao instrumental.

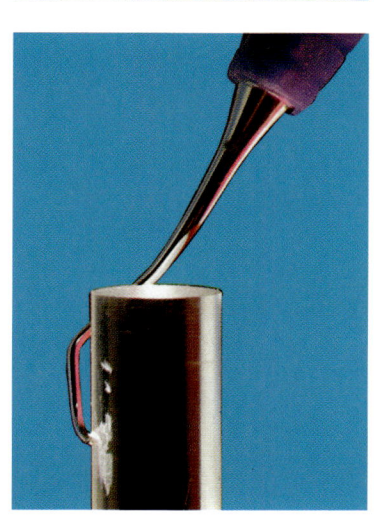

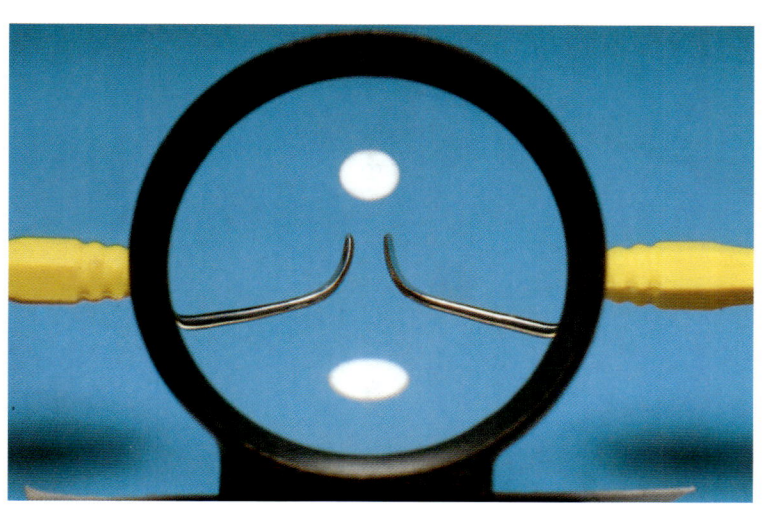

609 Testes do corte: reflexão e raspagem
A afiação manual (ver Fig. 608, à esquerda) é feita com pedra de Arkansas lubrificada. Os resíduos de metal são visíveis e podem ser removidos com facilidade, pois ficam suspensos no óleo.

Faz-se, então, um teste do corte: fios "cegos" refletem a luz, ao contrário dos afiados.

Esquerda: O instrumento bem-afiado produz aparas na superfície do bastão de acrílico (PST, Hu-Friedy), prendendo-se a esta durante o movimento de "raspagem".

Afiação não-manual dos instrumentos

O problema essencial da afiação manual é a dificuldade de manter constante a angulação da pedra em cada movimento e durante todo o processo de afiação. Portanto, essa técnica exige grande habilidade manual, familiaridade com as características do instrumento e experiência (Römhild e Renggli, 1990; Pöschke, 1990).

Os equipamentos de afiação devem, portanto, facilitar o trabalho eliminando todas as dificuldades mencionadas anteriormente. Um afiador que cumpre essa função é o PerioStar (fabricante: Mikrona, 1990).

Os componentes principais do PerioStar 2000 são:

- Dispositivo de fixação: fixa com precisão o instrumento na posição desejada, prendendo-o pela parte anterior
- Prendedor especial (nível de bolha): possibilita o posicionamento horizontal da "face" (o único parâmetro estabelecido de modo menos preciso)
- Módulo afiador articulado, com disco de pedra: em contato com o instrumento, trabalha com os ângulos fixos de 72° para raspadores e 78° para curetas.

Encontra-se também disponível no mercado a versão simplificada, o PerioStar 3000 (HaWe Neos; ver a seguir).

610 PerioStar 2000 (esquerda) e PerioStar 3000 (direita)
Acompanham o aparelho diversos discos de pedra, pasta abrasiva, bem como um bastão acrílico para o teste de corte.

Direita: Discos de pedra e bloco diamantado para a remoção de sulcos e arranhões da superfície dos discos.

Discos de pedra com granulação fina, média e grossa (codificados com ponto branco, vermelho ou azul).

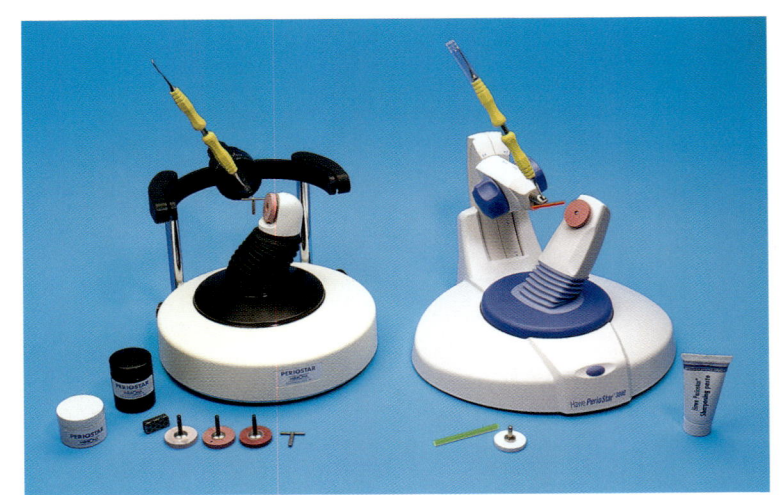

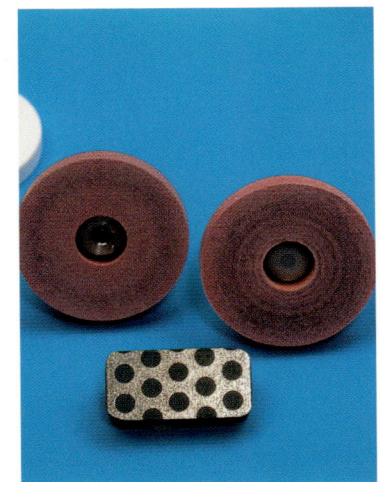

611 Ajuste e afiação: cureta de Gracey 5/6 e PerioStar 3000
O nível do prendedor em forma de bastão levemente fluorescente é colocado sobre a "face" da parte ativa da cureta, posicionando-se o conjunto na horizontal.

Aproxima-se do instrumento a unidade de afiação.

Direita: Disco de pedra lubrificado em ação e dispositivo de fixação do equipamento.

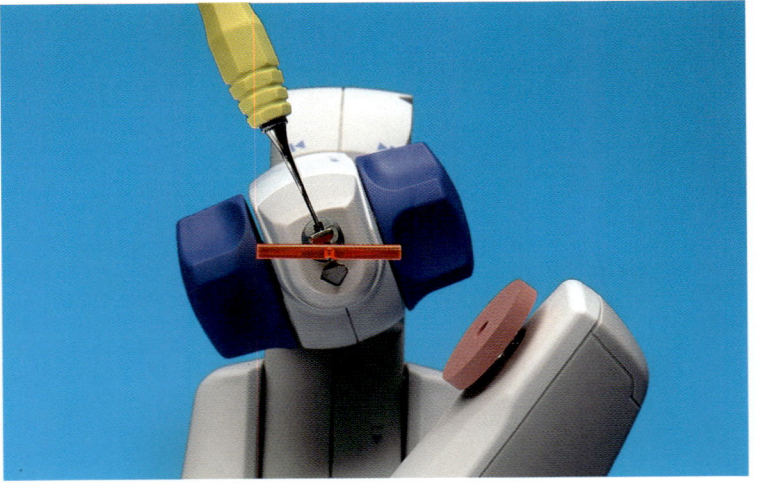

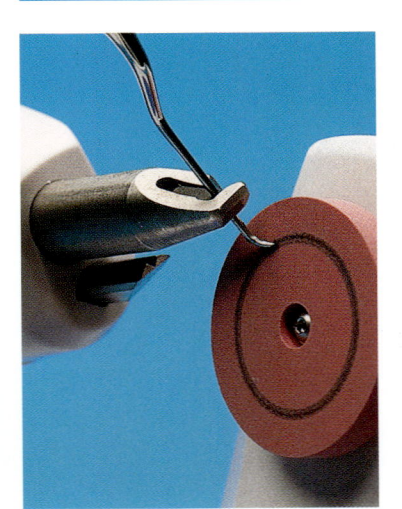

612 Ajuste e afiação com o PerioStar 2000
A unidade de afiação com o disco de pedra ainda afastado possui uma base giratória, podendo ser conduzida ao redor do instrumento para a afiação. O ângulo de afiação em relação à face reduz-se automaticamente para 55°.

Direita: Afiação – em segundo plano, dispositivo para a fixação precisa do instrumento pela haste proximal.

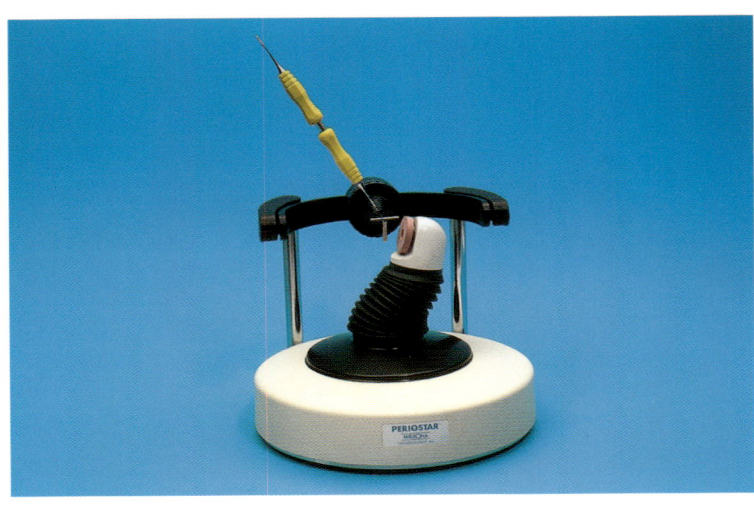

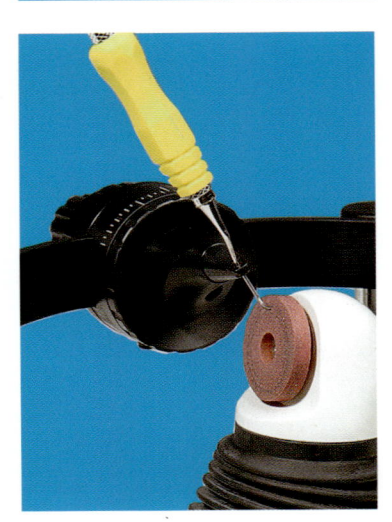

Debridamento subgengival sem exposição cirúrgica

Procedimento passo a passo

As indicações e as condições necessárias para o tratamento não-cirúrgico já foram descritas (p. 253 em diante).

Trabalha-se sem visão direta. O tratamento de um dente com bolsas de profundidade média dura de 4 a 10 minutos – dependendo da morfologia radicular. Pode-se combinar o uso de instrumentos de ultra-som e curetas.

No caso a seguir, o primeiro quadrante foi tratado inteiramente com curetas de Gracey, sem exposição cirúrgica.

Nos outros quadrantes, foi necessária cirurgia em algumas áreas (p. 277).

Paciente de 29 anos que sofre de periodontite agressiva (tipo III) com destruições ósseas localizadas e forte gengivite. Os exames microbiológicos indicaram forte acometimento por *Aa* e *Pi*.

Exame clínico inicial (valores para o primeiro quadrante):

PI: 61%   SS: 86%   MD: 0 a 2 (p. 174)

Quadro clínico, profundidades de sondagem e exame radiológico: ver Figs. 613 a 615.

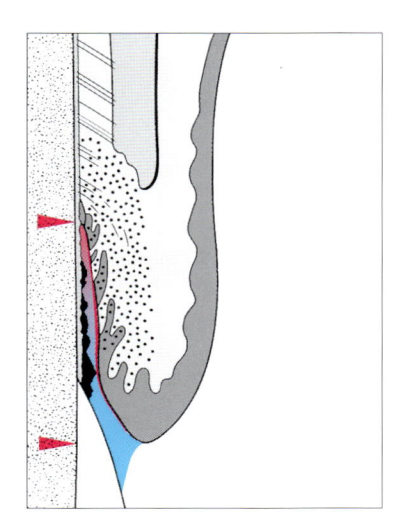

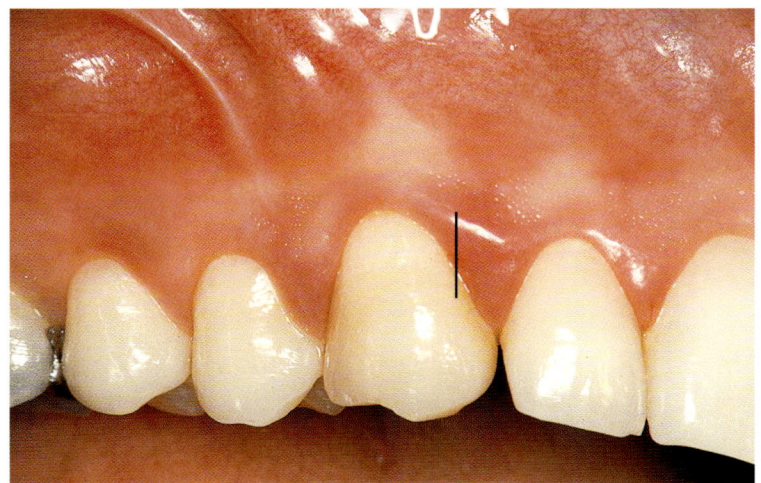

613 Exame clínico – restabelecimento das condições de higiene bucal
A gengiva apresenta hiperemia especialmente nas papilas e é pouco pontilhada.

Esquerda: O esquema mostra a face mesiovestibular do dente 13. Na região cervical, há presença de placa aderente (cor azul) e cálculos; em direção apical, maior quantidade de placa Gram-negativa (cor vermelha). O tecido conjuntivo gengival mostra infiltrado inflamatório.

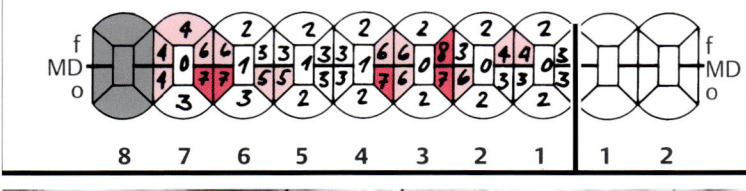

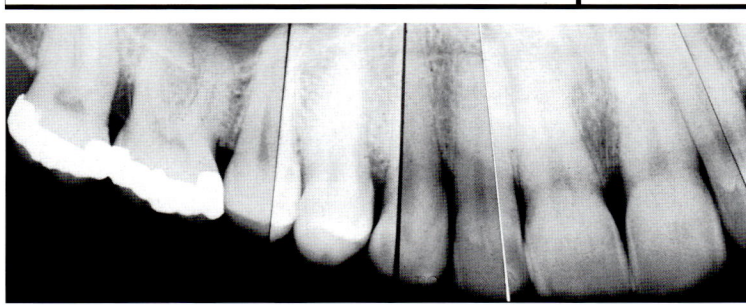

614 Achados clínicos e radiográficos

Profundidades de sondagem e mobilidade dental (MD)
Encontram-se bolsas de até 8 mm de profundidade. A grande profundidade da bolsa mesiovestibular junto ao dente 13 deve-se à perda de inserção e ao aumento de volume da papila.

Exame radiográfico
Nas radiografias, não se observam perdas ósseas proporcionais às grandes profundidades de bolsa verificadas clinicamente.

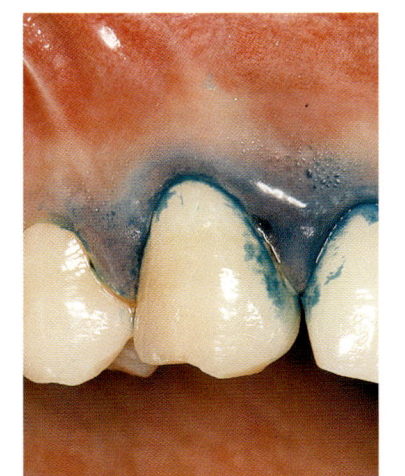

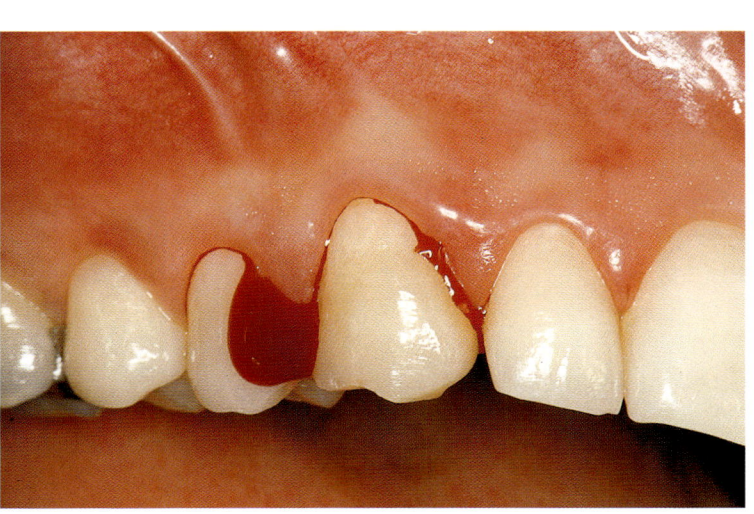

615 Sangramento e placa
Intenso sangramento após a sondagem dos sulcos gengivais do dentes 13 e 14: a quantidade de placa na mesial do dente 14 é muito pequena para a intensidade do sangramento. Este é causado, provavelmente, pela forte predominância de microbiota periodontopatogênica (gengivite) na bolsa.

Esquerda: placa supragengival. Acúmulo de placa na mesial do dente 14 é mínimo, e não se correlaciona com o sangramento copioso nesta região. A etiologia provavelmente envolve uma resposta intensa às bactérias periodontopatogênicas subgengivais.

Tratamento: fase 1

Após a fase de higienização

616 Vista por vestibular
Duas semanas após a remoção de placa e de cálculo supragengivais, a motivação do paciente e as instruções de higiene, a gengiva mostra-se menos inflamada. Defeito de esmalte na distal do bordo incisal do dente 13 em razão de bruxismo ântero-lateral.

Direita: Ainda se observam cálculos subgengivais e placa.

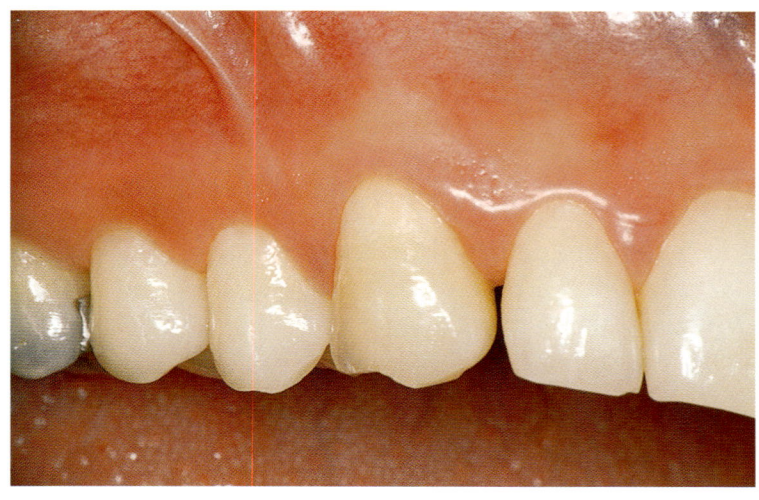

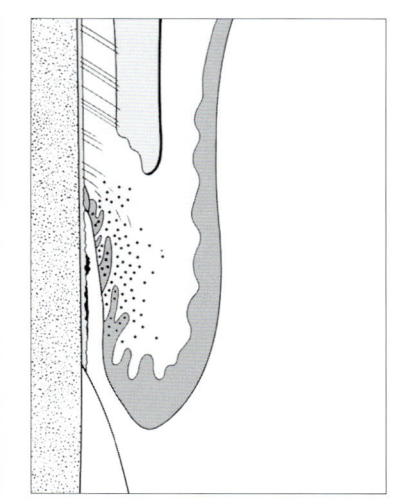

617 Vista por lingual
Após a primeira parte do tratamento inicial – instrução de higiene bucal e debridamento supragengival –, a gengiva ainda está levemente edemaciada.

Sob essa perspectiva, vê-se grande desgaste do dente 13 com exposição de dentina. O paciente deve receber esclarecimentos sobre o bruxismo, tornando-se ciente do seu hábito relacionado ao estresse.

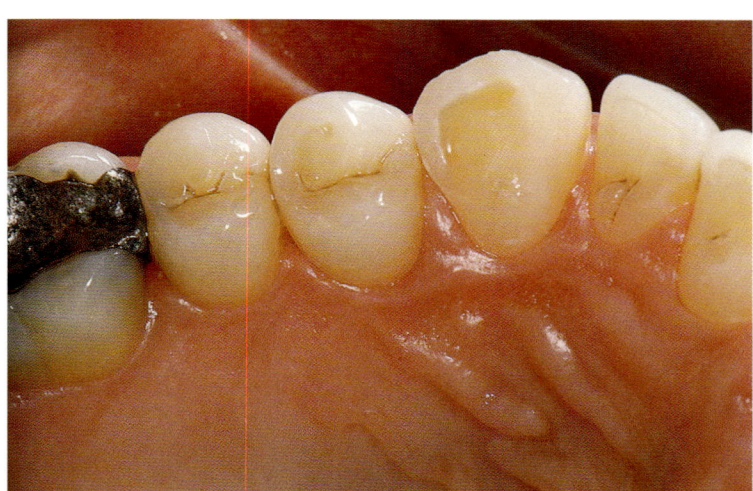

Debridamento subgengival

618 Anestesia
O debridamento subgengival é feito com instrumentos manuais, geralmente sob anestesia infiltrativa por vestibular e lingual.

Em casos simples, com bolsas pouco profundas, muitas vezes é possível dispensar o uso de anestesia ao se empregar o ultra-som com pontas finas (tipo *slimline*, Cavitron).

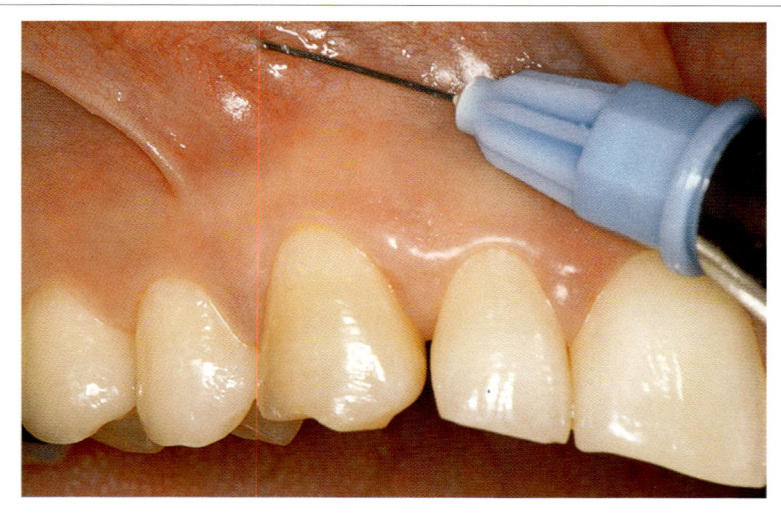

619 Sondagem do fundo da bolsa
Antes da raspagem, a superfície radicular e o fundo da bolsa são sondados mais uma vez, sob anestesia local. O fundo da bolsa, em geral, é irregular. Como no caso apresentado, é comum que faces radiculares isoladas sejam acometidas por extensas perdas de inserção.

Direita: Exercendo-se pressão de apenas 0,25 N, a sonda quase alcança o nível ósseo, como se observa na radiografia.

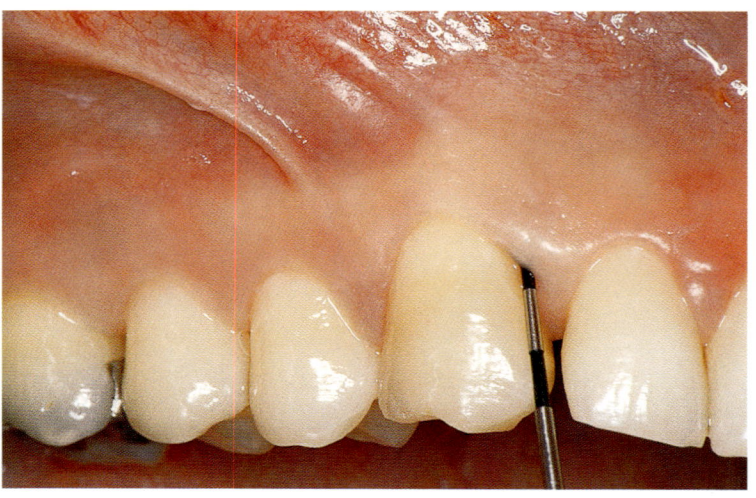

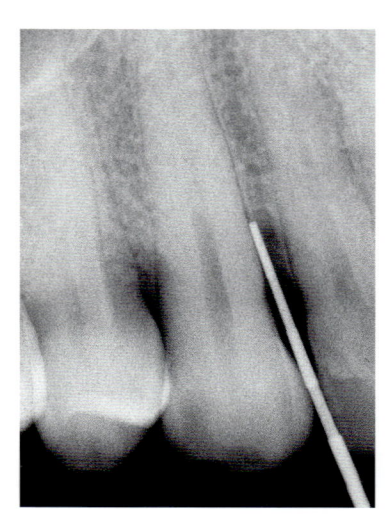

Debridamento subgengival

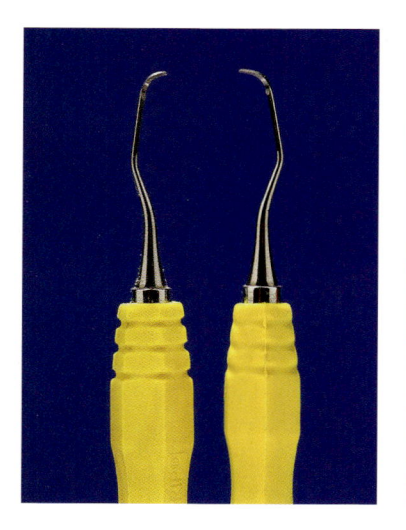

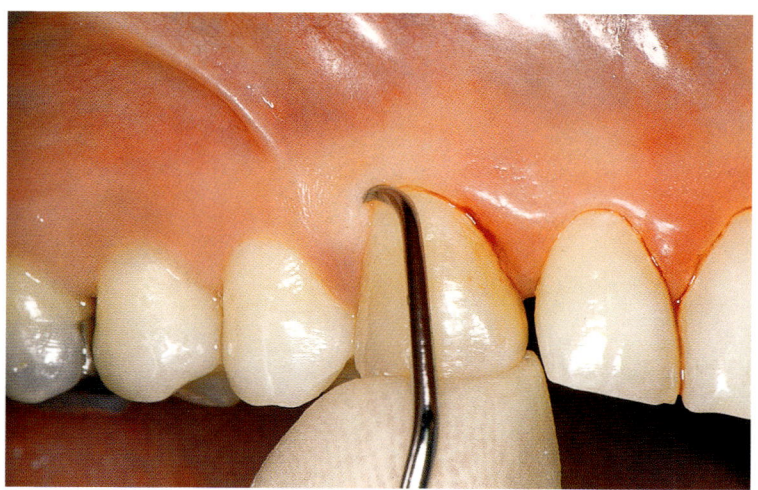

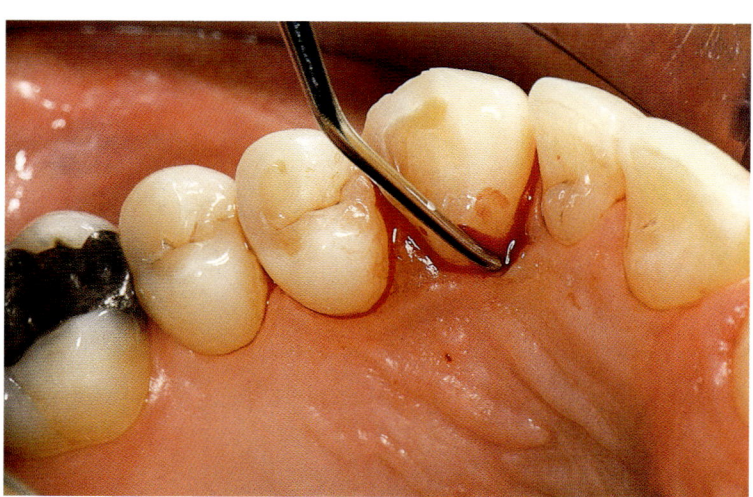

Cureta GRA 5-6 (amarela) com duas extremidades ativas: dentes anteriores
Na região de incisivos e de caninos, cada extremidade da cureta é utilizada em duas faces radiculares diametralmente opostas.

620 Gracey 5 – superfícies distovestibulares
Com essa extremidade, removem-se placa e cálculo da superfície radicular por meio de movimentos predominantemente verticais sobrepostos.

621 Gracey 5 – superfícies mesiopalatinas
Com a mesma extremidade da cureta que se utilizou na superfície distovestibular, faz-se a raspagem da face radicular diametralmente oposta, a mesiopalatina.

Obs.: Por motivos técnico-fotográficos, não é possível demonstrar o apoio com o dedo por essa perspectiva oclusal.

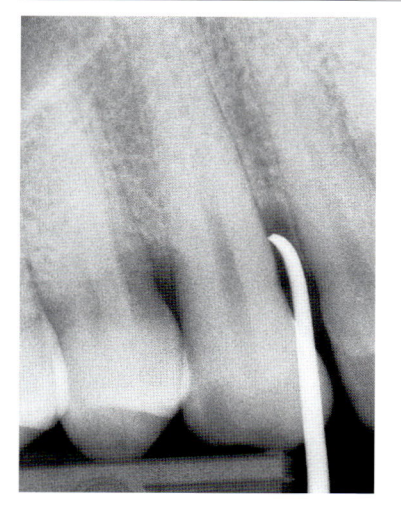

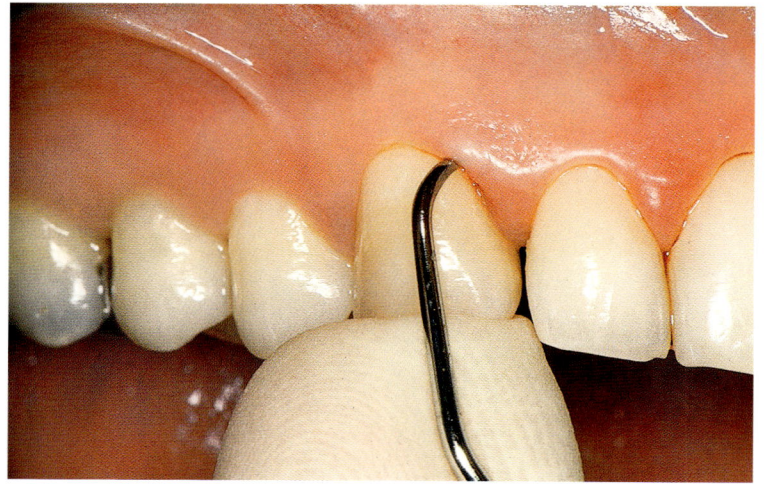

622 Gracey 6 – superfícies mesiovestibulares
Essa extremidade da cureta é empregada por mesiovestibular e distolingual. Quando a primeira parte "longa" da haste está paralela à superfície radicular, então a face encontra-se no ângulo desejado em relação a essa superfície, ou seja, em 80°.

Esquerda: A cureta GRA não alcança completamente o fundo da bolsa, ao contrário de curetas mais delicadas, como a Minifive, cujas extremidades são mais curtas e finas.

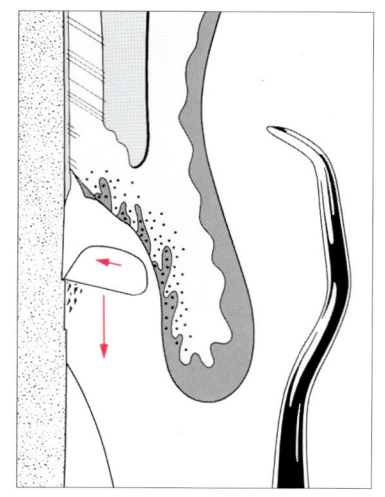

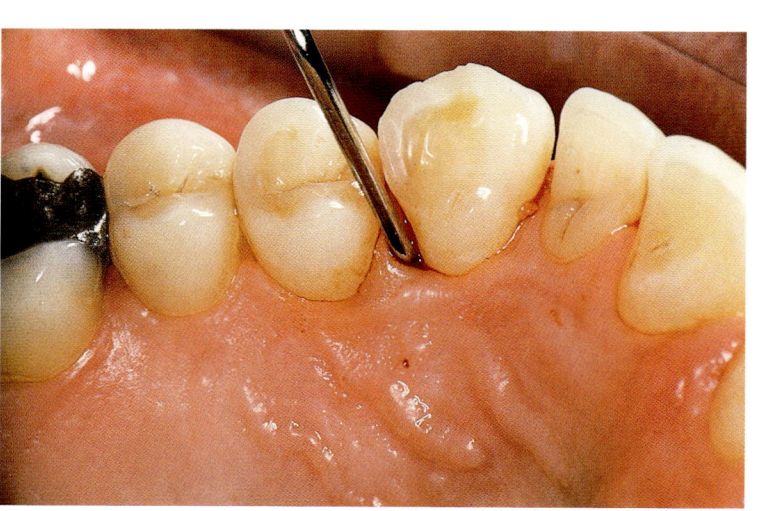

623 Gracey 6 – superfícies distopalatinas
A mesma extremidade da cureta é usada na face diametralmente oposta à mesiovestibular (Fig. 622), ou seja, na face distopalatina.

Esquerda: A lâmina da cureta forma ângulo de 80° com a superfície radicular.

Todas as curetas de Gracey têm extremidades com apenas um lado cortante.

Tratamento: fase 1

Raspagem com as curetas de Gracey na região posterior

Curetas GRA 11-12 (vermelhas) com duas extremidades ativas: superfícies mesiais

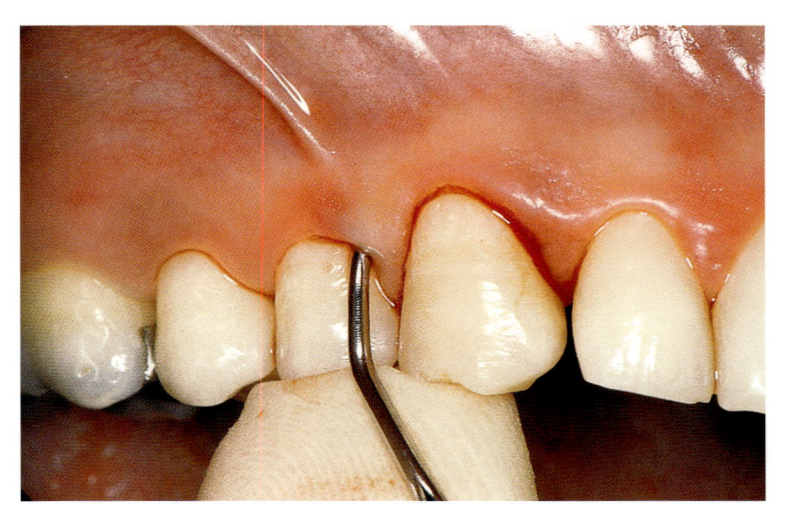

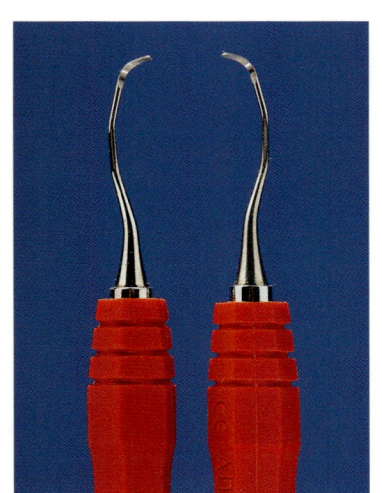

624 Gracey 12 – superfícies mesiovestibulares
As áreas mesiais de pré-molares e molares são curetadas com as duas extremidades bianguladas das curetas GRA 11-12; neste caso, raspagem no primeiro quadrante com a cureta GRA 12 por vestibular e com a cureta GRA 11 por lingual.

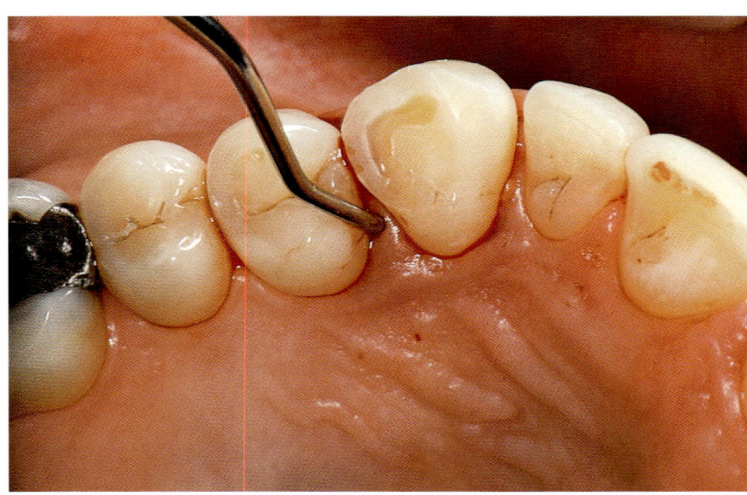

625 Gracey 11 – superfícies mesiolinguais
Raspagem por lingual da superfície mesial do primeiro pré-molar com a cureta 11-12.

As superfícies mesiais curetadas com ambas as extremidades da cureta (11 e 12) sobrepõem-se na área interproximal.

(No segundo quadrante, ao contrário do primeiro, a cureta GRA 11 é empregada por vestibular; e a 12, por lingual).

Curetas GRA 13-14 (azuis) com duas extremidades ativas: superfícies distais

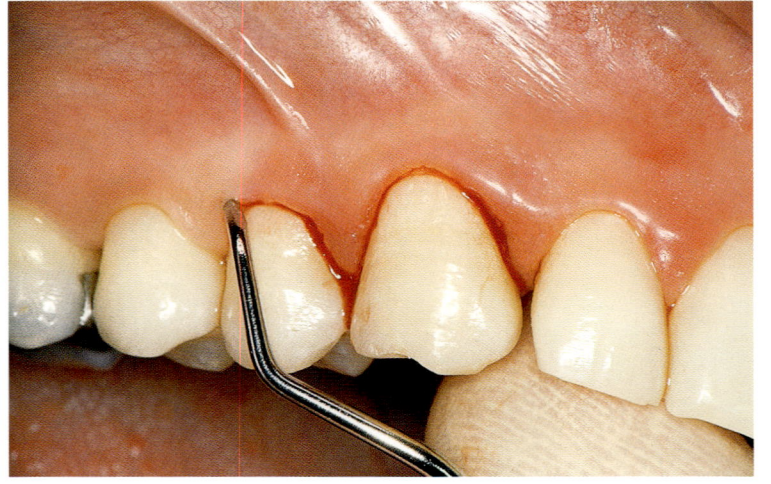

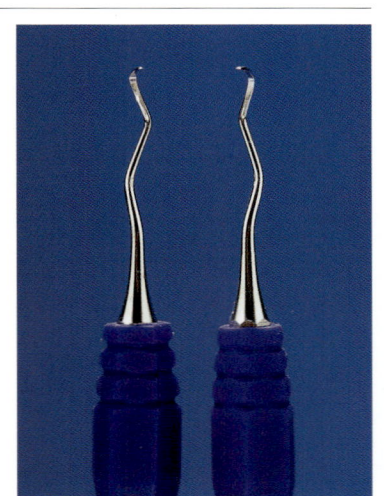

626 Gracey 13 – superfícies distovestibulares
Lado distal do pré-molar (dente 14) sendo curetado por vestibular.

(No lado esquerdo da arcada superior, seria usada a cureta GRA 14.)

Direita: Extremidades das curetas de Gracey 13-14.

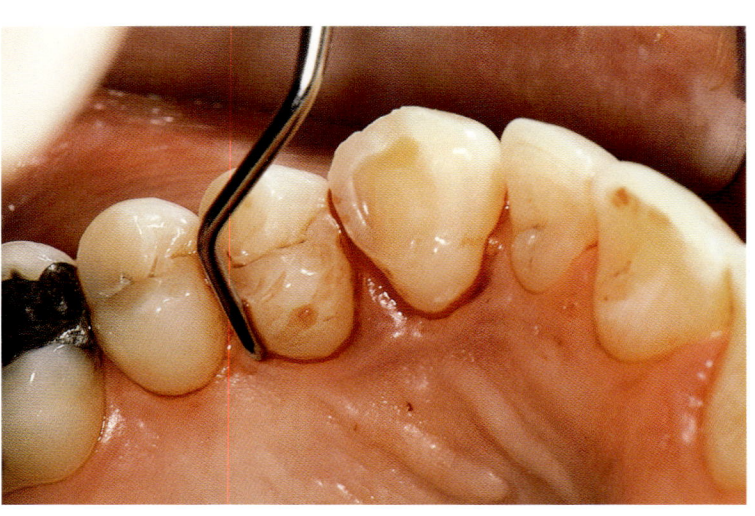

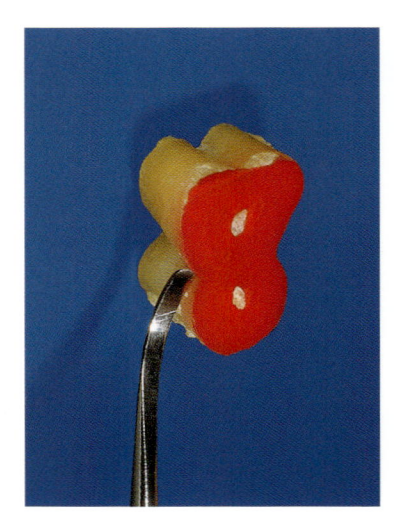

627 Gracey 14 – superfícies distolinguais
Observe a haste anterior do instrumento paralela à superfície radicular.

Direita: Constrições, raízes com corte transversal em forma de oito, entradas de furca, etc. devem ser "sondadas" e limpas o máximo possível.

A morfologia das raízes e instrumentos inadequados – mais do que a profundidade das bolsas – são os principais obstáculos para a raspagem subgengival.

Debridamento subgengival   275

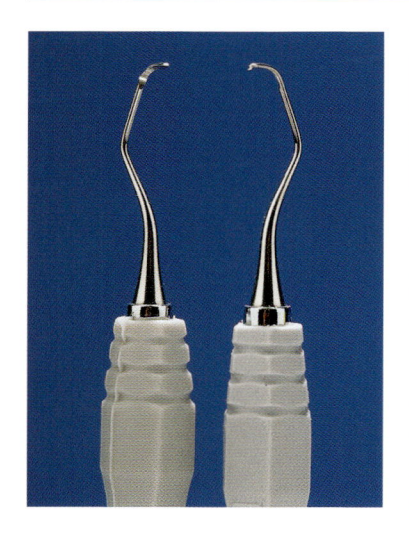

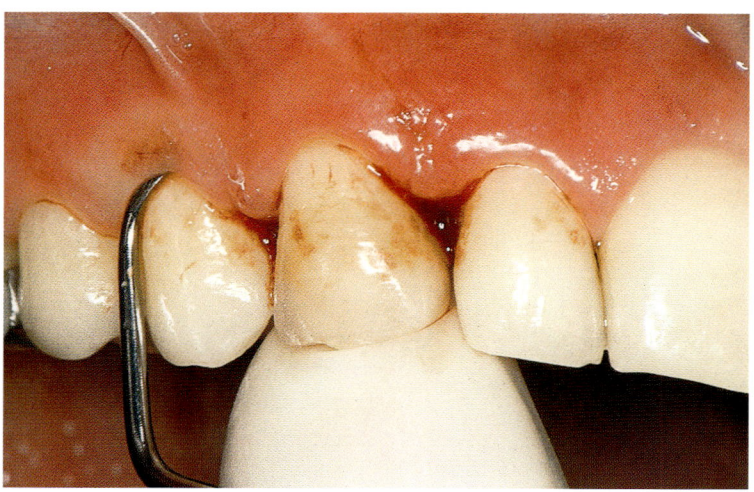

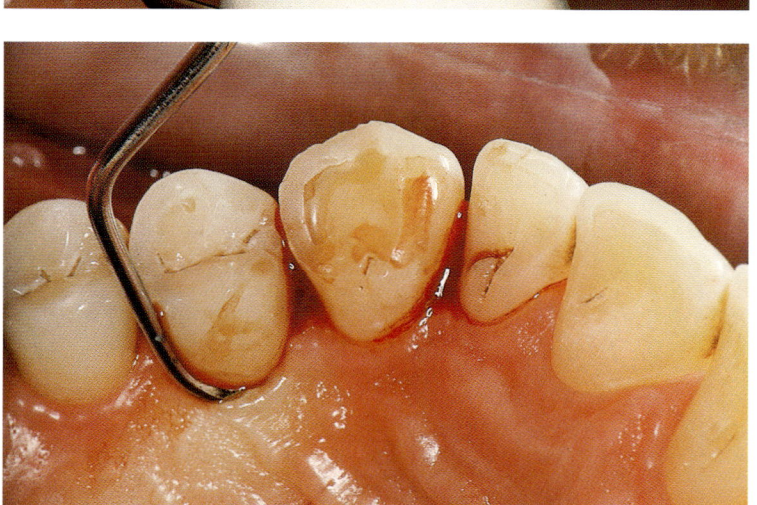

Curetas GRA 7-8 (cinza-claro) com duas extremidades ativas: superfícies vestibulares e linguais em dentes posteriores

628 Gracey 7 – superfícies vestibulares
Em geral, o debridamento subgengival é concluído com as superfícies *vestibulares* e *linguais*; no primeiro quadrante, com a cureta GRA 7, alcançando até a superfície interproximal mesial.

Esquerda: Extremidades das curetas GRA 7–8.

629 Gracey 8 – superfícies palatinas
Freqüentemente, durante a raspagem das faces radiculares mesiais (Gracey 11 e 12) e distais (Gracey 13 e 14) (p. 274), cureta-se também boa parte das bolsas vestibulares e palatinas, que, em geral, são menos profundas. Dessa forma, a raspagem vestibular da face palatina do dente 14 pode ser concluída rapidamente.

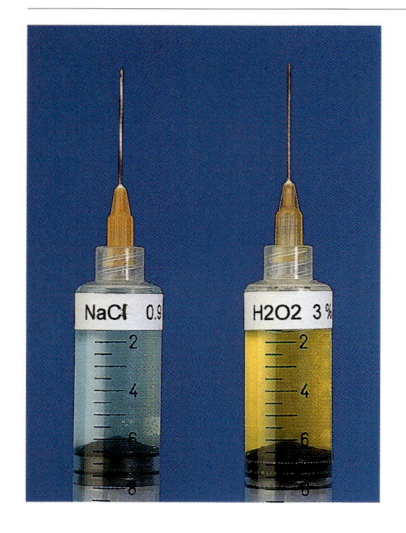

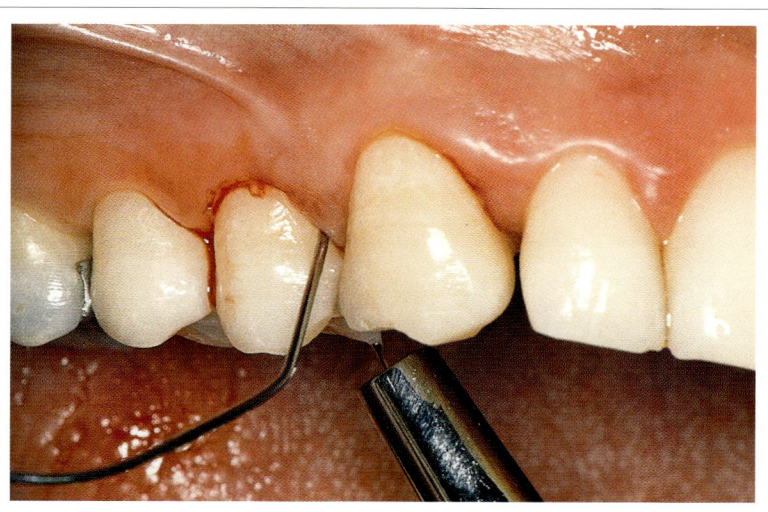

630 Irrigação das bolsas
Após a instrumentação convencional, sem exposição cirúrgica, a bolsa é irrigada com NaCl 0,9% e/ou H_2O_2 3% para a remoção de eventuais resíduos de placa, cálculos ou cimento e, com isso, a otimização medicamentosa do tratamento mecânico.

Esquerda: NaCl (0,9%) e H_2O_2 (3%). As cânulas têm ponta romba (p. ex., cânulas Max-I-Probe, Hawe).

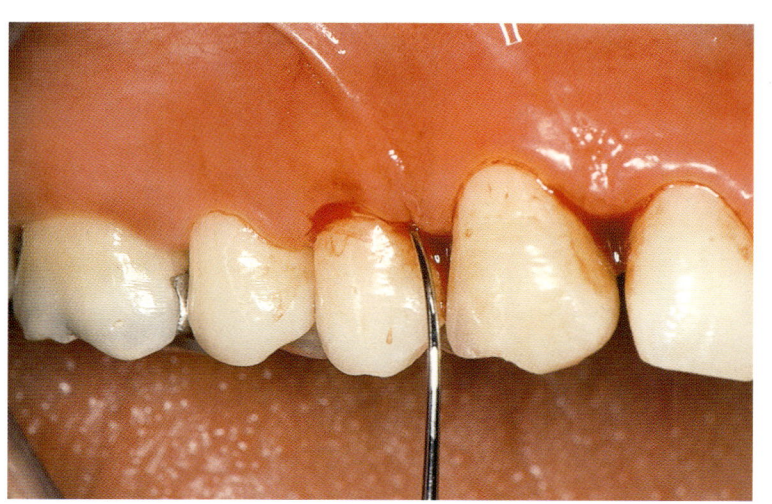

631 Controle de superfície
Com uma sonda exploradora pontiaguda (na figura: EXS3A; Hu-Friedy) ou uma sonda nº 5 fina, verifica-se a textura da superfície radicular. Esse exame permite examinar, até determinado grau, se todas as áreas radiculares foram alcançadas pela cureta e se todos os resíduos foram removidos.

O fator principal, porém, não é o alisamento da superfície, mas sim, a remoção ou a desorganização do biofilme bacteriano.

Tratamento não-cirúrgico do primeiro quadrante...

Resumo

Paciente de 29 anos que apresentava quadro de periodontite agressiva. No início do tratamento, a sua disposição para colaborar era apenas regular. Após a primeira profilaxia supragengival e repetidas instruções de higiene, a colaboração da paciente melhorou. A inflamação gengival reduziu-se visivelmente, mas o sangramento à sondagem das bolsas se manteve.

A curetagem radicular sem exposição cirúrgica foi realizada em toda a boca – da forma demonstrada no primeiro quadrante. Nos dentes 11 a 17 não foram necessárias intervenções cirúrgicas (ver profundidades de sondagem; ausência de comprometimento de furca), enquanto nos outros quadrantes, especialmente nos molares, foi necessário o rebatimento de retalhos.

Este caso demonstra que o periodonto raras vezes é acometido uniformemente na periodontite. Em geral, os dentes ou, até mesmo, as faces dentais, apresentam destruições teciduais em intensidade muito diversificada (diagnóstico dente a dente, p. 196).

Exame clínico inicial

632 Exame visual
Gengivite, periodontite leve generalizada, periodontite grave localizada. Sangramento gengival intenso à sondagem. A paciente nunca havia recebido instruções de higiene bucal.

Direita: Bolsa "preenchida" por placa e por cálculo (coluna vermelha = profundidade da bolsa), epitélio da bolsa, tecido conjuntivo subepitelial com infiltrado inflamatório.

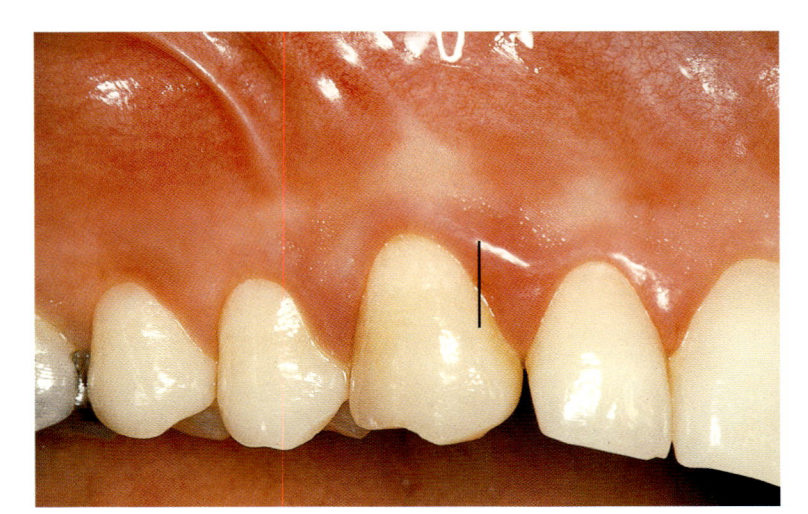

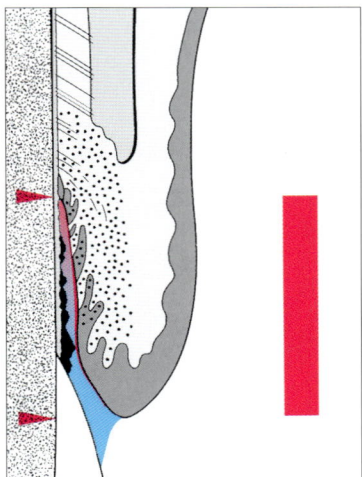

633 Profundidades de sondagem – exame clínico inicial (primeiro quadrante)
Devido ao aumento de volume da gengiva, a *perda de inserção* deve ser considerada um pouco menor do que a profundidade de sondagem medida (p. 169).

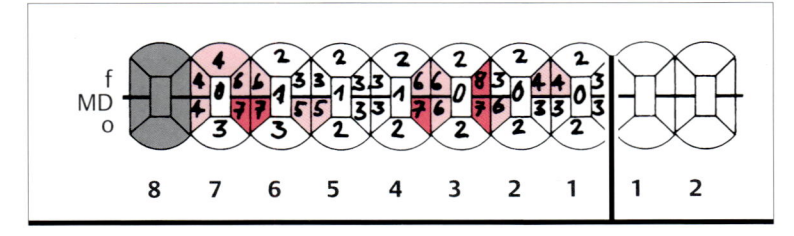

Antes

Três anos após o debridamento subgengival
As profundidades de sondagem apresentam níveis fisiológicos (redução em virtude do encolhimento gengival e da reparação). Apenas em dois locais o valor é de 4 mm.

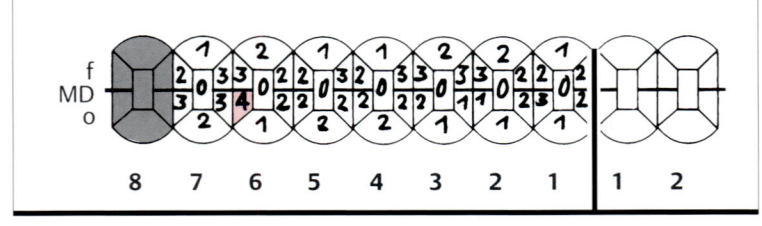

Depois

634 Exame clínico três anos após o tratamento
Em razão do tratamento e da melhora da higiene bucal, a gengiva se apresenta saudável e levemente pontilhada, embora tenha ocorrido encolhimento leve.

Direita: A bolsa, antes ativa, reduziu-se a uma bolsa residual pouco profunda, inativa (coluna vermelha).

1 Recessão
2 Ganho de inserção (reparação)

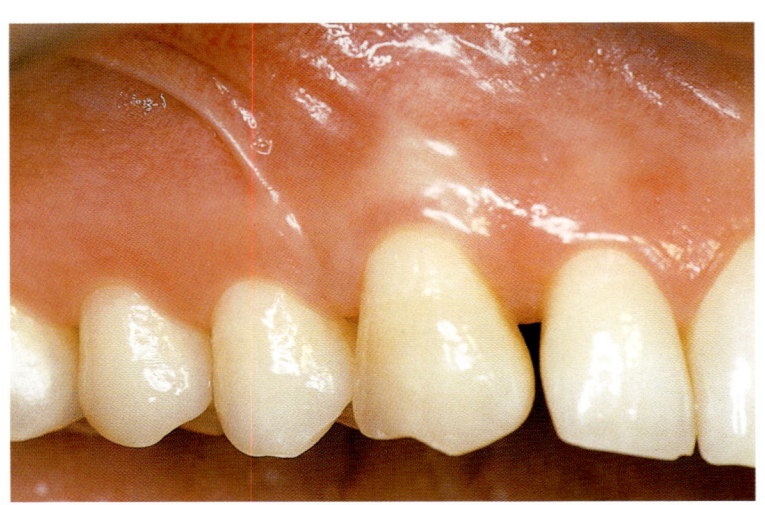

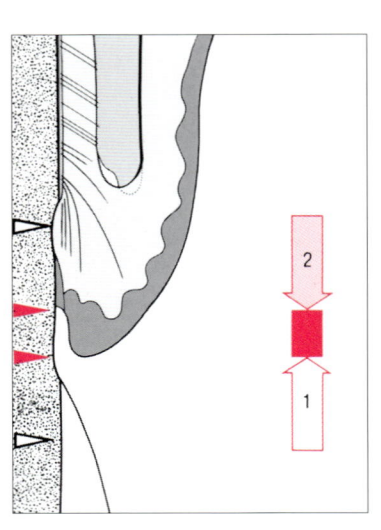

... e do restante da boca?

Resumo do caso

Após a raspagem radicular subgengival não-cirúrgica, permaneceram algumas bolsas localizadas ativas, profundas, nos segundo, terceiro e quarto quadrantes.

Por essa razão, procedeu-se à coleta de material *microbiológico* para cultura na distal dos dentes 25 e 26 e na mesial dos dentes 36 e 46 (Fig. 636, esquerda). Na época (1991), o exame de detecção de *Aa* era apenas qualitativo ("sim/não"). As formas de bacteróides pigmentadas de negro (BPB) e os anaeróbios, entretanto, foram determinados quantitativamente (unidades formadoras de colônia, UFC).

Em todas as bolsas residuais profundas, foram realizadas cirurgias a retalho; o tratamento cirúrgico foi complementado com o uso sistêmico de amoxicilina e metronidazol (van Winkelhoff e cols., 1989). As sessões de controle foram marcadas a cada três meses. Após dois anos, quase todos os locais apresentavam profundidades fisiológicas.

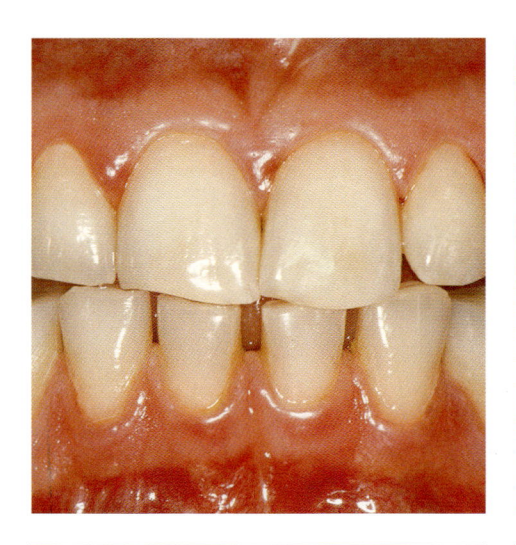

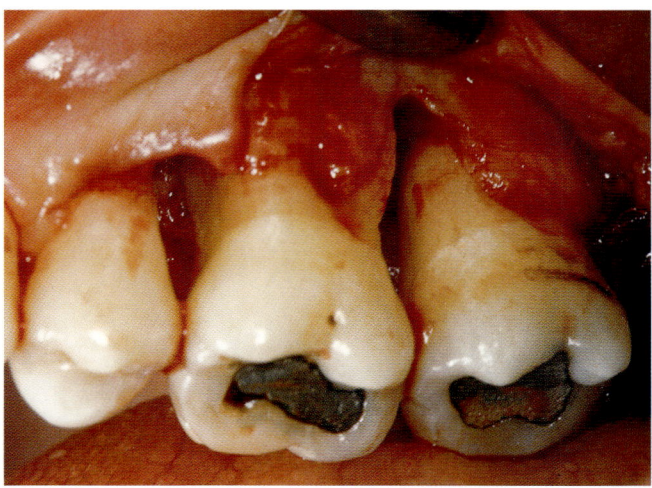

635 Dentes 25, 26 e 27 – exposição cirúrgica

Bolsas profundas, mas furcas ainda não-expostas. Apesar de executada sob visão direta, a raspagem radicular foi difícil e demorada.

Esquerda: Exame clínico inicial: região anterior. Principalmente na arcada superior, a gengiva apresenta hiperemia, aumento de volume e superfície lisa (vítrea). Com o exame visual, apenas, não é possível determinar a gravidade da periodontite.

Microrganismos	Faces dentais			
	16d	26d	36m	46m
Aa	–	–	+	+
BPB	10^5	10^7	10^5	10^7
$\sum$ Anaeróbios	10^7	$>10^8$	10^7	10^8

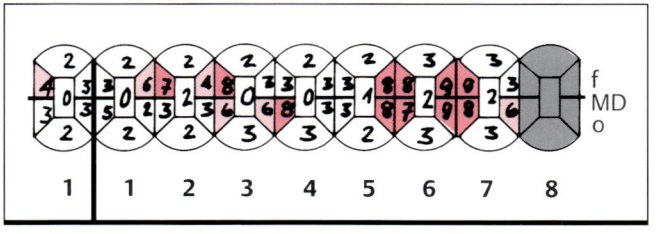

636 Profundidades de sondagem e mobilidade dental – dados iniciais

Bolsas de até 9 mm.

Esquerda: Cultura bacteriana – resultado das bolsas residuais ativas após a fase 1 do tratamento.

Microrganismos	Faces dentais			
	16d	26d	36m	46m
Aa	–	–	–	–
BPB	$>10^2$	10^5	10^3	10^4
$\sum$ Anaeróbios	10^7	10^5	10^4	10^5

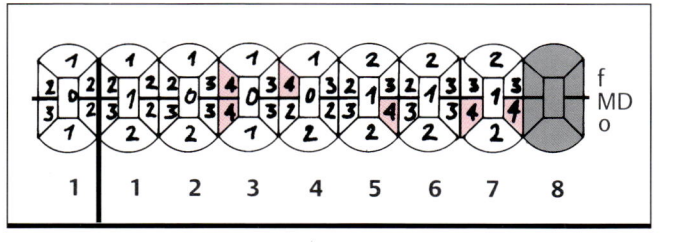

Profundidades de sondagem e mobilidade dental – dois anos após o tratamento

Esquerda: Cultura bacteriana – forte redução das bactérias patogênicas seis meses após a conclusão do tratamento.

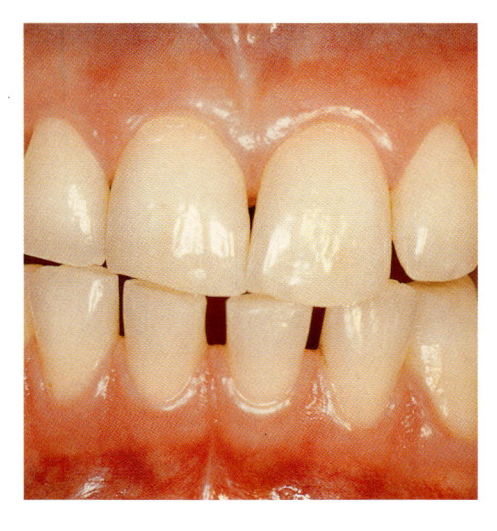

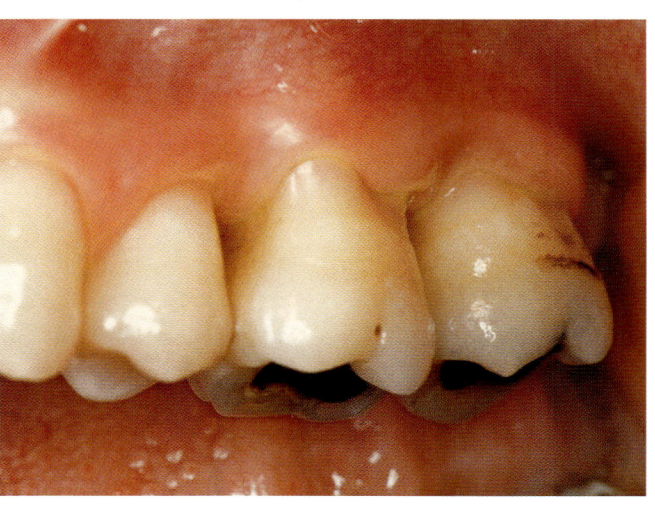

637 Dentes 25, 26 e 27 – situação após dois anos

Margem gengival irregular (contração; ver também configuração óssea na Fig. 635).

Redução das profundidades de sondagem para 2 a 4 mm.

Esquerda: Região anterior após dois anos.

A gengiva está livre de inflamação e é muito delgada, razão pela qual não se vê pontilhado superficial.

Limitações do tratamento não-cirúrgico

As indicações das raspagens cirúrgica e não-cirúrgica nem sempre se distinguem claramente:

- Ambos os tratamentos podem (devem?) ser executados *sucessivamente*. Em geral, quando o tratamento de raspagem é bem-executado, restam apenas poucos locais em que é necessária a intervenção cirúrgica, como áreas não-acessíveis de molares e furcas e em casos de periodontites muito avançadas.

- A *cicatrização* após o procedimento não-cirúrgico é mais rápida (menos dolorosa?).
- A conduta clínica também varia com a *estrutura do consultório*. Trabalhando-se com uma THD, esta, em geral, irá executar previamente o tratamento não-cirúrgico. Em casos mais simples, o tratamento pode ser finalizado já nessa fase; em casos mais complexos, será necessária a intervenção cirúrgica em poucos locais.

638 Exame clínico inicial – vista oclusal da arcada superior
Periodontite com gengivite grave. A gengiva apresenta forte hiperemia e aumento de volume, sangrando ao primeiro toque. O paciente praticamente não realiza higiene bucal. Os dentes apresentam pigmentação intensa. O primeiro debridamento e as instruções de higiene devem ser feitos cuidadosamente (dor, sangramento).

Direita: Região dos dentes 13, 12 e 11 antes do tratamento.

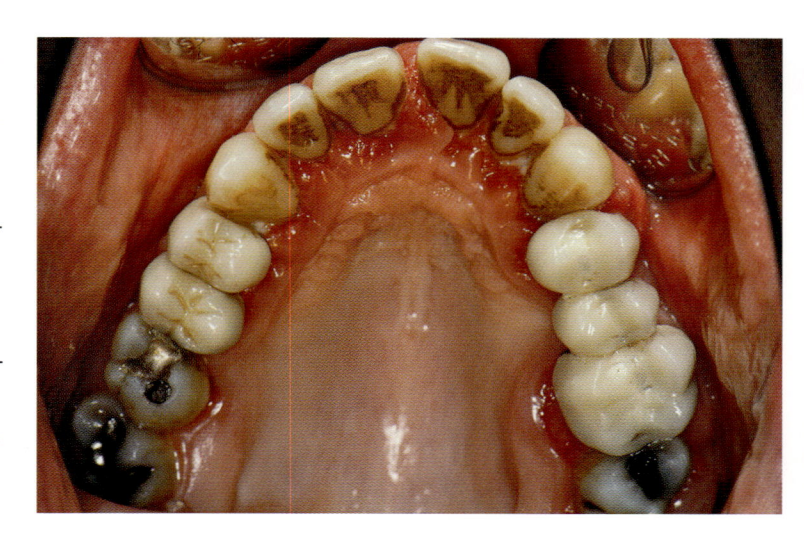

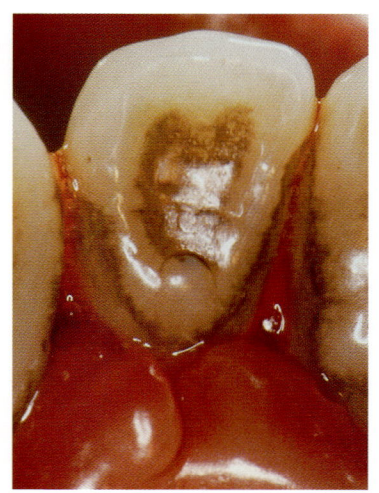

639 Exame clínico inicial
Em algumas papilas, observam-se as primeiras ulcerações. O diastema entre os dentes 11 e 12 surgiu nos últimos dois anos. Retrações nos dentes 34, 33, 43 e 44.

Direita: Profundidades de sondagem e mobilidade dental (hemiarcadas direitas).

Diante da gravidade do caso, é difícil imaginar que o paciente foi tratado com sucesso apenas com debridamento não-cirúrgico.

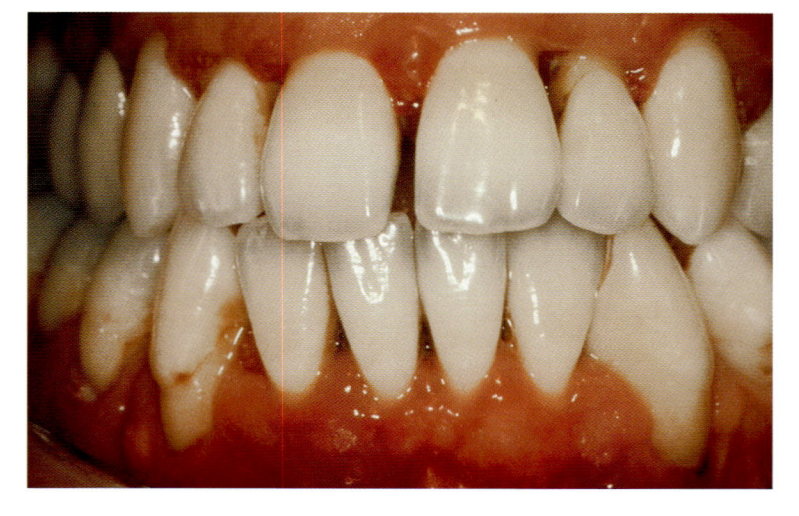

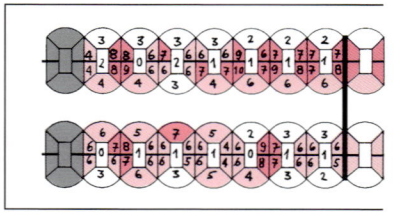

640 Exame radiográfico inicial
As imagens radiográficas confirmam o diagnóstico clínico de periodontite grave, agressiva. Observa-se nos molares inferiores o comprometimento de furca (F1) detectado clinicamente. O dente 16 será extraído.

Direita: Profundidades de sondagem e mobilidade dental *após* o tratamento (hemiarcadas direitas). Na maioria dos locais, encontram-se profundidades de sondagem fisiológicas. *Como se explica o sucesso do tratamento?*

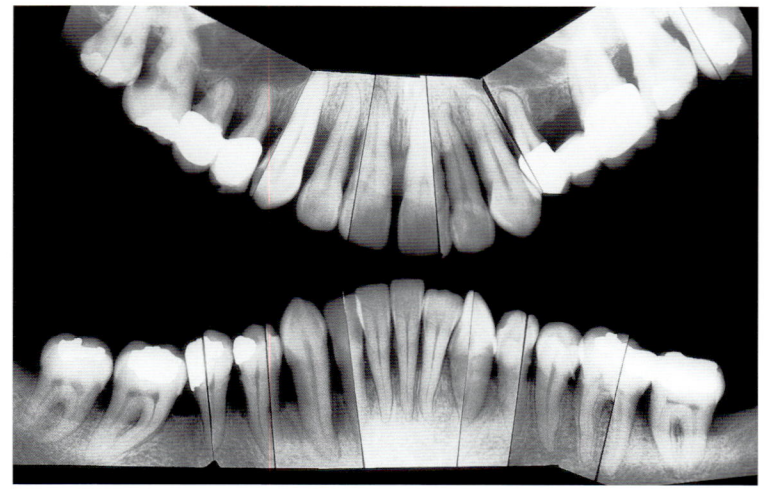

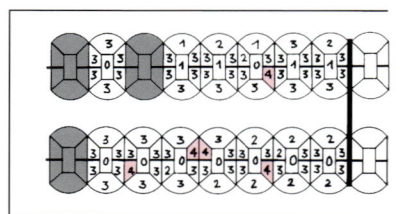

Antes

Depois

Limitações do tratamento não-cirúrgico

- A conduta pessoal do cirurgião-dentista também é um fator importante:
Muitos profissionais preferem procedimentos conservadores, menos cruentos e mais minuciosos. Outros decidem-se mais rapidamente pelas intervenções cirúrgicas. Deve-se ter em conta que as intervenções cirúrgicas podem ser tanto conservadoras como relativamente radicais (ver Cirurgias, p. 295).

- Não menos importante é a opinião do paciente. Este talvez prefira um tratamento conservador à intervenção cirúrgica.

No caso a seguir, de periodontite avançada, o paciente recebeu apenas tratamento não-cirúrgico, o qual foi concluído com sucesso.

O paciente, de 34 anos, sofre de periodontite agressiva generalizada e de forte gengivite, apresentando ulcerações em alguns locais. Até pouco antes da primeira consulta, o paciente fumava um grande número de cigarros por dia.

Exame clínico:

IP: 70% SS: 78% MD: 0 a 2

Situação clínica, profundidades de sondagem e exame radiográfico, ver figuras.

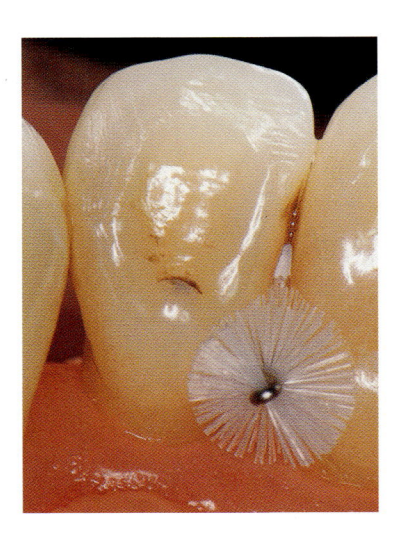

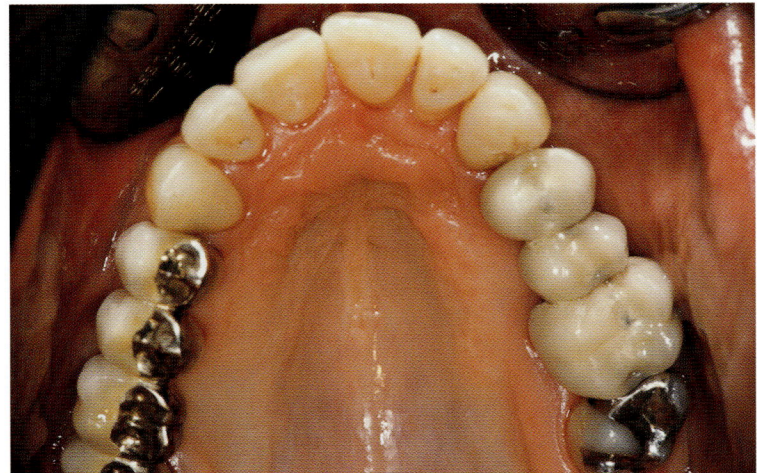

641 Situação clínica dois anos após o tratamento não-cirúrgico – vista oclusal
Condições gengivais e periodontais saudáveis. Observe que houve fechamento espontâneo dos diastemas entre os dente 11 e 21. No primeiro quadrante, foi cimentada prótese de quatro elementos (dentes pilares: 14, 15 e 17).

A prótese com sobrecontorno no segundo quadrante foi mantida por razões financeiras.

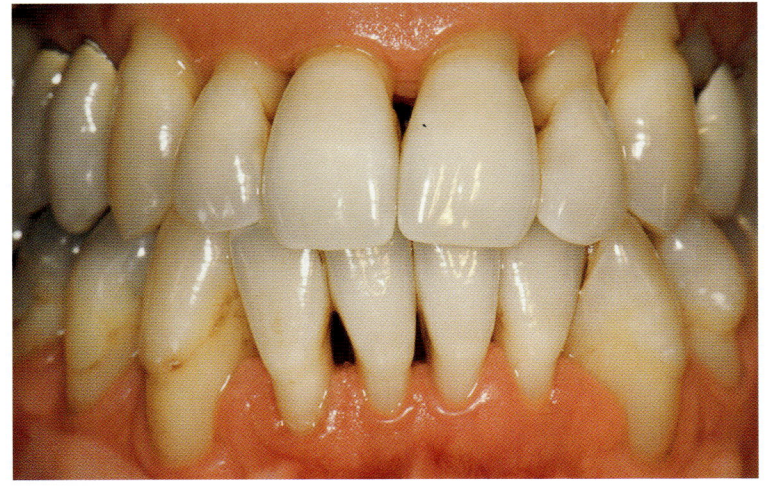

642 Situação clínica dois anos após o tratamento não-cirúrgico – vista anterior
Como mostra a imagem clínica, o tratamento exclusivamente não-cirúrgico e, portanto, pouco invasivo, também causa contração tecidual: as retrações se intensificaram. Por essa razão, foram feitos preventivamente enxertos de gengiva livre nos caninos inferiores.

Esquerda: Profundidades de sondagem iniciais (hemiarcadas esquerdas).

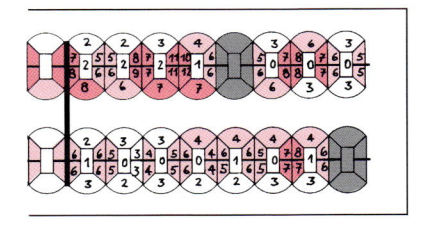

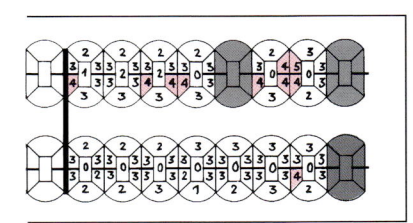

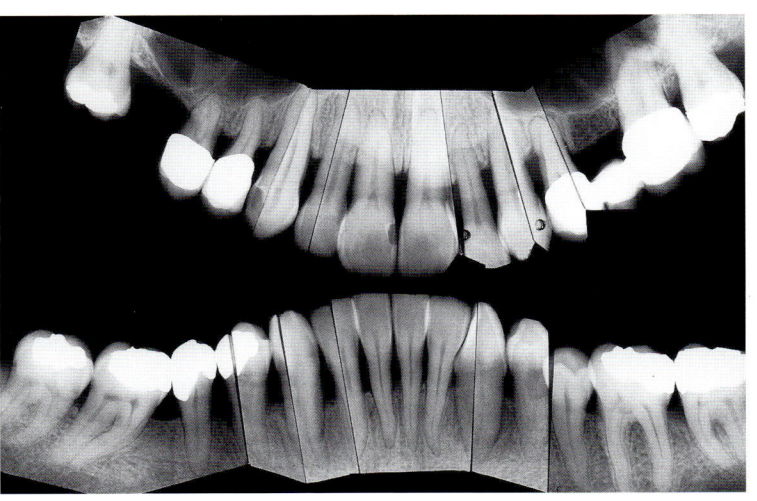

643 Exame radiográfico final, dois anos após o tratamento
O quadro se estabilizou. Em diversos dentes, a neoformação óssea é visível, como na mesial do dente 43 e nas furcas da arcada inferior.

Esquerda: Profundidades de sondagem e mobilidade dental dois anos após o tratamento (hemiarcadas esquerdas). Descrição, ver Fig. 639, à direita.

Cortesia de *L. Ritz.*

Vantagens e limitações do tratamento não-cirúrgico...

A fase 1 do tratamento (parte I: controle de placa, profilaxia *supragengival*; parte II: raspagem *subgengival*, alisamento radicular e, eventualmente, curetagem gengival) é considerado o conjunto de medidas periodontais mais importantes para a adequação do meio bucal. O tratamento realizado nessa fase corresponde à terapia causal (de eleição).

A cirurgia periodontal é complementar a esse tratamento. Ela possibilita a raspagem radicular sob visão direta, sendo, assim, também uma terapia causal. Além disso, por meio da cirurgia, podem ser eliminados ou corrigidos sinais e seqüelas (defeitos) da doença.

... nas gengivites

Nos casos de gengivite, em geral, o tratamento inicial (parte 1) é o único necessário. Uma exceção são as hiperplasias gengivais, que perduram mesmo após a eliminação da inflamação. Este é o caso das gengivites especialmente graves em respiradores bucais ou em pacientes que fazem uso de fármacos que provocam hiperplasias como efeito colateral (fenitoína, diidropiridina, ciclosporina-A; p. 121 em diante). Nesses casos, a fase 1 do tratamento deve ser complementada por gengivectomia/gengivoplastia.

644 Redução da bolsa e ganho de inserção por meio de diferentes métodos de tratamento de bolsas de 4 a 6 mm de profundidade (Knowles e cols., 1979)

— Alisamento radicular e curetagem gengival
— Procedimento cirúrgico de Widman modificado
— Procedimento cirúrgico de Widman modificado

Ver também Fig. 727, redução da profundidade de bolsa e ganho de inserção em bolsas profundas (7 a 12 mm).

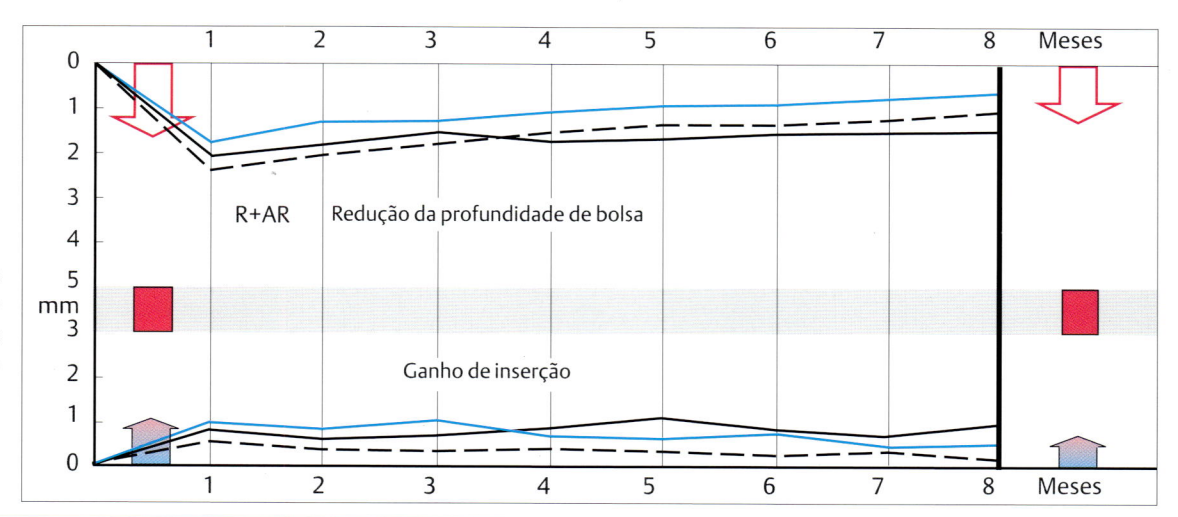

645 Alterações dimensionais das bolsas após tratamento não-cirúrgico
Badersten e colaboradores (1984) foram um dos primeiros a expor as vantagens e as deficiências do tratamento não-cirúrgico. A faixa ideal é de profundidades de sondagem (PS) de até 6 mm (área azul do gráfico). A perda de inserção é observada a PS de 3 mm ou menos; bolsas residuais com profundidade excessiva ocorrem em casos de PS de mais de 7 mm, para os quais são indicadas outras técnicas (cirurgia) ou o uso de medicamentos (p. 287).

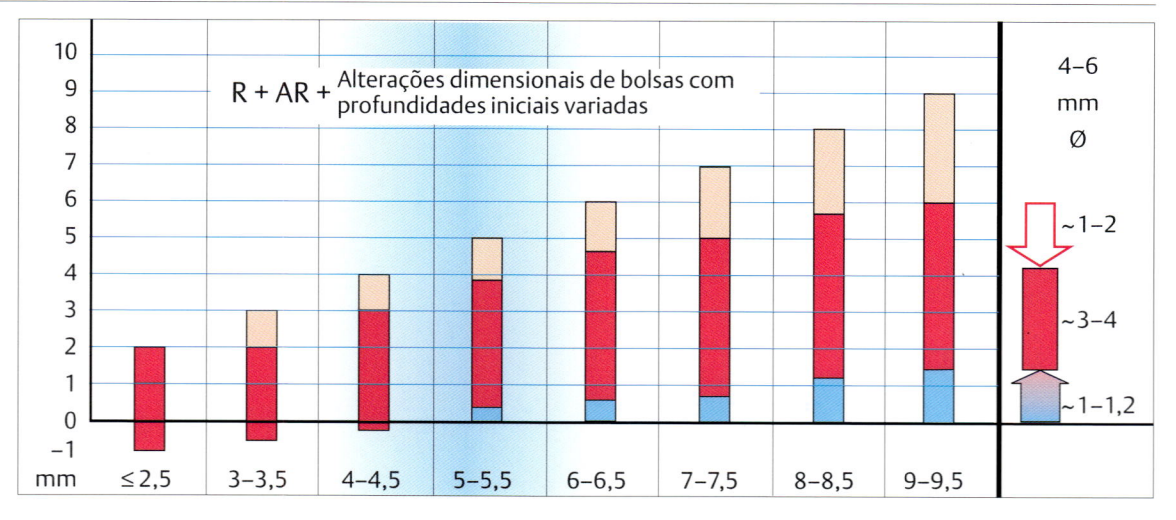

... em periodontites leves

Nos casos de periodontites leves, especialmente em dentes unirradiculados, é possível obter o resultado desejado já com os procedimentos da fase 1 do tratamento (Badersten, 1984; Badersten e cols., 1984a, b; ver Fig. 644).

... em casos de periodontites moderadas a graves

O tratamento da fase 1 apresenta limitações nesses casos. Como já enfatizado, a remoção de placa e de cálculo é mais difícil quanto maior é a profundidade das bolsas (Waerhaug, 1978).

Constrições radiculares, sulcos, furcas e fusões dificilmente podem ser higienizados de forma satisfatória, e a raspagem e o alisamento da superfície radiculares não podem ser executados de forma perfeita: em conseqüência disso, a reinserção (regeneração) deixa completamente de ocorrer e a bolsa residual se reinfecta.

Por isso, é indispensável que cerca de oito semanas após o tratamento inicial seja feito novo exame e reavaliação do caso para decidir se serão necessárias intervenções cirúrgicas complementares ou não.

FMT – *full mouth therapy* *

- Tratamento não-cirúrgico
- FDIS – *full mouth disinfection*

Full mouth disinfection – FDIS

Cada vez se torna mais evidente que o tratamento periodontal não-cirúrgico poderia ser significativamente aprimorado caso se aproveitassem todos os recursos farmacológicos disponíveis. Esses recursos poderiam elevar as taxas de sucesso do tratamento ao nível dos métodos cirúrgicos (Drisko, 2001; Quirney e cols., 2002).

Um tratamento *antimicrobiano* e *antiinfeccioso* não significa apenas a raspagem das superfícies radiculares nas áreas de bolsa, mas, sim, a redução dos microrganismos colonizadores das bolsas, de modo geral, e a exterminação daqueles com potencial patogênico. O mesmo vale para todos os nichos de colonização bacteriana da cavidade oral, de modo que se impeça a recolonização das bolsas residuais por microrganismos provenientes desses nichos (FDIS). Por fim, a cavidade oral do(a) companheiro(a) do(a) paciente deve ser também examinada e, eventualmente, tratada.

No diagrama a seguir (Fig. 646) e no texto, encontra-se uma descrição em linhas gerais do método *full mouth therapy*, que inclui a assepsia da boca toda.

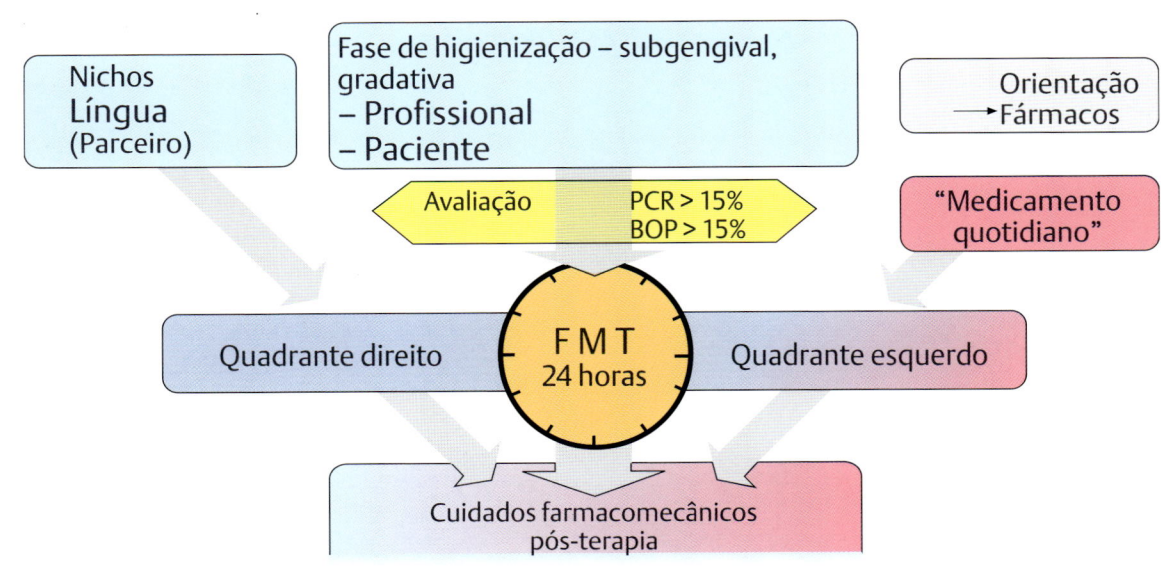

646 FMT – *full mouth therapy* – representação esquemática
Importante: O tratamento *rigorosamente antiinfeccioso* inicia-se com longa *fase de higiene mecânica*, apenas, até que os índices IP e BOP do paciente tenham se reduzido a 15% mediante a higiene bucal realizada pelo próprio paciente. Só então se decide se a FMT será realizada por quadrantes ou (melhor ainda) *dentro de um período de 24 horas*. Inicia-se, então, o emprego intensivo de anti-sépticos na boca e nas bolsas antes, durante e após a terapia ativa FM.

Conduta prática na FMT

A conduta é muito simples, constituindo-se em (Quirynen e cols., 2001; Saxer, 2001):

- Fase de higiene de longa duração; meta: IP e SS ≤ 15%
- Tratamento não-cirúrgico em si – FMT, tratamento farmacomecânico no período de tempo mais curto possível
- Cuidados pós-tratamento sob controle-profissional (boca, língua, dentes).

Durante a *fase de higienização*, o paciente (desde que motivado) recebe instruções de escovação, limpeza da língua com a escova ou limpador; nessa fase, procede-se à limpeza exclusivamente mecânica das bolsas, aprofundando-se o debridamento subgengival de forma gradativa a cada sessão.

Quando as metas de higiene estabelecidas são alcançadas, executa-se a *full mouth therapy* propriamente dita; o tratamento, agora, é *farmacomecânico*, devendo ser executado de preferência dentro de 24 horas (p. 210):

- Bochechos com CHX 0,1 a 0,2%, 1 a 2 dias antes do início do tratamento (redução da "carga bacteriana" da cavidade oral)
- *Tratamento mecânico das bolsas* – e, complementarmente... Anti-sépticos durante a FMT: irrigações constantes (CHX 0,2%; H_2O_2 3% mais iodopovidona 0,5%, etc.); eventual preenchimento das bolsas com gel de CHX como finalização
- Cuidados pós-tratamento sob controle profissional (escovação da língua com gel de CHX).

* Terapia da boca toda.

FMT – Conduta terapêutica mecânica e...

Será a FMT a concepção terapêutica do futuro? A questão continua em aberto, não se esquecendo que o elogio e a crítica andam sempre de mãos dadas... As principais críticas à FMT são: o *estresse* "brutal" a que é submetido o paciente no "tratamento de 24 horas"; a ocorrência ocasional de surtos de febre pós-tratamento.

Já se sabe há muito que a febre ou, mesmo, o choque séptico podem ser reações à morte maciça de bactérias em conseqüência do emprego de grande quantidade de antibióticos; essas reações são desencadeadas por produtos de degradação, entre eles, LPS (PGE2, IL-1, IL-6, etc.). A defesa do hospedeiro é sobrecarregada.

Se a execução da FMT for correta, evita-se esse tipo de estresse e febre: durante a *longa fase de higiene*, as massas bacterianas da cavidade oral e das bolsas são reduzidas paulatinamente a cada sessão por métodos mecânicos, com instrumentos delicados e sem anestesia, até que a maioria das bolsas mais rasas esteja "curada" e restem apenas poucas bolsas profundas e ativas para serem tratadas com a FMT.

647 Pontas finas de aparelho de ultra-som – Cavitron
O uso de pontas finas e delicadas com irrigação interna (na figura, par de *slimline tips*) permite o debridamento subgengival – em geral, sem anestesia – de áreas dentais de difícil acesso para os raspadores (atenção: aerossol contaminado).

Direita: Com pontas de ultra-som delicadas e curvas, podem ser debridadas até mesmo furcas estreitas sem exposição cirúrgica.

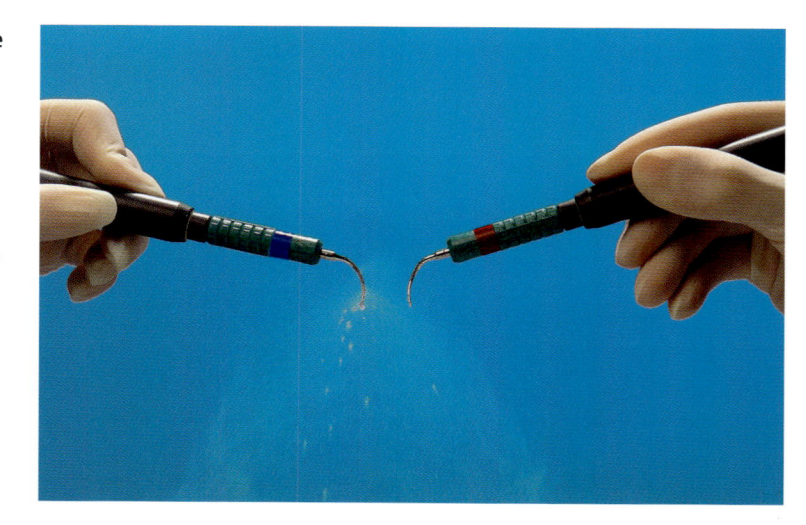

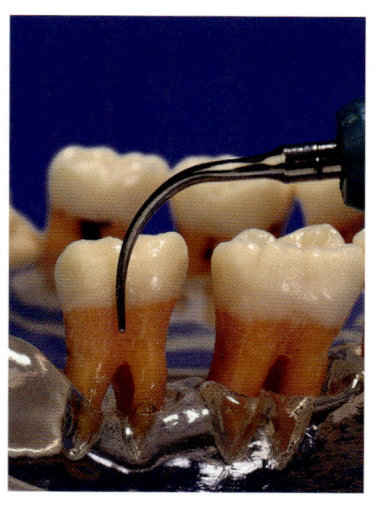

648 Oscilação linear do aparelho de ultra-som Vector, sem aerossol
Em virtude da sua configuração especial, o aparelho Vector tem baixa abrasividade e, portanto, é pouco adequado para a remoção de cálculos. Ele é ideal para a desorganização e a remoção do *biofilme subgengival* sem que se agrida a dentina radicular; portanto, é indicado também para os cuidados pós-tratamento.

Direita: Ausência de aerossol.

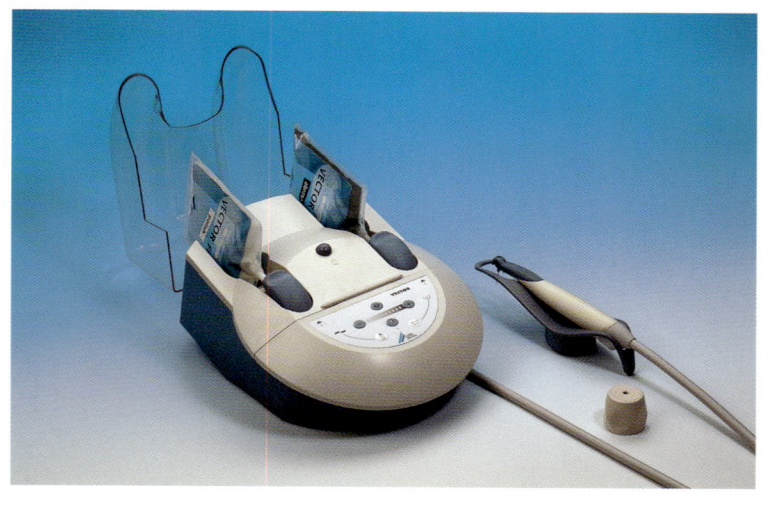

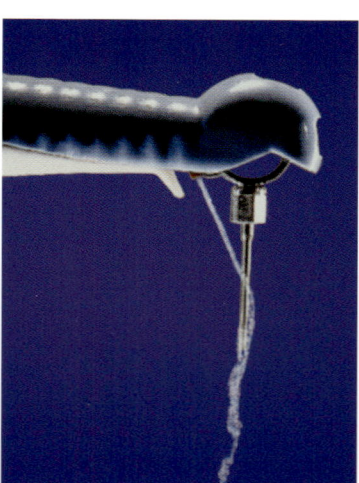

649 Vector em ação
A leve abrasividade do aparelho é conferida por duas suspensões de pós abrasivos diferentes. As oscilações exclusivamente lineares reduzem o efeito doloroso: apenas poucos pacientes requerem anestesia.

Direita: **EMS-Handy 2.**

Esse aparelho de jato de pó pouco abrasivo e água possui um bico especial, fino, que permite o debridamento subgengival (aminoácido glicina; Petersilka e cols., 2003).

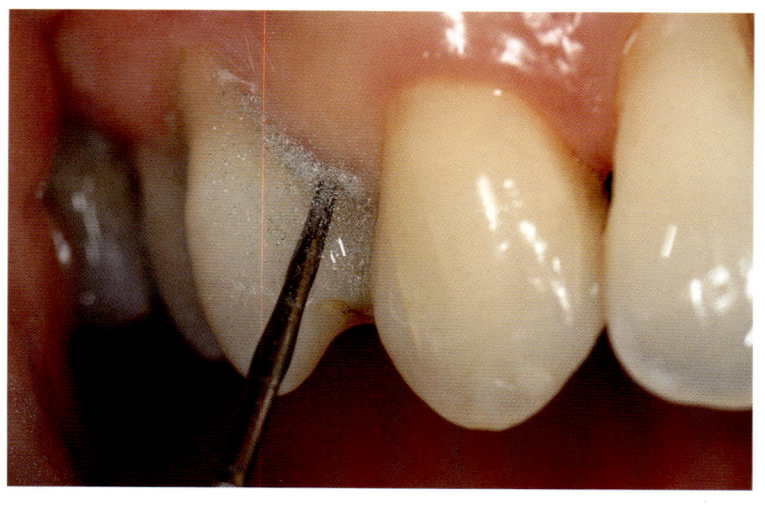

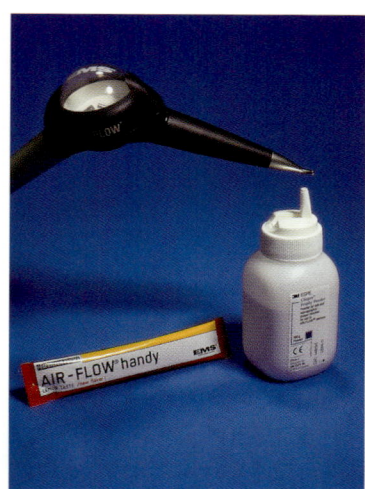

... farmacológica

Tendo-se cumprido "rigorosamente" essa conduta, o paciente não terá febre nem sofrerá estresse intenso. Nove a cada dez pacientes que se submeteram a essa terapia afirmam que a fariam novamente. A questão que se coloca é qual tratamento é mais aceitável para o paciente com relação ao resultado a longo prazo e aos custos do tratamento: se as *cirurgias a retalho* (sextante a sextante) ou a *FMT* (todos os sextantes em 24 horas). A decisão fica a cargo do paciente.

Os criadores do FMT, que introduziram esse método não-cirúrgico e antiinfeccioso com tanto entusiasmo, crêem ter se aproximado significativamente da meta estabelecida por Jörgen Slots (2002): *terapia periodontal efetiva, segura e acessível* (Bollen e Quirynen, 1996; Vandekerckhove e cols., 1996; Bollen e cols., 1998; Quirynem e cols., 1998; Mongardini e cols., 1999; DeSoete e cols., 2001, etc.).

Os anti-sépticos descritos a seguir possuem campo de ação variado e pertencem ao grupo dos fármacos de baixo custo mais comumente utilizados.

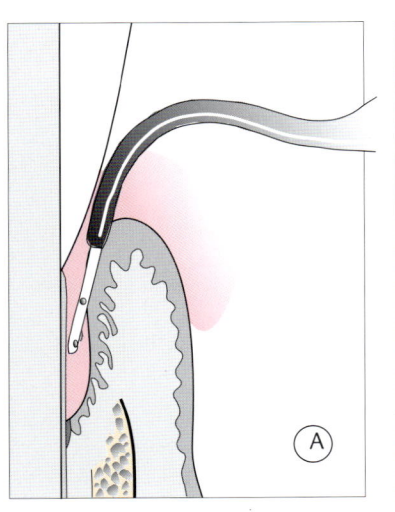

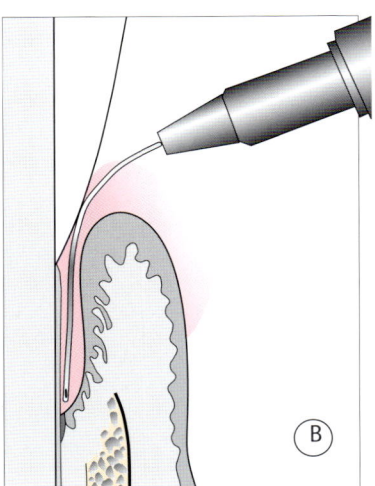

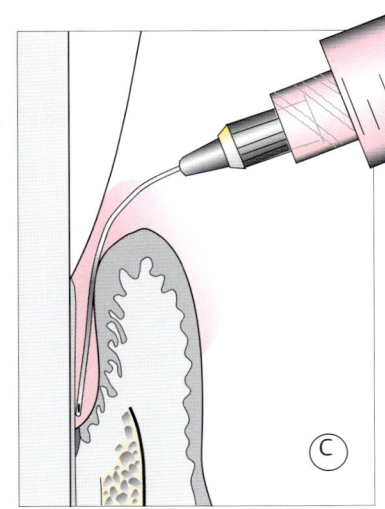

650 Irrigação da bolsa com anti-sépticos – subgengival
Com cânulas curvas rombas, como as da figura, é possível alcançar o fundo da bolsa na maioria dos casos.

A Perioflex (Oral-B)
B Periodontal Pik (WaterPik)
C Max-I-Probe (HaWe)
Em seringa de 10 ml.

A irrigação única age apenas a curto prazo. Resultados a longo prazo são obtidos apenas após *repetidas* irrigações com anti-sépticos concentrados.

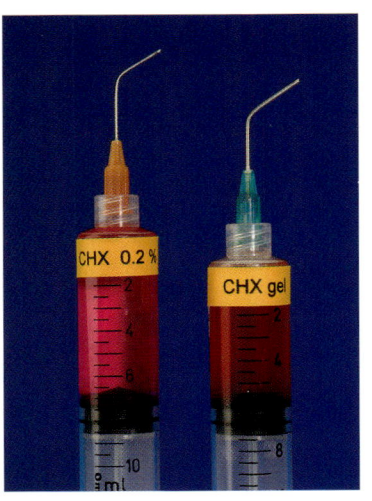

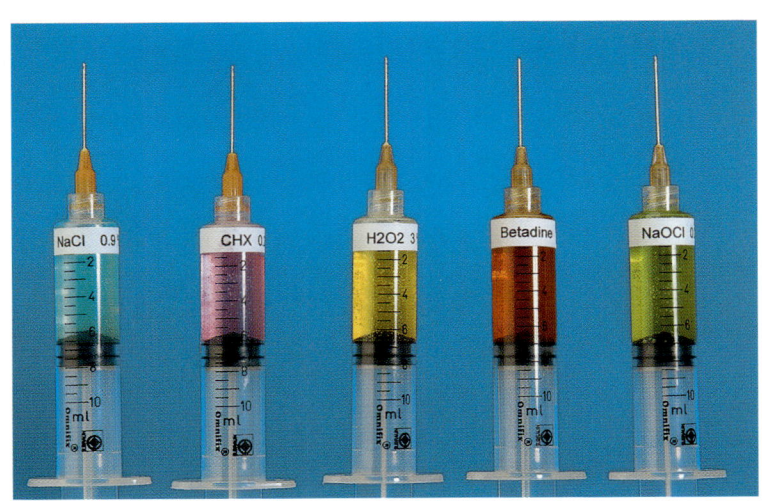

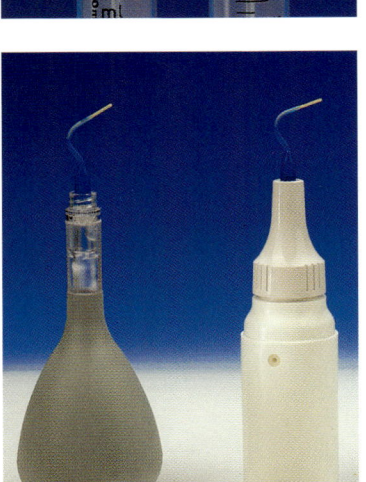

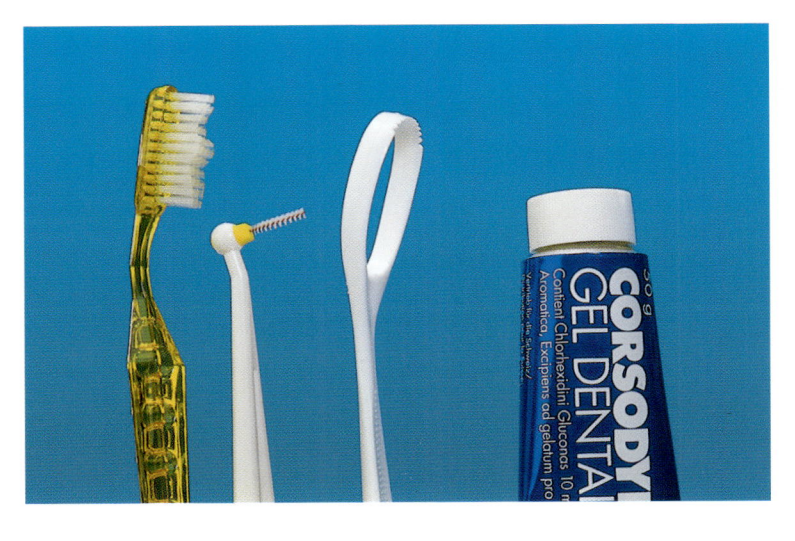

651 Anti-sépticos de uso subgengival
Os anti-sépticos são utilizados isoladamente ou combinados (p. ex., H_2O_2 mais iodopovidona), intercalando-se com o tratamento mecânico:

- NaCl 0,9%
- CHX 0,2%
- H2O2 3%
- Iodopovidona 0,5%
- NaOCl 0,5%

Esquerda: Duas formas diferentes de aplicação da CHX.

- **Gel de CHX 2%** (cânulas de maior diâmetro)
- **Solução de CHX 0,2%**

652 Higiene bucal – novos recursos
Além de usar escovas dentais e interproximais, o paciente que se submete à FMT complementa a sua higiene bucal regularmente com o limpador de língua (ver halitose, p. 237). A escovação periódica do dorso da língua com gel de clorexidina auxilia a eliminar os reservatórios bacterianos nele presentes.

Esquerda: **Sirete** (Oral-B).
Com esses dispositivos, o paciente habilidoso pode irrigar as bolsas residuais.

FMT – resultados radiográficos

Além de bolsas com grande profundidade, outros fatores que representam considerável dificuldade na prática do tratamento periodontal são raízes com morfologia incomum, dificuldade de acesso e ausência de visualização.

Os problemas mais complexos e freqüentes, especialmente no tratamento não-cirúrgico, são:

- Bolsas ósseas profundas e *estreitas*;
- Comprometimento de furca dos dentes multirradiculados;
- Bolsas distais após extração de terceiros molares.

A eficácia da FMT nesses locais foi testada: nas radiografias a seguir, observam-se preenchimentos ósseos (*bone fill*) que raramente se alcançam com o tratamento convencional não-cirúrgico (p. 309).

O *preenchimento ósseo* não faz menção a respeito da reparação histológica efetiva; todavia, ele jamais ocorre junto a uma bolsa profunda ativa. Chama a atenção o fato de que esse caso foi tratado por estudantes de um curso profissionalizante de THD.

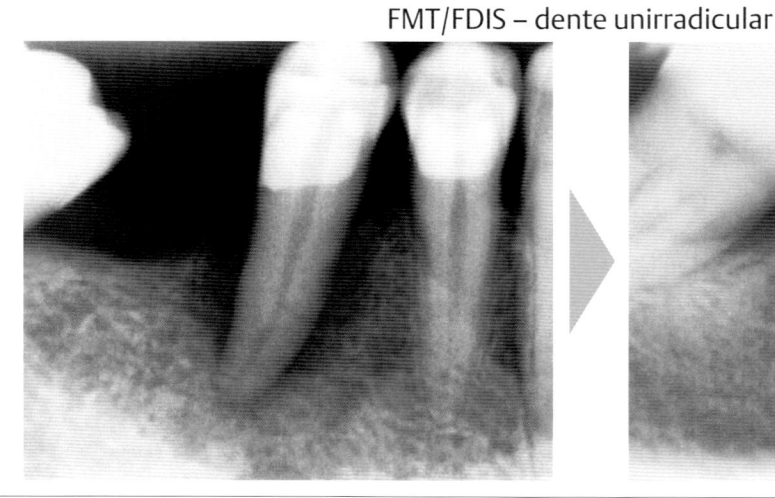

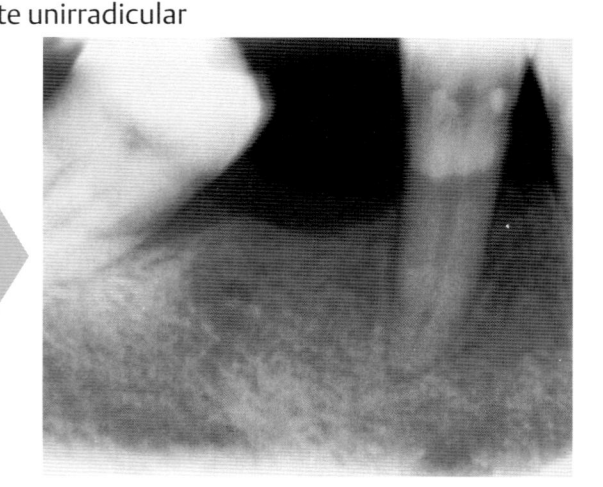

653 Pré-molar unirradiculado, vital, com grande defeito ósseo – exame radiográfico inicial (à esquerda)
Direita: Cinco meses após o início do tratamento (fase de higiene) e a subseqüente FMT (com FDIS), o defeito ósseo está praticamente preenchido.

Anti-sépticos durante a FMT ativa: solução 1: 1 de H_2O_2 e iodopovidona.

FMT/FDIS – dente unirradicular

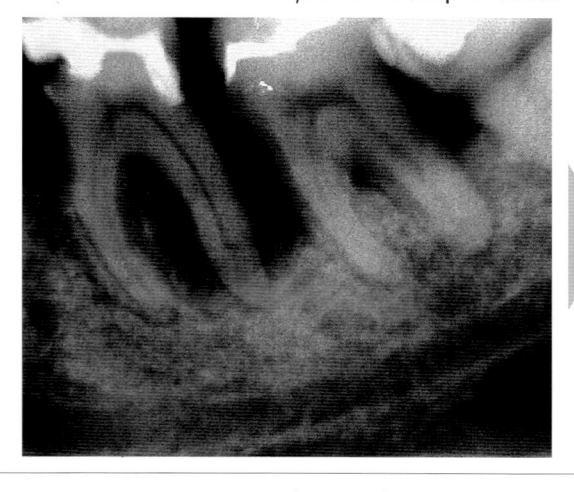

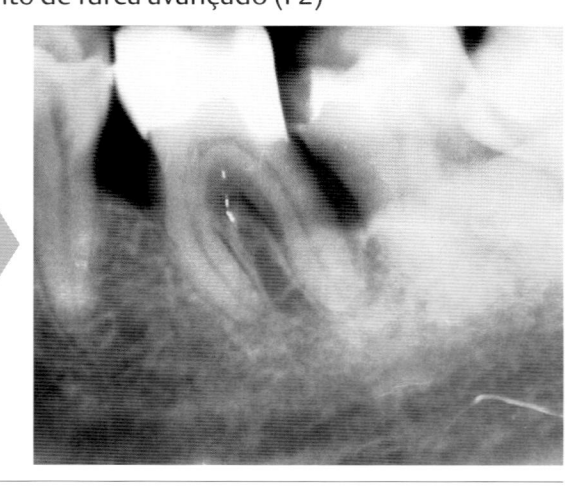

654 Molar 36 com defeito ósseo distal e grave comprometimento de furca (F2) – exame radiográfico inicial (à esquerda)
Direita: Imagem radiográfica dois anos depois. Fase de higiene: remoção dos excessos, polimento e tratamento não-cirúrgico/FMT.

Regeneração óssea quase completa na área de furca.

FMT/FDIS – comprometimento de furca avançado (F2)

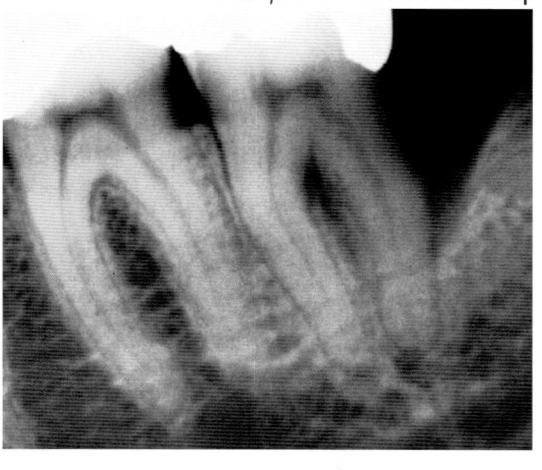

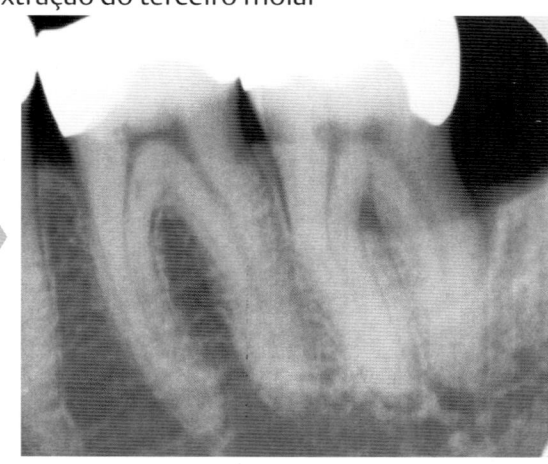

655 Bolsa distal após extração do terceiro molar – exame radiográfico inicial (à esquerda)
Grande perda óssea e ângulo desfavorável (aberto) para a regeneração óssea (ver Anatomia dos defeitos, p. 324).

Direita: Exame radiográfico mais de dois anos depois. O osso regenerou, permanecendo um pequeno defeito residual; a profundidade de sondagem nesse local é de 4 mm.

Cortesia de *U. P. Saxer/PSZN*.

FMT/FDIS – bolsa distal após extração do terceiro molar

FMT – resultados numéricos

O grupo de pesquisa de Loma-Linda (Badersten e cols., 1981; Badersten, 1984; Badersten e cols., 1984; Nordland e cols., 1987) demonstrou nos anos 1980 as perspectivas de sucesso e as supostas limitações do tratamento de eleição (*goldstandard*), ou seja, o tratamento mecânico não-cirúrgico.

Os novos conhecimentos adquiridos nos anos 1990 – as características do biofilme; a colonização de nichos (até mesmo células epiteliais) em toda a cavidade oral, inclusive por microrganismos periodontopatogênicos; a transmissibilidade desses microrganismos, etc. – ocasionaram uma verdadeira mudança de paradigmas e a reavaliação das estratégias de tratamento até então.

Disso resultou uma nova concepção terapêutica *farmacológico-mecânica* combinada que também intervém em nichos fora das bolsas periodontais: a *full mouth therapy* (FMT), com os seus importantes procedimentos de *full mouth disinfection* (FDIS). Os resultados da FMT são promissores; as Figuras 656 e 657 são um resumo dos resultados obtidos pelo grupo de Leuwen (Quirynen e cols., 2000).

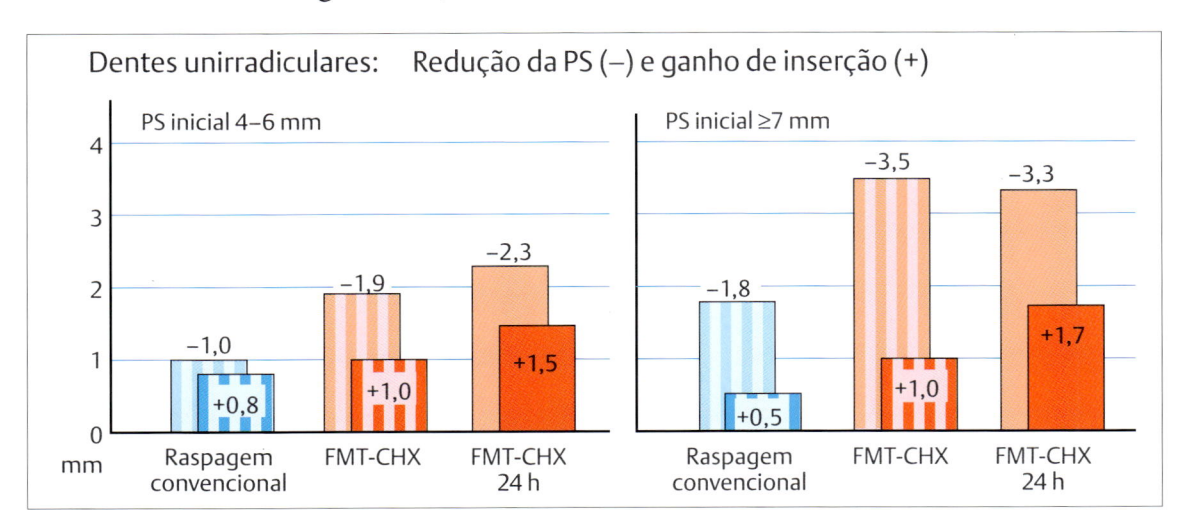

Comparação de três modalidades do tratamento não-cirúrgico

656 Tratamento de dentes unirradiculados

Legendas: ver Fig. 657

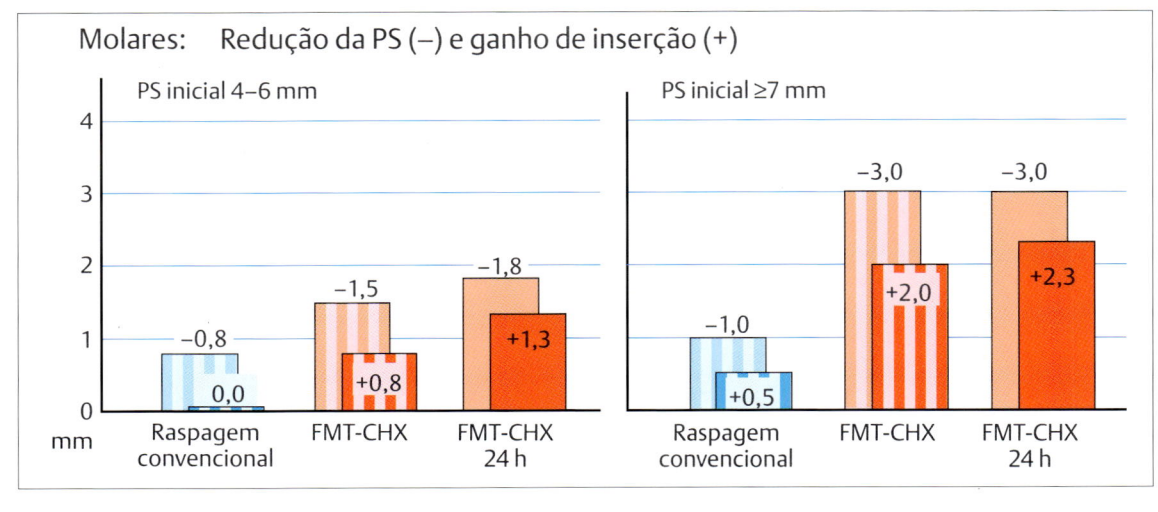

657 Tratamento de molares
- Metade esquerda do gráfico: PS inicial: 4 a 6 mm
- Metade direita do gráfico: PS inicial ≥ 7 mm

Colunas	Tipo de tratamento
Esquerda	Raspagem convencional, 1 quadrante/1 a 2 semanas
Centro	FMT – raspagem convencional + FDIS com CHX
Direita	FMT 24 – igual à FMT, porém todos os quadrantes em 24 horas

Valores negativos: redução da PS
Valores positivos: ganho de inserção

Resultados: possibilidades e limitações

Com a FMT, é possível obter taxas de reparação significativamente maiores do que as do tratamento não-cirúrgico convencional e semelhantes àquelas obtidas com cirurgias de acesso (p. 309). A FMT põe em prática conhecimentos recentes:

- A periodontite, *sendo uma infecção, deve ser tratada estritamente com recursos antimicrobianos (→ farmacomecânicos)*.
- A reinfecção das bolsas tratadas é impedida mediante higiene bucal ótima e rápida execução de todos os passos do tratamento subgengival (debridamento, complementado por anti-sépticos para uso local e bucal).
- Faz-se a profilaxia dos nichos orais regularmente, antes e após o tratamento.

Algumas desvantagens do tratamento tradicional (raspagem e alisamento radiculares) acabam por limitar a FMT, como a falta de visão direta em algumas áreas a serem tratadas e a ação ainda insuficiente dos anti-sépticos na bolsa.

É necessário buscar soluções para o "controle da visualização subgengival", por exemplo, a microcâmera para bolsas (DV-TV). Encontram-se em fase de estudos, anti-sépticos mais concentrados, antibióticos locais (p. 292), substâncias condicionadoras da dentina – como o Emdogain (p. 352) –, entre outros fármacos.

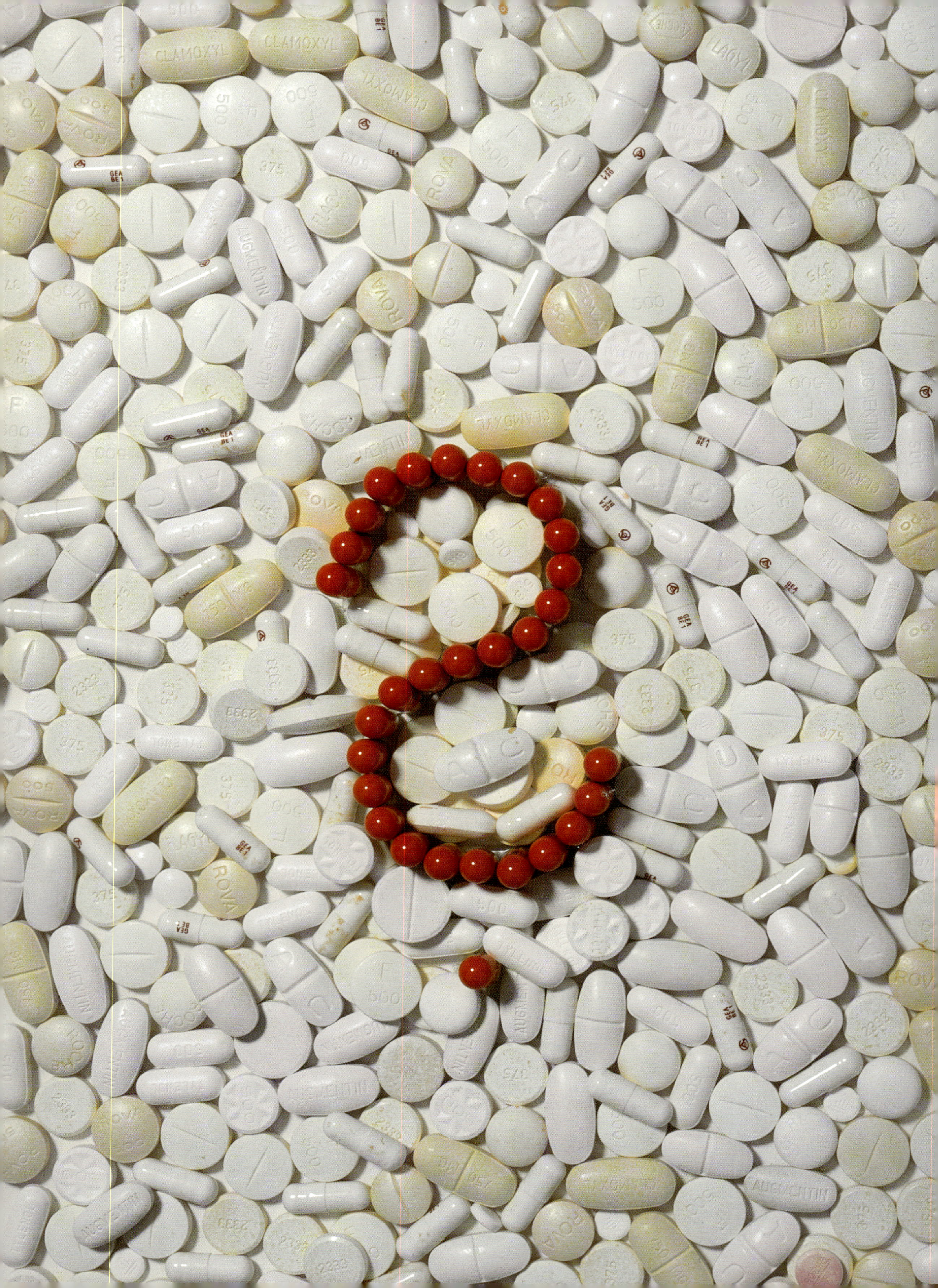

Medicamentos

- Antimicrobianos – antibióticos
- Moduladores da defesa do hospedeiro

Terapia complementar antimicrobiana – antibióticos no tratamento periodontal

O acúmulo de bactérias sobre a superfície dental é a causa primária da gengivite e da periodontite. A remoção mecânica regular do biofilme em formação – sobre todas as superfícies não-exfoliantes – é, por isso, essencial, constituindo medida primária na prevenção ou interrupção da progressão da periodontite (Mombelli, 2003).

Mediante o debridamento sistemático e cuidadoso dos dentes e raízes acometidos, as periodontites podem, muitas vezes, ser tratadas com sucesso. A desvantagem desse tratamento mecânico inespecífico são as seqüelas irreversíveis nos tecidos dentários (superfície radicular nas áreas de bolsa) e recessões gengivais. A remoção mecânica da placa de sulcos e ranhuras, furcas estreitas e outros reservatórios nas áreas de bolsa (p. 255) também é quase impossível.

Por essa razão, faz-se útil a combinação desses procedimentos com um tratamento medicamentoso antimicrobiano. Como apenas poucas espécies bacterianas são potencialmente periodontopatogênicas, o mais sensato é eliminar esse grupo de modo específico (Mombelli, Slots, van Winkelhoff), ao qual pertencem germes que colonizam até mesmo células do epitélio da bolsa e, assim, não são eliminados pelo tratamento mecânico (*A. actinomycetemcomitans, P. gingivalis, S. constellatus*; Herrera e cols., 2000). Esses microrganismos podem ser combatidos com o uso de antibióticos sistêmicos ou locais.

Além das substâncias antimicrobianas – especialmente antibióticos –, com seus conhecidos efeitos colaterais e o desenvolvimento de resistência por muitos microrganismos, existem muitos outros fármacos para o tratamento periodontal, sobretudo os moduladores das reações do hospedeiro.

Este capítulo aborda os seguintes assuntos:

- Quando empregar antibióticos? (Critérios de escolha)
- Antibióticos sistêmicos no tratamento periodontal
- Antibióticos – sensibilidade e resistência bacteriana
- Terapia antimicrobiana sistêmica *versus* local
- Terapia antimicrobiana local – *fármacos de liberação controlada*
- Reações do hospedeiro – substâncias moduladoras

Medicamentos

Quando empregar antibióticos? (Critérios de escolha)

Antes de mais nada, não se deve esquecer que a periodontite é uma *doença infecciosa*, causada por germes periodontopatogênicos, geralmente oportunistas, organizados na forma de um biofilme protetor.

Espécies patogênicas e não-patogênicas encontram-se distribuídas por toda a cavidade oral, concentrando-se em nichos. Elas formam um biofilme no qual se mantêm em estreito contato, trocando produtos metabólicos, fatores de virulência e de resistência. O biofilme as protege dos mecanismos de defesa do hospedeiro, bem como de fármacos antimicrobianos (Haffajee e cols., 2003).

Embora o tratamento exclusivamente mecânico – cirúrgico ou não – melhore satisfatoriamente os parâmetros clínicos na maioria dos casos, a *terapia complementar antimicrobiana* – local ou sistêmica – pode melhorar os resultados do tratamento em algumas situações (Hung e Douglas, 2002; Mombelli, 2003).

Os antibióticos não afetam a cicatrização, mas, sim, auxiliam o combate à infecção. A cura só pode ser alcançada pelo próprio organismo do hospedeiro. A sensibilidade e o tipo de colonização determinam a escolha do antibiótico.

658 Terapia medicamentosa complementar – sim ou não?
Casos avançados de periodontite crônica/tipo II, especialmente as formas em que há comprometimento do sistema imunológico (periodontite agressiva/tipo III, periodontite associada a doenças sistêmicas/tipo IV, etc.) exigem, além do tratamento mecânico, terapia medicamentosa complementar – desde que o insucesso não se tenha devido à higiene bucal inadequada do paciente.

O diagrama de fluxo ao lado mostra os caminhos possíveis:

Uma questão que sempre vem à tona é se e quando os testes microbianos são indicados. Esses testes dão informações mais precisas sobre a necessidade de usar antibióticos sistêmicos contra patógenos específicos. Testes adicionais pós-terapia podem revelar se as espécies-alvo foram ou não eliminadaas.

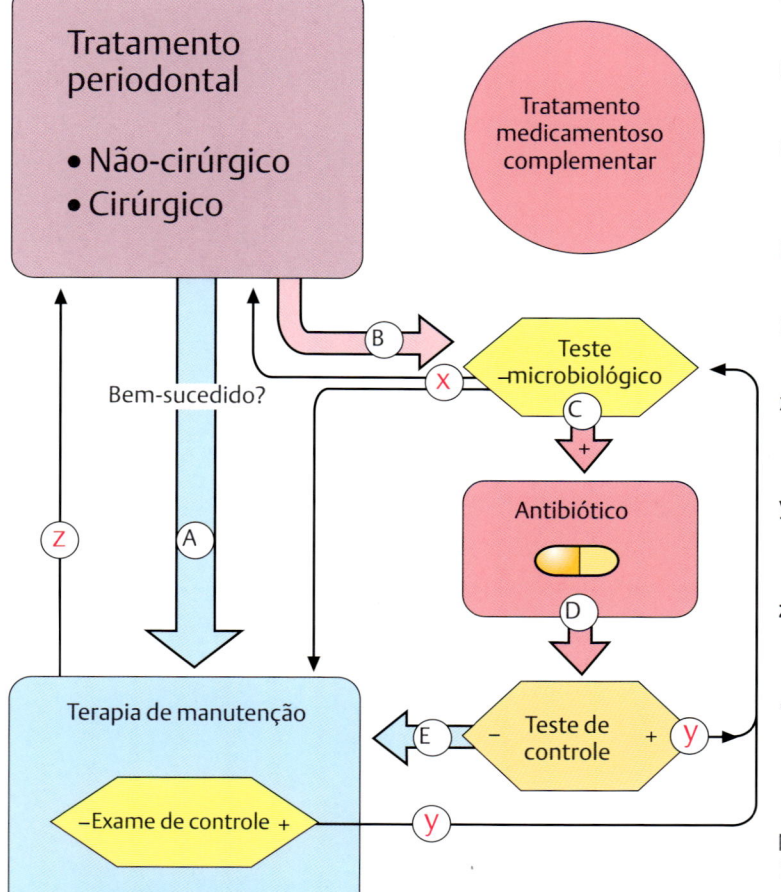

A Tratamento bem-sucedido
→ Terapia de manutenção

B Insucesso
→ Teste microbiano

C Teste positivo +
→ Antibiótico conforme a *flora patogênica*

D Controle de quatro semanas após uso do antibiótico

E Reparação normal
→ Terapia de manutenção

x Teste negativo: "positivo" para o paciente
→ Terapia de manutenção

y Teste positivo nos exames de controle: → repetição do tratamento farmacomecânico

z* Recidiva/recolonização: _ repetição do tratamento mecânico

* Em locais isolados, eventualmente medicamento com fármacos de liberação controlada (CRD)

Modif. de *van Winkelhoff e cols., 1996*.

659 Resultados do teste – exemplo IAI PadoTest 4.5
Esse teste (p. 185) correlaciona cinco *tipos de bolsas* às espécies patogênicas Aa, Tf/Bf, Pg, Td, de acordo com as suas afinidades, e auxilia a escolha do antibiótico a ser empregado.

Com a raspagem e o alisamento radiculares (R + AR), obtém-se maior redução das profundidades de sondagem do que com a higiene bucal somente, sobretudo se a R + AR são combinados com um antibiótico sistêmico nos tipos 4 e 5.

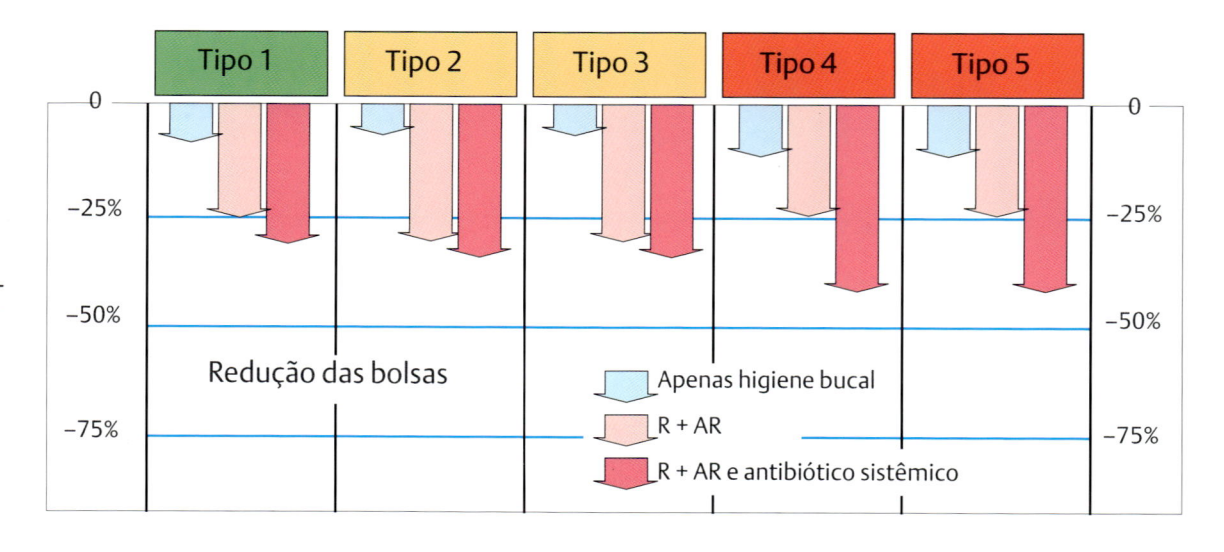

Testes microbiológicos

- Os *testes antes* do tratamento determinam a espécie patogênica, detectando especialmente a presença de *Aa* e/ou *Pg*, e servem como referência para a escolha dos antibióticos.
- Os testes *após* o tratamento indicam se as bactérias-alvo foram eliminadas.

Exame de amostras em pool ou específicas para cada bolsa

Para a escolha dos antibióticos, bastam as amostras em *pool*. Se, após o tratamento, ainda houver bolsas ativas isoladas, o exame em *pool* não informa o seu estado inicial.

Quando indicado, qual antibiótico deve ser prescrito?

O profissional deve conhecer o espectro de ação do antibiótico, os seus efeitos colaterais e, também, o grau de cooperação do paciente, pois o uso oral (comprimidos) por períodos mais longos exige que ele tenha disciplina.

De modo geral, os antibióticos de amplo espectro (como as tetraciclinas) devem ser prescritos apenas em casos especiais. A microbiota "útil" compõe-se predominantemente de microrganismos aeróbios Gram-positivos, enquanto a maioria dos periodontopatogênicos é Gram-negativa e anaeróbia.

Antibióticos sistêmicos – tratamento complementar da periodontite (seleção)

Grupo farmacológico	Antibiótico	Dosagem (adultos) (mg/dia)	Período de uso (dias)
Tetraciclinas* Bacteriostáticas	• Tetraciclina-HCl	4 × 250	14 – 21
	• Doxicilina-HCl	1 × 100 (1° dia: 2× 100)	14 – 21
	• Minociclona-HCl	1 × 200	14 – 21
Penicilinas* Bactericidas	• Amoxicilina mais 125 mg de **ácido clavulânico**: → Augmentina**	3 × 500	7 – 10
Nitroimidazóis (Bactericidas)	• Metronidazol	3 × 500	7 – 10
	• Ornidazol	2 × 500	7 – 10
Macrolídeos (Bactericidas)	• Azitromicina	2 × 250	3
	• Espiramicina associada ao **metronidazol**: → Rodogyl***	3 × 33 M.I.E.	>4
Lincosamidas (Bacteriostáticas/bactericidas)	• Clindamicina	4 × 300	7 – 10
Quinolonas (Bactericidas)	• Ciprofloxacina	2 × 500	7 – 10
	• Ofloxacino	2 × 200	5
Combinações:	Simultâneas, "paralelas"		
	• Augmentina** ver acima	3 × 625	7 – 10
	• Rodogyl*** ver acima	2 × 2	7 – 10
	• Amoxicilina 375 + Metronidazol 250	3 × je 1	7 – 10
	• Metronidazol 500 + Ciprofloxacina 500	2 × je 1	7 – 10
Combinações:	Uso seqüencial, em série */* • 1° bactericida, 2° bacteriostático		

660 Antibióticos sistêmicos comumente utilizados como complementação terapêutica

Na tabela constam o grupo farmacológico, a dosagem média e o tempo de uso.

A fim de evitar o desenvolvimento de resistência bacteriana, nunca se devem prescrever doses muito baixas ou por períodos muito curtos.

Os antibióticos (AB) bactericidas agem mais rapidamente do que os bacteriostáticos. Eles *nunca* devem ser utilizados *concomitantemente* a AB bacteriostáticos.

O emprego seqüencial (ver combinações), porém, pode ter ação excelente (ver Terapias alternadas em doentes de AIDS, p. 149):

*   Uso em série: penicilinas → tetraciclinas

**   Augmentina: associação de amoxicilina (AB) + ácido clavulânico, um inibidor da penicilinase (não é AB).

*** Rodogyl: associação de metronidazol + espiramicina.

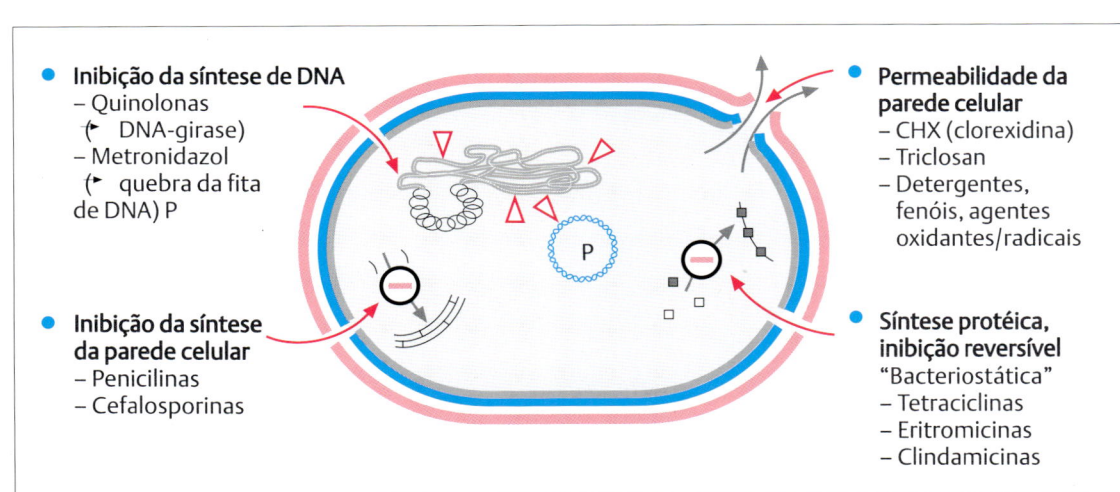

- **Inibição da síntese de DNA**
  - Quinolonas
    (↳ DNA-girase)
  - Metronidazol
    (↳ quebra da fita de DNA) P

- **Inibição da síntese da parede celular**
  - Penicilinas
  - Cefalosporinas

- **Permeabilidade da parede celular**
  - CHX (clorexidina)
  - Triclosan
  - Detergentes, fenóis, agentes oxidantes/radicais

- **Síntese protéica, inibição reversível** "Bacteriostática"
  - Tetraciclinas
  - Eritromicinas
  - Clindamicinas

661 Ação de diferentes antibióticos e anti-sépticos sobre o microrganismo-alvo

Os *bactericidas* agem sobre...

- a integridade da parede celular
- a síntese da parede celular
- a síntese e compactação de DNA

Os *bacteriostáticos* inibem...

- a síntese protéica

Modif. de J. M. Goodson, 1994.

290 Medicamentos

Antibióticos – sensibilidade e resistência bacteriana

Um dos maiores problemas que a medicina terá de enfrentar nas próximas décadas é, certamente, a resistência bacteriana: antibióticos que, até então, eliminavam espécies bacterianas sensíveis com eficácia, tornaram-se inócuos. O espectro de ação de antibióticos conhecidos restinge-se cada vez mais, e, além disso, praticamente não se desenvolveram novos antibióticos. A razão para o aumento da resistência é, além do uso indiscriminado de antibióticos por médicos e hospitais, principalmente as grandes indústrias alimentícias de determinados países, que utilizam antibióticos em quantidades maciças como estimuladores de crescimento e consomem mais da metade da produção mundial de antibióticos.

A resistência bacteriana pode ser *natural* ou *adquirida*. Nesse, último caso, bactérias originalmente sensíveis tornam-se resistentes por meio de:
- Transmissão por plasmídeos (transmissão da virulência, p. 35)
- Mutação aleatória
- Seleção por sobrevivência do mais apto geneticamente

A seleção dos microrganismos mais aptos origina-se, em grande parte, do uso *inadequado* dos antibióticos, seja em razão de subdosagem ou extrema sobredosagem (nesse caso, apenas os germes muito agressivos sobrevivem), seja devido a períodos de uso muito longos ou muito curtos.

662 Cultura bacteriana – espécies sensíveis
No teste de *sensibilidade* apresentado, os microrganismos são sensíveis a todos os seis antibióticos testados, ou seja, esses medicamentos são eficazes.

Obs.: Os antibióticos ao centro e à direita da parte superior são *sinérgicos*; os seus halos de inbição se unem, intensificando-se reciprocamente.

Direita: AB sinérgicos, como o *Augmentina* (em cima) e o *metronidazol* (embaixo), combinação chamada de "coquetel de Winkelhoff".

663 Cultura bacteriana – resistência contra dois antibióticos
No âmbito hospitalar, principalmente, ocorrerá cada vez com mais freqüência o desenvolvimento de resistências múltiplas a antibióticos de uso corriqueiro (ver antibióticos *sem halo de inibição* na parte superior).

Diferentes parâmetros de resistência na população em geral e em hospitais: ver adiante.

Figs. 662 e 663: cortesia de *A. Mombelli*.

664 Bactérias "criminosas"
As dez espécies bacterianas mais perigosas, resistentes a quase todos os antibióticos, e os locais onde se encontram mais freqüentemente:

P População em geral
H Hospitais/asilos
U Distribuição ubíqua

Felizmente, não se encontra (ainda) nesse grupo bactéria relevante do ponto de vista periodontal.

Modif. de *S. Levy*, 1998.

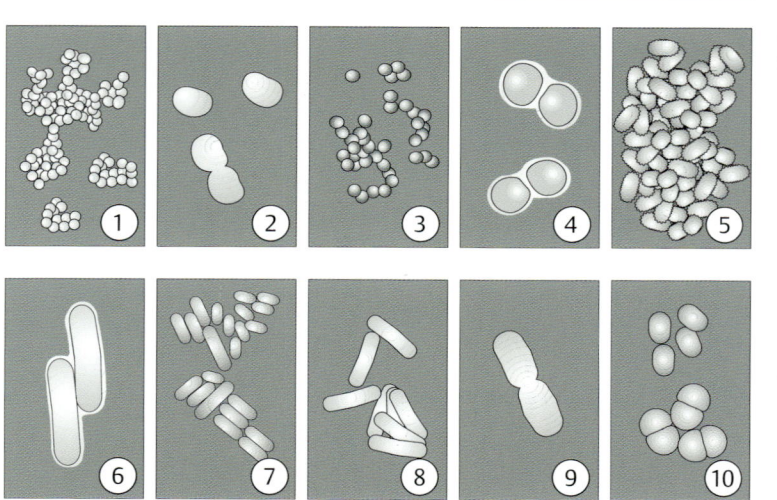

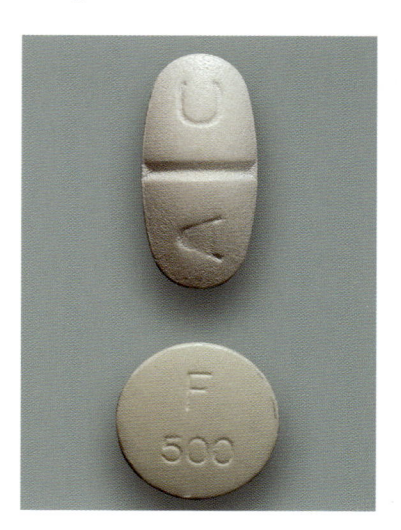

Lista de bactérias resistentes (1998)

1 *Staphylococcus aureus* — U
2 *Acinetobacter* — H
3 *Enterococcus faecalis* — H
4 *Neisseria gonorrhoeae* — U
5 *Haemophilus influenzae* — U
6 *Mycobacterium tuberculosis* — U
7 *Escherichia coli* — U
8 *Pseudomonas aeruginosa* — U
9 *Shigella dysenteria* — P
10 *Streptococcus pneumoniae* (pneumococos) — U

Terapia antimicrobiana local *versus* sistêmica

Os antibióticos – sistêmicos ou locais – devem ser prescritos ou aplicados apenas sob indicação estrita. Eles não podem compensar um tratamento mecânico preliminar executado de forma inadequada, já que o tratamento tem sempre primazia. De qualquer modo, a causa da inflamação e da destruição tecidual, o *biofilme*, deve ser removido ou, ao menos, reduzido o suficiente para que os medicamentos possam agir diretamente sobre os microrganismos.

Os medicamentos empregados sistemicamente têm a vantagem de alcançar todas as áreas do organismo em que há circulação sangüínea: entre elas, o periodonto. Algumas das desvantagens são: a baixa concentração no local de ação; a necessidade de que o paciente obedeça à posologia; a eliminação de bactérias "benéficas"; efeitos colaterais sistêmicos.

Fármacos aplicados *localmente* são muito eficazes quando podem agir em altas concentrações no local correto e por tempo suficiente. Uma desvatagem pode ser o seu pequeno campo de ação – o periodonto infectado de áreas vizinhas podem reinfectar os locais tratados rapidamente ou piorar o seu prognóstico (Mombelli e cols., 1997).

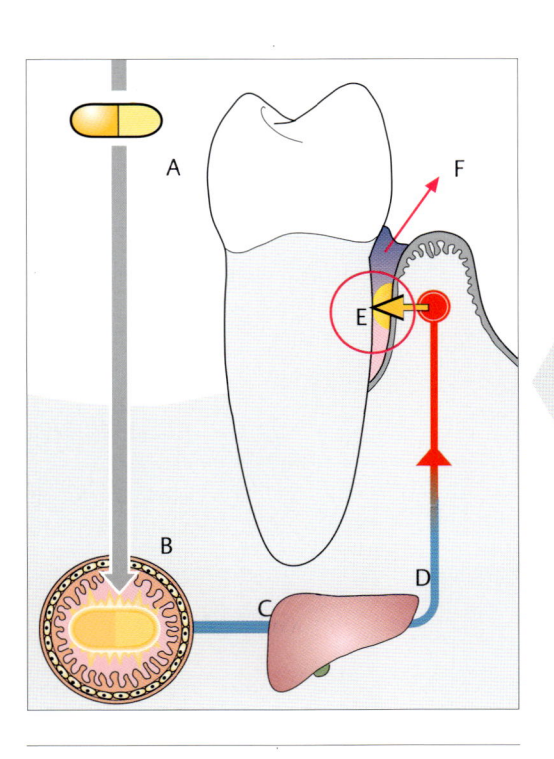

665 Aplicação local *versus* uso sistêmico
Esquerda: O comprimido (**A**) inicia o seu longo caminho próximo ao alvo, o periodonto, mas tem de percorrer outras vias complexas para chegar a ele. O antibiótico é absorvido no intestino (**B**), metabolizado, em parte, no fígado (**C**) e liberado na circulação sangüínea (**D**), para então atingir, em baixas concentrações, o tecido periodontal (**E**); por fim, ultrapassa a barreira tecidual e cai na bolsa periodontal, agindo no biofilme.

Direita: O medicamento é aplicado diretamente na bolsa em altas concentrações. (ver outras diferenças a seguir.)

Uso sistêmico
- Área de ação ampla
- Concentração local baixa
- Alcança também reservatórios de microrganismos patogênicos a longa distância
- Efeitos colaterais sistêmicos
- Seleção do antibiótico de acordo com o patógeno

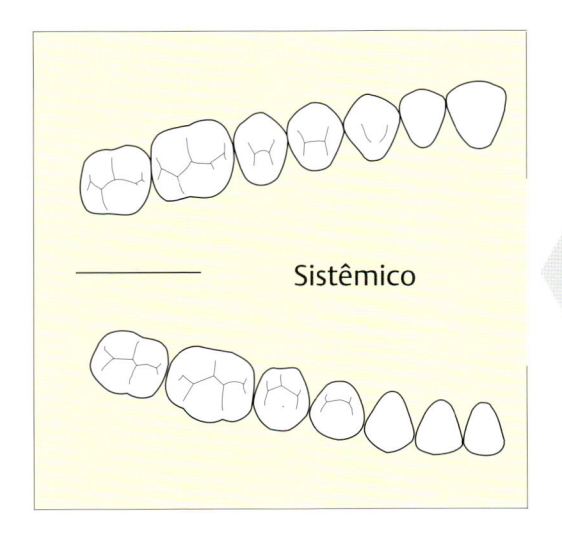

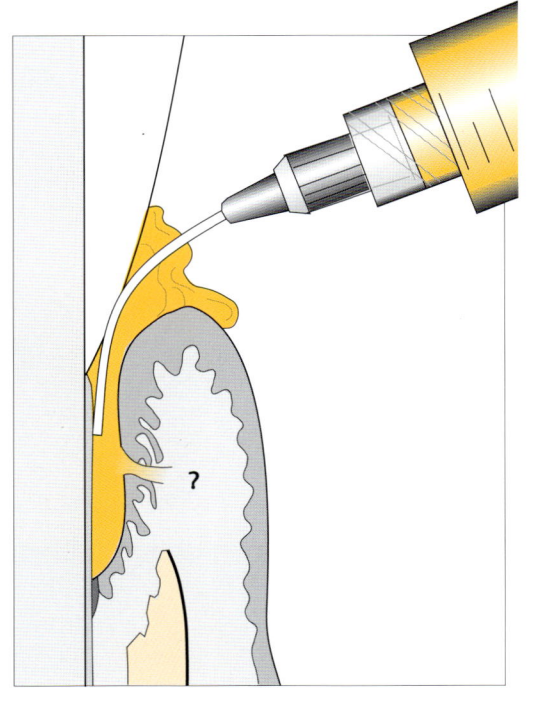

Uso local
- Raio de ação restrito
- Alta concentração local
- Ação mais eficaz no biofilme
- Possível reinfecção a partir de locais não-tratados

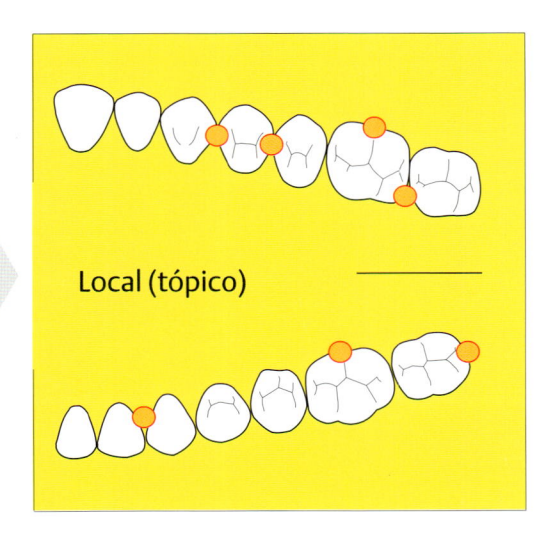

Sistêmico/local – resultados
- ← Distribuição
- ← Concentração local
- ← Vantagens
- ← Desvantagens

666 Aplicação local *versus* uso sistêmico
Esquerda: Medicamentos de uso sistêmico atingem o periodonto de toda a boca, sendo adequados em casos novos, ainda não-tratados. Devido à baixa concentração, todas as bolsas devem ser debridadas da melhor maneira possível (biofilme).

Direita: Na fase de manutenção e antes da realização de procedimentos regenerativos em crateras ósseas, bolsas residuais ativas isoladas podem ser tratadas com a aplicação tópica de medicamentos.

Tratamento local antimicrobiano – fármacos de liberação controlada (CRD)

Processos agudos, como abscessos ou lesões de GUNA, sempre foram tratados com medicamentos locais até que os sintomas agudos sofressem remissão. Bochechos e irrigações têm ação apenas limitada quando o debridamento subgengival não é realizado. Essas formas de aplicação têm a desvantagem de que o medicamento pode agir apenas por um tempo muito curto, pois é expulso da bolsa por secreção do fluido gengival.

Somente com o desenvolvimento de dispositivos de liberação lenta, tornou-se possível aplicar medicamentos no local desejado a doses mais elevadas e eficazes e de modo controlado.

A questão da *indicação* é a mesma para os antibióticos sistêmicos. Os estudos científicos não podem determinar com exatidão até que ponto o tratamento mecânico deve ser continuado e quando se deve iniciar o uso dos fármacos de liberação controlada. A decisão, mais uma vez, fica a cargo do cirurgião-dentista.

667 Concentrações subgengivais da substância ativa e formas de aplicação
Em todos os sistemas, a concentração inicial está muito acima da concentração inibidora mínima (CIM), mas a sua queda varia consideravelmente de um sistema para outro (Tonetti, 1997).

A Irrigação (ver p. 283)
B SRD (*sustained released devices*)
C PCH PerioChip de CHX
D CRD Liberação controlada (*controlled released drug*)

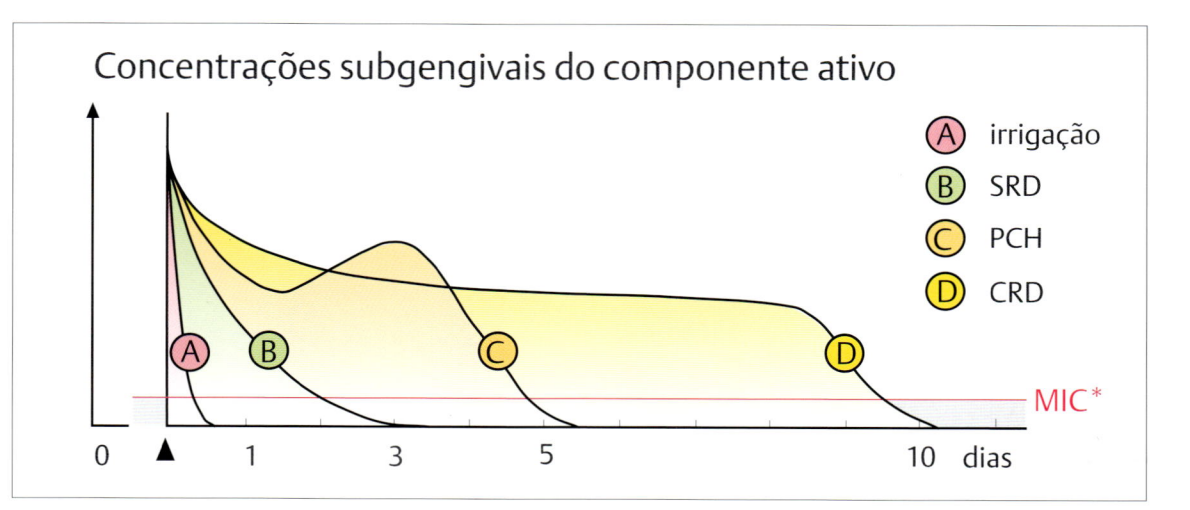

668 PerioChip (PerioProducts)
Composto ativo: 2,5 mg de digluconato de clorexidina
Dipositivo de liberação: placa de gelatina reabsorvível

O dispositivo de liberação é sensível ao calor e, por isso, o chip estéril embalado deve ser armazenado em geladeira.

Direita: Vista aproximada do PerioChip em torno de 3 × 4 mm.

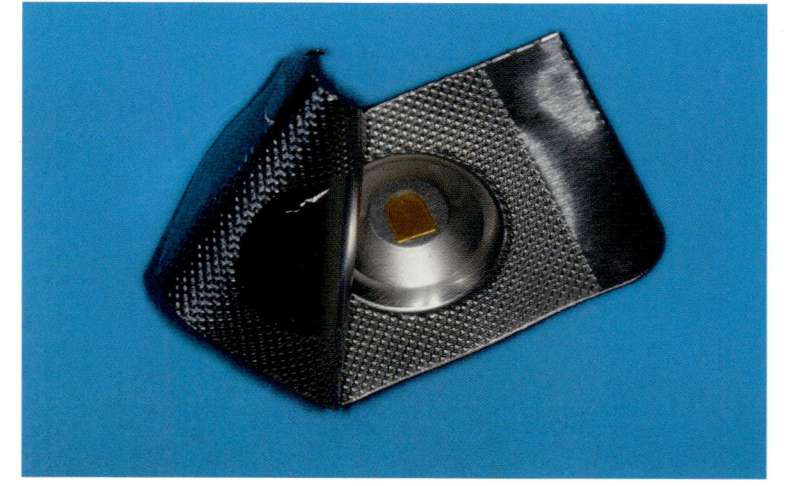

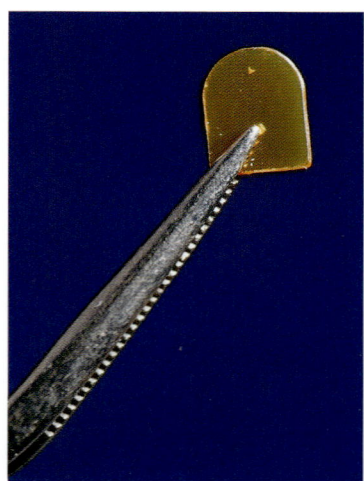

669 Colocação do PerioChip na bolsa
O *chip* é retirado da geladeira só imediatamente antes da sua colocação, de modo que ainda tenha rigidez suficiente para a introdução na bolsa periodontal. Com uma pinça, ele é introduzido pela metade na bolsa, que deve ter uma profundidade mínima de 5 mm, solto e...

Direita:...com a pinça fechada, empurrado até o fundo da bolsa. O *chip* deve ficar completamente "imerso" na bolsa.

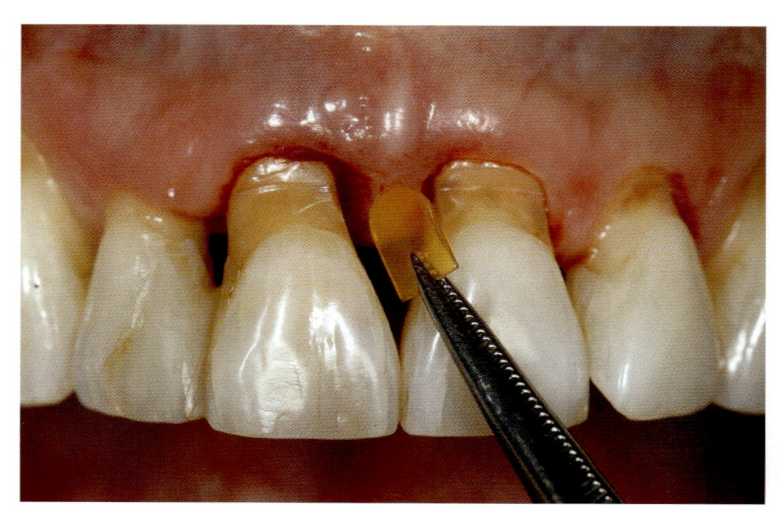

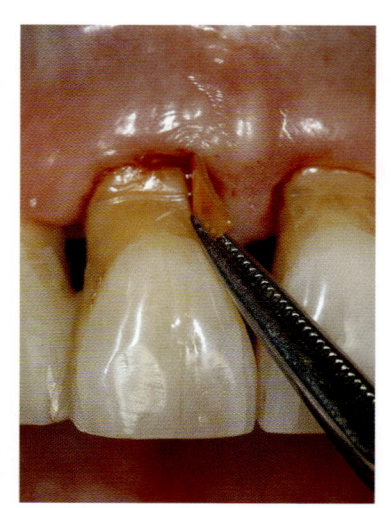

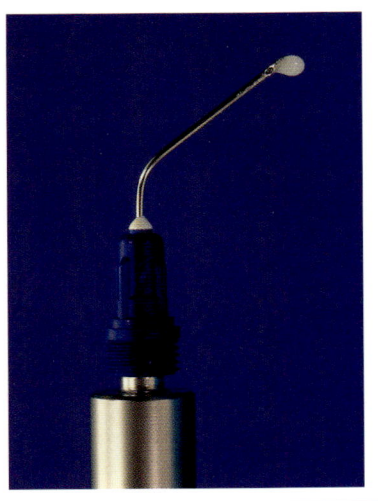

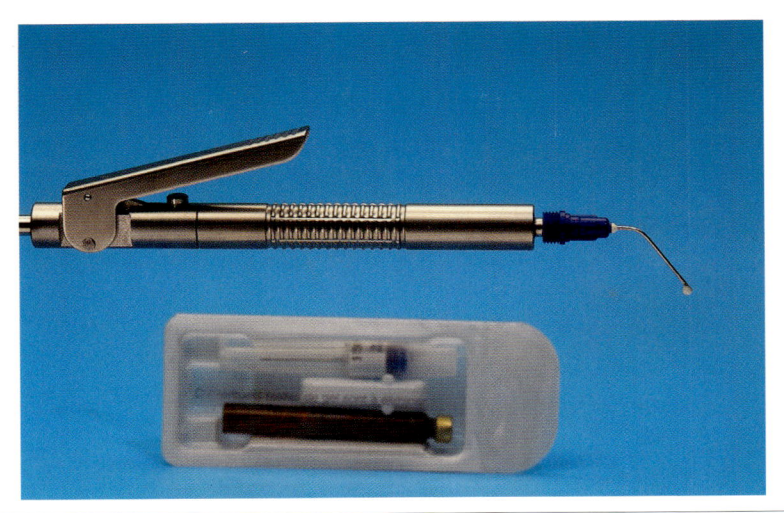

Tratamento local antimicrobiano – fármacos de liberação controlada (CRD)

670 Elyzol (Colgate)
Composto ativo: 25% benzoato de metronidazol
Veículo: monooleato de glicerol e óleo de gergelim
Ação: 24 a 36 horas

Tubete com o medicamento e seringa carpule especial para aplicação na bolsa. O gel torna-se semi-sólido quando em contato com líquidos. De acordo com o fabricante, a aplicação deve ser repetida após sete dias.

Esquerda: Vista aproximada da cânula e do gel.

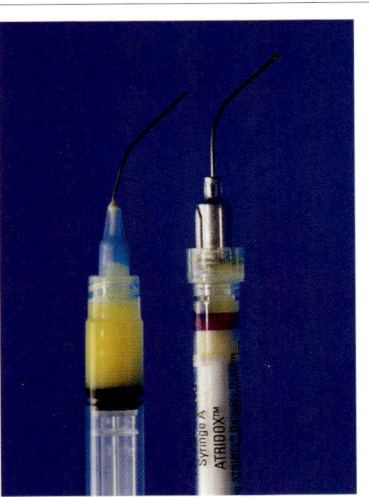

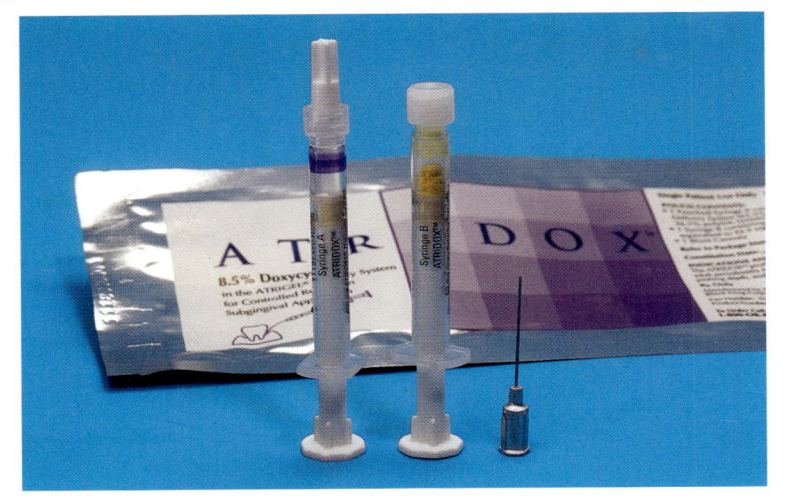

Atridox (Block Drug)

671 O produto...
Composto ativo: 8,5% hiclato de doxicilina
Veículo: tecnologia atrigel
Armazenar em geladeira.

O medicamento e o veículo são entregues separadamente, em duas seringas (essas seringas possuem sistema de encaixe para a mistura das duas substâncias mediante agitação – 50 movimentos de vaivém).

Esquerda: Comparação entre a seringa Atridox e uma seringa de 2 ml com curativo.

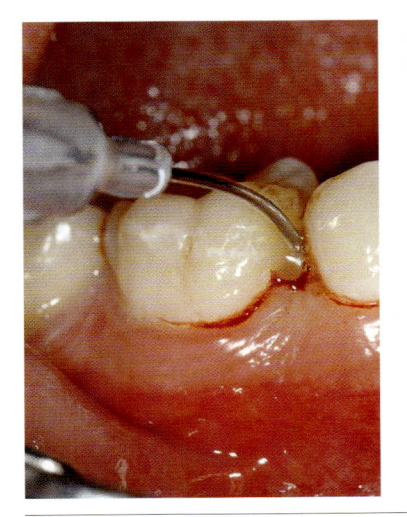

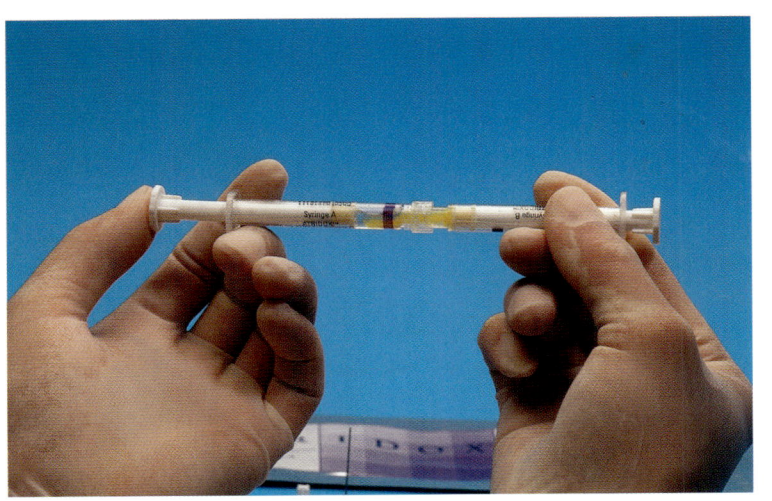

672 ... a mistura e a aplicação
Após o procedimento de mistura, as duas seringas são separadas e a cânula é encaixada.

Esquerda: A cânula é introduzida na bolsa de 6 mm de profundidade. Esta deve ser preenchida rapidamente, pois o gel se solidifica em pouco tempo.
Com um movimento de torção, a cânula é retirada da bolsa e do gel antes que permaneça aderida a este.

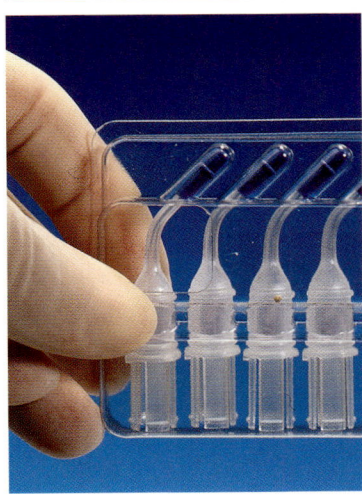

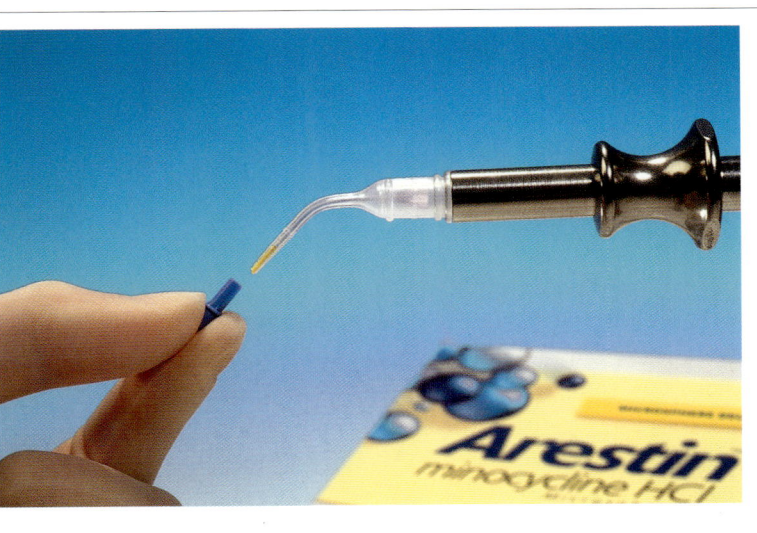

673 Arestin (Ora Pharma)
Substância ativa: 1 mg de minociclina-HCl por porção
Veículo: Microcápsulas, em forma de pó

O sistema Arestin é bastante recente (2001). As porções pré-confeccionadas de Arestin encontram-se na extremidade de cânulas descartáveis. O pó é "empurrado" pela pressão de ar da seringa Arestin para dentro da bolsa.

Esquerda: Porções pré-confeccionadas de Arestin. Para cada bolsa é necessária uma porção.

Reações do hospedeiro – substâncias moduladoras

Nenhuma das modalidades terapêuticas *antimicrobianas* atuais pode eliminar definitivamente os patógenos periodontais.

- O *debridamento* mecânico é essencial, pois remove diretamente o biofilme, a forma de organização bacteriana que lhes garante a sobrevivência.
- Os *fármacos antimicrobianos* complementares (Fig. 674, 1) reduzem o número e a fração de espécies patogênicas na placa subgengival em periodontites agressivas ou em doenças "refratárias" à terapia convencional.

Por último, o sucesso estável a longo prazo – controle de espécies patogênicas – só é atingido quando o seu *habitat*, ou meio ambiente, é alterado: mínima quantidade de placa supragengival (para evitar recontaminação), redução da inflamação (menos "nutrientes") e das profundidades de bolsa (minimização dos reservatórios), bem como a eliminação de hábitos nocivos do hospedeiro (fumo, etc.).

Se essas medidas não forem suficientes para a estabilização do quadro periodontal (espécies patogênicas toleráveis ao organismo do hospedeiro), deve-se considerar o emprego de outros recursos terapêuticos (Haffajee e cols., 2003).

674 Recursos auxiliares para a terapia periodontal – mecanismos de ação
1 Antimicrobianos, antibióticos, anti-sépticos
2 AINES – antiinflamatórios não-esteróides
3 Difosfonatos
  Impedem destruição óssea
4 CMT – tetraciclinas quimicamente modificadas

1 age contra bactérias
2, 3, 4 *favorecem* a defesa do organismo por meio de diversos mecanismos (ver texto)

Modif. R. C. Page, 1998.

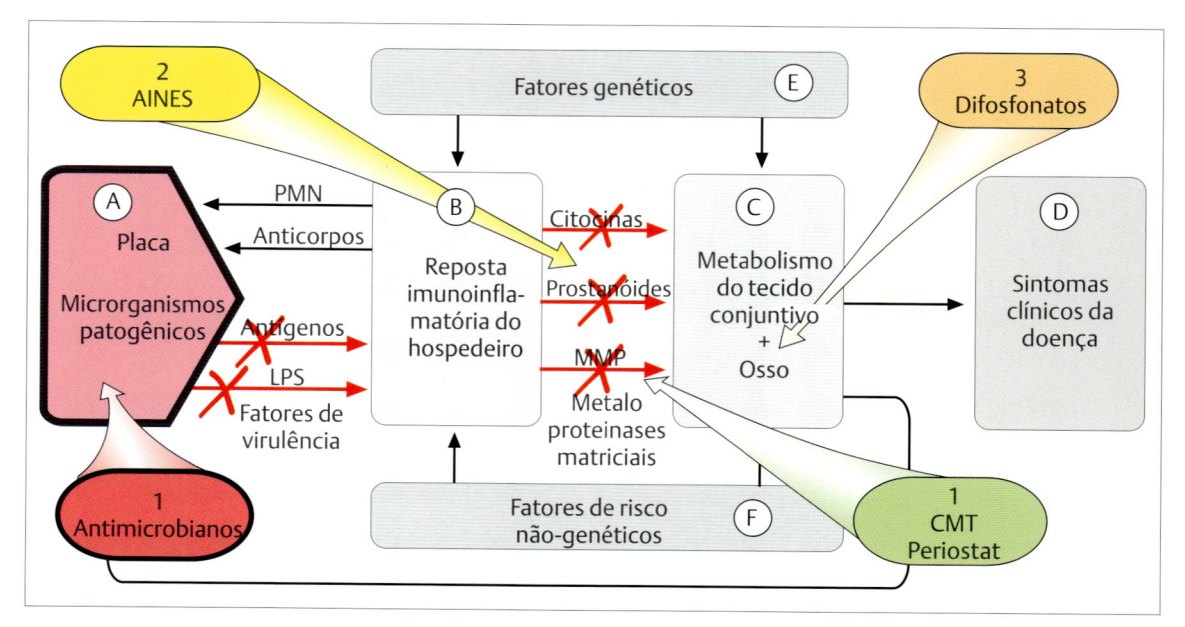

Bloqueio de reações desfavoráveis do hospedeiro

O principal problema nos casos de periodontite é inibir as enzimas do hospedeiro que desencadeiam a inflamação e a perda tecidual. Além do tratamento antibacteriano (**1**, ver Fig. 674), pode-se modular as seguintes reações:

1 Bactérias patogênicas → endotoxina/LPS
  → Diferentes reações do hospedeiro (perda tecidual)
2 Macrófagos, por exemplo → prostaglandina E2
  → Inflamação, destruição de osso alveolar
3 Osteoclastos → enzimas lisossomais
  → Destruição de osso alveolar
4 Macrófagos, PMN, etc. → metaloproteinases
  → Perda de tecido periodontal

Antiinflamatórios não-esteróides (2)

AINES – antiinflamatórios não-esteróides
Esses fármacos analgésicos e antiinflamatórios abrangem diversos grupos farmacológicos inibidores da síntese de prostaglandina (PGE2); a sua ação dá-se por bloqueio das ciclooxigenases 1 e 2 (COX-1 e COX-2; p. 49). Em virtude dos intensos efeitos colaterais (coagulação sangüínea, mucosa gástrica), apenas os inibidores da COX-2 podem ser utilizados a doses elevadas por tempo mais longo (Salvi e cols., 1997; Morton e cols., 2001; Holzhausen e cols., 2002).

Difosfonatos (3)

Os difosfonatos são outros fármacos que podem ser empregados nas intervenções periodontais regenerativas e nas cirurgias de implantes, bem como para a modulação das reações do hospedeiro a metabólitos bacterianos (lipopolissacarídeos) nas formas de periodontite mencionadas (Paquette e cols., 2000). Eles são utilizados rotineiramente nos casos de doenças ósseas sistêmicas (doença de Paget, osteoporoses) em virtude de sua capacidade de inibir a reabsorção óssea. Os difosfonatos (p. ex., Alendronat) têm grande afinidade com o tecido ósseo, tornam a hidroxiapatita quase indissolúvel, inibem osteoclastos e estimulam a diferenciação de osteoblastos (revisão da literatura em Tenenbaum e cols., 2002).

Tetraciclinas modificadas quimicamente – CMT (4)

A baixas dosagens, as tetraciclinas modificadas quimicamente (por exemplo, doxiciclina) não agem como antibacterianos (não há perigo de resistência), mas, sim, como inibidores das enzimas dependentes de Zn^{+2} ou Ca^{+2}, como as metaloproteinases matriciais (MMP de microrganismos residentes e células inflamatórias, p. 50; Golub e cols., 1985; Vernillo e cols., 1994; Ryan e cols., 1996; Ramamurthy e cols., 2002).

Recentemente introduzido no mercado europeu, o Periostat é uma CMT de uso sistêmico que age contra a perda tecidual (osso e tecidos moles), ministrado por 90 dias (20 mg/dia).

Tratamento: fase 2
Cirurgia periodontal – fase corretiva

As intervenções cirúrgicas periodontais são apenas uma *parte* do tratamento periodontal. Se necessárias, elas são realizadas na fase 2 (corretiva) do tratamento, após uma *avaliação* minuciosa do que foi obtido até então. O paciente deve estar motivado, de forma que se garanta um controle de placa satisfatório. A primeira parte do *tratamento inicial*, a profilaxia supragengival profissional, deve estar concluída. Além disso, estudos clínicos têm demonstrado que a raspagem do biofilme e cálculo subgengivais deve ser realizada *antes* da intervenção cirúrgica. Após esse abrangente tratamento, restam poucas áreas a serem operadas, o sangramento durante a intervenção cirúrgica é menor, os resultados morfológicos são melhores e a perda tecidual ("dentes mais longos") é menor.

O objetivo *primário* da cirurgia periodontal é a eliminação das bolsas infectadas que não foram alcançadas pelas medidas terapêuticas conservadoras – complementadas, eventualmente, com tratamento medicamentoso. O procedimento cirúrgico é, portanto, indicado para bolsas profundas, defeitos intra-ósseos e comprometimento de furca.

O objetivo *secundário* é a correção do defeito em caso de constituição gengival e óssea não-fisiológica, especialmente para garantir ou facilitar um controle de placa eficiente (sobretudo interdental).

A redução ou a eliminação da bolsa mantém sua importância no tratamento periodontal (Slots, 2002; Petersilka e cols., 2002; Socransky e Haffajee, 2002; ver p. 358); para tanto, existem métodos bastante diversos de correção cirúrgica; eles serão descritos neste capítulo, que se divide em:

- Funções e objetivos da cirurgia periodontal
- Seleção de pacientes; fatores predisponentes dos defeitos
- Fatores que influenciam o resultado do tratamento
- Métodos e indicações
- Preparação, instrumentos
- Incisões e suturas
- Cirurgia retalho
  – retalho de acesso (tratamento com exposição cirúrgica)
  – métodos regenerativos
  – tratamentos ressectivos
- Gengivectomia – gengivoplastia
- Tratamento da furca

Métodos cirúrgicos mucogengivais e plásticos, seus objetivos e indicações são tratados em capítulo específico (p. 397).

Funções e objetivos da cirurgia periodontal

As funções e os objetivos da cirurgia periodontal podem ser determinados apenas de acordo com o plano geral do tratamento: o tratamento inicial e a cirurgia, por exemplo, procuram alcançar o mesmo objetivo, mas por vias diferentes (raspagem radicular sem exposição cirúrgica ou com exposição cirúrgica). O tratamento inicial pode, portanto, constituir a terapia completa ou, apenas, a fase preliminar de uma terapia mais complexa.

Os *objetivos* enumerados a seguir, muitas vezes, não podem ser alcançados por *uma* intervenção cirúrgica específica, mas apenas pela combinação de diversos métodos cirúrgicos – simultâneos ou consecutivos:

- Raspagem/debridamento radicular sob exposição cirúrgica
- Eliminação de nichos bacterianos que favorecem a infecção, como as bolsas periodontais
- Eliminação da inflamação
- Estimulação da regeneração dos tecidos periodontais
- Eliminação de tecidos patológicos – tratamento ressectivo
- Obtenção de uma morfologia (ou conformação do periodonto marginal) fisiológica
- Correção dos defeitos mucogengivais; recuperação da estética nas regiões dentais e da crista alveolar.

Raspagem/debridamento radicular sob exposição cirúrgica (retalho de acesso)

Mediante o rebatimento de retalho ou – mais raramente – a remoção da gengiva (Gengivectomia, p. 367), expõem-se as superfícies radiculares, que, então, podem ser debridadas sob controle visual – mesmo nas áreas de furca, reentrâncias, etc.

Eliminação de nichos bacterianos

O nicho mais importante para a flora subgengival são as próprias *bolsas periodontais*. Outros nichos são: furcas expostas, reentrâncias, fusões, sulcos e outras estruturas orais. As bolsas podem ser eliminadas por cirurgias a retalho ou gengivectomias (tratamento *ressectivo*). Pode-se tentar também a reparação do defeito – bolsas infra-ósseas especialmente – por meio de intervenções *regenerativas* (p. 323).

As reentrâncias, fusões e sulcos mencionados são reduzidos também por discretas odontoplastias – em geral, com rebatimento de retalho.

Eliminação da inflamação

Executando-se as medidas acima (limpeza radicular, redução dos nichos bacterianos), *eliminam-se as causas* da inflamação periodontal. Os sinais de atividade clínicos (exsudato, sangramento, secreção purulenta) são eliminados. A ausência de inflamação leva *sempre* ao aumento da consistência, ao encolhimento e/ou retração dos tecidos e, dessa forma, à redução da profundidade da bolsa.

Estimulação da regeneração dos tecidos periodontais

Após uma intervenção cirúrgica, espera-se não somente a estagnação da doença, como também a "cicatrização" da bolsa por meio de regeneração do tecido periodontal.

Essa meta tornou-se mais concreta nas últimas décadas. Os enxertos *ósseos* ou *alógenos* em bolsas intra-ósseas, a *técnica RTG*, o uso de *proteínas da matriz* e, futuramente, talvez de fatores de crescimento, são muito promissores. Infelizmente, ainda não é possível fazer previsão dos resultados desses métodos (ver também "Fatores associados ao paciente", p. 324).

Eliminação do tecido patológico – tratamento ressectivo

Os resultados dos métodos cirúrgicos regenerativos não são previsíveis, como já dito. O protesista espera que o periodonto esteja livre de bolsas periodontais, especialmente quando se planejam reconstruções sobre os dentes tratados pelo periodontista.

Alguns estudos do grupo de Slots (2000, p. 358) mostraram também que, após a execução de *procedimentos ressectivos* (*cirurgia óssea*) – em comparação aos procedimentos de retalho de acesso –, as bolsas residuais são menos profundas e a colonização periodontopatogênica (principalmente anaeróbios) diminui quando se utilizam métodos mais radicais.

Obtenção de morfologia fisiológica do periodonto marginal

No decorrer do processo de periodontite, podem ocorrer tanto o aumento de volume como o encolhimento da gengiva, inclusive em um mesmo paciente. A função da cirurgia é, portanto, restabelecer uma linha harmônica da margem gengival mediante a escolha das incisões (intra-sulculares, paralelas à margem), a modelagem do osso alveolar e o modo de reposição do retalho – eventualmente, em nível mais apical. Busca-se com isso, além da melhora da estética, facilitar o controle de placa.

Correção dos defeitos mucogengivais – recuperação da estética

Dentre os objetivos da *cirurgia mucogengival* estão o aumento da faixa de gengiva inserida – na maioria das vezes, acompanhado do aprofundamento do vestíbulo – e, principalmente, o recobrimento de recessões (p. 413) e a correção de defeitos da crista alveolar, considerando-se as necessidades para a eventual colocação de próteses ou implantes.

"Seleção" dos pacientes

Na maioria dos países industrializados, atualmente, todo paciente tem o direito de receber tratamento médico e odontológico.

Portanto, "seleção" não significa recusar um paciente; porém, a indicação de tratamento pode diferir de um paciente para outro, dependendo do seu estado de saúde geral, dos fatores de risco locais e sistêmicos, dos seus hábitos, da sua consciência sobre a própria condição da saúde oral e da sua disposição para colaborar com o tratamento (*adesão ao tratamento*).

Além disso, o sucesso a longo prazo do tratameno da periodontite deve ser assegurado *por toda a vida*, uma condição a que nem todo paciente está disposto a se submeter.

Todos esses fatores tornam inúmeras as opções terapêuticas e os tipos de tratamento para os diversos pacientes, abrangendo desde medidas simplesmente paliativas até o tratamento periodontal sistemático, abrangente, que inclui intervenções cirúrgicas, terapia funcional, reconstruções e implantes – desde que haja indicação para tais.

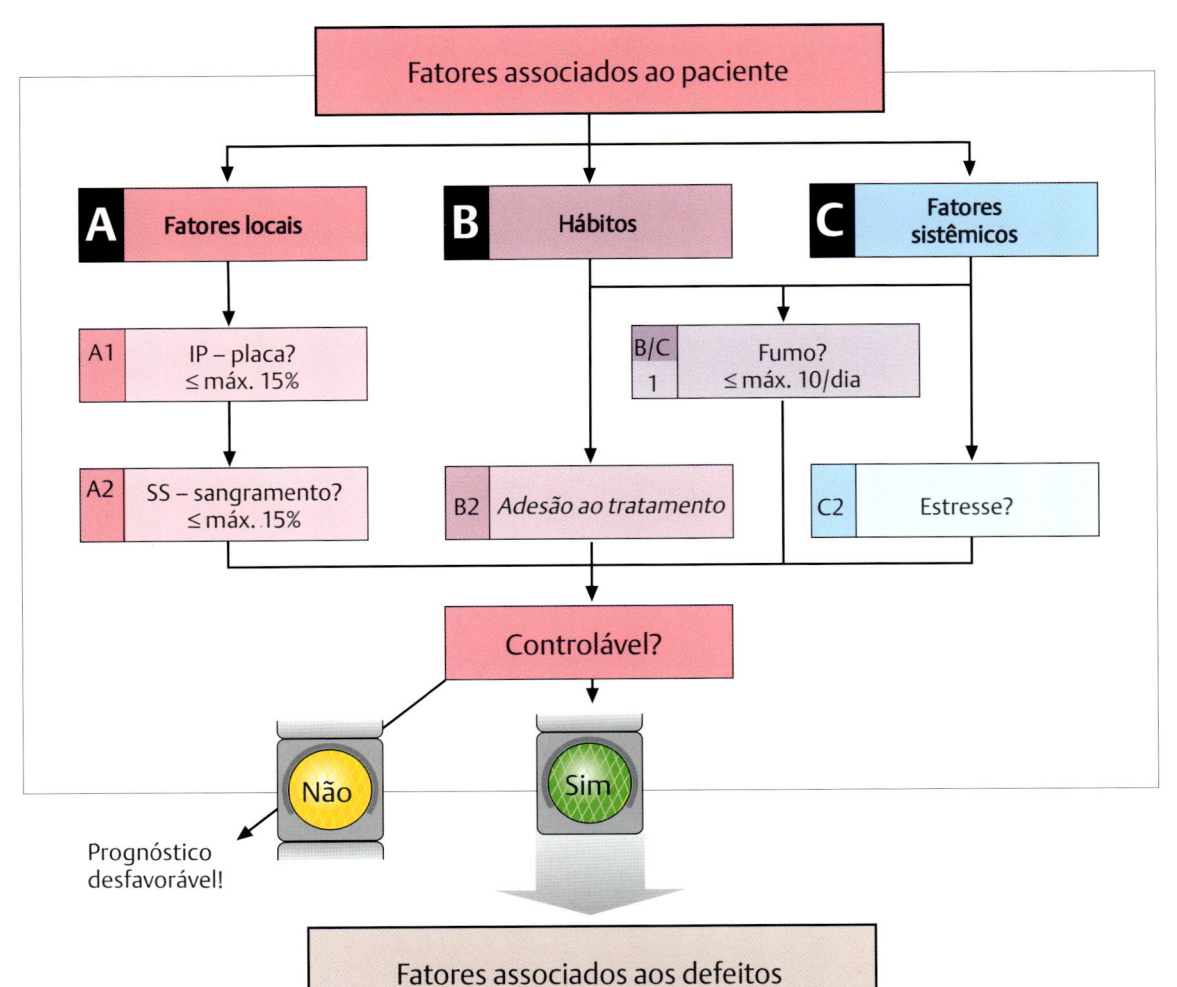

675 Fatores associados ao paciente a serem avaliados

A *Fatores locais:*
Qual o tipo de periodontite do paciente: crônica ou agressiva? Qual o grau de progressão da doença? Qual a quantidade de placa (grau do IP) e o grau de higienização bucal do paciente? Qual a intensidade de expressão da doença em relação a sinais de atividade e sangramento (SS)?

B *Hábitos* e disposição para cooperar com o tratamento (*compliance*; para maiores detalhes, ver Etiologia e Patogênese). Encontram-se fatores de risco alteráveis (fumo: quantos cigarros/dia? Maços/ano? Alimentação, cuidados com a saúde?).

C *Doenças sistêmicas*, síndromes de origem genética, mas também: estresse e suas conseqüências psíquicas; fatores de risco inalteráveis.

Modif. de *P. Cortellini e G. M. Bowers*, 1995.

Fatores associados aos defeitos

Além dos fatores associados ao paciente, são obviamente significativos aqueles *associados à morfologia dos defeitos*. Fazem parte desses últimos a largura e a espessura gengivais (fenótipo), perda óssea horizontal e a profundidade das bolsas supra-alveolares, bem como:

- Os defeitos infra-ósseos são classificados como defeitos de 1, 2 ou 3 paredes, não esquecendo de considerar a profundidade e largura do ângulo de abertura do defeito. Deve ser reconhecido que a maioria desses defeitos é bolsas infra-ósseas combinadas, ou seja, apresentam três paredes no terço apical, duas no terço médio e, no coronal, apenas uma.
- O comprometimento de *furca* e os seus graus.
- A profundidade e largura das recessões (p. ex., classificação de Miller, p. 162); esse fator é significativo para o prognóstico do tratamento.

Tanto os *fatores associados ao paciente* como os *associados aos defeitos* – além das habilidades do profissional – são fundamentais para o planejamento, o tipo da intervenção cirúrgica e os seus resultados (ver página seguinte).

Fatores de influência para o resultado do tratamento

Na página anterior, foram apresentados fatores correlacionados ao paciente e à morfologia dos defeitos que são de relevância para a escolha da intervenção cirúrgica e, conseqüentemente, para o seu sucesso. O *sucesso* (tratamento com *resultado positivo*), porém, é um conceito a ser definido, devendo-se distinguir, principalmente, entre o sucesso a *curto prazo* e o a *longo prazo*.

As metas a *curto prazo* podem ser alcançadas com os métodos convencionais – conhecidos há décadas – de raspagem radicular com ou sem exposição cirúrgica, desde que, após esses procedimentos, seja garantido um bom controle de placa.

O alvo, porém, deve ser a manutenção a *longo prazo* – na ordem de anos, ou mesmo décadas, da saúde do periodonto e, com isso, da saúde bucal do paciente.

Critérios importantes para a avaliação do sucesso são, por exemplo:
- A regeneração do osso alveolar
- O ganho de inserção ou, pelo menos, a manutenção do nível de inserção; a redução da profundidade de bolsa; a eliminação da bolsa
- A eliminação dos sinais de atividade (sangramento)
- A estabilização da mobilidade dental
- A terapia de manutenção.

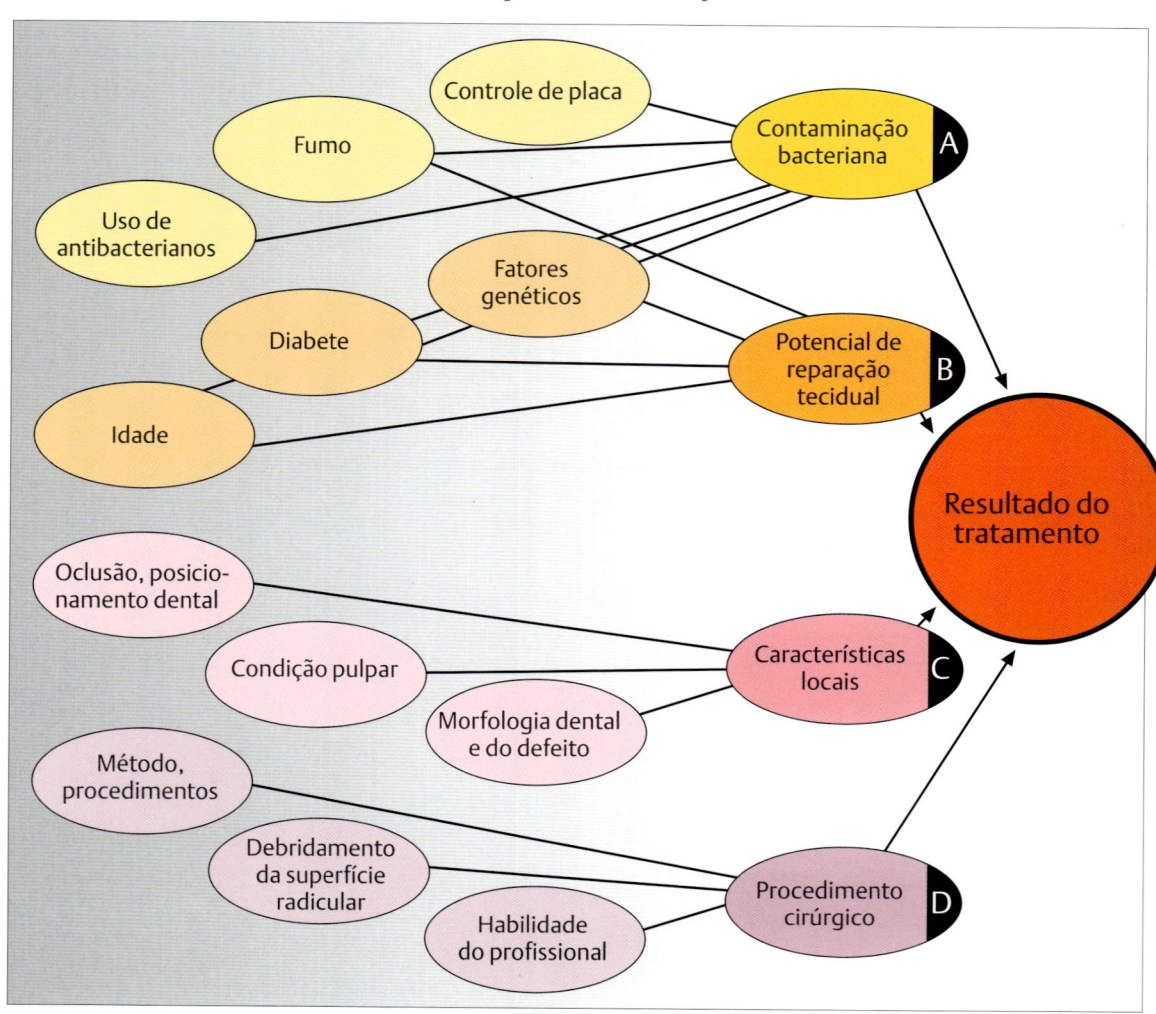

676 Resultado do tratamento: fatores de influência

Um bom resultado a *longo prazo* não depende apenas do tratamento local, mas, sim, de um grande número de fatores de influência.

O controle de placa mediante tratamento mecânico – complementado por tratamento medicamentoso nas formas agressivas da periodontite – tem prioridade. Deve-se procurar, também, influenciar os co-fatores etiológicos. A maioria das doenças sistêmicas pode ser tratada, o posicionamento e a morfologia dentais e as disarmonias oclusais podem ser corrigidos, e os problemas endoperiodontais podem ser solucionados. Todavia, não é possível influenciar os fatores genéticos, o avanço da idade não pode ser interrompido, e é extremamente difícil fazer com que um fumante "inveterado" abandone o seu vício.

Modif. de *K. S. Kornman e P. B. Robertson*, 2000.

O período de duração do sucesso depende de inúmeros fatores:

A A "contaminação bacteriana" é, obviamente, um fator determinante, que varia não somente conforme a quantidade, mas também de acordo com patogenicidade e com a especificidade das bactérias (ver Etiologia e patogênese, p. 21, e Diagnóstico, p.165).

B O potencial de reparação tecidual também desempenha papel importante; ele pode variar fortemente de um paciente para outro, dependendo de fatores genéticos, da eventual presença de doenças sistêmicas ou do hábito de fumar.

C São também relevantes os fatores orais, locais e morfológicos.

D O tipo do tratamento ou do procedimento cirúrgico, por fim, é determinante para o sucesso a longo prazo.

Esses quatro parâmetros principais, por sua vez, estão submetidos a outros inúmeros fatores de influência (Fig. 676). Afinal, o sucesso a longo prazo depende não somente da escolha e da execução corretas do método de tratamento, como também da habilidade do profissional e do controle de placa pelo próprio paciente – certamente a variável mais importante.

Métodos da cirurgia periodontal e suas indicações

A escolha de uma intervenção cirúrgica periodontal depende, em primeiro lugar, do *tipo* (classificação AAP, 1999, p. 519), da *gravidade* e da *extensão* da doença.

Tratando-se de uma *periodontite agressiva* (AAP, tipo III), cuja origem está relacionada a microrganismos periodontopatogênicos e a importantes co-fatores (ver tópico anterior), recomenda-se um tratamento radical – em algumas ocasiões, complementado por tratamento medicamentoso –, que pode incluir, até mesmo, a extração de dentes seriamente comprometidos. Não havendo a cooperação do paciente, o raciocínio é inverso, ou seja, deve-se considerar a possibilidade de um tratamento apenas paliativo (debridamento), uma vez que os resultados a longo prazo de intervenções cirúrgicas maiores são incertos nesse caso.

Doenças com maior *grau de gravidade* (classe III) exigem intervenções mais radicais do que o tratamento de casos mais simples, de classes I (leves) ou II (moderados).

Além da forma (tipo) e da gravidade da doença, a *patomorfologia* do periodonto acometido também determina o procedimento cirúrgico. A gengiva e/ou osso são delgados ou espessos? A perda óssea é predominantemente horizontal ou vertical? A dentição está completa ou incompleta? A morfologia de cada dente e a sua posição também podem influenciar a escolha da intervenção cirúrgica.

Esse grande número de fatores faz com que, em um mesmo paciente ou segmento dental, diversos métodos cirúrgicos tenham de ser empregados paralelamente ou combinados.

Intervenções cirúrgicas periodontais

- *Cirurgia de acesso a retalho*, como o procedimento de Widman modificado (MWF: *Modified Widman Flap*, raspagem radicular com exposição cirúrgica; p. 309).
- *Excisões em cunha* em dentes isolados ou que se encontram nas extremidade das arcadas (p. 319).
- *Métodos regenerativos*, enxertos ósseos ou alógenos, regeneração tecidual guiada (RTG), uso de proteínas da matriz ou fatores de crescimento (p. 323).
- *Cirurgias ressectivas* (osteoplastias, eliminação de bolsas, aumento de coroa clínica; p. 355 e 493).
- *Gengivectomia (GE)/Gengivoplastia (GP):* esses procedimentos são métodos ressectivos ou modeladores (p. 367).
- *Tratamento cirúrgico de furca* (p. 381).
- *Cirurgia plástica mucogengival* (p. 397).

A cirurgia de acesso a retalho (p. 309) consiste na criação de um acesso às superfícies radiculares acometidas. A técnica corresponde, em grande parte, ao "procedimento de Widman modificado", a antiga denominação para esse tipo de intervenção. Em todas as outras cirurgias a retalho mais complexas, também é produzido um acesso. Deve-se obedecer aos princípios da MWF (incisões, rebatimento do retalho e a sua correta reposição).

As *excisões em cunha* são indicadas nos casos de bolsas distais às extremidades das arcadas ou a dentes isolados.

O emprego de *métodos regenerativos* vem ganhando cada vez mais espaço. A tentativa de recuperar o tecido perdido e regenerar a área do defeito é, ao contrário dos métodos ressectivos, a meta ideal. Infelizmente, ainda não se podem prever os resultados a longo prazo. Os métodos de tratamento regenerativos são indicados sobretudo para os defeitos ósseos verticais, o comprometimento de furca (F1 e, eventualmente, F2) e o recobrimento de retrações (classes I e II).

As *intervenções ressectivas* são as mais previsíveis em relação aos resultados. Elas são indicadas nos casos de perdas ósseas irregulares ou em que a morfologia óssea exige osteoplastias e osteotomias. As desvantagens desses métodos restringem a sua indicação.

A *gengivectomia (GE) e a gengivoplastia (GP)* são métodos de tratamento ressectivos dos tecidos moles. A GE é hoje pouco utilizada como tratamento da periodontia. A GP, por sua vez, continua sendo o método de escolha para a modelação da gengiva hiperplásica.

O *tratamento de furca* é indicado em acometimentos de grau F3 ou, eventualmente, já nos de grau F2; ele pode ser mantenedor ou ressectivo. As amputações de raízes e as odontossecções com a manutenção de parte ou de todas as raízes são indicadas sobretudo para evitar a perda dental (com o conseqüente surgimento de um espaço na arcada ou o encurtamento desta) ou quando uma parte do dente é necessária para a reconstrução protética. A alternativa nesses casos podem ser os implantes osteointegrados.

Intervenções mucoplásticas

A cirurgia *mucogengival* não tem correlação direta com o tratamento da periodontite. Ela é indicada especialmente nos casos de recessões progressivas, das suas seqüelas e em defeitos alveolares. Como cirurgia plástica, ela auxilia a solucionar problemas estéticos.

Métodos de tratamento – vantagens e desvantagens

Os *princípios* dos métodos de tratamento mais importantes – *cirúrgicos* e *não-cirúrgicos* – estão representados a seguir de forma esquemática. Muitas vezes, esses métodos têm de ser modificados, ampliados, combinados ou complementados por outras medidas, tais como tratamentos medicamentosos. Algumas de suas vantagens e desvantagens são:

Raspagem radicular subgengival

Vantagens: Relativamente pouco sangramento, pouca recessão encolhimento gengival (estética satisfatória), cicatrização rápida – *goldstandard*.

Desvantagens: Trabalho "às cegas", método inadequado para bolsas muito profundas e complexas, cicatrização mediante epitélio juncional longo.

Curetagem

Vantagens: Remoção do epitélio da bolsa e do tecido conjuntivo subepitelial com infiltrado inflamatório (eventualmente colonizado por bactérias).

Desvantagens: É um procedimento complementar, podendo ser utilizado nas raspagens subgengivais e em intervenções cirúrgicas.

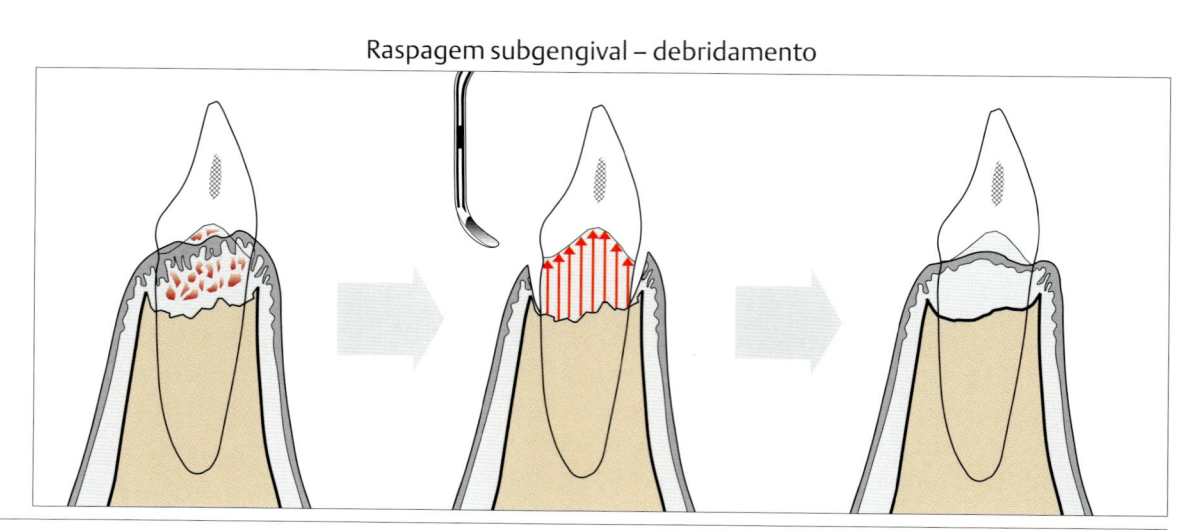

677 Raspagem radicular subgengival (debridamento) sem exposição cirúrgica
Remoção do biofilme e de cálculo da superfície radicular. Nos casos de bolsas rasas, corresponde a todo o tratamento periodontal (*goldstandard*); em casos mais complexos, é o tratamento obrigatório que precede as intervenções cirúrgicas (p. 253). Os instrumentos adequados para esse método são, principalmente, curetas e instrumentos de ultra-som. Na representação esquemática: situação inicial, intervenção e resultado do tratamento (esquerda – centro – direita).

Raspagem subgengival – debridamento

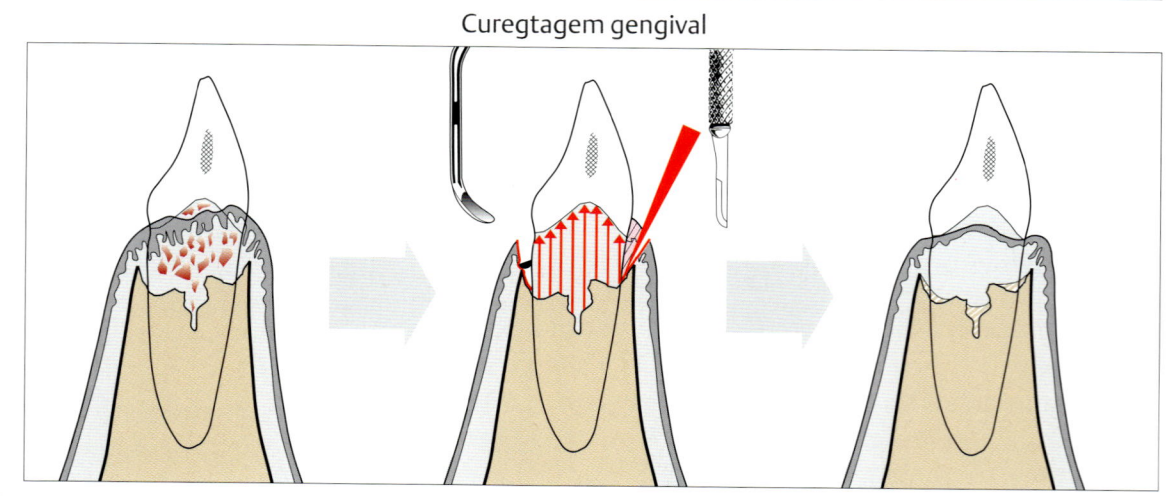

678 Curetagem gengival
Raspagem do epitélio da bolsa e do tecido conjuntivo inflamado/infectado. Essa medida é apenas complementar ao tratamento periodontal, sendo executada durante os procedimentos de raspagem radicular com ou sem exposição cirúrgica.

Para a curetagem gengival, são adequadas curetas universais com corte bilateral (no lado esquerdo do desenho ao centro) ou, para a remoção de tecido por incisão, bisturis delicados.

Curegtagem gengival

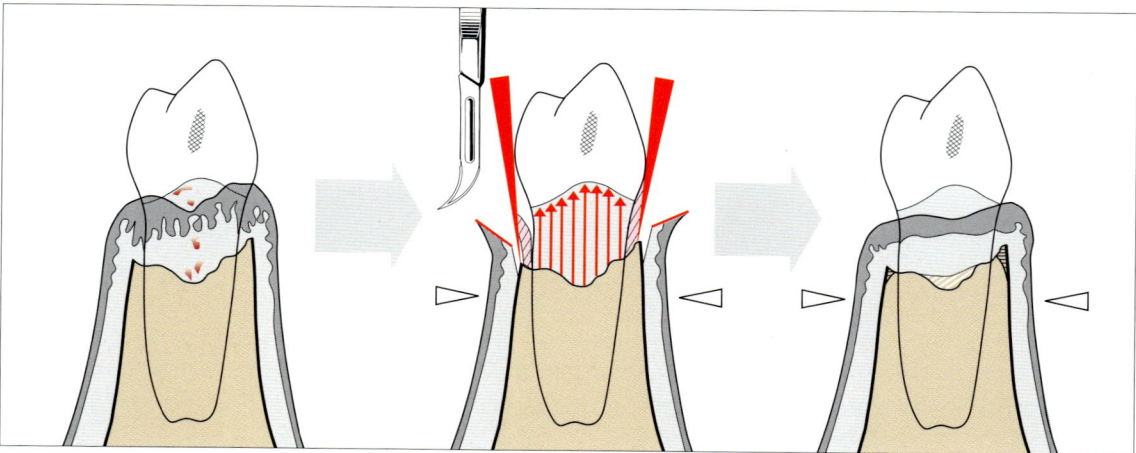

679 MWF – retalho de Widman modificado
Após a incisão em forma de guirlanda, paralela à margem (GE interna), e outras incisões marginais e interproximais, o retalho mucoperiosteal é rebatido "parcialmente" até a margem alveolar (p. 309).

Limpeza da superfície radicular com curetas ou ultra-som sob exposição da raiz (retalho de acesso). Reposição do retalho e estabilização por suturas interproximais.

Retalho de Widman modificado – MWF

Métodos de tratamento – vantagens e desvantagens   **301**

Retalho de Widman modificado (MWF)
Vantagens: Acesso visual ao campo de trabalho, remoção do epitélio da bolsa e do tecido conjuntivo subepitelial com infiltrado inflamatório.
Desvantagens: Perda tecidual discreta (margem, área interproximal) em função do rebatimento de retalho e da GE interna.

Procedimentos regenerativos, como a RTG
Vantagens: Tentativa de recuperar a perda dos tecidos periodontais (métodos terapêuticos em aprimoramento); ganho de inserção.
Desvantagens: Restringe-se, em geral, à correção de defeitos locais; perigo de infecção junto à membrana; relativa imprevisibilidade dos resultados; complexidade técnica; custos.

Tratamento ressectivo
Vantagens: Eliminação das bolsas e da sua microbiota (*Aa, Pg;* p. 23); instabilidade dos retalhos, resultados previsíveis, margem gengival estável; dentes pilares (quando se planeja reconstrução protética).
Desvantagens: Estética; colos dentais expostos, livres.

Gengivectomia/gengivoplastia (GE/GP)
Vantagens: Eliminação da bolsa, correção do contorno gengival; indicada para hiperplasias especialmente.
Desvantagens: Viável apenas na região da gengiva inserida, ferida cirúrgica exposta, cicatrização por segunda intenção, problemas estéticos, não corrige defeitos ósseos.

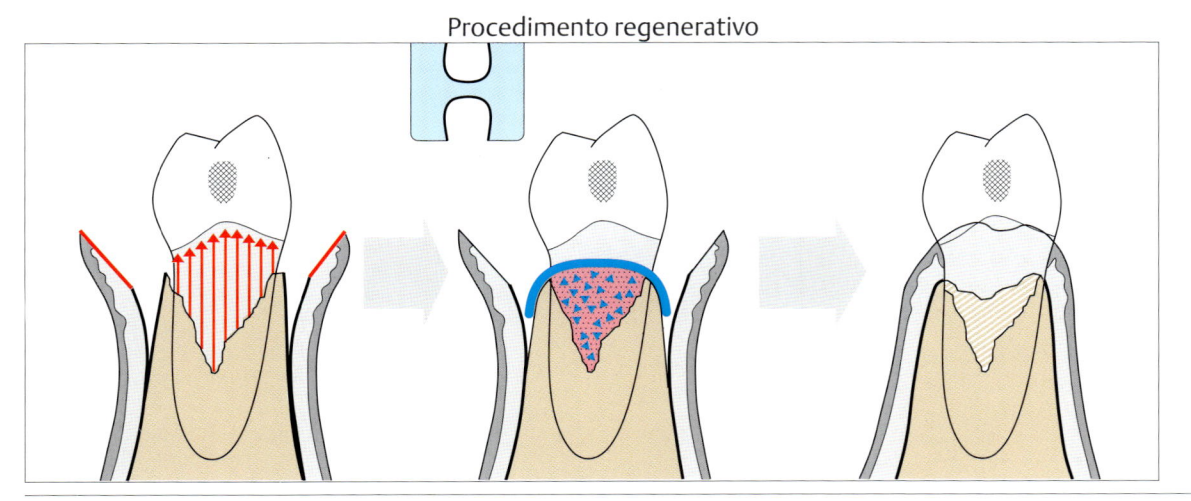

Procedimento regenerativo

680 Cirurgia regenerativa
Após as incisões horizontais, rebatem-se retalhos mucoperiosteais. Procede-se, como sempre, ao debridamento do defeito e da superfície radicular e, por fim, recobre-se o defeito ósseo com uma membrana (técnica RTG). O defeito também pode ser preenchido com material autógeno ou alógeno (*centro*). O objetivo desses métodos terapêuticos é, não somente a neoformação óssea, mas a regeneração do periodonto ao menos parcial (p. 323).

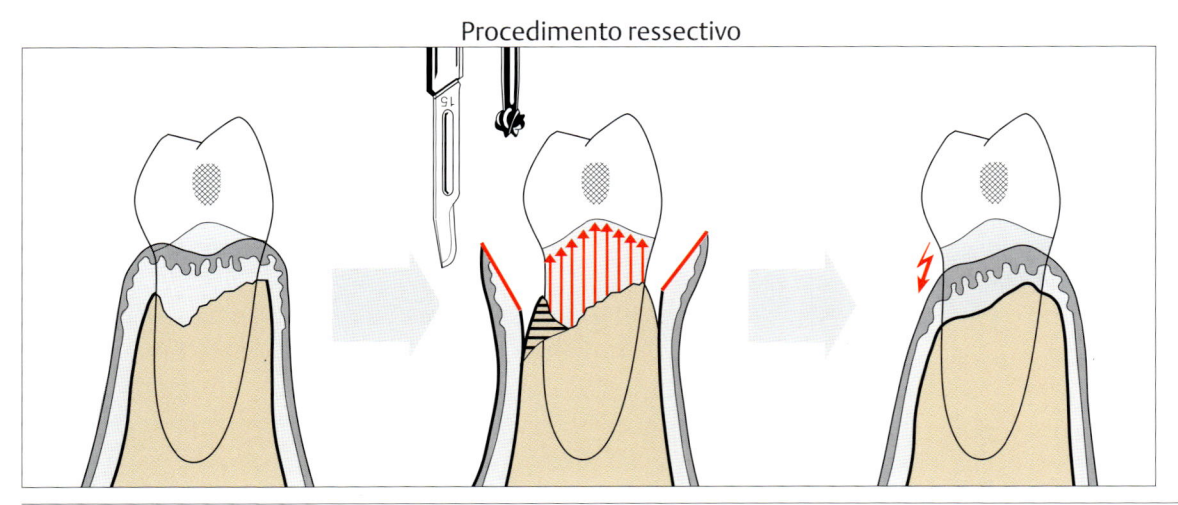

Procedimento ressectivo

681 Procedimento ressectivo
Após incisão paralela à margem e incisões relaxantes verticais, rebate-se um amplo retalho mucoperiosteal (*centro*). Mediante osteoplastia e osteotomia, elimina-se boa parte da cratera óssea interproximal (*ramping*). O retalho é reposicionado em direção apical.

Os resultados (*direita*) são previsíveis e estáveis a longo prazo (importante para as reconstruções). Uma desvantagem pode ser a sensibilidade de colo e o comprometimento da estética (dentes anteriores; p. 355).

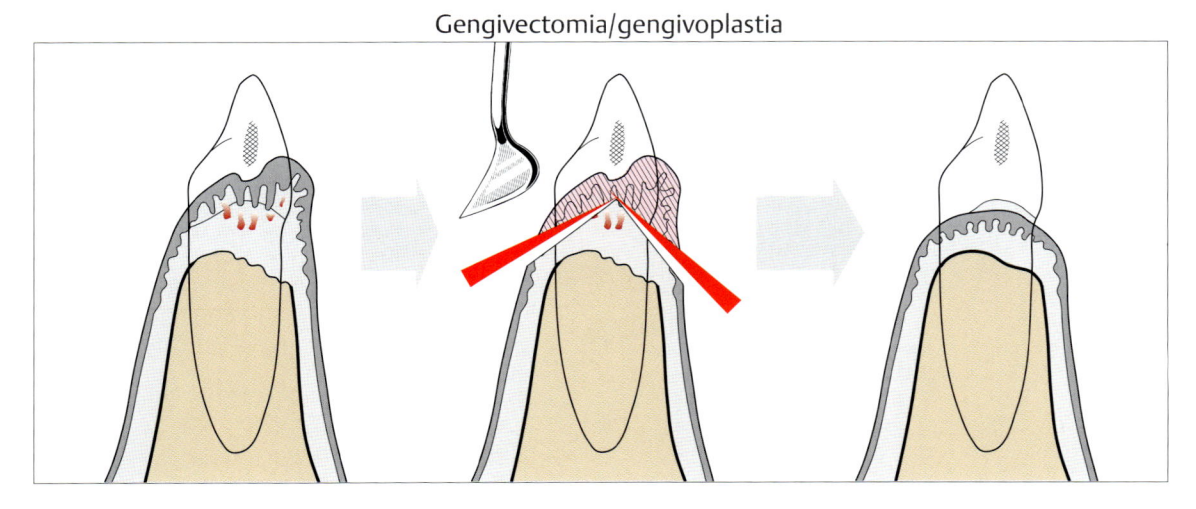

Gengivectomia/gengivoplastia

682 Gengivectomia/gengivoplastia (GE/GP)
Para a eliminação de bolsas na periodontite, hoje raramente se fazem gengivectomias (GE); entretanto, as hiperplasias gengivais (como as associadas a medicamentos) e as pseudobolsas dela decorrentes (*esquerda*) são eliminadas e modeladas por GP (*centro*). A GP é executada com instrumentos de GE especiais (*centro*) (p. 367).

A correção precisa do contorno pode ser feita com o auxílio de um bisturi elétrico ou laser.

Cuidados pré e pós-operatórios

O paciente deve ser informado sobre o tipo da intervenção e as suas possíveis complicações. A chance de sucesso da intervenção cirúrgica periodontal – como de qualquer outra cirurgia na cavidade oral – pode ser melhorada por meio de cuidados pré e pós-operatórios adequados.

Pré-operatório

Antes de qualquer intervenção cirúrgica periodontal, a primeira fase do tratamento inicial deve estar concluída, e a placa e o cálculo supragengivais devem ter sido removidos.

Além disso, o debridamento subgengival também se mostra útil. Além dessas intervenções efetuadas pelo profissional, deve-se assegurar um bom controle de placa – especialmente interproximal – por parte do paciente.

Os fatores de risco alteráveis (p. ex., hábitos, p. 167) já detectados na anamnese devem ser minimizados ao máximo. Nos casos de doenças sistêmicas, deve-se esclarecer com o médico a eventual necessidade de profilaxia antibiótica, correção do INR (tempo de protrombina ou de *Quick*; p. 212), prescrição de sedativos, etc.

683 Pré-operatório
Um dia antes da cirurgia, o paciente deve fazer bochechos com solução de CHX 0,1 a 0,2% a cada 12 horas.

Se o paciente tende a apresentar edema e dor pós-cirúrgicos, ele pode tomar antiflogístico e/ou analgésico antes da cirurgia (e até três dias depois da intervenção).

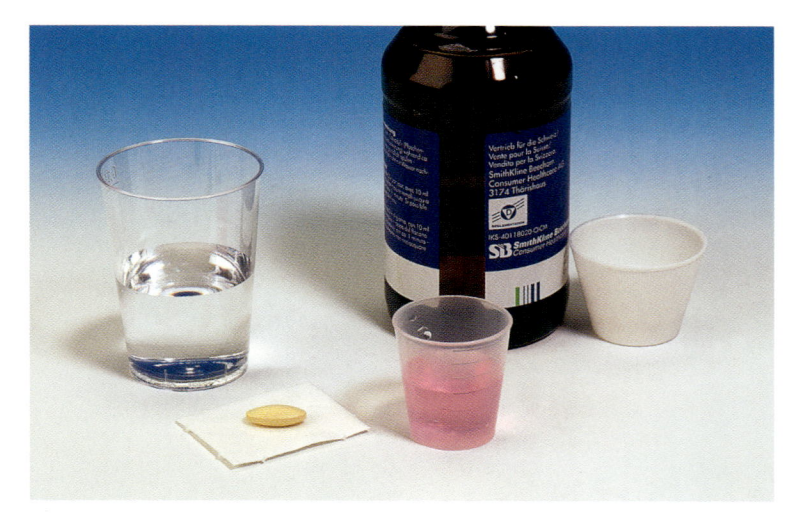

Pré-operatório – protocolo
Procedimentos obrigatórios:

- Seleção do paciente (p. 297)
- Enxágüe local com CHX
- Controle de placa: IP < 15 a 20%
- Controle de sangramento: SS < 15 a 20%

Procedimentos a serem executados em caso de indicação de cirurgia:
- Minimização dos riscos:
  – Fumo, por exemplo (p. 216)
  – Profilaxia da endocardite
- Preparo sistêmico medicamentoso
  – Redução de anticoagulantes?
  – Antiflogísticos, sedativos?

Pós-operatório

O paciente deve obedecer às orientações prestadas pelo profissional. Para maior clareza, elabora-se uma lista com cuidados pós-operatórios a ser entregue ao paciente. *De forma geral*, devem ser evitados o desgaste físico (esporte) e longas exposições ao sol. A área operada deve ser preservada, de modo que suturas e curativos se mantenham íntegros. Havendo dentes com forte mobilidade, confecciona-se placa estabilizadora temporária (p. 471). Os antiflogísticos prescritos para a fase pré-operatória devem ser tomados por mais 3 a 4 dias.

Para a região da área operada, externamente, é recomendada a aplicação de compressas ou bolsas frias sobre a pele. Além disso, recomendam-se bochechos de CHX, devendo-se evitar a escovação na área da cirurgia. Suturas e curativos são removidos entre 7 a 10 dias após a cirurgia. Após esse período, reinicia-se cuidadosamente a escovação dental. O uso de CHX em gel ou solução é mantido paralelamente a esse período inicial de escovação.

Após a realização dessas medidas pós-operatórias, é importante acompanhar a *reparação tecidual* (Westfeld e cols., 1983): a cada quatro semanas, de preferência, a área da cirurgia é observada, procedendo-se à profilaxia local, e o controle de placa do paciente é verificado.

684 Pós-operatório
Recomenda-se a aplicação de frio imediatamente após a intervenção. Conforme a intervenção cirúrgica, mantêm-se os bochechos com CHX por duas a quatro semanas. Na área operada, não se realiza higiene mecânica; ao máximo, retiram-se resíduos de alimentos com palitos especiais (Paro-Sticks). Antiflogísticos: somente em caso de necessidade; nas intervenções cirúrgicas mucogengivais, dosagem relativamente alta (apesar do retardamento da cicatrização).

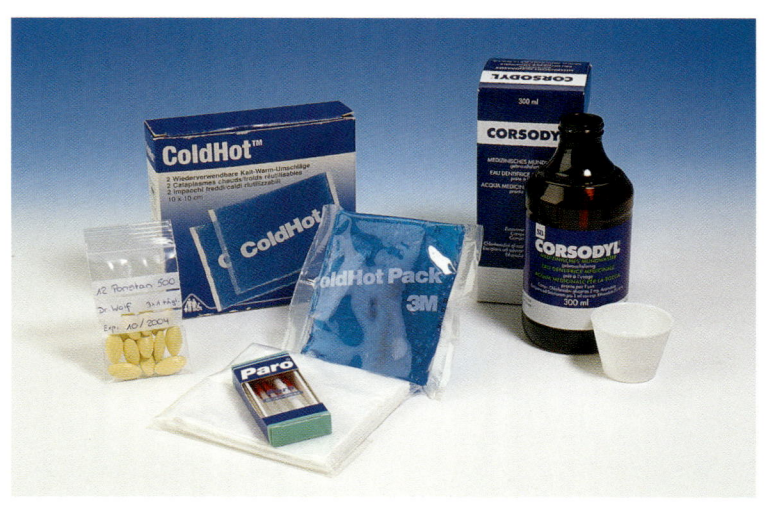

Protocolo pós-operatório
Procedimentos obrigatórios:
- Orientações sobre os cuidados pós-operatórios (também por escrito)
- Compressas frias
- Analgésicos
- Evitar higiene mecânica na área operada por 10 a 40 dias (conforme a intervenção)
- Bochechos com CHX
- Remoção da sutura (curativo) após cerca de 7 a 10 dias.

Somente em caso de indicação:
- Antiflogísticos.

Cirurgias a retalho – exposição cirúrgica

A linha tênue que separa o tratamento sem exposição cirúrgica moderno e o tratamento cirúrgico foi discutida na página 253. Ambas essas formas terapêuticas procuram remover o biofilme, as bactérias patogênicas e o cálculo da superfície radicular, a fim de torná-la mais biocompatível e, assim, garantir a cicatrização, (p. 206). Elas também procuram facilitar o controle de placa a longo prazo e evitar a recolonização da bolsa por microrganismos periodontopatogênicos.

O *rebatimento de retalho* possibilita avaliar e tratar o tecido na área do defeito periodontal, como o tecido ósseo (morfologia da bolsa e da crista alveolar). Os retalhos podem ser repostos na sua posição original ou deslocados em direção apical, coronal ou lateral. Faz-se distinção entre: *retalhos de espessura total* (mucoperiosteais) e *retalhos divididos* (mucosos). Os limites do retalho são determinados por incisões horizontais e verticais (p. 304).

Indicações gerais

As cirurgias a retalho são indicadas em periodontites com bolsas de mais de 5 mm, inflamadas (ativas), que não podem ser controladas pelo tratamento sem exposição cirúrgica.

Indicações especiais

- Bolsas infra-ósseas, defeitos
- Implantes ósseos ou alógenos em bolsas infra-ósseas
- Regeneração tecidual guiada (RTG)
- Espessamento do osso marginal acentuado
- Hemissecções e ressecções de raízes
- Extrações, durante as quais se deseja verificar o periodonto dos elementos vizinhos
- Aumento de coroa clínica para reconstruções protéticas.

Contra-indicações

- Hiperplasias gengivais acentuadas. Estas podem ser melhor eliminadas por meio de GE/GP, desde que não haja espessamento ósseo.
- Exposição de bordos de preparos ou restaurações; a GE é mais indicada na maioria dos casos (exceção: aumento de coroa clínica).

Vantagens

As cirurgias a retalho apresentam as seguintes vantagens em relação à raspagem radicular sem exposição cirúrgica (e, em parte, também à GE/GP):

- A incisão que acompanha a margem (gengivectomia interna) remove o epitélio da bolsa eventualmente colonizado por microrganismos patogênicos.
- Trabalha-se em direção ao fundo da bolsa sob visão direta. Uma raspagem subgengival satisfatória é possível também em áreas de difícil acesso.
- Ao final da cirurgia, o retalho pode ser deslocado em direção apical, coronal ou lateral.
- Os septos alveolares e as bolsas infra-ósseas podem ser recobertos pelo retalho.
- Após a intervenção, não há feridas cirúrgicas expostas.

Desvantagens

Após cirurgias de retalho deslocado apicalmente (métodos ressectivos) e devido à recessão gengival, podem ficar expostos colos dentais longos (comprometimento estético) e sensíveis (risco de cárie).

Retalhos – incisões

Todo retalho inicia-se com incisões após o procedimento preliminar. O tipo do defeito e o objetivo da intervenção – ou seja, o resultado que se espera – determinam a localização das incisões.

De qualquer modo, sempre são feitas *incisões horizontais*, que podem ser *intra-sulculares*, simplesmente, ou *paralelas à margem gengival*, podendo situar-se a diferentes distâncias dessa última. Com esse segundo tipo de incisão, também chamada de "gengivectomia interna", o epitélio juncional é sempre removido e a gengiva sofre pouca redução em direção apical. Em geral, a incisão paralela à margem acompanha a linha (ideal) da gengiva. Com a finalidade de preservar a papila interdentária em casos de espaços interproximais relativamente grandes, recomenda-se o retalho de preservação papilar (*papilla preservation flap*) (Takei e cols., 1985); para espaços mais estreitos, recomendam-se variações dessa técnica (Cortellini e cols., 1995).

As *incisões verticais* não são necessárias ou desejadas em todos os métodos cirúrgicos (cicatrizes na mucosa). Quando se tornam inevitáveis, essas incisões devem ser realizadas de tal forma que não provoquem retrações marginais ou destruição de papilas (Fig. 687).

685 Incisões horizontais

A As incisões vestibulares *convencionais* (linha vermelha) e as linguais horizontais (linha azul) encontram-se na altura das papilas. Elas podem ser paralelas ou diagonais à linha da arcada.

B Incisão *intra-sulcular*: o epitélio da bolsa não é removido. Preservação máxima dos tecidos.

C Incisões vestibulares *paralelas à margem* (linhas laranjas) a diferentes distâncias da margem. Remoção tecidual por "gengivectomia interna".

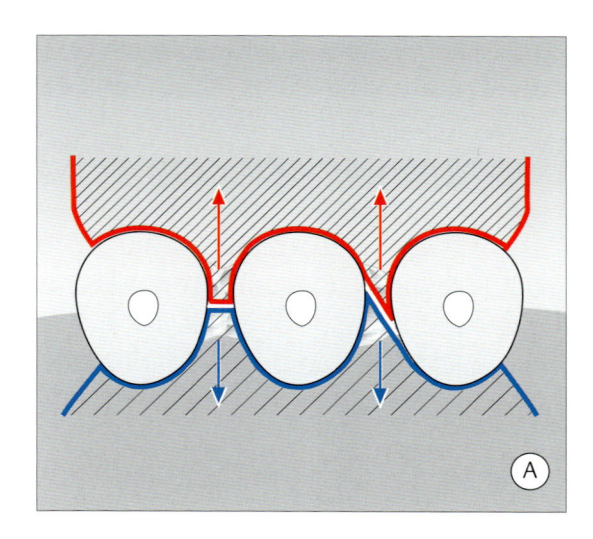

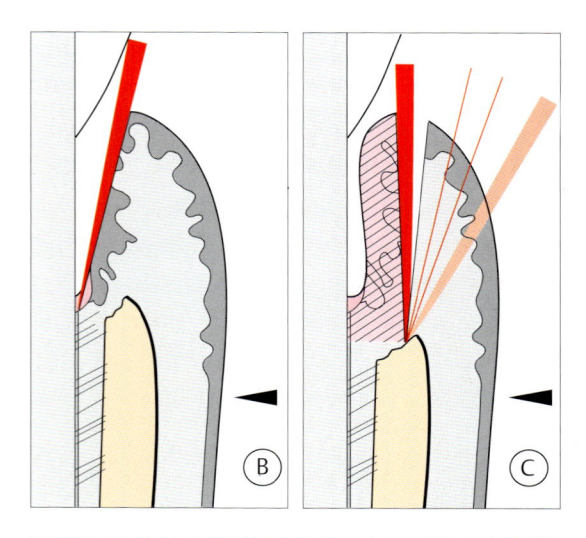

686 Retalhos de preservação papilar

Essas incisões preservam as papilas, como desejado na maioria das vezes. Ao se reposicionar o retalho ao final da cirurgia, este recobre completamente a área interproximal (o defeito interproximal), impedindo que a ferida cirúrgica se abra. O retalho de preservação papilar só pode ser bem-executado quando o espaço interdental é amplo.

D As papilas (incisões: linha vermelha) são "rebatidas" apenas para vestibular.

E Papilas são "rebatidas" com o retalho para lingual.

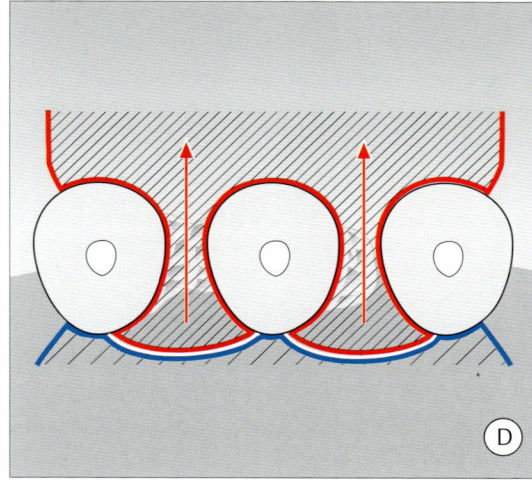

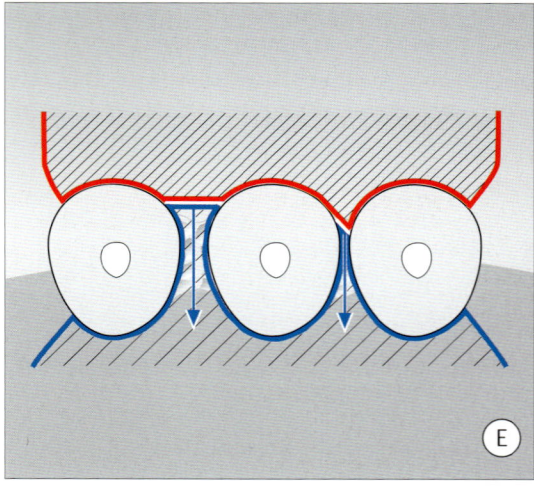

687 Incisões verticais, incisões relaxantes

Incisões desfavoráveis (?)

A Pelo centro da papila: perigo de encolhimento (destruição papilar).

B Mediana: perigo de retração (encolhimento); em alguns casos de bolsa vestibular, esse tipo de incisão é útil.

Incisões favoráveis

C Paramediana: a forma menos prejudicial (pouco encolhimento).

D Retalho triangular; incisões paramedianas para o tratamento de defeitos localizados.

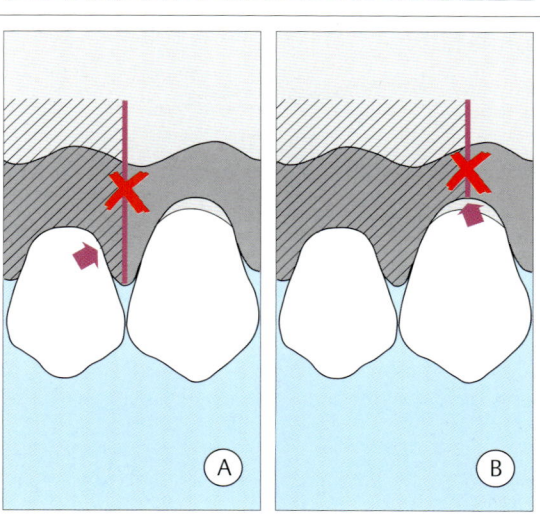

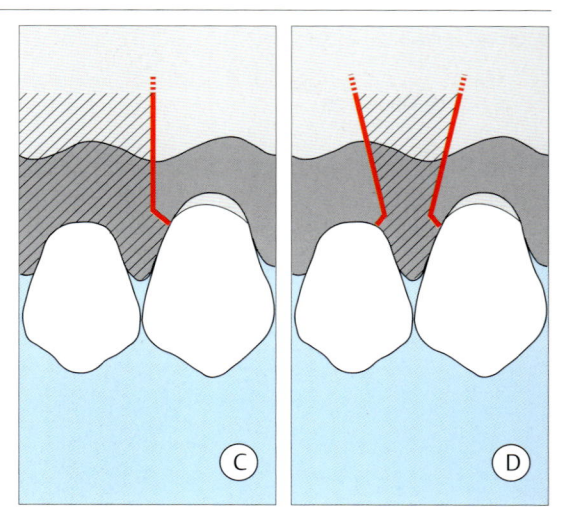

Instrumental para as cirurgias a retalho

Para as cirurgias periodontais a retalho, em princípio, são utilizados os mesmos instrumentos para outras cirurgias orais: *bisturis, elevadores, raspadores* e *pinça de sutura*. Para as cirurgias periodontais, estes instrumentos devem ser o mais delicado possível, a fim de se preservarem os tecidos moles. Todos instrumentos apresentados são comprovadamente eficientes na prática clínica. É claro que se podem obter bons resultados também com outros tipos e marcas, desde que empregados de forma correta. Se a cirurgia a retalho for combinada com gengivectomia/gengivoplastia, utilizam-se ainda os instrumentos apresentados mais adiante (gengivótomos, p. 368). Também fazem parte do instrumental cirúrgico diversas pinças, sondas exploradoras, sondas periodontais, tesouras para gengiva, pinças de preensão, bem como raspadores e curetas para o debridamento de raízes e defeitos ósseos. Outros instrumentos utilizados: fresas e limas ou cinzéis para osso (osteoplastia), brocas tronco-cônicas ou diamantadas para hemissecções, rizectomias, etc. Os instrumentos especiais serão apresentados nas respectivas intervenções em que são empregados.

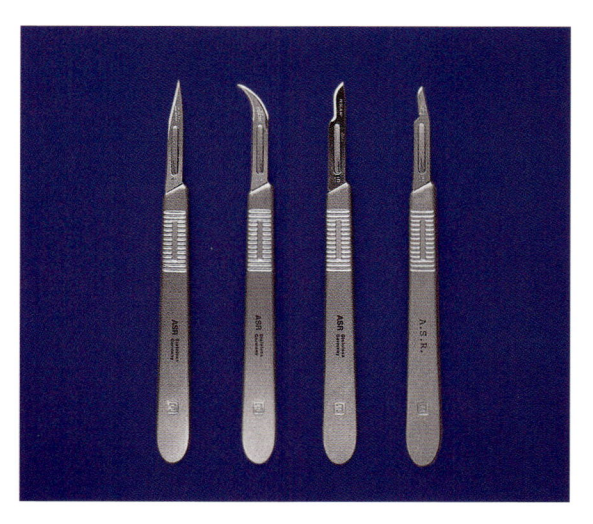

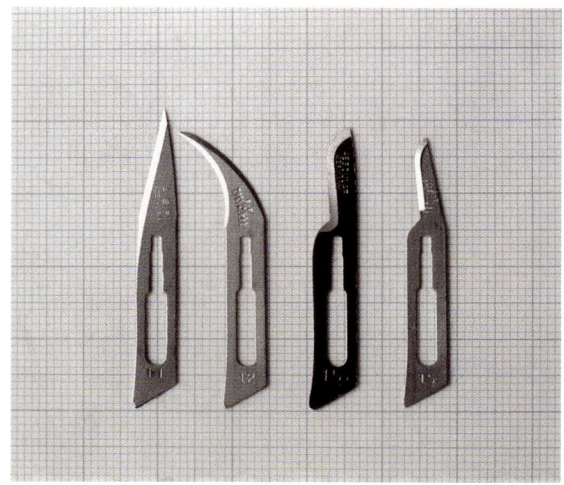

688 Bisturis
Da direita para a esquerda:

- N° 11   (Martin)
- N° 12 B   (Bard-Parker)
- N° 15   (Martin)
- N° 15 C   (Bard-Parker)

Apenas os bisturis descartáveis ou com lâminas descartáveis são afiados o suficiente para um corte adequado.
Para a cirurgia periodontal, recomendam-se bisturis mais delicados ou, até mesmo, instrumentos microcirúrgicos.

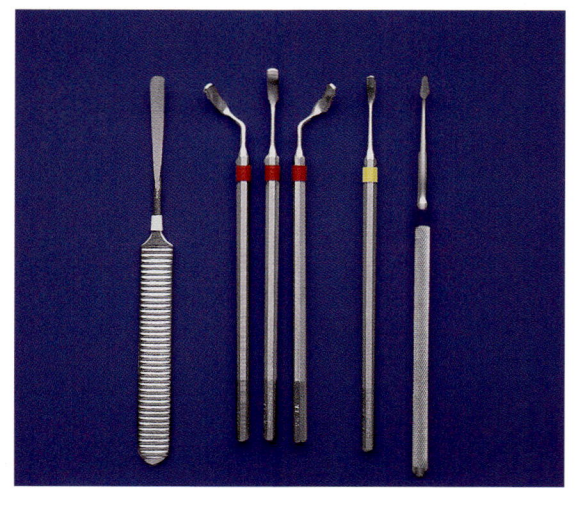

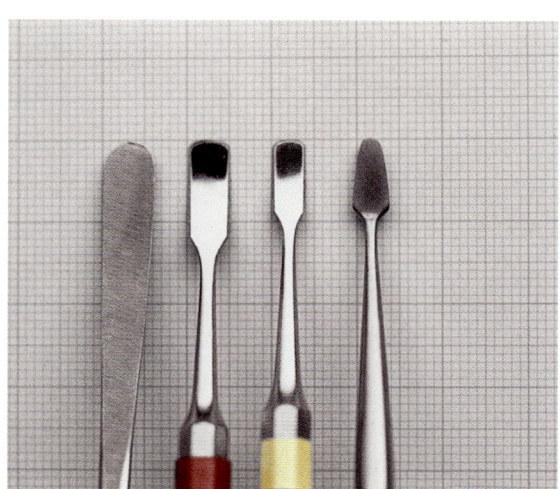

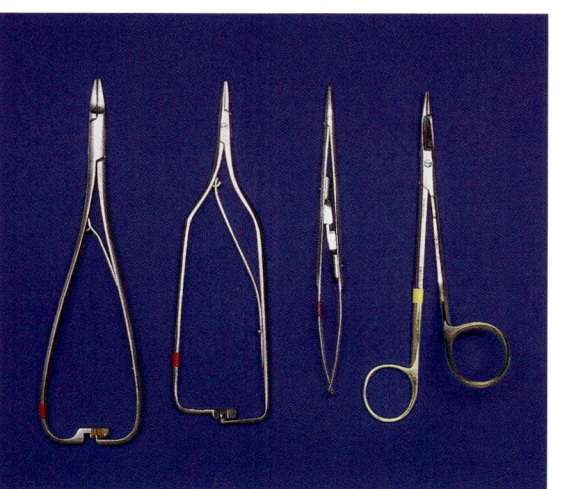

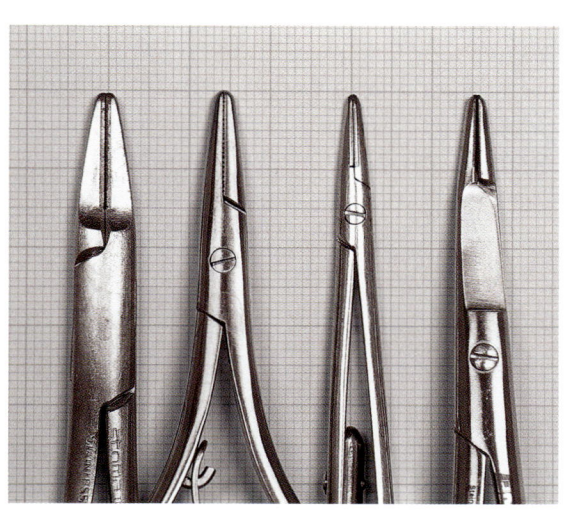

689 Raspadores

- **6 mm** (FK 300, Aesculap, branco)
- **5 mm** (VT 24, 22, 23, Deppeler, vermelho)
- **4 mm** (VT, Deppeler, amarelo)
- **2,5 mm** (série especial, Zabona, azul)

Para as cirurgias periodontais, são necessários raspadores pequenos e estreitos (2 a 6 mm de largura) para o rebatimento do retalho. Instrumentos mais largos são utilizados para o afastamento do retalho mucoperiosteal durante o alisamento radicular e a osteoplastia.

690 Porta-agulha – força de preensão (p)

- **Mathieu** (Aesculap; 1.500 p)
- **Boyton** (Hu-Friedy; 1.200 p)
- **Catrovieijo** (Aesculap; 500 p)
- **Gillis** (Dufner; sem catraca de fechamento, com tesoura)

Os porta-agulhas devem satisfazer exigências contraditórias: por um lado, devem segurar a agulha com segurança (grande força de preensão) e, por outro, a sua catraca de fechamento deve abrir com facilidade.

Agulhas e material de sutura

Quase todas as cirurgias periodontais são concluídas com a sutura da ferida cirúrgica.

Hoje são utilizados *fios de sutura com agulha* praticamente atraumáticos (ponta afiada, diâmetro menor). As agulhas podem ser curvas ou retas, em diferentes espessuras. As agulhas curvas são denominadas de acordo com o segmento circunferencial que compõem: 1/4, 1/2, 5/8, 3/4. Se for necessário alcançar camadas teciduais mais profundas com a sutura em área operada de difícil acesso, recomenda-se o uso de agulhas de grande curvatura (5/8).

Quanto mais fino for o conjunto de fio de sutura com agulha, mais delicado deve ser o porta-agulha.

Existem vários tipos de *material de sutura*: fios sintéticos e naturais; fios monofilamentares e multifilamentares; fios reabsorvíveis ou não-reabsorvíveis.

Em uma cirurgia periodontal, empregam-se materiais diversos. Os transplantes de tecido conjuntivo, por exemplo, são fixados com fios monofilamentares reabsorvíveis, enquanto a sutura do retalho que os recobre é feita com fios não-reabsorvíveis.

691 Agulha e fio de sutura
Fios com agulhas 1/2 (semicirculares) em diversas espessuras. De acordo com a Farmacopéia Americana (USP), o diâmetro transversal do fio 4-0, por exemplo, é de 0,150 a 0,199 mm.

Os símbolos internacionais (canto superior esquerdo da figura) representam os cortes transversais das extremidades e do corpo das agulhas.

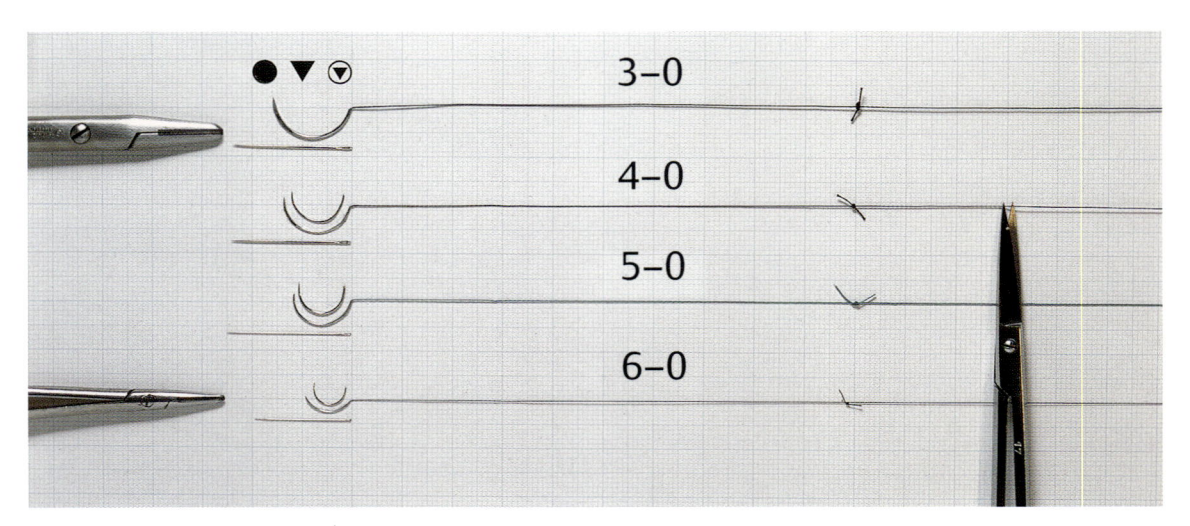

692 Materiais de sutura
Os grandes fabricantes internacionais oferecem extensa variedade de número de fios. O material e a estrutura determinam as suas propriedades, como: resistência, elasticidade, rigidez, lisura superficial, absorbilidade, capilaridade, vulnerabilidade à contaminação e reabsorbilidade. Nas figuras, estão representadas as estruturas de diferentes fios.

Acima: **Conformação dos fios monofilamentares e pseudomonofilamentares**
Os fios de pequena espessura (6-0 ou mais finos) são utilizados especialmente em microcirurgias.
Vantagens: bom deslizamento, resistência à ruptura, menor risco de infecção.
Desvantagens: nós simples pouco estáveis.

Embaixo, à esquerda: **Fio trançado**
Vantagens: flexível, resistente, nós estáveis.
Desvantagem: grande absorção (maior risco de infecção).
Embaixo, à direita: **Fio torcido (p. ex., catgut)**

Vantagens: flexível, reabsorvível.
Desvantagens: material de origem animal, baixa resistência, maior risco de infecção.

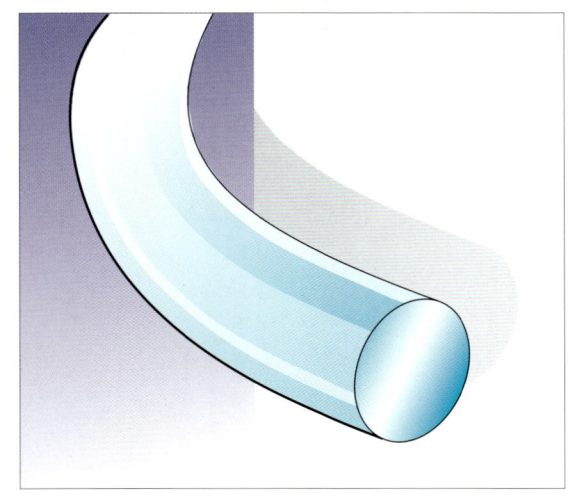

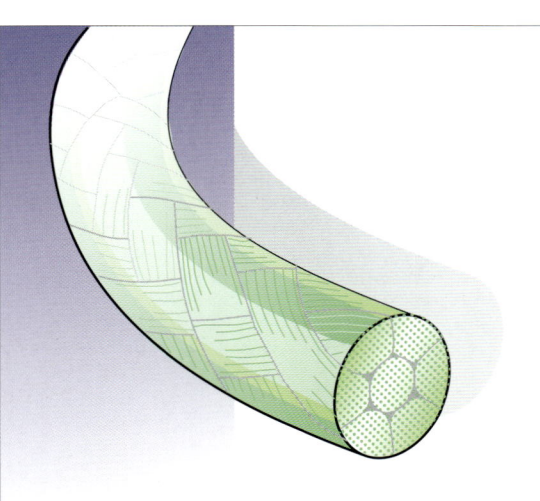

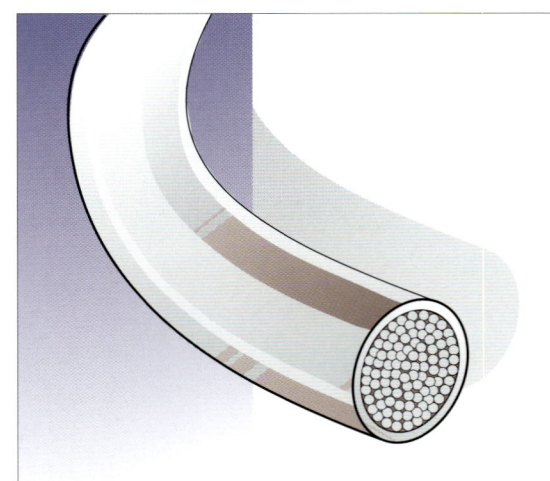

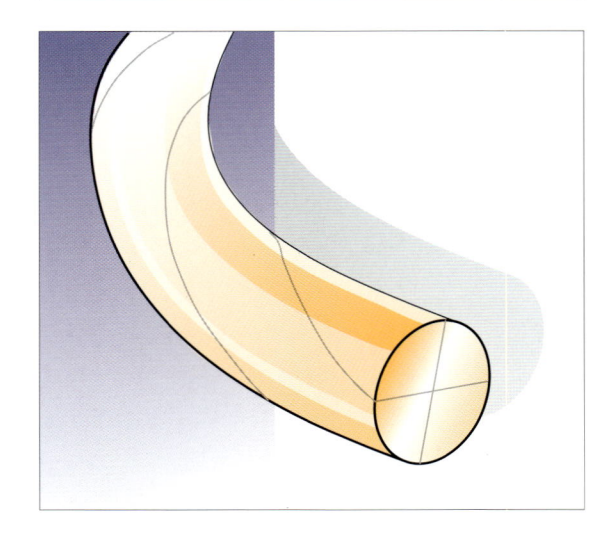

Nós cirúrgicos

A escolha do tipo de laços e nós cirúrgicos para a fixação de retalhos e a aproximação dos bordos da ferida depende, em grande parte, do objetivo da intervenção cirúrgica. Outros critérios são a incisão, o tecido (gengiva inserida ou mucosa), bem como o tipo de fio selecionado (material e espessura).

Os nós são constituídos de, pelo menos, dois laços. Os primeiros têm a função de aproximar as bordas da ferida, e os laços estabilizam os nós, assegurando a fixação do tecido.

Lembramos que já o primeiro laço deve ser duplo (ver nós cirúrgicos, Figs. 694 e 695), de forma a se reduzir o deslizamento; a estabilidade desse primeiro laço é, então, assegurada com mais um laço. Determinados nós (p. ex., nó de marinheiro) – com fios monofilamentares finos –, após o segundo laço, podem ser deslizados, posicionando-se o retalho no local desejado. A estabilização do nó dá-se por meio de um terceiro laço simples (p. ex., fio de Gore).

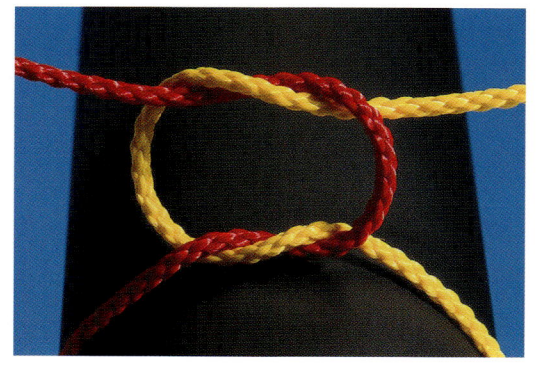

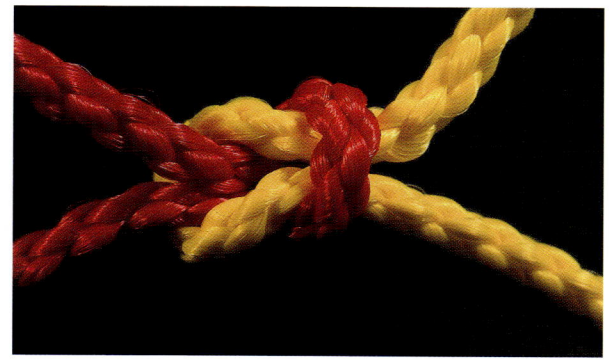

693 Nó de marinheiro (1-1)
Constitui-se de uma alça voltada para a direita e uma para a esquerda. Um nó desse tipo pode ser sempre deslizado (atenção para a direção) – desde que o fio seja monofilamentar – e, com isso, ser movimentado sobre a mucosa. Para assegurar a sua estabilidade, pode-se fazer um terceiro laço (Fig. 696).

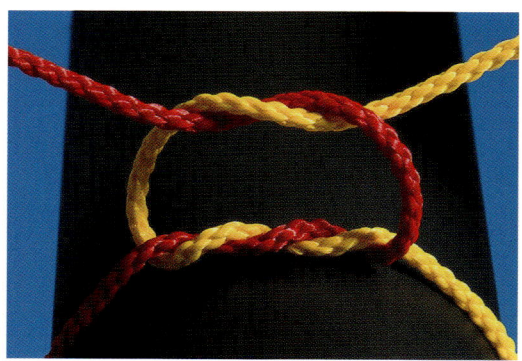

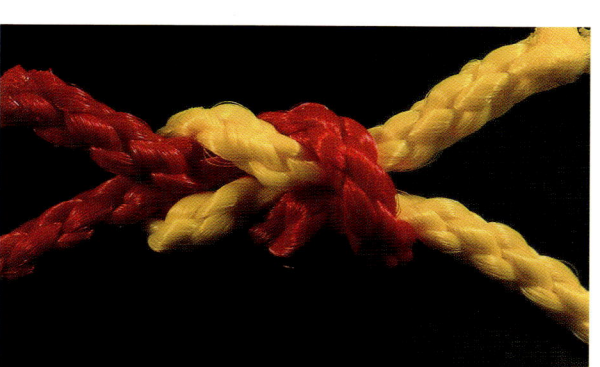

694 Nó cirúrgico (2-1)
Compõe-se de um laço duplo e um simples. Esse nó – de preferência, em fios trançados – é um dos mais utilizados na cirurgia periodontal a retalho quando é necessário exercer resistência à determinada força de tração.

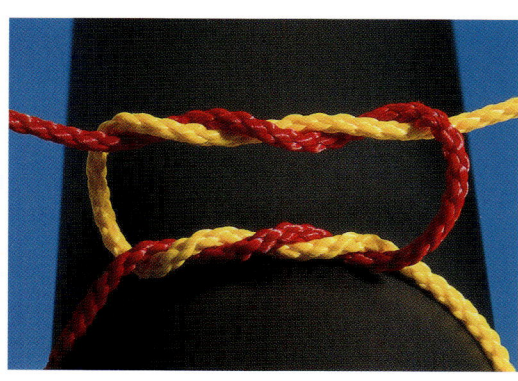

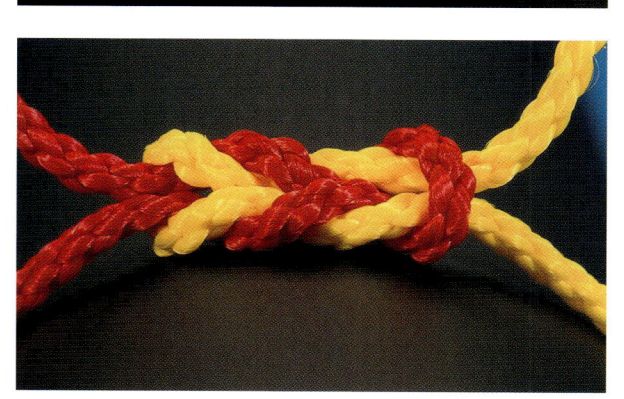

695 Nó cirúrgico duplo (2-2)
Esse nó bastante seguro compõe-se de dois laços duplos. Ele é relativamente volumoso e, às vezes, incômodo.

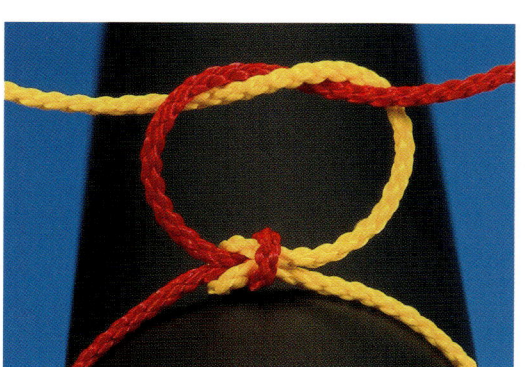

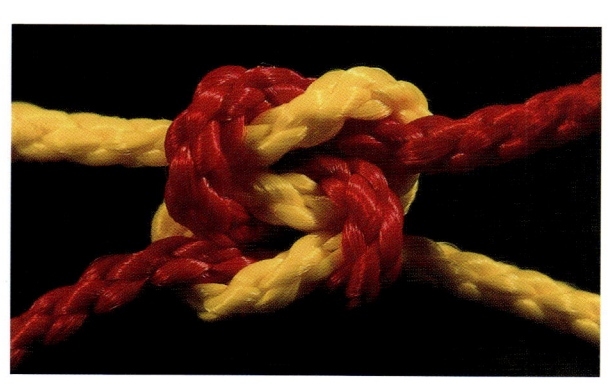

696 Nó de marinheiro com laço de estabilização (1-1-1).
O nó descrito na Figura 693 pode ser estabilizado com laço adicional. Esses nós triplos são freqüentemente utilizados com fios "deslizantes" de Gore (pseudomonofilamentares).

308 Cirurgias a retalho

Suturas mais comuns

As suturas têm a função de fechar a ferida cirúrgica recoberta pelo retalho reposicionado. Quando os bordos da ferida são aproximados e suturados, de forma que esta seja bem-vedada, a união dos tecidos – *por primeira intenção* – pode começar já nas primeiras 24 horas. Ela é iniciada pelas células basais do epitélio e pelos fibroblastos do tecido conjuntivo, sendo regulada por mediadores e influenciada por diversos fatores, como idade, vulnerabilidade a infecções e características morfológicas (ver Cicatrização, p. 205).

Infelizmente, as cicatrizações por primeira intenção são algo raras na periodontia, pois nem sempre é possível aproximar os bordos da ferida e protegê-la como desejado. Além do mais, em algumas técnicas cirúrgicas especiais, a intenção não é repor o retalho em sua posição inicial, mas sim, fixá-lo em uma posição mais apical, coronal ou lateral. A conseqüência disso é que determinadas áreas têm de *cicatrizar por segunda intenção*. Na cirurgia periodontal, o retalho nem sempre recobre diretamente uma ferida, mas sim, uma superfície radicular exposta ou uma membrana (na RTG), por exemplo; a sutura do retalho também pode situar-se de forma direta sobre o defeito (situação desfavorável).

697 Sutura contínua (esquerda)
Se o retalho for rebatido apenas por lingual ou vestibular, a sua fixação pode ser feita por sutura contínua ao redor dos dentes. Para tanto, o fio é passado através de uma papila do retalho, conduzido ao redor do dente e passado novamente através da papila vizinha. Não devem ser envolvidos mais de dois dentes, pois o atrito impede que a tensão seja distribuída uniformemente.

Sutura interdental de pontos simples (direita)

698 Sutura de colchoeiro horizontal: externa, cruzada (esquerda)
Com essa sutura, nenhuma extremidade papilar sofre tensão direta e, dessa forma, a papila é preservada.

Sutura de colchoeiro vertical: externa; fixação de retalho de preservação papilar (direita)
Os locais de penetração da agulha situam-se uns sobre os outros no sentido vertical. Os retalhos são fixados diretamente sobre a membrana. Eles recobrem, assim, defeitos com preenchimento e/ou fechados por membrana.

699 Sutura de colchoeiro horizontal: interna, paralela (esquerda)
Essa sutura é pouco visível externamente (estética). Ela mantém o retalho em sua base. O ponto adicional isolado não sofre tensão.

Sutura de colchoeiro vertical: interna (direita)
O percurso interno da sutura faz com que o fio se situe profundamente, em contato direto com o defeito ou uma membrana, fixando-a. As porções coronais (papilas) permanecem livres (sutura adicional).

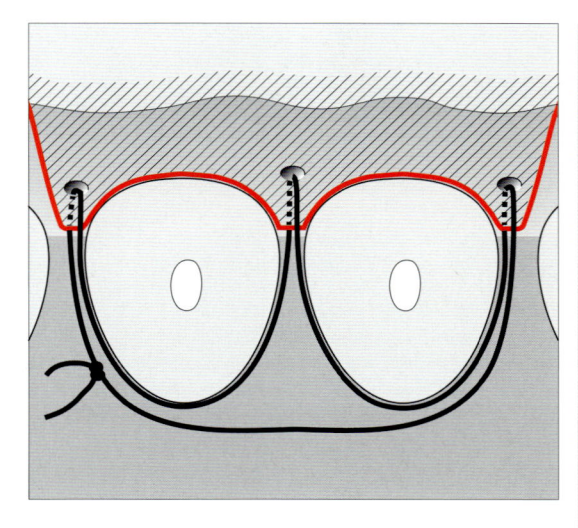

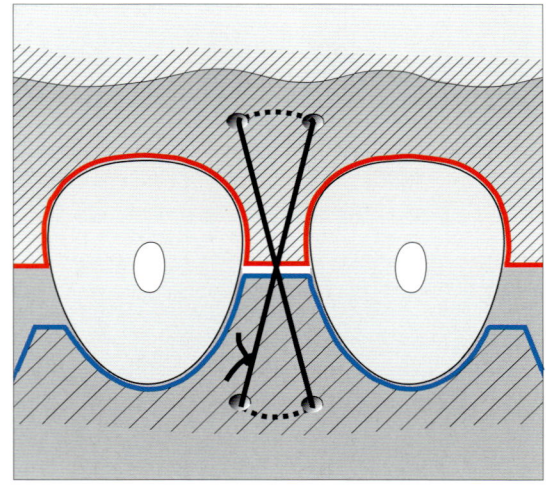

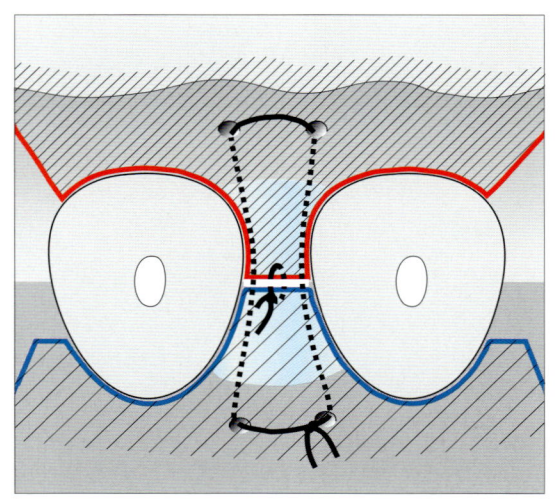

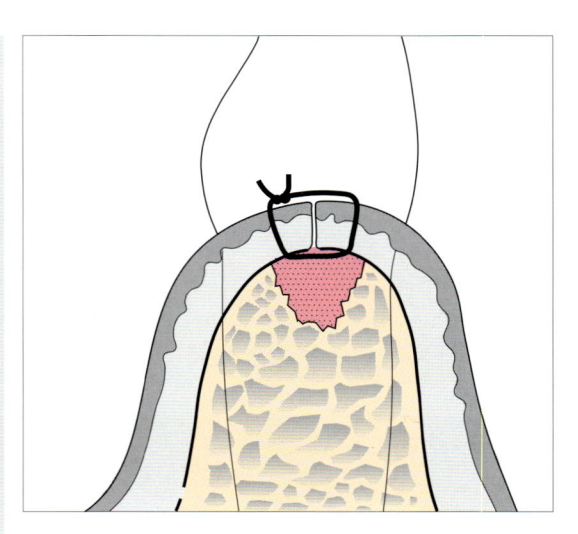

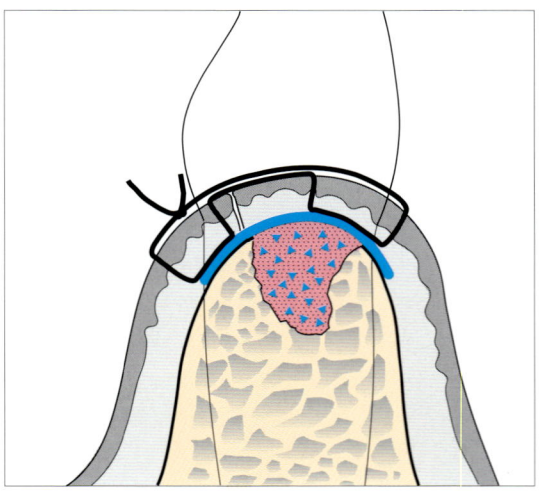

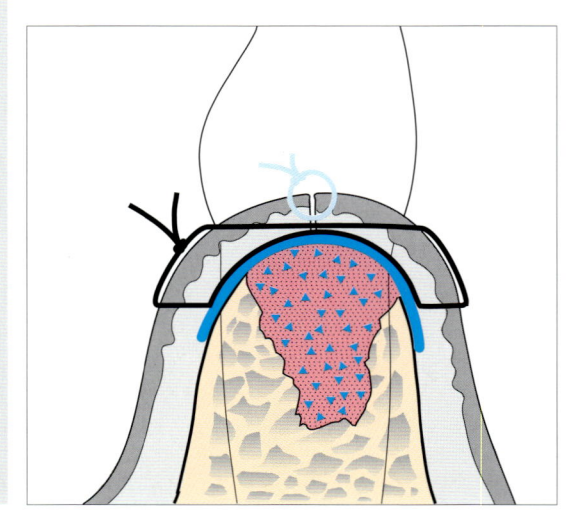

Retalho de acesso: retalho de Widman modificado (MWF)

Entre as muitas intervenções cirúrgicas periodontais, o retalho de Widman, cuja técnica foi várias vezes modificada (MWF – *modified Widman flap*), continua sendo padrão para o tratamento periodontal com exposição cirúrgica (Widman, 1918; Ramfjord e Nissle, 1974; Ramfjord, 1977). O seu objetivo é melhorar o acesso aos tecidos acometidos.

A técnica caracteriza-se por incisões específicas, mobilização parcial do retalho e procedimentos atraumáticos, cuja meta é a "cicatrização" (regeneração ou formação de epitélio juncional longo) da bolsa periodontal com o mínimo de perda tecidual, e não a eliminação da bolsa. Como o rebordo alveolar é apenas pouco exposto, não há quase ocorrência de dor e inchaço pós-operatórios.

Essa técnica visa à raspagem e à "descontaminação" radiculares subgengivais sob visão, bem como à cicatrização por primeira intenção mediante adaptação interproximal do retalho satisfatória. Não são feitas osteotomias. São permitidas pequenas osteoplastias para a correção da morfologia óssea vestibular ou lingual, principalmente com a finalidade de possibilitar o recobrimento do defeito ósseo.

Indicações

- O MWF é indicado para o tratamento de todas as periodontites, principalmente nas que apresentam bolsas de até 5 a 7 mm.
- Conforme a situação patomorfológica do periodonto de cada dente, o MWF pode ser combinado com retalhos de espessura total maiores (métodos ressectivos) e com intervenções especiais, como excisões em cunha, rizectomias, hemissecções, enxertos ósseos e, mais raramente, com gengivectomias/gengivoplastias (Técnicas cirúrgicas combinadas, p. 366).

Vantagens

- Limpeza radicular sob visão direta
- Preservação tecidual
- Cicatrização por primeira intenção, reparativa
- Mínima reabsorção óssea da crista
- Ausência de dor após a cirurgia

Contra-indicações

As contra-indicações para o MWF são poucas:

- Nos casos de gengiva inserida estreita e pouco espessa, a execução da técnica torna-se difícil, pois o pequeno volume da gengiva inserida impossibilita a incisão paralela à margem ("gengivectomia interna"). Nessas situações, deve-se recorrer, eventualmente, à incisão marginal convencional ou à intra-sulcular.
- Cirurgias ósseas (osteoplastias mais amplas e, em algumas situações, osteotomias) – em casos de defeitos com grande profundidade e perda óssea *irregular* por vestibular e lingual – e reposições de retalho com deslocamento apical (ver Técnicas de cirurgia ressectiva, p. 355).

Desvantagens

Ver contra-indicações.

Técnica de Ramfjord

1. Primeira incisão: contínua, festonada, paralela à margem gengival; não são feitas incisões verticais (relaxantes)
2. Rebatimento parcial de retalho mucoperiosteal na faixa de gengiva inserida (retalho total; um vestibular e um lingual) até a crista alveolar
3. Segunda incisão: incisão intra-sulcular
4. Terceira incisão: corte horizontal, inclusive interproximal; remoção do tecido excisado e do de granulação
5. Debridamento radicular sob visão
6. Fixação do retalho, total recobrimento interdental.

A técnica MWF compõe-se dos seis passos enumerados anteriormente:

Com a primeira incisão, o epitélio da bolsa e parte do infiltrado inflamatório subepitelial são separados do restante do periodonto. Reduz-se, assim, a espessura da gengiva marginal, o que facilita o seu reposicionamento. Após isso, a gengiva é rebatida com o afastador de retalho até que a margem alveolar possa ser bem-visualizada.

A segunda incisão é intra-sulcular, sendo conduzida junto ao dente. Ela afasta da superfície radicular os epitélios da bolsa e o juncional até além do fundo da bolsa.

700 Primeira incisão: festonada, paralela à margem
A primeira incisão determina a forma da borda do retalho, sendo feita com o bisturi de fio duplo 12B por vestibular e lingual, bem próxima à margem gengival; o bisturi é introduzido em direção à crista alveolar. A distância entre a incisão e a margem gengival varia de acordo com a espessura da gengiva e a largura do espaço interdental a ser recoberto (de 0,5 a 1,5 mm). Nas áreas interdentais, a incisão passa a ser simplesmente intra-sulcular.

Direita: Representação esquemática.

701 Rebatimento parcial do retalho
O rebatimento do retalho mucoperiosteal (retalho total) é realizado da maneira mais atraumática possível com um destaca-periósteo pequeno e estreito. Ele é afastado até que as superfícies radiculares e o rebordo alveolar sejam totalmente expostos.

Direita: O esquema mostra claramente que o rebordo vestibular – sempre que possível – não é rebatido além da linha mucogengival (seta): *retalho parcialmente mobilizado*.

702 Segunda incisão – intra-sulcular
Esta incisão circunda os dentes, ou seja, é feita entre o dente e a gengiva, ultrapassando o fundo da bolsa e alcançando o limite apical do epitélio da bolsa.
O bisturi 12B, de fio duplo, é bastante adequado para esse procedimento.

Direita: Representação estquemática da segunda incisão, intra-sulcular (em vermelho).

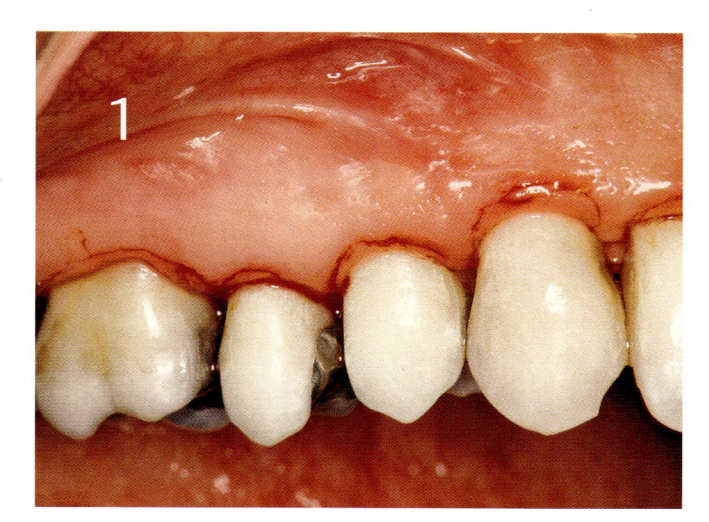

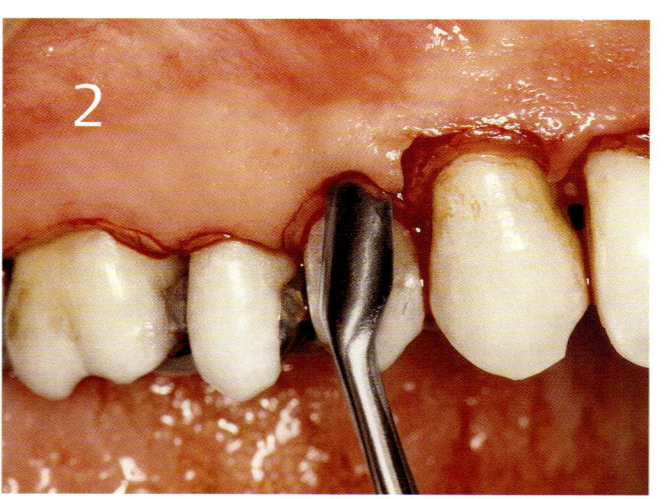

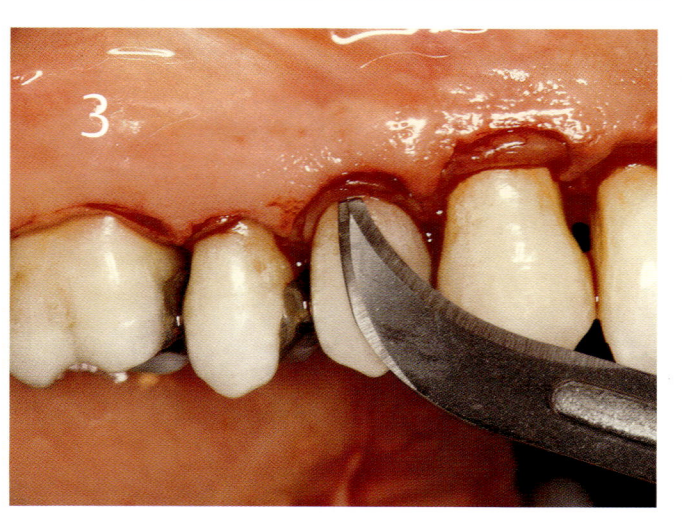

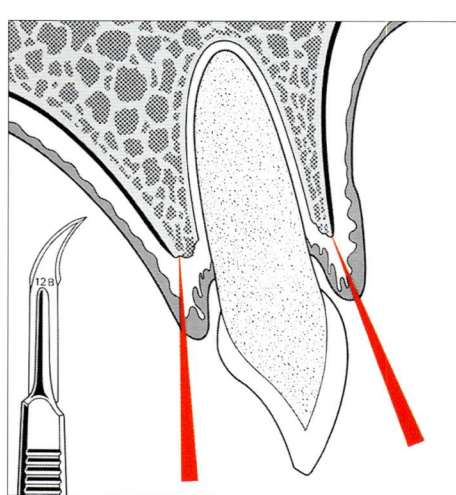

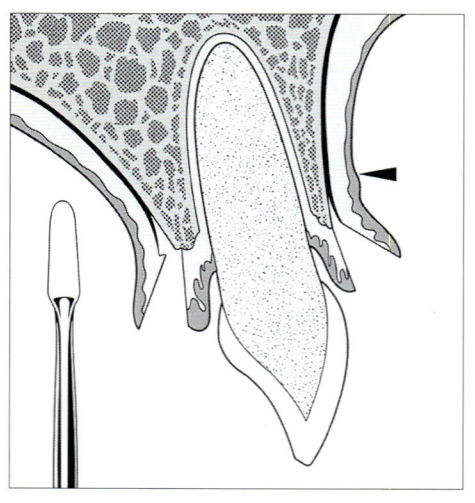

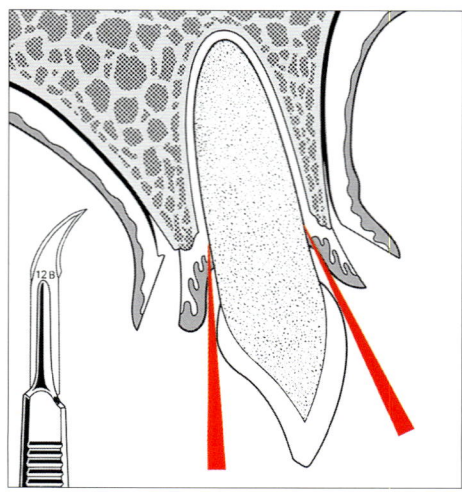

A última incisão é horizontal. Por meio dela, o tecido da bolsa – especialmente no espaço interproximal – é afastado sem dilacerações, ou seja, de modo atraumático. Os tecidos excisado e de granulação do defeito da bolsa são removidos.

A seguir, inicia-se a medida mais importante: a limpeza sistemática das raízes com curetas delicadas ou instrumentos de ultra-som *com visão direta*. Esse procedimento requer bastante tempo. O osso alveolar de sustentação não é removido, sendo possíveis leves osteoplastias no rebordo alveolar.

Por fim, o retalho é reposicionado. A sua forma festonada deve possibilitar o recobrimento total do defeito interdental, de modo a se obter cicatrização por primeira intenção.

A observação desses *princípios* gera boas chances de sucesso a longo prazo em relação à manutenção e, até mesmo, ao ganho da inserção periodontal (Knowles e cols., 1979; Fig. 727). Por essa razão, eles são aplicados também em outras cirurgias a retalho.

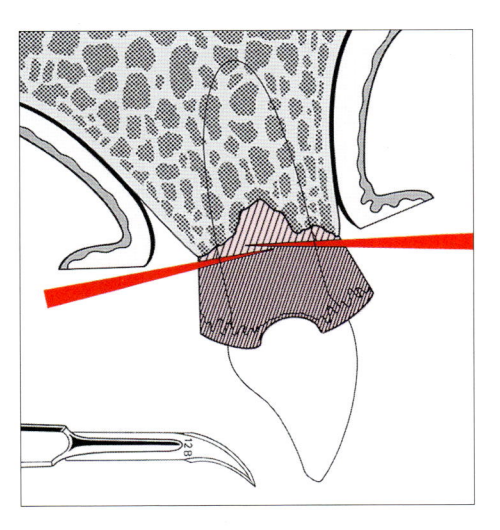

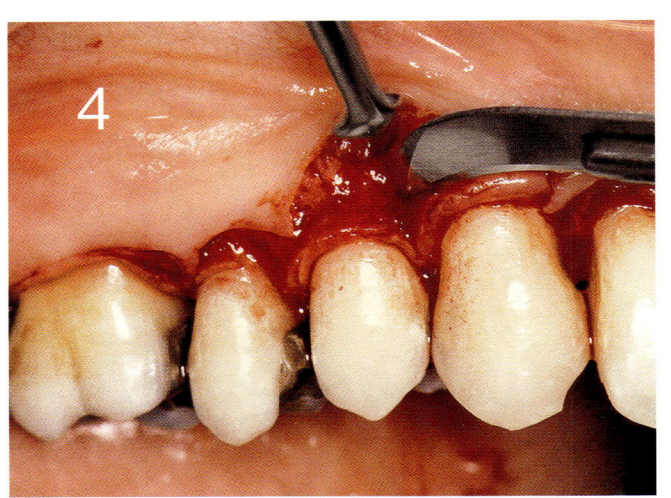

703 Terceira incisão – horizontal
A incisão horizontal com bisturi ou gengivótomos acompanha o rebordo alveolar, passando de vestibular para lingual ou vice-versa, e, nas áreas interdentais, remove sem dilacerações o tecido da bolsa que recobre a crista alveolar.

Esquerda: No desenho, observa-se que a incisão horizontal não alcança o fundo da bolsa, especialmente nos casos de crateras interproximais (área hachurada).

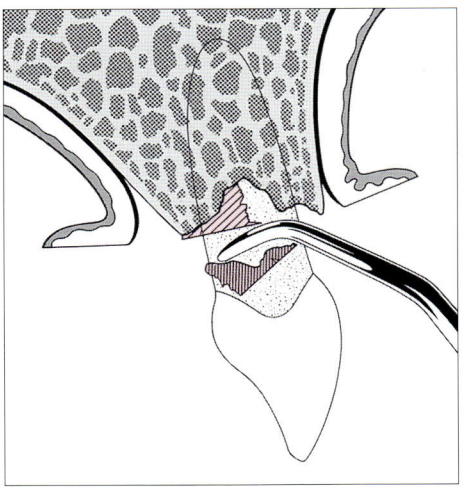

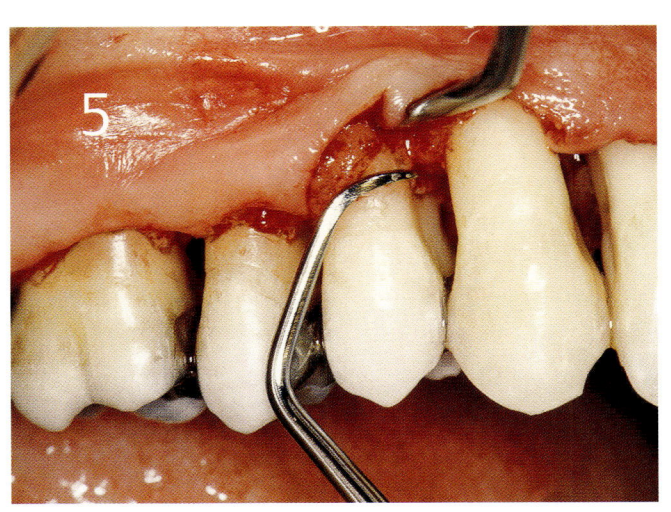

704 Debridamento radicular sob visão
Os tecidos da bolsa e de granulação são removidos do fundo da cratera com curetas delicadas. A raspagem e o alisamento radiculares podem ser feitos sob *visão direta*, com irrigação constante de NaCl a 0,9%.

Esquerda: Representação esquemática da remoção do tecido de granulação e da raspagem radicular com cureta universal.

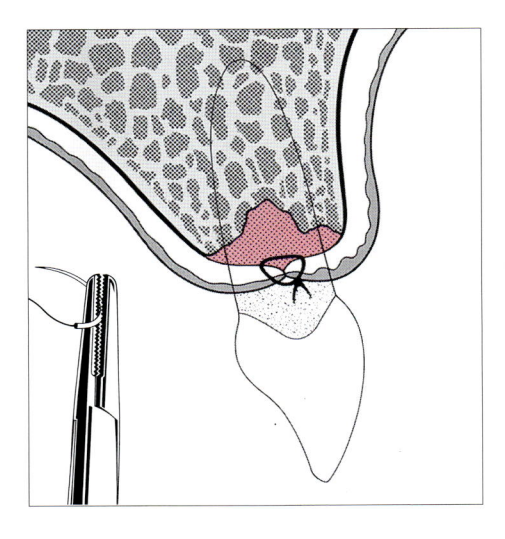

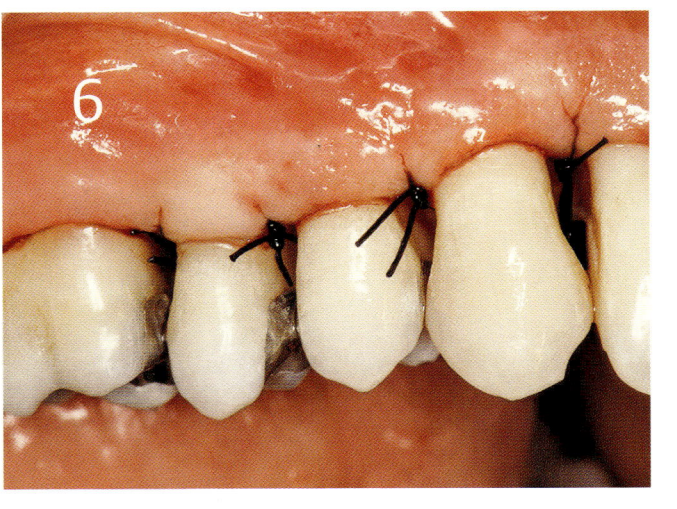

705 Recobrimento do defeito
Os retalhos vestibulares e linguais são "vedados" por pontos de sutura interdentais isolados, sendo adaptados ao osso e aos dentes sem permanecerem sob tensão. Com a primeira incisão festonada, configura-se forma inicial ao retalho que permite o recobrimento dos defeitos interproximais (p. ex., bolsas infra-ósseas).

Esquerda: O esquema mostra o recobrimento do espaço interproximal. Junto a dentes largos (molares), nem sempre é possível obtê-lo (cicatrização por segunda intenção mediante tecido de granulação).

Vista oclusal do MWF – princípios

Os princípios da técnica de Ramfjord foram demonstrados clínica e esquematicamente por meio de cortes vestibulolinguais; a seguir, serão apresentados mediante cortes horizontais. A geometria do rebatimento e da reposição do retalho pode ser bem-observada especialmente por oclusal. A primeira incisão afasta-se do dente por vestibular e lingual, adquirindo forma festonada, a fim de garantir que as papilas sejam "suficientemente longas" para o posterior recobrimento do defeito.

Nas áreas interdentais, a incisão torna-se intra-sulcular, de forma que o retalho nessa área apresente largura suficiente para o recobrimento do espaço interproximal. A forma festonada do retalho permite que, ao final da cirurgia, a cratera interproximal curetada seja completamente recoberta (p. ex., bolsas infra-ósseas de duas paredes).

Nas extremidades distais do arco dental, a incisão primária pode terminar em uma excisão em cunha, que permite que a bolsa e a furca comprometida sejam tratadas simultaneamente (Excisões em cunha, p. 319). A cratera óssea e o comprometimento de furca podem, eventualmente, ser tratados com métodos regenerativos (p. 323).

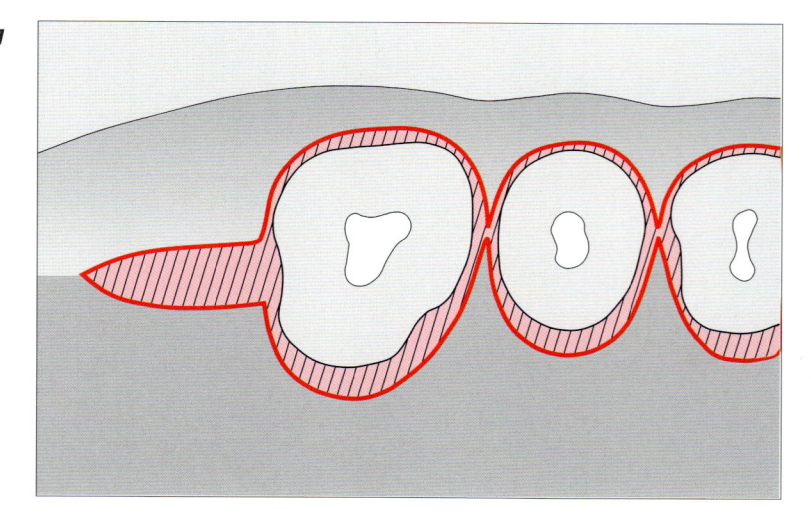

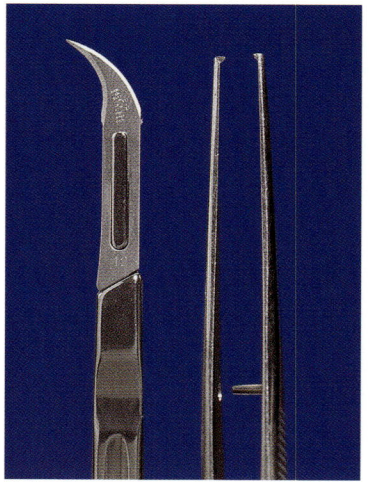

706 Incisão primária – *scalloping*
Incisão festonada, paralela à margem gengival (redução interna da espessura do retalho) na região póstero-superior (Fig. 712). Junto ao dente 16, na extremidade do arco dental, essa incisão horizontal festonada transforma-se em uma excisão em cunha.
A segunda (intra-sulcular) e a terceira (horizontal) incisões não estão aqui representadas.

Direita: Instrumental (I) – bisturi com lâmina 12B, pinça cirúrgica.

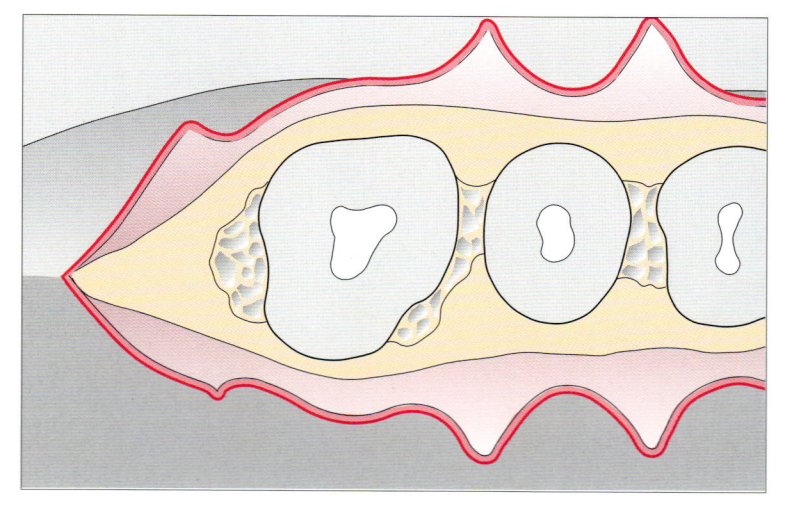

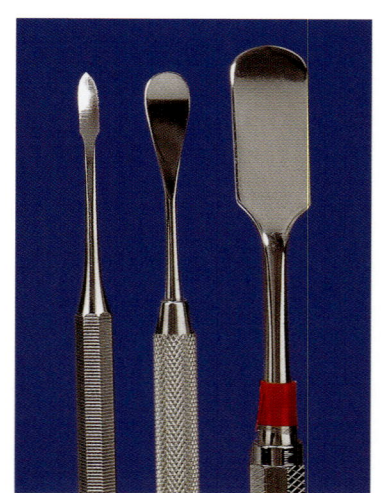

707 Retalho rebatido parcialmente
Após o rebatimento do retalho mucoperiosteal total, procede-se à remoção do tecido mole excisado, à curetagem cuidadosa da bolsa infra-óssea, bem como à raspagem e ao alisamento radicular em todos os dentes sob visão direta.

Direita: Intrumental (II) – destaca-periósteos delicados, elevador largo (p. ex., elevador de Prichard).

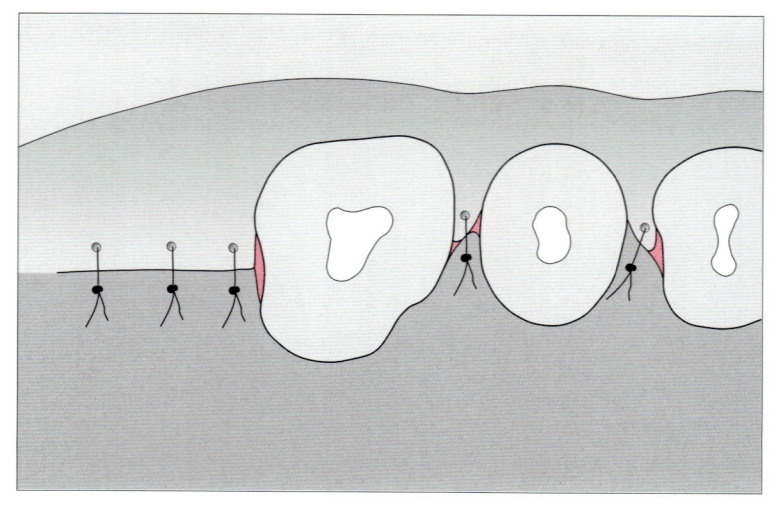

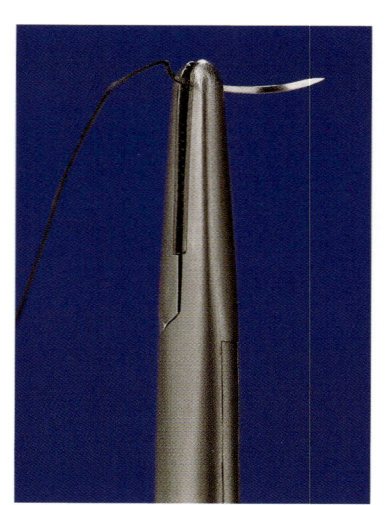

708 Fixação do retalho com pontos isolados
O recobrimento da área do defeito interproximal é feito sem tensão do tecido, fixando-se as extremidades papilares dos retalhos com pontos isolados. Havendo gengiva suficiente, as extremidades papilares podem ser fixadas lado a lado, dessa forma, o recobrimento da área interproximal é mais efetivo.

Direita: Instrumental (III) – porta-agulha e fio com agulha (fio de seda 4-0).

Retalho de acesso: retalho de Widman modificado – caso clínico

Procedimento cirúrgico passo a passo

A seguir, apresentaremos um caso clínico de procedimento cirúrgico de Widman modificado no sextante superior direito.

Paciente de 42 anos que apresenta periodontite crônica de intensidade leve a moderada. A primeira fase do tratamento já foi executada. A cooperação da paciente foi apenas regular. A meta de redução do IP e do índice BOP para 20% não foi alcançada.

Também nos outros sextantes – não demonstrados aqui –, será necessário a realização de pequenas intervenções cirúrgicas.

Exame clínico após o tratamento inicial:

IP: 30%   SS: 32%   MD: 0 a 2

Imagem clínica, profundidade de sondagem, linha da margem gengival e exame radiográfico, ver figuras.

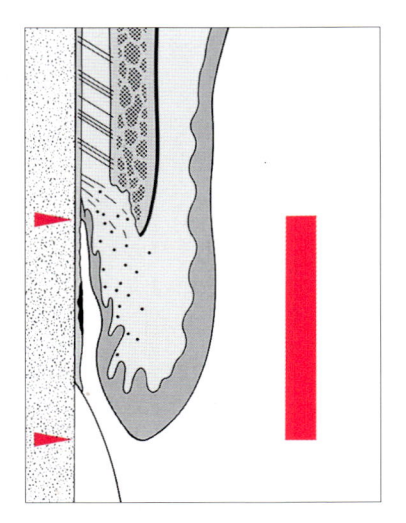

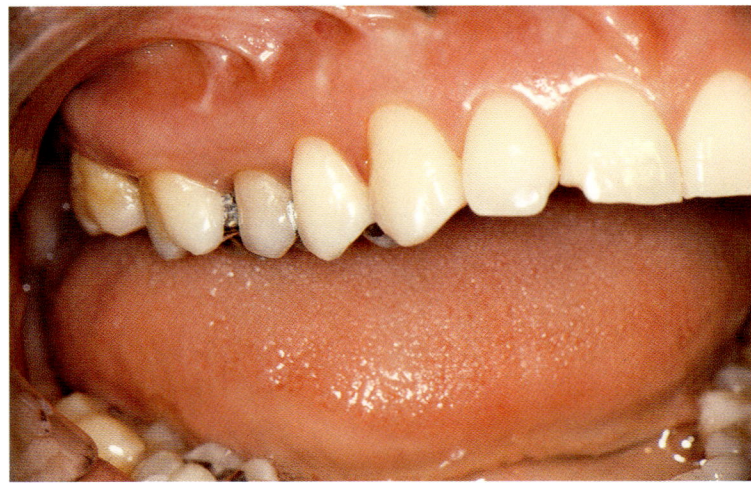

709 Após o exame clínico
A gengiva continua inflamada, apesar do tratamento inicial. A sondagem provoca ainda leve sangramento. É recomendável que a higiene bucal continue sendo controlada depois das intervenções cirúrgicas e que a paciente receba mais instruções de higiene bucal durante as sessões de manutenção (acompanhamento).

Esquerda: Esquema da situação inicial (corte sagital): as setas indicam a profundidade da bolsa.

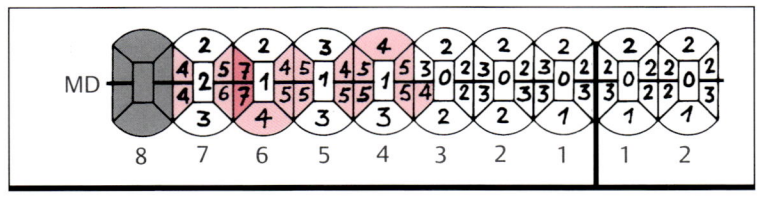

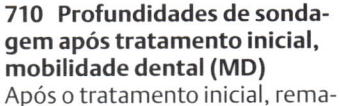

710 Profundidades de sondagem após tratamento inicial, mobilidade dental (MD)
Após o tratamento inicial, remanesceram bolsas interdentais de até 7 mm de profundidade.

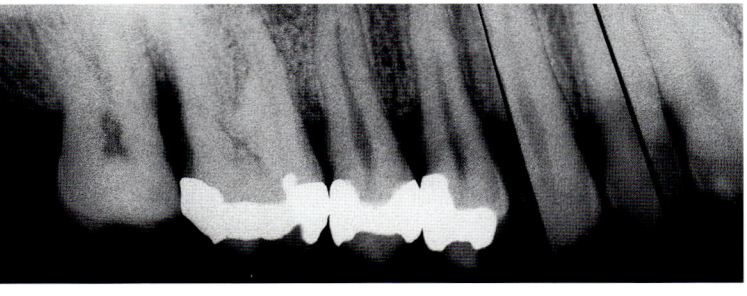

Exame radiográfico
Na região dos pré-molares, observa-se perda de inserção de leve a moderada. Entre os dentes 17 e 16, o septo interdentário está reabsorvido até a metade do comprimento radicular.

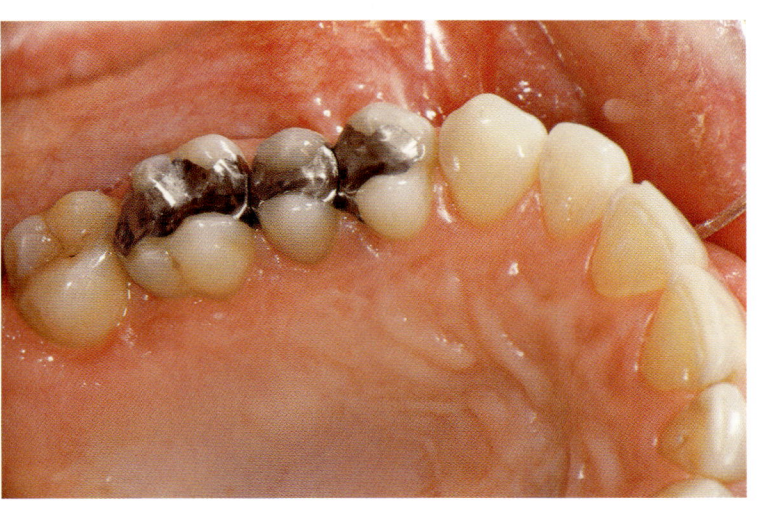

711 Vista palatoclusal
Pelo lado palatino, verifica-se ainda leve inflamação entre os dentes 13 e 17, especialmente nas áreas interproximais. Na área das bolsas mais profundas, entre os dentes 17 e 16, detecta-se à sondagem leve atividade (exsudato), apesar do tratamento inicial.

314 Retalho de acesso

712 Planejamento da primeira incisão e rebatimento do retalho
Traçado da primeira incisão (festonada) e zona de rebatimento do retalho.

Linha contínua: Primeira incisão – horizontal, festonada.
Área hachurada: Rebatimento planejado do retalho – até o limite mucogengival (linha tracejada e seta).

Direita: Protocolo cirúrgico.

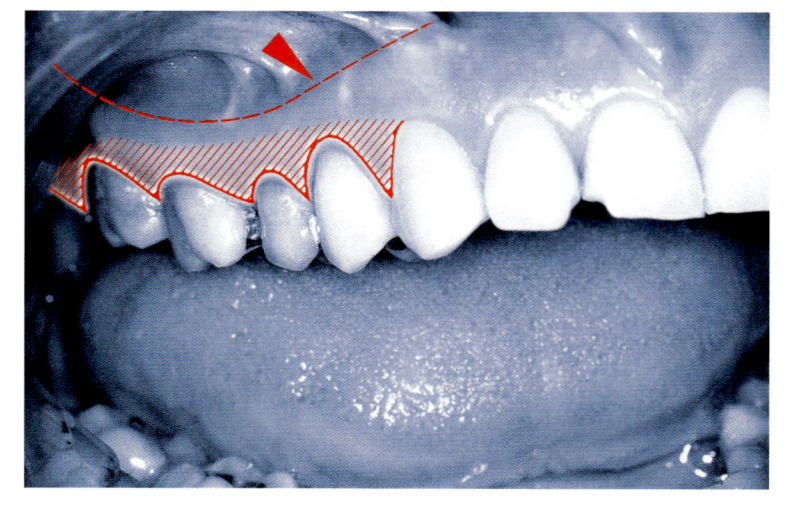

Retalho de acesso – protocolo cirúrgico

- Primeira incisão: horizontal, festonada
- Rebatimento do retalho (retalho total)
- Segunda incisão
- Terceira incisão
- Remoção do tecido mole isolado pelas incisões (com exsudato), "curetagem óssea"
- Raspagem radicular sob visão direta
- Fechamento da ferida cirúrgica, sutura

713 Incisões: princípios

1. Primeira incisão paralela à margem: remoção da parede gengival com bisturi 12B
2. Rebatimento do retalho e incisão intra-sulcular
3. Incisão horizontal: estendida para as áreas interproximais

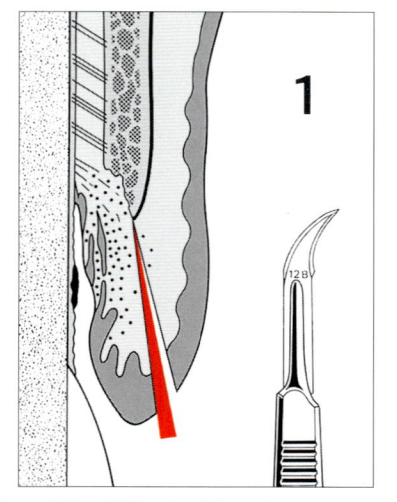

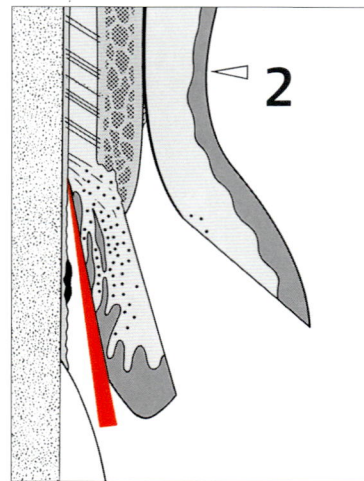

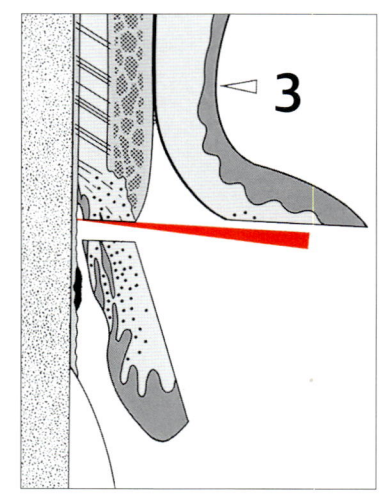

Primeiras incisões: vestibular e lingual

714 Primeira incisão paralela à margem – vestibular
A primeira incisão festonada (*scalloping incision*) é intragengival (paralela à margem gengival; gengivectomia interna).

Em dentes com apinhamento, a incisão interproximal deve ser apenas intra-sulcular (junto à raiz), a fim de que remanesça tecido suficiente para a nova papila ou para o recobrimento do espaço interproximal.

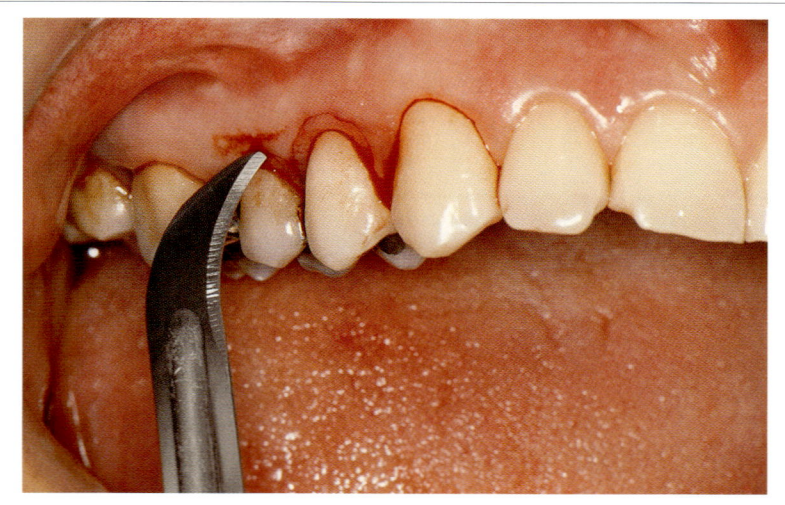

715 Incisão festonada paralela à margem – lingual
Esta incisão é executada da mesma maneira que a vestibular. Para que o retalho palatino possa ser bem-adaptado às superfícies dental e óssea, a primeira incisão tem de estar próxima à margem gengival (pois a mucosa palatina não é móvel), *a cerca de 1 a 2 mm de distância*, e o retalho deve ser pouco espesso e regular.

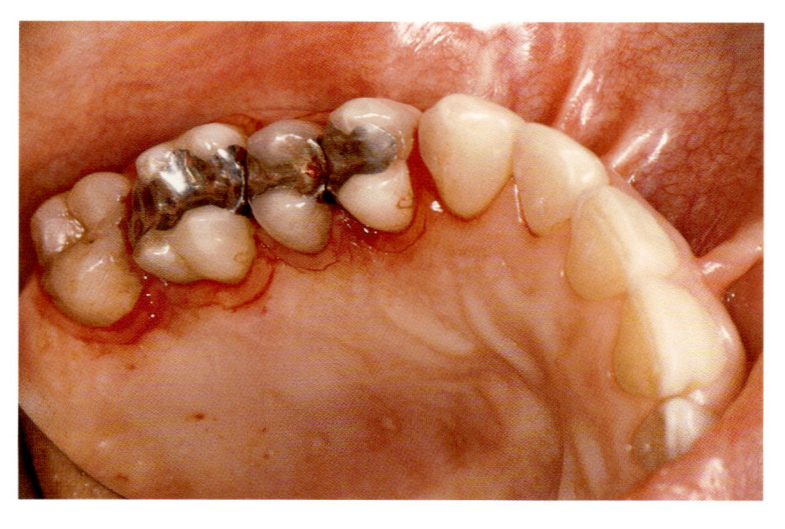

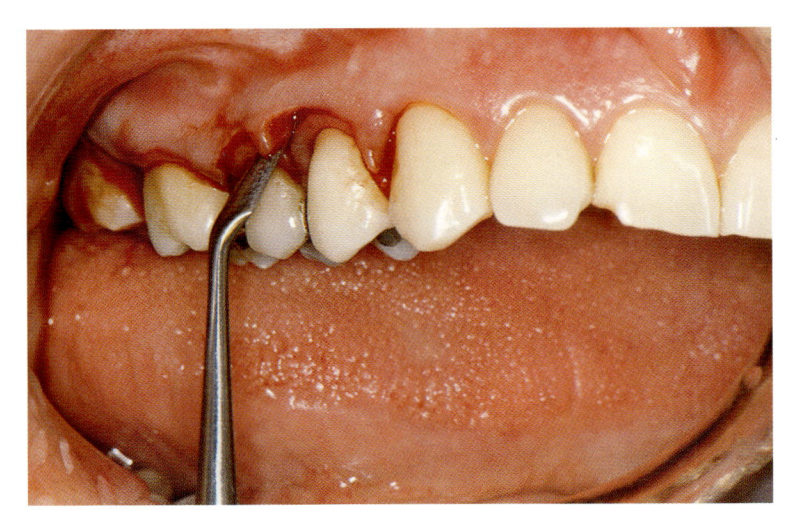

Retalho de acesso: retalho de Widman modificado – caso clínico

716 Remoção do tecido da bolsa
Após o rebatimento do retalho e a execução da segunda e da terceira incisões (Fig. 713), remove-se facilmente o tecido da bolsa isolado pelas incisões. O tecido de granulação também deve ser removido, a fim de se garantir a ampla visão da superfície radicular. A remoção total do tecido granulomatoso não é obrigatória, mas reduz o risco de que microrganismos patogênicos (como *Aa* ou *Pg*) permaneçam nos tecidos remanescentes.

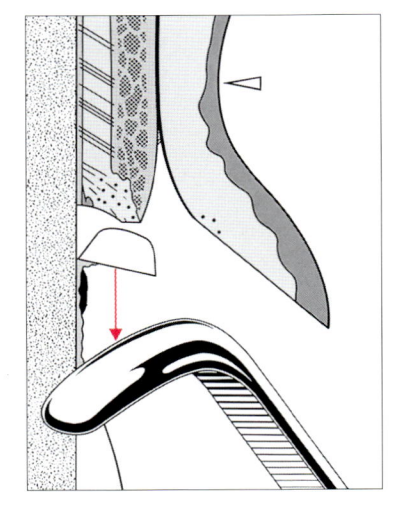

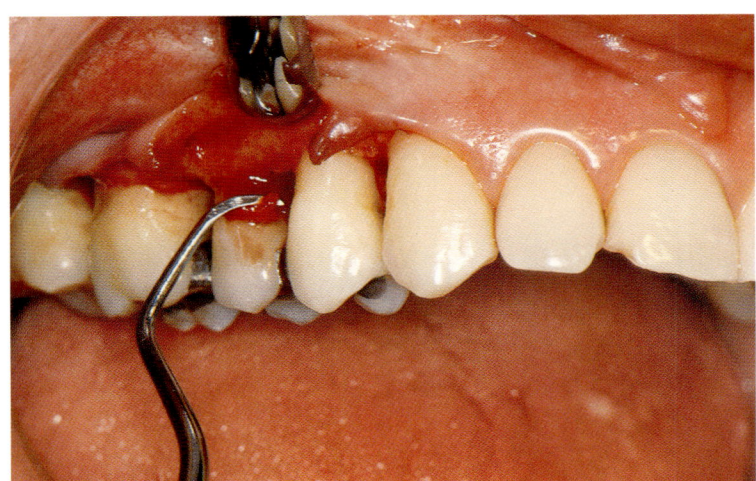

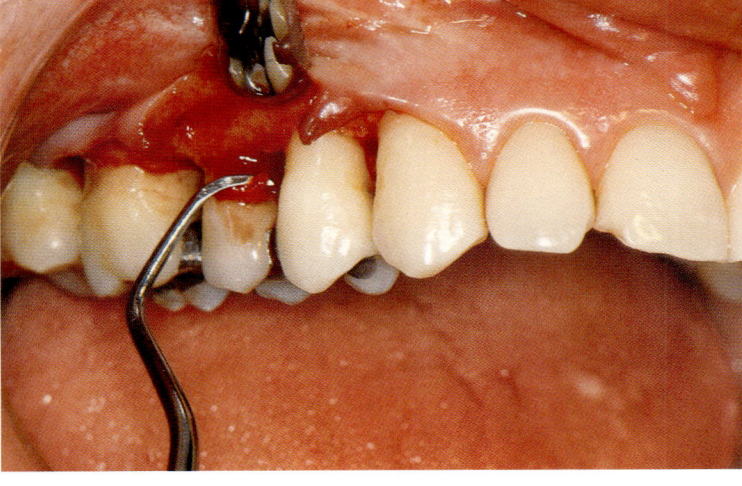

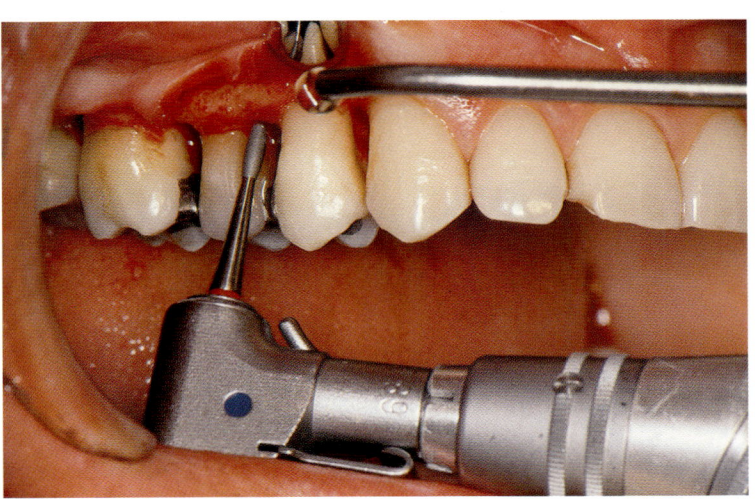

717 Debridamento radicular com curetas
Após a remoção do tecido mole da bolsa, as superfícies radiculares são limpas com curetas universais ou com curetas de Gracey, removendo-se o máximo possível do biofilme. Isso pode ser feito também com aparelhos de ultra-som. *O debridamento radicular é o procedimento que requer mais tempo na cirurgia a retalho.*

Esquerda: Representação esquemática da raspagem radicular com curetas universais (M23A; Deppeler).

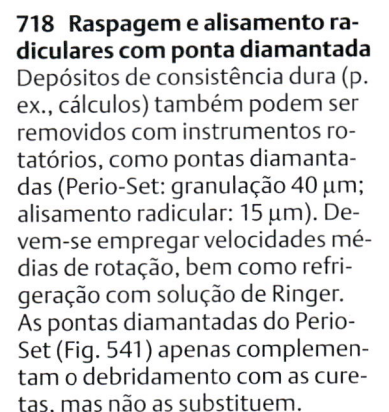

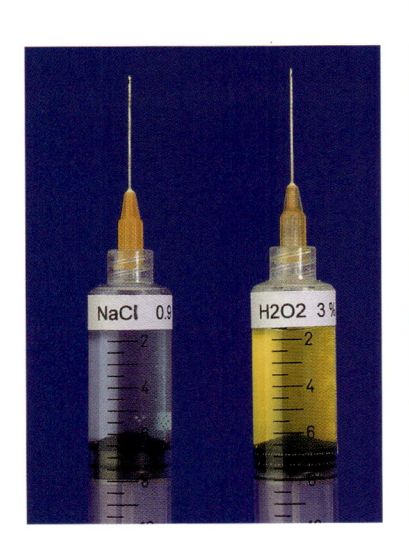

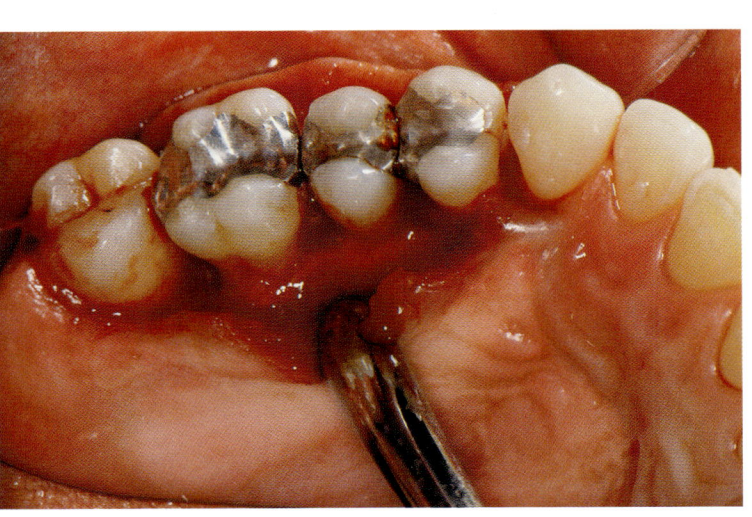

718 Raspagem e alisamento radiculares com ponta diamantada
Depósitos de consistência dura (p. ex., cálculos) também podem ser removidos com instrumentos rotatórios, como pontas diamantadas (Perio-Set: granulação 40 µm; alisamento radicular: 15 µm). Devem-se empregar velocidades médias de rotação, bem como refrigeração com solução de Ringer. As pontas diamantadas do Perio-Set (Fig. 541) apenas complementam o debridamento com as curetas, mas não as substituem.

719 Vista palatina
Pelo lado palatino, a mucosa também é afastada para o debridamento radicular. Entre os dentes 16 e 17, cratera interproximal profunda (ver Fig. 710).

Esquerda: Soluções irrigadoras – NaCl 0,9% e H_2O_2 3% ou iodopovidona, para contenção da hemorragia e desinfecção.

316 Retalho de acesso

720 Fixação do retalho com pontos isolados
Para que ocorra a cicatrização por primeira intenção, é necessário a boa adaptação do retalho às superfícies óssea e radiculares. A fixação do retalho é feita com sutura de pontos isolados (interproximais). Graças à forma festonada da primeira incisão, há, na maioria das vezes, tecido suficiente para o bom recobrimento dos espaços interdentais. Nos casos de retalhos com muito pouca espessura, deve-se dar preferência à fixação com sutura de colchoeiro (p. 308).

Direita: Vista palatina.

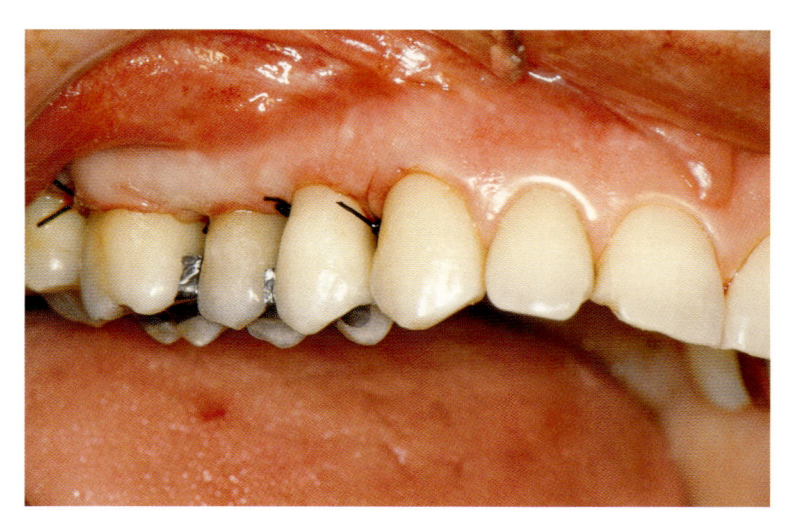

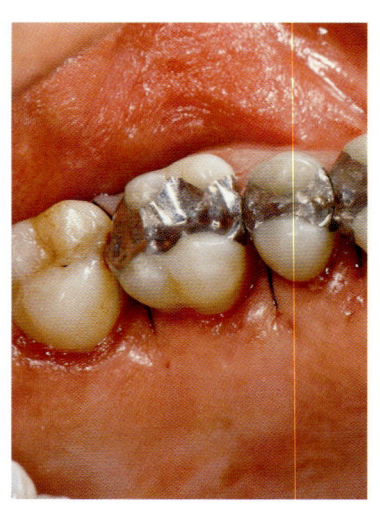

721 Remoção da sutura – atenção!
As suturas são removidas após uma semana. Embora os bordos da ferida estejam unidos, e a cicatrização, avançada, a manipulação descuidada da sutura pode dilacerar a leve união entre o retalho e as superfícies ósseas e dentais, causando supuração.

Direita: O risco de dilaceração é minimizado pelo emprego de tesoura pontiaguda, pinça delicada e movimentos seguros.

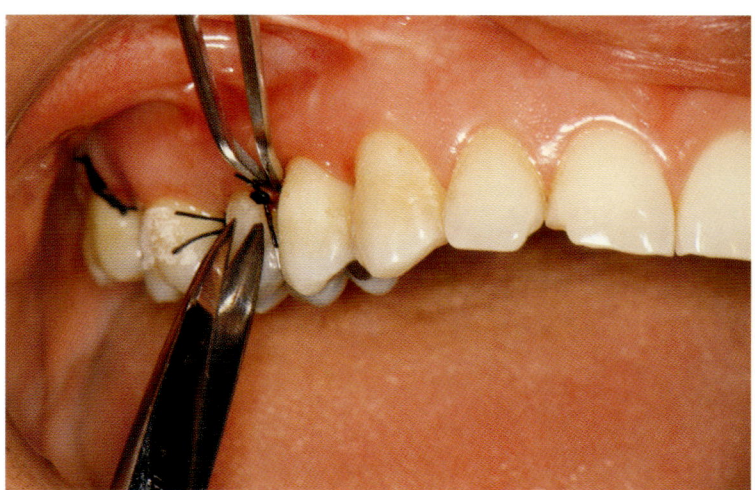

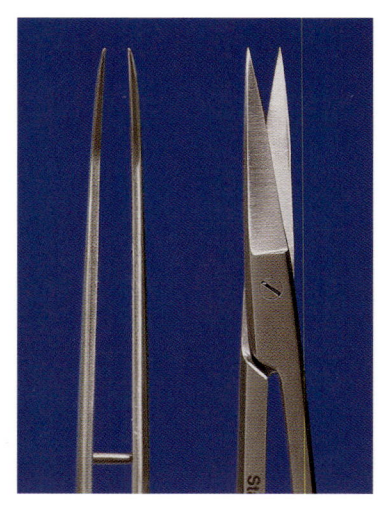

722 Profilaxia dental
Após a remoção da sutura, as superfícies dentais são limpas com taças de borracha macias e pasta pouco abrasiva (p. ex., pasta dental; ver Método RCP, p. 251). Como a cicatrização ainda não foi concluída (epitélio juncional novo, regeneração em áreas profundas), deve-se evitar a penetração de pasta nos tecidos do antigo retalho.

Direita: Protocolo das medidas pós-operatórias.

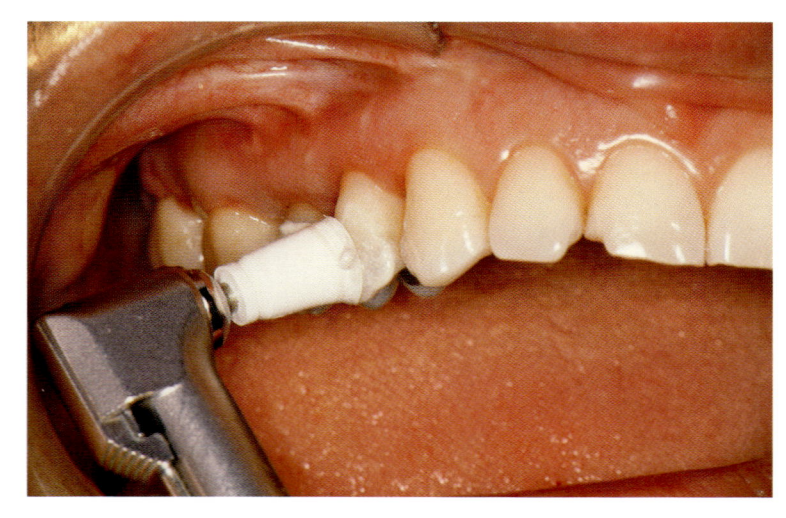

Protocolo pós-operatório

- Desinfecção local/oral por, no mínimo, duas semanas, com CHX 0,1 a 0,2%, por exemplo.
- Medicamento sistêmico, desde que indicado (p. 287):
  – antiflogística, por 2 a 3 dias;
  – antibiótica.
- Prevenção do inchaço: resfriamento local (bolsas frias) por 2 a 3 dias.
- Observação pelo profissional e profilaxia durante 7 a 10 dias; após a remoção da sutura, a cada 2 a 3 semanas, durante dois meses.

723 Após a remoção da sutura e a profilaxia dental
A higiene bucal deve ser cuidadosamente reiniciada pelo paciente a partir da segunda semana. Recomenda-se a continuação dos bochechos com clorexidina. Durante um período, o profissional executa regularmente, a cada duas semanas, a profilaxia da área da cirurgia (observação do processo cicatricial).

Direita: Apesar da tentativa de recobrimento interproximal, remanesceu pequena "cratera" entre os dentes 16 e 17.

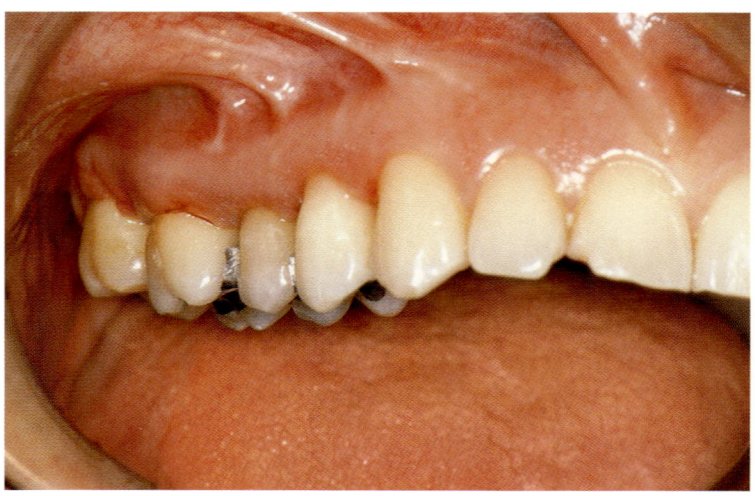

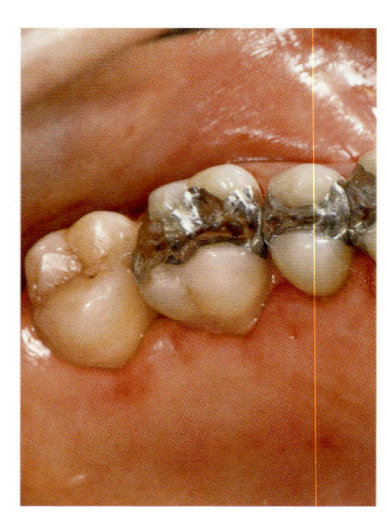

Retalho de acesso: retalho de Widman modificado

Resumo

Paciente de 42 anos, com periodontite crônica de leve a moderada, que apresentava higiene oral deficiente à primeira consulta. Mesmo após a primeira fase do tratamento, ainda havia sinais de inflamação; entre os molares 16 e 17, a bolsa apresentava leve atividade (exsudato).

Seis meses após a intervenção cirúrgica, as profundidades de sondagem reduziram-se para níveis fisiológicos.

O defeito entre os dentes 16 e 17 possui profundidade de apenas 4 mm.

O resultado satisfatório deveu-se também à grande melhora da higiene bucal por parte da paciente. Em razão da contração tecidual – especialmente nas áreas interproximais – ela deve dedicar especial atenção à higiene interdental.

IP: 10%   SS: 9%

As sessões de acompanhamento são realizadas, inicialmente, a cada três meses; se a cooperação da paciente for satisfatória, os intervalos são prolongados para 4 a 6 meses.

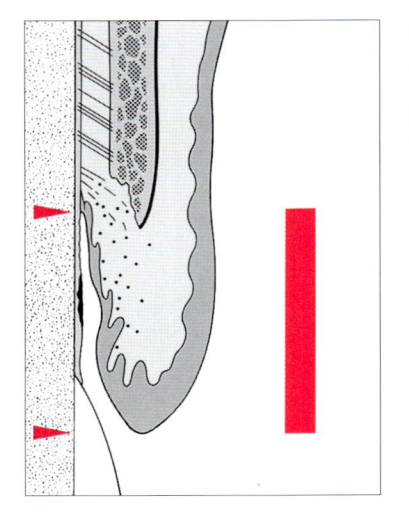

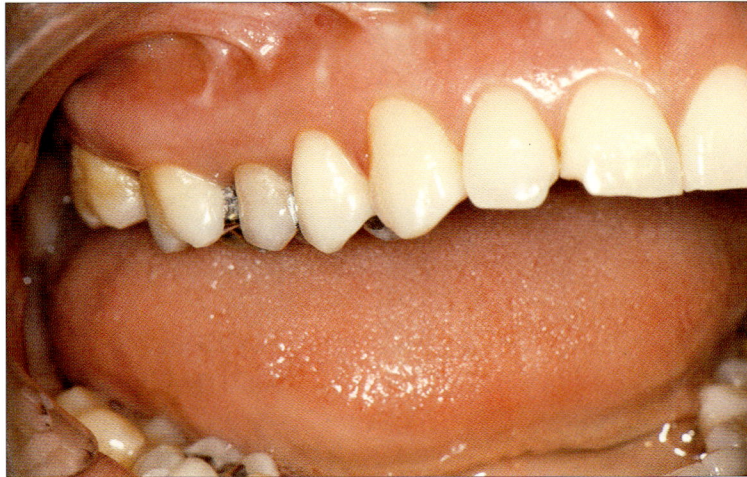

724 Antes da cirurgia
Apesar do tratamento inicial intensivo, ainda persiste leve inflamação gengival (SS: 32%). Entre os dentes 17 e 16, a pressão digital provoca a saída de exsudato. O tratamento cirúrgico sob visão direta (retalho de acesso) faz-se necessário.

Esquerda: Bolsa persistente (neste caso clínico: superfície vestibular do dente 14). Profundidade de sondagem indicada pela barra e pelas setas vermelhas.

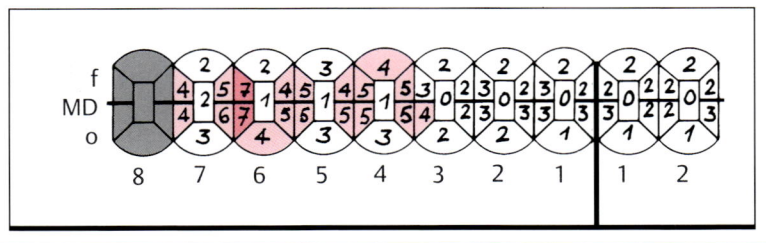

725 Localização das bolsas e MD após o tratamento inicial e antes da cirurgia
Após o tratamento inicial – debridamentos supra e subgengival –, remanesceram bolsas de 4 a 7 mm principalmente em áreas proximais.

antes

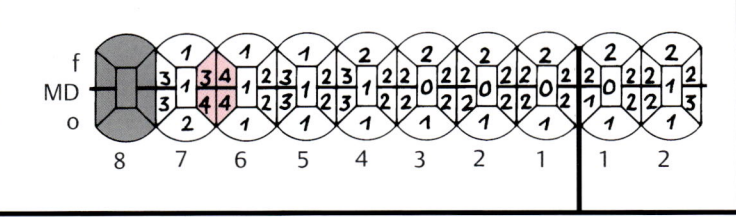

Localização das bolsas e MD seis meses após a cirurgia
Seis meses após a cirurgia, as profundidades de sondagem não ultrapassam 4 mm em nenhum local.

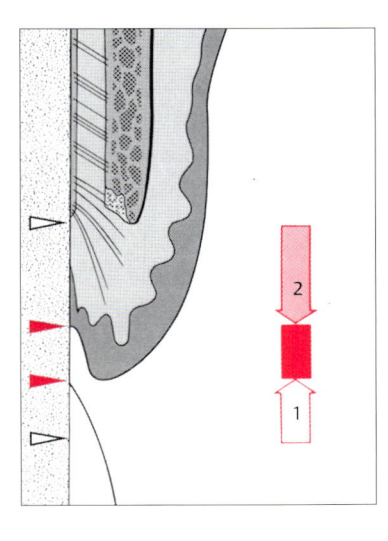

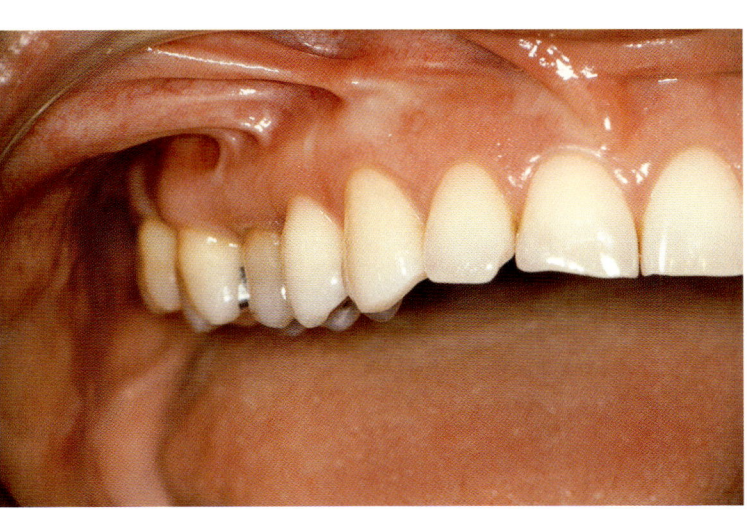

depois

726 Seis meses após a cirurgia
Apesar da boa preservação tecidual conferida pela técnica do retalho de Widman modificado, observam-se "alongamento" das coroas dentais e discretos diastemas. A higiene interdental deve adaptar-se às novas condições morfológicas.

Esquerda: O sulco permanece levemente aprofundado ("bolsa residual", barra vermelha). A profundidade de sondagem reduz-se devido à redução de edema (**1**) e à cicatrização peridontal (reparação, **2**).

Resultados a longo prazo de diferentes modalidades de tratamento

As periodontites podem ser tratadas com ou sem exposição cirúrgica das raízes (*raspagem radicular subgengival*). A escolha da modalidade terapêutica depende do tipo (crônico, agressivo) e do grau de gravidade da doença, além de outros fatores mencionados (ver "Etiologia e patogênese", p. 21; Diagnóstico/fatores de risco, p. 165; Plano de tratamento, p. 208). Além disso, o objetivo de todos os tipos de tratamento é o mesmo: redução da profundidade de bolsa e ganho de inserção.

Os resultados a longo prazo alcançados por diferentes técnicas de tratamento de periodontites em estágios diversos foram descritos por Ramfjord e colaboradores (1975), Ramfjord (1977) e Knowles e colaboradores (1979). Os autores compararam o debridamento radicular sem exposição cirúrgica com aquele com exposição por retalho de Widman modificado, hoje também denominado "retalho de acesso", bem como com a eliminação cirúrgica da bolsa. Essa última será descrita em "Métodos ressectivos" (p. 355).

A profundidades de sondagem de 7 a 12 mm, a redução das bolsas após oito anos foi de 3 a 4 mm para todos os métodos de tratamento, e o ganho de inserção foi de menos de 3 mm.

727 Redução das bolsas e ganho de inserção após diversos métodos de tratamento de bolsas de 7 a 12 mm de profundidade (Knowles e cols., 1979)

— Retalho de Widman modificado
— Alisamento radicular e curetagem
- - - - Eliminação cirúrgica da bolsa

Compare a Figura 644: mesmo estudo (bolsas menos profundas).

Modif. de J. W. Knowles e cols., 1979.

728 Bolsas residuais após MWF
Quanto maior a profundidade de sondagem ao exame inicial, maior será também a redução da bolsa (*as bolsas não são eliminadas!*). As bolsas de 7 a 12 mm de profundidade (na figura, à direita) são reduzidas cerca de 4 mm. Esse valor é composto, aproximadamente, de 2 mm de *ganho clínico de inserção* e 2 mm de retração da margem gengival. A profundidade de sondagem que remanesce é de 4 a 5 mm ("*bolsa residual*"), isto é, há risco de recolonização por microrganismos patogênicos anaeróbios caso não seja realizado tratamento de manutenção.

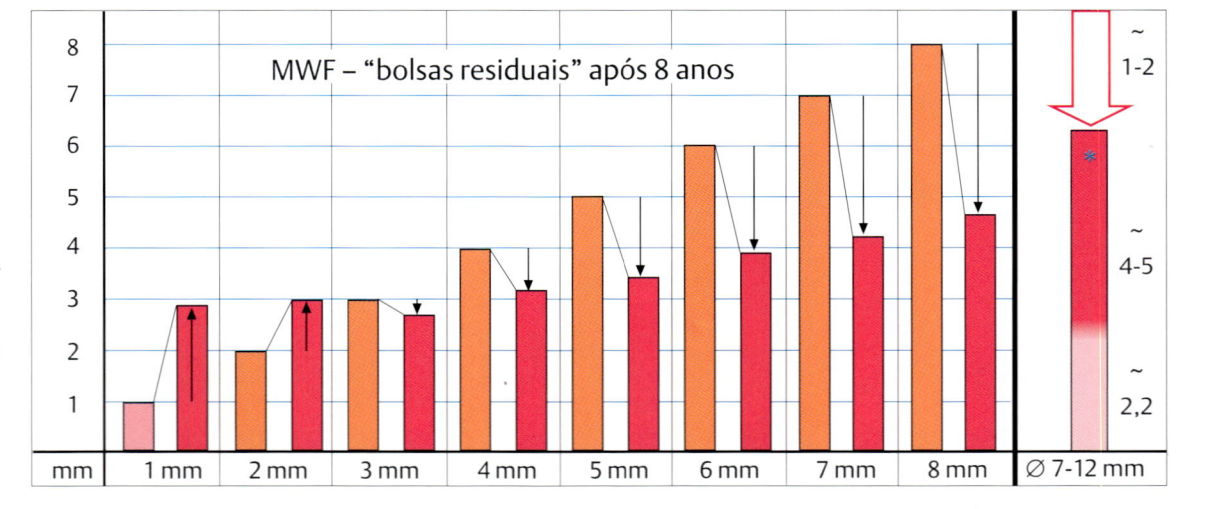

Conclusão

Na análise desses resultados, deve-se levar em consideração que os pacientes foram examinados a cada três meses durante os oito anos de acompanhamento: o controle de placa realizado pelo paciente e pelo profissional foi, portanto, de qualidade acima da média. Sob essas condições, não é de se admirar que os resultados a longo prazo no que concerne à redução das bolsas (Fig. 727) não diferem consideravelmente entre os três procedimentos.

Tomando-se o MWF isoladamente, é evidente que o procedimento cirúrgico não deve ser realizado quando a profundidade de sondagem for de 1 a 3 mm, pois ocorre perda clínica de inserção. Quanto maior a profundidade de sondagem, maior é a redução da bolsa e a indicação de intervenção cirúrgica, como o MWF.

Deve-se lembrar que os métodos regenerativos, como o enxerto ósseo e a RTG, ainda estavam em fase inicial de desenvolvimento e, portanto, não foram considerados, bem como a combinação de terapias mecânicas e medicamentosas (p. 287), hoje muito discutida. O problema de bolsas mais profundas, porém, também não pode ser resolvido por esses métodos (regeneração incompleta, Fig. 728).

Excisões em cunha distais às extremidades do arco – princípios

Princípios do procedimento cirúrgico

Bolsas distais ao último dente do arco (p. 320), bem como junto a dentes isolados, são difíceis de eliminar cirurgicamente. Em geral, cirurgias desse tipo só são bem-sucedidas quando realizadas em gengiva inserida, ou seja, na mucosa da crista alveolar.

O perigo de recidiva é especialmente grande na distal do segundo molar inferior, ou seja, na área da mucosa móvel do trígono retromolar. Deve-se considerar também a eventual presença do nervo lingual. Por esses motivos, muitas vezes se dá preferência ao debridamento radicular sem cirurgia.

As excisões em cunha são freqüentemente combinadas com cirurgias a retalho em um mesmo sextante (ou quadrante).

Nas figuras seguintes, estão ilustradas três possibilidades de eliminação cirúrgica de bolsas distais às extremidades do arco.

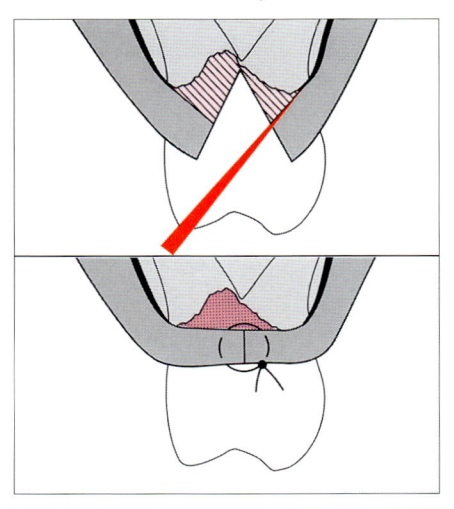

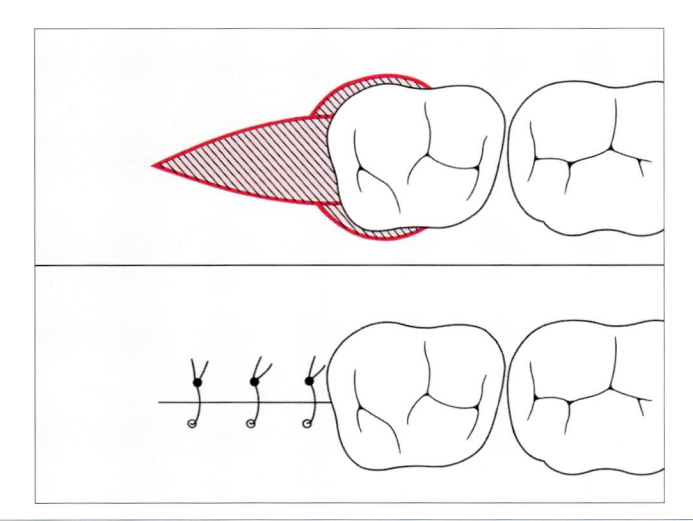

729 Excisão em cunha convencional

A excisão em cunha convencional, triangular, normalmente é utilizada para a eliminação de bolsas distais às extremidades do arco. As primeiras incisões limitam o tecido a ser excisado. Elas se encontram no fundo da bolsa. As segundas incisões (seta vermelha, à esquerda) reduzem a espessura da mucosa da crista: os retalhos vestibular e lingual adquirem espessura fina e regular.

A reposição e a sutura dos retalhos eliminam a bolsa distal.

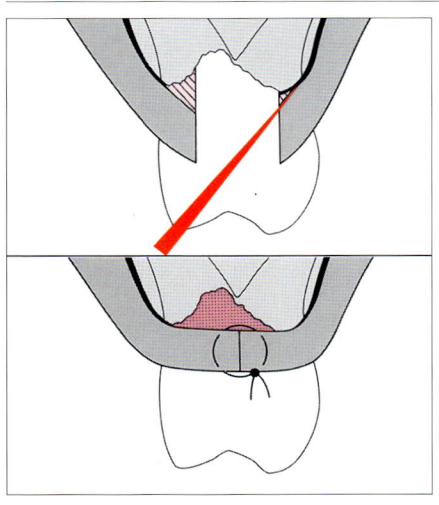

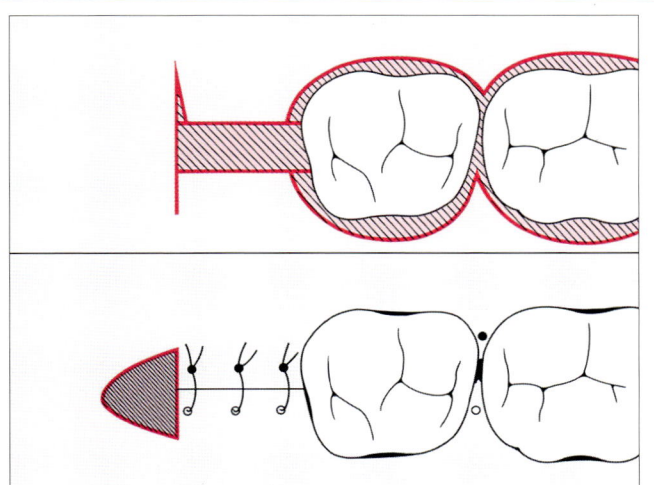

730 Incisão modificada

Se a eliminação de bolsa distal à extremidade do arco fizer parte de uma cirurgia a retalho local, pode-se utilizar excisão em cunha convencional ou modificada.
Na excisão em cunha modificada, o rebatimento do retalho por vestibular e lingual é consideravelmente facilitado, bem como a visualização das superfícies radicular e óssea. No caso clínico que se segue (p. 320), é feita a descrição detalhada dessa incisão.

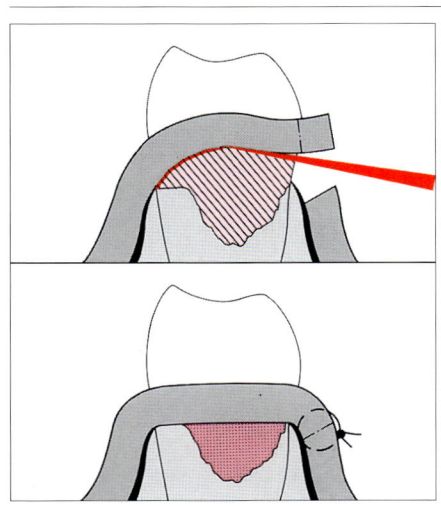

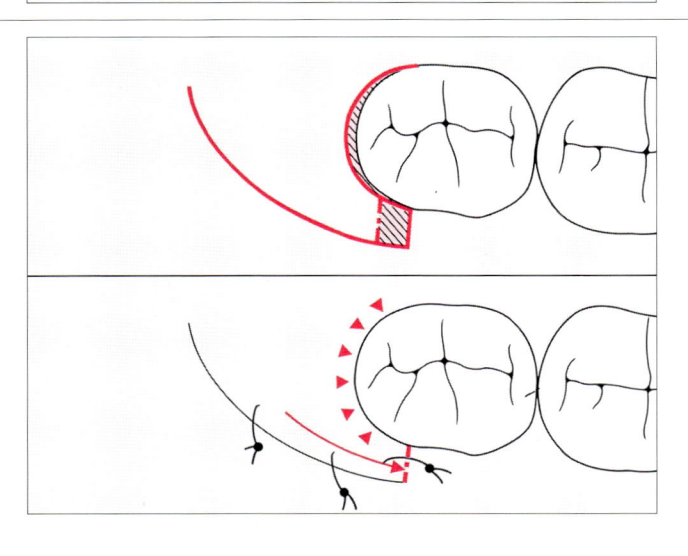

731 Excisão de Chaikin – incisão vestibular junto ao molar inferior

Incisão em forma de arco vestibular e marginal. Rebatimento de retalho. O tecido abaixo do retalho é excisado; e a raiz, debridada.
A extremidade do retalho semilunar é levemente reduzida e suturada.

Vantagem: Preservação do nervo lingual.

Atenção: Perigo de necrose devido à faixa tecidual estreita em parte do retalho.

Excisão em cunha – extremidade do arco

Procedimento cirúrgico passo a passo

Após o tratamento inicial (*raspagem subgengival*) nesta paciente de 38 anos, remanesceram leve gengivite e bolsa ativa de 6 mm de profundidade na distal do dente 26. Esta deverá ser eliminada por meio de excisão em cunha modificada (Fig. 735). As condições para a intervenção são favoráveis, uma vez que a área de gengiva inserida na distal do molar é suficientemente extensa. A furca distal está comprometida de forma leve (F1).

Para as áreas restantes, não estão planejadas intervenções cirúrgicas, mas apenas repetidas raspagens. As próteses provisórias de resina nos dentes 24 e 25, bem como a restauração de amálgama no dente 26, serão substituídos por *inlays* após o tratamento periodontal.

Exame clínico após o tratamento inicial:

IP: 30%   SS: 26%   MD: 0 a 1
Exame clínico e radiográfico, ver figuras.

732 Bolsa distal ativa residual
Essa bolsa residual de 6 mm de profundidade estende-se até a área da furca distal. A entrada da furca pode ser sondada horizontalmente com a sonda de Nabers (nº 2), verificando-se uma profundidade de sondagem de 2 mm (comprometimento de furca de grau F1).

Direita: Odontograma com as profundidades de bolsa dos dentes 25 e 26.

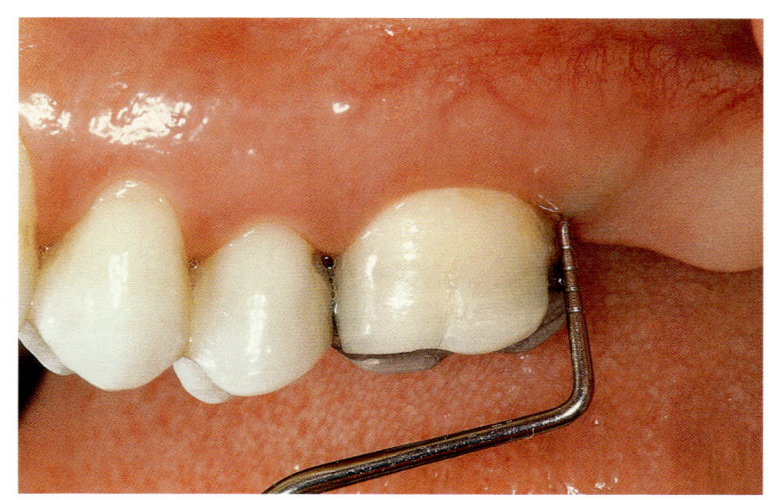

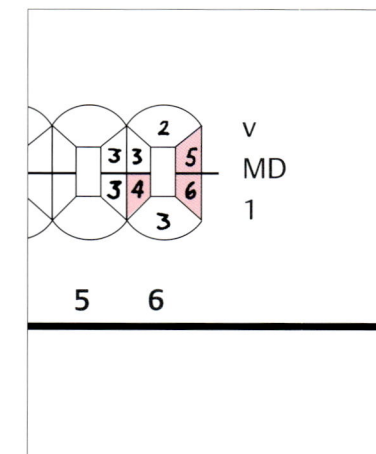

733 Radiografia inicial
A sonda de Williams não sofre resistência tecidual ao ser introduzida na bolsa (força aplicada: cerca de 0,25 N), penetrando o tecido inflamado até deparar-se com o osso alveolar.
Essa sonda apresenta a seguinte milimetragem: 1, 2, 3, 5, 7, 8, 9 e 10 mm.
A espessura do tecido da crista pode ser estimada em comparação à situação clínica (Fig. 732).

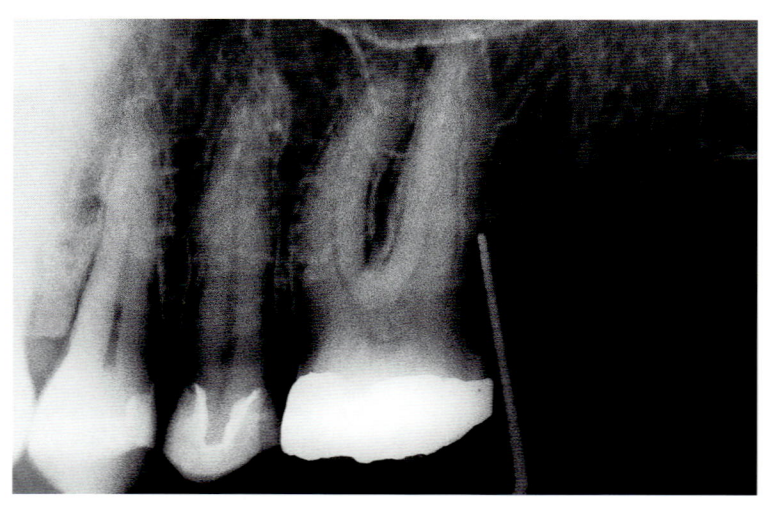

734 Vista oclusal da região do dente 26
Na distal do primeiro molar, a largura da gengiva inserida da crista alveolar também é suficiente. Isso facilita a cirurgia e exclui a possibilidade de recidiva.
O único problema seria a reentrância acentuada na região da furca distal do molar.
A restauração de amálgama antiga terá de ser polida e "reesculpida".

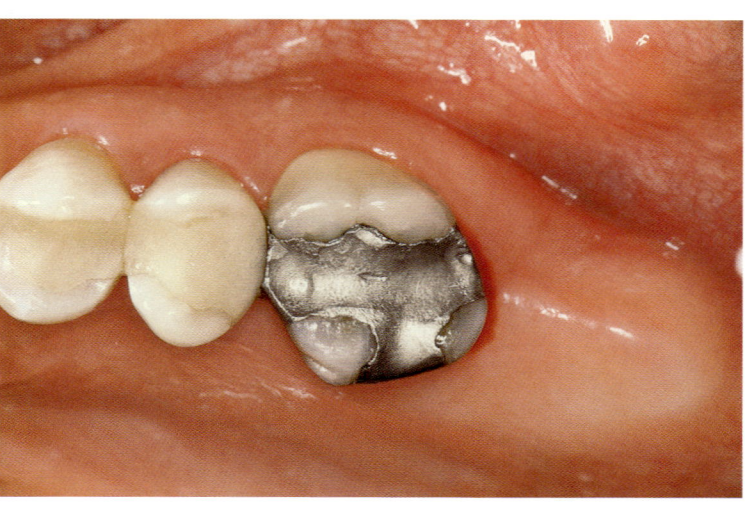

Excisão em cunha distal à extremidade do arco   321

Excisão em cunha – protocolo cirúrgico

1 Corte semilunar paralelo à margem, abrangendo a metade do perímetro dental e, então, incisão intra-sulcular
2 Incisões distais paralelas em torno de 10 mm
3 Incisão vertical na extremidade distal da incisão em cunha
4 Incisões em cunha de redução da espessura do retalho (área hachurada, Fig. 735)
5 Gengivectomia de compensação do tecido sobreelevado

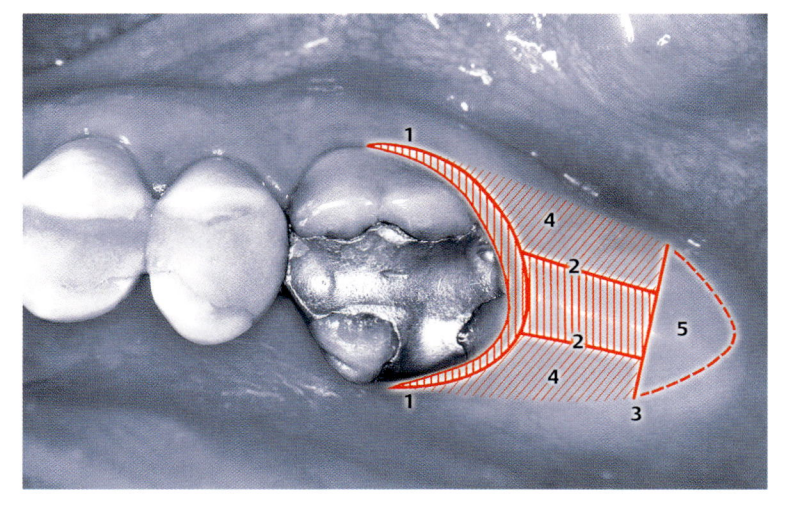

735 Área da cirurgia, vista oclusal
Na figura, estão indicadas a seqüência das incisões, a área de rebatimento do retalho e a gengivectomia distal à excisão em cunha.

Esquerda: Passos do procedimento cirúrgico.

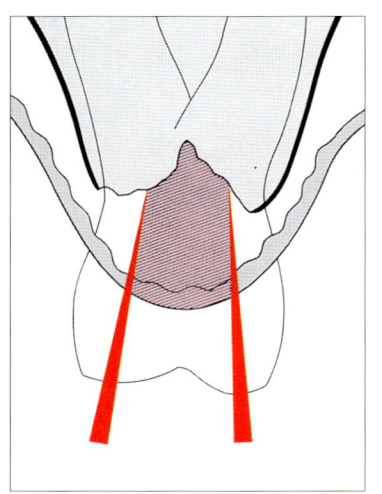

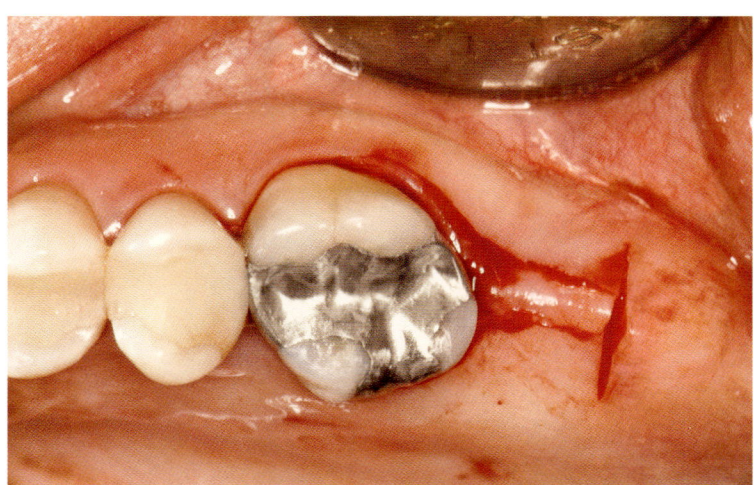

736 Incisões
Imagem clínica das incisões planejadas acima.
Antes da cirurgia, a restauração antiga de amálgama foi "reesculpida" e polida.

Esquerda: Desenho esquemático das incisões paralelas, vista distal (incisão 2, Fig. 735).

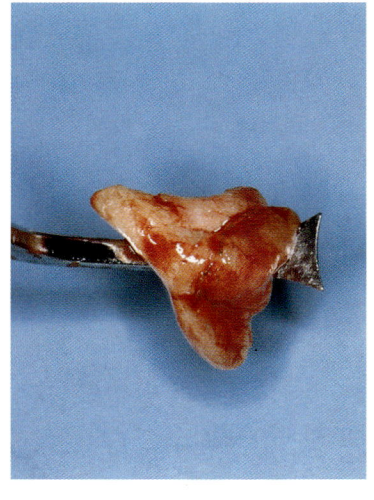

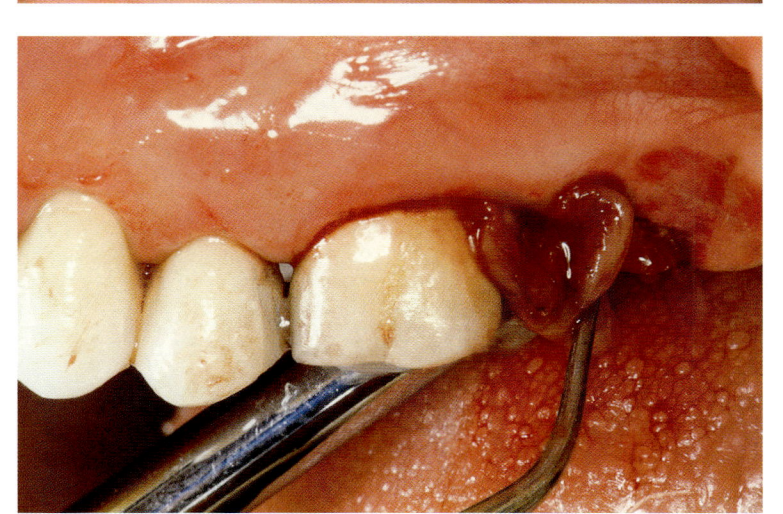

737 Remoção da cunha
Para soltar o tecido circundado pelas incisões da base óssea, pode-se utilizar um raspador lingual (ZI 12; Deppeler), cuja função original é a de remoção de cálculo.

Esquerda: Tecido excisado, raspador lingual (Fig. 526).

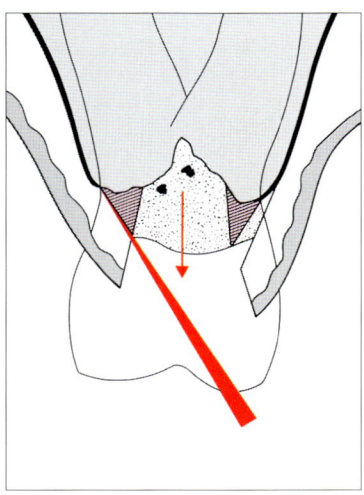

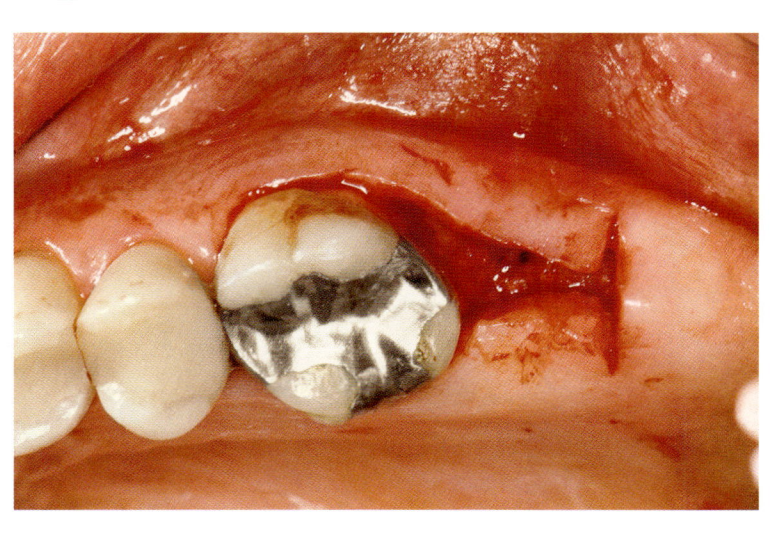

738 Rebatimento do retalho – alisamento radicular
Mediante incisões de redução da espessura tecidual (incisão 4, Fig. 735), paralelas à superfície da gengiva, obtêm-se retalhos vestibulares e linguais de espessura fina e regular (2 a 3 mm).

Esquerda: Incisão sob o retalho (em vermelho). A superfície radicular é raspada e alisada cuidadosamente – sobretudo na área de furca (seta).

322 Retalho de acesso

739 Sutura dos retalhos após redução da espessura
A técnica modificada da excisão em cunha possibilita a boa adaptação dos retalhos e o recobrimento total do defeito. Por distal, tecido da crista alveolar em excesso.

Direita: Retalhos suturados, coágulo na cratera óssea. Em casos de concavidades acentuadas, indica-se a sutura de Yuodelis circundando o dente. Ela traciona melhor o tecido contra a área da furca (Fig. 740, à direita).

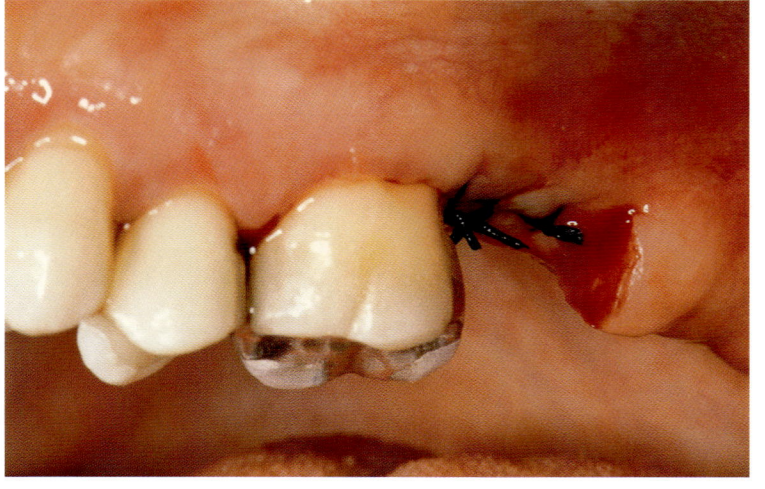

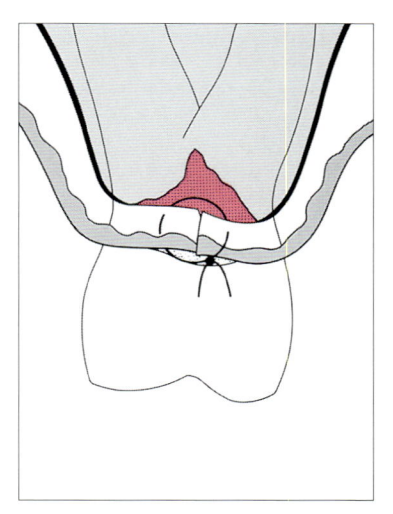

740 Gengivectomia do tecido da crista em excesso
O tecido sobreelevado, distal à excisão em cunha, é removido com bisturi, bisturi elétrico ou laser. A pequena ferida cirúrgica permanece aberta, sem curativo, epitelizando por segunda intenção (dor em alguns casos).
Há também a possibilidade de recobri-la com adesivos teciduais (cianoacrilato) imediatamente após a intervenção.

Direita: Sutura alternativa conforme *Yuodelis*.

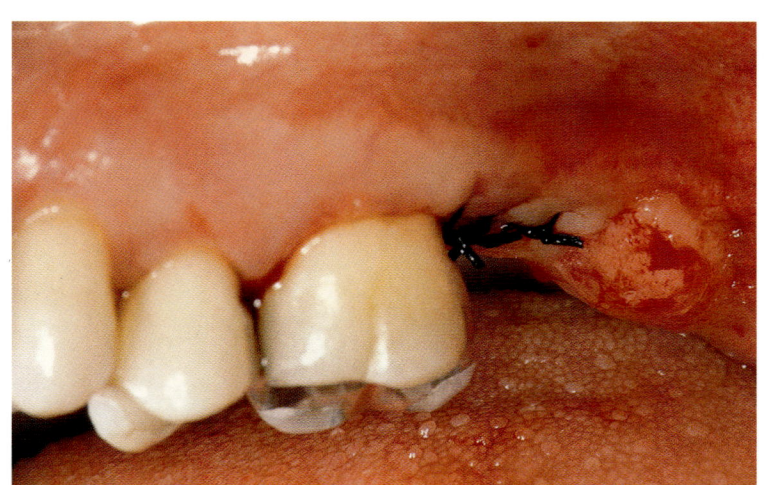

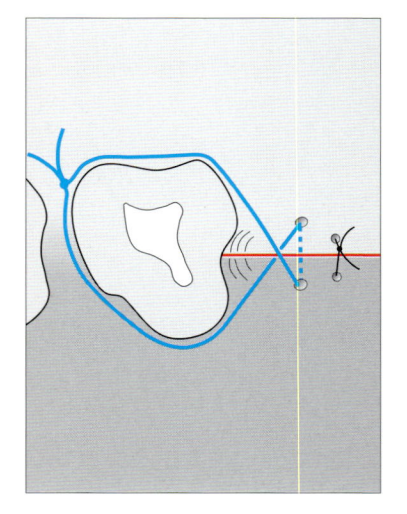

741 Dois meses após a excisão em cunha
Redução de cerca de 4 mm de profundidade da bolsa periodontal em relação à situação inicial (bordo da restauração e contorno gengival). A profundidade do sulco é de 3 mm; não há sinais de atividade.

Direita: Regeneração óssea parcial. O paciente deve manter livre de placa a área da crista alveolar levemente côncava (região da furca), utilizando-se de recursos especiais (escovas interdentais ou unitufo).

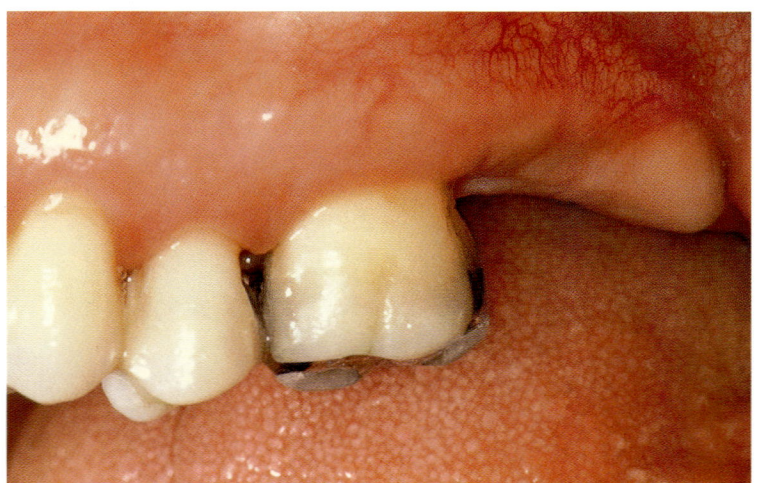

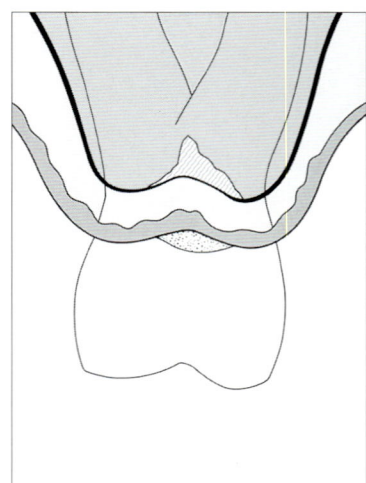

742 Vista oclusal após quatro meses
Na primeira sessão de acompanhamento, a papila inflamada (por higiene insuficiente) entre os dentes 25 e 26 é tratada por vestibular. A motivação do paciente e a repetição das instruções de higiene fizeram com que, em poucos dias, a gengiva não apresentasse mais inflamação.

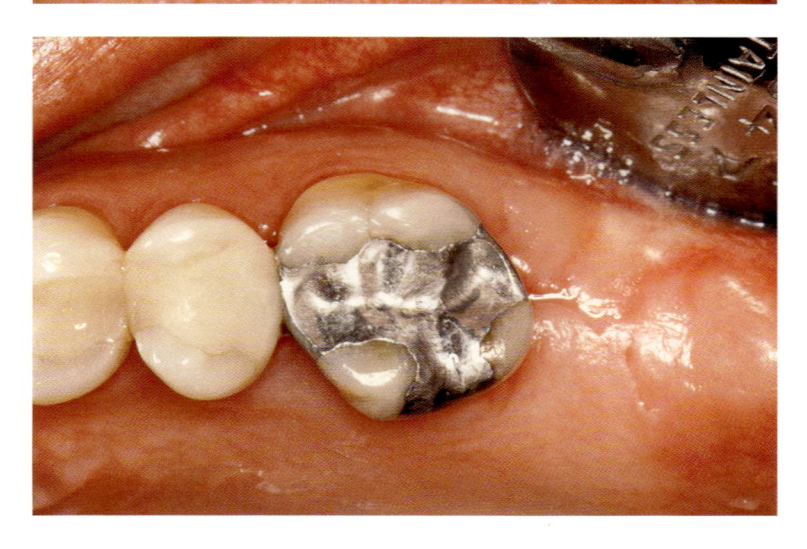

Métodos regenerativos

Há anos se procura tratar as lesões periodontais de modo menos ressectivo e mais regenerativo, e há muito se conhece a *neoformação óssea* – mesmo que limitada –, especialmente em bolsas infra-ósseas com mais de uma parede, como resultado da raspagem e do alisamento radiculares com ou sem exposição cirúrgica (Rosling, 1976; Lang, 2000). Ramfjord já esperava obter com o retalho de Widman modificado (p. 309) a cicatrização em forma de regeneração de todos os *tecidos periodontais*. Em geral, esta se limita a uma "reparação", ou seja, à formação de epitélio juncional longo, e não, à cicatrização por regeneração, com a neoformação de cemento, ligamento periodontal e osso.

Hoje se busca a regeneração verdadeira de todas as estruturas periodontais com diferentes procedimentos (C, D, E; p. 324). O sucesso desses métodos é significativo, porém extremamente variável e imprevisível.

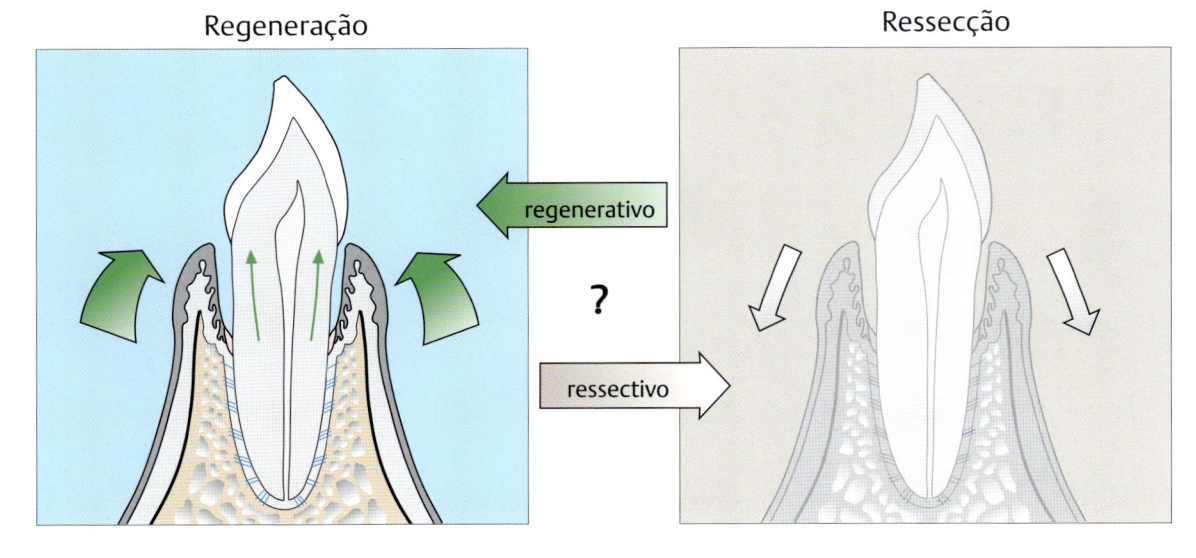

743 Regeneração versus Ressecção
Um dos objetivos mais importantes do tratamento periodontal é a eliminação de bolsas mais profundas, pois o ambiente anaeróbio propicia a multiplicação de bactérias periodontopatogênicas.

A redução (eliminação) das bolsas pode ser atualmente obtida por métodos *regenerativos* ou *ressectivos*. Muitas vezes, ambas as técnicas são combinadas.

Regeneração – condições necessárias

Os métodos terapêuticos anteriormente descritos (tratamentos com ou sem exposição cirúrgica) baseavam-se quase que de forma exclusiva em medidas antimicrobianas – mecânicas e, em parte, também farmacológicas – da lesão periodontal.

Para que seja possível a total regeneração biológica e funcional dos tecidos, são também necessários os seguintes requisitos:

- Biocompatibilidade da superfície radicular
- Presença de células indiferenciadas
- Exclusão do epitélio – e, eventualmente, do tecido conjuntivo gengival – da superfície radicular
- Estabilização/proteção da área da ferida cirúrgica (proteção do coágulo e de sua adesão à superfície radicular biomodificada).

Esses requisitos serão discutidos mais detalhadamente em Cicatrização periodontal, p. 205 e 351.

Bolsas infra-ósseas – anatomia do defeito

O sucesso do tratamento regenerativo depende dos fatores associados ao paciente (p. 297) e, em grande parte, da anatomia do defeito e do método de tratamento selecionado. Especialmente importante é a forma das bolsas infra-ósseas (classificação, p. 78). A consistência, a largura e a espessura da gengiva, bem como o posicionamento dental (apinhamento) e a quantidade de osso periodontal (principalmente interproximal) também influenciam o planejamento e as chances de sucesso da técnica regenerativa.

Porém, a regeneração das destruições ósseas *horizontais* por periodontite – entre dois dentes vizinhos, por exemplo – é, até hoje, praticamente inviável. O mesmo vale para a regeneração papilar, que só pode ser bem-sucedida se houver quantidade de osso suficiente no septo interdentário sob a papila (p. 496). Entretanto, nos *segmentos do arco desdentados* com perda de largura e de altura do processo alveolar, é possível corrigir o defeito mediante *regeneração óssea guiada* (ROG, p. 505), a fim de se criar um suporte suficiente para a colocação de implantes ou condições estéticas satisfatórias sob pônticos de múltiplos elementos.

744 Anatomia do defeito
Para o planejamento de intervenção cirúrgica nos casos de *bolsas infra-ósseas*, a anatomia do defeito e a gengiva que o recobre devem ser avaliados antes e durante a cirurgia (**1** a **4**).
O sucesso do tratamento depende de um minucioso debridamento radicular. Além disso, são fatores significativos a forma, a largura (ângulo de abertura) e a profundidade da bolsa infra-óssea. O resultado do preenchimento de defeitos parece ser melhor nos casos de bolsas profundas e estreitas. Isso não significa que o resultado final é melhor quanto maior for a profundidade da bolsa. Obtendo-se a redução de 3 mm em uma bolsa de 5 mm de profundidade (gengiva + defeito ósseo), resta praticamente um sulco gengival saudável de 2 mm. Porém, se uma bolsa de 10 mm for reduzida em 5 mm, a bolsa residual será de 5 mm de profundidade.

Modif. de *P. Cortellini* e *G. M. Bowers*, 1995.

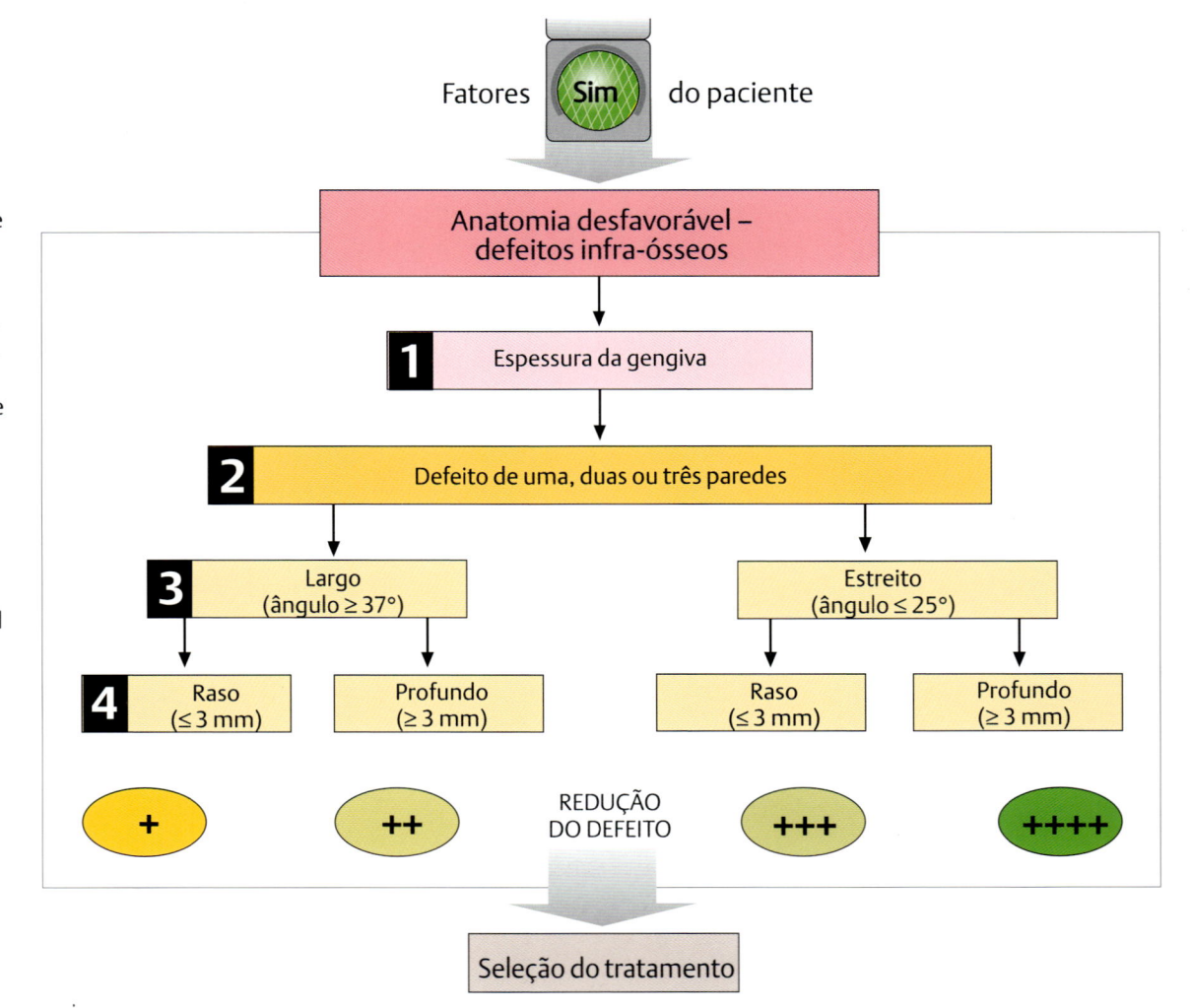

Seleção do método de tratamento regenerativo

Para "regenerar" estruturas periodontais, há diferentes métodos e recursos disponíveis:

A Regeneração óssea apenas mediante debridamento radicular, sem a utilização de outros recursos
B Emprego de osso liofilizado ou materiais alógenos
C Uso de membranas; regeneração tecidual guiada (*guided tissue regeneration* / RTG)
D Uso de proteínas matriciais e fatores de crescimento e diferenciação
E Combinações dos métodos enumerados

Enquanto os métodos dos itens A e B têm como objetivo a neoformação do osso periodontal, os dos itens C, D e E procuram regenerar todas as estruturas periodontais, ou seja, além do osso, também cemento e ligamento periodontal. Esses últimos métodos ainda se encontram em desenvolvimento, embora já seja possível obter sucessos parciais.

Porém, a cicatrização previsível e permanente dos tecidos periodontais, bem como a reparação completa dos danos causados pela periodontite ainda são metas a serem alcançadas.

A Regeneração óssea mediante debridamento radicular com ou sem exposição cirúrgica

Como demonstrado por Rosling e colaboradores, 1976, o debridamento radicular minucioso – especialmente sob exposição cirúrgica – de defeitos de 2 ou 3 paredes resulta em ganho considerável de tecido ósseo, desde que seguido um regime de higiene bucal rigoroso. Os autores não comprovaram a ocorrência de neoformação de cemento e desmodonto. A *"Escola de Gotemburgo"* continuou a investigar novos caminhos para a obtenção da regeneração de todos os tecidos periodontais (RTG, p. 338).

B Enxertos ósseos e com materiais aloplásticos

De acordo com estudos mais antigos, o enxerto de osso – exceto osso autógeno – e/ou material aloplástico em bolsas infra-ósseas não induz a regeneração de *todos os tecidos periodontais*. Esses enxertos atuam como mantenedores de espaço no coágulo sangüíneo e têm, no máximo, ação osteoindutora. Com ou sem a realização de enxertos, as condições mais importantes para que ocorra neoformação óssea ou preenchimento do defeito continuam sendo: o debridamento radicular minucioso; o bom fechamento da ferida cirúrgica; o acompanhamento profissional na fase de cicatrização (Westfeld e cols., 1983) e a ótima higiene bucal.

O osso *autógeno* do paciente saudável tem propriedade osteoindutiva variável; o seu uso induz, principalmente, a neoformação óssea (p. 327, Rosen e cols., 2000).

Os leitos doadores *intra-orai*s mais adequados são segmentos desdentados do arco alveolar, bem como as regiões do túber da maxila e do mento. O osso autógeno pode ser usado na forma de coágulo ósseo (*osseus coagulum*), coletado em filtro durante osteoplastia ou osteotomia e, logo em seguida, implantado na bolsa infra-óssea (p. 328).

Ao contrário do osso autógeno, que, na maioria das vezes, tem de ser coletado do processo alveolar a partir de uma segunda área cirúrgica, o *osso alógeno* e os *materiais aloplásticos* podem ser adquiridos em quantidades ilimitadas (p. 332).

Como observado, o osso alógeno, ou seja, osso humano desmineralizado e liofilizado, é *osteocondutor* e levemente *osteoindutor*; o seu emprego tem boas chances de sucesso. Por sua vez, os materiais *xenógenos* e *aloplásticos*, como o biovidro, são apenas osteocondutores; eles podem melhorar a profundidade de sondagem, o nível de inserção e a osteogênese, mas estes resultados não são significativamente melhores do que os do debridamento radicular com exposição cirúrgica. Como o osso autógeno raramente pode ser coletado em quantidade suficiente (cirurgia adicional), o tecido autógeno é misturado a material xenógeno, obtendo-se, com isso, bons resultados (Camelo e cols., 2001).

C Barreiras de membranas – regeneração tecidual guiada (RTG)

Os primeiros estudos com a técnica de RTG mostravam-se promissores (Nyman e cols., 1982a, b; Gottlow, 1986; Gottlow e cols., 1986; Pontoriero e cols., 1987): a função da membrana é evitar a cicatrização por reparação mediante epitélio juncional longo (EJL). Como barreira mecânica, ela impede a rápida proliferação epitelial em direção apical, bem como o contato da superfície radicular com o tecido conjuntivo gengival, dando tempo para a regeneração das estruturas profundas. A RTG não é mais apenas um procedimento experimental, sendo utilizado na clínica diária; em alguns casos, mostra resultados melhores em relação ao ganho de inserção do que métodos regenerativos mais antigos (Cortellini e Tonetti, 2000; Pontoriero, 1999; p. 354).

D Fatores de crescimento e proteínas matriciais

A regeneração total dos tecidos periodontais – cemento, ligamento periodontal, osso e gengiva – depende da interação entre células pluripotentes, matriz extracelular, hormônios sistêmicos, fatores de crescimento, determinadas proteínas matriciais e moléculas sinalizadoras (Cochran e Wozney, 1999).

Provavelmente, o *futuro do tratamento periodontal* estará correlacionado a esses conhecimentos biológicos. A eliminação mecânica e, em alguns casos, medicamentosa das bactérias causadoras da periodontite, ou seja, do biofilme, também será necessária aqui.

Atualmente já são utilizados na clínica: fatores de crescimento e diferenciação; proteínas como as *proteínas morfogenéticas ósseas* (BMP), a amelogenina e proteínas matriciais (amelogeninas/Emdogain) e o fator de crescimento derivado e plaquetas PDGF (*platelet-derived growth factor*).

E Combinações de diferentes métodos regenerativos

Hoje se procura, naturalmente, combinar os diferentes métodos de tratamento descritos (B, C e D); todos eles têm como objetivo otimizar a regeneração das estruturas periodontais. Dessa forma, pode-se recobrir um defeito preenchido com osso ou material aloplástico, com a finalidade de evitar a proliferação epitelial em direção ao fundo da bolsa.

Alguns aspectos determinantes para a seleção do tratamento são: a anatomia do defeito, o procedimento cirúrgico e os recursos terapêuticos disponíveis e, também, as preferências do profissional e a sua experiência com determinados materiais e combinações terapêuticas.

Regeneração óssea sem "recursos complementares"

A regeneração óssea após o tratamento sem e, principalmente, com exposição cirúrgica é possível mesmo sem a utilização de recursos adicionais (Rosling e cols., 1976; Lang, 2000). Ela pode ser estimulada por materiais de preenchimento, RTG – isolada ou combinada –, fatores de crescimento, etc.

Independentemente do modo como se queira obter a regeneração óssea, as principais condições para o sucesso são o ótimo *debridamento radicular* e o controle de placa excelente, realizado de forma permanente pelo profissional (acompanhamento) e pelo próprio paciente.

A regeneração óssea não é uma verdadeira regeneração periodontal, com neoformação de cemento e ligamento periodontal. Freqüentemente ocorre apenas a formação de epitélio juncional longo que recobre a superfície radicular em direção ao ápice – passando pelo osso neoformado – até alcançar o fundo dta bolsa. Apesar disso, considera-se como sucesso terapêutico a obtenção de neoformação óssea (redução do defeito, ausência de infecção).

As radiografias mostradas a seguir, de uma paciente de 35 anos, apresentam a neoformação óssea obtida sem o uso de "recursos adicionais".

745 Bolsa de 9 mm com defeito ósseo vertical profundo
A bolsa distal ao dente 46 e a superfície radicular foram debridadas sob visão direta (rebatimento de retalho).

Direita: O traçado esquemático da radiografia mostra o nível do limite esmalte-cemento (linha vermelha), o nível original do osso alveolar (linha preta), bem como a extensão do defeito ósseo.

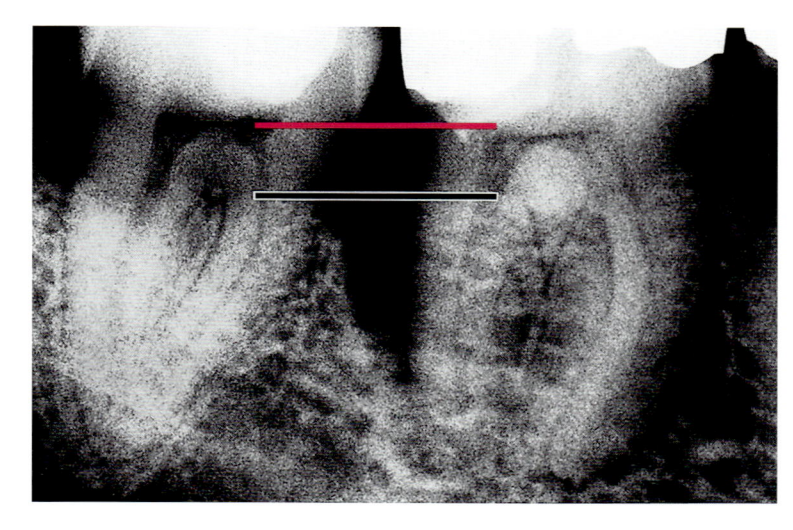

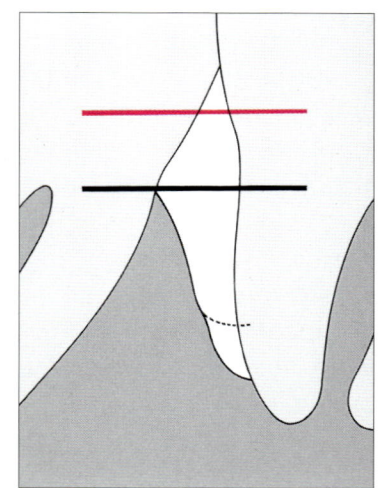

746 Regeneração óssea inicial
Algumas semanas após a cirurgia, o defeito ósseo sofreu cerca de um terço de redução.

Direita: No desenho, a área vermelha corresponde à neoformação óssea.

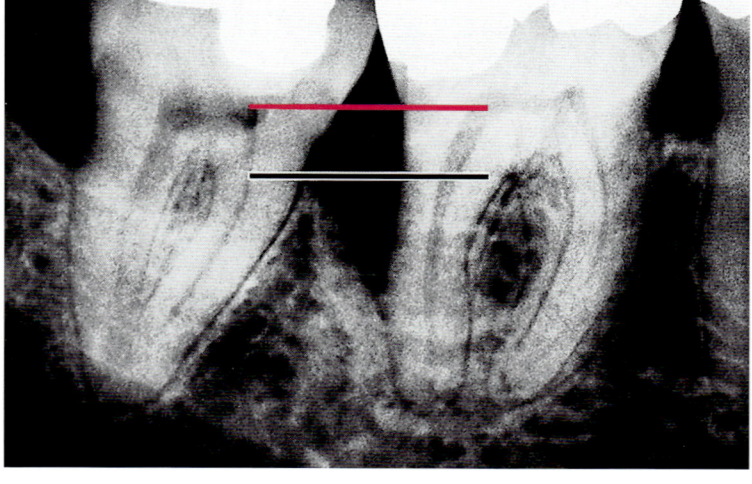

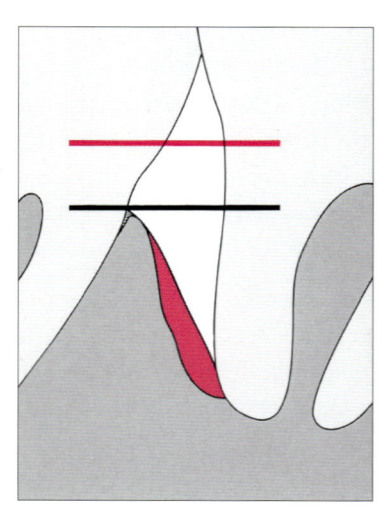

Observação: A regeneração só pode ser comprovada *histologicamente*.

747 Regeneração óssea após 6 meses
O defeito ósseo vertical foi quase eliminado. A profundidade de sondagem clínica é de 3 mm.
A radiografia, ou a regeneração óssea nela visível, não informa nada sobre o tipo e a qualidade da inserção.

Direita: No desenho, vê-se em vermelho o preenchimento quase total do defeito ósseo.

Cortesia de *G. Cimasoni*.

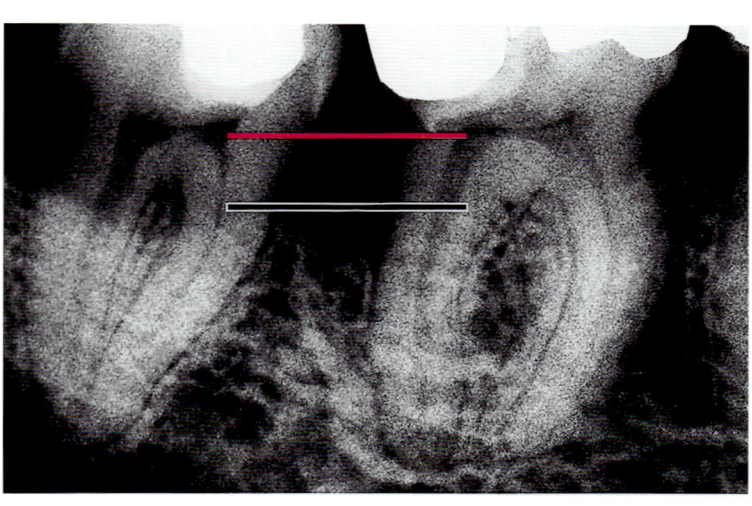

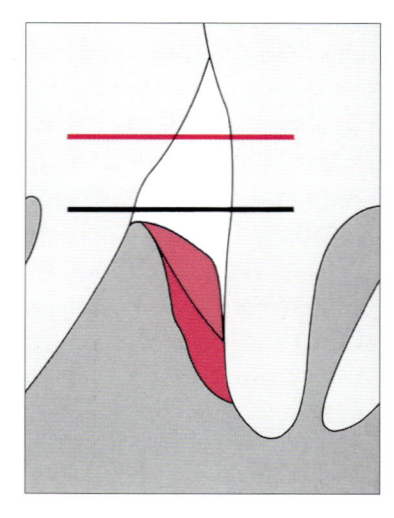

Materiais de preenchimento para bolsas infra-ósseas – transplantes/implantes

- *Transplantes* [["Transplantation": em Odontologia se usa "enxerto", mas como diferenciar do item seguinte ("Implantes")?]]: transferência cirúrgica de tecidos vivos ou órgãos inteiros. O tecido (ou órgão) tem de se manter vital no leito receptor.
- *Implantes* [["Implantation": também se usa "enxerto" para esta definição, não?]]: transferência cirúrgica de tecido não-vital ou que não permanece vital, bem como de materiais biocompatíveis.

Nas cirurgias regenerativas, um fragmento de osso autógeno pode ser denominado "transplante"; porém, mesmo o material de preenchimento coletado do próprio paciente é reabsorvido e, eventualmente, substituído por osso neoformado.

O preenchimento de defeitos ósseos com diversos materiais já existe há décadas. Os resultados terapêuticos parecem ser melhores do que com o simples debridamento radicular (com ou sem exposição cirúrgica), mas a diferença não é considerável. Deve-se ter também em mente que a formação de osso em bolsas infra-ósseas não significa que tenha havido regeneração de todos os tecidos periodontais.

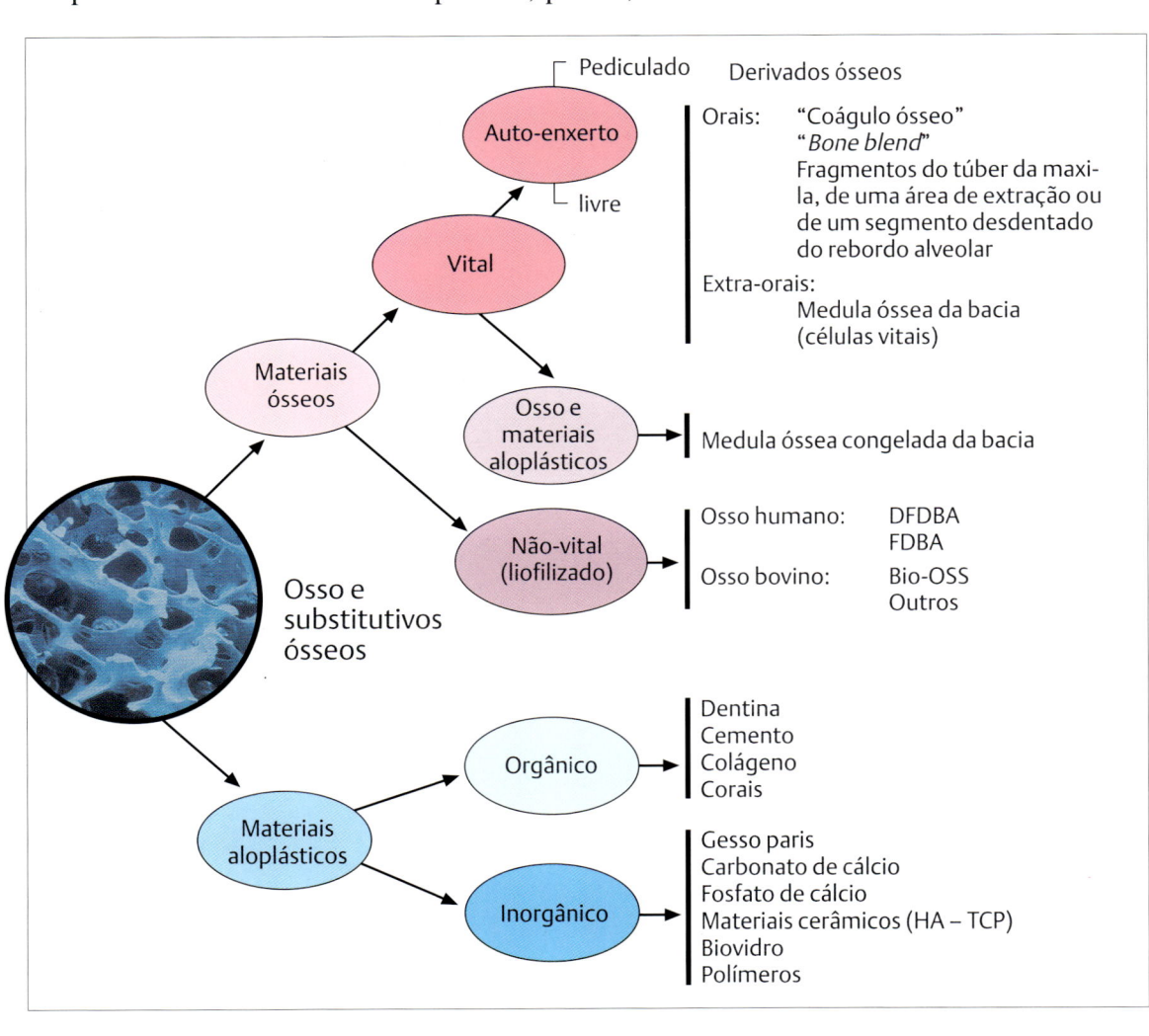

748 Materiais ósseos e aloplásticos
Os materiais utilizados para o preenchimento de defeitos infra-ósseos são basicamente:

- Osso natural
- Derivados ósseos
- Materiais aloplásticos

O material com ação *osteoindutiva* (neoformação óssea) mais eficaz é o osso autógeno, que é retirado da maxila ou da mandíbula (coleta intra-oral); em casos especiais, é retirado da crista ilíaca (coleta extra-oral).

Os materiais ósseos alógenos e xenógenos ainda se encontram em segundo lugar, seguidos pelos materiais aloplásticos, ou seja, materiais não-ósseos orgânicos ou inorgânicos (naturais ou sintéticos) (nomenclatura, p. 332).

Modif. de *M. Congé e cols.*, 1978; *J. P. Ouhayoun*, 1996.

Além da eficácia dos diferentes materiais, deve-se considerar que esses métodos terapêuticos constituem fator de complicação do tratamento, exigindo, em parte, conhecimentos específicos do profissional. Dessa forma, nem todo o cirurgião-dentista e, também, nem todo o periodontista estará disposto a utilizar osso esponjoso da crista ilíaca. Esse método traz bons resultados, mas não é uma solução realista quando se considera a relação custo/benefício e os efeitos colaterais negativos. Mesmo uma pequena cirurgia intra-oral para a retirada de tecido ósseo – do túber ou de um segmento alveolar desdentado, por exemplo – é mais trabalhosa do que a utilização de materiais como o osso alógeno liofilizado ou materiais inorgânicos, como o trifosfato de cálcio (TCP), a hidroxiapatita (HA), biovidros, etc.

Apenas o osso autógeno – e, talvez, também materiais alógenos – parece ter potencial indutivo suficiente para a formação de osso periodontal. Todos os outros materiais são, no máximo, osteocondutores, atuando como suporte para aposição óssea ou simplesmente como mantenedores de espaço ou estabilizadores do coágulo sangüíneo (Urist, 1965, 1973).

Quanto aos materiais não-ósseos orgânicos e inorgânicos, ainda não há dados suficientes para que se possa verificar a sua eficácia clínica.

Instrumentos para a coleta de osso autógeno...

Em virtude de sua ação osteoindutiva, o osso autógeno vital continua sendo o melhor material para o preenchimento de defeitos ósseos periodontais. Ele pode ser retirado durante cirurgia periodontal de diversas maneiras:

Em osteoplastias ou ostetomias (cirurgias a retalho), os fragmentos de osso são sugados sob forte refrigeração com solução de NaCl ou solução de Ringer, coletadas em filtros especiais acoplados ao sugador para, mais tarde, serem implantados em um defeito ósseo (Robinson, 1969; Dayoub, 1981). Há diversos sistemas de filtros disponíveis.

Outros instrumentos para a remoção de osso autógeno são as brocas trefina (ocas) de diversos tamanhos. Elas podem ser rotatórias, para uso com micromotor, ou manuais.

Também podem ser usadas fresas comuns, fresas de Lindemann ou discos, por exemplo, para a remoção do tecido ósseo de cristas alveolares, exostoses, etc. (área doadora).

749 Fresas com refrigeração interna e brocas carbide
Durante a modelagem do osso (osteoplastias, osteotomias), deve-se assegurar a boa refrigeração com solução de NaCl ou solução de Ringer. Ela pode ser interna, passando através da broca (instrumentos à esquerda), ou externa, no caso das brocas convencionais.

Direita: Vista aproximada de uma fresa "denteada" com refrigeração interna e de uma fresa oca.

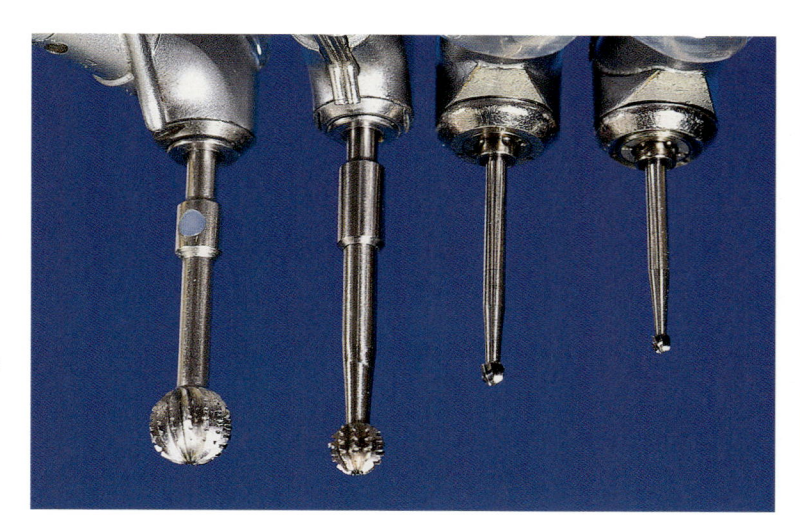

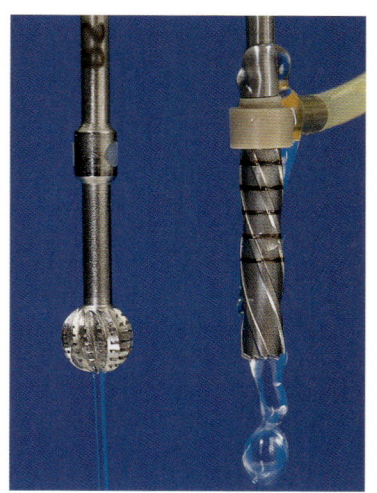

750 Filtro para osso – "bone traps"
Três sistemas de coleta em perspectiva normal e espelhada (lado inferior visível), da esquerda para a direita:
- **Filtro de titânio**
  Compartimento próprio; Frialit
- **Osseous Coagulum Trap/OCT**
  Fabricante: "Quality Aspirators", Duncanville, TX (EUA)
- **Bone Trap**
  Fabricante: Heico Dent, Suíça

Direita: Cânulas de aspiração comuns, com três diferentes sistemas de filtro montados.

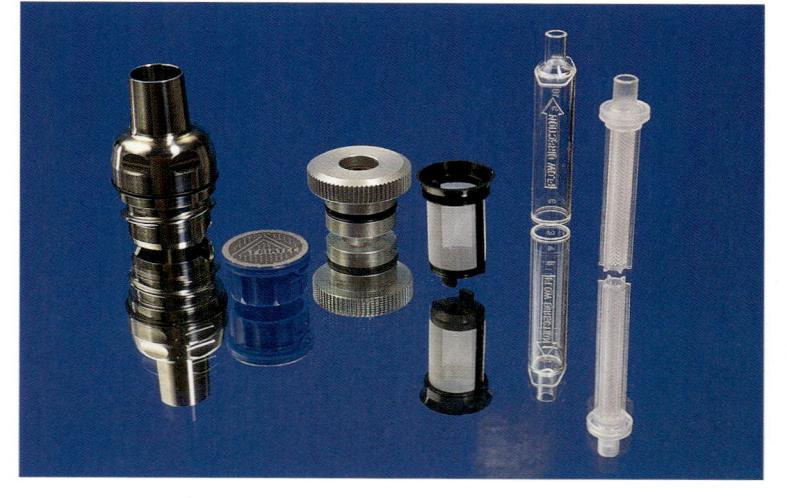

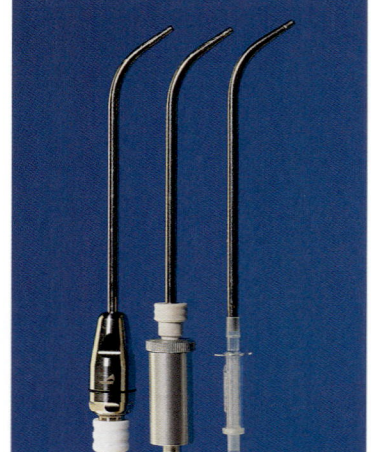

751 Outros instrumentos para a coleta de osso – trefinas
Os instrumentos mais adequados são: fresas ocas, como as utilizadas na implantodontia; brocas *carbide*; fresas denteadas com refrigeração interna e brocas para trepanação (Hu-Friedy) em diferentes tamanhos.

Direita: Brocas para trepanação, com 10 mm de diâmetro. Fragmentos ósseos grandes têm de ser reduzidos para cerca de 1 mm^3 utilizando-se, por exemplo, trituradores de osso.

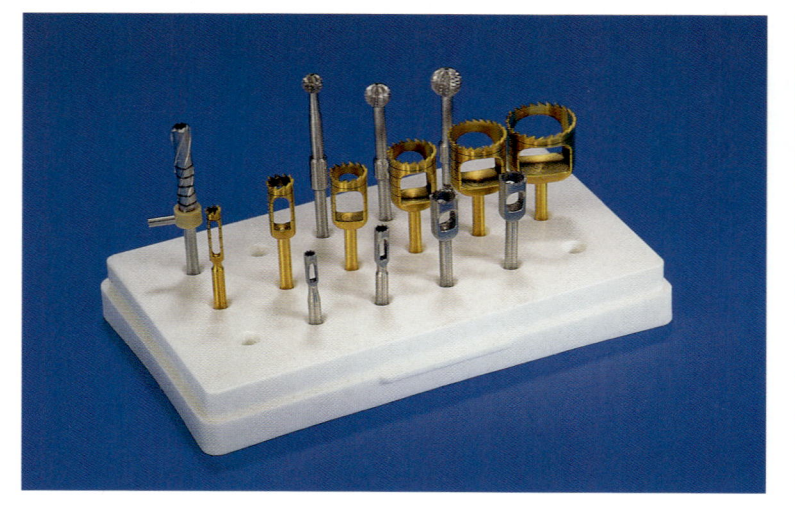

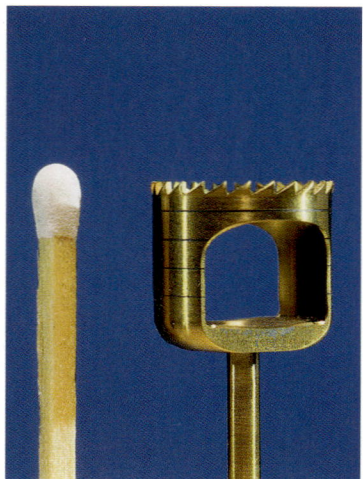

... e o seu emprego

Nos casos de perdas ósseas acentuadamente irregulares ou de arquitetura óssea atípica, com freqüência se combinam métodos de tratamento ressectivos e regenerativos. Por um lado, corrige-se a forma de ossos volumosos, removem-se arestas cortantes e reduzem-se eventuais defeitos ósseos e, por outro, preenchem-se bolsas infra-ósseas mais profundas com material autógeno.

Dessa forma, o material ósseo coletado em osteoplastias/osteotomias por meio de filtros pode ser introduzido em defeitos mais profundos e, eventualmente, misturado a materiais comercializados.

Se as osteoplastias/osteotomias não forem indicadas, pode-se obter osso por meio de pequena cirurgia em áreas do rebordo alveolar "afastadas" do defeito ósseo. O osso coletado deve ser, em sua maior parte, esponjoso. Antes da introdução na bolsa a ser preenchida, o fragmento de osso retirado tem de ser reduzido a pequenos fragmentos de, no máximo, 1 mm³. Para tanto, recomenda-se o uso de um pequeno triturador de osso, pois o uso de tesouras ou alicates pode ser bastante trabalhoso, além de acarretar grande perda de material.

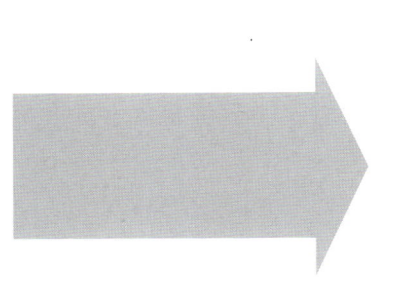

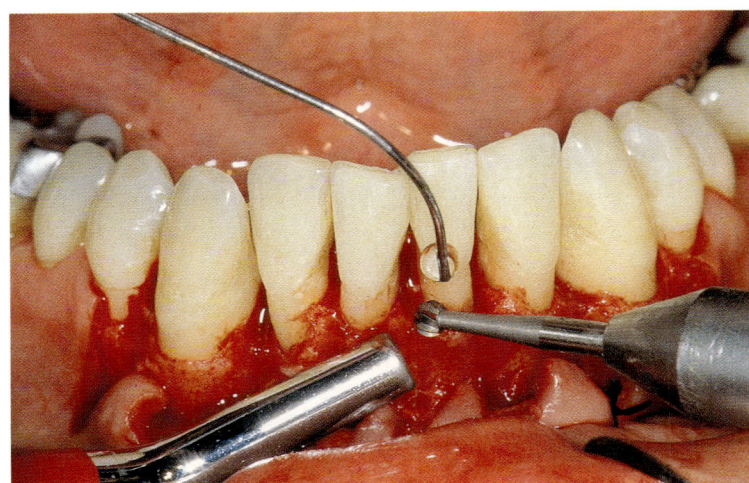

752 Osteoplastia – refrigeração e coleta com sugador
O "coágulo ósseo" resultante da osteoplastia, contendo sangue e solução de irrigação, é sugado e coletado por um filtro. Esse coágulo ósseo pode, então, ser implantado em bolsa infra-óssea de duas ou três paredes, por exemplo.

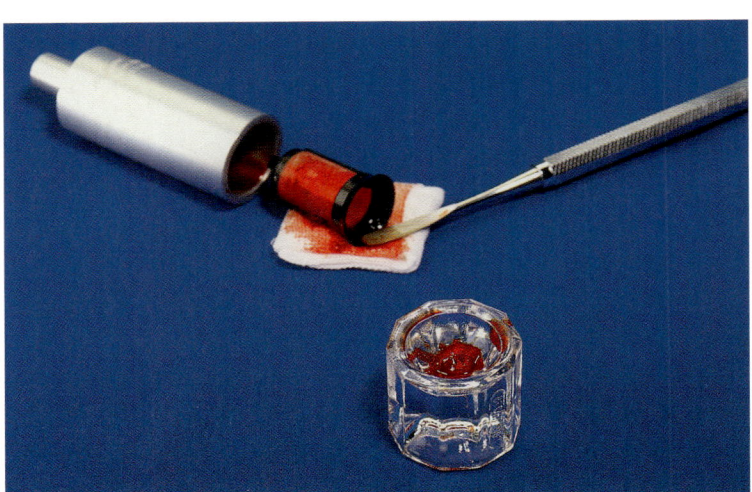

753 *Osseous coagulum trap* (OCT)
O coágulo obtido em uma osteoplastia/osteotomia é retirado do filtro antes de ser colocado em defeito ósseo vertical.

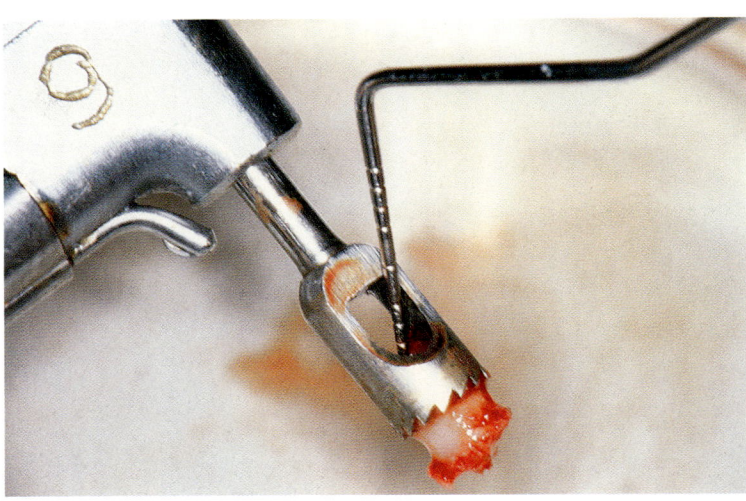

754 Coleta de osso com a broca para trepanação
Com a sonda periodontal de Williams, que é bastante rígida, empurra-se o fragmento ósseo de dentro da broca para trepanação. O osso foi removido da região retromolar da mandíbula. O fragmento de osso tem de ser, então, reduzido. Este procedimento pode ser bastante trabalhoso se feito com bisturi ou tesoura (compacta rígida).

A fragmentação é bem mais fácil com o triturador ósseo (como da "Karr-Dental" ou da "Quentin"), porém, o seu alto custo não compensa se o dispositivo for pouco utilizado.

Enxerto ósseo autógeno

Procedimento cirúrgico

Paciente de 30 anos que deseja a colocação de prótese fixa para a substituição dos elementos ausentes no segmento superior esquerdo. Como o arco inferior está completo, o segundo molar superior isolado (dente 27) deve ser mantido como pilar. Esse dente apresenta bolsa mesial de 7 mm de profundidade de sondagem. Com base no exame clínico, supõe-se que a bolsa seja de múltiplas paredes.

Planejou-se o preenchimento do defeito com material ósseo autógeno. Uma área doadora bastante evidente é o rebordo alveolar entre os elementos 24 e 27, porém essa região é de "alto risco", devido à sua proximidade com o seio maxilar.

Dados após o tratamento inicial de toda a boca:

IP: 9%   SS: 11%   MD: Grau 2 no dente 27; grau 1 nos dentes 23 e 24

Imagem clínica e exame radiográfico, ver figuras.

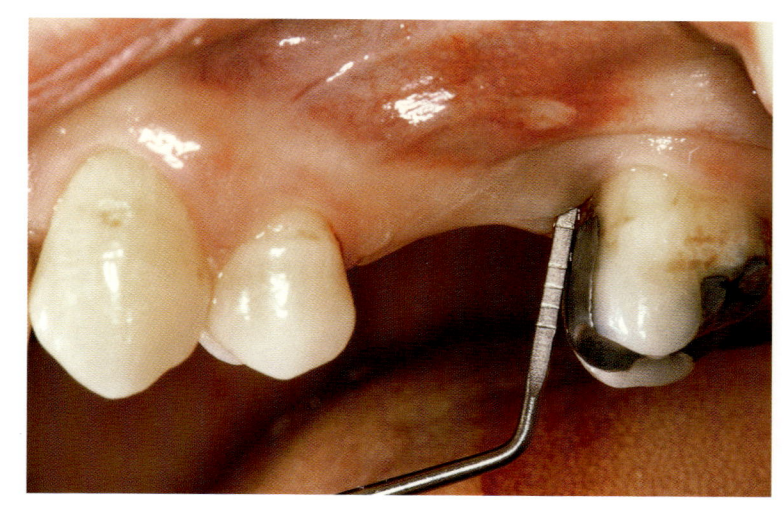

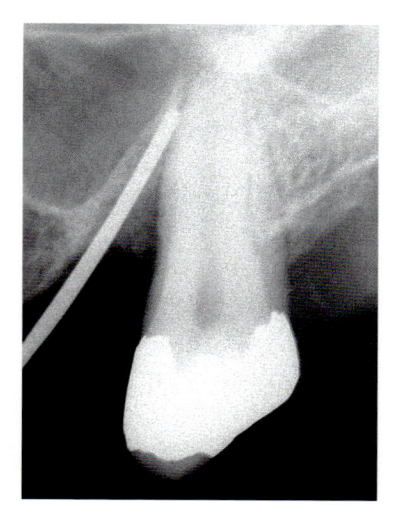

755 Após o tratamento inicial
Bolsa residual de 7 mm de profundidade na mesial do segundo molar – imagem clínica com sonda de Goldman.
Na distal do dente 24, encontra-se bolsa de 5 mm de profundidade.

Direita: Na radiografia vê-se a sonda introduzida na profunda bolsa mesial junto ao dente 27.

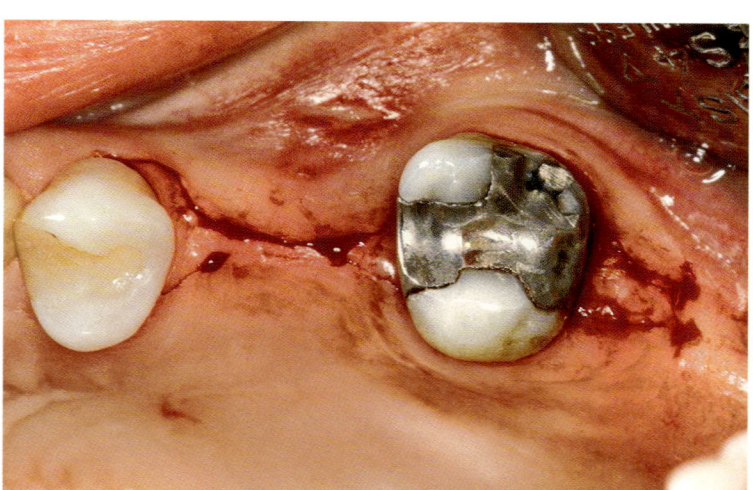

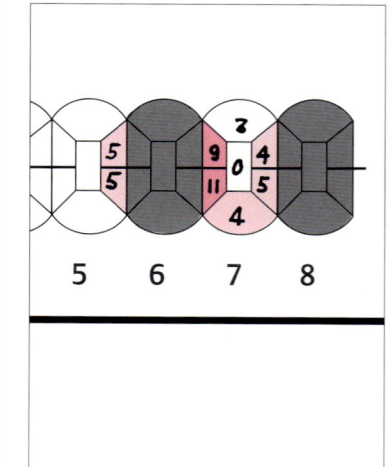

756 Incisões
Para a intervenção cirúrgica periodontal nos dentes 24 e 27 e a simultânea coleta de osso autógeno, está previsto o rebatimento de retalhos por vestibular e por lingual. A incisão percorre a área desdentada, acompanhando a crista alveolar. Nas proximidades dos dentes, ela adquire forma de cunha, continuando por vestibular e por lingual como incisões marginais. A incisão termina pela distal do dente 27, em forma de cunha modificada (ver Fig. 730).

Direita: Profundidades de sondagem.

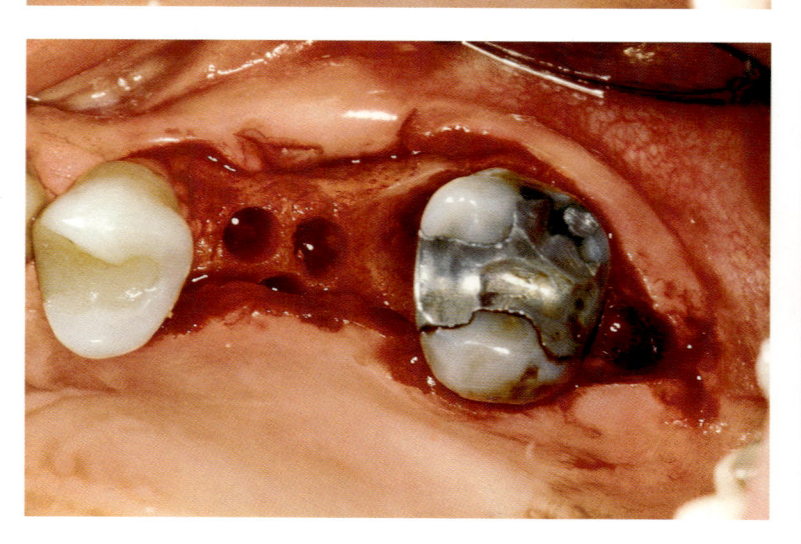

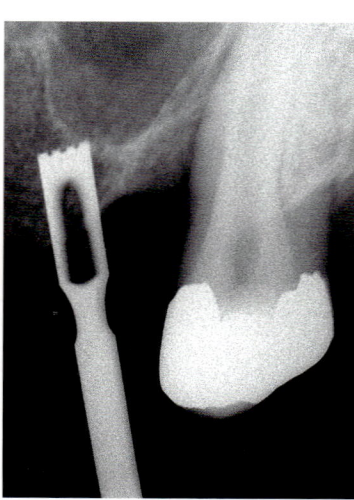

757 Área cirúrgica exposta
Após a debridamento radicular e a curetagem do defeito ósseo, observa-se a bolsa óssea de três paredes junto à mesial do dente 27. Os três fragmentos ósseos de cerca de 2,8 mm serão reduzidos antes de serem introduzidos no defeito.

Direita: Broca trefina removendo osso. *Atenção:* Proximidade com o seio maxilar.

Enxerto ósseo autógeno   331

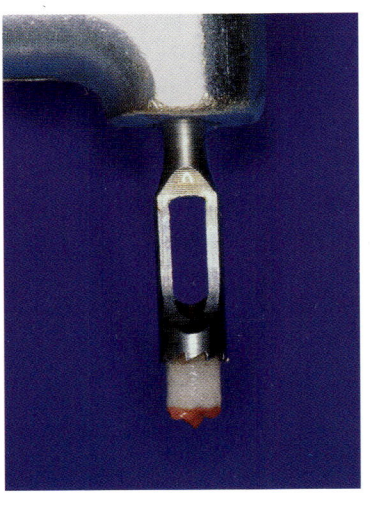

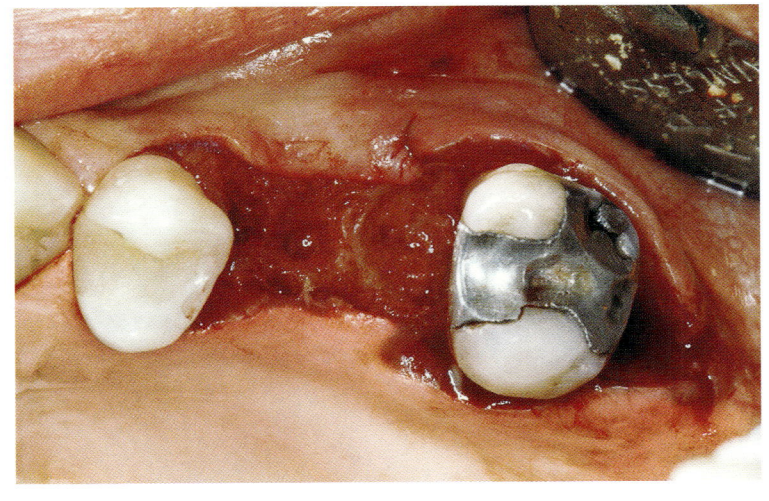

758   Após o preenchimento da cratera óssea
Os fragmentos ósseos de, no máximo, 1 mm³ são introduzidos na bolsa infra-óssea exercendo-se pressão. Dessa forma, a antiga cratera é preenchida com sangue e fragmentos ósseos, enquanto as áreas doadoras são preenchidas por sangue. Estas se ossificarão de modo semelhante ao das pequenas feridas cirúrgicas de extrações.

Esquerda: Broca para trepanação com fragmento ósseo.

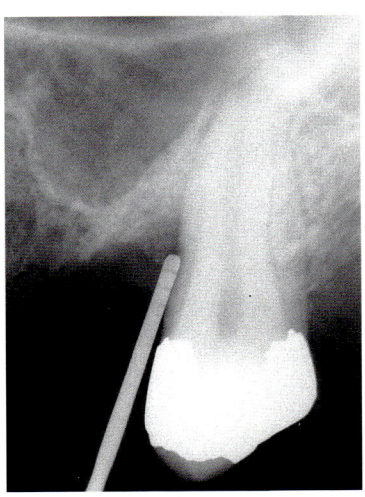

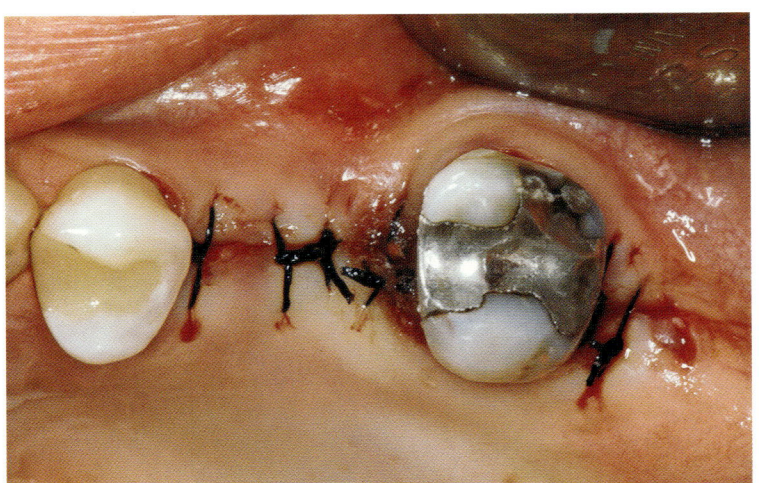

759   Fechamento completo da ferida cirúrgica
Apenas a boa coaptação das bordas da fenda possibilita a cicatrização esperada do defeito ósseo.
A área cirúrgica deve ser protegida de irritações mecânicas por cimento cirúrgico ou, como no caso apresentado, por adesivos teciduais (Histoacryl).

Esquerda: Controle radiográfico do preenchimento da bolsa. Compare com a radiografia inicial, Figura 755 (à direita).

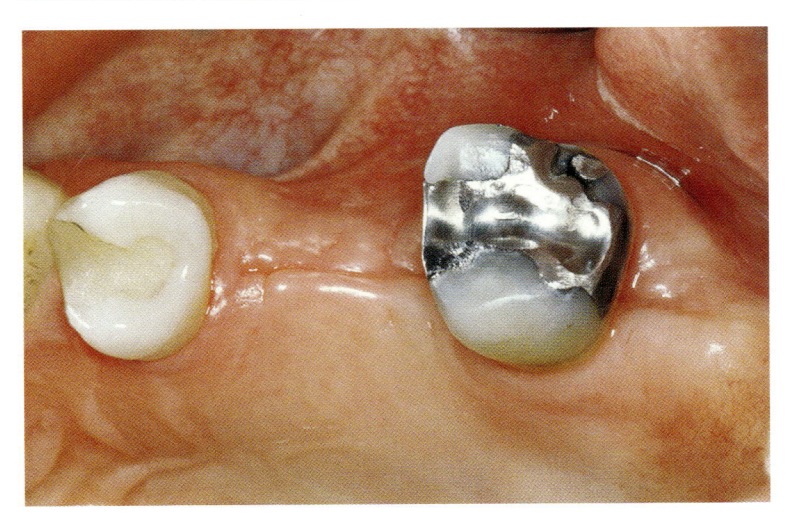

760   Três meses após a cirurgia
A cicatrização não apresentou complicações.
O preparo para a prótese fixa poderá iniciar-se em poucos meses, embora a fase de maturação dos tecidos (p. ex., da margem gengival), em geral, seja um pouco mais longa. A localização supragengival do bordo da coroa permite a precoce colocação da prótese fixa.

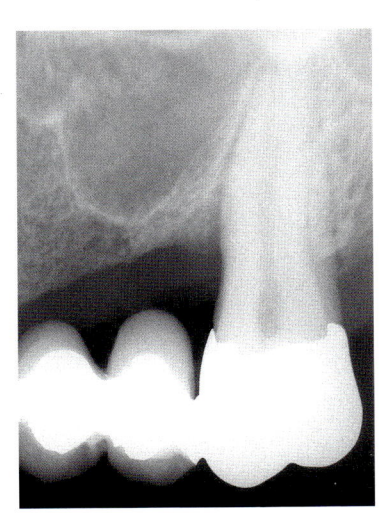

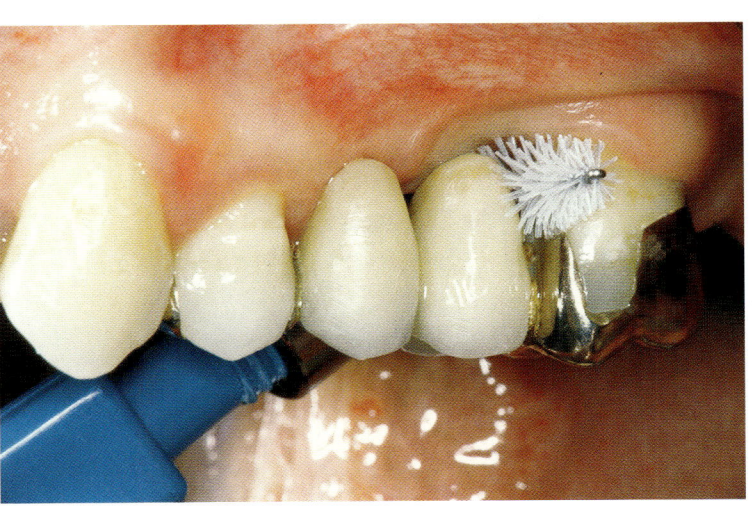

761   Cimentação da prótese aos 7 meses após a cirurgia
A prótese de quatro elementos foi, primeiro, cimentada provisoriamente. Utilizaram-se, na época (1982), *coroas parciais como retentores da prótese*. A higiene entre os elementos pode ser executada facilmente com escovas interdentais. A bolsa mesial do dente 27 foi eliminada pelo reposicionamento da gengiva e pela neoformação apical óssea.

Esquerda: Na radiografia, a antiga cratera óssea mesial ao dente 27 parece estar preenchida com osso neoformado.

Materiais de preenchimento

Os materiais de preenchimento para bolsas infra-ósseas já foram enumerados na página 327. Foi feita também a descrição do emprego de osso autógeno (p. 328), mencionando-se as boas chances desse método para o preenchimento de defeitos infra-ósseos – mas não para formação de nova inserção.

Ainda não foi dito que resultados semelhantes com o uso de osso singênico, ou seja, adquirido de gêmeos univitelinos, podem ser obtidos. Essa é uma possibilidade *teórica* de pouca relevância, pois os resultados de uma transferência desse tipo, sejam com base na prática ou na literatura, não são conhecidos na odontologia. Entretanto, na prática médica, sabe-se que não há melhores doadores de órgãos e tecidos do que gêmeos univitelinos.

A seguir, será apresentada a descrição dos *materiais de preenchimento*. Os seus nomes e sinônimos – tanto a antiga como a nova nomenclatura –, a origem dos materiais e exemplos estão enumerados na tabela da Fig. 762.

762 Nomes, origem e exemplos de materiais de preenchimento

Osso autógeno
O enxerto autógeno do córtex e da esponjosa ósseos e, portanto, também de células da medula óssea é o que possui maiores chances de sucesso, como já mencionado. O osso autógeno é *osteoindutor* e *osteocondutor*.

Materiais não-autógenos
Os materiais *alógenos*, ou seja, osso humano obtido de cadáveres, encontram-se disponíveis em bancos de tecidos na forma de:
• DFDBA: *demineralized freeze-dried bone allograft*
• FDBA: *freeze-dried bone allograft*

Os materiais de preenchimento xenógenos (de outras espécies), como o osso bovino, e os materiais *aloplásticos* sintéticos vêm sendo cada vez mais usados, entre outros motivos, por estarem disponíveis em quantidades ilimitadas.

Os materiais também podem ser combinados.

Tipo de enxerto	Sinônimos	Origem	Exemplos
Auto-enxerto	Enxerto autogênico (nomenclatura antiga: autólogo)	Do próprio organismo	Córtex ósseo Esponjosa óssea Combinação Células da medula óssea
Isoenxerto	Enxerto singênico	Gêmeos univitelinos Indivíduos consangüíneos gerados por incesto	Córtex ósseo Esponjosa óssea Combinação
Aloenxerto	Enxerto alógeno Enxerto homólogo	Mesma espécie	DFDBA FDBA Medula óssea (do ilíaco) congelada
Xenoenxerto	Enxerto xenógeno Enxerto heterógeno	Outra espécie	Colágeno Osso Hidroxiapatita
Enxerto aloplástico	Enxerto sintético	Corpo estranho Química	Gesso paris Carbonato de cálcio Fosfato de cálcio (cerâmicas) HA ß-TCP Biovidros Polímeros
Técnicas combinadas	Autógeno + aloplástico, por exemplo		Córtex + colágeno de Bio-Oss

Natural ou sintético?

Os materiais alógenos, xenógenos e aloplásticos são comercializados em quantidades ilimitadas e são de longa duração, mas seu custo é, em geral, elevado.

Independentemente da sua eficácia, é comum a alegação de que há possibilidade de infecções de ordem geral devidas à transmissão de vírus por materiais de enxerto naturais. No caso dos aloenxertos, a transmissão de HIV ou de vírus da hepatite é (teoricamente?) possível, mesmo que o risco seja mínimo; no caso dos enxertos, considera-se a possibilidade de transmissão da BSE e da peste suína. Os laboratórios fabricantes asseguram, porém, que os seus materiais são submetidos a controles rigorosos, de modo que o risco de transmissão de doenças pode ser excluído.

Por fim, somente os auto-enxertos induzem à neoformação de osso; a indução por enxertos alógenos é muito baixa. A idade do doador anônimo, o processamento e outros fatores também parecem ter influência sobre os resultados. Todos os outros materiais dispõem de potência osteocondutora, ou o material é osteogênico e "bioativo" (p. ex., biovidros). A meta principal *não* é neoformação de osso, mas sim a regeneração de *todos* os tecidos periodontais. Os estudos científicos atuais ainda estão em busca do material de preenchimento *osteoindutor* "ideal" (p. 351).

Materiais de preenchimento   333

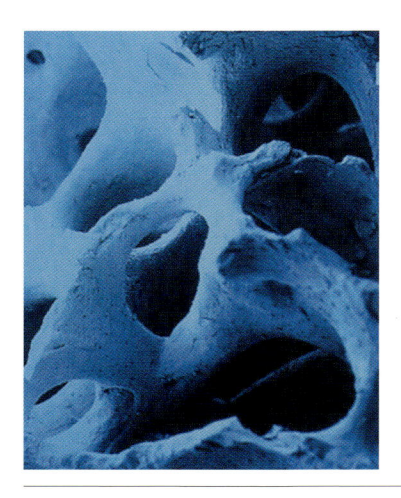

Osso alógeno - DFDBA humano

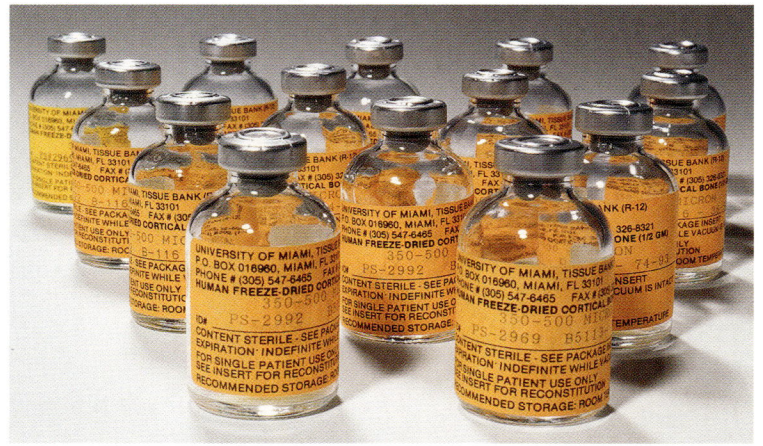

Materiais de preenchimento

763 DFDBA – osso liofilizado desmineralizado (humano)
Esse material alógeno (homólogo) pode ser adquirido em banco de tecidos (p. ex., da Universidade de Miami). Para que permaneça estéril, cada porção (frasco) deve ser utilizada para apenas *um* paciente. Ao ser aplicada na bolsa infra-óssea, ela deve ser bem-misturada com sangue.

Esquerda: Estruturas da esponjosa em imagem de MEV.

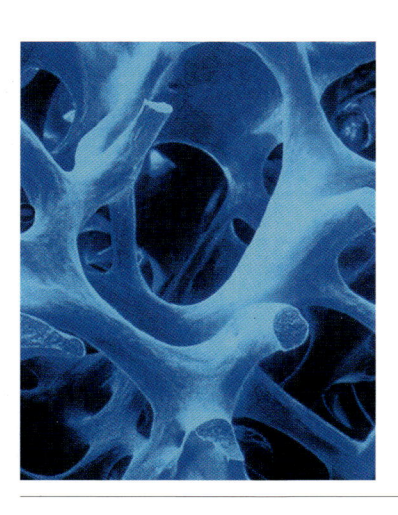

Osso xenógeno - HA bovina

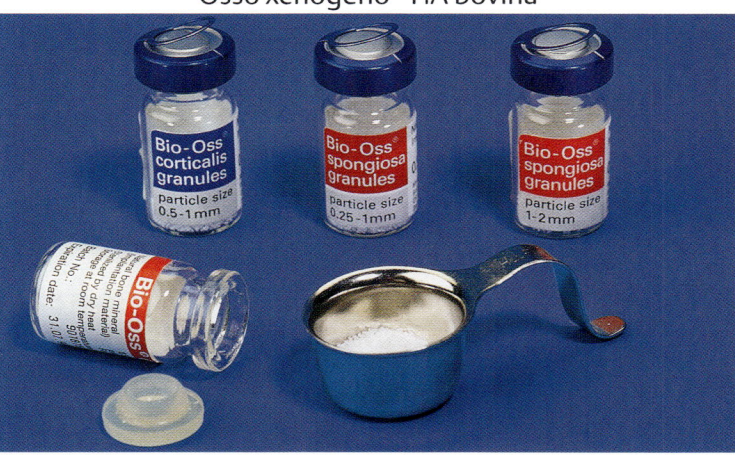

764 Material xenógeno (heterógeno)
Material de origem bovina. O granulado é obtido do córtex ou da esponjosa óssea, sendo constituído predominantemente de hidroxiapatita (HA). Na imagem, Bio-Oss em partículas de diversos tamanhos.

Esquerda: A esponjosa bovina é bastante semelhante (tamanho dos poros, trabeculado) à do osso humano.

MEV: Laboratório *Geistlich*.

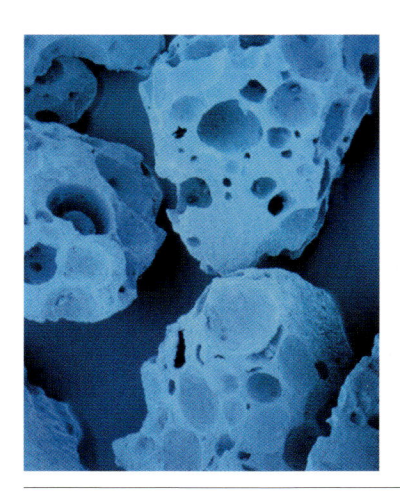

Material aloplástico - ß-TCP

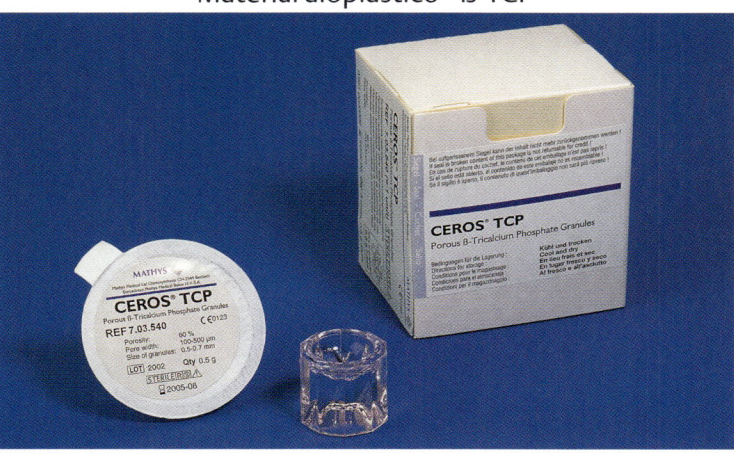

765 Fosfato tricálcico aloplástico (sintético)
O ß-TCP (Ceros, granulação de 0,5 a 0,7 mm) há muito é utilizado com sucesso como "mantenedor de espaço" osteocondutor em bolsas infra-ósseas. Ao contrário da hidroxiapatita, ele é reabsorvido de forma relativamente rápida e substituído por osso do próprio organismo. Assim como todos os materiais de preenchimento, o "pó" tem de ser bem-misturado com sangue ou solução de NaCl antes da aplicação.

Esquerda: MEV dos grânulos de TCP porosos (marca Ceros).

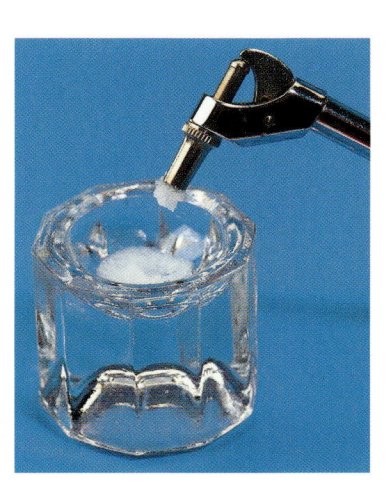

Material aloplástico - Biovidro

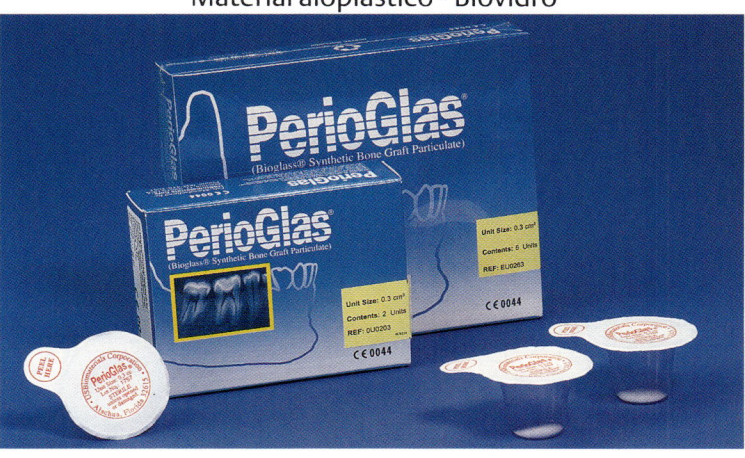

766 Biovidro aloplástico
O PerioGlas é um vidro produzido sinteticamente (US Biomaterials; granulação aproximada de 0,3 mm) que se estabeleceu no mercado como material de preenchimento de bolsas infra-ósseas. Possui propriedades fortemente alcalinizantes e, portanto, antimicrobianas e antiinflamatórias. O PerioGlas é rapidamente reabsorvido e substituído por osso do próprio organismo.

Esquerda: Assim como os outros materiais, a massa aderente de PerioGlas pode ser facilmente aplicada no defeito ósseo com diversos instrumentos.

Enxerto aloplástico – cirurgia combinada

Retalho (vestibular) – gengivectomia e retalho (lingual)

Procedimento cirúrgico

No caso a seguir, foram combinadas diversas técnicas cirúrgicas periodontais. A intenção é, sobretudo, estimular a regeneração óssea na região da bolsa de 8 mm do incisivo central esquerdo (estética!) por meio de um enxerto aloplástico (fosfato ß-tricálcico reabsorvível, ß-TCP), bem como manter o mais discreta possível a recessão pós-operatória da gengiva e das papilas.

O caso apresentado é de uma paciente de 27 anos com periodontite generalizada leve, porém com áreas de periodontite localizada severa. Com o tratamento inicial, não houve eliminação da bolsa de 8 mm junto ao dente 21.

Situação clínica após o tratamento preliminar de toda a boca:

IP: 15%   SS: 25%   MD: 1 (média), grau 3 no dente 21

Imagem clínica, profundidade de bolsa e exame radiográfico: ver abaixo.

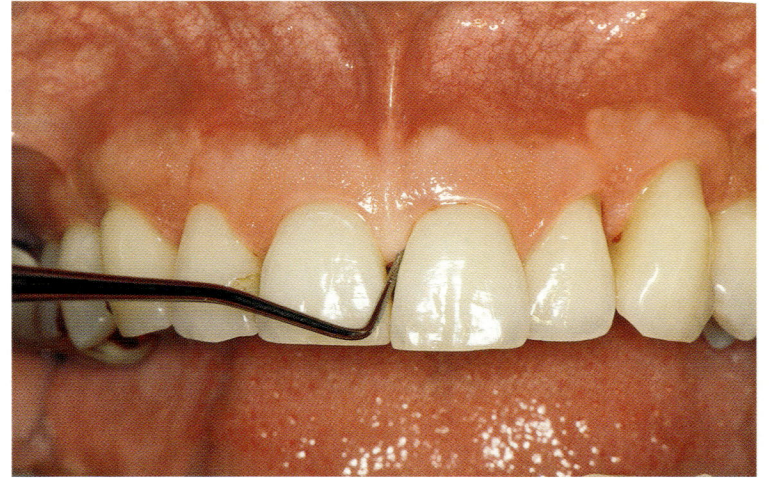

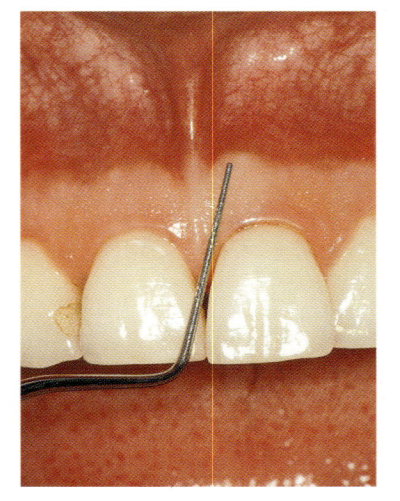

767 Após o tratamento inicial
Após o tratamento inicial (debridamentos supra e subgengival), a gengiva vestibular está praticamente livre de inflamação.
Há ainda algumas bolsas residuais ativas, sendo que a mais profunda (8 mm) entre as bolsas infra-ósseas de duas ou três paredes encontra-se junto à mesial do dente 21. O leve trauma oclusal inicialmente observado (bruxismo com contato prematuro) foi eliminado mediante desgaste.

Direita: A sonda mostra a profundidade do defeito.

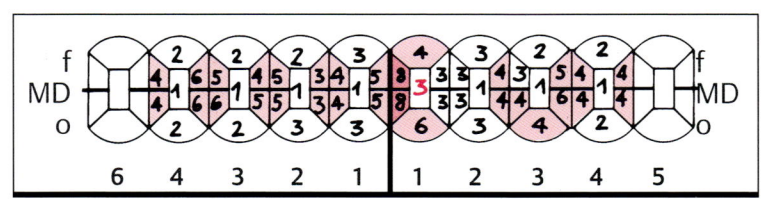

768 Profundidades de sondagem e mobilidade dental (MD) após o tratamento inicial
O dente 21, que apresenta forte mobilidade (MD 3), tem de ser tratado cirurgicamente.

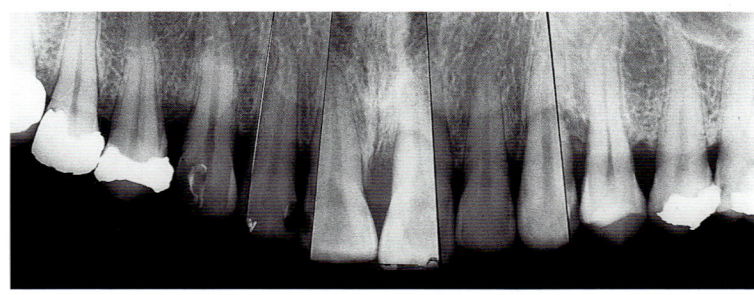

Exame radiográfico inicial
O contraste relativamente fraco das imagens não permite a boa visualização do defeito junto à mesial do dente 21.

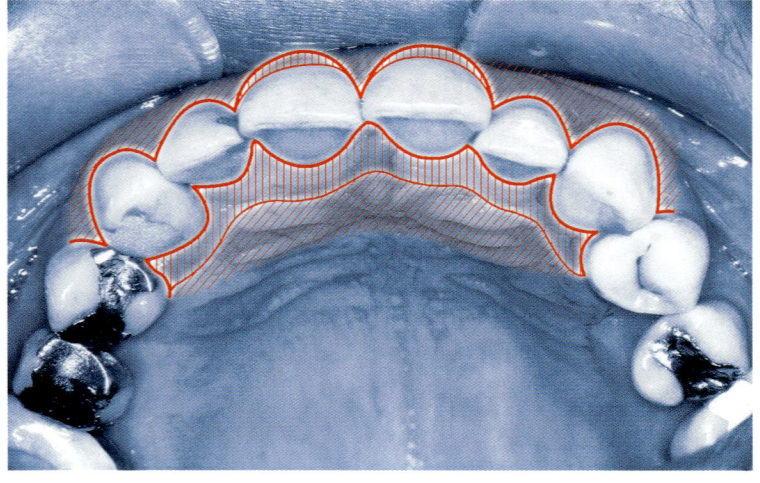

769 Plano de tratamento – imagem oclusal após tratamento inicial
Apesar do tratamento preliminar, ainda permanece no lado palatino leve inflamação da gengiva. A inclinação relativamente forte do palato na região anterior permite a execução de gengivectomia sem que a área da ferida cirúrgica seja muito extensa (hachurada).
Após a gengivectomia, faz-se uma incisão intra-sulcular e rebate-se o retalho.

Direita: Protocolo/plano da intervenção cirúrgica.

Cirurgia combinada com ß-TCP – protocolo cirúrgico
Palatina
- Incisão inclinada da gengivectomia e, em seguida, incisão intra-sulcular
- Rebatimento do retalho

Vestibular
- Incisão paramarginal: 11 e 21
- Incisão intra-sulcular: 22 e 23
- Rebatimento do retalho (retalho total)
- Pequena osteoplastia
- Curetagem do defeito ósseo, debridamento radicular
- Transpasse do fio de sutura entre os dentes 11 e 21
- Preenchimento do defeito com ß-TCP
- Sutura definitiva, cimento cirúrgico.

Enxerto aloplástico – cirurgia combinada 335

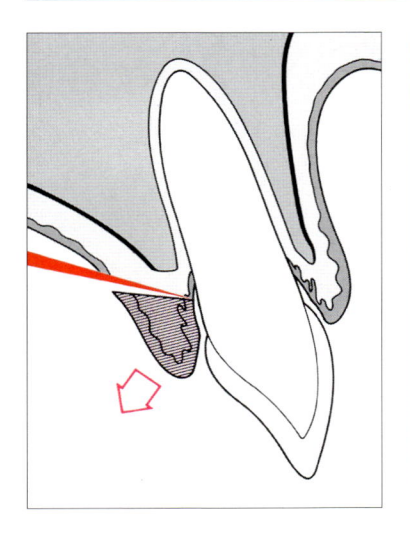

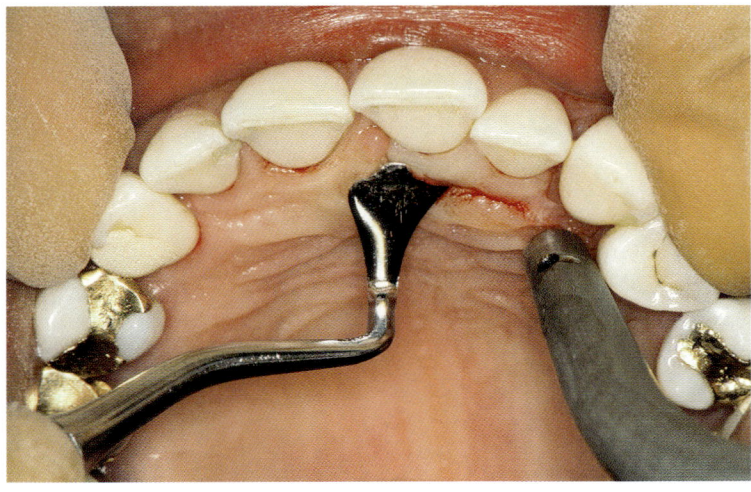

770 Gengivectomia palatina
Primeiramente, faz-se uma gengivectomia externa (incisão inclinada; ver p. 367), sem tocar o osso palatino.
O acesso com o gengivótomo de dupla angulação (instrumento com duas extremidades ativas GR1L/1R; Deppeler) é simples, não havendo dificuldades de execução técnica.

Esquerda: Representação esquemática da gengivectomia palatina.

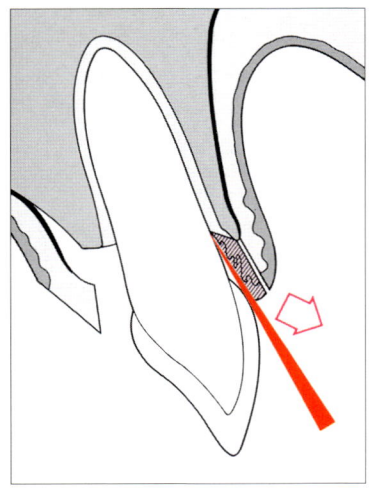

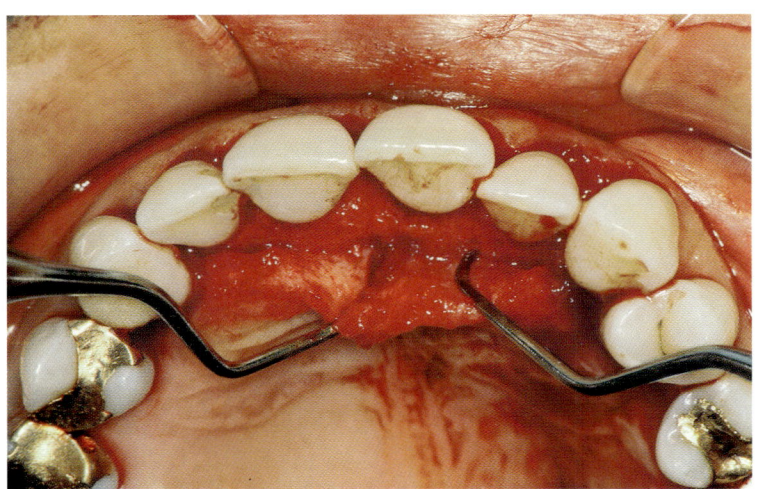

771 Retalho lingual rebatido
Após a gengivectomia, faz-se uma incisão marginal com o bisturi. A seguir, o rebatimento do retalho com o destaca-periósteo garante a boa visualização das raízes, do rebordo alveolar e da cratera óssea interdental.

Esquerda: Por *vestibular*, a incisão paralela à margem (gengivectomia interna) já foi executada. A incisão intra-sulcular representada corresponde à segunda incisão.

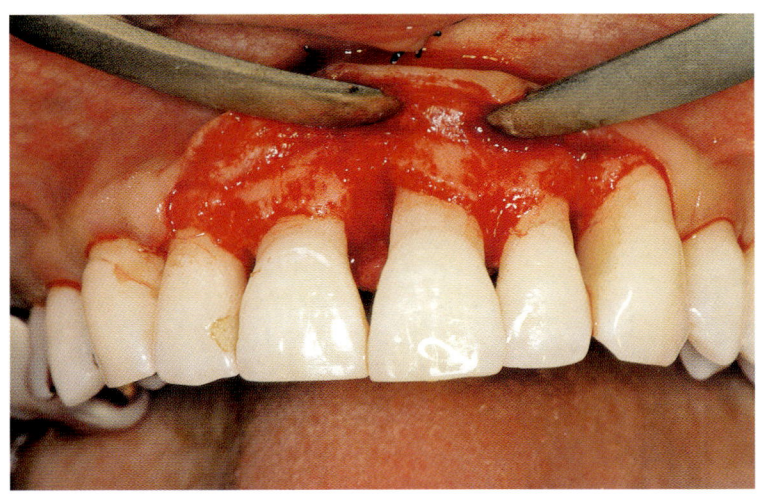

772 Debridamento radicular
A bolsa profunda junto à mesial do dente 21 preenche-se de sangue (coágulo) após o rebatimento do retalho, a curetagem cuidadosa e o debridamento radicular.
Nas áreas profundas dessa cratera, pode-se contar com a neoformação óssea mesmo que não se faça qualquer tipo de enxerto.

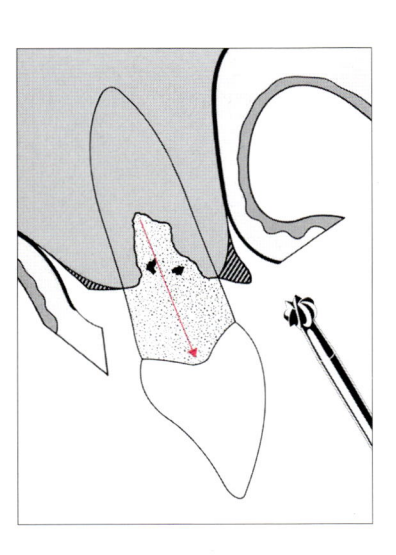

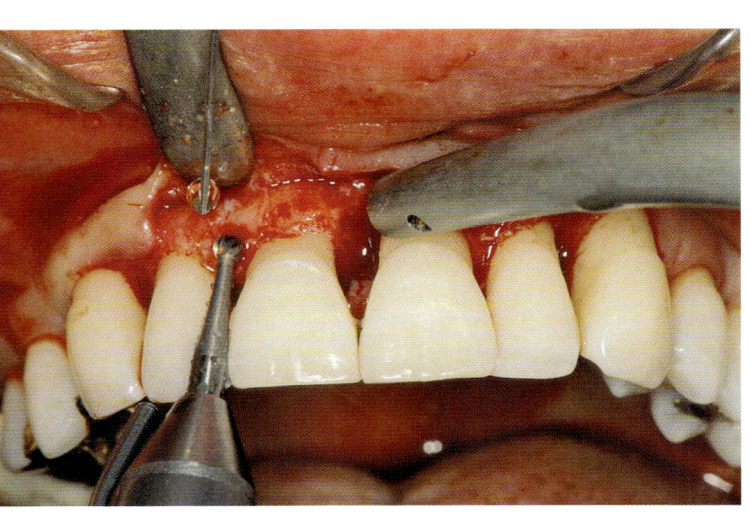

773 Osteoplastia
O volume ósseo vestibular entre os dentes 12 e 11 é removido cuidadosamente, sem que a *altura* do osso alveolar de sustentação seja reduzida.

Esquerda: A área de osteoplastia prevista está hachurada. Após o contornamento do osso, iniciam-se os procedimentos de raspagem e alisamento radiculares, especialmente na mesial do dente 21 (seta vermelha).

336 Métodos regenerativos

774 Material sintético: fosfato tricálcico ß (ß-TCP)
Materiais de enxerto TCP (Ceros) em diferentes granulações (ver p. 333).

Direita: O material sintético é misturado com solução de Ringer, obtendo-se uma pasta, que pode ser aplicada no defeito ósseo com porta-amálgama estéril. Antes da aplicação, deve-se estimular o sangramento da bolsa infra-óssea (com curetas ou, eventualmente, brocas que penetram nos espaços medulares) até que esta se preencha de sangue.

775 Preenchimento da bolsa infra-óssea com ß-TCP
Os retalhos vestibular e palatino já estão fixados por suturas. Na área do defeito mesial ao dente 21, o fio de sutura é apenas transpassado, sem que seja tracionado ou que se faça nó.
O defeito é preenchido com o TCP exercendo-se pressão. Ele deve bem-misturado com o sangue local. Não se deve sobrepreencher o defeito.
Imediatamente após o preenchimento, as suturas transpassadas são fechadas.

776 Adaptação do retalho
O recobrimento do defeito após o preenchimento é especialmente importante (risco de perda do enxerto).

Cuidado, pois a sutura não deve estar sob tensão! Isso poderia causar isquemia e necrose, do retalho, especialmente nas áreas de papila (perda de papilas; escurecimento tecidual interdental), provocando, assim, a perda das suturas (e, conseqüentemente, do enxerto).

Cicatrização da ferida cirúrgica

777 Cimento cirúrgico
Para garantir um processo cicatricial sem complicações, a área da cirurgia é protegida contra irritações mecânicas por cimento cirúrgico (Coe-pak, polvilhado com clorexidina em pó).

Direita: O coágulo sangüíneo (em vermelho) com as partículas de TCP (em azul) preenche completamente o defeito ósseo. A área da sutura é protegida mecanicamente por cimento cirúrgico (em azul).

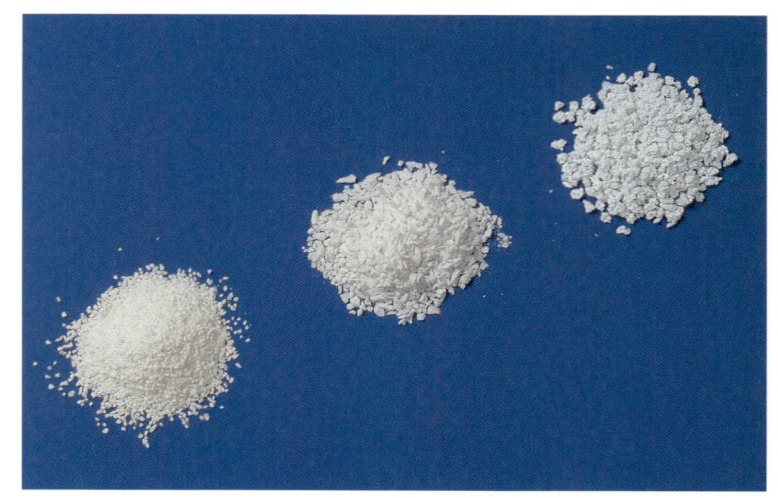

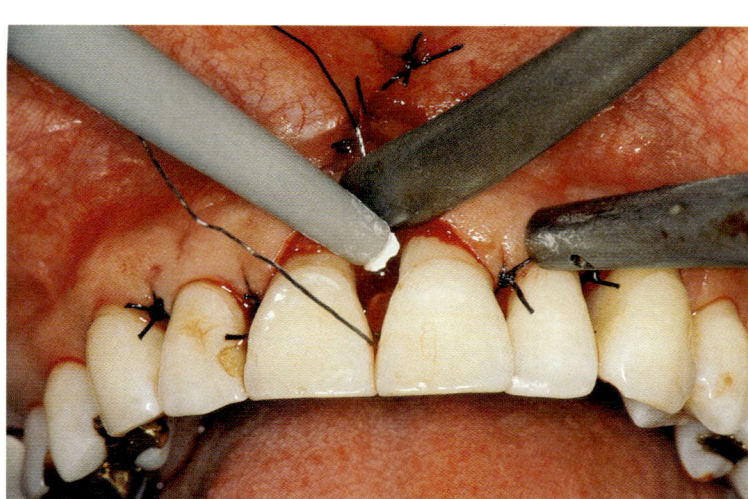

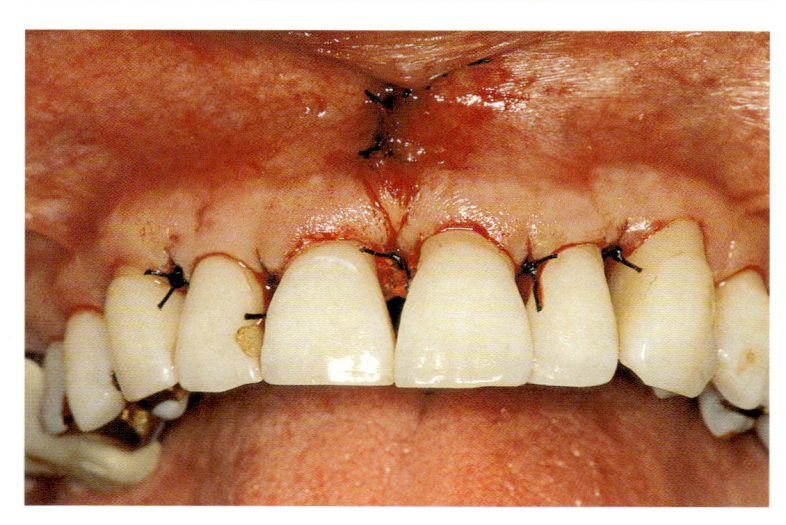

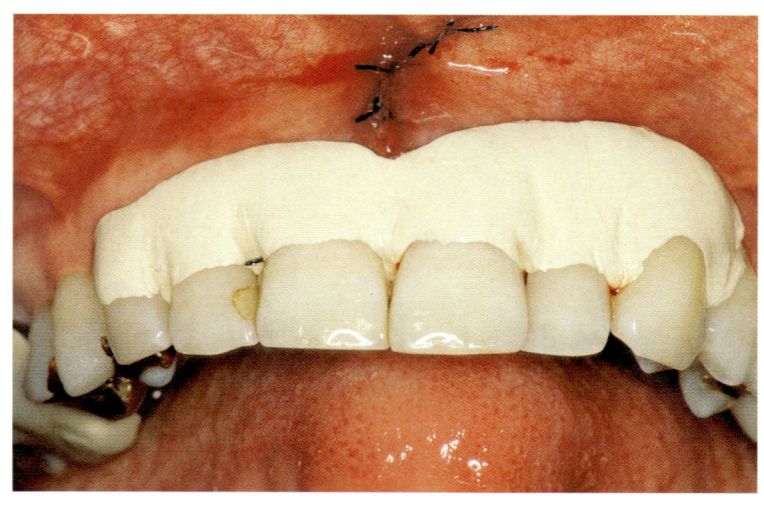

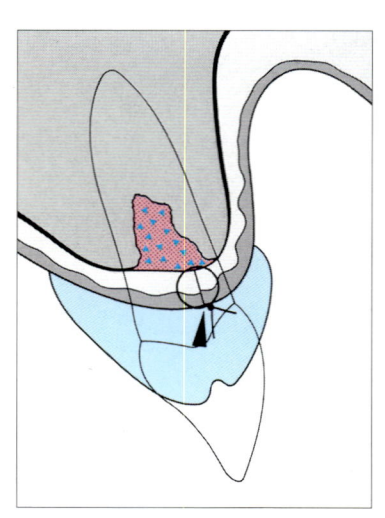

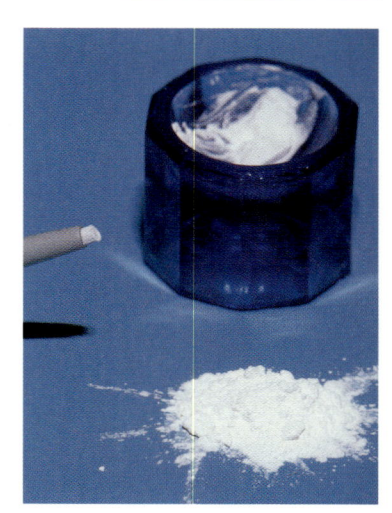

Associação de técnicas cirúrgicas de enxerto

Resumo

Os resultados do tratamento inicial nesta jovem paciente foram positivos, podendo-se contar com a sua disposição em colaborar também durante a fase cirúrgica. Apesar dos bons resultados iniciais, permaneceram algumas bolsas residuais – principalmente em áreas interdentais.

A bolsa residual mais profunda, com um defeito ósseo vertical entre os dentes 11 e 21, será eliminada utilizando a associação de técnicas cirúrgicas. O defeito de 8 mm de profundidade junto à mesial ao dente 21 pôde ser reduzido para 3 mm. Essa redução se deve, certamente, também a alguma recessão gengival.

Em boa parte da bolsa infra-óssea houve regeneração óssea. Não é possível comprovar se o preenchimento com fosfato tricálcico acelerou ou intensificou a neoformação óssea. Também não é possível investigar nem clínica nem radiograficamente se nas áreas mais profundas da bolsa houve neoformação de cemento e ligamento periodontal.

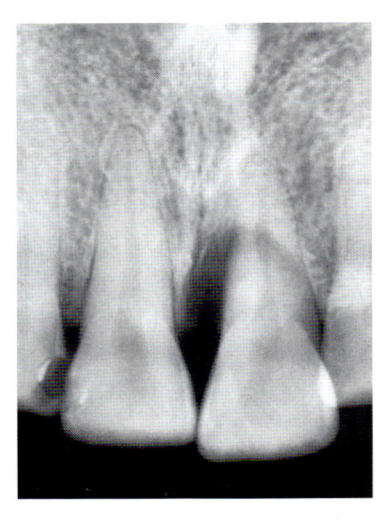

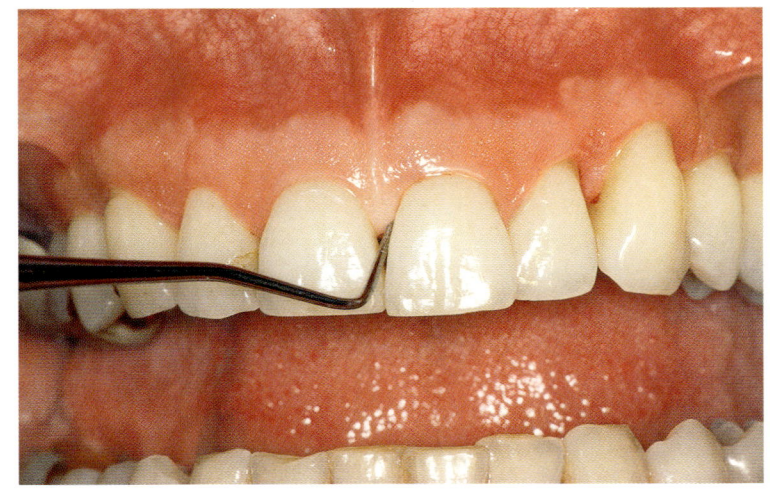

778 Após o tratamento inicial
Gengiva em condições satisfatórias após o tratamento inicial. Bolsa infra-óssea profunda (8 mm) junto à mesial do incisivo central esquerdo.

Esquerda: Com base na radiografia, supõe-se haver um defeito circular de duas a três paredes junto ao dente 21.

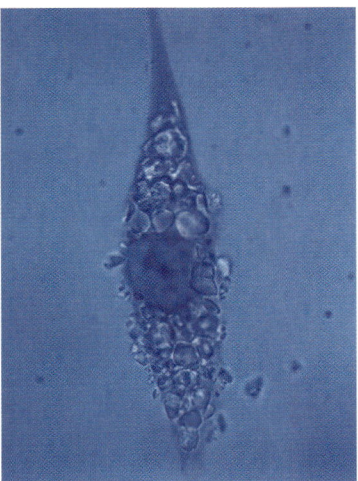

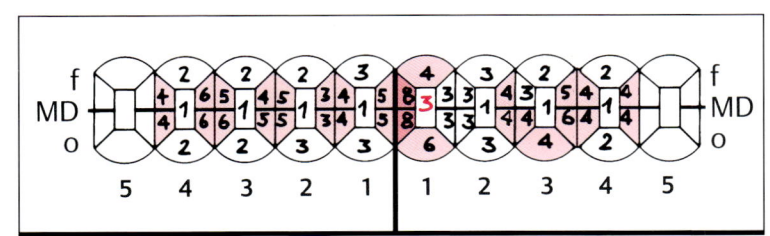

779 Profundidade de sondagem e mobilidade dental (MD) após o tratamento inicial (acima) e um ano após a cirurgia (embaixo)

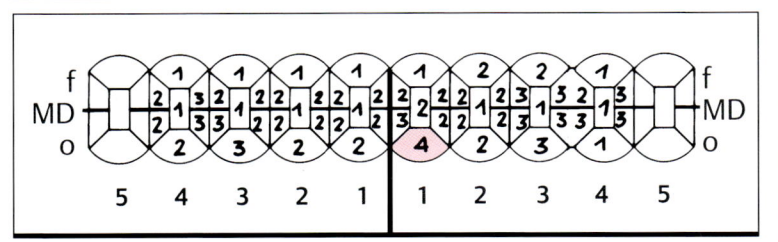

antes

depois

Esquerda: Vê-se, no meio de cultura, um fibroblasto vital com partículas de TCP fagocitadas (partículas com aspecto "vítreo" no interior da célula). Isso mostra a boa tolerância do ß-TCP.
Cortesia de *E. Kallenberger*.

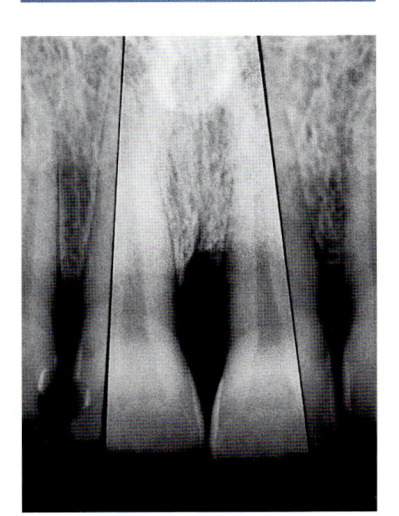

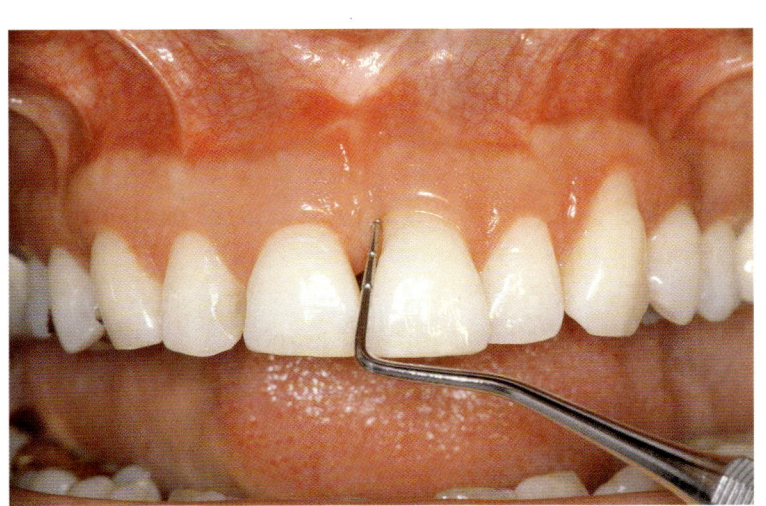

780 Um ano após a cirurgia
A bolsa de 8 mm foi reduzida para 3 mm por meio da intervenção cirúrgica. Essa redução se deve tanto à recessão, da gengiva como à neoformação óssea.

Esquerda: Na imagem radiográfica, observa-se provável neoformação óssea na mesial do dente 21 (ver Fig. 768).

Regeneração tecidual guiada

Para entender os processos regenerativos de todos os tecidos periodontais (cemento, ligamento periodontal, osso), é necessário conhecer a formação dessas estruturas durante o desenvolvimento normal de dente e raízes, bem como de seus tecidos circunjacentes (Hammarström, 1997; Selvig e Wikesjö, 1999; MacNeil e Somerman, 1999).

O processo de formação da raiz por meio da bainha de Hertwig (BH) é conhecido. Assim como no desenvolvimento e na cicatrização de outros tecidos, a regulação desses processos dá-se por meio de mediadores determinados geneticamente, como os fatores de crescimento e diferenciação, as *proteínas morfogénéticas ósseas* (BMP) e as proteínas matriciais da bainha epitelial de Hertwig.

A RTG convencional é feita apenas com barreiras *físicas*, sem a utilização de elementos *biológicos*. Em breve, porém, fatores de crescimento, proteínas/adesinas, etc. serão adicionados às membranas (ou, até mesmo, as substituirão), pois essas últimas apenas impedem a proliferação epitelial a partir da margem gengival em direção ao ápice, ou seja, a formação de epitélio juncional longo durante o processo de cicatrização periodontal.

781 Cicatrização após o tratamento "convencional" – velocidade de cicatrização dos tecidos
A Após o rebatimento do retalho, a superfície radicular é debridada.
B A cicatrização de cada tecido tem velocidade diferente (setas **1** a **4**).
C *Reparação*, com formação de epitélio juncional longo (rosa). Nas áreas profundas, pode ocorrer pequeno ganho de inserção (nova inserção em azul) e, nas áreas marginais, a gengiva sofre contração (seta clara), permanecendo, assim, pequena bolsa residual (vermelho).

782 Cicatrização após procedimento de regeneração tecidual guiada (RTG)
G Após rebatimento do retalho e debridamento radicular.
T A membrana (azul) separa o epitélio e o tecido conjuntivo gengival da superfície radicular, do ligamento periodontal e do osso. A regeneração do ligamento periodontal (**3**) e do osso (**4**) pode continuar sem interferências.
R Cicatrização por *regeneração*: sob o epitélio juncional curto (rosa), houve formação de cemento, ligamento periodontal (azul) e osso (amarelo).

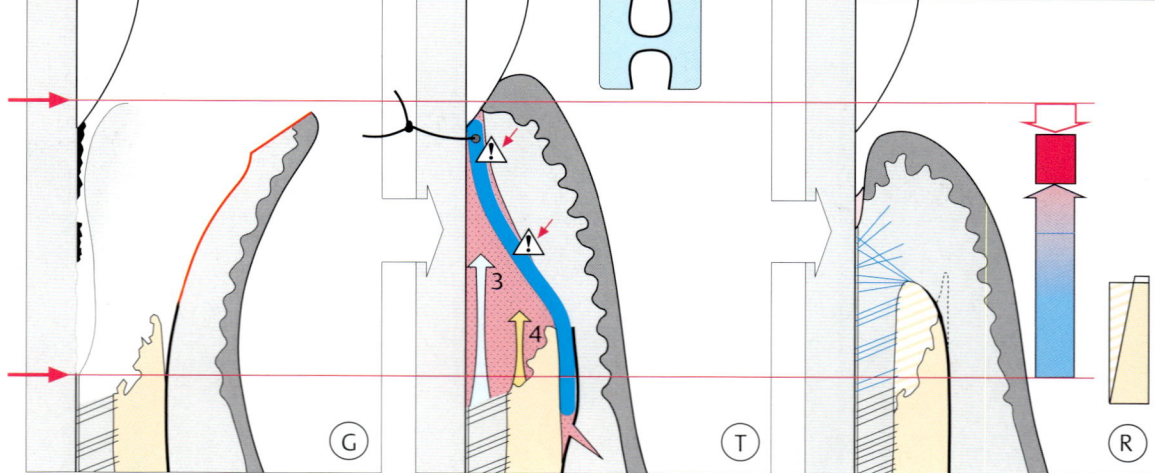

Em seus experimentos, Björn (1961, 1965) procurou evitar a rápida proliferação epitelial em direção apical removendo a coroa dental, tratando o defeito e, por fim, recobrindo a raiz remanescente e o defeito com mucosa (suturada), de modo que o tecido conjuntivo pudesse regenerar sob o epitélio sem sofrer interferências. Ellegaard (1976) utilizou enxertos de gengiva livre (EGL) para recobrir defeitos ósseos preenchidos com osso autógeno. Ambos os autores conseguiram impedir ou frear a proliferação epitelial em direção apical.

Em 1982, Nyman e colaboradores utilizaram pela primeira vez um filtro Millipore como barreira para impedir a proliferação epitelial em direção apical. Assim surgiu o método de *regeneração tecidual guiada* (RTG; denominação conferida pelos próprios autores) introduzido na periodontia.

O mercado reagiu rapidamente, oferecendo hoje um grande número de barreiras (p. 340 a 350); algumas delas são pré-conformadas e outras são recortadas no momento da cirurgia ou têm consistência viscosa antes da aplicação.

Regeneração tecidual guiada

Não-reabsorvível – GoreTex periodontal

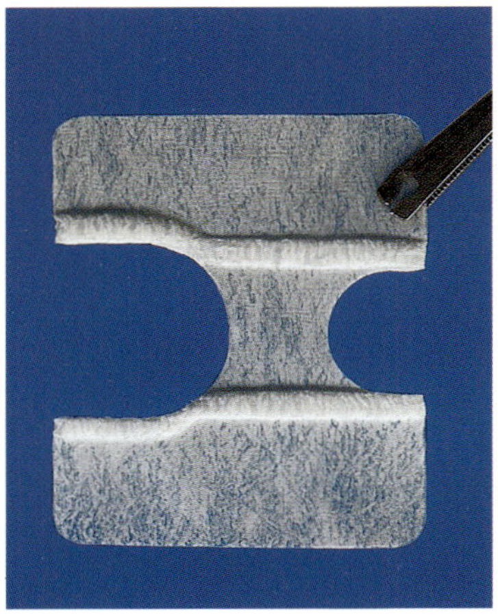

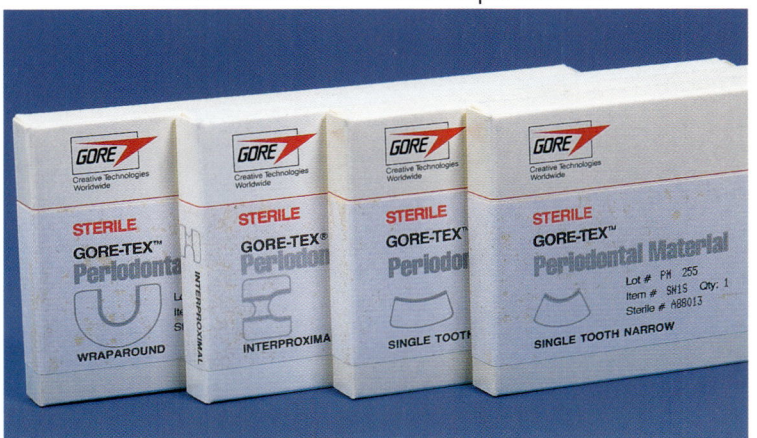

Reabsorvível/sintético – Vicryl

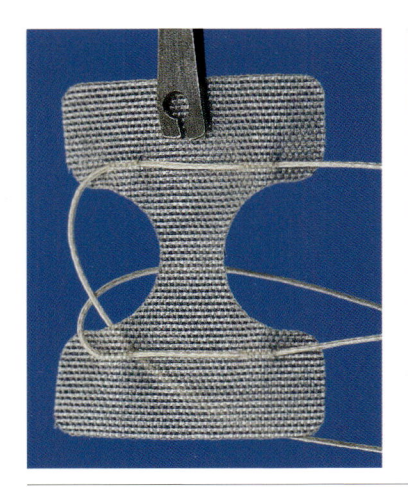

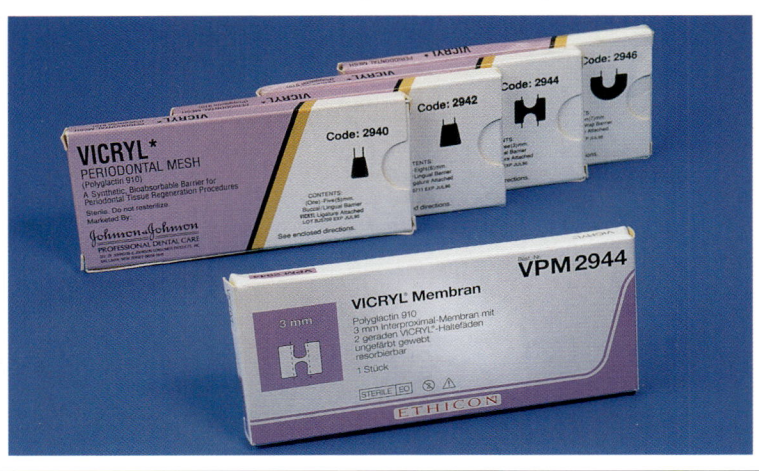

Reabsorvível/sintético – Atrisorb

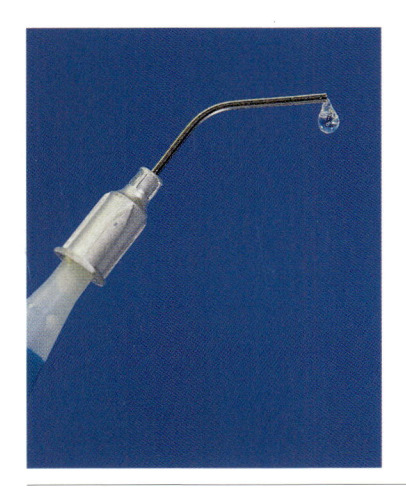

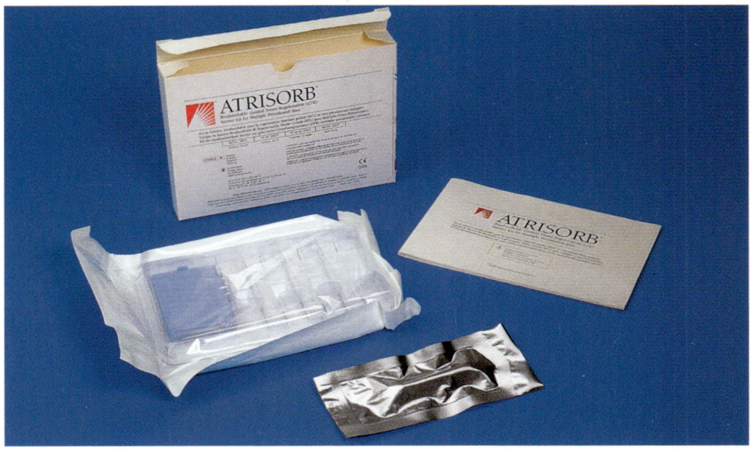

Reabsorvível/xenógeno – Bio-Gide

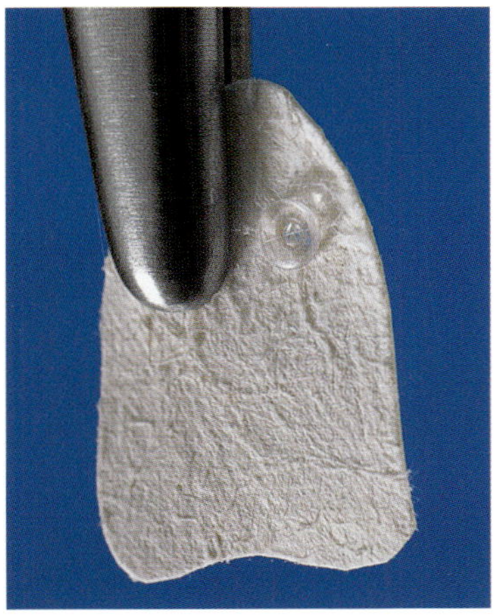

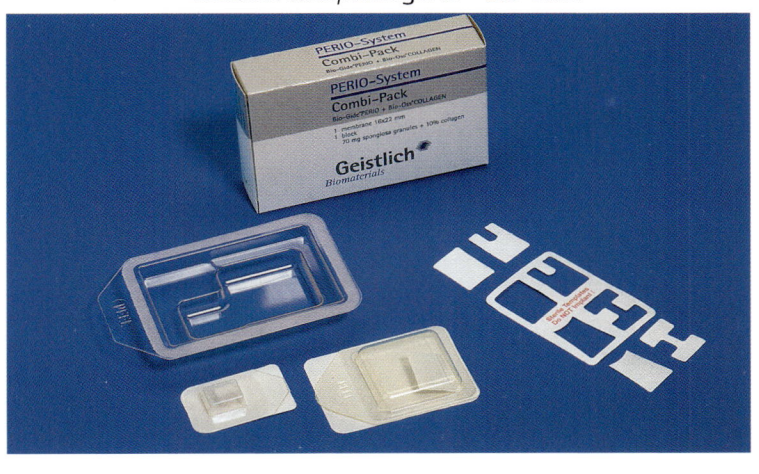

Membranas

783 GoreTex
É constituída de politetrafluoretileno "expandido" (ePTFE, Teflon). O material é relativamente rígido (*à esquerda*), podendo, assim, ser posicionado sobre a maioria dos defeitos ósseos, sem que esses tenham de ser antes preenchidos com osso liofilizado ou outro material. A membrana de GoreTex não é reabsorvível, devendo ser retirada em um segundo ato operatório em 4 ou 6 semanas depois.

784 Vicryl (Ethicon)
Essa membrana sintética reabsorvível é pré-conformada, constituindo-se de fios trançados de polímeros de ácidos poliglicólico e poliláctico na proporção de 9:1 (Polyglactin 910). Ela é relativamente macia, podendo dobrar-se dentro do defeito e, por isso, deve ser usada em combinação com material de preenchimento. A membrana possui fios reabsorvíveis (*à esquerda*) presos à sua superfície; esses fios, muitas vezes, não estão posicionados no local desejado, tendo de ser reposicionados.

785 Atrisorb (Atrix)
Esse material em forma de gel constitui-se de ácido poliácido-DL-láctico. A precipitação do gel pode ser induzida com um dispositivo especial após adição de NaCl; a membrana que se forma é, então, recortada na forma desejada.

O material pode ser também aplicado sobre o defeito na forma fluida por meio de seringa e cânula (*à esquerda*) e polimerizado *in situ* com um maço pequeno de algodão umedecido (p. 345).

786 Bio-Gide – Perio-System (Geistlich)
Ao contrário das barreiras sintéticas mencionadas anteriormente, essa membrana é xenógena, fabricada com colágeno de origem suína. Em contato com a umidade, ela se torna extremamente macia, de forma que o defeito ósseo deve ser preenchido antes da aplicação da membrana. A sutura geralmente é dispensável, pois o material se torna aderente, fixando-se bem às superfícies a serem recobertas. Quando necessário, a membrana pode ser fixada com *pins* (*à esquerda*).

Membranas/barreiras mais utilizadas

As membranas podem ser agrupadas da seguinte maneira:
- sintéticas, não-reabsorvíveis;
- sintéticas, reabsorvíveis;
- naturais, biodegradáveis.

Quando são utilizadas membranas reabsorvíveis, faz-se desnecessário um segundo ato operatório para a sua remoção; hoje se dá preferência a esse tipo de membrana para o tratamento periodontal. Apesar da grande variedade de membranas comercializadas, ainda não existe a membrana ideal "para todos os casos".

A regeneração óssea guiada (ROG, p. 513) exige "mantenedores de espaço" estáveis a longo prazo.

Propriedades de uma membrana de ótima qualidade:
- Segurança – nenhum risco de transmissão de doenças
- Biocompatibilidade – atóxica, não-imunogênica
- Adaptação à raiz/osso – fácil; boa "vedação"
- Rigidez – não deve dobrar-se para dentro do defeito
- Permeabilidade – somente para moléculas, mas não, para células
- Integração ao tecido – estável, ausência de movimentação
- Função de "mantenedor de espaço" – controle sobre o tempo de atuação
- Biodegradação – controlada
- Aditivos – antimicrobianos, bioestimulantes, etc.

787 Membranas para as técnicas de RTG e ROG

Membranas sintéticas, não-reabsorvíveis
- As barreiras GoreTex são pouco utilizadas nas cirurgias regenerativas periodontais, embora sejam o material de escolha (*goldstandard*) na ROG. Alguns tipos são reforçados com titânio.

Membranas sintéticas reabsorvíveis
- O material Vicryl é extremamente macio, e a indicação de seu uso sem prévio preenchimento depende do defeito ósseo.
- O material Guidor foi muito bem-aceito pelos profissionais, mas infelizmente não é mais fabricado.
- O material Resolut também é produzido pela empresa Gore Ass., Flagstaff, EUA (ver GoreTex PM e Osseoquest).
- O material Atrisorb tem uma "proposta" diferente das membranas pré-fabricadas, pois, após o preenchimento do defeito, ele é aplicado na forma fluida (*free flow*) ou utilizado para a confecção de membrana individual.
- A membrana Osseoquest deve ser utilizada exclusivamente para a ROG devido ao seu tempo de reabsorção – 6 meses.

Membranas naturais, bioabsorvíveis
- Os materiais xenógenos Bio-Gide e Biomend são fabricados com colágeno de origem suína ou bovina; ambos são de fácil manipulação.
- O material alógeno Alloderm constitui-se predominantemente de colágeno dérmico humano.

* Dados de 2000.

Membrana*	Composição/origem	Propriedades	Observações
● **Sintética – não-reabsorvível**			
GORE-TEX 1 *Material periodontal*	GTPM – ePTFE Politetrafluoretileno expandido	Bom "mantenedor de espaço" Relativamente rígido Facilidade de manipulação?	Padrão, pois é o material usado há mais tempo na clínica
GORE-TEX-TI 2 GTPM reforçado com titânio	ePTFE reforçado com titânio, Ti-PTPE?	O "mantenedor de espaço" mais estável Não exige preenchimento	Não expor o titânio! Adequado para recobrimento de recessões, reconstrução de crista alveolar, etc.
● **Sintética – reabsorvível/bioabsorvível**			
VICRYL 3 *Periodontal mesh*	*Polyglactin* 910 = ácido poliglicólico/ácido poliláctico 9:1	Relativamente macio Boa adaptação Reabsorção: 4 a 12 semanas	Membrana trançada Quatro formas pré-fabricadas Fios de sutura sobrepostos, reabsorvíveis
GUIDOR 4 *Matrix barrier*	Poliácido-DL-láctico/poliácido-L-láctico/+ acetiltributilcitrato	Membrana dupla Externa: poros grandes Interna: poros pequenos	Não mais produzido Em estudos comparativos da literatura, melhores resultados
RESOLUT 5 *Regenerative material*	Poliácido-DL-láctico/ácido co-glicólico	Reabsorção: 10 semanas Integridade funcional Bom "mantenedor de espaço"	Boa integração tecidual Material de sutura separado "Sutura Gore e Resolut"
ATRISORB 6 *Bioabsorbable barrier*	Poliácido-DL-láctico e solvente (n-metil-2-pirrolidona)	Macio, boa adaptação Reabsorção peculiar	Confecção individual da membrana com o → *barrier kit*
ATRISORB FF 7 *Free flow/direct*	Idem ao Atrisorb	Aderência; preenchimento Transforma-se em membrana	Só utilizado em combinação com preenchimento. Prospecto: "*innovation year 2000*"!
OSSEOQUEST 8 *Regenerative membrane*	Ácido poliláctico/ácido poliglicólico/trimetilenocarbonato	Ver Resolut, relevo confere rigidez à membrana Função: 6 meses	Adequado para RTG – regeneração tecidual guiada → Implantes, reconstrução da crista alveolar
● **Natural – biodegradável**			
BIO-GIDE 9	Colágeno xenógeno tipo I (100%): suíno Pele	Função de barreira por pelo menos 6 semanas bioativo	Em geral, utilizado em combinação com materiais de preenchimento (p. ex., Bio-Oss)
BIOMEND 10	Colágeno xenógeno tipo I (100%): bovino Tendões	Reabsorção: 4 a 8 semanas O colágeno entrelaça-se com o formaldeído	Entrelaçamento do colágeno prolonga o tempo de reabsorção
ALLODERM 11	Matriz alógena, principalmente colágeno I, Pele humana	Membrana livre de células A matriz dérmica precisa ser reidratada	Ainda novo; resultados eventualmente favoráveis para recobrimento de retrações

RTG com membrana não-reabsorvível

Procedimento com membrana GoreTex periodontal

Essa paciente de apenas 22 anos queixou-se de problemas estéticos na região anterior (protrusão dos incisivos, extrusão do dente 11) e gostaria que seus dentes fossem examinados. Desde os 16 anos de idade, ela sofre de diabete melito insulino-dependente (tipo 1), além de ser alérgica a níquel, bálsamo-do-peru, colofônia e substâncias aromáticas. A paciente não é fumante. Aos dez anos de idade, foram extraídos todos os segundos pré-molares.

Ao exame clínico, diagnosticou-se periodontite agressiva (tipo III). Os seguintes dentes estavam comprometidos: 16, 26, 36 e dentes anteriores. Esse padrão de acometimento corresponde ao da antiga PJL – periodontite juvenil localizada.

Situação inicial:

IP: 30%   SS: 52%

Imagem clínica, profundidade de sondagem, linha da margem gengival e exame radiográfico, ver figuras.

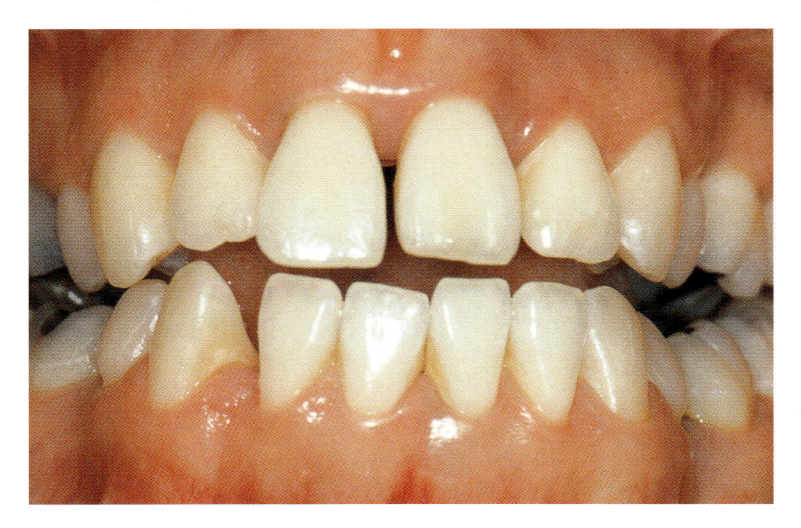

788 Situação inicial
Embora a quantidade de placa gengival não seja abundante, a gengiva apresenta hiperemia e aumento de volume em alguns locais; a superfície gengival é pouco pontilhada e tem aspecto vítreo. Sangramento à sondagem nas áreas proximais.

As anomalias decorrentes da periodontite – como a protrusão dos dentes anteriores (ver Fig. 799) – tornam-se mais evidentes à leve abertura de boca, como na figura ao lado.

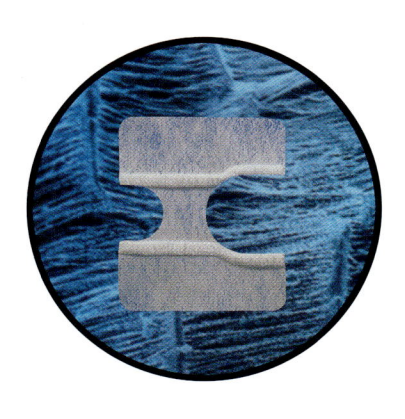

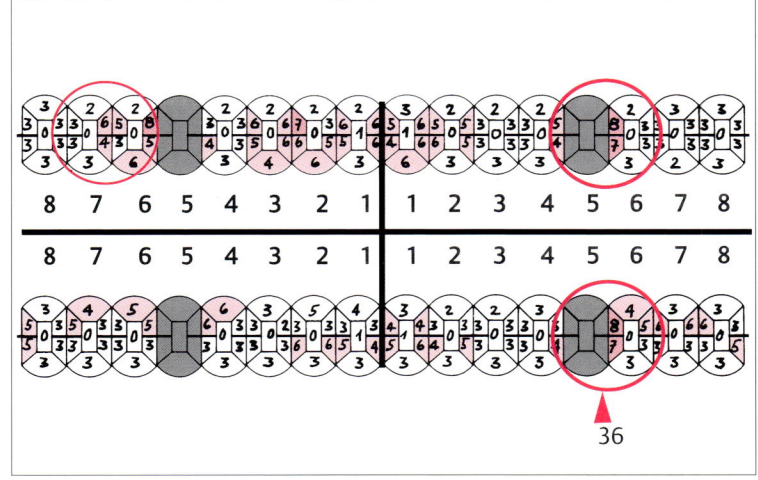

789 Profundidades de sondagem e mobilidade dental (MD)
Em três dos quatro primeiros molares, encontram-se bolsas localizadas de até 8 mm de profundidade (circuladas no odontograma). A mobilidade dental está aumentada apenas nos incisivos centrais superiores e inferiores.

O procedimento cirúrgico no dente 36 (seta vermelha) será descrito mais adiante.

Esquerda: Membrana GoreTex interdental que será utilizada na cirurgia.

Técnica de RTG com membrana – protocolo cirúrgico

- Incisão horizontal intra-sulcular
- Incisão vertical distal ao canino
- Retalhos mucoperiosteais vestibular e lingual
- Curetagem do defeito ósseo
- Debridamento radicular
- (Defeito não será preenchido)
- Posicionamento da membrana de GoreTex
- Reposição coronal do retalho após incisão no periósteo
- Recobrimento total do defeito com a membrana
- Instruções para o pós-operatório

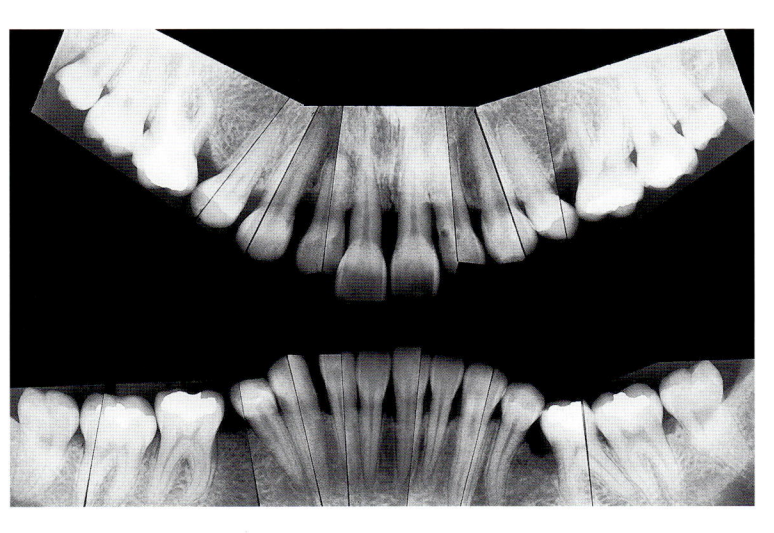

790 Exame radiográfico
O exame radiográfico inicial confirma as sondagens clínicas. A perda de inserção nos incisivos superiores e junto às superfícies mesiais dos dentes 16, 26 e 36 é acentuada. Esses últimos dentes sofreram inclinação mesial (extração dos segundos pré-molares antes de 12 anos).

Esquerda: Para depois do tratamento inicial de rotina, planejam-se cirurgias regenerativas e preparam-se os *protocolos cirúrgicos*.

Cirurgia de RTG – defeito ósseo junto à mesial do dente 36

791 Radiografia inicial
Junto à mesial do dente 36, com forte inclinação, observa-se um defeito ósseo vertical de cerca de 1/3 do comprimento radicular. Acima do ponto mais profundo da bolsa infra-óssea, observam-se estruturas que indicam que o defeito seja de várias paredes.

Direita: Situação clínica após os tratamento inicial, imediatamente antes da intervenção cirúrgica.

792 Rebatimento do retalho e debridamento radicular
O retalho vestibular é rebatido após incisão intra-sulcular abrangendo os dentes 33 a 37 e incisão vertical vestibular paramediana, distal ao dente 33. Por lingual, também se procede ao rebatimento de retalho.
O tecido de granulação é removido, expondo-se o defeito, e a raiz é debridada sob condições favoráveis (visão direta).

Direita: Profundidade de sondagem após o tratamento inicial, antes da cirurgia.

793 Membrana posicionada
A membrana recortada é relativamente rígida, sendo fixada nos dentes 34 e 36 com fios de sutura de GoreTex. O preenchimento do defeito ósseo (Materiais de preenchimento, p. 332) é um procedimento a se considerar. Para que o retalho possa recobrir a membrana sem permanecer sob tensão, ele é "prolongado" mediante incisão periosteal.

Direita: Membrana interdental de GoreTex presa por pinça de Corn e fio com agulha (Gore).

794 Área cirúrgica suturada
Os bordos da ferida foram bem-aproximados e suturados com pontos simples, e a membrana, completamente recoberta.

Até a remoção da membrana (segundo ato operatório, Fig. 796), a paciente deixa de praticar a higiene bucal mecânica, fazendo bochechos com solução de CHX 0,2% duas vezes ao dia.

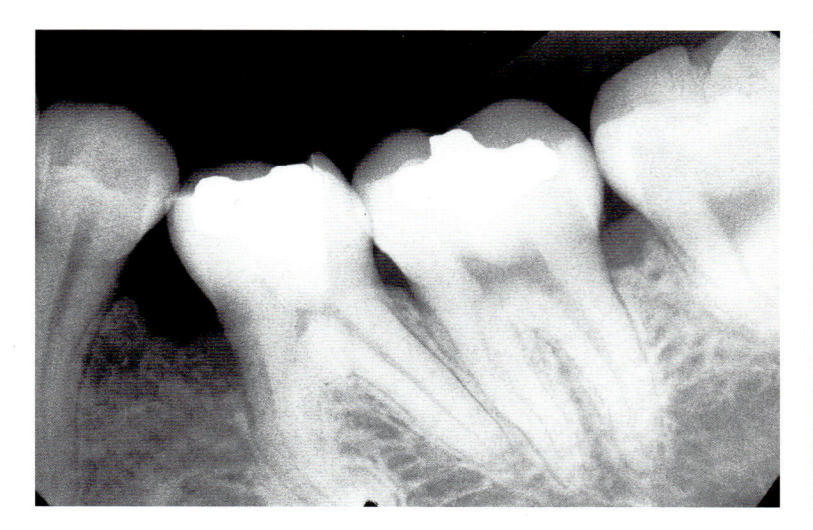

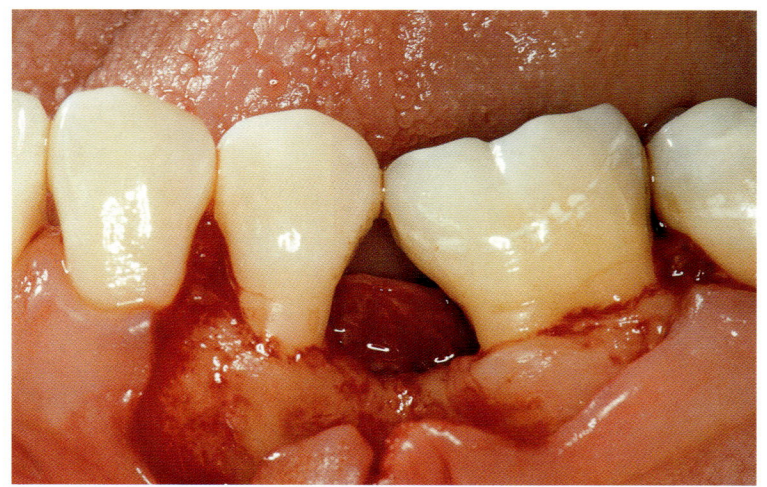

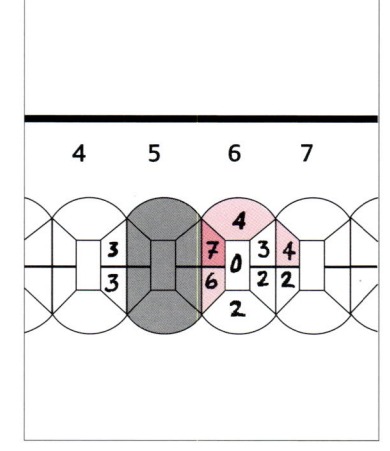

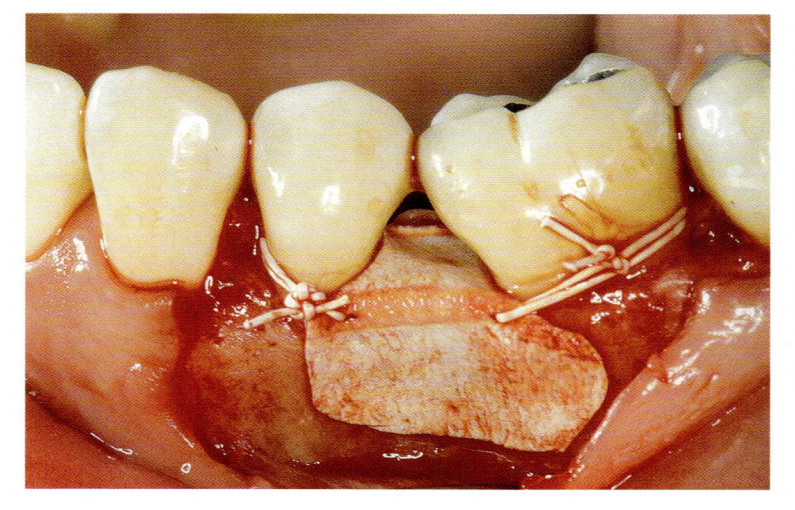

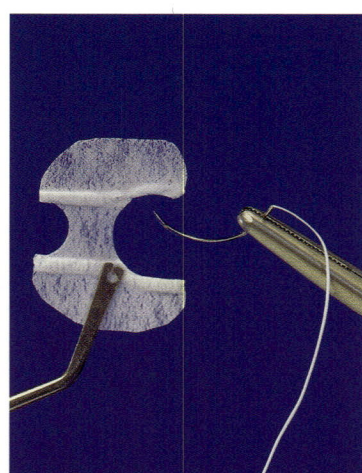

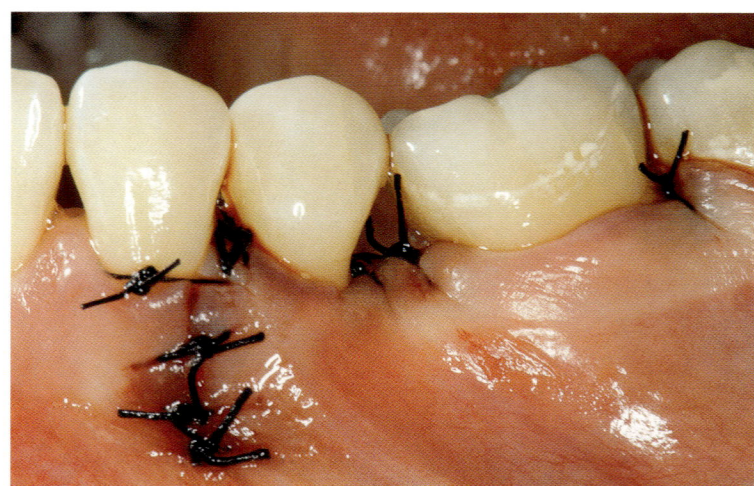

Cortesia de *R. Oberholzer.*

RTG com membrana não-reabsorvível   **343**

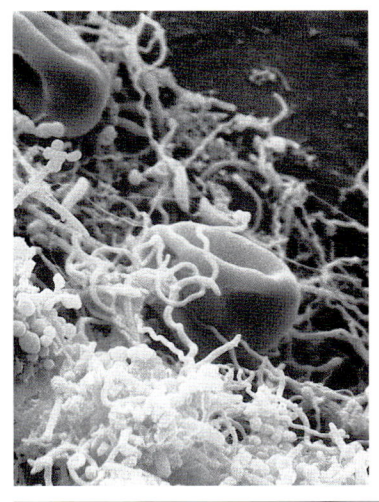

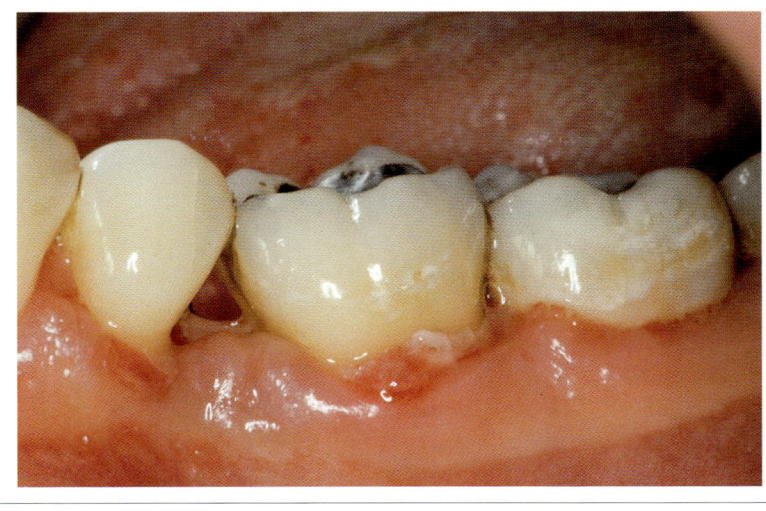

795 Nove dias após a primeira cirurgia – remoção da sutura
Observam-se pequena exposição da membrana e hiperemia da margem gengival; essa reação é comum quando se utilizam membranas não-reabsorvíveis. Nessa fase ocorre, freqüentemente, a colonização da superfície da membrana por bactérias.

Esquerda: Imagem MEV da face externa de uma membrana de Gore-Tex infectada. Além dos vários microrganismos, aparecem também eritrócitos.

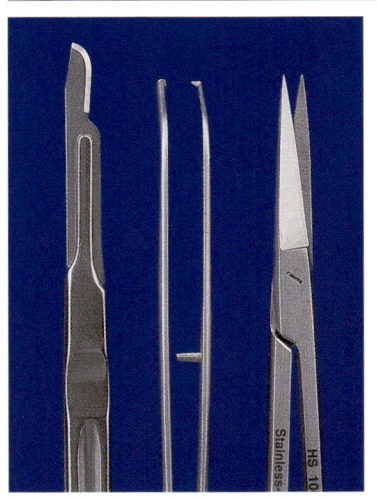

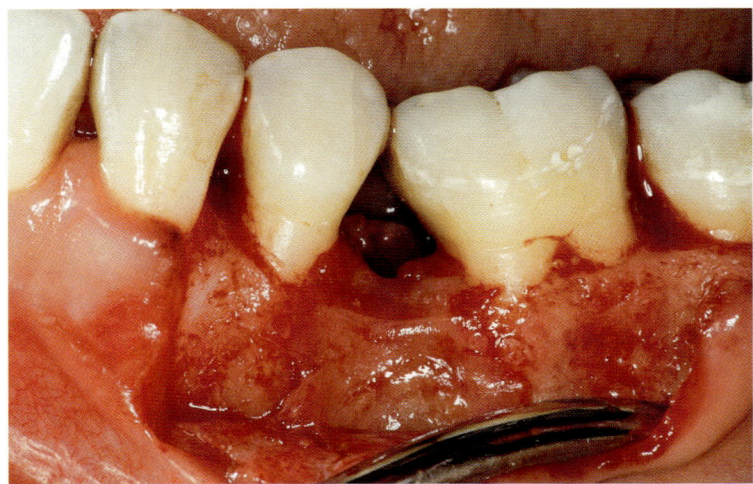

796 Segunda cirurgia após cinco semanas
O retalho original é afastado cuidadosamente, e a sutura da membrana, removida. A membrana dobrou-se ligeiramente para dentro do defeito interdental, pois não havia sustentação por material de preenchimento. A membrana é removida (preservação da matriz óssea não-mineralizada), e o retalho é reposicionado e suturado.

Esquerda: Instrumentos utilizados para o rebatimento do retalho e a remoção das suturas e da membrana.

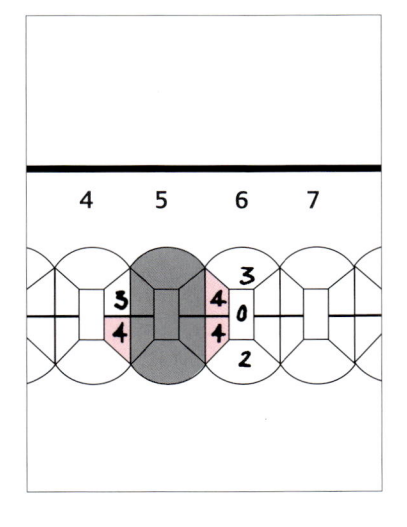

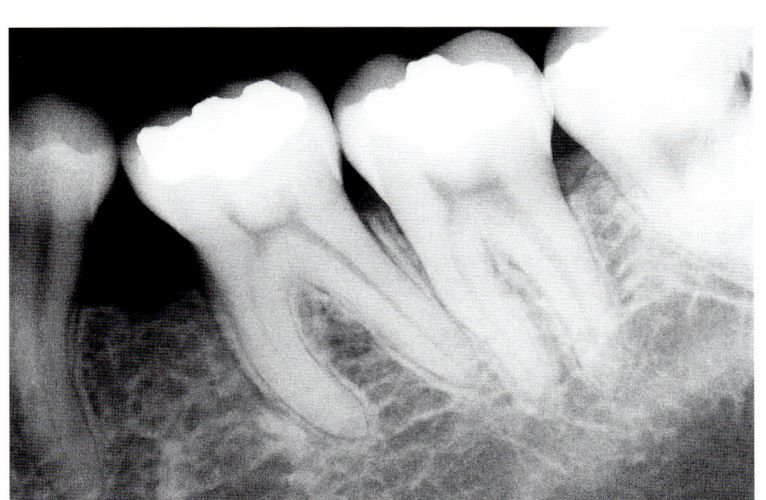

797 Exame radiográfico 11 meses após a RTG
A bolsa infra-óssea mesial ao dente 36 está quase completamente cicatrizada. Ver exame radiográfico inicial (Figs. 790 e 791).

Esquerda: A profundidade de sondagem original, de 8 mm, foi reduzida para 4 mm, pouco favorável para colonização com anaeróbios periodontopatogênicos (*Pg*, *Aa*).

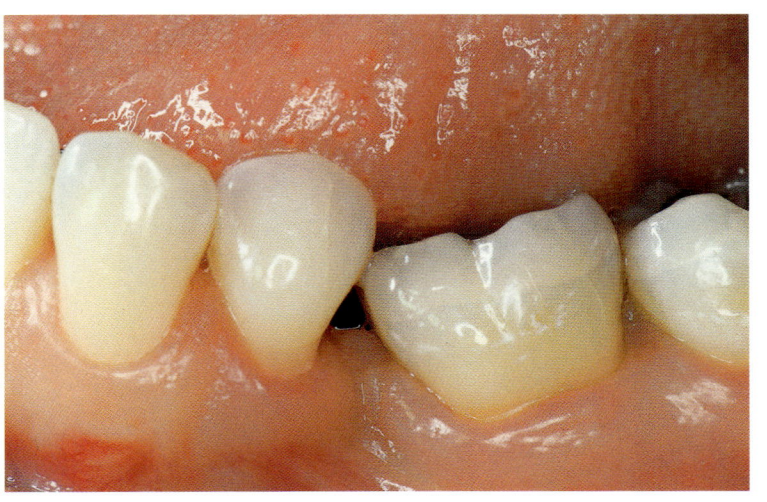

798 Três anos após a cirurgia
Situação estável do periodonto. Infelizmente, o molar encontra-se mais inclinado para a mesial do que ao exame inicial.
O segundo molar havia recebido uma banda durante tratamento ortodôntico realizado anteriormente. A banda servia de fixação para um fio proveniente da região anterior e exerceu pressão em direção mesial sobre o primeiro molar. Não se executou um tratamento ortodôntico mais abrangente (e melhor) porque a paciente desejava corrigir apenas os incisivos (estética).

Sinopse do caso – situação inicial

799 Vista oclusal da arcada superior
Aumento de volume gengival e hiperemia.
Forte protrusão dos dentes anteriores, com formação de diastemas.

Direita: Ao exame radiográfico inicial, observam-se defeitos ósseos verticais que avançam até a metade da raízes. A perda óssea no arco inferior é menos acentuada.

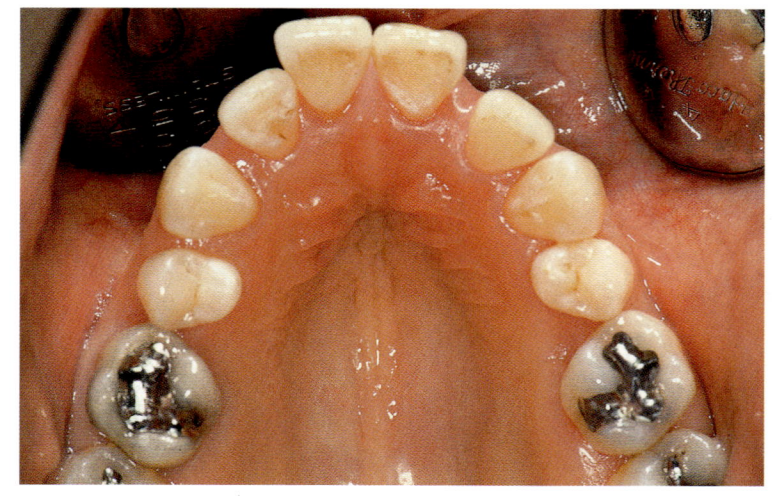

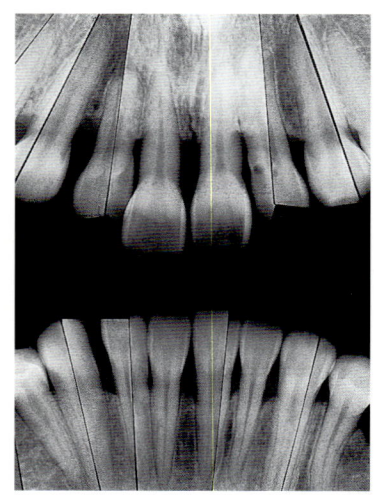

800 Vista frontal de ambas as arcadas
A inflamação da gengiva é evidente, mas a gravidade da periodontite não pode ser determinada apenas com o exame visual. Chama a atenção a migração dos dentes anteriores.

Direita: As profundidades de sondagem verificadas são de até 7 mm.

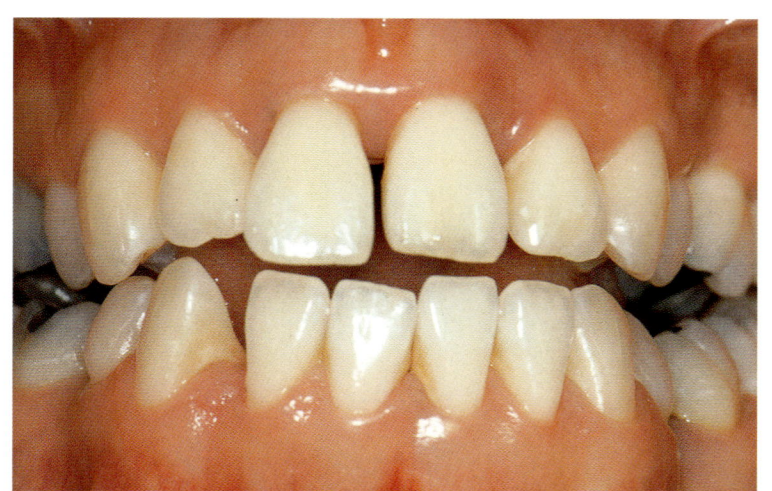

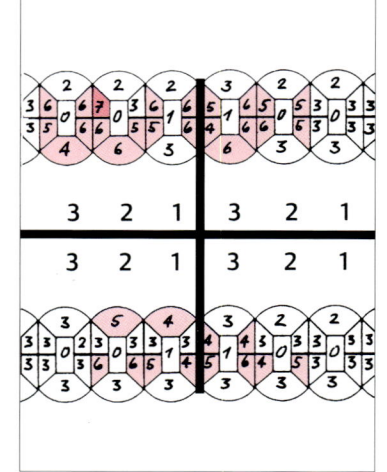

Exames clínicos após 3 anos

801 Vista frontal
Condições gengivais saudáveis. Gengiva de coloração rósea, leve contração gengival. Esse resultado satisfatório foi obtido apesar do diabete. A cooperação da paciente foi muito boa. Como a sua principal queixa era o problema estético, ela se mostra satisfeita com o resultado.

Direita: Profundidades de sondagem fisiológicas, exceto em alguns poucos locais com 4 mm de profundidade.

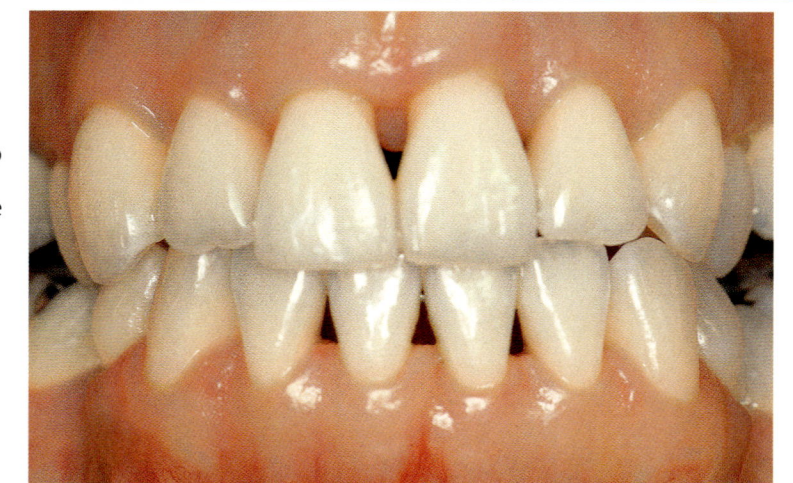

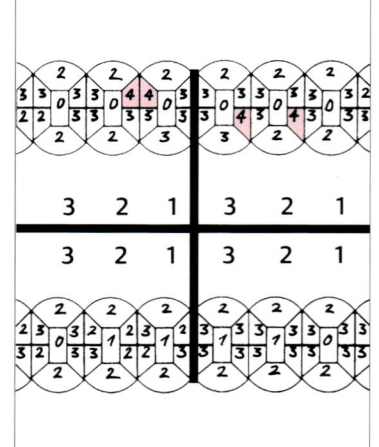

802 Vista oclusal da arcada superior
Após a finalização da correção, fixou-se uma *contenção* com resina composta. Ele dificulta a higienização por lingual, o que causa uma leve gengivite no local. A paciente ainda continua comparecendo às consultas de controle a intervalos de apenas quatro meses.

Direita: A situação do osso alveolar estabilizou-se. Nos septos interdentários, houve formação de compacta óssea.

Cortesia de *R. Oberholzer.*

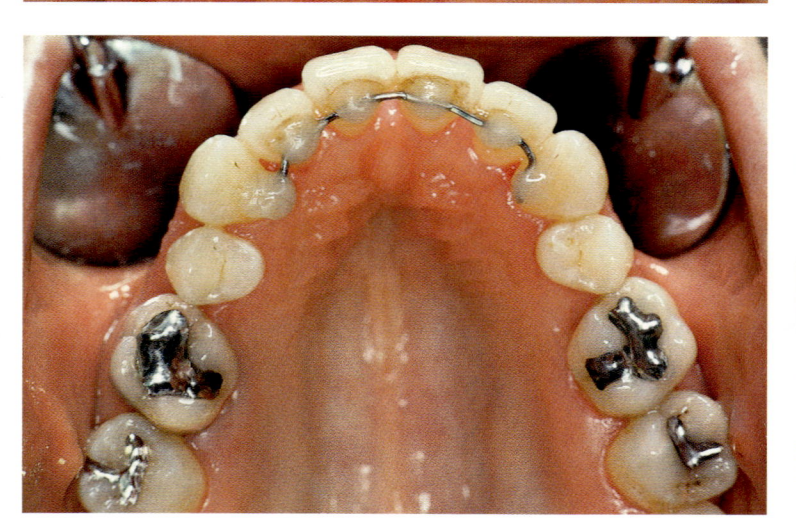

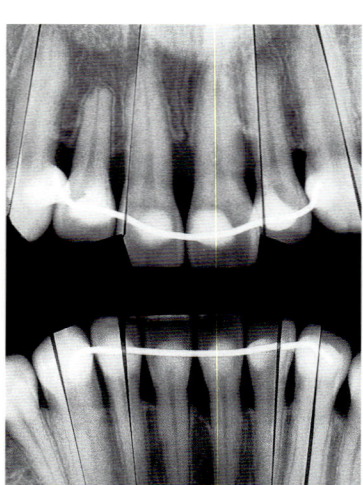

Membrana individual instantânea – tecnologia Atrisorb/Atrigel

A membrana Atrisorb é considerada uma forma aperfeiçoada, de manipulação mais fácil, das barreiras reabsorvíveis pré-confeccionadas.

A *tecnologia Atrigel* (fabricante: Atrix, Fort Collins) possibilita a fabricação de polímeros com diferentes velocidades de reabsorção. O *Atrisorb* é um polímero poliláctico comercializado na forma de pó, acompanhado de veículo líquido (N-metil-2-pirrolidona/NMP).

O produto, de consistência viscosa (*free flow*), pode ser aplicado diretamente pelo dentista. Quando em contato com a umidade (NaCl 0,9% ou fluido tecidual), transforma-se em uma membrana que exerce a função de barreira por pelo menos 20 semanas.

Também é possível confeccionar uma membrana durante o atendimento com dispositivo que acompanha o *kit*. Essa membrana adquire consistência de gel nos primeiros 5 minutos (umidade, calor), podendo, então, ser recortada na forma que se desejar. Após a colocação sobre o defeito, ela endurece rapidamente. A bolsa infra-óssea deve ser preenchida antes.

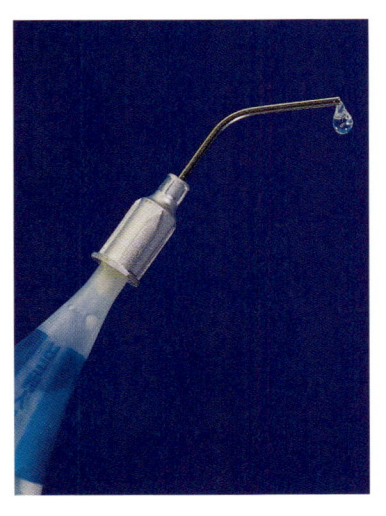

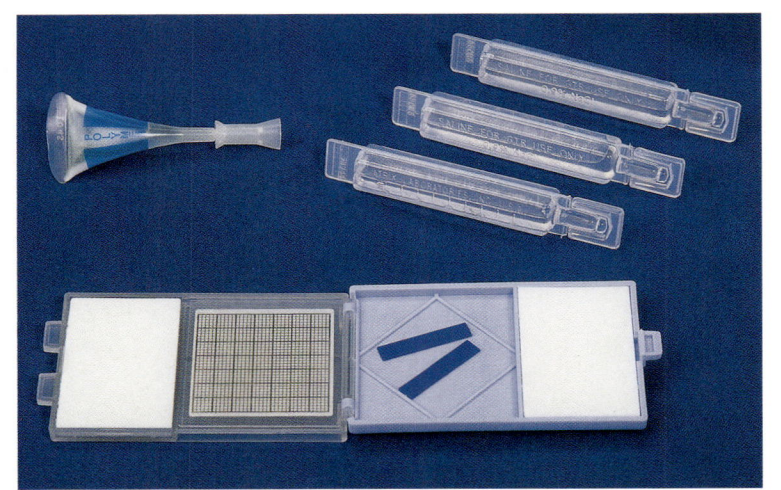

803 Kit Atrisorb
A embalagem contém o *kit* (envolto em filme plástico vedado), um dispositivo dobrável para a confecção da membrana, solução de NaCl, bem como o gel de Atrisorb em pequeno recipiente em forma de funil.

Esquerda: Para a aplicação direta do material, acopla-se uma cânula ao recipiente com o polímero (*Atrisorb "free flow"*).

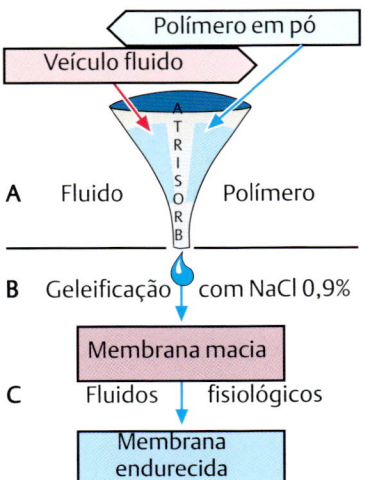

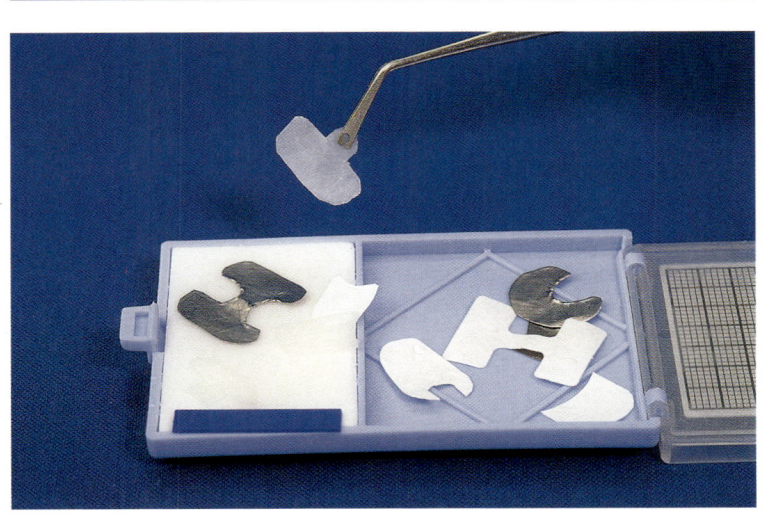

804 Confecção da membrana
Ambos os compartimentos com material esponjoso do dispositivo dobrável são embebidos com solução de NaCl. O líquido em excesso é removido, o Atrisorb viscoso é distribuído sobre o material de um dos compartimentos e o dispositivo é imediatamente fechado. As plaquetas azuis garantem a uniformidade da espessura da membrana. Após 4,5 minutos (ver instruções de uso), a tampa deve ser aberta, e a membrana, recortada.

Esquerda: Esquema da confecção.

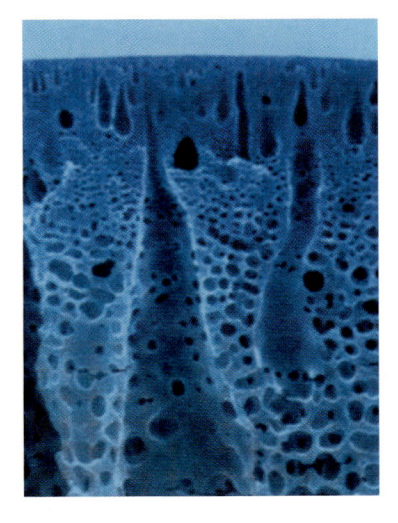

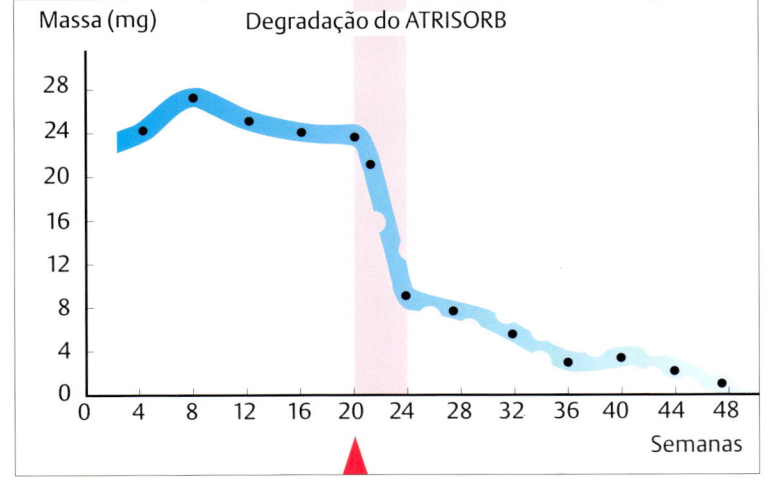

805 Duração da função de barreira – biorreabsorção
Cada membrana Atrisorb exerce a função de barreira durante 20 semanas. Após esse período, ela é metabolizada relativamente rápido. O principal metabólito é o ácido lático (ação antimicrobiana).

Esquerda: Corte transversal da membrana Atrisorb. O material apresenta alguma porosidade, mas não é invadido por células do epitélio ou do tecido conjuntivo do retalho (MEV *Atrix*).

RTG com membrana e preenchimento – Atrisorb *free flow*, Bio-Oss®

O material Atrisorb pode ser utilizado de duas formas: aplicado diretamente na forma fluida (*free flow*) ou na forma de membrana, confeccionada durante o atendimento (com dispositivo especial) e recortada na forma desejada. Deve-se preencher o defeito com material de enxerto a fim de se evitar a infiltração pelo Atrisorb. Na forma viscosa, este é gotejado sobre o material de preenchimento, sendo, então, adaptado às superfícies radiculares vizinhas e ao preenchimento com pequenas porções de algodão umedecidas. A umidade geleifica o material e o endurece em poucos minutos, obtendo-se, assim, a membrana.

Este paciente de 67 anos tem saúde geral satisfatória e não é fumante. Ele sofre de periodontite generalizada crônica (tipo II) com defeitos ósseos localizados e muito profundos. As abrasões acentuadas indicam parafunção oclusal.

Exame clínico da área dos dentes 32 e 33 após o tratamento inicial:

IP: 12%   SS: 12%

Profundidades de sondagem, mobilidade dental e exame radiográfico, ver figuras.

806 Situação inicial
Defeito ósseo na região dos dentes 32 e 33
Após o tratamento inicial, observa-se pouca quantidade de placa e sangramento. A gengiva apresenta coloração rosa-clara e recessão "não-patológica". Na distal do dente 32, há bolsa residual profunda. Os bochechos com clorexidina pigmentaram levemente as superfícies radiculares expostas.

Direita: Profundidades de sondagem de até 8 mm. O dente 32 apresenta grande mobilidade (MD 3; p. 174).

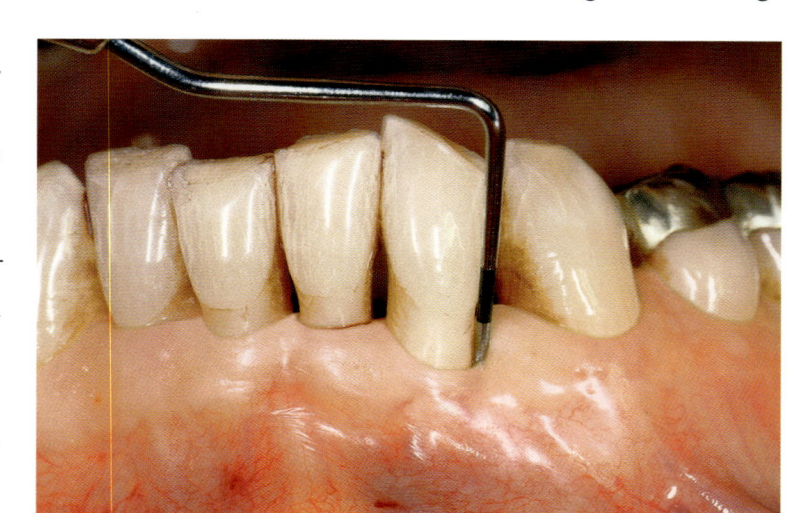

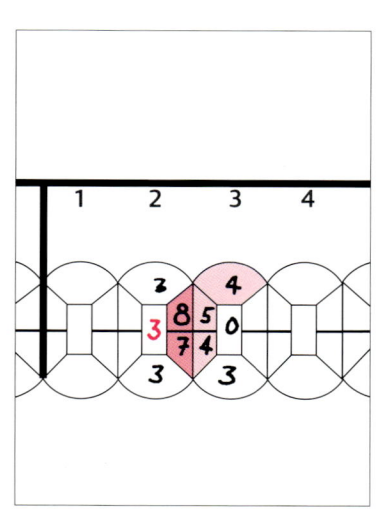

807 Bolsa infra-óssea distal ao dente 32
Retalhos mucoperiosteais vestibular e lingual abrangendo os dentes 41 a 34, sem incisões verticais. O tecido de granulação foi removido, e as superfícies radiculares foram debridadas; observa-se, então, bolsa óssea profunda e estreita.

Direita: A imagem radiográfica mostra que cerca de 2/3 do osso alveolar junto à distal do dente 32 foram perdidos.

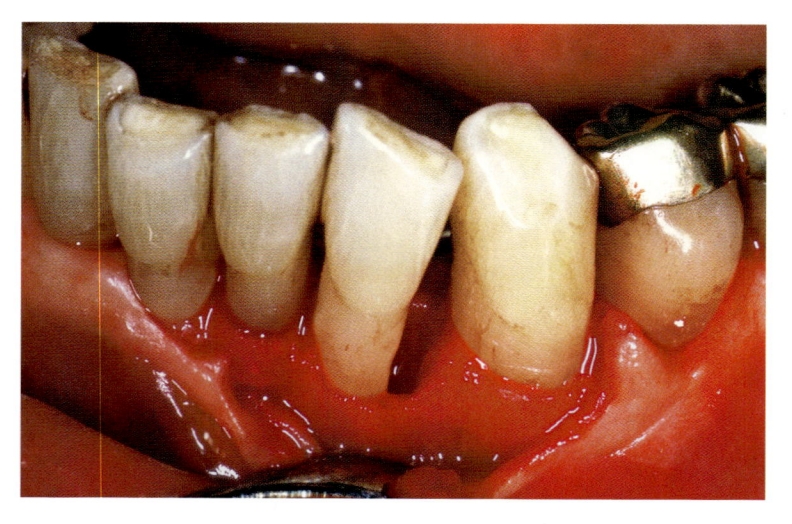

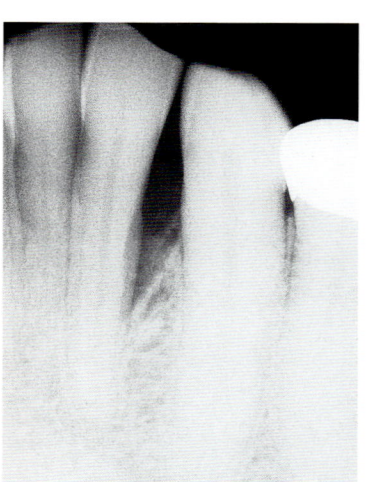

808 Defeito preenchido
A bolsa infra-óssea cheia de sangue é preenchida com colágeno Bio-Oss até o ponto mais alto do rebordo alveolar proximal (material de enxerto xenógeno).

Direita: O bloco de colágeno Bio-Oss e o granulado de esponjosa bovina (hidroxiapatita/HA) com 10% de colágeno suíno são amolecidos com solução de Ringer e manipulados em forma de *chips*.

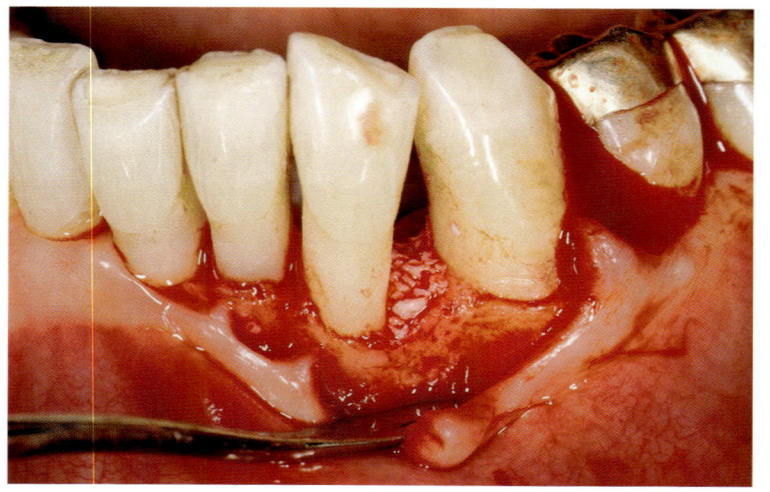

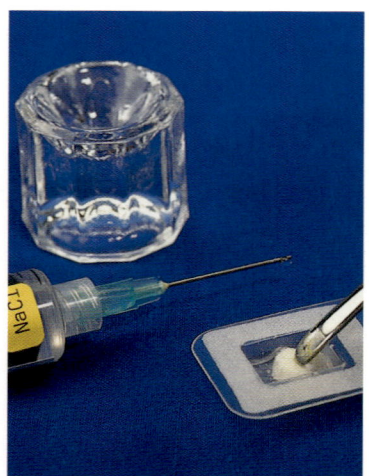

RTG com membrana e preenchimento

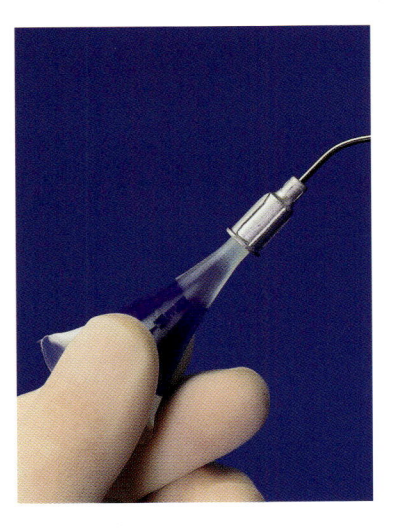

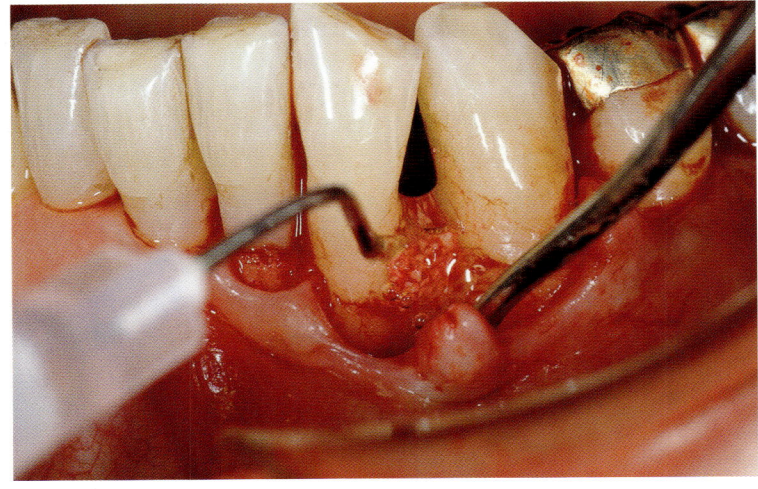

809 Aplicação do Atrisorb fluido
O fluido *Atrisorb de aplicação direta* é gotejado sobre o material de preenchimento e sobre o osso circundante. O processo de polimerização é iniciado pelo contato com sangue, fluido tecidual ou solução de Ringer. Em pouco menos de 5 minutos, o material apresenta rigidez suficiente. Durante essa fase, a ferida cirúrgica não deve ser manipulada.

Esquerda: Tubo plástico com Atrisorb e cânula romba (acompanha o *kit*) acoplada.

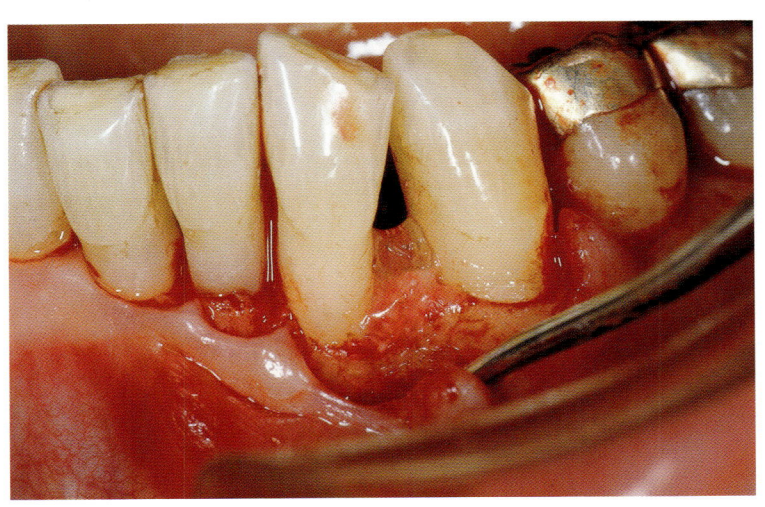

810 Atrisorb adaptado
O material é moldado com um pequeno maço de algodão estéril, adquirindo a forma de membrana. Esta encontra-se em íntimo contato com o Bio-Oss e as superfícies radiculares. Não são necessárias suturas para a estabilização da membrana.

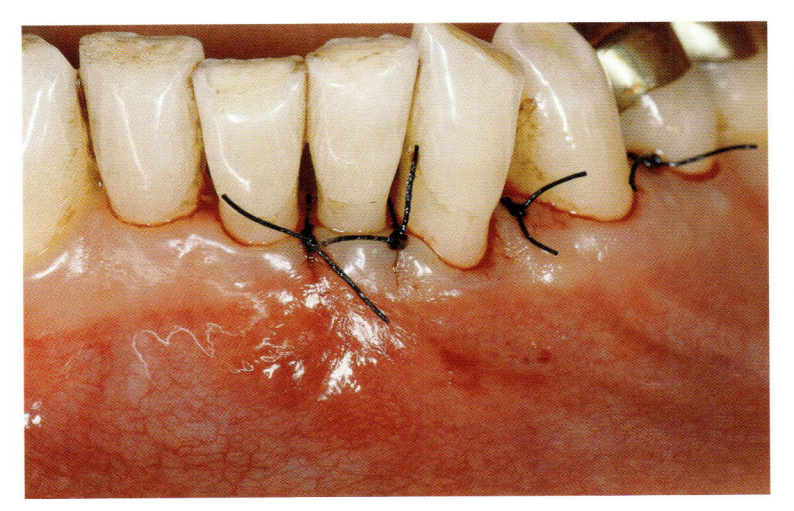

811 Fechamento da ferida
Após a incisão profunda no periósteo (retalho vestibular dividido, apical ao defeito), a área cirúrgica é fechada com pontos simples.

Deve-se tomar o cuidado de não puxar a membrana com a agulha no momento da sutura.

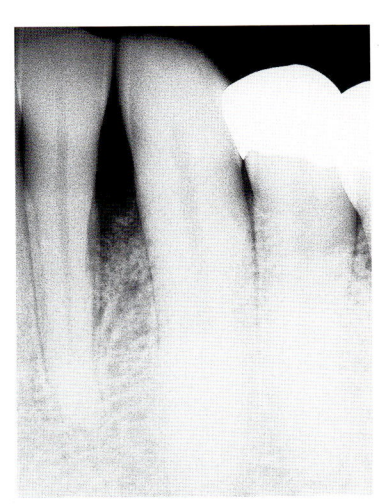

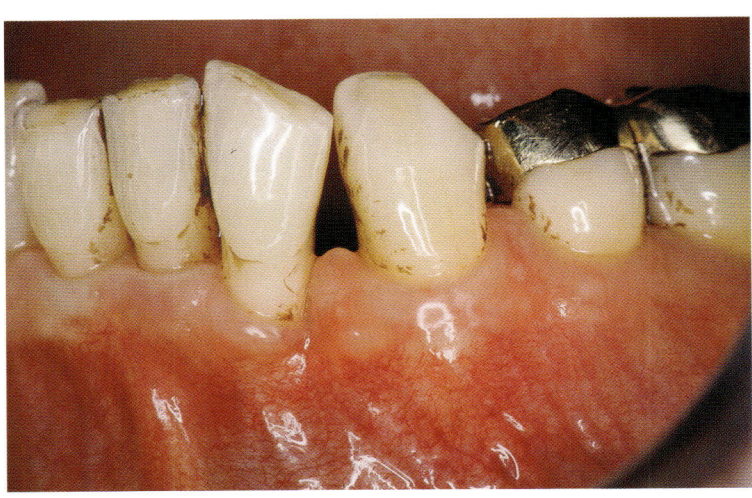

812 Pós-operatório de 15 meses
Em comparação ao exame inicial (Fig. 806), não houve grande recessão gengival. As profundidades de sondagem no local da cirurgia são de 3 a 4 mm, o que permite concluir que ocorreu considerável cicatrização do defeito (ganho de inserção?). Pigmentação devida ao uso de CHX.

Esquerda: A comparação dos exames radiográficos (Fig. 807, à direita) mostra considerável ganho de tecido ósseo distal ao dente 32.

RTG com membrana e material de preenchimento – Bio-Gide e colágeno Bio-Oss

Além do granulado de esponjosa, há também o granulado composto Bio-Oss, que contém 90% de esponjosa bovina e 10% de colágeno suíno. O Bio-Oss é um material de preenchimento de defeitos ósseos comercializado na forma de bloco (Fig. 816).

O caso apresentado a seguir é de uma paciente de 39 anos com periodonto, em grande parte, saudável. A causa do defeito ósseo localizado junto à mesial do dente 46 não pôde ser esclarecida: uma provável causa é a inclinação mesial do molar que ocorreu após a extração do segundo pré-molar; outra seria a eventual infiltração de *adesivo* no sulco gengival mesial ao se executar a restauração de resina – um risco, muitas vezes, subestimado (o material é muito pouco visível).

Após o tratamento inicial, a área do defeito apresenta pouca quantidade de placa, mas ainda sangra à sondagem. Profundidades de sondagem, mobilidade dental e perda óssea, ver figuras.

813 Região do quarto quadrante após o tratamento inicial
A gengiva tem aparência ligeiramente vítrea, com leve pontilhado superficial, e apresenta sangramento à sondagem junto à mesial do molar inclinado. A restauração de resina grande (com contraste radiográfico) tinha sido feita, provavelmente, havia muitos anos. Após a conclusão do tratamento periodontal, ela deverá ser substituída por *inlay*.

Direita: A profundidade de sondagem mesial ao dente 46 é de 12 mm no ponto mais profundo.

814 Exame radiográfico
Apenas junto à mesial do dente 46 há extensa perda óssea. Supõe-se que, nas áreas mais profundas, haja bolsa de três paredes. O defeito estende-se muito além da metade da raiz.

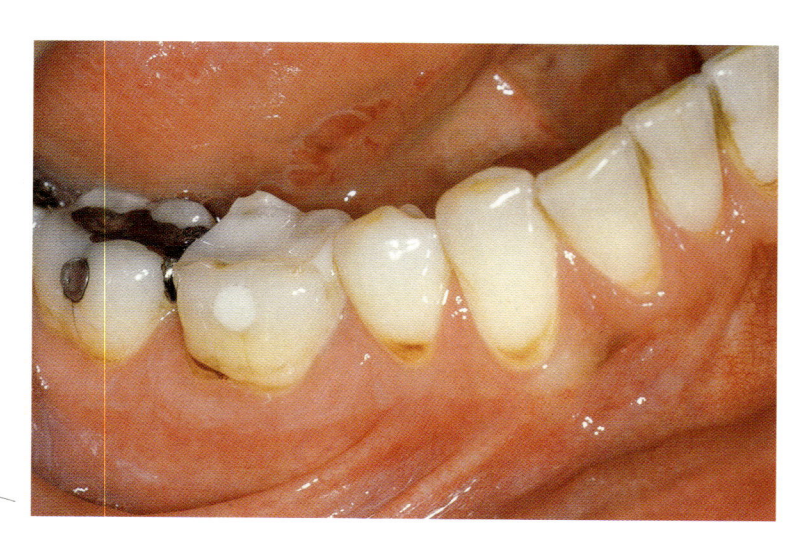

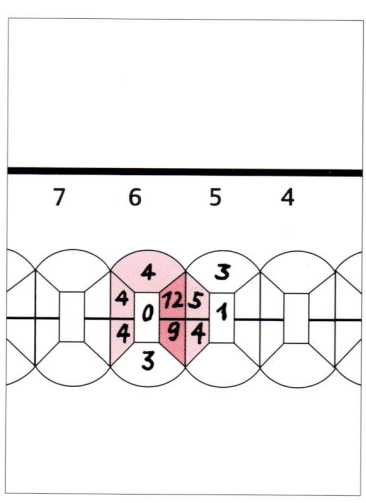

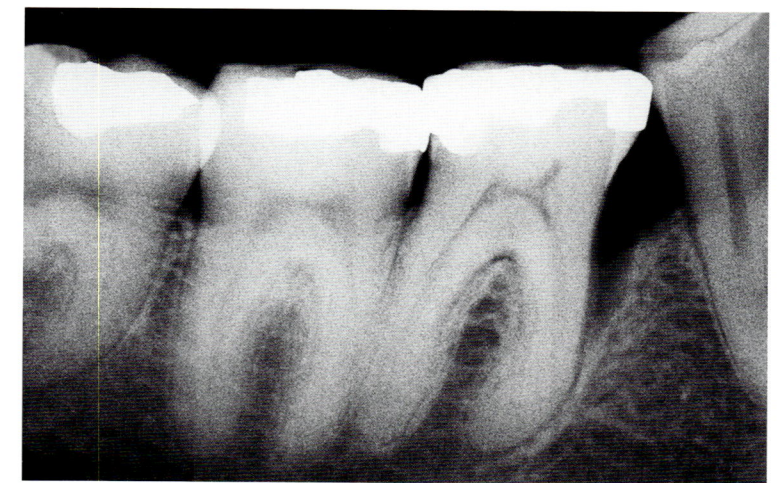

815 Defeito ósseo
Após a incisão marginal, são rebatidos por lingual e por vestibular retalhos mucoperiosteais – sem incisões verticais –, o tecido de granulação é removido e as superfícies radiculares, debridadas. Antes do preenchimento do defeito, deve-se provocar sangramento local mediante perfuração da parede óssea (coágulo, nutrição).

Direita: Desenho esquemático da bolsa infra-óssea localizada.

Cortesia de *M. Marxer*.

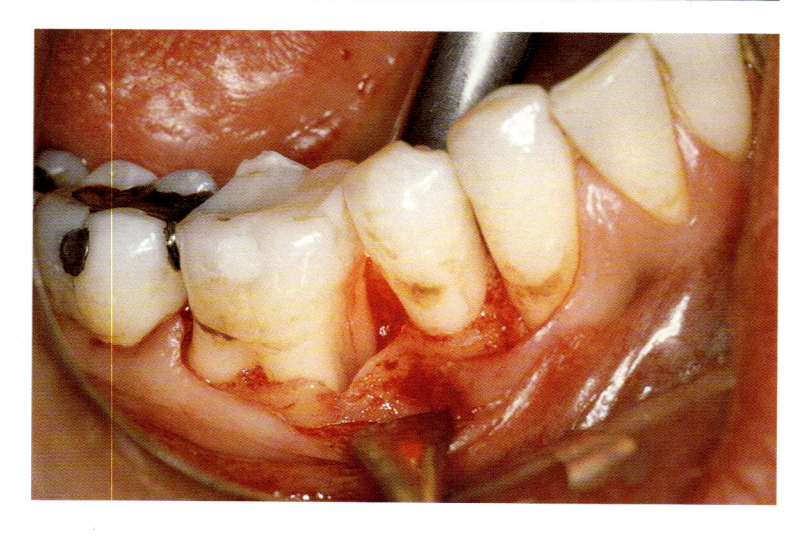

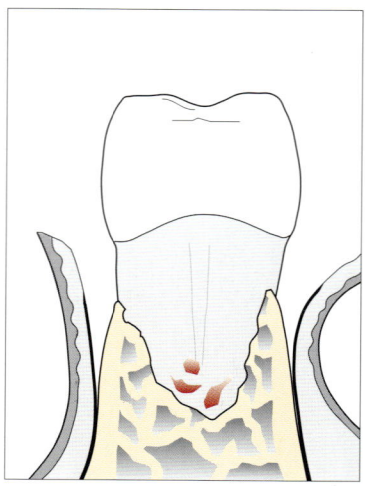

RTG com membrana e preenchimento

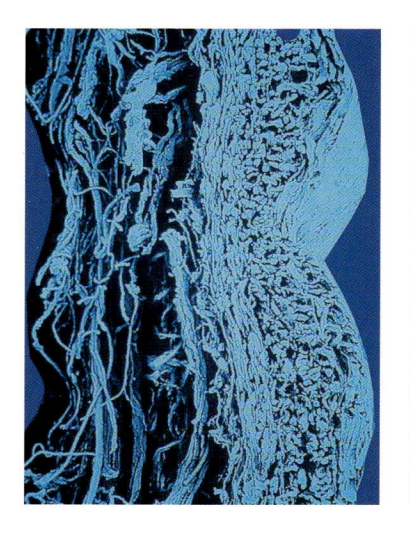

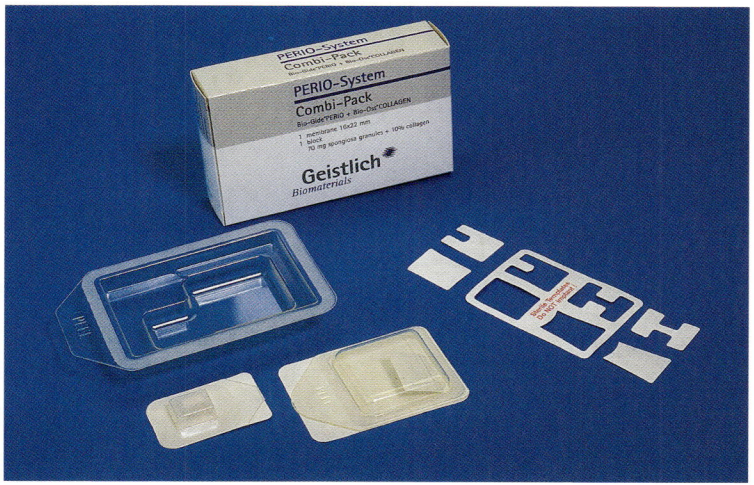

816 Kit Bio-Oss Perio-System
Contém uma membrana Bio-Gide de 16 × 22 mm, um bloco de Bio-Oss (granulado e colágeno 9:1), bem como molde de recorte das membranas.

Esquerda: Membrana de colágeno suíno: o lado irregular – na foto, à esquerda – é aplicado sobre as superfícies dental e óssea (modif. de *Geistlich Biomaterials*).

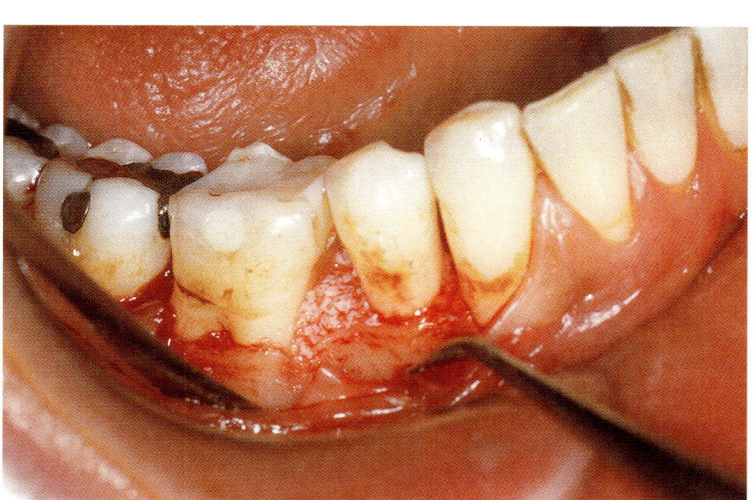

817 Defeito preenchido
A bolsa infra-óssea foi preenchida com a pasta de granulado de esponjosa e colágeno até as proximidades do limite esmalte–cemento. À essa pasta, pode-se adicionar pó de tetraciclina como componente antimicrobiano. Antes de recobri-la com a membrana, deve-se misturá-la bem com sangue (melhor do que apresentado na figura).

Obs.: O excesso de preenchimento do defeito é desvantajoso.

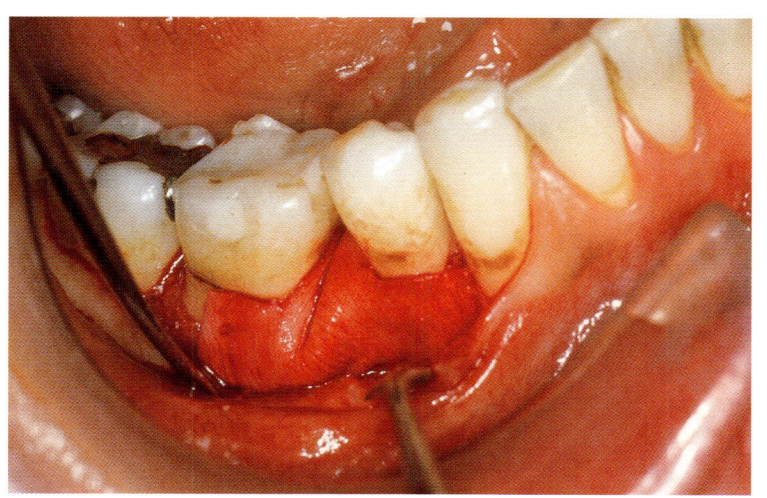

818 Membrana posicionada
O defeito preenchido é recoberto por completo com a membrana umedecida, de consistência macia e levemente aderente, não sendo necessária sutura para fixá-la. A fixação com fios ou *pins* só é indicada quando há risco de deslocamento do coágulo sobre a superfície radicular.

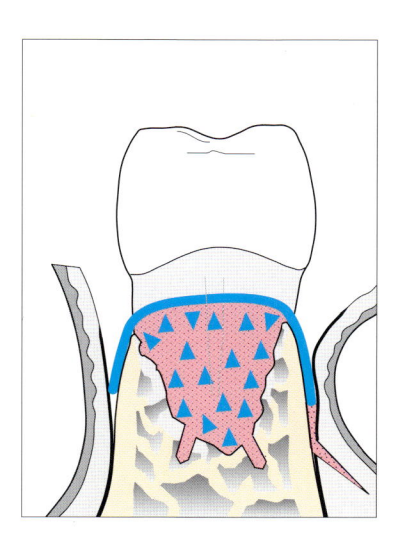

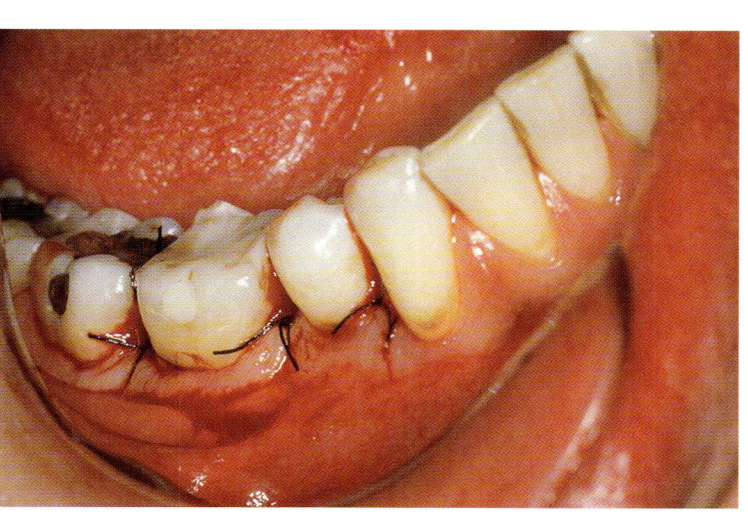

819 Fechamento da ferida cirúrgica
A ferida e a membrana são recobertas com retalho mucoperiostal (suturas simples interdentais).

Durante 6 a 8 semanas, o paciente faz uso de CHX na forma de solução para bochechos ou gel (1%) para aplicação. A higienização mecânica não deve ser reiniciada precocemente na área do defeito.

Esquerda: Desenho esquemático do defeito preenchido e recoberto com membrana. Observe a incisão no periósteo (alívio das tensões no retalho).

350 Métodos regenerativos

Sinopse do caso clínico "implante xenógeno/membrana colágena"

O defeito ósseo localizado na mesial do 46 foi tratado com sucesso nesta paciente de 39 anos. A profundidade da bolsa, de até 12 mm, foi reduzida para 4 mm. A porção intra-alveolar do defeito regenerou-se quase por completo (Fig. 820, à direita). Com base nessas observações clínicas e radiográficas, não é possível concluir se, além da neoformação óssea, houve também neoformação de cemento e ligamento periodontal. Essa última só poderia ser comprovada por meio de exame histológico.

Estudo clínico "implante xenógeno/membrana colágena"

O método de tratamento dos últimos dois casos descritos foi avaliado em estudo clínico detalhado com 14 pacientes – ao todo, 27 defeitos periodontais (Zitzmann e cols., 2002). Ao exame inicial, os defeitos ósseos eram de, pelo menos, 5 mm de profundidade, e a perda de inserção era de 6 mm. O período de acompanhamento foi de dois anos. Os resultados podem ser vistos na Figura 822.

820 Caso clínico – preenchimento de defeito ósseo: radiografia inicial; radiografia imediatamente após o preenchimento; radiografia após 2 anos

Esquerda: O defeito localizado, de três paredes nas áreas profundas, atinge até cerca da metade do comprimento da raiz.

Centro: Defeito imediatamente após a cirurgia de preenchimento com colágeno Bio-Oss.

Direita: Preenchimento do defeito aos 2 anos de pós-operatório.

Cortesia de *M. Marxer.*

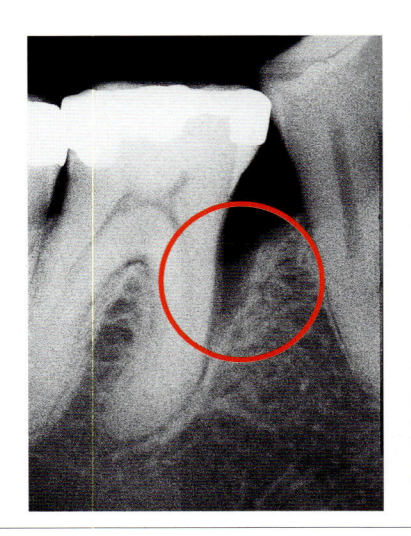

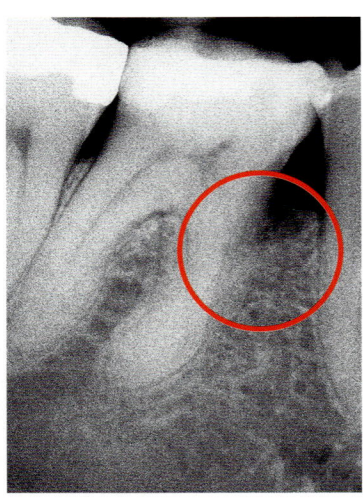

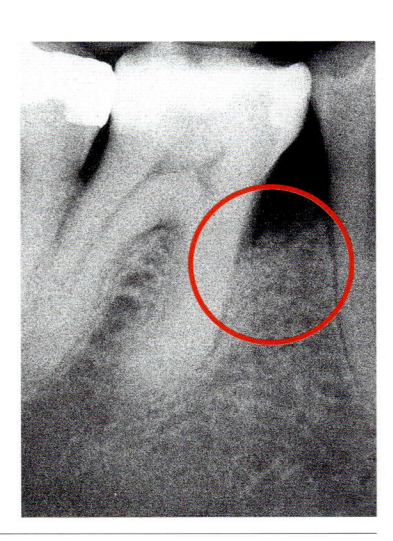

Estudo clínico de Zitzmann e colaboradores, 2002

821 Preenchimento do defeito ósseo, exame radiográfico
Se as bolsas infra-ósseas forem preenchidas com material ósseo xenógeno e recobertas com membrana colágena, a perda óssea média após dois anos é de mais de 40%.

Direita: Observa-se claramente a neoformação óssea ao redor da partícula de Bio-Oss implantada, que sofreu reabsorção apenas superficial.

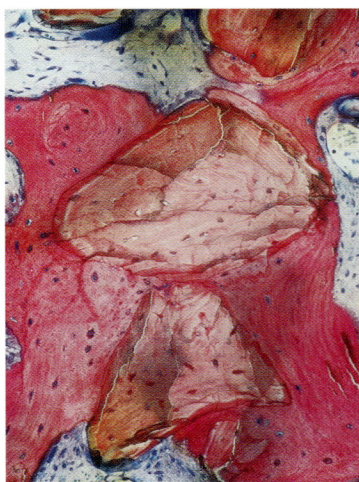

822 Profundidade de sondagem, ganho de inserção clínico e recessão da margem gengival
(Nos primeiros 6 meses, não foi feita sondagem; ver pontos de interrogação.)
As profundidades de sondagem após 6 a 24 meses mostram redução considerável (cerca de 3,5 mm, 50%). O ganho de inserção clínico é de cerca de 2,8 mm, e a recessão, de 1 mm.

Direita: Resultado geral.
SI Situação inicial
SF Siuação final

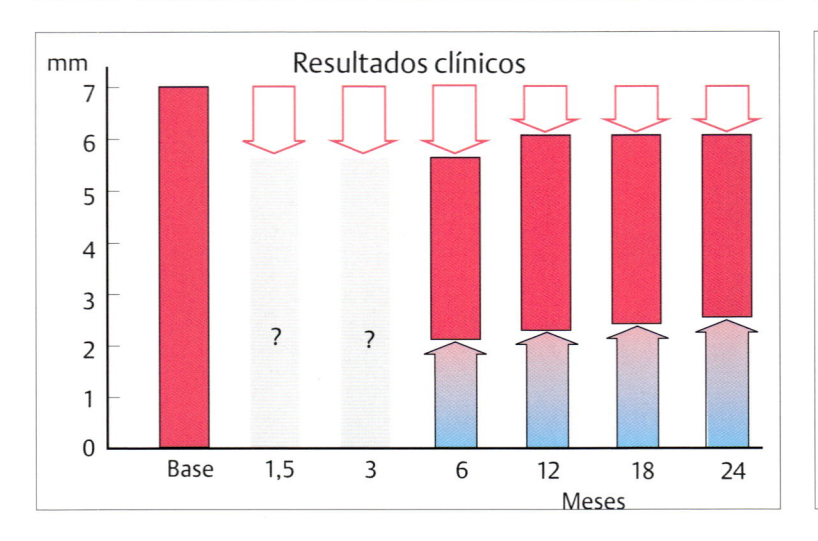

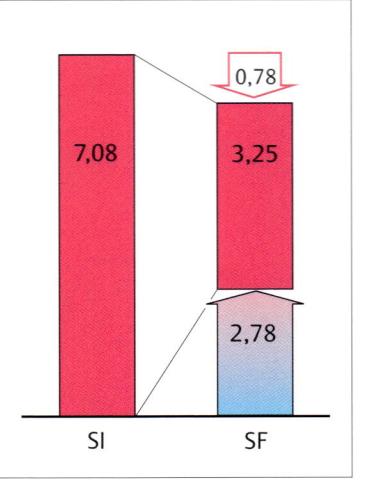

Regeneração com auxílio de fatores de crescimento/diferenciação e proteínas

A regeneração completa dos tecidos periodontais – cemento, ligamento periodontal, osso e gengiva – exige a ação coordenada de células pluripotentes, matriz extracelular, proteínas matriciais, hormônios e fatores de crescimento e diferenciação (moléculas sinalizadoras locais).

Os *fatores de crescimento* são moléculas sinalizadoras (polipeptídeos) mitogênicas capazes de influenciar, de formas muito diversas, o crescimento local (multiplicação) e a função de diferentes células.

Os fatores de diferenciação determinam o fenótipo de células indiferenciadas pluripotentes, que se transformam, sob a influência desses fatores, em células maduras e funcionais. As proteínas ósseas morfogenéticas (BMP) estimulam a diferenciação de células mesenquimais em osteoblastos (p. 205).

Esses fatores vêm sendo cada vez mais empregados para acelerar e melhorar a cicatrização periodontal e periimplantar. Os materiais utilizados como veículo são vários, tais como os materiais de preenchimento ósseos ou colágenos.

Ação dos principais fatores de crescimento / substâncias sinalizadoras

Fator		Proliferação de fibroblastos	Proliferação de osteoblastos	Síntese de proteína da matriz	Diferenciação das células mesenquimais	Vascularização
PDGF	Fator de crescimento derivado de plaquetas	++	++	–	–	+*
IGF	Fator de crescimento semelhante à insulina	+	++	++	–	–
TGFß	Fator de crescimento transformante beta	+	+	++	–	++*
BMP	Proteínas morfogenéticas ósseas	–	+	+	++	++*
FGF	Fator de crescimento de fibroblastos	++	++	–	–	++

823 Atividade dos fatores de crescimento (modif. de Cochran e Wozney, 1999; Müller, 2001)
Em geral, as substâncias sinalizadoras têm ação estritamente local (autócrina/auto-estimulante e parácrina/sobre as células vizinhas), a qual depende da presença, ou seja, da proximidade de células-alvo.

Tabela: Efeito sobre a atividade

++ Forte aumento
+ Aumento
± Aumento ocasional
– Nenhum efeito ou efeito negativo

Homologia das hBMP - proteínas ósseas morfogenéticas humanas

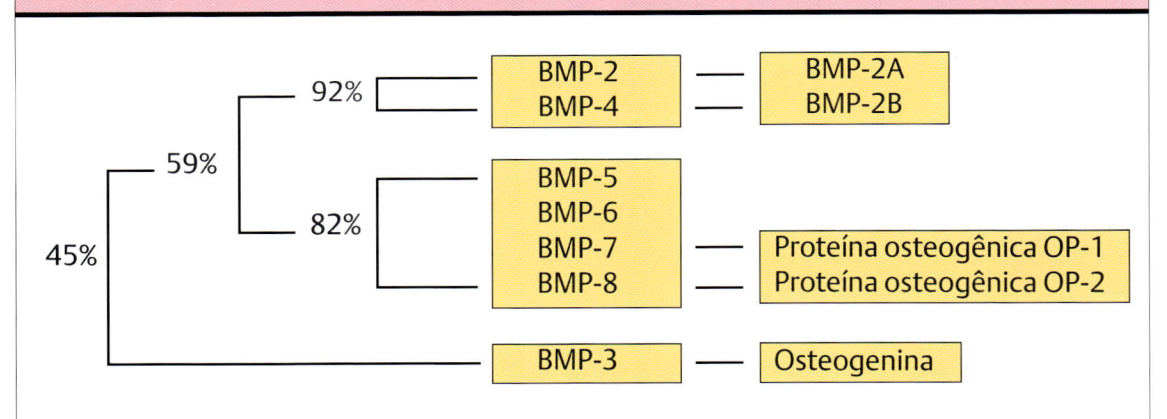

```
                    ┌── 92% ┌── BMP-2  ── BMP-2A
                    │       └── BMP-4  ── BMP-2B
            ┌── 59% ┤
            │       │       ┌── BMP-5
            │       └── 82% ├── BMP-6
   45% ─────┤               ├── BMP-7  ── Proteína osteogênica OP-1
            │               └── BMP-8  ── Proteína osteogênica OP-2
            │
            └─────────────────── BMP-3  ── Osteogenina
```

824 Proteínas ósseas morfogenéticas (BMP)
O grupo das moléculas de BMP faz parte da família dos fatores de transformação (TGF). A tabela mostra o grau de homologia entre os subgrupos BMP.
Entre as BMP estudadas – algumas já foram empregadas em cirurgias ortopédicas –, as que apresentam os melhores propriedades para a indução óssea são a BMP-2, a BMP-4 e a BMP-7.

Emprego dos fatores e proteínas

Os seguintes sistemas de mediadores são utilizados atualmente na prática clínica:

- Plasma rico em plaquetas (PRP), em diversas formas de aplicação (Marx, 2001). A fração plasmática concentrada, obtida do sangue do próprio paciente, é rica em trombócitos com grandes quantidades do fator de crescimento derivado de plaquetas (PDPF) e do fator de crescimento TGFß.
- P-15 (polipeptídeo sintético), aplicado junto com o granulado de origem bovina.
- Emdogain (Biora): as amelogeninas suínas são uma fração das proteínas derivadas da matriz de esmalte (EMD), que, em ambiente adequado, têm ação cementogênica – a Emdogain faz com que se inicie na dentina radicular humana processos semelhantes aos do desenvolvimento dental (Mimikri; Zetterström, 1997). O emprego no tratamento periodontal baseia-se na aplicação desses conhecimentos, comprovados por meio de exames histológicos que detectaram a neoformação de cemento radicular e de ligamento periodontal (ver p. 200) nas superfícies radiculares antes acometidas.

Retalho combinado com proteínas amelogênicas – Emdogain

Procedimento cirúrgico

O Emdogain é comercializado pronto para aplicação, devendo ser armazenado sob refrigeração. Quinze minutos antes da intervenção, o material é retirado do refrigerador para ser aplicado à temperatura ambiente. O Emdogain foi desenvolvido objetivando-se atingir os mesmos bons resultados que a técnica de membrana com retalho simples (Hammarström, 1997; Heijl, 1997), a qual, infelizmente, é muito sensível a imprecisões de procedimento. O método original (Fig. 826, à direita) não confere sustentação ao retalho; para a estabilização de defeitos amplos principalmente, encontra-se hoje disponível uma variação do Emdogain com partículas de encorpamento. No caso apresentado a seguir, foi utilizada essa forma.

Após o tratamento inicial (primeira e segunda fase) deste paciente de 56 anos de idade, que apresenta boa saúde geral, permaneceu bolsa de 9 mm de profundidade junto à mesial do dente 43 (pilar de prótese fixa); na imagem radiográfica, o defeito ósseo apresenta 6 mm de profundidade. O paciente deseja manter a sua "antiga" prótese.

Situação clínica da boca toda após o tratamento inicial:

IP: 16%   SS: 18%   MD: 0

Cirurgia a retalho com derivados de EMD/Emdogain

825 Situação após a terapia inicial
Bolsa de duas paredes, com 9 mm de profundidade, junto ao dente 43 (pilar de prótese fixa antiga, de vários elementos: 47 a 44, 43).
Para as incisões e o rebatimento do retalho, não devem ser aplicadas anestesias infiltrativas nas papilas, pois é importante o rápido retorno da irrigação local após a cirurgia.

Direita: Radiografia do dente 43.

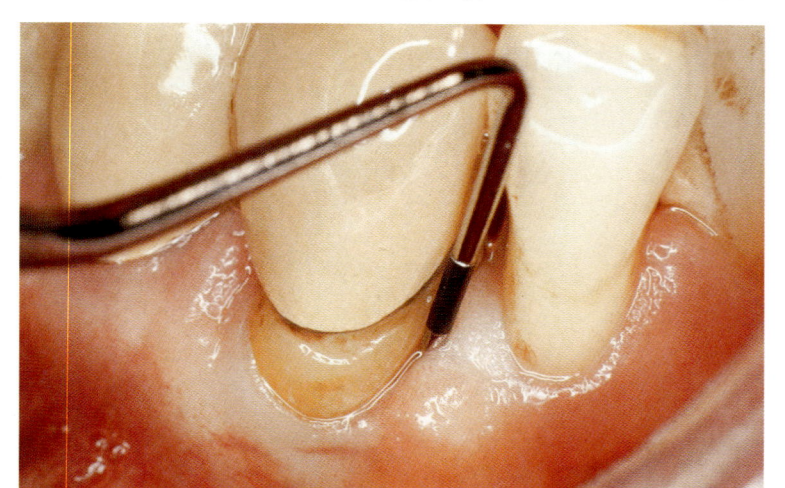

826 Sítio cirúrgico após o rebatimento do retalho
Com uma incisão *intra-sulcular* e, eventualmente, uma vertical, o retalho é definido pelo lado vestibular e descolado na forma de retalho total (mucoperiosteal).
O osso e a bolsa são curetados, e a superfície radicular é debridada sob visão direta.

Direita: Protocolo da cirurgia com Emdogain.

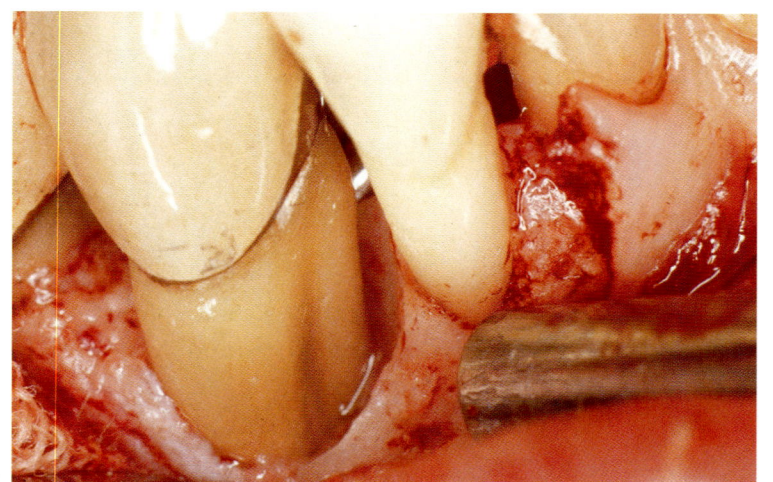

Retalho com Emdogain – protocolo cirúrgico
- Anestesia – hemostasia relativa
- Incisões, rebatimento do retalho (total), incisão de alívio no periósteo
- Curetagem do defeito ósseo
- Debridamento da superfície radicular
- Aplicação de EDTA 2% por 2 min
- Irrigação abundante (NaCl 0,9%)
- Aplicação do Emdogain sobre a superfície radicular sem resíduos de sangue, preenchimento do defeito
- Tensionamento do fio de sutura
- Complementação da sutura
- Instruções pós-operatórias

827 Condicionamento da superfície radicular
A superfície radicular – diferentemente do protocolo – é recoberta com ácido fosfórico (azul) e condicionada por 10 s ("biomodificação"). Isso encurta o tempo de ação do EDTA de 2 min para 10 s.

Direita: "Biomodificadores", de cima para baixo:

Ácido cítrico	cerca de 30%	pH 1
Ácido fosfórico	37%	pH 3
EDTA	24%	pH 7

Cortesia de *M. Imoberdorf*.

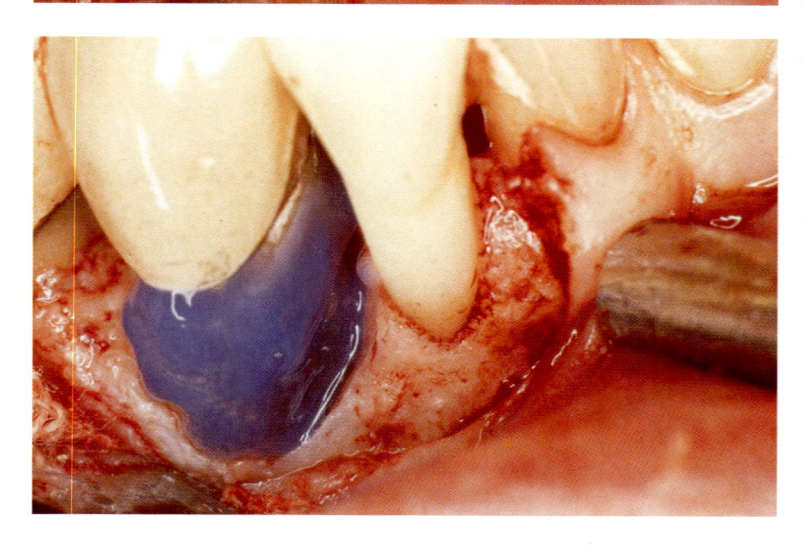

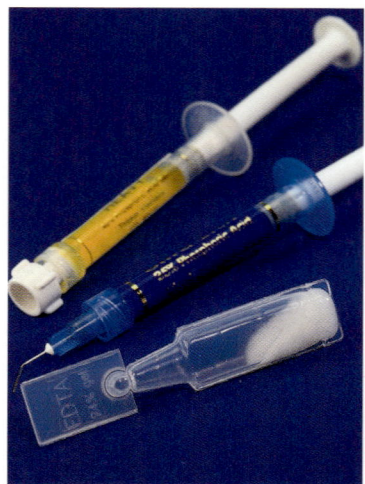

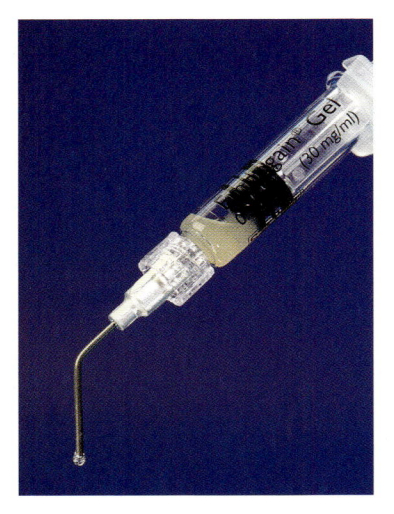

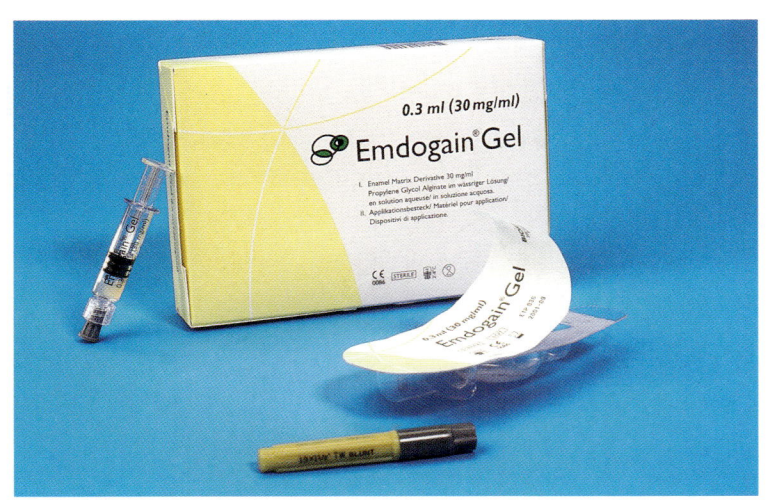

Retalho combinado com proteínas amelogênicas – Emdogain

828 Emdogain gel (Biora)
Proteínas amelogênicas comercializadas na concentração adequada para o uso. O solvente e o veículo de ácido propilenoglicol/alginato, pH 2,6, mantém o gel solúvel, de modo que este possa ser aplicado com seringa e cânula. O calor e o pH neutro causam precipitação de componentes do gel.
Formas de apresentação:
- 0,3 mL
- 0,7 mL
- 0,7 mL/TS: com partículas de encorpamento

Esquerda: 0,3 mL de Emdogain preenchem de dois a três defeitos ósseos médios.

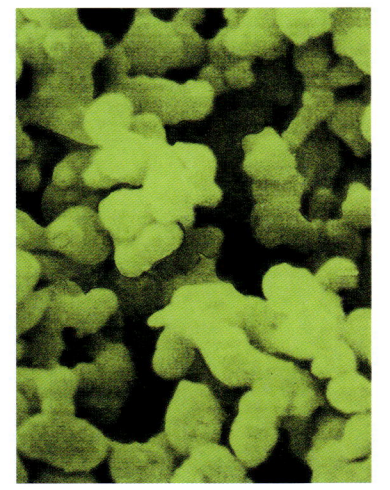

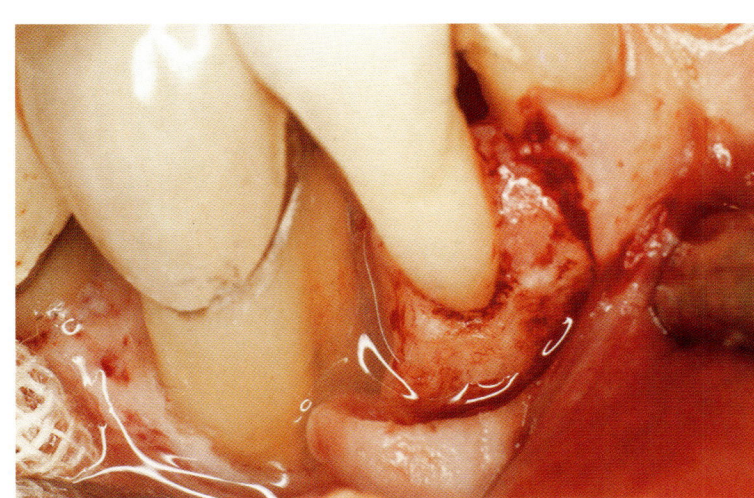

829 Aplicação do gel – defeito ósseo
O defeito limpo, sem sangue, é preenchido com leve excesso. Antes da aplicação, o defeito foi irrigado abundantemente com solução de NaCl, cujo pH neutro favorece a rápida precipitação do gel (antes do retorno do sangue).

Esquerda: Proteínas globulares do Emdogain precipitadas.

Cortesia do fabricante *Biora* (imagem do prospecto).

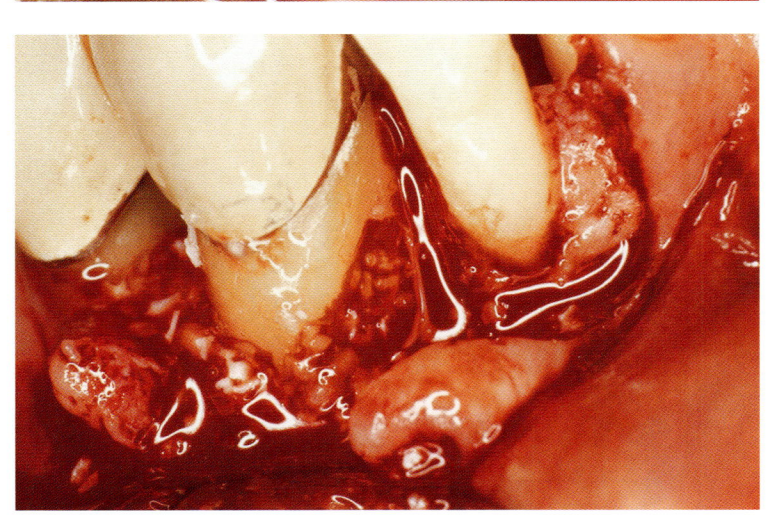

830 Estabilização adicional do defeito com partículas de preenchimento
Neste caso, o defeito foi preenchido, por fim, com partículas de esponjosa bovina. Estas têm a função de evitar que o retalho ceda para o interior do defeito e, principalmente, de estabilizar o coágulo sanguíneo.

Por fim, o retalho é reposicionado sobre a ferida cirúrgica e fixado com fio de sutura macio (p. ex., GoreTex).

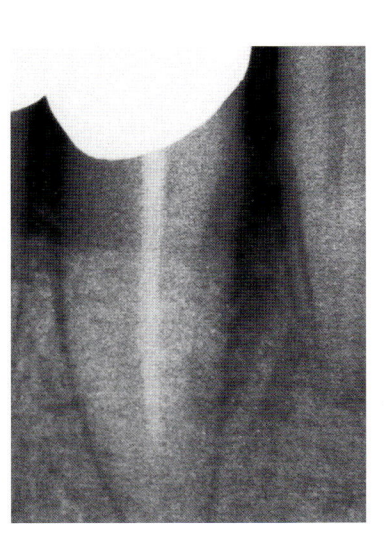

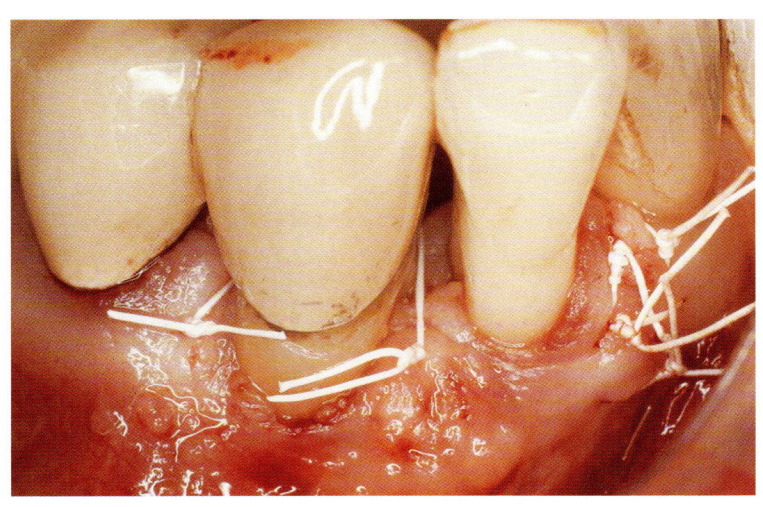

831 Suturas
Graças à incisão no periósteo, o retalho pode vedar bem a área do defeito sem ser submetido a tensões.
A sutura permanece no local por 15 dias, com ou sem curativo, para se dispensar tempo suficiente à fase inicial de cicatrização (estabilização do coágulo sobre a superfície radicular).

Esquerda: Exame radiográfico após 6 meses.

Cortesia de *M. Imoberdorf.*

Regeneração com Emdogain

A regeneração do periodonto dá-se sob condições extremamente difíceis (Cicatrização, p. 205). O problema principal continua sendo a obtenção de uma nova união sindesmótica da superfície radicular dura, sem células, com os tecidos circundantes (cemento, ligamento, osso e tecido conjuntivo).

Os métodos de regeneração "mecânicos" (preenchimento, membranas) corresponderam apenas parcialmente às expectativas: a taxa de regeneração obtida com esses métodos, que se tornam cada vez mais complexos, é de 50 a 60%.

Os métodos de regeneração "biológicos" ou "com recursos biológicos auxiliares", como os fatores de crescimento e diferenciação, as proteínas morfogenéticas (p. ex., BMP) ou, mesmo, as técnicas de engenharia tecidual, são muito promissores, mas ainda não estão suficientemente desenvolvidos para o emprego na clínica.

Com a técnica do Emdogain, introduzida na prática clínica em 1997, podem ser obtidos resultados excelentes, mas de forma alguma uniformes (Fig. 832). A questão é: Nos estudos clínicos realizados, foram levados em conta todos os fatores associados ao paciente e ao defeito, bem como outras variáveis (p. 298)?

832 Estudo: ganho de inserção clínica após cirurgia a retalho (MWF) com ou sem emprego do Emdogain (Heijl e cols., 1997)
Estudo *em modelo de boca dividida* com 27 pacientes/pares de resultados. O primeiro fato que chama a atenção é a inconsistência de ambas as técnicas cirúrgicas: o resultados parecem ser imprevisíveis para cada caso, variando de amplos ganhos de inserção (casos 5 e 9) até a perda de inserção (caso 18).
A "média", entretanto, é bastante satisfatória.

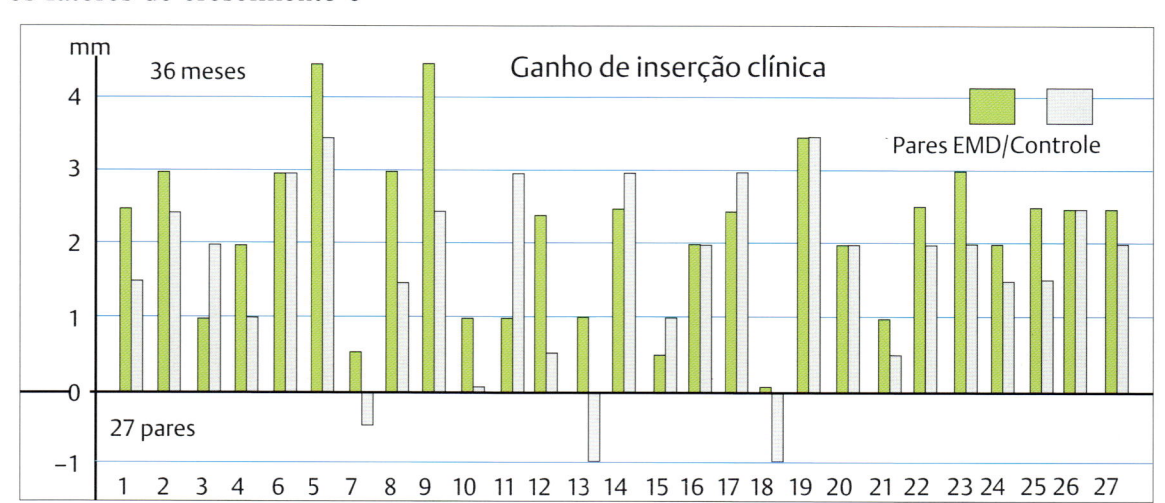

833 Emdogain – comparação com outros métodos regenerativos (RTG)
(*Pontoriero e cols., 1999*)
O objetivo da técnica do Emdogain associado ao retalho de Widman modificado (MWF) é *simplificar a técnica cirúrgica* e, com isso, obter uma regeneração tão boa quanto as das técnicas com membrans, sensivelmente mais complexas (RTG, p. 338).
Considerando-se os resultados da figura, este objetivo foi alcançado.

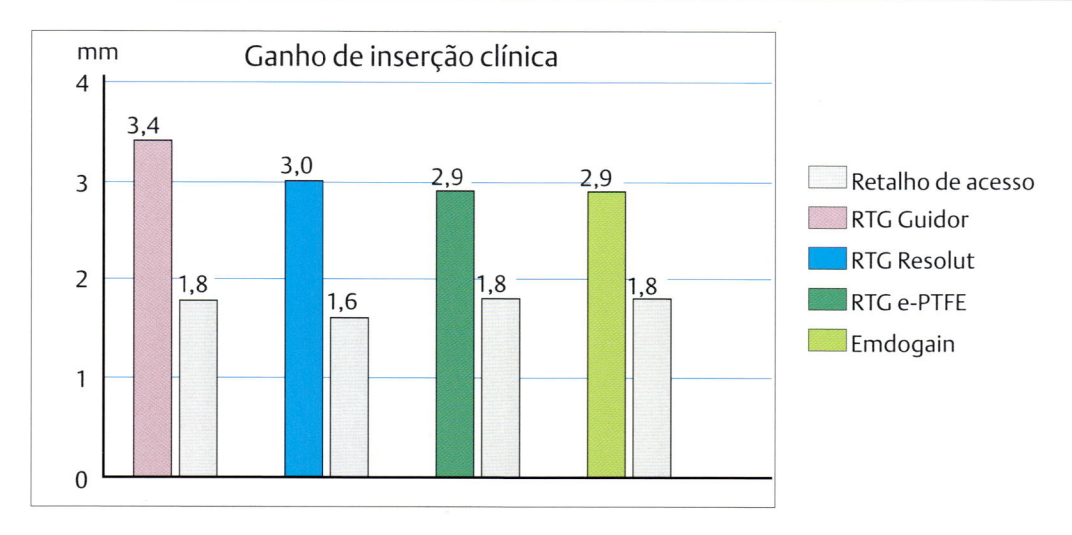

Tratamento regenerativo – *quo vadis*?

Os métodos regenerativos mecânicos (como as barreiras à proliferação do epitélio para dentro da ferida cirúrgica) se consagraram na Odontologia, especialmente nas especialidades de Cirurgia, Periodontia e Implantodontia.

Nos casos em que o sítio cirúrgico é fechado, os resultados são relativamente previsíveis (reconstrução de crista alveolar; regeneração óssea guiada, ROG; elevação do assoalho de seio maxilar, etc.). Quando a ferida cirúrgica permanece aberta, contaminada (cirurgias de bolsas periodontais), os resultados são, em geral, menos satisfatórios e, às vezes, pouco superam os das cirurgias de acesso simples.

Ainda estão por ser explorados os novos conhecimentos acerca da estabilização do coágulo e do papel das moléculas de adesão e seus ligantes na regeneração de todos os tecidos periodontais. As intervenções regenerativas – com exceção das que empregam Emdogain – restringem-se, geralmente, a dentes isolados, não sendo realizadas em segmentos inteiros. Permanece também em aberto a questão de como proceder nos casos de bolsas residuais pós-operatórias.

Será que, perante tantas informações e resultados incertos, o cirurgião-dentista clínico deveria recorrer novamente (ou ainda) aos antigos métodos ressectivos que, apesar das desvantagens conhecidas, têm resultados mais previsíveis? (Ver próximo capítulo.)

Métodos ressectivos: eliminação de bolsas – cirurgia óssea

A meta que se almeja com o tratamento periodontal é a cura de *todos* os defeitos patológicos por meio da regeneração tecidual completa. Infelizmente, essa ainda é uma meta remota, embora diversos métodos *regenerativos* (p. 323) sejam eficazes, ao menos, em âmbito *local*, ou seja, estimulem a neoformação das estruturas periodontais destruídas. Enquanto os resultados dos métodos de tratamento regenerativos forem pouco previsíveis, os métodos cirúrgicos *ressectivos* continuarão sendo, muitas vezes, indispensáveis, principalmente em determinados casos de periodontite *generalizada* e ainda não muito avançada. Quando o tratamento da bolsa é bem-sucedido, ou seja, esta é eliminada (sulco gengival de 0 a 2 mm), restabelecendo-se a saúde local – mesmo que em nível mais apical –, o risco de recidiva é relativamente baixo se o controle de placa for aceitável; isso é sobretudo importante quando se planeja a colocação de próteses fixas (coroas ou próteses de mais de um elemento).

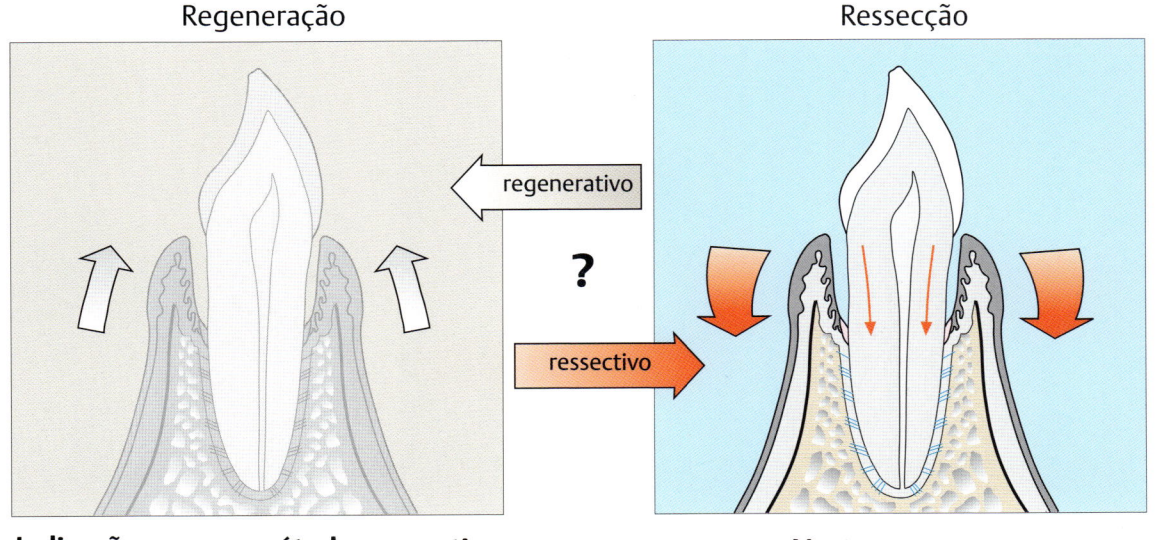

834 Ressecção *versus* regeneração
As bolsas periodontais profundas e a microflora do seu biofilme são o fator de *risco primário* para o avanço da periodontite (anaeróbios Gram-negativos). As bolsas podem ser eliminadas ou reduzidas tanto com métodos regenerativos como ressectivos – ambos com suas vantagens e desvantagens. A indicação de um ou outro método varia de caso para caso.

Indicações para os métodos ressectivos
- "Periodontite generalizada", com perda óssea acentuada e irregular e necessidade de intervenção cirúrgica em vários dentes simultaneamente.
- necessidade de osteoplastias/osteotomias em defeitos infra-ósseos profundos com bordos cortantes ou paredes volumosas.
- Morfologia que prejudique o controle de placa bacteriana.
- Hemissecções e ressecções de molares/raízes isoladas.
- Dentes pilares de futuras próteses.

Contra-indicações
- Todos os locais em que tratamentos não-cirúrgicos ou regenerativos sejam suficientes e o fator estético não seja relevante.

Vantagens
- Boa visualização, fácil acesso a todas as superfícies radiculares e a furcas, reentrâncias, etc.
- Muitas vezes, *reconstrução* pós-operatória, sem que permaneçam bolsas residuais.

Desvantagens
- Edema pós-operatório, dor, perda de inserção.
- Alongamento das coroas.
- Exposição de colos radiculares (estética, sensibilidade, cáries).

Instrumentos para osteoplastias e osteotomias...

Nos procedimentos cirúrgicos ressectivos, também é necessário preservar o tecido ósseo, devendo-se evitar, principalmente, a remoção de grandes quantidades de osso de *suporte*.

Para a realização de osteoplastias e osteotomias, são utilizados diversos instrumentos. A escolha depende da configuração morfológica do osso e do resultado que se deseja obter.

Basicamente, os instrumentos se dividem em manuais e rotatórios (fresas). A refrigeração é muito importante no emprego de fresas: o osso vital e os osteócitos sofrem danos irreversíveis a temperaturas acima de 45°C.

Sempre que se remove tecido ósseo, deve-se ter o cuidado de não lesar as superfícies radiculares de dentes vizinhos. Esse perigo é especialmente grande quando se utilizam instrumentos rotatórios.

835 Fresas
As duas fresas à esquerda são serreadas e têm refrigeração interna; as brocas esféricas à direita são de alta-rotação. Ao se empregarem essas últimas, é indispensável refrigeração abundante (com solução de NaCl), eventualmente complementada por uma segunda fonte refrigeradora.

Atenção: Se necessário, as aparas de osso geradas nas osteoplastias/osteotomias podem ser coletadas por filtros (*bone traps*) e utilizadas para o preenchimento de defeitos profundos.

836 Alicates para osso
Os alicates da figura, bem como outros modelos, são fabricados em diversos tamanhos, com extremidades ativas pontiagudas ou arredondadas.

Esquerda: **Alicate pequeno**
　　　　　Goldman-Fox
　　　　　Hu-Friedy-NIPS
Centro: **Cisalha**
　　　　　Mini Friedman
　　　　　Hu Friedy RMF/RKN
Direita: **Cisalha**
　　　　　Luer-Friedman
　　　　　Aeskulap

837 Cinzéis
Existem diversos tamanhos e modelos de cinzéis. Conforme a correção óssea planejada, utiliza-se instrumento maior ou menor, reto ou curvo.

Cinzéis para osso, da esquerda para a direita (todos do fabricante Hu-Friedy):

- Kramer-Nevins (CKN 55) 5,5 mm
- Ochsenbein n° 2 (CO 2)
- Kramer-Nevins (CKN 1/2) N 1° 1/2
- Ochsenbein n° 3 (CO 3)

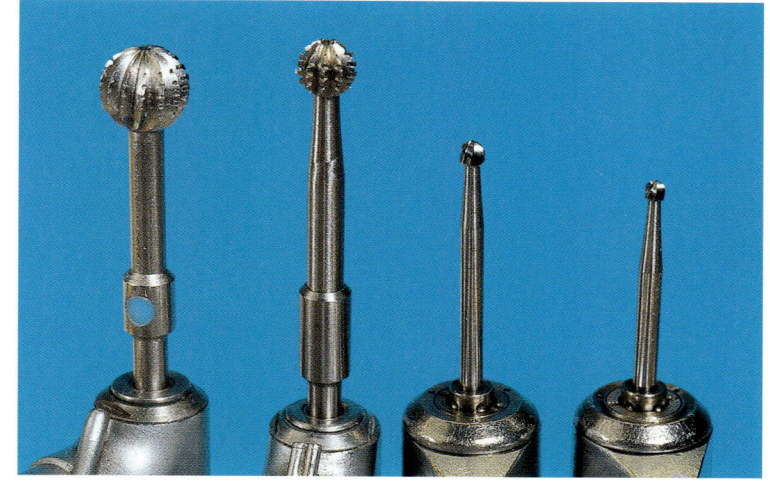

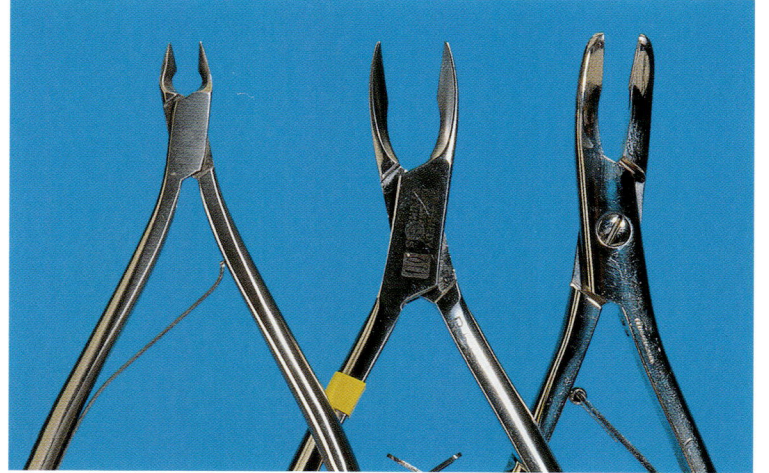

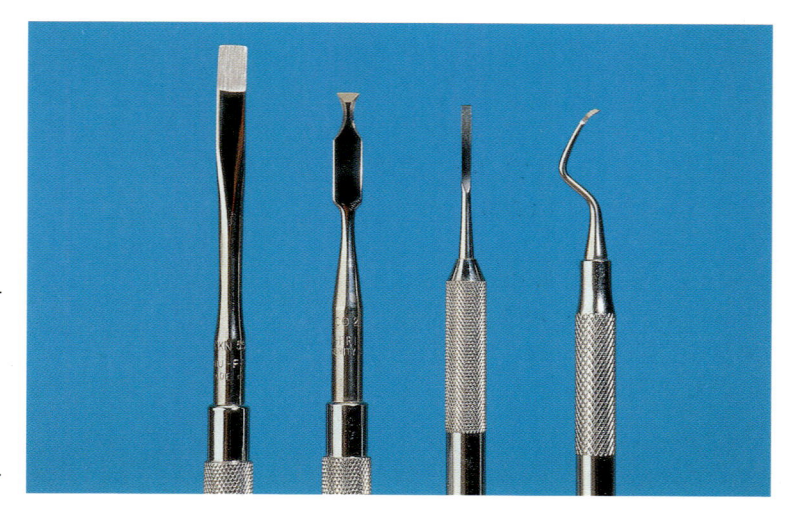

... e o seu emprego

As osteotomias extensas para a planificação completa de defeitos ósseos verticais são feitas raramente hoje em dia, mesmo nos tratamentos ressectivos. As osteoplastias, porém, continuam sendo indicadas em determinados casos:
- Correção de bordos cortantes e irregulares, com a finalidade de suavizar a *morfologia da crista alveolar*.
- *Modelagem de rebordo alveolar volumoso:* Principalmente nas áreas interdentais, a anatomia fisiológica deve ser restabelecida. O objetivo é recuperar a ondulação característica da tábua óssea vestibular (depressões e protuberâncias alveolares), bem como papilas com extremidades afiladas. Após a realização de osteoplastias, a adaptação dos retalhos mucoperiosteais torna-se mais fácil, assim como o recobrimento de eventuais crateras interproximais rasas.
- *Eliminação de cratera infra-óssea:* embora seja um procedimento radical, a rampa – abertura de uma bolsa infra-óssea por vestibular ou lingual – não reduz a altura do rebordo.

Os resultados dessas medidas são previsíveis, e a cicatrização inicial é concluída rapidamente; a fase de maturação óssea dura mais tempo.

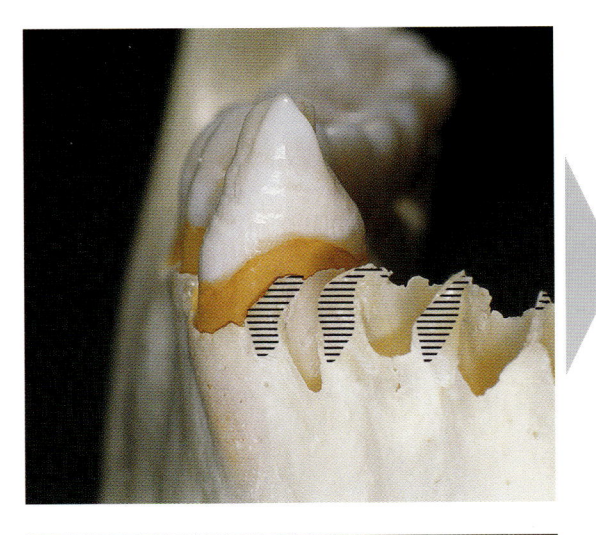

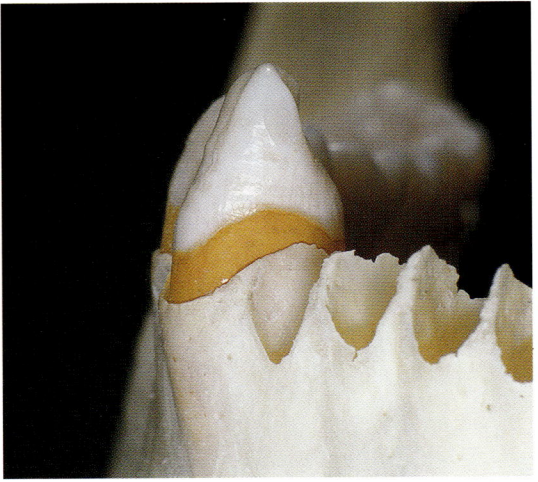

838 Suavização do contorno ósseo
Os bordos cortantes e as protuberâncias vestibulares e linguais do rebordo são cuidadosamente desgastados (área hachurada). Especialmente evidente é a correção do contorno ósseo mesiovestibular ao dente 43, paralelo ao limite esmalte-cemento (*direita*).

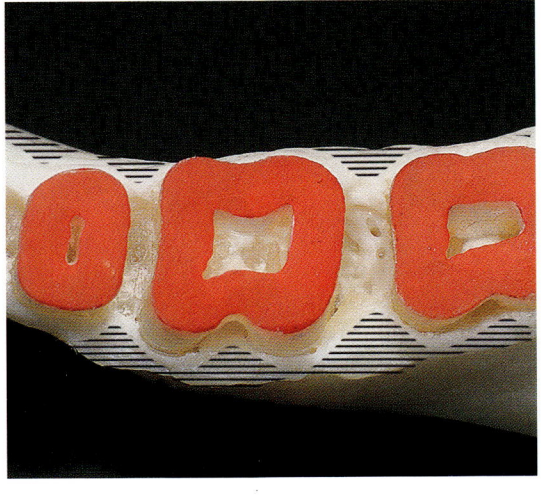

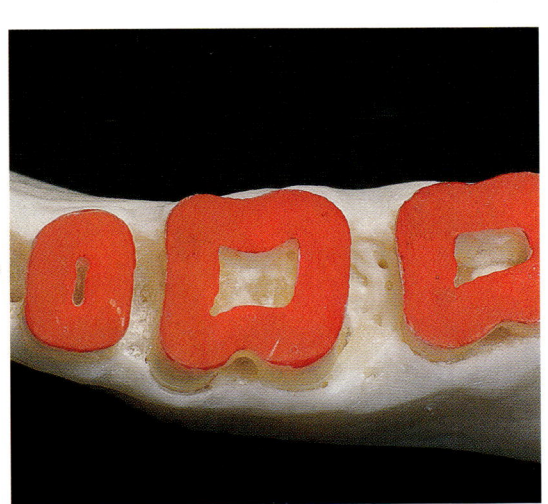

839 Aumento de volume ósseo interdental
O osso alveolar volumoso (*esquerda*, áreas hachuradas) é modelado por vestibular e lingual, adquirindo contorno fisiológico.
Na área de furca, o osso é removido cuidadosamente. Deve-se ter cautela para que a entrada da furca não seja lesada ou aberta.

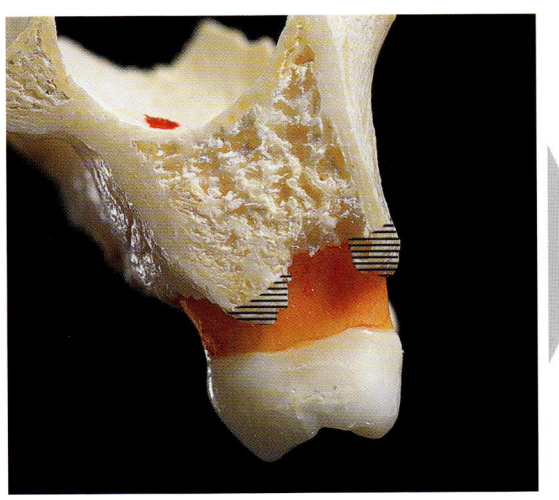

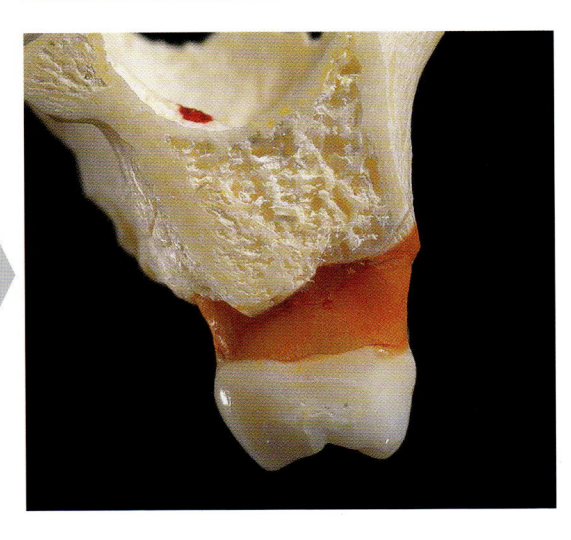

840 Rampa óssea – desgaste em rampa
Na área interproximal, a bolsa infra-óssea é aberta por vestibular (menos comum por lingual). A cratera óssea é, assim, eliminada (*direita*), permanecendo apenas um plano inclinado/uma rampa.
Após a completa cicatrização, as superfícies dentais e radiculares interproximais podem ser bem-higienizadas – com escovas interdentais, por exemplo –, prevenindo-se reinfecção.
Uma vez que a área radicular exposta aumenta, a técnica de rampa vestibular não é recomendável em áreas visíveis.

Avaliação dos métodos ressectivos

Comparação das cirurgias a retalho com e sem correção do contorno ósseo

Os resultados clínicos e, em parte, histológicos de diversos tratamentos cirúrgicos foram avaliados de diversas maneiras, tendo sido realizadas, principalmente, análises comparativas entre os métodos *regenerativos* e *ressectivos*. Com relação à *redução das bolsas*, os resultados dos procedimentos radicais foram melhores do que os das técnicas conservadoras. A redução das bolsas é especialmente importante nos casos em que os dentes receberão coroas protéticas (ausência de bolsas, situação estável da margem gengival).

As desvantagens dos métodos são o comprometimento estético (retrações vestibulares, perda de papilas) e, em alguns casos, a sensibilidade de colo e elevação do risco de cáries se a higiene oral não for excelente (ver Odontologia geriátrica; p. 515).

Além das alterações no nível de inserção e nas profundidades de sondagem, raramente foram comparadas as alterações quantitativas e qualitativas da *microbiota* das bolsas residuais.

Resultados

841 Profundidades de sondagem após cirurgias a retalho com ou sem correção do contorno ósseo

A realização de osteotomias/osteoplastias com reposição apical do retalho confere ampla e estável redução das bolsas a longo prazo. No caso das cirurgias a retalho pela mesma técnica, mas sem osteotomia ou osteoplastia, os retalhos devem ser reposicionados sobre os defeitos ósseos limpos, mas não removidos. As bolsas residuais têm comportamento menos estável a longo prazo (recolonização, difícil controle de placa).

Profundidades de sondagem das lesões periodontais   *com* .... *sem* cirurgia óssea

	Cirurgia óssea				Sem cirurgia óssea			
	Início	1 mês	3 meses	6 meses	Início	1 mês	3 meses	6 meses
Profundidade de sondagem média (mm)	5,5	1,9	2,0	2,1	5,9	3,1	3,8	4,1

842 Comparação entre os métodos: formação de colônias periodontopatogênicas

A redução ou, até mesmo, a eliminação dos microrganismos periodontopatogênicos (*Aa, Pg*) após as cirurgias exclusivamente ósseas é significativa. Isso se explica principalmente pelo fato de que os microrganismos patogênicos (anaeróbios, Gram-negativos) não são capazes de se multiplicar em bolsas pouco profundas (aeróbias, O_2). Esses resultados devem ser considerados ao se executar o plano de tratamento periodontal.

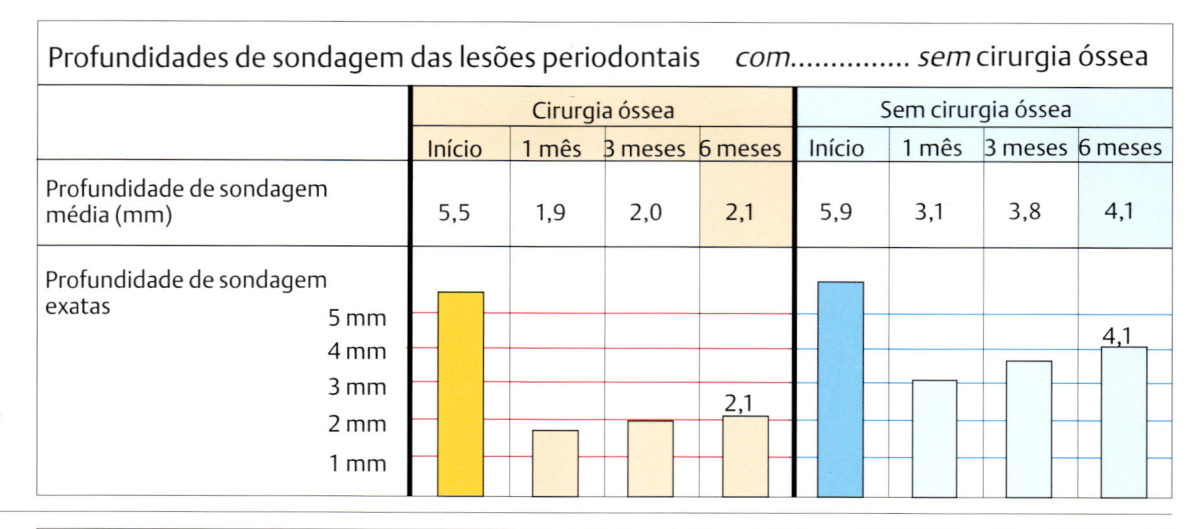

Microrganismos nas lesões periodontais   *com* .... *sem* cirurgia óssea

Espécie	Cirurgia óssea				Sem cirurgia óssea			
	Início	1 mês	3 meses	6 meses	Início	1 mês	3 meses	6 meses
A. actinomycetemcomitans	1	0	0	0	1	3	3	2
P. gingivalis	5	0	0	0	4	2	3	3
T. forsythensis	5	0	1	1	2	1	2	1
P. intermedia	6	2	1	1	5	3	3	3
Fusobacterium so.	6	0	2	1	6	4	4	4
P. micros	5	1	1	1	6	2	6	5
C. rectus	6	0	0	0	5	1	3	4
Capnocytophaga sp.	2	0	0	0	0	1	2	1
Enterobactérias/pseudomonas	1	0	0	0	0	1	0	1
Fungos	0	1	1	1	1	0	1	0

Estudo do grupo de Slots

Em estudo com 14 pacientes adultos com crateras ósseas interproximais, Mao-Chi Tuan e colaboradores (2000) analisaram, paralelamente aos resultados clínicos, os parâmetros microbiológicos (amostras microbiológicas das três bolsas mais profundas) *após* a profilaxia e a remoção de cálculos supregengivais e *antes* do tratamento subgengival. Após o debridamento radicular e a terapia cirúrgica (com ou sem osteoplastia/osteotomia), foram examinadas as alterações pós-operatórias nas bolsas residuais (espécie bacteriana, número de colônias nas *amostras em pool*). Esse exame foi repetido após 1, 3 e 6 meses.

Como esperado, observou-se maior redução das bolsas após as cirurgias com osteoplastia/osteotomia, além de um menor índice de Sangramento à Sondagem (SS) – a quantidades semelhantes de placa! As diferenças microbiológicas foram as mais significativas: o número de colônias bacterianas periodontopatogênicas (pp) verificado foi consideravelmente menor após as cirurgias de correção do contorno ósseo, não mais se detectando a presença das bactérias *Aa* e *Pg*. É possível que o risco de recidiva seja, assim, fortemente reduzido (ver Socransky e cols., 1997, 2003).

Tratamento ressectivo: reposição apical do retalho – eliminação de bolsas

Procedimento cirúrgico

Os procedimentos ressectivos, descritos anteriormente, ainda são indicados em determinados casos. O caso descrito a seguir é de um paciente de 33 anos com periodontite agressiva em estágio avançado. Optou-se pelo tratamento radical por várias razões: a cooperação do paciente era apenas regular; o fator estético não era relevante; o paciente não estava disposto a arcar com custos elevados. Após o tratamento inicial, foram feitas cirurgias nos três sextantes.

A seguir, será descrita a intervenção cirúrgica na *região anterior*.

Exame clínico antes do tratamento inicial:
IP: 50% SS: 75%
Imagem clínica, profundidades de sondagem, mobilidade dental e exame radiográfico, ver figuras.

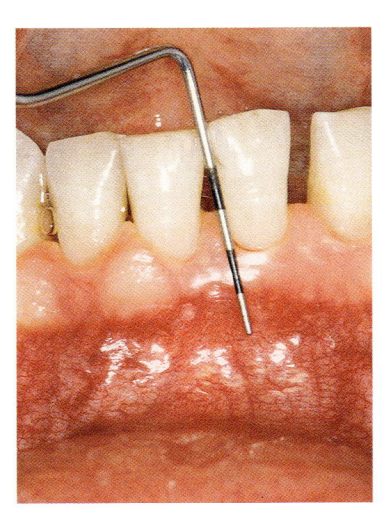

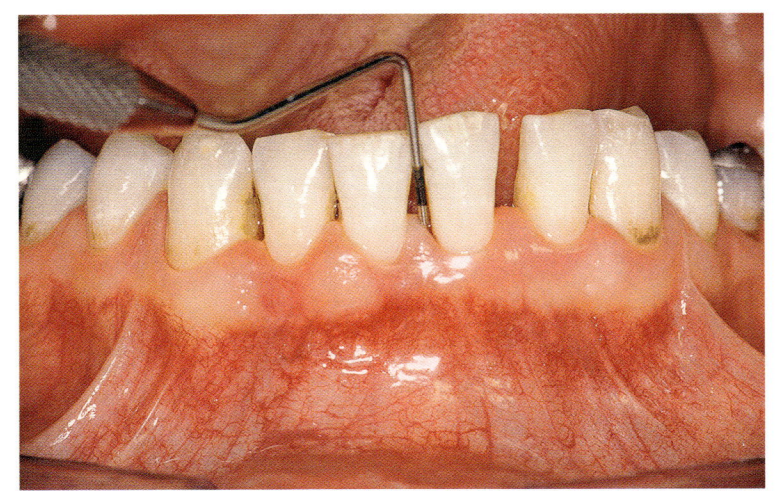

843 Exame clínico inicial da região anterior antes do tratamento inicial
Gengiva com forte inflamação, edemaciada e hiperplásica. Junto à mesial do dente 31, a profundidade de sondagem é de 8 mm. Migração dental e formação de diastemas entre os dentes 41 e 31, e 32.

Esquerda: A sonda indica a profundidade da bolsa o fundo da bolsa encontra-se em um nível mais baixo do que a linha mucogengival.

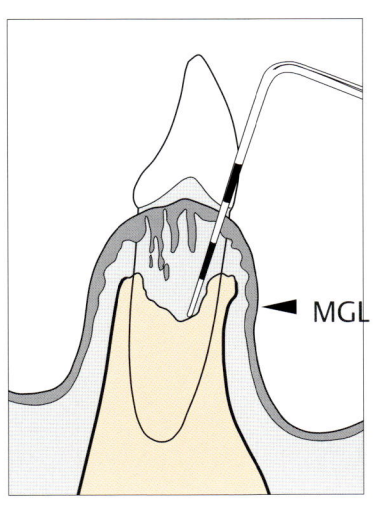

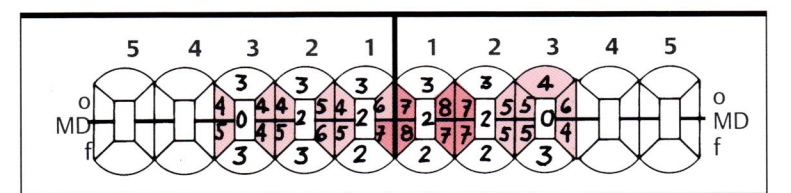

844 Exame inicial

Profundidades de sondagem e mobilidade dental:
Profundidades de sondagem proximais de até 8 mm. Mobilidade dental de grau 2.

Exame radiográfico
As imagens radiográficas confirmam as consideráveis perdas ósseas interproximais, mas não mostram a linha irregular do rebordo por vestibular (Fig. 849).

Esquerda: Representação gráfica da situação inicial.

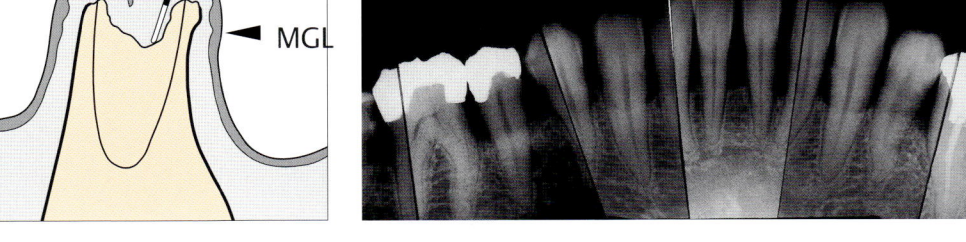

Tratamento ressectivo – protocolo

- Incisão paralela à margem
- Incisões verticais até a mucosa
- Retalho total, rebatimento total
- Incisão no periósteo abaixo do nível da linha mucogengival
- Exposição da crista alveolar
- Remoção do tecido de granulação acima da crista e do interior do defeito infra-ósseo
- Debridamento radicular
- Osteoplastia/osteotomia
- Reposição apical do retalho
- Sutura simples

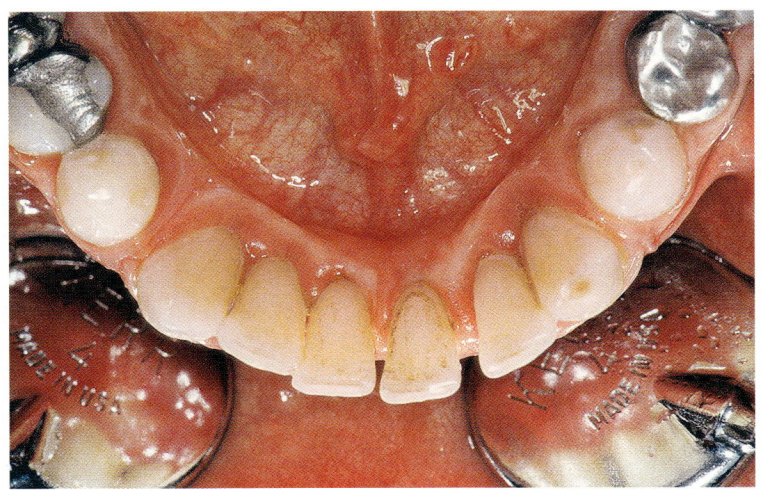

845 Vista lingual
Forte inflamação gengival, presença de placa e de cálculos.

Esquerda: Passos do procedimento cirúrgico (protocolo).

360 Métodos ressectivos

846 Planejamento da cirugia após debridamentos supra e subgengival
A inflamação gengival reduziu-se sensivelmente; nas áreas interproximais, porém, ainda se encontram bolsas de até 7 mm de profundidade. A coroa do dente 31 foi reduzida (estética), e o contorno do dente 33, corrigido.

O desenho mostra as incisões planejadas.

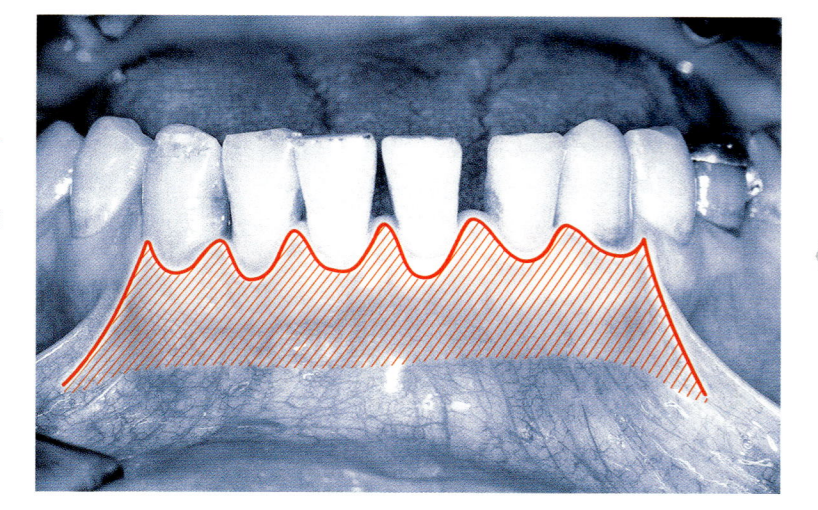

Vista vestibular

Planejamento da cirurgia

847 Incisões
A *incisão horizontal* festonada é feita bem próxima à margem gengival. Como se planeja reposicionar o retalho levemente em direção apical, executam-se *incisões verticais* paramedianas, distais aos caninos.

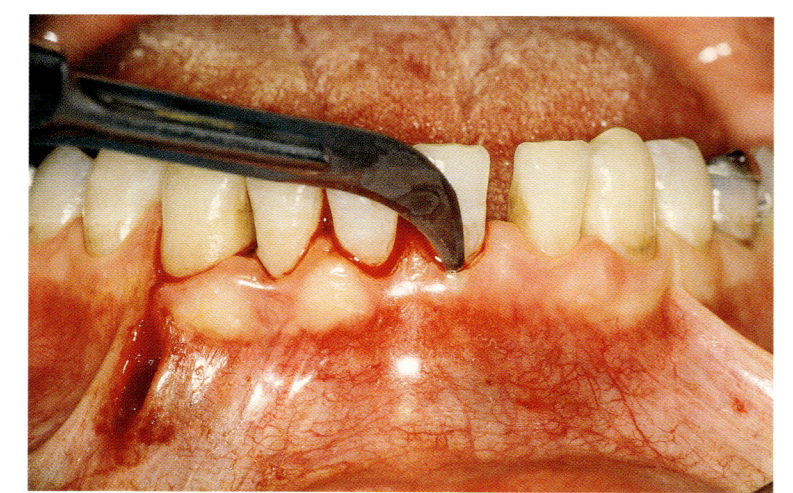

Incisões

848 Rebatimento do retalho
O retalho mucoperiosteal é rebatido com elevadores periostais de tamanho adequado, ultrapassando-se a linha mucogengival.

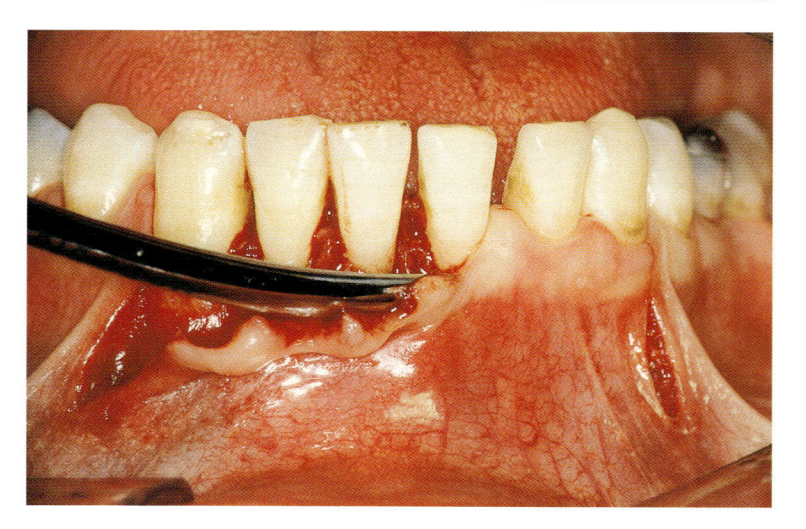

Rebatimento do retalho

849 Exposição do osso alveolar
O contorno irregular do rebordo alveolar já pode ser visto antes da remoção do tecido de granulação que o recobre.

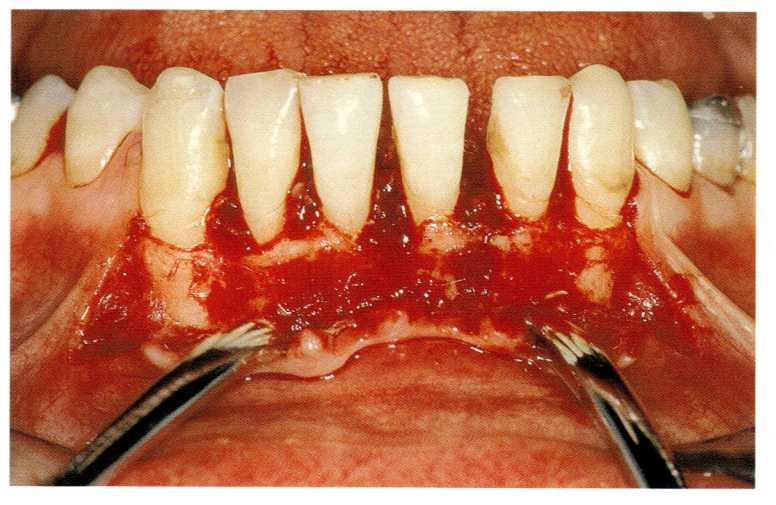

Exposição do osso alveolar

Reposição apical do retalho – eliminação de bolsas **361**

Vista lingual

→ ... após tratamento: fase 1

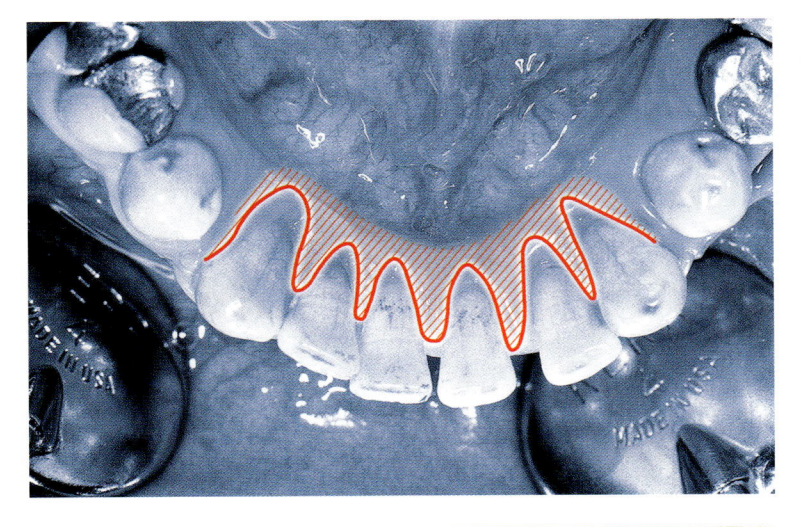

850 Após os debridamentos supra e subgengival
Após o tratamento inicial, a inflamação gengival reduziu-se também por lingual.

(O desenho indica o planejamento da cirurgia; ver Fig. 846.)

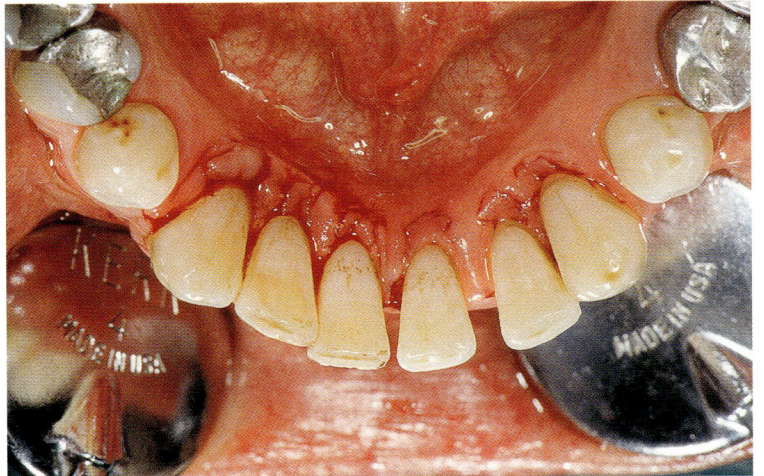

→ Incisão

851 Incisão
A incisão festonada é mais afastada da margem gengival por lingual do que por vestibular, pois, no primeiro caso, a reposição apical do retalho é mais difícil ou pode ter algum risco (inserções musculares, vasos, etc.). Essa remoção de tecido marginal em maior quantidade reduz a profundidade das bolsas e desloca a linha gengival em direção apical.

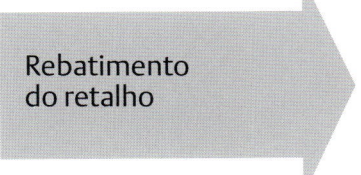

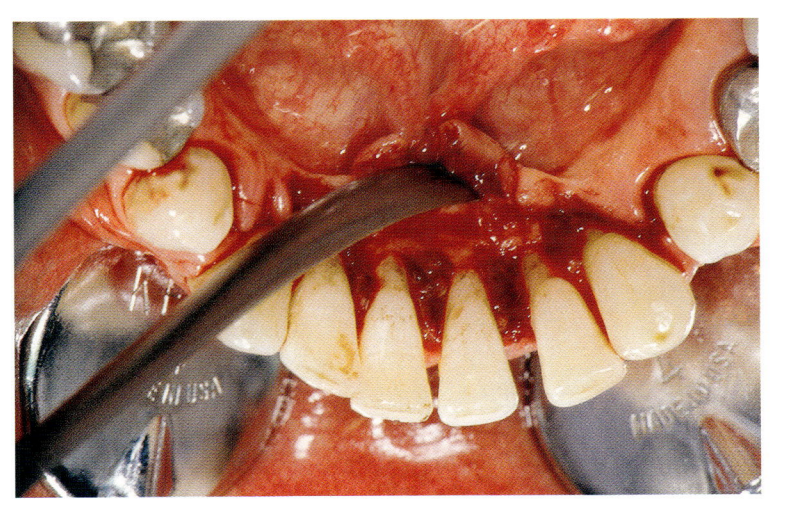

→ Rebatimento do retalho

852 Rebatimento de retalho
Não são feitas incisões verticais, e o rebatimento do retalho é mínimo, apenas parcial. Entretanto, o processo alveolar tem de ser exposto, a fim de se garantir a boa visualização das superfícies radiculares.

Atenção: Há grande quantidade de vasos sangüíneos na região lingual.

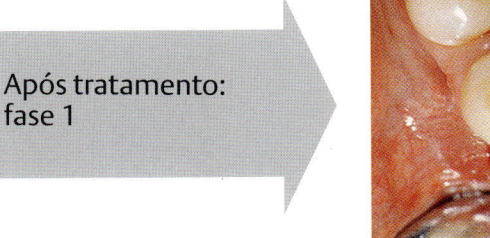

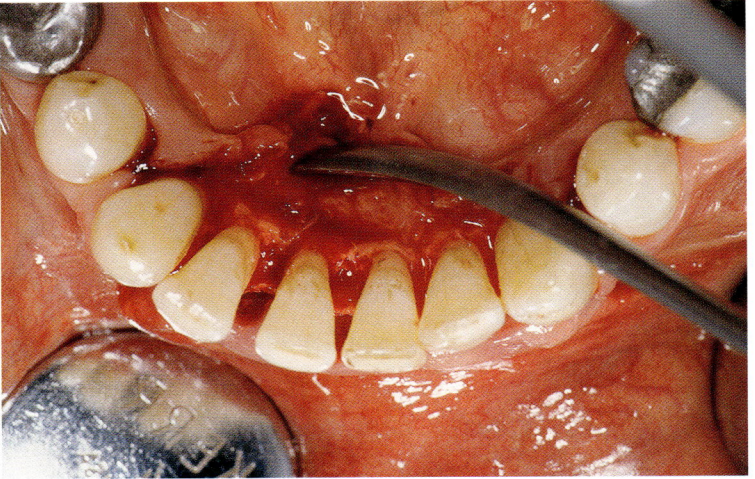

→ Após tratamento: fase 1

853 Após o debridamento radicular lingual
O colar de tecido das bolsas e o de granulação isolados pela incisão já foram removidos; isso possibilita a limpeza das superfícies radiculares sob visão direta (ver também Figs. 854 a 858).

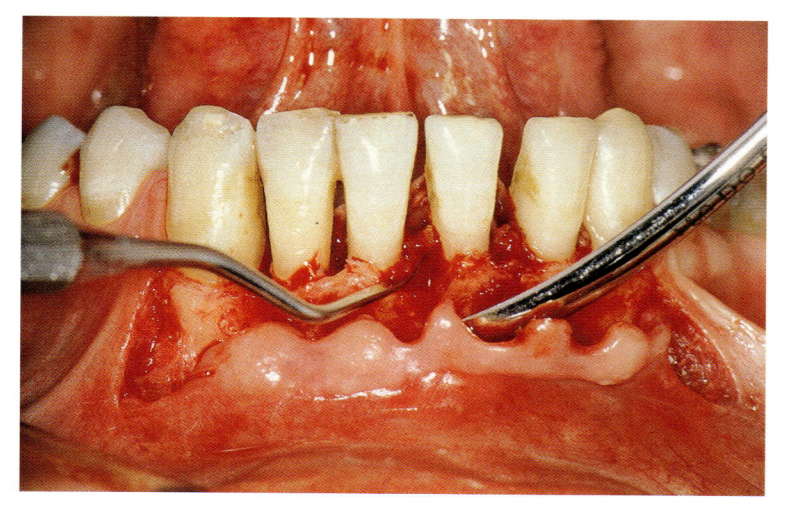

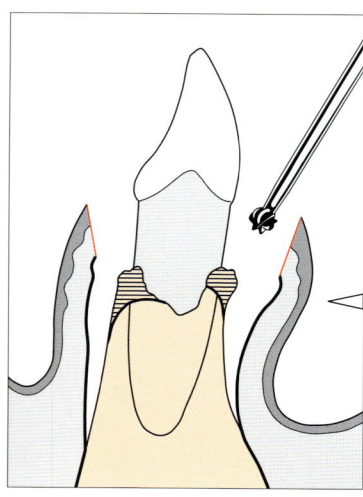

Métodos ressectivos

854 Remoção dos tecidos moles por vestibular
O tecido de granulação é removido das superfícies dentais com curetas delicadas, e, nos defeitos ósseos verticais, com raspadores. Esse procedimento garante boa visualização das superfícies radiculares a serem debridadas.

Direita: Osso alveolar antes da osteotomia/osteoplastia.

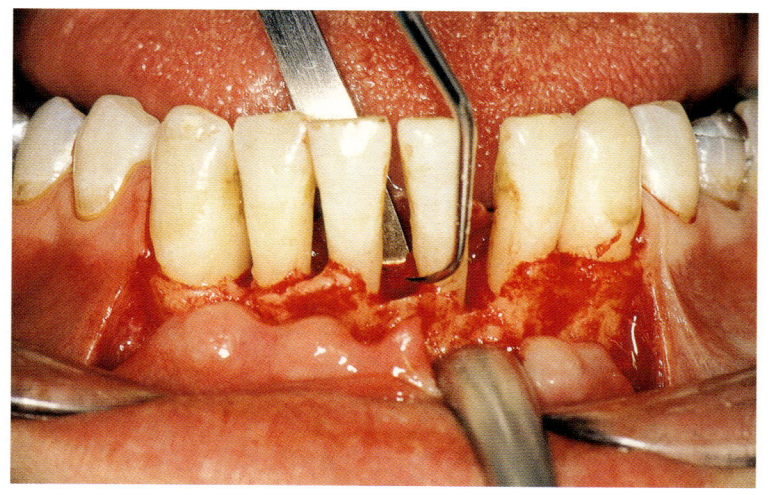

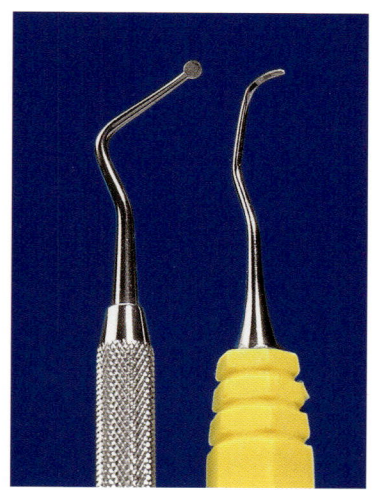

855 Debridamento radicular com raspadores
A raspagem e o alisamento das superfícies radiculares são executados minuciosamente golpe a golpe. A área de trabalho é irrigada repetidas vezes com solução de Ringer. Esses procedimentos obrigatórios são os mais importantes de todo o tratamento cirúrgico.

Direita: Cureta para a remoção de tecido de granulação; raspador para o tratamento da superfície radicular.

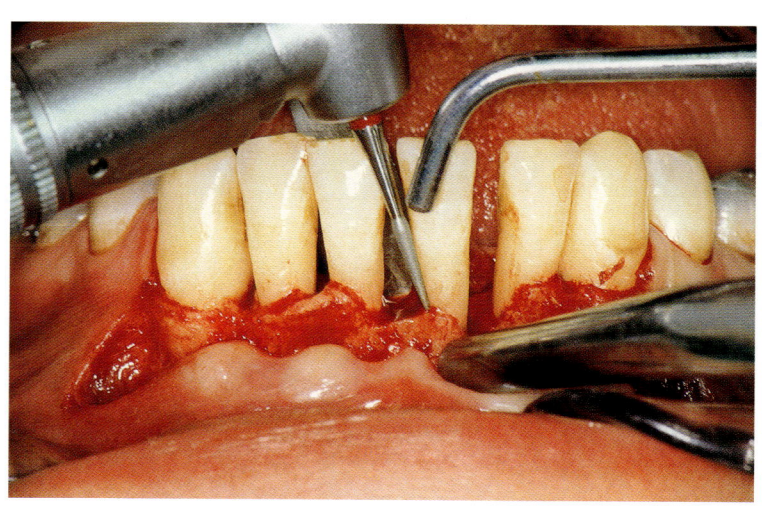

856 Complementação da raspagem radicular com pontas diamantadas
A raspagem das superfícies radiculares pode ser complementada com pontas de granulação fina (Perio-Set 15 µm), especialmente as áreas com reentrâncias.
Se as raízes tiverem de ser remodeladas por meio de odontoplastia (abertura de fissuras, etc.), utilizam-se pontas diamantadas de até 40 µm de granulação. A seguir, essas áreas são abertas com ponta para polimento (15 µm de granulação) ou com curetas.

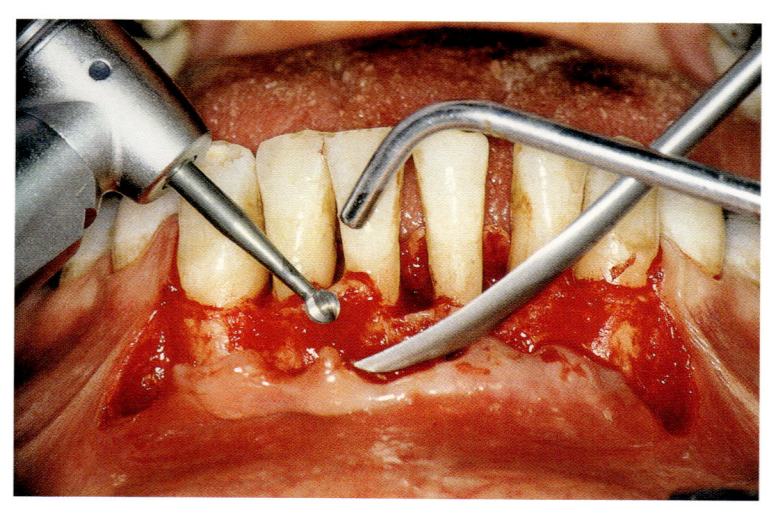

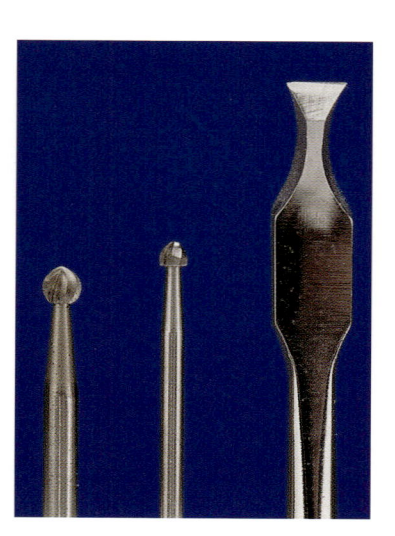

857 Osteoplastia
O osso volumoso, em platô ou cortante é desgastado com brocas esféricas (aço ou *carbide*) sob refrigeração com solução de Ringer e, se necessário, alisado com cinzel delicado.
Executa-se pequenas aberturas nas crateras interdentais. O osso de sustentação dental é preservado.

Direita: Instrumentos para o desgaste ósseo: brocas esféricas de aço e *carbide*; cinzel (CO1; Deppeler).

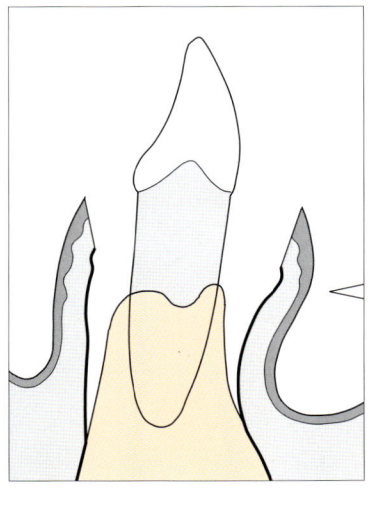

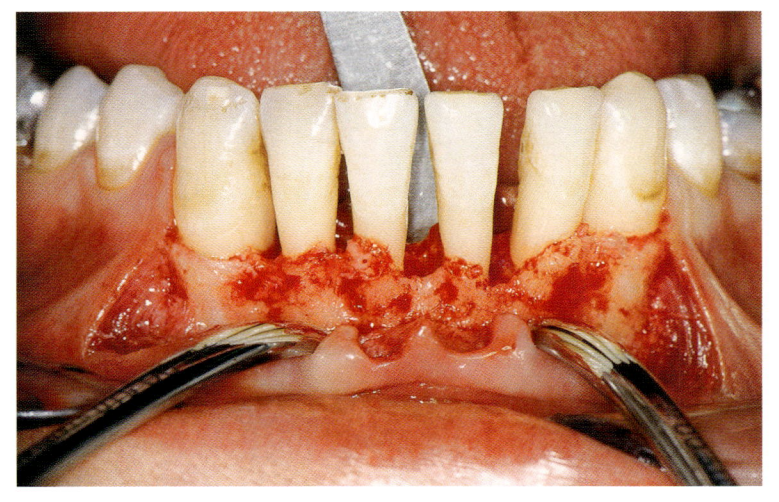

Reposição apical do retalho – eliminação de bolsas

858 Após o debridamento radicular e a osteoplastia
Observe que o osso de sustentação dos incisivos foi preservado por vestibular; para tanto, deixou-se de corrigir a arquitetura do rebordo alveolar em toda sua extensão.

Esquerda: Osso alveolar após osteotomia/osteoplastia.

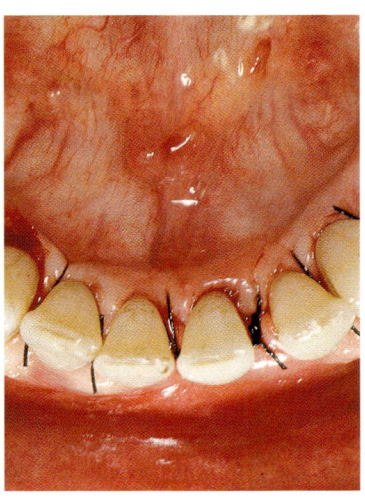

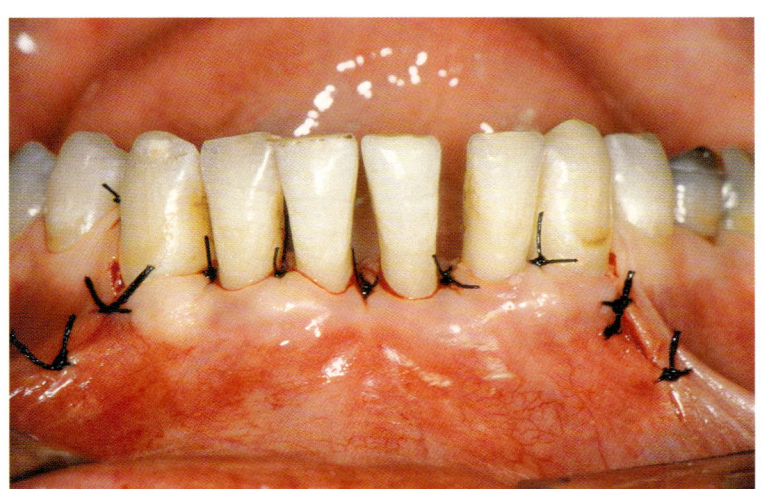

859 Reposição apical do retalho
As incisões verticais e os espaços interdentais são fechados com suturas simples. A ampla reposição apical pode ser bem-observada na comparação com a situação inicial (Fig. 849).

Esquerda: Vista lingual. A incisão lingual acentuadamente festonada, com preservação das papilas, possibilitou o recobrimento quase completo das crateras interproximais.

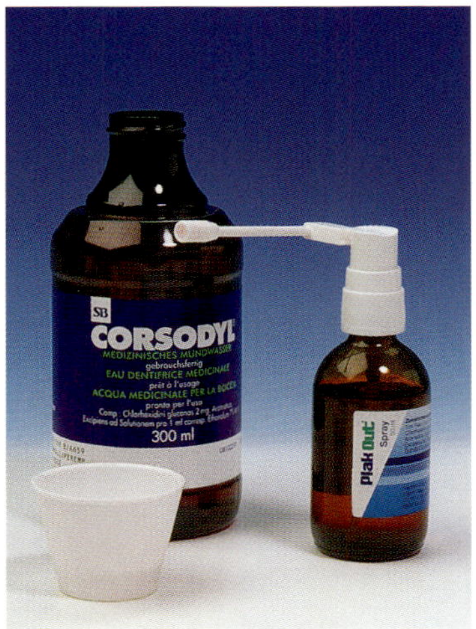

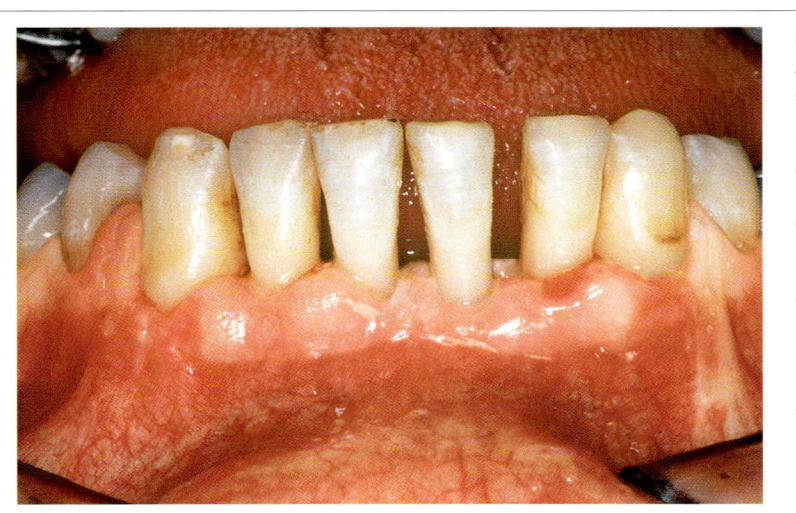

860 Dez dias após a cirurgia
A situação já é estável. A linha gengival, porém, continua irregular,

Esquerda: Nos primeiros 10 a 14 dias, em que ainda não é possível realizar a higiene bucal mecânica, devem ser feitos bochechos ou usados *sprays* de clorexidina (Corsodyl 0,2% e Plak Out 0,1%, respectivamente). Após isso, obtém-se a cicatrização "controlada" por meio da remoção profissional de placa, feita o mais freqüentemente possível.

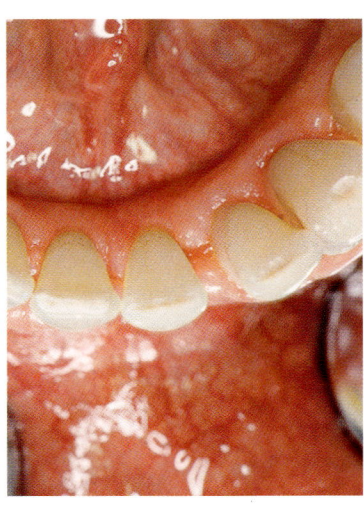

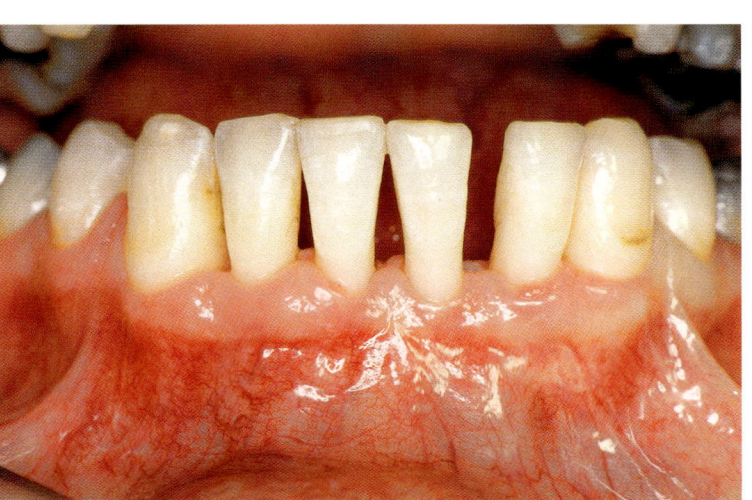

861 Três meses após a cirurgia
Nas áreas interdentais, a gengiva apresenta leve contração. Isso ocorre comumente quando as papilas vestibulares e linguais sofrem necrose em decorrência da sutura. Na região 41 a 43, a gengiva apresenta espessamento fibroso.

Esquerda: Por lingual, vê-se claramente a pequena cratera entre os dente 31 e 32.

364 Métodos ressectivos

862 Gengivoplastia com eletrocautério
As pequenas recessões gengivais interdentais (Fig. 861) geralmente regridem quando a higiene interdental é adequada (palitos, escovas). Se persistirem, elas podem ser corrigidas por meio de "minigengivoplastia" com eletrocautério de alça losangular.

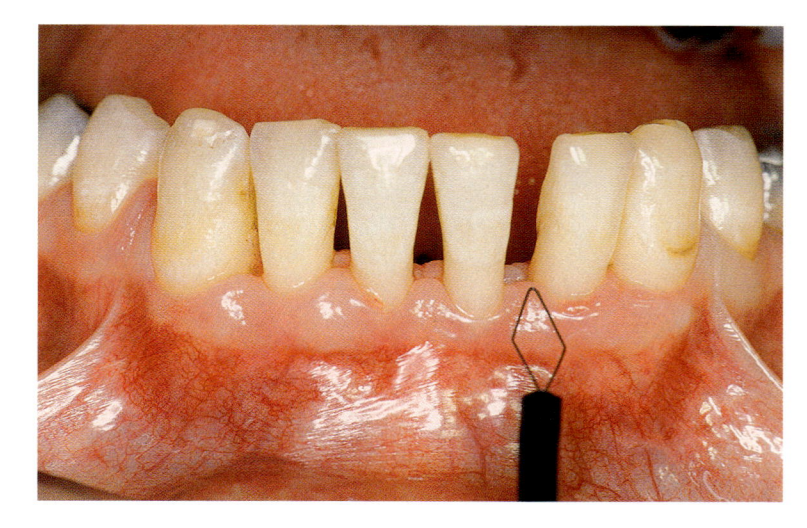

863 Após a "minigengivoplastia"
As pequenas crateras gengivais foram eliminadas. Também foi corrigido o contorno da gengiva vestibular relativamente volumosa na região dos dentes 41 a 43.

Direita: Vista lingual após a gengivoplastia.

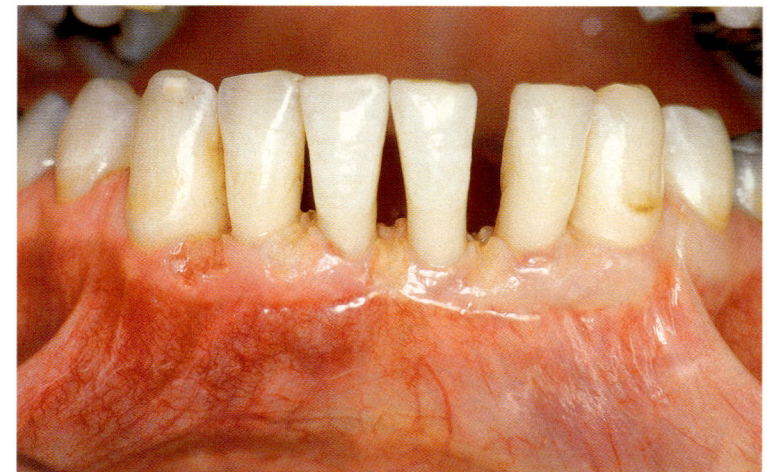

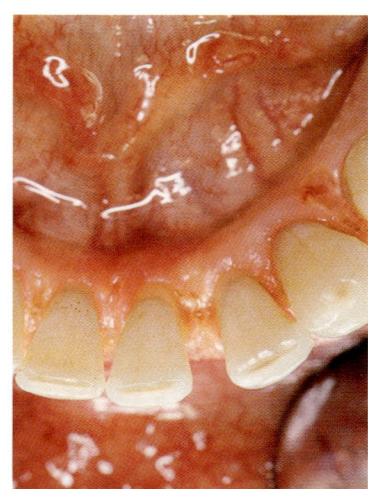

864 Dez meses após a gengivoplastia, 13 meses após a cirurgia a retalho
A morfologia da gengiva melhorou. As coroas dos dentes 31 e 32 foram aumentadas por mesial e distal com resina composta, para a redução dos diastemas (estética).

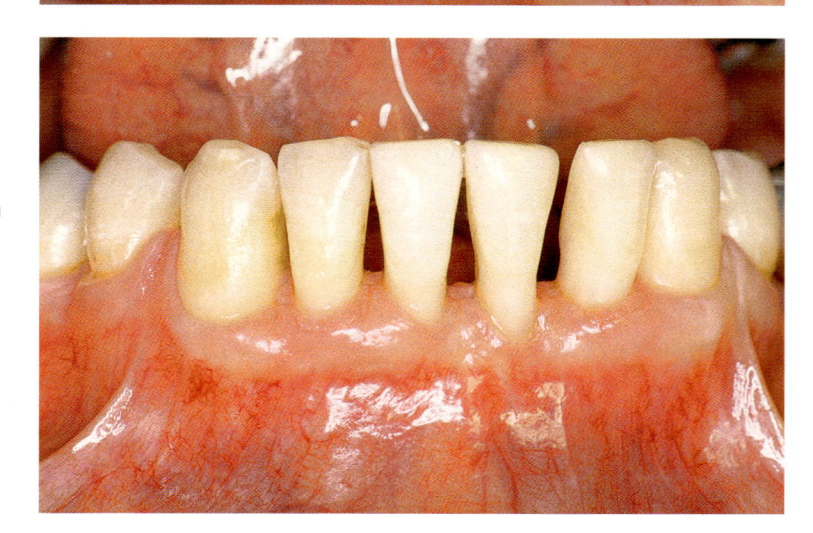

865 Exame radiográfico final
Como esperado, a inserção óssea pouco se alterou após a reposição apical do retalho. Em alguns septos interdentários, porém, houve formação de compacta óssea.

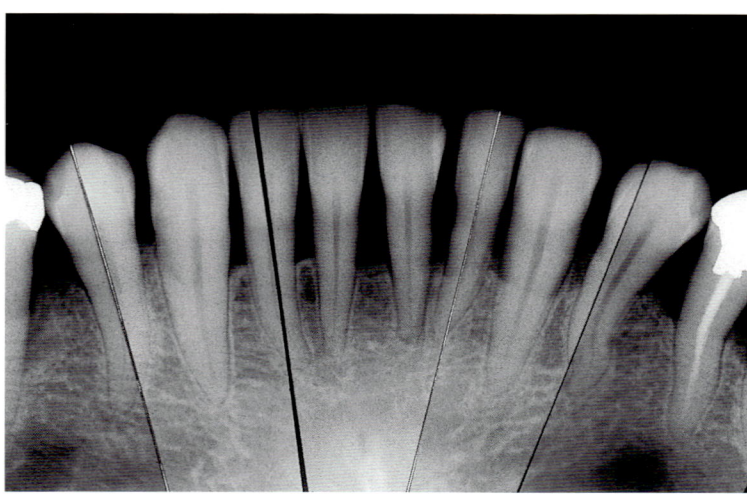

Resumo

As vantagens e desvantagens dessa técnica – hoje menos empregada – foram descritas na introdução do capítulo "Métodos ressectivos".

O caso a seguir é de um paciente de 33 anos de idade, cuja colaboração com o tratamento é apenas regular. A meta era obter resultados rápidos e previsíveis e, por isso, optou-se por um tratamento mais radical, ressectivo. O fator estético não era relevante. Uma leve hipersensibilidade dentinária pôde ser controlada em poucas semanas. Houve alguma melhora da cooperação do paciente graças aos curtos intervalos na fase de manutenção (ver exames).

Treze meses após a cirurgia:
  IP: 20%   SS: 12%

As profundidades de sondagem são normais ("saudáveis"), como é o esperado após tratamento ressectivo com retalho reposicionado apicalmente.

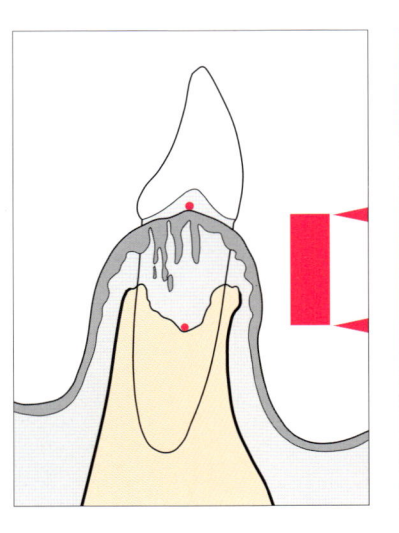

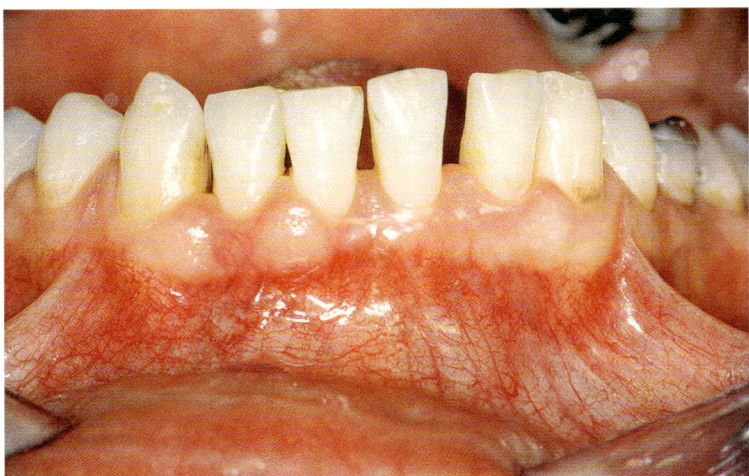

866 Situação antes do tratamento inicial
Forte inflamação gengival. Bordos incisais irregulares. Diastemas entre os dentes 41; 31 e 32.

Esquerda: O nível da linha da gengiva é normal. Nas áreas interproximais, encontram-se bolsas e defeitos profundos (barra vermelha).

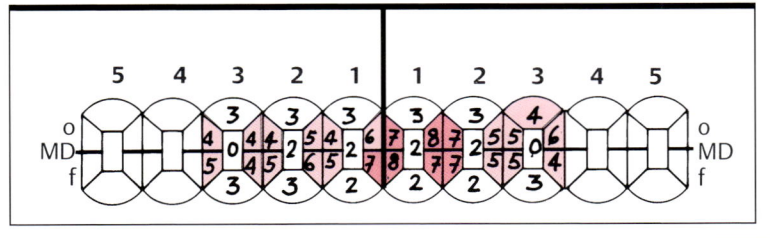

antes

867 Profundidades de sondagem e mobilidade dental ao exame inicial
Nas áreas interproximais, foram medidas profundidades de bolsa de até 8 mm. A mobilidade dos incisivos era de grau 2.

depois

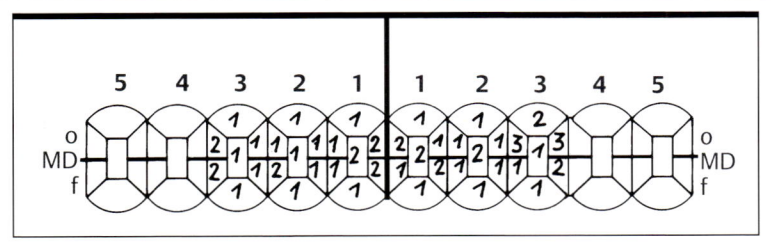

Profundidades de sondagem e mobilidade dental 13 meses após a cirurgia
Profundidades de sondagem fisiológicas. Como esperado, a mobilidade dental pouco se alterou (proporção desfavorável entre as frações supra-óssea e infra-óssea: alavanca).

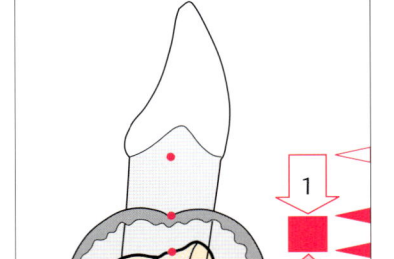

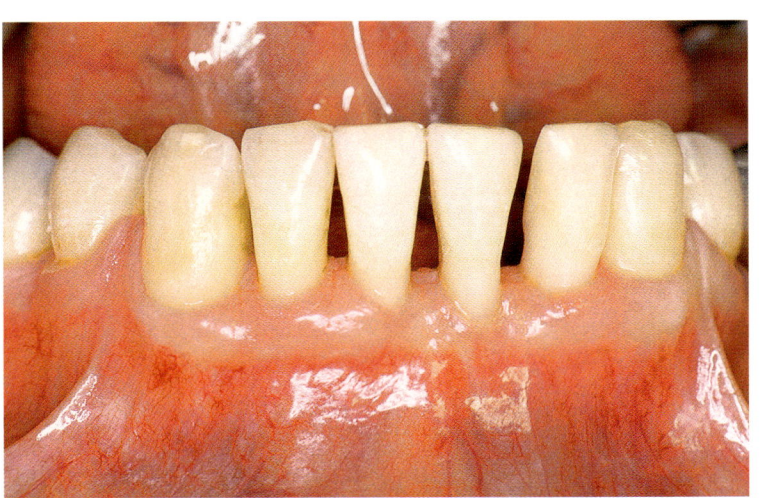

868 Exame clínico final 13 meses depois
Em níveis mais apicais, o periodonto está saudável. A bolsas foram eliminadas, e os dentes se alongaram.

Esquerda: Ampla redução das profundidades de sondagem e das bolsas residuais (barra vermelha).

1 Reposição apical e encolhimento gengival
2 Pequena quantidade de nova inserção (formação de osso?)

Técnicas cirúrgicas combinadas com retalhos

A distribuição das periodontites avançadas raramente é uniforme em toda a boca. Portanto, deve-se verificar junto a cada dente, ou face dental, o grau de inflamação, a perda de inserção e a profundidade de sondagem. É comum que um mesmo paciente apresente gengivite em um local, destruições periodontais profundas em outro e, em um terceiro, retração gengival localizada.

Dependendo do padrão de destruição óssea, o tratamento de um único paciente poderia, teoricamente, ser planejado da seguinte maneira:

Para alguns dentes isolados, o tratamento inicial e a manutenção dos cuidados do paciente já seriam suficientes; para outros dentes, seriam necessárias pequenas intervenções cirúrgicas, como gengivoplastias ou retalho de Widman modificado. Em alguns segmentos da arcada, por sua vez, seria preciso o rebatimento de amplos retalhos para osteoplastias, ressecções radiculares, hemissecções, enxertos com materiais autógenos ou aloplásticos em bolsas infra-ósseas, etc. Em uma mesma área cirúrgica, podem ser indicados procedimentos cirúrgicos diferentes por lingual e por vestibular.

869 Possíveis combinações de retalhos com outras técnicas
Rebatimento de retalho: a expressão se refere a todo e qualquer tipo de retalho, como retalhos mucoperiosteais (retalhos totais) ou retalhos divididos, rebatidos parcial ou totalmente.

RA   Retalho de acesso
RT   Rebatimento total
RTG Regeneração tecidual guiada

Retalhos associados a	técnicas cirúrgicas	Página
Retalho (RA*/RT*)	RTG*	338
	Enxertos em defeitos ósseos	327
	Ressecções de raízes	387
	Hemissecções	392
	Extrações	481
	Excisões em cunha	319
	Gengivectomias	334

870 Exemplo de cirurgia combinada
Esquerda: Incisão vestibular paralela à margem (GE interna); GE palatina.

Centro: Rebatimento de retalho por vestibular; pequena osteoplastia (áreas hachuradas); retalho palatino *complementar* após GE.

Direita: Fechamento da ferida com ponto simples. A epitelização da ferida cirúrgica da GE palatina será por segunda intenção.

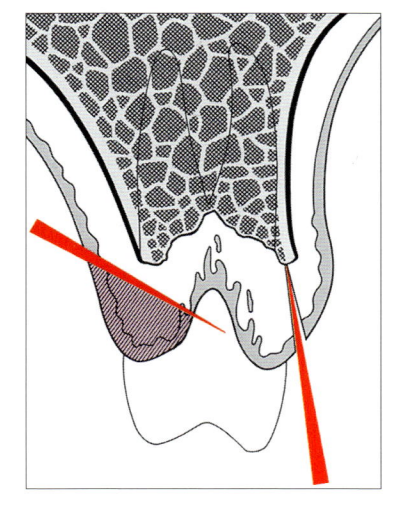

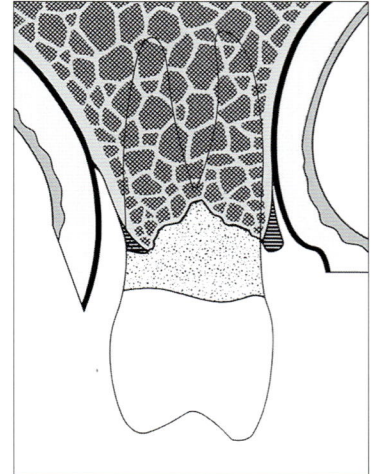

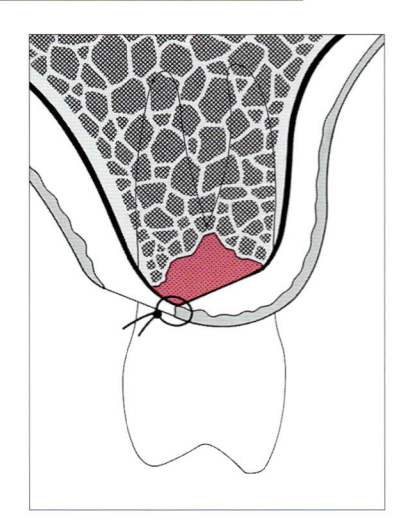

Como o retalho palatino não pode ser reposicionado em direção apical (eliminação da bolsa) devido à baixa elasticidade da mucosa palatina, realiza-se, às vezes, cirurgia combinada de retalho (vestibular) com gengivectomia (palatina).

Por lingual, por exemplo, pode-se fazer a gengivectomia de uma parte da bolsa, complementando-se o procedimento com retalho no mesmo local (Fig. 770). O fator estético também pode influenciar a escolha da conduta cirúrgica. Dessa forma, pode-se optar pelo debridamento radicular sem exposição cirúrgica (menor recessão gengival) na região ântero-superior vestibular e, na palatina, por intervenção cirúrgica.

As combinações mais freqüentes de retalhos de acesso e de rebatimento total (em procedimentos ressectivos) com outras modalidades cirúrgicas são apresentadas na Fig. 869.

Uma combinação menos recomendável é a cirurgia a retalho periodontal com a extração de um terceiro molar incluso ou impactado, pois não se pode excluir o risco de infecção na área da extração.

Gengivectomia e gengivoplastia

A *gengivectomia (GE)* é uma técnica cirúrgica ressectiva. Apesar de antes ser freqüentemente utilizada, ela não mais é um procedimento preferencial no tratamento da *periodontite*. O objetivo da gengivectomia é a eliminação das bolsas periodontais mediante remoção de tecido gengival. A meta principal do conceito terapêutico moderno também é a *eliminação da bolsa*, principalmente por meio de métodos regenerativos – isto é, mediante regeneração das estruturas periodontais patológicas – e, apenas em alguns poucos casos, com o uso de métodos ressectivos. A GE continua sendo indispensável em *pequenas intervenções* no periodonto, como a exposição de bordos de coroas e preparos e aumentos de coroa clínica. A *gengivoplastia (GP)* também é indicada em alguns casos. Ela é utilizada, por exemplo, para remoção de hiperplasias gengivais e a modelagem da superfície gengival. A GE e a GP são combinadas, às vezes, com cirurgias a retalho (p. 334).

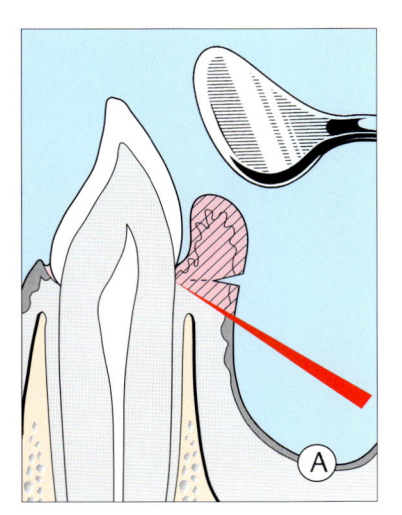

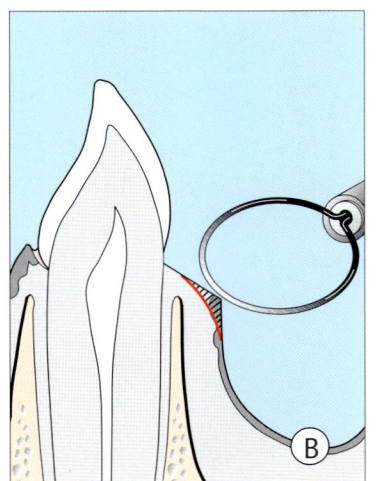

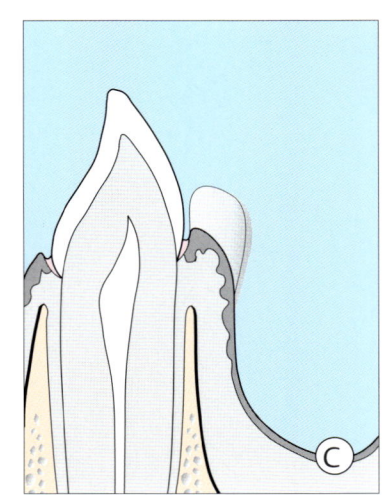

871 Princípios da gengivectomia e da gengivoplastia

A Após a demarcação do fundo da bolsa (com sonda ou pinça demarcadora), a gengiva hiperplásica acima (em direção incisal) é removida com incisão inclinada a 45° (GE).
B O ângulo do bordo da ferida é arredondado com bisturi elétrico ou laser (modelagem; GP).
C A epitelização da ferida recoberta dá-se por segunda intenção, formando-se novo epitélio juncional e sulco pouco profundo.

Indicações
- Hiperplasias gengivais (medicamentosas e hormonais)
- Fibroses idiopáticas
- Bolsas supra-alveolares em locais pouco acessíveis
- Pequenas correções "complementares" de cirurgias a retalho
- Aumento de coroa clínica, apenas quando há gengiva inserida suficiente (p. ex., *sorriso gengival*)

Para a maioria das bolsas supra-alveolares, porém, o melhor tratamento é o debridamento radicular com ou sem exposição cirúrgica (retalho de Widman modificado).

Contra-indicações, desvantagens
- Faixa de gengiva inserida muito estreita ou ausente
- Bolsas infra-ósseas
- Espessamento ósseo marginal
- Feridas cirúrgicas extensas, dor pós-operatória
- Cicatrização por segunda intenção (epitélio: cerca de 0,5 mm por dia)
- Risco de exposição de osso
- Perda de gengiva inserida
- Exposição de colos dentais (sensibilidade, estética, cárie)
- Problemas fonéticos e estéticos na região anterior

Instrumental para gengivectomias/gengivoplastias...

Existe um grande número de instrumentos adequados para a execução de uma GE/GP. Quase todos os fabricantes produzem instrumentos para cirurgias periodontais, especialmente as gengivectomias. A maioria dos modelos já existe há décadas (como os gengivótomos de Kirkland e Orban), tendo sido modificados e aperfeiçoados. O importante é que o tamanho, a forma, a angulação, etc. da extremidade ativa possibilitem a intervenção rápida e precisa.

Para a GE/GP, basta, geralmente, um conjunto de gengivótomos – simples e angulados, se necessário.

Uma incisão precisa com o gengivótomo é mais regular do que a remoção em camadas com o laser. Apenas para a modelagem da superfície gengival (GP), bem como para algumas pequenas intervenções – como a exposição do bordo de coroas e preparos – o uso dos gengivótomos pode ser complementado com o de bisturis elétricos ou laser. As pinças para medir a profundidade e demarcar o fundo das bolsas não são obrigatórias. Para tanto, basta a sonda periodontal.

872 Pinças demarcadoras
Esquerda: Essas pinças (direita e esquerda; Deppeler) são usadas para demarcar o fundo da bolsa, o que também pode ser feito com sonda periodontal.

Direita: Extremidades ativas das pinças demarcadoras. O braço reto é introduzido até o fundo da bolsa e, então, a pinça é fechada. A ponta do braço angulado perfura a gengiva e demarca, por meio de um ponto sangrante, o fundo da bolsa.

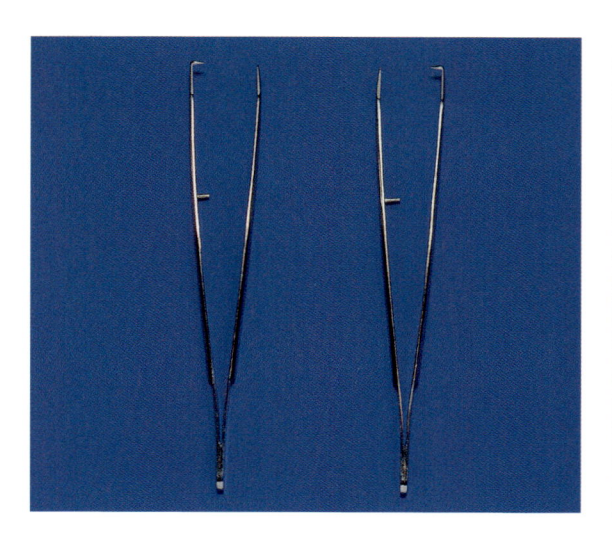

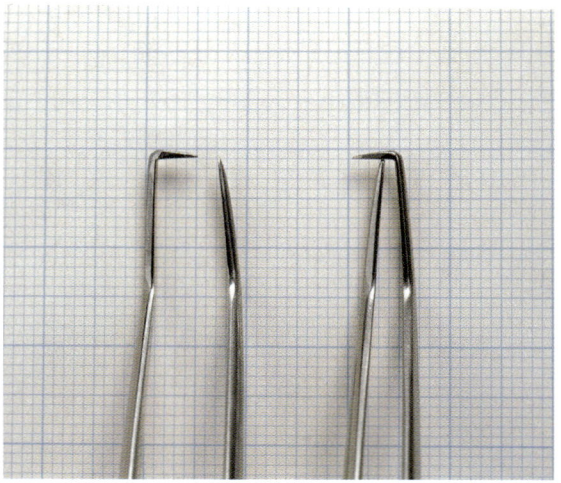

873 Gengivótomos

- **Gengivótomos de Kirkland** (GX 7, direita e esquerda), angulação simples
- **Gengivótomos de Orban** (ZI 14, direita e esquerda), angulação simples
- **Gengivótomo universal** (ZI 19), angulação simples

(todos da marca Deppeler)

Esses três gengivótomos também são fabricados com angulação dupla e com duas extremidades ativas.

Direita: Extremidades ativas dos gengivótomos.

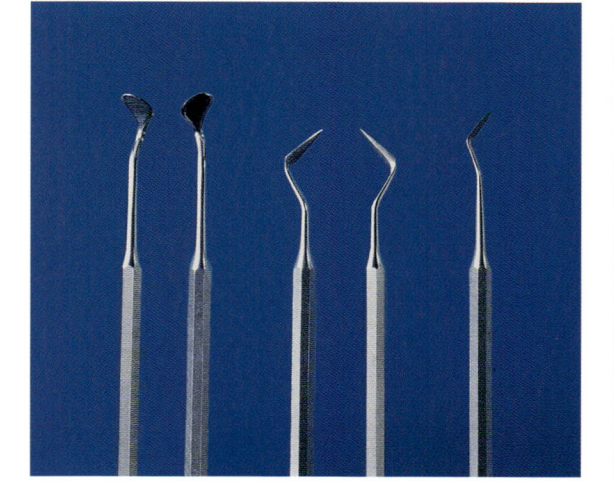

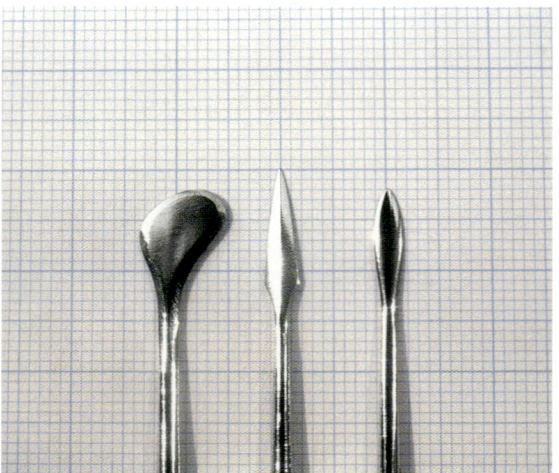

874 Eletrocirurgia – Aparelhos e pontas
(Martin, Ellman e outros)
A eletrocirurgia (e, eventualmente, a cirurgia a laser) é empregada principalmente nas gengivoplastias (GP) e em pequenas correções (arredondamento de ângulos, exposição de bordos de coroas e preparos). Para a incisão primária de uma GE extensa, porém, não é indicada, pois o risco de danos às raízes (polpa), periósteo ou osso é muito alto.

Direita: Os três principais tipos de pontas do bisturi elétrico.

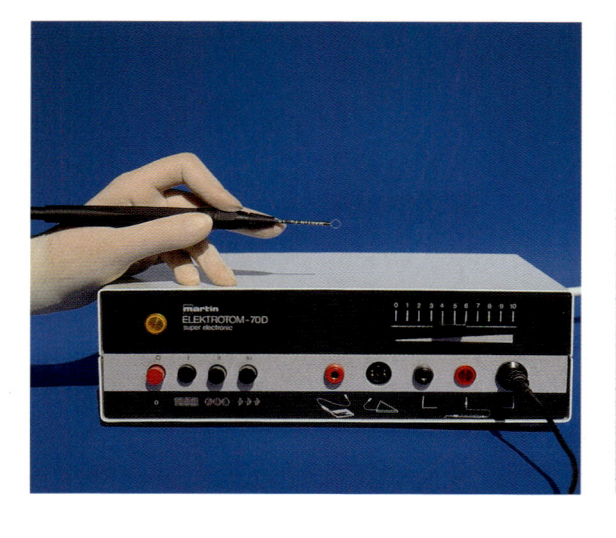

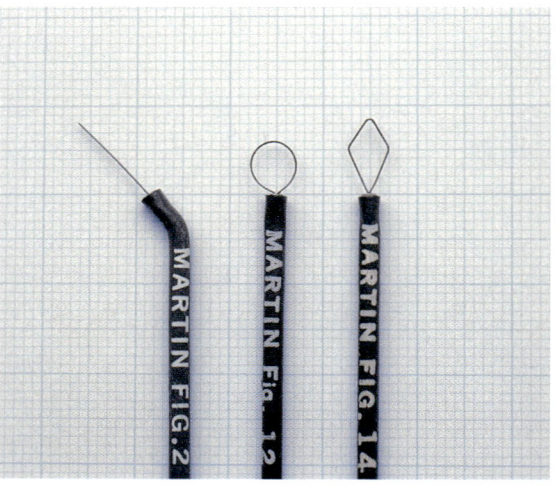

... e seu emprego

Muito mais importante do que o modelo e a marca é a afiação do instrumental: antes de cada cirurgia, o gengivótomo deve ser afiado (pedra de Arkansas lubrificada, p. 268). A afiação é sempre obrigatória, a não ser para instrumentos com lâminas descartáveis.

Para a modelagem da superfície gengival (GP), recomenda-se o uso de bisturis elétricos ou, eventualmente, de laser com pontas delicadas. Esses instrumentos são adequados também para pequenas cirurgias, como a exposição dos bordos de preparos antes de moldagens e restaurações, bem como para a remoção de tecidos "esponjosos" ou ricos em vasos – devido à propriedade de contenção do sangramento.

Foram descritos até aqui apenas os princípios da utilização do instrumental específico para gengivectomias. A variedade de emprego desses instrumentos pode ser observada nas seqüências cirúrgicas apresentadas mais adiante, todas realizadas com o instrumental mostrado nas figuras a seguir.

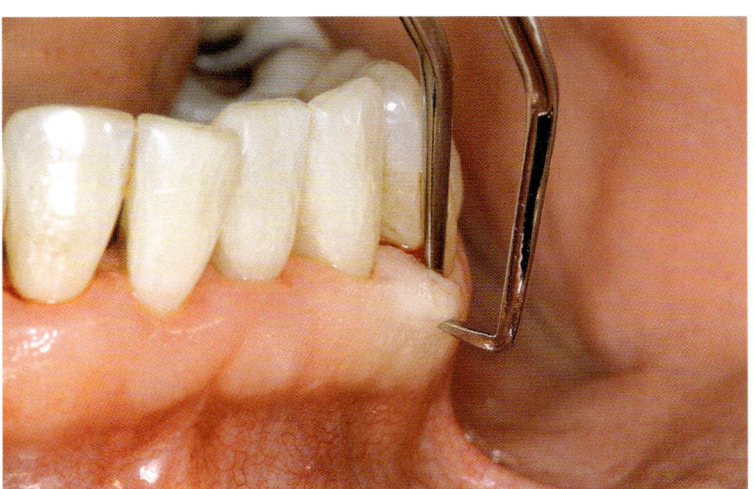

875 Demarcação do fundo da bolsa
O braço reto da pinça demarcadora é introduzido, como uma sonda periodontal, junto à face mesio-vestibular do dente 33 até o fundo da bolsa.

Ao se pressionar a pinça, fechando-a, provoca-se um pequeno ponto de sangramento na gengiva vestibular, à altura do fundo da bolsa (profundidade de sondagem = 4 mm). Esse tipo de demarcação é vantajoso principalmente nos casos em que há forte variação das profundidades de bolsa.

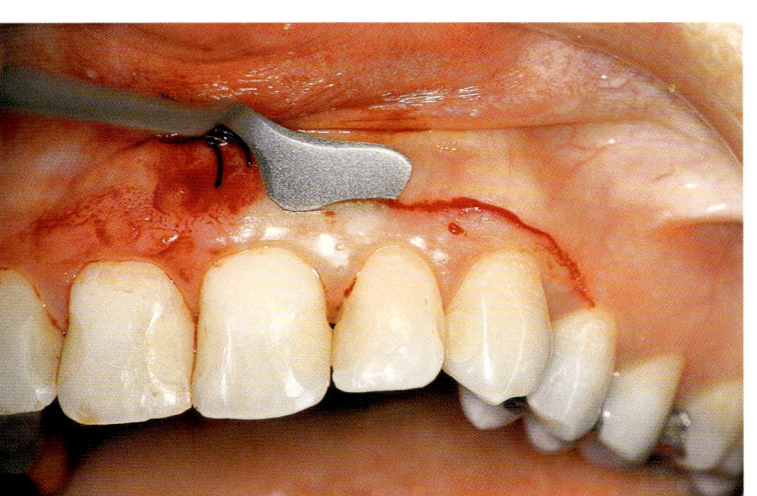

876 Gengivectomia com gengivótomo
A lâmina do gengivótomo de angulação simples (GX7, direita) é posicionada formando um ângulo de 45° com o longo eixo do dente; a incisão é feita de forma contínua, contra o fundo da bolsa demarcado.
Nas áreas de difícil acesso, muitas vezes são necessários instrumentos com dupla angulação.

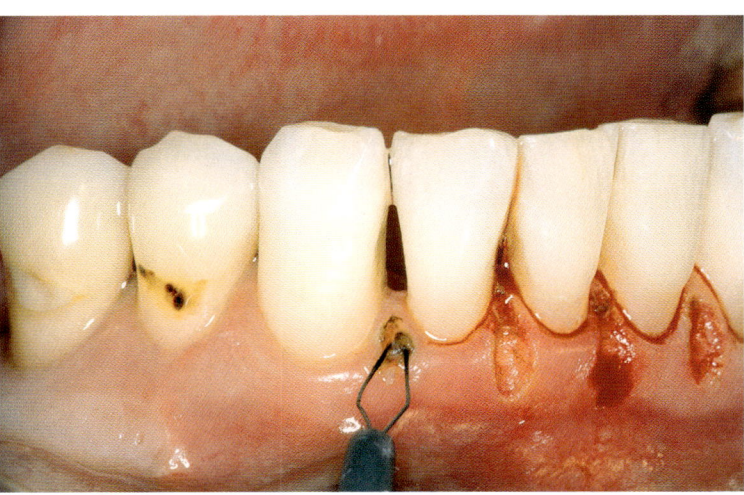

877 Gengivoplastia com bisturi elétrico
Com a ponta em alça losangular, nº 14, faz-se uma concavidade na gengiva espessa entre os dentes 43 e 42. A excisão deve ser marcante, pois uma parte da ferida será preenchida com tecido de granulação e epitélio pela cicatrização. Porém, não se deve tocar nem expor o osso alveolar.

Cimentos cirúrgicos e adesivos teciduais

A ferida cirúrgica da gengivectomia é recoberta com cimento cirúrgico. Em alguns raros casos, este também pode ser utilizado como curativo em cirurgias a retalho – mais para a proteção do retalho e o conforto do paciente do que para a estimulação da cicatrização.

Nos primeiros dias que se seguem à GE/GP, a dor pós-operatória pode ser aliviada com o uso do cimento cirúrgico. Em geral, este é deixado sobre o local da cirurgia por 7 a 10 dias (sem ser trocado). Em caso de epitelização lenta, pode-se colocar novo curativo após o exame da área de cicatrização.

Recomenda-se o uso apenas de cimentos cirúrgicos sem eugenol: Perio-Care, Peripac, Coe-pak ou Barricaid. Os cimentos cirúrgicos só impedem a colonização da ferida cirúrgica por microrganismos se a eles for adicionado um anti-séptico, como a CHX em pó; essa medida inibe quase por completo a formação de placa sob o curativo (Plüss e cols., 1975).

Feridas cirúrgicas pequenas, como as de GE para a exposição da margem de um preparo ou coroa, podem ser recobertas por adesivos teciduais à base de cianoacrilatos (Histoacryl, Octyldent, entre outros).

878 Cimentos cirúrgicos plásticos
A vantagem desses cimentos é que eles podem ser adaptados facilmente sobre a ferida e removidos de modo "indolor". Se colocados sobre suturas (após cirurgias a retalho), não tracionam excessivamente os pontos.

Direita: Peripac antigo, à base de gesso. Em contato com a umidade, torna-se relativamente rígido. O novo material, à base de dois componentes, não sofre endurecimento.

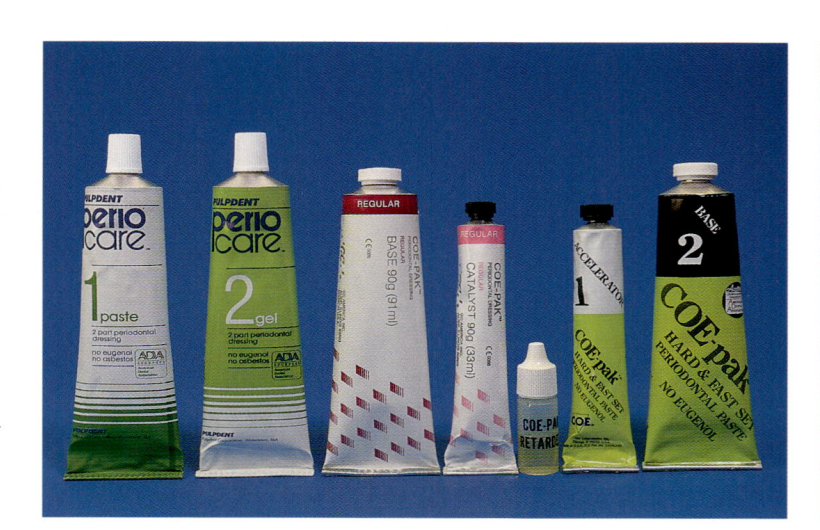

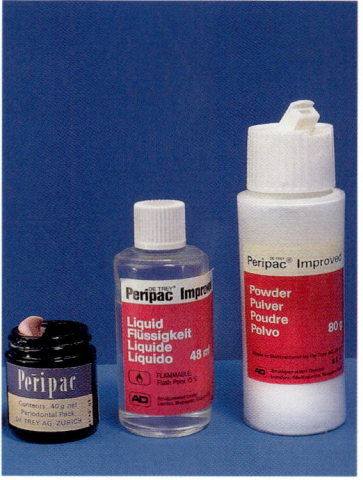

879 Barricaid
Resina fotopolimerizável permanentemente elástica; a ponta curva facilita a colocação do cimento.

Direita: Por motivos estéticos, o Barricaid é indicado especialmente para a região anterior. O material é rosado, semitransparente e fotopolimerizável. A remoção do material de espaços interdentais profundos, entretanto, pode ser problemática, especialmente se houver suturas no local.

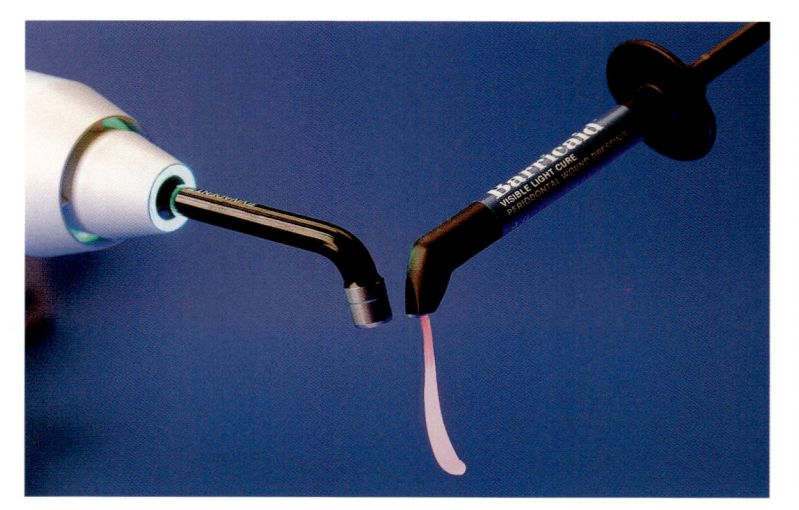

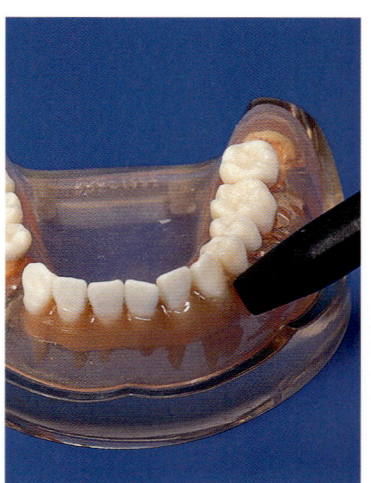

880 Adesivos teciduais – Cianoacrilatos
- **Histoacryl** (Braun, em cima)
- **Bucrylat** (Ethicon, embaixo)
- **Octyldent** (Tri-Point Medicals, à direita)

Os cianoacrilatos com diversas velocidades de polimerização têm múltiplas utilidades, podendo substituir os curativos, por exemplo, de pequenas GE/GP (aplicação com pipeta, pincel, sonda de plástico, etc.).

Direita: Octyldent e pipeta (Ellman).

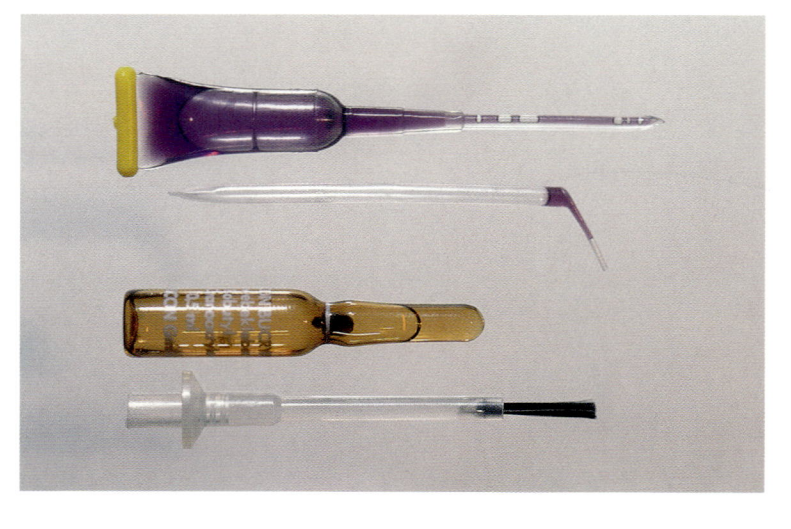

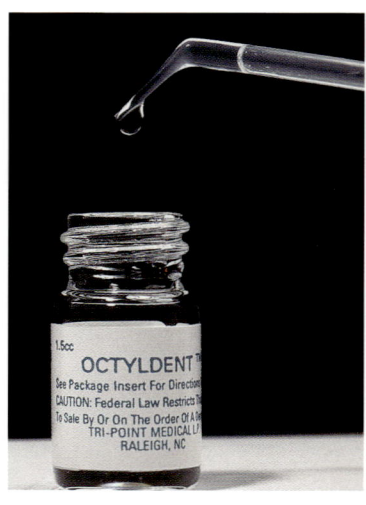

Procedimento cirúrgico

Será descrita a conduta cirúrgica sistemática em um paciente de 18 anos com gengivite hiperplásica grave, não-medicamentosa, na região anterior. Os fatores causais são a placa bacteriana, a respiração bucal, o apinhamento dental na arcada superior e a maloclusão.

O tratamento ortodôntico (facilitação do controle de placa) foi recusado, inicialmente, pelo paciente e seus pais; algum tempo depois, porém, o tratamento foi executado.

Exame inicial:
IP: 89%   SS: 80%   MD: 0

Exame após o tratamento inicial:
IP: 27%   SS: 22%   MD: 0

Imagem clínica, linha gengival, profundidade de sondagem e exame radiográfico, ver figuras.

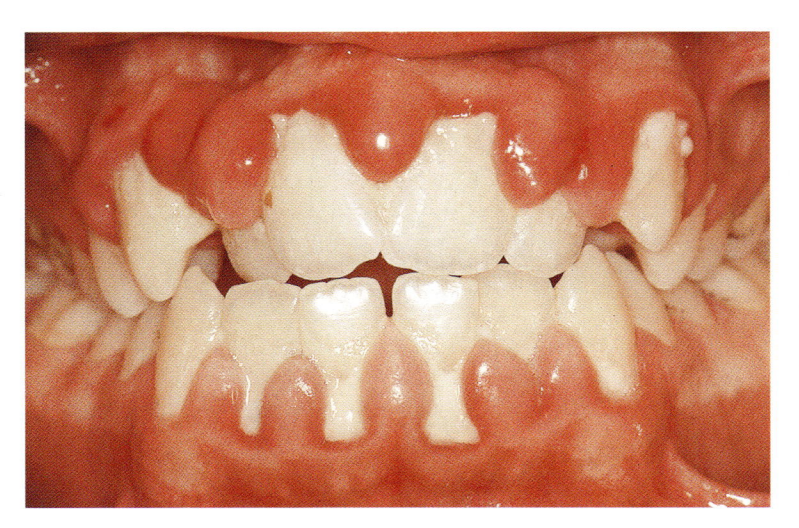

881 Quadro clínico antes da fase higiênica (tratamento inicial 1)
Hiperplasia gengival extremamente grave, com pseudobolsas de 6 mm de profundidade (bolsas gengivais).

Placa e cálculos principalmente na região anterior, mau posicionamento dental, respiração bucal. Essas condições dificultam a higiene bucal. De acordo com o paciente, os problemas gengivais iniciaram-se na puperdade.

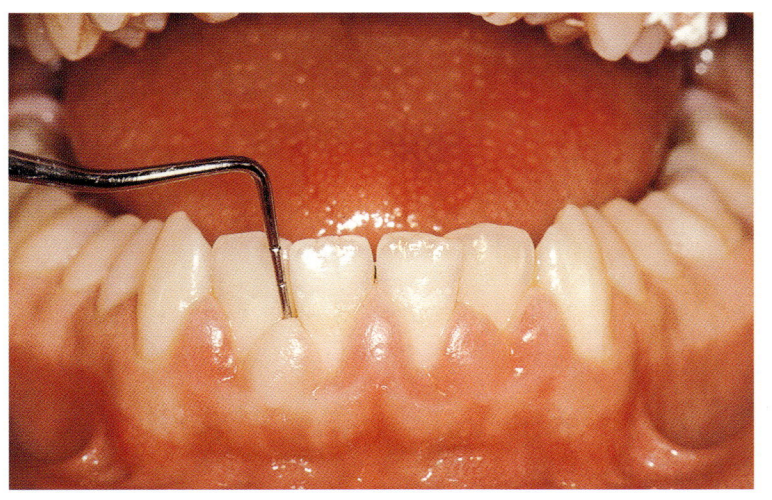

882 Arcada inferior após a fase de higienização
Com a eliminação quase total da inflamação por meio da remoção profissional de placa e cálculos, bem como a melhora da higiene bucal pelo paciente, as profundidades de sondagem das pseudobolsas reduziram-se para 3 a 5 mm. A gengiva, porém, continua volumosa e fibrosa, o que dificulta consideravelmente o controle de placa.

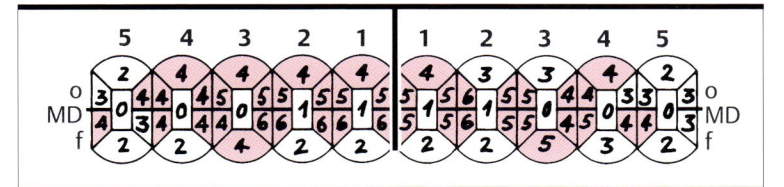

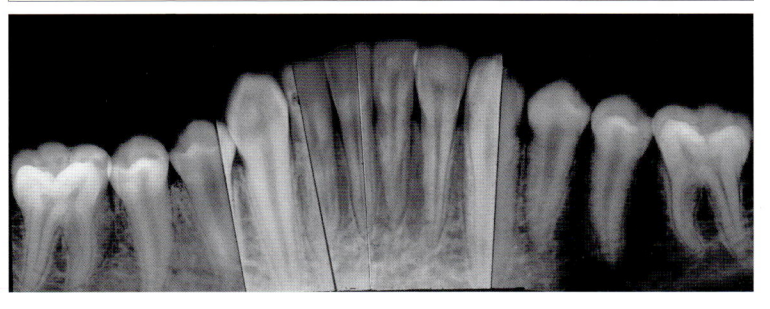

883 Profundidades de sondagem, mobilidade dental, exame radiográfico após o tratamento inicial
As pseudobolsas residuais devem-se apenas à hiperplasia gengival (não há espessamento ósseo nem bolsas periodontais verdadeiras). A elevação da mobilidade dental (MD) é mínima.

Radiografias
Não se observam destruições ósseas na imagem radiográfica.

Gengivoplastia e gengivectomia

884 Hiperplasia gengival – Pseudobolsa
Com o jato de ar, é possível afastar a papila hiperplásica do dente.

Direita: A extremidade apical do epitélio juncional encontra-se na altura da junção cemento-esmalte (ver linha desenhada na margem do dente 33 por vestibular). Mesmo após o tratamento inicial, ainda se observa o infiltrado inflamatório subepitelial no tecido conjuntivo – sinal de prontidão das defesas locais.

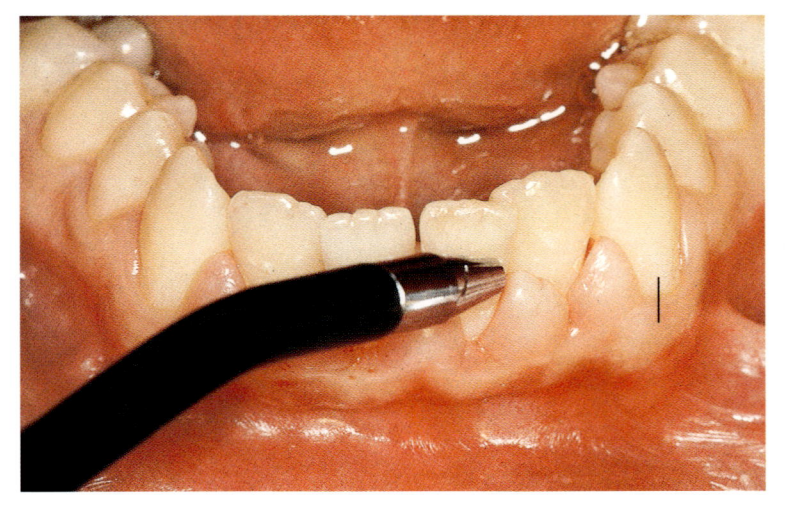

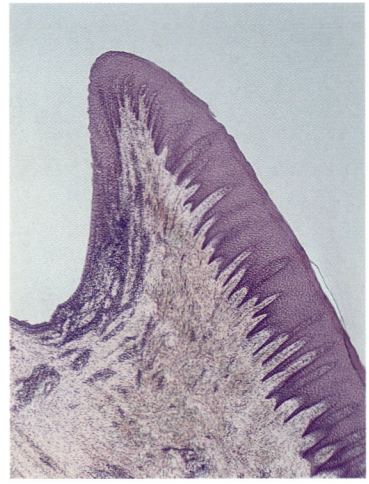

885 Anestesia
A anestesia infiltrativa no fundo de sulco é complementada com infiltração na papila a ser removida (vasoconstrição da área a ser operada).

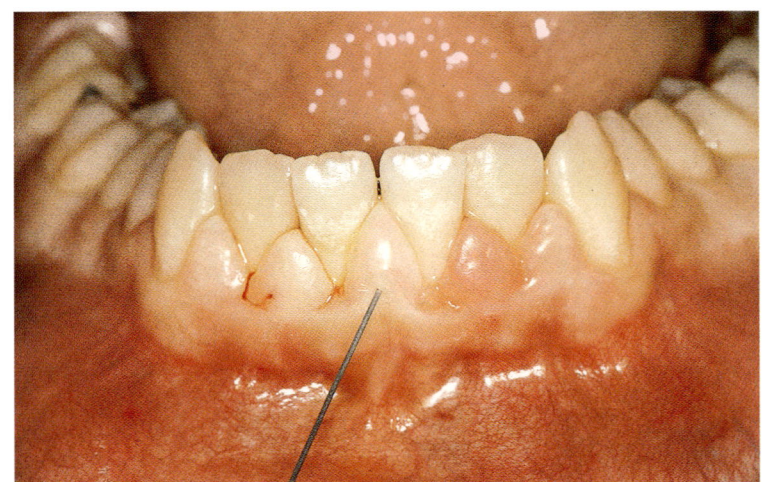

886 Demarcação do fundo da bolsa
Com uma pinça demarcadora, são provocados pontos de sangramento na margem gengival e, também, nas papilas vestibulares, os quais indicam o percurso do fundo da pseudobolsa entre os dentes 43 e 33.

Direita: No desenho, ponto de sangramento na altura do fundo da bolsa (seta preta) e sonda indicando a altura e a inclinação da incisão (seta vermelha).

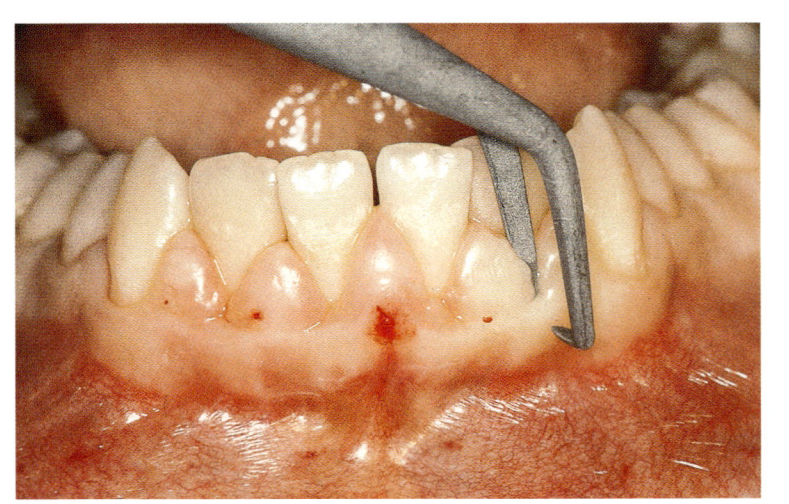

887 Planejamento da gengivectomia/gengivoplastia
A área hachurada indica o tecido hiperplásico a ser removido com incisão inclinada e a área a ser modelada. Por lingual da arcada inferior, as pseudobolsas foram eliminadas pelo tratamento inicial, e a gengiva mostra conformação normal. Por isso, na arcada inferior, a gengivectomia será feita apenas por vestibular, enquanto, na superior, a intervenção será realizada também pelo lado palatino (p. 377).

Direita: Protocolo cirúrgico da GE/GP.

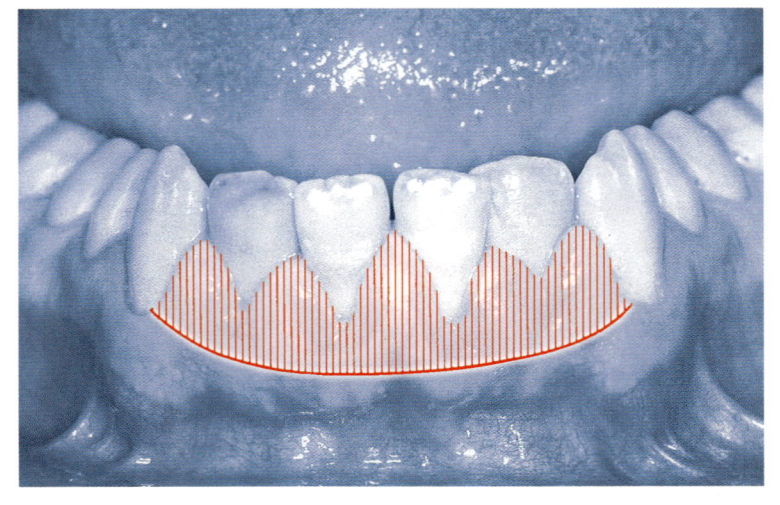

Gengivectomia/gengivoplastia – protocolo cirúrgico

- Anestesia (redução do sangramento)
- Demarcação do fundo da bolsa
- Incisão a 45° com o gengivótomo de Kirkland
- Remoção precisa das papilas interdentais com gengivótomo de Orban
- Raspagem, debridamento radicular
- Arredondamento dos bordos da ferida
- (Hemostasia)
- Cimento cirúrgico

- Orientações ao paciente sobre o pós-operatório

GE/GP – procedimento cirúrgico

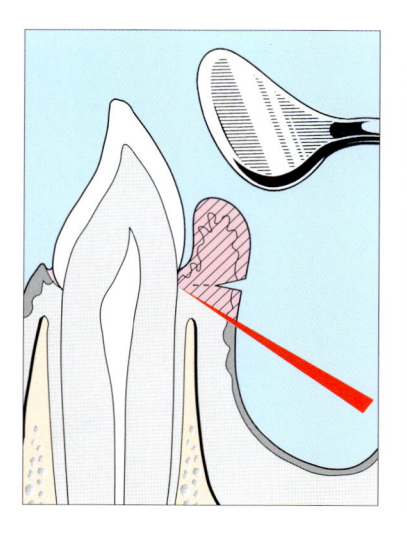

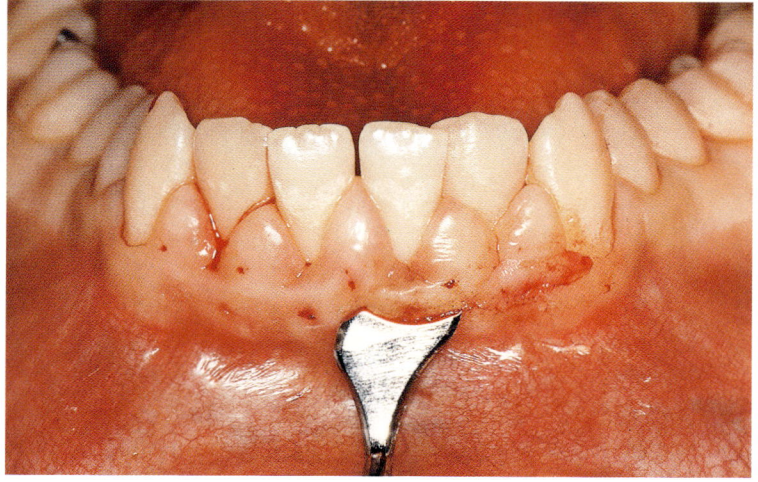

888 Incisão inclinada, contínua, com o gengivótomo de Kirkland
A incisão fica contida na faixa de gengiva inserida. O limite mucogengival não é ultrapassado.

Esquerda: Fundo da bolsa marcado na gengiva vestibular e inclinação da incisão (seta vermelha, GX 7; Deppeler).

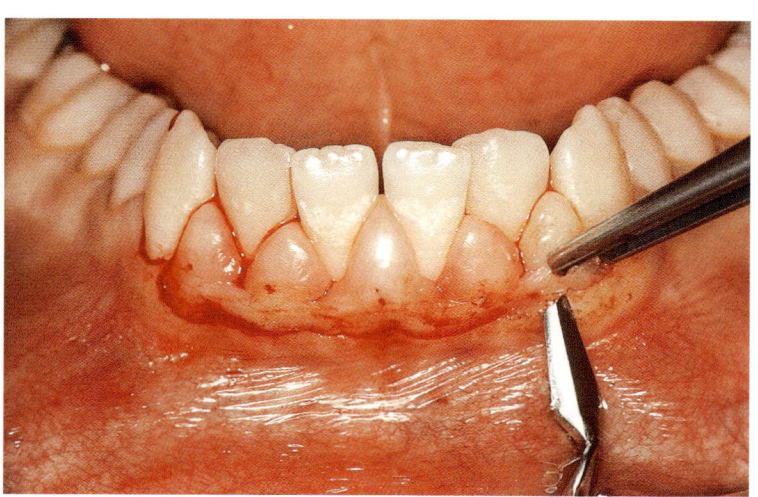

889 Emprego do gengivótomo de Orban
O gengivótomo de Orban, rígido e pontiagudo (GX 11; Deppeler) também penetra a gengiva interdental (*col*) inclinadamente (45°) e afasta o tecido a ser excisado de sua base. Deve-se evitar a dilaceração do tecido (retardo da cicatrização).

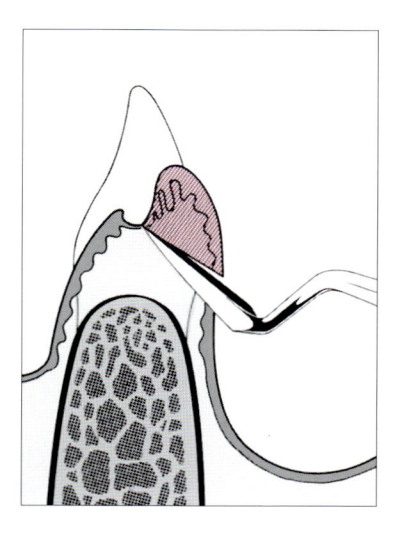

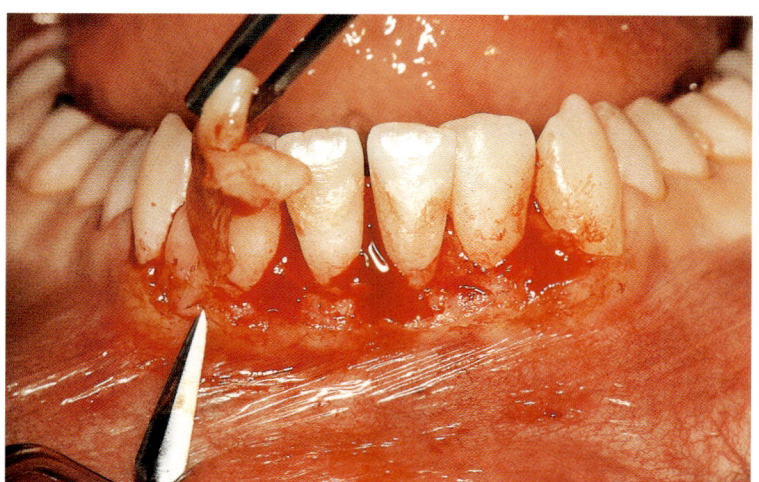

890 Remoção do tecido excisado
O tecido excisado é levantado com pinça cirúrgica, de modo que o tecido aderido remanescente possa ser afastado com precisão com o gengivótomo de Orban.

Esquerda: Afastamento definitivo do tecido excisado (hachurado em vermelho) da área interdental com o gengivótomo de Orban.

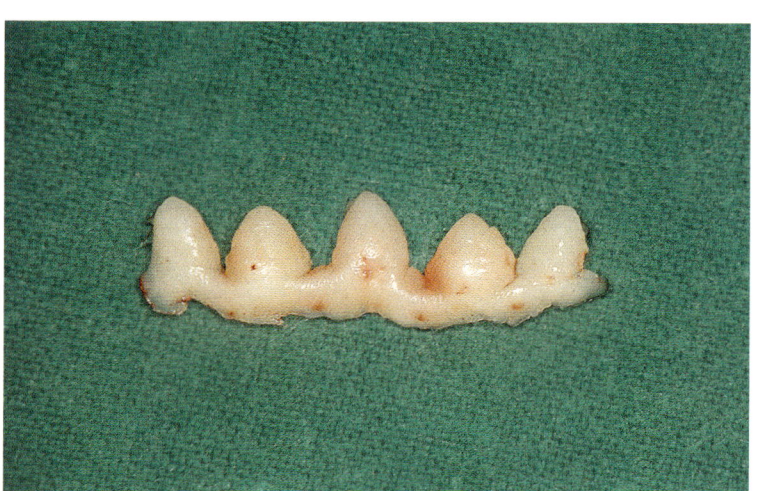

891 Tecido excisado
Nesse caso, o tecido hiperplásico pode ser removido em um só fragmento.

Se a etiologia da hiperplasia é conhecida, o exame histológico do tecido excisado não é obrigatório.

374 Gengivectomia e gengivoplastia

892 Raspagem e alisamento sob visão direta
Mesmo que seja feita uma raspagem minuciosa durante o tratamento inicial, pode haver ainda restos de placa e de cálculo nas (pseudo)bolsas, que se tornam visíveis após a excisão tecidual.

O passo mais importante do tratamento, portanto, é a raspagem e o alisamento da superfície dental, mesmo nas GE/GP. Desse modo, cria-se uma superfície biocompatível para a gengiva e para o epitélio juncional que se formarão novamente.

893 Ferida cirúrgica da gengivectomia após debridamento
As superfícies dentais estão limpas. Apesar da inclinação do bisturi, o ângulo da margem da incisão continua "agudo". A fim de se obter uma gengiva plana, esse canto deve ser arredondado (facilitação da higiene dental e, portanto, do controle de placa).

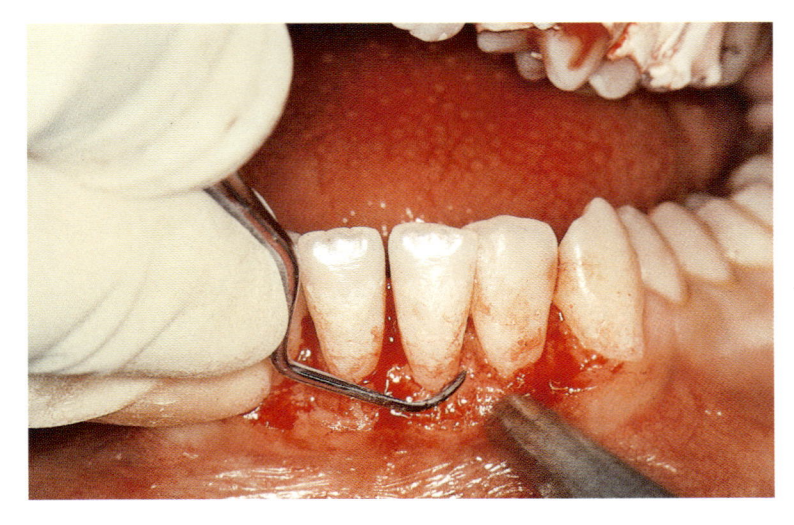

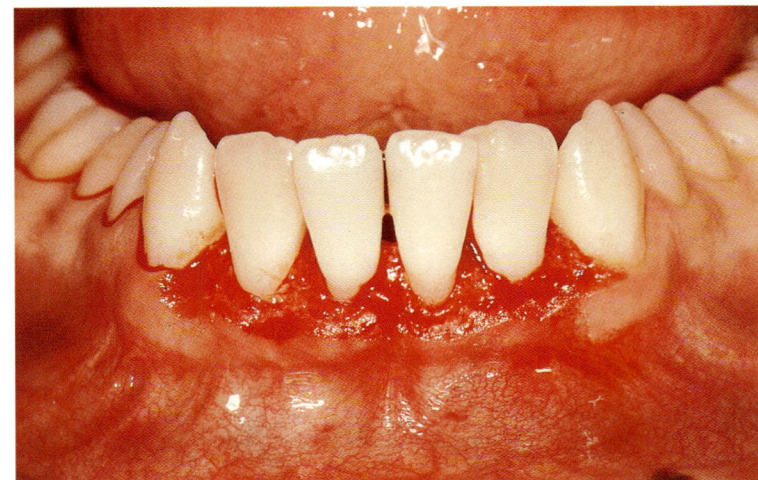

894 Arredondamento dos ângulos
Para essa finalização precisa, utilizam-se bisturis elétricos com pontas em alça (ou laser). Para a incisão principal da GE/GP (p. 373), obtêm-se melhores resultados com o gengivótomo do que com o bisturi elétrico ou o laser, que removeriam em camadas o tecido hiperplásico.

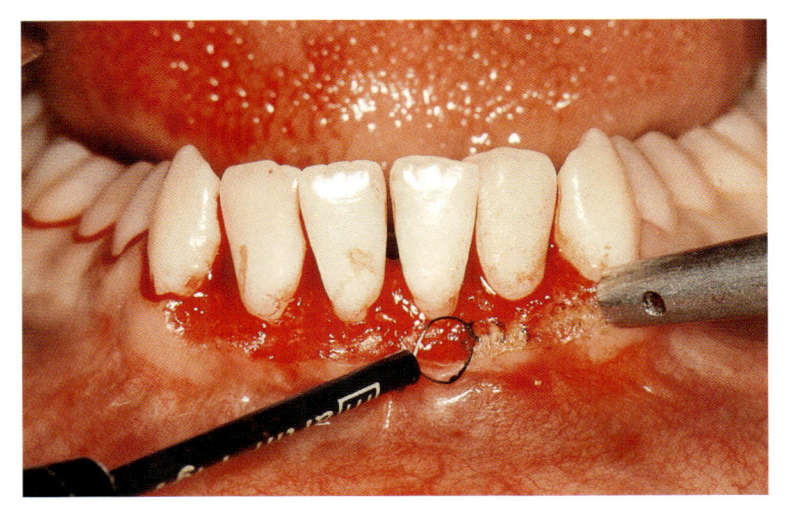

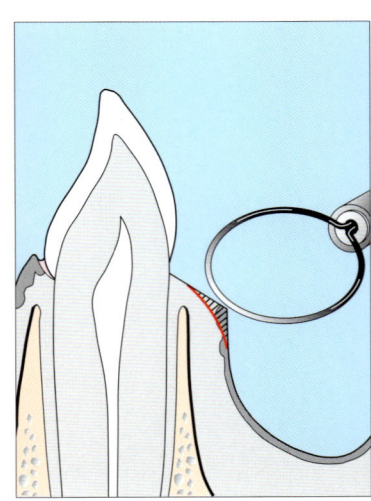

895 Limpeza da ferida cirúrgica
O tecido superficial é curetado e, com isso, o ângulo da margem é ainda mais arredondado. Essa pequena gengivoplastia é feita em ambos os lados, estendendo-se até os primeiros molares.

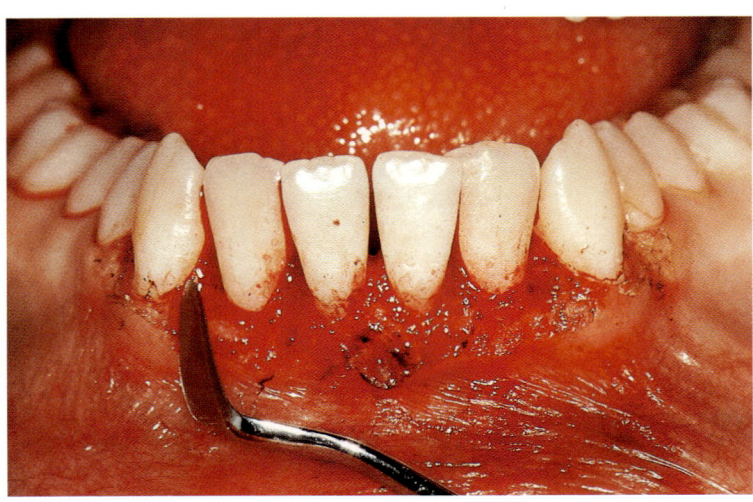

GE/GP – procedimento cirúrgico

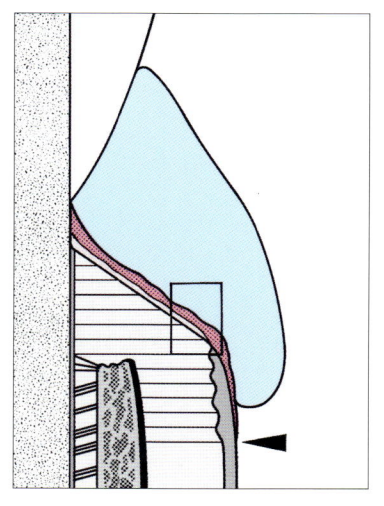

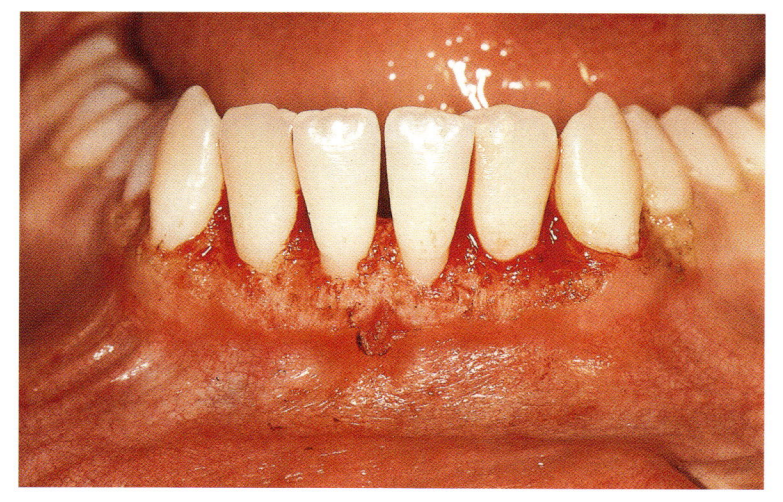

Cicatrização da ferida

896 Situação imediatamente após a GE/GP
Com a intervenção, forma-se uma pequena ferida, que será recoberta com cimento cirúrgico.

Esquerda: A ferida cirúrgica está contida na faixa de gengiva inserida. A seta preta indica a linha mucogengival.
Entre o cimento (azul) e a ferida, há coágulo de espessura muito fina.

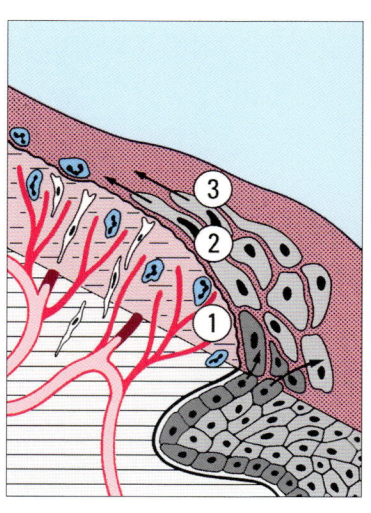

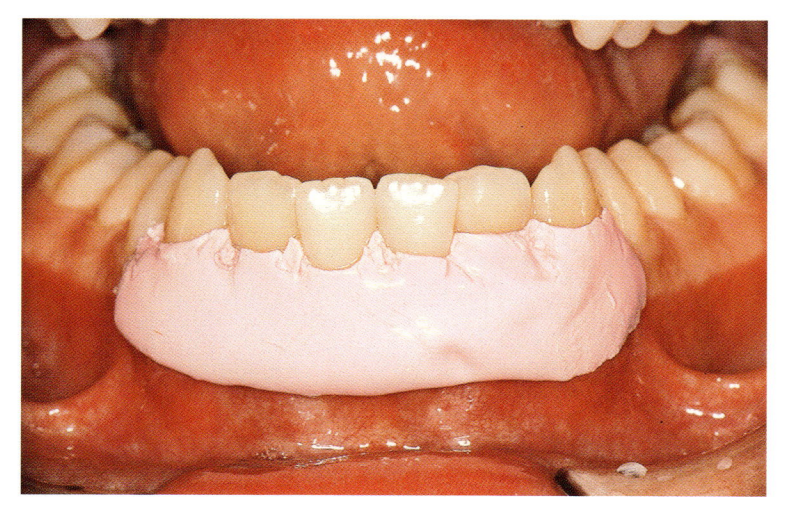

897 Cimento cirúrgico
O cimento cirúrgico (na figura: Peripac) não deve se estender até a mucosa móvel (ferimentos por atrito); permanece na boca por 7 a 10 dias.

Esquerda: Cicatrização da ferida dois dias após a gengivectomia.
1 O tecido de granulação (PMN, fibroblastos e capilares) invade o coágulo a partir da superfície do corte.
2 As células epiteliais proliferam a partir da camada basal do epitélio oral.
3 Coágulo.

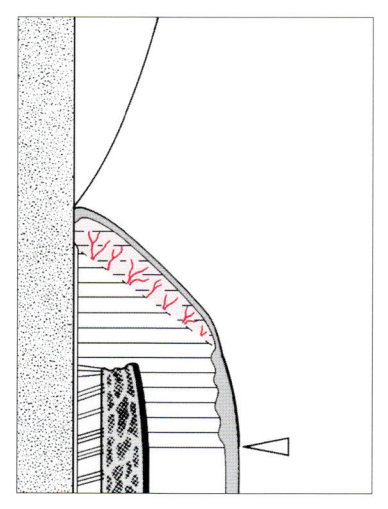

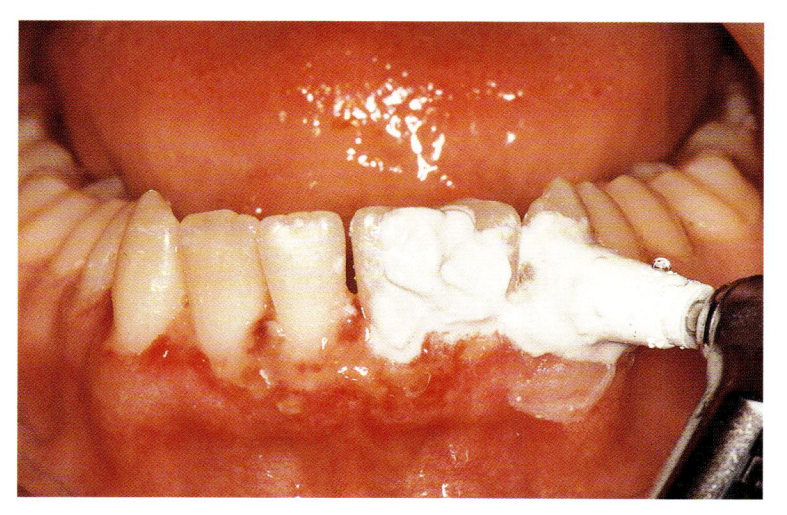

898 Remoção do cimento e profilaxia dental após 7 dias
Profilaxia cuidadosa com taça de borracha e pasta abrasiva de granulação fina. A superfície da ferida é lavada com H_2O_2 a 3% e jato suave de água e ar. A higiene bucal é reiniciada aos poucos.

Esquerda: O tecido de granulação sofre maturação, transformando-se em tecido conjuntivo; ele é recoberto por fina camada epitelial. Em contato com a superfície dental, inicia-se a formação de novo epitélio juncional.

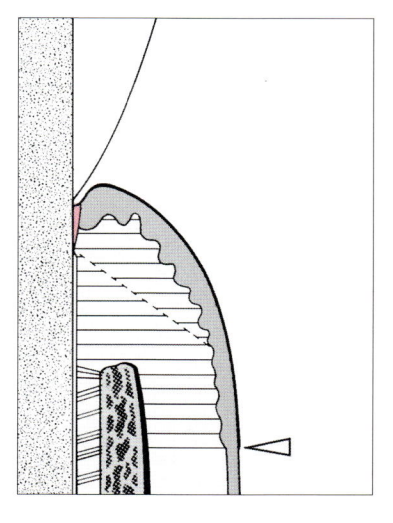

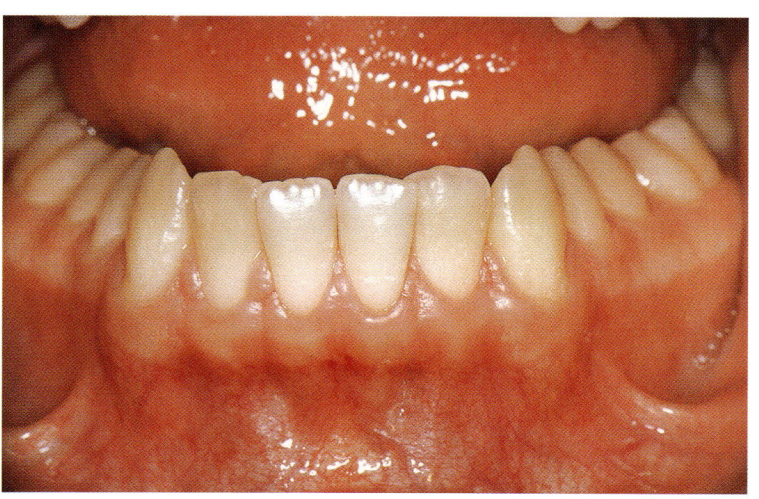

899 Situação 6 meses após a GE/GP
A gengiva está inflamada e apresenta morfologia praticamente normal. Entre os dentes 43, 42 e 41 (papilas), vê-se leve recidiva da hiperplasia.

Esquerda: O tecido está completamente regenerado – epitélio oral com edentações normais, sulco raso. Formação de epitélio juncional curto com inserção epitelial junto à superfície dental.

Gengivectomia e gengivoplastia

Sinopse

Este paciente de 18 anos apresenta gengivite hiperplásica grave. O paciente é de difícil motivação, como já se havia observado no tratamento inicial. A higiene bucal é péssima, especialmente nas áreas interproximais da arcada superior – também em razão do apinhamento dental. No início, o paciente rejeita qualquer tratamento ortodôntico e, por isso, a oclusão é ligeiramente corrigida apenas com desgastes. Apesar dessas condições desfavoráveis, obtém-se com o tratamento inicial e a correção cirúrgica (GE/GP) um resultado aceitável, no que diz respeito à eliminação de bolsas e morfologia gengival.

Nos primeiros anos após o tratamento, é imprescindível que as sessões de controle sejam realizadas a curtos intervalos, reforçando-se a motivação e a manutenção dos resultados.

Por fim, o sucesso do tratamento periodontal acaba por motivar o paciente a realizar, dois anos mais tarde, a correção ortodôntica do apinhamento.

900 Quadro clínico antes do tratamento inicial – hiperplasia gengival
Gengivite hiperlásica grave, não-medicamentosa; presença de placa e de cálculo; má higiene bucal. Os sintomas da doença praticamente se limitavam à região anterior (ver Fig. 903).

Respiração bucal como fator agravante. Maloclusão e nichos de retenção de placa devido ao posicionamento dental inadequado.

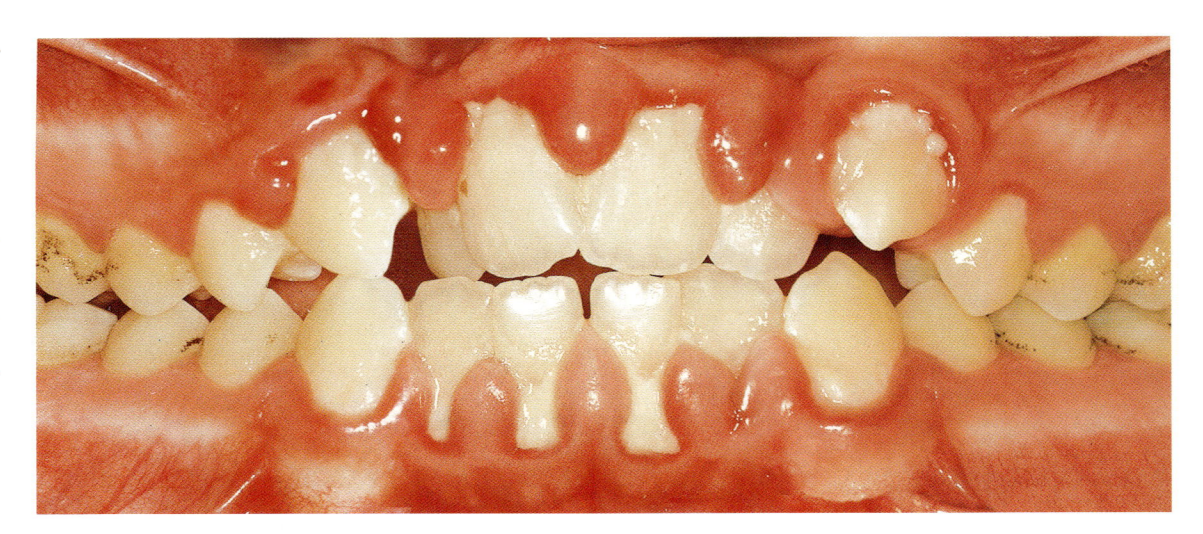

901 Profundidades de sondagem e mobilidade dental na arcada inferior antes do tratamento inicial
Pseudobolsas profundas. Não há perda de inserção, ou seja, não há periodontite.

antes

depois

Profundidades de sondagem e mobilidade dental 7 anos depois
Após a finalização com o tratamento ortodôntico, as profundidades de sondagem são fisiológicas em toda a boca.

902 Situação 7 anos após a conclusão do tratamento
Apesar da irregularidade das sessões de acompanhamento nos últimos anos, foi possível evitar a recidiva da gengivite hiperplásica. A gengiva praticamente não apresenta inflamação. Resultado aceitável do tratamento ortodôntico.

Em ambas as arcadas foi executada GE/GP.

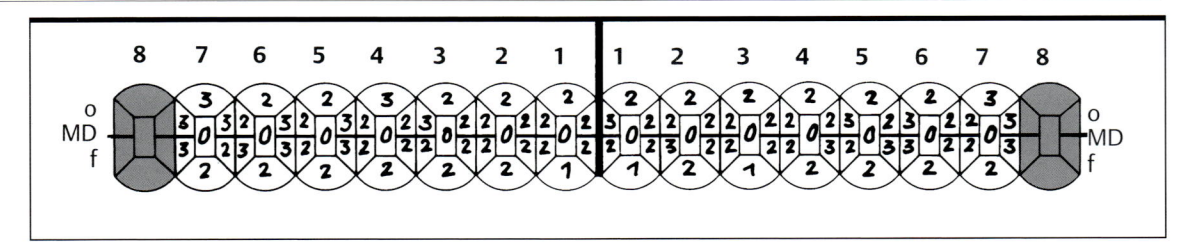

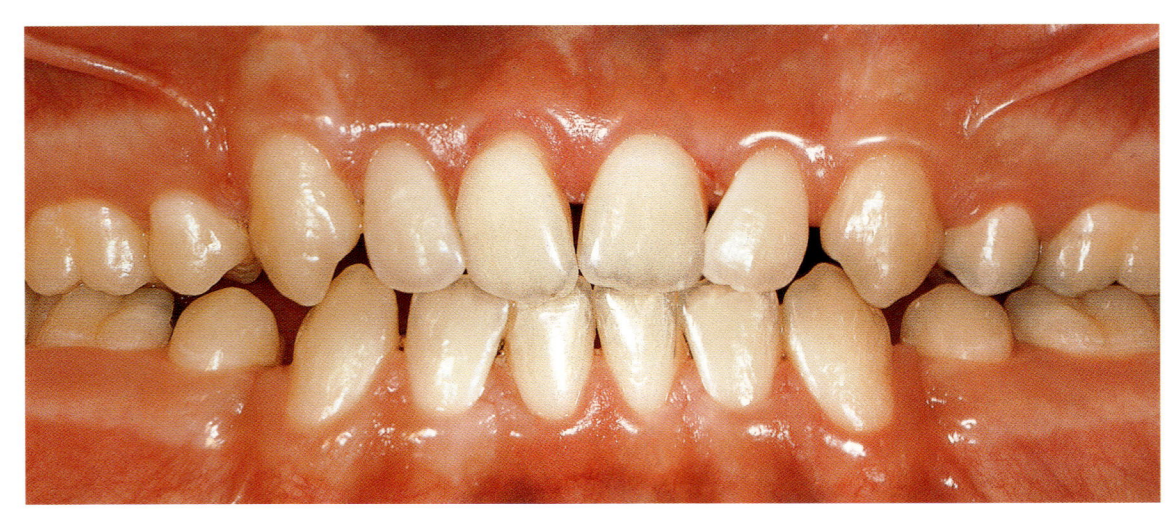

GE/GP na arcada superior: vestibular e palatina

Neste paciente de 18 anos de idade com gengivite hiperplásica grave (p. 376), foram feitas gengivoplastias *vestibulopalatinas* concomitantes nas regiões dos incisivos, caninos e pré-molares superiores. Será abordada principalmente a intervenção feita pelo lado palatino. As imagens oclusais mostram a situação local (apinhamento). A GE/GP pode ser executada sem problemas em palato profundo, com forte inclinação do rebordo alveolar. Se o palato, entretanto, for raso e apresentar rebordo volumoso, formam-se áreas cruentas amplas após a execução da incisão inclinada, as quais cicatrizam lentamente (cerca de 0,5 mm de epitelização por dia).

Sangramentos originados no forame incisivo podem ser controlados com anestesia sob pressão ou eletrocoagulação diretamente na abertura do canal.

Para a manutenção dos resultados de tratamento lingual/palatino, a correta higienização é especialmente importante (instruções e controle especiais). Ver no exame final (Fig. 905) as dificuldades com relação à higiene.

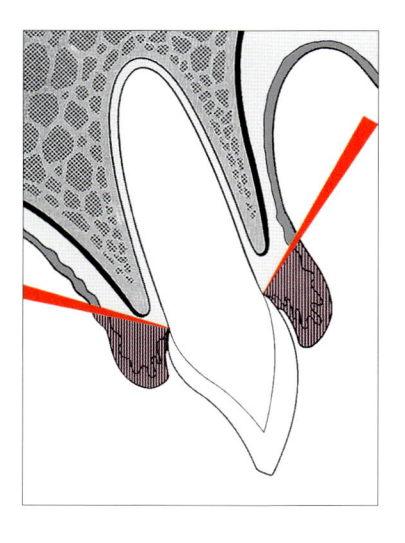

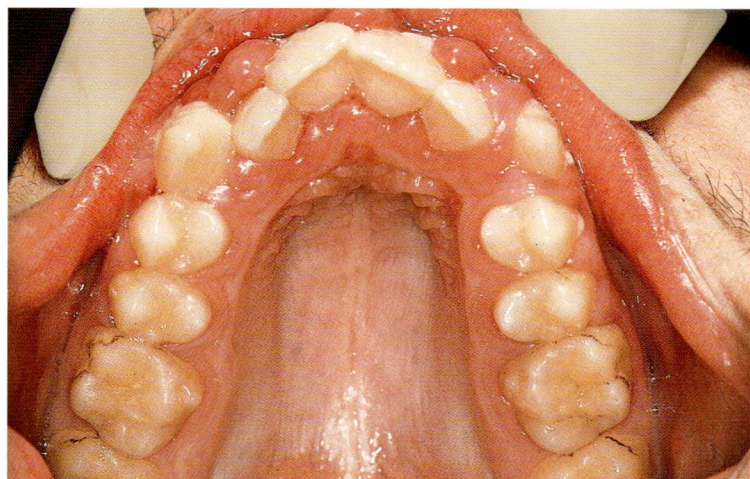

903 Antes do tratamento inicial
O apinhamento dental favorece o desenvolvimento da gengivite hiperplásica, pois dificulta a higiene bucal e aumenta o acúmulo de placa bacteriana.

Esquerda: Incisões planejadas para a GE/GP. A cirurgia é feita, naturalmente, após o tratamento inicial (não-ilustrado aqui).

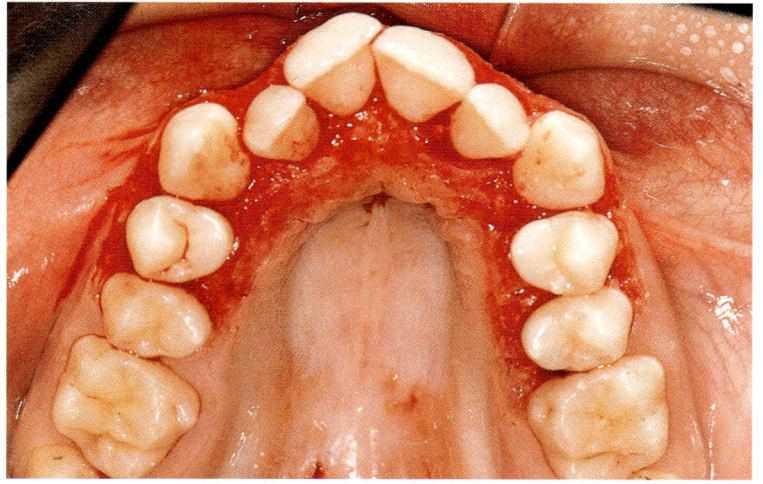

904 Após a gengivectomia
A incisão a 45° também é empregada pelo lado palatino, tanto quanto possível. A ferida cirúrgica que se forma é relativamente extensa (retardo da cicatrização, dor). Algumas vezes, é necessário fazer novo curativo com cimento cirúrgico na sessão de controle uma semana após a GE/GP.

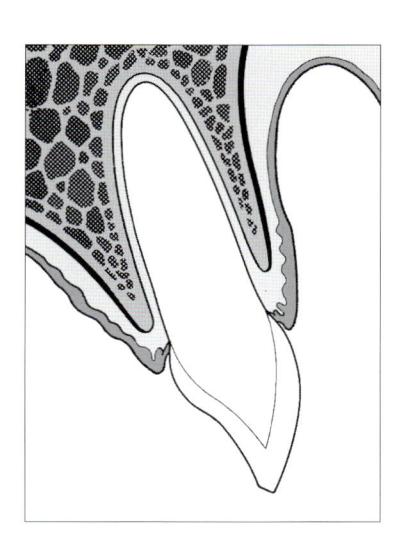

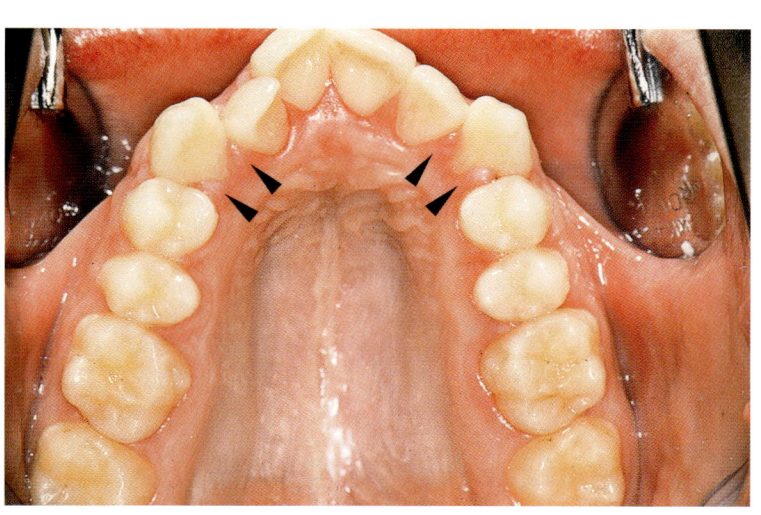

905 Situação 3 meses após a gengivectomia
Algumas papilas apresentam as primeiras recidivas de hiperplasia (setas) devido ao controle de placa insuficiente na área de apinhamento.
O sucesso do tratamento periodontal motivou o paciente a submeter-se a um tratamento ortodôntico cerca de dois anos mais tarde (Fig. 902).

Esquerda: Situação ideal após a realização da GE/GP.

GE/GP – pequenas intervenções cirúrgicas: exposição da margem de cavidades e preparos

A GE/GP perdeu relevância como tratamento radical da periodontite (*eliminação das bolsas*), mas ainda é um procedimento corretivo local importante.

As margens dos preparos e as coroas devem ser supragengivais, desde que não comprometa demasiadamente a estética. A execução precisa do preparo e da moldagem subgengivais é difícil; a adaptação do dique de borracha – necessário para muitos materiais de restauração – é melhor nos casos em que os limites do preparo são supragengivais.

No caso apresentado, as margens subgengivais das lesões cariosas serão expostas por meio de gengivectomias linguais e palatinas. Se a remoção do tecido não for excessiva, não surgirão posteriormente problemas estéticos.

O periodonto da paciente é saudável. Observa-se, apenas, leve gengivite na área das lesões cariosas dos dente 21 e 22.

906 Cáries subgengivais nos dentes 21, 22 e 23
Sem a GE, não seria possível executar um preparo sem sangramento nem colocar o dique de borracha, ou seja, a colocação a seco da resina composta.
Após a completa cicatrização tecidual, as margens da restauração permanecerão supragengivais.

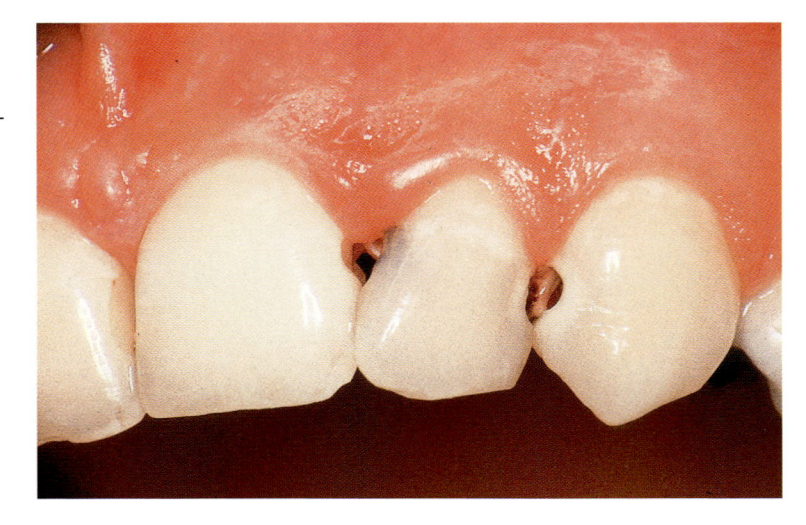

907 GE/GP com gengivótomo
A gengiva é removida com o gengivótomo de Kirkland ou de Orban. Para essas pequenas intervenções, recomenda-se também o bisturi elétrico ou, eventualmente, o emprego de laser. Havendo pouco sangramento, as restaurações podem ser feitas na mesma sessão.

Direita: Par de gengivótomos de Orban com angulação simples (GX 11, direita e esquerda; Deppeler).

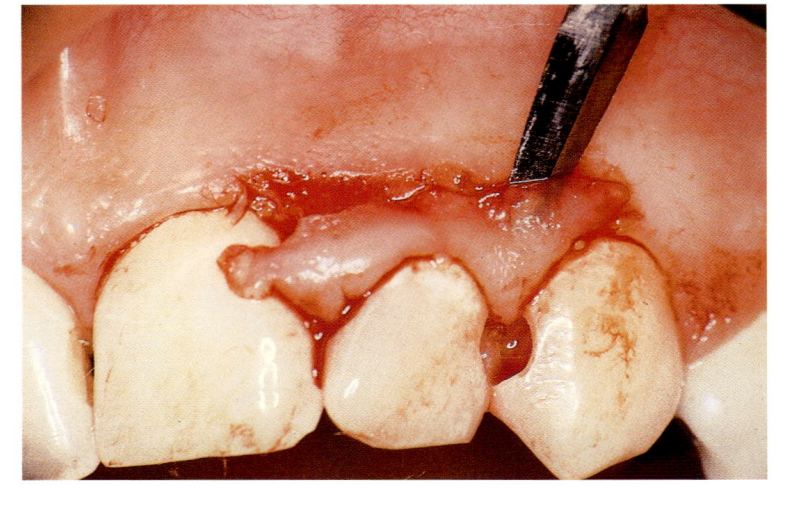

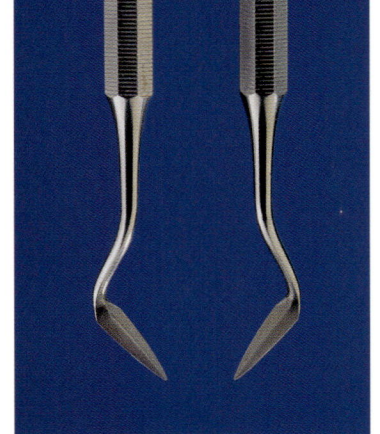

908 Após o tratamento restaurador e a cicatrização
As margens das restaurações de resina, muito pouco visíveis, são supragengivais. A área é acessível à higienização (escova, fio dental), prevenindo-se, assim, o desenvolvimento de cáries e gengivites.

Cortesia de *A. Bachmann*.

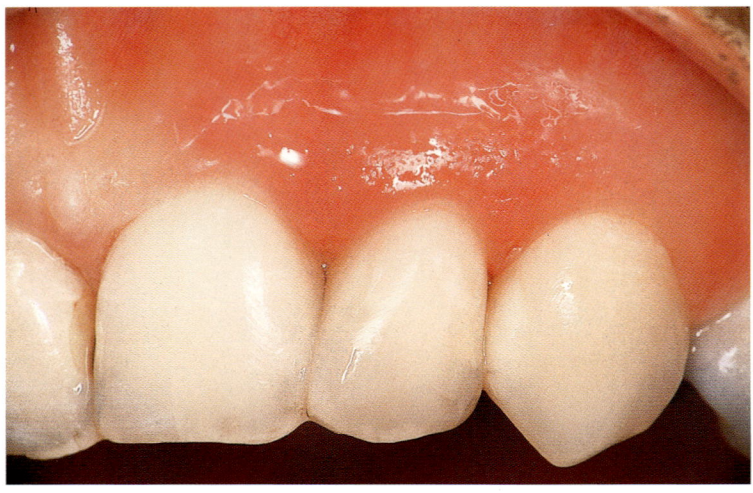

GE/GP – hiperplasia por hidantoína

Para o tratamento da *epilepsia* e de outros distúrbios do sistema nervoso central, freqüentemente se utilizam medicamentos que contêm difenilidantoína. A metade dos pacientes tratados com esse fármaco sofre de hiperplasias gengivais (fator farmacogenético; Hassell e Jacoway, 1981a, b), cujo desenvolvimento é estimulado pela inflamação causada por placa bacteriana. Nesses casos, após o tratamento inicial, a GE/GP é o procedimento de escolha (com instrumentos para GE, bisturi elétrico, laser, etc.). A difícil higienização deve ser complementada com inibidores químicos de placa (clorexidina).

O caso a seguir é de uma jovem de 20 anos com leve retardo mental, tratada há anos com medicamento à base de hidantoína. A higiene bucal não pode ser realizada adequadamente.

Exame inicial:

IP: 93%   PS: Até 8 mm; quase só pseudobolsas   SS: 100%

Imagem clínica e exame radiográfico dos dentes anteriores, ver Fig. 909.

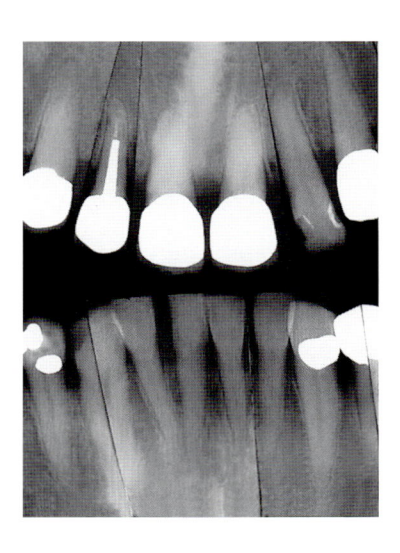

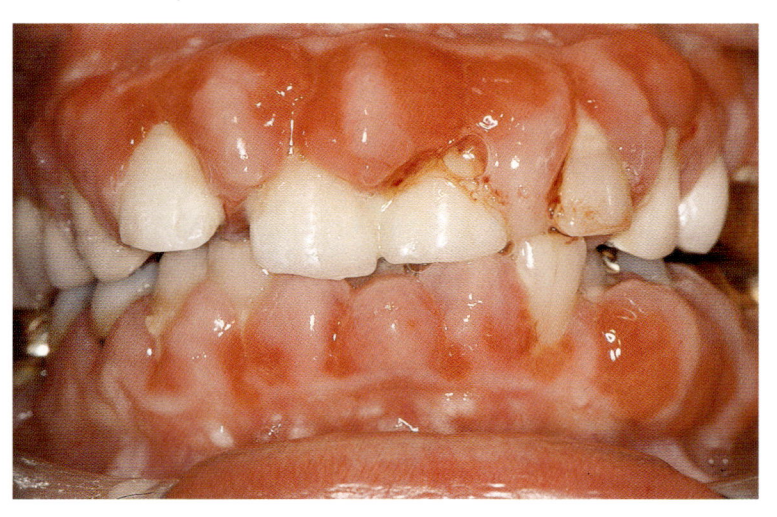

909 Hiperplasia por hidantoína com grave inflamação secundária
As hiperplasias acentuadas provocaram movimentação dental. Após o tratamento inicial (controle de placa, redução da inflamação), será removido tecido mediante gengivectomia (GE), e o contorno da linha gengival será corrigido por meio de gengivoplastia (GP).

Esquerda: Na radiografia, já se observam as primeiras reabsorções ósseas.

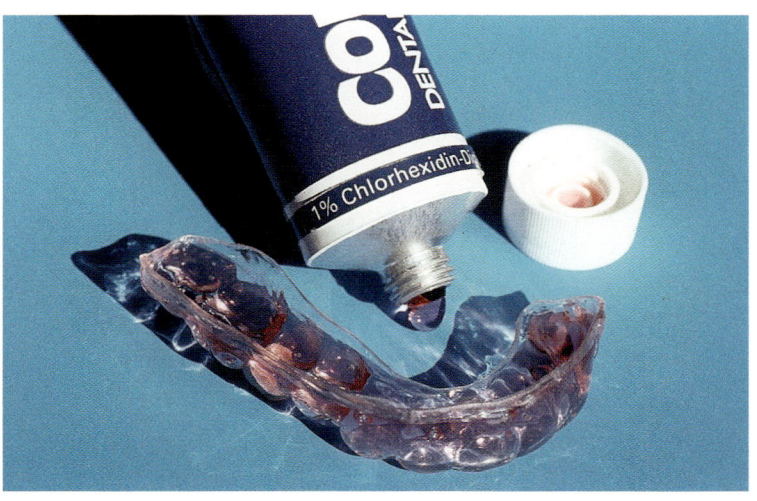

910 Placa termoplástica para aplicação do gel de CHX
Para evitar o acúmulo de placa bacteriana e, com isso, a recidiva da hiperplasia, confecciona-se uma placa termoplástica transparente para a aplicação de medicamento, uma vez que a paciente não pode efetuar a higienização mecânica adequadamente.

A placa termoplástica será, então, preenchida com CHX em gel (digluconato de clorexidina 1%; p. ex., Corsodyl) e utilizada à noite por 30 minutos.

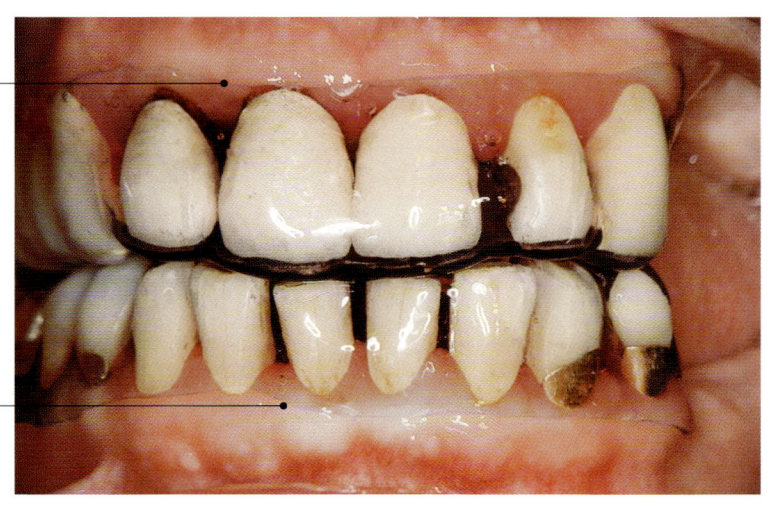

911 Situação um ano após a GE/GP – placa em posição
Os dentes anteriores voltaram à sua posição normal espontaneamente. Com o controle de placa químico (gel de CHX: uma vez/dia; p. 235), foi possível impedir a recidiva das hiperplasias.

As placas termoplásticas estendem-se por toda a arcada até a gengiva inserida, impedindo, assim, a saída do medicamento.

Placas termoplásticas

Limitações da GE/GP – hiperplasia por ciclosporina

Nos casos de espessamento ósseo sob a hiperplasia gengival, não pode ser feita uma simples gengivoplastia, pois o periósteo e o osso poderiam ser lesados ou expostos. A possível conseqüência disso seria o retardo da cicatrização e, em casos mais graves, a necrose óssea. Nessas situações, não é possível restaurar a morfologia ideal da gengiva (plano inclinado em direção ao dente) apenas com a gengivoplastia.

O caso a seguir é de uma paciente de 26 anos com hiperplasias gengivais acentuadas, especialmente na região anterior. Alguns anos antes, uma infecção por equinococos causara danos irreversíveis ao fígado, de modo que, aos 23 anos de idade, a paciente precisou submeter-se a um transplante hepático. Desde então, ela utiliza ciclosporina (Sandimmun, p. 124).

Exame inicial: Bolsas com 5 a 6 mm de profundidade.

IP: 75% na região de incisivos e caninos
SS: 83% na região de incisivos e caninos
MD: 0

912 Hiperplasias gengivais graves causadas por ciclosporina
As hiperplasias gengivais com intensa inflamação são especialmente acentuadas na região anterior.

Direita: Após o debridamento supragengival e as primeiras sessões de motivação, as condições periodontais melhoraram ligeiramente. Procede-se à sondagem, sob anestesia, da gengiva com espessamento. Detecta-se, assim, também espessamento ósseo. A GE é contra-indicada nesse caso.

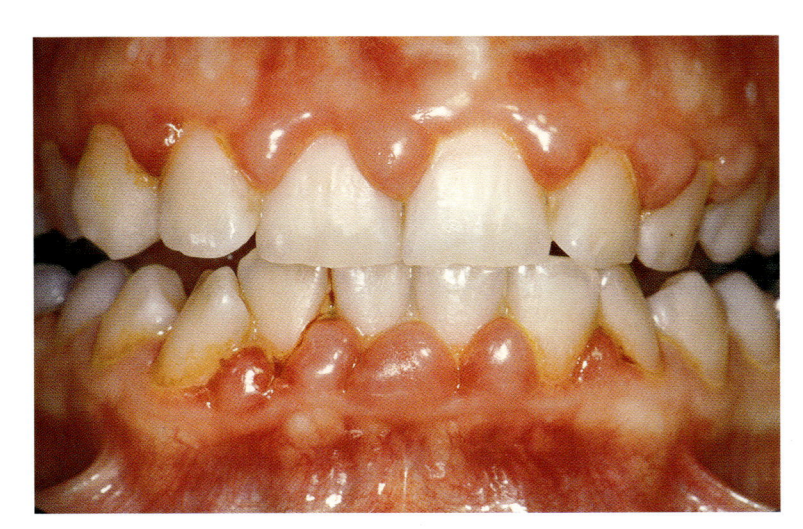

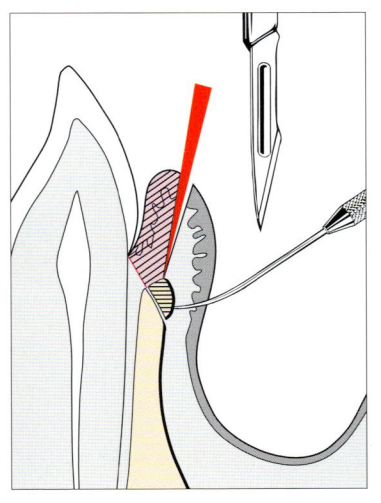

913 Gengivectomia interna e osteoplastia
Esquerda: A incisão horizontal para o rebatimento do retalho é intragengival (gengivectomia interna), a fim de se reduzir a espessura da gengiva.

Centro: Com o rebatimento do retalho, vê-se o osso volumoso.

Direita: O osso com espessamento marginal foi desgastado com pequenas brocas esféricas (refrigeração). O retalho, cuja espessura também foi reduzida, é reposto e suturado.

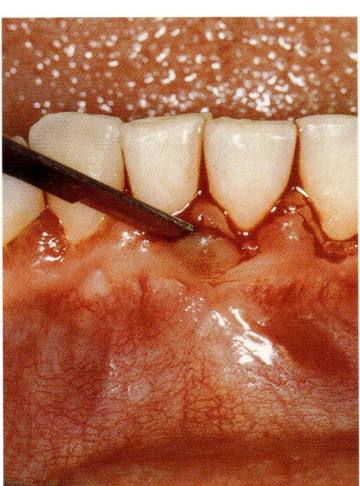

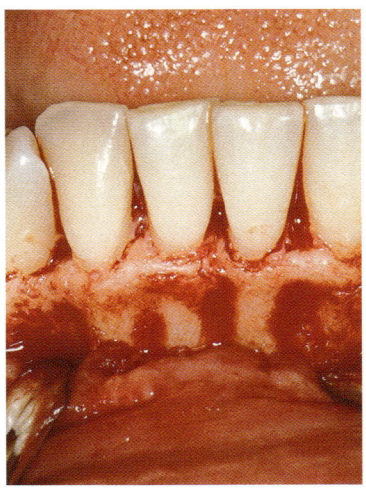

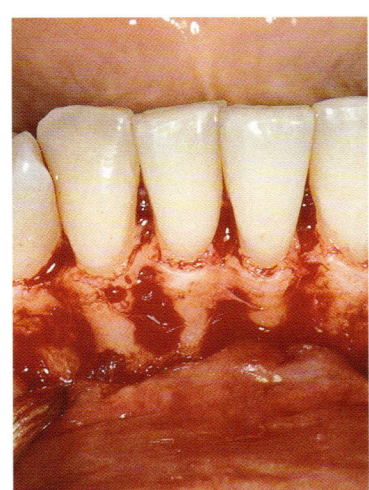

914 Exame final
Três meses após o tratamento, as condições periodontais são saudáveis. Na arcada superior, que não apresentava espessamento ósseo, foi feita apenas gengivoplastia. A paciente continua fazendo uso de ciclosporina. Os resultados poderão ser mantidos apenas se a higiene bucal for rigorosa e os intervalos entre as sessões de acompanhamento forem curtos. As pseudobolsas foram eliminadas. Índices nas regiões de incisivos caninos:

- IP: 8%
- SS: 10%

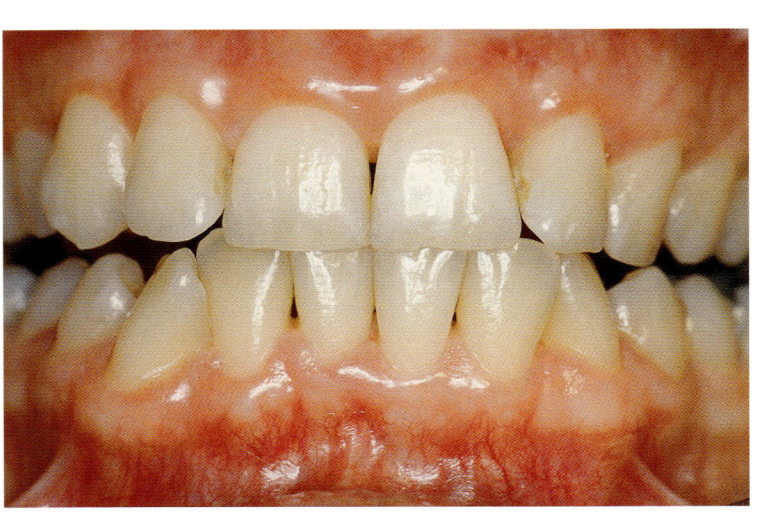

Comprometimento de furca – tratamento

As furcas, muitas vezes, têm uma conformação bizarra, consistindo em um *locus minoris resistentiae* (Schroeder e Scherle, 1987), um caso especial ou "equívoco da natureza" (Lindhe).

Em razão da sua macro e micromorfologia, a furca acometida por periodontite (nicho de acúmulo de placa) representa sério risco para o dente, pois a progressão da doença é especialmente rápida no local. Por essa razão, o acometimento da furca deve ser diagnosticado o mais rapidamente possível (bolsa até a furca; grau F0), utilizando-se, por exemplo, sondas com identificação em cores (NP 2C) para tanto. Por serem bidimensionais, as imagens radiográficas são pouco úteis, especialmente para o diagnóstico nos dentes superiores. Futuramente, o diagnóstico por imagens talvez seja aperfeiçoado com o uso de tomografia computadorizada espiral de alta resolução.

O princípio terapêutico – debridamento da superfície radicular – é semelhante àquele para os dentes unirradiculados; conforme o grau do acometimento e a complexidade da morfologia, pode ser indicado tratamento local medicamentoso.

Nos casos mais avançados, deve-se considerar o emprego de tratamentos mais radicais (rizectomias e ressecções radiculares). Antes, porém, é preciso refletir sobre a necessidade de manter ou não o dente na cavidade oral, bem como sobre a possibilidade de encurtamento das arcadas (oclusão em pré-molares) ou de substituição de um molar por implante.

Por fim, não se deve esquecer que o custoso tratamento de furca pode ser evitado se o acometimento for diagnosticado precocemente (F1) e o dente receber tratamento endodôntico e protético (F3).

Este capítulo é composto pelos seguintes assuntos:

- Desenvolvimento dos dentes multirradiculados – furca
- Comprometimento de furca – classificações
- Problemas, planejamento e resultados a longo prazo do tratamento
- Seleção do tratamento de furca
- Opções de tratamento em diferentes situações

Os casos apresentados são os seguintes:

- F1 em molar inferior – raspagem/alisamento
- F2 em molar superior – plastia de furca em modelo
- F2 em molar inferior – técnica de RTG
- F3 em molar inferior – hemissecção com extração
- F3 em molar superior – ressecção radicular sem reconstrução protética
- F3 em molar superior – ressecção radicular com reconstrução protética
- F3 em molar superior – "trissecção" e manutenção de todas as raízes

Tratamento de dentes multirradiculados – furca

A formação dos dentes multirradiculados é regulada geneticamente – assim como o desenvolvimento de todo o organismo. Após a formação da coroa (esmalte), os epitélios interno e externo do orgão do esmalte se unem, constituindo a *bainha de Hertwig*.

No desenvolvimento dos dentes multirradiculados, essa espécie de diafragma se invagina. Conforme o número de raízes, essas invaginações se unem na região do futuro teto da furca, após cada raiz continua a se desenvolver em "forma de tubo", como nos dentes unirradiculados (Schroeder, 1986; Müller e Eger, 1998). O fato de a bainha de Hertwig desenvolver-se a partir do epitélio do esmalte explica por que, muitas vezes, ela produz *esmalte* na forma de *projeções ou pérolas* abaixo do limite esmalte-cemento, ou seja, abandonando a sua nova função – formação da raiz, inclusive matriz cementária – e retrocedendo à antiga.

915 Início da formação da raiz e da furca de um molar
Após a formação de um tronco relativamente longo, iniciam-se as invaginações da bainha de Hertwig e, com isso, a formação de dentina em direção ao teto da furca: no dente da figura é possível reconhecer a formação das três raízes.

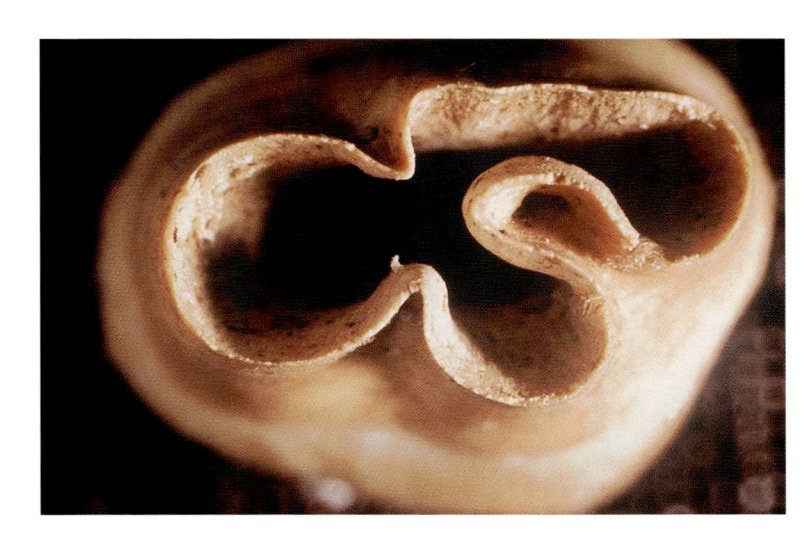

916 Fechamento da furca
No ponto de união das três invaginações, podem-se formar pequenos *canais pulpoperiodontais* quando o fechamento é incompleto.

Também podem ser encontradas pérolas de esmalte (Fig. 917) nessa área. Com o tempo, a furca é recoberta com uma espessa camada de cemento rugoso, freqüentemente áspera e fissurada.

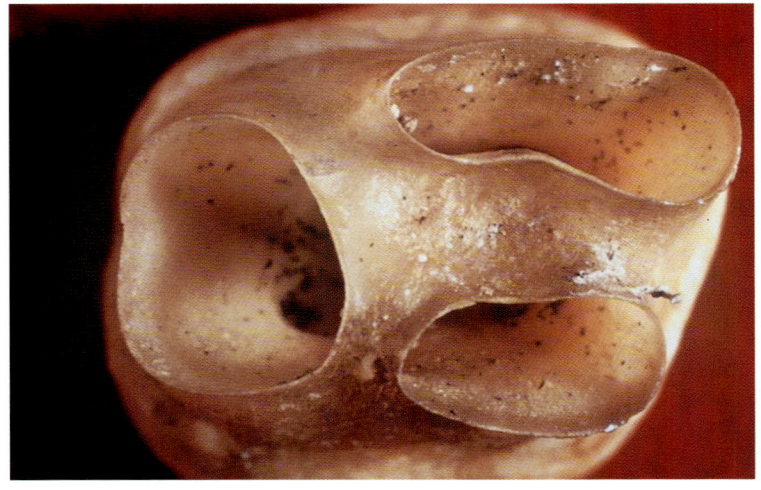

917 Pérolas de esmalte
Esquerda: Na radiografia, pode-se ver a pérola de esmalte na furca distal do dente 16. O dente 17 será extraído.

Centro: Após a extração do dente 17, a pérola de esmalte na furca distal do dente 16 torna-se visível. No tratamento das bolsas periodontais, as gotas e as projeções de esmalte devem ser desgastadas.

Direita: Histologia da pérola de esmalte: recobrimento por cemento fibroso misto.

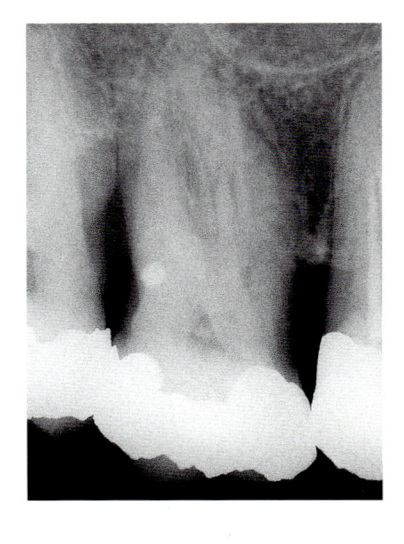

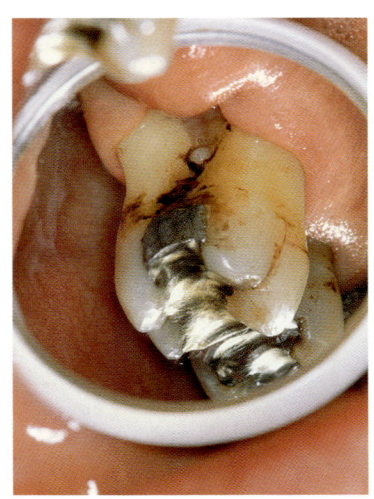

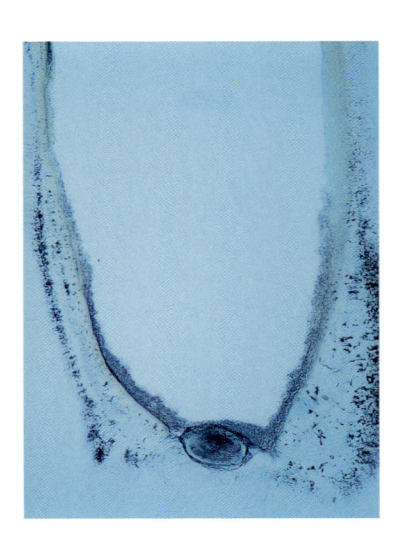

Comprometimento de furca – classificações

Os diversos graus de gravidade do comprometimento de furca já foram descritos nos capítulos "Tipos de bolsas" (p. 102) e "Exame clínico – diagnóstico – prognóstico" (p. 172).

Com base nas sondagens horizontais, serão utilizados neste atlas os graus F1 a F3 de acordo com Hamp e colaboradores (1975). Para o diagnóstico e o planejamento, também é relevante o comprimento do tronco entre a coroa (limite esmalte-cemento) e a bi ou trifurcação da raiz. Outro aspecto importante é a dimensão do defeito entre o teto da furca e o nível ósseo. Tarnow e Fletcher (1984) subdividiram essa dimensão vertical em:

A = 1 a 3 mm; B = 4 a 6 mm; C > 6 mm. Essa subdivisão só pode ser verificada exatamente durante a cirurgia.

O ângulo e a proximidade entre as raízes são decisivos para o plano de tratamento. Nos casos em que o tronco é longo e as raízes estão muito próximas entre si, a hemissecção é praticamente inviável e, se as raízes estiverem fusionadas, não é possível efetuá-la.

Graus - sondagem horizontal	
cf. Hamp e cols., 1975 Profundidades medidas a partir de tangentes virtuais	
F0	profundidade de sondagem zero
F1	1-3 mm
F2	mais de 3 mm, mas sem atravessar a furca
F3	sonda atravessa a furca

Graus - sondagem vertical	
cf. Tarnow & Fletcher, 1984 Entre as raízes, profundidades medidas a partir do teto da furca	
A	1-3 mm
B	4-6 mm
C	mais de 6 mm

918 Classificações

– Graus de comprometimento horizontal
Esquerda: Graus de sondagem horizontal (F0 a F3), medidos a partir da tangente que une duas raízes ao longo do teto da furca (tangente vermelha na Fig. 919, à esquerda).

– Graus de comprometimento vertical
Direita: Graus de sondagem vertical (A, B, C), medidos do teto da furca até o nível ósseo das raízes (ver Fig. 919, à direita).

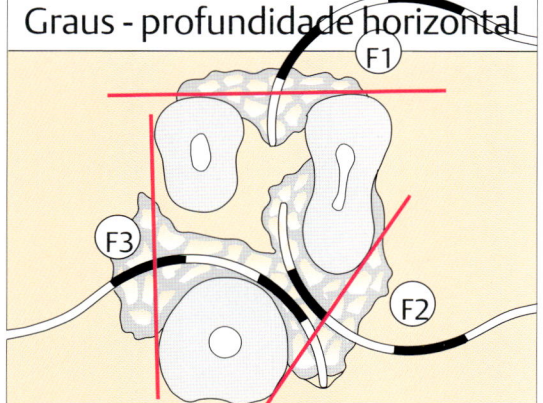

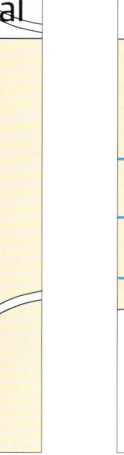

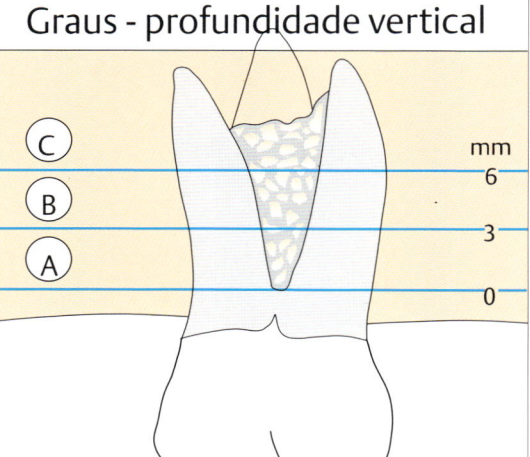

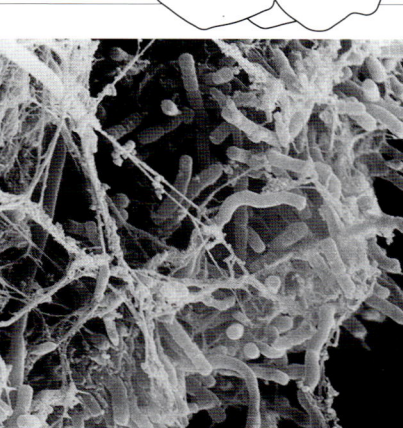

919 Molares superiores – graus F – Comprometimentos horizontal e vertical
Esquerda: Emprego das sondas de furca (Nabers; Hu-Friedy) – situação hipotética: **F1** entre as raízes vestibulares; **F2** entre as raízes mesiovestibular e palatina; **F3** ao redor da raiz palatina.

Direita: Determinação da perda óssea *vertical* a partir do teto da furca.
A mensuração exata só é possível durante a cirurgia – sob visão direta.

920 Teto da furca em imagem MEV – Detalhes
Esquerda: O dente 16 mostra comprometimento F3 entre todas as raízes.
Após o debridamento da raiz e da furca com curetas, o dente foi extraído e preparado para a MEV. Entre a raiz palatina (esquerda) e a distovestibular (direita), a furca possui menos de 1 mm de largura (largura da cureta: 0,95 a 1,2 mm).
Direita: Placa não removida pela raspagem na área da furca.

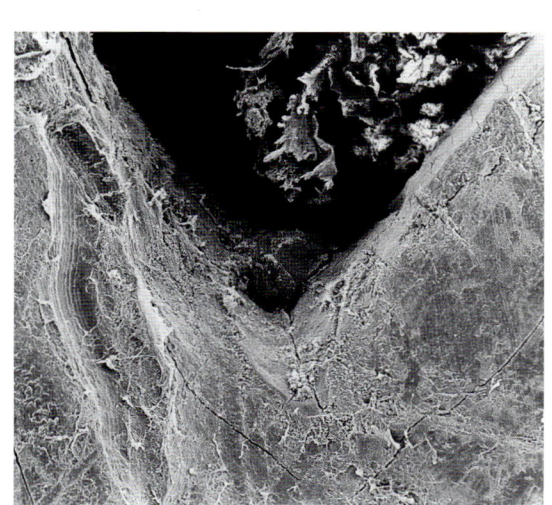

Comprometimento de furca – planejamento – resultados a longo prazo

Se, ao exame clínico (p. 165), for diagnosticado comprometimento de furca complexo, devem ser considerados diversos fatores ao se planejar o tratamento. Esses fatores referem-se não somente aos dentes comprometidos, mas também à postura do paciente em relação à sua saúde, de forma geral, e a seus dentes.

Como para qualquer forma de tratamento periodontal, é especialmente importante que o paciente compreenda o seu problema e esteja disposto a colaborar com o tratamento (avaliação do paciente, p. 297). Os fatores de influência locais e gerais sobre o tratamento de furca podem gerar imensas dificuldades (Al-Shammari e cols., 2001). São eles:

Fatores gerais

- Estado de saúde (doenças sistêmicas, fatores de risco)
- Comportamento do paciente (higiene oral, cooperação)
- Expectativas do paciente
- Possibilidades financeiras

Fatores locais

- Condições da saúde oral: periodontite, cáries, dentes perdidos, qualidade das restaurações
- Relevância do elemento dental ou radicular para eventual prótese
- Estado da coroa: destruição por cárie, restauração extensa
- Acometimento em molar superior ou inferior
- Grau do acometimento horizontal (F1, F2, F3)
- Grau do acometimento vertical (A, B, C)
- Comprimento do tronco: curto ou longo?
- Comprimento de cada raiz, quantidade de inserção
- Ângulo formado pelas raízes, ou seja, forte divergência ou proximidade entre as raízes (inclusive fusões)
- Mobilidade dental (p. 174)
- Relação entre o comprimento coronal e o radicular
- Reentrâncias radiculares (em forma de ampulheta), sulcos, proeminências
- Projeções e pérolas de esmalte
- Cemento misto fissurado na região de furca
- Microcanais entre o teto da furca e a polpa
- Possibilidade de tratamento endodôntico
- Possibilidade de reabilitações estáveis (no caso de terapias ressectivas)
- Qualidade do osso ou localização (arcada superior ou inferior), considerando-se a possibilidade de implante como alternativa
- Prognóstico a longo prazo de cada opção de tratamento?

921 Tratamento ressectivo – resultados a longo prazo
As taxas de sucesso das raízes mantidas na cavidade bucal – após a execução de procedimentos ressectivos – são relativamente altas na maioria dos estudos. O interessante é que os insucessos raramente têm causas periodontais, mas sim, endodônticas e protéticas.

Perio Periodontal
Endo Endodôntica
Frat-R Fratura radicular
Pilar Pilar estratégico (dente)

Modif. de J. Lindhe e cols., 1997/2003.

Taxas de sucesso Autores	Período de observação (anos)	Número de dentes	Sucesso ▼	Insucesso ▼	Causa do insucesso			
					Perio	Endo	Frat-R	Pilar
Bergenholtz	2–10	45	94%	6%	4%	2%	–	–
Hamp & Nyman	5	87	100%	0%	–	–	–	–
Langer e cols.	10	100	62%	38%	10%	7%	18%	3%
Erpenstein	4–7	34	91%	9%	3%	6%	–	–
Bühler	10	28	68%	32%	7%	18%	3,5%	3,5%
Carnevale e cols.	3–11	488	96%	4%	0,5%	0,9%	1,8%	0,9%
Basten e cols.	2–23	49	92%	8%	2%	4%	–	2%

Tratamento de furca – seleção

Comprometimento de furca F1

Nos casos de bolsas periodontais rasas e comprometimento de furca F1, a raspagem e o alisamento radiculares geralmente são suficientes. Eventuais projeções ou pérolas de esmalte devem ser removidas. Para tanto, a entrada da furca deve ser ampliada e, a seguir, polida (Odontoplastia, p. 388).

Na arcada superior, essas medidas podem ser problemáticas se o acometimento F1 entre uma raiz vestibular e uma palatina tiver de ser resolvido por vestibular (furca distal ou mesial).

Conforme a situação e o plano de tratamento para os dentes vizinhos, o tratamento da furca com grau F1 de comprometimento (bolsa) pode ser combinado com gengivectomia ou retalho de acesso (retalho de Widman modificado). Deve-se demonstrar e verificar a higiene bucal com escovas, por exemplo.

Comprometimento de furca F2

As opções terapêuticas para essa classe de acometimento são as mais variadas. Em geral, recomenda-se a abordagem sob rebatimento de retalho, a fim de se expor a morfologia das áreas profundas e efetuar a raspagem e o alisamento radiculares (ou da furca) sob visão direta. Somente após o rebatimento do retalho é possível decidir, também, se a furca será preenchida com material para enxerto e/ou membrana. Com a odontoplastia na área marginal, alarga-se a entrada da furca (nicho de retenção de placa), tornando-a acessível à higienização. No caso de acometimento F2 *profundo* (especialmente em molares superiores), pode ser indicada hemi ou trissecção.

Comprometimento de furca F3

Nas furcas de acometimento total, isto é, que podem ser atravessadas com a sonda, o *tratamento conservador* (como para F1 e F2) é possível, mas incerto. O mesmo vale para o emprego de métodos regenerativos, que ainda não se tornaram muito promissores. Restam os tratamentos *ressectivos*: rizectomia; hemi/trissecção mantendo-se uma (p. 392) ou mais raízes (p. 396). Uma outra opção é a tunelização, cuja vantagem reside em não exigir tratamento endodôntico prévio; a desvantagem é a dificuldade do controle de placa pelo paciente e, em conseqüência disso, o risco de cáries e contaminações pulpares via canais periopulpares. Por isso, a taxa de insucesso da tunelização a longo prazo é relativamente alta.

		F1 Sup.	F1 Inf.	F2 Sup.	F2 Inf.	F3 Sup.	F3 Inf.
A	Dentição completa Arcada completa ou com elemento(s) incluso(s)	●	●	● R	● R*	● T/▲	● ▲
B	Pilar para prótese Elemento estratégico para prótese	● (R)	●	● R	● R/▲	▲	▲
C	Dentição incompleta Ausência de elementos dentais, arco com espaços intercalados	●	●	● △	● △	▲ ex	▲ ex
D	Tratamento "paliativo" Cooperação do paciente Higiene bucal insatisfatória	○	○	○	○	O/ex	O/ex

922 Seleção do tratamento de furca

- ● Manutenção do dente
- ○ Manutenção do dente?
- R Regenerativo
- (R) Regenerativo?
- T Tunelização
- ▲ Radical
- △ Radical?
- ex Extração (implante?)

Opções de tratamento – avaliação do defeito

Considerando-se os fatores locais e gerais de influência, recomendam-se os procedimentos da Figura 922 conforme a situação inicial, o comprometimento de furca (F1 a F3) e a arcada (se superior ou inferior).

A Na dentição completa, dá-se preferência aos métodos conservadores, que buscam a manutenção do elemento dental.
B Nos casos de futuros pilares para prótese com comprometimento de furca, o prognóstico do tratamento não pode ser incerto, isto é, deve-se optar pelo procedimento mais seguro possível.
C Se a colocação de uma prótese já está prevista, deve-se considerar a possibilidade de extração nos casos mais graves.
D Caso o paciente mostre desinteresse pelo tratamento e pouca ou nenhuma disposição para cooperar (higiene bucal), recomendam-se procedimentos conservadores paliativos (raspagem) e, posteriormente, radicais (extração).

Possíveis alternativas aos tratamentos recém-mencionados seriam a extração do dente acometido (encurtamento do arco dental) – quando este é dispensável à função mastigatória – ou a sua substituição por implante intra-ósseo – em caso de necessidade, após reconstrução da crista alveolar ou elevação do assoalho do seio maxilar.

Opções de tratamento para diferentes padrões de acometimento

As possibilidades de tratamento variam conforme a gravidade do comprometimento de furca (F1 a F3) e a arcada em que se encontra o dente acometido. Porém, até para um mesmo dente, com o mesmo grau de comprometimento de furca, podem ser recomendados tratamentos diferentes, dependendo da sua situação (dente pilar), do estado de saúde geral do paciente e da sua disposição para cooperar com o tratamento. Com base em desenhos esquemáticos, faremos, a seguir, uma breve descrição das possíveis formas de tratamento:

- *Raspagem com ou sem exposição cirúrgica*
  Com odontoplastia e, eventualmente, osteoplastia
- *Tunelização*
- *Métodos regenerativos*
  – RTG, preenchimento, fatores de crescimento, proteínas matriciais
- *Métodos ressectivos*
  – Hemissecção em molar inferior, manutenção de uma raiz
  – Hemissecção em molar inferior, manutenção das duas raízes
  – Trissecção em molar superior, manutenção de todas as raízes
- Extração, substituição por implante?

923 Raspagem sem exposição cirúrgica
Nos casos de comprometimento incipiente (F1) e *furca profunda* (tronco longo), esta pode ser tratada de modo *conservador*, com raspadores manuais ou ultra-som (**A**).

Se a *furca encontrar-se próxima à superfície* (tronco curto), ela será exposta de maneira relativamente *radical*, mediante eliminação da bolsa (GE/GP). Com isso, a higienização da furca será facilitada (**B**), e as projeções e pérolas de esmalte poderão ser removidas.

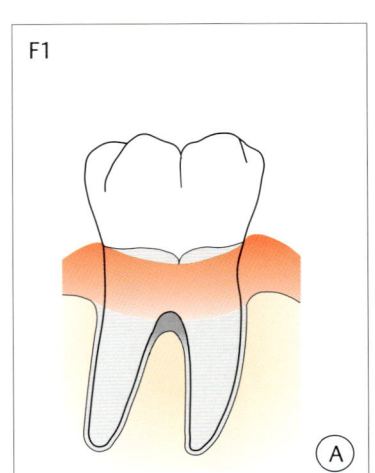

924 Raspagem com exposição cirúrgica na arcada inferior – retalho de acesso
No caso de comprometimento de furca profundo (F2), é comum a presença de cálculos sobre o cemento irregular. Nessa situação, recomenda-se o tratamento com exposição cirúrgica. Após o rebatimento do retalho, a área comprometida será raspada e alisada, e o retalho será reposto coronalmente à entrada da furca (**C**).

Nos defeitos de furca que atravessam a furca (F3), uma alternativa de tratamento é a tunelização com retalho reposicionado apicalmente (**D**). A higienização será feita com escovas interdentais.

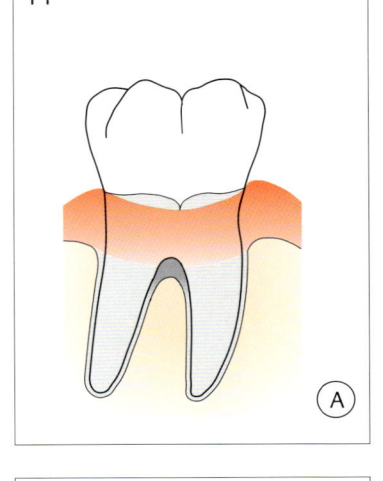

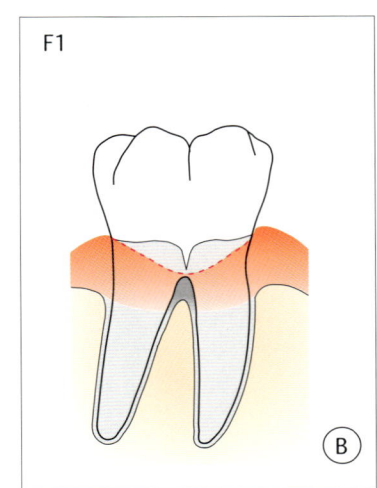

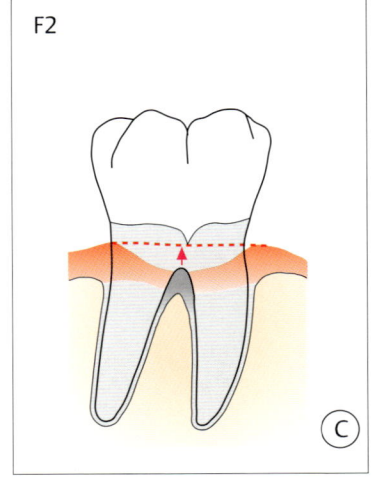

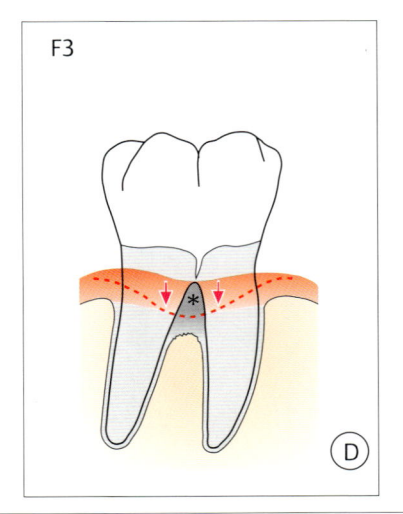

925 Tratamento de furca com métodos regenerativos
No caso de comprometimento F2, é preferível buscar a cicatrização do defeito com o auxílio de técnicas de RTG e, eventualmente, preenchimento do defeito com material para enxerto e emprego de fatores de crescimento ou proteínas matriciais. O dente é mantido vital.

Esse método tem maiores chances de sucesso na arcada inferior (figura à esquerda) do que na superior (furca vestibular, somente).

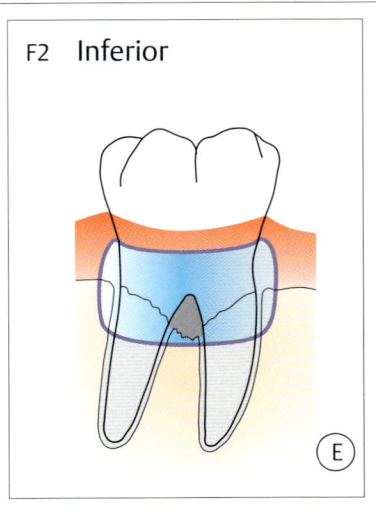

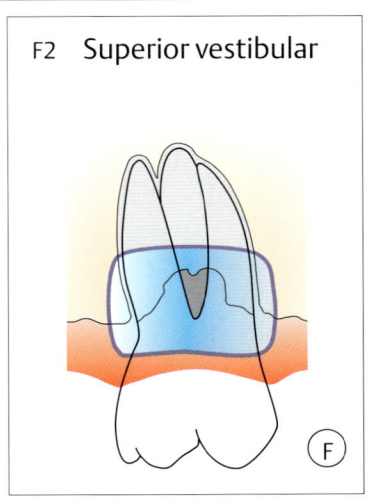

Manutenção do dente vital

F1
Raspagem
– Conservadora
– Radical

F2
Retalho

F3
Tunelização

F1/F2
Regenerativo–RTG

Opções terapêuticas para diferentes padrões de acometimento   387

Manutenção de raízes não-vitais

F3

Rizectomia

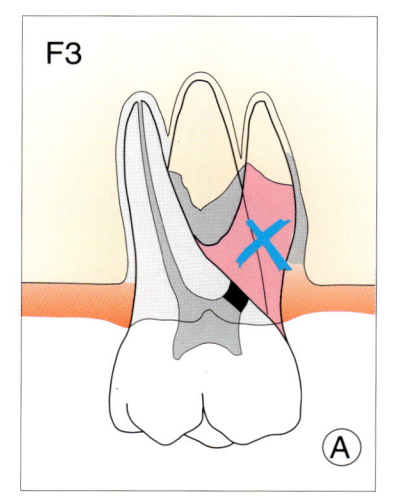

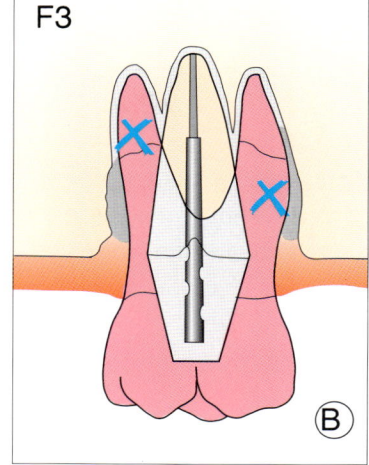

926 Rizectomia em molares superiores
Se entre duas ou todas as raízes de um molar superior houver acometimento de grau F3, pode-se remover uma raiz (**A**) – mantendo-se, eventualmente, toda a coroa – ou duas raízes (**B**).

A Remoção de uma raiz vestibular (esquerda).
B Remoção de ambas as raízes vestibulares; núcleo com pino intra-radicular (direita).

Molares superiores

F3

Trissecção
- diagnóstica
- terapêutica

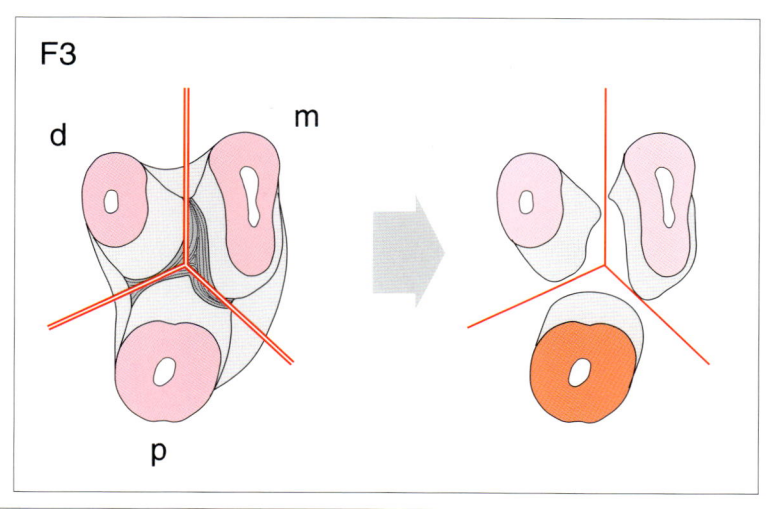

927 Trissecção em molar superior – manutenção de todas as raízes
Se o comprometimento entre as três raízes é total, ou seja, as sondas atravessam todas as furcas, sempre se deve considerar a possibilidade de uma trissecção. Após a separação, pode-se avaliar cada raiz separadamente em relação ao seu potencial como pilar para prótese.

Como as raízes, em geral, apresentam grande mobilidade e tendência à migração, é indispensável estabilizá-las o mais rápido possível.

Molares inferiores

F3

Hemissecção
- separação em dois "pré-molares"

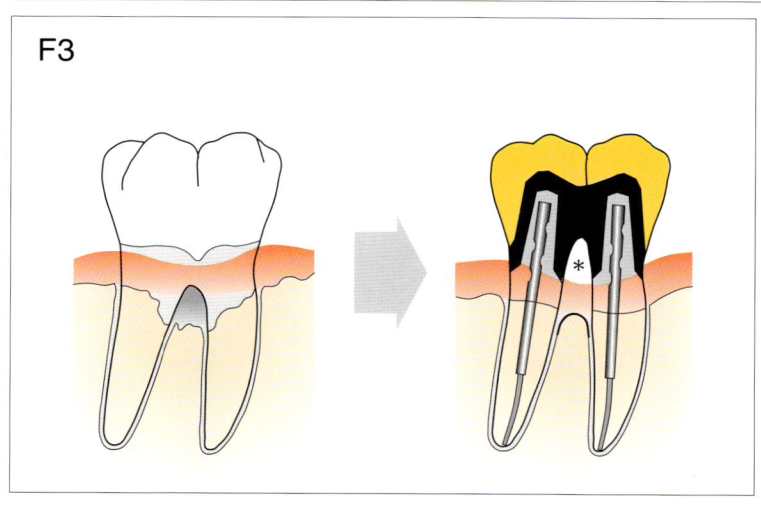

928 Hemissecção em molar inferior – manutenção de ambas as raízes
Nos casos de molares inferiores com comprometimento de furca F3, sem alterações periapicais, com tronco curto e raízes relativamente longas e afastadas, pode-se efetuar uma hemissecção após o tratamento radicular, obtendo-se dois "pré-molares" a partir do molar.

A reconstrução protética é feita com coroa metalocerâmica (peça única) sobre as raízes.

Molares inferiores

F3

Hemissecção
- com extração

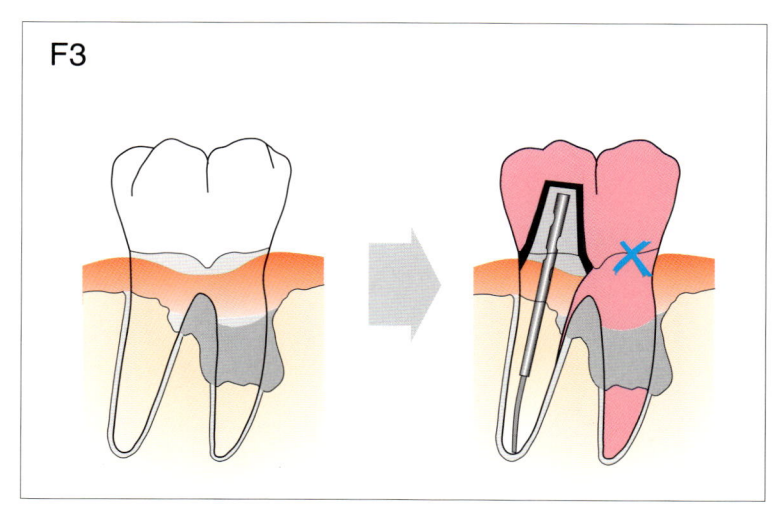

929 Hemissecção em molar inferior – manutenção de uma raiz
Nos casos de comprometimento de furca F3 – e, eventualmente, já nos de comprometimento F2 avançado ou de lesões periapicais de difícil tratamento (freqüentemente associadas a defeitos ósseos de furca) – indicam-se a hemissecção e a extração da raiz acometida.

Após essa medida, faz-se necessária a reconstrução protética (ver imagem clínica da Fig. 948).

Direita: Raiz distal como pilar de prótese.

Comprometimento de furca F1 em molar inferior – odontoplastia e raspagem

Perdas ósseas mínimas podem gerar problemas quando a furca encontra-se em nível acentuadamente coronal (tronco radicular curto). Os nichos de retenção de placa que se formam muito dificilmente podem ser alcançados pela escova ou outros recursos de higiene. As projeções e pérolas de esmalte apicais ao limite esmalte-cemento, muito comuns, podem constituir áreas de suscetibilidade da adesão epitelial. Elas dificultam o controle de placa.

Ao exame dental, deve-se estar atento a essas anomalias de furca. Em geral, elas podem ser corrigidas apenas com leve odontoplastia/correção do contorno da furca, sem rebatimento de retalho. Os nichos retentivos tornam-se, então, acessíveis à higienização. As áreas dentais desgastadas devem ser polidas cuidadosamente (ponta diamantada de 15 μm e, na medida do possível, taça de borracha com pasta para polimento) e, em seguida, fluoretadas.

Freqüentemente, após a odontoplastia, ocorre sensibilidade dentinária por determinado período.

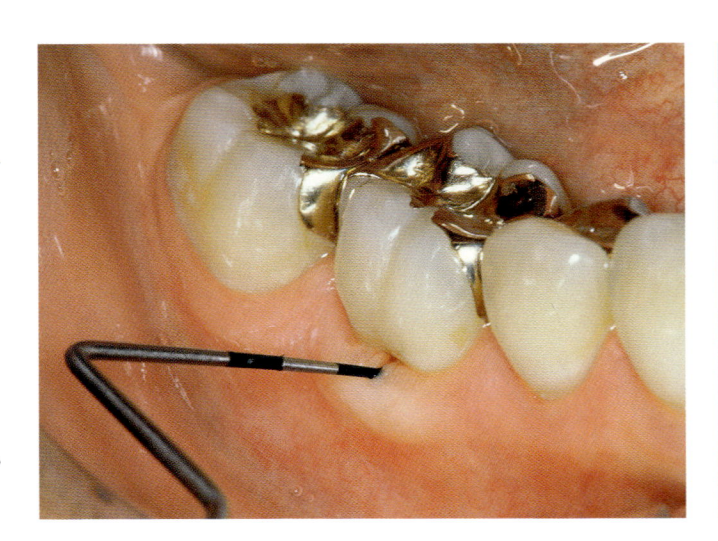

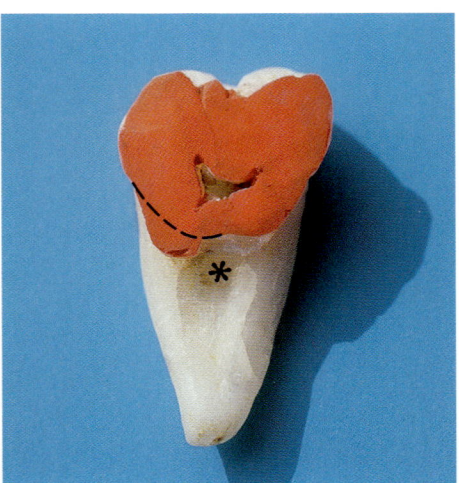

930 Furca como nicho de acúmulo bacteriano – comprometimento F1
A profundidade da furca sondada por vestibular (sondagem horizontal) é em torno de 3 mm. Abaixo de uma área proeminente, encontra-se um nicho cavernoso que, sem odontoplastia, não pode ser debridado com instrumentos manuais.

Direita: Molar hemisseccionado, semelhante ao do caso clínico. A área do nicho está indicada com o asterisco, e a do desgaste da furca, com a linha tracejada.

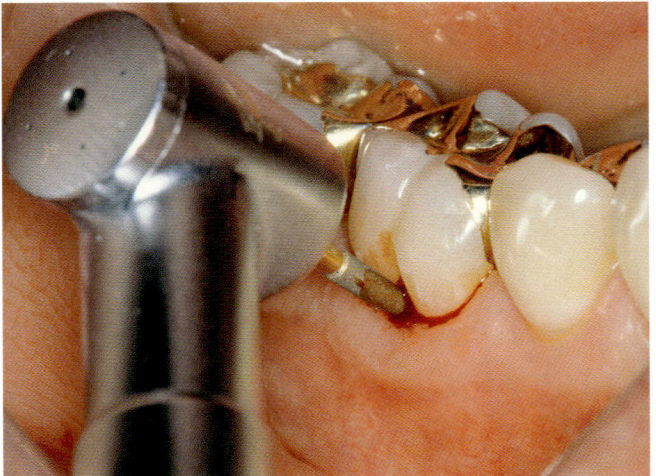

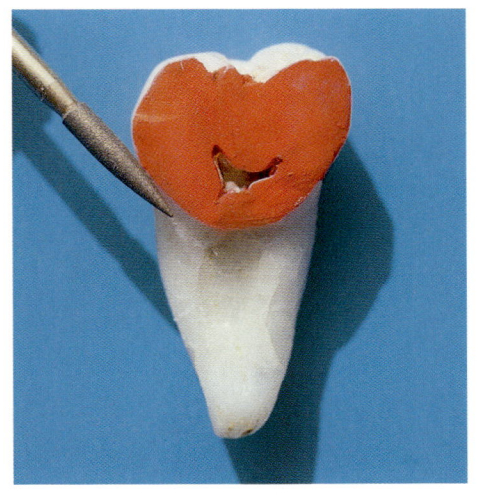

931 Odontoplastia na entrada da furca
A proeminência vestibular é, inicialmente, removida com pontas diamantadas de maior granulação e a entrada da furca é ampliada.

A furca, agora, é acessível ao controle de placa profissional (raspagem).

Direita: Polimento da entrada da furca com ponta diamantada com granulação de 15 μm.

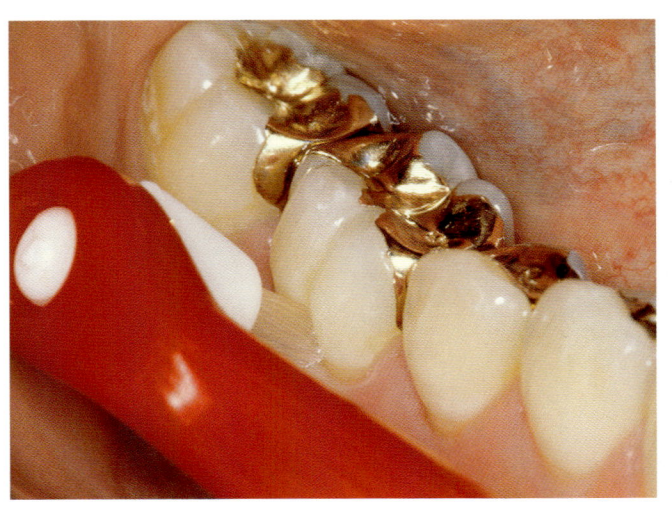

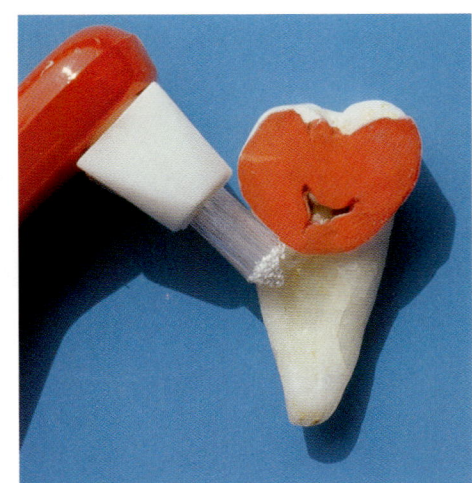

932 Higiene com a escova unitufo
A entrada da furca, agora, também pode ser alcançada pelo paciente com escovas unitufo (na figura: Lactona nº 27).

Nas sessões de acompanhamento, essa área crítica deve ser controlada regularmente.

Direita: O corte do dente mostra como a escova chega até a entrada da furca.

Comprometimento de furca F2 em molar superior – odontoplastia

Nos casos de comprometimento de furca F2, há diversas opções terapêuticas tanto para os molares superiores como para os inferiores: assim como para F1, o tratamento dos nichos de acúmulo de placa pode ser *conservador*, restringindo-se à ampliação da furca (Fig. 934), ou *cirúrgico*, procurando-se obter a regeneração na área de furca com técnicas de RTG (ver caso seguinte). Se todas as furcas do molar apresentarem comprometimento F2, alguns autores (Carnevale e cols., 1995) sugerem a realização de hemi ou trissecções.

Muitas vezes, a furca com comprometimento F2 é estreita e profunda, não sendo possível alisá-la nem com as mais finas curetas. Se a intenção é manter o dente, o problema pode ser resolvido, provavelmente, com odontoplastia. A furca é ampliada com pontas diamantadas de maior granulação (75 a 40 μm) até se tornar acessível e, a seguir, é polida com pontas também diamantadas de 15 μm de granulação.

A visão direta, ou seja, o afastamento cuidadoso da gengiva, facilita as odontoplastias de furca com comprometimento de grau 2.

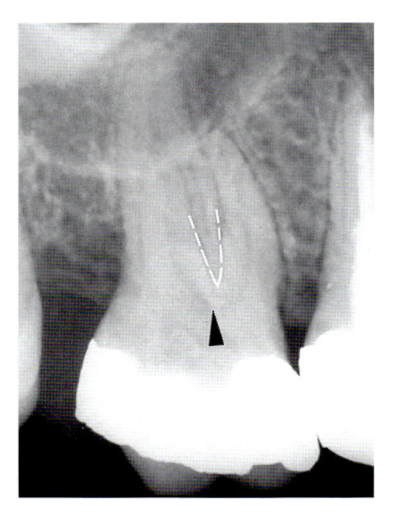

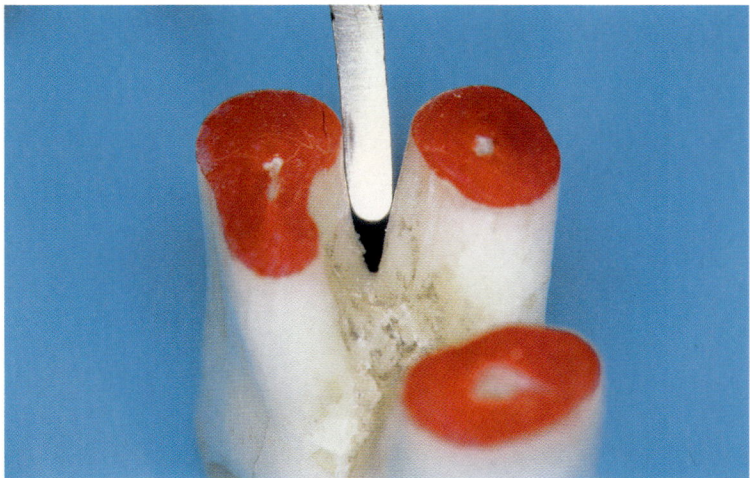

933 Furcas vestibulares estreitas
Mesmo com uma cureta de apenas 0,9 mm de largura, não se consegue alcançar o teto da furca.

Esquerda: Pode-se observar na radiografia a grande proximidade das raízes vestibulares (seta). Pelo exame radiográfico, é praticamente impossível determinar a gravidade do acometimento (bolsa, placa e cálculo), sobretudo de molares superiores multirradiculados.

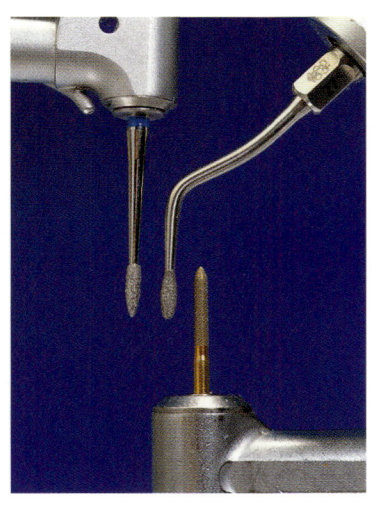

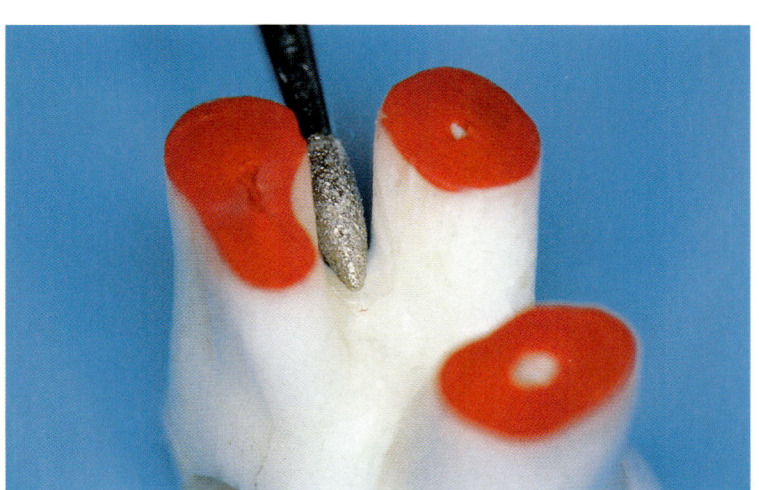

934 Odontoplastia de furca
Pode ser feita sem exposição cirúrgica, mas um leve rebatimento de retalho é útil. A furca pode ser ampliada com diversos instrumentos até tornar-se acessível a curetas delicadas.

Esquerda: – Ponta diamantada Perio-Set
– Ponta de ultra-som KaVo
– Ponta diamantada para polimento

Furcas desgastadas são especialmente suscetíveis a cáries!

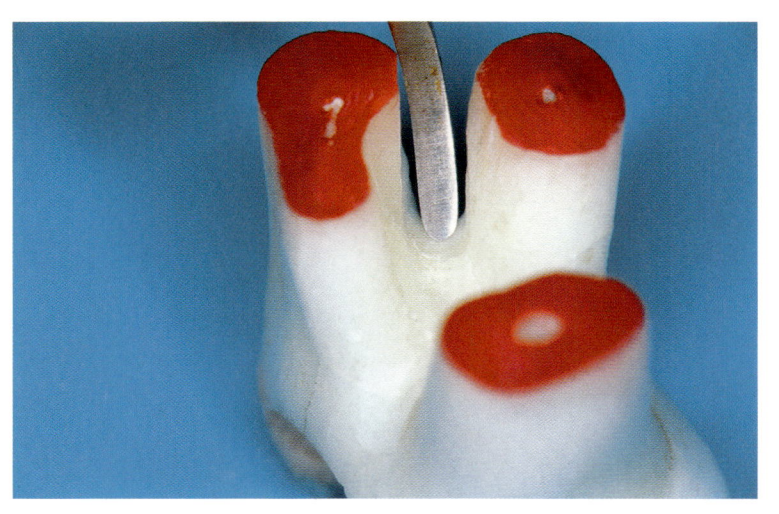

935 Restabelecimento das condições para tratamento
A raspagem e o alisamento são, agora, possíveis em qualquer fase do tratamento, bem como nas sessões de manutenção subseqüentes.

A hipersensibilidade dentinária pode ser intensa e prolongada após as odontoplastias de furca. A área desgastada deve ser polida e fluoretada (p. ex., com Elmex-Fluid). Dessa forma, intensifica-se a remineralização das superfícies, o acúmulo de placa é retardado e a sensibilidade é reduzida.

Comprometimento de furca F2 em molar inferior – técnica de RTG

Para o tratamento de molares inferiores com comprometimento de furca F2, existem diversas opções. Quando o acometimento não é muito profundo, a raspagem e o alisamento radiculares sob exposição cirúrgica da área de furca é suficiente. Também se pode tentar o fechamento da furca ou, pelo menos, a transformação do grau de comprometimento F2 em F1 por meio de técnicas regenerativas – no caso apresentado, a de RTG.

No caso de comprometimento F2 *muito profundo* (como o F2/C), são recomendados métodos de tratamento mais radicais, como a hemissecção (Carnevale e Kaldahl, 2000).

Uma desvantagem é que o dente deve ser tratado endodonticamente antes da intervenção. A condição para que ambas as raízes possam ser mantidas é que o ângulo por elas formado não seja muito agudo.

A seguir, é descrito o tratamento com RTG em uma paciente de 45 anos de idade. Após o tratamento inicial, a furca do dente 36 apresenta comprometimento F2. Observa-se projeção de esmalte que se estende da linha esmalte-cemento até a furca (Fig. 937). Nas áreas proximais, a perda de inserção é mínima. O dente 37 está alongado devido à ausência de antagonistas.

936 Exame clínico após o tratamento inicial
A gengiva está praticamente livre de inflamação. O dente 36 apresenta, por vestibular, um comprometimento de furca F2. A sonda de Nabers penetra cerca de 6 mm na furca, porém, não chega a atravessá-la completamente.

Direita: Na radiografia, vê-se apenas uma leve radiolucidez, apesar da grande amplitude (horizontal) do defeito ósseo.

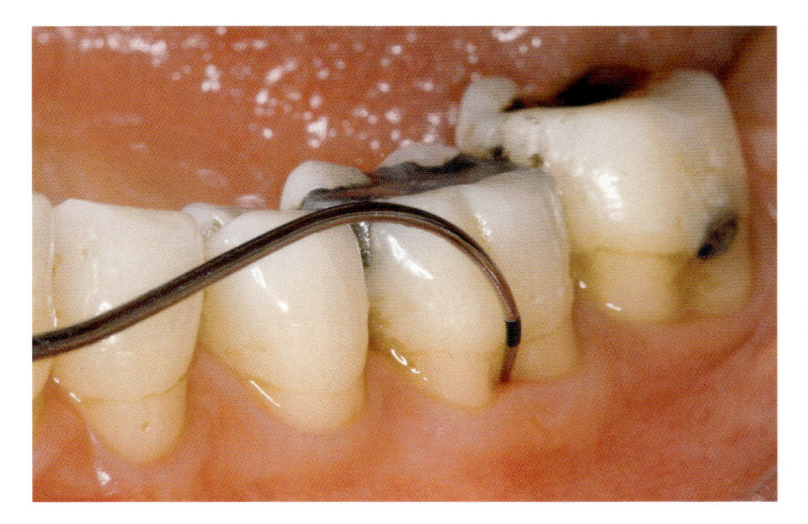

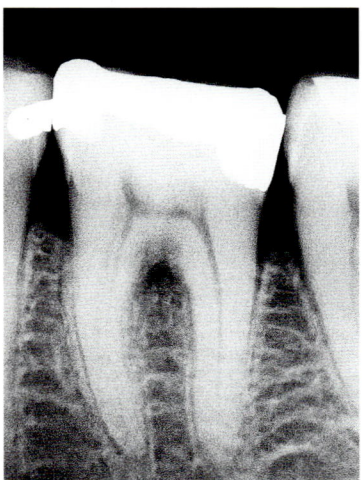

937 Rebatimento de retalho
Após a remoção do tecido de granulação, vê-se a larga projeção de esmalte que se estende do limite esmalte-cemento até a entrada da furca. Essa projeção é removida com pontas diamantadas. O teto da furca, as superfícies dentais e a óssea são debridadas e alisadas.

Direita: Área de furca preparada para a colocação da membrana. A projeção de esmalte foi eliminada, e a furca, levemente ampliada.

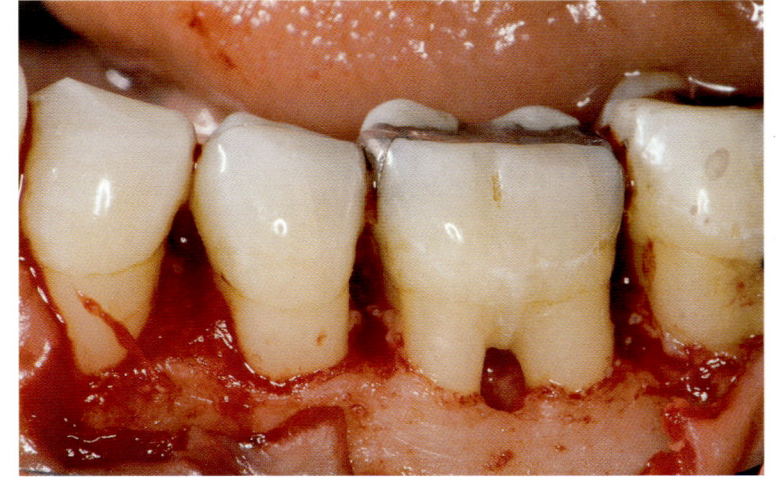

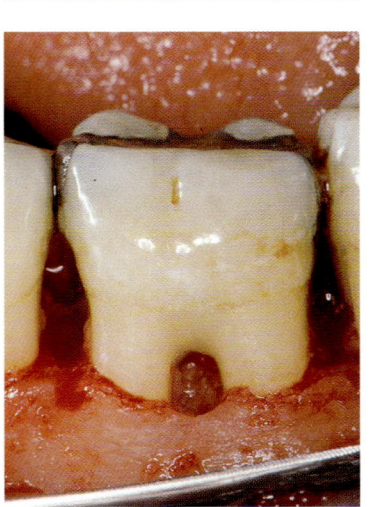

938 Membrana Gore *in situ*
A margem superior da membrana não-reabsorvível (ePTFE; p. 339) é posicionada na altura do limite esmalte-cemento e fixada com fios de sutura de GoreTex. A margem inferior deve estender-se, ao menos, 2 a 3 mm além do defeito.

Importante: Para que a regeneração seja bem-sucedida, é necessária a presença de células indiferenciadas do ligamento periodontal e de osso inter-radicular. Esse último, portanto, deve ser desgastado superficialmente, estimulando-se a sua renovação (*irrigação sangüínea*; cavidades feitas por brocas).

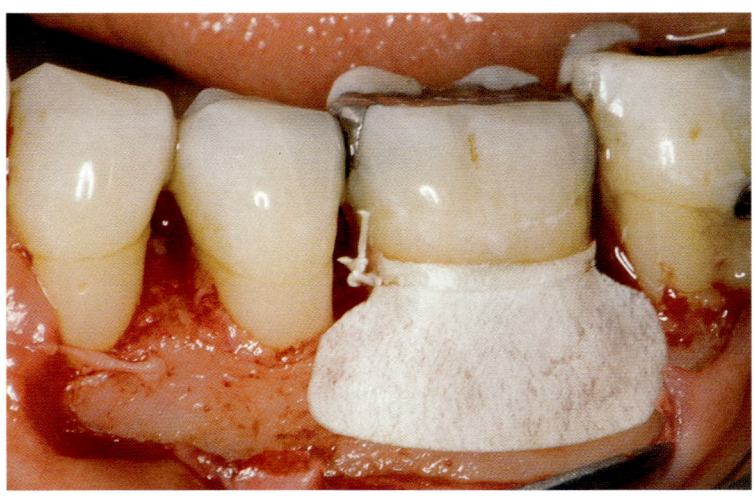

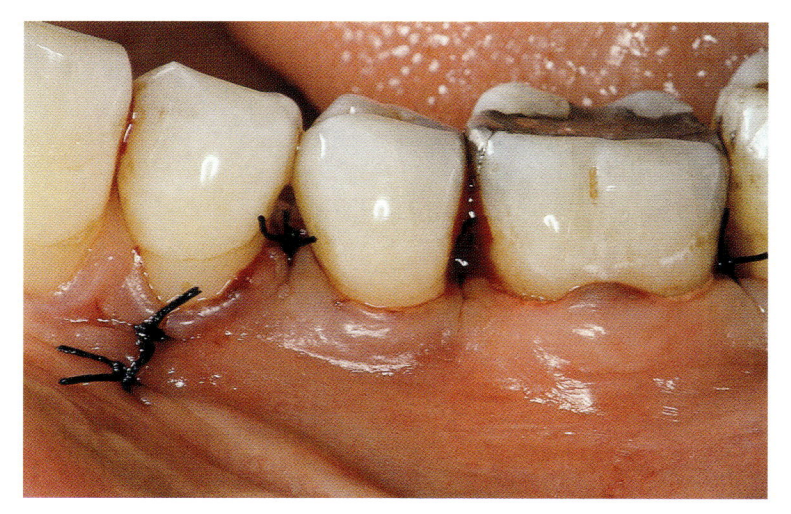

Comprometimento de furca F2 em molar inferior – técnica de RTG

939 Reposição do retalho – sutura

As membranas, principalmente as de GoreTex, devem ser totalmente recobertas pelo retalho reposicionado, sem tensão, todavia, a ferida cirúrgica deve ser "vedada" da melhor maneira possível. A sutura com fio 4-0 é removida 10 dias depois.

Até dois meses após a remoção da sutura, o paciente faz uso de soluções de CHX na forma de bochechos ou *spray* (CHX 0,1 a 0,2%; durante esse período, não é feita higienização mecânica da área operada).

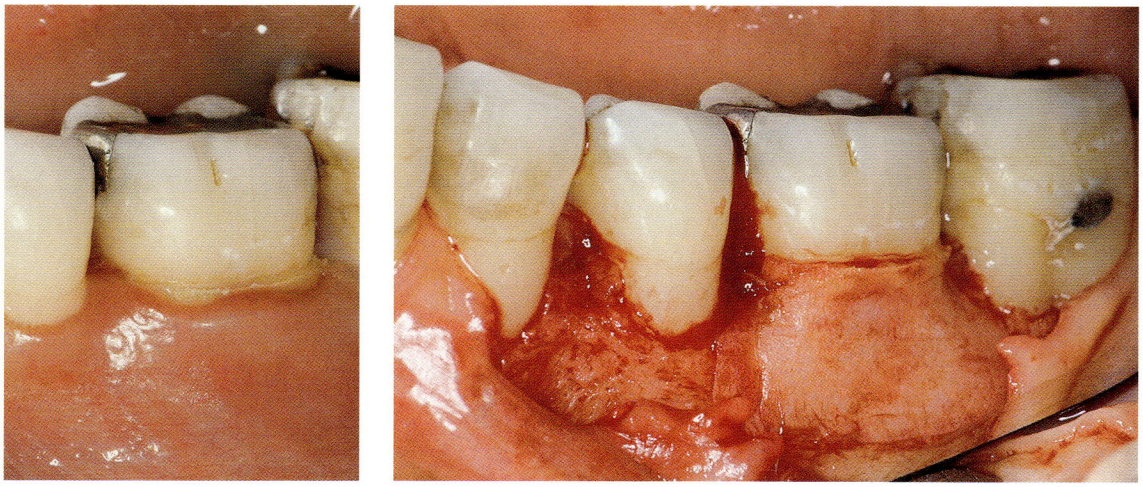

940 Segundo ato operatório – remoção da membrana

De 4 a 6 semanas após o segundo ato operatório, rebate-se um retalho da mesma forma que na primeira cirurgia.

A membrana de GoreTex não-reabsorvível é removida cuidadosamente.

Esquerda: Entre a segunda e a terceira semana após a segunda cirurgia, ocorre exposição da margem da membrana: a leve hiperemia da gengiva indica reação de corpo estranho ou infecção em fase inicial.

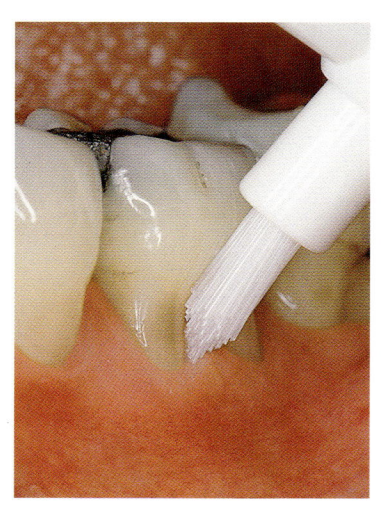

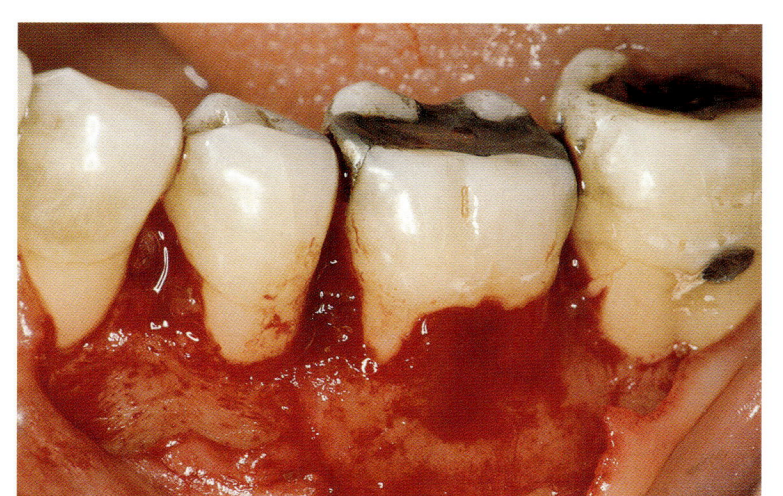

941 Logo após a remoção da membrana

Na furca e sobre algumas áreas da superfície radicular vestibular, encontra-se tecido imaturo, de baixa consistência; espera-se que esse tecido diferencie-se em estruturas periodontais. Após a remoção da membrana, a área é novamente recoberta por 10 dias.

Esquerda: O tratamento com CHX (*spray* ou gel) é mantido por 2 a 3 meses.

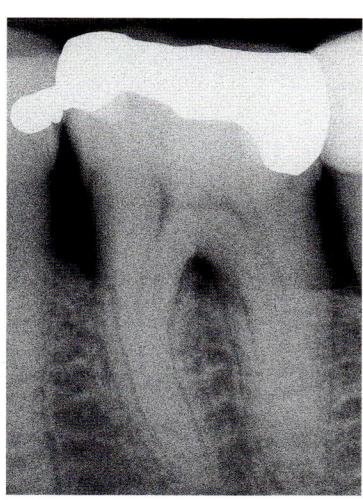

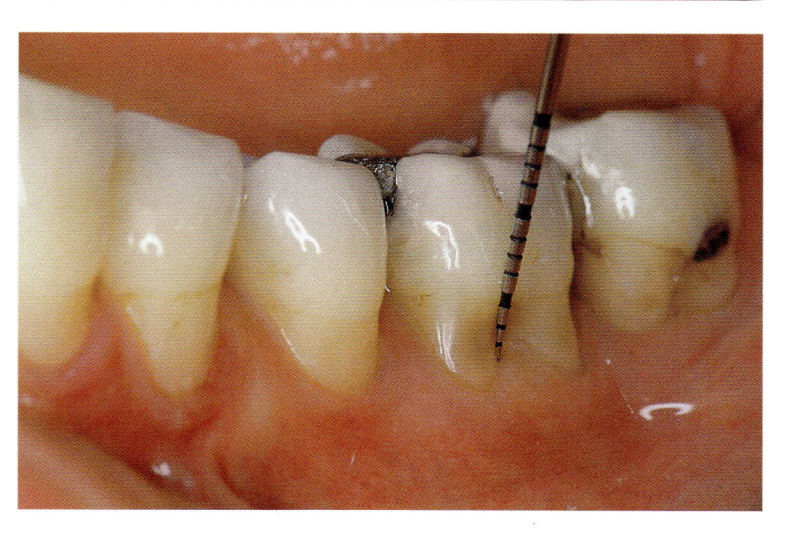

942 Exame clínico 10 anos após o tratamento

Neste caso, foi possível realizar exame clínico 10 anos após a cirurgia. A profundidade de sondagem, horizontal e vertical, é de 2 mm na furca (comprometimento F1, A). Não ocorreu nova perda de inserção.

Esquerda: Dez anos depois, observa-se radiopacidade óssea ligeiramente maior do que na radiografia inicial (Fig. 936): preenchimento incompleto da furca.

Comprometimento de furca F3 em molar inferior – hemissecção com extração

Se o acometimento da furca de um molar inferior for total (F3), as opções de tratamento são: 1. tunelização; 2. hemissecção com manutenção das raízes; 3. hemissecção com amputação de uma raiz. A indicação de tunelização é extremamente limitada, pois, se a higiene local não for excelente, o risco de cárie será alto no teto da furca. A hemissecção com manutenção da raiz em melhores condições é, atualmente, o método mais utilizado. Este será descrito com base em caso clínico de uma paciente de 45 anos de idade.

Além do comprometimento periodontal, a raiz mesial apresenta problemas endodônticos e será removida. A hemissecção e a rizectomia serão realizadas com rebatimento de retalho. Para a fase de consolidação tecidual, deve-se confeccionar prótese fixa provisória, para evitar a movimentação das raízes. Sete meses após a intervenção, procede-se à reconstrução protética definitiva. A higiene bucal da paciente é boa.

Exame clínico da boca toda, antes da hemissecção:

IP: 10%   SS: 15%   MD: 1

Imagem clínica e exame radiográfico, ver figuras.

943 Molar 46 com comprometimento de furca F3
Ampla destruição coronária e comprometimento de furca F3.

Direita: Área radiolúcida no periápice da raiz mesial. Por motivos endodônticos principalmente, recomenda-se manter apenas a parte distal do dente. Antes da hemissecção, deverá ser feito o retratamento endodôntico da raiz distal.

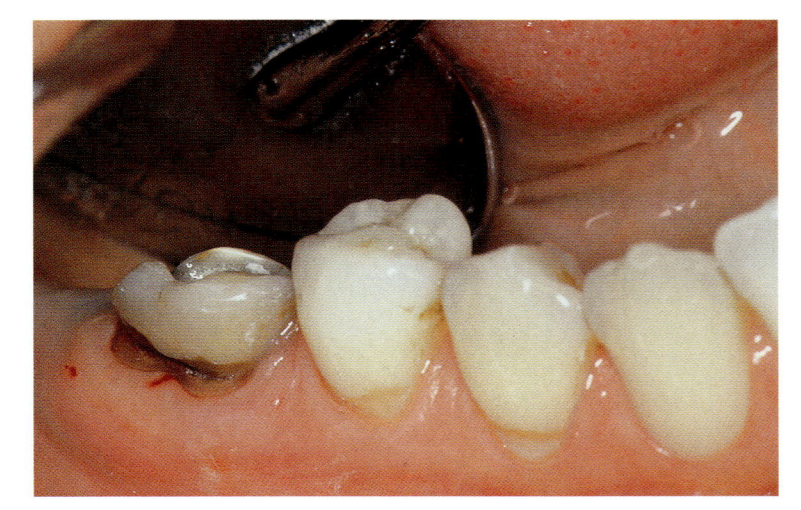

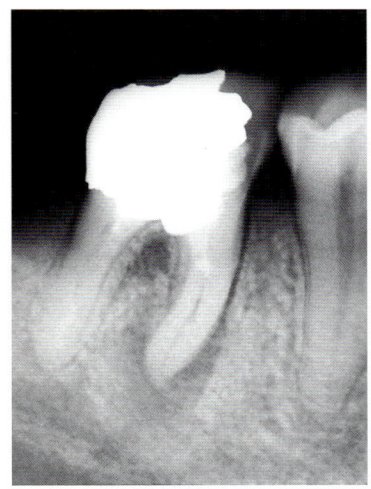

944 Rebatimento de retalho, hemissecção
A coroa é dividida com pontas diamantadas.

Direita: A divisão é deslocada propositadamente em direção à raiz mesial, a fim de se evitarem quaisquer danos à parte distal. Dessa forma, é comum permanecer a projeção da parte coronal, a qual deve ser removida durante o preparo dental preliminar.

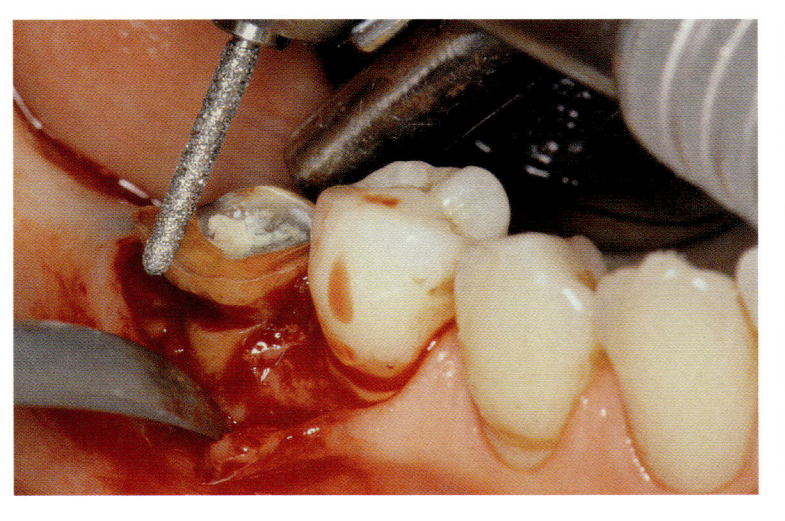

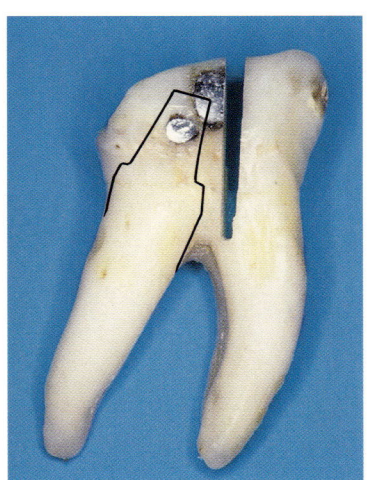

945 Após a extração da porção mesial
Todos os ângulos da porção remanescente devem ser arredondados (preparo dental preliminar).

Direita: Na radiografia, a parte distal do molar se assemelha a um pré-molar (unirradiculado, com inclinação mesial).

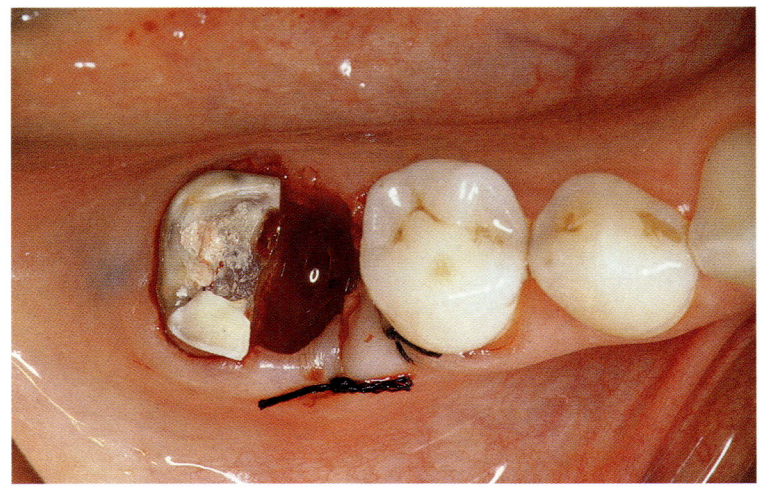

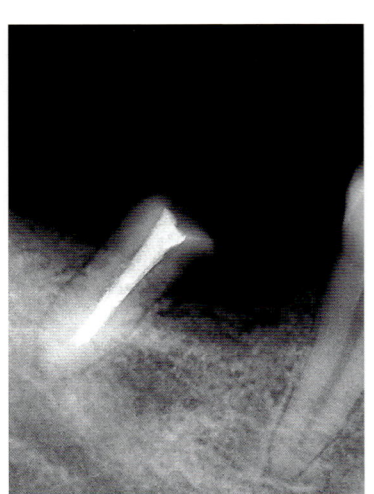

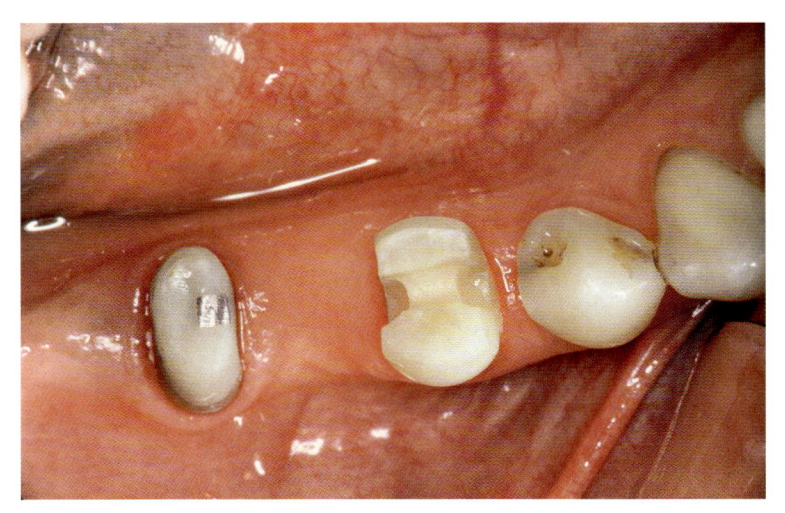

Comprometimento de furca F3 em molar inferior – hemissecção com rizectomia

946 Seis semanas após a hemissecção
Após a cicatrização superficial da área da rizectomia, faz-se um núcleo de preenchimento em resina, com pino intra-radicular, na porção distal do dente 46, que receberá coroa total. O dente 45 foi preparado para a coroa parcial que servirá de retentor para a prótese fixa.

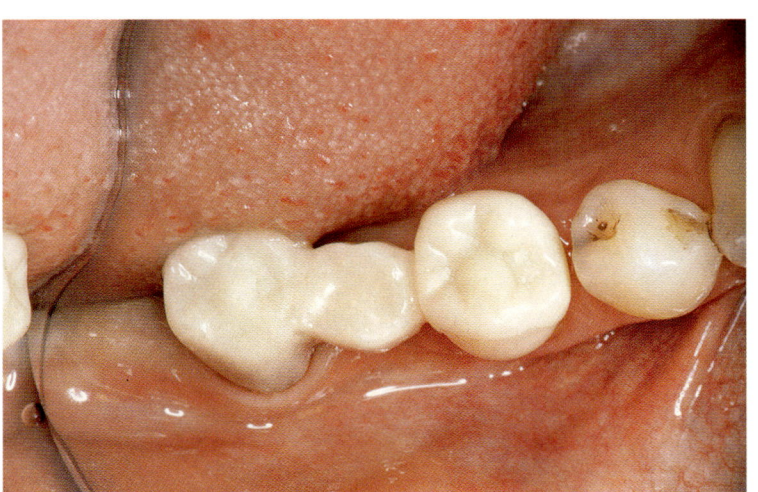

947 Prótese fixa provisória
A prótese provisória deverá ser cimentada o mais brevemente possível (forte tendência de migração das raízes remanescentes).

A forma e os contatos oclusais da prótese provisória devem se assemelhar o máximo possível aos da definitiva.

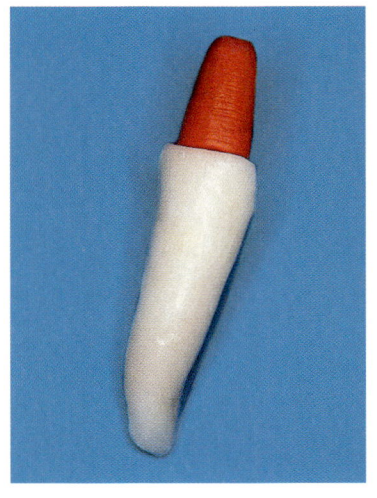

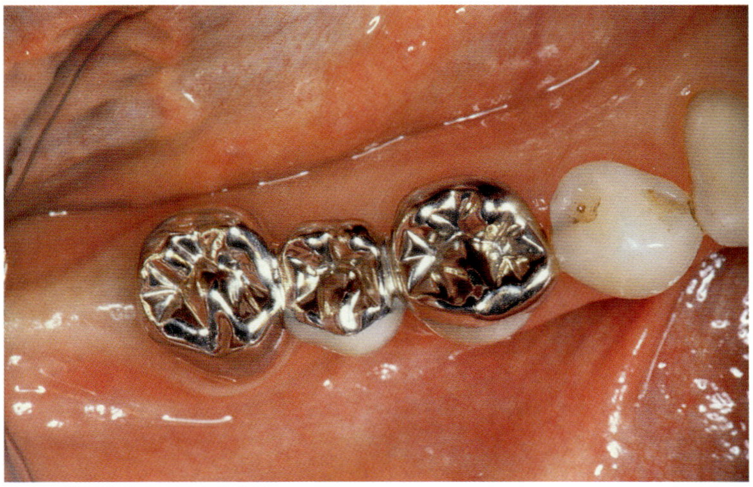

948 Sete meses após a hemissecção – reconstrução definitiva
Meio ano após a hemissecção, os dentes são novamente preparados para a reconstrução protética definitiva. Esta se estende do pré-molar 45 até a porção distal do 46.

Esquerda: O modelo mostra a forma de pré-molar da raiz distal do molar 46 com preparo para prótese.

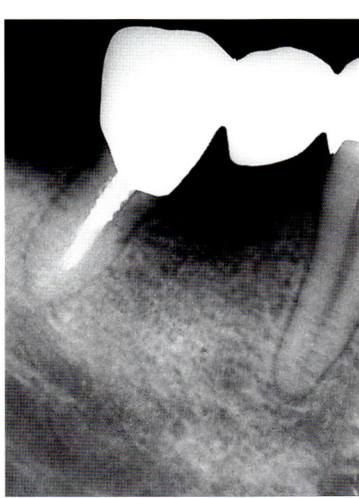

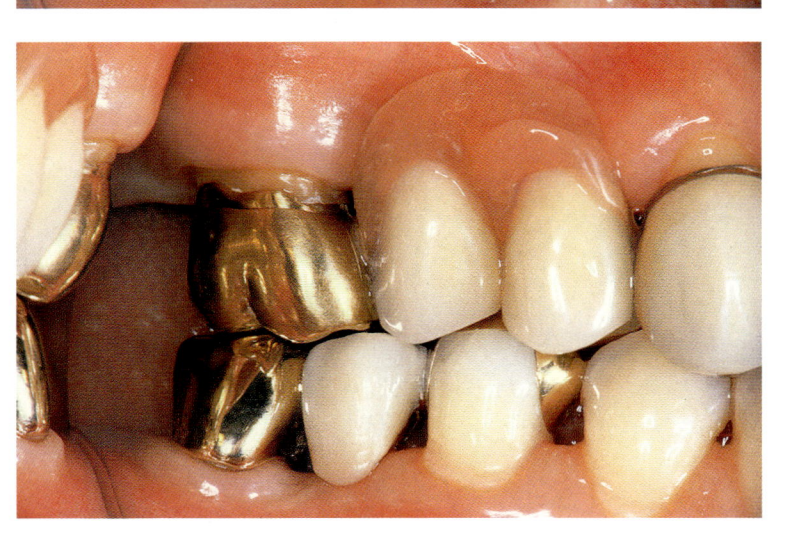

949 Exame final – prognóstico
Prótese fixa. O elemento do pôntico (sela modificada; p. 502) toca a crista alveolar. Os espaços interdentais estão configurados de forma a possibilitar o controle de placa com a escova interdental (arcada superior, prótese telescópica).

Esquerda: Radiografia da reconstrução protética sobre a raiz do molar. Nesta figura, a prótese já se encontrava havia 12 anos na boca do paciente.

Comprometimento de furca F3 em molar superior – rizectomia e reconstrução

Em molares superiores com três raízes, podem ser extraídas uma ou duas raízes ou mantidas as três, dependendo do comprometimento de furca.

Nesta paciente de 39 anos, ambos os molares superiores esquerdos apresentam furcas totalmente comprometidas (F3) e grande mobilidade. O dente 27 tem de ser extraído. As raízes vestibulares e a porção vestibular da coroa do dente 26 serão removidas. A raiz palatina do molar 26 e os pré-molares 24 e 25 receberão coroas provisórias para a fase de cicatrização e, em seguida, coroas definitivas. Devido à grande mobilidade da porção palatina do dente 26, as três coroas serão unidas por contenção.

Exame clínico após raspagem supragengival do segundo quadrante

IP: 50% SS: 37% MD: 3 (dentes 26 e 27)

Imagem clínica e exame radiográfico, ver figuras.

950 Exame clínico inicial
Antes do tratamento inical, as profundidades de sondagem proximais dos molares 26 e 27 são de 7 mm. Em ambos os dentes, todas as furcas podem ser atravessadas com a sonda (comprometimento de grau F3). Os molares apresentam grande mobilidade (MD = 3).

Os pré-molares 24 e 25 possuem coroas protéticas antigas, em condições insatisfatórias.

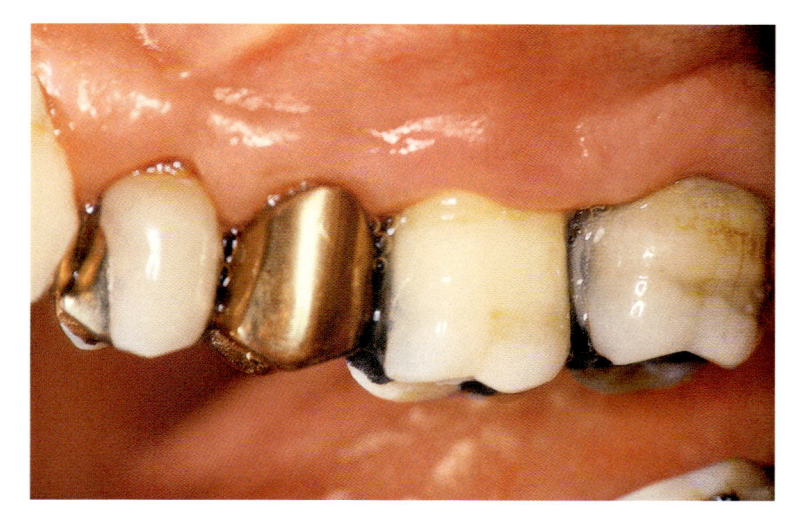

951 Exame radiográfico inicial
As perdas ósseas são mais acentuadas nas raízes vestibulares dos molares. Acometimento de furca F3 entre todas as raízes.

Observe a volumosa raiz do primeiro molar, dente 26.

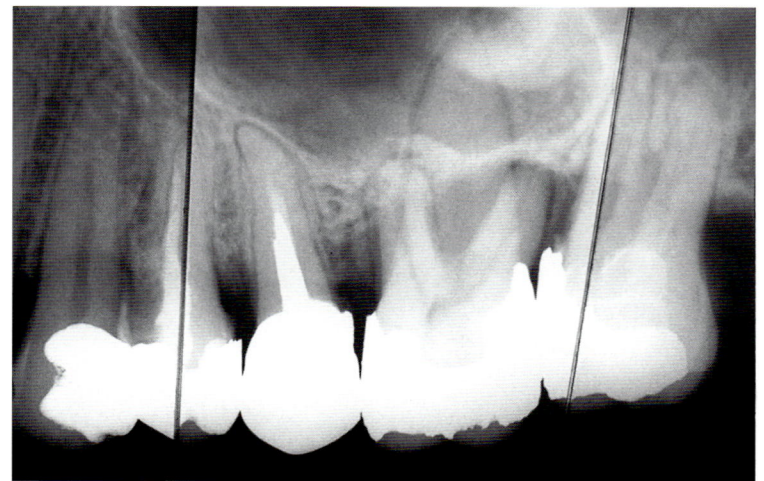

antes

952 Exposição cirúrgica
Antes da cirurgia, foram realizados o tratamento inicial e o tratamento endodôntico dos molares. Com o rebatimento do retalho, vê-se que nenhuma das três raízes do segundo molar (dente 27) podem ser mantidas.

A destruição óssea junto à furca do primeiro molar é ampla, e as raízes vestibulares serão removidas. Apenas a raiz palatina permanecerá como pilar para a reconstrução.

Cortesia de *R. Metzger*.

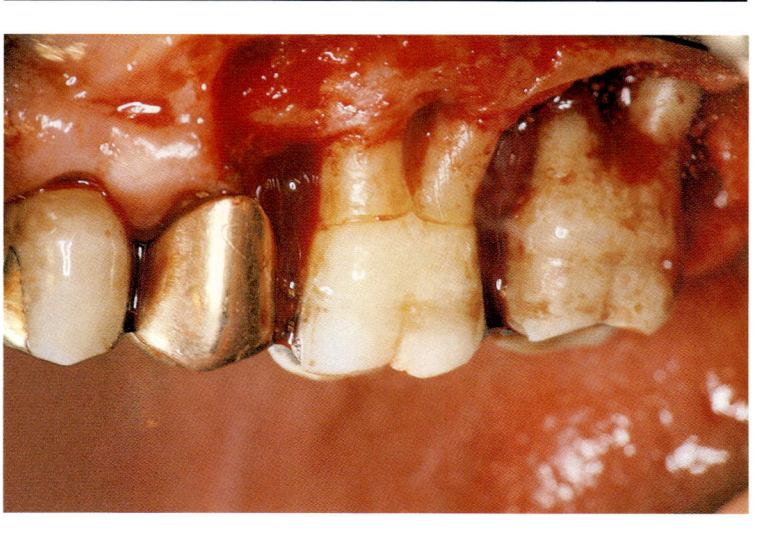

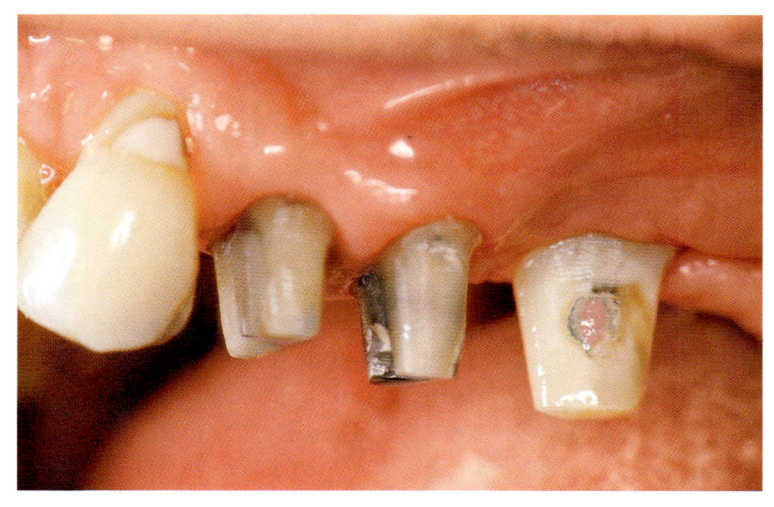

Comprometimento de furca F3 em molar superior – rizectomia e reconstrução

953 Seis semanas após a cirurgia de ressecção
Os dentes 24, 25 e a metade vestibular do dente 26 foram preparadas para receber a prótese provisória. No dente 26, a câmara pulpar obturada com AH-26 é visível por vestibular.

Para a reconstrução definitiva, essa raiz é "reforçada" com pino.

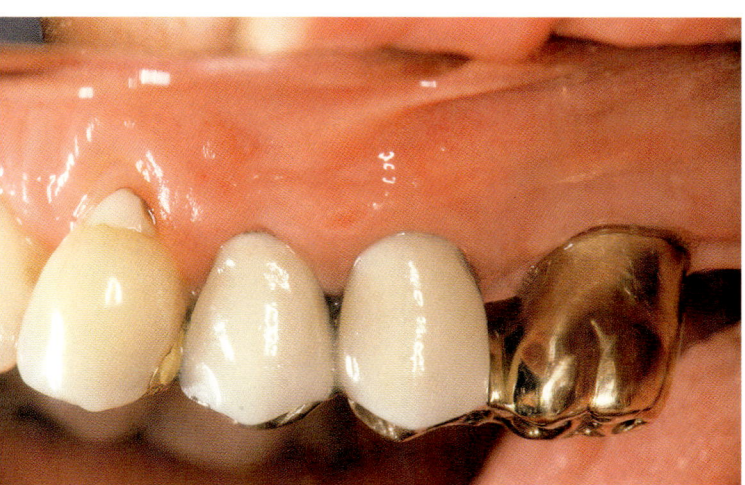

954 Reconstrução definitiva
Somente 8 meses depois são feitos os preparos definitivos para as coroas nos dentes 24, 25 e na raiz do dente 26. Em razão da alta mobilidade (grau 3) da raiz do molar e da sua localização desfavorável (palatina), as três coroas são unidas (maior conforto para o paciente). Os espaços interproximais amplos facilitam a higiene interdental.

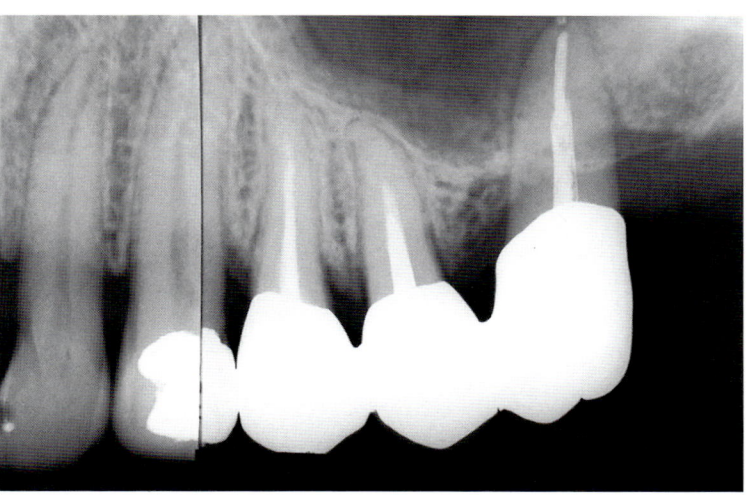

depois

955 Exame radiográfico 8 meses após a cirurgia
As coras dos dentes 24 e 25 foram soldadas entre si. Devido à sua localização palatina e à sua inclinação, o dente 26 foi fixado aos pré-molares por meio de encaixe.

O canal do dente 25 mostra obturação curta.

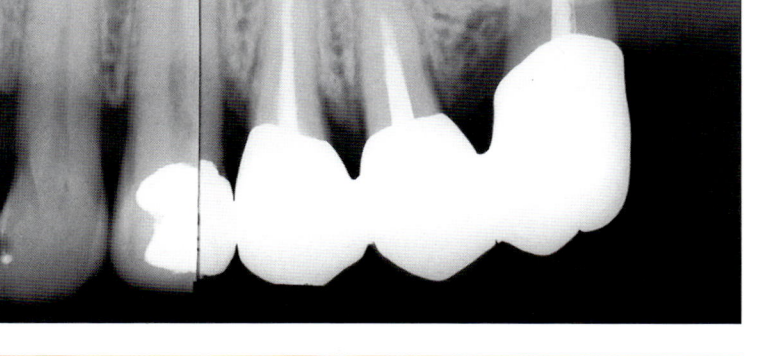

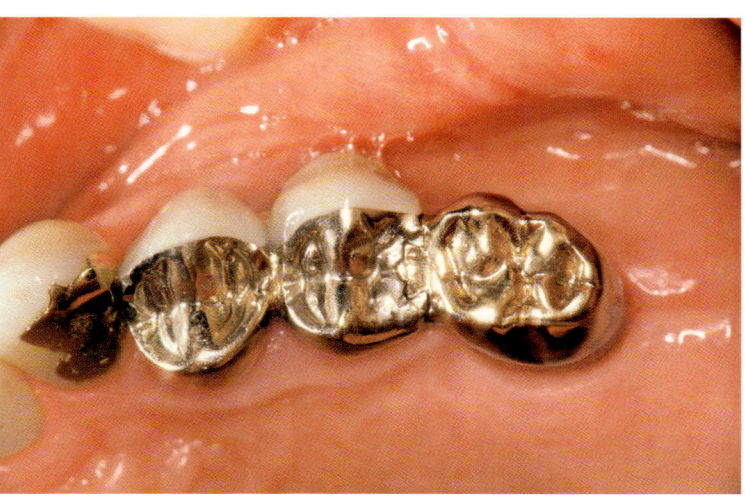

956 Situação após 6 anos
Apesar da localização palatina da raiz do dente 26, foi possível reconstruir o segmento dental de forma harmônica.

Obs.: A reconstrução protética perdurou por mais 10 anos, até a perda do elemento 24 por fratura radicular. Na nova prótese fixa, estendida até o elemento 23, abrangeu-se novamente a raiz palatina do dente 26.

Cortesia de *R. Metzger.*

Comprometimento de furca F3 em molar superior – trissecção e manutenção das raízes

Nos casos de comprometimento de furca F3 grave (subclasses B e C; ver p. 383), somente após a separação total das raízes é possível decidir quais delas serão removidas e quais devem ser mantidas. Cada uma das raízes é, então, sondada por todos os lados, e o grau de mobilidade pode ser determinado separadamente (ver Fig. 957).

O caso seguinte é de uma paciente de 45 anos cujo dente 27 precisou ser extraído. A paciente desejava manter o dente 26, a fim de evitar um segmento distal desdentado ou a necessidade de implante. Após a remoção da prótese antiga (16 a 14) e a trissecção do dente 16, verificou-se que todas as raízes apresentavam forte mobilidade, em graus semelhantes, e inserção residual de apenas 3 mm.

Optou-se pela *tentativa* de manter as raízes por meio de tratamento periodontal e endodôntico, confeccionando-se, a seguir, prótese fixa provisória. Graças à excelente higiene bucal da paciente, pôde-se executar a reconstrução definitiva 6 meses depois. A prótese se mantém funcional há 20 anos.

957 Comprometimento de furca F3 – situação após a remoção da prótese antiga
As sondas de Nabers atravessam completamente as furcas distal e vestibular do dente 26, demonstrando o seu grau de comprometimento horizontal.

Direita: Exame radiográfico antes da extração do dente 17: bordos da coroa adaptados de forma inadequada, bolsas periodontais, comprometimento de furca e canais com obturações curtas (ver p. 445).

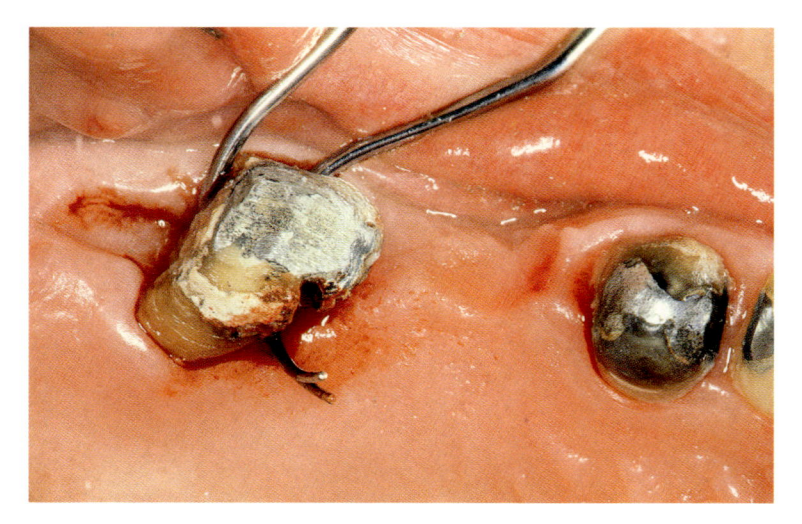

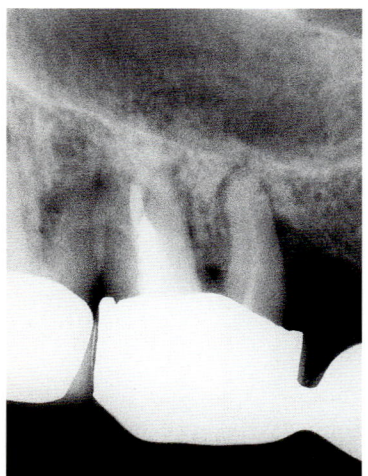

958 Trissecção do primeiro molar – reconstruções provisória e definitiva
Com a prótese provisória, foi verificado se a paciente era capaz de manter livres de placa a área de furca do molar 16 e, principalmente, as superfícies radiculares em toda a sua extensão. Somente após 6 meses será feita a reconstrução definitiva.

Direita: Raízes do primeiro molar separadas.

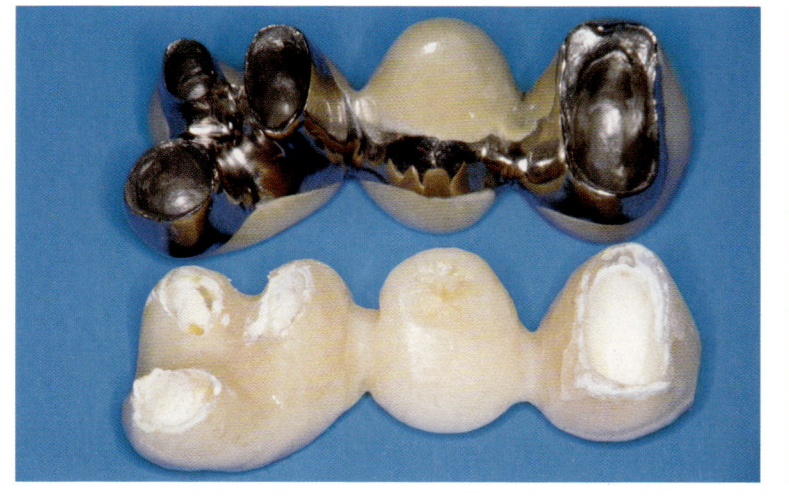

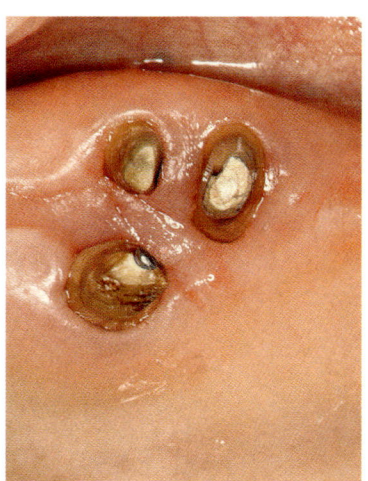

959 Reconstrução definitiva – higiene bucal
As coroas protéticas dos pré-molares e as suas superfícies oclusais apresentam conformação normal, enquanto a coroa do 16 sobre os três "pilares" foi confeccionada com o mínimo de áreas retentivas. As entradas de furca são amplamente acessíveis e podem ser limpas com Superfloss ou escovas interdentais.

Direita: Furca distal. A margem da coroa encontra-se em nível supragengival.

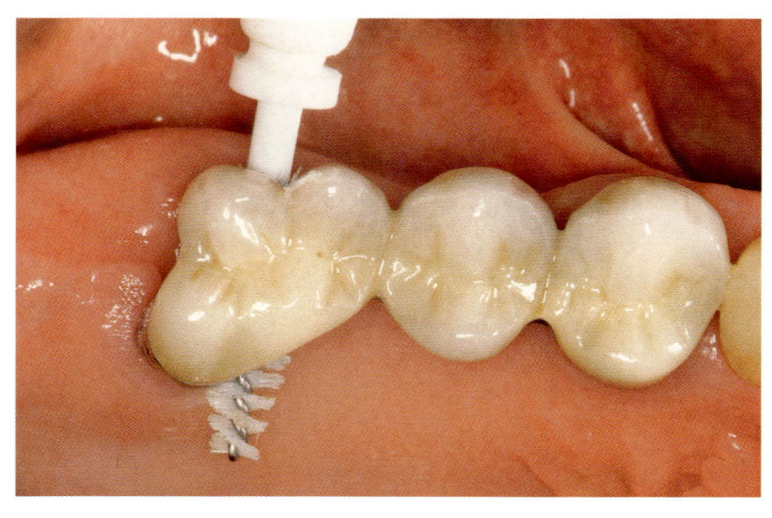

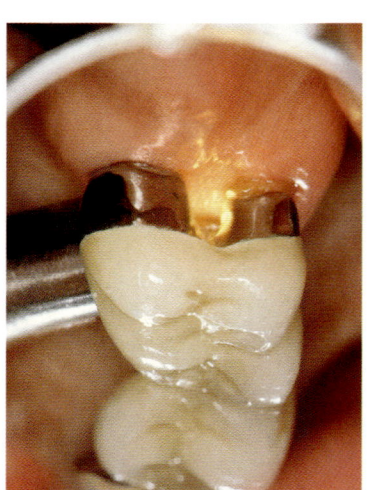

Cirurgia plástica mucogengival

As cirurgias plásticas mucogengivais se sobressaíram nos últimos anos. Embora essas intervenções tenham valor secundário para a manutenção da saúde gengival, elas são feitas com freqüência no consultório odontológico, seja para satisfazer as exigências do paciente em relação à estética, seja para corrigir certos aspectos morfológicos. Os objetivos e as diversas intervenções da cirurgia plástica mucogengival encontram-se enumerados a seguir, e a descrição detalhada de cada item, nas páginas subseqüentes:

> 1 Interrupção da recessão gengival
> 2 Aumento da faixa de gengiva inserida
> 3 Aprofundamento do vestíbulo
> 4 Recobrimento da recessão gengival

Para tanto, executam-se as seguintes intervenções (1 a 3):

> - Frenectomia
> - Enxerto de gengiva livre "epitelizado" (EGL)

Com essas cirurgias, a linha gengival não se altera. No caso de recessões já existentes, há a possibilidade de *creeping attachment* (p. 412) após a eliminação das forças de tensão da mucosa móvel ou de freios inseridos junto à margem gengival.

Além da interrupção da recessão – um dos objetivos mencionados • o *recobrimento das áreas expostas* (4) por recessão tem-se tornado exigência cada vez mais comum. O recobrimento da recessão pode ser obtido por meio dos seguintes métodos:

> - Retalho pediculado
> - Recobrimento direto com enxerto de gengiva livre (EGL)
> - Enxertos de tecido conjuntivo
> - Regeneração tecidual guiada (RTG)
> - Fatores de crescimento e proteínas da matriz do esmalte

Com essas correções estéticas, procura-se restabelecer a localização original da margem gengival, ou seja, sobre a linha esmalte-cemento. As reconstruções da crista alveolar com tecido conjuntivo ou ósseo também podem consideradas cirurgias mucogengivais (ver Próteses periodontais 2, p. 489, e Implantologia, p. 511).

Problemas mucogengivais...

A ocorrência de problemas mucogengivais está associada, em geral, a características *morfológicas* (determinadas geneticamente), entre elas:

- Espessura muito fina ou ausência da tábua óssea vestibular – raízes muito próximas à tábua vestibular; deiscências, fenestrações
- A largura e a espessura (fenótipo) da faixa de gengiva inserida (GI)
- Freios com inserção muito próxima à margem gengival (ausência de GI)
- A profundidade do vestíbulo.

A escovação incorreta e, conseqüentemente, as lesões causadas à margem gengival, quando somadas a uma ou mais das características "naturais" recém-enumeradas, podem provocar recessões gengivais e defeitos em cunha (nas raízes).

Ainda é controversa a questão sobre até que ponto os distúrbios funcionais (bruxismo com perda de fragmentos de esmalte em razão do arqueamento dental) aumentam a ocorrência desses defeitos.

960 Espessura fina da gengiva
As condições periodontais desta paciente de 27 anos são praticamente saudáveis. A gengiva parece ser fina e apresenta superfície vítrea, pouco pontilhada.

Essa morfologia, em combinação com o fenótipo gengival, pode ser um fator predisponente para as recessões quando a escovação é incorreta, provocando constantes traumas mecânicos.

Nos dentes 33 e 34, observam-se ligeiras recessões gengivais.

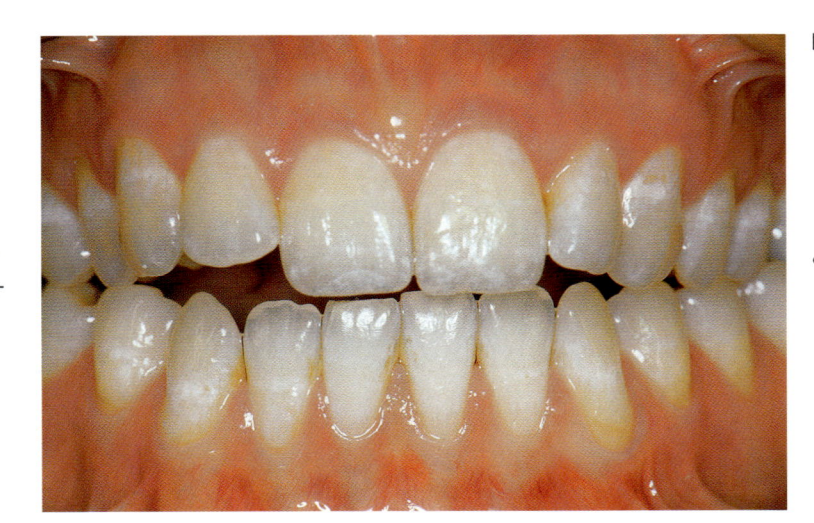

Fatores predisponentes

- Gengiva de espessura fina

961 Curvaturas radiculares acentuadas
Nesta paciente de 19 anos, os dentes inferiores encontram-se muito próximos da tábua óssea vestibular. As protuberâncias alveolares acentuadas são um possível sinal de falta de recobrimento ósseo das porções coronais das raízes (deiscências). Isso favoreceria em muito o surgimento de recessões. No dente 31, já surgiu recessão gengival que se estende até a mucosa móvel; a gengiva no local da recessão apresenta inflamação secundária.

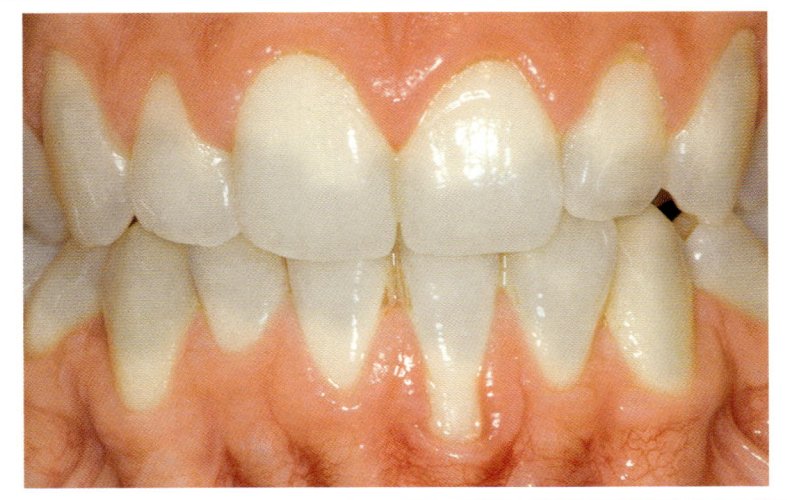

- Gengiva de espessura fina
- Protuberâncias alveolares acentuadas
- Deiscência óssea?

962 Recessões de classe 4 de Miller
Recessões acentuadas até a mucosa móvel, combinadas com perda de inserção proximal.

Esse paciente de 64 anos escova há décadas os seus dentes com movimentos horizontais traumáticos. Além das recessões e dos defeitos em cunha, observam-se sulcos provocados pela escovação na superfície radicular.

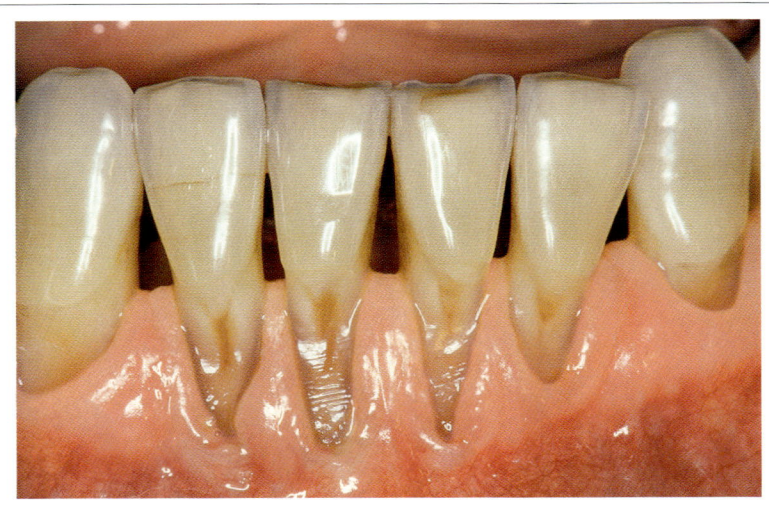

- Escovação traumática
- Abfrações

... e opções de tratamento para solucioná-los

Medidas conservadoras – correção da técnica de escovação

A fim de poupar o paciente de intervenções cirúrgicas desnecessárias (sobretratamento) nos casos em que a estética ainda não foi muito comprometida, recomendam-se as seguintes medidas:

1. Esclarecer o paciente sobre a etiologia do problema.
2. Profilaxia e polimento dentais meticulosos; eliminação dos distúrbios funcionais mais simples.
3. *Correção da técnica de escovação:* utilização de escovas macias e, eventualmente, de escovas sônicas.
4. Confecção de modelos e/ou fotos intra-orais: material para comparação com a situação inicial nas sessões de controle, verificando-se a estabilidade e a progressão das recessões.
5. Curtos intervalos entre as primeiras sessões de controle (acompanhamento).

Uma intervenção cirúrgica mucogengival só é indicada nos casos em que, após longo período de observação (anos), constata-se que o problema não pode ser solucionado com essas medidas.

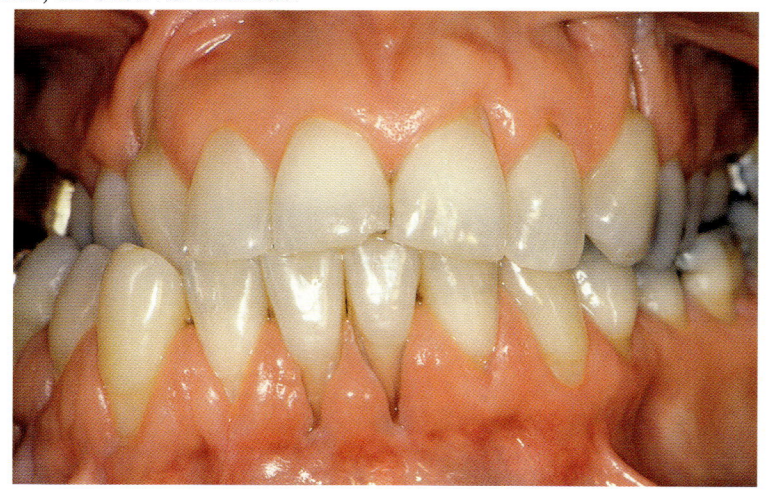

963 Fendas de Stillman e recessões
Esta paciente é uma professora de 51 anos que sofre de permanente sobrecarga psíquica. Ela apresenta diversas recessões e fendas gengivais – para a paciente, inexplicáveis. A causa dessas alterações pode ser a escovação traumática, bem como hábitos relacionados ao estresse, de difícil investigação. Os distúrbios funcionais podem ser praticamente descartados (mordida cruzada do lado direito, desvio da linha mediana), pois as alterações na mucosa são simétricas.

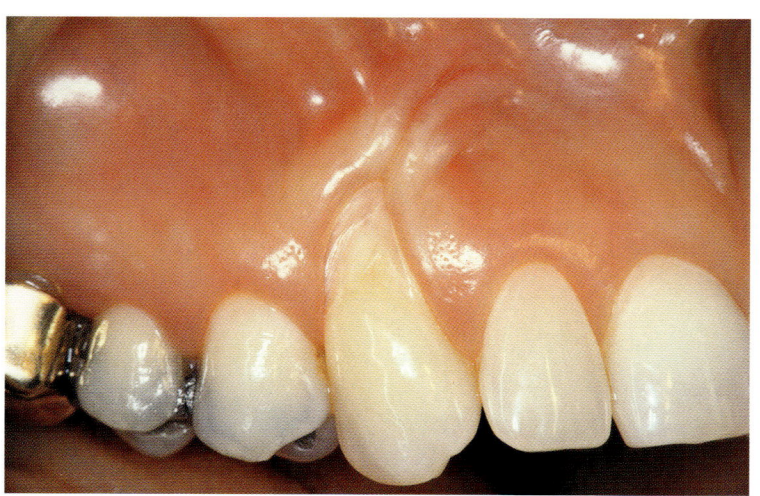

964 Fenda na mucosa sobre o dente 13
Os mecanismos que originaram as recessões e a formação de fendas que se estendem até a mucosa móvel não puderam ser esclarecidos. A raiz exposta apresenta defeito em forma de cunha.

Inicialmente, planejam-se medidas conservadoras, como é usual (já mencionado): a paciente recebe instruções de escovação. O defeito em forma de cunha (retenção de placa) é restaurado com resina composta.

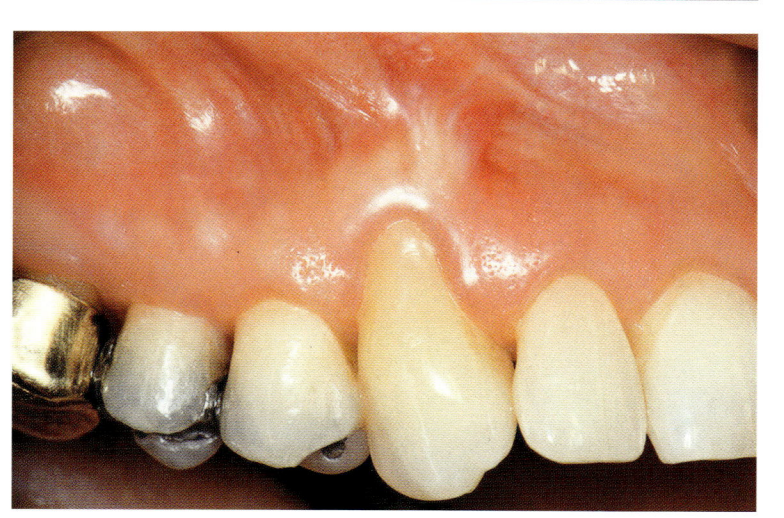

965 Seis anos após as medidas conservadoras
Sem qualquer intervenção cirúrgica, a situação do dente 13, bem como a do 23, melhorou sensivelmente ao longo dos anos (sessões de controle).

A linha gengival do dente 13 é harmônica, e a fenda se fechou.

Outras áreas críticas, porém, como as dos dentes 31 e 41, foram tratadas cirurgicamente.

Frenectomia – frenotomia

As intervenções cirúrgicas mucogengivais mais simples são a *frenectomia* e a *frenotomia*. Os freios podem exercer tensão excessiva sobre a margem e as papilas gengivais, causando recessões localizadas. Freios labiais e jugais com inserção muito próxima à margem gengival devem, portanto, ser eliminados. Isso pode ser feito por meio de corte (*frenotomia*) ou remoção de todo o tecido do freio (*frenectomia*). A ferida triangular ou losangular que se forma pode ser recoberta com "minienxerto". Sem a execução de EGL na *área gengival*, o risco de recidiva é de 20 a 50%.

Nesta paciente de 17 anos com periodonto saudável, a tensão do freio labial causou leve contração da papila interdentária. A frenectomia no lábio superior será descrita a seguir.

Exame clínico:

IP: 14%   SS: 18%   MD: 0

Imagem clínica, ver figuras.

966 Freio labial com inserção baixa entre os dentes 11 e 22
A tensão provocada pelo freio de inserção muito baixa causou o desaparecimento da extremidade papilar entre os incisivos centrais (setas pretas – classe 2 de Jemt, p. 496).

Direita: A extensão total do freio pode ser observada com o afastamento do lábio superior. A seta preta indica a contração do tecido papilar. As setas vermelhas indicam a incisão com o bisturi.

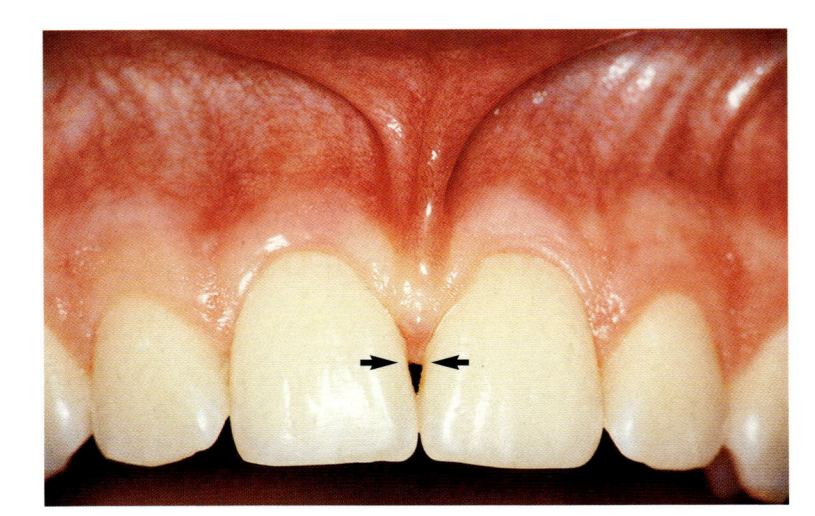

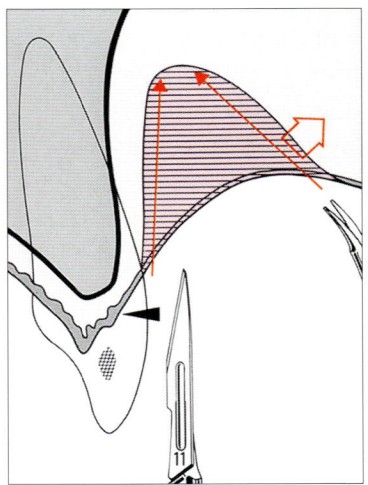

967 Situação imediatamente após a frenectomia
Com a excisão do freio, forma-se uma ferida losangular. As fibras musculares e conjuntivas são separadas do periósteo do rebordo alveolar com descola-periósteo delicado ou tesoura, e os bordos da ferida são suturados.

Na área da gengiva inserida, a ferida não pôde ser completamente fechada (sutura de estabilização).

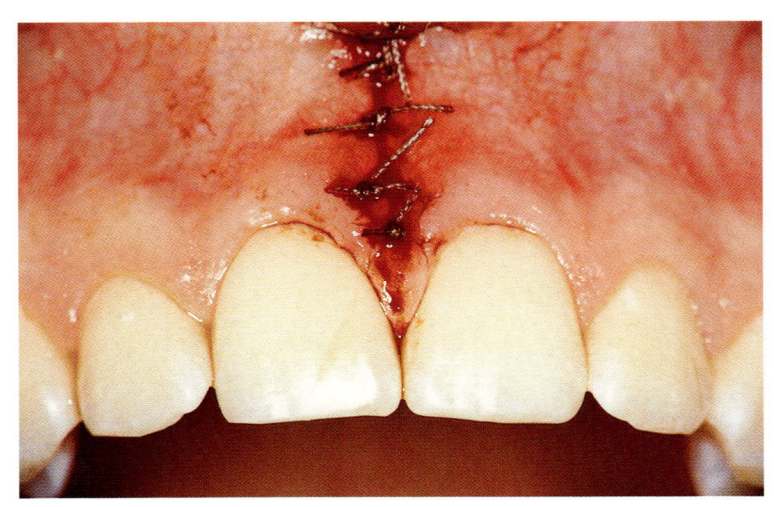

968 Situação após 2 anos
A eliminação da tensão causada pelo freio levou à regeneração completa das papilas vestibulares (setas). Preenchimento completo do espaço interdental entre os incisivos centrais (*Papilla Index Score* 3/Jemt, p. 496).

Direita: Papila vestibular regenerada (seta vermelha) e vestíbulo levemente aprofundado.

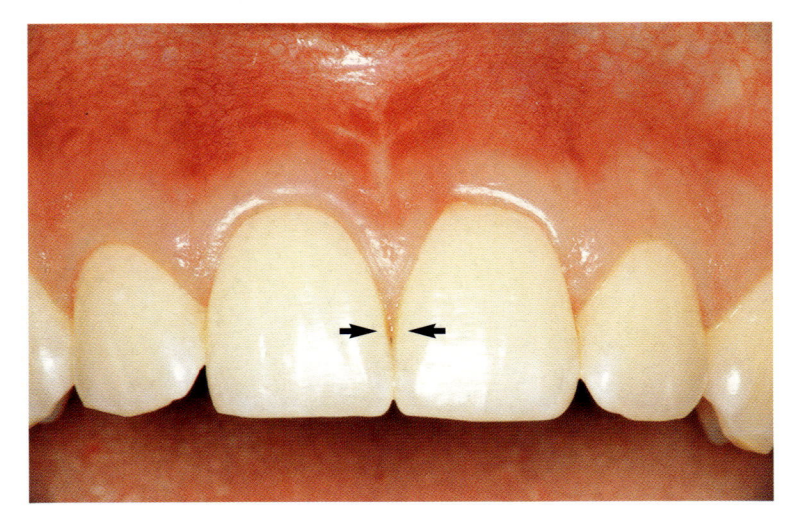

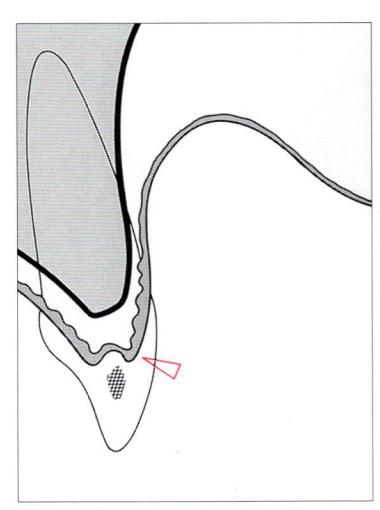

Enxerto de gengiva livre – enxerto autógeno

A extensão gengival com enxerto de gengiva livre (EGL) foi descrita pela primeira vez por Björn (1963) e desenvolvida por Sullivan e Atkins (1968a, b). A intervenção cirúrgica substitui a mucosa móvel não-queratinizada por mucosa gengival queratinizada, geralmente do palato. A retração em si não é recoberta, havendo a possibilidade de um *creeping attachment*, que, entretanto, não é a regra.

Indicação

Muitas recessões *locais* páram de progredir após a correção da técnica de escovação e a eliminação de hábitos nocivos e, eventualmente, de traumas oclusais. Se, mesmo assim, a gengiva continuar a retrair-se, o processo deve ser interrompido, por exemplo, mediante aumento da faixa de gengiva inserida. A intervenção é indicada também nos casos em que a recessão na altura da linha mucogengival alcança a mucosa móvel ou um freio, dificultando a higiene local. A conseqüência disso pode ser uma inflamação de difícil controle. A margem formada por mucosa movimenta-se constantemente. Essa situação morfológica desfavorável aumenta o risco de lesões causadas pela escovação.

A única solução para esses casos é a interrupção da recessão por meio de enxerto de gengiva livre.

O tratamento de *recessões generalizadas* com enxertos de gengiva livre é possível, mas raramente indicado, pois a quantidade disponível do tecido para enxerto (em geral, mucosa palatina) é apenas limitada.

Entretanto, é possível tratar áreas mais extensas da mucosa com malhas para enxerto (*mesh graft*) ou por meio da técnica cirúrgica de Edlan-Mejchar.

Contra-indicação

O EGL não traz benefício para os casos de *recessões estacionárias*, acessíveis à higiene bucal, sem inflamação persistente e sem comprometimento estético. O EGL como única medida terapêutica também é contra-indicado nos casos de *recobrimento de recessões* (p. 413).

O EGL geralmente é retirado do palato. A cor pálida dessa mucosa muito queratinizada, em geral, se mantém após o enxerto, podendo comprometer a estética na região de incisivos e caninos superiores.

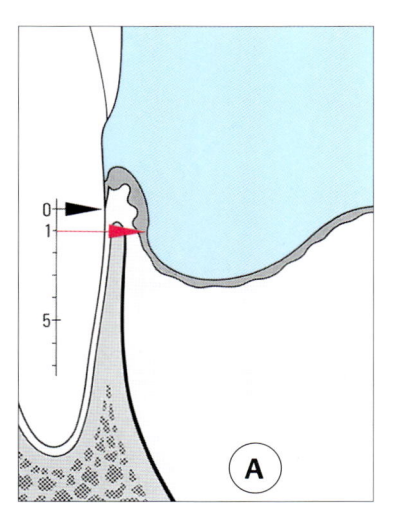

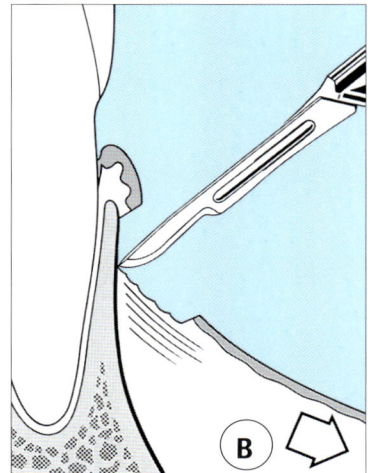

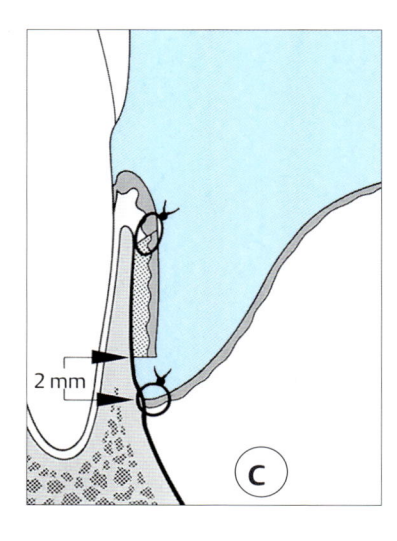

969 Princípios da cirurgia de EGL
- **A** Situação inicial. Quantidade mínima (1 mm) de gengiva inserida queratinizada (GQ; área entre as setas vermelha e preta).
- **B** O lábio ou a bochecha são tracionados (seta), e o tecido conjuntivo e as fibras musculares da mucosa são descolados cuidadosamente, evitando-se lesão do periósteo.
- **C** O EGL é suturado à GQ marginal e pressionado suavemente contra o periósteo.

Princípios da cirurgia

A intervenção é feita sob anestesia local (no vestíbulo e na área cirúrgica).

Como *primeiro passo cirúrgico*, prepara-se o leito receptor acima (em direção apical) da recessão. A incisão horizontal acompanha a linha mucogengival e, na ausência de gengiva inserida, ela é feita 1 a 2 mm abaixo da margem; ela abrange mucosa e submucosa, mas não chega ao periósteo. A mucosa, o tecido conjuntivo submucoso e as fibras musculares são descolados do periósteo. Dessa forma, *o leito receptor* para o EGL está preparado. Caffesse e colaboradores (1979a, b) comprovaram, porém, que o EGL também tem sucesso quando posicionado sobre osso sem periósteo, fortemente irrigado (sangramento).

No *segundo passo cirúrgico*, o enxerto de cerca de 1 mm de espessura é removido do palato. Os instrumentos utilizados para esse procedimento constam na p. 402.

No *terceiro passo cirúrgico*, o EGL é adaptado sobre o leito cirúrgico com leve pressão e suturado à gengiva marginal.

Instrumentos para a coleta de enxerto...

A mucosa para os enxertos de gengiva livre (EGL) geralmente é retirada do palato. Para esse procedimento, existem instrumentos especiais, de fácil manuseio.

Com os *mucótomos manuais*, podem ser obtidos enxertos de diferentes larguras. A espessura não é fixa, sendo determinada pelo operador.

O *mucótomo a motor*, entretanto, permite apenas a remoção de faixas de enxertos de mesma largura e espessura. A parte inferior (de tecido conjuntivo) do enxerto removido com instrumento a motor é muito lisa, podendo ser confundida com o lado epitelizado. Portanto, antes da intervenção, deve-se marcar esse lado com caneta permanente atóxica. Se o enxerto for posicionado no leito receptor com a face epitelizada voltada para o periósteo, não ocorrerá união tecidual.

Com os *bisturis e gengivótomos* do instrumental básico de periodontia, é possível coletar o tecido para enxerto na forma e na espessura desejadas.

970 Mucótomos manuais
Esquerda: Esses instrumentos (Deppeler) compõem-se de cabo e cabeça, à qual se fixa a lâmina descartável. Os cabos podem ser retos (como os da figura) ou angulados.

- PR 1   7 mm de largura
- PR 4   9 mm de largura
- PR 2   11 mm de largura
- PR M   16 mm de largura

Direita: Lâminas de aço descartáveis.

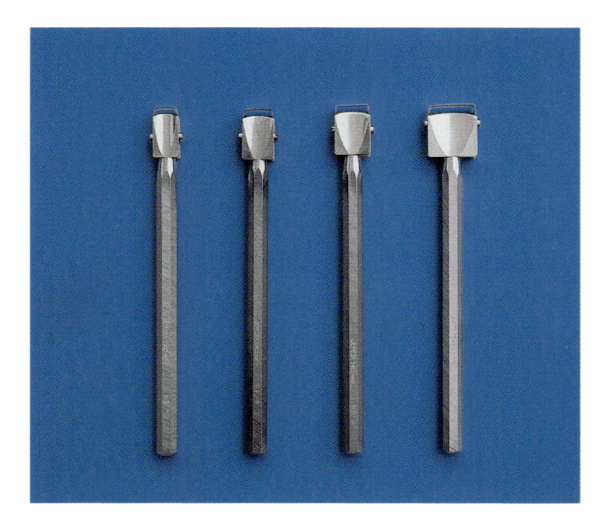

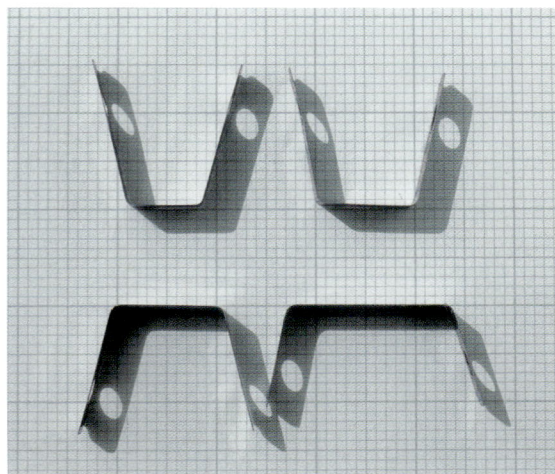

971 Mucótomo a motor conforme Mörmann
Esquerda: Com esse instrumento (Aesculap), são removidas faixas de enxerto de largura e espessura uniformes.

- 6,5 mm de largura
- 0,75 mm de espesura

A cabeça do contra-ângulo pode ser fixada na posição que se desejar.

Direita: Cabeça do instrumento com lâmina separada, que pode ser afiada.

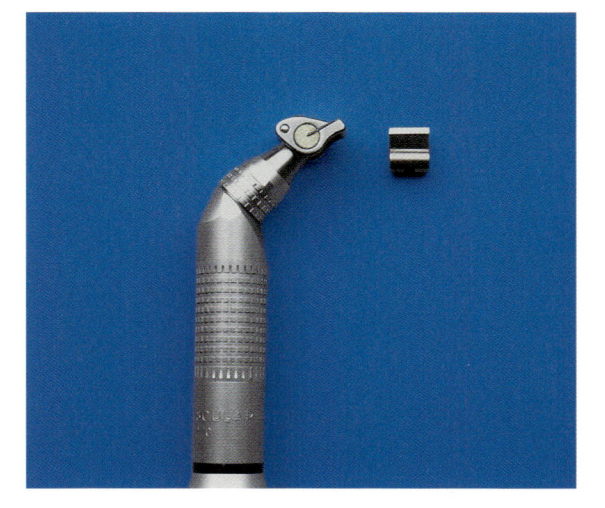

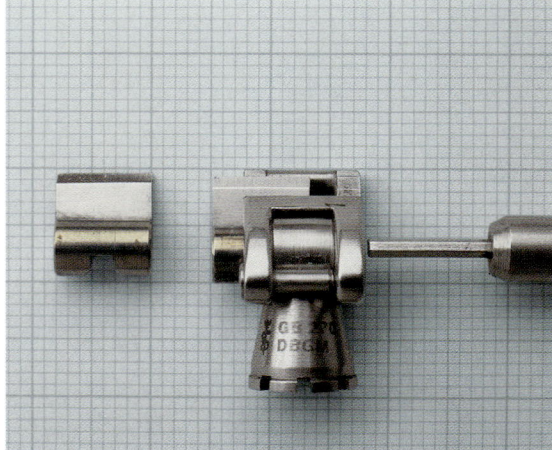

972 Bisturi, gengivótomo, pinça cirúrgica, minigancho
Esquerda: O enxerto de gengiva livre também pode ser obtido "sob medida" com o auxílio de bisturis delicados (nº 15, 15 C) ou gengivótomos.

Para segurar o tecido do enxerto afastando-o do osso, o uso de pequenos ganchos (Gillis) é menos lesivo do que o de pinças cirúrgicas.

Direita: Aproximação das extremidades ativas.

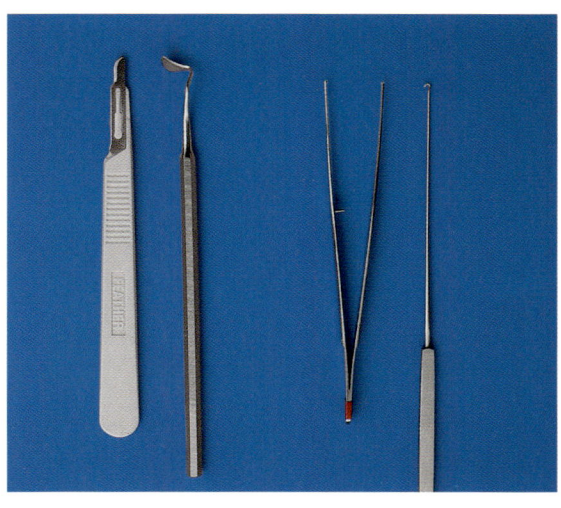

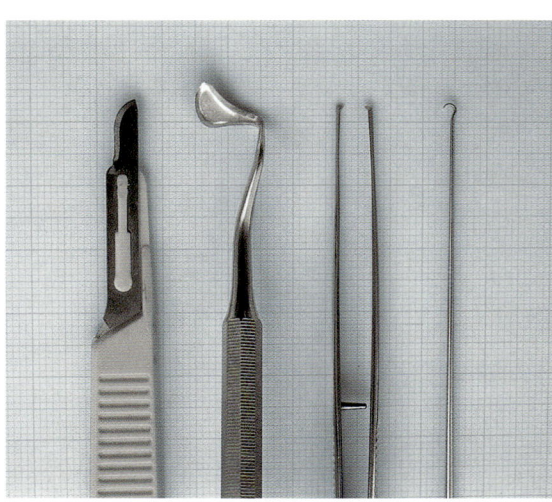

... e seu emprego

As faixas de enxerto obtidas com os mucótomos manuais ou a motor têm ainda de ser recortadas de acordo com o leito receptor.

Se a forma do enxerto deve ser exatamente igual à do leito receptor, é necessário preparar o tecido com bisturis e/ou gengivótomos com o auxílio de "molde" de metal ou PVC estéril. Esse método de individualização é especialmente indicado para os casos de recessões com graus de progressão muito variados em que são necessários enxertos curvos. O mesmo é válido para os enxertos que se estendem até a crista alveolar, em forma de ferradura ao redor de dentes situados em extremidades de arco ou isolados.

A coleta do enxerto no palato é feita sob anestesia infiltrativa. Exercendo-se leve pressão ao injetá-la, a mucosa se afasta levemente da base óssea, o que facilita a obtenção de um enxerto com espessura uniforme.

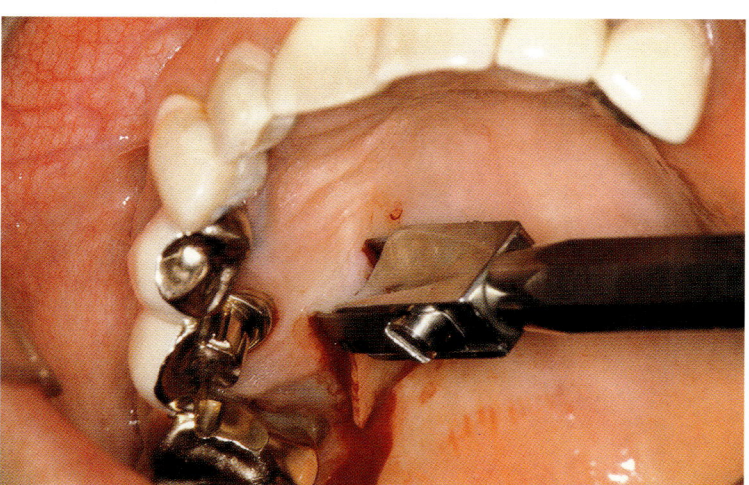

973 Coleta do enxerto com mucótomo manual PR 1 (7 mm)
Para as incisões, executam-se pequenos movimentos de vaivém com o instrumento. O indicador da mão esquerda guia os movimentos, garantindo a sua precisão. Idealmente, o enxerto removido deve ser uniforme e ter, ao máximo, 1 mm de espessura.

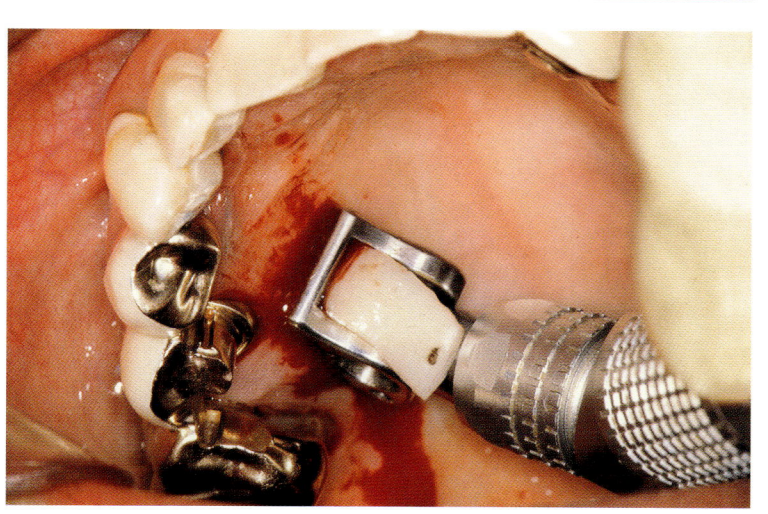

974 Coleta do enxerto com mucótomo a motor
A cabeça do instrumento deve ser firmemente pressionada contra a mucosa palatina para que a lâmina se prenda ao tecido e seja obtido um enxerto de espessura regular. A marca feita *antes* da coleta evita que se confundam as faces interna e externa do enxerto.

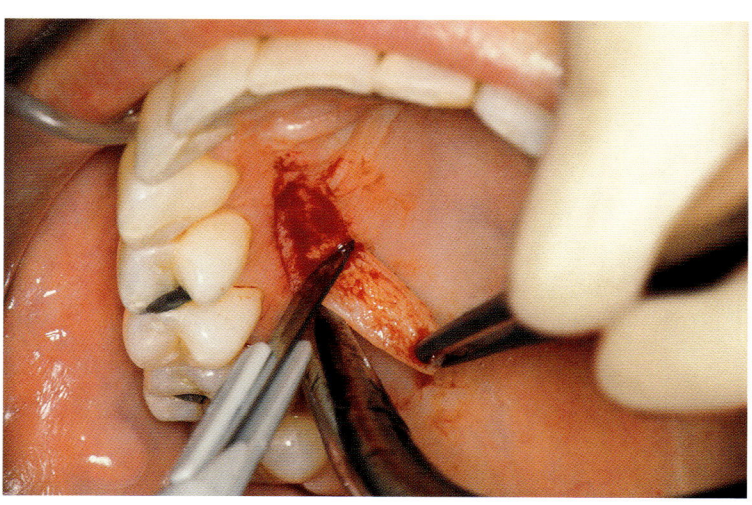

975 Coleta do enxerto individualizada
Faz-se, primeiro, uma incisão de 1 mm de profundidade circunscrevendo o "molde" posicionado sobre a mucosa do palato; a seguir, percorre-se com o gengivótomo toda a circunferência do enxerto (sem o "molde"), aprofundando a incisão por baixo do tecido, que, por fim, é removido com o bisturi.

Enxerto – espessura e forma

A estrutura do epitélio – queratinização, camadas celulares – é determinada pelo *tecido conjuntivo*, e não, pelo próprio epitélio. Portanto, o enxerto deve conter tecido subepitelial, o que certamente ocorre quando a sua espessura é de 1 mm.

Durante a fase de cicatrização, o epitélio do enxerto é completamente expelido e o tecido conjuntivo é "aceito" (estudo sobre revascularização, p. 411). A nova epitelização dá-se a partir de células basais remanescentes e das mucosas circundantes (Bernimoulin e Lange, 1972). O epitélio que invade o enxerto a partir da mucosa não-queratinizada diferencia-se em mucosa queratinizada. As rugosidades do palato não devem ser transplantadas, pois podem tornar-se visíveis na nova gengiva inserida.

Durante a coleta do enxerto com mucótomos manuais ou bisturis, há o risco de lesão de ramos da artéria palatina quando a dissecção é muito profunda.

976 Palato duro – histologia
A mucosa que recobre o palato tem espessura de 3 a 6 mm. O enxerto ideal deve ter cerca de 1 mm de espessura, contendo, assim, epitélio e tecido subepitelial.

A área do desenho corresponde a um exerto de cerca de 0,8 mm de espessura e 6 mm de largura.

A Enxerto de pouca espessura
B Enxerto de média espessura
C Enxerto de grande espessura

Cortesia de *H. E. Schroeder.*

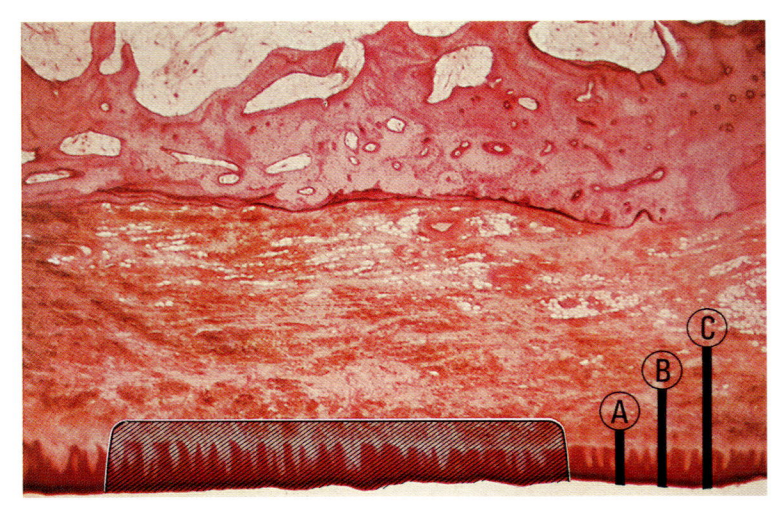

Osso
 Esponjoso
 Compacto

Tecido conjuntivo
Glândulas
Estrutura colágena
Epitélio

977 Redução da espessura do enxerto
Transplantes muito espessos podem conter gordura ou tecido glandular. Após serem removidos com o mucótomo, a sua espessura deve ser reduzida com bisturi ou, eventualmente, com tesoura (na figura: placa de vidro estéril, solução de Ringer).

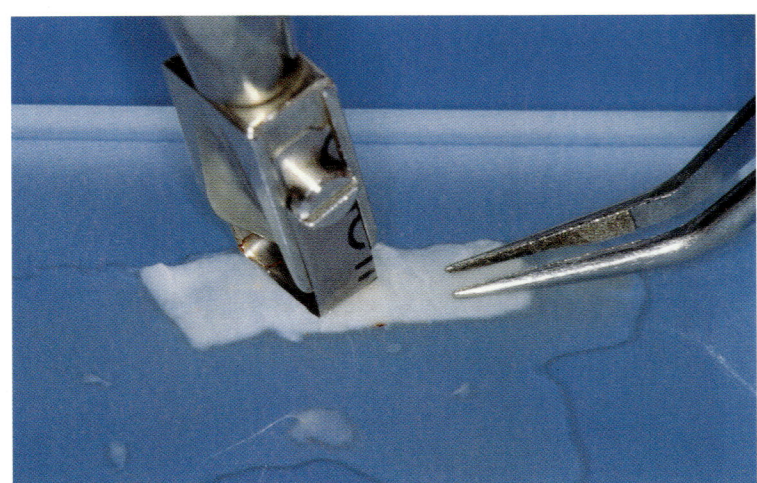

978 Recorte do enxerto
Os enxertos obtidos com mucótomos são retangulares, devendo ser recortados de acordo com o leito receptor.

Esse recorte é desnecessário quando o enxerto de mucosa palatina já é coletado na forma desejada (com o auxílio de "molde").

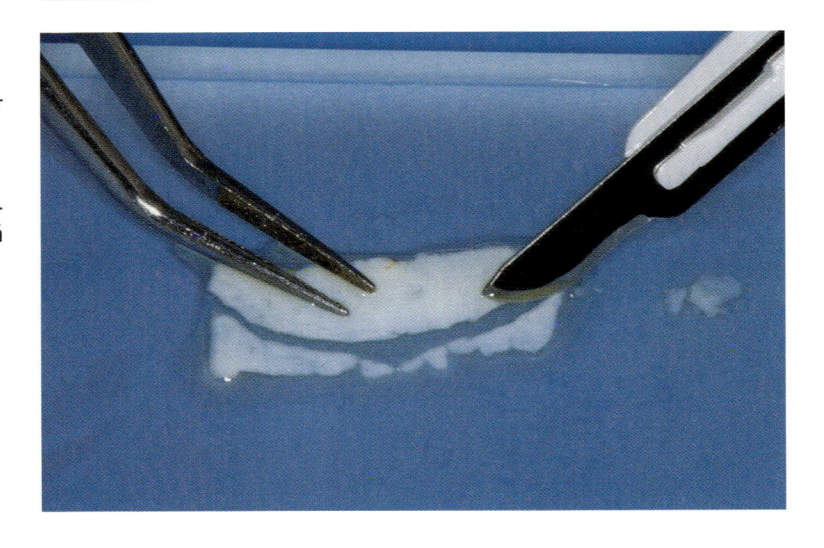

Enxerto de gengiva livre – bloqueio da recessão

Procedimento cirúrgico

A interrupção do progresso das recessões por meio de EGL é indicada principalmente em áreas não-visíveis.

Se o fator estético for relevante, o aumento da faixa gengival é associado, geralmente, a um *recobrimento da recessão* (p. 413). Para o aumento da largura da gengiva inserida (e o bloqueio do avanço da recessão), o EGL vem sendo empregado com sucesso há decadas.

A paciente do caso a seguir, de 44 anos, apresentava associação incomum de periodontite localizada com recessões "clássicas". Ela se queixou de alongamento dos dentes. A periodontite foi tratada da maneira convencional. A recessão em avanço, principalmente no terceiro quadrante, foi interrompida por EGL.

Exame clínico após tratamento periodontal no terceiro quadrante:

IP: 11%   SS: 14%   MD: 0 a 1%

Imagem clínica, profundidades de sondagem, recessões, largura da gengiva inserida, exame radiográfico, ver a seguir.

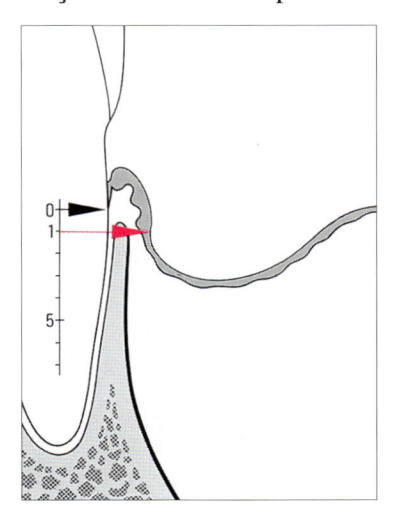

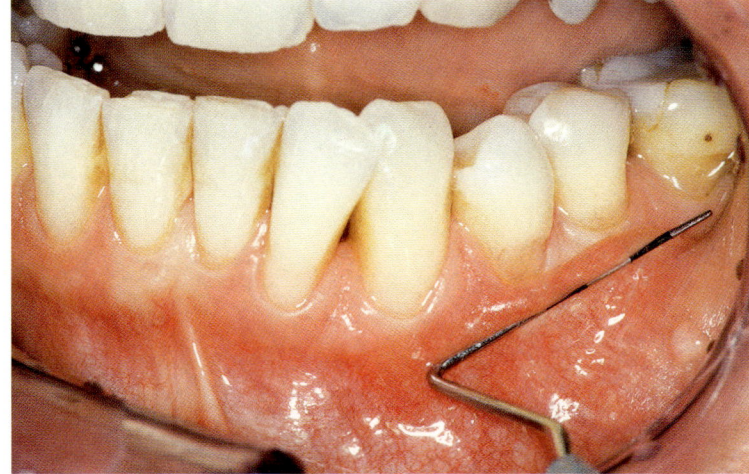

979 Exame clínico inicial – terceiro quadrante após o tratamento periodontal
As recessões são especialmente acentuadas nos dentes 32, 33 e 34. No teste feito com a sonda periodontal, verifica-se a ausência de gengiva inserida junto ao dente 34.

Esquerda: Desenho esquemático de corte vestibulolingual do canino. A quantidade de gengiva inserida é mínima (cerca de 1 mm) (área entre as setas vermelha e preta).

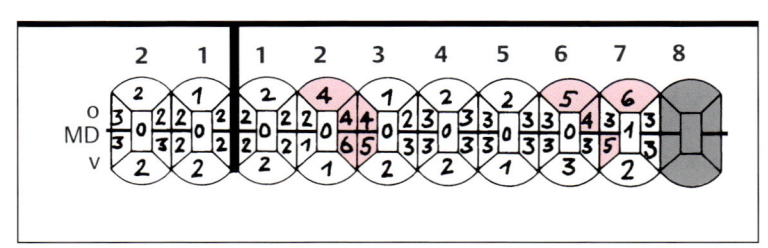

980 Profundidades de sondagem (PS) antes e após o tratamento periodontal
Antes do tratamento periodontal, a maioria dos locais de sondagem tem profundidade de 2 a 3 mm. Algumas bolsas localizadas, porém, alcançam até 6 mm.

Exame inicial

Após o tratamento da periodontite

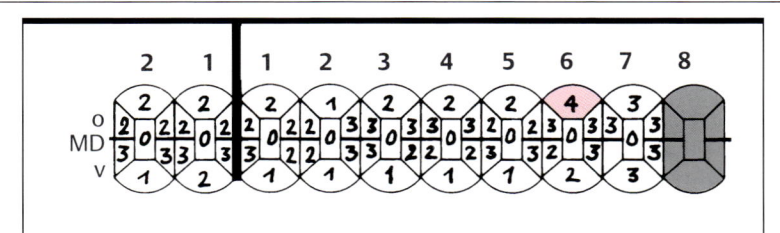

Com o tratamento da periodontite sem exposição cirúrgica – antes do EGL –, as profundidades de sondagem foram reduzidas a níveis fisiológicos.

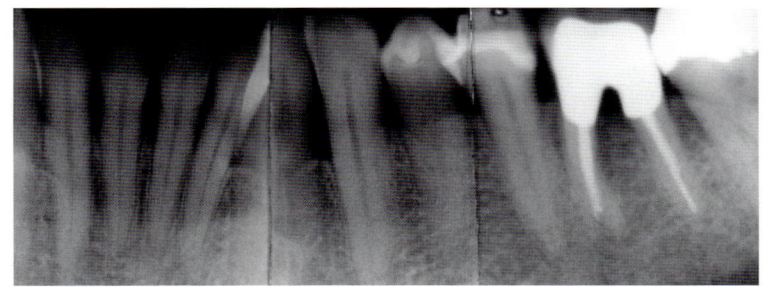

981 Recessões (Re) e largura da gengiva inserida (GI) após o tratamento periodontal
Nos dentes 32, 33 e 34, observam-se extensas recessões (vermelho). A gengiva inserida junto ao dente 33 possui 1 mm de largura; junto ao dente 34, não há gengiva inserida.

Exame radiográfico antes do tratamento periodontal
Perda óssea evidente entre os dentes 32 e 33 (mesial do dente 33: cálculo).

982 Planejamento da cirurgia
Faz-se uma incisão horizontal ao longo da linha mucogengival (LMG; na ausência de gengiva inserida, 1 a 2 mm abaixo da margem). As extremidades da incisão seguem em direção ao vestíbulo em forma de arco ou verticais, na altura de dentes vizinhos com gengiva inserida suficiente.

Direita: Protocolo da cirurgia de EGL.

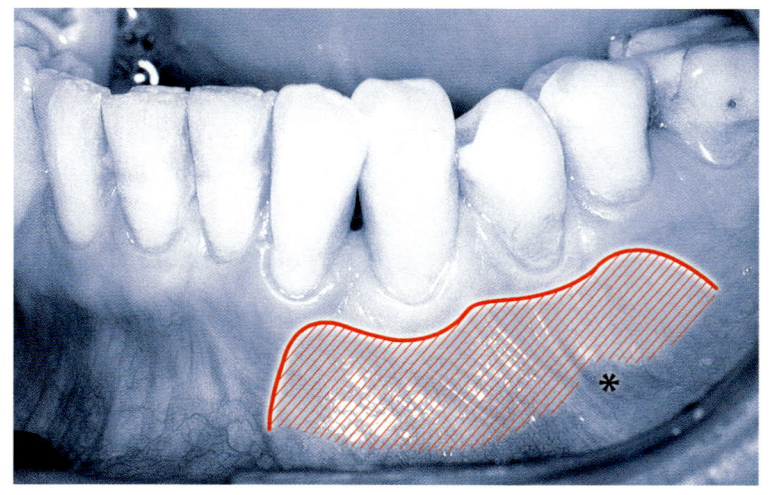

Protocolo da cirurgia de EGL

1 Preparo do leito cirúrgico
 - Incisão horizontal ao longo da LMG
 - Incisões verticais
 - Preparo do retalho dividido e, eventualmente, reposição apical

2 EGL – coleta do enxerto no palato
 - Controle do sangramento e recobrimento da ferida no palato

3 Adaptação do EGL no leito receptor
 - Fixação com sutura

Instruções pós-operatórias

1. Cirurgia: extensão – obtenção do leito cirúrgico

983 Incisão horizontal
O lábio e a mucosa são afastados pelo assistente com tração uniforme. A incisão é feita com o bisturi nº 15 ao longo da LMG, com profundidade de cerca de 1 mm. Se necessário, são feitas incisões relaxantes.

O periósteo não deve ser incisado.
Direita: Desenho esquemático da incisão na LMG.

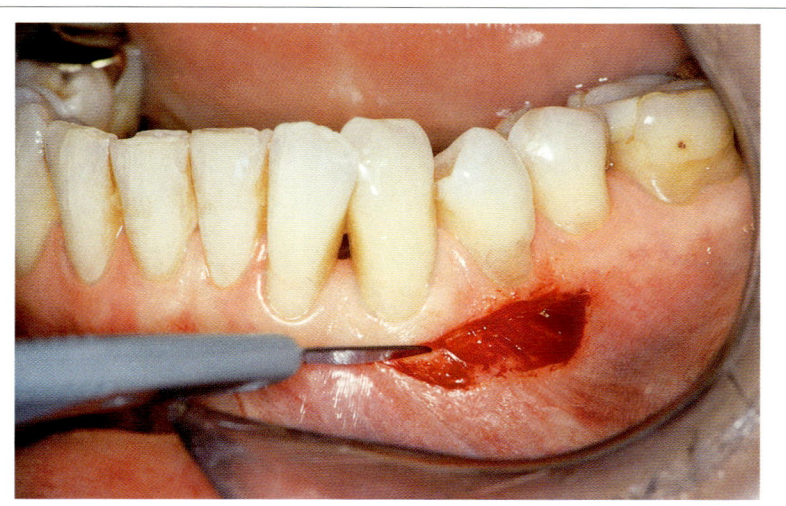

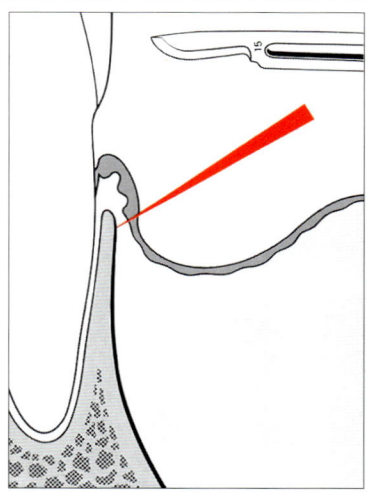

984 Preparo do leito receptor
O tecido conjuntivo e as fibras musculares são dissecados cuidadosamente, inclinando-se a lâmina do bisturi para afastá-los do periósteo.

Atenção: Nervo mentoniano na altura dos ápices dos pré-molares. Verificar na radiografia panorâmica.

Direita: O lábio e a bochecha são tracionados (seta): dessa forma, o preparo é mais preciso.

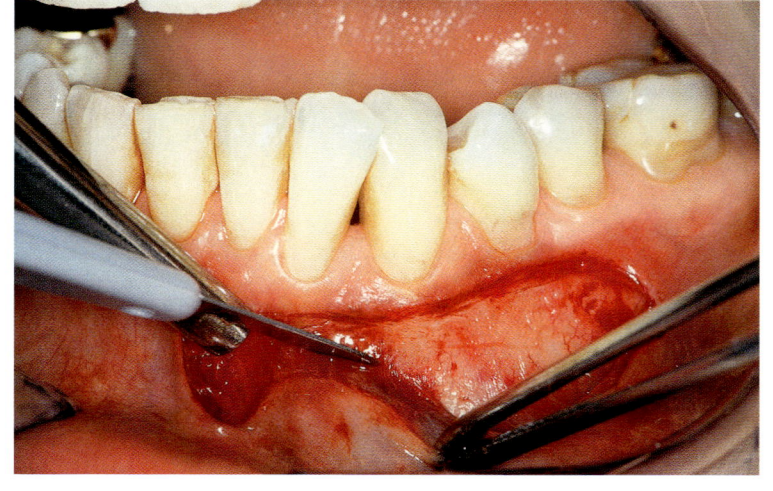

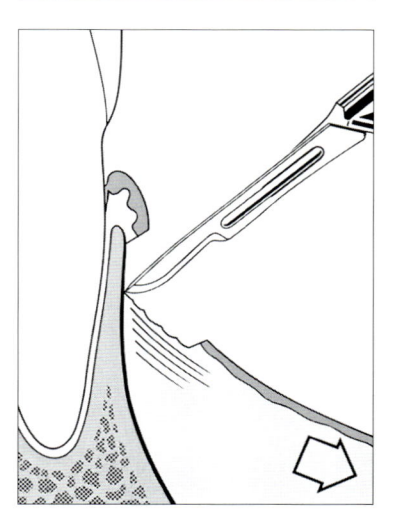

985 Fixação apical da mucosa ao periósteo – opcional
O leito receptor, em direção apical, deve ter extensão maior do que o enxerto gengival. A margem da mucosa afastada pode ser suturada ao periósteo com fio reabsorvível (essa fixação não é obrigatória).

Direita: Agulha atraumática pequena, com curvatura acentuada, atravessando a mucosa e o periósteo (seta).

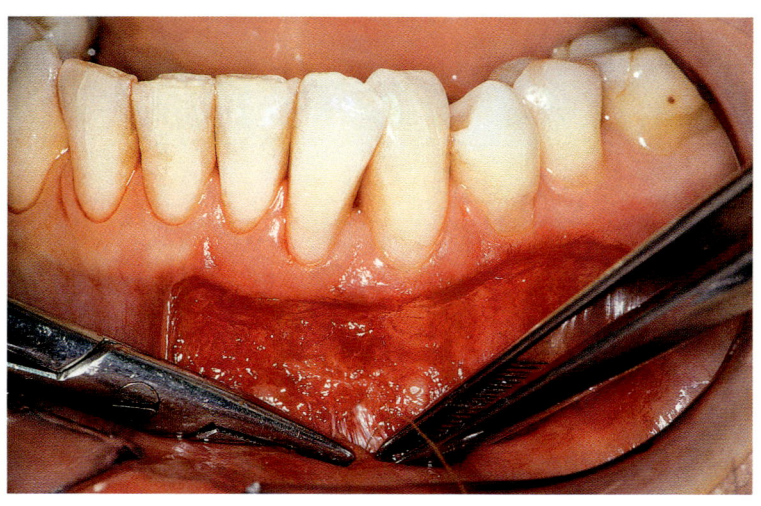

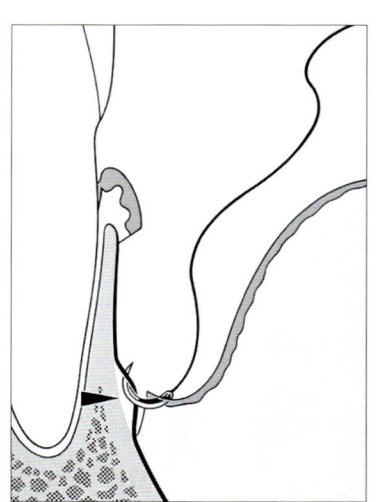

Enxerto de gengiva livre – bloqueio da recessão

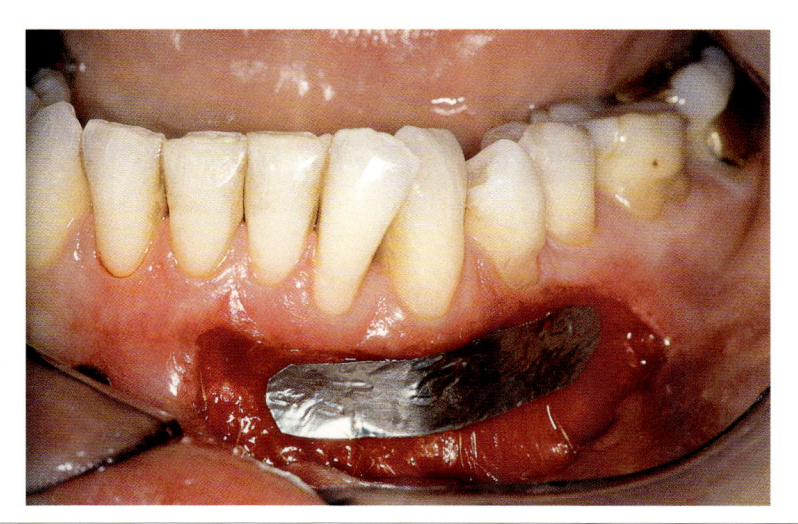

986 "Molde" para EGL
O molde de papel metálico, que tem a forma exata do futuro enxerto, é adaptado ao leito. A margem apical do molde deve ficar a 2 mm da margem do leito cirúrgico (molde mais estreito do que a ferida cirúrgica).

No caso de enxertos relativamente retos, simétricos ("retangulares") – sobretudo em áreas pouco visíveis –, pode-se dispensar o uso do molde e coletar o enxerto com o mucótomo (Fig. 977).

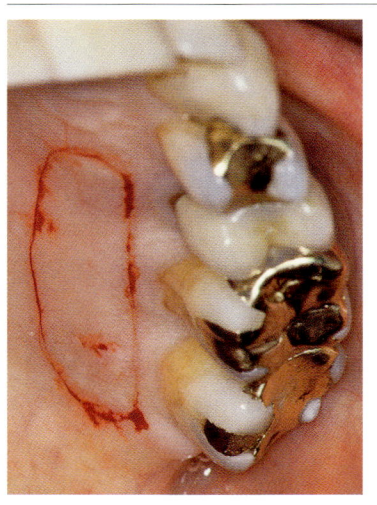

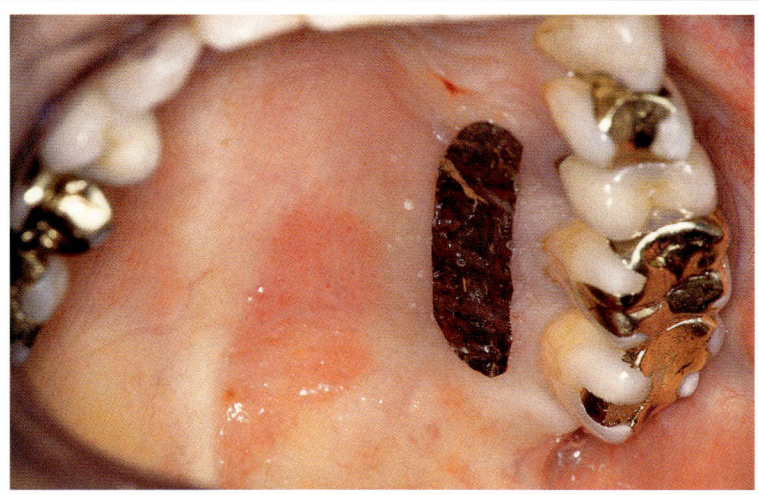

Segundo passo operatório: coleta do enxerto em forma individualizada

987 Molde metálico no palato
O molde é colocado em uma vertente lateral do palato, a 2 a 3 mm da margem gengival. Com o bisturi, faz-se uma incisão de cerca de 1 mm de profundidade ao redor de todo o molde.

Esquerda: Incisão na forma do enxerto, feita na vertente lateral esquerda do palato (mesmo lado que o do leito: menos incômodo para o paciente).

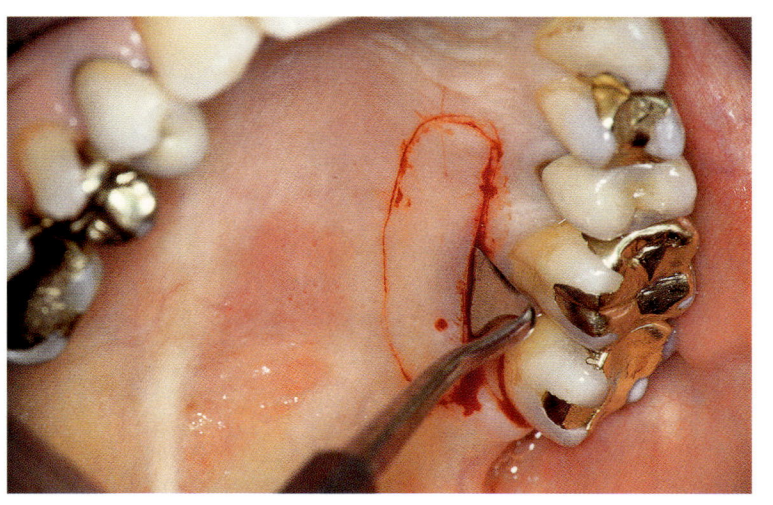

988 Afastamento dos bordos do enxerto
Percorre-se com o gengivótomo de Kirkland (p. ex., GX 7, Deppeler) toda a linha da incisão, afastando-se os bordos do enxerto da base óssea. Estes podem, agora, ser presos por uma pinça.

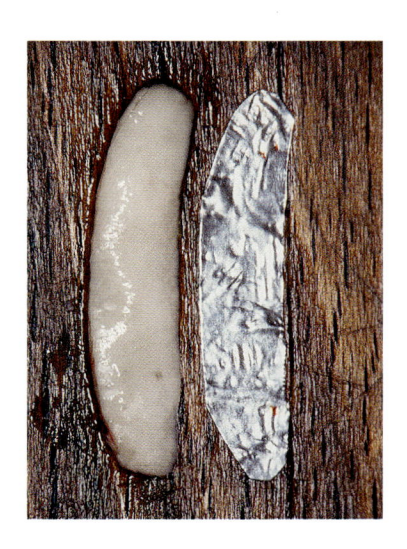

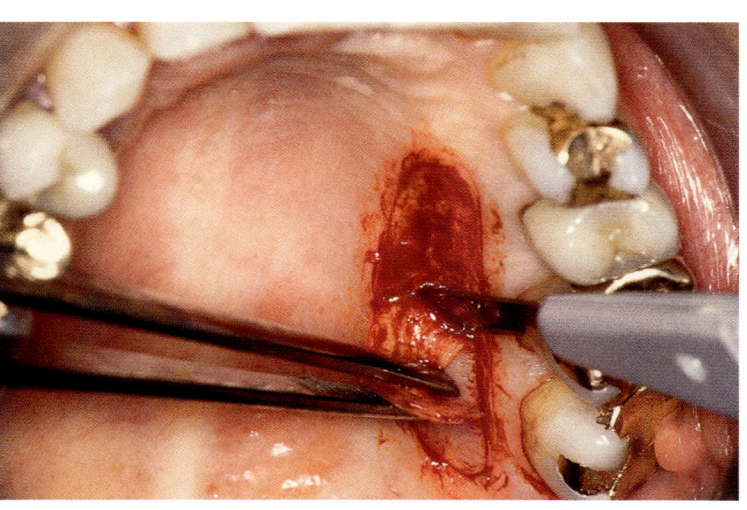

989 Coleta do enxerto
A remoção definitiva do EGL é feita cuidadosamente com o bisturi (nº 15), tracionando-se levemente o tecido com uma pinça, gancho de Gillis ou sutura auxiliar.

Esquerda: A forma e as medidas do enxerto correspondem exatamente às do molde.

408 Cirurgia plástica mucogengival

990 Tratamento da ferida cirúrgica
O sangramento é controlado pressionando-se uma gaze contra a ferida; esta pode, em seguida, ser recoberta com cianoacrilato ou com gaze hemostática. Recomenda-se o uso de placa acrílica para recobrimento da área operada (compressão, proteção contra irritação mecânica/dor, maior conforto para o paciente).

A área doadora cicatriza-se em 10 a 14 dias.

Direita: Placa acrílica sobre o modelo.

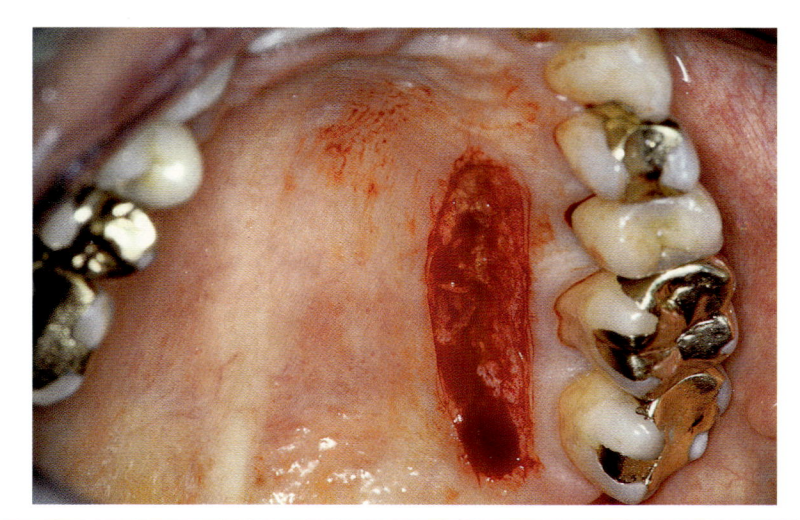

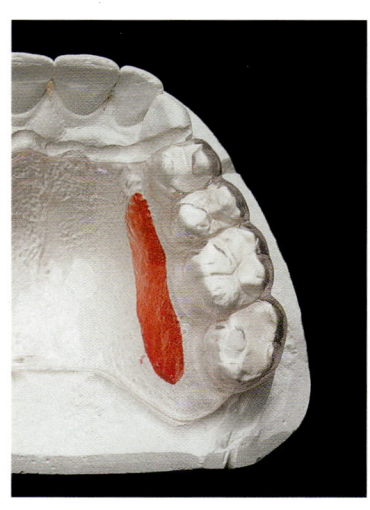

Terceiro passo cirúrgico: adaptação do enxerto sobre o leito receptor

991 EGL sobre o leito receptor
A margem coronal do EGL coincide com a do leito, e a margem apical fica a 2 mm do bordo da ferida. Nos primeiros dias, é importante que o EGL permaneça estável, sem deslocamentos (cicatrização).

Atenção: A face do EGL adaptada sobre o periósteo é a de tecido conjuntivo! Dica: Marcar com caneta permanente o lado epitelizado ainda antes de remover o exerto do palato.

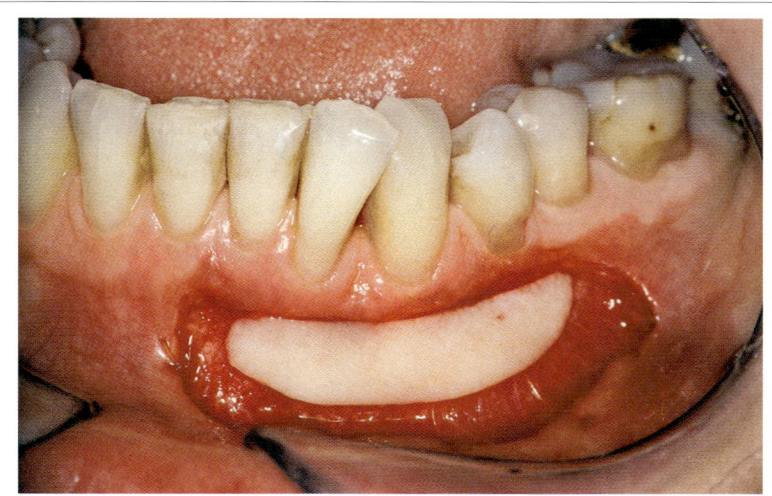

992 EGL – conclusão das três fases cirúrgicas
O enxerto é fixado à margem superior mediante sutura atraumática (agulhas com curvatura acentuada) e, em seguida, pressionado por alguns minutos sobre o periósteo com gaze úmida. O controle mecânico de placa na área operada é interrompido por 14 dias; nesse período, são feitos bochechos com CHX.

Direita: O EGL deve ser em torno de 2 mm mais estreito do que o leito receptor.

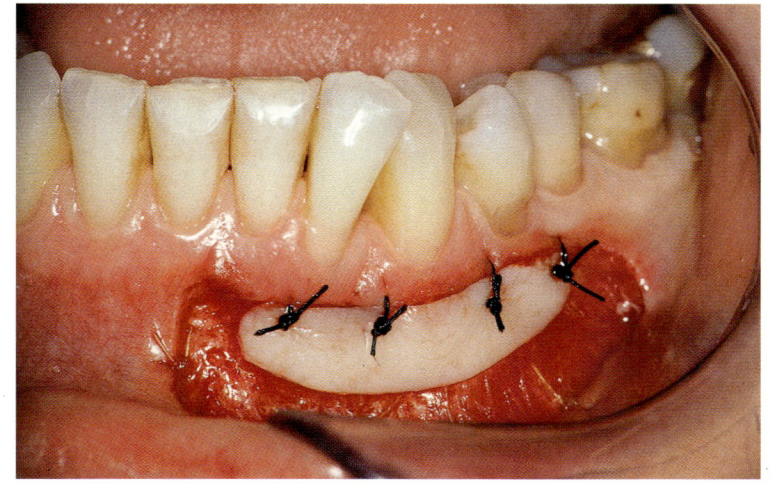

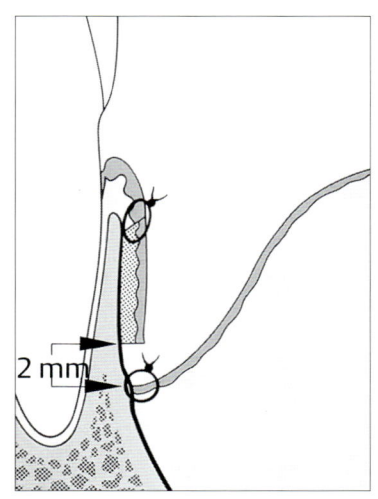

993 Seis semanas após a cirurgia
A cicatrização foi concluída. A faixa de gengiva inserida tornou-se bem mais larga, e o vestíbulo, conseqüentemente, mais profundo. Dessa forma, a recessão foi definitivamente interrompida (Rateitschak e cols., 1979).

Direita: Na radiografia, vê-se claramente que a periodontite também foi curada (ausência de depósitos sobre a superfície mesial da raiz do 33 e sobre a compacta óssea entre os dentes 32 e 33) (ver Fig. 981).

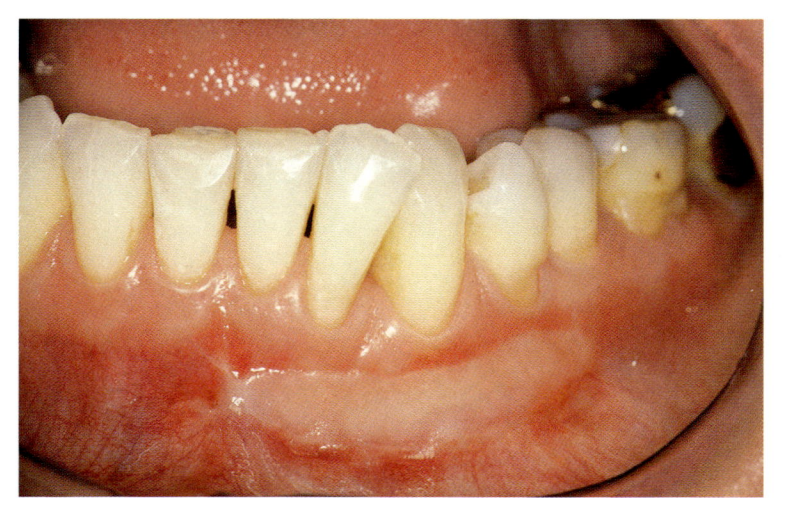

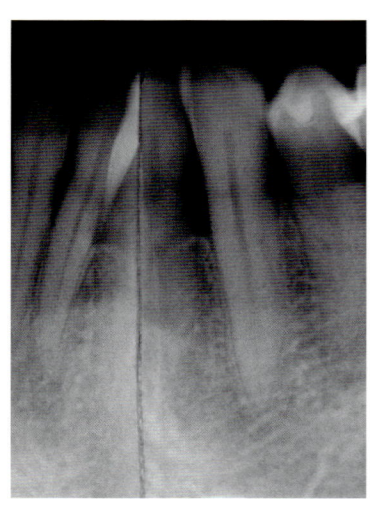

Resumo

A recessão gengival raramente está associada à periodontite. No caso apresentado, porém, observaram-se bolsas proximais de 6 mm de profundidade entre os dentes 32 e 33. As profundidades de sondagem na área das recessões vestibulares desses dentes eram fisiológicas. Na periodontite associada a recessões, deve-se sempre tratar primeiro o processo infeccioso (remoção de placa e de cálculo).

Durante a cicatrização periodontal (redução das bolsas), as recessões também foram controladas. Apesar do emprego da técnica de escovação modificada (vertical rotatória), as recessões continuaram progredindo, o que talvez tenha sido favorecido pela completa ausência de gengiva inserida.

A intervenção cirúrgica mucogengival com *enxerto de gengiva livre (EGL)* estabilizou a situação: a "nova" gengiva inserida, de 6 a 7 mm de largura, impediu que as recessões continuassem progredindo e permitiu ao paciente uma higiene adequada, atraumática.

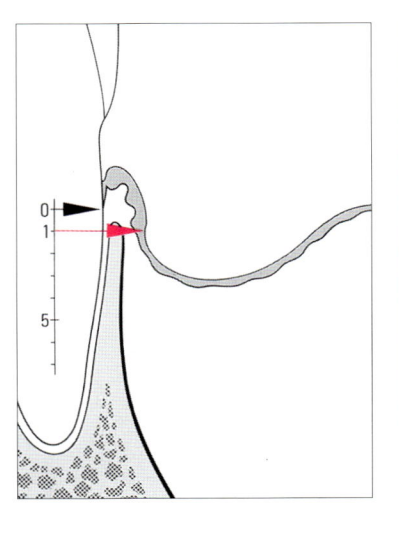

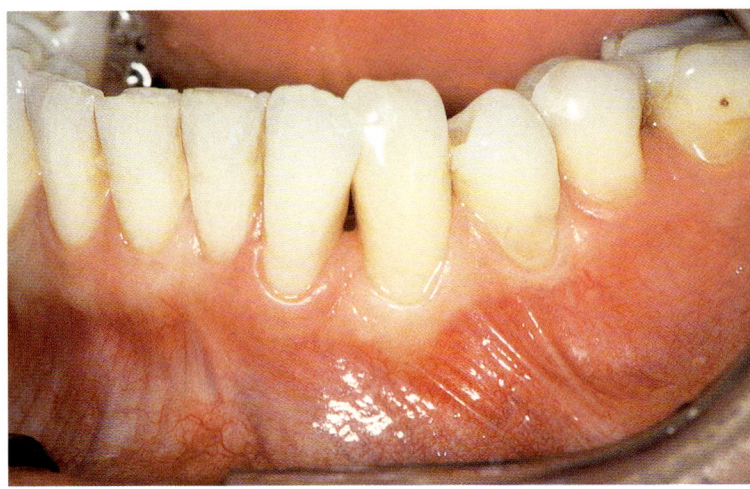

994 Exame inicial após o tratamento periodontal
Após o tratamento da periodontite (principalmente entre os dentes 32 e 33), a gengiva apresenta-se saudável. A papila entre esses dentes mostra leve contração. As recessões, porém, continuam a progredir.

Esquerda: Faixa de gengiva inserida quase ausente (1 mm entre a seta vermelha e a preta) e vestíbulo raso.

antes

		2	1	1	2	3	4	5	6	7	8		
inf.	Re	2	1	2	3	4	3	2	2	2		Re	Inf.
	GI	3	3	3	2	1	0	2	3	2		GI	

995 Recessões vestibulares (Re) e largura da gengiva inserida (GI)
Antes da execução do EGL junto aos dentes 32, 33 e 34, a largura gengival era de 0 a 2 mm, e as retrações, de 3 a 4 mm.

depois

		2	1	1	2	3	4	5	6	7	8		
inf.	Re	1	1	2	3	3	2	2	2	2		Re	Inf.
	GI	3	3	5	7	7	6	2	3	2		GI	

Re e GI após 6 semanas
A largura gengival na área do enxerto é de 6 a 7 mm e o avanço das recessões foi interrompido. *Creeping attachment* nos dentes 33 e 34.

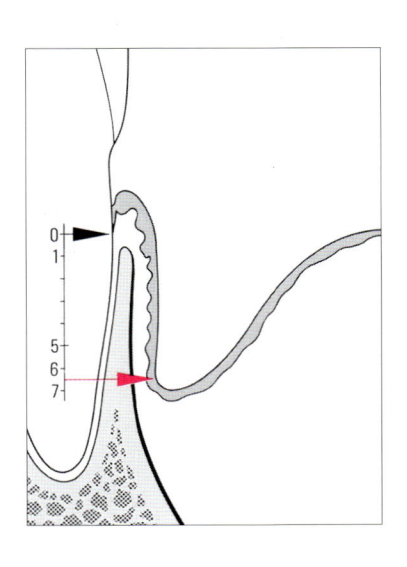

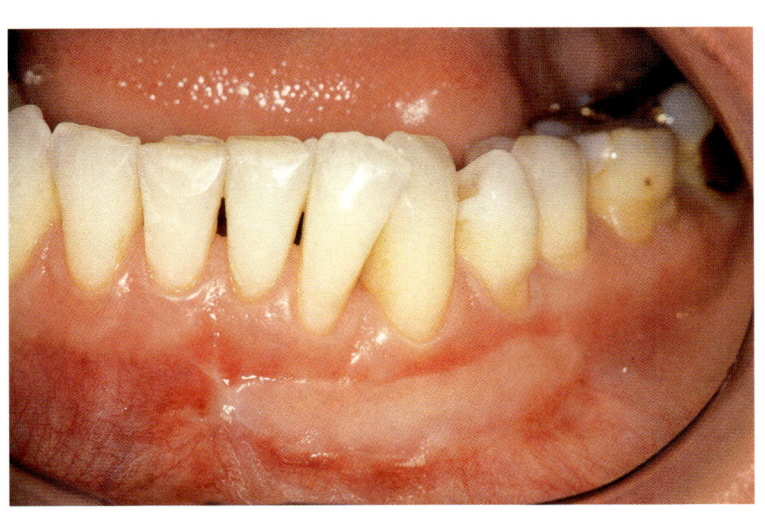

996 Seis semanas após a cirurgia
A área do enxerto está cicatrizada. A recessão foi interrompida, e o vestíbulo se aprofundou.

A cor mais clara da mucosa palatina se destaca. Por razões estéticas, o EGL é contra-indicado nas áreas visíveis da arcada superior.

Esquerda: A largura da gengiva inserida (distância entre a seta vermelha e a preta) é, agora, de 6 mm.

EGL – cicatrização: aspecto clínico...

A cicatrização do enxerto geralmente não apresenta complicações quando este tem 1 mm de espessura e, além de epitélio (0,5 mm, ao máximo), contém parte da lâmina própria. Após cerca de 2 dias, o epitélio começa a ser expelido. O EGL adquire aspecto necrótico. Porém, importante para o sucesso do enxerto não é o seu epitélio, mas sim o tecido subepitelial transferido para o leito receptor. A nova epitelização dá-se principalmente a partir da *margem gengival*. O epitélio que se prolifera da *mucosa de revestimento* sobre o EGL também se diferencia em epitélio palatino queratinizado sobre o tecido conjuntivo do enxerto (ver Fig. 976). Após uma semana, o enxerto está completamente cicatrizado, recoberto por fina camada epitelial. Somente após 4 semanas ele estará completamente queratinizado.

O insucesso pode ocorrer nos casos em que o enxerto é posicionado erroneamente, com a face epitelizada voltada para o leito receptor, quando há formação de coágulo espesso entre o EGL e o leito ou quando o enxerto sofre deslocamento nos dois primeiros dias (Sullivan e Atkins, 1968a). A ferida cirúrgica do palato epiteliza-se em cerca de 1 a 2 semanas (conforme a largura do EGL).

997 EGL diretamente após a cirurgia
A cor do enxerto é muito pálida, pois não há irrigação sangüínea do tecido. A nutrição dá-se, inicialmente, por meio do plasma que se difunde do leito periosteal para o EGL. É importante que o EGL *não sofra deslocamentos* nos primeiros dias.

Direita: Entre o enxerto (**E**) e os tecidos circunjacentes (periósteo e mucosa de revestimento) forma-se um coágulo; a intenção é que este seja o menor possível (seta branca).

998 Três dias após a cirurgia
Geralmente, a área operada apresenta um mau aspecto nos primeiros dias após a intervenção. As camadas celulares superficiais do EGL são pálidas, sendo expelidas por necrose. A área do periósteo exposta, não-recoberta pelo EGL, está coberta por fibrina.

Direita: Os primeiros capilares sangüíneos penetram no tecido do enxerto a partir do periósteo/tecido conjuntivo gengival. O EGL integra-se, assim, à área receptora.

999 Sete dias após a cirurgia
A ferida é limpa muito cuidadosamente pelo profissional com H_2O_2 3%; e os dentes, com taça de borracha e pasta dental. As suturas são removidas.

A união entre o enxerto e a base por meio de vasos e algumas fibras colágenas é ainda muito fraca.

Direita: Os capilares do leito receptor se integraram ao sistema de vasos do EGL. A irrigação do transplante é, com isso, assegurada.

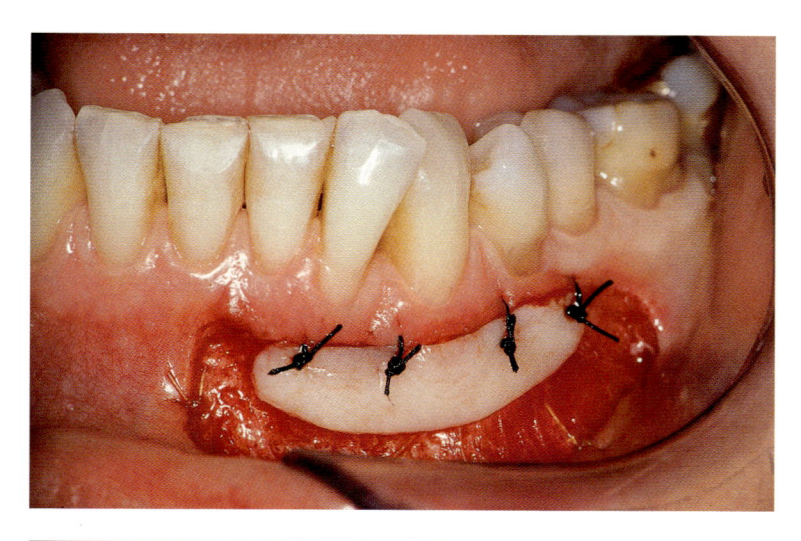

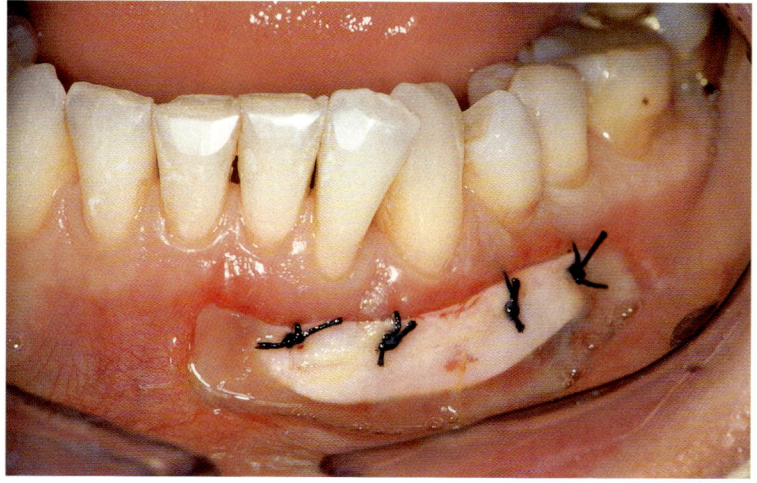

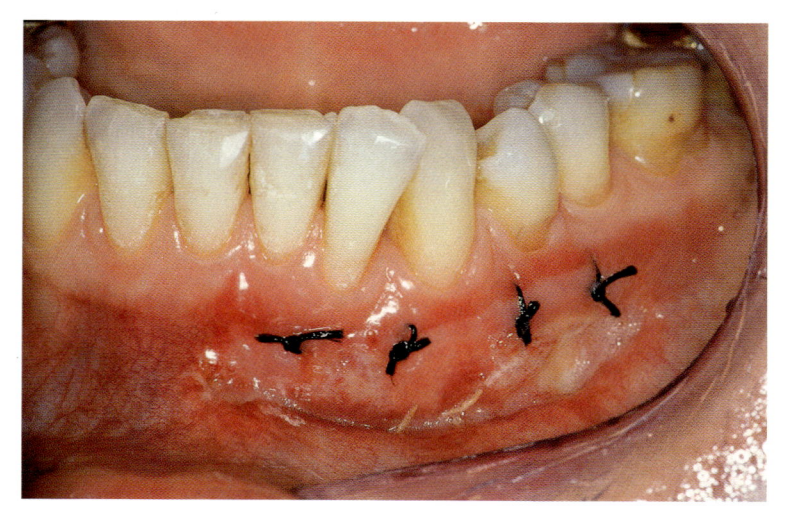

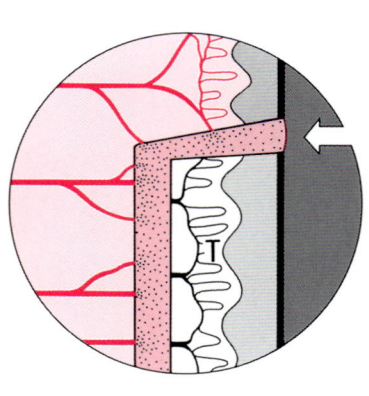

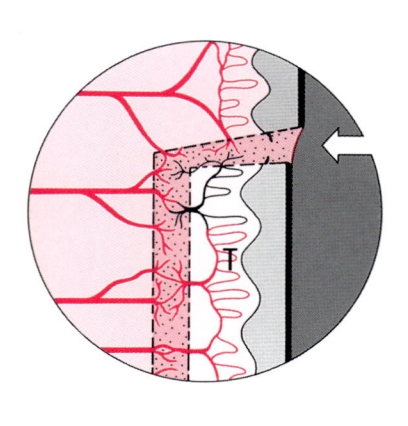

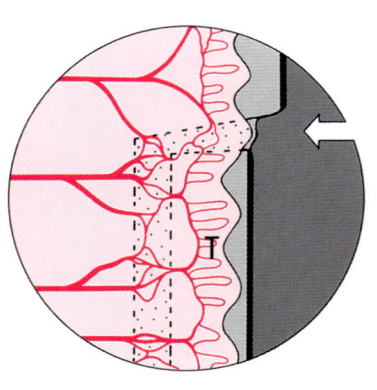

... e através de angiografia por fluorescência

A angiografia com fluorescência possibilita visualizar a revascularização e, com isso, a cicatrização do enxerto de gengiva livre (EGL; Mörmann e cols., 1975): injeção intravenosa (no braço) de 2 ml de solução de fluoresceína sódica (20%). Após 15 segundos, a solução já se encontra na circulação capilar do periodonto e pode ser vista com luz UV.

Imediatamente após a cirurgia, o EGL é nutrido apenas pelo fluido tecidual (plasma). A união tecidual propriamente dita (vascularização) inicia-se, mais ou menos, no segundo dia após a intervenção.

Uma semana depois, a cicatrização está praticamente concluída. Junto à margem apical do enxerto, na sobreextensão do leito, a regeneração ainda não é total. Vê-se uma faixa tecidual ainda incompletamente irrigada.

Somente após 4 semanas, o EGL adquire a cor rosa pálido típica da mucosa palatina.

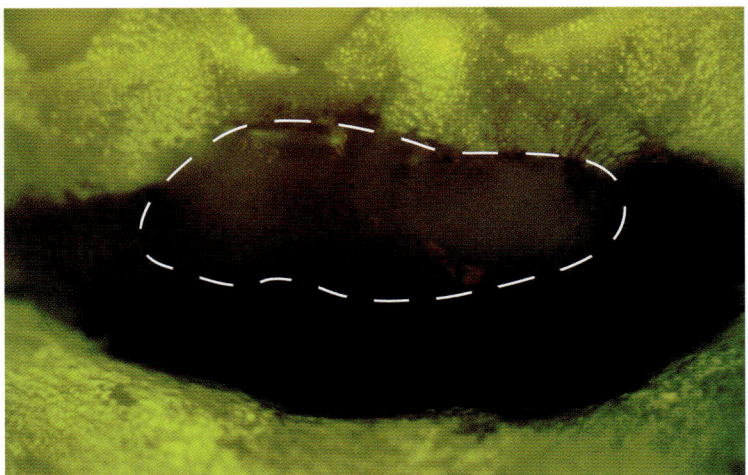

EGL – estudo com angiografia por fluorescência

1.000 Imediatamente após a cirurgia
Ausência de irrigação (de fluorescência) em toda a extensão do leito e do enxerto. A nutrição do enxerto dá-se apenas pela difusão de fluido tecidual a partir do leito do transplante. Na figura, as margens do enxerto estão delimitadas pela linha pontilhada. Largura do enxerto: cerca de 6 mm.

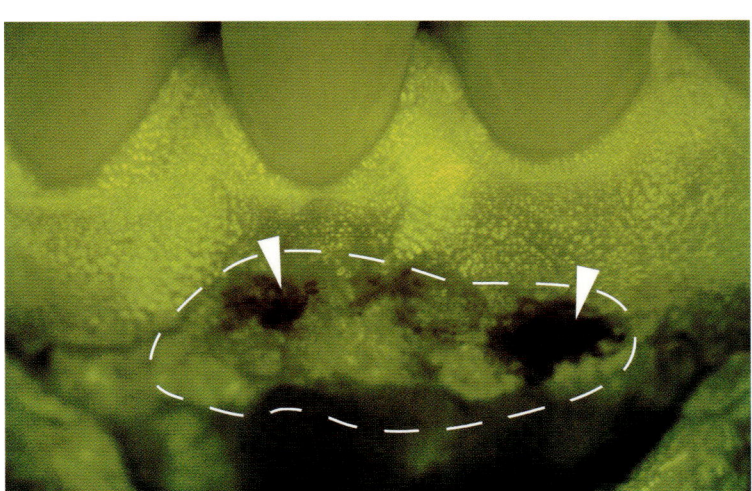

1.001 Três dias depois
Início da vascularização do enxerto. Ainda se vêem áreas isquêmicas (setas). Na faixa situada abaixo do enxerto (em direção apical), há grandes áreas do periósteo ainda não-irrigadas, enquanto a gengiva marginal apresenta irrigação normal.

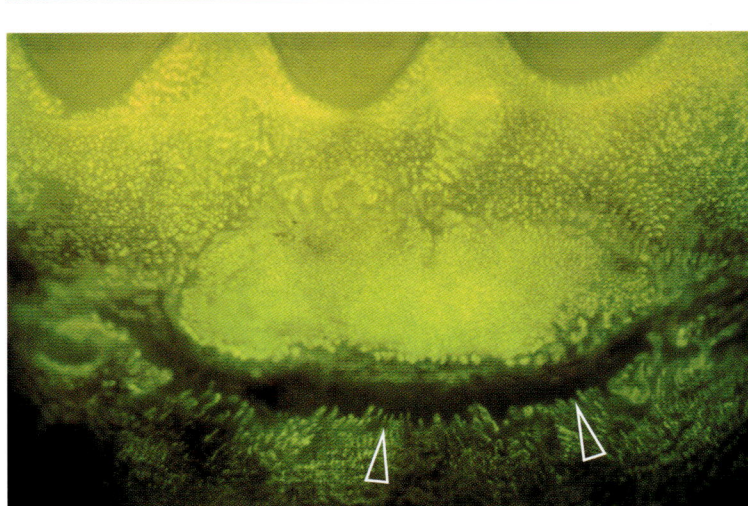

1.002 Sete dias depois
O EGL "integrou-se" à área receptora e está vascularizado. A porção apical do leito (não-recoberta pelo enxerto) aproxima-se apenas lentamente, observando-se ainda uma faixa estreita sem irrigação (setas).

Cortesia de *W. Mörmann*.

Vantagens e desvantagens do EGL

Vantagens

- Interrupção do avanço da recessão
- Aprofundamento do vestíbulo
- Aumento da faixa de gengiva inserida
- Cirurgia simples

A tração da margem gengival exercida pela mucosa móvel ou por freios é considerada uma das causas das *recessões gengivais*. O EGL anula essa força de tração, o que pode ser uma explicação para o chamado *creeping attachment* ("rastejamento" da margem gengival em direção à coroa), que ocorre em alguns casos após a cirurgia.

Quando as retrações comprometem a estética – em geral, na arcada superior –, elas podem ser recobertas por meio de diferentes métodos cirúrgicos mucoplásticos (p. 413). Em alguns casos, a correção da técnica de escovação ou um EGL apical à retração já são suficientes para que ocorra o recobrimento espontâneo da retração.

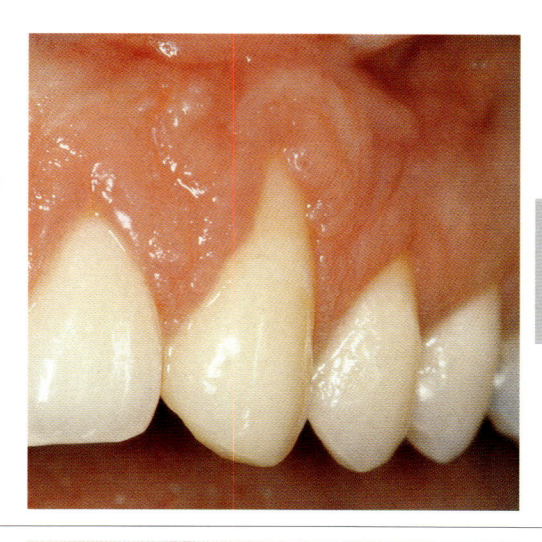

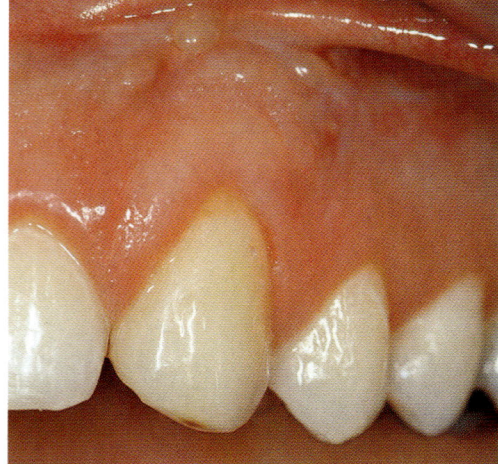

1.003 Vantagens do EGL: *creeping attachment*
A maior recessão do segundo quadrante (sobre o canino) possuía mais de 6 mm. *Interrupção* do avanço da recessão corrigindo-se a técnica de escovação (movimentos atraumáticos e escova macia); pequeno EGL sobre o canino.

Melhora da morfologia da margem gengival após 3 meses (*esquerda*). Após 9 anos (*direita*), recobrimento quase completo da área de recessão (*creeping*).

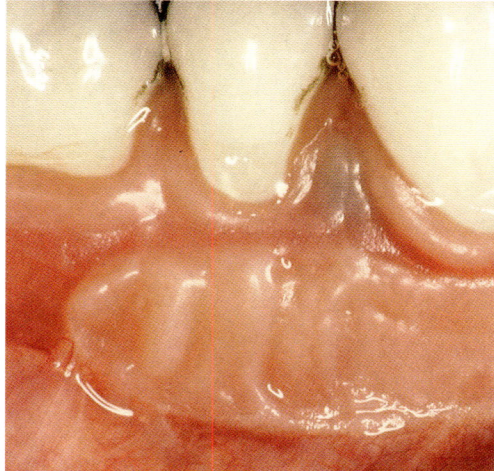

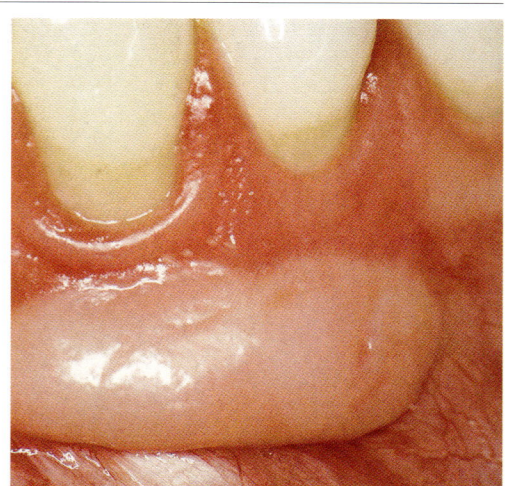

1.004 Desvantagens do EGL: rugosidades – exostoses
Esquerda: Algumas *rugosidades do palato* foram transferidas junto com o EGL. A função é boa, mas não a estética.

Direita: Em um período de dois anos após a execução do enxerto (o tecido enxertado era relativamente espesso), formou-se uma *exostose* detectável com a sonda – a foto foi obtida 11 anos após a cirurgia. Essa exostose pode ser corrigida por osteoplastia, embora esta não seja obrigatória. A maioria das exostoses não continua a aumentar de volume; elas são verificadas regularmente nas sessões de controle (foto: Masse).

Desvantagens

A *estrutura* e a *cor* do enxerto é igual à da área da qual foi extraído. Geralmente, essa área fica no palato, cuja mucosa é acentuadamente queratinizada. Por isso, principalmente os enxertos mais espessos apresentam cor esbranquiçada característica, que se destaca da mucosa não-queratinizada e também da gengiva local. Essa cor não se altera com o passar do tempo.

Se o EGL for coletado de uma área muito anterior, as rugosidades locais características surgirão também na área em que o enxerto for transplantado.

Em alguns raros casos, formam-se *exostoses* sob o enxerto, as quais podem alcançar vários milímetros de espessura. Elas são causadas, provavelmente, por trauma no periósteo do leito receptor durante a cirurgia, o que pode levar à neoformação óssea (Czuskak e cols., 1996; Otero-Cagide e cols., 1996).

Recobrimento de recessões

Por muito tempo, a Periodontia deu pouca ênfase ao tratamento das recessões e dos problemas estéticos, tendo sido realizados poucos estudos a esse respeito. Embora não haja dados epidemiológicos suficientes sobre o assunto, a incidência de recessão gengival parece ter crescido nos últimos anos. Como demonstrado por Mierau em estudo feito na Alemanha, em 1986, 20% dos pacientes entre 18 e 22 anos de idade apresentavam recessões.

Atualmente, os pacientes são mais atentos aos cuidados pessoais, inclusive à higiene bucal, que assumiu um papel de grande importância. Com isso, cresceu também o desejo, ou a exigência, de uma dentição esteticamente perfeita. Os cirurgiões-dentistas corresponderam aos anseios dos pacientes, desenvolvendo técnicas para o recobrimento de recessões que comprometam a estética. Além do fator estético, há outros problemas na área do colo dental que requerem o recobrimento das recessões. Resumidamente, essa intervenção se justifica nos seguintes casos:

- Comprometimento estético – a queixa do paciente é a indicação principal
- Hipersensibilidade de colo dental
- Defeitos em cunha
- Risco de cárie radicular

O recobrimento da recessão pode ser obtido com as seguintes técnicas cirúrgicas:

- Retalho pediculado, coronário, lateral, girovertido
- EGL – recobrimento direto, com enxerto livre, epitelizado
- ETC – recobrimento com enxerto de tecido conjuntivo – com retalho e enxerto sem epitélio
- RTG – recobrimento com retalho deslocado e emprego de membranas
- Técnicas experimentais, como o emprego de proteínas bioativas

As cirurgias plásticas mucogengivais exigem experiência e habilidade do cirurgião, bem como a cooperação do paciente, que deve não somente obedecer às instruções do pós-operatório, mas também afastar os fatores de risco, como o fumo (Seleção dos pacientes, p. 297).

Forma do defeito – escolha da técnica cirúrgica

As quatro classes de recessão de acordo com P. D. Miller (1985) foram descritas no capítulo "Recessão gengival" (p. 160). Essa classificação não leva em consideração, porém, a etiologia das recessões.

As recessões de classes I e II devem-se, sobretudo, a fatores morfológicos (tábua óssea fina ou ausente) e a uma higiene bucal incorreta, traumática, enquanto as de classes III e IV são, em geral, seqüelas de periodontite de longa duração (contração gengival) ou de tratamentos periodontais, principalmente os ressectivos. O posicionamento dental inadequado também pode causar retrações de classes III e IV.

O recobrimento "total" da recessão só pode ser esperado nos casos de classes I e II.

A regeneração das papilas, isto é, do tecido mole interdental (recessões de classes III e IV) ainda é questionável.

1.005 Avaliação do defeito – escolha da técnica cirúrgica
As classes de Miller I e II e as subclasses "estreita" e "larga" determinam até certo grau o procedimento cirúrgico. Mais adiante, será descrita a técnica cirúrgica de De Sanctis e Zucchelli modificada, deixando claro que, para o recobrimento de determinado tipo de recessão, podem ser utilizados diferentes métodos.

- Técnica recomendada
○ Técnica recomendada com ressalvas

Modif. de *M. De Sanctis e G. Zucchelli*, 1996.

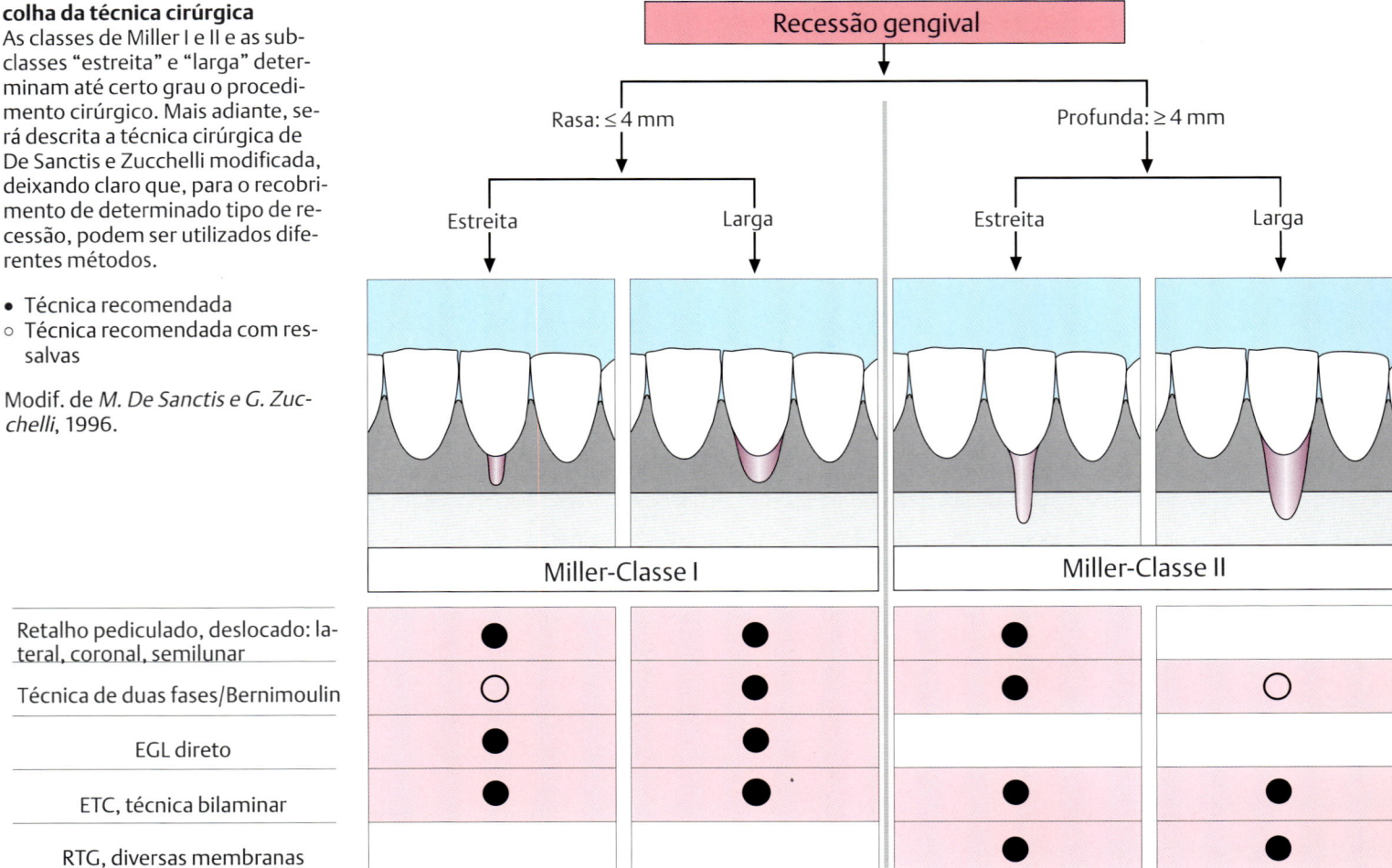

	Miller-Classe I Estreita	Miller-Classe I Larga	Miller-Classe II Estreita	Miller-Classe II Larga
Retalho pediculado, deslocado: lateral, coronal, semilunar	●	●	●	
Técnica de duas fases/Bernimoulin	○	●	●	○
EGL direto	●	●		
ETC, técnica bilaminar	●	●	●	●
RTG, diversas membranas			●	●

Rasa: ≤ 4 mm / Profunda: ≥ 4 mm

Por essa razão, será apresentado a seguir, principalmente o tratamento das recessões de classes I e II. Mesmo quando se levam em conta essas limitações, nem todas as intervenções cirúrgicas usuais são adequadas para cada tipo de recessão. Além das retrações de classes I (defeitos limitados à gengiva inserida) e II (defeitos até a mucosa de revestimento), deve-se fazer distinção entre as retrações "estreitas" e "largas".

Não somente as diferenças já mencionadas determinam o procedimento cirúrgico, mas também as preferências e a experiência do cirurgião-dentista com os diversos métodos e suas variantes.

Entre os métodos cirúrgicos recém-sugeridos, dá-se preferência para os retalhos pediculados, recobrimento direto com EGL, e para os enxertos de tecido conjuntivo (ETC), tratamento das recessões de classe I. Para as retrações de classe II (4 mm ou mais), os mais recomendáveis são os enxertos conjuntivos e, principalmente, a regeneração tecidual guiada (RTG, técnicas com membranas).

Fica claro que, atualmente, os enxertos de tecido conjuntivo estão em primeiro plano (tratamento de eleição), sendo utilizados para praticamente todos os tipos de enxerto. A sua desvantagem é a ferida cirúrgica no palato (nos transplantes autógenos).

Técnicas com retalhos pediculados

Deslocamento lateral – coronal – semilunar

Nos últimos 50 anos foram realizados muitos estudos confiáveis que buscam não somente interromper o avanço das recessões, mas também recobri-las. Grupe e Warren (1956) procuraram recobrir recessões localizadas com retalho pediculado deslocado lateralmente. Esse procedimento gerou, muitas vezes, recessões no dente vizinho cuja gengiva marginal foi deslocada. As modificações do método não foram bem-sucedidas. Em 1989, Allen e Miller rebateram um retalho dividido a partir da área diretamente acima (apical) da recessão e o reposicionaram de forma coronal.

Quando o *fino* retalho era excessivamente tracionado, ocorriam, por vezes, recidivas (Pini-Prato, 2000) ou necroses. No método de Tarnow (1986, Fig. 1.008), havia o risco de que a incisão semilunar na mucosa sobre a retração expusesse uma eventual deiscência radicular.

Apesar dessas limitações, técnicas de retalho pediculado modificadas vêm sendo novamente utilizadas por diversos motivos (p. 440).

1956 Técnica de Grupe e Warren

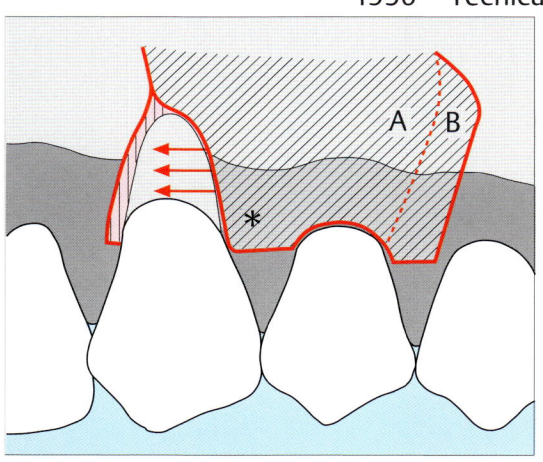

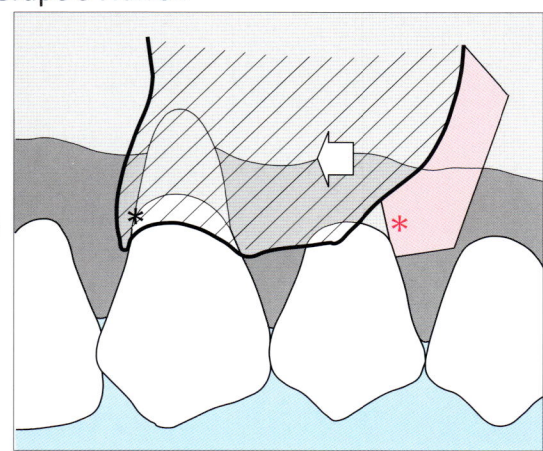

1.006 Retalho com deslocamento lateral conforme Grupe e Warren
O retalho é delimitado por incisão ao longo da recessão no dente 23 e incisão vertical distal ao dente 24 (**A** = retalho total; **B** = retalho dividido), sendo, então, deslocado lateralmente para a área da recessão (setas na figura à esquerda) e suturado.
Dessa forma, o retalho pediculado (**A**) é posicionado sobre o dente 23, enquanto a área distal ao retalho permanece recoberta apenas por periósteo (*vermelho).

1989 Técnica de Allen e Miller

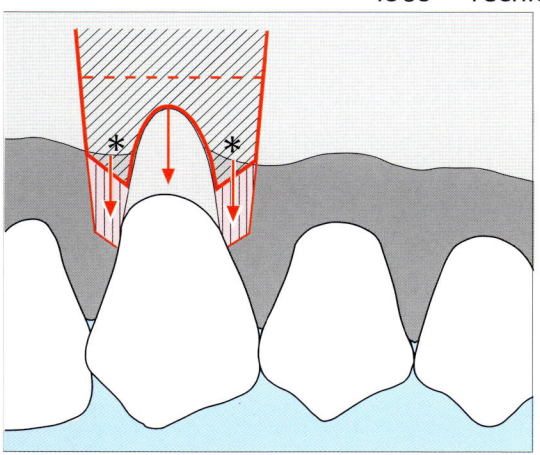

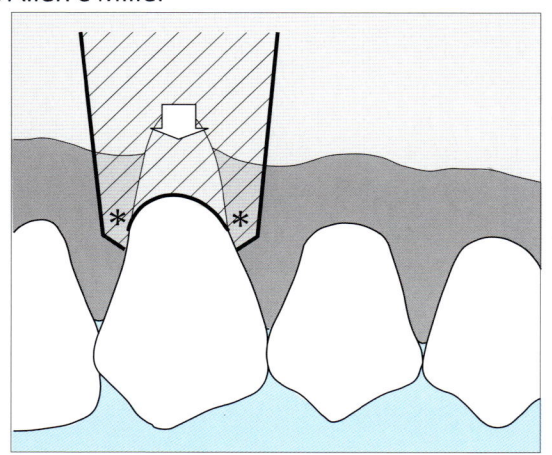

1.007 Retalho com deslocamento coronal conforme E.P. Allen e P.D. Miller (1989)
Com esse método, rebate-se um retalho sobre a recessão – após incisão ao longo do defeito e incisões verticais. As papilas junto ao dente 23 são "desepitelizadas" (gengivoplastia superficial; setas). Após o condicionamento da superfície radicular, o retalho é posicionado sobre a recessão sem ser tensionado e, então, suturado (setas). No método original, finaliza-se a fixação do retalho com cianoacrilato.

1986 Técnica de Tarnow

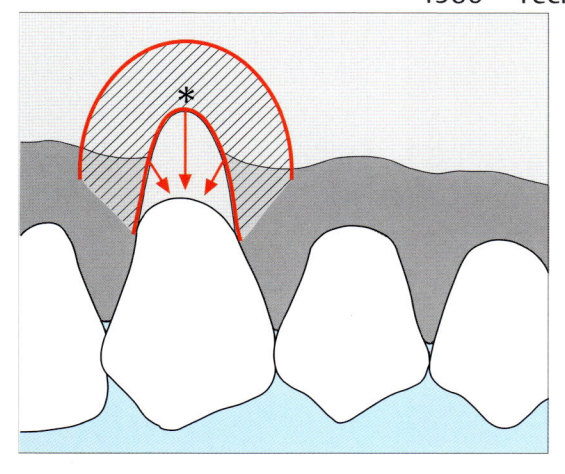

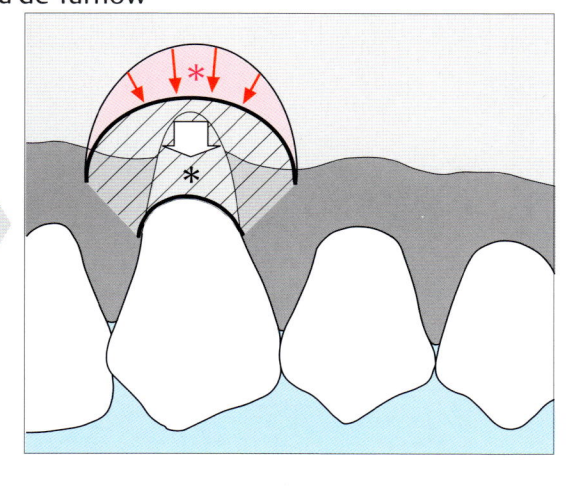

1.008 Retalho com deslocamento coronal conforme Tarnow (1986)
Recobrimento do defeito com retalho pediculado em ambos os lados. Sobre a recessão do dente 23, fazem-se incisões marginal e na mucosa paralela a essa última. Prepara-se, então, a face interna do retalho, obtendo-se um retalho dividido. Este é deslocado sobre a retração (setas) e pressionado por 5 minutos, não sendo suturado, mas protegido por um curativo.

Recobrimento direto com EGL – ato operatório único

Com a valorização da estética, as cirurgias de recobrimento de recessões tornaram-se mais freqüentes. Já em 1968, Sullivan e Atkins, bem como Holbrook e Ochsenbein, em 1983, apresentaram métodos para o recobrimento de recessões com EGL. Miller (1982, 1985, 1987) classificou as diferentes formas de recessões e criou princípios genericamente aceitos para o recobrimento das recessões de classes I e II (p. 161).

No paciente do caso a seguir, de 20 anos de idade, foi feito um recobrimento desse tipo em recessão de classe II. O paciente é músico profissional (instrumento de sopro) e, por isso, tem especial cuidado com os seus dentes anteriores.

Nesse caso, o objetivo é recobrir a recessão e alargar a faixa de gengiva inserida. Como a prioridade é a função, e não a estética, planeja-se o recobrimento com EGL espesso, que pemanecerá sempre aparente.

1.009 Exame inicial
O paciente foi encaminhado pelo ortodontista em razão do surgimento de uma recessão extensa junto ao dente 41 após o tratamento ortodôntico. A higiene bucal do paciente é boa, mas ele não consegue manter limpa a área do dente 41, o que provocou intensa inflamação localizada.

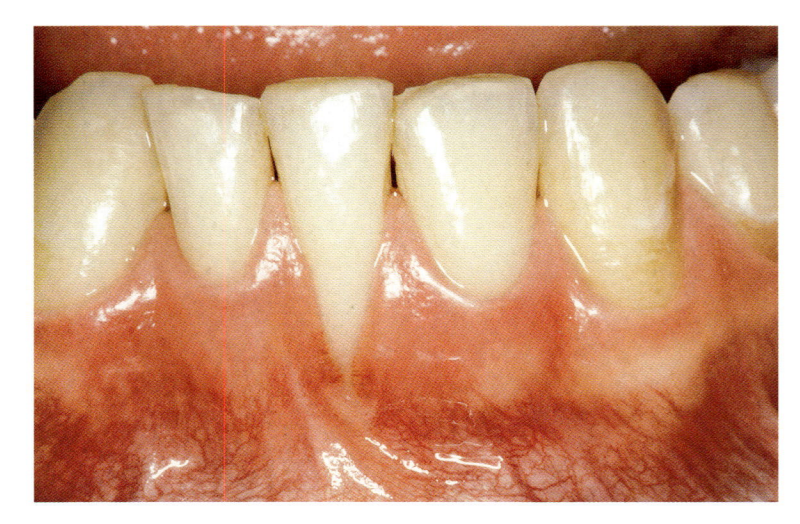

1.010 Recobrimento direto com EGL
Protocolo cirúrgico

A • Condicionamento da superfície radicular
  • Incisão intra-sulcular
  • Incisão horizontal na altura do limite cemento-esmalte
  • Incisões verticais

B • Rebatimento e, eventualmente, recorte do retalho dividido
  • "Alisamento" do leito receptor

C • Coleta, no palato, de EGL de 2 mm de espessura
  • Adaptação da forma
  • Fixação

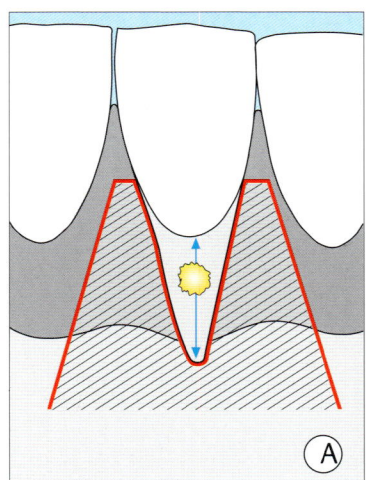

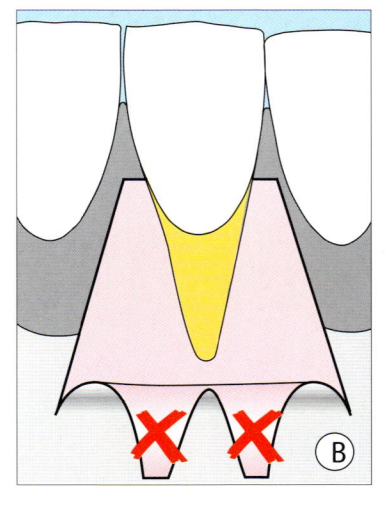

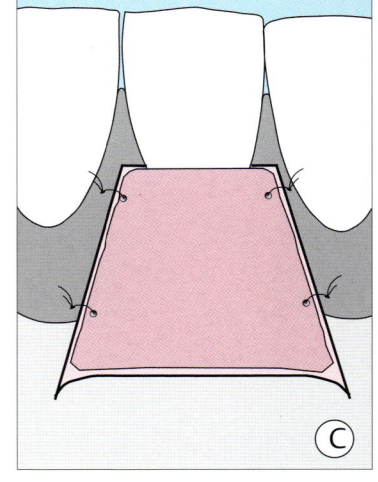

1.011 Preparo do leito receptor
Após as incisões intra-sulcular, horizontal e verticais, o retalho foi afastado. Os vasos sangüíneos são cortados transversalmente pelas incisões perpendiculares, de forma que a adaptação exata (topo a topo) das margens do enxerto com as do leito receptor (também incisado perpendicularmente) favorece a rápida integração entre os dois sistemas de vasos.

Direita: "Biomodificação" da superfície radicular com suspensão de tetraciclina (esfregar por 3 minutos).

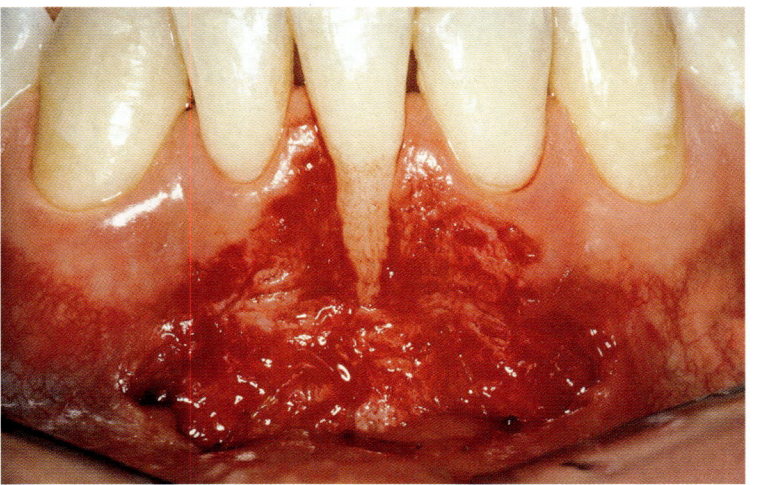

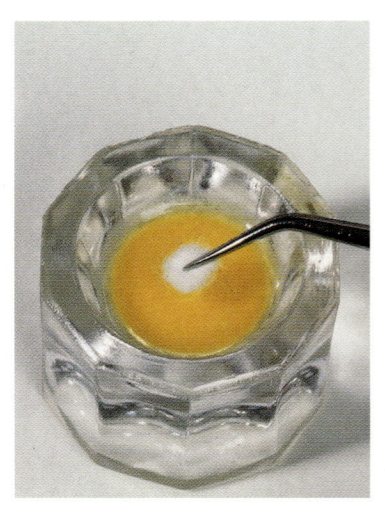

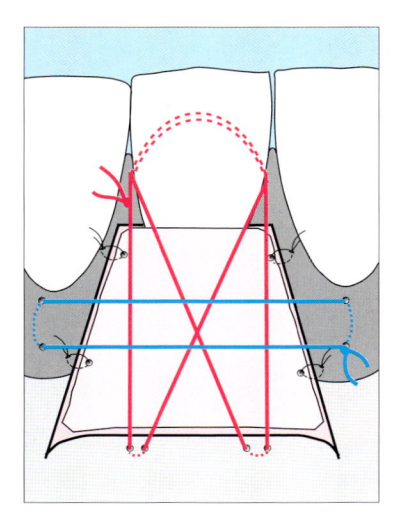

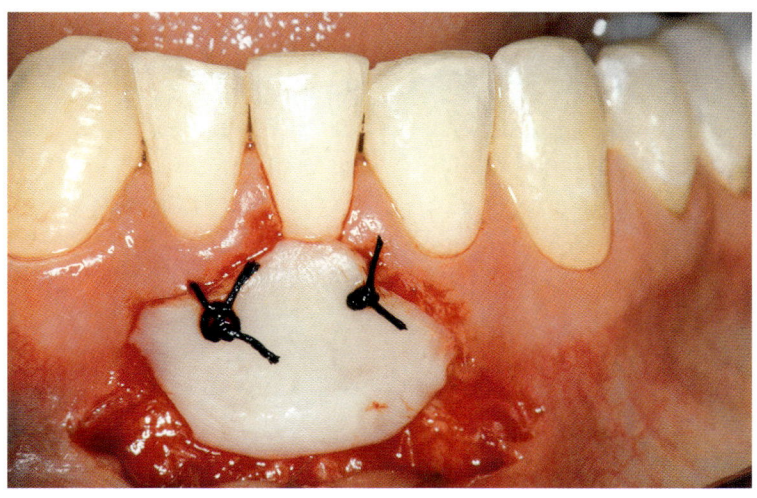

Recobrimento direto com EGL – ato operatório único

1.012 EGL posicionado
Diferentemente do preconizado por vários autores (Miller, 1982, 1985; Holbrook e Ochsenbein, 1983, etc.), utilizam-se aqui apenas dois pontos de sutura; o EGL é pressionado levemente com um chumaço de algodão ou gaze sobre o leito receptor e a superfície radicular por vários minutos.

Esquerda: Variação da fixação do EGL.
Preto: Suturas simples
Vermelho: Suturas verticais de estabilização, suturas em alça
Azul: Sutura horizontal de compressão

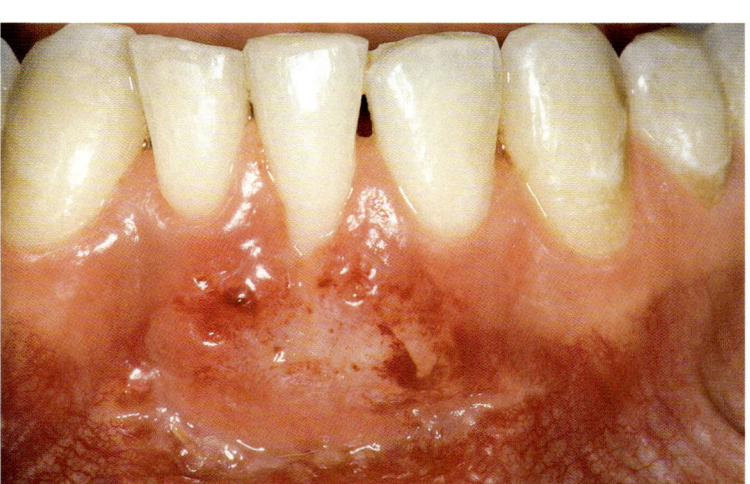

1.013 EGL 10 dias após a cirurgia
As suturas foram removidas. O enxerto integrou-se ao leito (Revascularização, p. 410), e as camadas epiteliais superficiais são expelidas.

A extensão do recobrimento da recessão ainda não pode ser avaliada neste momento.

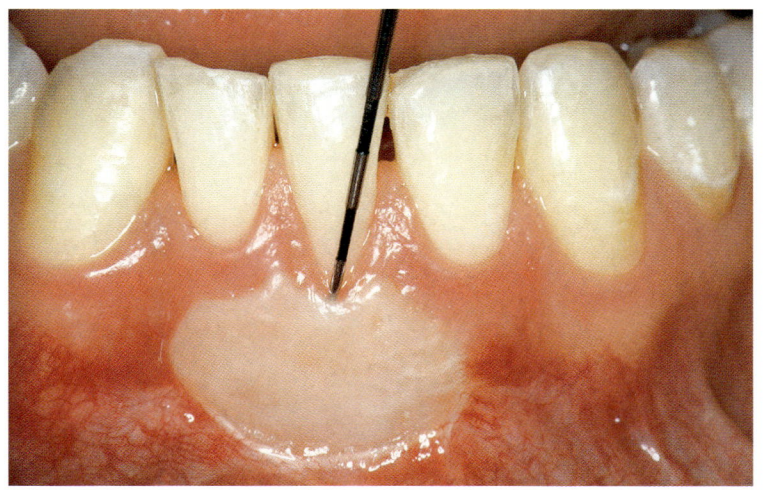

1.014 EGL 6 meses após a cirurgia
Total reepitelização do EGL. Este manteve, infelizmente, a cor clara do palato. O defeito antigo não é mais detectado com a sonda. O tipo da nova inserção só poderia ser determinado histologicamente (epitélio juncional longo? Deposição de tecido conjuntivo?).

Pasquinelli (1995) verificou, até mesmo, *regeneração* vestibular (osso, cemento e ligamento periodontal) em um caso.

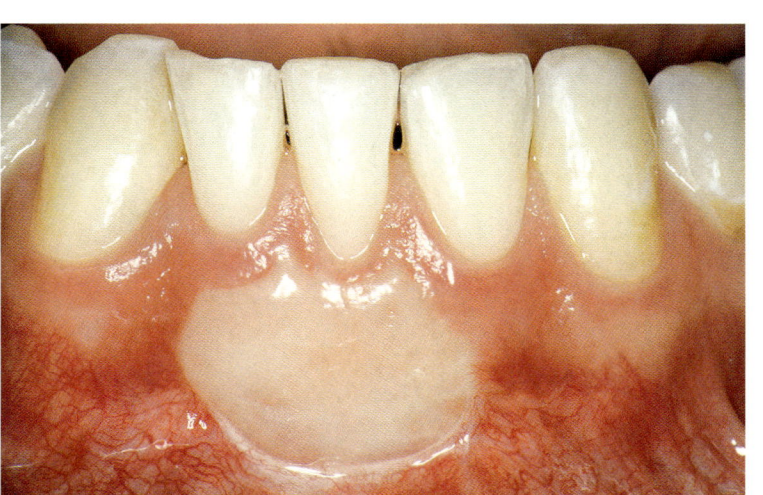

1.015 18 meses após o EGL
A recessão está completamente recoberta. Entre o sexto e o décimo oitavo mês, ocorreu discreto *creeping attachment*.

A linha da gengiva marginal nos dentes inferiores é harmônica e encontra-se em nível fisiológico. A profundidade de sondagem é normal (1 mm).

A cor esbranquiçada do EGL intensificou-se. O fator estético, geralmente, não é relevante nessa região.

Deslocamento coronário do retalho após EGL — dois atos operatórios

Bernimoulin apresentou, em 1973, uma técnica de recobrimento de recessões em dois atos operatórios, com a finalidade de melhorar os resultados do antigo retalho pediculado:

- No primeiro *ato operatório*, é feito um EGL apical à retração, como descrito na página 401.
- Quando a intenção é recobrir a recessão, além de interromper o seu avanço, pode-se executar o deslocamento coronal do tecido sobre a recessão (agora mais espesso) em um segundo ato operatório. Por exigir dois atos operatórios, essa intervenção é pouco realizada atualmente.

Esta paciente de 26 anos queixa-se de recessão vestibular acentuada no dente 41, que se estende até a mucosa de revestimento. Observa-se inflamação secundária na área da recessão. A higiene bucal da paciente é boa, mas, no local do dente acometido, está dificultada, ocorrendo acúmulo de placa e formação de cálculo, bem como inflamação localizada. A movimentação do lábio traciona diretamente a margem do dente 41.

O avanço da recessão poderia ser interrompido por EGL, mas a paciente deseja o recobrimento da raiz.

1.016 Exame inicial
Recessões generalizadas na arcada inferior. A retração de 6 mm junto ao dente 41 sobressai, estendendo-se até a mucosa de revestimento (classe II de Miller). A margem apresenta inflamação.

Direita: Corte vestibulolingual – retração sem bolsa (seta preta).

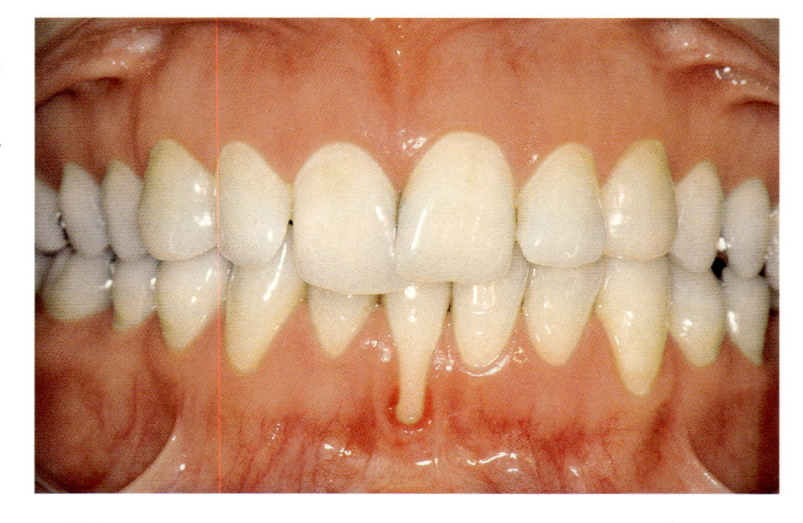

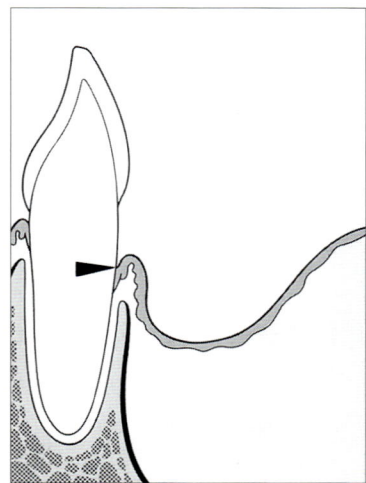

1.017 Incisões do segundo ato operatório
1. *Incisão marginal*: incisão em forma de arco sobre o dente 41. Nas laterais, continuam na forma das "novas papilas".
2. *Incisões verticais* até a mucosa de revestimento.
3. *Gengivectomia*: as papilas são desepitelizadas (preparo do leito)

Direita: Rebatimento do retalho com incisão no periósteo (seta vermelha).

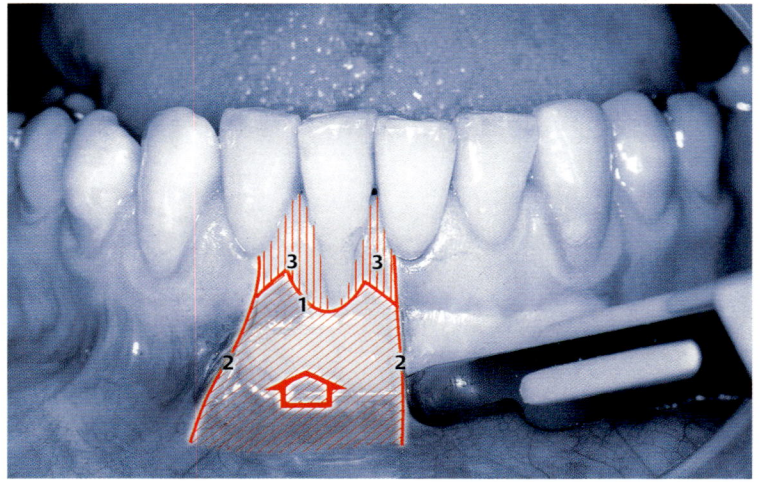

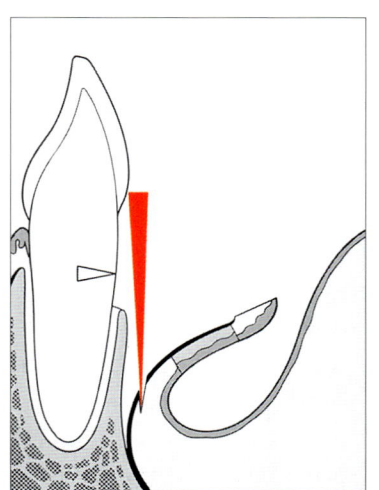

1.018 Seis meses após o reposicionamento coronal
A recessão junto ao dente 41 foi recoberta, e por vestibular não se detecta bolsa à sondagem. Vê-se claramente o desnível (assinalado na figura) formado pelo deslocamento coronal de parte do enxerto.

Direita: Efeito do deslocamento coronal do retalho – a seta indica a altura original da margem.

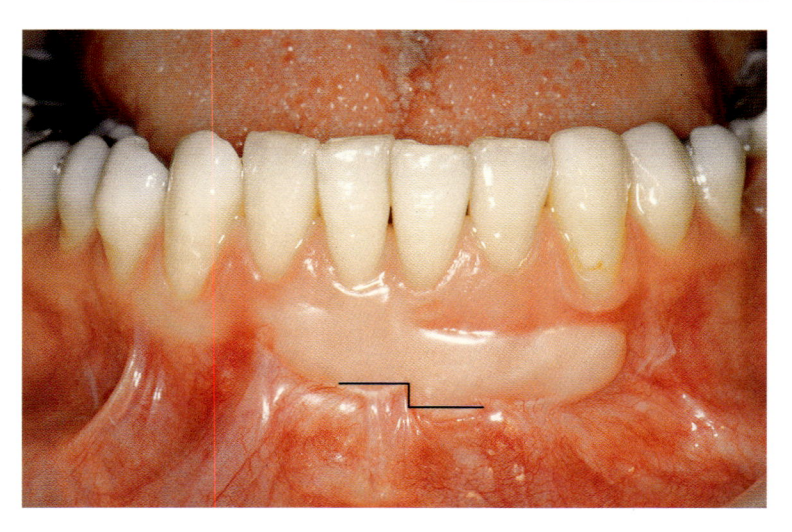

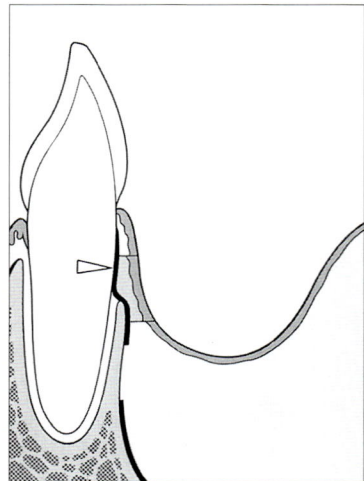

Recobrimento de recessões com enxerto de tecido conjuntivo

Geralmente se obtém sucesso com o uso de *enxertos gengivais livres* (EGL) para o recobrimento das recessões (p. 416). A grande desvantagem dos EGL, porém, é que a mucosa do palato mantém a sua cor esbranquiçada e, por isso, o método é contra-indicado em áreas visíveis, em que a estética possa ser comprometida. Por essa razão, nos anos 1980, foram desenvolvidas técnicas que utilizam tecido conjuntivo subepitelial para o recobrimento das recessões (Raetzke, 1985; Langer e Langer, 1985; Nelson, 1987; entre outros).

A gengiva e mucosa da área receptora recobrem total ou, por vezes, apenas parcialmente os *enxertos de tecido conjuntivo* (ETC). Os métodos foram, mais tarde, aprimorados (Harris, 1992; Schädle, 1993; Bruno, 1994) e introduzidos na prática clínica. Normalmente, as chances de sucesso são previsíveis. A média com que se pode contar são 90% de recobrimento da recessão sem comprometimento estético. Os ETC são considerados, assim, o tratamento de eleição para o recobrimento das recessões.

A "pega" dos ETC só pode ser mantida se a irrigação sangüínea for suficiente. A fim de garanti-la, o ETC deve ser posicionado no leito receptor de modo que possa ser nutrido por ambos os lados.

A obtenção do enxerto no palato não deve danificar o tecido conjuntivo. Ela pode ser mais difícil do que o preparo do leito receptor; a descrição detalhada desse procedimento encontra-se na página 421.

Previamente ao rebatimento do retalho, recomenda-se a redução da convexidade da superfície radicular com pontas diamantadas de granulação fina. Dessa forma, garante-se o íntimo contato da superfície radicular com o enxerto. Com o desgaste da superfície radicular, forma-se uma camada de lama dentinária (*smear layer*), que pode ser eliminada por meio de condicionamento com biomodificadores (p. 351), como o ácido cítrico (pH 1), a tetraciclina-HCl ou o EDTA. A ligeira desmineralização da superfície expõe as fibras colágenas da dentina, o que proporciona a união mais rápida e estável – via adesina e seus ligantes – do ETC com a superfície radicular.

Não menos importante é a provável destruição, pela substância de condicionamento, das bactérias que se encontram sobre a superfície radicular ou no/a cemento/dentina.

Quando um enxerto de tecido conjuntivo é bem-sucedido, profundidades de sondagem não são detectadas ao longo da nova margem gengival. O tipo de união entre dente e tecido conjuntivo só pode ser verificado histologicamente. É provável que ocorra a formação de epitélio juncional longo na porção coronal (Harris, 2001). Na área apical da antiga retração, talvez ocorra inserção conjuntiva (união estável ou, até mesmo, nova inserção).

Assim como as outras técnicas cirúrgicas para o recobrimento de recessões, os transplantes de tecido conjuntivo alargam a faixa de gengiva inserida (Bouchard e cols., 2001).

Na página seguinte, serão apresentadas de forma sucinta quatro técnicas pioneiras do ETC:

- Técnica de Langer e Langer (1985)
- Técnica de Nelson (1987)
- Técnica de Harris (1992)
- Técnica de Bruno (1994)

Além dos autores mencionados, outros periodontistas propuseram variadas modificações das técnicas descritas a seguir.

Recobrimento de recessões com enxertos de tecido conjuntivo

Comparação entre as técnicas de ETC

1.019 ETC – Langer e Langer: reposição coronal do retalho
- Incisões horizontais marginais e à altura da junção cemento-esmalte (JCE)
- Incisões verticais até a mucosa de revestimento
- Retalho dividido
- Coleta do ETC no palato
- Recobrimento do defeito com ETC até o limite esmalte-cemento
- Recobrimento parcial do ETC com o retalho

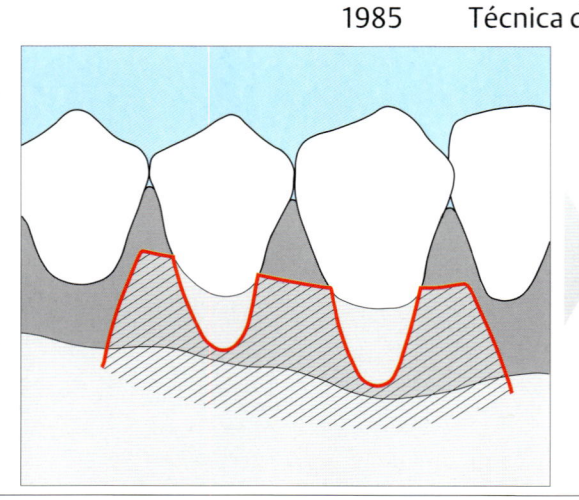

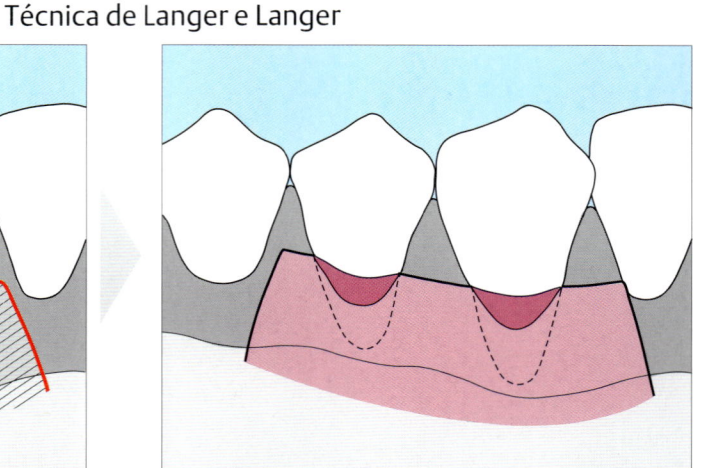

1985   Técnica de Langer e Langer

1.020 ETC – Nelson: reposição lateral do retalho (v. também pág. 425)
- Incisões
- Remoção do epitélio da margem gengival
- Retalho total
- Se necessário, incisão no periósteo
- Coleta do ETC no palato
- Recobrimento do defeito com ETC
- Recobrimento do ETC mediante retalho deslocado lateralmente
- Nutrição do ETC por ambos os lados:
  - retalho (área da recessão)
  - osso (áreas proximais)

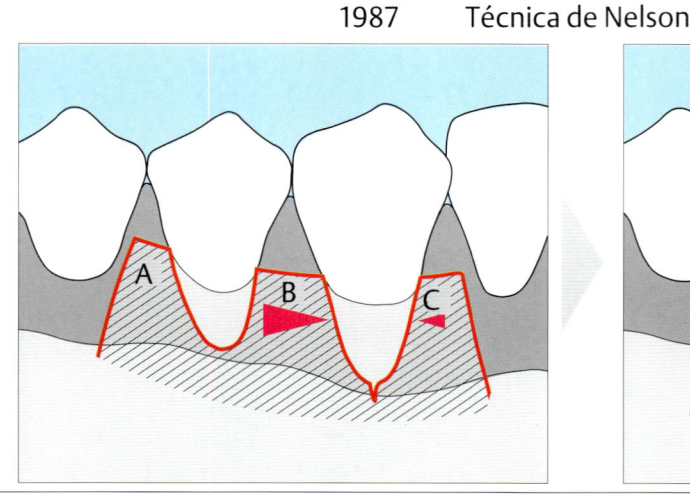

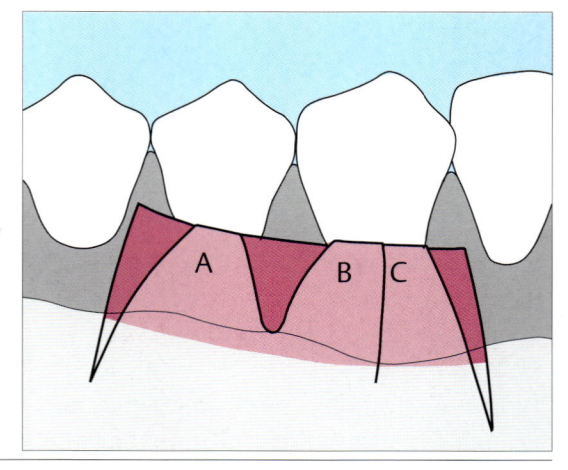

1987   Técnica de Nelson

1.021 ETC – Harris: "técnica da dupla papila" – retalho papilar deslocado lateralmente
- Incisões horizontais
- Incisões verticais mesiais e distais ("inter-radiculares") aos dentes a serem recobertos
- Retalho dividido
- Condicionamento das raízes
- Coleta do ETC no palato
- Recobrimento do defeito com o ETC
- Extremidades do retalho unidas sobre a retração
- Nutrição do retalho e do periósteo

1992   Técnica de Harris

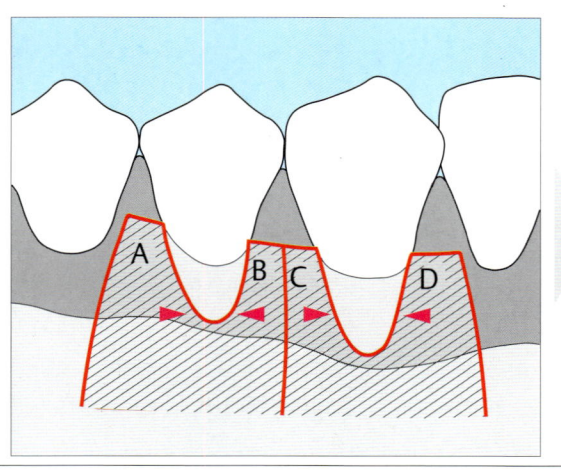

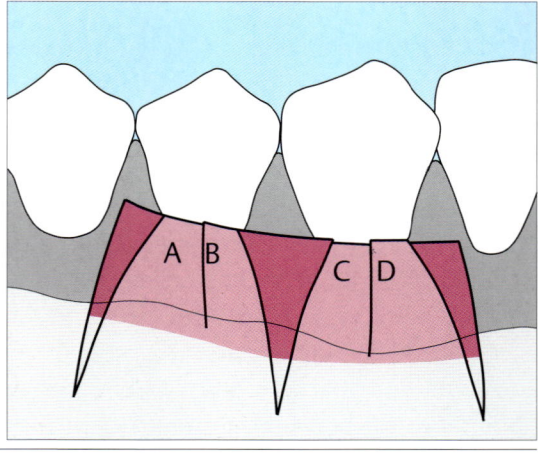

1.022 ETC – Bruno: "Técnica do envelope"
Incisão horizontal na altura JCE
- Sem incisões verticais
- Retalho dividido ("envelope" subepitelial)
- Coleta de ETC no palato; técnica, página 421
- Posicionamento do ETC no "envelope" formado pelo retalho dividido
- Sutura do ETC e do retalho

1994   Técnica de Bruno

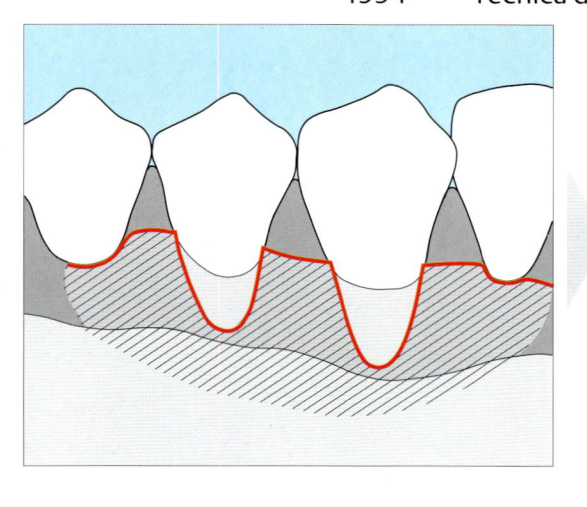

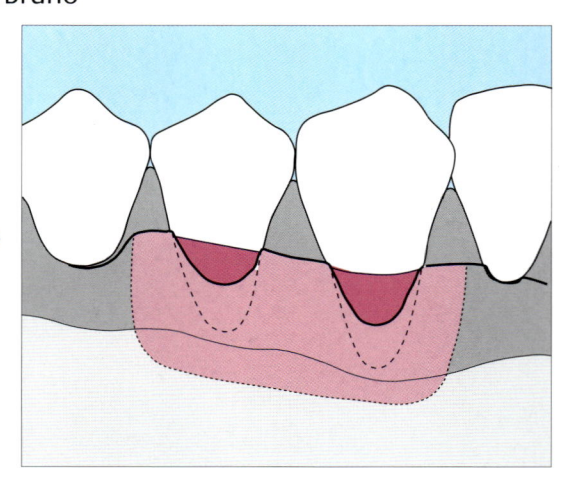

Obtenção do enxerto no palato

Os enxertos de gengiva livre são, em geral, obtidos no palato. Eles podem ser epitelizados (EGL) ou não (somente tecido conjuntivo – ETC). Ambos podem ser coletados em diferentes espessuras (Fig. 1.024).

Para o recobrimento direto das *recessões*, são removidas faixas teciduais relativamente espessas (EGL de espessura total) (Miller, 1982; Holbrook e Ochsenbein, 1983). Especialmente nas áreas em que a estética é relevante, são utilizados enxertos epitelizados menos espessos (enxertos de espessura parcial), mais eficazes para *impedir o progresso do* avanço da recessão ou quando se pretende *aprofundar* o vestíbulo.

Atualmente, os enxertos de tecido conjuntivo são os mais utilizados para as cirurgias plásticas periodontais. Para o recobrimento estável das retrações, são necessários ETC de 1,5 a 2 mm de espessura.

Fragmentos volumosos de tecido conjuntivo também são utilizados para o *aumento de crista alveolar* (p. 505). Essa intervenção possibilita a obtenção de resultados estéticos excelentes na reconstrução de segmentos dentais por próteses fixas com pônticos (papilas, perfil de emergência ovóide, p. 502).

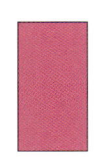

ETC Enxerto de tecido conjuntivo

EGL Enxerto de gengiva livre

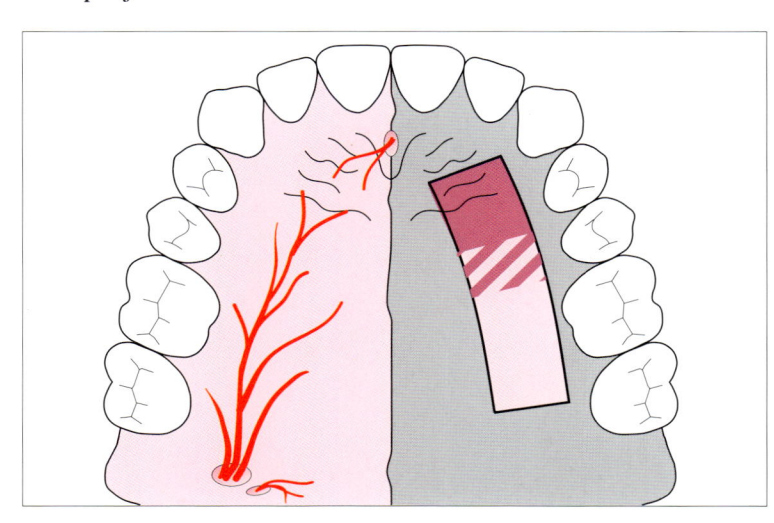

Osso
Glândulas
Gordura
Tecido conjuntivo
Arcabouço colágeno
Epitélio

1.023 Áreas doadoras para o ETC e o EGL – vasos sangüíneos
Os enxertos devem ser coletados a cerca de 2 mm da margem gengival, para que não se provoquem retrações. A área doadora dos ETC deve situar-se na região de pré-molares e de canino, para evitar lesões na artéria palatina.

Os EGL de espessura parcial, por sua vez, devem ser retirados de áreas mais distais, sem rugosidades, mesmo porque o perigo de lesão de vasos de maior calibre é pequeno durante a coleta desses enxertos de pouca espessura.

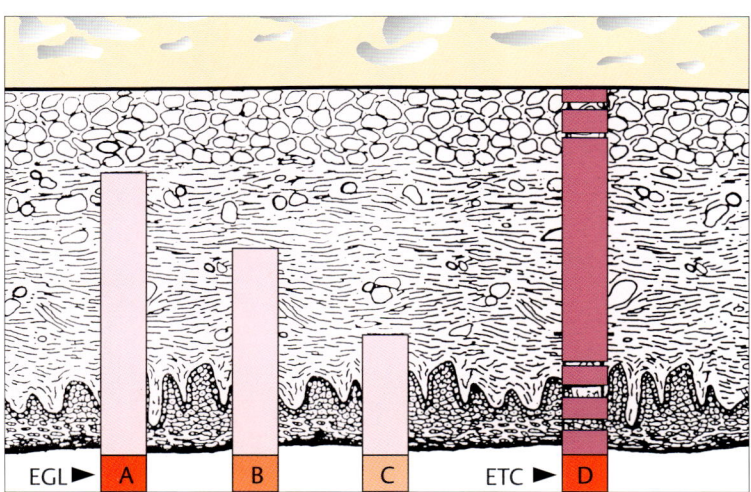

1.024 Palato – comparação histológica EGL – ETC
Enxertos de gengiva livre
A Espessura total: para o recobrimento de retrações
B, C Enxertos de espessura parcial: para a interrupção do avanço das recessões ou o alargamento da faixa de gengiva inserida.

Enxertos de tecido conjuntivo livre
D Espessuras diversas para o recobrimento de recessões e correção de defeitos de crista.

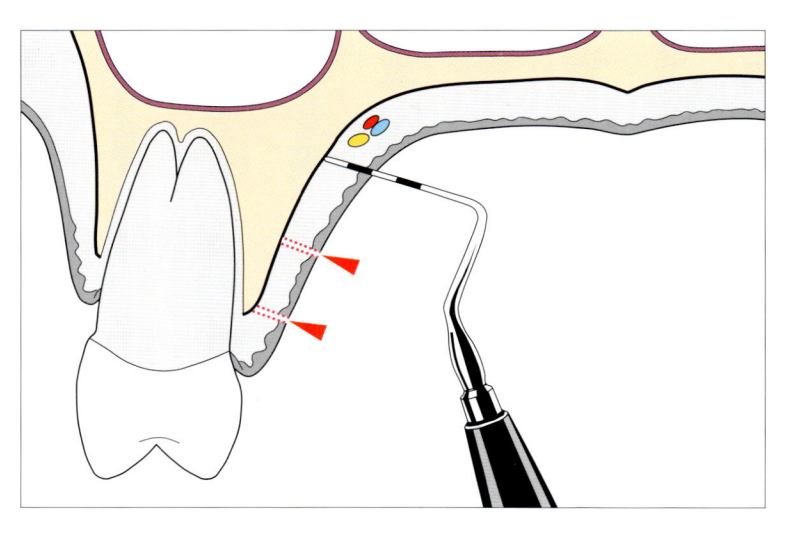

1.025 Sondagem – qualidade da mucosa palatina como doadora de enxerto
A espessura da mucosa palatina deve ser de, pelo menos, 3 a 4 mm. Ela é medida com a sonda periodontal (p. ex., CP12) sob anestesia local.

Quando o palato é profundo, os vasos podem estar a até 17 mm de distância de JCE. Nos palatos rasos, essa distância pode ser de apenas 7 mm (Reiser e cols., 1986).

Nas próximas páginas, serão apresentadas diversas técnicas para a coleta de tecido conjuntivo do palato. Os autores deste atlas preferem o procedimento "*trap doors*" demonstrado na Figura 1.033.

A única complicação mais séria que pode ocorrer na coleta do ETC são hemorragias. Por esse motivo, estes nunca são coletados em área muito distal; a presença de rugosidades não precisa ser levada em consideração, ao contrário do que ocorre com os EGL, que são mais superficiais e extraídos de áreas mais distais, da região dos molares.

Técnica de Bruno

Bruno (1994) preconiza a obtenção do enxerto com duas incisões e sem rebatimento de retalho. A primeira incisão é *horizontal* e *paralela à margem gengival*. A extensão dessa incisão corresponde, aproximadamente, à do enxerto que se pretende fazer. A segunda incisão é paralela à primeira, e determina a largura do ETC; o bisturi penetra a mucosa inclinadamente (em relação ao plano horizontal, a sua posição é vertical).

1.026 Primeira incisão – horizontal
A primeira incisão é feita a 2 a 3 mm da margem gengival, com o bisturi posicionado perpendicularmente aos eixos dentais, atravessando a mucosa e o periósteo até atingir o osso. Após anestesia local, deve-se examinar se a espessura da mucosa é suficiente – são necessários, ao menos, 3 a 4 mm.

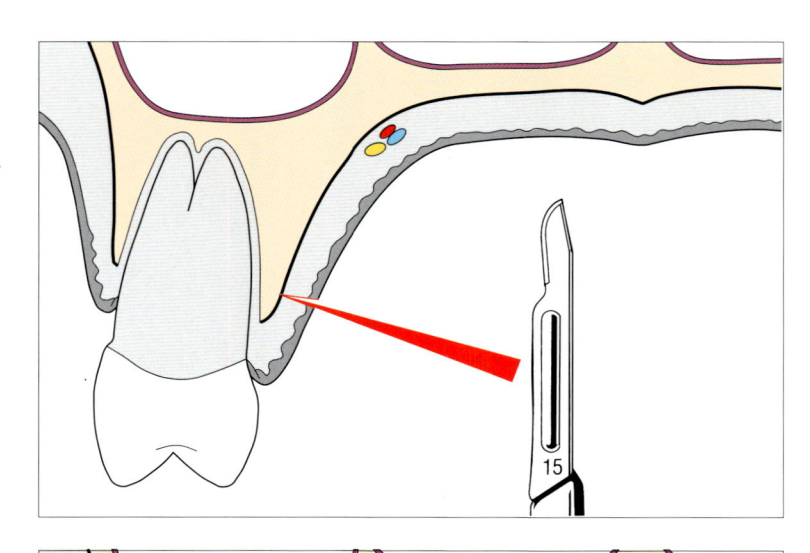

1.027 Segunda incisão – vertical
Esta é feita a cerca de 2 mm de distância (em direção apical) da primeira incisão. O bisturi é posicionado quase paralelamente aos eixos dentais, penetrando a mucosa cerca de 10 mm, se possível (extensão total da parte afiada da lâmina n° 15). O comprimento e a largura do ETC são estabelecidos dessa forma.

Atenção para não lesar a *artéria palatina* e o *nervo palatino*!

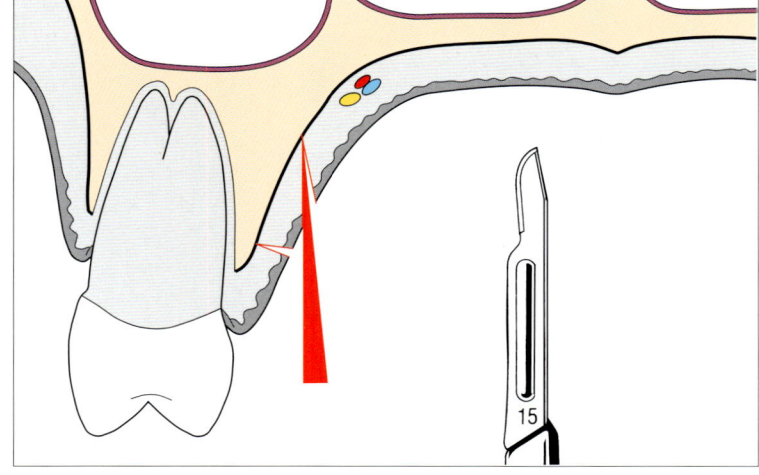

1.028 Coleta do enxerto de tecido conjuntivo
O tecido – inclusive o periósteo – é descolado do osso utilizando-se o destaca-periósteo; antes disso, porém, as extremidades mesial e distal do futuro enxerto são afastadas do osso com o bisturi (apenas "internamente", sem que sejam feitas outras incisões).
Antes de ser adaptado sobre o leito receptor, o enxerto deve ser preparado (regularização da espessura, remoção do epitélio e de tecido adiposo, etc.) sobre superfície estéril.

Direita: ETC.

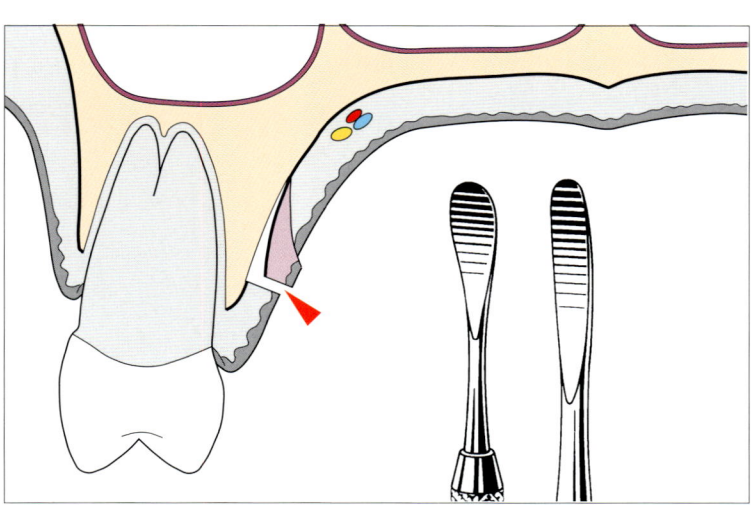

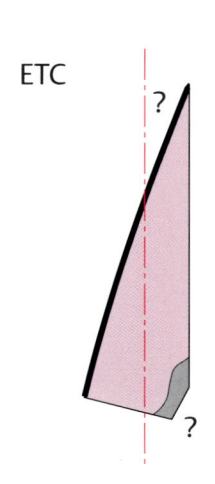

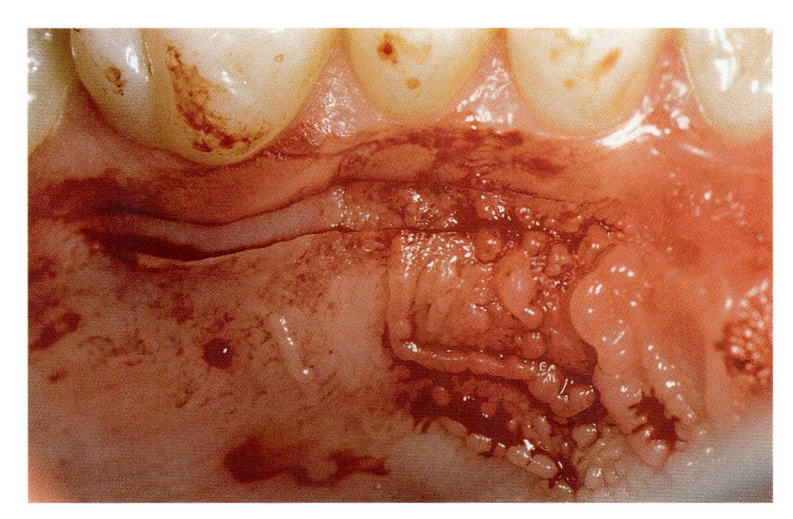

Cirurgia de coleta do enxerto no palato conforme John Bruno

1.029 Incisões
As duas incisões paralelas são feitas na altura dos pré-molares (14 e 15) até cerca da metade do primeiro molar (16). A distância entre as incisões é de, no máximo, 2 mm.
O procedimento seguinte é o mesmo descrito na Figura 1.028.

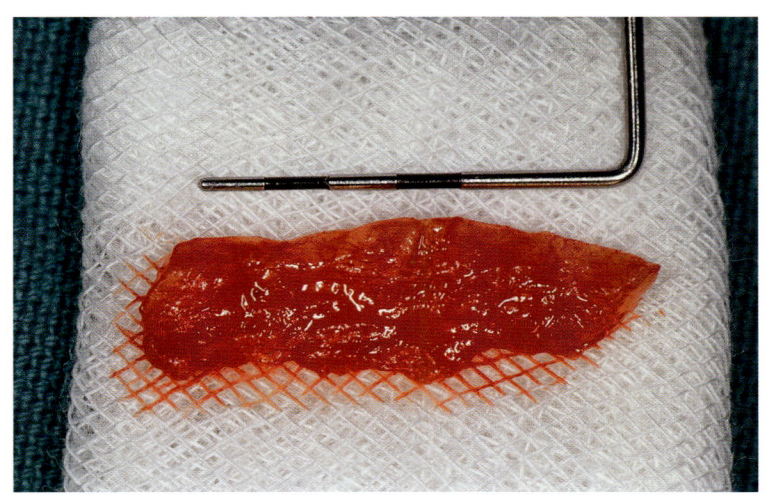

1.030 ETC coletado
O ETC é de 17 mm de comprimento. A parte superior é epitelizada e tem cerca de 2 mm de largura, de acordo com a distância com que foram feitas as duas incisões. Não se deve pressionar essa faixa epitelizada nem deixar que se resseque.

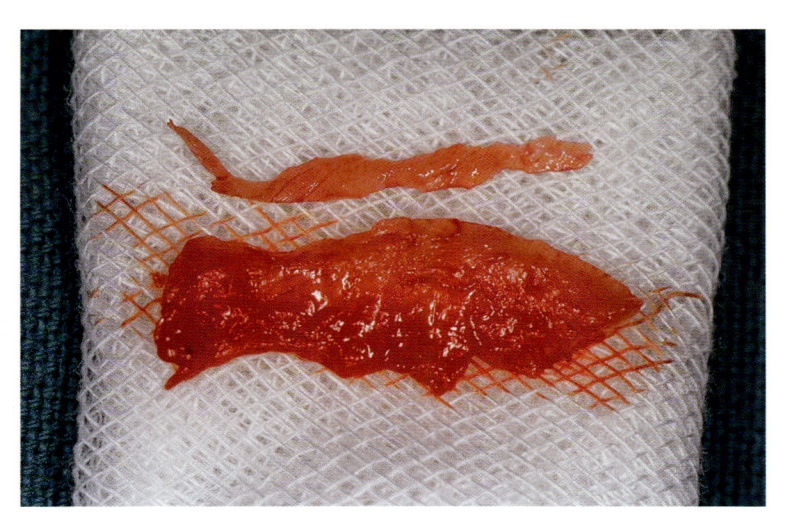

1.031 Remoção da faixa epitelizada – sim ou não?
Para que o recobrimento da área de recessão seja esteticamente satisfatório, deve-se remover a faixa epitelizada mencionada acima.

O "novo" ETC é colocado no envelope preparado sobre a recessão.

Para a correção de um *defeito de crista alveolar* (p. ex., enxerto *inlay*, p. 505), é preferível deixar essa faixa epitelizada, mesmo que seja larga. O epitélio é posicionado na crista da reconstrução do rebordo.

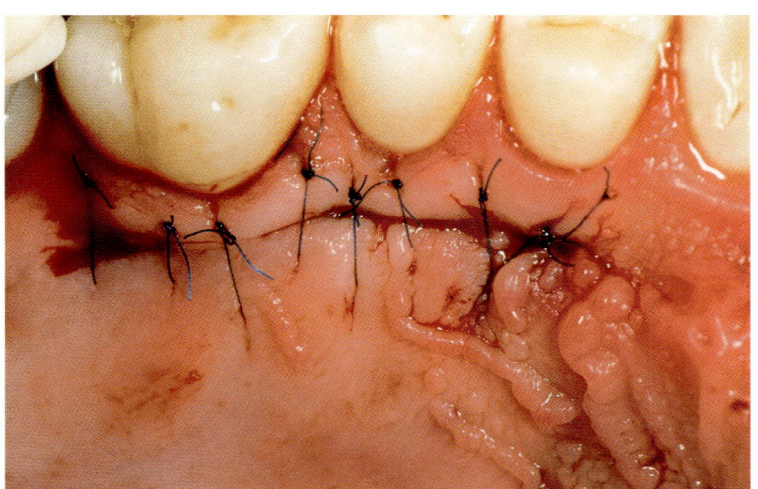

1.032 Fechamento da ferida na área doadora
A distância entre os bordos da ferida é de apenas 2 mm, mas, em geral, não é possível aproximá-los completamente com suturas simples (não tracioná-los!). Mesmo assim, a área que permanece aberta é mínima, não causando grande desconforto ao paciente.

Cortesia de *C. Augustin*.

Outros métodos de obtenção de enxertos de tecido conjuntivo

Existem duas técnicas para a coleta de ETC:

- *"Trap doors"*: são rebatidos retalhos pediculados, constituídos de epitélio e pouca quantidade de tecido conjuntivo subepitelial. Após o afastamento do retalho, extrai-se – com bisturi ou mucótomo – ETC espesso, e o tecido do retalho é reposicionado.
- Remoção do tecido conjuntivo com bisturi de duplo fio (incisões duplas, *double knife*, Harris, 1992). O bisturi penetra por debaixo do epitélio e o tecido conjuntivo é extraído "às cegas".

Ambas as técnicas de coleta podem apresentar diversas variações com relação ao trajeto das incisões e ao instrumental utilizado (ver a seguir). Não existe um procedimento que seja ideal, com baixo risco de complicações.

Alguns riscos e dificuldades não podem ser totalmente evitados, como a coleta do ETC sem controle visual (Bruno, Harris), hemorragias ou problemas com a cicatrização (p. ex., necrose do retalho).

1.033 Método "*trap doors*" – base larga
Faz-se uma incisão profunda, paralela ao segmento da arcada dental, a cerca de 3 a 4 mm da margem gengival. Duas curtas incisões perpendiculares à primeira completam a abertura da "janela". O bisturi é introduzido através dessa abertura por debaixo da mucosa, afastando-a (**1**). O ETC é, então, removido com o destaca-periósteo.
Se a intenção é manter a faixa epitelial, pode-se fazer uma segunda incisão paralela à primeira (para o lado da margem gengival), para, só então, remover-se o tecido (**2**).

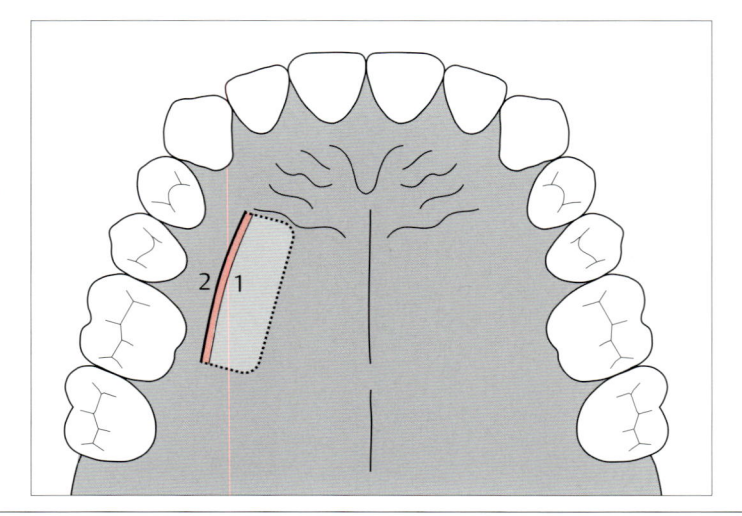

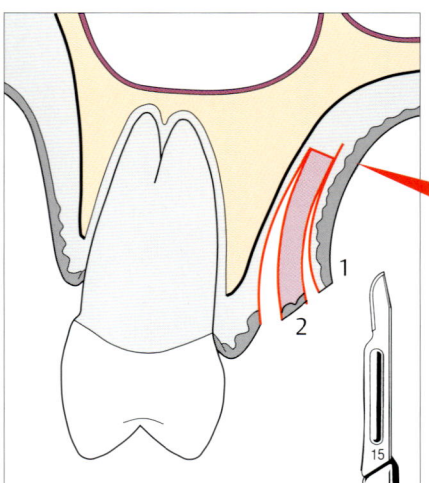

1.034 Método "*trap doors*" – base estreita
A "janela" (**1**) também pode ser feita com base estreita no lado distal. O afastamento do tecido e a remoção do tecido conjuntivo (**2**) podem ser realizados com bisturi ou exclusivamente com *mucótomo* (Fig. 971). Com esse procedimento, não é possível manter uma (longa) faixa de epitélio no ETC – na maioria dos casos (recobrimento de retrações), esta não é necessária.

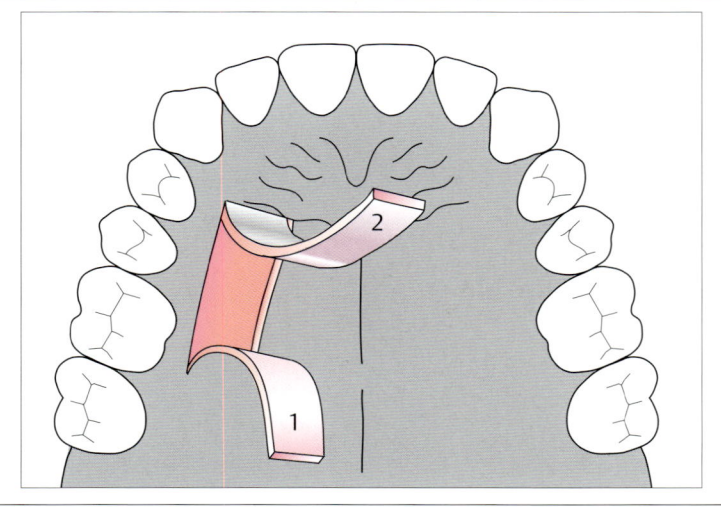

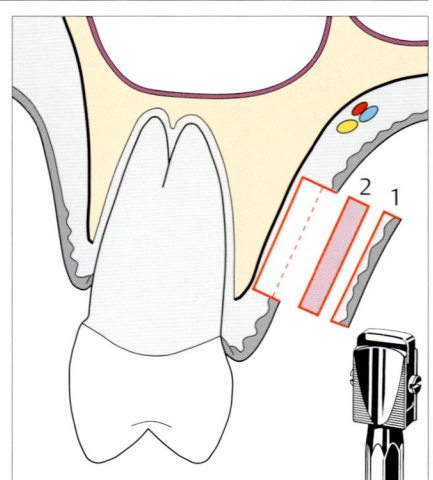

1.035 Coleta do ETC com o bisturi (Harris, 1992)
Esse método é semelhante ao preconizado por Bruno (p. 422), mas é realizado em apenas uma sessão com bisturi especial de duplo fio (duas lâminas nº 15 paralelas). A distância entre as duas lâminas pode variar de 0,5 a 3,0 mm, dependendo da espessura desejada.

Harris *double knife*:
- H&H Company, Ontario, CA, EUA
- Harris Double-Bladed Scalpel, Miter Inc.

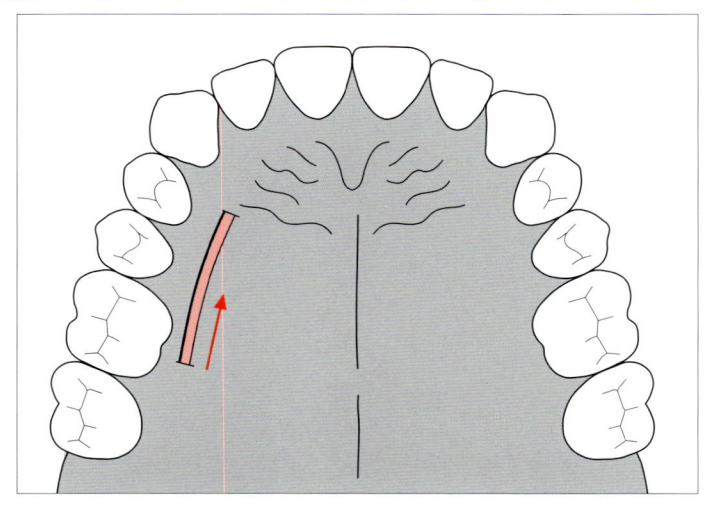

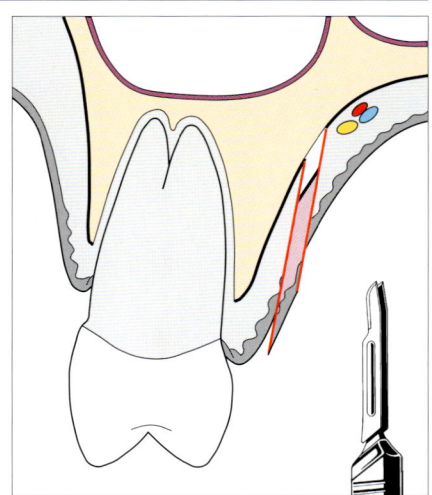

Enxerto de tecido conjuntivo – técnica de Nelson

Enxerto autógeno de mucosa sem epitélio

Cirurgia

Os diversos métodos para o recobrimento de retrações com tecido conjuntivo (ETC) são semelhantes. Na técnica de Nelson (1987), que é bastante simples, a área da recessão é recoberta por mucosa local (retalho pediculado com reposicionamento lateral).

O caso seguinte é de uma paciente de apenas 20 anos – com boa saúde geral – cujos dentes 43 e 44 apresentavam fortes recessões, devidas, provavelmente, à tração exercida por bridas na margem gengival e à higiene oral incorreta. A situação morfológica – inclusive o vestíbulo raso – dificulta a escovação no local (sangramento à sondagem). Além disso, a paciente reclama de hipersensibilidade dentinária ocasional. O restante da dentição não apresenta recessões, e os índices de placa e sangramento são baixos.

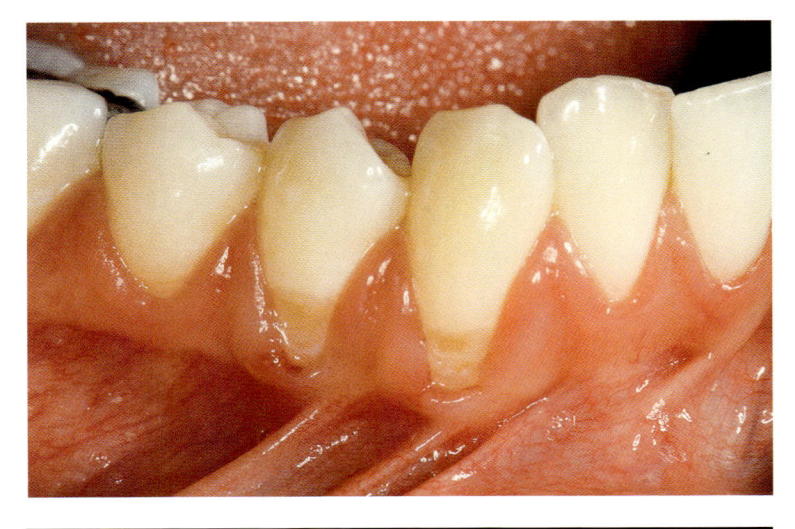

1.036 Exame inicial: recessão nos dentes 44 e 43; classes de Miller I e II
As bridas inserem-se diretamente na margem gengival: leve inflamação (ferimentos) na porção mais apical das recessões, pequenos defeitos em cunha. As papilas largas preenchem completamente os espaços interdentais – como nos periodontos saudáveis.

Papilas largas são vantajosas para o prognóstico do ETC (irrigação sangüínea do enxerto)

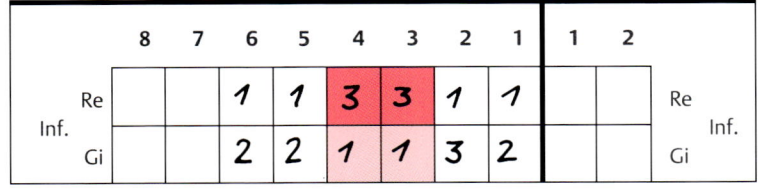

1.037 Recessões (Re) e largura da gengiva inserida (Gi)
Apenas nos dentes 44 e 43 se observam recessões acentuadas, de cerca de 3 mm. Nesses locais, a gengiva inserida é quase inexistente (menos de 1 mm).

Exame radiográfico

Os septos interdentários apresentam altura normal. As recessões vestibulares não podem ser vistas na radiografia.

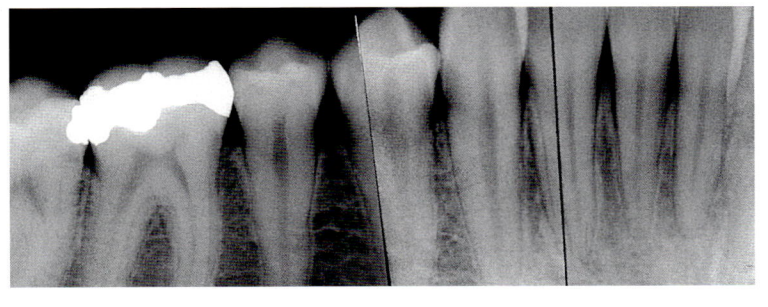

1.038 Evidenciação de placa
A aplicação do evidenciador mostra que essa região não pode ser mantida livre de placa (perigo de cárie), embora a paciente, de forma geral, tenha boa higiene bucal. Podem ocorrer:

- Sensibilidade de colo
- Cáries
- Inflamação
- Avanço da recessão
- Formação de bolsas

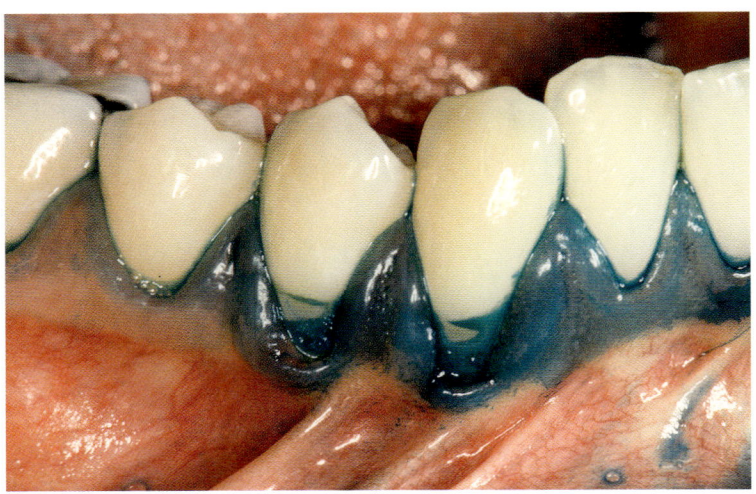

426 Recobrimento de recessões com enxertos de tecido conjuntivo

1.039 Planejamento das incisões – protocolo
1. Incisões horizontais na altura da junção cemento-esmalte. Elas não devem tocar os dentes vizinhos 45 e 42, para que as inserções não sejam traumatizadas (perigo de recessão).
2. Incisões verticais até a mucosa de revestimento.
3. Incisões intra-sulculares nos dentes com recessões.

Extremidades **A, B, C**.

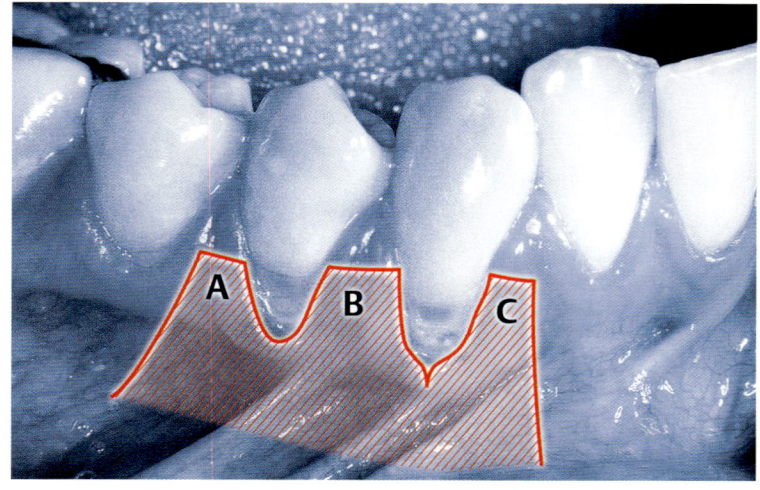

Recobrimento do defeito com ETC, técnica de Nelson – protocolo cirúrgico:

- Incisão horizontal
- Incisões verticais ultrapassando a LMG
- Retalho mucoperiosteal/total
- Incisão do periósteo
- Condicionamento radicular

- Coleta do ETC (palato)
- Tratamento da ferida cirúrgica no palato

- Adaptação/fixação do ETC (sutura reabsorvível)
- Reposição do retalho, fixação

- Instruções pós-operatórias

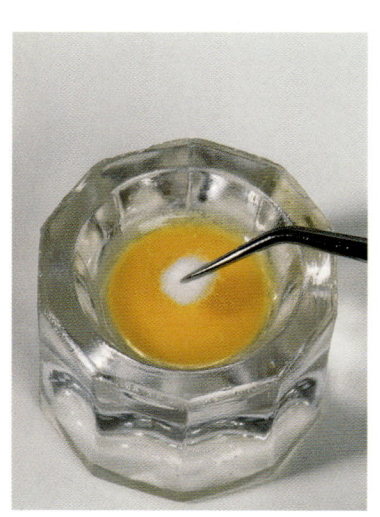

1. Primeiro passo: preparar o leito receptor

1.040 Incisões
As incisões intra-sulculares, horizontais e verticais foram executadas como planejado.
Na margem do dentes com recessões (44 e 43), o epitélio é removido. Os bordos dos retalhos **B** e **C** serão unidos por cima do ETC; a futura união tecidual não deve sofrer interferências.

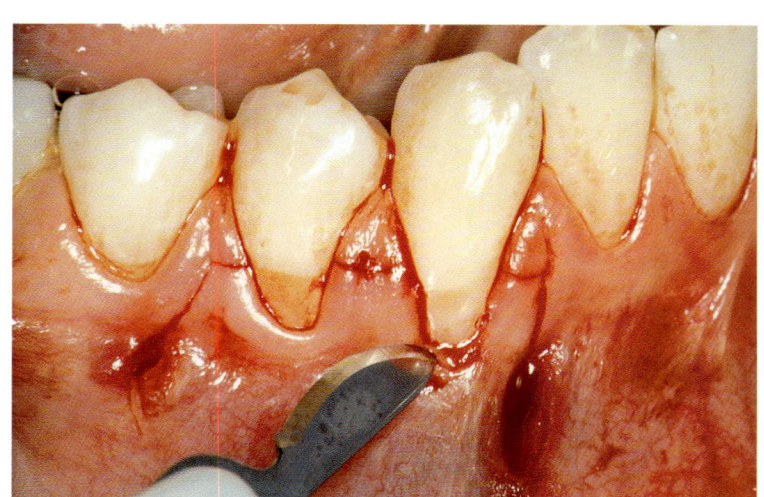

1.041 Rebatimento do retalho mucoperiosteal
Afasta-se o *enxerto total* com o destaca-periósteo. O osso exposto (compacto) apresenta pouca irrigação superficial (pontos de sangramento), a qual deve ser providenciada ainda antes da colocação do ETC (nutrição do enxerto pelo osso; Fig. 1.043). O periósteo é incisionado na altura da mucosa de revestimento, para que os retalhos A a C possam ser mais tarde deslocados coronal e lateralmente sem ser tensionados.

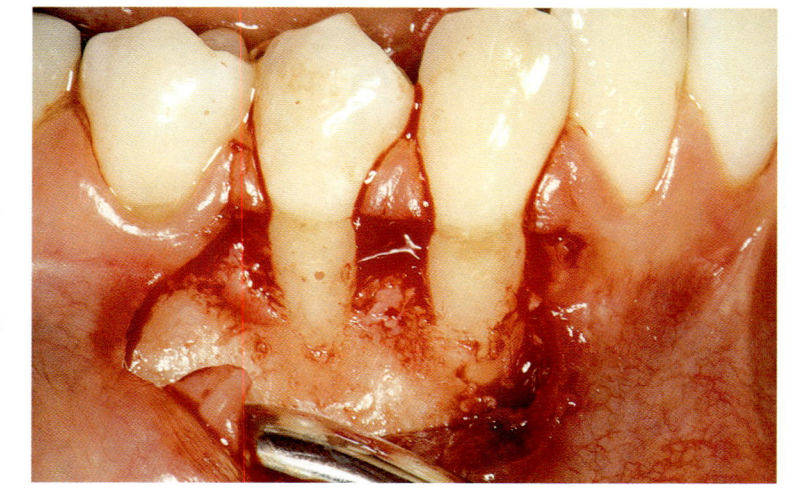

1.042 Debridamento radicular
A superfície radicular é debridada com instrumentos manuais ou pontas diamantadas (granulação: 15 μm) apenas na área da retração gengival. A inserção tecidual não deve ser lesada. Se apresentarem grande convexidade, as superfícies radiculares devem ser aplainadas.

Direita: Recomenda-se a finalização com condicionamento químico (*biomodificação*, aqui com suspensão de tetraciclina) da superfície radicular exposta pela retração.

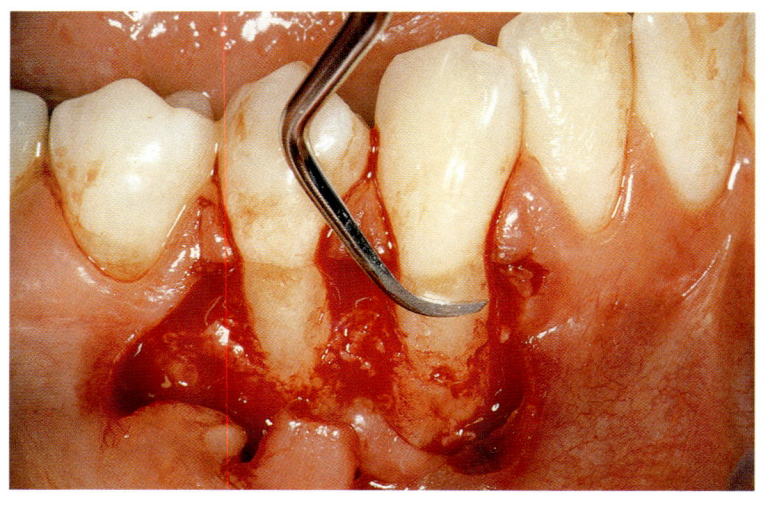

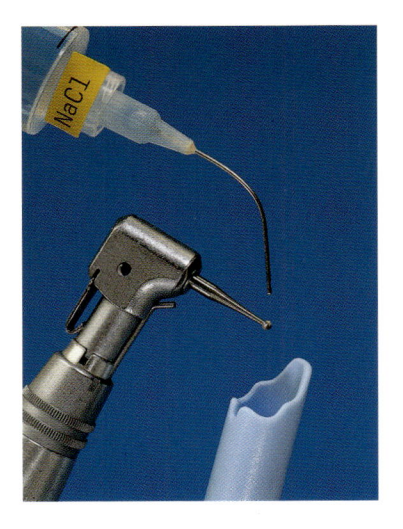

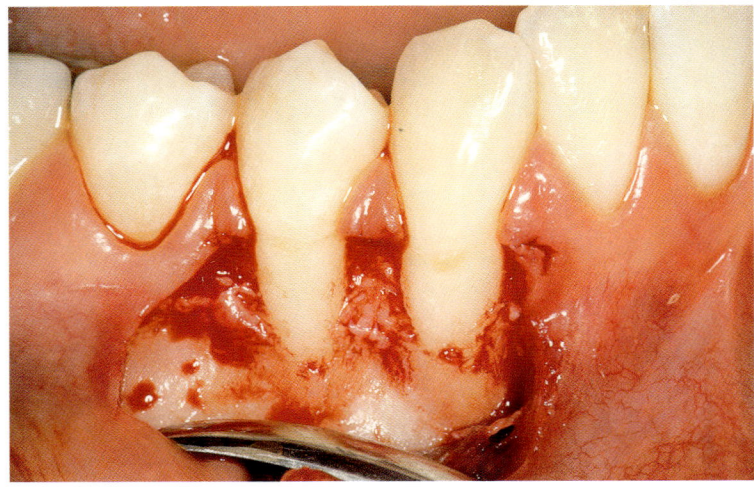

Enxerto de tecido conjuntivo – técnica de Nelson 427

1.043 Superfícies radiculares limpas

As superfícies radiculares debridadas estão prontas para receber o ETC.
São feitas pequenas perfurações com brocas até a medula óssea (cuidado: raízes, ligamento periodontal e, neste local, nervo mentual), garantindo-se a nutrição do ETC por esse lado.

Esquerda: Broca estéril e solução de NaCl para a perfuração do osso.

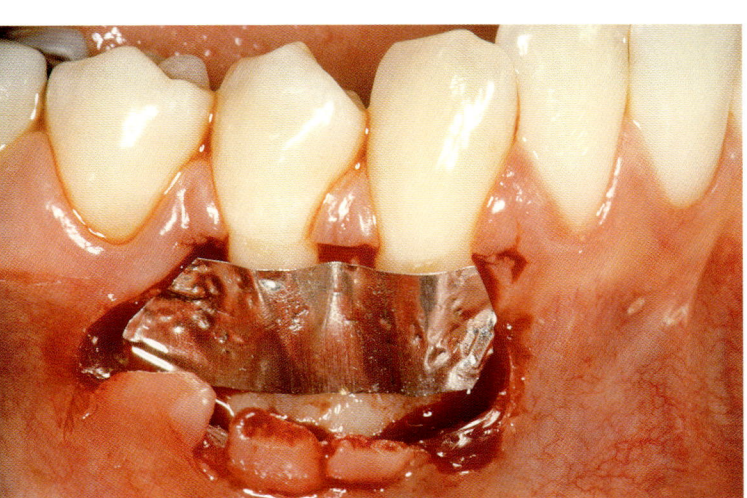

1.044 "Molde" para o enxerto de tecido conjuntivo

Assim como para os EGL, o tamanho do ETC pode ser determinado com o auxílio de um "molde" de papel de alumínio (p. ex., de filmes radiográficos usados). Na margem apical, o ETC deve ser sobreposto ao osso.

2. Segundo passo: obtenção do enxerto no palato

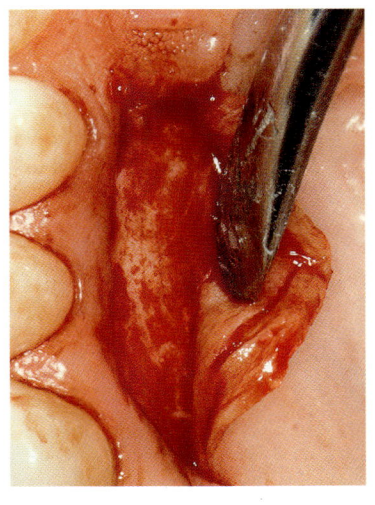

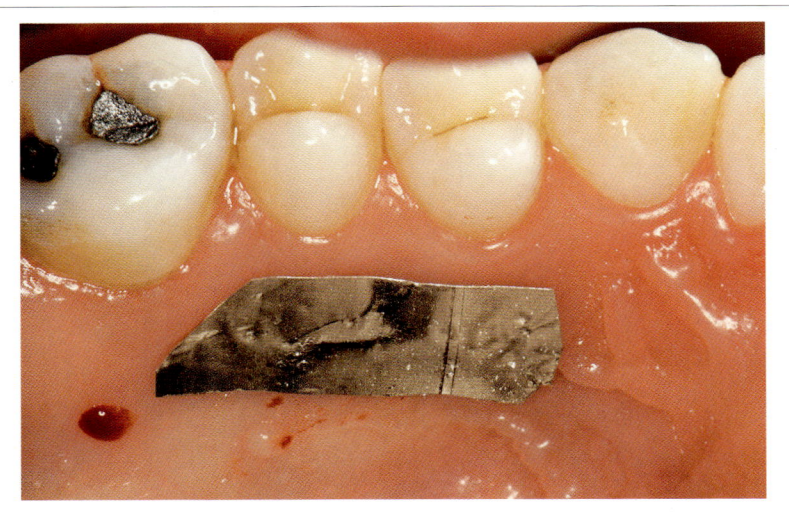

1.045 Técnica de obtenção

O "molde" é aderido ao palato com pequena quantidade de vaselina e, em seguida, é parcialmente circundado pela incisão. Rebate-se um retalho pouco espesso (epitélio e tecido conjuntivo) e de base larga.

Esquerda: "Janela" aberta em direção mediana. O tecido conjuntivo exposto pode ser removido por meio de incisões.

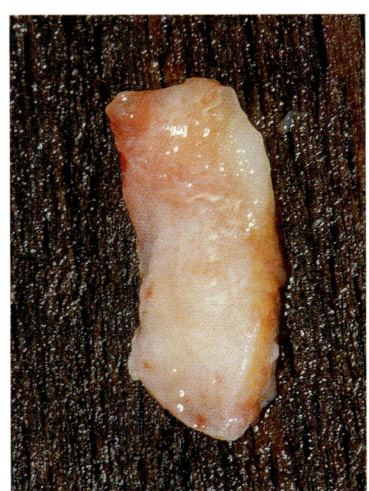

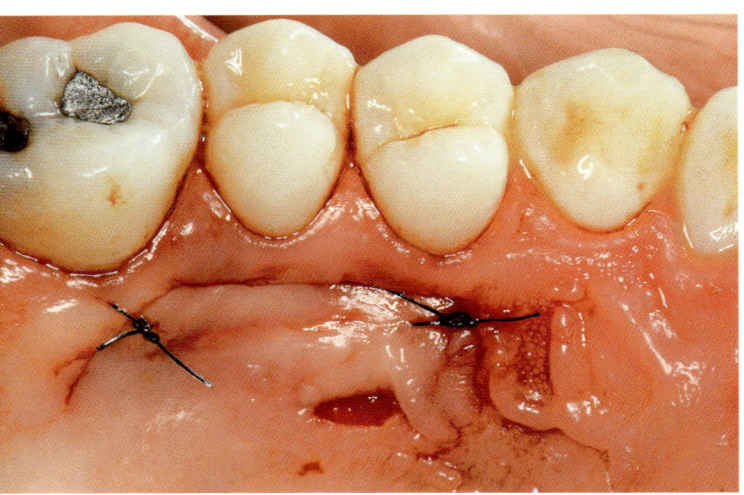

1.046 Cuidados com a área doadora

Após a coleta do ETC, o retalho é reposicionado, suturado e pressionado (contenção do sangramento, redução do coágulo).

Esquerda: ETC de cerca de 2 mm. Após a coleta, o enxerto deve ser protegido contra o ressecamento e, assim que preparado (caso necessário), deve-se adaptá-lo ao leito receptor.

3. Terceiro passo: Adaptação ao leito receptor

1.047 ETC *in situ*
O enxerto é fixado com suturas reabsorvíveis.

Direita: Fio de sutura reabsorvível para a fixação do ETC (Catgut; à esquerda) e fio de sutura não-reabsorvível (fio de seda trançado) para a fixação das partes do retalho.

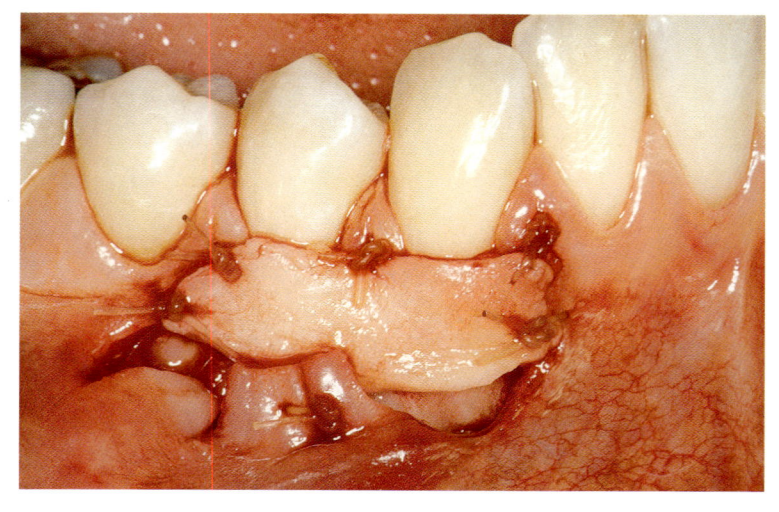

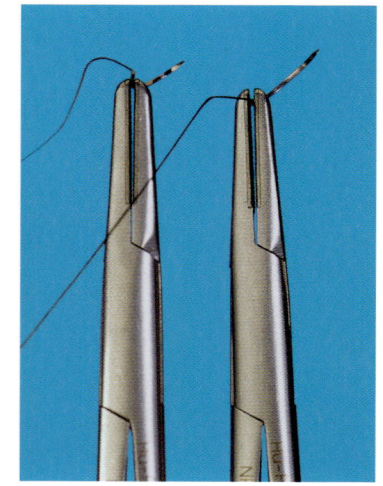

1.048 Adaptação do retalho
Recobre-se o máximo possível do ETC com o retalho, sem tensioná-lo: a extremidade A é posicionada sobre a raiz do dente 44, e as extremidades B e C são unidas sobre o dente 43. As extremidades são estabilizadas com suturas simples e suturas tipo suspensório.

A área do enxerto não é higienizada mecanicamente, apenas com solução de CHX (bochechos).

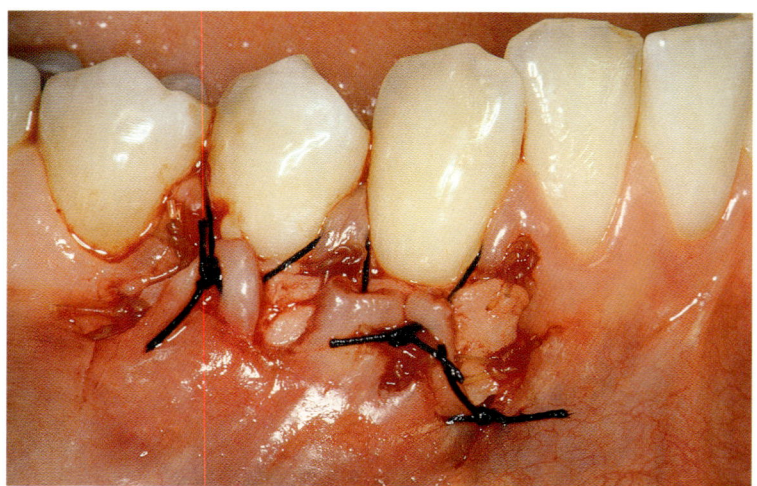

Pós-operatório

1.049 Quatorze dias após a cirurgia
Suturas removidas. O resultado poderia ser melhor nessa fase.

As extremidades do retalho (**A**, **B** e **C**) ainda estão proeminentes, e as suas porções coronais podem ser movimentadas.

A retração no dente 44 ainda não foi completamente recoberta. A higiene mecânica é reiniciada cuidadosamente, mantendo-se os bochechos com CHX.

1.050 Sete meses após a cirurgia
Após meio ano, a situação se consolidou e o resultado melhorou consideravelmente. A retração sobre o dente 43 está quase recoberta por completo; sobre o dente 44, ela permanece em cerca de 1 mm.

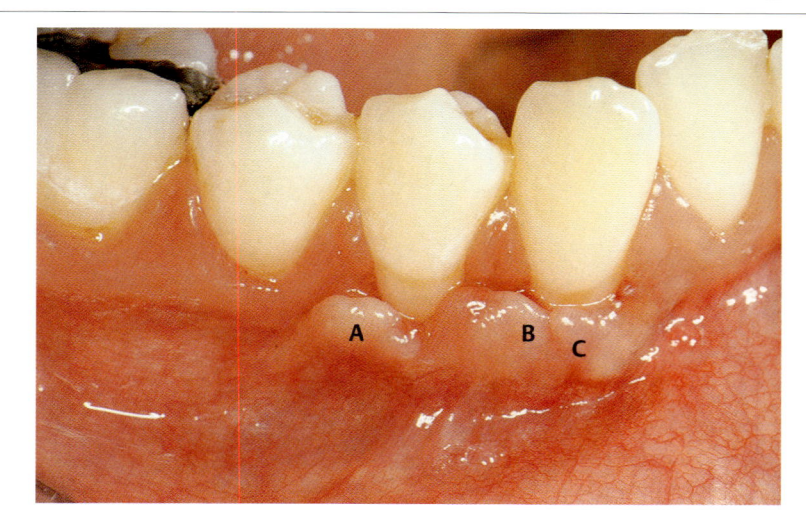

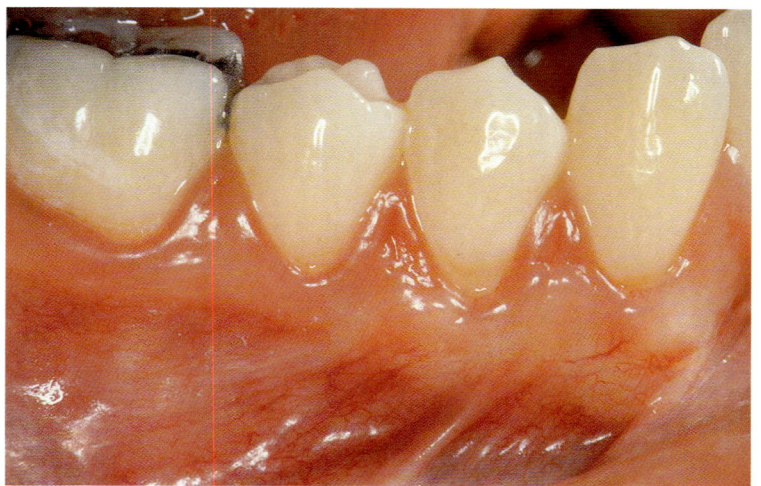

Resumo

Como mostrado no caso clínico, a técnica de Nelson é uma das mais confiáveis e tecnicamente simples para o recobrimento de recessões.

A paciente de 20 anos de idade queixava-se de leve dor na margem gengival, evidentemente causada por constantes ferimentos superficiais durante a escovação. A higiene bucal eficiente nesse local era praticamente impossível, em razão da ausência de gengiva inserida, da profundidade da retração e do vestíbulo raso.

A queixa primária da paciente era a sensibilidade dentinária, mas o seu principal temor era perder os dentes devido às recessões.

Ambos os problemas puderam ser resolvidos com a intervenção: as recessões foram quase totalmente recobertas. As inserções das bridas jugais foram deslocadas em direção apical e a faixa de gengiva inserida alargou-se levemente. Essas condições periodontais saudáveis possibilitam, então, o controle de placa atraumático.

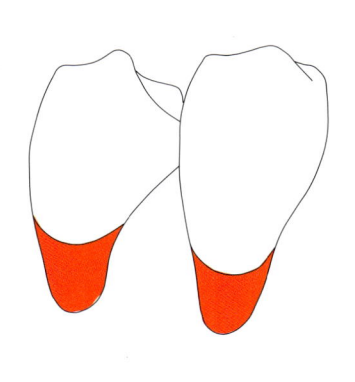

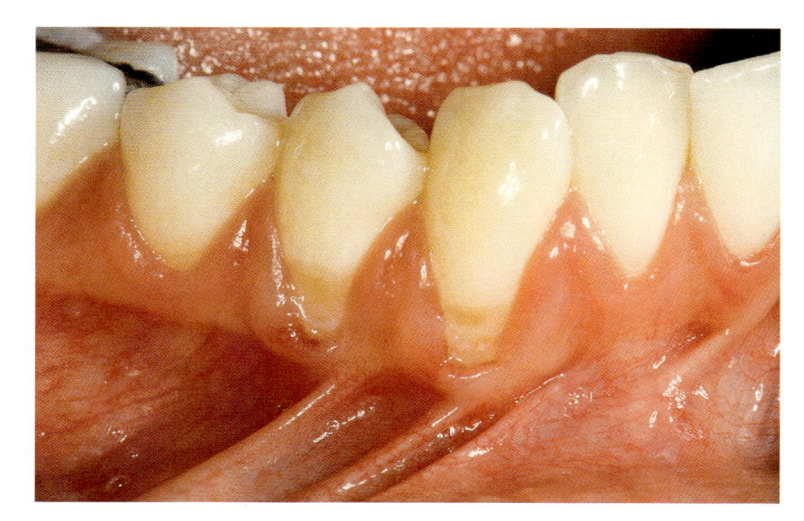

1.051 Exame inicial
Os problemas que originaram as queixas da paciente são os seguintes:

- Recessões nos dentes 43 e 44 (*áreas de recessões*, ver traçado à esquerda)
- Faixa quase ausente de gengiva inserida
- Inserção de bridas próximas à margem gengival
- Leve inflamação causada por placa (e pequenos traumas?) na porção apical da margem
- Defeitos em cunha em fase inicial.

1.052 Recessões (Re) e largura da gengiva inserida (Gi)
Ao exame inicial, verificam-se recessões de 3 mm nos dentes 43 e 44. Nesses dentes, praticamente não há faixa de gengiva inserida (1 mm).

antes

		8	7	6	5	4	3	2	1	1	2		
Inf.	Re				1	1	3	3	1	1			Re	Inf.
	Gi				2	2	1	1	3	2			Gi	

depois

Re e Gi após dois anos
A retração no dente 43 foi completamente recoberta; no dente 44, foram recobertos "apenas" 2 dos 3 mm de recessão (66,6%).

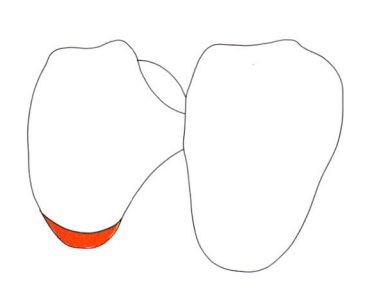

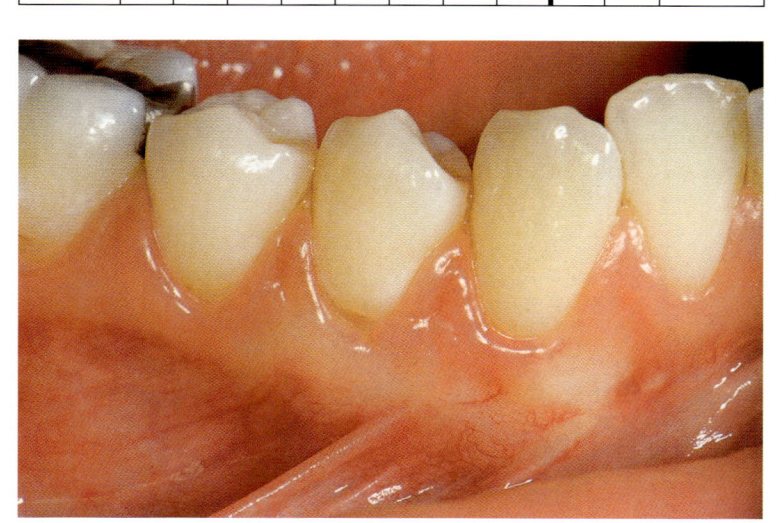

		8	7	6	5	4	3	2	1	1	2		
Inf.	Re				1	1	1	0	0	1			Re	Inf.
	Gi				2	2	2	2	3	2			Gi	

1.053 Dois anos após a cirurgia
Em comparação ao quadro clínico observado após sete meses (Fig. 1.050), a situação melhorou. Junto ao dente 44, parece ter ocorrido um ligeiro *creeping attachment*. Nesse dente, há ainda pequena recessão de menos de 1 mm. Esteticamente, o importante não é o percentual de redução da recessão, mas sim, o fato de a área de recessão ser agora mínima (ver traçado à esquerda).

Enxerto de tecido conjuntivo… e correção das complicações

Cirurgia

A "técnica do envelope" (Raetzke, 1985; Bruno, 1994) já foi descrita de forma esquemática (p. 420).

O caso clínico seguinte é de um paciente de 29 anos que procurou tratamento em razão de recessões generalizadas, mas de graus variados, especialmente no primeiro quadrante. As causas das recessões podem ser diversas. Entre as de origem morfológica, estão o posicionamento dos dentes muito próximo da parede vestibular do osso alveolar, bem como a pouca espessura (ou, até mesmo, ausência) da tábua óssea vestibular. Verificou-se também à anamnese que o paciente utiliza uma técnica incorreta de escovação (movimentos horizontais), escovas de cerdas duras e pasta abrasiva, o que causou o surgimento de defeitos em cunha e hipersensibilidade de colo. Além disso, ele têm preferência por alimentos ácidos.

O paciente deseja que as recessões nos dentes 13 e 12 sejam recobertas o máximo possível.

1.054 Exame inicial
As recessões nos dentes 11, 12, 14 e 15 são de 1 a 2 mm e, no canino, de quase 5 mm. Esse último apresenta também defeito em forma de cunha. Assim na maioria dos casos de recessões "simples", as papilas são afiladas e preenchem todo o espaço interdental: classe de Miller I/larga.

Direita: Os septos interdentários na região do canino são normais.

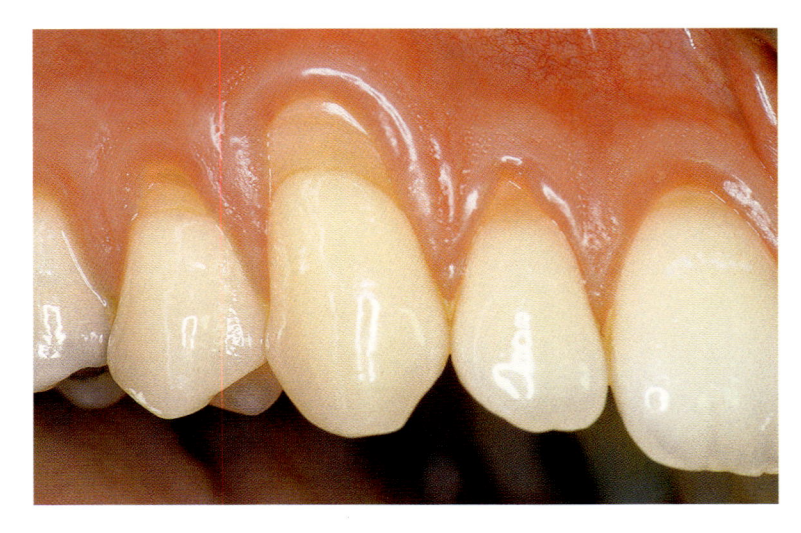

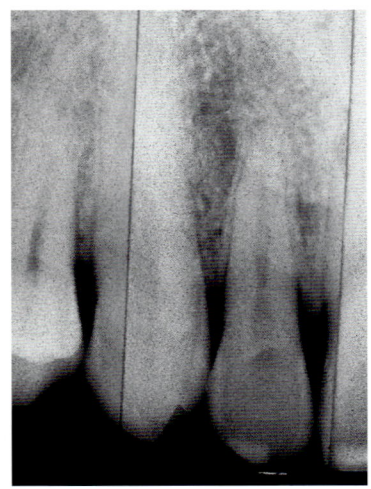

1.055 Técnica do "envelope" – planejamento
- Incisão marginal (linha contínua) e rebatimento do retalho (envelope mucoso) ultrapassando a linha mucogengival (área hachurada).
- Rebatimento de retalho total com incisão no periósteo (método original de acordo com Bruno – retalho dividido).

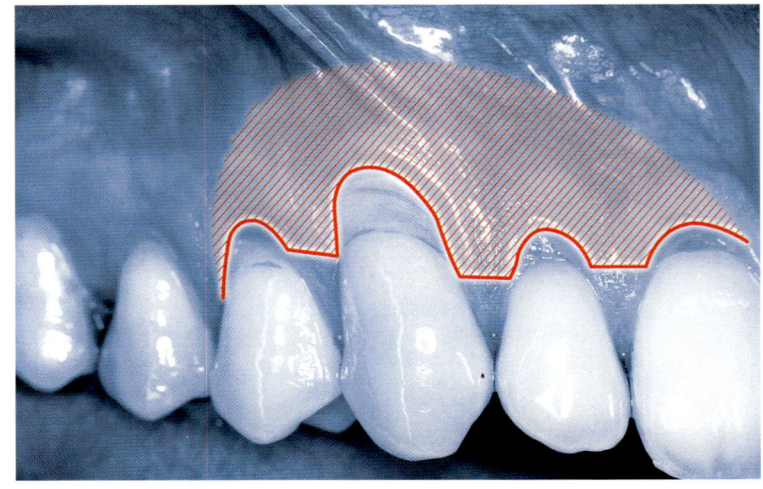

1.056 Preparo da área de recessão – arredondamento dos ângulos
Em geral, os defeitos em cunha causados pela escovação formam-se na superfície radicular diretamente abaixo do limite esmalte-cemento. Uma vez que o esmalte, por sua dureza, sofre pouca abrasão, forma-se um bordo agudo, que deve ser arredondado. As restaurações de colo ou cáries nessa região devem ser removidas antes da cirurgia.

Direita: Arredondamento dos bordos do defeito em cunha com pontas diamantadas.

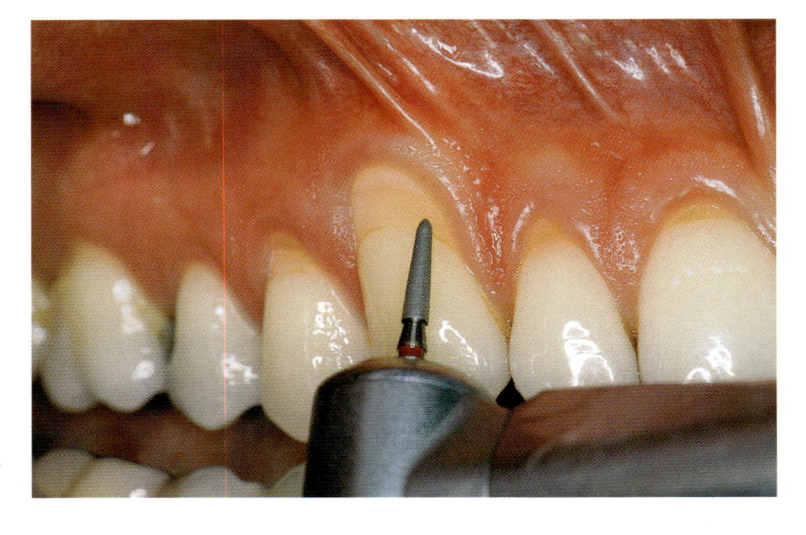

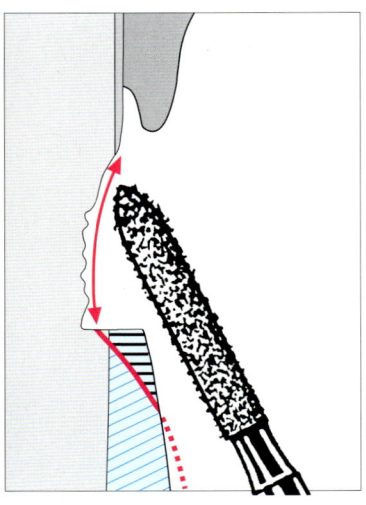

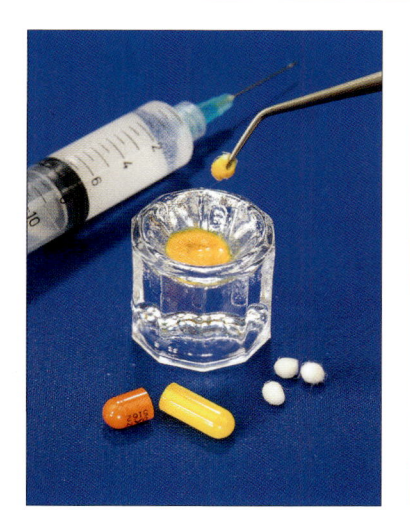

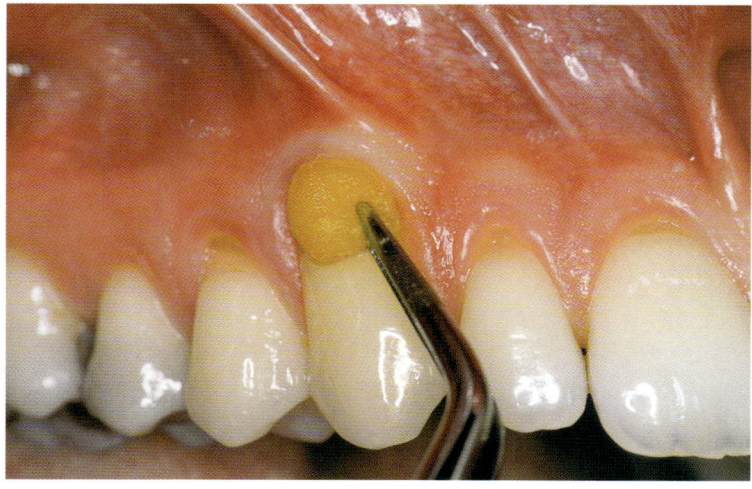

1.057 Condicionamento da superfície radicular

A superfície radicular a ser recoberta é condicionada com solução de tetraciclina HCl.

Esquerda: Tetraciclina HCl para a biomodificação da superfície radicular.

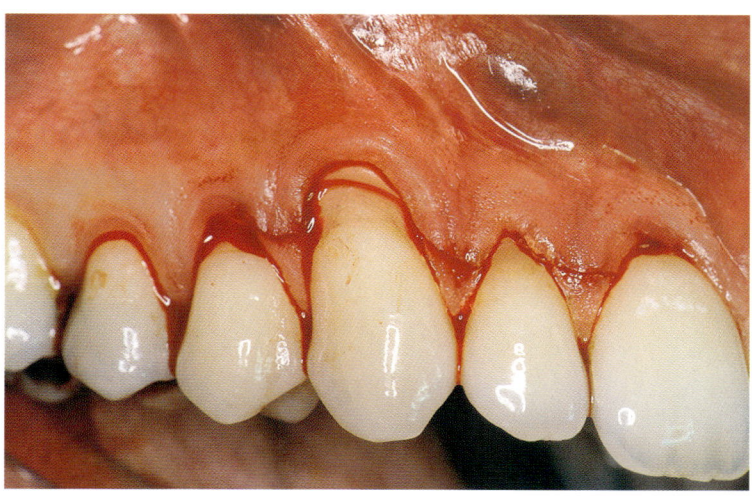

1.058 Incisão do envelope

Ao contrário das incisões microcirúrgicas mostradas no caso anterior, aquelas feitas com bisturis normais (p. ex., nº 15) são menos precisas e mais traumáticas, formando margens parcialmente irregulares.

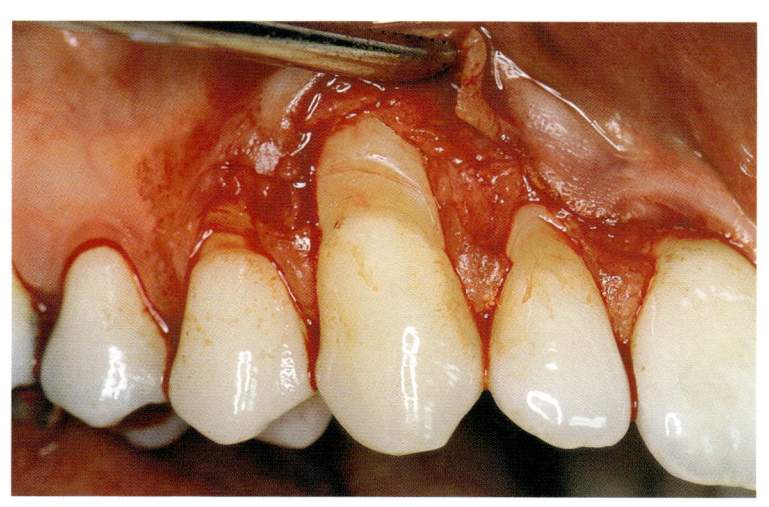

1.059 Rebatimento do retalho

O retalho mucoperiosteal é rebatido além da linha mucogengival, recebendo incisão periosteal em sua base, ao contrário da técnica de Bruno, que preconiza um retalho dividido em toda a sua extensão.

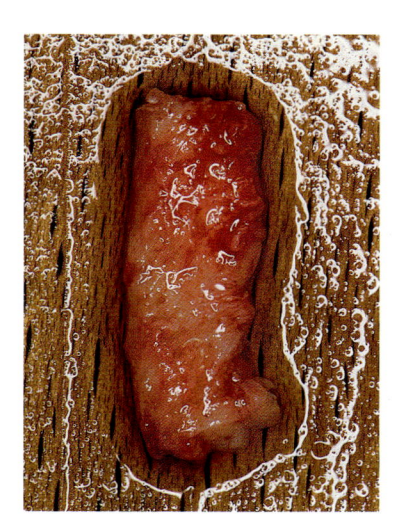

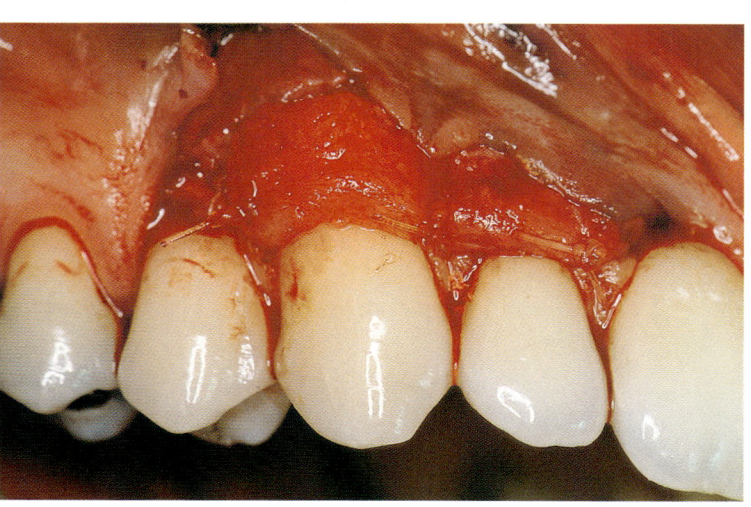

1.060 ETC em posição

O ETC retirado do palato recobre as recessões junto aos dentes 12 e 13, ultrapassando ligeiramente a junção cemento-esmalte. Para a fixação, foram utilizados fios reabsorvíveis suturados a partir do ETC em direção à porção palatina das papilas.

Esquerda: O ETC retirado do palato tem cerca de 2 mm de espessura.

1.061 Reposição do retalho
O retalho foi fixado nas papilas entre os dentes 14 e 13, 13 e 12 e 12 e 11 com fio de sutura sintético (4-0). O enxerto é relativamente espesso e, na área da antiga recessão, não é recoberto completamente pelo retalho.

O paciente faz bochechos com CHX 0,2%.

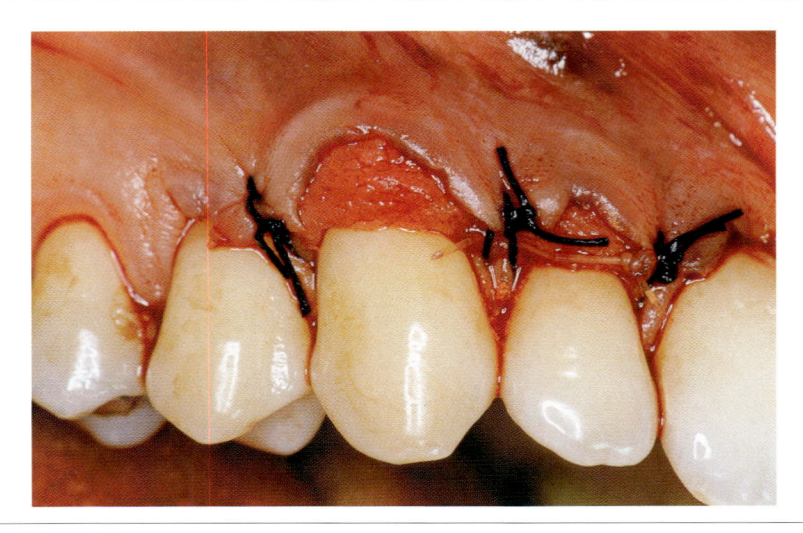

Distúrbio cicatricial

1.062 Nove dias após o enxerto
As suturas foram removidas. O ETC uniu-se ao leito, e a superfície começou a epitelizar-se.

O tecido – especialmente sobre o dente 13 – sofreu espessamento e já ultrapassou a junção cemento-esmalte.

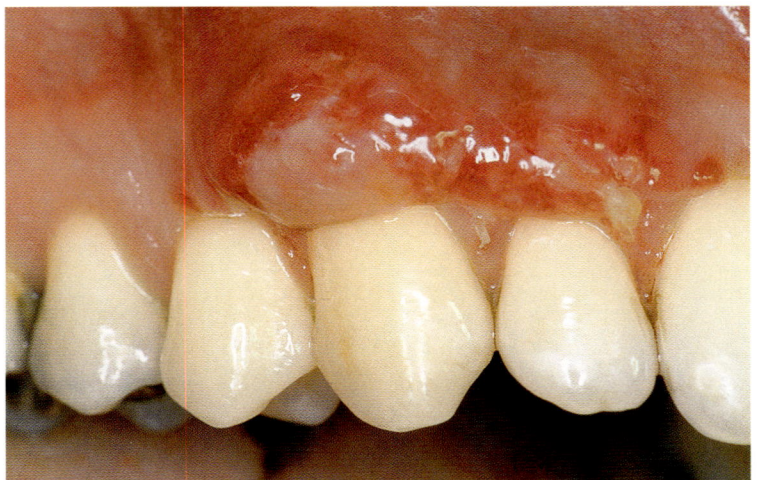

Nove dias depois

1.063 Quatro semanas após o enxerto
Se o processo de cicatrização fosse normal, esta já teria sido concluída. Porém, o tecido gengival na área do enxerto apresenta hiperplasia, um fenômeno que se observa ocasionalmente (em geral, menos acentuado do que neste caso) após cirurgias de ETC. Além disso, ocorreu a formação de um sulco profundo na antiga margem do ETC e das papilas locais que foram mantidas (ver Resumo do caso, p. 434). A higiene mecânica será retomada.

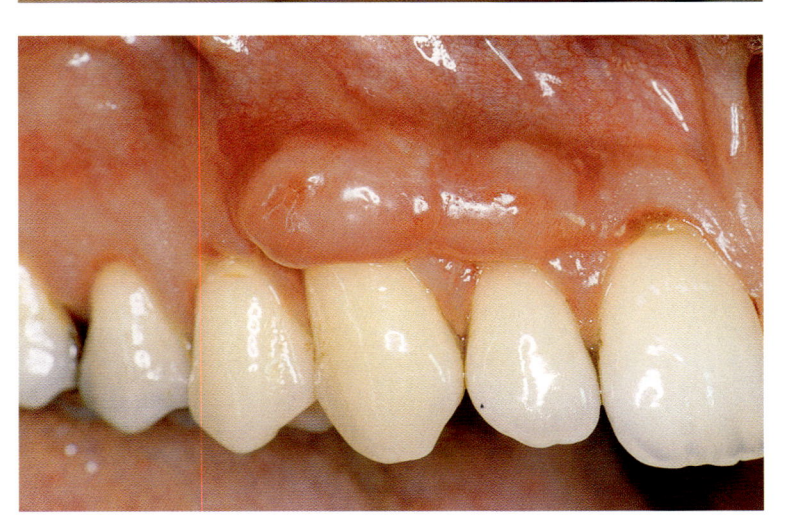

Quatro semanas depois

1.064 Dez semanas após o ETC
A situação melhorou e estabilizou-se; porém, ainda permanece um forte espessamento da gengiva sobre os dentes 13 e 12, bem como margem gengival não-fisiológica.
Considerou-se sobre a execução de gengivoplastia para reduzir a espessura do tecido, mas esta foi adiada, pois, em geral, essas hiperplasias regridem após a retomada do controle mecânico de placa (escovação). A profundidade de sondagem junto ao dente 13 é de 2 mm.

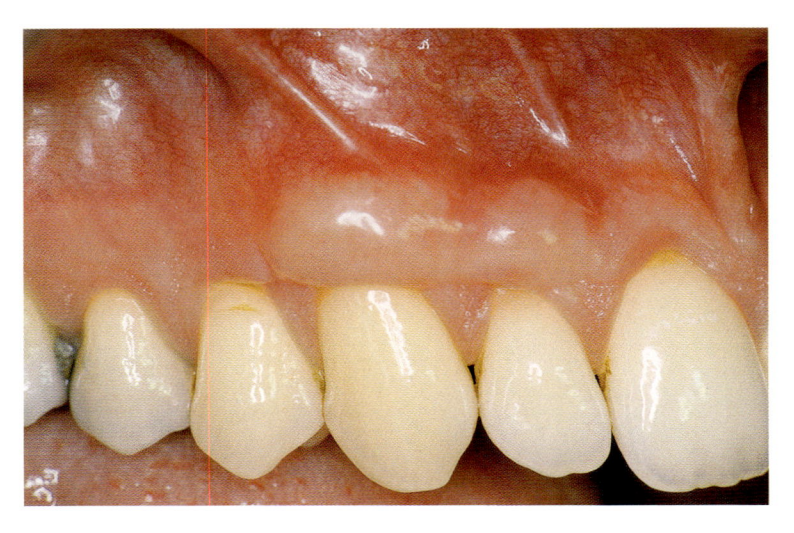

Dez semanas depois

Enxerto de tecido conjuntivo... e correção das complicações **433**

Quatro meses depois

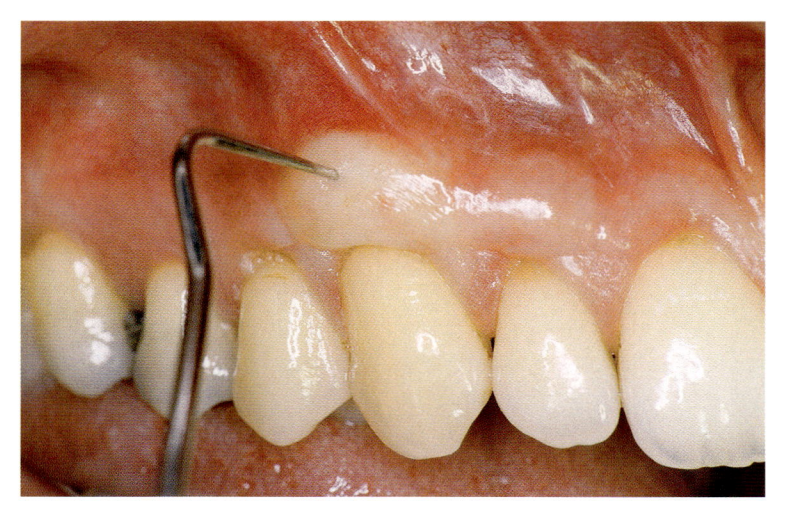

1.065 Quatro meses após o ETC
A situação estética e morfológica continua insatisfatória.
À sondagem do tecido (sob anestesia), verifica-se que o espessamento é constituído apenas de tecido mole (sem tecido ósseo). Decide-se, então, pela gengivoplastia.

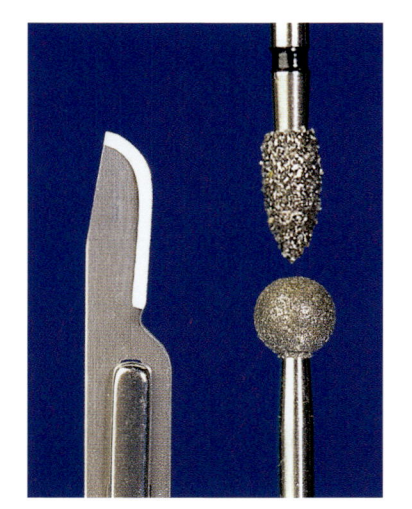

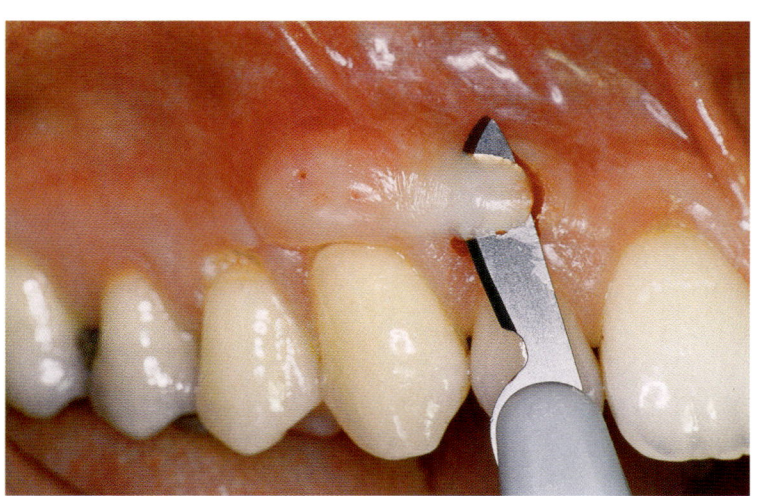

...Correção cirúrgica

1.066 Gengivoplastia da hiperplasia
Quatro meses após a cirurgia, remove-se com bisturi (nº 15) o tecido em excesso tangencialmente.

Esquerda: A redução da espessura é feita com o bisturi, e as correções mais finas podem ser feitas com pontas diamantadas de granulação média.

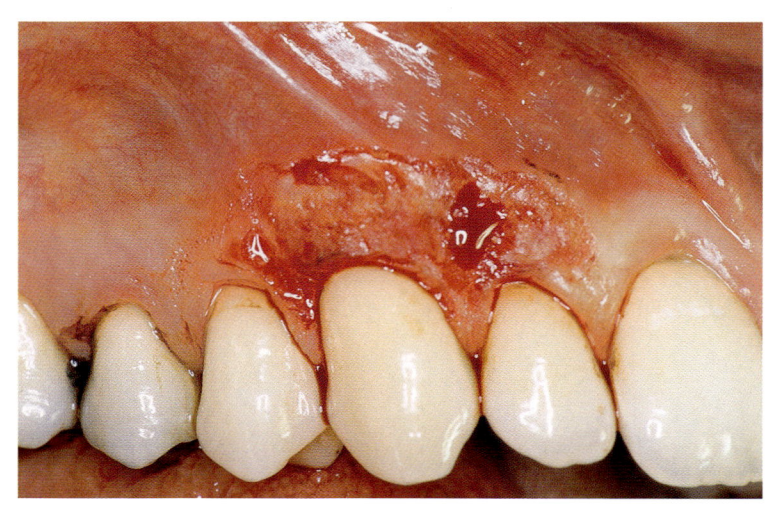

1.067 Logo após a gengivoplastia
No caso apresentado, as margens da ferida cirúrgica foram arredondados com o bisturi elétrico. Com isso, obteve-se o estancamento imediato do sangramento.
Caso disponível, o *laser* também pode ser empregado para essas correções menores.

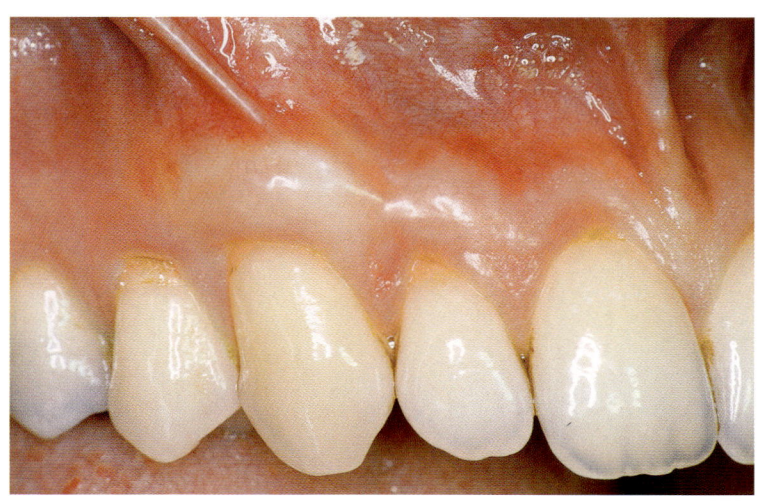

1.068 Um mês após a gengivoplastia – cinco meses após o ETC
Embora a redução do espessamento gengival tenha sido considerável, já após um mês ocorreu leve recidiva. A cor do tecido sobre o dente 13 é relativamente clara. Iniciam-se, então, as consultas de controle a intervalos regulares.

Enxerto de tecido conjuntivo e suas possíveis complicações

Resumo

As causas da recessão gengival neste paciente de 29 anos já foram mencionadas. Ele se queixava principalmente das recessões em progressão, sobretudo junto ao dente 13, que levaram à sensibilidade dentinária e ao comprometimento estético. A técnica cirúrgica utilizada foi a de Bruno, com ligeiras modificações (1994).

A fase de cicatrização teve algumas complicações. O enxerto continha tecido periosteal e, supostamente, apresentava espessura excessiva, o que originou alteração hiperplásica na área do recobrimento das recessões. O sulco entre o ETC e as papilas locais parece ter sido formado por proliferação epitelial descontrolada (Bouchard e cols., 2001).

Após quatro meses, fez-se uma gengivoplastia. A situação estabilizou-se dentro de dois anos após a primeira cirurgia. A recessão foi bem-recoberta, e as queixas do paciente foram resolvidas.

1.069 Exame inicial – recessões de Miller classe I
Todo o primeiro quadrante apresenta recessões.

A recessão junto ao dente 13 é bastante acentuada: 4 a 5 mm, larga. Nessa área, as bridas inserem-se quase até a margem. Em todos os dentes há defeitos em cunha, sendo o do dente 13 especialmente profundo.

Direita: Traçado das recessões nos dentes 14 e 13, áreas de recessão em vermelho.

1.070 Gengiva inserida (Gi) e retrações (Re)
Ao exame inicial, praticamente não existe gengiva inserida (Gi) sobre o dente 13.
As recessões (Re) são de até 5 mm.

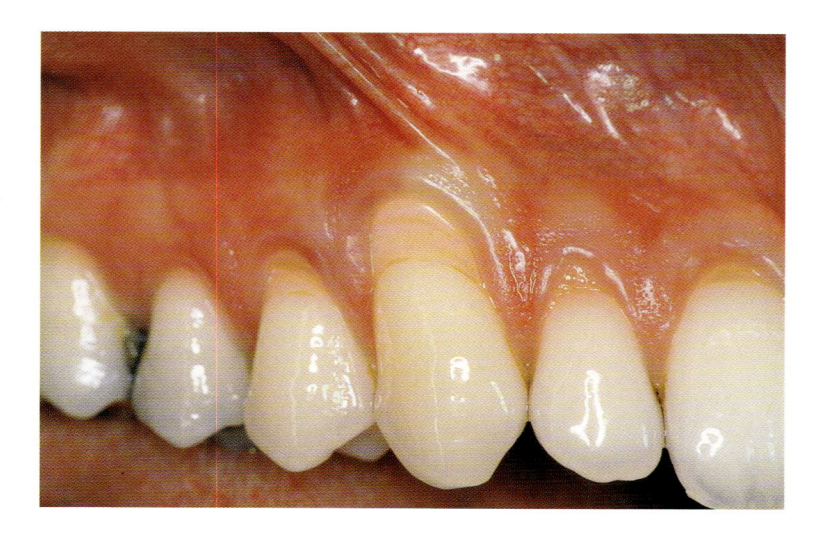

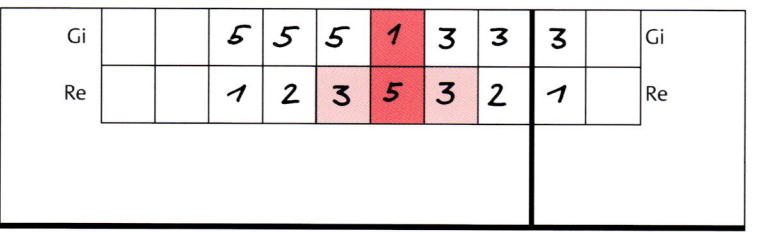

	Gi		5	5	5	1	3	3	3	Gi
	Re		1	2	3	5	3	2	1	Re

antes

Com o tratamento, a faixa de gengiva inserida alargou-se significativamente (5 mm).
No canino (13), houve recobrimento total da recessão; nos dentes vizinhos, as recessões foram quase recobertas por completo.

	Gi		5	5	5	5	5	3	3	Gi
	Re		1	1	1	0	0	2	1	Re
		8	7	6	5	4	3	2	1	1	2

depois

1.071 Dois anos após o ETC
Após o recobrimento das recessões, a linha gengival mostra-se harmônica. O pontilhado da gengiva é parcial. Não se observa aumento da profundidade de sulco em nenhum ponto.
Na área do ETC, a gengiva é mais clara e espessa do que nas papilas (estética?).

Direita: Traçado dos dentes 14 e 13. O recobrimento da recessão é de 100% no dente 13. No dente 14, a área descoberta é mínima.

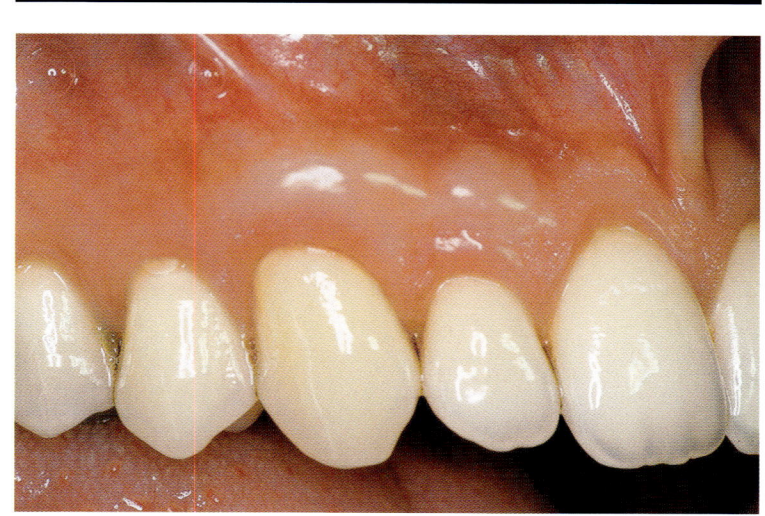

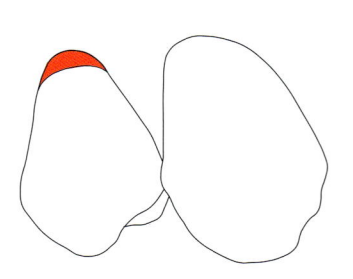

Recobrimento de recessões com regeneração tecidual guiada

Desde o início dos anos 1990, procura-se recobrir as recessões também com a técnica de RTG (Tinti e cols., 1992, 1993; Pini-Prato e cols., 1992; Cortellini e cols., 1993; Tinti e Vicenti, 1994; Trombelli, 1999; Bouchard e cols., 2001). A vantagem em relação ao enxerto de tecido conjuntivo é que a RTG não necessita da remoção de tecido do palato (segunda área cirúrgica), reduzindo-se, assim, o risco de complicações.

Podem ser utilizadas membranas *reabsovíveis* ou *não-reabsorvíveis*, sendo que o material GoreTex Periodontal (reforçado com titânio, não-reabsorvível) e o Guidor (reabsorvível) são semelhantes com respeito à cicatrização e à taxa de sucesso (Roccuzzo e cols., 1996). Determinante para a seleção do método é o desejo dos pacientes, que, compreensivelmente, preferem as técnicas com membrana reabsorvível, pois essas dispensam uma segunda cirurgia.

Para o recobrimento da recessão, a propriedade das membranas de serem reabsorvíveis ou não é menos importante do que a sua capacidade de criar espaço suficientemente grande entre si mesmas e a superfície radicular, a fim de que as células indiferenciadas do ligamento periodontal circunjacente possam proliferar-se a partir das áreas apicais e laterais sobre a recessão (Fig. 1.072, à esquerda).

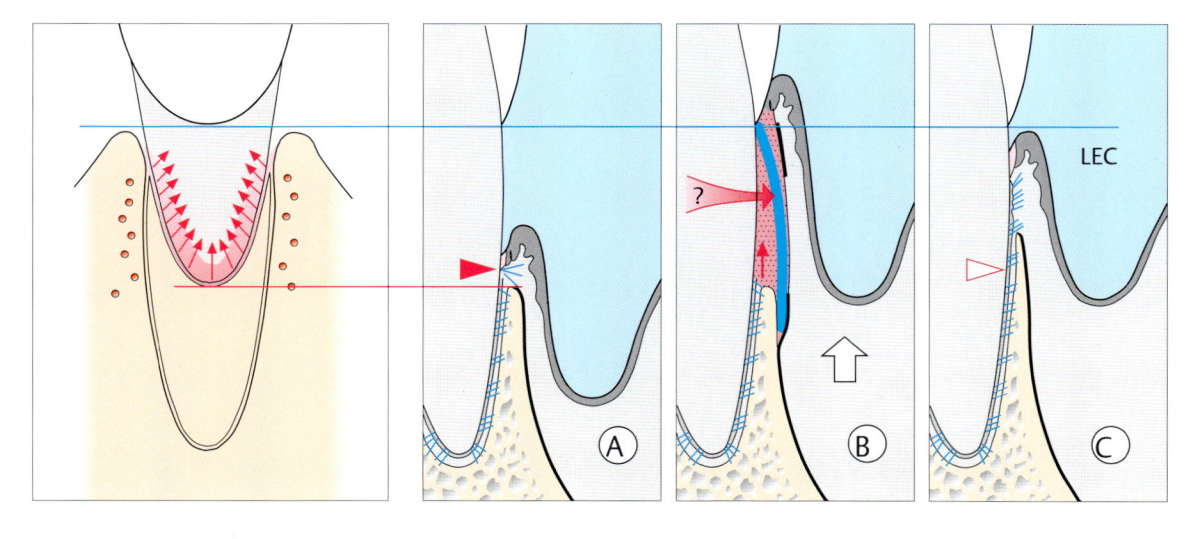

1.072 Recobrimento de recessões por meio de RTG
Situação inicial (*esquerda*): grande deiscência óssea (tecidos moles não estão representados). A regeneração dá-se por meio de células indiferenciadas do ligamento periodontal circunjacente (setas).

A Situação inicial; corte vestibulolingual da retração.
B A membrana cria espaço para as células do ligamento periodontal e do osso para iniciarem a regeneração.
C Resultado final.

Um fator que contribui para o sucesso do recobrimento de recessões com a RTG é a gengiva ou a mucosa espessa, bem-vascularizada, para o recobrimento da membrana.

A colaboração do paciente também é importante. A área operada não deve ser tocada, pois a formação de uma inserção nova estável pode levar até três meses. O restante da dentição deve ser higienizado mecanicamente (escovação). Durante dois meses, a higiene na região do enxerto é apenas química, com *spray* de CHX, por exemplo. A exposição marginal da membrana durante a cicatrização não interfere no resultado final quando a membrana é reabsorvível; no caso de membranas *não-reabsorvíveis*, a exposição pode causar complicações (infecção e necrose do retalho).

É compreensível que as complicações sérias (necrose do retalho, infecções, extrema sensibilidade de colo, etc.; Bouchard, 2001) sejam mais difíceis de corrigir na técnica de RTG do que em outros métodos.

Recobrimento da recessão com RTG – princípios das técnicas com membranas

1.073 A – Incisões

1. As *incisões horizontais* são feitas na altura do limite esmalte-cemento.
2. As *incisões verticais* formam um trapézio até a mucosa de revestimento.
3. Com a *incisão intra-sulcular*, o epitélio do sulco é removido, dando-se início ao rebatimento do retalho.

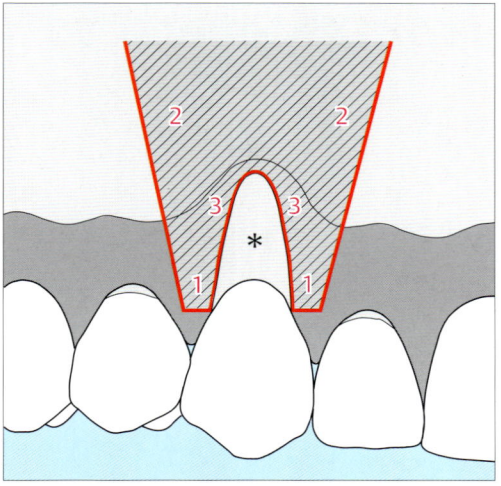

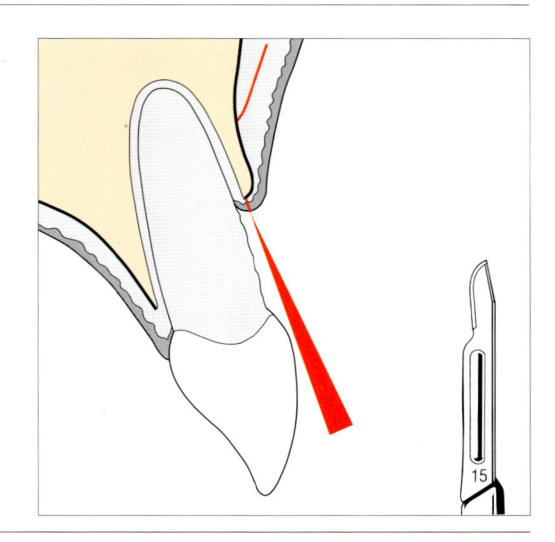

1.074 B – Rebatimento do retalho, condicionamento radicular, leito sangrante

Rebatimento do retalho ultrapassando o limite mucogengival; na altura da mucosa de revestimento, *incisão no periósteo* e rebatimento de retalho dividido (*direita*). Encurtamento das porções papilares do retalho.
Aplainamento da superfície radicular convexa com ponta diamantada de granulação fina (Perio-Set, *à direita*) e condicionamento radicular.
Perfuração do córtex ósseo interdental com brocas (irrigação sangüínea).

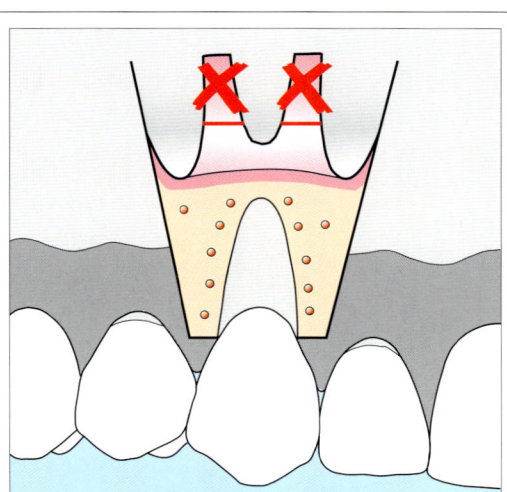

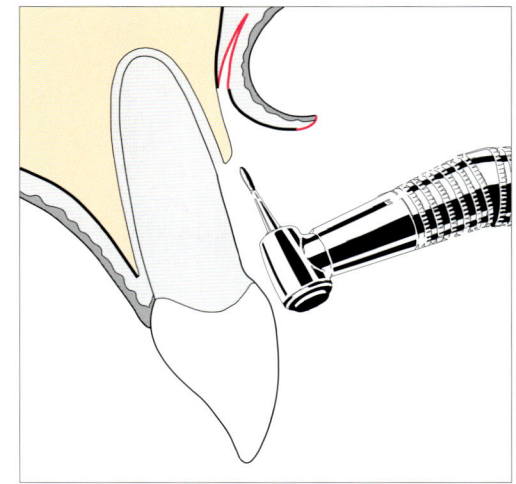

1.075 C – Adaptação da membrana

A membrana de *GoreTex reforçada com titânio* é fixada com sutura tipo suspensório. O sulco palatino é aprofundado com pequena incisão em cunha, para dentro do qual o monofio é empurrado e onde permanecerá submerso por quatro a seis semanas (*à direita*). Assim, a sutura não entra em contato com alimentos nem com a língua, sendo pouco contaminada (profilaxia contra infecções). A submersão da sutura evita também que o paciente adquira o hábito de tocar a sutura com a língua (todo e qualquer deslocamento da membrana deve ser evitado!).

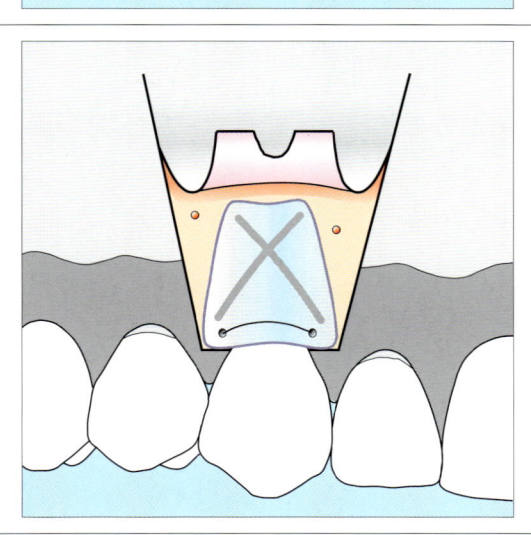

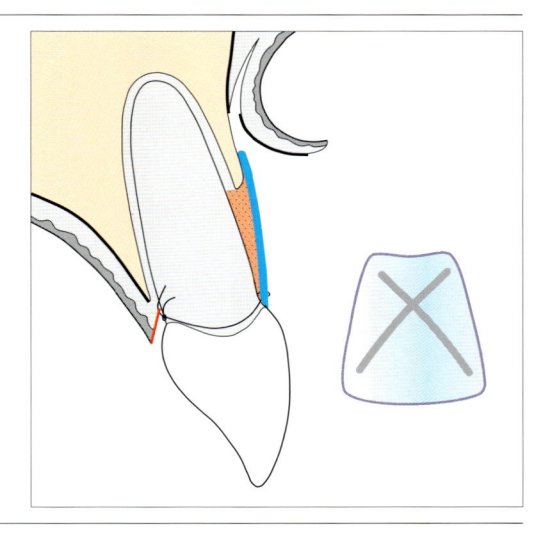

1.076 D – Reposição coronal – sutura

O retalho é adaptado um pouco além (em direção incisal) do limite esmalte-cemento. A fixação é feita com suturas simples (*à esquerda*) e, eventualmente, com suturas tipo suspensório supragengivais (*à direita*). Elas são removidas cerca de 10 dias depois. A membrana e as suturas são removidas *cuidadosamente* em um segundo ato operatório (incisão no mesmo local) após 4 a 6 semanas.

Modif. de *Jepsen e Jepsen*, 1995.

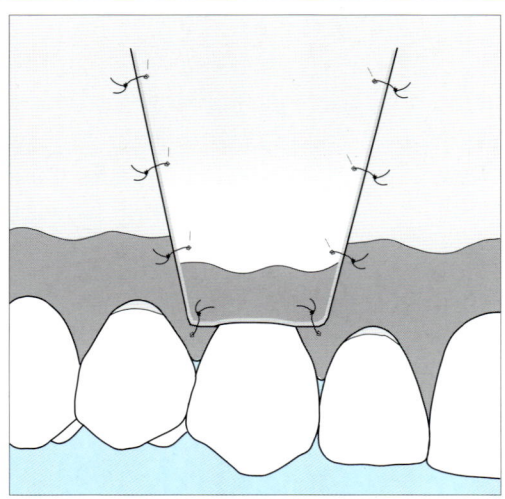

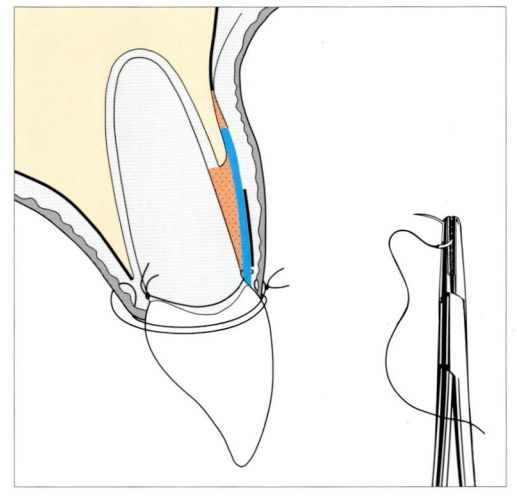

Recobrimento de recessão com membrana reabsorvível

Correção do defeito após tratamento ortodôntico

Os tratamentos ortodônticos – especialmente a aplicação de forças mais intensas – podem gerar diversas complicações. As reabsorções radiculares e as interferências oclusais são bastante conhecidas, mas podem advir também problemas mucogengivais e, conseqüentemente, estéticos. Após o tratamento, a linha da gengiva pode tornar-se irregular, de forma que a coroa clínica pareça ser muito curta ou muito longa (recessões). O tratamento realizado no primeiro caso é o *aumento da coroa clínica* (p. 493) e, no segundo, o *recobrimento da recessão*.

Esse paciente de 38 anos de idade foi encaminhado a nós devido a um abscesso submucoso (raiz residual do dente 26). Um achado casual foi o cisto folicular extenso junto ao dente 33, ectópico e incluso. Após o tratamento do abscesso, a remoção da raiz residual e o tratamento periodontal preliminar, foi decidido remover o cisto folicular e tracionar o dente 33 em posição. A recessão, de cerca de 4 a 5 mm, será recoberta com a técnica de RTG.

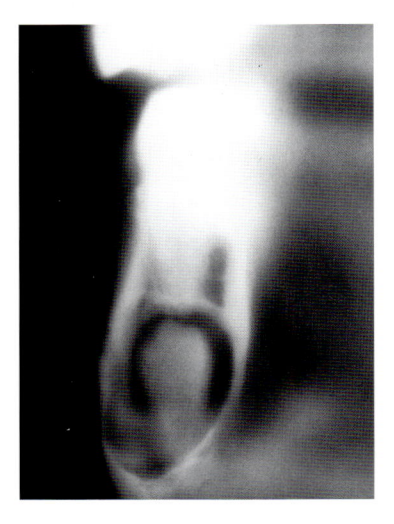

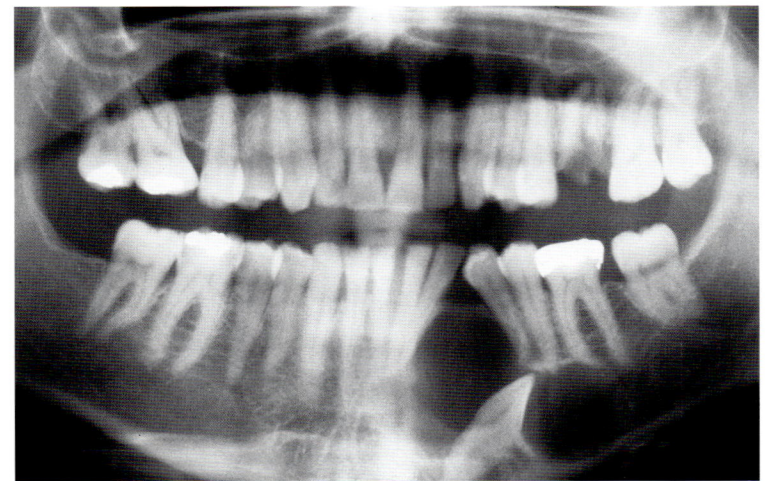

1.077 Radiografia panorâmica
Achados radiográficos: raízes residuais do dente 26; dente 33 ectópico e incluso, com cisto folicular de câmara dupla (uma mesial e uma distal à coroa do canino). Posteriormente, o dente 34 será extraído, a fim de se obter espaço para o canino.

Esquerda: Tomografia (detalhe) do canino no cisto.

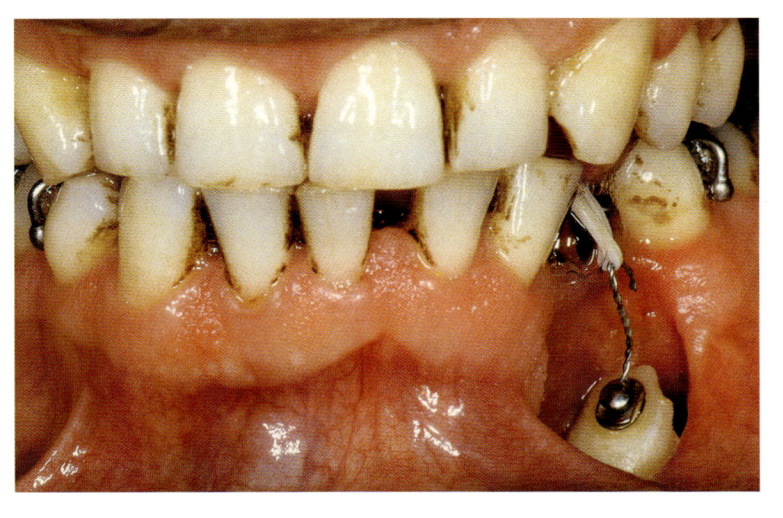

1.078 Transoperatório – cavidade cística e canino com amarria
Após a remoção do cisto, iniciou-se a tração do canino com o auxílio de botão ortodôntico e fio de amarria. A pigmentação dental deve-se aos bochechos com clorexidina 0,2%. Planeja-se a extração do dente 34 para a obtenção de espaço; além disso, o lado mesial da sua raiz não apresenta suporte ósseo, ou seja, nenhuma inserção.

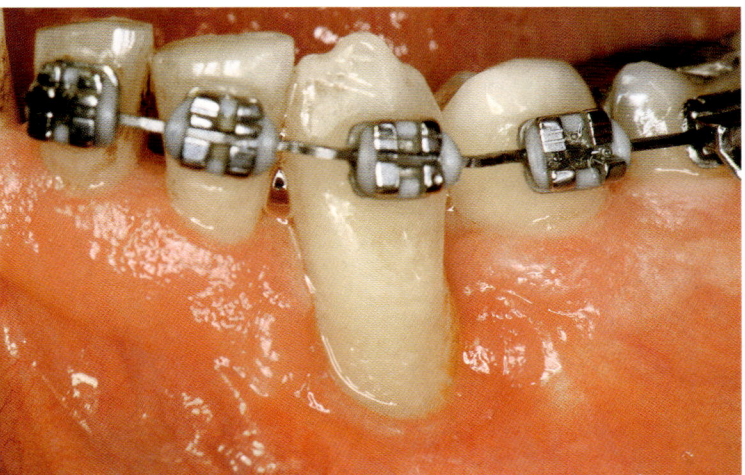

1.079 Conclusão do tratamento ortodôntico após três anos
Durante o tratamento, houve duas ocorrências de infecção da cavidade cística, o que dificultou o tratamento ortodôntico, retardando-o.

O canino em posição apresenta uma recessão gengival acentuada (classe III de Miller). Os bráquetes e o fio ortodôntico atuam apenas como fixação. A higiene bucal é regular.

Cortesia de *Poliklinik Basel-Stadt*.

Recobrimento de recessões com regeneração tecidual guiada

1.080 Recobrimento de recessões com RTG – membrana reabsorvível
Embora o canino apresente perdas de inserção mesial e distal, a extensa recessão vestibular será tratada com membrana reabsorvível, procurando-se recobri-la.
Após o rebatimento do retalho, a redução da convexidade radicular e o condicionamento da área de recessão, a membrana é adaptada e fixada com sutura reabsorvível tipo suspensório.

Direita: Membrana Guidor.

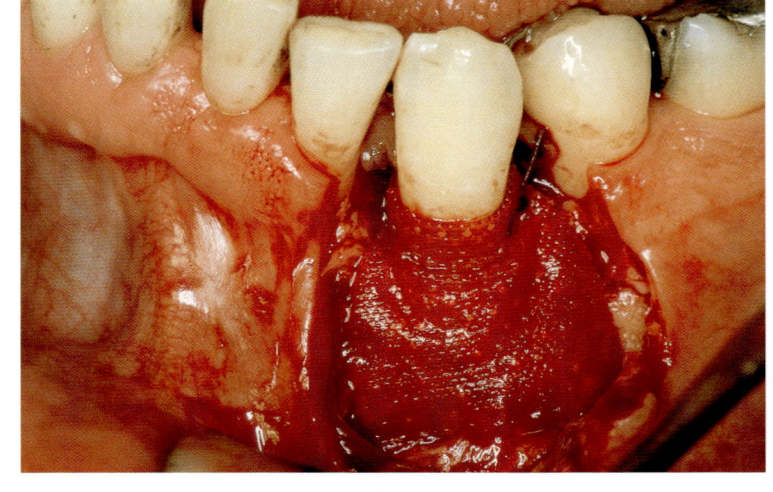

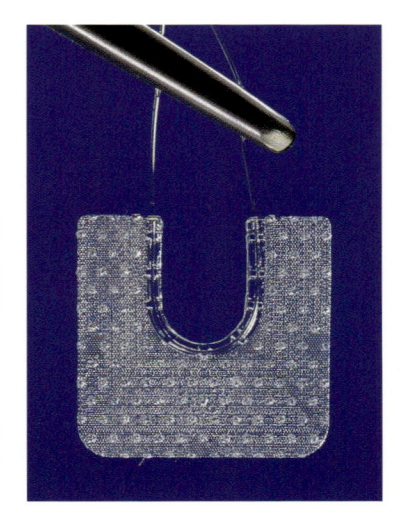

1.081 Fechamento da ferida
O retalho é reposicionado e fixado com suturas simples e interdentais. A margem da membrana permaneceu exposta e bem-visível na porção coronal, o que, em geral, não causa quaisquer problemas quando é usado esse tipo de membrana reabsorvível (ácido poliláctico e éster de ácido cítrico), infelizmente não mais comercializado.

O paciente fará uso de analgésicos e antiinflamatórios sistêmicos; para o controle de placa, serão feitos bochechos com CHX.

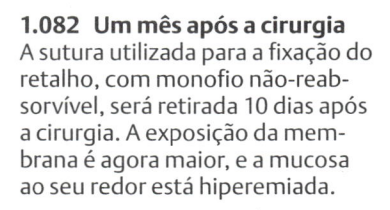

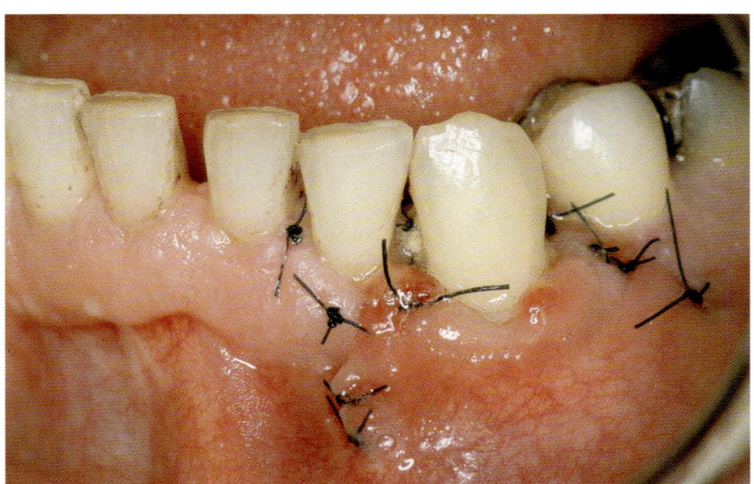

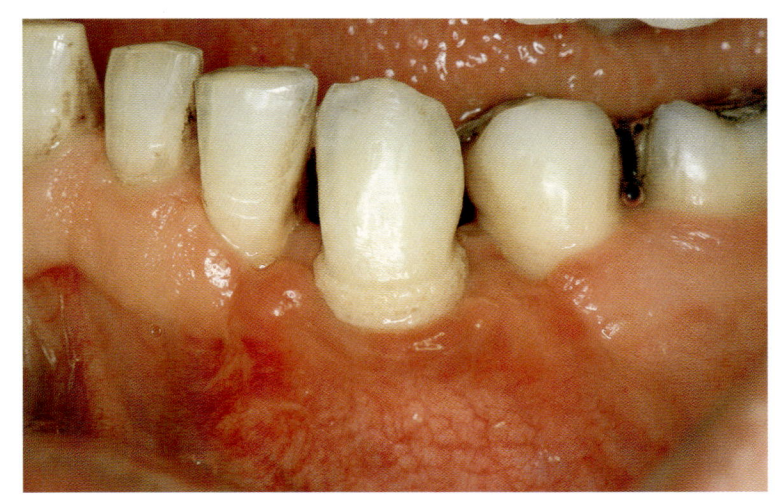

1.082 Um mês após a cirurgia
A sutura utilizada para a fixação do retalho, com monofio não-reabsorvível, será retirada 10 dias após a cirurgia. A exposição da membrana é agora maior, e a mucosa ao seu redor está hiperemiada.

1.083 Três meses após a cirurgia
O recobrimento da recessão foi apenas parcial. O tecido mole (gengiva e mucosa) ainda se encontra em fase de maturação. A higiene bucal do paciente precisa melhorar.

Direita: Radiografia feita após o tratamento ortodôntico.

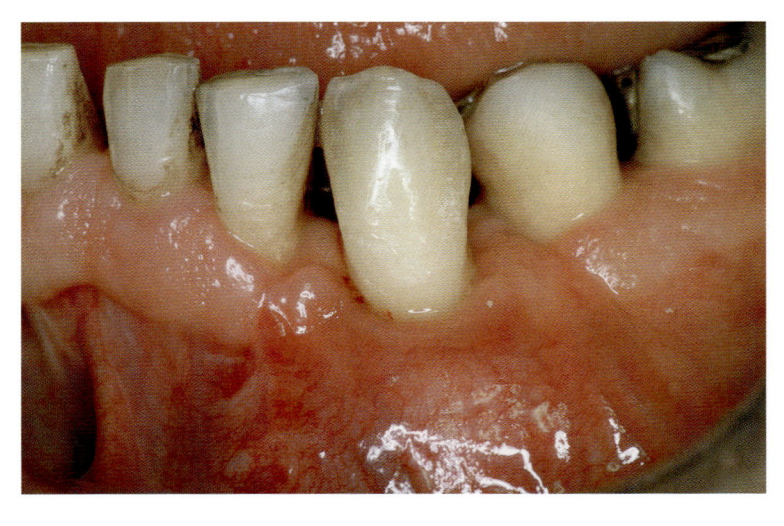

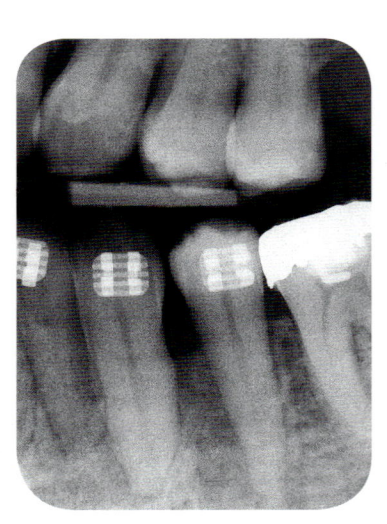

Resumo

Este paciente de 38 anos de idade nos procurou devido a um abscesso na altura das raízes residuais do dente 26. O problema na região do dente 33 não o incomodava, embora o canino estivesse ausente e houvesse um abaulamento azulado na tábua óssea vestibular. Após o tratamento da fase aguda na região do molar superior (drenagem do abscesso, remoção das raízes residuais), foi esclarecida ao paciente a situação do canino incluso e proposta a realização de remoção do cisto (cirurgia oral) e de tração ortodôntica do dente 33. O paciente aceitou o tratamento.

O tratamento foi realizado em três departamentos diferentes do instituto, tendo-se prolongado, infelizmente, por quase três anos, devido a complicações (infecções) logo após a remoção do cisto e durante o tratamento ortodôntico, as quais tinham de ser tratadas primeiro.

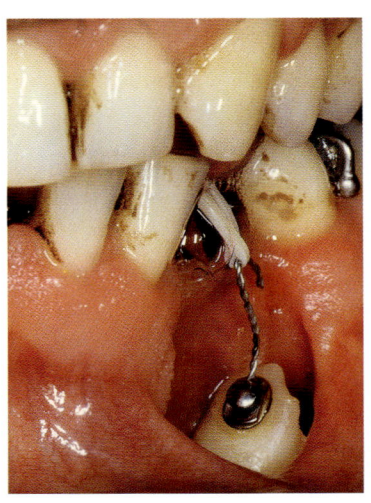

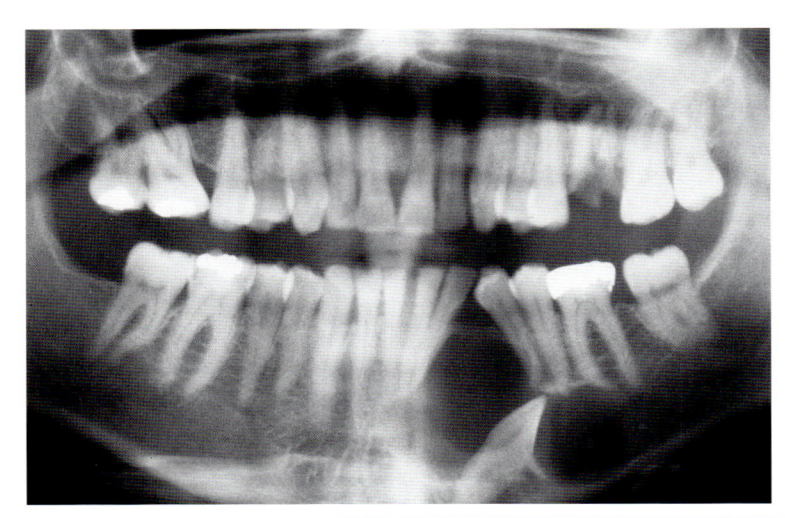

1.084 Exame inicial
Vêm-se na radiografia panorâmica o canino incluso e cisto folicular de câmara dupla, raízes residuais do dente 26, inclinação dos dentes 32 e 34. O dentes 16, 37 e 48 estão ausentes.

Esquerda: Exposição do canino após cistostomia; amarria no dente 33. A pigmentação dental deve-se aos bochechos com CHX.

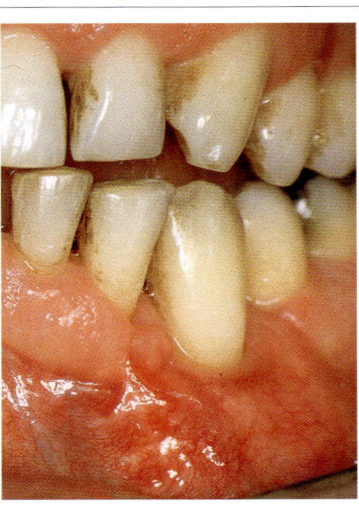

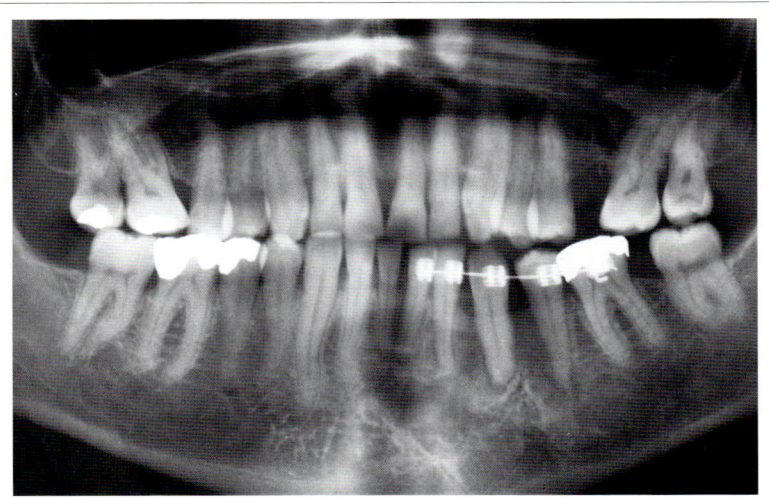

antes
depois

1.085 Exame final
Radiografia panorâmica após extração das raízes residuais do dente 26 e extração do dente 34; o dente 33 já se encontra em posição na arcada. Esse último apresenta vitalidade e, apesar da grande movimentação ortodôntica, bom suporte ósseo.

Esquerda: Obteve-se recobrimento satisfatório da extensa recessão (classe III de Miller). A ausência de gengiva inserida exige sessões de controle freqüentes.

A cooperação do paciente não era ideal – também em razão do longo período de tratamento –, o que se observava freqüentemente pela higiene bucal insatisfatória. O tratamento foi concluído com dificuldades, apesar disso foi obtido um resultado aceitável.

Após a finalização do tratamento ortodôntico, permaneceu uma recessão no dente 33, como já era esperado; o paciente foi encaminhado à Periodontia com a solicitação de recobrimento da recessão. O recobrimento obtido com o auxílio de membrana reabsorvível foi parcial.

Neste caso, não somente a extensão do recobrimento da recessão, seja em porcentagem, seja em milímetros, é digna de nota, mas também o fato de que o grande cisto de câmara dupla foi completamente eliminado e o dente 33 está ancorado de forma firme no osso neoformado (1.085).

Esse caso mostra que o trabalho bem-coordenado entre diversas disciplinas da Odontologia moderna, que se tornou altamente especializada, é vantajoso para o paciente. No tratamento do caso apresentado, intervieram cirurgiões orais, ortodontistas e periodontistas.

Recobrimento de recessões abrangendo vários dentes – possibilidades

As exigências dos pacientes com relação à estética tornam-se cada vez maiores. Essa tendência tem de ser acompanhada não somente pela Ortodontia, pela Prótese e pela Odontologia Restauradora, mas também pela Periodontia. Especialmente na região anterior e na de pré-molares, os pacientes não aceitam mais a presença de recessões múltiplas e acentuadas ("dentes compridos"). Futuramente, o recobrimento de recessões em segmentos dentais inteiros, com quatro ou seis dentes, por exemplo, será mais usual. Os métodos hoje conhecidos, de recobrimento de recessões com enxertos de gengiva livre (EGL), enxertos de tecido conjuntivo (ETC) ou técnica de regeneração tecidual guiada são indicados somente para um dente apenas ou poucos dentes. Além disso, nas técnicas de enxerto, é preciso uma segunda área cirúrgica (a área doadora), que pode constituir origem de complicações (dor, sangramento, necrose), mesmo que estas ocorram raramente.

Com a técnica de RTG com membranas, evita-se essa segunda ferida cirúrgica, porém não se deve esquecer que as membranas têm custo alto e as chances de sucesso do procedimento são imprevisíveis. A técnica com membranas também só pode ser executada normalmente em um único dente.

Portanto, é compreensível a expectativa dos pacientes – e também dos profissionais – em relação a novos materiais e técnicas para o tratamento de segmentos dentais mais extensos (ato operatório único, sem área cirúrgica adicional).

Os três métodos descritos a seguir – de retalho em ponte (Romanos e cols., 1993); de rotações papilares (Zucchelli e DeSanctis, 2000); do antigo retalho pediculado com deslocamento coronal sobre áreas mais extensas (Allen, 1993) – procuram satisfazer as expectativas mencionadas. A condição para o sucesso dessas cirurgias de ato operatório único é que os tecidos gengival e mucoso sejam suficientemente espessos para garantir a nutrição do retalho e evitar a sua necrose. Além disso, é evidente que os métodos mencionados só se apliquem a recessões múltiplas *rasas* (2 a 3 mm).

Futuramente, é provável que a previsibilidade das cirurgias a retalho seja melhorada com a associação de proteínas matriciais ou fatores de crescimento a essas técnicas.

Os procedimentos descritos a seguir podem ser indicados não somente para a correção de defeitos, mas também como *preparo* para reconstruções protéticas fixas mais extensas, especialmente na região de incisivos e caninos.

Recobrimento de recessões em áreas mais extensas (Allen, 1993)

1.086 Retalho pediculado com deslocamento coronal
A incisão horizontal festonada delineia as novas papilas (pontos pretos). Rebate-se, então, um retalho total ultrapassando-se o limite mucogengival; o retalho é fixado sobre as "antigas" papilas, após a remoção do seu epitélio (pontos brancos). Para que o retalho seja deslocado sem ser tensionado, deve-se fazer uma incisão apical no periósteo (retalho dividido).

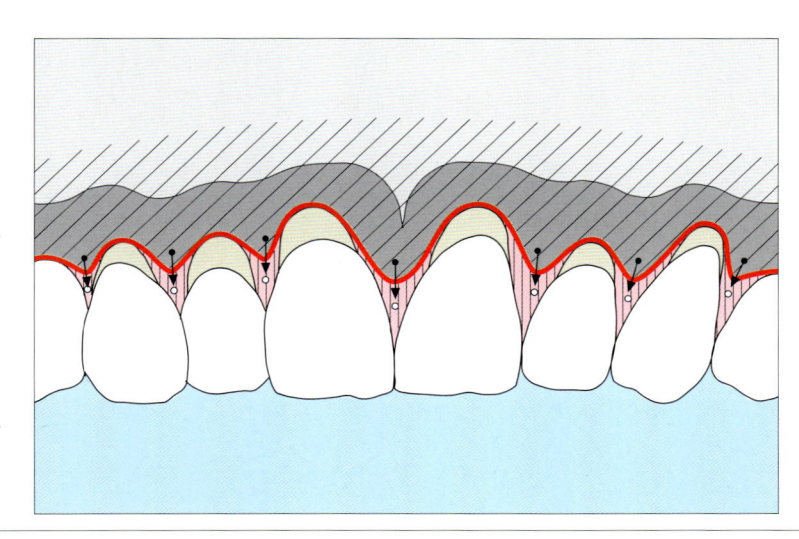

1.087 Retalho em ponte pediculado lateralmente, com deslocamento coronal (Romanos e cols., 1993)
O retalho em ponte para o recobrimento de recessão em um único dente foi descrito por Tarnow (1986) na forma de retalho semilunar (*à direita*; ver também p. 415). Retrações de pequena extensão em vários dentes vizinhos podem ser recobertas com a mesma técnica. A extensão desse tipo de retalho deve obedecer a determinados limites, pois o tecido "deslocado" é nutrido apenas pelo osso e pelos tecidos circunjacentes. Um eventual insucesso teria sérias conseqüências.

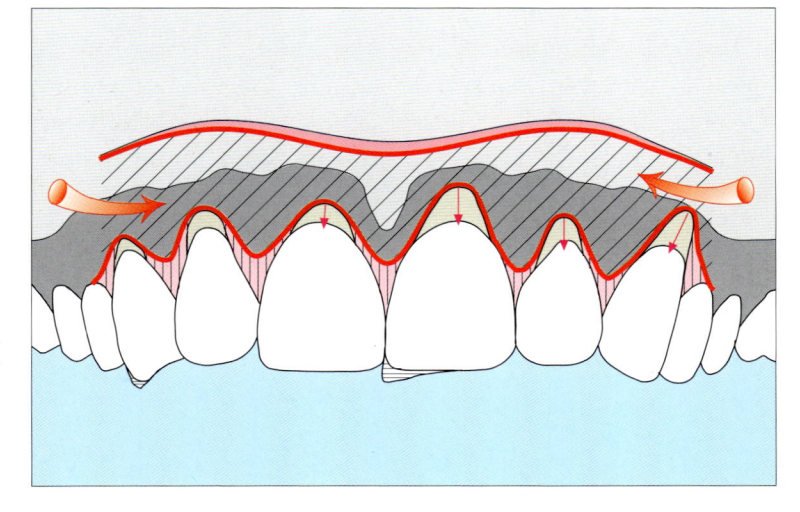

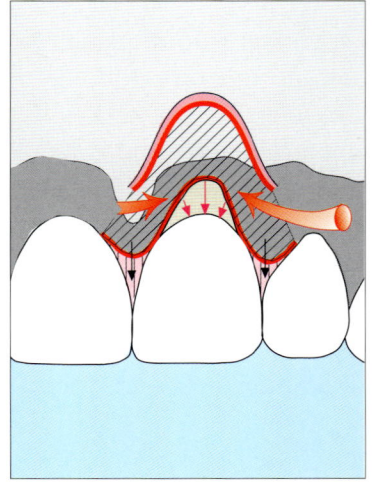

Retalho com deslocamento coronal e rotação papilar

No tópico anterior, foram descritos métodos de recobrimento de recessões de vários dentes com um amplo retalho deslocado coronalmente.

Zucchelli e DeSanctis (2000) apresentaram uma técnica mais aprimorada, que permite o recobrimento concomitante de várias recessões, mesmo as relativamente extensas. A cirurgia consiste no deslocamento coronal de um retalho total, com rotação das papilas "novas", delineadas pela incisão. Essa técnica possibilita a correção estética de recessões de classes I e II de Miller e não exige a remoção de tecido conjuntivo de uma outra área. Zucchelli e DeSanctis a empregaram com sucesso em 22 pacientes de 18 a 34 anos de idade. Antes da intervenção, foi feita profilaxia profissional e o paciente recebeu instruções de higiene – esse procedimento é igual em todas as outras técnicas descritas anteriormente.

Ns exames realizados um ano após a cirurgia, todas as recessões continuavam recobertas. A seguir, o procedimento será mostrado esquematicamente:

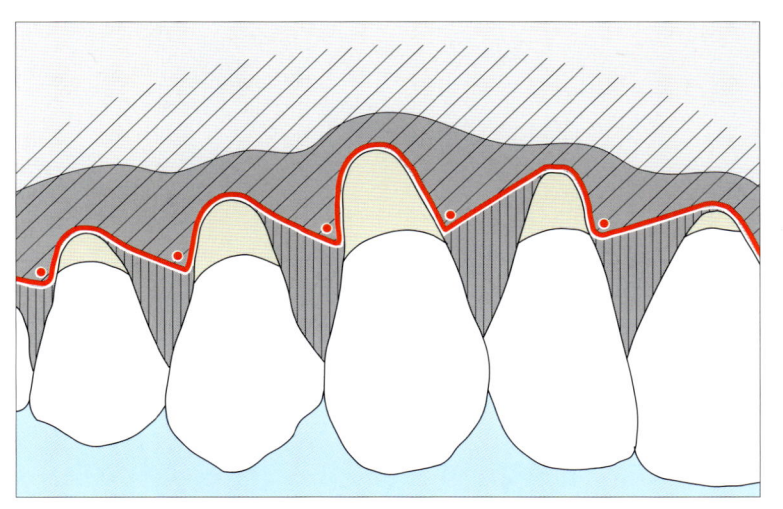

1.088 Incisões
A incisão horizontal é intra-sulcular. Por mesial ou distal das superfícies radiculares a serem recobertas, a incisão determina o contorno das novas papilas (pontos vermelhos); nas "antigas" papilas, a camada epitelial é removida. A parte coronal do retalho é de espessura total (nutrição); a parte apical é de espessura parcial, para que o retalho não fique sob tensão após o reposicionamento.
Observe a conformação espelhada ao redor da recessão mais profunda (canino).

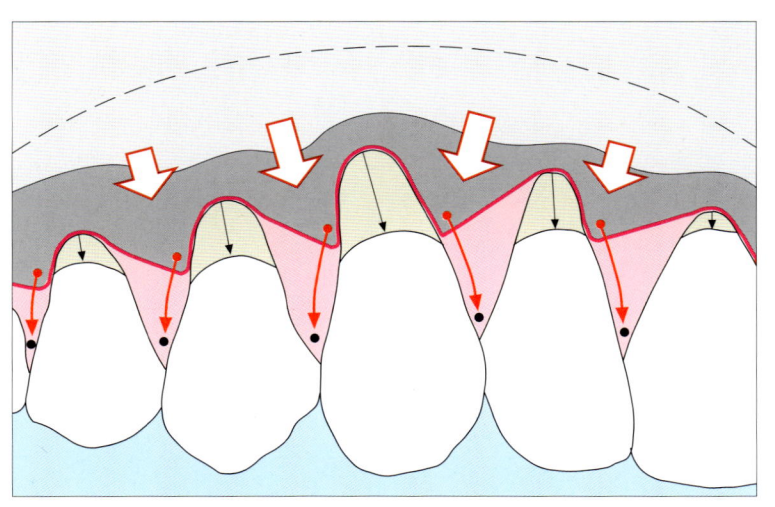

1.089 Reposição coronal do retalho e rotação das papilas
Desloca-se o retalho em direção coronal sem tensioná-lo. Após a rotação adicional, as "novas" papilas recobrem as "antigas" (desepitelizadas; pontos pretos); o deslocamento combinado proporciona o recobrimento total das recessões. As novas papilas são fixadas com suturas tipo suspensório. Para evitar forças de tração nas papilas, o retalho pode ser fixado adicionalmente com sutura de colchoeiro na região apical.

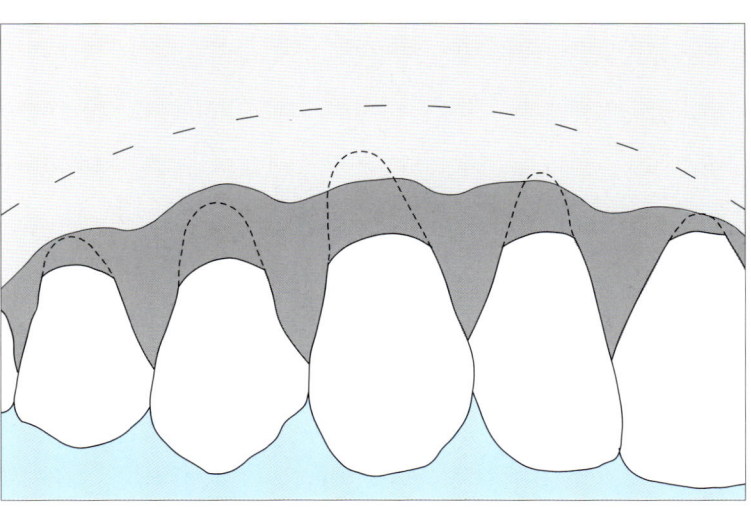

1.090 Exame final
Recobrimento total de todas as recessões com tecido local. O tipo da inserção sobre as antigas recessões pode ser verificado apenas histologicamente (epitélio juncional longo e, em alguns casos, deposição de tecido conjuntivo).
Condições favoráveis:
- Gengiva/mucosa espessa (fenótipo espesso)
- Papilas largas
- Vestíbulo suficientemente profundo (útil para a reposição coronal)

Modif. de *Zucchelli e DeSanctis*, 2000.

Correções estéticas com cirurgia mucogengival e coroas protéticas

As intervenções cirúrgicas mucogengivais podem ou, em alguns casos, devem ser *combinadas* umas às outras para que se obtenham resultados estéticos satisfatórios. Essas combinações cirúrgicas são indicadas, por exemplo, para pacientes com defeitos em cunha e recessões causados por técnica de escovação incorreta, além de erosões de esmalte e dentina devidas à alimentação ácida.

Este paciente de 50 anos de idade apresenta os problemas recém-mencionados. Os defeitos em cunha foram, em parte, restaurados. Nas superfícies lisas dos dentes, o esmalte sofreu intensa desmineralização, e os bordos incisais se tornaram tão finos, que os dos dentes 11 e 12 acabaram fraturando por atrição (encurtamento das coroas). As correções estéticas são necessárias também devido à linha alta do sorriso. A higiene bucal é SS boa.

Exame:

IP: 11%   SS: 14%
Não há perda de inserção interdental.

1.091 Exame inicial
Recessões acentuadas com defeitos em cunha parcialmente restaurados.
Erosões, coroas curtas devido à forte atrição dos bordos incisais, especialmente dos dentes 11 e 21, o que levou à inversão da curvatura da arcada. Planeja-se, primeiro, o tratamento inicial, com a correção da técnica de higiene bucal (passo 0: tratamento preliminar).

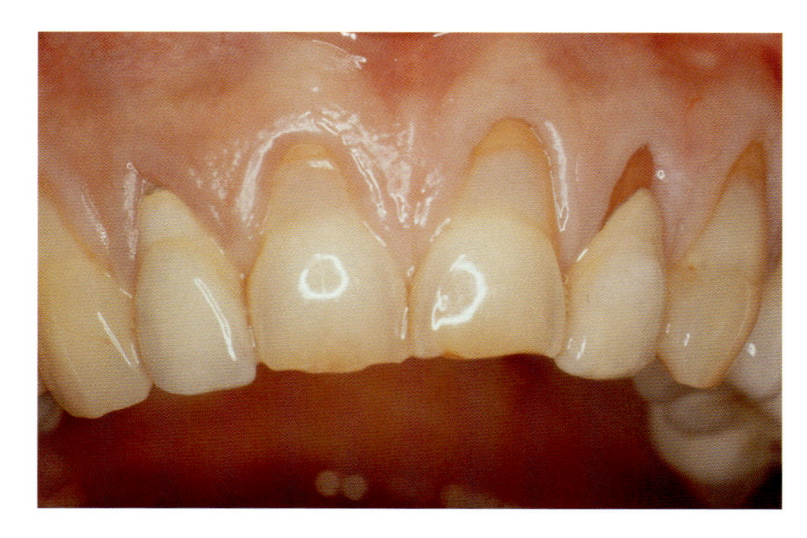

1.092 Primeiro passo: espessamento cirúrgico da gengiva e da mucosa – duas semanas após o ETC
Com a cirurgia, as papilas se tornaram volumosas, e sua base, larga. Essa é uma condição favorável para o reposicionamento coronal do retalho na região dos incisivos e dos caninos.

Direita: Protocolo terapêutico.

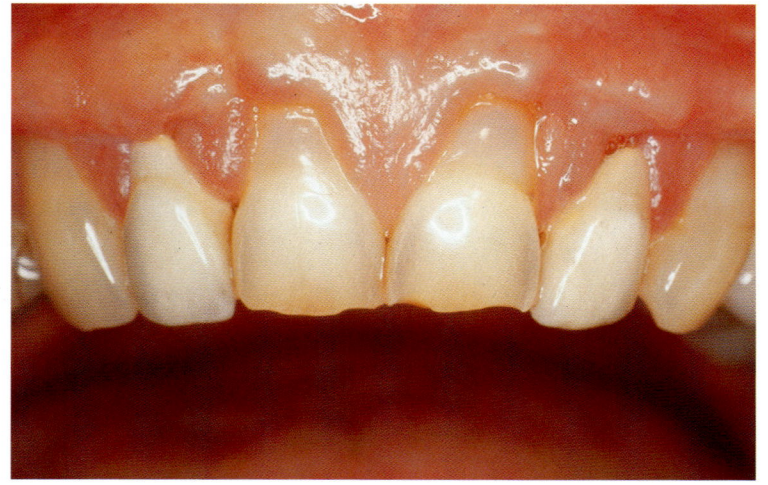

Estética na região anterior – fases do tratamento – protocolo
0 Tratameto inicial:
 - Profilaxia
 - Instruções de higiene bucal
1 ETC para o espessamento da gengiva fina sobre os dentes 13 e 23
2 - Recobrimento das recessões: retalho com reposicionamento coronal
 - Condicionamento radicular
3 Próteses provisórias de longa duração:
 - Estabilização dos contornos (margem, espaços interdentais)
4 Restauração definitiva
5 Acompanhamento: determinação dos intervalos

1.093 Antes do reposicionamento coronal
Alguns meses após o ETC ou a maturação dos tecidos, as antigas restaurações de resina (exceto no dente 12) são removidas, as superfícies são alisadas e as convexidades das raízes são reduzidas.

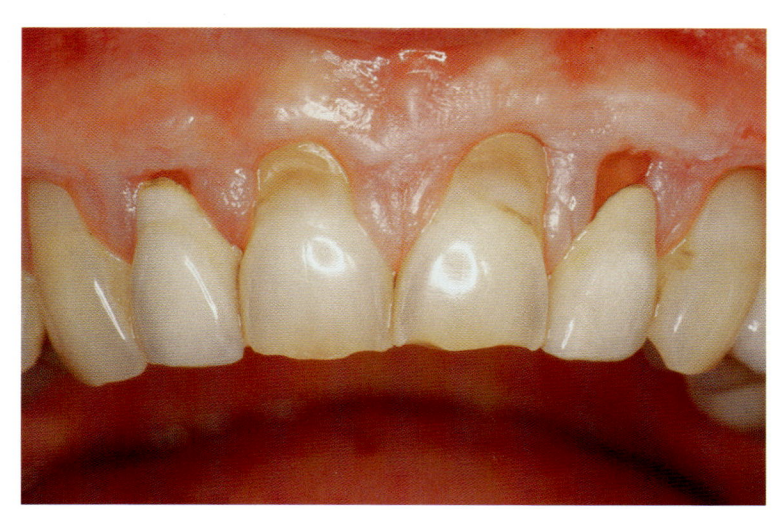

Ilustração do Caso: Cortesia de *M. Imoberdorf.*

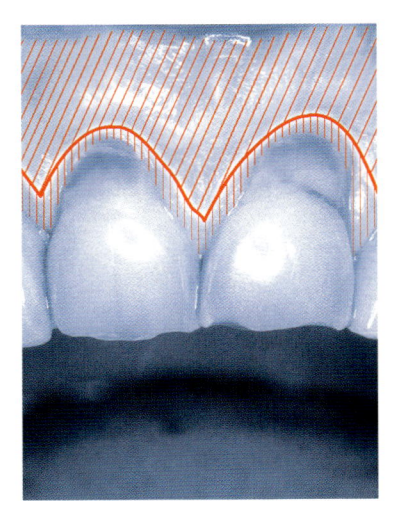

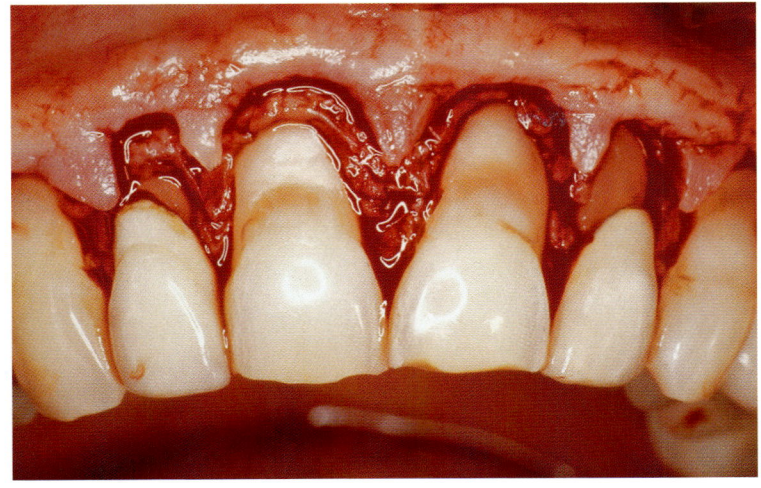

Correções estéticas com cirurgia mucogengival e coroas protéticas 443

1.094 Segundo passo: deslocamento coronal

As incisões horizontais festonadas determinam a forma das "novas" papilas (traçado *à esquerda*). Rebate-se um retalho total até o limite mucogengival e, além desta (em direção apical), um retalho dividido. As papilas "antigas" são *desepitelizadas*.
Antes do reposicionamento do retalho, as superfícies radiculares limpas são biomodificadas (ácido, EDTA), eventualmente com Emdogain (proteínas do esmalte, p. 351).

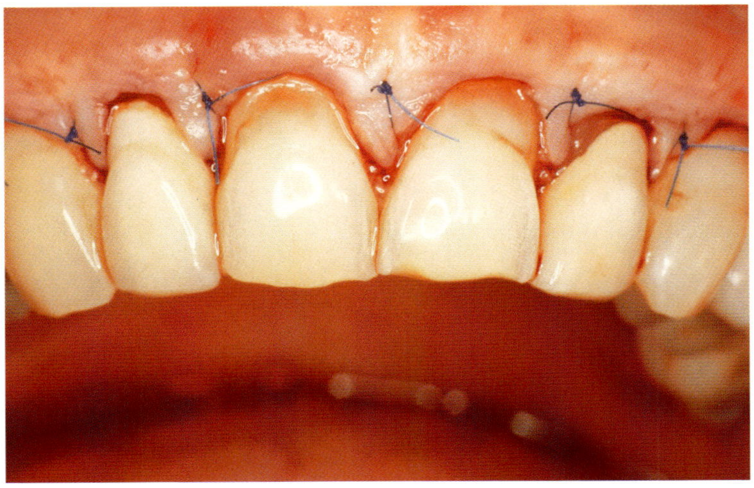

1.095 Retalho com reposição coronal

O retalho é reposicionado coronalmente sem ser tensionado e é suturado com monofio 6-0.
Orienta-se o paciente a fazer bochechos somente com CHX durante duas semanas.
Alternativas: aplicação local de CHX em gel com o indicador, *Q-tip* ou uma escova ultramacia; as pigmentações ocorrem somente na área da cirugia.

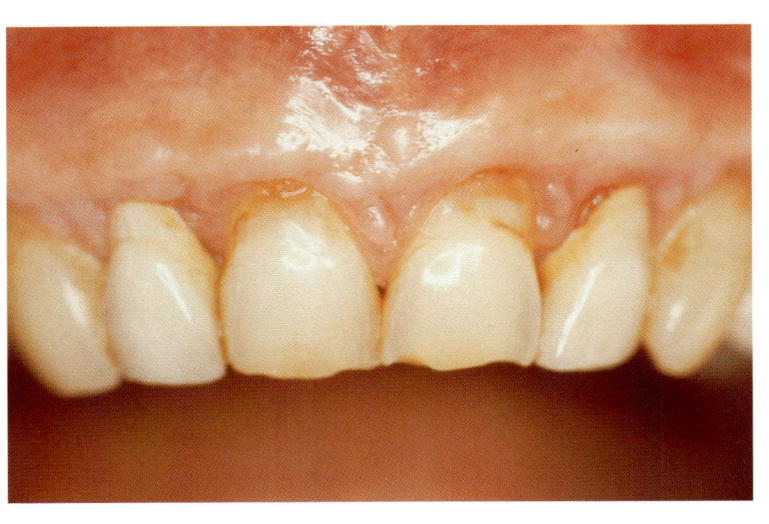

1.096 Duas semanas de pós-operatório

A primeira fase de cicatrização na área da cirurgia está quase concluída, e o tecido, praticamente estabilizado. O paciente reinicia a *higiene mecânica* cuidadosamente, podendo, então, interromper os bochechos com CHX.
Os dentes (coroas) ainda não foram restaurados, pois a margem gengival por enquanto é instável e a fase de maturação tecidual dura várias semanas.

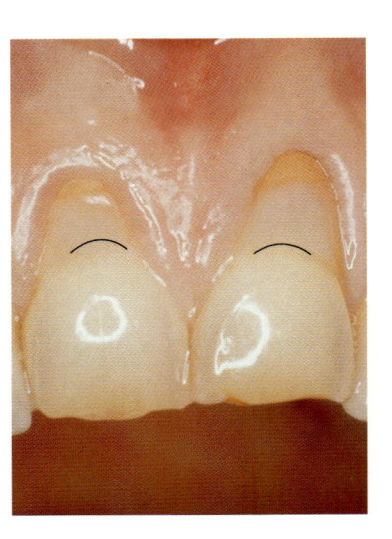

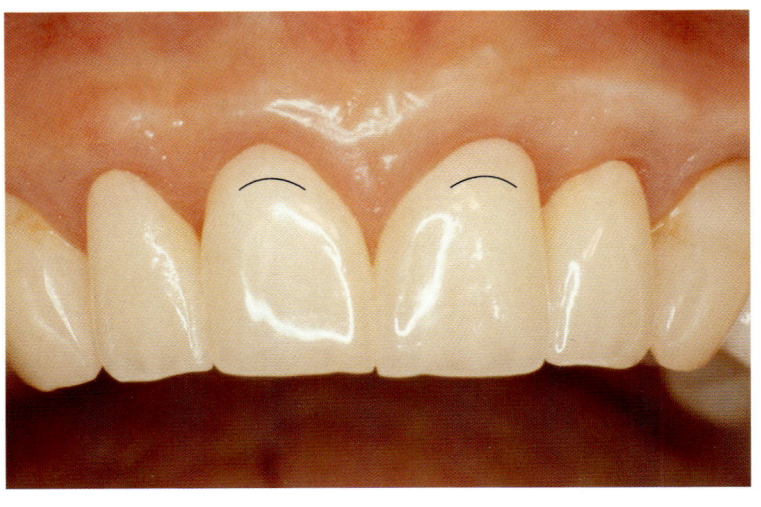

1.097 Terceiro e quarto passos: reconstrução

Cinco meses após a segunda intervenção cirúrgica, ou seja, três meses após a confecção das próteses provisórias, são colocadas coroas cerâmicas nos quatro incisivos. O contorno das coroas foi feito de modo que as papilas adquiram extremidades afiladas e preencham completamente os espaços interdentais (classe 3 de Jemt; p. 496).

Esquerda: Situação inicial (antigo limite E a C assinalado).

Cortesia de *M. Imoberdorf*.

Cirurgia plástica mucogengival – resumo

Ao contrário da periodontite, a ocorrência de recessões nos países desenvolvidos parece estar em crescimento. Uma entre as várias razões para esse fato é a maior conscientização da população acerca da higiene bucal; os ideais estéticos ("dentes brancos") também induzem os pacientes à escovação dental excessiva, que – sob algumas condições morfológicas – podem causar recessões (Mierau, 1999, 2001).

Em princípio, a recomendação é *proteger* as recessões: deve-se instruir as crianças em idade escolar a realizar o controle de placa efetivo, mas atraumático, bem como proceder à verificação constante da sua higiene bucal. A maioria das técnicas de escovação convencionais é deletéria a longo prazo. Urge a mudança de mentalidade tanto de cirurgiões-dentistas como de pacientes; ainda se está muito longe de alcançar o que se pode chamar de uma verdadeira prevenção de recessões, de modo que estas continuarão a ser um problema a ser solucionado pela Odontologia.

O *tratamento* da recessão gengival pode consistir na *interrupção do avanço* ou no *recobrimento* desses defeitos, realizado especialmente nas áreas visíveis.

1.098 Recobrimento da recessão com técnicas cirúrgicas mucogengivais (MGS) ou de RTG
Entre as técnicas MGS (Harvey, 1970, Bernimoulin, 1973) e a técnica de RTG, as primeiras são mais recomendáveis para as recessões de até 5 mm. Nos casos de defeitos (dentes unitários) mais extensos, deve-se dar preferência à técnica de RTG. As vantagens ou desvantagens de ambos os métodos devem ser sempre ponderadas em cada caso individualmente.

Modif. de *G. Pini-Prato*, 1992.

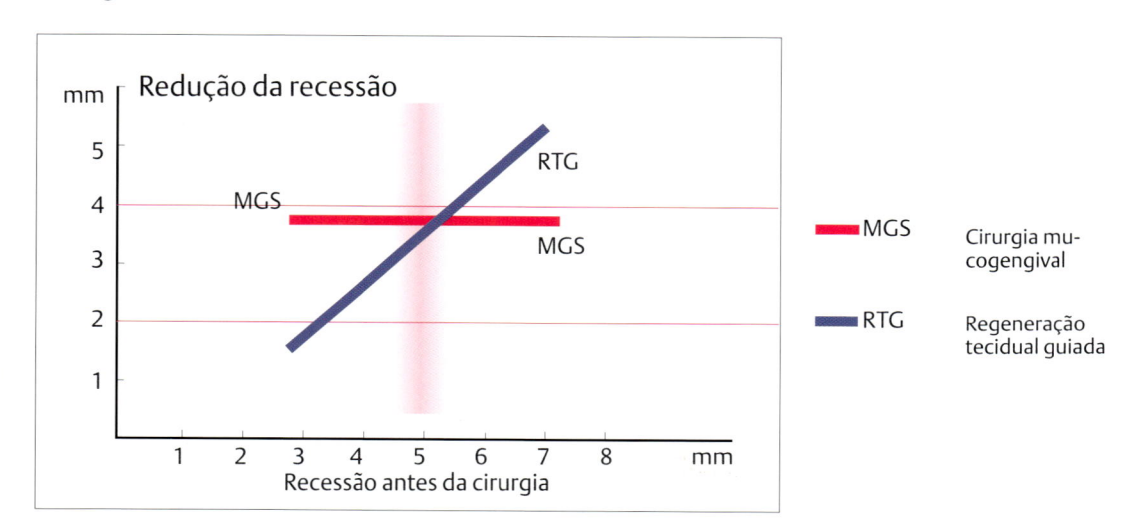

O futuro da cirurgia plástica mucogengival

Apesar dos variados métodos cirúrgicos desenvolvidos (retalhos pediculados, enxertos epitelizados ou não-epitelizados, técnica de RTG), a meta – ou seja, o recobrimento total, estético e previsível das recessões, inclusive as múltiplas – ainda não foi completamente alcançada.

Entretanto, a má "reputação" dos métodos de recobrimento de recessões – devida ao fato de que, apesar das profundidades de sondagem normais, ocorre "apenas" a formação de epitélio juncional longo – deve ser reconsiderada: cada vez mais aumentam os indícios de que é possível haver cicatrizações análogas àquelas obtidas após o tratamento de bolsas infra-ósseas – desde a deposição de colágeno até a regeneração, ao menos parcial, dos tecidos periodontais (cemento, ligamento periodontal e osso).

A Periodontia tem-se aproximado cada vez mais dessa meta com o aprimoramento dos métodos de tratamento, como o emprego de novas membranas, materiais de preenchimento, mediadores (fatores de crescimento), bem como certos biomodificadores da superfície radicular, amelogeninas (Emdogain) ou outras proteínas de adesão.

Infelizmente, essas novas modalidades terapêuticas são dispendiosas, pois envolvem, em geral, cirurgias complexas que, às vezes, exigem mais de um ato operatório ou o emprego de materiais caros. Caso se trate apenas de uma intervenção para correção da estética, deve-se sempre considerar a relação custo/benefício.

O desenvolvimento de um método simples e barato para o recobrimento de recessões em áreas mais extensas ainda deve demorar, mesmo que novos métodos, modificações e associações venham sendo constantemente publicados. Por isso, é incontestável que a prevenção precoce das recessões continue sendo o método de eleição.

Outras intervenções mucogengivais:

- Correções de crista alveolar (p. 505).
- Reconstrução de defeitos papilares? (p. 496).

Periodonto – endodonto

O periodonto e o endodonto estão intimamente relacionados. Eles estão, na verdade, interligados um ao outro pelo forame apical e, freqüentemente, por meio de canais laterais, especialmente na região de furcas. Assim, alterações pulpares podem afetar diretamente os tecidos periodontais. O contrário também pode ocorrer, embora mais raramente: a periodontite ou uma retração avançada pode causar inflamações ou necroses pulpares pelos canais laterais, do ápice ou da furca.

Guldener e Langeland (1982) fizeram uma classificação dessas interações, a qual foi simplificada por Eickholz (2001):

- Classe I: Problemas Endodônticos Primários
- Classe II: Problemas Periodontais Primários
- Classe III: Problemas Endodônticos-Periodontais Combinados
  (endoperiodontais)

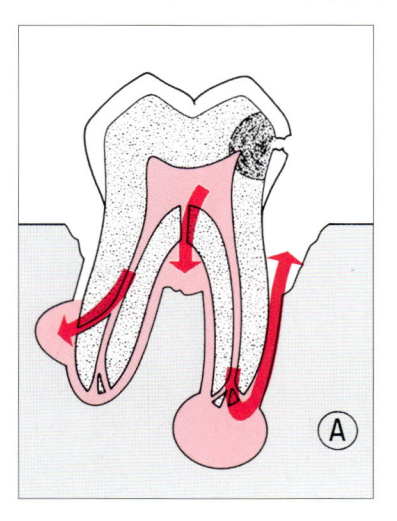

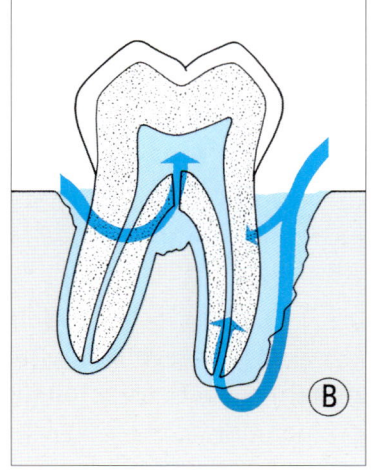

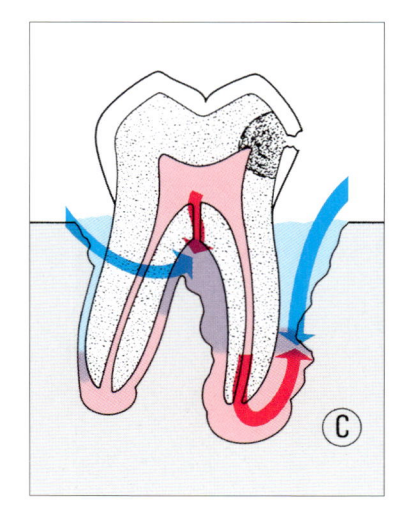

1.099 Classificação
A **Classe I** – Infecção pelo ápice, canais acessórios (furca) ou "canalículos de drenagem marginal" (dificilmente detectáveis à sondagem).
B **Classe II** – Infecção da polpa a partir da bolsa pela furca, do ápice e dos canais laterais; bolsa ampla.
C **Classe III** – combinação de problemas endodônticos e periodontais.

Essa classificação abrange, basicamente, alterações infecciosas e inflamatórias da polpa e do periodonto, bem como as suas combinações. Em sentido mais amplo, fazem parte dos problemas endoperiodontais também os danos de origem iatrogênica, bem como perfurações endodônticas e traumas dentais.

Uma perfuração endodôntica sempre origina lesões peri ou inter-radiculares, mesmo nos casos de periodonto saudável. Na presença de bolsa periodontal, pode ocorrer comunicação entre esta e a lesão, sobretudo se a perfuração for relativamente próxima da coroa e a periodontite já tiver progredido de forma ampla em direção apical.

O trauma dental também pode lesar e contaminar o periodonto, bem como causar infecções, necroses pulpares, etc.

A seguir, serão descritos apenas os problemas endoperiodontais "clássicos", em geral, infecciosos. Nesses casos, deve-se sempre ponderar sobre uma eventual extração dental. O exame clínico é complexo quando há envolvimento endoperiodontal: anamnese específica, teste de vitalidade, sondagem de bolsa(s) e furca, verificação da mobilidade dental e análise da imagem radiográfica (forma e número das raízes e dos canais radiculares); todos esses procedimentos são necessários para o diagnóstico e o plano de tratamento.

Classe I – problema primariamente endodôntico

As alterações inflamatórias agudas mostradas no caso a seguir (dente 46) são de origem primariamente endodôntica. Além dessas alterações, há um amplo defeito periodontal. A polpa sofreu necrose sob a extensa restauração de amálgama. O processo inflamatório periapical, especialmente na raiz mesial, estendeu-se do ápice para coroa, também em direção à furca, que agora se comunica com a bolsa periodontal.

Há diversas opções de tratamento:

1 Extração do dente; prótese fixa ou implantes
2 Tratamento endodôntico da raiz distal, hemissecção, extração da raiz mesial, reconstrução
3 Tentativa de manter o dente íntegro (Fig. 1.100 C).

Caso se opte pela manutenção do dente (terceira alternativa), deve-se executar, primeiramente, apenas o tratamento endodôntico. O cemento radicular remanescente e os restos de fibras periodontais alteradas pela patologia endodôntica em geral se regeneram, não devendo ser destruídos precipitadamente por uma raspagem radicular. Somente após um intervalo de meses a lesão periodontal será tratada.

1.100 Classe I – problema primariamente endodôntico

A *Radiografia inicial:* lesão radioluzente de origem endodôntica junto ao lado mesial da raiz mesial, estendendo-se até o ápice.
B *Durante o tratamento:* segundo medicamento intracanal (extravasamento).
C *Radiografia final:* três meses depois, obturação definitiva do canal; a área de radioluminescência junto à mesial da raiz mesial está praticamente regenerada.

Cortesia de *H. M. Meyer.*

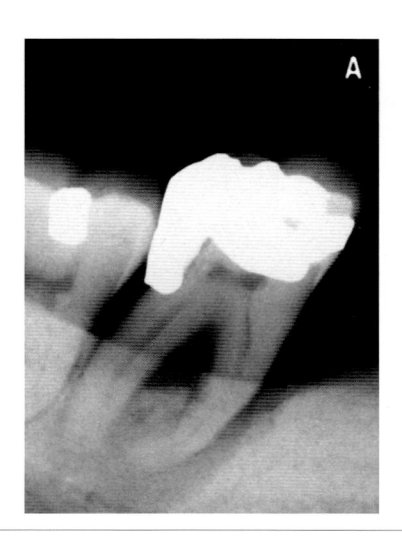

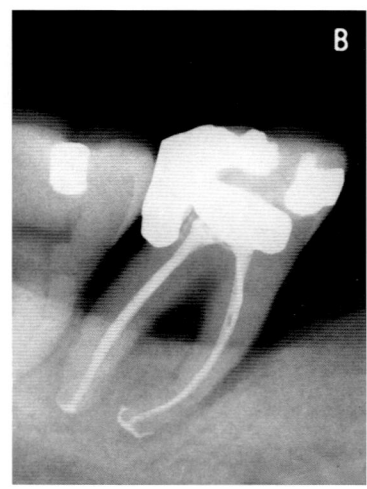

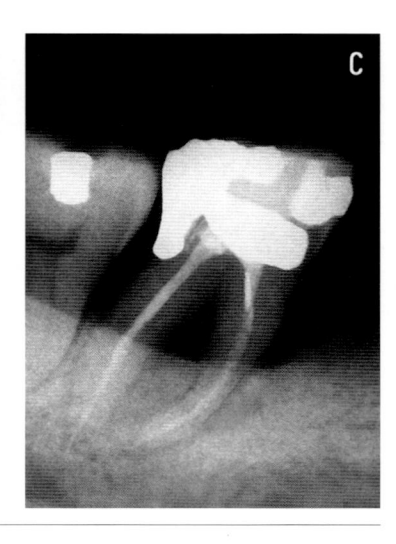

Classe II – problema primariamente periodontal

Os problemas primariamente periodontais ocorrem em dentes com bolsas muito profundas, que alcançam canais radiculares laterais largos ou, até mesmo, o ápice. Pode ocorrer pulpite ou necrose retrógrada. Muitas vezes, esses dentes estão condenados; eles devem ser sempre extraídos se não forem relevantes sob o ponto de vista estético-funcional ou não forem essenciais para o planejamento. No caso descrito a seguir, procurar-se-á manter o incisivo 21, porque a sua extração exigiria reconstrução protética complexa mais tarde.

Detecta-se ao exame clínico bolsa infra-óssea larga e profunda. A sondagem provoca drenagem de pus. Na radiografia, observa-se a típica perda óssea circunscrita das bolsas periodontais (raio de ação da placa, p. 99, Fig. 195).

A terapia incluiu o tratamento endodôntico e o periodontal subseqüente.

O prognóstico de lesões periodontais de classe II muito avançadas é incerto. No caso aqui apresentado, o tratamento foi bem-sucedido a longo prazo.

1.101 Classe II – problema primariamente periodontal

A *Radiografia inicial:* a bolsa de 11 mm mesial ao dente 21 causou pulpite retrógrada.
B *Após o tratamento endodôntico:* debridamento radicular minucioso sob rebatimento de retalho; o incisivo apresentava mobilidade elevada e foi fixado provisoriamente ao dente vizinho (ver C).
C *Após 12 anos:* Observa-se na radiografia que ocorreu neoformação óssea.

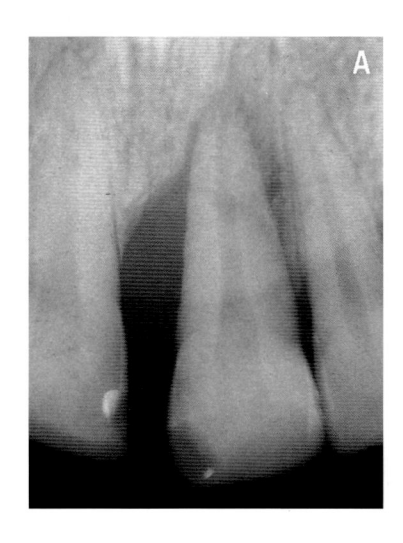

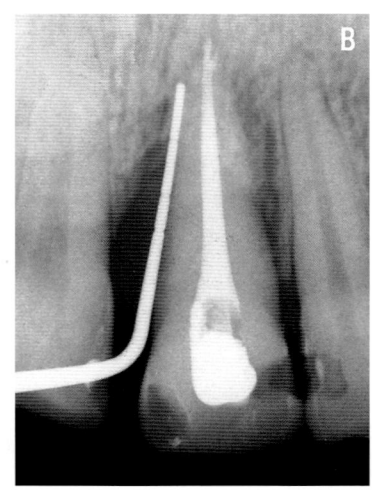

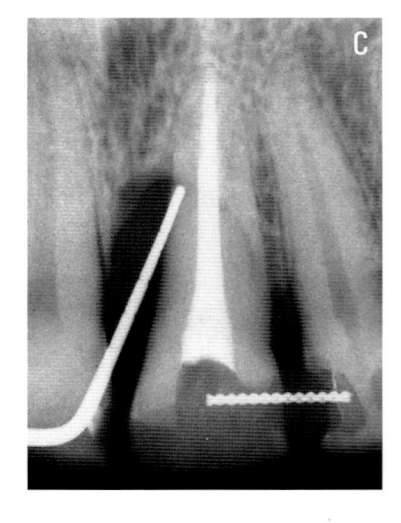

Classe III – problemas endoperiodontais

Nos casos de verdadeiro envolvimento endoperiodontal, ocorre a união de lesões periodontais e endodônticas originalmente independentes. À sondagem, detectam-se defeitos de largura variável, que se estendem da margem gengival até o ápice. As tentativas de manutenção desses dentes são incertas e devem ser feitas – assim como nos casos de classe II – somente se a perda dental implicar reconstrução complexa (prótese fixa, cantilever, implante) ou quando o dente já é um importante elemento (pilar) de uma prótese.

O caso aqui apresentado é de uma paciente de 55 anos de idade com periodontite crônica avançada. A paciente nunca havia se submetido a tratamento periodontal. O dente 32 apresentava comprometimento endoperiodontal; se ele fosse extraído, seria necessário reconstrução protética extensa.

O *tratamento* periodontal e endodôntico é apenas uma tentativa de manter o dente na cavidade oral. O *prognóstico* é, de forma geral, incerto; neste caso, obteve-se sucesso a longo prazo. A forma como foram feitos o preparo do canal (A) e o extravasamento de curativo (B) na lesão não é mais usual hoje em dia.

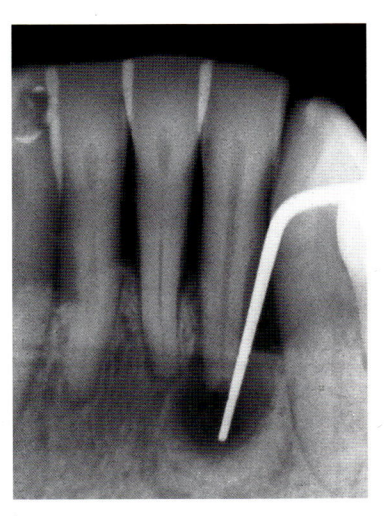

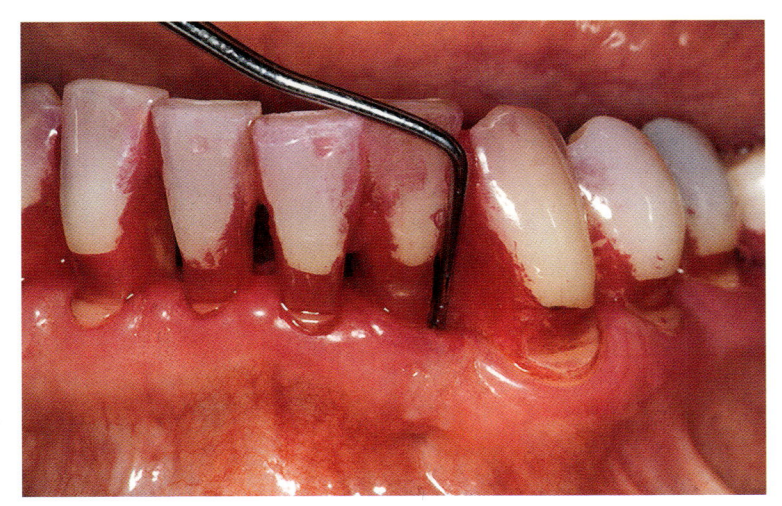

1.102 Classe III – exame inicial, incisivos inferiores
Periodontite avançada generalizada; retração gengival. Grande quantidade de placa (evidenciador). Quase 12 mm de profundidade de sondagem no ângulo distovestibular do dente 32 não-vital.

Esquerda: Lesão periapical extensa no dente 32, que se comunica com a profunda bolsa distovestibular (sonda CP 12) do mesmo dente. Perda óssea horizontal acentuada.

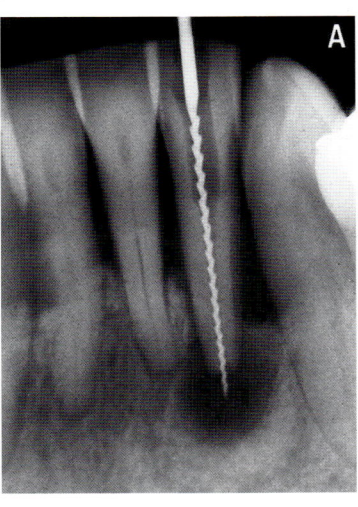

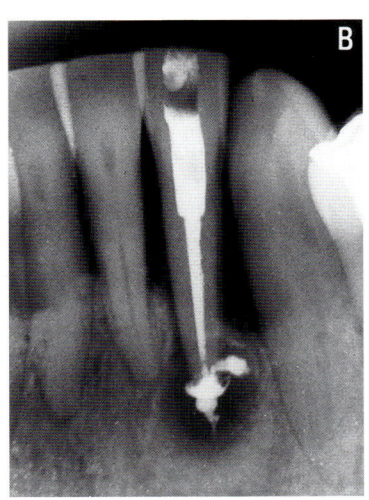

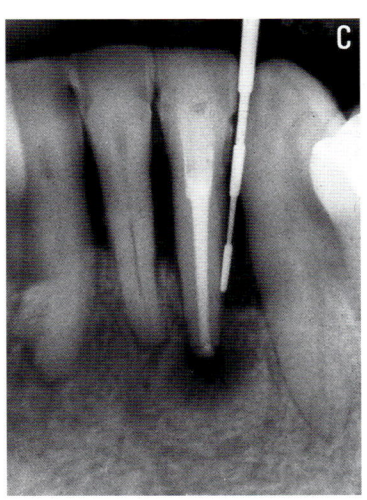

1.103 Seqüência do tratamento endodôntico
A Preparo do canal com lima Hedström.
B Extravasamento de pasta de iodofórmio reabsorvível (risco de alergia ao iodo, ver texto). Curetagem radicular somente do terço coronal (bolsa periodontal).
C Obturação definitiva oito meses após o início do tratamento – a sonda não pode mais ser introduzida até o ápice (Fig. 1.102, *à esquerda*), sendo bloqueada na altura da crista alveolar.

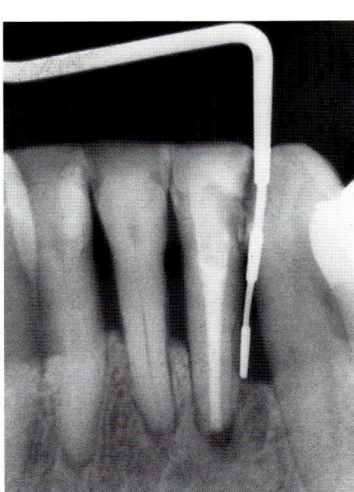

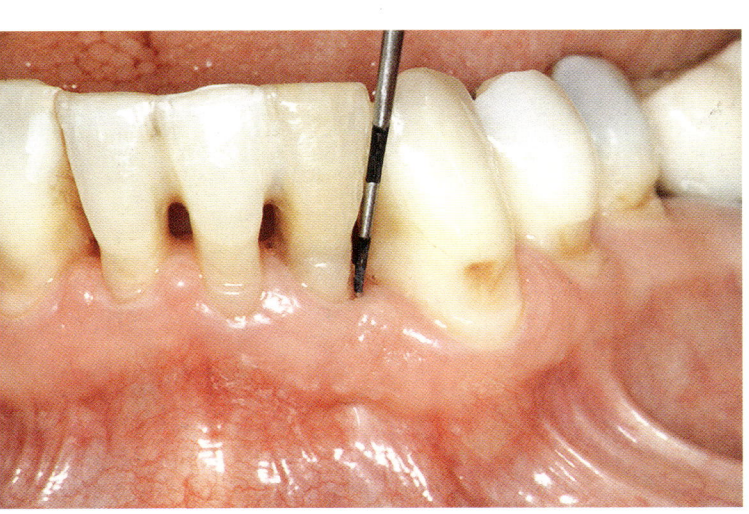

1.104 Exame clínico após três anos
A bolsa reduziu-se (sonda periodontal CP 12).
Desde o início do tratamento, a higiene bucal da paciente era excelente, quase excessiva. Os dentes 41; 31 e 32 foram unidos com resina composta (SAT).

Esquerda: Imagem radiográfica 14 anos depois. A lesão apical e a fístula em direção à bolsa cicatrizaram quase completamente.

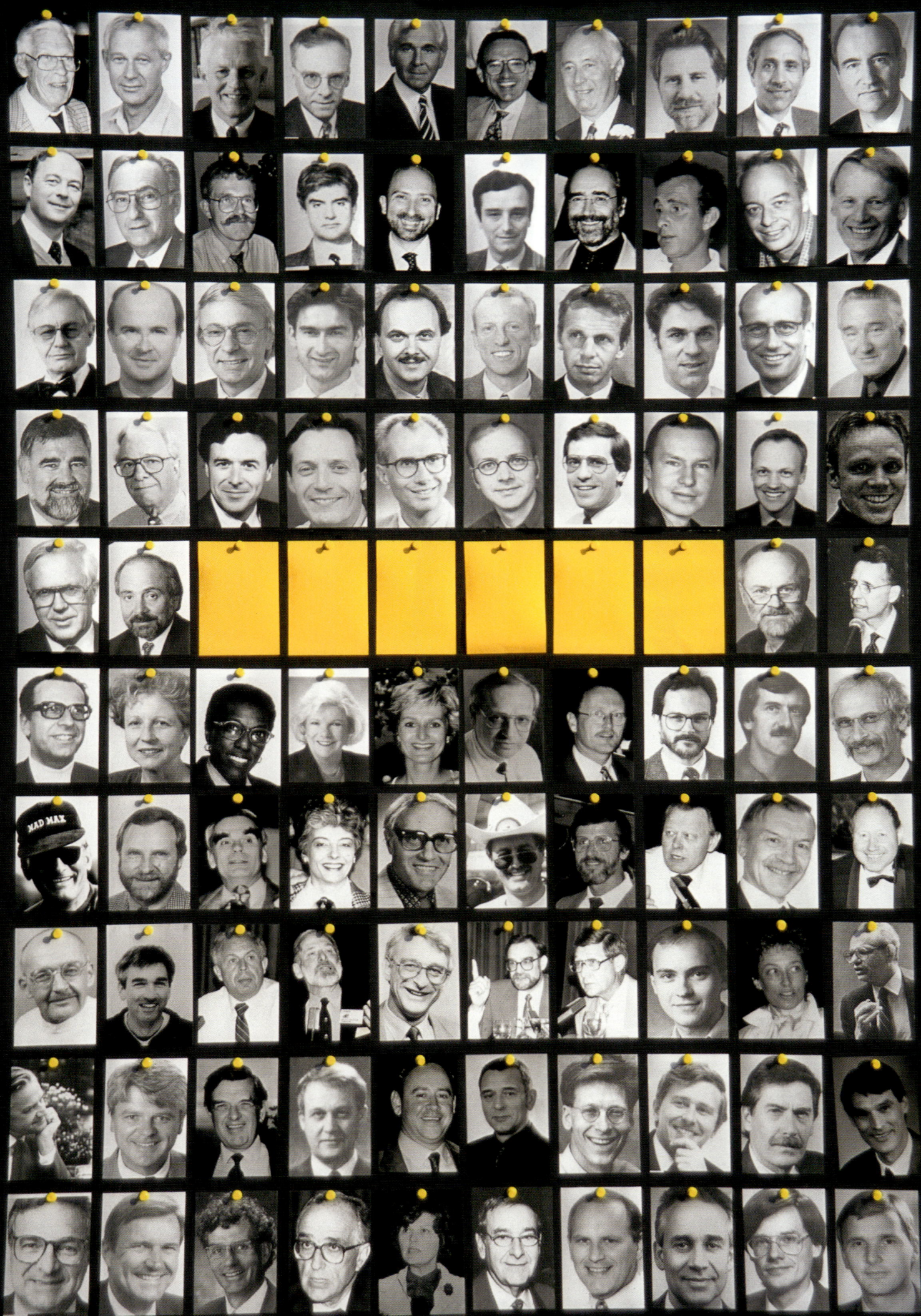

Tratamento: fase 3
Terapia de manutenção periodontal

O sucesso a longo prazo de um tratamento periodontal depende menos das suas fases ativas (primeira e segunda fases) do que dos cuidados pós-operatórios supervisionados (cicatrização) e dos controles sistemáticos de manutenção (Rosling e cols., 1976; Nyman e cols., 1977; Knowles e cols., 1979; Ramfjord e cols., 1982; Wilson, 1996; Axelsson, 2002; AAP, 2003).

Axelsson e Lindhe (1981; também Axelsson e cols., 1991) demonstraram os efeitos das medidas preventivas na fase de manutenção (Fig. 1.105). Como as atuais pesquisas têm demonstrado, praticamente não ocorre o surgimento de novas lesões cariosas nem mesmo perdas mínimas de inserção quando as sessões de profilaxia (atendimento pela THD!) são realizadas a curtos intervalos (dois a três meses). Esses estudos-modelo – inicialmente, com seis anos de duração – colocam hoje em questão a eficácia da Odontologia meramente restauradora.

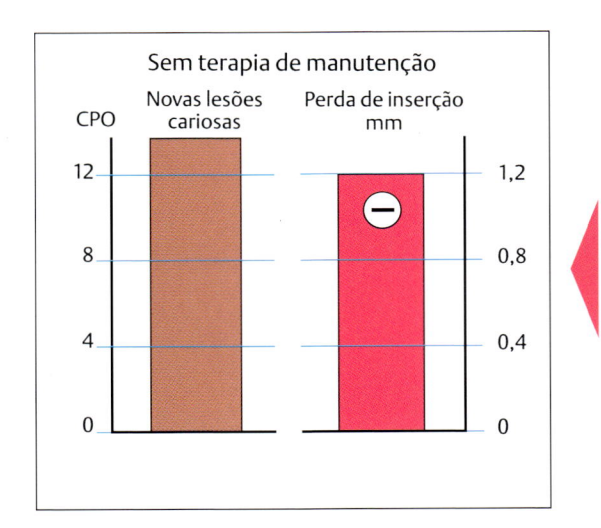

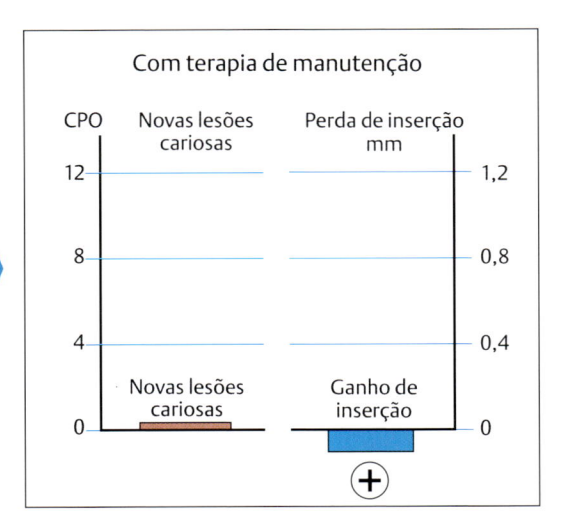

1.105 Estudo de Axelsson: cárie dental e perda de *inserção* – com e sem terapia de manutenção

Esquerda: Quando as sessões de controle profissional são realizadas uma vez ao ano e não são tomadas medidas de motivação e prevenção, o número médio de novas superfícies com cárie é de 14 em um período de seis anos, havendo também aumento de perda de inserção.

Direita: Quando a profilaxia é intensa (a cada 2 a 3 meses), a incidência de cáries é quase zero, observando-se, até mesmo, ganho de inserção.

Principais objetivos da terapia de manutenção:

- Manutenção da saúde oral (inclusive prevenção contra carcinomas)
- Manutenção da função, da fonética e da estética
- Prevenção contra infecções novas (gengivite e periodontite)
- Prevenção contra reinfecções de bolsas inativas (periodontite)
- Prevenção contra cárie dental

Esses objetivos serão alcançados por meio de:

- Exames clínicos regulares
- Constante motivação e esclarecimento do paciente
- Repetições das instruções de higiene bucal – *atualização* dos recursos de higiene
- Debridamento subgengival das superfícies de bolsas e raízes nos casos de infecções novas
- Aplicação local de flúor

Página 448: Na p. 523 você encontrará os nomes desses importantes profissionais.

Prática da manutenção e seus resultados

Um tratamento de manutenção só pode ser bem-organizado e praticado quando se dispõe de pessoal auxiliar competente – em geral, THDs qualificadas. O propósito é acompanhar – e, quando necessário, retratar – os pacientes por "toda a vida".

É claro que, mesmo quando a infra-estrutura e o pessoal auxiliar são satisfatórios, não é possível manter *todos* os pacientes no sistema de acompanhamento, pois sempre há aqueles que têm baixo grau de motivação, que não assumem – ou, até mesmo, recusam – a responsabilidade pela própria saúde. A insuficiência (ou ausência) de disposição de determinados pacientes a colaborar com o tratamento – *não-colaboradores ou colaboradores irregulares* (Wilson, 1996) – deve ser reconhecida já antes da realização de qualquer tratamento ativo.

Com o passar do tempo, porém, mesmo os pacientes que mostram grande motivação no início podem perder o interesse pela manutenção da saúde. Motivar novamente esses pacientes é, portanto, um objetivo primordial do consultório orientado à prevenção.

1.106 Resultados da terapia de manutenção I – paciente com alto índice de placa (IP = 70%) – gráfico
Com os tratamentos de fase 1 (curva azul) e de fase 2 (curva vermelha), os tecidos periodontais tornam-se saudáveis.
O índice de placa encontra-se, então, abaixo de 20%; sem as repetidas motivações da fase de manutenção (**R1**, **R2**, **R3**), esse índice voltaria rapidamente aos níveis iniciais. A intervalos relativamente freqüentes entre as sessões (a cada três meses), o sucesso do tratamento pode ser mantido estável durante anos.

1.107 Resultados da terapia de manutenção II – paciente com índice de placa médio (IP = 40%) – gráfico
Para esses pacientes com periodontite menos grave (tratamento de fase 1, apenas) e higiene bucal relativamente boa desde o início, seria suficiente repetir a motivação três meses após a conclusão do tratamento ativo (**R1**) e, então, a cada seis meses (**R2**, **R3**), sem que se corra o risco de recidiva.

Modif. de *M. Leu*, 1977.

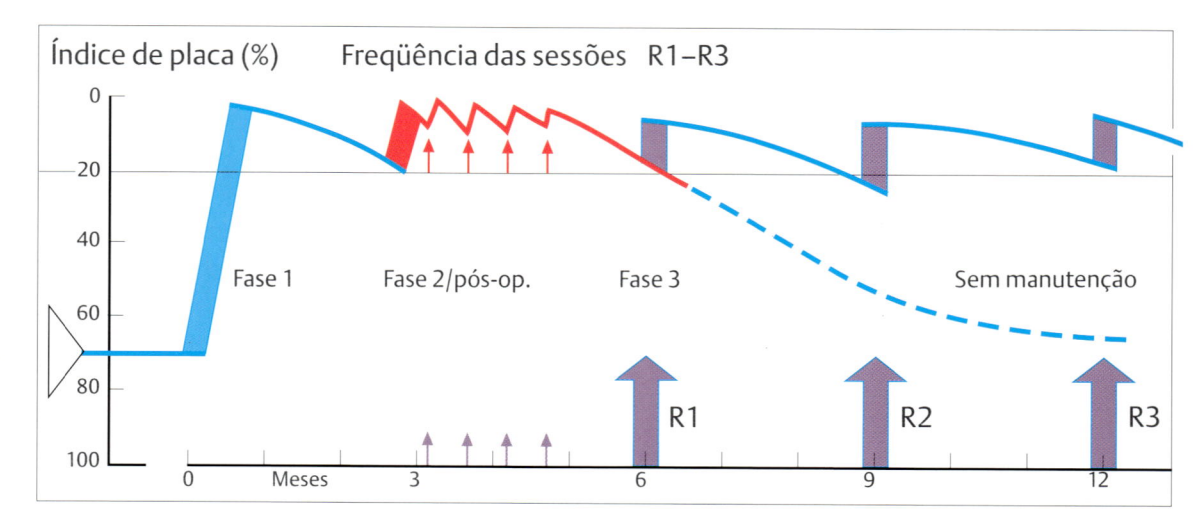

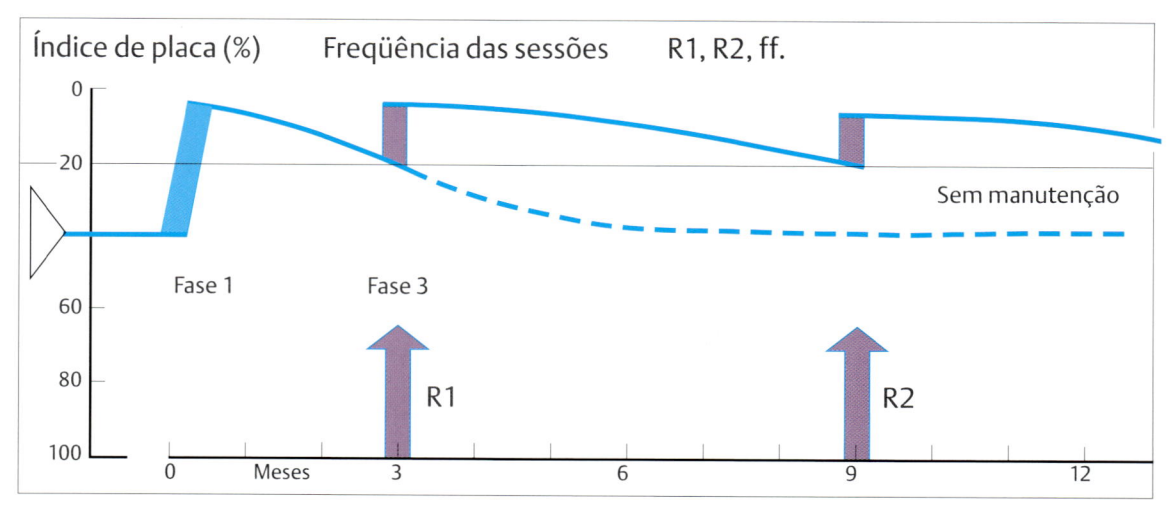

Resultados da terapia de manutenção – prevenção bem-sucedida

Os resultados positivos da prevenção já foram comprovados há mais de 20 anos. A Odontologia Preventiva auxilia os pacientes não somente a manter a saúde dental e periodontal, como também evita os muitos efeitos negativos da inflamação crônica do periodonto sobre a saúde geral (doenças cardiovasculares, diabete, problemas pulmonares) e sobre a gravidez (risco de parto prematuro, baixo peso ao nascimento); esses riscos são freqüentes nos casos de doentes não-tratados ou de pacientes tratados que não estão sob terapia de manutenção (Becker e cols., 1984; Berg e cols., 1996).

As sessões de manutenção são feitas a cada 2 a 12 meses, conforme o caso, o grau de motivação do paciente e a sua habilidade manual – afinal, é ele quem se responsabiliza pela *terapia antimicrobiana diária*, ou seja, a higiene bucal.

O *tempo necessário* para uma sessão de manutenção quase sempre é subestimado, pois ela não se limita à mera remoção de cálculos dos incisivos inferiores. Os abrangentes procedimentos diagnósticos, profiláticos e, eventualmente, terapêuticos podem durar, conforme o caso, uma hora ou mais (p. 451).

Fase de manutenção – controle dos riscos

As medidas preventivas em Periodontia são todas aquelas que objetivam impedir ou diagnosticar precocemente o surgimento, a progressão ou a recidiva da periodontite.

Uma das medidas que se toma na fase de manutenção é verificar os primeiros exames diagnósticos (ver p. 193) do paciente, bem como anotar qualquer alteração observada.

Já no início do tratamento, além de se proceder à anamnese geral, os dados e a avaliação dos riscos são divididos em três níveis (*multilevel assessment*, "hexágono de Berne"):

- Relacionados ao paciente
- Relacionados ao dente
- Relacionados à face (ou *sítio*) dental

A realização da *anamnese* é uma das medidas mais importantes (alterações desde a primeira sessão? Problemas cardiocirculatórios? Distúrbios metabólicos/diabete? Anticoagulantes? Medicamentos?). Esses dados devem ser verificados a cada sessão de manutenção.

O perfil individual de risco de um paciente, de acordo com o modelo de Berne (Lang e Tonetti, 1996; p. 193), é composto por seis *parâmetros de risco*: dois relativos à face dental (sangramento à sondagem – SS – e profundidades de sondagem – PS) e dois relativos ao dente (perda dental e perda óssea relacionada à idade); os outros dois, associados ao paciente, constituem riscos mais importantes (alteráveis: fumo, estilo de vida; inalteráveis: doenças sistêmicas e genéticas/hereditárias).

Nota-se que o fator causal da periodontite, o biofilme ("placa dental"), não consta nessa lista. O motivo disso é que o aspecto a ser avaliado não é a quantidade de placa, mas sim, a reação do organismo acometido à colonização microbiana das bolsas. Ela determina o surgimento, o avanço e a evolução da doença.

Para o dentista e, principalmente, a THD, que é a responsável pela terapia de manutenção na maioria das vezes, o modelo apresentado promove avaliação diagnóstica e prognóstica precisa.

O *comportamento* do paciente e de seu periodonto pode ser observado a longo prazo por meio das repetidas avaliações feitas nas sessões de manutenção.

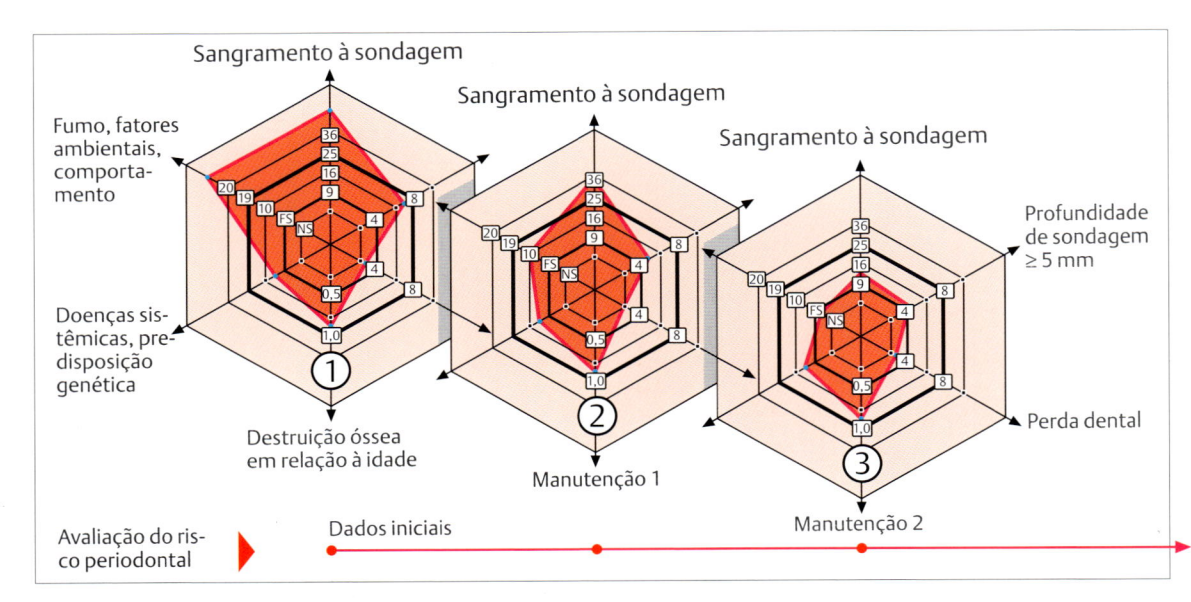

1.108 Avaliação do risco em sessões de manutenção consecutivas
A "superfície vermelha" – que representa o *risco geral* do paciente – reduziu-se cada vez mais nesse exemplo.

Os riscos inalteráveis (p. ex., hereditários) e as perdas ósseas não mais recuperáveis não permitem que o paciente alcance o nível mais baixo de risco.

Níveis de avaliação do risco

Riscos relacionados ao paciente:

- Doenças sistêmicas, condições gerais
- Fatores ambientais (fumo)
- Cooperação
- Perda de inserção em relação à idade
- Quantidade de placa em toda a cavidade oral
- Porcentagem de todas as superfícies com sangramento à sondagem
- Número de bolsas acima de 4 mm

Riscos relacionados ao dente:

- Inclinações dentais
- Morfologia dental (sulcos, reentrâncias)
- Mobilidade dental
- Fatores iatrogênicos
- Remanescente dental
- Acometimento de furca

Riscos relacionados à face dental (sites):

- Sangramento à sondagem
- Profundidade de sondagem
- Perda de inserção
- Secreção purulenta, atividade

Consulta de manutenção

Exame clínico

- *Em todas as sessões:*
  - Estado gengival (SS ou SP; sangramento à sondagem)
  - Acúmulo de placa (IP/PCR ou IPI; evidenciação)
  - Atividade das bolsas residuais
- *A cada 6 a 24 meses, também:*
  - Profundidade de sondagem (anotar na ficha clínica); radiografias (?)
  - Oclusão; reconstruções protéticas (vitalidade), cáries
- *A cada 3 a 4 anos:*
  - Radiografia panorâmica, radiografias periapicais (apenas se necessário)

Procedimentos

Os procedimentos seguintes devem ser realizados de acordo com os resultados dos exames.

- *A cada sessão de manutenção (p. ex., a cada 2 a 6 meses):*
  - Revisão da anamnese geral
  - Repetição das instruções e, eventualmente, correção da higiene bucal
  - Motivação do paciente
  - Remoção de placa e de cálculo, se necessário
  - Tratamento de eventuais recidivas: debridamento radicular; medicamento local (. 291); outras consultas

Ver também: *Checklist* "10 mais X".

1.109 A consulta de manutenção

O esquema representa uma divisão simplificada da sessão de controle, que dura cerca de uma hora. A racionalização do instrumental (ultra-som), entre outras medidas, compensa o custo de tempo com a desinfecção cuidadosa do local de trabalho após cada consulta. O tempo efetivamente disponível à THD é de 50 minutos em média.

A sessão é dividida em quatro tempos, descritos mais detalhadamente na página seguinte:

1 Anamnese, exame clínico (cerca de 15 min*)
2 Instruções de higiene, *instrumentação* (cerca de 25 min*)
3 Tratamento das áreas de atividade (cerca de 5 min*)
4 Polimento, aplicação de flúor (cerca de 5 min*)

* O tempo necessário pode variar conforme o caso.

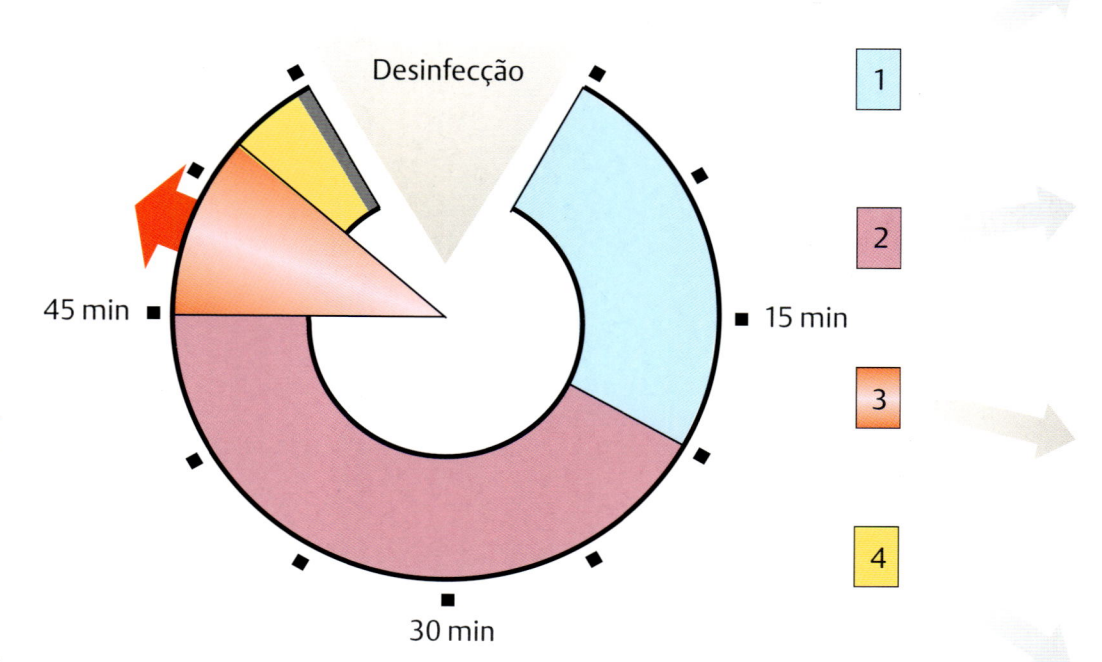

Checklist: "Programa de 10 pontos X"

1	Anamnese – revisão	Novos riscos sistêmicos
2	Exame das mucosas	Prevenção contra o câncer bucal
3	Avaliação de inflamação	Motivação
4	Profundidade de sondagem	Atividade?
5	Esclarecimentos ao paciente	Cooperação
6	Higiene bucal	Reinstrução
7	Remoção de cálculos	Apenas em determinados locais; raspadores
8	Remoção do biofilme	Instrumentos delicados
9	Manutenção das restaurações polimento	Abrasividade mínima
10	Uso do flúor	Informações sobre a ação de cada forma
X	Medidas Adicionais	Radiografias, teste de vitalidade, problemas de colo, cirurgias, etc.

Tratamento de manutenção – "quanto mais preciso, melhor"

A *instrumentação das superfícies radiculares expostas*, que no tratamento ativo da periodontite não tem tanta relevância, ganha cada vez mais peso na fase de manutenção. Assim como se recomenda ao paciente que não use pastas (abrasivas) na higiene interdental, a THD deve empregar apenas instrumentos rotatórios e manuais pouco agressivos, bem como pastas que sejam o menos abrasivas possível.

O *objetivo* é executar a profilaxia de modo eficaz, mas não, abrasivo e destrutivo. Mesmo após 100 sessões de manutenção (20 a 40 anos), não devem existir sinais grosseiros de raspagem.

Consulta de manutenção 453

Exame clínico

Reavaliação

Diagnóstico

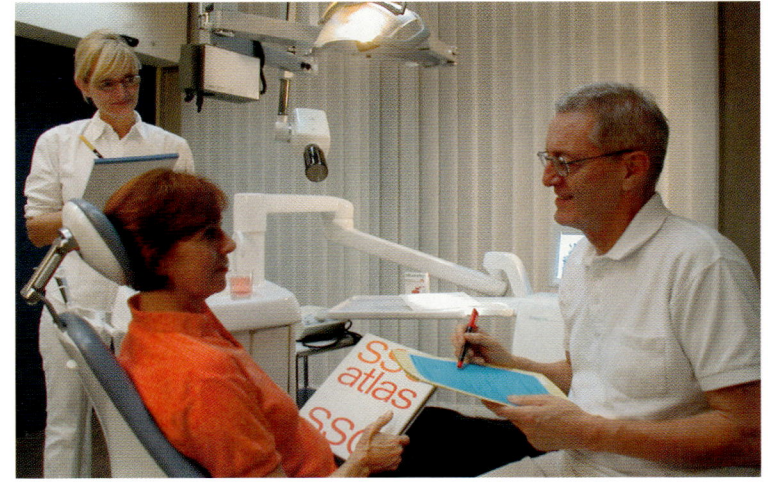

1.110 Exame clínico, reavaliação, diagnóstico...
A situação do paciente é avaliada. No caso de pacientes mais idosos, é especialmente importante investigar o seu estado emocional e a utilização de novos medicamentos, enfim, realizar novamente a *anamnese médica*.
Houve alteração dos fatores de risco? (Estresse?) (Fumo?)
Obs.: Ouvir o paciente por cinco minutos é mais importante do que iniciar imediatamente a instrumentação, mesmo que o tempo seja exíguo.

Motivação

Reinstruções

Instrumentação

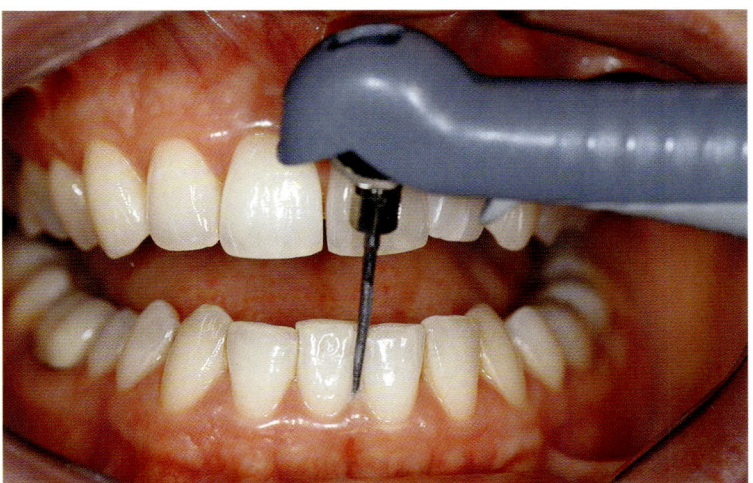

1.111 Motivação, reinstrução, instrumentação
"Cuidar sem lesar: qualquer excesso praticado, seja pelo paciente, seja pelo profissional, é nocivo."

Os resultados do exame clínico servem de orientação: a raspagem é feita somente onde há cálculo, e o biofilme é removido da forma menos agressiva possível. Experimentar e avaliar os novos recursos disponíveis, por exemplo: aparelho de ultra-som Vector (na figura); jato de bicarbonato pouco abrasivo (EMS-Handy 2; p. 282).

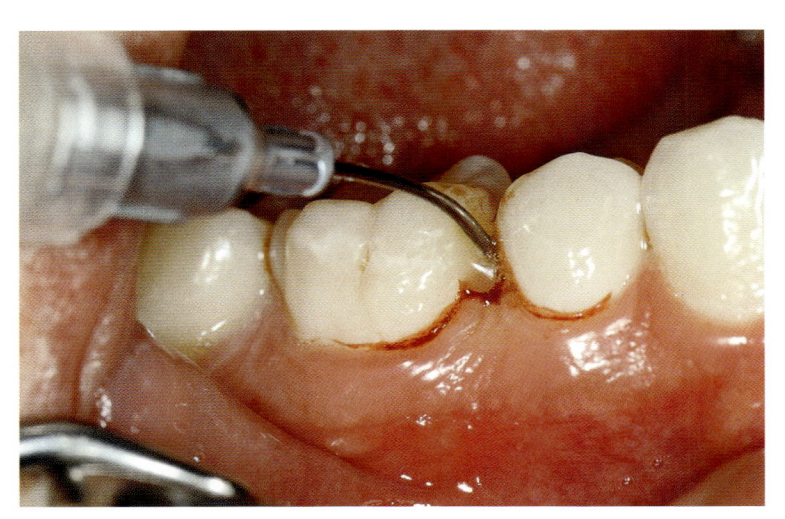

Tratamento das áreas de atividade

1.112 Tratamento das áreas de atividade (infectadas pela primeira vez ou reinfectadas)
Bolsas ativas isoladas podem ser tratadas, muitas vezes, durante a sessão de manutenção (raspagem e irrigação local, se necessário – com iodopovidona, por exemplo–, ou medicamentos de liberação lenta). Na figura, aplicação de Atridox em bolsa "refratária" (ver p. 293).

Áreas múltiplas de atividade ou de recidiva requerem sessões à parte (raspagem ou cirurgia, eventualmente com suporte medicamentoso).

Polimento

Aplicação de flúor

Marcação da próxima consulta

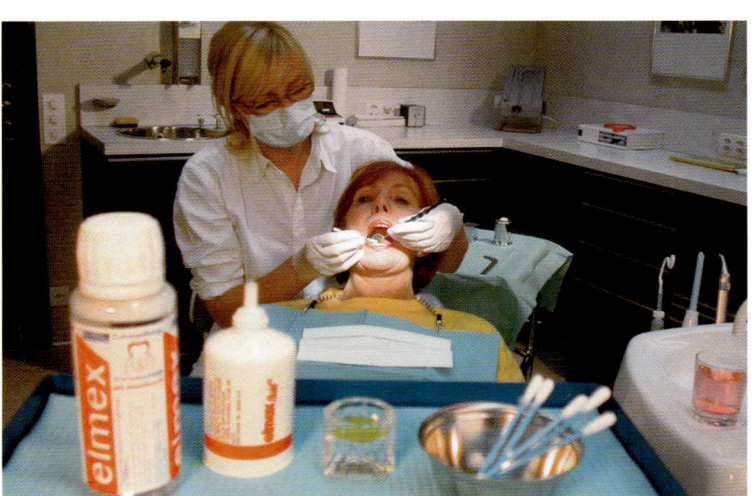

1.113 Profilaxia, aplicação de flúor, estabelecimento dos intervalos entre as sessões
Antes da aplicação de flúor, todos os dentes são limpos com taça de borracha e pasta dental fluoretada.

A determinação dos intervalos entre as sessões de manutenção é feita conforme a avaliação do risco (tipo e gravidade da periodontite, riscos gerais e locais, controle de placa e cooperação do paciente, etc.).

Equipe de prevenção: cirurgião-dentista – THD

Tanto a execução de medidas preventivas modernas – profilaxia – como aquelas mais especializadas exigem o trabalho de pessoal auxiliar altamente qualificado, como as THDs, mas também de ACDs com formação especializada. Estas devem auxiliar o cirurgião-dentista no exame clínico, na profilaxia, no tratamento e na manutenção; muitas vezes, as THDs e ACDs responsabilizam-se completamente pela consultoria ao paciente.

Uma THD que trabalha em período integral pode atender 500 pacientes ao ano, a uma freqüência média de três a quatro sessões ao ano por paciente.

A supervisão, a avaliação e a complementação das suas atividades é função do cirurgião-dentista.

Além disso, o pessoal auxiliar pode-se responsabilizar pelo atendimento de outros pacientes, como os portadores de qualquer tipo de prótese (cuidados com a prótese, profilaxia de elementos pilares, etc.).

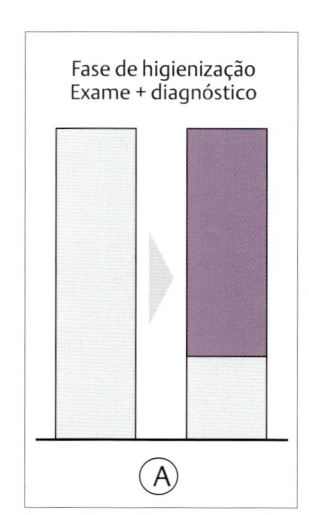

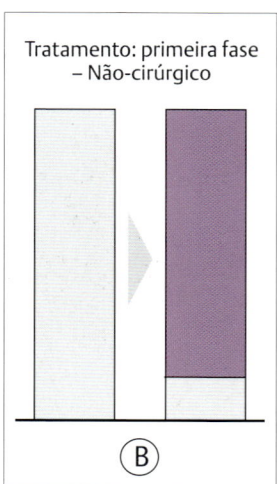

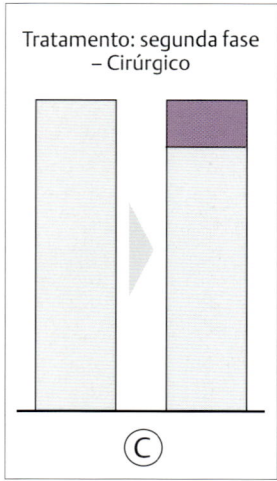

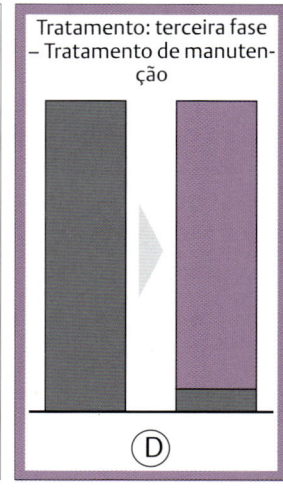

1.114 Atividades que podem ser delegadas pelo CD (cinza) à THD (violeta)
As tarefas que podem ser assumidas pela THD não são somente as da fase de manutenção (D), em que ela se responsabiliza por 90% do trabalho.
Já no exame clínico (A) e, especialmente, no tratamento inicial (B), mais de 80% do trabalho fica a cargo da THD. Esta também exerce certas funções no tratamento cirúrgico (C) (assistência e controles pós-operatórios).

A – Fase de higienização Exame + diagnóstico
B – Tratamento: primeira fase – Não-cirúrgico
C – Tratamento: segunda fase – Cirúrgico
D – Tratamento: terceira fase – Tratamento de manutenção

Pessoal auxiliar e necessidades de tratamento

Estudo de Hamburgo, 1987 – CPITN

No grupo populacional estudado, 97% das pessoas necessitavam de tratamento periodontal (TN = *treatment need* do CPI*TN*; p. 72; Ahrens e Bublitz, 1987). Os tipos de tratamento indicados variam consideravelmente:

- 12% do total, 3% dos pacientes saudáveis e 9% dos pacientes com sagramento à sondagem devido à placa (SS), necessitavam receber instruções de higine bucal (uma ou mais vezes).

- 72% dos examinados que apresentavam cálculo e daqueles com profundidades de sondagem de até 5,5 mm necessitavam de raspagem subgengival.
- Para apenas 16% dos pacientes com bolsas mais profundas era indicado tratamento mais complexo (cirurgia).

Com base nesses dados, 84% da população – os menos saudáveis e a maioria dos pacientes com gengivite/periodontite – poderia receber tratamento preventivo e curativo executado por pessoal auxiliar: 12% por ACDs e 72% por THDs qualificadas.

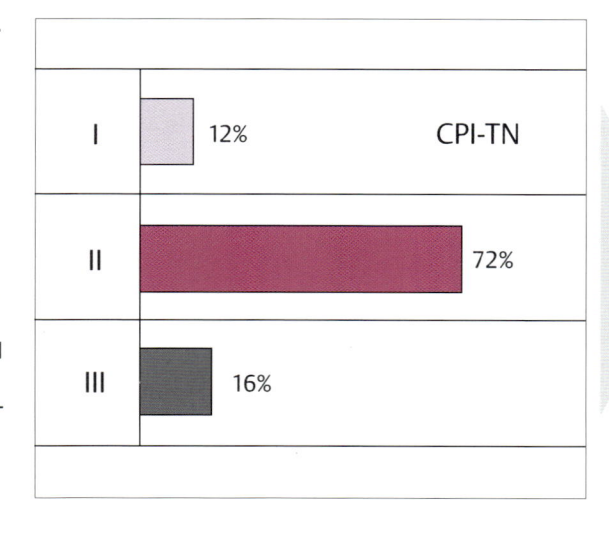

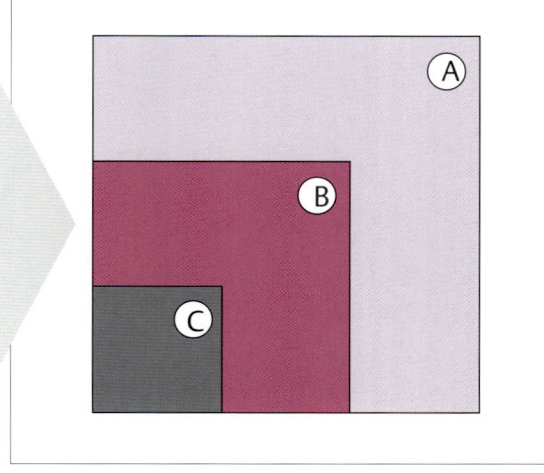

1.115 *Treatment need*/TN no estudo de Hamburgo, 1987
TN I Instrução de higiene e remoção de placa e de cálculos *supragengivais*
TN II TN I + debridamento subgengival
TN III TN I + TN II + tratamentos complexos

A 100% da profilaxia (TN I) por assistente de profilaxia.
B 84% dos procedimentos de TN II são realizados pela THD.
C Para TN III, 16% dos casos necessitam a intervenção do CD ou de especialista.

I 12% CPI-TN
II 72%
III 16%

Insucesso por falta de terapia de manutenção

Sucesso do tratamento periodontal
- Eliminação da inflamação (do sangramento gengival)
- Bloqueio da atividade das bolsas
- Redução da profundidade das bolsas
- Interrupção da perda de inserção
- Mobilidade dental igual ou reduzida

Insucesso do tratamento periodontal
- Sangramento persistente
- Atividade de bolsas persistente
- Progressão da profundidade das bolsas
- Avanço da perda de inserção
- Aumento da mobilidade dental

Os insucessos, na maioria das vezes, podem ser explicados. Em geral, a causa são equívocos na anamnese médica, no diagnóstico e no prognóstico, erros de planejamento e tratamento, *falta de cooperação do paciente* e *de terapia de manutenção* (Becker e cols., 1984; Rateitschak, 1985).

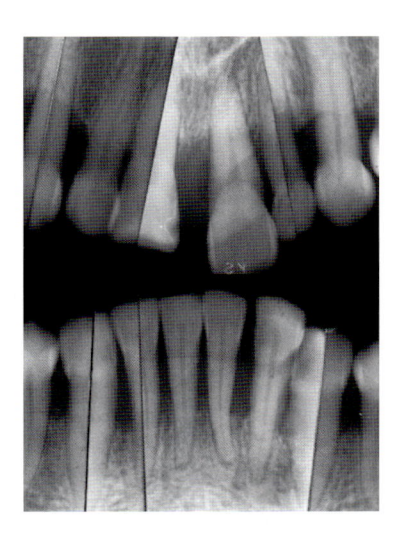

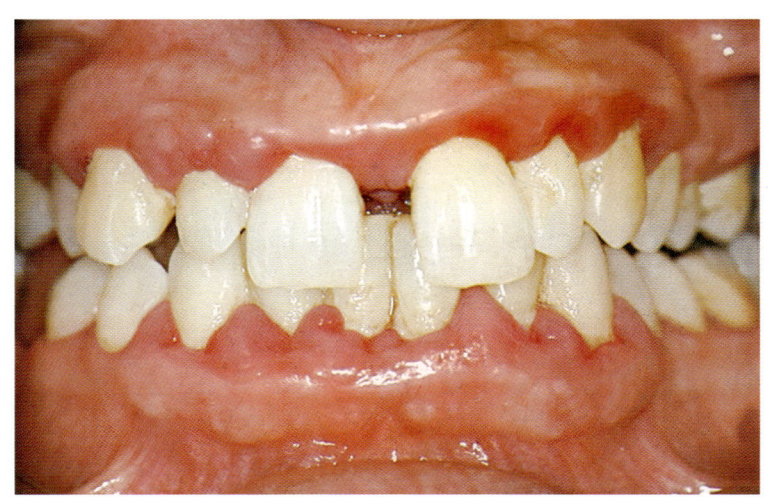

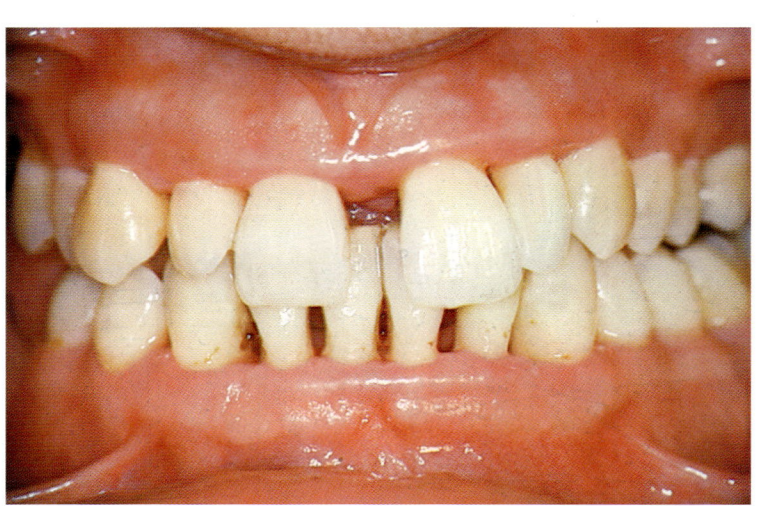

1.116 Periodontite avançada, de progressão muito rápida
Até o momento do exame, esta paciente de 38 anos nunca havia recebido instruções de higiene. Ela desejava apenas a inspeção clínica e não expressava quaisquer queixas.

Exame:

PCR 100%
ISP 3,8
PS Até 8 mm de profundidade e, em parte, bolsas profundas
MD Forte MD, migrações dentais

Esquerda: Exame radiográfico inicial.

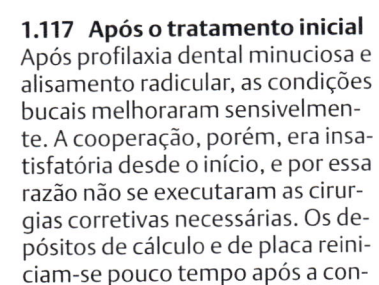

1.117 Após o tratamento inicial
Após profilaxia dental minuciosa e alisamento radicular, as condições bucais melhoraram sensivelmente. A cooperação, porém, era insatisfatória desde o início, e por essa razão não se executaram as cirurgias corretivas necessárias. Os depósitos de cálculo e de placa reiniciam-se pouco tempo após a conclusão do tratamento inicial (incisivos inferiores).
A paciente recusou-se a submeter-se a eventuais correções ortodônticas, bem como a comparecer a consultas de manutenção.

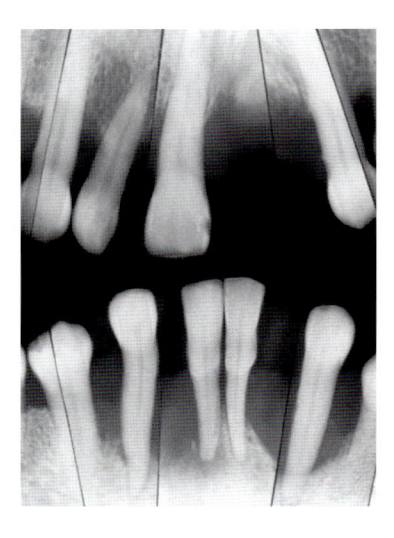

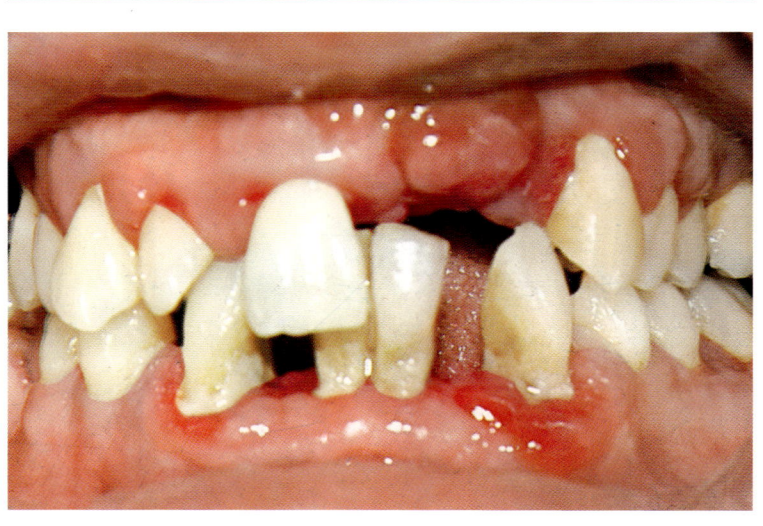

1.118 Cinco anos depois sem manutenção
A paciente retornou pela primeira vez após a perda espontânea dos dentes 21, 22, 32 e 42. O profissional recusou-se a executar tratamento abrangente "imediato".

Tratamento:
Arcada superior: prótese total
Arcada inferior: manutenção (tratamento periodontal) dos quatro pré-molares; prótese parcial

Esquerda: Radiografia cinco anos depois. Não foi executada terapia de manutenção.

Seqüelas do tratamento periodontal

- Alongamento das coroas – dentina exposta
- Mobilidade dental
- Problemas fonéticos
- Comprometimento estético

Conforme a gravidade da periodontite observada ao exame inicial, as instrumentações periodontais (procedimentos com ou sem exposição cirúrgica) podem levar a contrações (encolhimentos) teciduais de leves a muito acentuadas, alongando a coroa clínica dos dentes. Essas possíveis ocorrências devem ser esclarecidas ao paciente *antes* do tratamento!

As coroas alongadas, com espaços interdentais escuros característicos, são o problema mais sério – especialmente se o lábio superior for curto. Não somente a fonética é comprometida, como também a estética, hoje em dia cada vez mais importante. Esta poderia ser melhorada com tratamentos protéticos complexos (p. 489) satisfatoriamente, enquanto as soluções mais simples e econômicas são apenas de caráter provisório (p. 457).

(O problema da sensibilidade dentinária é tratado na p. 458.)

Tratamento periodontal bem-sucedido?

1.119 Coroas alongadas – excesso de cuidados do paciente?
Essa paciente de 32 anos já apresentava retrações gengivais antes do tratamento periodontal, as quais se agravaram com a terapia. Ela se queixa, compreensivelmente, da estética, de problemas fonéticos e de sensibilidade de colo.

Ela ainda não notou os acentuados defeitos em cunha vestibulares nos dentes posteriores!

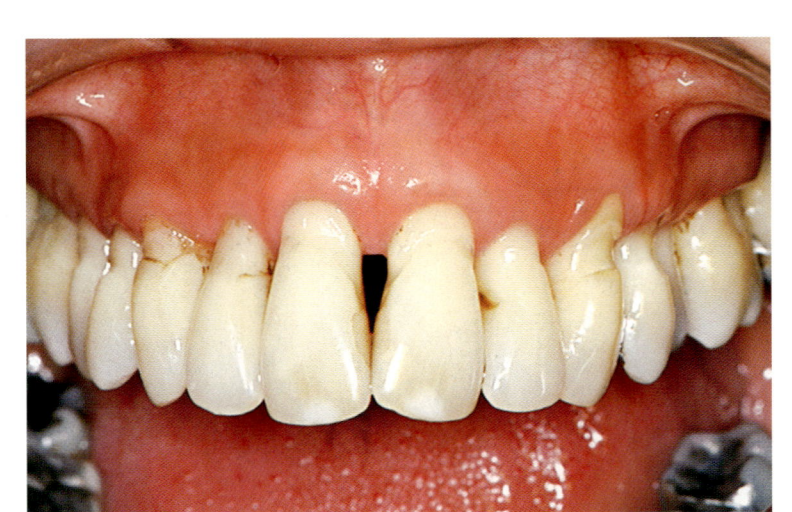

Seqüelas do tratamento:

- Retrações gengivais
- Sensibilidade dentinária
- Espaços interdentais amplos

1.120 Estreitamento de colo dos incisivos inferiores – risco de fraturas
Excesso de cuidados pela paciente ou raspagem interdental muito intensa, erosiva, durante as muitas sessões de manutenção?

A paciente deve ser instruída a não utilizar pastas dentais (abrasividade) ou, no máximo, géis fluoretados ou de CHX na escovação interdental.

A THD deve, por sua vez, empregar nessas áreas somente instrumentos e pastas minimamente agressivos.

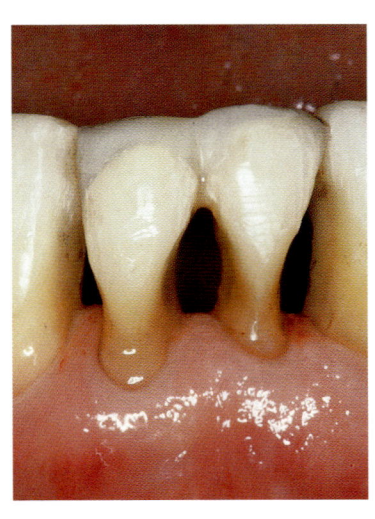

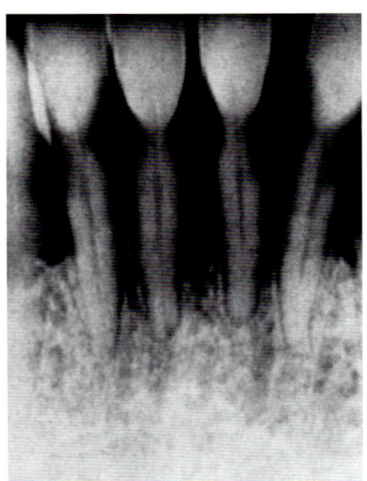

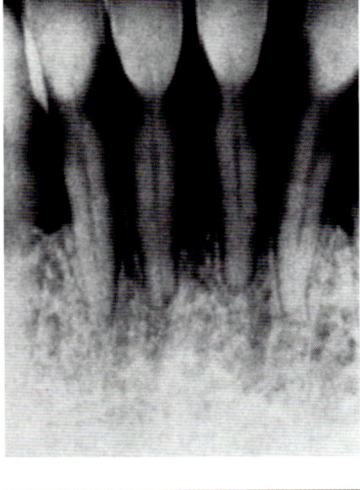

"Higienização excessiva":

- Defeitos em cunha
- Estreitamentos de colo

1.121 Cáries de colo
Defeito em cunha intenso com cárie pequena, mas muito profunda (*à esquerda*); durante a sua remoção, a polpa foi exposta; tratamento endodôntico (*à direita*, sem isolamento absoluto).

Pergunta: Como tratar o problema de forma eficaz poupando os tecidos?

Uma vez por dia, remoção perfeita de placa com escova macia, pouca aplicação de força, técnica atraumática e uso alternado de geis de CHX e fluoretado em pequenas quantidades.

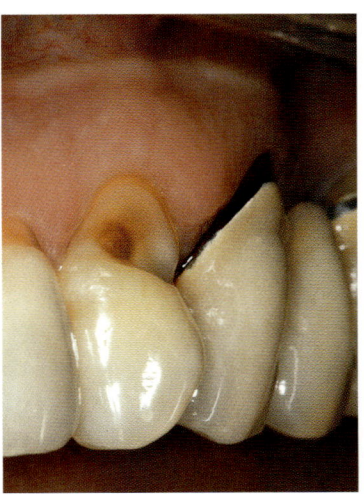

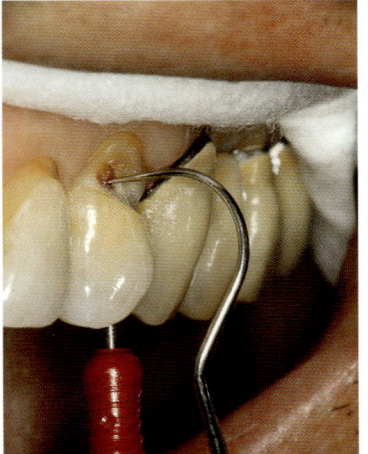

Higiene insuficiente

- Cárie de dentina!
- Gengivite
- Recorrência da periodontite?

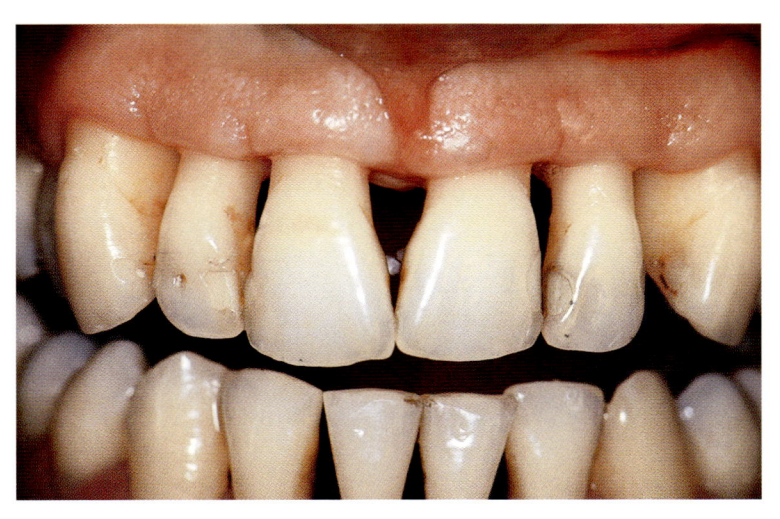

Correções estéticas das seqüelas do tratamento

1.122 Situação após o tratamento
O comprimento dos incisivos superiores é desproporcional à sua largura. Os espaços interdentais são excessivamente grandes: os "vãos escuros" incomodam o jovem paciente, que não pode arcar com os custos da reconstrução protética com coroas *veneers*.

Planejamento: restaurações e prótese gengival.

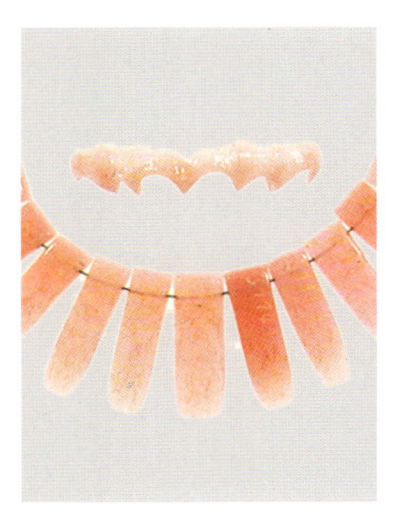

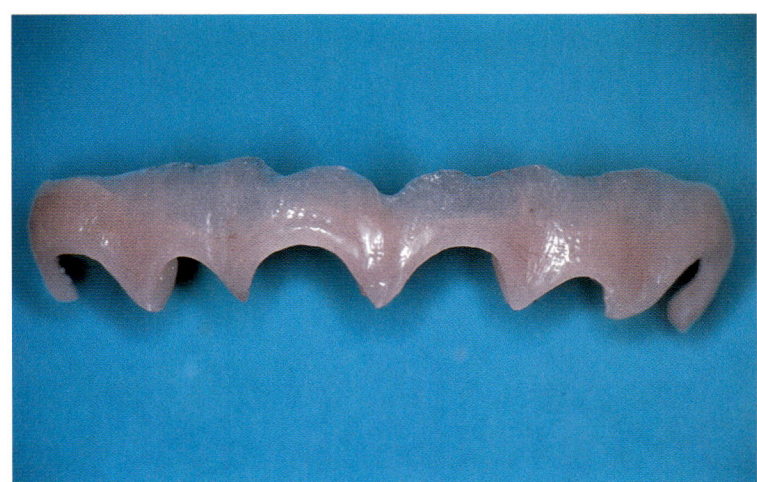

1.123 Prótese gengival de resina acrílica
Em primeiro lugar, foram feitas reconstruções proximais em resina composta minimamente invasivas, reduzindo-se os espaços interdentais.
A região anterior foi "moldada" por vestibular; e a prótese gengival, confeccionada.

Esquerda: Escala de cores de resina acrílica gengival rosa.

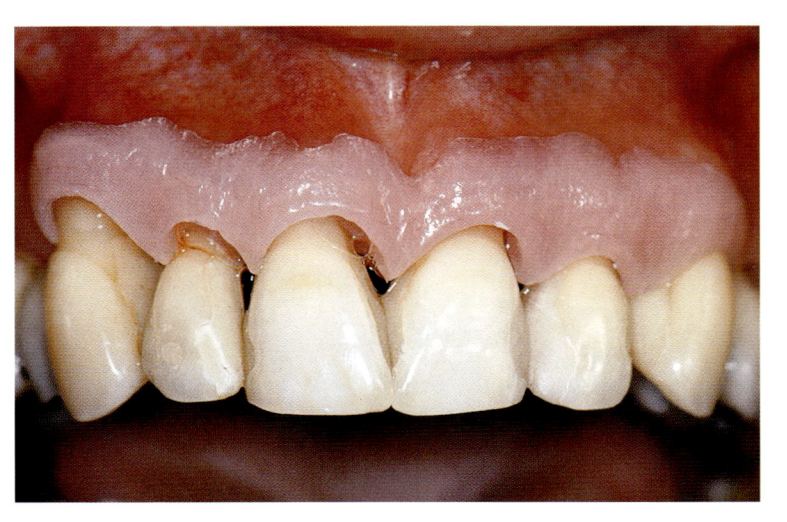

1.124 Adaptação da prótese gengival
As porções afiladas interdentais da prótese encaixam-se nos espaços interproximais sob leve resistência.

Nesse caso, o paciente adapta primeiro a extremidade esquerda da prótese na distal do dente 23 e depois empurra o restante da prótese da esquerda para a direita.

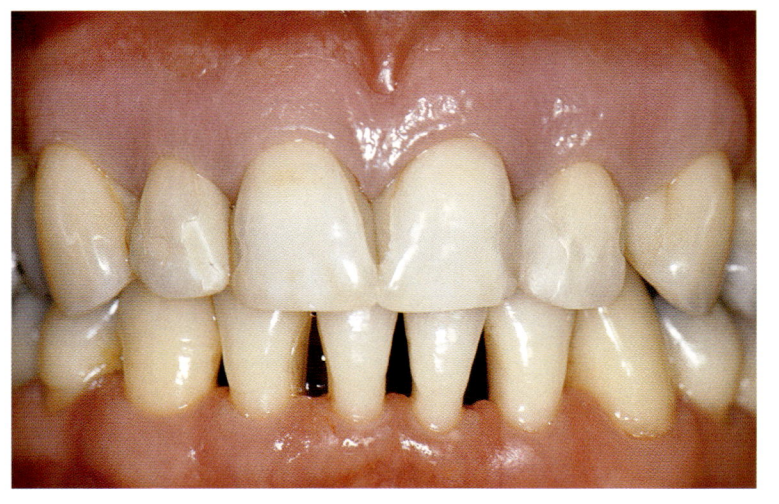

1.125 Melhora da estética com a prótese gengival
Para um leigo, a fina margem da prótese gengival na altura da linha mucogengival ainda é pouco visível. Nesse paciente, a linha baixa do sorriso (*low lip line*, p. 492) contribui para o bom resultado estético.

Obs.: Devido ao risco de fratura, recomenda-se a confecção de diversas próteses duras. Próteses macias sofrem alteração de cor muito rapidamente.

Hipersensibilidade dentinária

Os colos dentários expostos são especialmente suscetíveis aos seguintes problemas:

- As áreas de dentina sensíveis fazem da remoção de placa diária um sofrimento. Mesmo a água morna pode desencadear *dor*, de modo que até os pacientes dispostos a colaborar têm dificuldades para higienizar os colos dentais e os sulcos gengivais.
- Nos casos de higiene oral insatisfatória (desinteresse, deficiência, idade, etc.) e, principalmente, nos de radioterapia na região da cabeça, o risco de *cárie dentinária* é alto. O tratamento desse tipo de cárie é complexo.

A dor é causada pela rápida movimentação do fluido no interior dos túbulos dentinários desencadeada por estímulos externos – de acordo com a "hipótese hidrodinâmica" (Brännström, 1963). Os receptores de estímulos dolorosos da interface entre a dentina e a polpa transmitem os impulsos nervosos (revisão em Jensen, 2003).

Essa transmissão de estímulos pode ser *inibida* terapeuticamente por fluoretos de zinco, por exemplo, bem como sais de estrôncio e potássio (em pastas dentais), resinas sem carga, vernizes, adesivos dentinários (Gluma, etc.) ou selamento dos túbulos dentinários com laser.

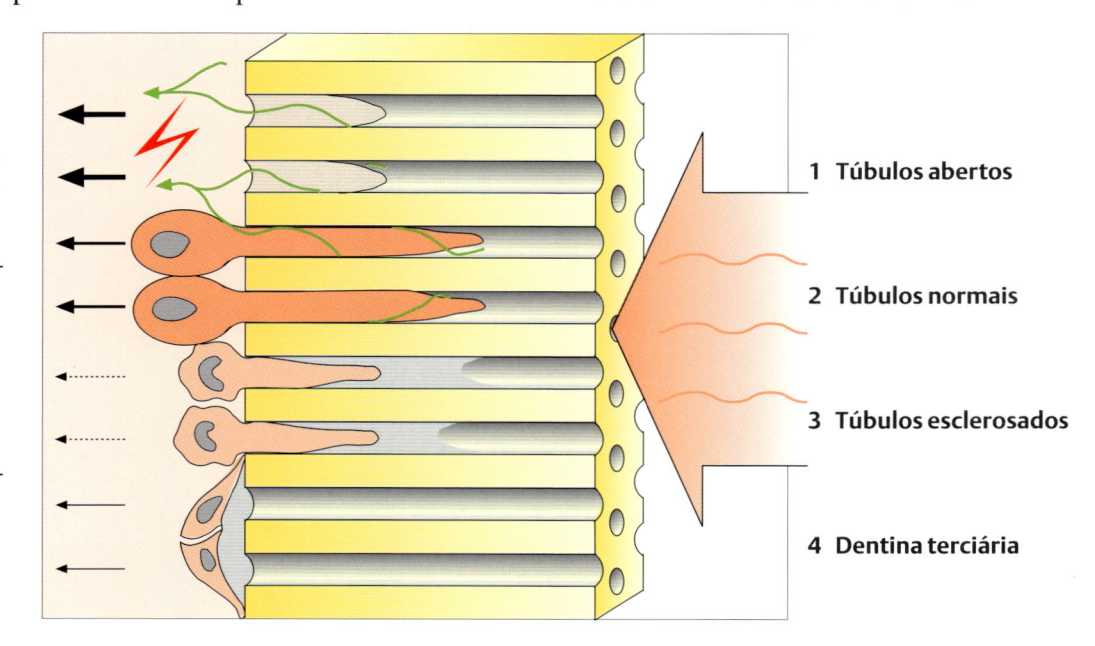

1.126 Hipersensibilidade dentinária – possíveis causas
Túbulos expostos após a raspagem e o alisamento radiculares. Representação de quatro graus de reação (setas pretas) a um estímulo externo sobre a superfície dentária:

1 Túbulos abertos, *dead track*
2 Túbulos normais: abertos, com odontoblastos vitais e terminações nervosas
3 Túbulos esclerosados
4 Túbulos esclerosados por formação de dentina terciária

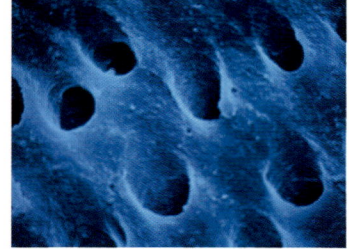

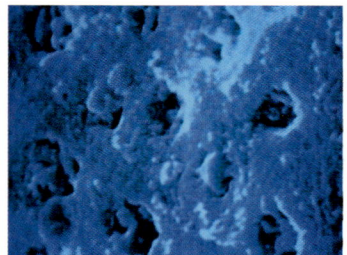

1 Túbulos abertos
2 Túbulos normais
3 Túbulos esclerosados
4 Dentina terciária

1.127 Túbulos – antes e após o tratamento com fluoretos (Elmex)
Antes do tratamento: *à esquerda*; após o tratamento: *à direita*
MEV: *Folheto da empresa Gaba, Basel.*

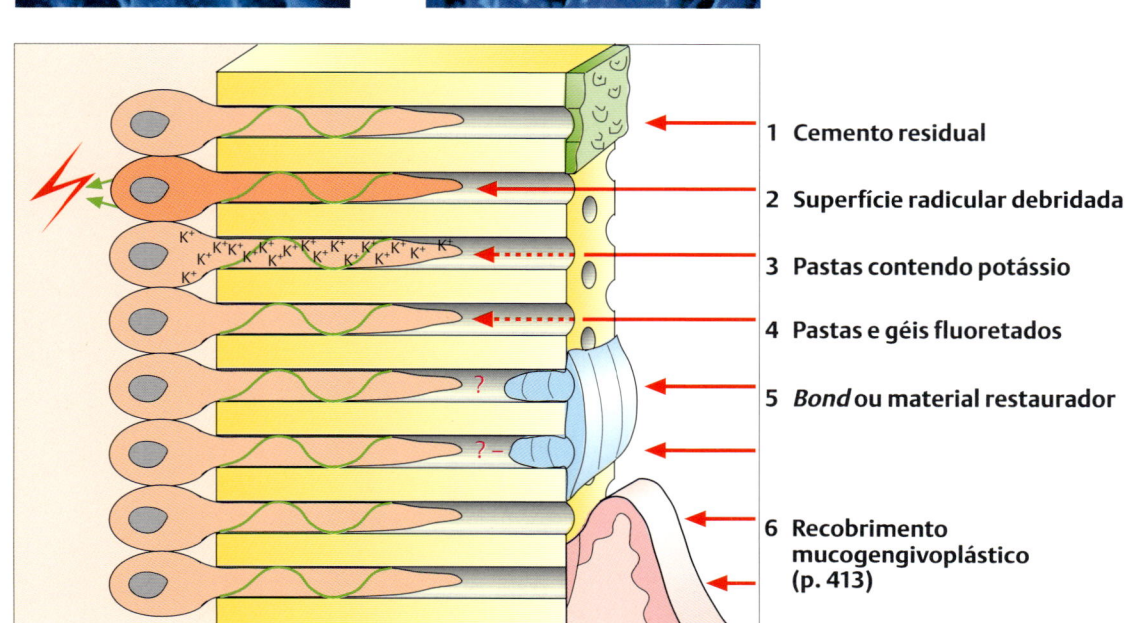

1.128 Eliminação ou redução da hipersensibilidade
O ideal para tanto seria o cemento limpo (livre de endotoxinas) do próprio dente recobrindo a dentina. Mas como seria possível providenciá-lo?

Princípios do tratamento:
- Obturação dos túbulos (*plugs*)
- Recobrimento dos túbulos
- Bloqueio da transmissão dos estímulos

No desenho: Túbulos, odontoblastos, fibras nervosas, íons de potássio (K^+).

1 Cemento residual
2 Superfície radicular debridada
3 Pastas contendo potássio
4 Pastas e géis fluoretados
5 *Bond* ou material restaurador
6 Recobrimento mucogengivoplástico (p. 413)

Função – terapia funcional

O sistema mastigatório é composto por: ossos maxilares, articulações temporomandibulares, musculatura mastigatória, dentes – e seu complexo de superfícies oclusais – e periodonto. Esses componentes inter-relacionam-se morfológica e fisiologicamente de forma harmônica (função normal).

Até determinado grau, o sistema mastigatório é capaz de adaptar-se a desvios da normalidade (compensação, adaptação). Quando uma das partes sofre alterações ou patologias, as outras podem ser envolvidas (descompensação ou desadaptação; Bumann e Lotzmann, 1999).

Os distúrbios funcionais não causam periodontite. Apesar disso, eles devem ser diagnosticados (ver p. 174) e tratados, pois podem provocar alterações na musculatura mastigatória e nas articulações, bem como atrição/abrasão dental; também, podem elevar a mobilidade dental e acelerar o avanço de uma periodontite já instalada (Ramfjord e Ash, 1983).

Serão aqui apresentadas:

- Função normal – mobilidade dental fisiológica
- Função alterada – trauma periodontal oclusal
- classe III: Tratamento dos distúrbios funcionais – placas de mordida

Função normal

A complexidade do sistema estomatognático dificulta a definição de "normalidade funcional". Só é possível especificar valores normais para determinados componentes isolados:

Força

A força mastigatória normal varia com o alimento consumido: para o consumo de mingaus, pudins, etc., é de poucos newtons (1 N = 1 kg $_-$ m/s^2 $\simeq$ 100 p); para o de carne dura, cerca de 150 N ($\simeq$ 15 kp) e, mesmo para alimentos muito duros, não ultrapassa 200 N (Ammann, 1980).

Duração

O *tempo de carga "normal" do periodonto* é curto. As forças oclusais transmitidas para o periodonto durante a mastigação e a deglutição são *intermitentes*. O tempo real de aplicação de carga a cada movimento mastigatório é de apenas 0,1 a 0,4 s e, a cada movimento de deglutição (mesmo que não se degluta nada ou apenas saliva), a carga aplicada sobre o periodonto dura cerca de 1 s. Considerando-se o período de 24 horas, o tempo de carga total é de 15 a 20 min por dia (Graf, 1969).

Direção

A *direção "normal" das forças* que são transmitidas para o periodonto durante a mastigação é muito variável. A direção ideal da aplicação de cargas seria vertical/axial, pois, assim, a força seria distribuída igualmente por todas as fibras desmodontais e pelo rebordo alveolar. Porém, as forças da mastigação são preponderantemente horizontais/vestibulolinguais alternadas ou associadas (Graf e cols., 1974; Graf e Geering, 1977).

Mobilidade dental fisiológica

A "união sindesmótica" do dente ao seu aparato de fixação e a elasticidade do processo alveolar são responsáveis pelas mobilidades dentais (MD) fisiológicas horizontal, vertical e rotatória dos dentes, as quais são mensuráveis (mensurador periodontal, Mühlemann, 1967; Periotest, Schulte e cols., 1983).

A mobilidade dental oscila a ciclos diários ou mais longos (biorritmo): no período da manhã, os dentes apresentam mobilidade maior do que à noite (Himmel e cols., 1957). Além disso, a mobilidade também varia para cada grupo dental conforme a *área* de inserção das fibras periodontais no cemento radicular, ou seja, o número, o comprimento e o diâmetro das raízes (Fig. 1.130).

Elevação da mobilidade dental

A mobilidade dental pode elevar-se devido a trauma oclusal ou perda óssea causada pela periodontite. A mobilidade dental, *isoladamente*, não basta como critério para avaliação da saúde do periodonto.

1.129 Mobilidade dental fisiológica sob cargas crescentes
Força N = Newton, 1 N = cerca de 100 p

A MD inicial, periodontal
Sob cargas vestibulolinguais de 1 N (≃ 100 p), as fibras do periodonto são distendidas.
B MD secundária, periodontal
Sob uma carga de 5 N (≃ 500 p), o rebordo alveolar (azul) também sofre deformação elástica.

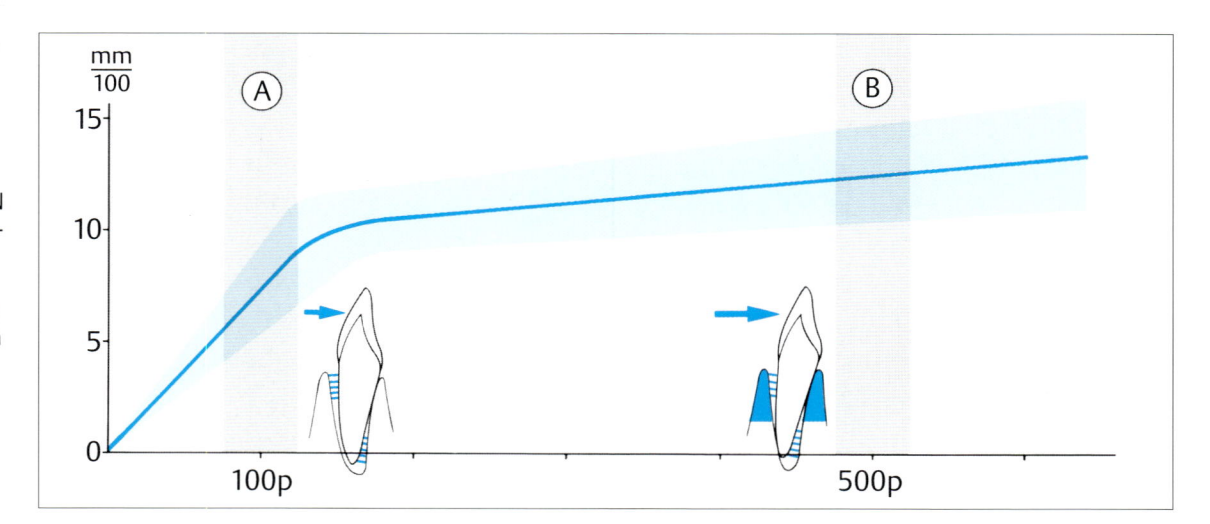

1.130 Periodonto saudável, mobilidade dental dos diferentes grupos dentais
As faixas azuis indicam os *valores normais* de mobilidade dental quando é aplicada uma força constante no sentido vestibulolingual (5 N, mobilidade periodontal). Esses valores correspondem ao grau de mobilidade 0 da tabela de mobilidade dental (p. 174).

I Incisivos
C Caninos
P Pré-molares
M Molares

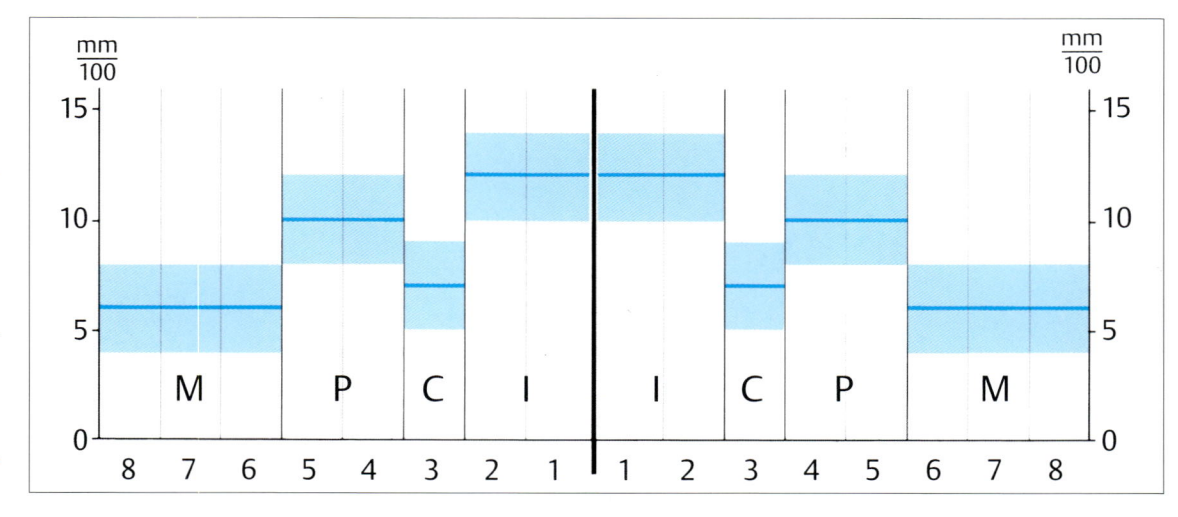

Movimentação dental periodontal, primária (A)

É a primeira fase de movimentação do dente quando é aplicada a carga vestibulolingual de 1 N (≃ 100 p). O dente movimenta-se com relativa facilidade no interior do alvéolo. Alguns feixes periodontais são tensionados, e outros, relaxados, sem que o rebordo alveolar seja deformado consideravelmente.

A mobilidade dental nessa primeira fase é relativamente grande, variando conforme o espaço periodontal e a estrutura histológica do periodonto, tendo cerca de 0,05 a 0,10 mm.

Movimentação dental periodontal, secundária (B)

É a movimentação do dente sob a aplicação da carga vestibulolingual de 5 N. Essa carga relativamente alta é transmitida pelas fibras periodontais ao rebordo alveolar, deformando-o. O rebordo alveolar, por sua vez, contrapõe-se a esse movimento, impedindo a continuação do deslocamento dental.

As variações da mobilidade dental no periodonto saudável dependem do volume e da qualidade do osso alveolar. A mobilidade dental "periodontal" varia entre 0,06 e 0,15 mm, dependendo do grupo dental.

Trauma oclusal periodontal

Definição

"Alteração microscópica das estruturas do periodonto, a qual se manifesta clinicamente por um aumento (reversível) da mobilidade dental" (Mühlemann e cols., 1956; Mühlemann e Herzog, 1961).

Cogita-se que a preponderância de mediadores pró-inflamatórios possa agravar o trauma oclusal, mas isso ainda não foi comprovado.

Conseqüências

O trauma oclusal causa *alterações histológicas no periodonto*: distúrbios circulatórios; trombose de vasos periodontais; edema e hialinização de fibras colágenas; infiltração de células inflamatórias; picnose nuclear de osteoblastos, cementoblastos e fibroblastos; angiomas (Svanberg e Lindhe, 1974). O espaço periodontal adapta-se por meio de alargamento em forma de ampulheta, o que se manifesta clinicamente com a elevação da mobilidade dental e, radiograficamente, com o aumento do espaço periodontal, que assume formas triangulares.

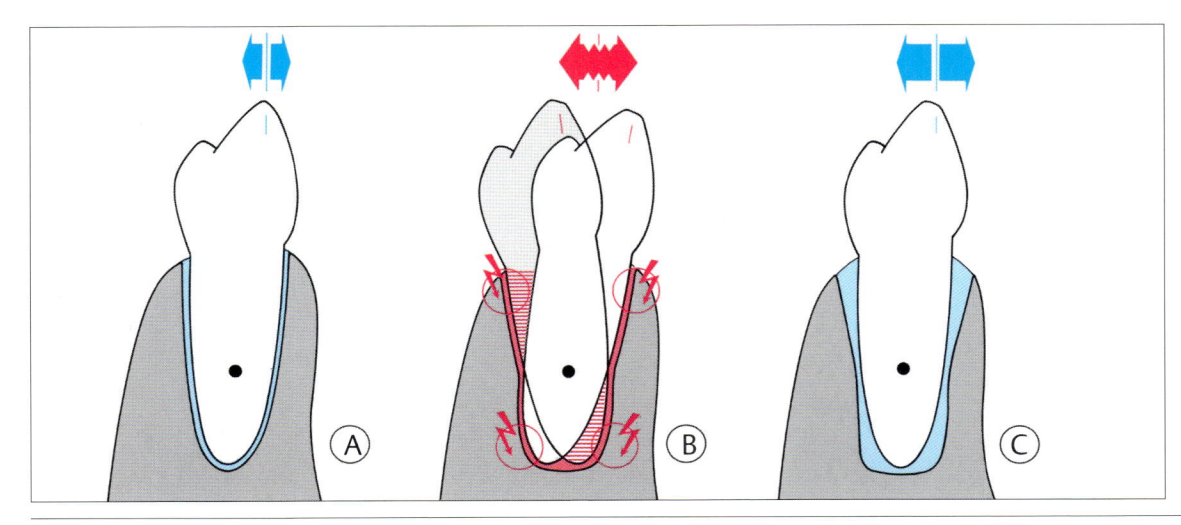

1.131 Periodonto normal – trauma oclusal primário

A Dente com periodonto saudável.
B A ação de cargas não-fisiológicas sobre o dente (parafunção, *jiggling*) provoca alterações histológicas no periodonto (em vermelho) e alargamento da fenda periodontal nas áreas de compressão ("raios" vermelhos).
C O periodonto adapta-se às cargas não-fisiológicas. O espaço periodontal alargado em forma de ampulheta permite o aumento da mobilidade dental.

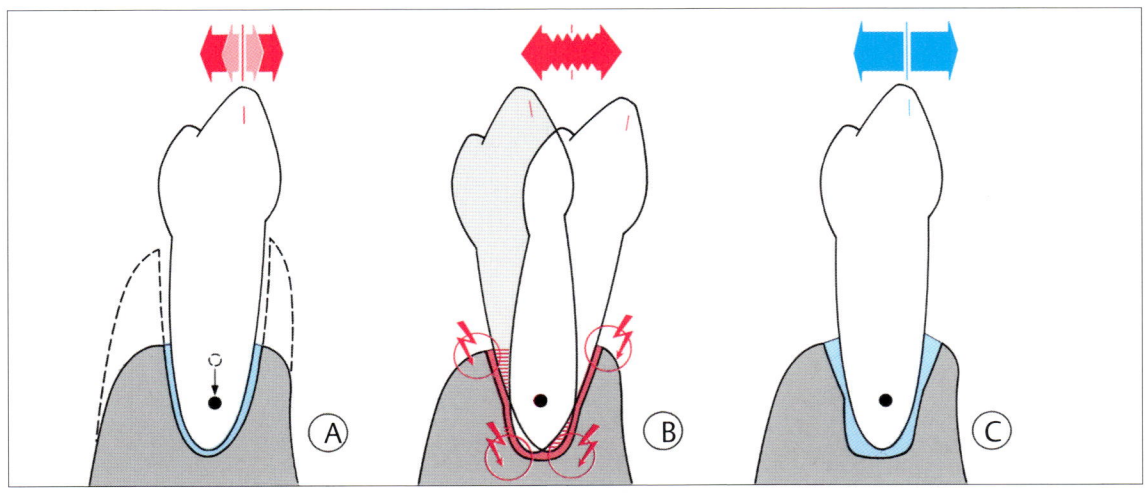

1.132 Redução tecidual do periodonto – trauma oclusal secundário

A O periodonto sofreu redução tecidual em razão de periodontite (MD elevada).
B Cargas parafuncionais mínimas já podem causar mais aumento da mobilidade dental (trauma oclusal secundário). Se o trauma perdurar, pode haver aumento progressivo da MD.
C Uma adaptação com aumento da MD também é possível em um periodonto com redução tecidual, porém saudável.

Como comprovado por alguns experimentos clínicos, as forças oclusais traumáticas não desencadeiam nem gengivite, nem periodontite, causando, no máximo a aceleração do processo de periodontite – especialmente durante as fases ativas (Svanberg e Lindhe, 1974; Polson e cols., 1976a, b; Lindhe e Ericcson, 1982; Pihlstrom, 1986; Hanamura e cols., 1987).

Adaptação a forças não-fisiológicas – fase de adaptação

Nos casos de trauma oclusal por períodos relativamente longos, o periodonto pode adaptar-se à sobrecarga. O espaço periodontal torna-se mais amplo, mas com estruturas histológicas normais, e a mobilidade, apesar de elevada, é estável (Nyman e Lindhe, 1976).

Mobilidade progressiva e forças não-fisiológicas (falta de adaptação) – fase progressiva

Nos casos de traumas oclusais intensos por longos períodos, pode ocorrer aumento progressivo da mobilidade dental (perda de função). A eliminação das *causas* do trauma é imprescindível.

Proteção oclusal com placa de mordida (*bite guard*) – placa de Michigan

Nos casos de trauma periodontal (elevação da mobilidade dental) ou avanço de periodontite causados por parafunções (bruxismo), devem ser feitos desgastes oclusais, eliminando-se as facetas de desgaste.

Muitas vezes, não é possível executar desgastes oclusais devido à tensão da musculatura. A oclusão/periodonto, a articulação temporomandibular, a musculatura e o sistema nervoso central estão em permanente interação. A atividade do SNC é regulada significativamente por componentes psicológicos (Graber, 1985).

A hiperatividade do SNC é descarregada com o aumento do tônus da muscularatura mastigatória (bruxismo cêntrico e, eventualmente, excêntrico). Havendo quaisquer interferências oclusais, inicia-se um *círculo vicioso*; a forma mais fácil de interrompê-lo é com a placa de mordida, como a placa de Michigan (Ramfjord e Ash, 1983). Retira-se, assim, a oclusão desse ciclo, e a musculatura se relaxa. Após poucas semanas, em geral, podem-se fazer desgastes diretamente na boca.

1.133 Placa de Michigan (superior) no articulador
Após a montagem dos modelos da boca em articulador (ao menos, parcialmente ajustável), a placa removível é confeccionada com pequena elevação da mordida (espessura da placa).

Direita: Corte **1** na região dos molares (**M**). A placa pode ser plana nessa altura. Em movimentos mandibulares laterais (lados de trabalho e balanceio, setas azuis), o contato é perdido imediatamente em razão da guia canina.

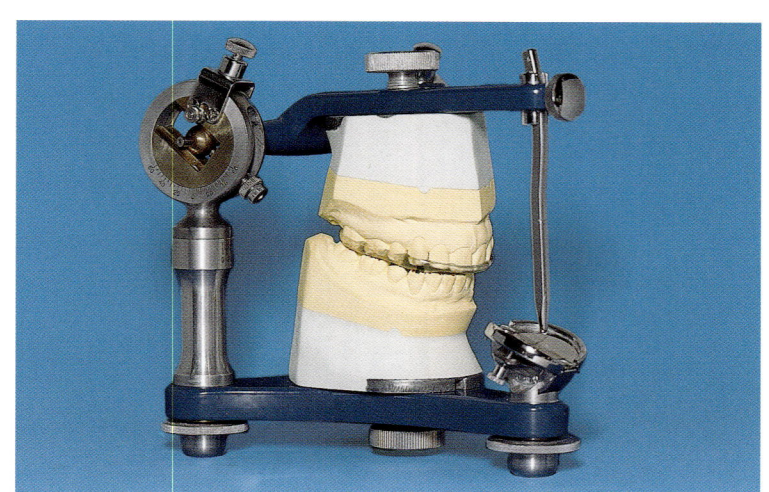

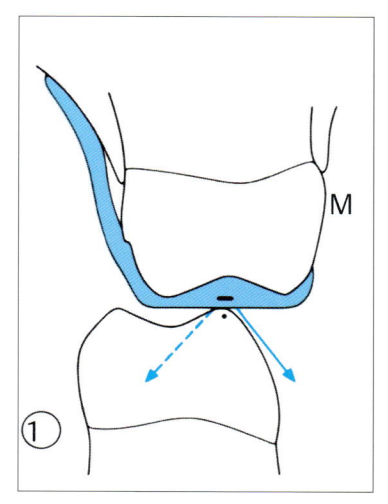

1.134 Características da placa de Michigan
Todas as cúspides vestibulares dos dentes posteriores, bem como os *caninos* e os *incisivos* (**I**) inferiores ocluem sobre a área de contato plana. Cortes transversais **1, 2, 3**.

Direita: Na altura do corte transversal **2** (*pré-molar* com cúspides altas: **P**), faz-se uma ligeira depressão na placa, a fim de se evitar o levantamento excessivo da mordida. Mesmo assim, os contatos de trabalho e balanceio também se perdem imediatamente nos movimentos laterais (setas).

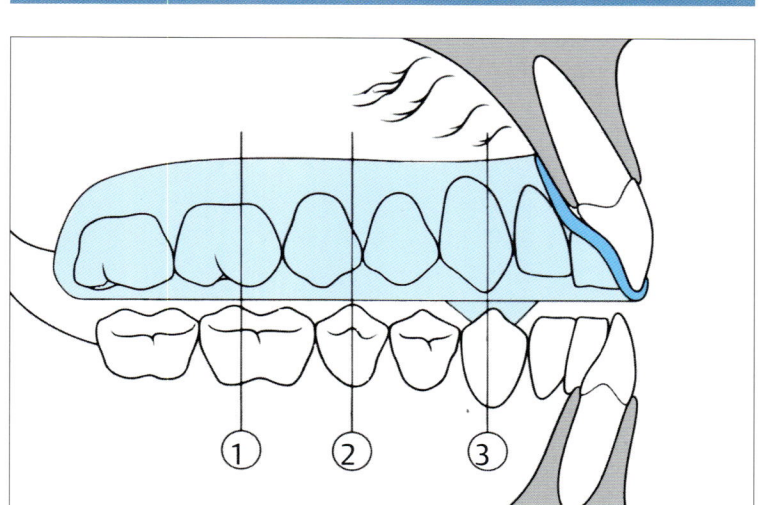

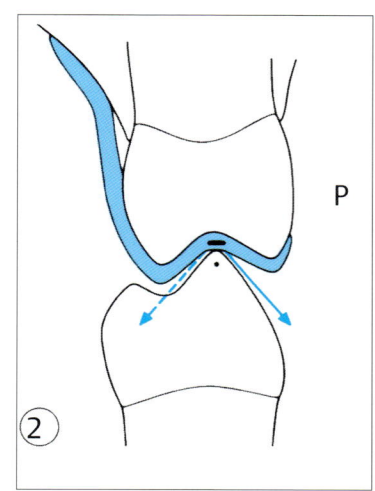

1.135 Placa de Michigan – placa removível
Os *contatos oclusais* entre a placa e as pontas de cúspide inferiores vestibulares estão marcados em vermelho, e as trajetórias dos caninos inferiores, em verde.

Direita: Corte **3**. Na região do canino (**C**), foi construída uma elevação (*cuspid rise*), que é a única guia da mandíbula nos movimentos laterais e de protrusão.

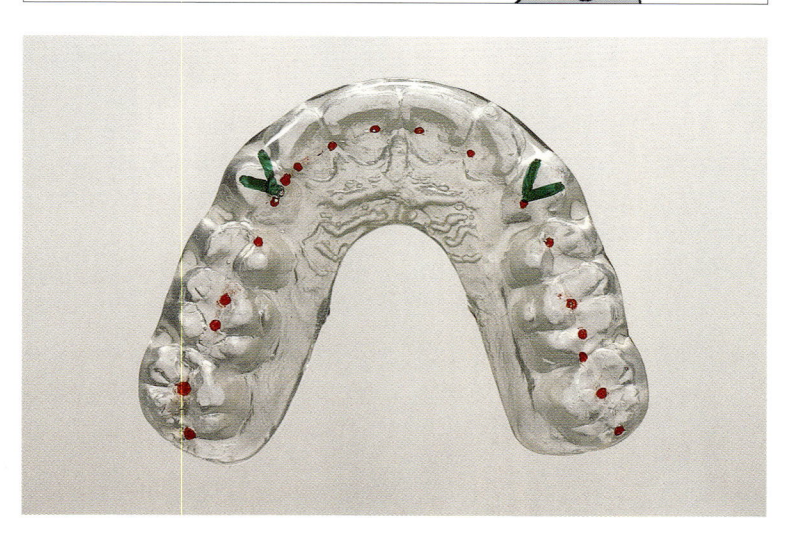

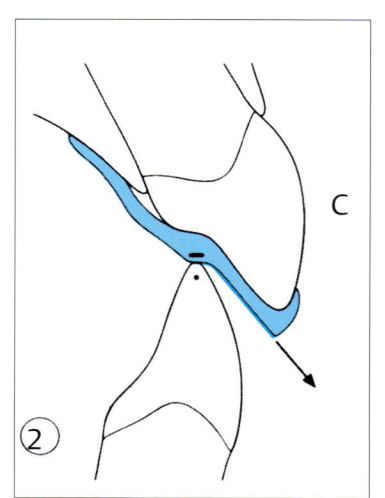

Ortodontia: correções com finalidades estéticas e periodontais

As anomalias de posicionamento dental em pacientes com periodontite devem ser diferenciadas em:

- Posicionamentos inadequados que já existiam desde a erupção dental
- Posicionamentos inadequados decorrentes de periodontite.

Ainda não há comprovação de que exista uma relação causal direta entre posicionamentos dentais inadequados pré-existentes e periodontite (Hug, 1982; Zachrisson, 1997; Ong e cols., 1998, Thilander, 1998). Os apinhamentos levam ao aumento de retenção de placa e, conseqüentemente, à inflamação gengival (Fig. 248).

As migrações dentais que ocorrem com o passar do tempo – não raramente devido à periodontite – devem ser diferenciadas dessas anomalias. Essas alterações, muitas vezes, produzem problemas estéticos, entre eles:

- Protrusão dos incisivos superiores
- Alongamento das coroas
- Giroversões
- Inclinações

Causas

As causas das anomalias de posicionamento que surgem com a perda de suporte periodontal no decorrer da periodontite nem sempre podem ser esclarecidas. Algumas das possibilidades são: distúrbios oclusais (inclinações após perda dental); parafunções, como interposição lingual ou labial; hábitos ligados ao trabalho, como segurar agulhas entre os dentes, tocar instrumentos de sopro, etc. Supõe-se também que, nos casos de bolsas profundas, a movimentação dental seja causada pela pressão do tecido de granulação da bolsa por um lado do dente e pela tração das fibras periodontas ainda intactas pelo outro lado.

Plano de tratamento

O tratamento periodontal deve ser concluído antes de cada tratamento ortodôntico. Deve-se sempre ponderar sobre as vantagens e as desvantagens da correção ortodôntica. O problema é funcional ou estético? Ele pode ser solucionado de outra maneira, por exemplo, com correções funcionais, morfológicas ou estéticas ou com próteses?

Aparelhos

Caso se decida pelo tratamento ortodôntico, os recursos a serem empregados – desde simples amarrias até aparelhos removíveis ou fixos – variarão conforme o diagnóstico, o objetivo do tratamento e o grau de gravidade, bem como pelas exigências do paciente. O paciente adulto geralmente não está disposto a utilizar bráquetes por longos períodos. A dificuldade do controle de placa também pode acarretar soluções que requerem maior comprometimento (p. ex., uso de aparelhos removíveis).

Riscos

As movimentações ortodônticas são sempre um trauma para o periodonto remanescente. No tratamento ortodôntico, ocorre aumento da mobilidade dental, comparável ao do trauma oclusal. Após os tratamentos ortodônticos em dentições que haviam sofrido danos por periodontite, é imprescindível a contenção a longo prazo, ao menos fixação provisória (p. 473) ou placa para uso noturno.

Fechamento de diastemas anteriores após o tratamento da periodontite

Esta paciente de 46 anos sofria de periodontite crônica avançada. A causa era, além da placa bacteriana, uma forte sobrecarga psíquica por motivos particulares. A paciente sofria de estafa.

A análise funcional resultou em contatos prematuros entre os dentes 13 e 14 e 44 e 45, com um leve deslizamento para frente e à esquerda; com isso, os dentes anteriores foram levemente traumatizados. As Figuras 1.136 e 1.138 mostram a imagem clínica *após* o tratamento periodontal inicial e a correção cirúrgica subseqüente.

Na Figura 1.137, vêem-se as profundidades de sondagem e o exame radiográfico antes do tratamento periodontal. Outros dados:

IP: 70%   SS: 69%

As protrusões e os diastemas que surgem no decorrer da periodontite incomodam a paciente, e ela deseja a melhora da estética. Planeja-se a execução de tratamento ortodôntico e restaurador.

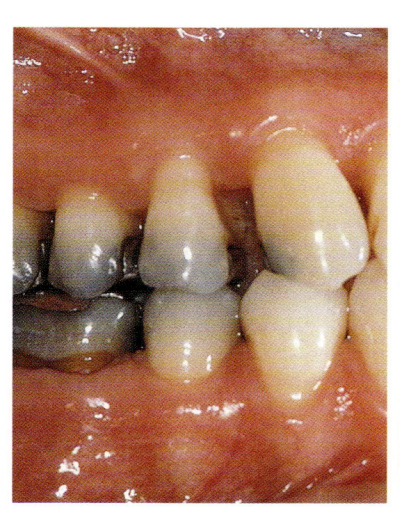

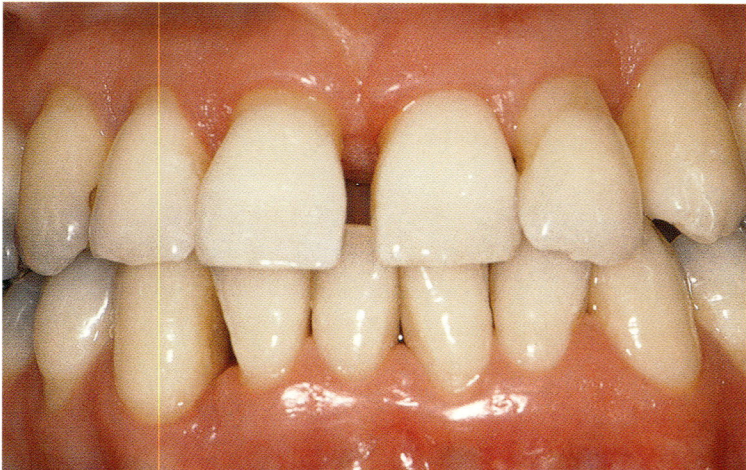

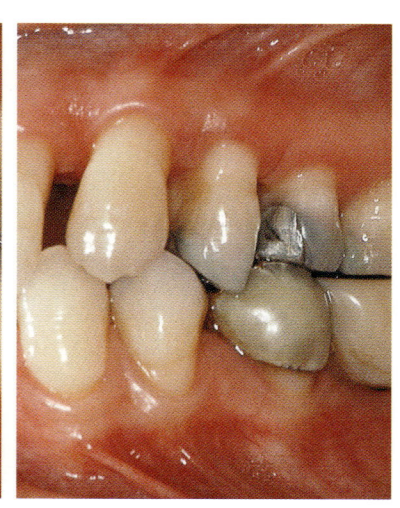

1.136 Quadro clínico após o tratamento da periodontite (acima)
As bolsas (situação inicial) foram praticamente eliminadas pelo tratamento periodontal. A morfologia e a textura gengivais ainda não são satisfatórias o suficiente.

1.137 Profundidades de sondagem (PS) e radiografia *antes* do tratamento periodontal (direita)
Grandes PS especialmente nas faces proximais e palatinas. Na radiografia, defeitos profundos nos dentes 14, 11; 22, 23 e 24.

1.138 Imagem clínica da arcada superior *após* o tratamento periodontal (vista oclusal)
A gengiva tem aspecto saudável. A desarmonia do arco dental será corrigida; e as antigas restaurações, substituídas.

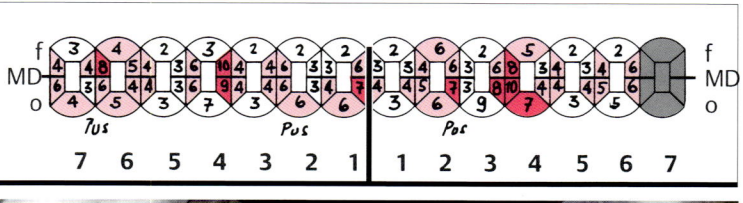

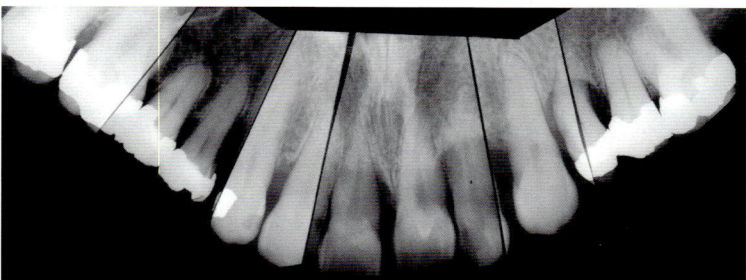

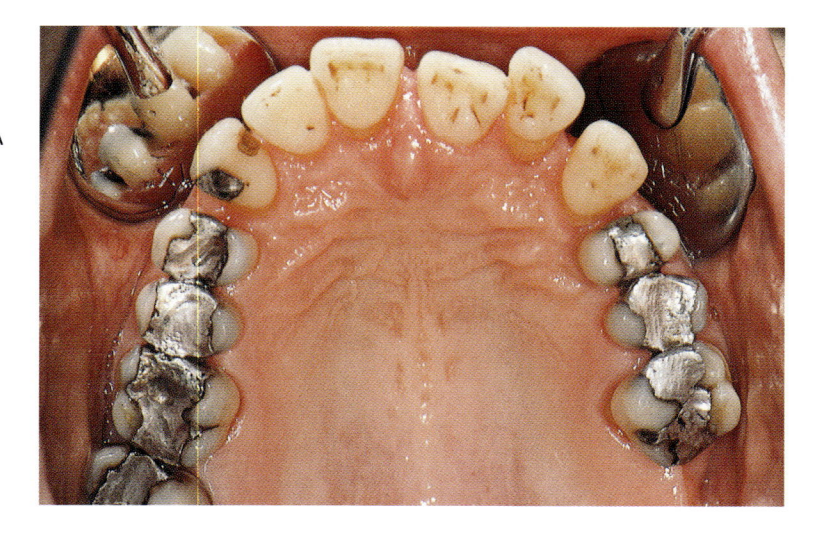

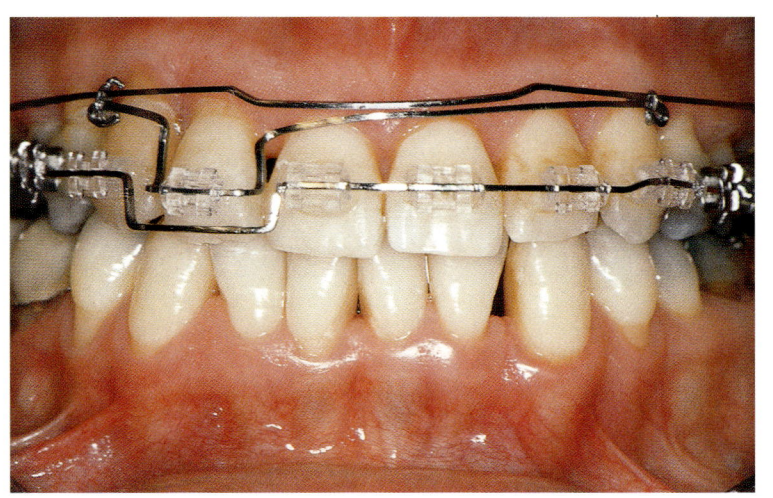

Fechamento dos diastemas anteriores após o tratamento periodontal

1.139 Tratamento ortodôntico na arcada superior
A técnica utilizada no tratamento ortodôntico foi a do arco segmentado. Quando foi feita essa fotografia, o tratamento já se encontrava na fase final. A duração do tratamento ortodôntico é de cerca de 14 meses.

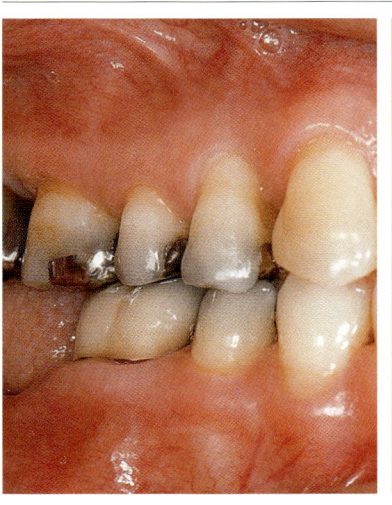

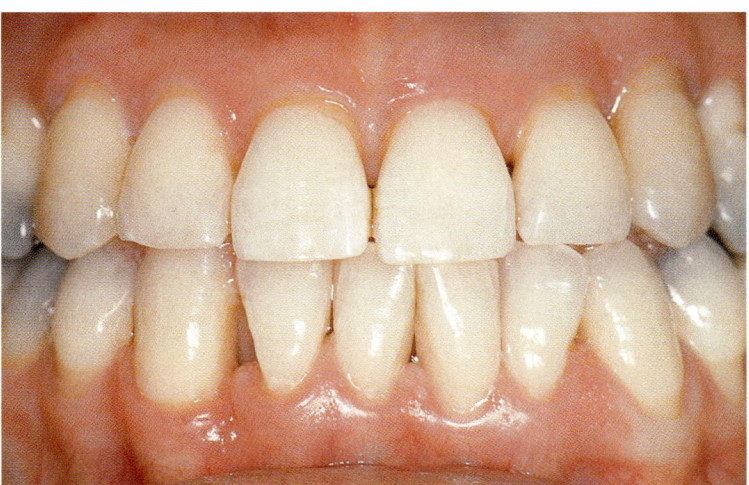

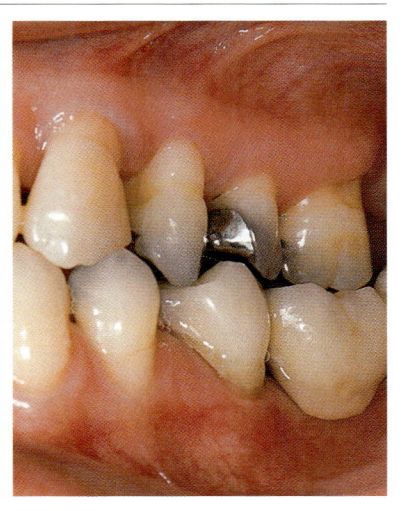

depois

1.140 Imagem clínica dois anos após a conclusão do tratamento (acima)
Periodonto saudável e estética boa.

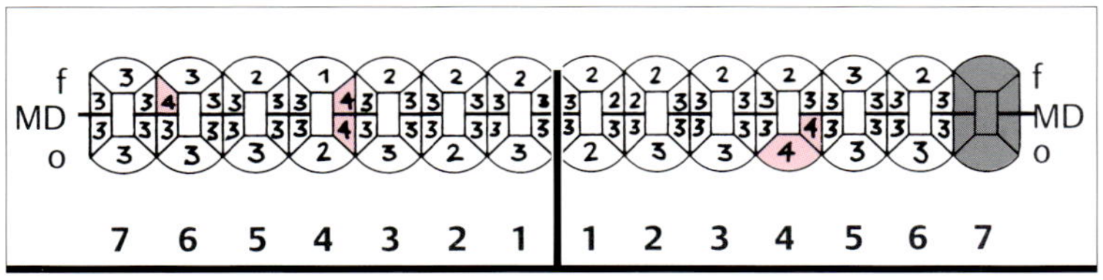

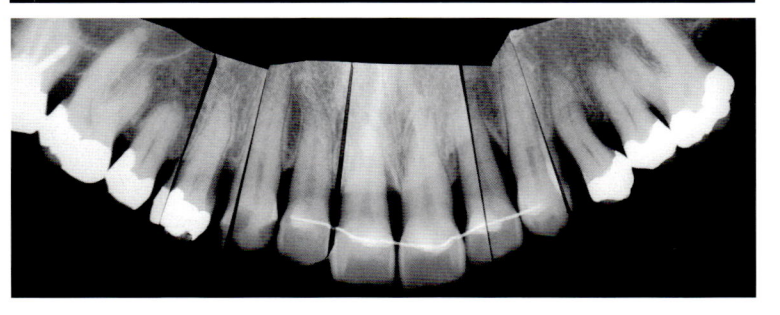

1.141 Profundidades de sondagem e exame radiográfico dois anos após a conclusão do tratamento (esquerda)
As profundidades de sondagem puderam ser reduzidas a níveis fisiológicos na maioria dos locais. Permaneceram apenas poucas bolsas residuais de 4 mm.
A imagem radiográfica mostra uma situação estável; em alguns locais, observa-se neoformação do córtex ósseo.

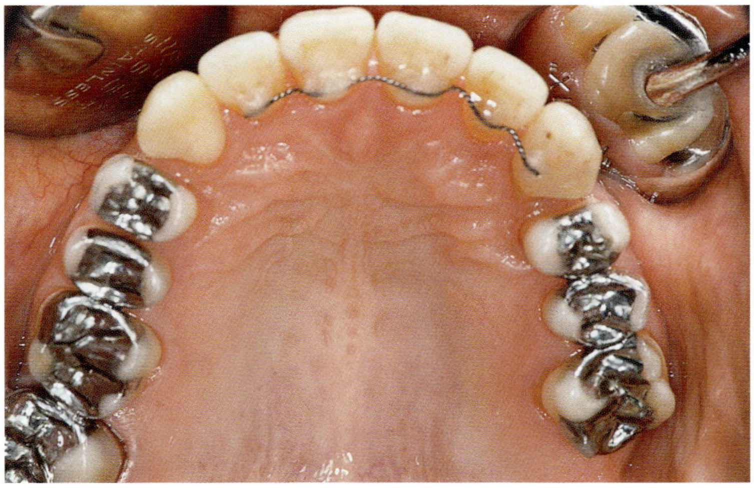

1.142 Imagem clínica da arcada superior dois anos após a conclusão do tratamento (vista oclusal)
Os incisivos superiores movimentados ortodonticamente receberam contenção permanente. O tratamento restaurador foi concluído. Gengiva saudável.

Correção da inclinação do segundo molar inferior

Nem todo espaço na arcada por perda dental tem de ser reconstruído proteticamente. Se a oclusão é estável e o suporte é suficiente sob o aspecto anatômico e periodontal, praticamente não ocorrem migrações dos dentes vizinhos. Quando o periodonto não é hígido, a perda do primeiro molar leva, freqüentemente, à inclinação mesial do segundo molar. Junto à mesial do molar inclinado, forma-se um nicho de retenção de placa e, em conseqüência disso, a formação de bolsas profundas (Ericsson, 1986), como ocorreu no paciente do caso apresentado a seguir.

Paciente de 48 anos que apresentava periodontite de média gravidade. Durante o tratamento inicial, o dente 38 foi extraído devido a problema endodôntico. Antes da reconstrução protética, a inclinação de ambos os segundos molares inferiores foi corrigida por meio de aparelho removível com recobrimento oclusal anterior (bloqueio da oclusão – incisivos a pré-molares), arco labial e molas de distalização nos molares. A reconstrução dos espaços na arcada (região dos dentes 36 e 46) também poderia ter sido feita sobre implantes (Figura 1.145).

1.143 Exame radiográfico inicial (radiografia panorâmica) – molares inferiores inclinados
Com a extração (necessária?) do primeiro molar, os segundos molares inclinaram-se para os espaços mesiais no decorrer dos anos. Junto à mesial desses dentes inclinados, formaram-se bolsas refratárias à terapia (nichos de retenção de placa, difícil higienização). Não se sabe se cargas não-fisiológicas sobre os dentes inclinados também colaboraram para a formação da bolsa mesial. Molares inclinados geralmente são causa de interferências no lado de balanceio durante os movimentos oclusais.

1.144 Aparelho removível – vista lateral
Aparelho inferior de resina transparente e com recobrimento oclusal, arco labial e molas de distalização.

O recobrimento oclusal (bloqueio da oclusão) é necessário para eliminar as forças oclusais contrárias à de desinclinação dos molares, a qual requer espaço.

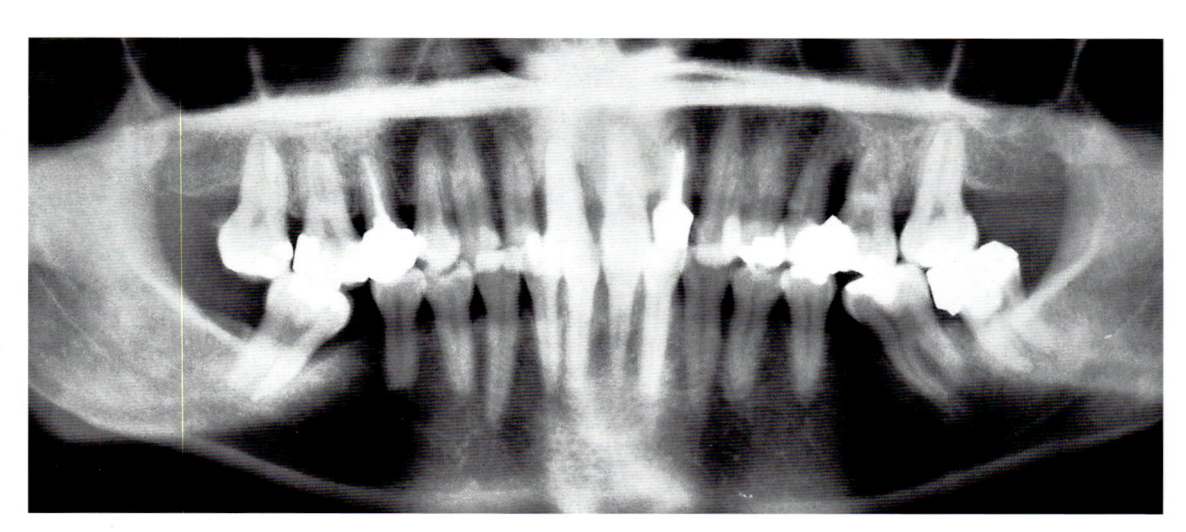

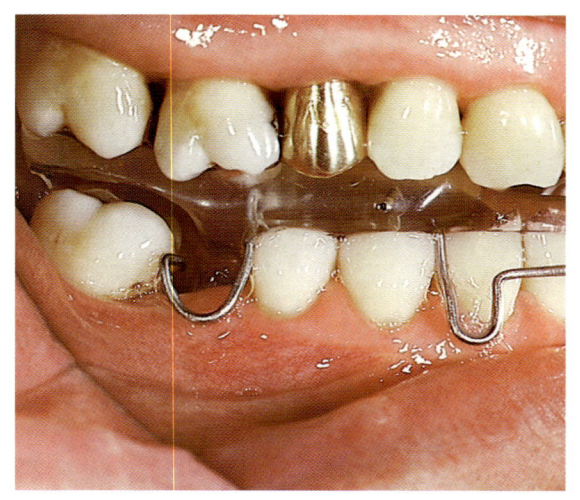

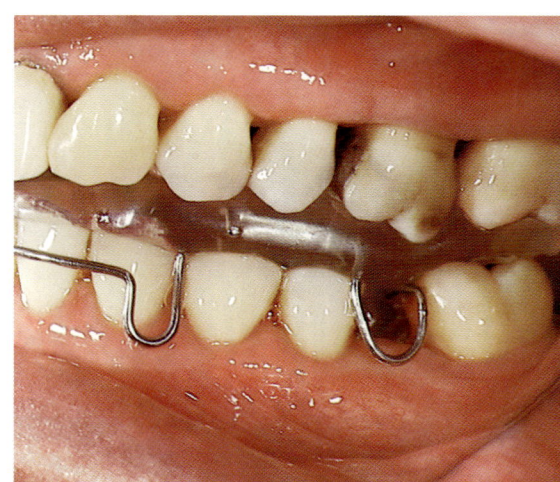

1.145 Exame radiográfico final (ortopantomografia) – inclinação dos molares corrigida, próteses fixas
Segundos molares com inclinação corrigida (dente 38 foi extraído). A reconstrução protética imediata tornou desnecessária uma fixação adicional. Pode-se, agora, executar o tratamento periodontal definitivo. As condições são favoráveis para o controle de placa eficiente.

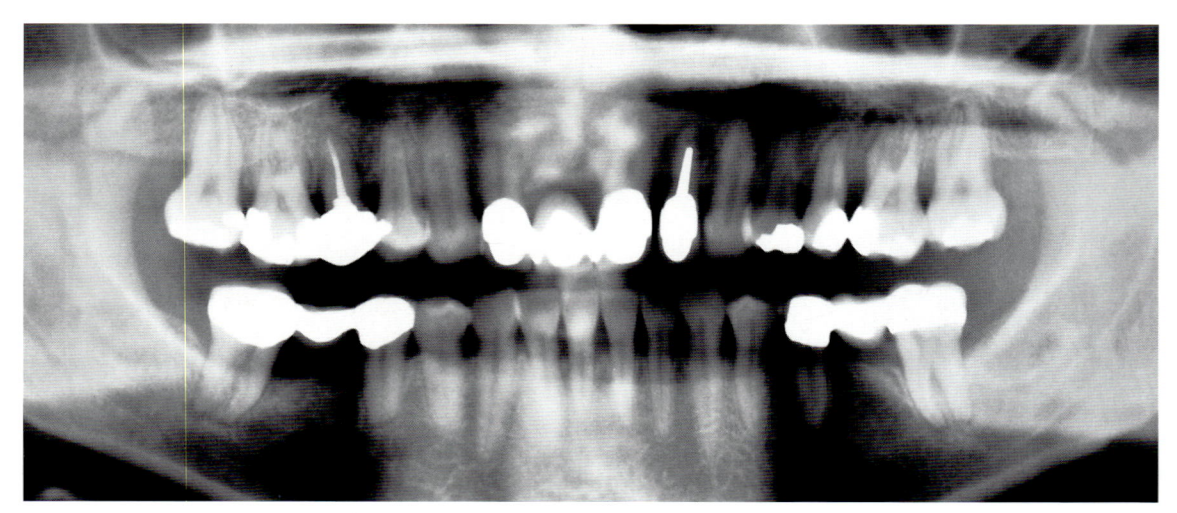

Cortesia de *P. Stöckli*.

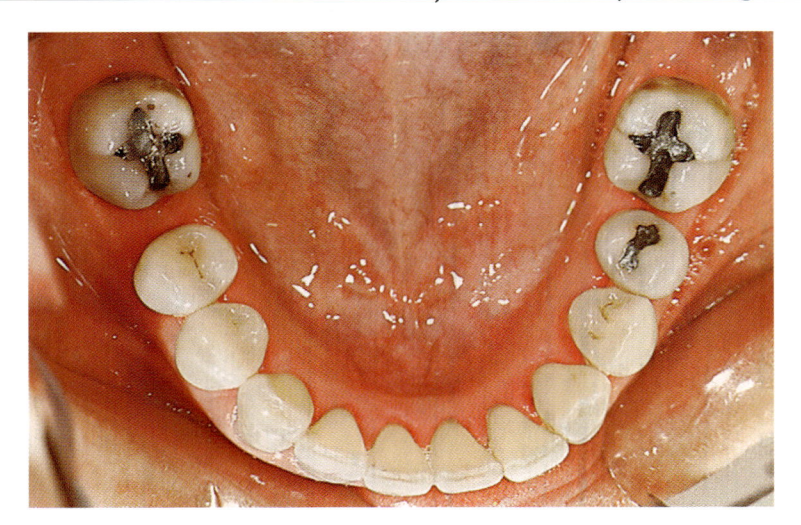

Correção da inclinação do segundo molar inferior

1.146 Exame inicial – oclusal
Segundos molares com forte inclinação mesial (dentes 47 e 37), com redução significativa dos espaços correspondentes aos primeiros molares extraídos, retenção de placa, higiene oral dificultada, bolsas na mesial do segundo molar.

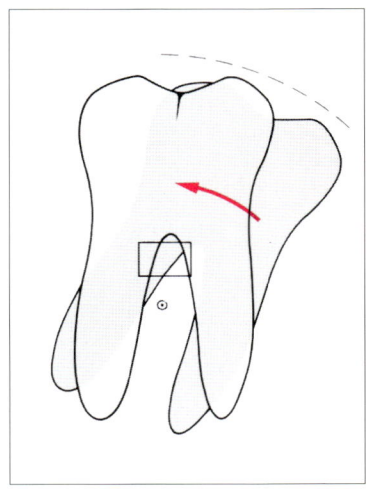

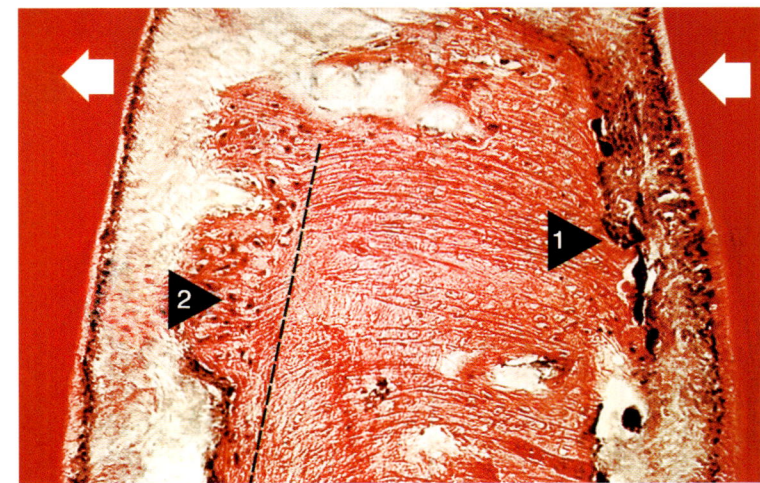

1.147 Reabsorção e aposição ósseas durante a movimentação dental
Corte histológico da área da bifurcação (setas brancas = direção de movimentação do dente).
Na área de pressão (seta n° 1), ocorre destruição osteoclástica, e na de tração (seta n° 2), aposição óssea (van Gieson, 25 ×).

Histologia: *N. P. Lang.*

Esquerda: Eixo de giro do molar (correção da inclinação) entre as raízes.

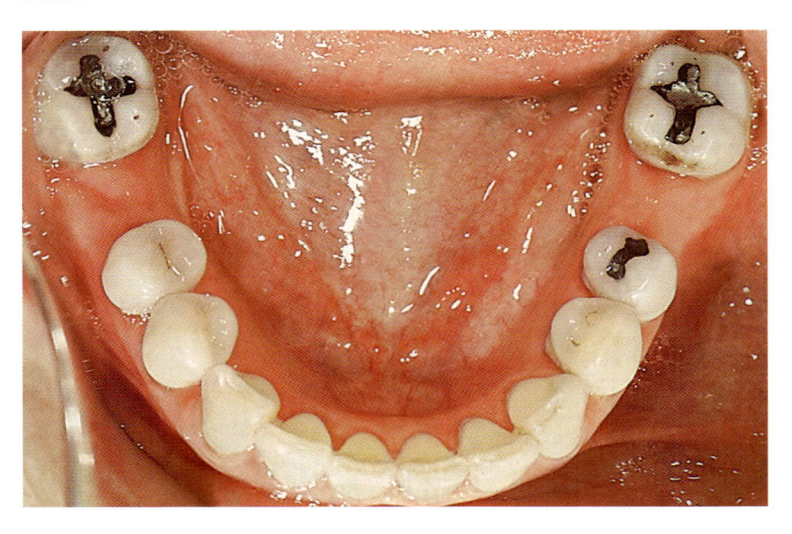

1.148 Correção ortodôntica concluída
Aumento evidente dos espaços no local dos primeiros molares (ver Fig. 1.146).
A parede vestibular do dente 47 está fraturada – o tratamento não foi a causa. Devido a essa fratura, optou-se pela reconstrução dos espaços com próteses fixas, e não implantes.

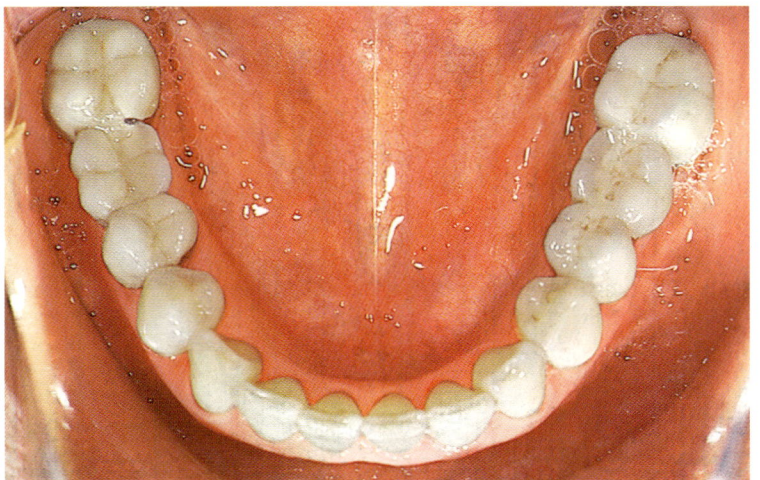

1.149 Fechamento dos espaços – contenção
As próteses fixas solucionam de maneira ideal tanto o fechamento dos espaços como a contenção dos molares.

Os espaços interdentais dos dentes pilares e dos elementos do pôntico são conformados de forma ampla, facilitando o uso da escova interdental e, conseqüentemente, possibilitando a higienização eficiente.

Cortesia de *P. Stöckli.*

Correção ortodôntica dos incisivos após tratamento periodontal

Esta paciente de 56 anos queixa-se de problemas estéticos na região dos incisivos superiores (migração dental e leves retrações). Aos 20 anos de idade, a paciente já possuía pequeno diastema, que aumentou lentamente de tamanho nos últimos 10 anos. Esse foi o motivo por que a paciente procurou auxílio profissional, desejando informar-se sobre as possibilidades de uma correção estética.

A paciente não está ciente de seu problema periodontal. Ela fumava cerca de 10 cigarros por dia, hábito que abandonou durante o tratamento. Apesar do índice de placa relativamente alto, a gengiva apresenta apenas leves sinais de inflamação. Na região dos incisivos superiores, as profundidades de sondagem alcançam até 7 mm. O dente 21 apresenta grande perda de inserção, de $^2/_3$ do comprimento radicular.

IP: 68%   SS: 58%   MD: ver Figura 1.151

Após o tratamento periodontal, procedeu-se a uma "pequena" correção ortodôntica dos incisivos superiores.

1.150 Exame inicial antes do tratamento periodontal
Periodontite crônica de média gravidade, com defeitos ósseos profundos e migração dos dentes 11 e 21. Leves retrações gengivais em todos os incisivos e nos caninos. A grande quantidade de placa não é evidente ao exame visual.

Direita: Extensa perda de inserção no dente 11 e, especialmente, no 21.

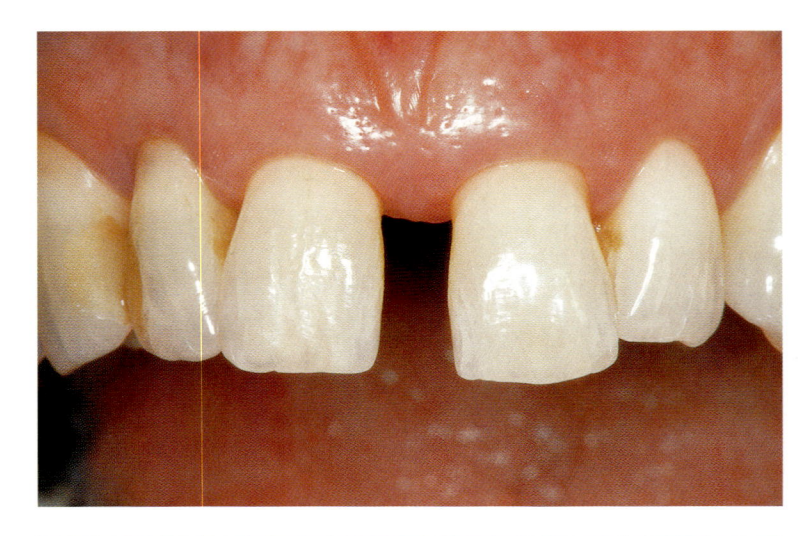

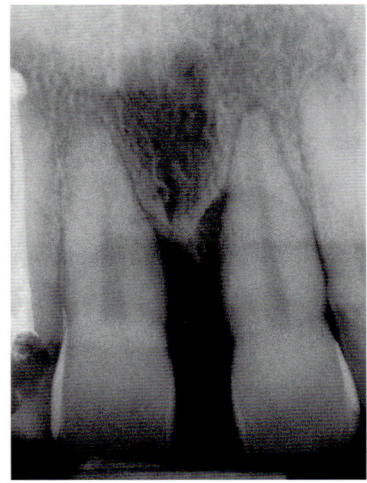

1.151 Profundidades de sondagem e exame radiográfico
Na região de incisivos, caninos e pré-molares superiores, encontram-se bolsas com profundidade ≥ 6 mm apenas nos dentes 11; 21, 24 e 25.

Exame radiográfico: Perda acentuada de inserção entre os incisivos centrais.

Exame clínico:

- IP: 68%
- SS: 58%

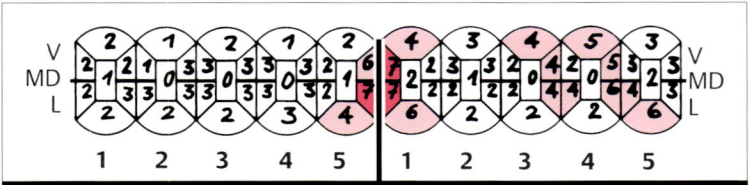

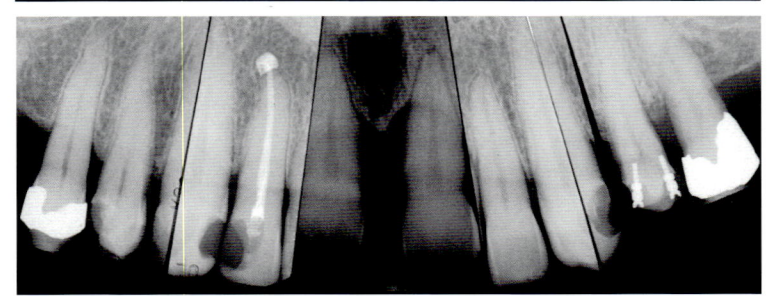

Antes do tratamento

1.152 Após o tratamento inicial
As raspagens supra e subgengival causaram o encolhimento do tecido marginal e, eventualmente, reparação tecidual no fundo das bolsas (p. 206). As profundidades de sondagem foram reduzidas, assim, para 4 mm ou menos.

Direita: Setup para o plano de tratamento – "distribuição" do espaço do diastema. Movimentação do dente 21 para mesial (1,5 mm). Fechamento dos espaços restantes com restaurações proximais de resina composta.

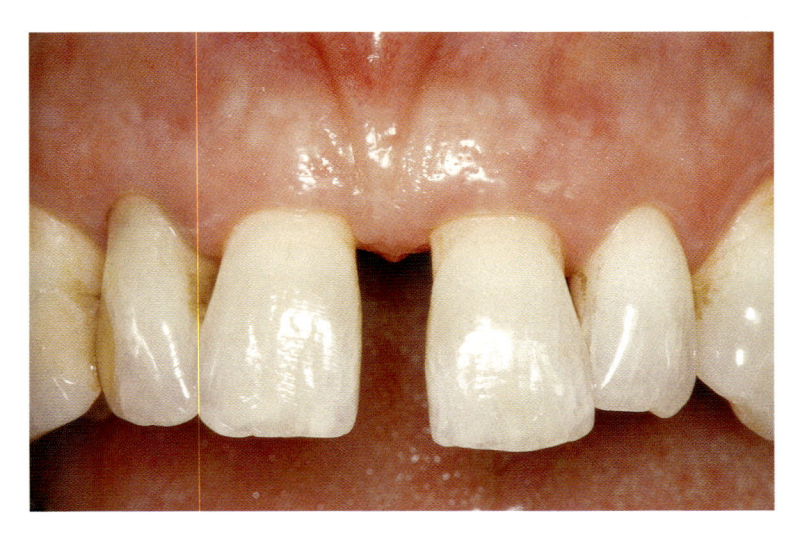

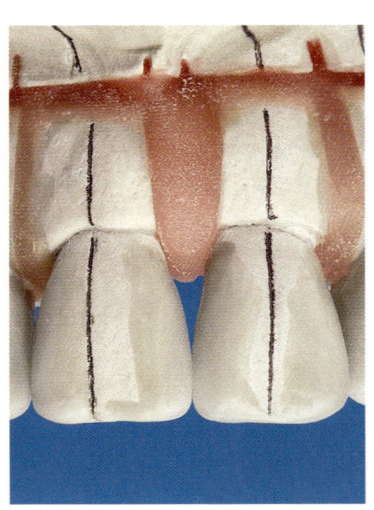

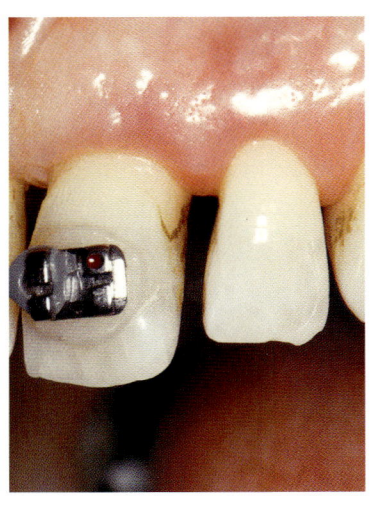

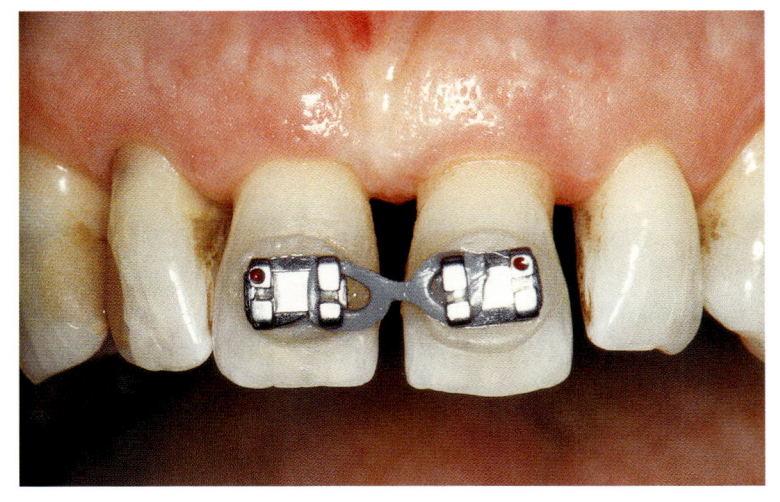

1.153 Fase ativa da correção ortodôntica
O diastema de 3 mm de largura entre os dentes 11 e 21 reduziu-se para cerca de 1,5 mm. Com isso, formou-se um espaço de cerca de 1,5 mm entre os dentes 21 e 22.

Esquerda: Com a redução ortodôntica do diastema entre os incisivos centrais, formou-se novo diastema entre os dentes 21 e 22.

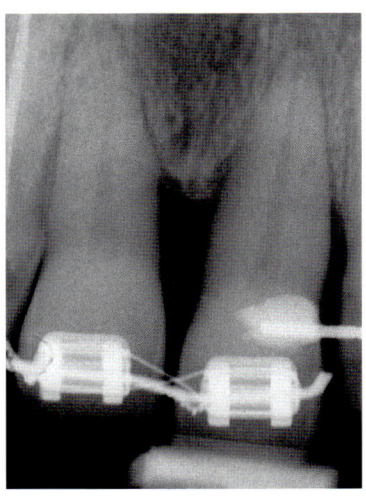

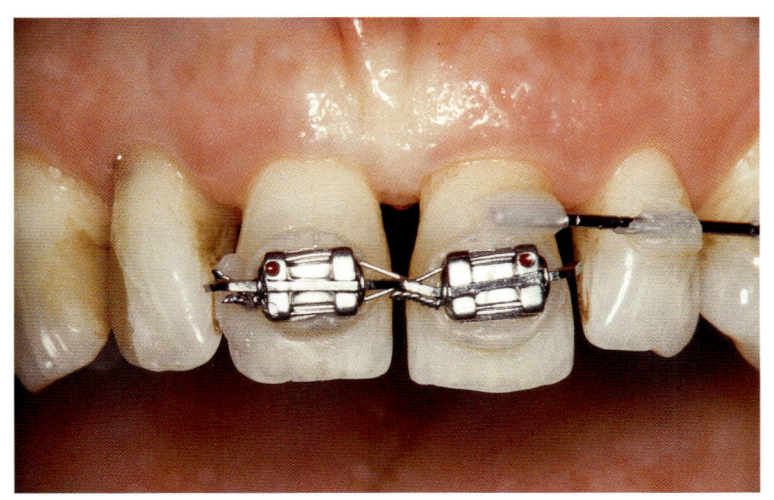

1.154 Fase de contenção – cinco meses após o tratamento ativo
Os dentes 21, 22 e 23 foram fixados na sua nova posição. O dente 11 está "apoiado" no dente 12 com resina composta. Nos dentes 11 e 21, foi aplicada contenção ortodôntica.

Esquerda: Radiografia feita durante a fase de contenção.
Na região apical do defeito entre os dentes 11 e 21, observa-se a neoformação óssea.

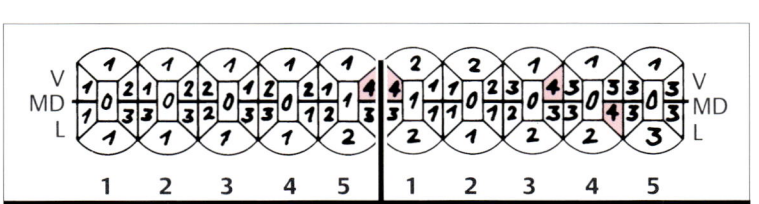

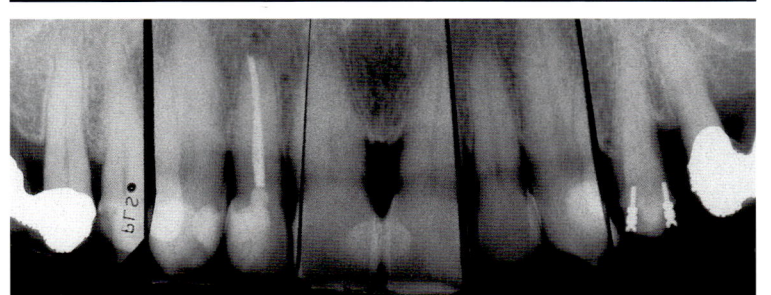

1.155 Profundidades de sondagem (PS) e exame radiográfico sete anos após o tratamento
A paciente comparece a cada seis meses para consultas de manutenção. A situação é estável. Apenas poucas bolsas têm profundidade de 4 mm.

Exame radiográfico: Após a consolidação do nível de inserção com o tratamento periodontal, a situação permaneceu estável nos últimos anos.

- IP: 10%
- SS < 10%

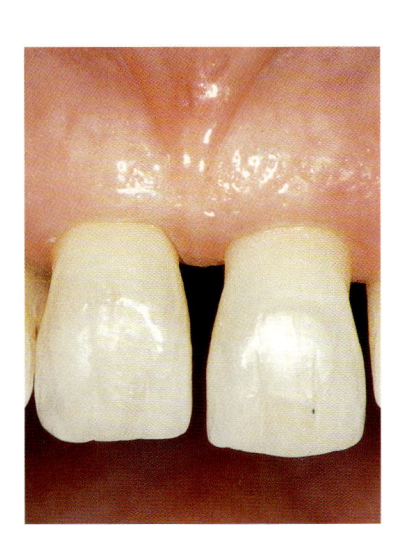

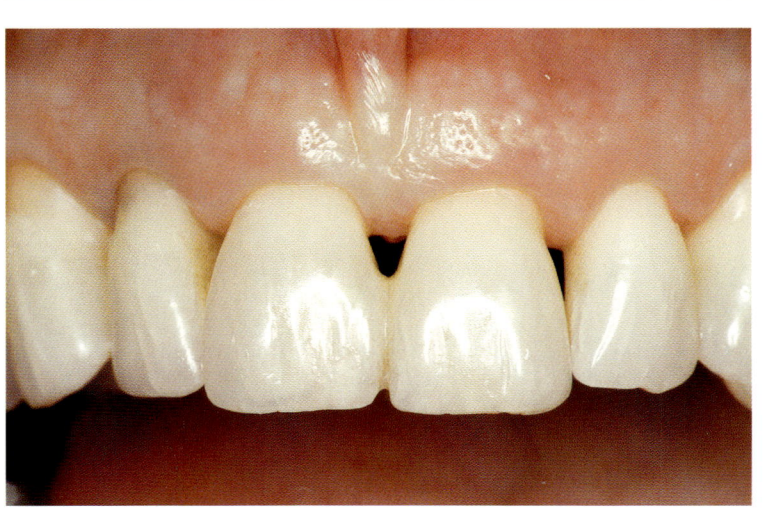

Após o tratamento

1.156 Situação sete anos depois
Fixação e aumento proximal com resina composta nos dentes 11 e 21. Redução do comprimento da coroa do dente 21 por meio de desgaste oclusal. As retrações reduziram-se ligeiramente por *creeping attachment*. As papilas entre os dentes 12 e 11, bem como entre os dentes 21 e 22 regeneraram-se consideravelmente.

Esquerda: Situação logo após a remoção dos bráquetes (sete anos antes) e antes da reconstrução proximal em resina e do desgaste incisal do dente 21.

Cortesia de J. Hermann.

Correção ortodôntica de canino ectópico

Paciente de 14 anos que foi encaminhada pelo cirurgião-dentista para o tratamento de gengivite grave generalizada e da ectopia do canino superior direito. O problema está relacionado a nichos de retenção de placa. Além disso, a paciente praticamente não executa higiene bucal. A gengiva fortemente hiperemiada e edemaciada sangra ao menor toque. Após o tratamento inicial, optou-se pela correção ortodôntica com aparelho removível, pois a cooperação da paciente era incerta: os aparelhos fixos acumulam mais placa e exigem grande empenho na higiene bucal.

Os aparelhos removíveis podem ser limpos fora da boca, ou seja, a sua higienização é mais fácil do que a dos fixos. Muitas vezes, o aspecto financeiro também influencia a escolha do aparelho ortodôntico.

IP: 87%   SS: 80%
Pseudobolsas de até 7 mm de profundidade

A higiene bucal melhorou no decorrer do tratamento ortodôntico – após repetidas instruções e motivações.

1.157 Exame inicial – ectopia do canino, gengivite grave
Evidenciação do grande acúmulo de placa. Sob o canino ectópico e apinhado, há áreas de retenção bacteriana. Gengivite extremamente grave e pseudobolsas.

Direita: Vista aproximada da área dos dentes 13 e 12. Sob a gengiva afastada, acúmulo massivo de placa bacteriana.

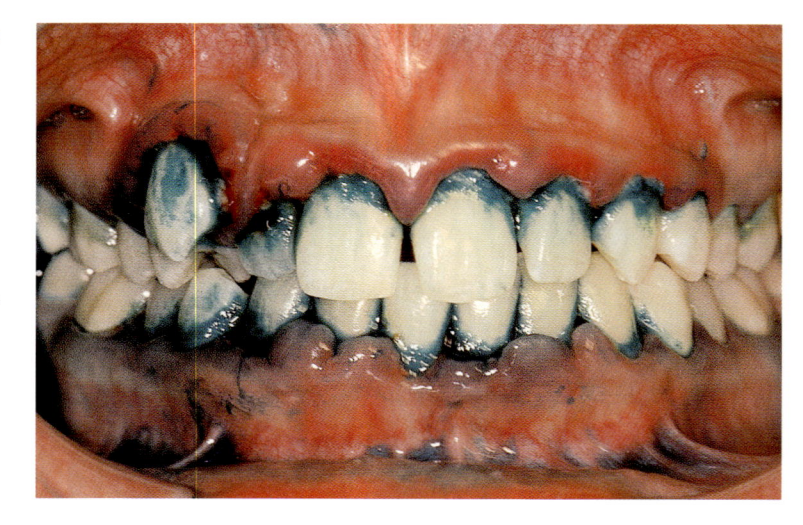

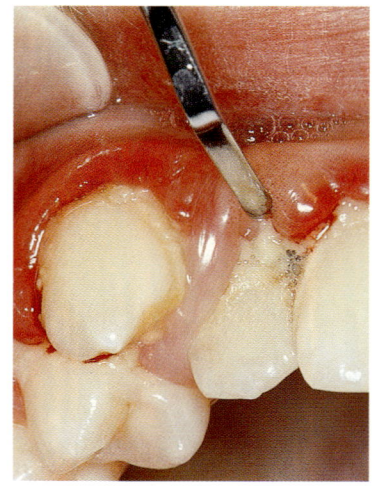

1.158 Aparelho removível
Após o tratamento periodontal inicial, é confeccionada placa com arco labial, com molas para o dente 11 e para o canino (13).
A correção do canino só é possível com a extração do pré-molar (14). A duração do tratamento é de cerca de um ano.

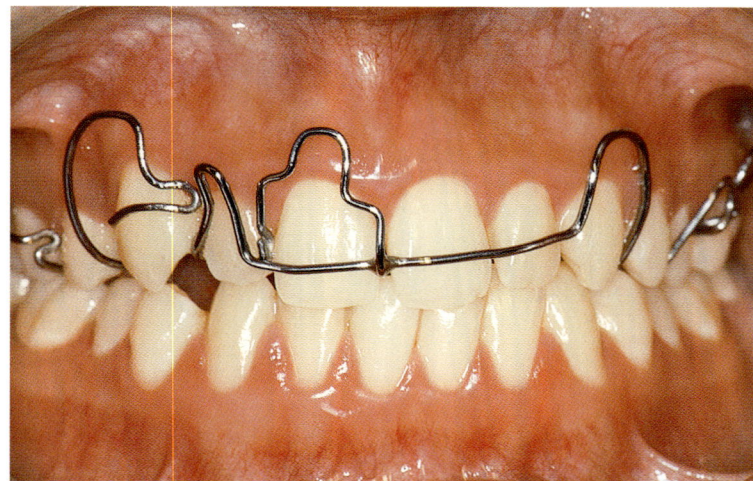

1.159 Exame clínico três anos após o início do tratamento
Resultado razoável do tratamento ortodôntico. A paciente, agora bem mais motivada (aos 17 anos de idade), executa um bom controle de placa. Após a evidenciação, vêm-se apenas poucas áreas de acúmulo de placa. Praticamente não há sangramento à sondagem (SS 5%).

Direita: Com a correção do dente 13, a higiene interdental (na foto, com fio dental) tornou-se muito mais fácil.

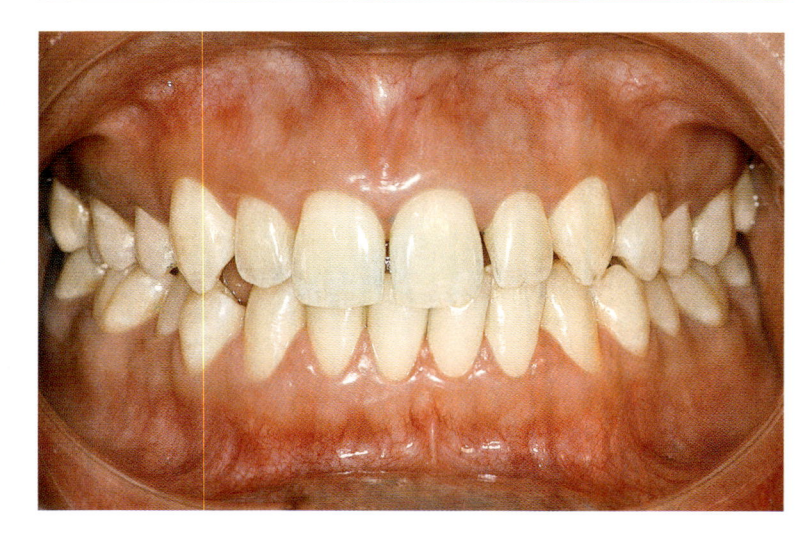

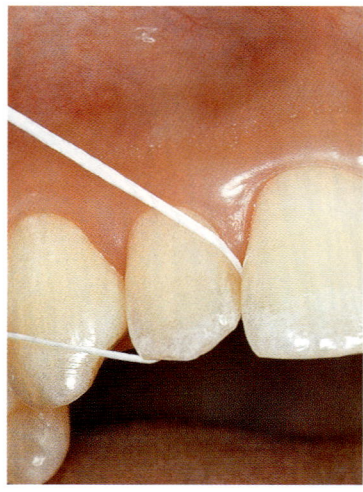

Ferulização – estabilização

O significado, a utilidade e a indicação da ferulização (fixação) permanente de dentes com mobilidade como medida periodontal terapêutica são discutíveis. Para saber se esse recurso terapêutico auxiliar é necessário, deve-se esclarecer primeiro a causa da mobilidade dental:

- Perda *quantitativa* do tecido de sustentação dental devido à periodontite
- Perda *qualitativa* do tecido de sustentação dental devido a trauma oclusal, especialmente nas parafunções
- Aumento da mobilidade após trauma acidental
- Trauma repentino do periodonto devido a tratamento periodontal
- Associações dessas causas.

Dentes com mobilidade elevada, mas estável (mobilidade *elevada × progressiva*), normalmente não precisam ser ferulizados. Exceção: trauma acidental e correção de parafunções com *placas de mordida* temporárias (p. 462, capítulo "Função – tratamento funcional"). Nos dentes com mobilidade devida a trauma oclusal, deve-se fazer primeiro um desgaste oclusal seletivo (Vollmer e Rateitschak, 1975), isto é, contatos prematuros e interferências no deslizamento precisam ser diagnosticadas e corrigidas.

Com o *desgaste oclusal*, as forças fisiológicas e, principalmente, as patológicas (parafunções, bruxismo cêntrico ou excêntrico, cargas em direção incorreta) que incidem sobre poucos dentes são distribuídas por toda a dentição. Ao mesmo tempo, são eliminadas as causas do distúrbio funcional (contatos prematuros, interferências no balanceio, etc.).

Além da origem simplesmente local (oral, oclusal), a causa das parafunções e o conseqüente aumento da mobilidade dental podem ter componentes de ordem psíquica. Eventualmente, o tratamento local – com desgastes e ferulização, por exemplo – deve ser complementado com psicofármacos (consultar o médico do paciente).

Nos últimos anos, a ferulização/estabilização de um ou mais dentes ou de segmentos dentais inteiros tornou-se novamente atual em virtude dos procedimentos terapêuticos regenerativos, que passaram a ser empregados com maior freqüência. Quando se deseja obter não somente a neoformação óssea, mas também – e sobretudo – uma "nova inserção", ou seja, a regeneração de todas as estruturas periodontais após o tratamento, é recomendável a estabilização, ao menos temporária, dos dentes tratados (p. ex., proteção do coágulo para que são se descole da superfície radicular).

Mobilidade dental e cicatrização

Após o tratamento, as bolsas sempre se enchem de sangue. A rede de fibrina do coágulo adere-se à superfície radicular. A organização desse coágulo e a formação de novas estruturas periodontais (fibroblastos periodontais) consome várias semanas. Quando a mobilidade dental é elevada, essa adesão (adesinas!) sofre sensível interferência durante as primeiras fases da cicatrização.

A proteção contra a ação de forças externas sobre os dentes é especialmente importante nas técnicas regenerativas, bem como após a execução de enxertos (com osso liofilizado ou outro material) e/ou o emprego de fatores de crescimento ou proteínas matriciais. Ver mais adiante outras indicações.

Mobilidade dental excessiva – causas, tratamento

A tabela a seguir (modif. de Flemmig, 1993) procura reunir as causas e os diferentes tratamentos da mobilidade dental, estabelecidos de acordo com as alterações do espaço periodontal (trauma oclusal) e da perda de inserção observadas radiograficamente.

Mobilidade dental (MD) excessiva – causas e tratamento

MD Mobilidade dental	Espaço periodontal	Nível da crista alveolar	Causa	Tratamento
Elevada	Aumentado	Normal	Trauma oclusal	Desgaste oclusal
Elevada	Aumentado	Reduzido	Perda de inserção e trauma oclusal	Tratamento periodontal e desgaste oclusal
Elevada	Aumentado	Fortemente reduzido	Perda de inserção	Tratamento da periodontite e eventual ferulização
Elevação progressiva	Aumento progressivo	Reduzido	Perda de inserção e trauma oclusal	Tratamento periodontal + desgaste oclusal + ferulização

Tipos de ferulização – classificação e suas indicações

Ferulização
- Temporária – Dias ou meses
  - Removível
  - Fixa
- Semipermanente – Meses ou anos
  - Removível
  - Fixa
- Permanente – Anos
  - Removível
  - Fixa

Diferentes tipos de ferulização e suas indicações

- *Temporária/semipermanente:* Proteção contra traumas adicionais, como os gerados por distúrbios oclusais e parafunções (interposição de língua ou lábio). Tratamento de urgência nos casos de forte mobilidade dental. Além disso, redução do trauma causado pelos procedimentos mecânicos do tratamento periodontal.

- *Semipermanente/permanente:* Melhora das condições para a mastigação nos casos de forte mobilidade dental. Proteção contra forças externas durante a cicatrização, especialmente após tratamentos regenerativos.

  Período de observação até o prognóstico a longo prazo.

  Contenção após o tratamento ortodôntico.

- *Permanente:* Reconstrução protética no caso de grande mobilidade dental e/ou número reduzido de dentes pilares cujo periodonto foi tratado, mas apresenta pouco suporte tecidual.
  Distribuição de forças nas parafunções que não puderam ser corrigidas. Nesses casos, quando a ferulização não é executada, corre-se o risco de aumento progressivo da mobilidade dental e, eventualmente, de migração dental (Nyman e Lindhe, 1979).

Ferulização temporária (provisória)

Um dos recursos de estabilização para poucos dias ou semanas é a fixação com fio de aço. Esse recurso é pouco utilizado, e um dos motivos para tanto é a estética. Muitas vezes se utiliza resina composta (técnica de ataque ácido; sem preparo cavitário, com poucas exceções) para a fixação de um número pequeno de dentes. Esses esplintes, são de fácil e rápida execução (sob isolamento absoluto), mas pouca durabilidade, pois a união entre dente e resina sem retenções (cavidades, sulcos, etc.) não resiste por muito tempo. A ocorrência de fraturas é mais freqüente quando são unidos mais de 3 a 4 dentes.

As fixações *removíveis* são, por exemplo, as placas termoplásticas, que só são indicadas para a contenção por curto tempo de dentes isolados.

Essas placas eram antes utilizadas também como placa de mordida nos casos de distúrbios funcionais. Como não apresentaram bons resultados para esse fim, o seu uso foi substituído pelo das placas de Michigan, confeccionadas em laboratório.

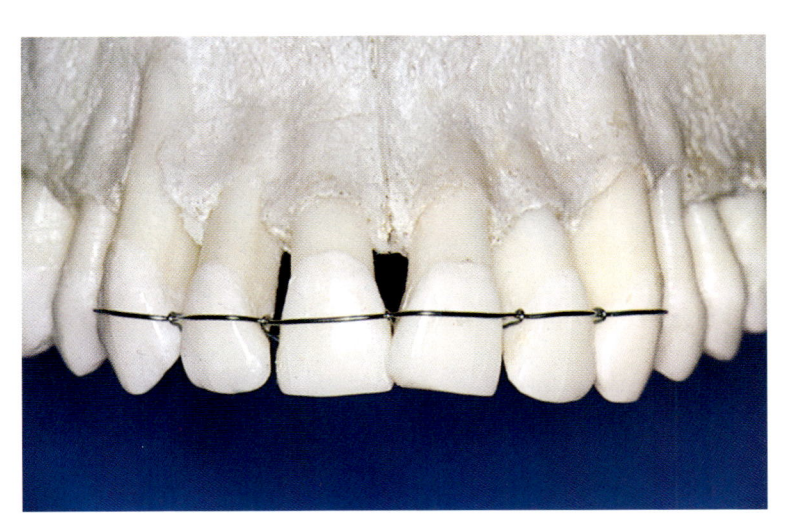

1.160 Ferulização com fio de aço
Os dentes a serem fixados são envolvidos com fio de aço resiliente, de 0,4 mm, por vestibular e lingual, e as extremidades do fio são retorcidas.
A estabilização de cada dente é feita com fios de amarria interdentais. Podem-se aplicar *stops* de resina sobre a superfície dental condicionada para impedir o deslizamento do fio em direção apical. A ferulização com fio de aço só é feita durante ou após o tratamento cirúrgico, geralmente em combinação com curativo de cimento cirúrgico.

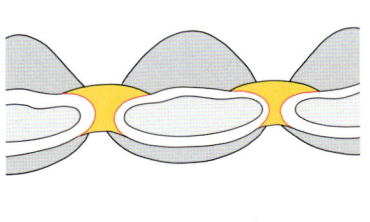

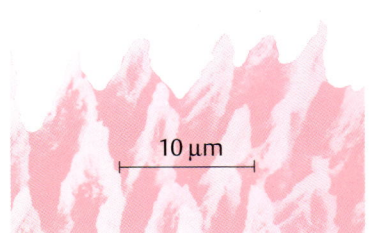

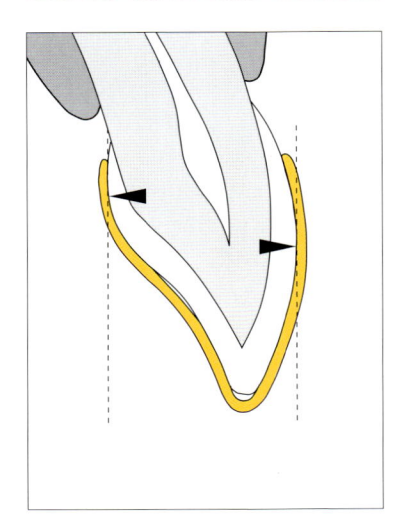

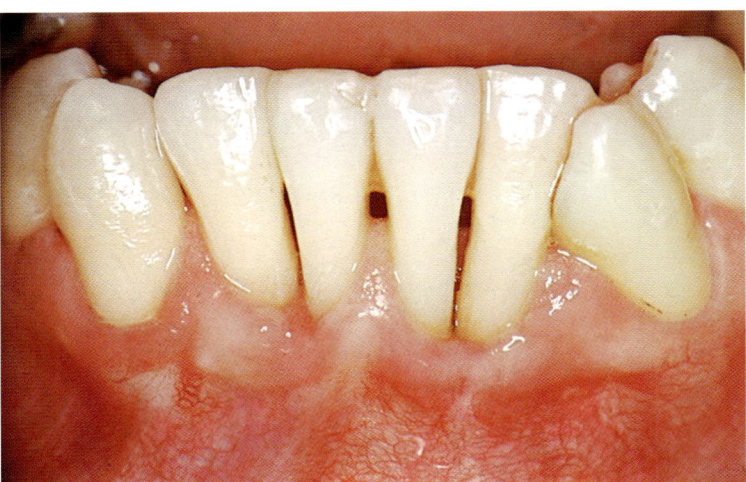

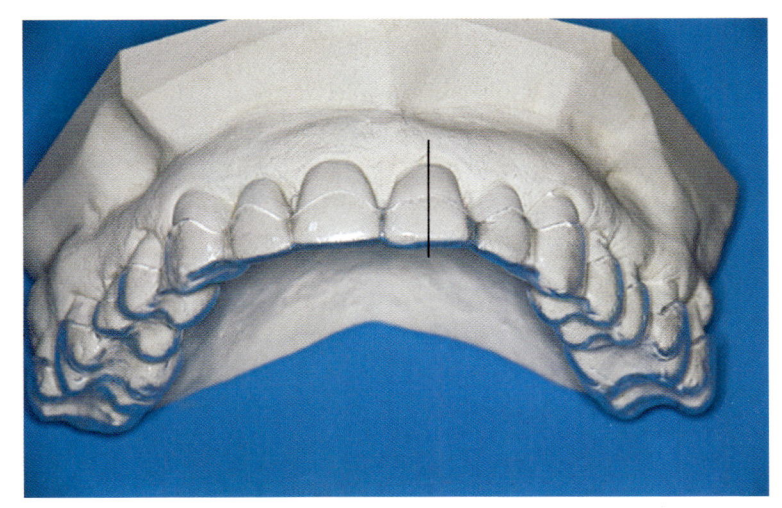

1.161 Ferulização com resina composta sem preparo cavitário
Após a profilaxia dos dentes e a colocação de dique de borracha, as superfícies proximais são condicionadas com ácido e unidas com resina. Devem-se manter livres os espaços interdentais abaixo (em direção apical) da união de resina, possibilitando-se a sua higienização.

Esquerda: Corte transversal dos dentes unidos por resina (linha vermelha: esmalte condicionado; área amarela: resina composta; embaixo: MEV de superfície de esmalte condicionada).

MEV: Cortesia de *F. Lutz*

1.162 Placa termoplástica removível
Pode ser utilizada como fixação por curtos períodos.

Esquerda: O bordo da placa deve ultrapassar (em direção gengival) ligeiramente as bossas vestibular e lingual das superfícies dentais, para que a placa tenha boa fixação (áreas retentivas).

Ferulização semipermanente – dentes anteriores

A ferulização *fixa* semipermanente mais comum é a união dos dentes com resina composta (técnica de ataque ácido) após preparo cavitário. Essa fixação pode durar meses ou, até mesmo, anos. Muitas vezes, pode-se remover restaurações anteriores antigas e incluir as novas na fixação. O procedimento é igual ao utilizado para restaurações de resina com ataque ácido.

O trabalho é sempre executado sob isolamento absoluto: a menor infiltração de fluidos após o ataque ácido e a aplicação do adesivo ou do compósito comprometeria a qualidade da fixação (desprendimento das restaurações). Devido ao seu longo tempo de trabalho, as resinas compostas fotopolimerizáveis constituem bom material para a confecção dessas fixações.

As placas semipermanentes *removíveis* possuem grampos contínuos e são confeccionadas sobre modelos. Atualmente, essas placas só são utilizadas como contenção noturna após tratamentos ortodônticos e, às vezes, cirúrgicos.

1.163 Ferulização com resina composta e preparo cavitário
Esta paciente de 38 anos deseja manter os seus incisivos superiores, praticamente condenados. Após o tratamento inicial e até que o prognóstico a longo prazo de todos os dentes tenha sido definido, os dentes com acentuada mobilidade, 11; 21 e 22, devem ser estabilizados.

Direita: Radiografia inicial. Destruição óssea acentuada, especialmente junto ao dente 21.

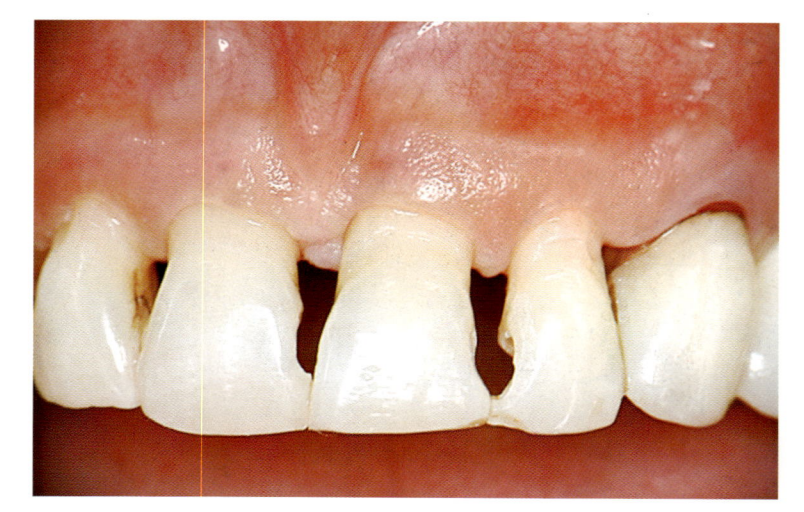

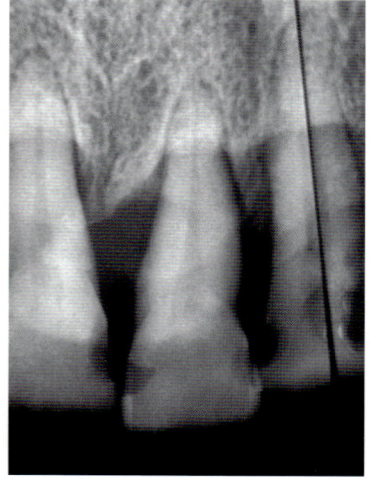

1.164 Fixação feita sob isolamento absoluto
Após o condicionamento das margens em bisel com ácido fosfórico, as cavidades e os espaços interdentais (porção incisal) são preenchidos com resina composta (técnica incremental – TAA).

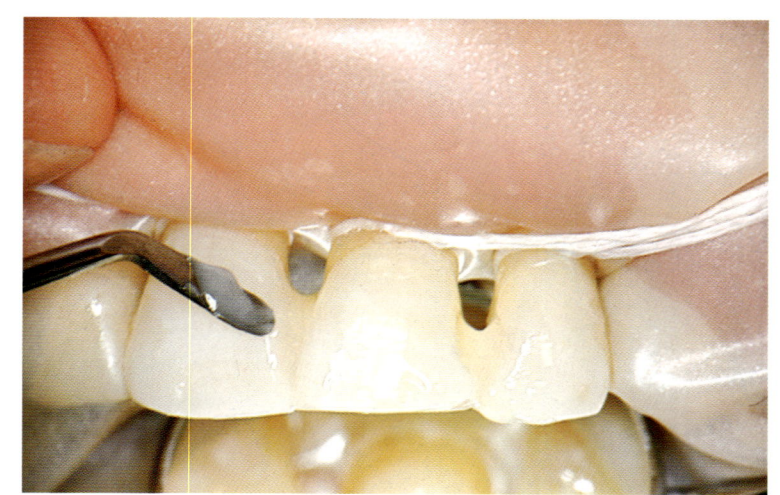

1.165 Situação após três anos
Os espaços interdentais abaixo (em direção gengival) do ponto de contato permanecem livres. Isso possibilita uma boa higiene interdental com palitos e escovas interdentais.

Direita: Representação esquemática da união de resina. Esmalte condicionado (linha vermelha), compósito (amarelo), combinação de microrretenções (condicionamento ácido) e macrorretenções (preparos cavitários). O asterisco (*) indica o espaço interdental (higiene).

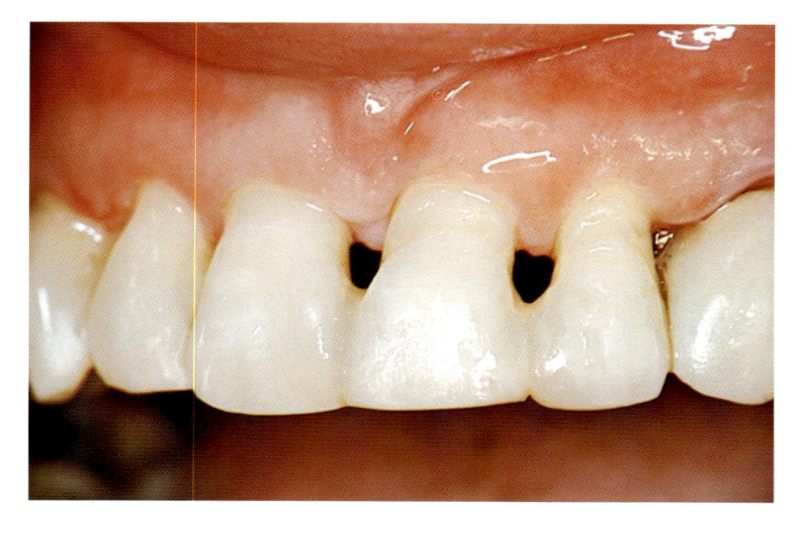

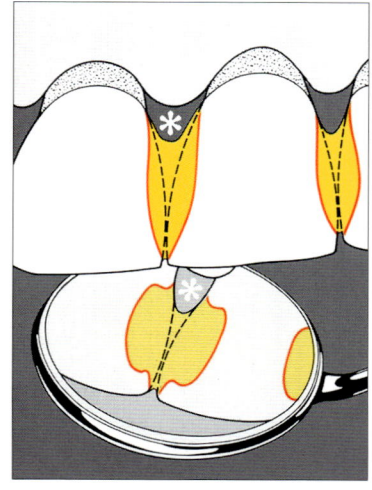

Ferulização permanente – técnica adesiva

Pouco tempo depois da propagação da técnica de ataque ácido (TAA) para a restauração de dentes anteriores, difundiu-se também a execução de próteses e placas adesivas (Rochette, 1973).

Nos últimos anos, essa técnica se aprimorou. Foram desenvolvidos diferentes métodos de preparo do esmalte, que, apesar de *conservadores* (remoção mínima de tecido), garantem a boa fixação dessas construções (Marinello e cols., 1987, 1988). Nas ferulizações da região anterior, as faces proximais dos dentes são equiparadas, fazendo-se pequenos sulcos na superfície. Como apoio oclusal, podem ser realizadas pequenas depressões nas cristas marginais, acima do cíngulo. Os bordos incisais não são incluídos na construção (estética).

Ao contrário da ferulização semipermanente feita apenas com resina, as próteses e placas adesivas são consideradas fixações permanentes (ver p. 479).

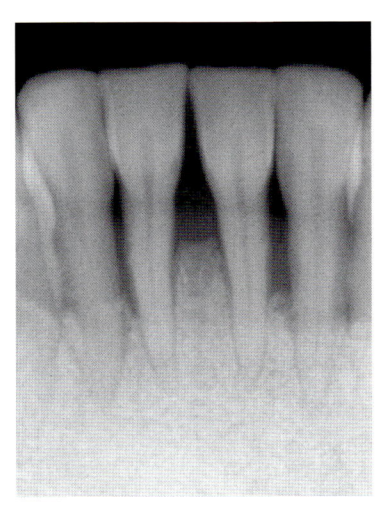

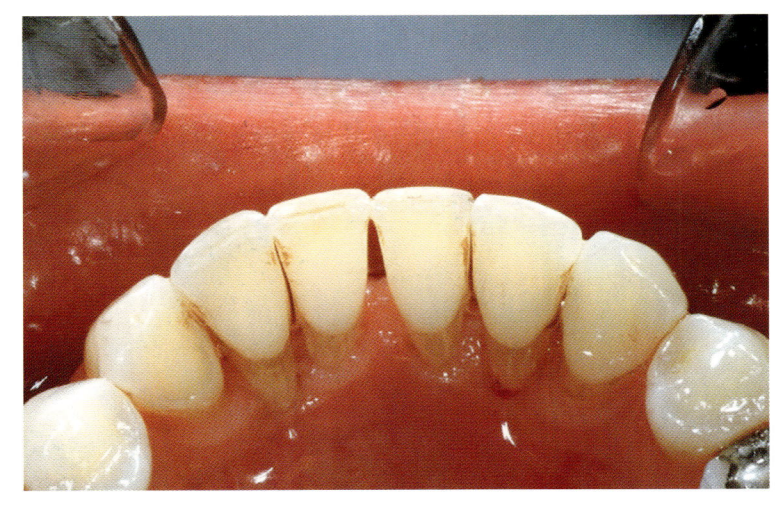

1.166 Região ântero-inferior após a fase de higienização
Todos os incisivos inferiores apresentam mobilidade. O paciente se incomoda principalmente com a grande mobilidade dos dentes 31 e 41 (teme perdê-los). Para reduzir o trauma no decorrer do tratamento, bem como o desconforto do paciente, planeja-se a colocação (por técnica adesiva) de placa fundida.

Esquerda: Radiografia; perda óssea acentuada entre os dentes 32 e 31 e 41 e 42 principalmente.

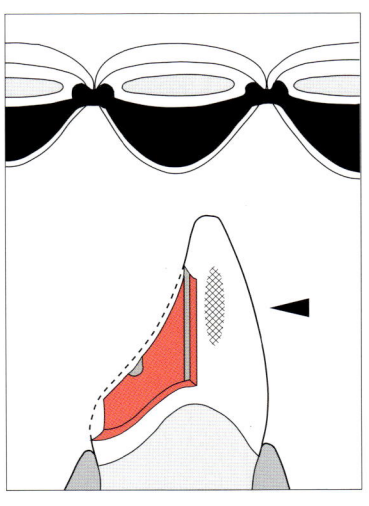

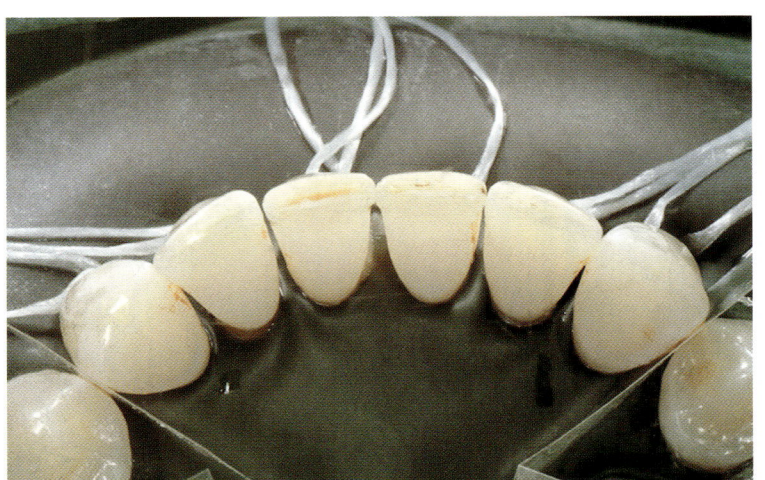

1.167 Antes da fixação da placa
A área de trabalho deve ser isolada antes do condicionamento e da fixação da placa. Os proparos superficiais (apenas em esmalte) são pouco visíveis na imagem clínica.

Esquerda: Forma do preparo e da estrutura da placa. Pode-se observar por oclusal e por lateral que o preparo é superficial. Em todas as superfícies desgastadas, deve haver esmalte, pois somente a *adesão ao esmalte* é suficientemente forte.

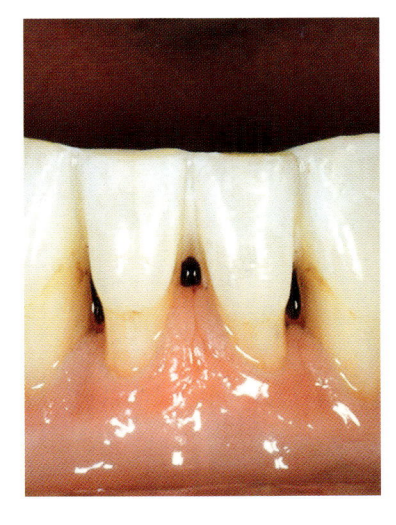

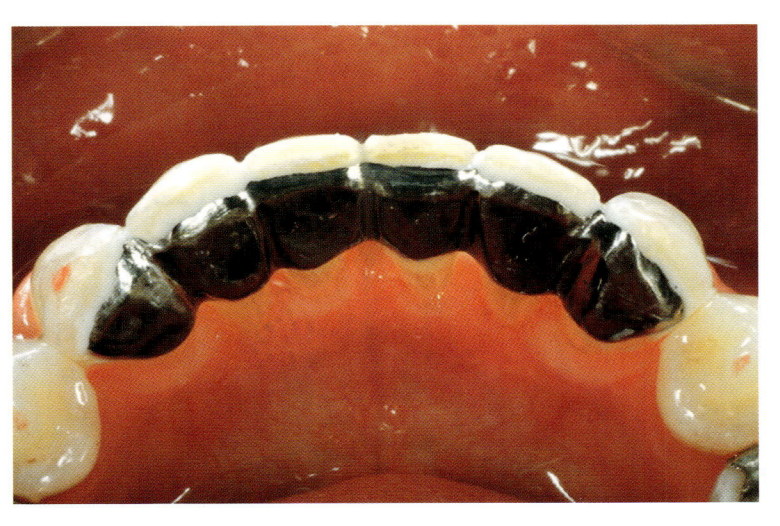

1.168 Após a fixação da placa com resina composta
O tratamento da periodontite (raspagem subgengival e, eventualmente, intervenções cirúrgicas) pode ser continuado sem inconveniências (tempo exíguo, provisórios temporários ruins, etc.). O processo de cicatrização pode ocorrer por meses ou, até mesmo, anos (prognóstico a longo prazo).

Esquerda: Imagem clínica três meses após a raspagem subgengival.

Cortesia de *W. Iselin*.

Estabilização protética – provisório de longa duração

Nas periodontites agressivas avançadas, a estabilidade do sucesso do tratamento deve ser observada por um tempo relativamente longo antes da colocação de prótese fixa definitiva. Para não traumatizar os dentes – geralmente com forte mobilidade – durante essa fase de consolidação, recomenda-se a colocação de provisório fixo (p. 480).

Este paciente de 48 anos evitou, por vários anos, consultar um cirurgião-dentista por medo do tratamento. Ele procurou a nossa clínica em razão de forte mobilidade e migrações dentais na região anterior, bem como perdas dentais espontâneas na arcada inferior. O paciente era um fumante inveterado e encontrava-se sob forte sobrecarga emocional (separação). Na arcada inferior, foi necessário confeccionar prótese total (posteriormente, colocação de implantes?). Na arcada superior, com exceção do dente 27, foram mantidos todos os dentes. Após o tratamento preliminar, procedeu-se à raspagem radicular com exposição cirúrgica (alguns dentes estavam fixados com fio de aço) e, mais tarde, a pequenas correções ortodônticas:

IP: 70%   SS: 56%   MD: Grau 3

Imagem clínica e radiografias, ver figuras. O paciente era Aa-positivo no início do tratamento.

1.169 Exame inicial
Gengiva inflamada, profundidades de sondagem de até 10 mm, forma irregular da arcada dental, migrações dentais (especialmente do 21), restaurações de amálgama antigas.

Direita: Radiografias periapicais. Na arcada superior, a perda óssea é de cerca de $2/3$ das raízes dentais. Na inferior, os ápices dos incisivos não tocam o osso alveolar. O dente 34 exfoliou espontaneamente.

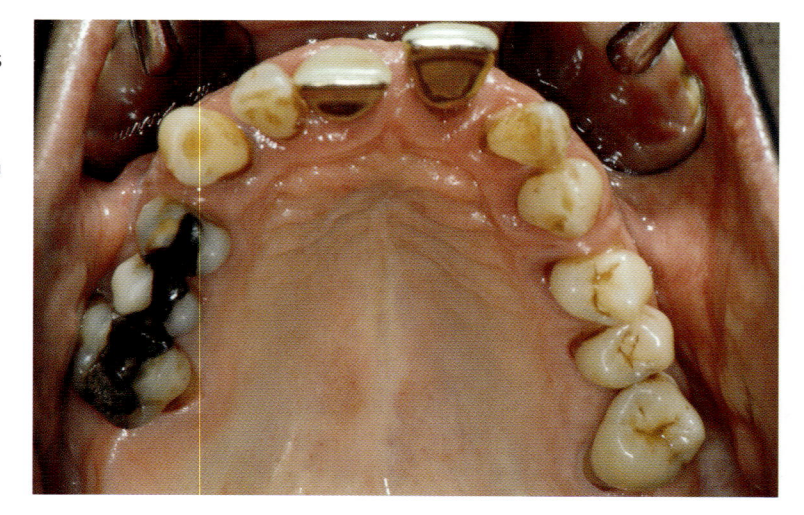

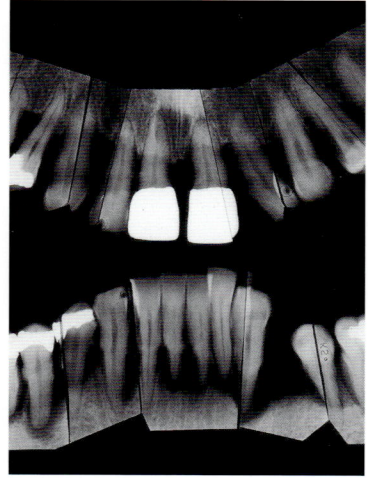

1.170 Correções ortodônticas
Apesar da avançada perda de inserção, foram feitas pequenas correções ortodônticas para harmonizar a arcada dental (as movimentações dentais são fáceis nesses casos) antes da reconstrução protética.

Direita: Durante o tratamento de raspagem (com exposição cirúrgica), fixaram-se os dentes com fio de aço para a redução do trauma causado pelo tratamento. Prescreveu-se o uso sistêmico de amoxicilina e metronidazol.

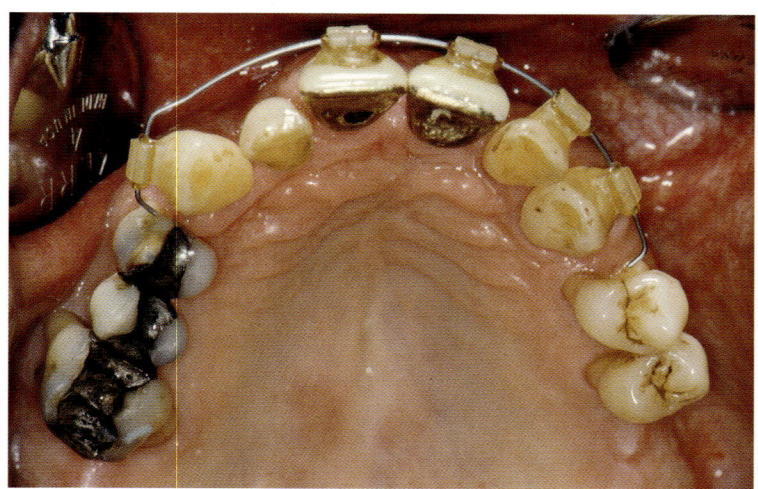

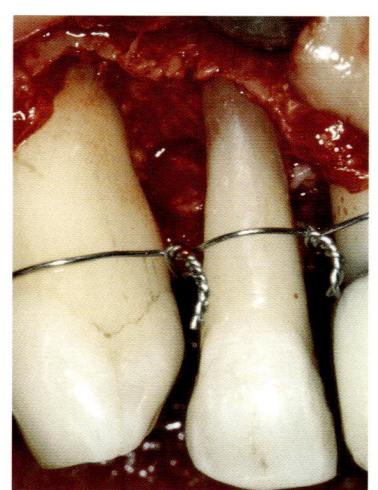

1.171 Provisório de longa duração
Após o tratamento periodontal, foi colocado um provisório com reforço de metal entre os dentes 13 e 23 (prognóstico incerto). O paciente abandonou o fumo. Ele ficou tão satisfeito com a solução "provisória" que, nove anos mais tarde, ainda deseja mantê-la.

Direita: Os bordos metálicos aparentes não incomodam o paciente (linha do lábio baixa, bigode).

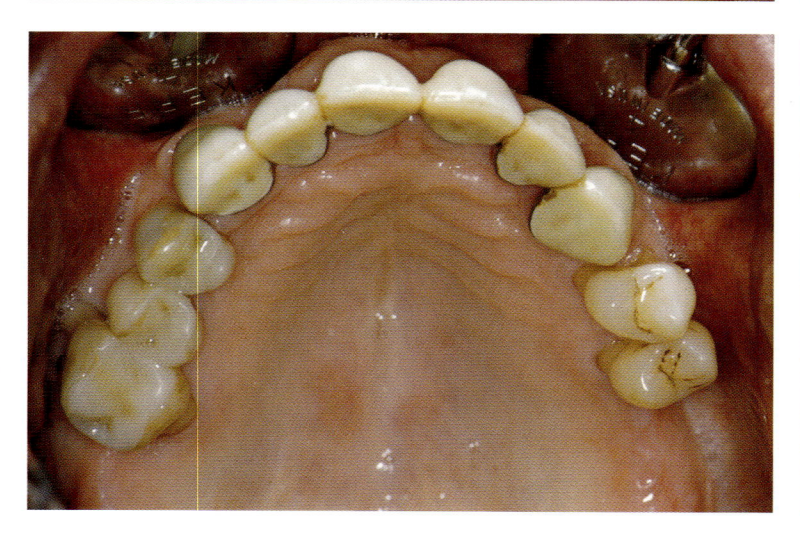

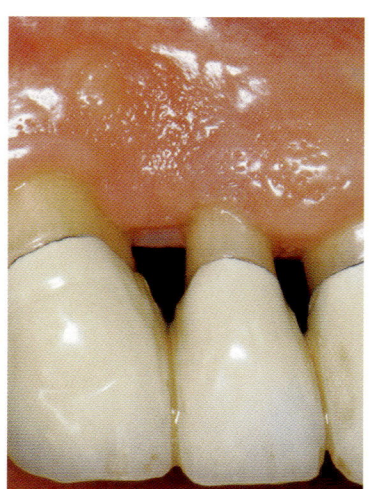

Prótese periodontal 1: técnicas convencionais

Em geral, nos casos avançados de periodontite, nem todos os dentes podem ser mantidos. Durante o planejamento são anotados aqueles dentes que certamente serão perdidos e que devem ser extraídos o quanto antes (comprometimento estético? provisório?). Esses dentes são reservatórios bacterianos. Eles podem favorecer a recolonização dos locais tratados.

Durante o tratamento preliminar ou, o mais tardar, durante as intervenções cirúrgicas, verifica-se a necessidade de extrair outros dentes. Ao se tomar essa decisão, há vários fatores, além da perda de inserção, que devem ser considerados:

- Após a extração, haverá mesmo necessidade de substituir proteticamente o elemento perdido?
- A oclusão até os pré-molares, apenas, seria suficiente (Käyser, 1981; De Boever, 1978, 1984)?
- Na falta de apenas um elemento – um primeiro molar, por exemplo –, é mesmo necessária a reconstrução protética se a oclusão é estável?
- Qual a importância de determinado dente como pilar de reconstrução?
- O dente apresenta problemas endodônticos não-tratáveis?
- Há fatores de risco adquiridos ou herdados?
- Qual é o prognóstico do caso?

Também se deve considerar que o tipo de reconstrução protética necessária não é o fator decisivo, mas sim a manutenção e o restabelecimento da função mastigatória, da fala e da estética, ou seja, do bem-estar oral do paciente.

Este capítulo contém os seguintes assuntos:

- Provisórios – removíveis ou fixos
- A oclusão até os pré-molares, apenas, seria suficiente (Käyser, 1981; De Boever, 1978, 1984)?
- Prótese adesiva como provisório de longa duração
- Provisório fixo – áreas de vulnerabilidade
- Provisório de resina fixo – procedimento
- Provisório fixo de longa duração com reforço de metal
- Reconstrução fixa definitiva – prótese total
- Perda de molar – o que fazer?
- Prótese telescópica na falta de muitos elementos
- Provisório fixo de longa duração, reforçado com metal – caso clínico
- Prótese removível – solução econômica

Provisórios – fixos ou removíveis

A reposição provisória de elementos faltantes ou extraídos durante o tratamento periodontal é, muitas vezes, imprescindível – especialmente por motivos estéticos e/ou funcionais. Essas próteses, mesmo que provisórias, também devem preservar os tecidos periodontais: elas não podem interferir nos processos de cicatrização e não podem traumatizar os dentes vizinhos remanescentes.

Os provisórios podem ser fixos ou removíveis, embora deva-se dar preferência aos primeiros sempre que possível. Muitas vezes, os provisórios são utilizados por um tempo relativamente longo (semanas, meses). Assim, espera-se a consolidação periodontal dos dentes remanescentes até que se possa definir se são adequados como pilares para a prótese definitiva. Isso porque, após o tratamento periodontal, freqüentemente ocorrem alterações no nível da margem gengival durante a maturação dos tecidos. A altura da margem gengival é *importante para o preparo do dente pilar* de prótese fixa ou reconstruções telescópicas (localização supra ou subgengival da margem da coroa; estética).

A seguir, serão abordados os seguintes assuntos:

- Provisório imediato removível
- Prótese adesiva inferior – "provisório de longa duração"
- Provisório fixo – áreas de vulnerabilidade
- Provisório de resina fixo
- Provisório fixo de longa duração com reforço de metal

Provisório imediato removível

Nesta paciente de 45 anos, com periodontite avançada, foi necessário extrair os dentes 17, 15, 14, 12; 21 e 25. Os cinco dentes remanescentes (16, 13; 22, 23 e 24) receberam tratamento periodontal. Adaptou-se provisório imediato que, 10 dias depois, foi reembasado após a remoção das suturas.

1.172 Provisório imediato após o reembasamento
Imediatamente após a cirurgia periodontal (retalho e extrações), o provisório removível é adaptado na boca e reembasado com material macio de forma permanente (neste caso, Kerr-Fitt). O reembasamento atua também como curativo.

Direita: O grampo em forma de sela no dente 13 limita o rebaixamento (em direção gengival) da prótese. Na figura, o grampo não se encontra na sua posição definitiva.

1.173 Provisório superior reembasado
Os grampos nos caninos são funcionalmente eficientes, mas pouco estéticos.

Direita: Vista aproximada do grampo em forma de sela no canino.

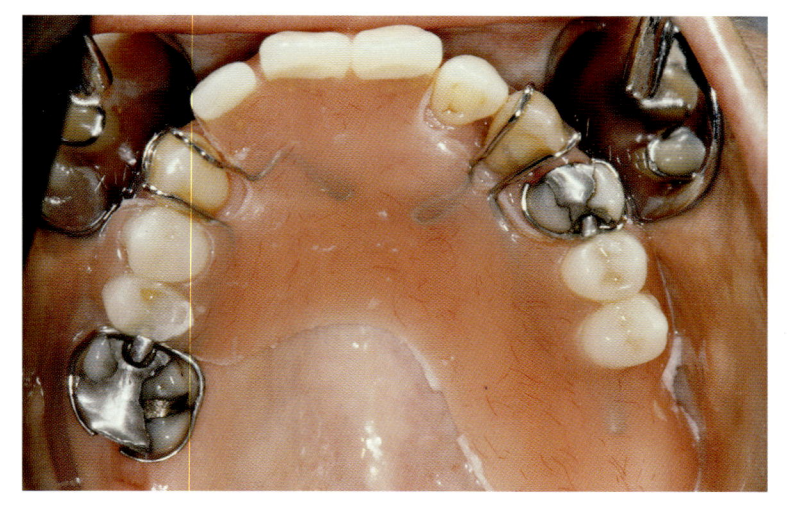

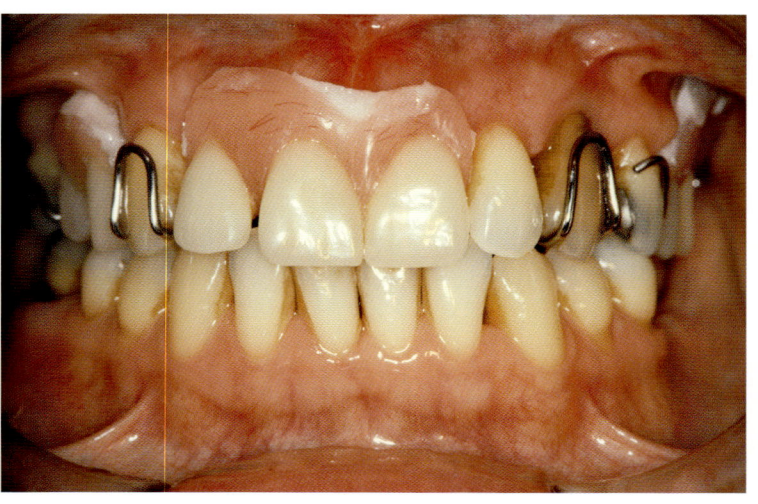

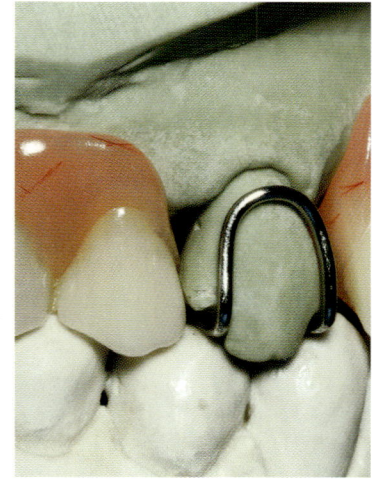

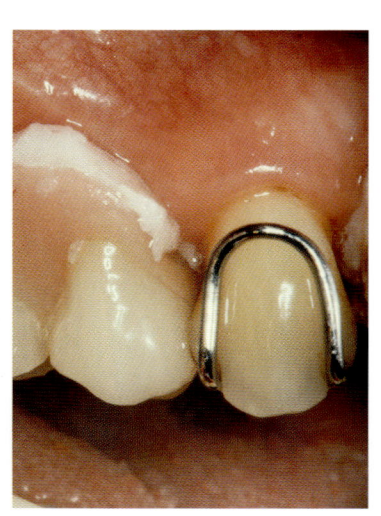

Prótese adesiva inferior – provisório de longa duração

Com freqüência, os incisivos inferiores sofrem perdas ósseas extensas e irregulares de etiologia desconhecida. É por isso que, muitas vezes, ocorre a perda dental de apenas um incisivo, embora os dentes vizinhos ainda possam ser tratados. Uma solução nesse caso seria a substituição do elemento perdido com implante único, se as condições locais o permitirem (largura da crista alveolar, distância dos dentes vizinhos).

Uma solução mais simples é as próteses adesivas.

Ambos os métodos evitam a reconstrução com prótese fixa convencional e, com isso, preservam a estrutura dos dentes vizinhos. Além disso, o tratamento com próteses adesivas é relativamente rápido e menos custoso.

O dente 31 desta paciente de 41 anos apresentava ampla perda de inserção e forte mobilidade, devendo ser extraído. O caso foi solucionado por meio de prótese adesiva.

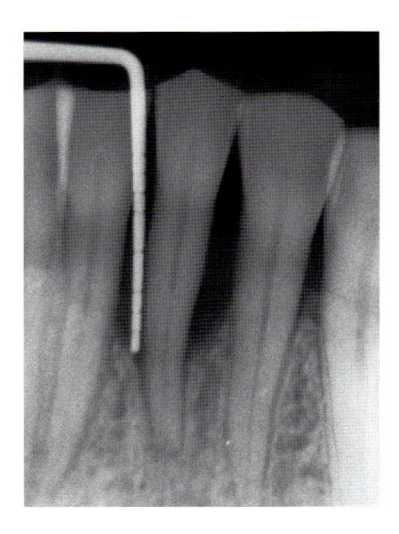

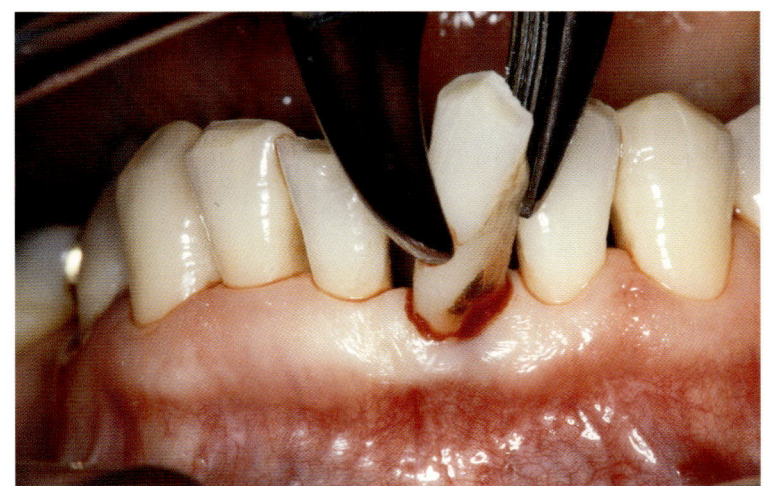

1.174 Extração do dente 31
O dente condenado (31) é extraído e o restante da dentição recebeu tratamento periodontal. Os dentes 42, 41 e 32 não apresentam lesões cariosas.

Esquerda: Sonda de Williams periodontal introduzida na bolsa profunda.

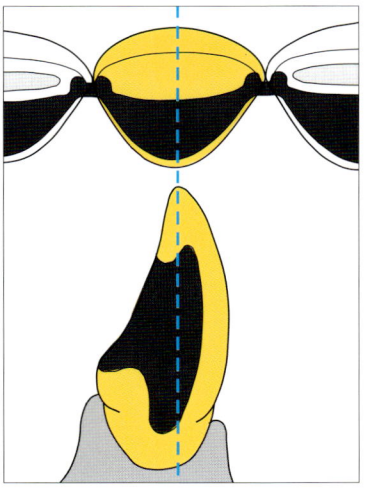

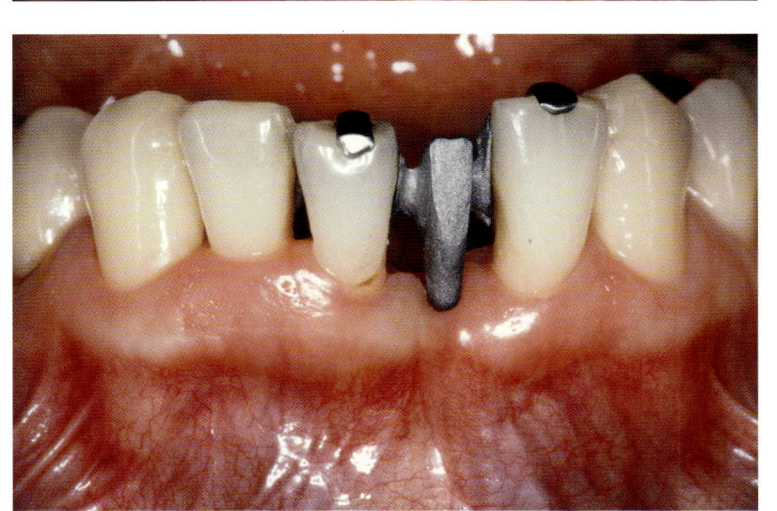

1.175 Prova da estrutura
Prova da estrutura metálica, que se estende por todos os incisivos. As extensões sobre os dentes 41 e 32 auxiliam a posicionar corretamente a estrutura durante a prova. Elas serão removidas antes da fixação definitiva.

Esquerda: Representação esquemática do elemento do pôntico, em contato com o tecido mole (atenção: higiene).
Acima: Vista oclusal.
Abaixo: Corte vestibulolingual.

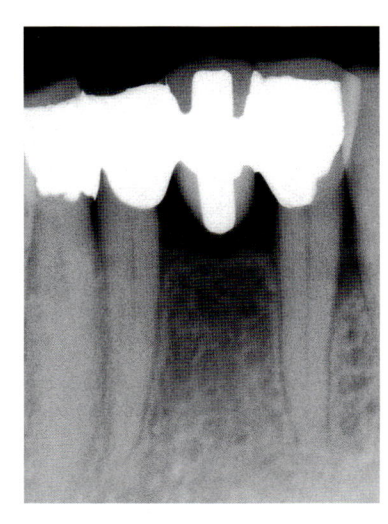

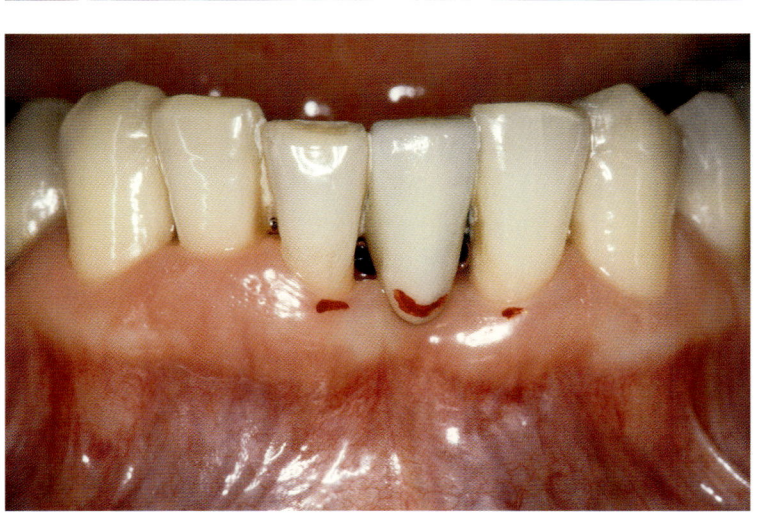

1.176 Prótese em posição
Antes da cimentação, verificam-se a cor e a forma do elemento do pôntico. No caso apresentado na figura, a extensão marginal ainda é excessiva (marcas vermelhas). Após o condicionamento das superfícies linguais – sob isolamento absoluto – dos três incisivos remanescentes, a prótese adesiva é fixada definitivamente com resina composta foto e autopolimerizável (cimento dual).

Esquerda: "Prótese Maryland", 17 anos após a extração do dente 31.

Provisório fixo – áreas de vulnerabilidade

- Margem gengival – bordo da coroa
- Espaço interdental – papila
- Pôntico – contato com a crista alveolar
- Oclusão – superfície oclusal

A execução de provisórios é indicada, na maioria das vezes, quando há elementos ausentes na arcada ou após a extração de dentes condenados. O único caso em que eventualmente se possa prescindir de provisórios é o da extração de molares (ausência de antagonistas; condições locais favoráveis).

Se, por motivos funcionais ou estéticos, for adaptada prótese provisória já durante o tratamento periodontal, deve-se ajustá-la às novas condições morfológicas periodontais após a finalização do tratamento ativo ou, até mesmo, confeccionar novo provisório.

Quando se planejam reconstruções definitivas fixas, recomendam-se também provisórios fixos, que já devem cumprir requisitos biológicos e estéticos importantes. A maior parte das características estruturais das próteses provisórias deve corresponder à das definitivas, como oclusão, forma, cor, comprimento das coroas dos pilares e do pôntico e espaços interdentais.

Entretanto, deve-se evitar interferências na cicatrização, que se estende por um longo período após o tratamento periodontal.

As margens das coroas da prótese provisória devem adaptar-se com precisão e serem *supragengivais*.

A situação morfológica ainda pode alterar-se nos meses que se seguem ao tratamento. A margem gengival dos dentes pilares pode sofrer contração ou – em casos mais raros – migrar em direção coronal (p. ex., *creeping attachment*, após aumento de coroa clínica). Na região dos dentes extraídos, podem ocorrer reabsorções ósseas. A linha gengival irregular na região do dente pilar e da crista alveolar edentada é avaliada com o auxílio do provisório e, se necessário, corrigida das seguintes formas:

- Coroas dentais muito curtas devem ser, eventualmente, prolongadas (gengivectomia ou retalho com osteotomia; atenção: espaço biológico, p. 493).
- Coroas dentais muito longas podem ser, eventualmente, reduzidas com reconstruções protéticas ou desgastes (atenção: morfologia pulpar).
- Nos casos de forte redução tecidual na região dos dentes extraídos, podem ser feitos aumentos de crista alveolar.

1.177 Áreas de vulnerabilidade periodontal nos provisórios fixos – dentes posteriores

1. Margem da coroa: supragengival, adaptação precisa ao dente
2. Espaço interdental: aberto, facilitando a higienização
3. Pôntico: contato leve com o tecido mole (higiene)
4. Oclusão/articulação: evitar contatos prematuros

Direita: Coroa adaptada (corte vestibulolingual).

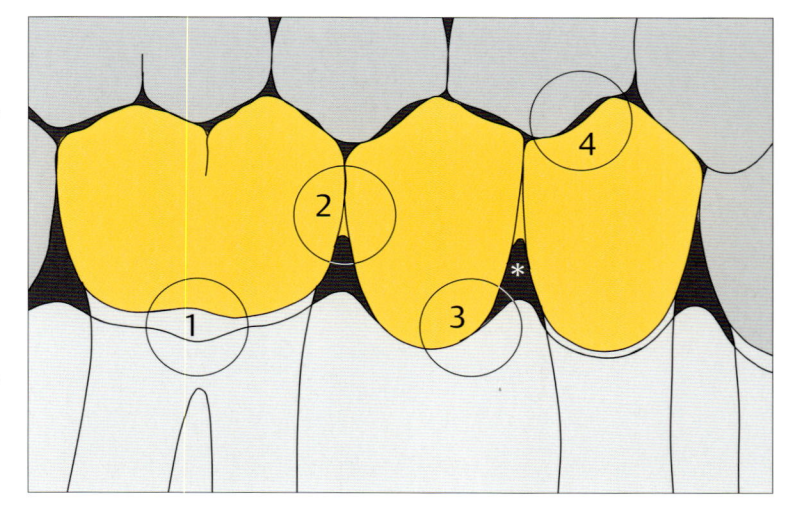

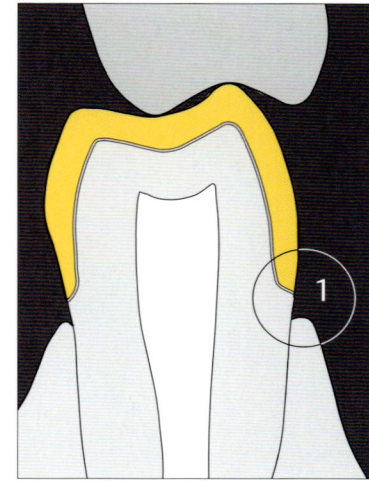

Como não se podem prever todas as alterações factíveis, o provisório deve ser utilizado pelo maior período possível (meses) e, se necessário, corrigido.

Como já dito anteriormente, a prótese provisória deve corresponder em grande parte à definitiva, servindo como modelo para a confecção desta última. Excetuando-se o material, a única diferença que existe entre ambas as reconstruções é o nível da margem da coroa, que é levemente subgengival na região anterior e, nas posteriores, coincide com a margem gengival. Também pode haver eventuais diferenças na face de contato do pôntico com a crista alveolar.

As características estruturais descritas para o provisório devem ser favoráveis à higienização, um fator que, lembramos mais uma vez, é tão importante quanto a correta conformação morfológico-anatômica da prótese: escova dental para as superfícies lisas e as áreas de colo vestibular e lingual (1); escovas interdentais para espaços mais amplos nos dentes posteriores (2) e *Superfloss* para a limpeza entre os dentes pilares, especialmente na região ântero-superior – esteticamente relevante –, por baixo do pôntico (3).

Provisório de resina fixo

As extrações dos dentes anteriores exigem sempre a colocação de provisórios imediatos, que podem ser confeccionados:

- No consultório, imediatamente após a moldagem.
- Em laboratório de prótese, sobre o modelo de gesso.

A confecção de *provisórios imediatos* no consultório é necessária, na maioria das vezes, nos casos de extrações imprevistas ou de perdas de coroas. Os *provisórios confeccionados em laboratório* são originados, normalmente, em modelos de trabalho articulados; estes permitem a correção de alguns posicionamentos dentais inadequados (migrações, diastemas, etc.) já nessa fase (*setup* do modelo). Os provisórios cumprem diversas funções (ver a seguir), entre elas a de motivação do paciente, se bem-confeccionados; eles também servem como modelo para a confecção da prótese definitiva, no que diz respeito à forma, à posição e à cor dos dentes (Frank, 2000; Lang e cols., 2002; Bücking, 2002; Czerny, 2003).

A seguir, será demonstrada a colocação de provisório fixo, confeccionado em laboratório, em uma paciente de 42 anos com periodontite crônica avançada.

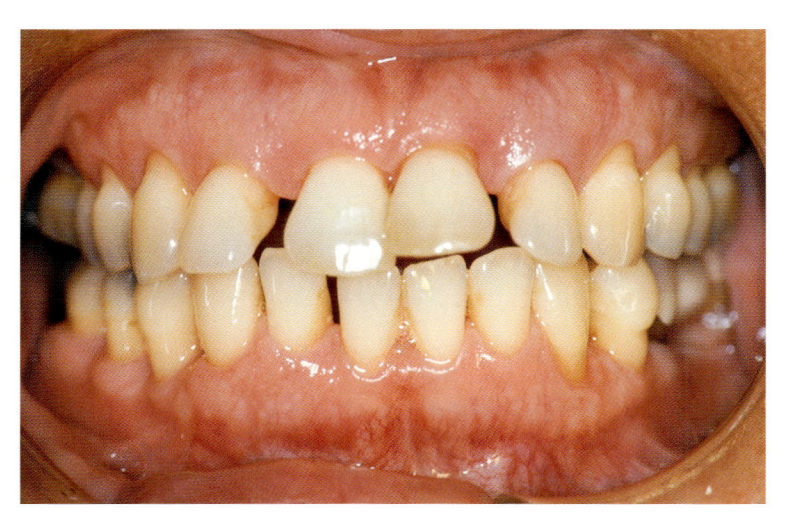

1.178 Situação inicial após o tratamento preliminar
Migração dos incisivos superiores. Bolsas profundas nos dentes 12; 21 e 22, especialmente no lado palatino.
A extração desses dentes é planejada no início da fase corretiva do tratamento. Ao mesmo tempo, as bolsas nos dentes pilares 13, 11 e 23 devem ser eliminadas, confeccionando-se provisório fixo de resina para a longa fase de cicatrização.

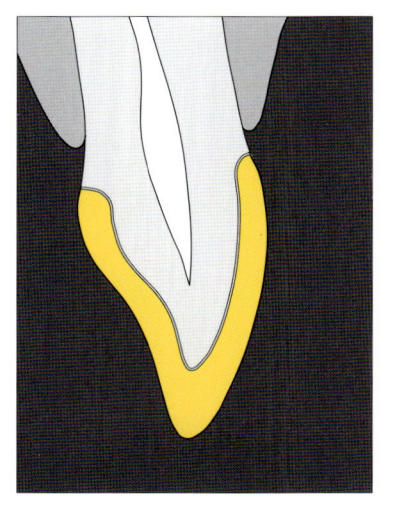

1.179 Imediatamente após a cirurgia
As extrações e o tratamento periodontal dos dentes pilares já foram realizados, bem como a frenotomia superior.

Esquerda: Representação esquemática das coroas (em amarelo), com bordos *supragengivais*.

Funções dos provisórios fixos
- Exercer as funções dos dentes substituídos; estabilização dos pilares.
- Proteger a dentina e a polpa.
- Conferir forma à gengiva – "*perfil de emergência*" (do pôntico, p. 502); suporte para a formação de novas papilas (p. 496).
- Possibilitar a higienização, especialmente a interdental.
- Motivar o paciente.
- Servir como modelo para a prótese definitiva.

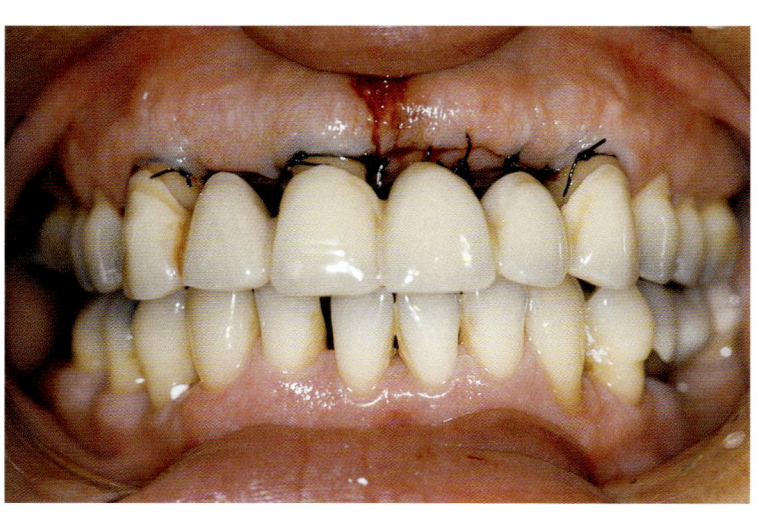

1.180 Prótese fixa de resina
A prótese de resina provisória confeccionada em laboratório é adaptada. Os bordos das coroas/degraus dos preparos são supragengivais.
Somente após a estabilização do periodonto dos dentes pilares e das áreas de extração, são feitos os preparos e a reconstrução fixa definitivos.

Esquerda: Principais funções dos provisórios fixos.

Provisório fixo de longa duração com reforço de metal

Em casos de periodontite grave, de prognóstico incerto ou em que o paciente insiste em manter dentes "condenados", recomenda-se a colocação de um provisório que seja o mais resistente possível, de longa duração. Ele *estabiliza* os dentes com forte mobilidade durante a cicatrização e permite uma boa higiene bucal até o planejamento definitivo.

Um provisório de longa duração confeccionado em laboratório (ver a seguir) pode ser utilizado durante anos.

O caso a seguir é de um paciente de 50 anos que procurou a nossa clínica em razão de uma periodontite crônica extremamente grave. Na época (1988), sugeriu-se a realização de extrações múltiplas e colocação de implantes, o que foi rejeitado pelo paciente. Ele gostaria de manter todos os seus dentes, especialmente os incisivos.

Plano de tratamento para a arcada superior: extração dos dentes 14 e 26; rizectomia das raízes distovestibular e palatina do dente 16; tratamento periodontal preliminar com fixação de resina dos dentes ântero-superiores. Tratamento periodontal com exposição cirúrgica, *provisório de longa duração*.

1.181 Exame inicial
Periodontite grave com intensa gengivite. O paciente queixa-se de forte mobilidade dental e de halitose.

Direita: Início de formação de abscesso sobre os dentes 21, 22, 23 e 31.

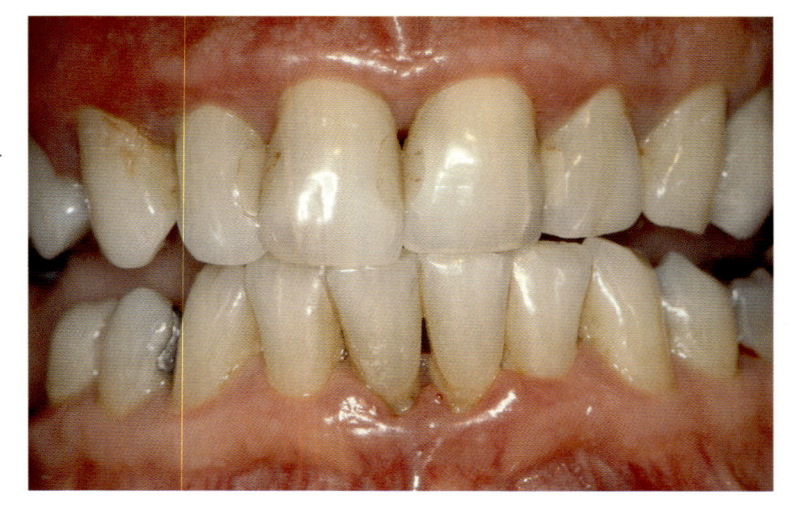

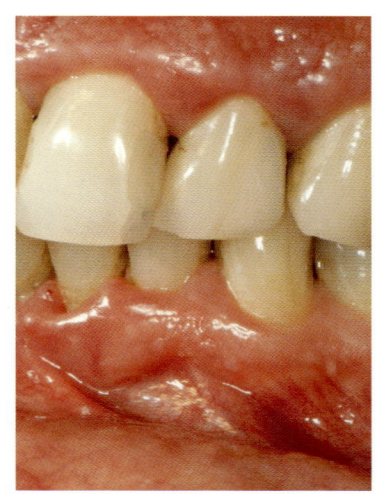

1.182 Profundidades de sondagem e mobilidade dental dos dentes 15 a 24
Ao exame inicial, verificam-se profundidades de bolsa de até 15 mm e dentes com mobilidade dental (MD) de até grau 4.

Exame radiográfico inicial na arcada superior
Defeitos ósseos generalizados. Restaurações e obturações endodônticas deficientes.

Obs.: O dente 14 teve de ser extraído antes deste exame.

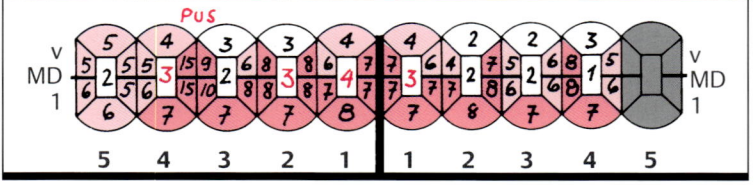

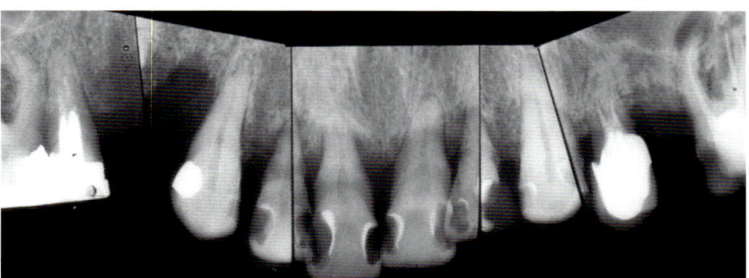

Antes

1.183 Incisivos superiores no momento da cirurgia
Após o debridamento radicular sob exposição cirúrgica (retalhos de acesso vestibular e lingual), podem-se observar os profundos defeitos interproximais (ver também radiografias e odontograma). Por vestibular, o osso de sustentação remanescente é preservado durante a intervenção cirúrgica. Com a finalidade de reduzir o trauma do tratamento, os dentes com forte mobilidade são fixados com resina provisoriamente.

O paciente apresenta bruxismo.

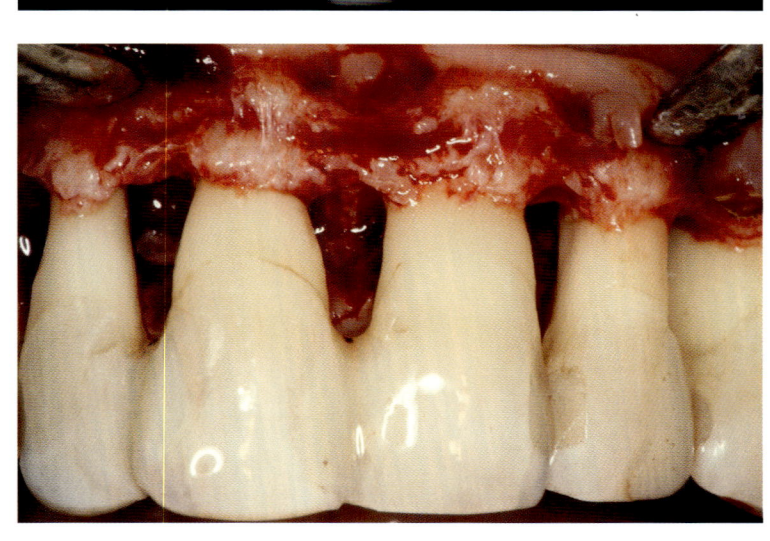

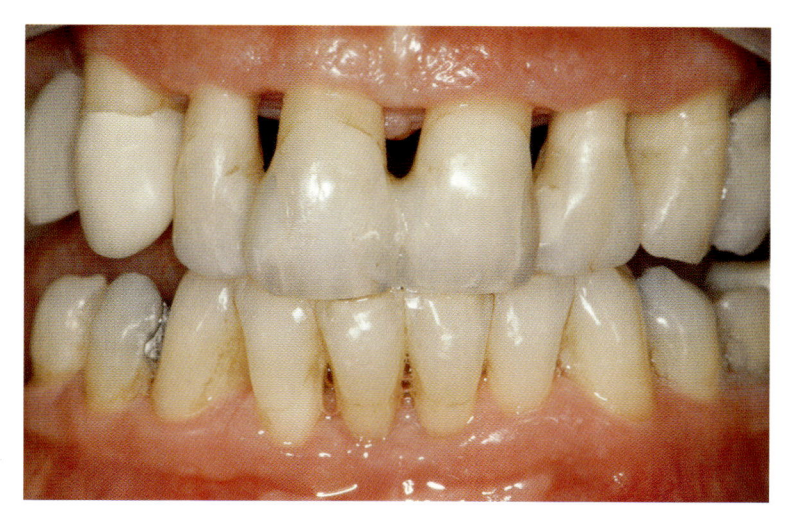

Provisório fixo de longa duração, com reforço de meta **483**

1.184 Situação 4 meses após as intervenções cirúrgicas
Quatro meses após o tratamento cirúrgico, a cicatrização externa dos tecidos moles está praticamente concluída, mas a situação morfológica nas áreas interproximais ainda não se consolidou.

A higiene interdental nessas áreas é intensificada com escovas interdentais.

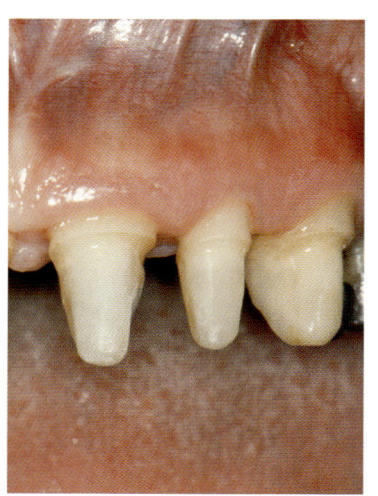

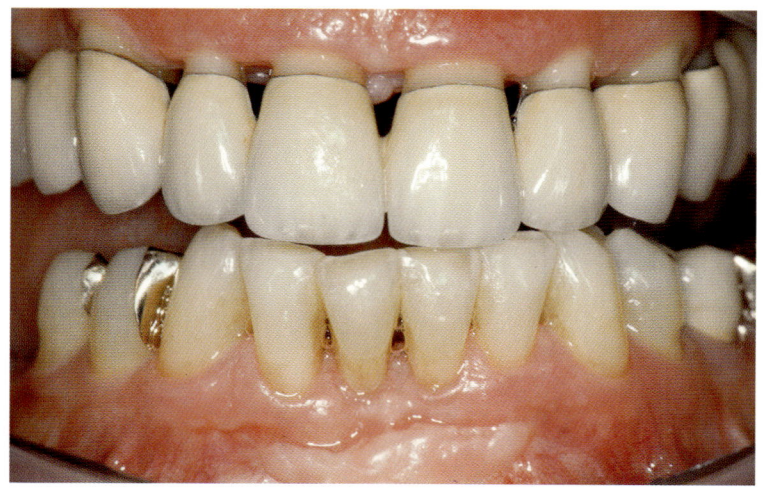

1.185 Provisório de longa duração
Seis meses após a conclusão do tratamento periodontal, cimenta-se um provisório reforçado com metal, abrangendo toda a arcada. Os bordos das coroas são supragengivais, para evitar interferências na cicatrização do tecido marginal e preservar o tecido dental (estética, ver Fig. 1.187).

Esquerda: Preparo nos dentes 21, 22 e 23. Ausência de papilas interdentais devido à falta de suporte ósseo.

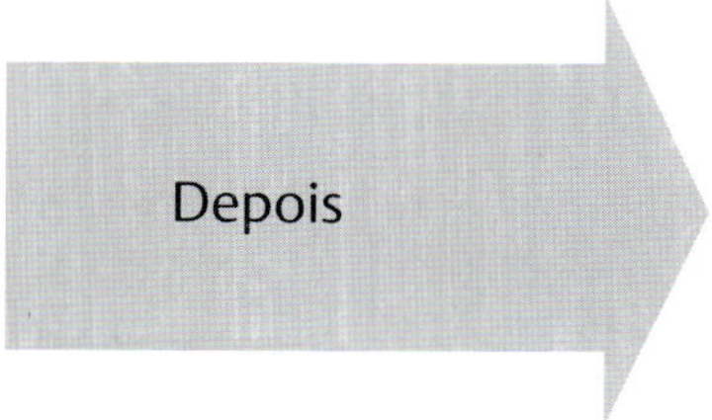

Depois →

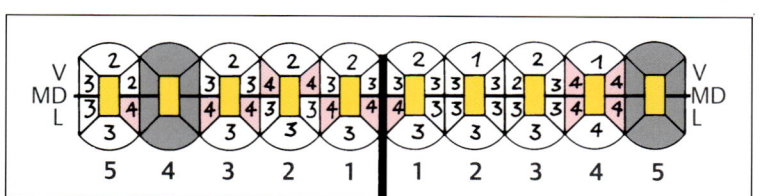

1.186 Profundidades de sondagem após três anos
A situação é estável. Por proximal, profundidades de sondagem de, no máximo, 3 a 4 mm. A mobilidade dental (MD) não pode ser medida, pois as coroas estão fixadas em bloco (áreas amarelas).

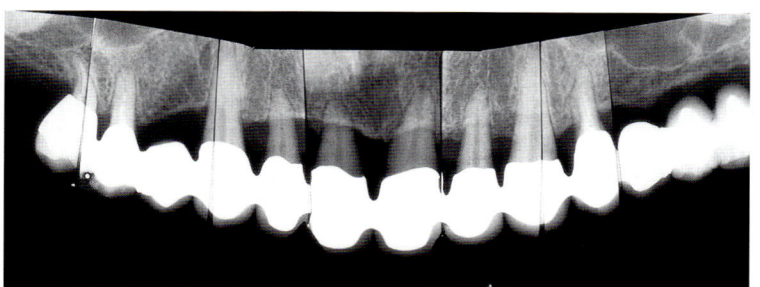

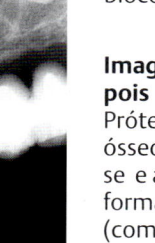

Imagem radiográfica 3 anos depois
Prótese cimentada. O fundamento ósseo remanescente consolidou-se e apresenta algumas áreas de formação de osso compacto (comparar com radiografia inicial, Fig. 1.182).

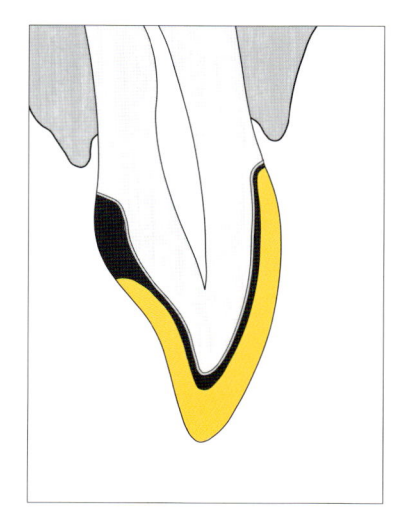

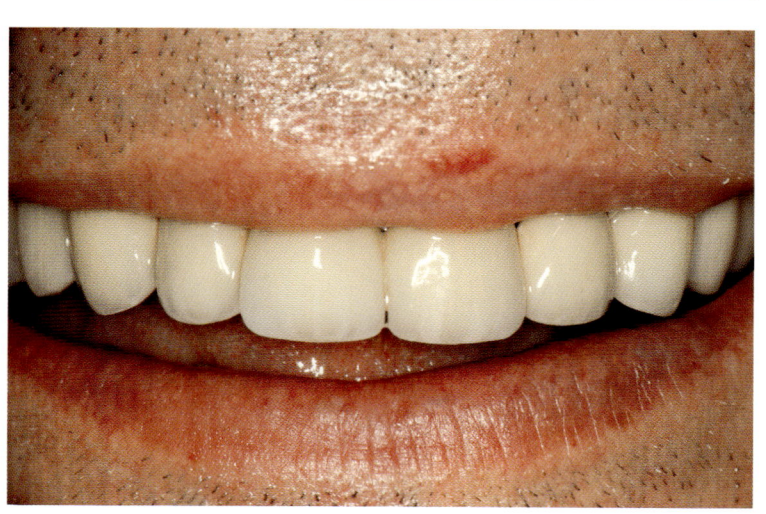

1.187 Linha do sorriso – estética
Graças à linha do sorriso baixa, o lábio recobre as margens de metal das coroas. O paciente ficou satisfeito com o provisório – mesmo com o seu resultado estético – e o manteve durante 12 anos. Somente após uma fratura, o provisório foi substituído por nova construção, suportada, em parte, por implantes.

Esquerda: Pilar com coroa de metalocerâmica. A estrutura de metal é maciçamente reforçada por lingual e, por vestibular, estende-se até o degrau do preparo (margem metálica).

Reconstrução fixa definitiva – prótese total

As diferenças entre os provisórios de longa duração e as próteses definitivas são sutis. Os fatores que influenciam o plano de tratamento não são somente as condições locais, o diagnóstico e o prognóstico, mas também a disposição do paciente, as suas expectativas e a sua condição financeira. Deve-se decidir entre o provisório de longa duração, o provisório removível – mais simples – ou reconstruções fixas mais complexas.

No caso anterior, o provisório de longa duração foi mantido por 12 anos pelo paciente, embora esse longo período de uso não tenha sido planejado. No caso a seguir, com situação inicial semelhante, optou-se por um tratamento mais radical – conforme o desejado pelo paciente –, executando-se reconstrução metalocerâmica extensa após curto período de utilização de um provisório.

O paciente, de 46 anos e origem asiática, sofre de periodontite crônica bastante avançada. Ele deseja que o seu problema periodontal seja sanado, bem como reconstrução protética fixa na arcada superior.

Planeja-se a manutenção das raízes palatinas dos molares 16 e 26 e dos dentes 15, 13; 23 e 25.

1.188 Situação inicial
Dentição em péssimas condições: periodontite grave com inflamação gengival, retrações, posicionamentos dentais inadequados e margem gengival irregular, comprometendo a estética. As restaurações malfeitas, as cáries secundárias, a ausência do dente 22 e a oclusão deficiente conferem ao paciente aparência de desleixo que o incomoda.

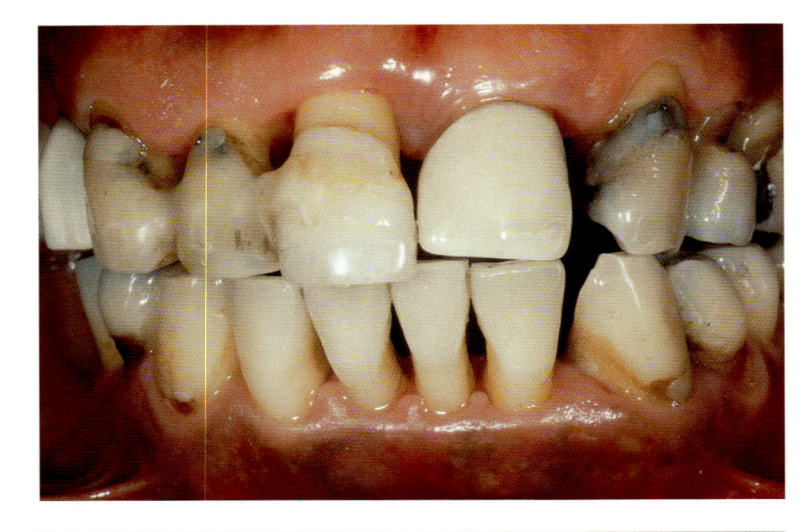

1.189 Vista oclusal
Os dentes 15, 13; 23 e 25 e os remanescentes dentais 16 e 26, com possibilidade de serem mantidos, recebem tratamento periodontal sem exposição cirúrgica (terapia de fase 1). Executam-se então preparos preliminares nesses elementos. Os dentes 14, 12, 11; 21 e 24 são extraídos a seguir.

Direita: Radiografia inicial; além da perda óssea acentuada na região ântero-superior, observa-se que pelo menos 2/3 do suporte ósseo da arcada inferior foram perdidos.

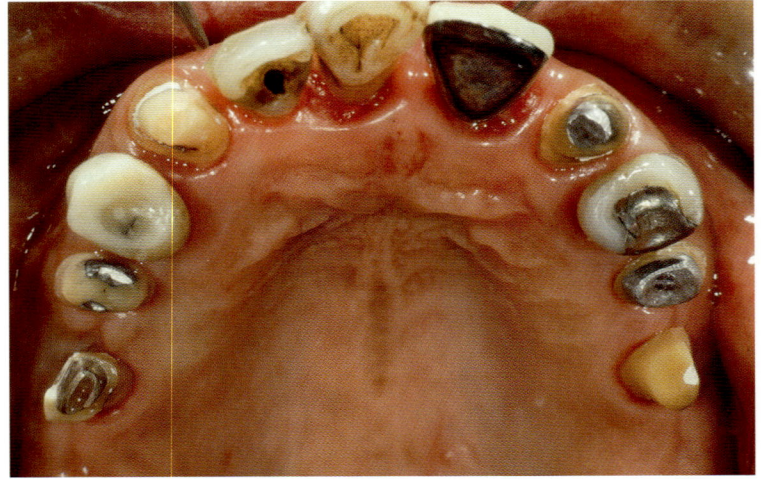

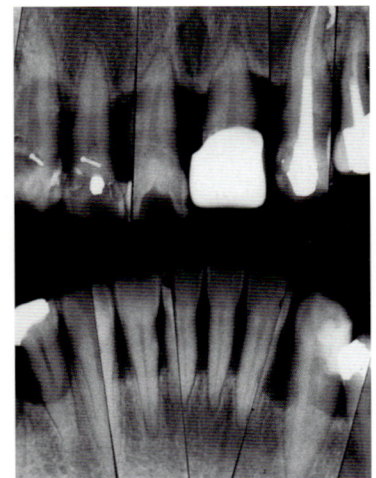

1.190 Situação após a extração
A extração dos dentes é feita de maneira a preservar o máximo de tecido ósseo, tomando-se especial cuidado com a tábua óssea vestibular. São feitas apenas suturas simples, sem tensão, para a estabilização dos tecidos. O preenchimento com material de enxerto ósseo para manter o rebordo alveolar é uma opção a ser considerada.

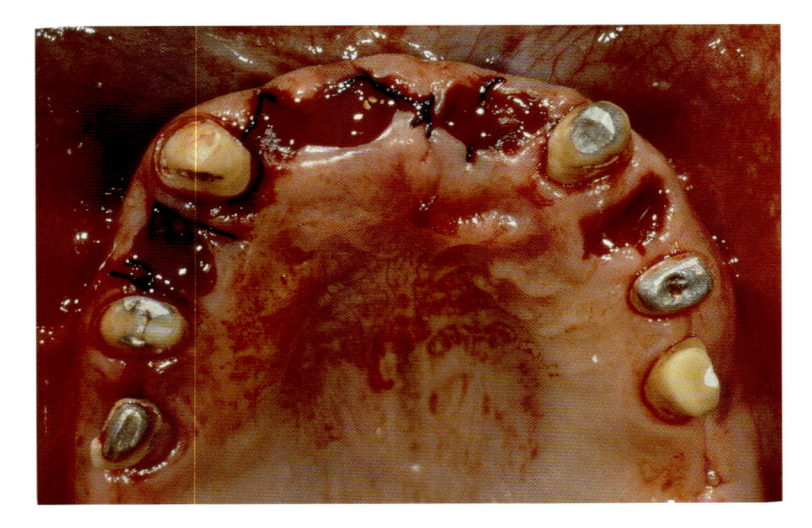

Cortesia de *A. Adler.*

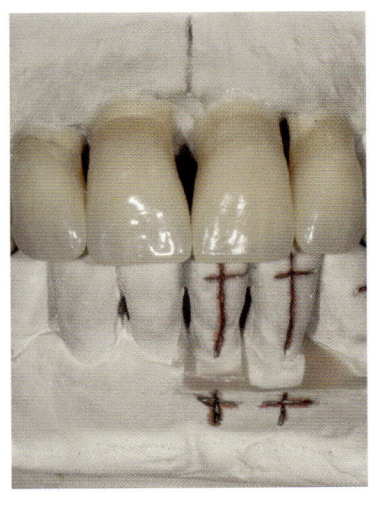

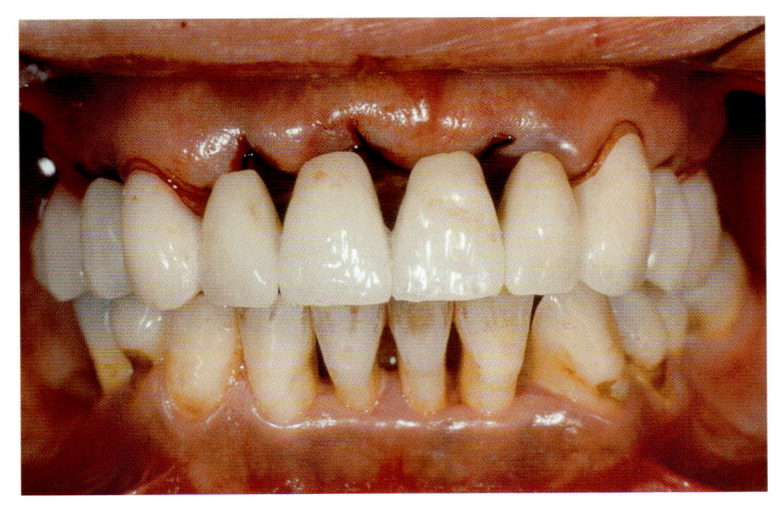

Reconstrução fixa definitiva – prótese fixa total

1.191 Provisório posicionado
Imediatamente após as extrações, o provisório de resina confeccionado em laboratório é cimentado. Ele deve equivaler à prótese definitiva no que diz respeito à estética.

Fechamento espontâneo do diastema entre os dentes 32 e 33.

Esquerda: Setup dos dentes anteriores no modelo. O dente 22 ausente foi inserido e, do lado esquerdo, manteve-se pequeno excesso de trespasse horizontal.

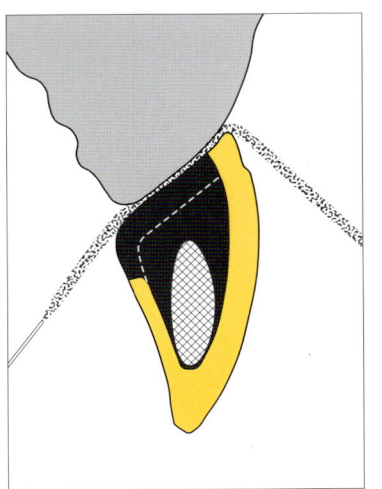

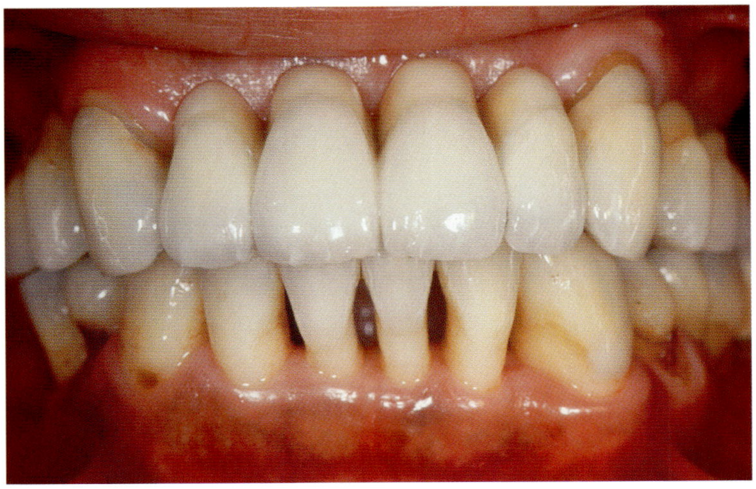

1.192 Reconstrução definitiva da arcada superior
As áreas de contato vestibulares entre os incisivos substituídos e a crista alveolar são relativamente extensas. Elas conferem a aparência de dentes naturais longos, que passaram por tratamento periodontal e, por isso, não apresentam papilas gengivais.

Esquerda: O corte longitudinal mostra a relação entre pôntico e crista alveolar: a área de contato deve permitir a passagem do *Superfloss* para a higienização.

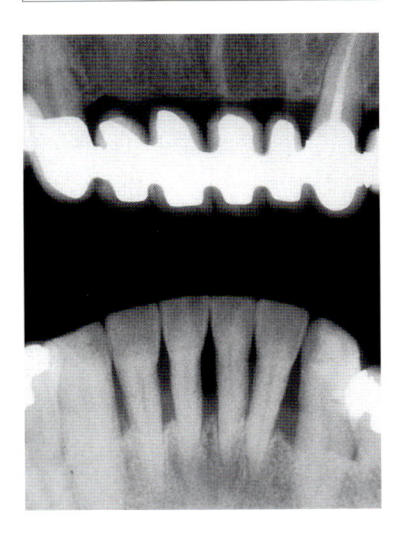

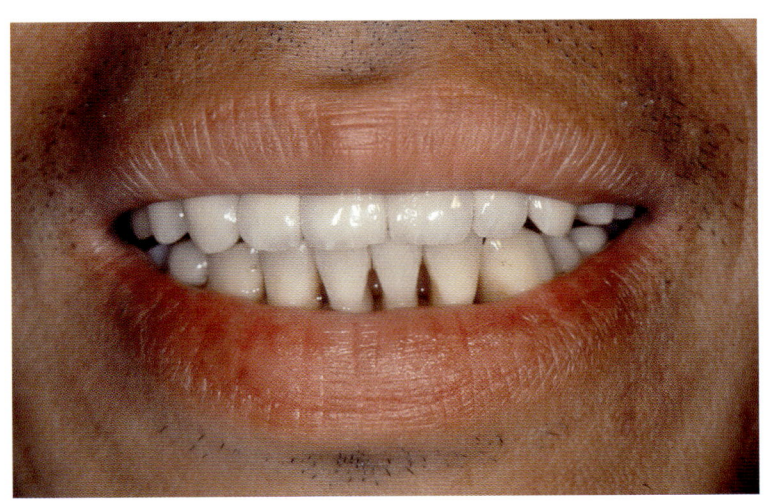

1.193 Linha do sorriso
Ao falar e sorrir, o paciente mostra cerca de 1/3 dos dentes e, na arcada inferior, cerca de 2/3. Na arcada superior, portanto, a estética é bastante satisfatória.

Na arcada inferior, os espaços interdentais visíveis pouco incomodam o paciente.

Esquerda: Exame radiográfico final das arcadas superior e inferior. Fundamento ósseo fortemente reduzido, mas saudável e estável.

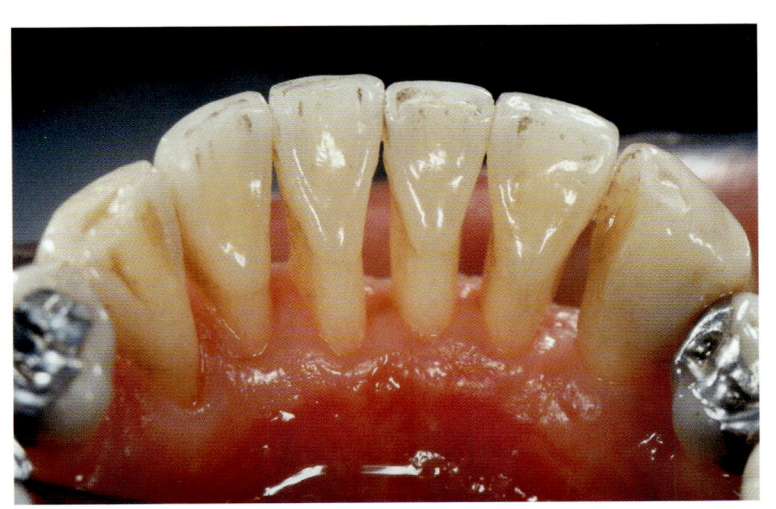

1.194 Vista lingual dos incisivos inferiores
A higiene bucal é excelente. O suporte ósseo abrange apenas o terço apical, mas as condições gengivais são saudáveis. Observe o fechamento espontâneo do diastema entre os dentes 32 e 33 (em comparação ao exame inicial, Fig. 1.188).

Felizmente, o paciente não apresenta sensibilidade dentinária de colo.

Cortesia de *A. Adler*.

Perda de molar – o que fazer?

Quando ocorre perda de molares em extremidades de arcadas (com a exceção de terceiros molares, que, em geral, não são substituídos proteticamente), deve-se avaliar a situação de toda a boca antes de se planejar a execução (ou *não*) de uma prótese.

Os seguintes fatores são decisivos:

- Situação funcional de toda a boca
- Situação de outros segmentos dentais, especialmente o antagonista e o simetricamente oposto
- Expectativas do paciente com relação à função mastigatória
- Fatores de risco adquiridos e hereditários

As possíveis soluções:

- Oclusão em pré-molares (sem substituição protética dos molares)
- Prótese parcial removível de extremidade livre
- Implantes
- Prótese cantilever.

A seguir, serão apresentados três exemplos de próteses de extremidade livre.

1.195 Reconstrução com extensão na arcada superior
Esta paciente de 51 anos utilizou durante 10 anos prótese parcial removível para a substituição dos incisivos e dos molares esquerdos. Com a melhora das suas condições financeiras, ela pretende substituir a prótese removível por uma reconstrução fixa. O caso foi solucionado com prótese de extremidade livre na região do 26 (círculo vermelho).

Direita: Limpeza do elemento suspenso com *superfloss*. Gengivite junto ao dente 25!

1.196 Reconstrução com três elementos suspensos
Após a conclusão do tratamento periodontal, este paciente de 54 anos quer evitar o uso de prótese removível.
Problemas odontológicos:
- Ausência de elementos dentais na extremidade da arcada
- Comprometimento de furca no dente 26
- Higiene insatisfatória.

Planejamento: Reconstrução total. No centro do círculo: extensão de três elementos.

Direita: Forma de um elemento da extensão (corte vestibulolingual).

1.197 Próteses de extremidade livre superior e inferior
Nesta paciente de 66 anos de idade, os comprometimentos de furca avançados levaram à perda de diversos pré-molares e molares. Para evitar o uso de próteses removíveis, são contruídas próteses de extremidades livres: uma superior, com dois elementos suspensos, e duas inferiores, com um elemento suspenso. Após 14 anos, as próteses ainda continuam em posição.

Direita: Limpeza dos espaços interproximais nos elementos suspensos.

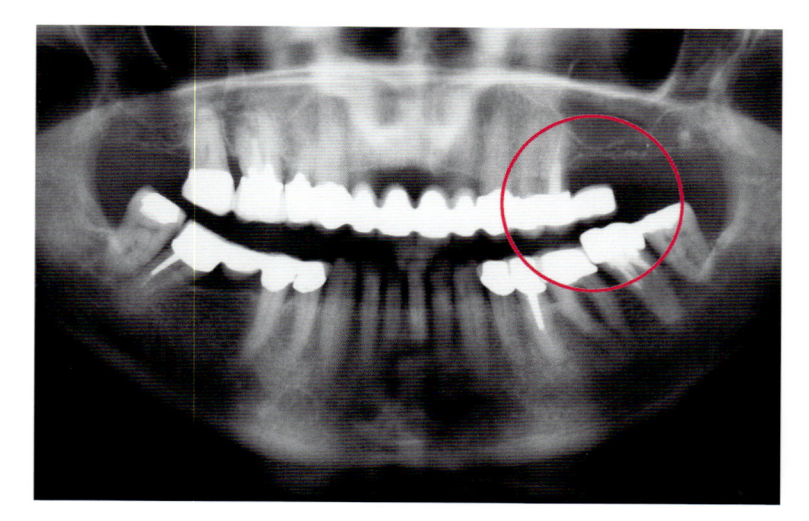

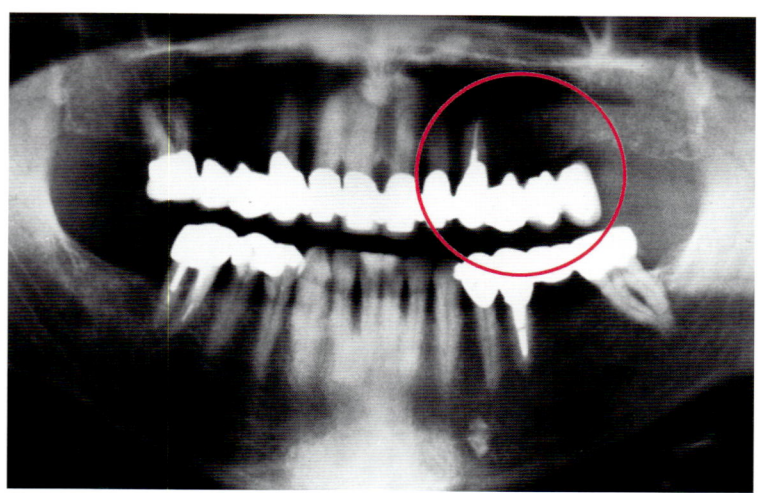

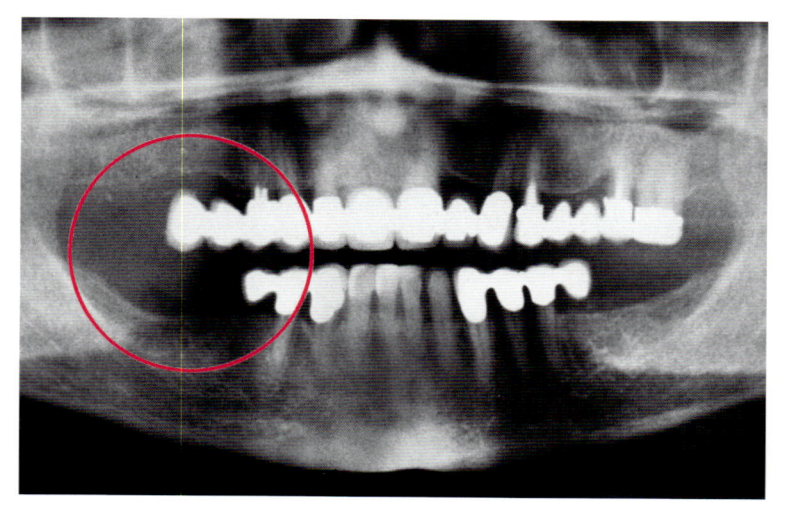

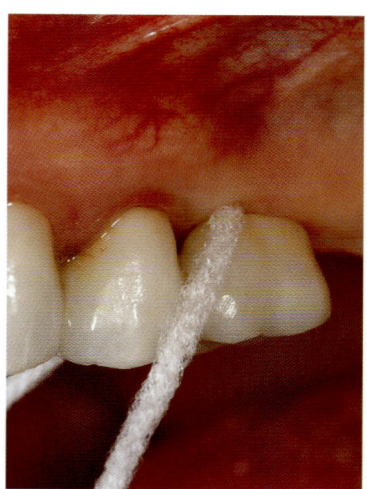

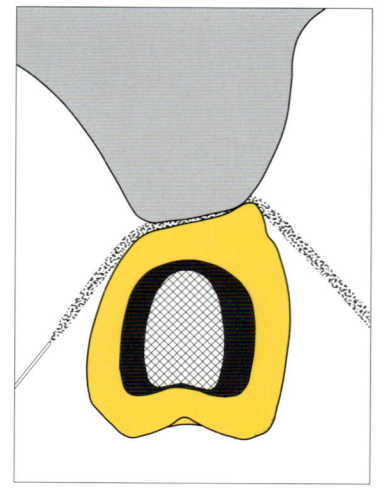

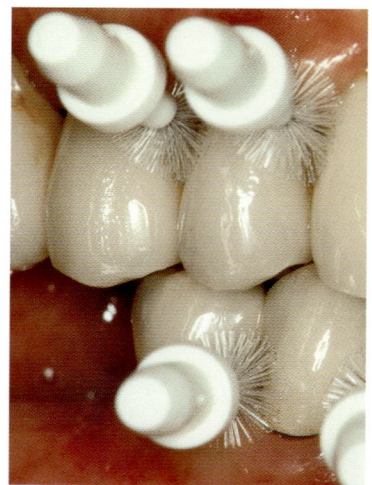

Prótese telescópica em dentição com poucos elementos remanescentes

Se, após o tratamento de periodontite avançada, restarem apenas poucos dentes pilares, pode-se optar por uma reconstrução telescópica em vez de uma prótese fixa e/ou implantes e extensões em cantilever. Graças à sobreconstrução removível, os dentes pilares podem ser limpos com facilidade e eventuais defeitos de crista podem ser corrigidos.

Conforme o número de pilares remanescentes, a sobreconstrução pode ter a forma de prótese fixa ou de prótese total ou removível, eventualmente com barra palatina.

Nesta paciente de 45 anos com periodontite agressiva grave, remanesceram apenas cinco dentes pilares após as extrações e o tratamento periodontal.

Planejou-se construção telescópica removível. Com o consentimento da paciente, foram construídas duas próteses ("experimentais"): uma em forma de prótese fixa e outra em forma de prótese parcial removível com barra palatina transversal. Após um longo período de uso de ambas as próteses, a paciente pôde decidir qual reconstrução preferia.

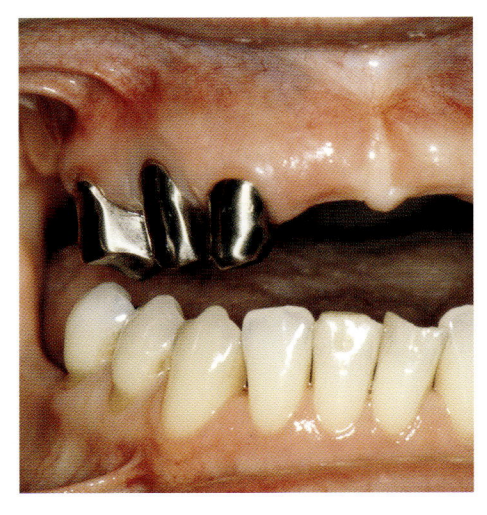

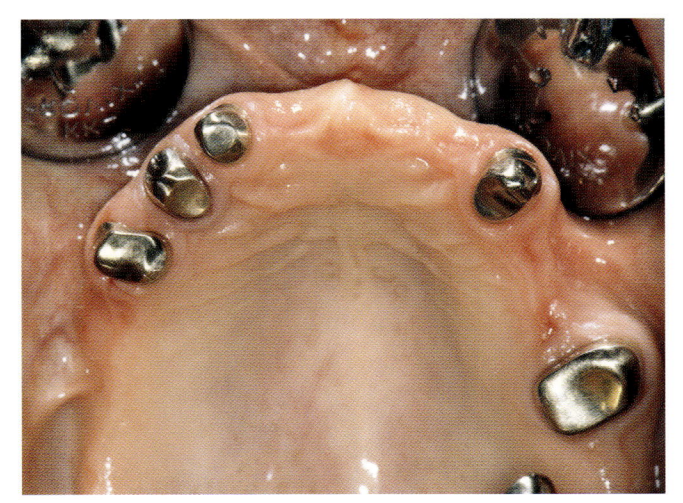

1.198 Âncora telescópica primária
Seis meses após a conclusão do tratamento periodontal, os cinco dentes superiores, 14, 13, 12; 23 e 26, foram preparados com coroas fresadas.

A sobreconstrução (ver a seguir) pode ter a forma de prótese fixa (**A**) ou de prótese removível (**B**).

Esquerda: Vista aproximada da reconstrução dental do lado direito. Os bordos das coroas cônicas são propositalmente supragengivais.

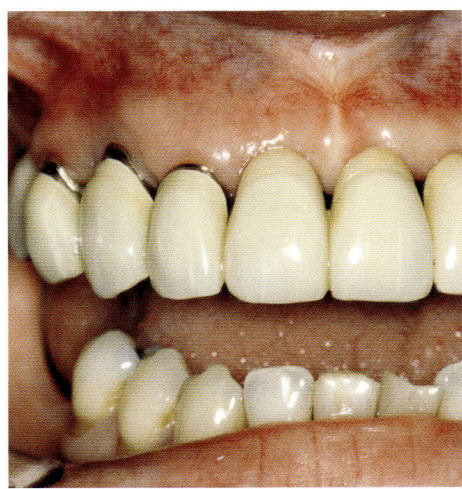

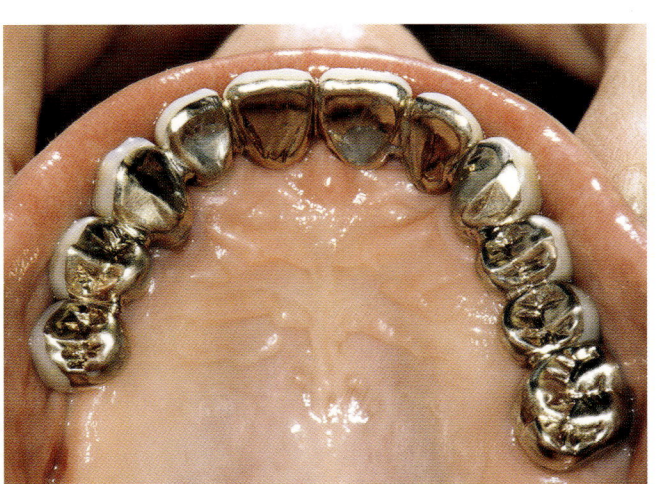

1.199 A – Prótese telescópica
A construção tem a forma de prótese fixa total. A região palatina permanece livre.

Esquerda: Detalhe de uma supraconstrução em forma de prótese fixa. A paciente incomoda-se com o comprimento dos incisivos centrais e os espaços interdentais ("vãos escuros").

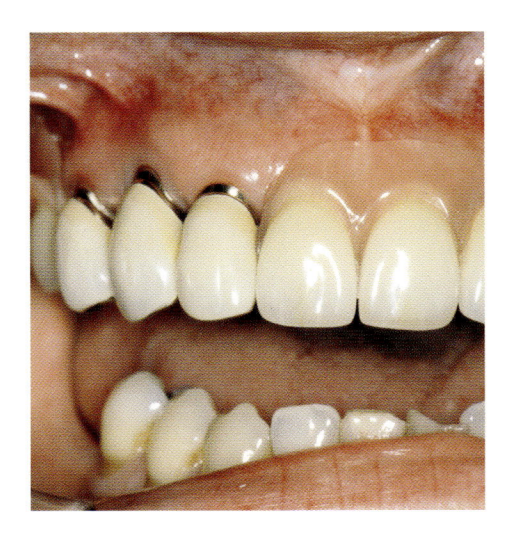

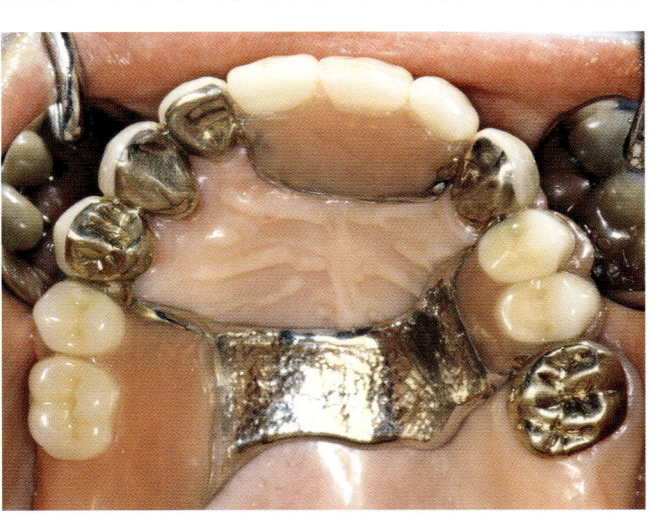

1.200 B – Prótese telescópica
A sela com material da cor da gengiva permite um melhor dimensionamento dos incisivos, bem como o fechamento do espaço interdental entre os incisivos centrais.

Curiosamente, a paciente (não o CD!) prefere essa construção, alegando que a estética e o conforto ao mastigar (a barra interdental confere a sensação de segurança) são melhores.

Esquerda: Detalhe da sobreconstrução protética.

Prótese removível – solução econômica

Muitas vezes, opta-se pelas próteses removíveis por motivos econômicos. A duração dessa reconstrução simples em um paciente com periodonto tratado pode ser de até 10 anos se o controle de placa for bom (Bergmann e cols., 1982).

Vantagens

- Custo baixo
- Confecção relativamente rápida
- Diversas possibilidades de reconstrução em resina (gengiva, papilas, defeitos de crista)
- Possibilidade de reproduzir diastemas
- Possibilita a execução de reconstruções fixas posteriores (próteses fixas, implantes, etc.)
- Fácil higienização da prótese e dos dentes

Desvantagens

- Trauma dos dentes com grampos
- Precisão não-ideal
- Elevação do risco de cárie
- Desconforto psíquico devido ao uso de peça removível

1.201 Exame inicial
Esta paciente de 40 anos sofre de periodontite crônica de grau moderado, generalizada, com defeitos ósseos profundos na região anterior. Gengivite acentuada, restaurações de amálgama insatisfatórias.

A manutenção dos dentes 12, 11; 21 e 22 não é viável.

Direita: Radiografia dos incisivos superiores, com forte comprometimento periodontal. Grande quantidade de cálculos.

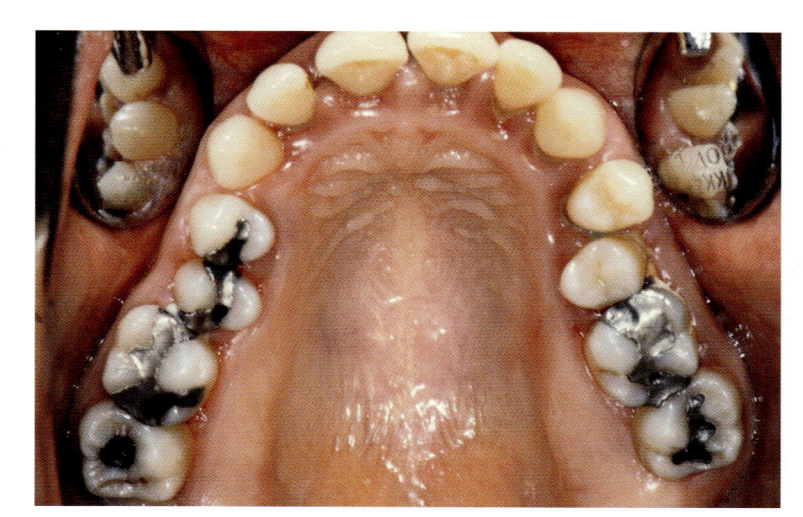

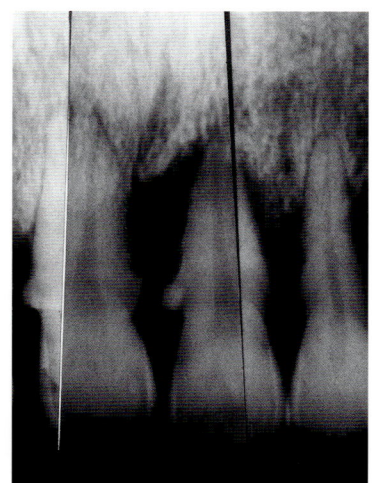

1.202 Após os tratamentos periodontal e restaurador
Por razões financeiras, simplesmente, deu-se preferência à prótese removível para a substituição dos dentes anteriores. As restaurações deficientes foram substituídas; seguindo os princípios de construção das próteses removíveis, procede-se aos desgastes dentais antes da moldagem definitiva (apoios oclusais, espaço para os conectores, paralelismo, etc.).

Direita: Escovas recomendadas para a higienização: convencional, interdental, especial para prótese.

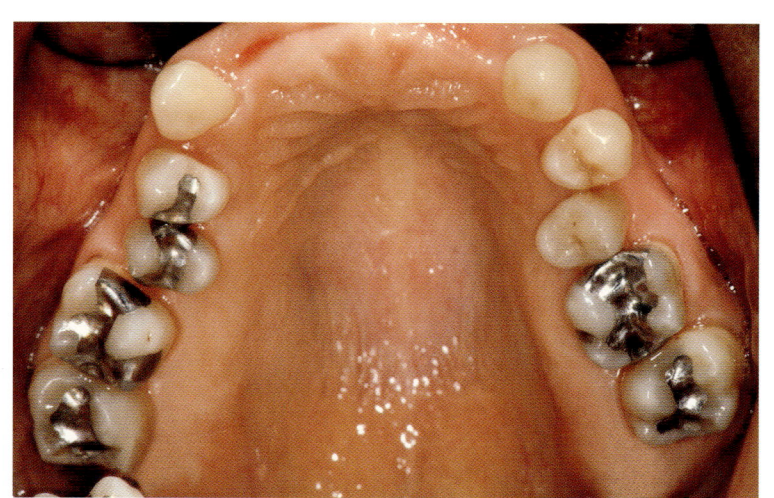

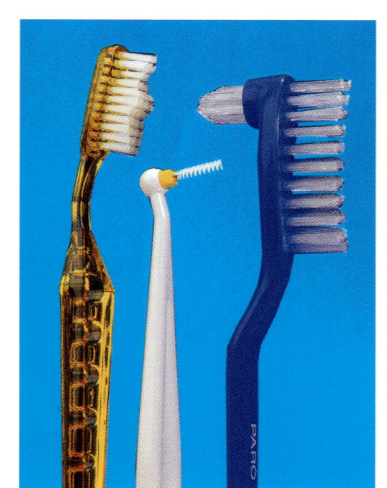

1.203 Prótese removível em posição
Os grampos e a barra foram construídos de forma a preservar o periodonto e o restante da dentição. A prótese quase não gera novos nichos de retenção de placa. Os braços dos grampos e as barras ficam afastados da gengiva – na medida do possível.

Direita: Mesmo com os grampos em posição, os espaços interdentais permacem livres para a higienização.

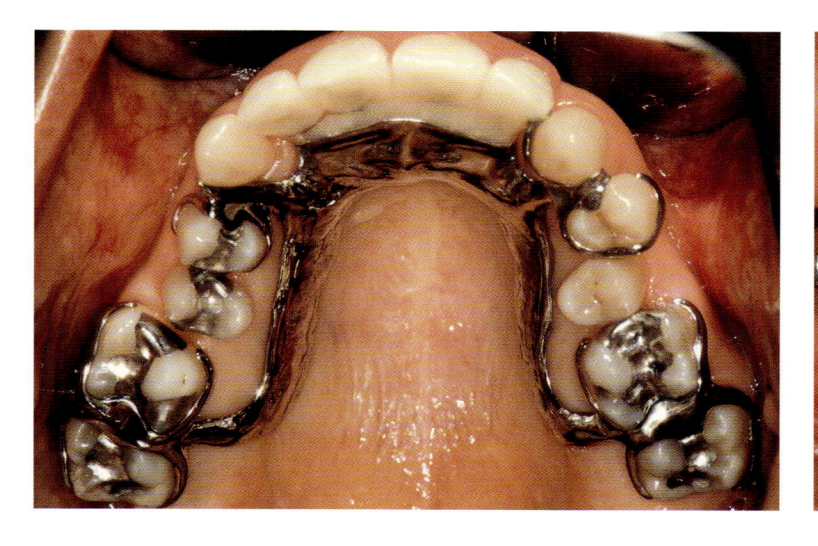

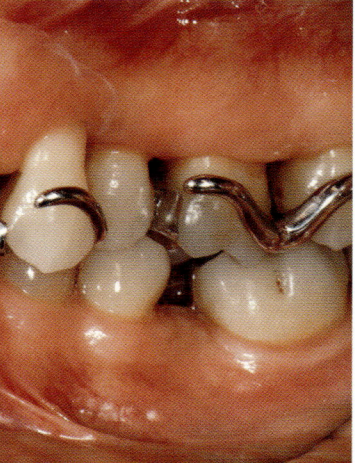

Prótese periodontal 2: medidas adicionais, estética

A Prótese, de forma geral, e, mais especificamente, a Prótese integrada à Periodontia, experimentaram um desenvolvimento bastante rápido nos últimos anos – sobretudo no campo dos materiais e das tecnologias. Não se trata apenas de uma substituição de elementos perdidos que seja fonética e funcionalmente aceitável, mas sim que cumpra de forma ótima os requisitos estéticos na região anterior e, desta maneira, contribua para a boa aparência geral do indivíduo. Hoje em dia, o sucesso econômico e social do indivíduo é dependente, até determinado grau, da sua aparência.

Os cirurgiões-dentistas devem ter em mente que as exigências estéticas do paciente (ver também "Cirurgia Plástica") e as soluções que se oferecem nem sempre têm correlação com a sua saúde física. Os procedimentos estéticos se fundamentam no bem-estar psíquico do paciente, o que também é, de alguma forma, relevante sob o aspecto sistêmico.

Próteses periodontais: objetivos, problemas e soluções

O objetivo da prótese periodontal não pode limitar-se a restabelecer condições ideais em relação à cor, à forma e à posição dos dentes ou à linha gengival. Muito mais importante que isso é adaptar a reconstrução ao indivíduo e às suas expectativas (Chen e Schärer, 1995; Garber e Salama, 1996; Schmidseder, 1999; Rüfenacht, 2000).

Serão abordados mais adiante os seguintes problemas estéticos e suas possíveis soluções:

- Margem das coroas – espaço biológico, complexo dentogengival
- Espaço estético (*esthetic width*, EW) – efeito *guarda-chuva*
- Linha do sorriso – proporção dentes/gengiva
- Aumento de coroa clínica – princípios; caso clínico
- Perda de papilas – classificação, cirurgia e/ou prótese?
- Perda de papilas – solução protética com facetas laminadas
- Perda de papilas – solução protética com coroas
- Crista alveolar – pônticos
- Defeitos de crista alveolar – classificações
- Defeitos de crista alveolar – correção protética
- Defeitos de crista alveolar – princípios das correções cirúrgicas
- Defeito de crista alveolar – aumento cirúrgico

Margem da coroa – espaço biológico – complexo dentogengival

De acordo com os princípios convencionais da Prótese, a margem das coroas deve situar-se em nível supragengival, possibilitando uma boa higiene e um controle de placa eficiente.

Nas regiões anteriores, a margem das coroas pode situar-se em nível subgengival, acompanhando a margem da gengiva. Os tecidos peridontais não devem ser lesados de forma alguma. Isso exige que se conheçam as dimensões e o espaço requerido pelas estruturas supra-ósseas, ou seja, o chamado espaço biológico e o complexo dentogengival (CDG) (Gargiulo e cols., 1961; Nevins e Skurow, 1984). Deve-se lembrar que esses parâmetros não são iguais para todos os pacientes. A crista do rebordo alveolar geralmente se encontra a 3 mm da margem gengival, mas essa distância pode variar para menos ou para mais. Isso só pode ser verificado por meio de sondagem do osso sob anestesia local. Não somente a altura do osso alveolar, mas também a espessura do osso e da gengiva (fenótipo, p. 8) são relevantes para a localização da margem da coroa (Fig. 1.206).

1.204 Localização da margem da coroa – exemplo: coroa metalocerâmica

1 Supragengival
2 Marginal
3 Intra-sulcular

As localizações **1** e **2** não agridem o periodonto, entretanto não cumprem as exigências estéticas atuais, especialmente no caso de coroas metalocerâmicas. A localização intra-sulcular do bordo da coroa exige grande precisão no preparo dental e na confecção da coroa, bem como uma boa higienização.

1.205 Espaço biológico e complexo dentogengival (CDG)

A Sulco: cerca de 1 mm
B Inserção epitelial, epitélio juncional de cerca de 1 mm
C Inserção conjuntiva de cerca de 1 mm

Os valores de **A**, **B** e **C** variam de dente para dente, bem como de indivíduo para indivíduo. O espaço biológico (**B + C**) corresponde ao espaço mínimo necessário para esses tecidos. Ele não deve ser invadido. Mais importante que o espaço biológico, é o *complexo dentogengival* (**CDG**).

1.206 Diferentes localizações da crista alveolar – altura e espessura – fenótipos gengivais
1 Rebordo alto, CDG curto; CDG < 3 mm/"crista alta" – atenção: o preparo deve invadir, ao máximo, 0,5 mm do sulco!
2 Rerbordo normal (sondagem do osso)
3 Rebordo alveolar profundo, CDG longo

A localização da margem da coroa depende consideravelmente do CDG.

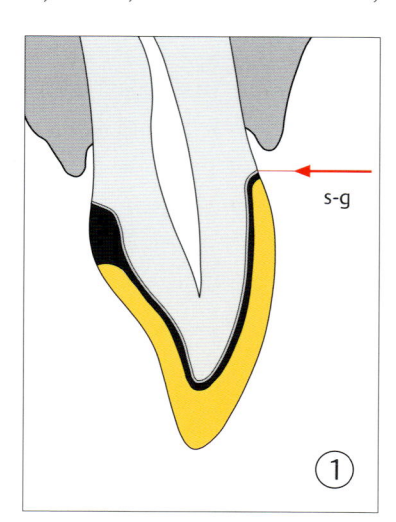

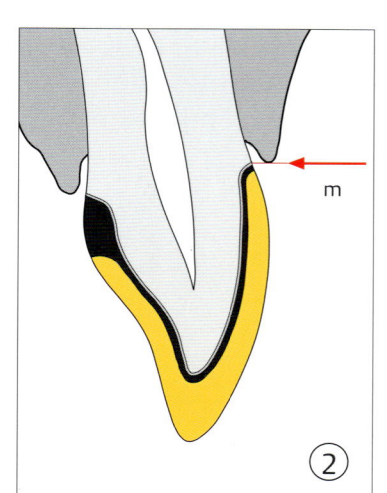

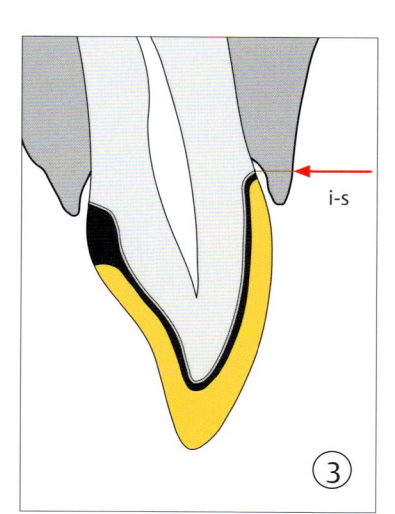

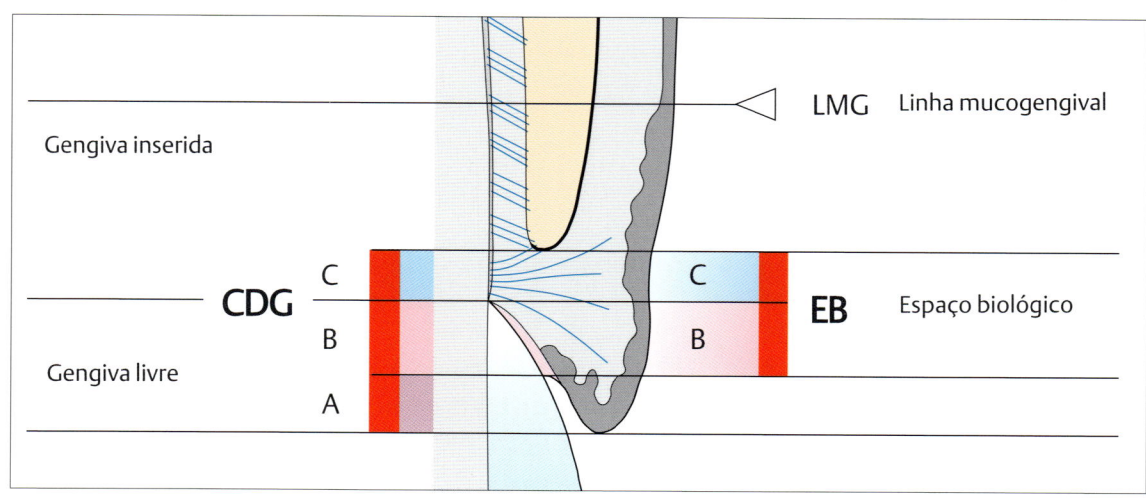

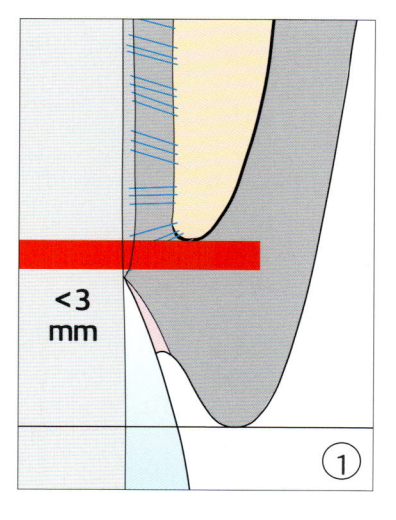

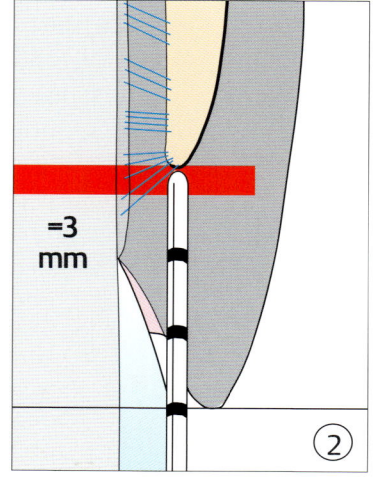

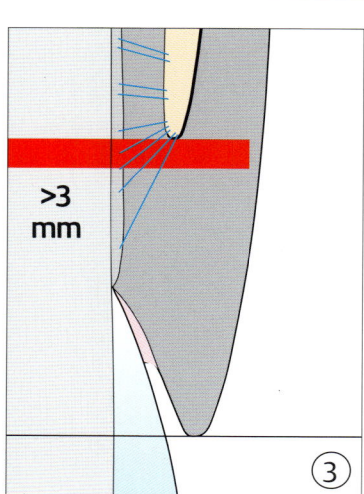

Espaço biológico – efeito *umbrella* – transparência

O aspecto estético tem ganhado cada vez mais relevância nas reconstruções com coroas e próteses fixas (região anterior). Complementarmente ao espaço biológico, Magne e colaboradores (1999) criaram o "espaço estético", um conjunto de itens que auxiliam a melhorar o resultado estético do tratamento.

Efeito umbrella: Bordos de coroas *não-transparentes* (estruturas metálicas, núcleos de alumínio, etc.) impedem a reflexão difusa de luz pela gengiva marginal a partir da face interna gengival (ou do lado do dente) quando o lábio superior projeta uma sombra sobre essa área – as papilas e a margem gengival da coroa tornam-se azuladas e escuras.

Coroas *transparentes* (cerâmica com feldspato, etc.), quando iluminadas, refletem a luz; a área gengival mencionada é clareada por trás, apresentando, então, cor rosada.

Transparência: A reflexão, a difusão e a transmissão da luz dependem das características do material da reconstrução; no caso de coroas transparentes e facetas laminadas, também da cor do preparo ou núcleo e do cimento.

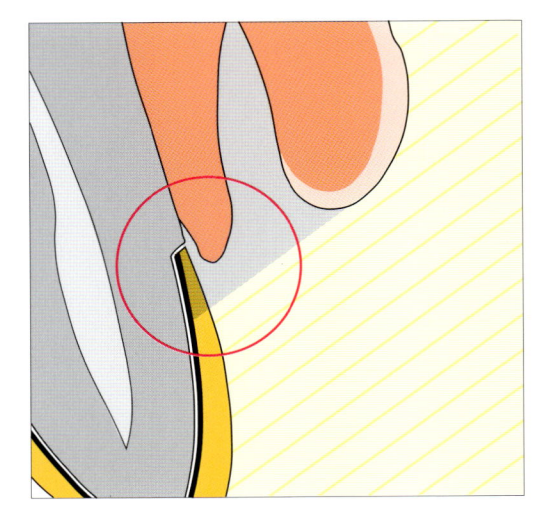

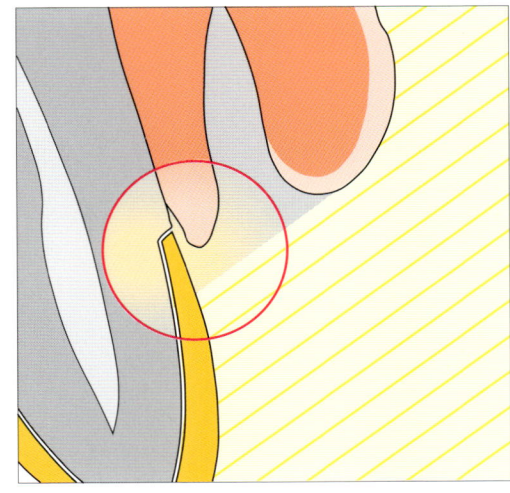

1.207 Efeito umbrella
Esquerda: A luz que incide de cima para baixo, diagonal (em amarelo; ver iluminação do ambiente) não alcança a gengiva, porque é "bloqueada" pelo lábio superior. Além disso, a coroa metalocerâmica impede a reflexão por trás; a gengiva marginal adquire cor escurecida, parecendo não-vital.

Direita: Os materiais semitransparentes (coroas, cimento de fixação, dentina) difundem a luz incidente – dessa forma, as margens gengivais adquirem a sua cor natural.

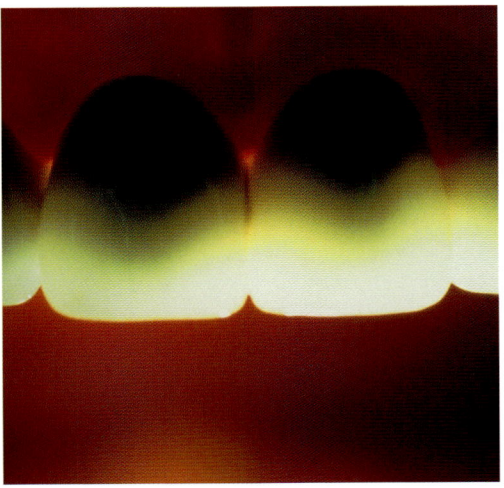

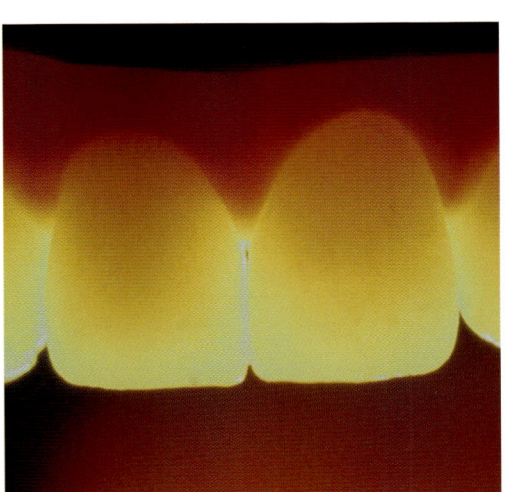

Coroas opacas *versus* coroas transparentes e facetas laminadas

1.208 Iluminação por trás
Esquerda: Apesar da boa transparência na área incisal, o corpo da coroa e toda a gengiva estão escurecidos (estrutura metálica).

Direita: Não há limite exato entre o material transparente e o preparo dental opaco, ou seja, a mudança de reflexão é gradativa.

A luz difusa também ilumina a gengiva e o corpo da papila.

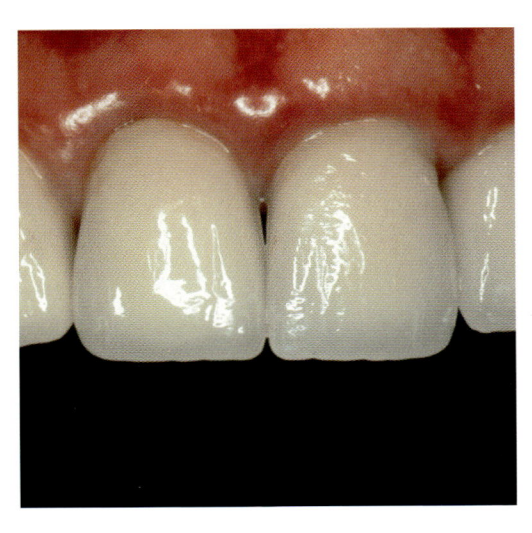

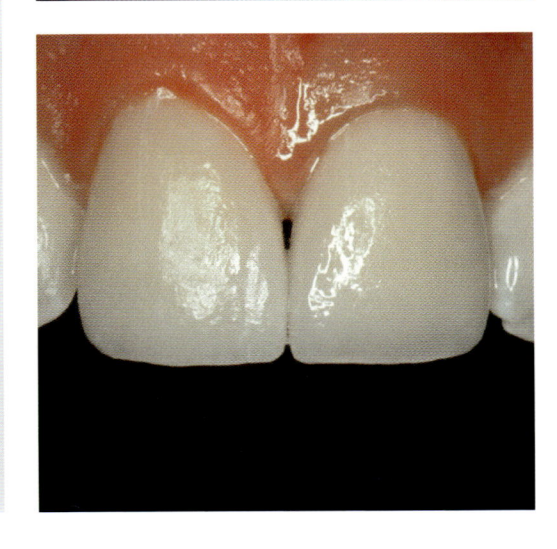

1.209 Iluminação pela frente
Na iluminação direta – *da forma como o CD vê a sua reconstrução* –, os efeitos mencionados acima são menos evidentes em ambas as técnicas protéticas (coroa metalocerâmica, *à esquerda*; coroa cerâmica Empress, *à direita*). Notam-se diferenças, no máximo, na margem gengival. O efeito de madrepérola é semelhante ao do dente natural.

Conclusão: Para um resultado estético irrepreensível, a área gengival também deve cumprir requisitos estéticos sutis.

Cortesia de *D. Edelhoff*.

Linha do sorriso – proporção vermelho/branco

Desde os seus primórdios, o ser humano faz reflexões e escreve sobre a estética facial.

A estética é, em grande parte, *subjetiva*, pois "*a beleza está nos olhos do observador*" (mesmo em frente ao espelho!). Entretanto, há algumas normas *objetivas*, genericamente aceitas, que podem ser úteis para a análise e a eventual correção de deficiências estéticas dentais (Belser, 1982: *The esthetic checklist*). Uma pergunta que se coloca é se a correção é realmente necessária e até que grau deve ser executada (Müller, 1996; Zuhr, 2001). A reposta deve ser fornecida principalmente pelo paciente.

Com relação aos dentes e ao periodonto, a estética facial (Schmidseder, 1998; Rifkin, 2000; Rüfenacht, 2000, etc.) é, muitas vezes, analisada com base nos seguintes aspectos:

- Simetria do rosto e da dentição
- Forma dos lábios e linha do sorriso
- Proporção dentes/gengiva (p. ex., *sorriso gengival*)
- Proporções, forma e textura dentais, cor dos dentes
- Perda papilar, defeitos da crista alveolar.

Nas páginas seguintes, serão mostrados diversos problemas estéticos periodontais e suas possíveis soluções.

1.210 Linha alta do sorriso – nível 3
O sorriso forçado torna visível uma grande quantidade de gengiva (níveis 0 a 3; ver a seguir): *sorriso gengival*.

Exame clínico: lábio superior curto, gengiva hiperplásica, bolsas periodontais, bordos de coroas adaptados de forma inadequada, respiração bucal.

Solução: Tratamento periodontal. Prótese provisória. (Melhorar respiração nasal.) Depois decidir, se o *sorriso gengival* ainda pode ser corrigido.

1.211 Linhas do sorriso – classes Níveis 0 a 3
Jensen e colaboradores (1999) classificaram a posição do lábio superior em relação à gengiva da arcada superior durante o "sorriso" (auxílio ao planejamento, caso se queira corrigir a proporção dentes/gengiva).

Teste: O sorriso natural tem de ser treinado; o movimento do lábio superior deve ser interrompido para que a linha labial possa ser avaliada com a mandíbula em posição de repouso.

Classificação da linha do sorriso		Lábio superior – gengiva interdental/margem
Classe	Tipo	Referência: **GID** Gengiva interdental **MG** Margem gengival
Nível 0	*Low smile line*	Menos de 25% da GID visível MG não-visível, dentes muito pouco visíveis
Nível 1	*Average/ideal smile line*	GID 25 a 75% visíveis MG visível em alguns dentes
Nível 2	*High smile line*	GID > 75% visível MG visível < 3 mm (em todos os dentes)
Nível 3	*Very high smile line*	GID 100% visível MG larga de gengiva visível; em alguns casos, exposição da LMG → *sorriso gengival*

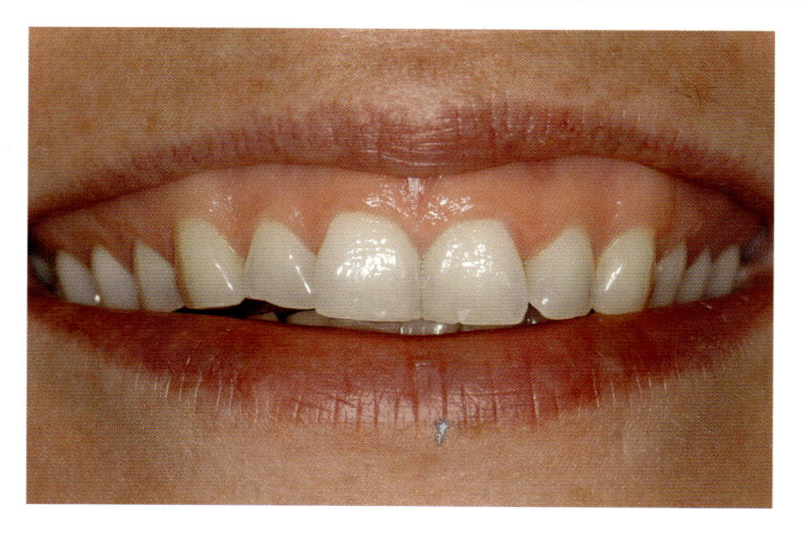

1.212 Linha do sorriso acentuadamente alta
Apesar do comprimento normal do lábio, mais de 3 mm da gengiva tornam-se visíveis quando o paciente sorri (nível 3). Os dentes são desproporcionalmente curtos.

Causas: À sondagem, detectam-se pseudobolsas sem inflamação, causadas por erupção dental incompleta; fenótipo gengival (ver p. 8).

Tratamento: Aumento de coroa clínica mediante gengivectomia, solicitado pelo paciente.

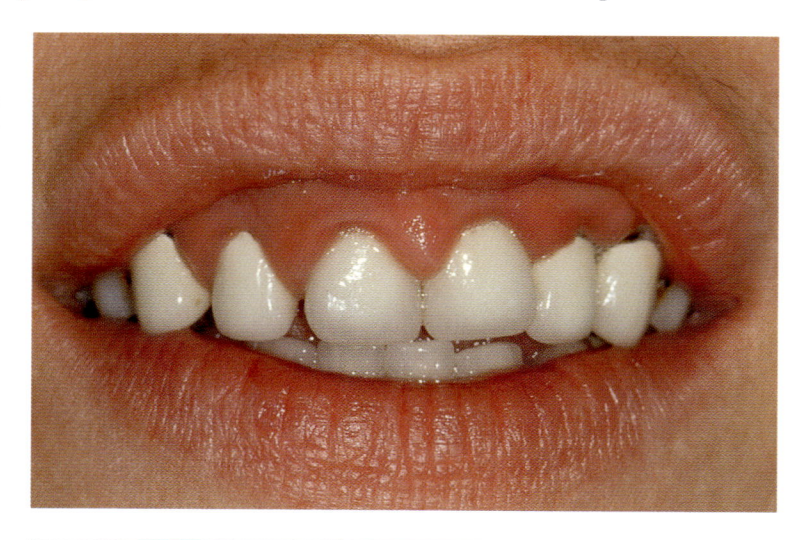

Aumento da coroa clínica – princípios

As coroas podem ser prolongadas protética e/ou cirurgicamente. As opções cirúrgicas são numerosas (Brägger e Lang, 1991; Lauchenauer e cols., 1991; Jorgensen e Nowzari, 2001), devendo ser escolhidas conforme a situação. São procedimentos usuais:

- Gengivectomia/gengivoplastia (GE/GP)
- Retalho com osteotomia parcial (*ramping*)
- Retalho com osteotomia circundante

A *gengivectomia* é utilizada freqüentemente nos casos de erupção incompleta do dente natural ou no caso de hiperplasias.

As *osteotomias* (parciais ou circundantes) são indicadas quando a distância até a margem da coroa protética planejada for menor do que 2 a 3 mm (espaço biológico) ou o dente pilar for muito curto para a retenção suficiente da coroa protética (defeitos de coroa por cáries, fratura; abrasão dental por bruxismo, etc.). Outras indicações são determinados problemas estéticos, como assimetrias de comprimento de coroa e *sorriso gengival* (Fig. 1.210).

Nas páginas seguintes, caso clínico detalhado.

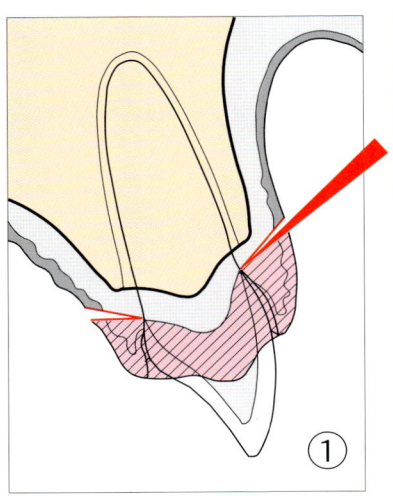

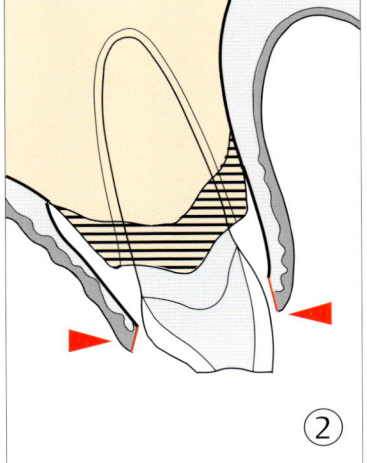

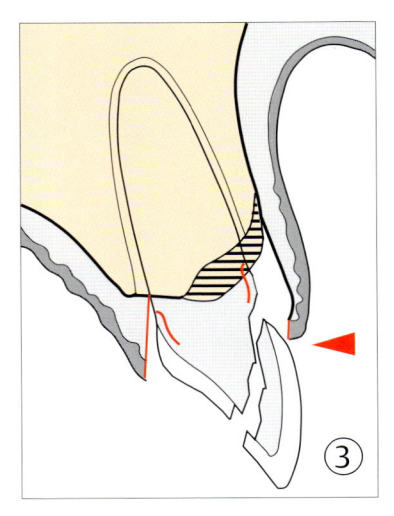

1.213 Aumento de coroa clínica – esquema
Manter as papilas e respeitar as dimensões biológicas. Ponta da seta (vermelha): retalho dividido.

1 **Gengivectomia/gengivoplastia**
Hiperplasia gengival, por exemplo.
2 **Osteotomia total circundante**
Abrasão dental, por exemplo.
3 **Osteotomia parcial,** *ramping*
Fratura dental inclinada, por exemplo.

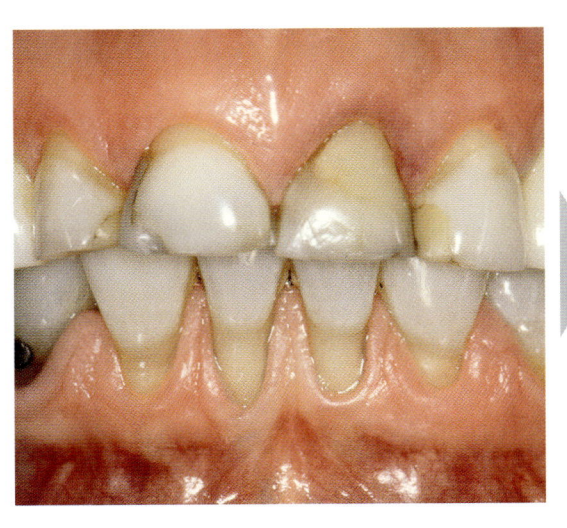

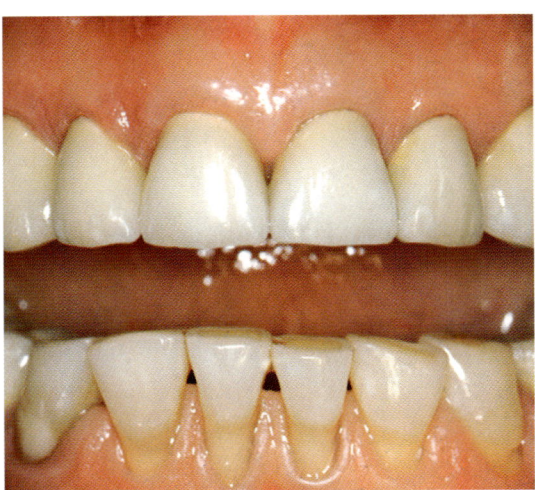

1.214 Aumento de coroa clínica – caso clínico
Paciente de 59 anos (ver próximo tópico): situações inicial e final.

Motivo da intervenção:
- Atrição/abrasão
- Restaurações extensas e cáries secundárias
- Alterações de cor (dentes vitais)
- Comprometimento estético da região ântero-superior

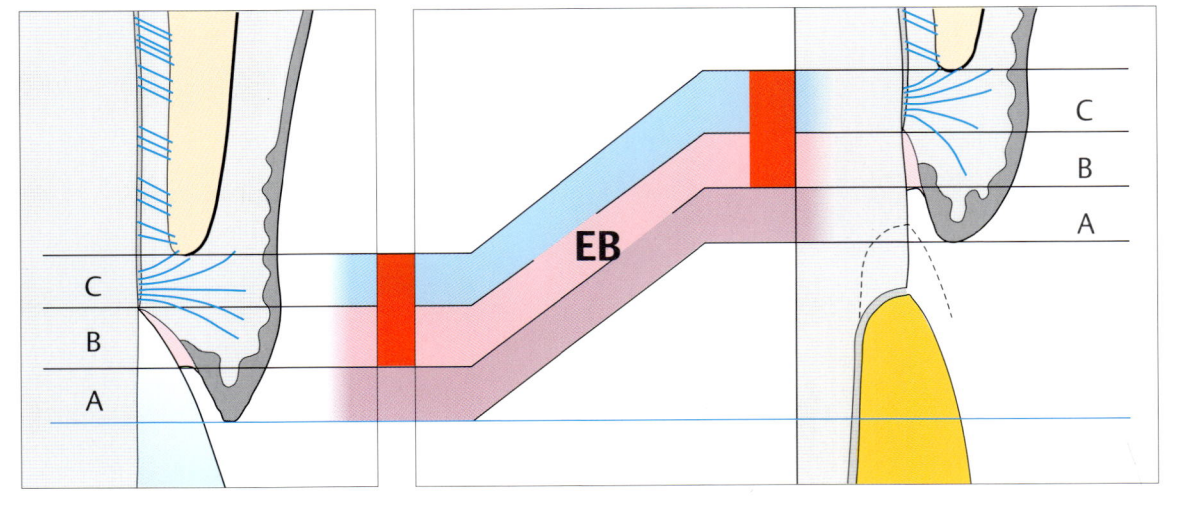

1.215 Espaço biológico em caso de aumento de coroa clínica com osteotomia
No aumento de coroa clínica, deve-se garantir a manutenção do espaço biológico (**B + C**) e do complexo dentogengival (**CDG**).

Para aumentar 2 mm a coroa clínica ou deslocar em sentido apical a margem de um preparo, a *crista alveolar* deve ficar a mais de 5 mm de distância da *margem gengival*.

Aumento cirúrgico da coroa clínica – procedimento

A intervenção obedece ao seguinte protocolo:

- Preparo preliminar, antes da cirurgia: degrau circular na altura da margem gengival.
- Incisões horizontais festonadas por vestibular e lingual, retalhos verticais, rebatimento de retalho total.
- *Osteotomia* ao redor dos incisivos, mantendo-se a distância de cerca de 5 mm até o degrau circular do preparo dental.
- *Osteoplastia* do osso vestibular: depressões interradiculares (*embrasures/sluice ways*).
- Raspagem/remoção do cemento nas superfícies radiculares expostas: *creeping attachment* (p. 412).
- Reposição apical do retalho com recobrimento completo do osso alveolar.
- Sutura: preparo dental definitivo – novos degraus supragengivais (1 a 2 mm de distância da margem gengival); adaptação do provisório.
- Modificações na higiene bucal: na área da cirurgia, higiene apenas química (CHX) e, depois, controle de placa mecânico cuidadoso (escovas especiais).
- Coroa protética definitiva somente após cicatrização/maturação completa dos tecidos moles e duros.

1.216 Demarcação do preparo inicial – degraus na altura da margem gengival
Um dos cinco dentes a serem preparados (13, 12, 11; 21 e 22) já recebeu o preparo preliminar (degrau e margem incisal).

Direita: Planejamento – por incisal, as coroas só devem ser minimamente prolongadas (+).

O osso é reduzido cerca de 3 mm (área hachurada). Para que o complexo dentogengival (seta vermelha dupla) seja mantido, as coroas dentais preparadas devem ser prolongadas cerca de 2 a 3 mm (ver página seguinte).

1.217 Retalho e osteotomia – manutenção do CDG
A margem do preparo no dente 11 (sonda) é feita na altura da linha gengival anterior à cirurgia. Para aumentar a coroa preparada cerca de 3 mm, a crista alveolar deve ser rebaixada nessa mesma extensão (ver à direita da sonda).

Direita: Instrumentos manuais e broca para a raspagem e a osteotomia.

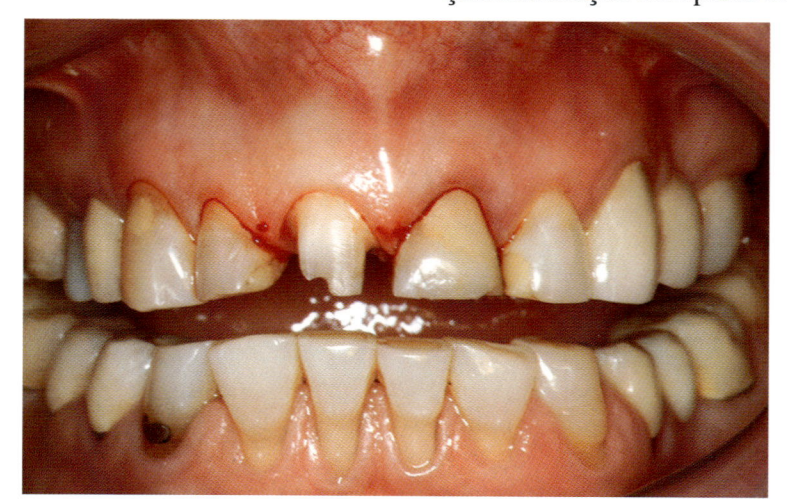

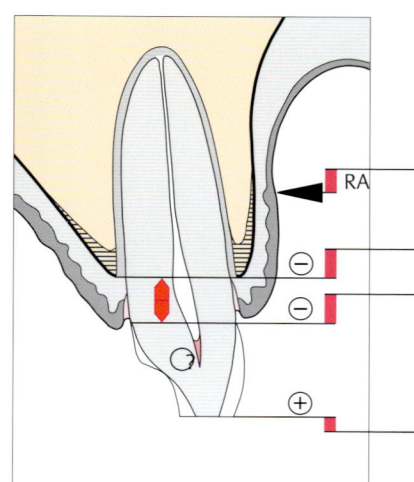

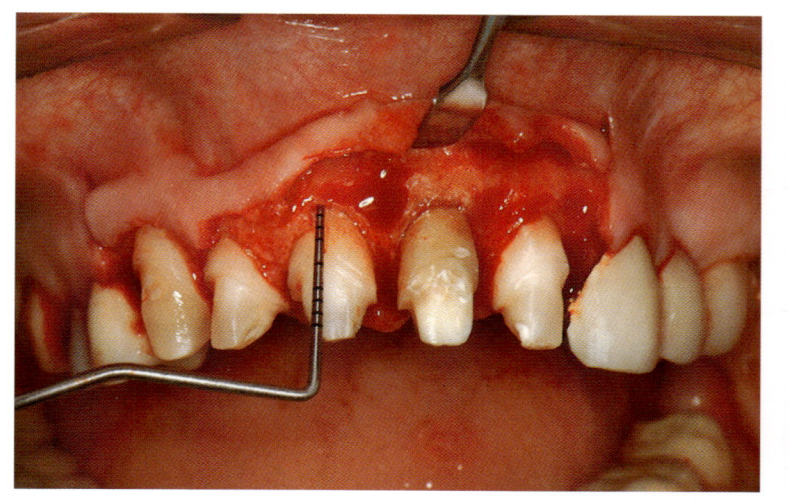

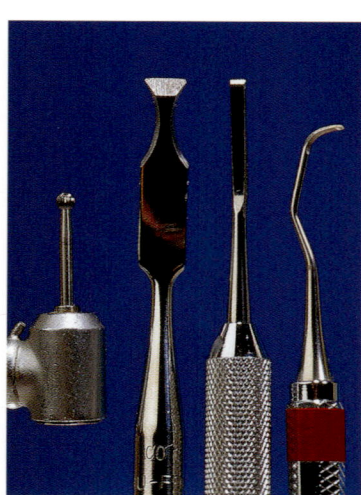

1.218 Verificação da osteotomia
O retalho é reduzido em espessura e, eventualmente, em comprimento, sendo reposto – com leve deslocamento apical – após a ressecção óssea. Observa-se o ganho de 3 mm de comprimento de coroa: o suficiente para garantir a boa retenção da coroa protética (seta vermelha na Fig. 1.220, à esquerda).

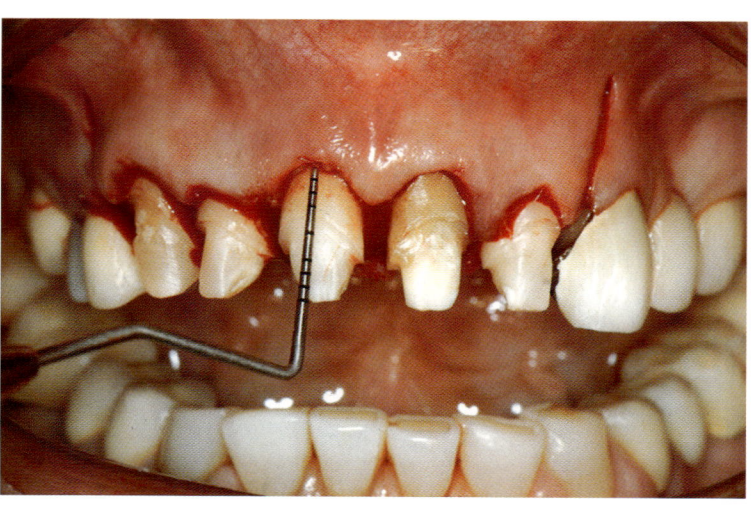

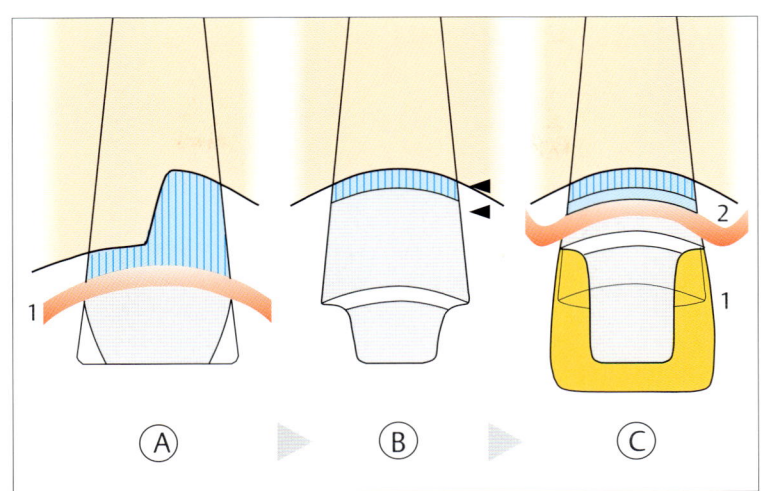

Aumento cirúrgico da coroa clínica – procedimento

1.219 Representação esquemática da intervenção – tecido duro
A Abrasão dental extrema, até a dentina. Linha gengival (vermelha, **1**). Ressecção óssea concluída pela metade. Superfície radicular em azul (ligamento periodontal).
B Osteotomia concluída. Faixa azul = aparelho fibroso reduzido. Entre as setas pretas, espaço biológico necessário.
C Margens gengival e óssea (**2**); degrau preliminar (**1**) e degrau definitivo do preparo.

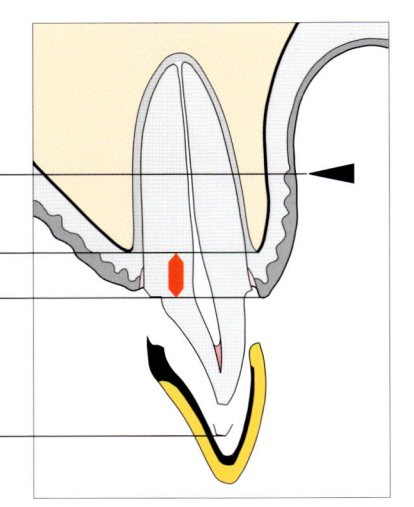

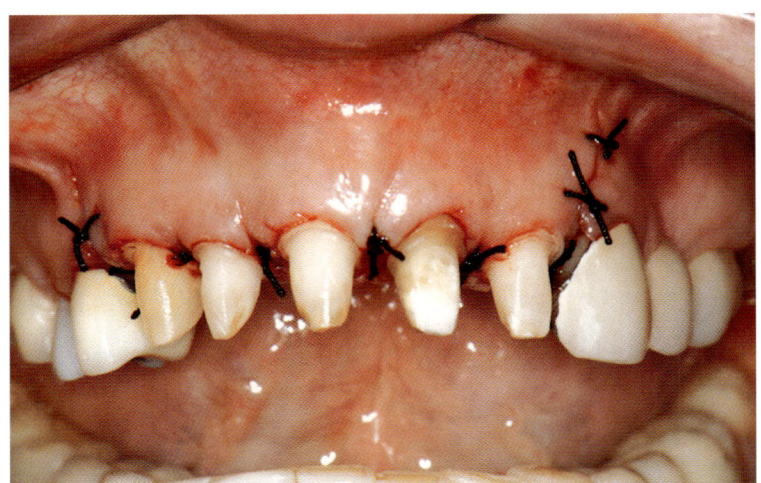

1.220 Preparo definitivo – aumento de coroa clínica dos dentes pilares
O retalho facial foi reposicionado e suturado com o palatino. Os degraus circulares dos dentes preparados são deslocados em sentido apical a até, no máximo, 1 mm de distância da margem gengival.

Esquerda: No desenho, estão representados a reposição ligeiramente apical do retalho (RA), o prolongamento da coroa (seta vermelha dupla) e o mínimo aumento incisal da coroa.

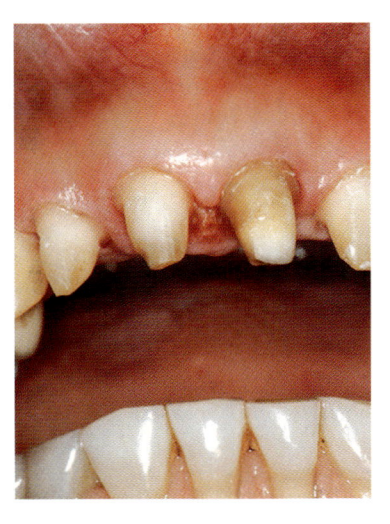

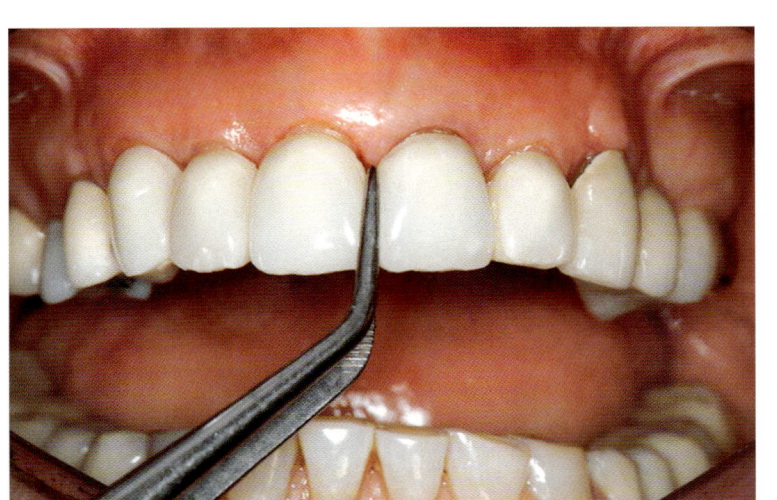

1.221 Segundo provisório
Após 4 semanas, é cimentado um provisório de longa duração "em bloco" por razões funcionais (fortes parafunções). Os espaços interdentais estreitos devem ter a função de estimular a neoformação das papilas entre os dentes relativamente afastados.

Esquerda: Área da cirurgia 7 dias após a intervenção. Houve pouco progresso da cicatrização, e as papilas estão completamente ausentes.

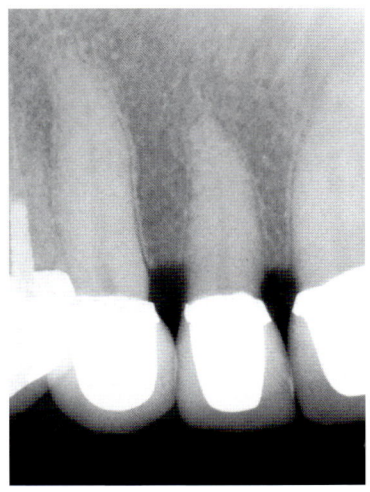

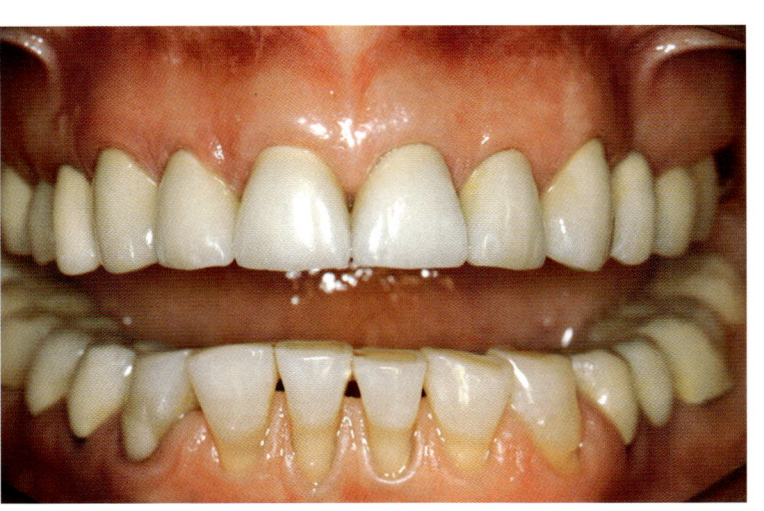

1.222 Reconstrução – 6 meses de pós-operatório
As coroas metalocerâmicas definitivas, robustas, tiveram de ser cimentadas já 3 meses após a cirurgia. Foi possível proporcionar uma conformação mais natural (triangular) às coroas, e os espaços interdentais relativamente grandes não impediram que as papilas adquirissem extremidades afiladas. A pedido da paciente, a prótese de 23 a 26 também foi substituída.

Esquerda: Vêm-se, na radiografia, os septos interdentários largos.

Perda das papilas – classificação, regras

A cirurgia plástica mucogengival oferece hoje muitos recursos para a melhora da estética. Por exemplo, é possível recobrir retrações gengivais, corrigir defeitos alveolares e linhas gengivais irregulares e reduzir *sorriso gengival*. A perda das papilas (surgimento de vãos escuros) gera um grande problema estético. As causas das perdas papilares são:

- Destruição óssea interproximal em periodontites; ausência de suporte por osso alveolar
- Encolhimento gengival após tratamento periodontal convencional com ou sem exposição cirúrgica
- Posicionamentos dentais inadequados; ausências de elementos dentais (falta de pontos de contato) adjacentes a dentes ou implantes.

A recuperação cirúrgica das papilas é difícil (retrações de classes III e IV de Miller; p. 163). Todavia, a manutenção ou a recuperação protética da papila é possível quando a distância entre a crista do septo interdentário e a área de contato interdental é mantida abaixo de 5 mm (Tarnow e cols., 1992).

1.223 Índice papilar – PIS
Jemt publicou, em 1997, a classificação da perda papilar *Papilla Index Score* (PIS), com graus de 0 a 4. Essa classificação é empregada para coroas sobre implantes e dentes vizinhos e estabelece três linhas de referência para a mensuração das papilas (linhas vermelhas 0, 1/2, 1 – desenho do canto superior esquerdo).

Grau 0 PIS 0 – perda total da papila (grande triângulo escuro)

Grau 1 Ausência de mais da metade da papila

Grau 2 Pelo menos a metade da papila está íntegra

Grau 3 Conformação ideal da papila, que preenche todo o espaço interdental

Grau 4 Papila hiperplásica e inflamada; contornos irregulares do tecido mole

Modif. de *Jemt, 1997*.

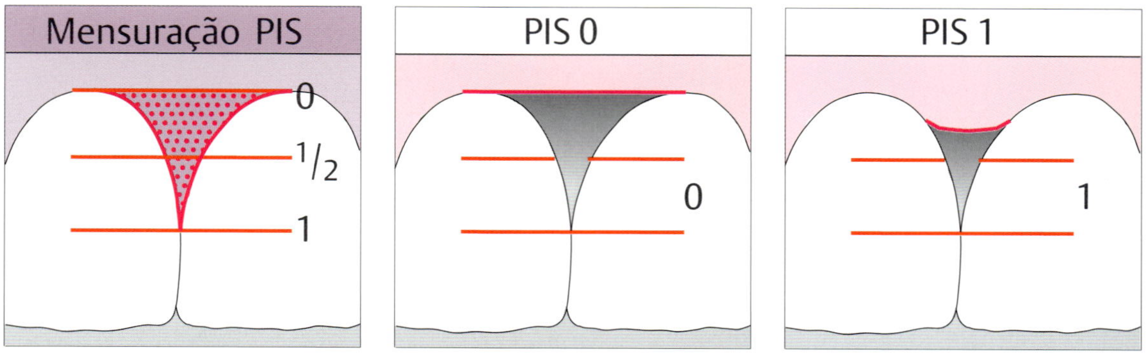

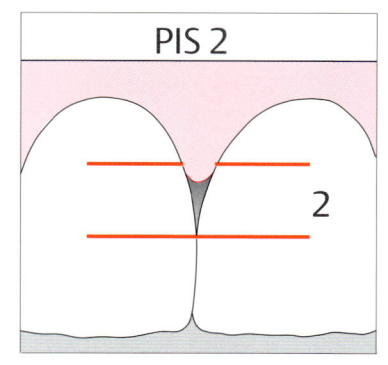

Pontos/linhas de referência: pontos mais altos das coroas (0), ponto mais alto da área de contato interdental (1), metade da distância entre as linhas 0 e 1 (1/2)

Ausência completa da papila (triângulo escuro); gengiva plana

A papila preenche *menos* da metade do espaço interdental; leve convexidade gengival

A papila preenche mais da metade do espaço interdental (mas não completamente)

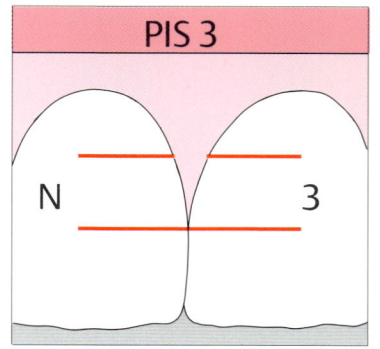

A papila preenche completamente o espaço interdental: conformação ideal dos tecidos moles

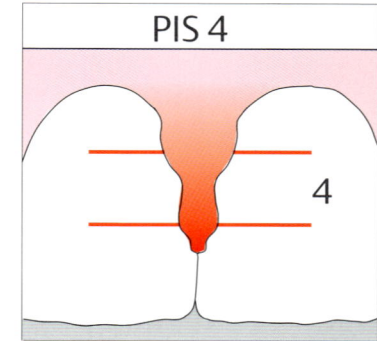

A papila hiperplásica recobre os dentes excessivamente: conformação irregular, textura e, às vezes, cor alterada

1.224 Possibilidades e limitações da reconstrução papilar
A Perda óssea interdental. A distância entre a crista óssea alveolar (**BC**) e o ponto/área de contato (**CP**) deve ser de menos de 5 mm (seta vermelha dupla), para assegurar a manutenção da papila ou regenerá-la.
B Recuperação protética: mediante prolongamento da área de contato em direção apical.
C Recuperação cirúrgica: tentativa de regeneração óssea interradicular?

Modif. de *Tarnow e cols.*, 1992.

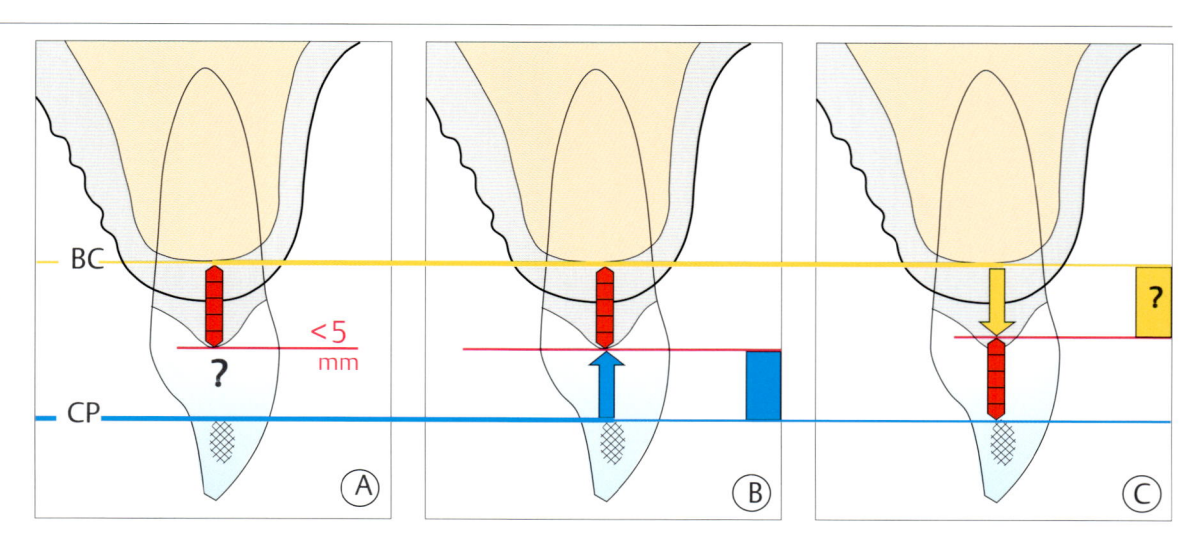

Perda papilar – solução protética com facetas laminadas

Muitas vezes, ò tratamento de problemas estéticos mais complexos exige, além de intervenções cirúrgicas mucogengivais e reconstruções protéticas, também correções ortodônticas. Nesses casos, a meta deve ser definida exatamente, para que se possa fazer um planejamento adequado. O paciente precisa ser informado sobre os custos relativamente altos e a longa duração do tratamento.

Os melhores resultados são obtidos com o trabalho conjunto dos "especialistas" de cada área.

Esta paciente de 38 anos, com periodontite agressiva (AP), procura solução para o problema estético da região dos incisivos superiores (alongamento das coroas e migração dental; grandes diastemas). Sugeriu-se tratamento de três fases:

1 *Tratamento periodontal:* até que se obtivesse a regressão total da inflamação e grande redução da profundidade de sondagem.
2 *Ortodontia:* eixos dos incisivos de acordo com os padrões estéticos.
3 *Prótese:* aumento da largura das coroas e fechamento dos diastemas com facetas (*recuperação papilar* por meio de áreas de contato longas).

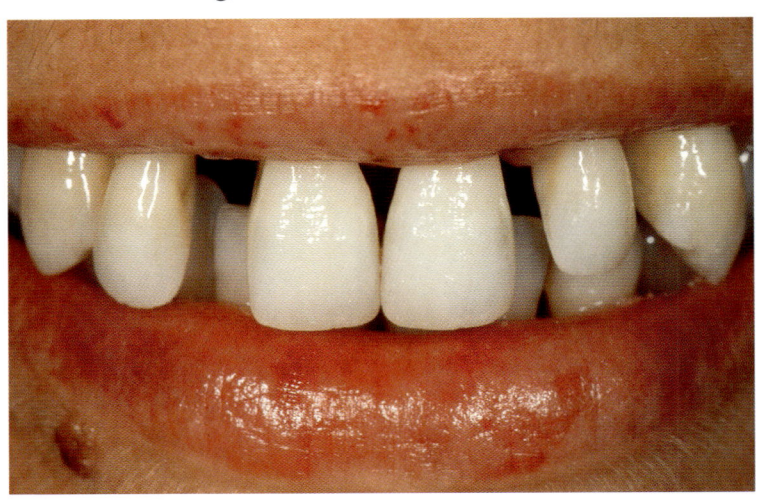

1.225 Exame inicial
A paciente se incomoda com os dentes longos e estreitos, bem como com os grandes diastemas, de distribuição irregular, resultantes da migração dental. A linha formada pelos bordos incisais é irregular.

Essas deficiências estéticas geraram grande sobrecarga psíquica na paciente, que sempre evita abrir a boca ou sorrir.

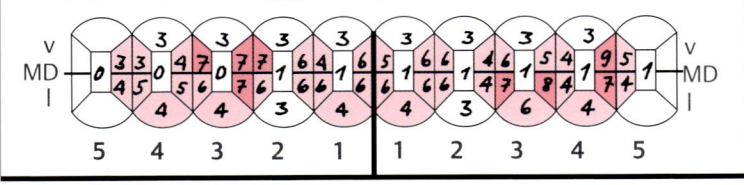

1.226 Profundidades de sondagem e mobilidade dental no exame inicial
Nas áreas interdentais, especialmente na região de 14 a 24, foram medidas bolsas de até 9 mm de profundidade. Apesar disso, é curioso que a mobilidade dental seja relativamente baixa (MD grau 1).

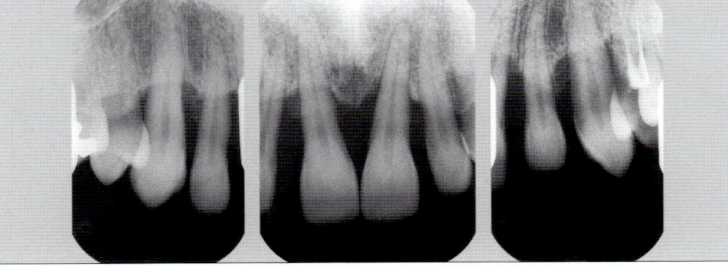

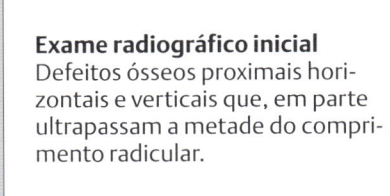

Exame radiográfico inicial
Defeitos ósseos proximais horizontais e verticais que, em parte ultrapassam a metade do comprimento radicular.

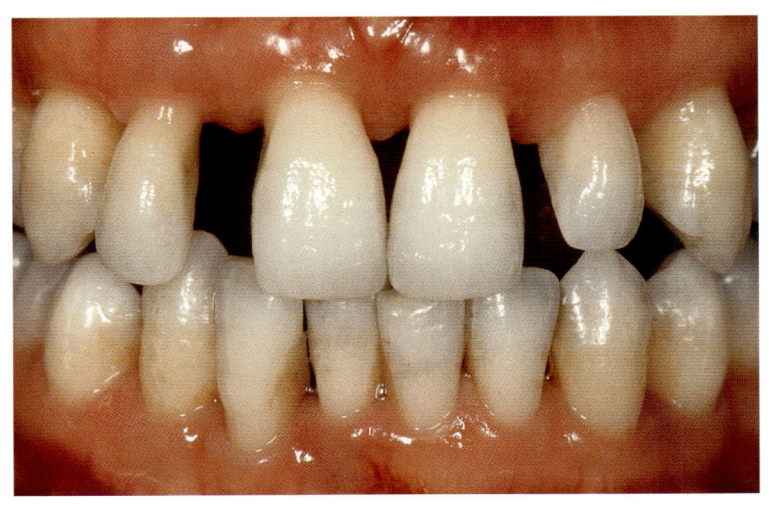

1.227 Após a primeira fase do tratamento periodontal
Após as fases terapêuticas 1 e 2, o periodonto apresenta-se praticamente saudável e estável. Desconhece-se a existência de fatores de risco (genéticos, adquiridos). A paciente apresenta boa higiene bucal, que, durante o tratamento de manutenção, é constantemente controlada. O próximo passo do tratamento é distribuir de forma regular os espaços (movimentação ortodôntica).

Cortesia de *P. Magne, B. Dubrez.*

1.228 Após a segunda fase do tratamento periodontal – tratamento ortodôntico
A movimentação ortodôntica distribuiu os espaços entre os incisivos, igualando-os.

Na posição em que agora se encontram, é possível corrigir a forma dos dentes com facetas laminadas, fechando-se, ao mesmo tempo, os espaços interdentais.

Tratamento ortodôntico: *A. Darendeliler*.

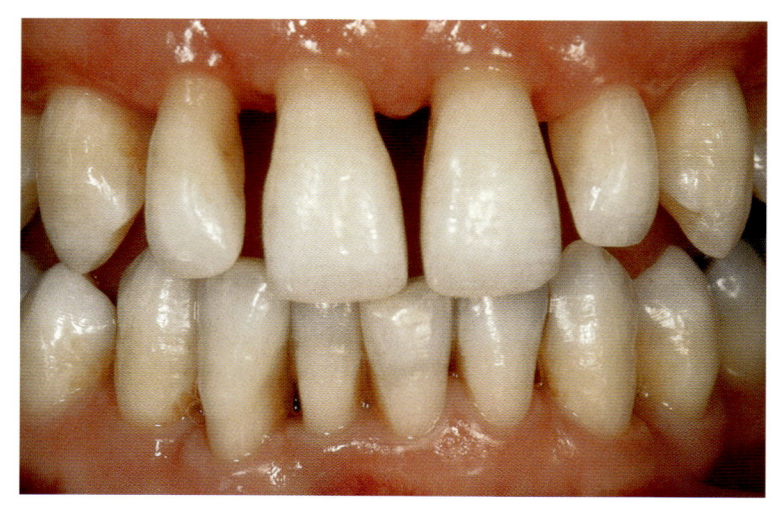

1.229 Planejamento do preparo para facetas laminadas
Esquerda: Limites dos preparos; as facetas são colocadas por vestibular!

Centro: Facetas em posição. Facetas especiais: forma natural (em amarelo-claro); aletas (amarelo-escuro) compõem as áreas de contato interdental e preenchem os espaços interdentais!

Direita: Dente preparado e faceta com aletas (em amarelo-escuro). Seta: direção de encaixe.

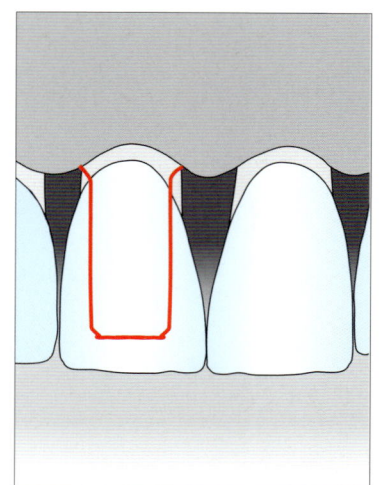

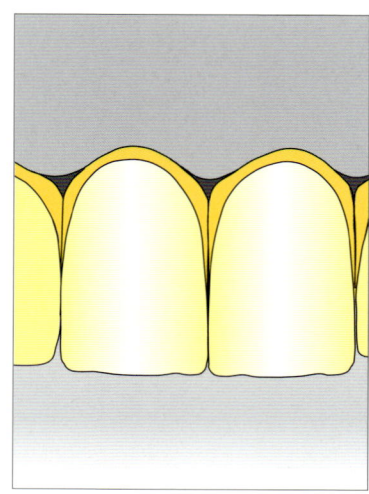

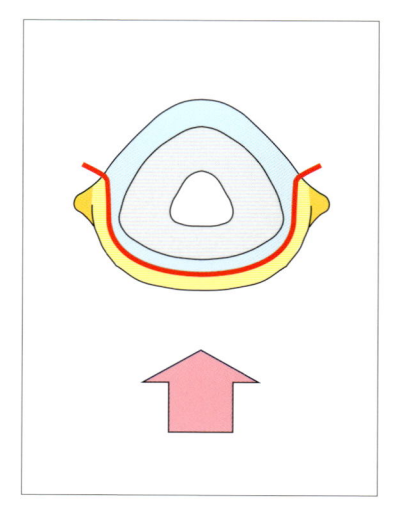

1.230 Terceiro passo: restauração protética – preparo
Os dentes 13 a 23 foram preparados para receber as facetas laminadas. Os bordos incisais foram consideravelmente reduzidos; por proximal, os desgastes avançam em direção palatina. A margem vestibular do preparo situa-se relativamente próxima à gengiva.

Direita: Pontas diamantadas para marcar a profundidade dos desgastes.

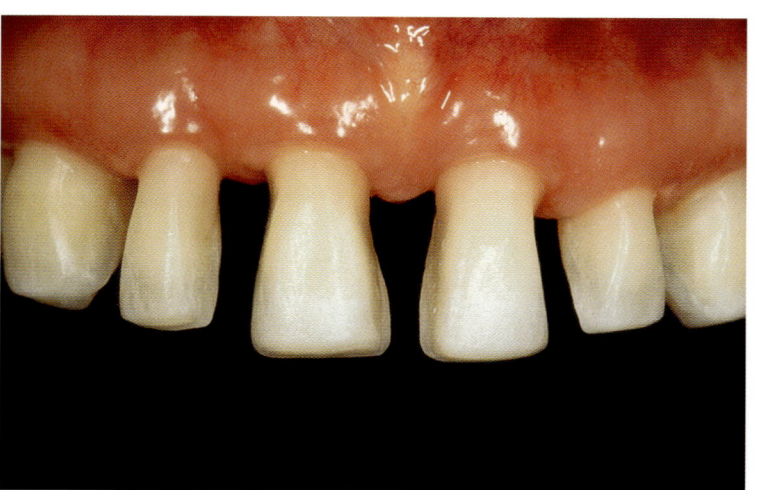

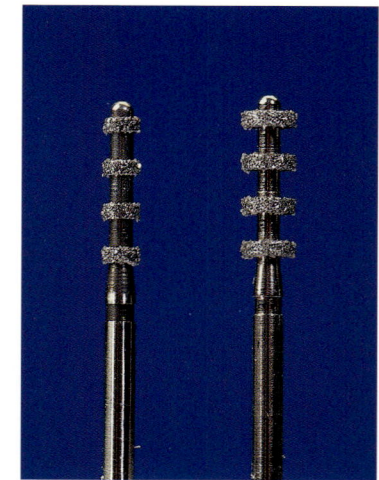

1.231 Vista cervical da faceta laminada dos dentes 11 e 21 (embaixo: imagem espelhada)
Essa vista aproximada mostra o acréscimo em largura e parte das aletas proximais (além de aprofundadas, têm cor mais escura). Pode-se ver a linha de contato interdental que se estende desde os bordos incisais até pouco abaixo da gengiva, formando uma pequena papila (ver Fig. 1.233).

Cortesia de *P. Magne*.

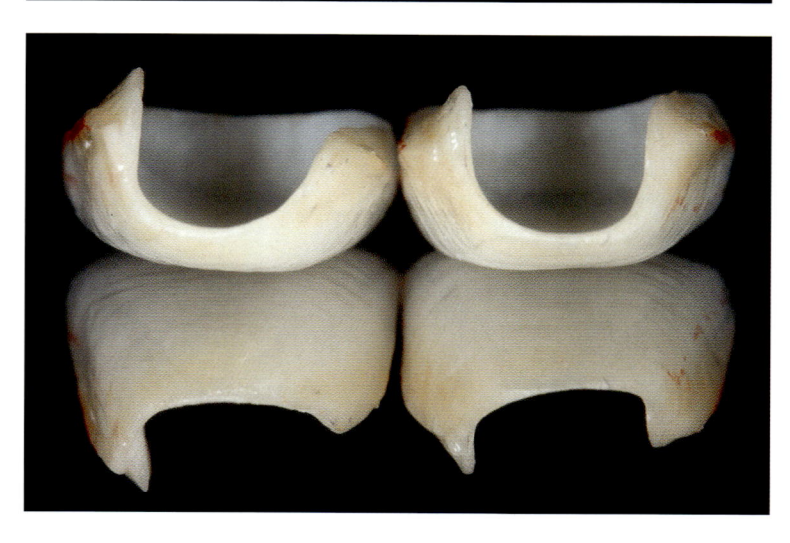

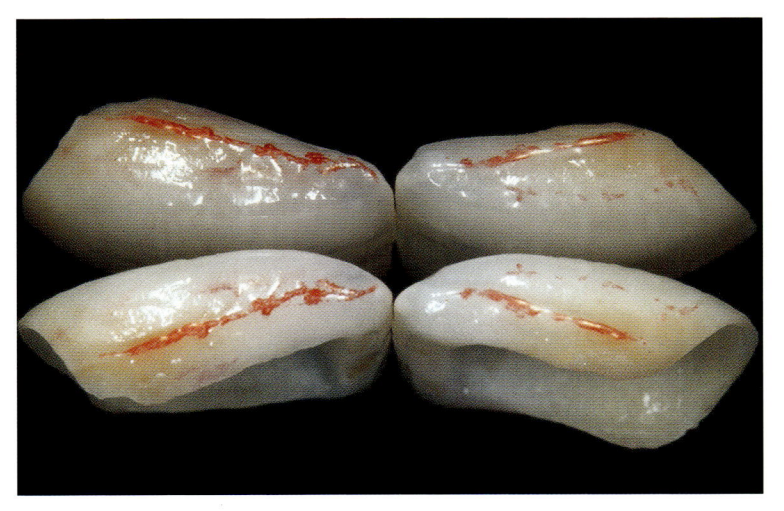

Perda das papilas – solução protética com facetas laminadas

1.232 Vista proximal das facetas laminadas dos dentes 11 e 21 (em frente ao espelho)
As marcas vermelhas evidenciam as longas linhas de contato interdental. A parte mais gengival dessa linha encontra-se à distância de 4 a 5 mm da crista óssea alveolar, como preconizado por Tarnow (Fig. 1.224). A partir desse ponto, é provável que o espaço interdental seja preenchido por uma papila "estável" (estética gengival).

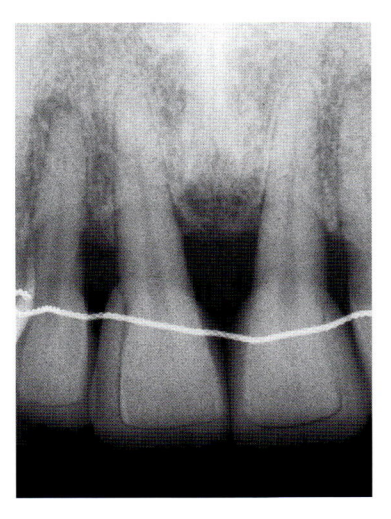

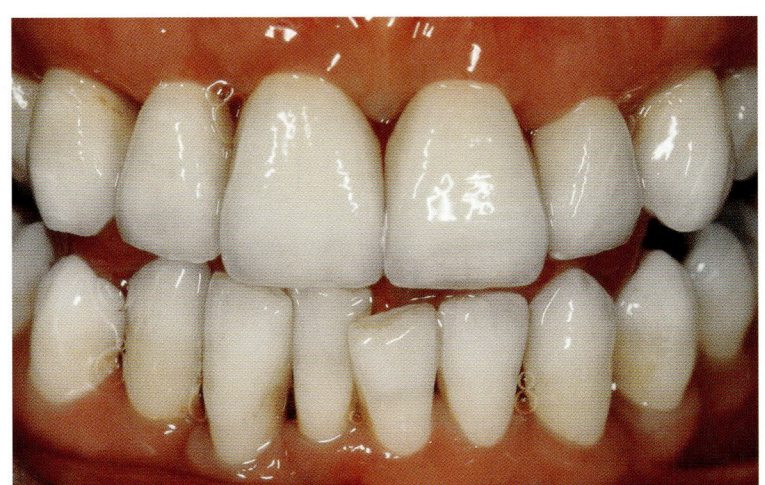

1.233 Facetas laminadas *in situ*
A estética foi muito bem-restabelecida: observa-se a regularidade da linha da gengiva e a formação de novas papilas.

Esquerda: Radiografia da região dos dentes 11 e 21. A base óssea apresenta estabilidade.

O retentor palatino colado ao esmalte após o tratamento ortodôntico foi mantido.

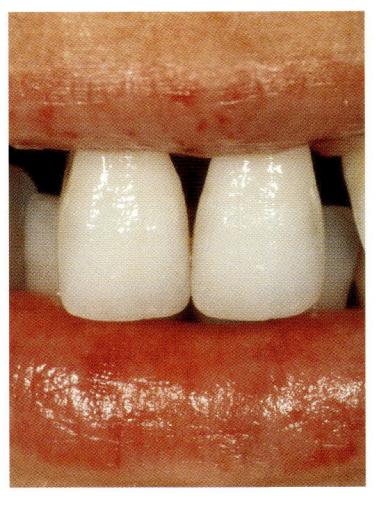

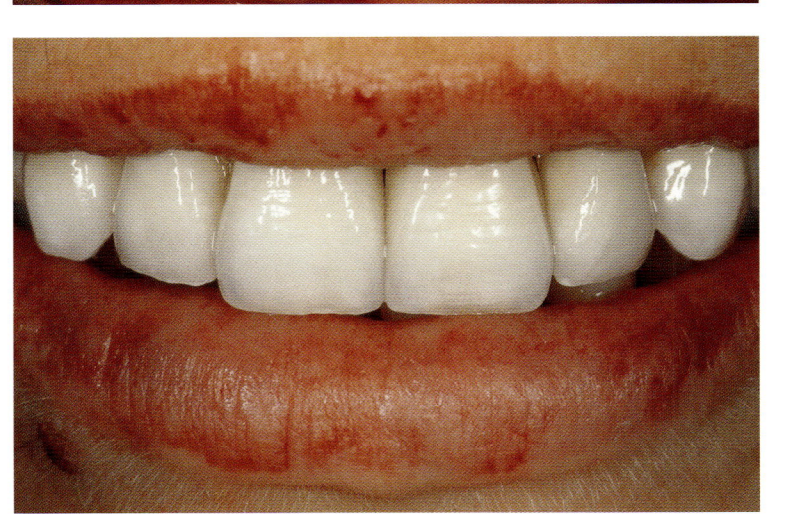

1.234 Situação final – linha do sorriso
O resultado da estética dental também é ótimo: linha dos bordos incisais harmônica, proporções dentais normais, fechamento dos diastemas. A paciente sente-se, agora, à vontade "entre outras pessoas".

Esquerda: O sucesso do tratamento é bastante evidente quando se compara com a situação inicial (Fig. 1.225).

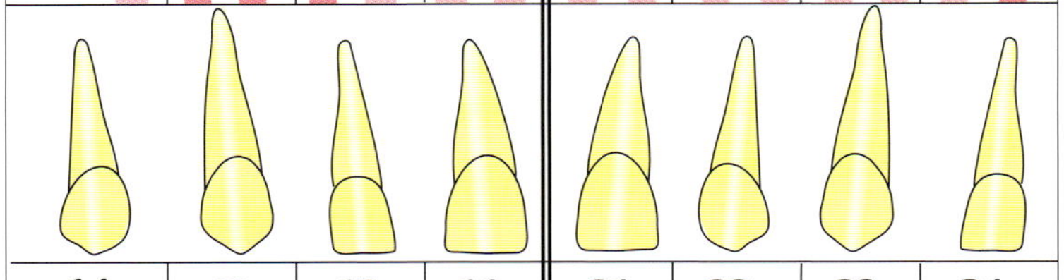

1.235 Alterações das profundidades de sondagem nos dentes 14 a 24 durante o tratamento e a fase de manutenção
As profundidades de sondagem vestibulares e vestibuloproximais reduziram-se a níveis fisiológicos no decorrer de 9 anos.

Cortesia de *P. Magne*.

	14	13	12	11	21	22	23	24
2001	323	323	323	323	323	323	323	323
1999	323	334	333	323	323	323	323	333
1997	323	323	333	323	323	333	323	333
1996	323	324	323	333	323	323	323	333
1994	323	333	334	433	434	333	323	333
1992	334	737	736	436	536	634	635	439

9 anos

Perda das papilas – solução protética com coroas

A reconstrução clássica de *incisivos* com forte destruição são as coroas protéticas. Tanto as coroas cerâmicas como as metalocerâmicas (MC) têm suas indicações específicas (Edelhoff e cols., 1998). A *coroa de porcelana* semitransparente (feldspática) é a que mais se aproxima dos dentes naturais, mas certos requisitos devem ser observados: o dente não deve apresentar alteração de cor; não se utilizam materiais de preenchimento e cimentos opacos. A *coroa metalocerâmica* é indicada para dentes com *forte alteração de cor* ou reconstruídos com materiais metálicos (núcleos metálicos; pinos intra-radiculares ou intradentinários), bem como nos casos de bruxismo grave.

As coroas metalocerâmicas e outras mais opacas (contendo óxidos de Al ou Zr) apresentam o efeito *umbrella*, ou seja, o escurecimento da gengiva marginal (p. 491), mesmo com recobrimento cerâmico da margem da coroa. Quando as coroas metalocerâmicas são utilizadas na região anterior (p. ex., nos casos de bruxismo), esse efeito negativo pode ser reduzido mediante modificação do *coping* metálico: o seu término fica a 2 até 3 mm da margem da coroa, que é composta apenas por cerâmica, sem opacificador, e é fixada com cimento transparente (Magne e cols., 1999; Magne, 2002).

Caso clínico: Coroas metalocerâmicas com aletas; ausência de papilas.

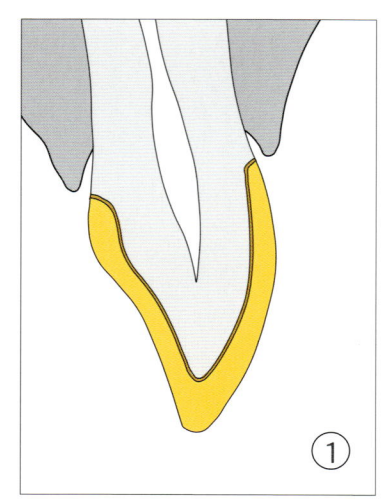

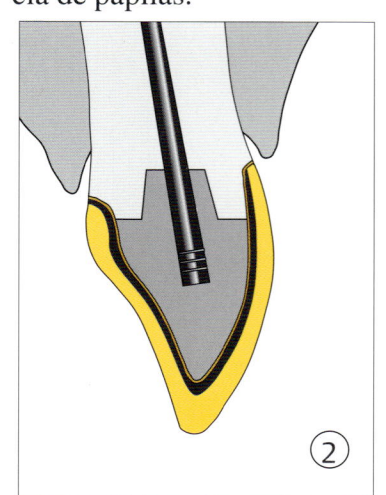

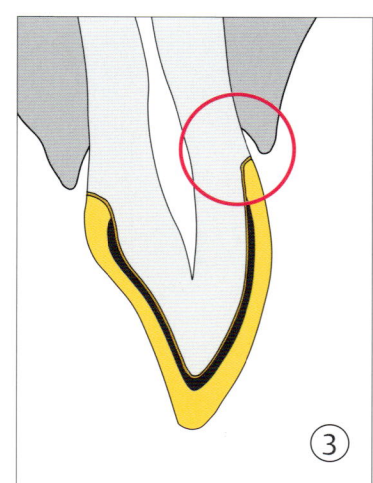

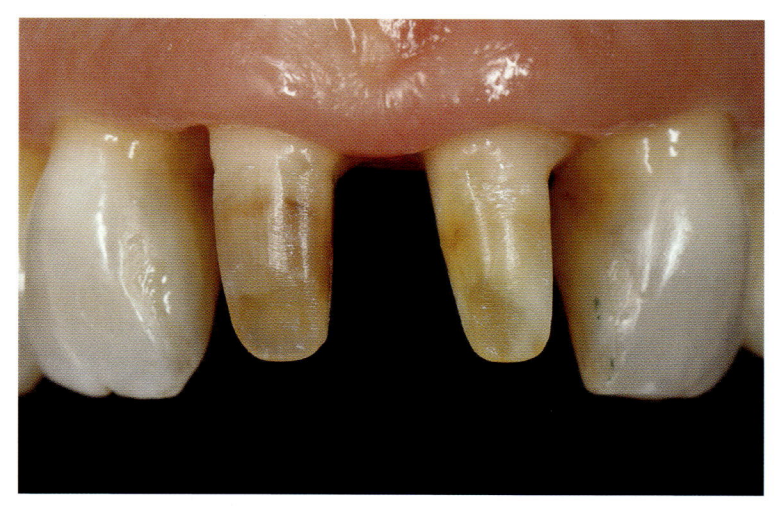

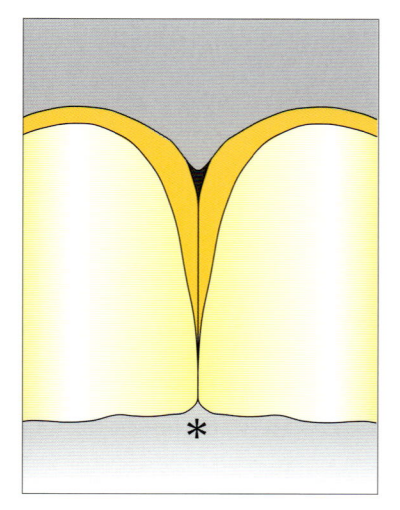

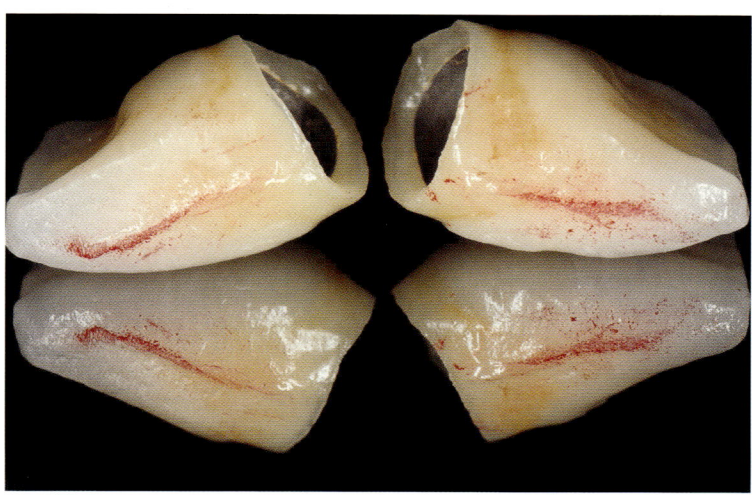

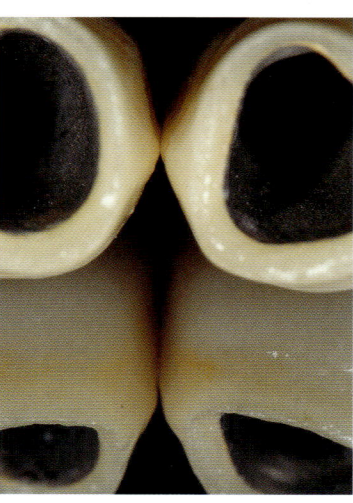

1.236 Construções de coroas com resultados estéticos diversos
1 Coroa de porcelana, margem ligeiramente subgengival: estética excelente.
2 Coroa metalocerâmica em dente não-vital; o término do *coping metálico* coincide com o da coroa: "efeito *umbrella*".
3 Coroa metalocerâmica em dente vital, sem alteração de cor; o *coping metálico* termina a cerca de 2 mm da margem da coroa; porcelana sem opacificador, cimento transparente: evita-se o "efeito *umbrella*", ou seja, a margem gengival não se torna escurecida.

1.237 Preparos dos dentes 11 e 21
Nesta paciente de 40 anos, com distúrbios funcionais, os dentes anteriores apresentam intenso escurecimento e receberão coroas protéticas (após o tratamento periodontal). Ao mesmo tempo, pretende-se melhorar a estética dos tecidos moles (ausência de papilas).

Direita: Como no caso anterior (restauração com *facetas laminadas*, p. 497), os espaços interdentais serão fechados proteticamente – mediante longas linhas de contato – e não com papilas.

1.238 Coroas metalocerâmicas sobre o espelho
O *coping* não se estende até a margem da coroa. A porcelana da coroa é translúcida nessa área esteticamente importante. As longas linhas de contato estão assinaladas em vermelho.

Direita: Vista "apical" das coroas. A redução do espaço interdental é obtida por meio de pequenas "aletas" de porcelana (ver também Fig. 1.229).

Cortesia de *P. Magne*.

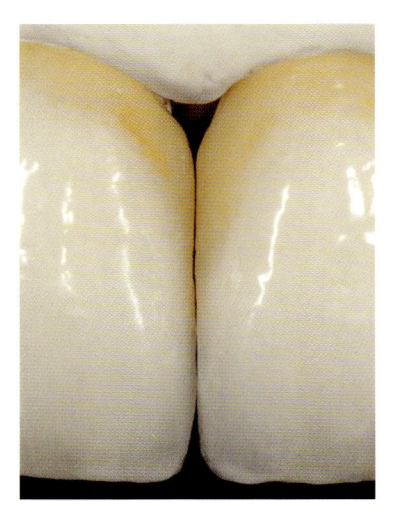

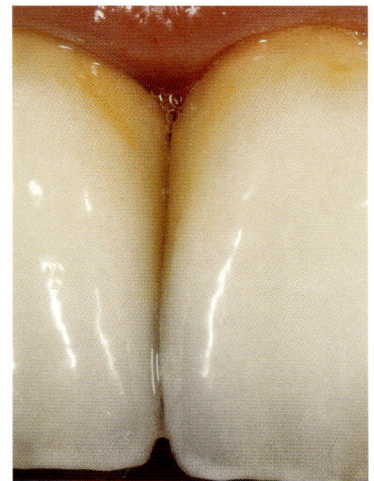

Perda das papilas – solução protética com coroas

1.239 Linhas de contato (direita) e área das papilas (esquerda)
Por meio da forma modificada das coroas, o espaço interdental foi reduzido, e a ausência da papila não compromete a estética (ver exame inicial, Fig. 1.236).

Além do bom resultado estético, a paciente não expele mais saliva durante a fala.

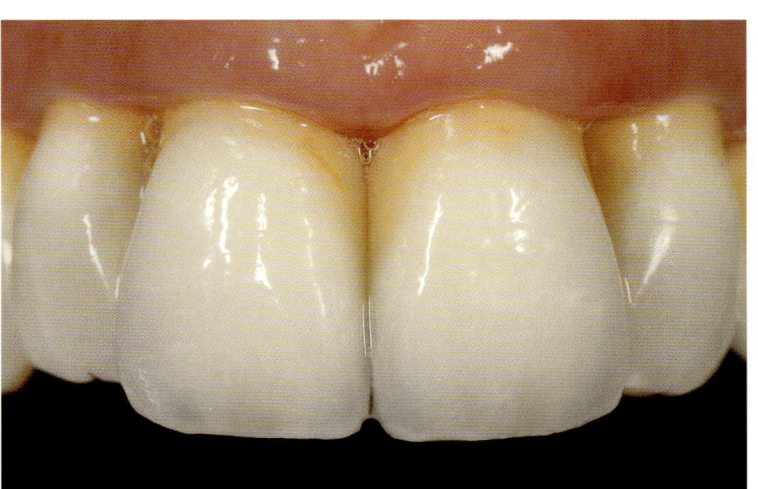

1.240 Formas dental e gengival
Apesar da largura cervical e da longa área de contato, as coroas harmonizam-se com os dentes restantes.

Observe a translucidez no rebordo incisal e a harmonia da cor com os dentes vizinhos. A forma dental aparenta ser triangular, fina (porção mais clara), e as áreas interproximais volumosas, mas escuras, não chamam a atenção.

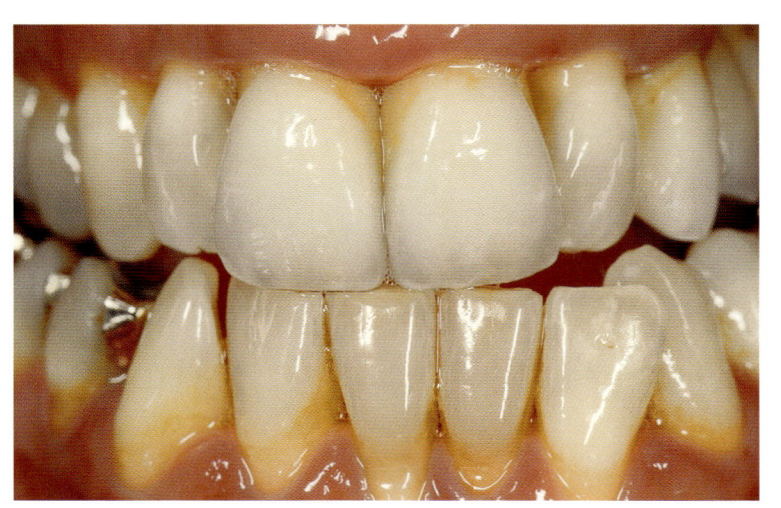

1.241 Região de incivos e caninos – movimento de protrusão
Os incisivos centrais restaurados tocam os dentes 42, 41 e 31 em protrusão. A paciente não percebe mais os distúrbios funcionais que havia mencionado na primeira anamnese.

Observe o periodonto saudável e as formas dos dentes anteriores.

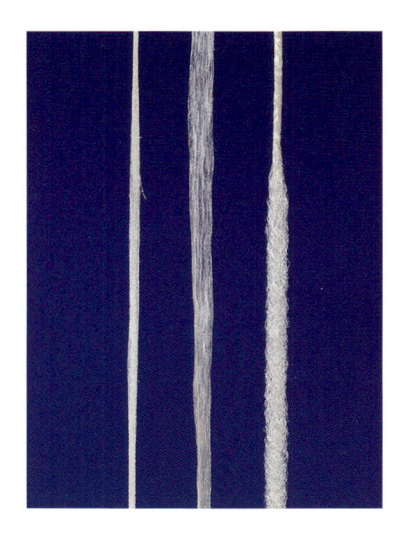

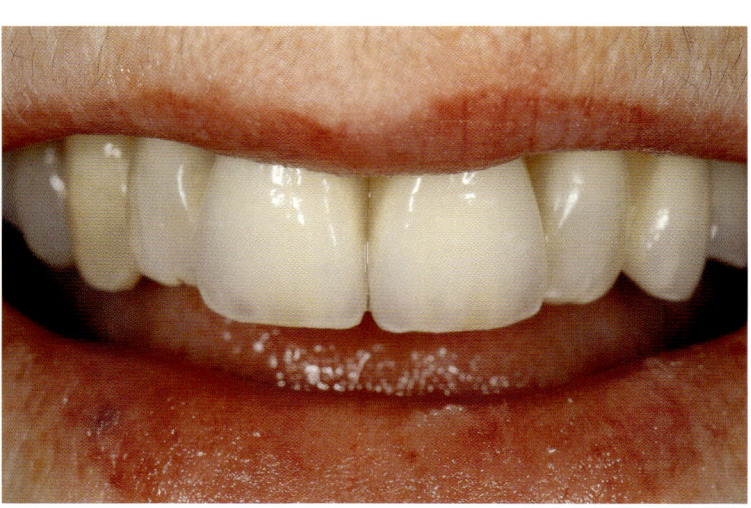

1.242 Linha incisal e lábio inferior
As expectativas da paciente com relação ao resultado estético puderam ser satisfeitas. Não se observam diferenças entre as coroas metalocerâmicas e os dentes naturais.

Esquerda: O controle de placa tem de ser ao mesmo tempo cauteloso e eficiente. Ele é realizado com fio dental, fita dental ou *superfloss*.

Cortesia de *P. Magne/Editora Quintessenz,* 1999.

Crista alveolar – pônticos

Conformação do pôntico na região anterior

Por motivos de higiene, preconizava-se antigamente sempre um contato apenas pontual ou linear do pôntico com o rebordo alveolar. Com a valorização da estética, essa norma foi relativizada – especialmente para a região anterior –, sob a condição de que o paciente pratique uma higienização local adequada, envolvendo o pôntico.

Pônticos em forma de sela – *total ridge lap* (Fig. 1.243, A) – podem ser utilizados junto a qualquer tipo de rebordo. A dificuldade de higienização foi reduzida com a modificação sugerida por Stein, 1966: *modified ridge lap* (B). Os espaços interdentais escuros (ausência de papilas), porém, ainda eram um problema. O *pôntico ovalado* (C; Abrams, 1980, 1981) encaixa-se no tecido mole modelado (profundidade de 2 a 3 mm no mínimo); ele soluciona os problemas mencionados, assim como outros (simulação de papilas interdentais, *perfil de emergência*; higiene, fonética, etc.).

1.243 Conformações dos pônticos na região anterior
A *Total ridge lap:* dificuldade de higienização (orientação diagonal do *Superfloss*).
B O *ridge lap* modificado: higienização mais fácil, mas pode ser incômodo por favorecer a retenção de restos alimentares.
C Os **ovóides** possibilitam uma higienização ótima; *emergence profile* natural. Os pônticos ovóides exigem, porém, processo alveolar largo e mucosa de, pelo menos, 2 mm (seta vermelha).

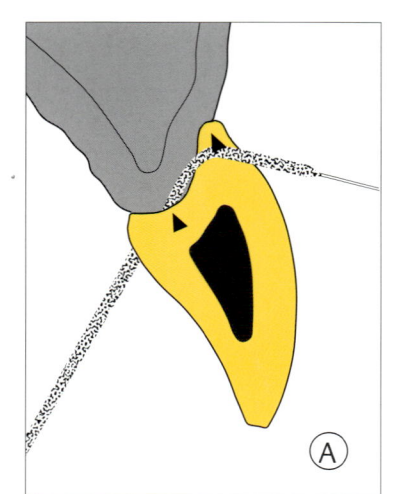

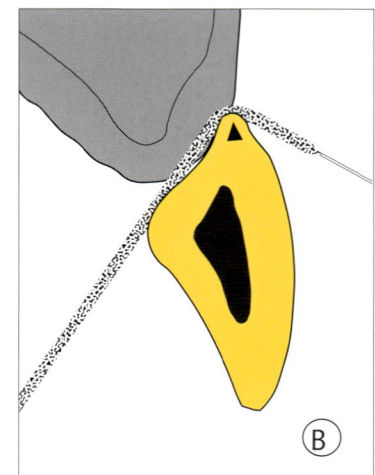

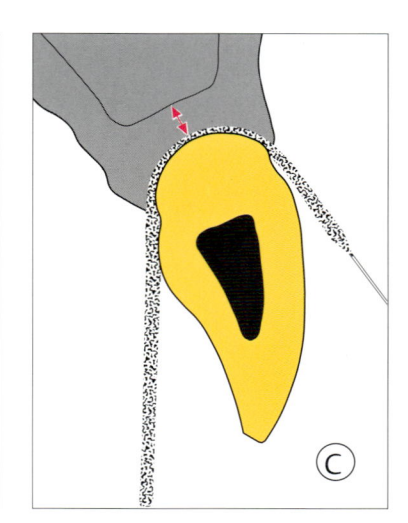

1.244 Após a remoção de provisório com quatro elementos de pôntico ovóides – região anterior
Com o provisório, produzem-se depressões ovóides no tecido mole. Essa conformação do pôntico faz com que se formem novas papilas interdentais (ver também *à direita*). Os elementos do pôntico parecem emergir da mucosa, como dentes naturais. Esse tipo de pôntico é a melhor solução funcional e estética atual.

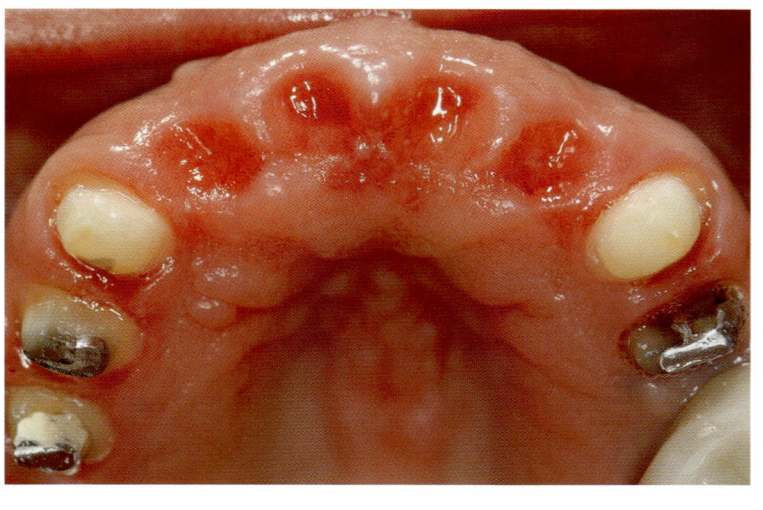

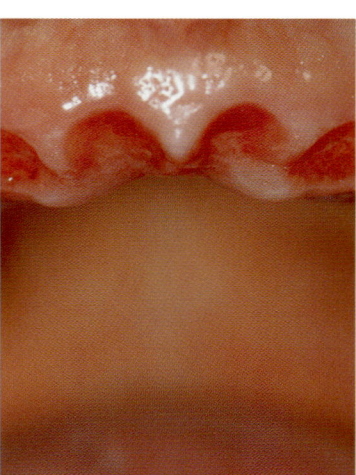

1.245 Controle de placa em elementos de pôntico ovóides
O mesmo paciente com a reconstrução metalocerâmica definitiva.

O *Superfloss* é, também nesse caso, ideal para a higienização. Uma vez transpassado entre o pilar 13 e o elemento do pôntico 12 (à esquerda), todos os espaços interdentais e bases podem ser higienizados eficientemente (entre os dentes 11 e 21, ao centro; sob o elemento do pôntico 21).

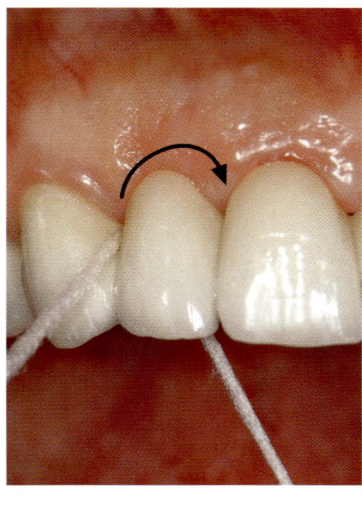

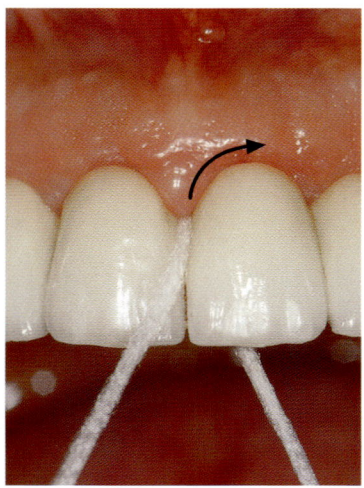

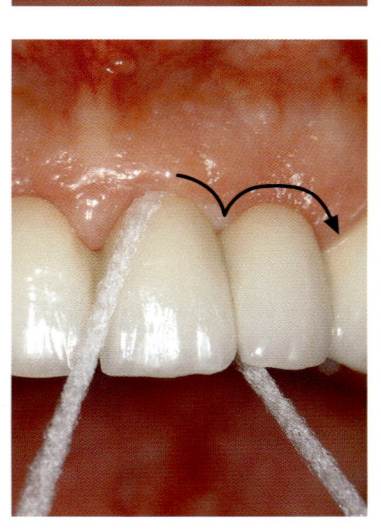

Defeitos de crista alveolar – classificações

Os defeitos de crista alveolar, como os decorrentes de trauma, extrações ou doenças periodontais, necessitam, muitas vezes, de correções cirúrgicas periodontais antes da reconstrução protética. Se estiver prevista a colocação de implantes (p. 511) ou de próteses fixas, esses defeitos devem ser cuidadosamente avaliados, classificados e, se houver indicação, corrigidos. Classificação dos defeitos da crista alveolar (Seibert, 1983; Allen e cols., 1985; Wang e Al-Shammari, 2002):

- *Defeitos horizontais*   H   Comprometem a largura da crista
- *Defeitos verticais*   V   Comprometem a altura da crista
- *Defeitos combinados*   C   Comprometem a largura e a altura da crista

Naturalmente, alguns defeitos menores podem permanecer ou ser camuflados com prótese removível – sobretudo em regiões posteriores, em que a estética é menos importante.

A correção cirúrgica é necessária, principalmente na região anterior, para a colocação de implantes (reconstrução óssea) ou para próteses fixas, permitindo o contato do pôntico com a crista (reconstrução de tecidos moles, p. 505). Se o preparo da crista não for executado, os resultados estruturais, funcionais e estéticos podem ser insatisfatórios.

Defeitos de crista alveolar – classificação qualitativa		Nomenclatura de Seibert, 1983	Nomenclatura de Allen, 1985
Horizontal	Defeito vestibulolingual, altura da crista normal	Classe I	Tipo B
Vertical	Defeito apicocoronal, altura da crista normal	Classe II	Tipo A
Combinado	Defeito horizontal e vertical	Classe III	Tipo C

Defeitos de crista alveolar – classificação semiquantitativa			
Graus de gravidade horizontal		Graus de gravidade vertical	
Extensão em relação à curvatura da arcada	Nomenclatura	Extensão em relação às papilas vizinhas	Nomenclatura
< 3 mm	Leve	< 3 mm	Leve
3 a 6 mm	Moderada	3 a 6 mm	Moderada
> 6 mm	Grave	> 6 mm	Grave

Prognóstico detalhado			
A Classe do defeito	Prognóstico	B Extensão do defeito	Prognóstico
Classe I	++	1 dente	++
Classe II	+	2 dentes	+
Classe III	+/–	3 dentes	+/–
		4 dentes	–
C Defeito horizontal	Prognóstico	D Defeito vertical	Prognóstico
Leve	++	Nenhum	++
Moderado	+	Leve	+
Grave	+/–	Moderado	+/–
		Grave	–

Defeitos de crista alveolar

1.246 Classificações qualitativas conforme a extensão
De acordo com Seibert (1983) e Allen e colaboradores (1985):

- **Classe I (tipo B)** 33% dos casos
- **Classe II (tipo A)** 3%
- **Classe III (tipo C)** 56%
- Nenhum defeito 9% (Chen e Schärer, 1995)

Defeitos de crista alveolar – classificação qualitativa Nomenclatura de Seibert, 1983   Nomenclatura de Allen, 1985

1.247 Classificações semiquantitativas
Studer (1996) classificou os defeitos alveolares de acordo com o seu grau de gravidade, tomando como referência a *curvatura da arcada dental* e as *papilas gengivais vizinhas* ao defeito.

Com isso, determinam-se o volume do defeito e o aumento necessário (Fig. 1.206), aspectos que a classificação anterior não avalia.

1.248 Aumento da espessura dos tecidos moles da crista alveolar
Com base em diferentes critérios – dimensão e expansão das perdas teciduais horizontal e vertical –, pode-se determinar as chances de sucesso da cirurgia, que são maiores quanto mais discretos e simples forem os defeitos.

Quanto mais extenso é o defeito (número de dentes ausentes), menores são as chances de sucesso (Fig. 1.255).

Modif. de S. Studer e cols., 1996.

Defeito de crista alveolar – correção protética

Como já mencionado, a correção protética mais simples de um defeito de crista é a prótese removível. As construções fixas ou semi-removíveis – como as telescópicas ou aquelas sobre barras – são mais complexas, mas mais estéticas.

Os aumentos de crista alveolar (tecidos moles) são, muitas vezes, complementados com recursos protéticos quando os resultados da correção cirúrgica não satisfazem plenamente.

Neste paciente de 38 anos, os problemas estéticos (ausência dos dentes 11 e 21) foram solucionados com *prótese removível*, após a obtenção de aumento parcial da crista alveolar:

- Dentes pilares 12 e 22 com encaixes para o pôntico minimamente invasivos (colados)
- Incisivos centrais como pôntico metalocerâmico em proporções naturais
- Prótese gengival de porcelana rosa, separada do pôntico

1.249 Defeito e prótese
O pôntico que substitui os incisivos centrais perdidos será ancorado nos incisivos laterais por meio de encaixes *colados*. O resultado estético é insatisfatório (ausência de papilas devido ao defeito da crista; vão escuro), sendo inaceitável principalmente devido ao expelimento de saliva durante a fala.

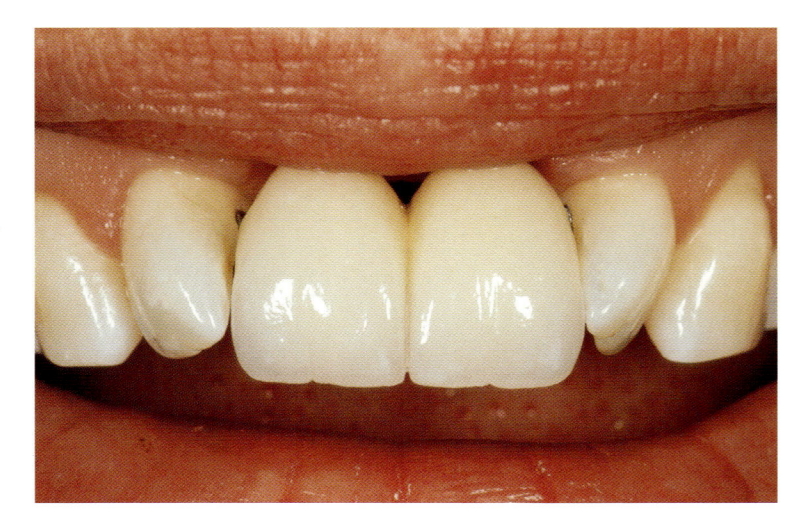

1.250 Elementos do pôntico – gengiva artificial (peça à parte)
A prótese gengival é uma peça separada que preenche o espaço entre o pôntico e o defeito da crista, sendo presa por pressão entre esses dois últimos elementos. O resultado é muito bom e os custos são mínimos; o controle de placa é simples, mas deve ser executado com cuidado.

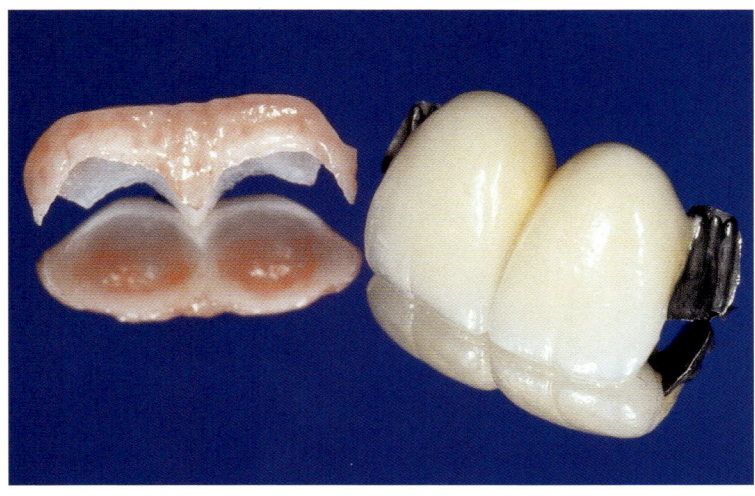

1.251 Reconstrução em posição
A prótese tem aparência natural. O defeito central (vão escuro) foi recoberto pela prótese gengival, e os espaços interdentais são fechados por papilas alongadas. A linha gengival sobre os incisivos centrais obedece a princípios estéticos objetivos (Belser e cols., 1981); o limite entre a prótese gengival e a gengiva natural é pouco visível.

Cortesia de *C. Augustin*.

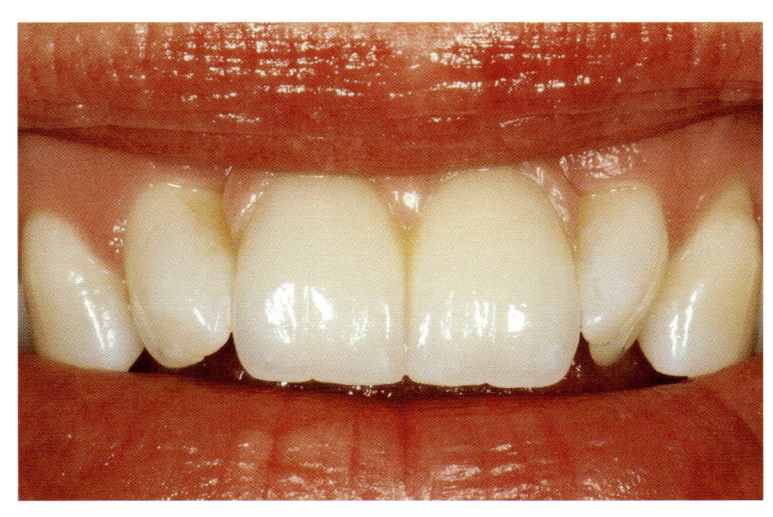

Defeitos de crista – correção cirúrgica – métodos

Os aumentos de crista alveolar na região anterior podem ser feitos com *tecidos moles* antes da colocação de próteses fixas com pônticos.

Técnicas para o aumento da espessura dos tecidos moles

- *Retalho dobrado* (Abrams, 1980)
  Indicação: Defeitos de classe I de grau leve, região de apenas um dente anterior
  Contra-indicação: Mucosa muito fina
  Vantagens: Apenas uma área cirúrgica; estética boa
  Desvantagens: Extensão limitada

- *Enxerto de tecido conjuntivo subepitelial* (Langer e Calagna, 1982)
  Indicação: Defeitos de classes I, II e III
  Contra-indicação: Mucosa fina (área doadora)
  Vantagens: Estética boa, risco baixo, grande aumento de volume, não origina defeito epitelial no palato

- *Enxerto "onlay"* (Seibert, 1983a)
  Indicação: Defeitos de classes I e III
  Vantagens: Grande aumento de volume
  Desvantagens: Ferida profunda no palato, que precisa ser cirurgicamente recoberta

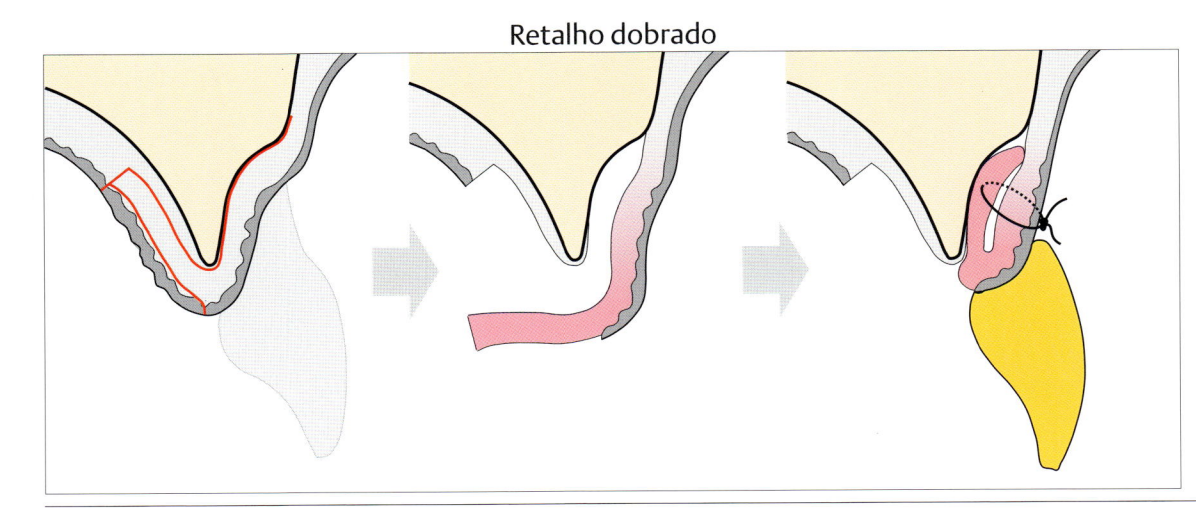

1.252 Técnica do retalho dobrado
Esquerda: Desepitelização da mucosa palatina e incisão para o retalho de tecido conjuntivo.

Centro: Rebatimento do retalho de tecido conjuntivo pelos lados palatino e vestibular (bolsa de tecido mole supraperiosteal).

Direita: Dobra do retalho palatino para o interior da "bolsa" vestibular. Fixação da sutura. Cicatrização da ferida palatina por segunda intenção; curativo.

Atenção: As papilas interdentais vizinhas devem ser preservadas.

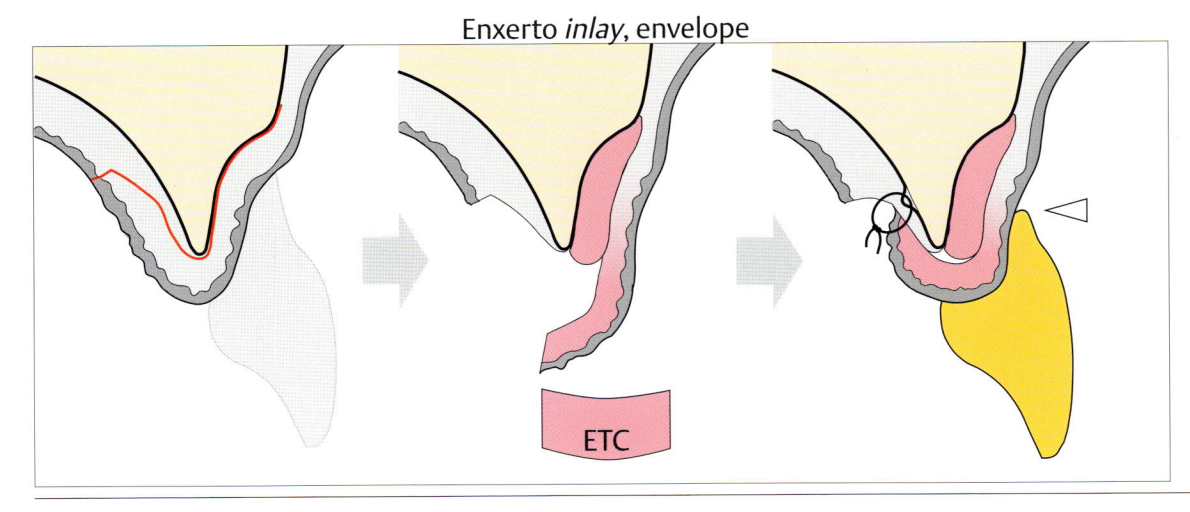

1.253 Enxerto de tecido conjuntivo – técnica do envelope (poach)
Esquerda: Rebatimento de retalho trapezoidal grande e espesso, que abrange por vestibular e avança consideravelmente em direção palatina (incisões vertical e horizontal).

Centro: O tecido conjuntivo removido das paredes laterais do palato é suturado sobre o periósteo.

Direita: O retalho dividido recobre o enxerto.

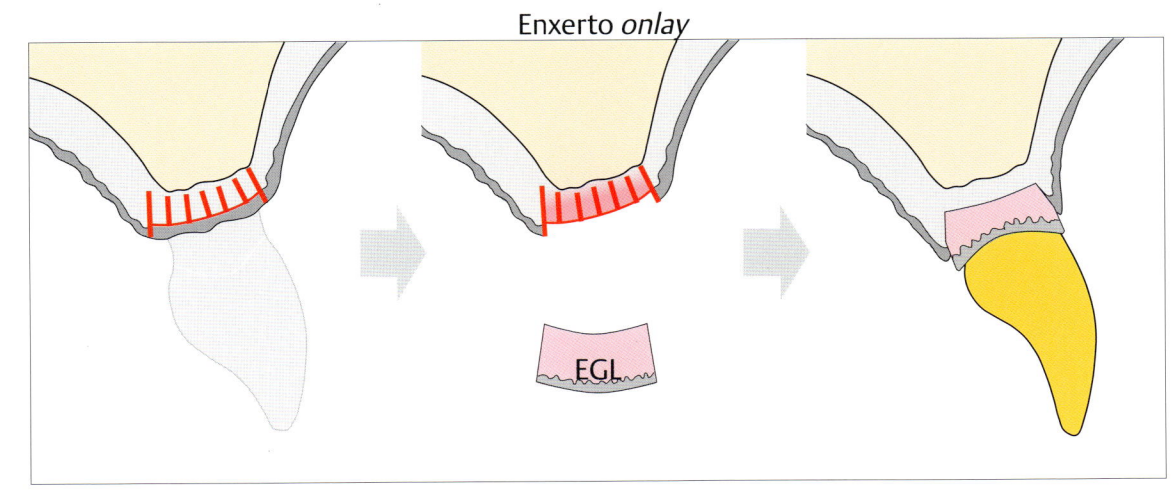

1.254 Técnica de enxerto onlay
Esquerda: São feitas pequenas incisões no leito desepitelizado para garantir a nutrição e a revascularização do enxerto. Os insucessos (parciais) são relativamente comuns.

Centro: Leito receptor e enxerto de gengiva livre.

Direita: EGL em posição. O provisório deve tocar o enxerto sem exercer pressão (atenção: inchaço).

Aumento de crista alveolar com enxerto de tecido conjuntivo parcialmente epitelizado

Procedimento

A reconstrução definitiva da crista alveolar nos casos de perda de incisivos com extenso defeito ósseo pode ser executada por meio de diferentes técnicas:

- Reconstrução do defeito com resina (removível);
- Prótese parcial removível (simples, barata) ou construção telescópica (trabalhosa);
- Aumento cirúrgico do rebordo alveolar com tecido mole e colocação de prótese fixa.
- Reconstrução cirúrgica do osso alveolar e colocação de implantes.

A seleção da técnica depende da extensão do defeito de crista, da reconstrução definitiva, do seu prognóstico, das expectativas e possibilidades do paciente e da disposição deste a colaborar com o tratamento.

No caso deste paciente de 19 anos, que sofreu um grave acidente de moto, optou-se pela reconstrução da crista com tecidos moles e por prótese parcial fixa para a reconstrução dos dentes anteriores e do defeito de crista alveolar de classe III (Seibert, 1983, p. 505).

1.255 Exame pré-operatório
Situação 6 meses após o acidente: foram perdidos três incisivos; o defeito horizontal da crista é de média extensão, e o vertical, de grande extensão.

Durante a cicatrização, o paciente utilizou provisório removível simples (com grampos).

Planejamento: Reconstrução da crista com tecido mole, técnica combinada de enxertos *inlay/onlay*.

Direita: Detalhe da radiografia panorâmica – amplo defeito ósseo.

1.256 Incisões
Incisão horizontal, a 2 até 3 mm de distância da crista alveolar em direção ao palato.

Incisões verticais até a mucosa de revestimento. As papilas dos dentes vizinhos (13 e 22) são preservadas.

Direita: Vista de corte vestibulolingual, após o rebatimento do retalho. O grande enxerto em forma de cunha, removido do palato, é mais estreito na porção "apical" do que no alto da futura crista.

1.257 Fase 1: rebatimento do retalho
Em virtude da cicatriz e da irregularidade do contorno ósseo, o preparo do retalho dividido é bastante difícil. O retalho é deixado em repouso, partindo-se então para a segunda fase da intervenção: a remoção do enxerto do palato.

Caso: Cortesia de *S. Studer e A. Adler.*

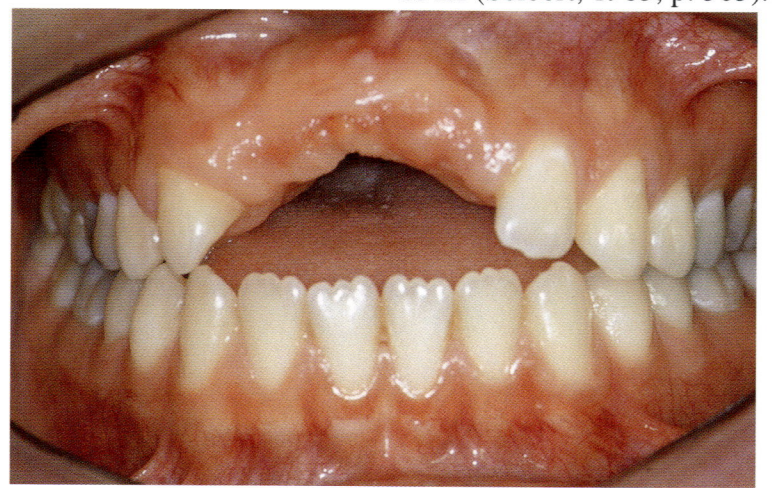

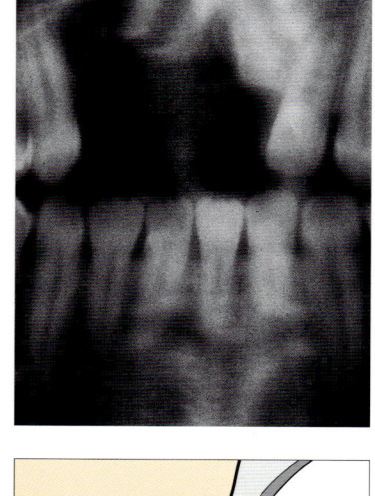

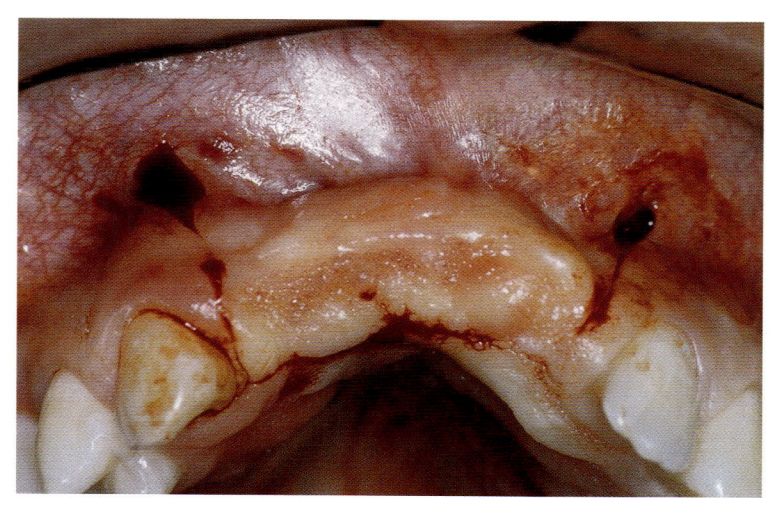

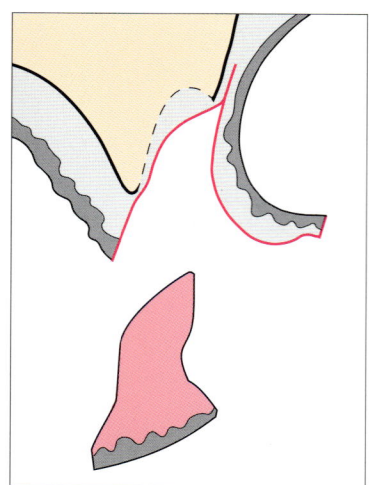

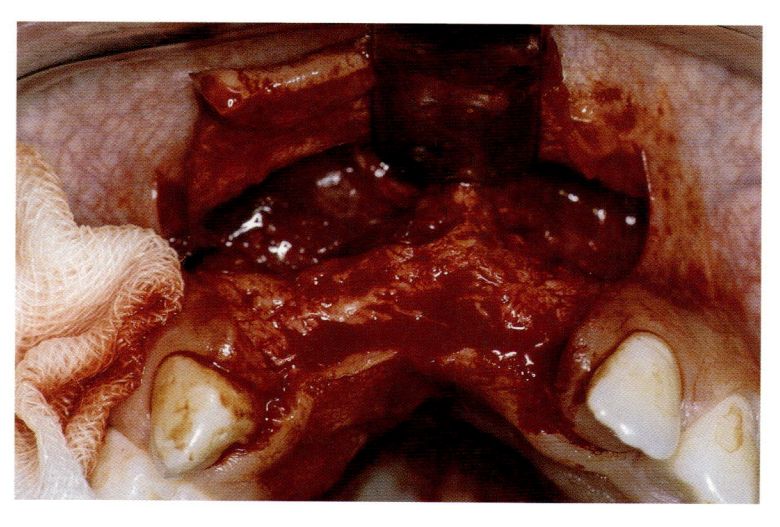

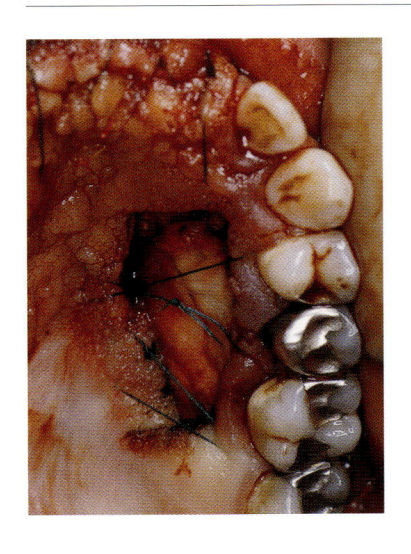

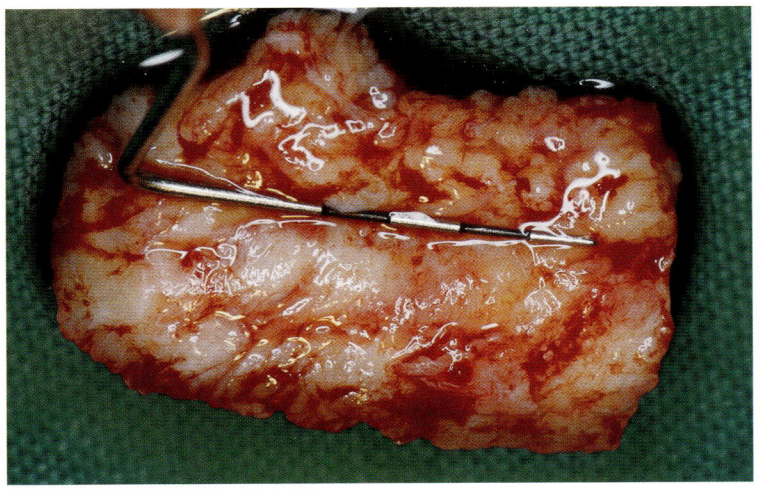

Aumento de crista alveolar com ETC parcialmente epitelizado

1.258 Fase 2: Coleta do enxerto
Enxerto grande, *parcialmente* recoberto por epitélio, removido do palato. O tecido adiposo, neste caso, é deixado propositadamente para o aumento da crista (não submetida a cargas).

Esquerda: Suturas de estabilização sobre a área doadora. O provisório com recobrimento palatino serve como proteção.

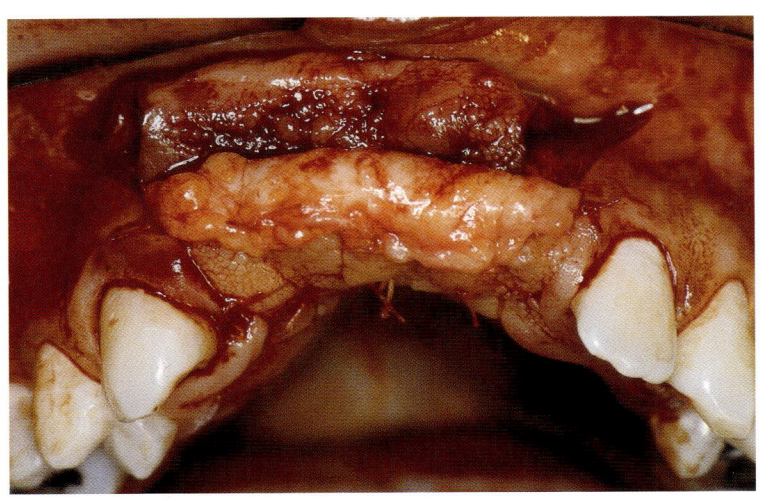

1.259 Fase 3: enxerto no leito receptor
Os defeitos horizontal e vertical, que abrangem a área de três dentes, são completamente preenchidos pelo extenso enxerto. Este é suturado pelo lado palatino com fios reabsorvíveis. Sempre que possível, devem-se utilizar apenas suturas de material reabsorvível, para que a cicatrização local não sofra interferências pela remoção da sutura.

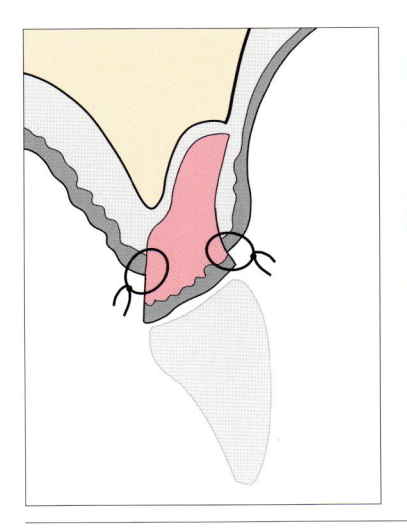

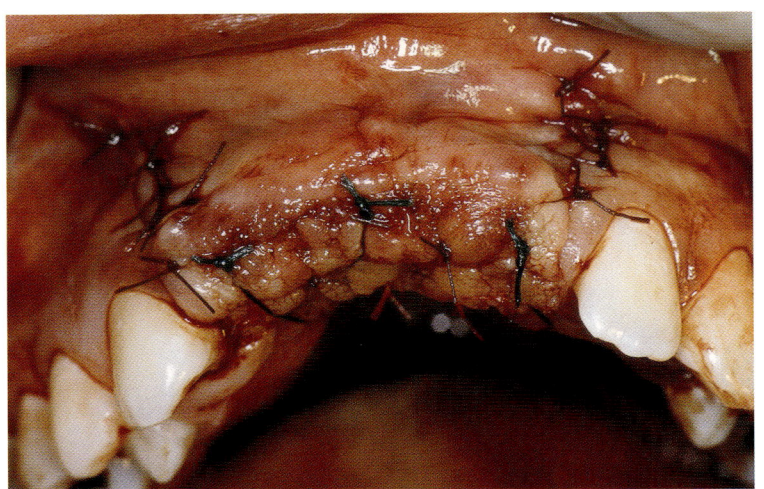

1.260 Imediatamente após a cirurgia
O retalho dividido preparado no início da intervenção foi reposicionado sobre a parte não-epitelizada do enxerto e, na margem deste, é fixado com sutura reabsorvível à mucosa queratinizada. As incisões verticais são, então, suturadas. Por último, medidas de prevenção ao edema.

Esquerda: O retalho vestibular recobre a parte não-epitelizada do enxerto do palato; a parte epilelizada permanece sem recobrimento.

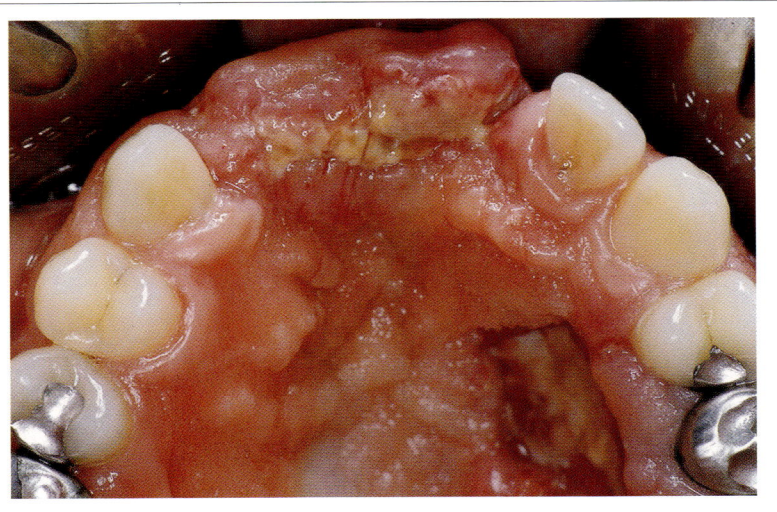

1.261 Oito dias depois da cirurgia – vista lingual
A cicatrização primária está praticamente concluída. O enxerto utilizado era propositalmente maior que a área receptora, para compensar o encolhimento já esperado (20%).
O paciente faz bochechos com solução de CHX por 14 dias; após esse período, *spray* de CHX na área operada.
O provisório desgastado não deve exercer qualquer pressão sobre a área da cirurgia.

Cortesia de *S. Studer e A. Adler.*

1.262 Situação 2 meses após a cirurgia – dentes pilares preparados
Os segmentos edentados estão praticamente cicatrizados. A crista alveolar apresenta dimensões e conformações vertical e horizontal quase fisiológicas, de forma que os elementos do pôntico podem ser alinhados normalmente.

Os dentes 13; 22 e 23 já foram preparados para o *provisório fixo* inicial.

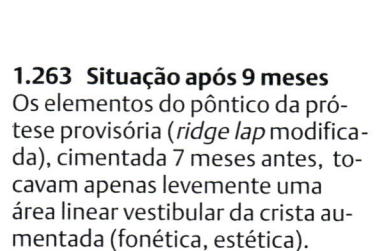

1.263 Situação após 9 meses
Os elementos do pôntico da prótese provisória (*ridge lap* modificada), cimentada 7 meses antes, tocavam apenas levemente uma área linear vestibular da crista aumentada (fonética, estética).

Direita: Representação esquemática de um elemento de pôntico do provisório. A linha vermelha tracejada representa a concavidade (para o pôntico ovóide) de, pelo menos, 3 mm que se deseja imprimir nos tecidos moles (neste caso, sem problema algum).

1.264 Execução das concavidades na crista alveolar
As três concavidades rasas na crista foram feitas por meio de pequena intervenção cirúrgica; após duas semanas, elas estão completamente epitelizadas. Com isso, são criadas artificialmente novas papilas, e os elementos do pôntico parecerão emergir diretamente do rebordo.

Direita: Instrumentos para a execução das concavidades: ponta esférica diamantada de 5 mm de diâmetro ou ponta do bisturi elétrico em alça.

1.265 Reconstrução definitiva – dois anos após a cirurgia
A linha da gengiva marginal apresenta curvaturas naturais, e os dentes parecem emergir do rebordo alveolar (*emergence profile*). Os espaços interdentais foram, em parte, fechados com as "novas" papilas e também com as longas áreas de contato interdentais dos elementos da prótese (ver Fig. 1.262).

Direita: Elemento ovóide do pôntico (metalocerâmico): facilidade de higienização.

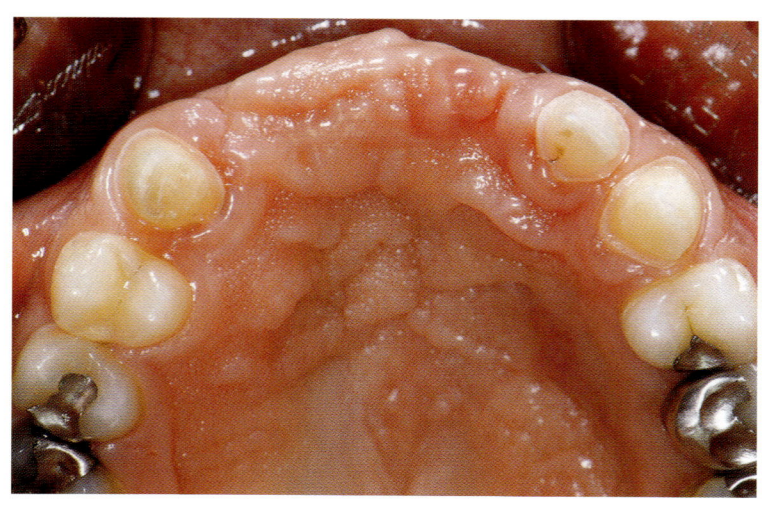

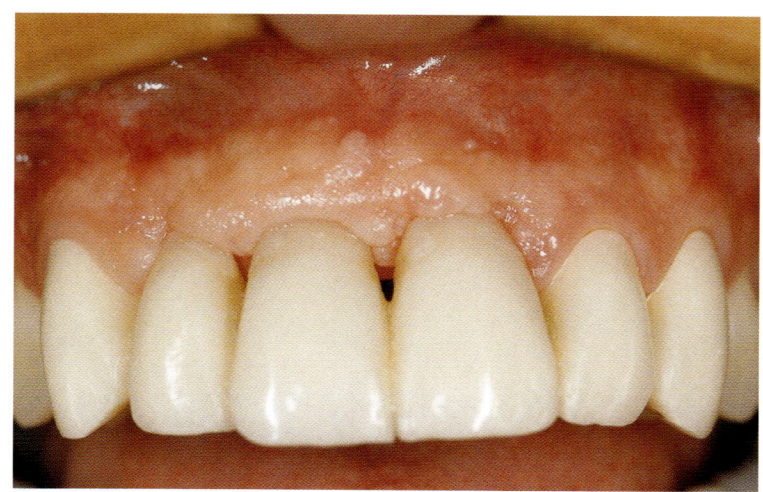

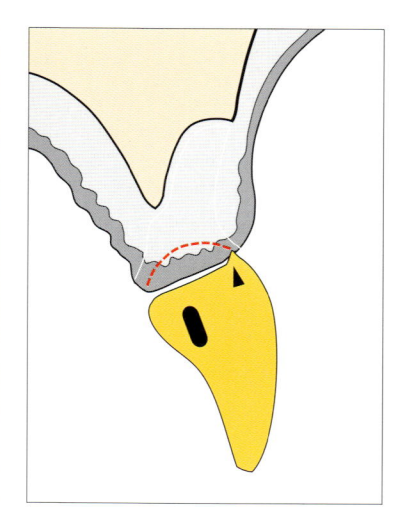

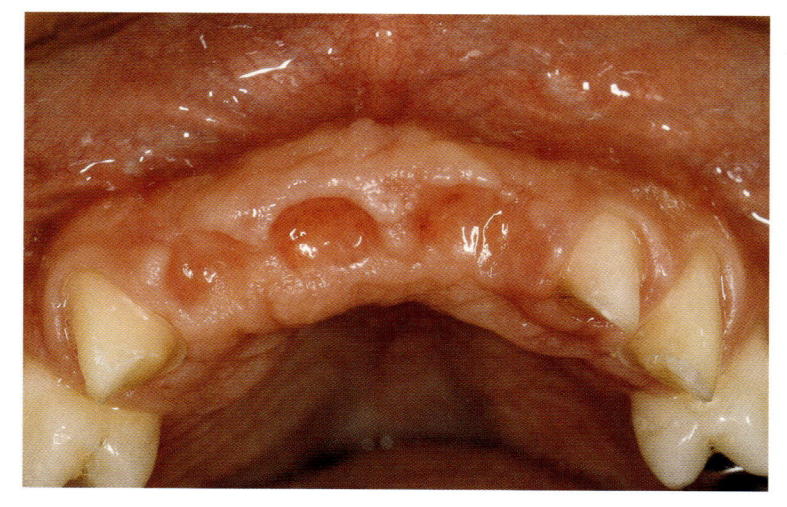

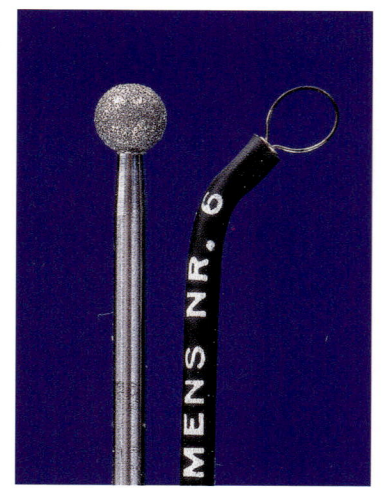

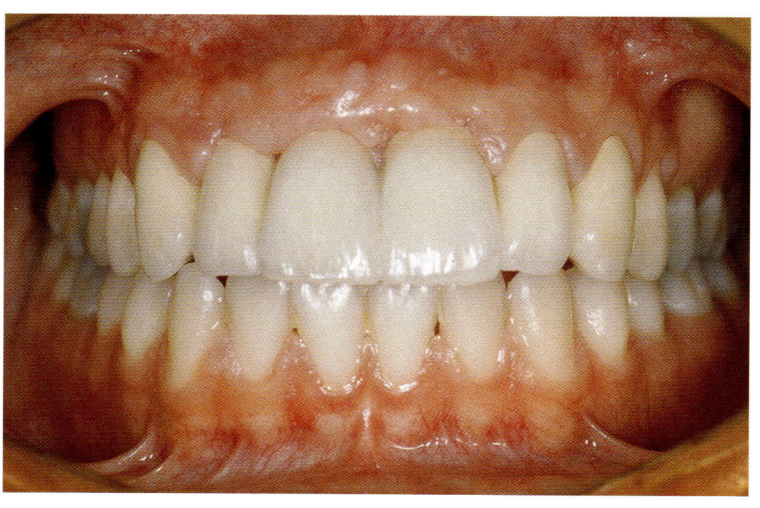

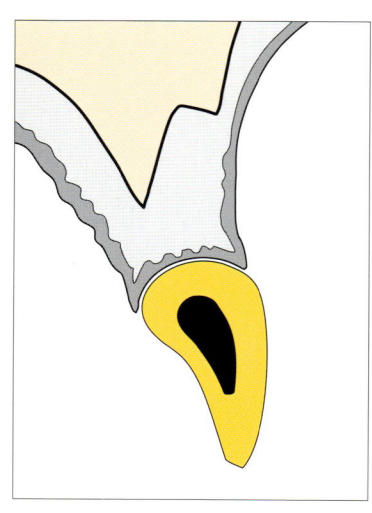

Defeito de crista alveolar – reconstrução com enxerto de tecido conjuntivo – sinopse

Os aumentos de crista alveolar podem ser feitos de diversas maneiras. A escolha depende da reconstrução protética planejada (próteses removíveis, próteses fixas, implantes). Além disso, há diversos fatores associados ao paciente importantes, como a reação a cirurgias, a cooperação, as expectativas com relação à estética, etc.

Enquanto para a osteointegração de implantes são necessários *aumentos de crista ósseos*, para as construções protéticas bastam *aumentos de crista com tecidos moles*, especialmente quando se trata de pônticos com elementos ovóides em regiões esteticamente relevantes.

Esses aumentos de tecidos moles, porém, têm certas limitações no que diz respeito à extensão e ao volume (área doadora).

No caso recém-apresentado, de um paciente de 19 anos, os limites foram certamente alcançados. O grande defeito nas direções vertical e horizontal exigiu um enxerto de grandes dimensões, cuja cicatrização era incerta. A remoção dessa grande quantidade de tecido no palato também foi problemática, tendo sido desconfortável para o paciente. Pequenas intervenções cirúrgicas para preenchimento e remodelação continuam sendo feitas esporadicamente.

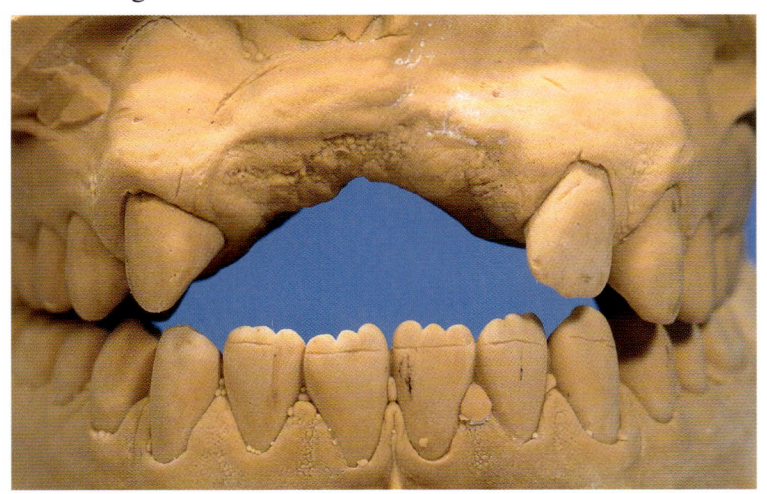

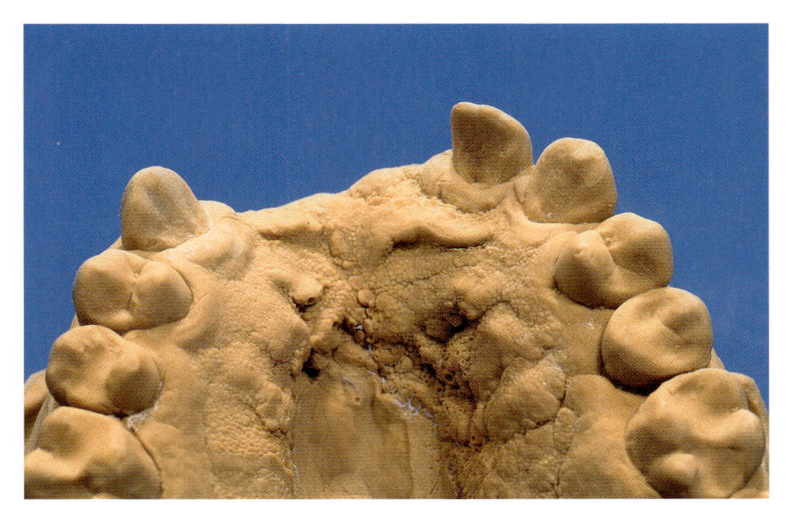

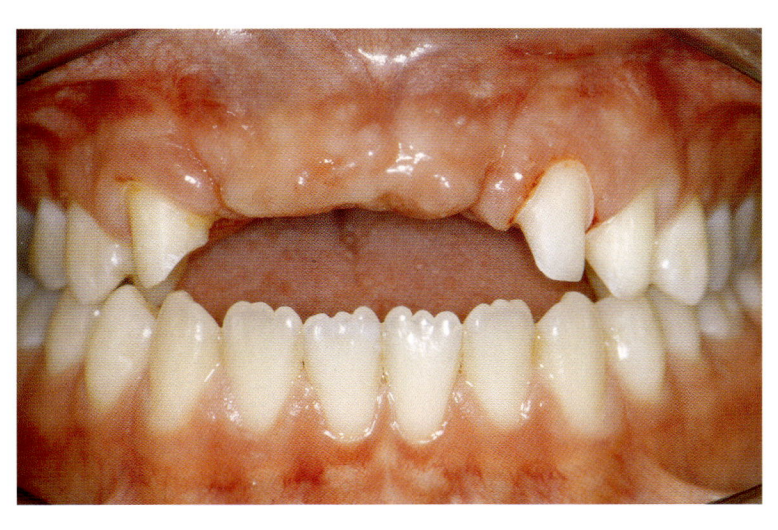

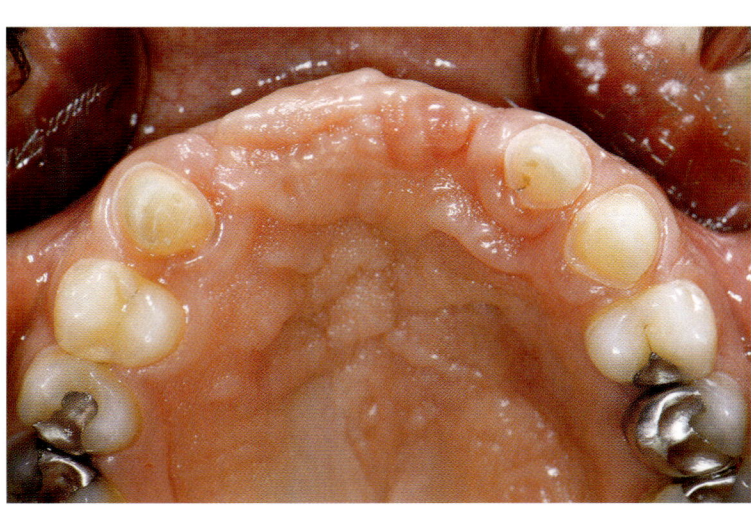

(Fig. 1.266 E/D, 1.267 E/D)

Planejamento: prótese fixa ou implantes?

Nos modelos, as extensões vertical (figura: em cima, à esquerda) e horizontal (em cima, à direta) podem ser bem-avaliadas – classe III (Seibert, 1983). Situação clínica após 2 meses (embaixo, à esquerda) e após nove meses: a correção cirúrgica apresenta certos riscos (extensão, volume). Apesar do prognóstico incerto, optou-se por uma prótese fixa – após aumento de crista com tecidos moles –, em vista da idade do paciente.

No caso deste paciente, a colocação de implantes teria as seguintes contra-indicações e desvantagens:

- *Idade (19 anos) e sexo (masculino) do paciente:* Não se pode excluir a possibilidade de que o paciente ainda esteja em crescimento ou de que as erupções dentais ainda não estejam concluídas. Cooperação com o tratamento?
- *Duração do tratamento:* A cicatrização após a regeneração óssea (ROG) e a colocação dos implantes é demorada (maturação do novo osso). Vários provisórios?
- *Cirurgia:* Por razões estéticas (região anterior), são necessárias, em geral, diversas intervenções (plástica do vestíbulo? ETC antes de ROG?)
- *Estética:* Alguns dos problemas seriam o posicionamento dental, a obtenção de um *emergence profile* e a reconstrução papilar. Efeito *umbrella* (p. 491)?

Periodontia e implantodontia, ver próximas páginas.

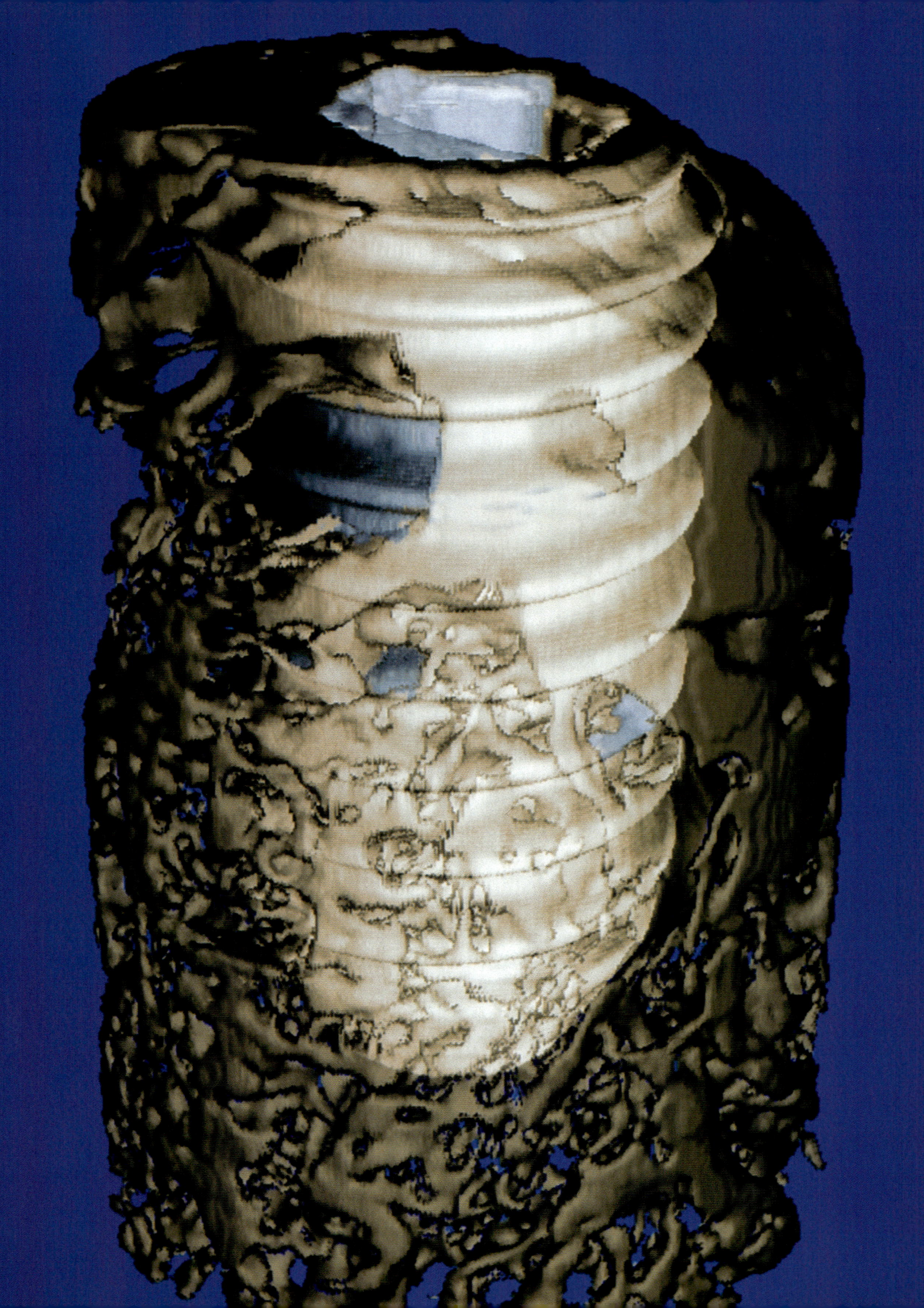

Implantes: dente natural ou implante intra-ósseo após o tratamento periodontal?

A crescente utilização de implantes, inclusive na Periodontia, não é mais novidade (Nevins e Mellonig, 1999; Lindhe e cols., 2003). Este capítulo trata de algumas peculiaridades do uso de implantes em pacientes suscetíveis à periodontite, após tratamento periodontal.

A Figura 1.268 confronta um dente natural a um implante de titânio osteointegrado, em forma de raiz. São evidentes as diferenças na região intra-óssea (periodonto *versus* osteointegração), bem como outras variações anatômicas, mas mais importante do que isso são as possíveis diferenças entre os pacientes com periodonto saudável e aqueles com periodonto comprometido. Neste caso, faz-se necessária uma avaliação multidisciplinar para que se tome a decisão correta – manutenção dos elementos dentais ou colocação de implantes.

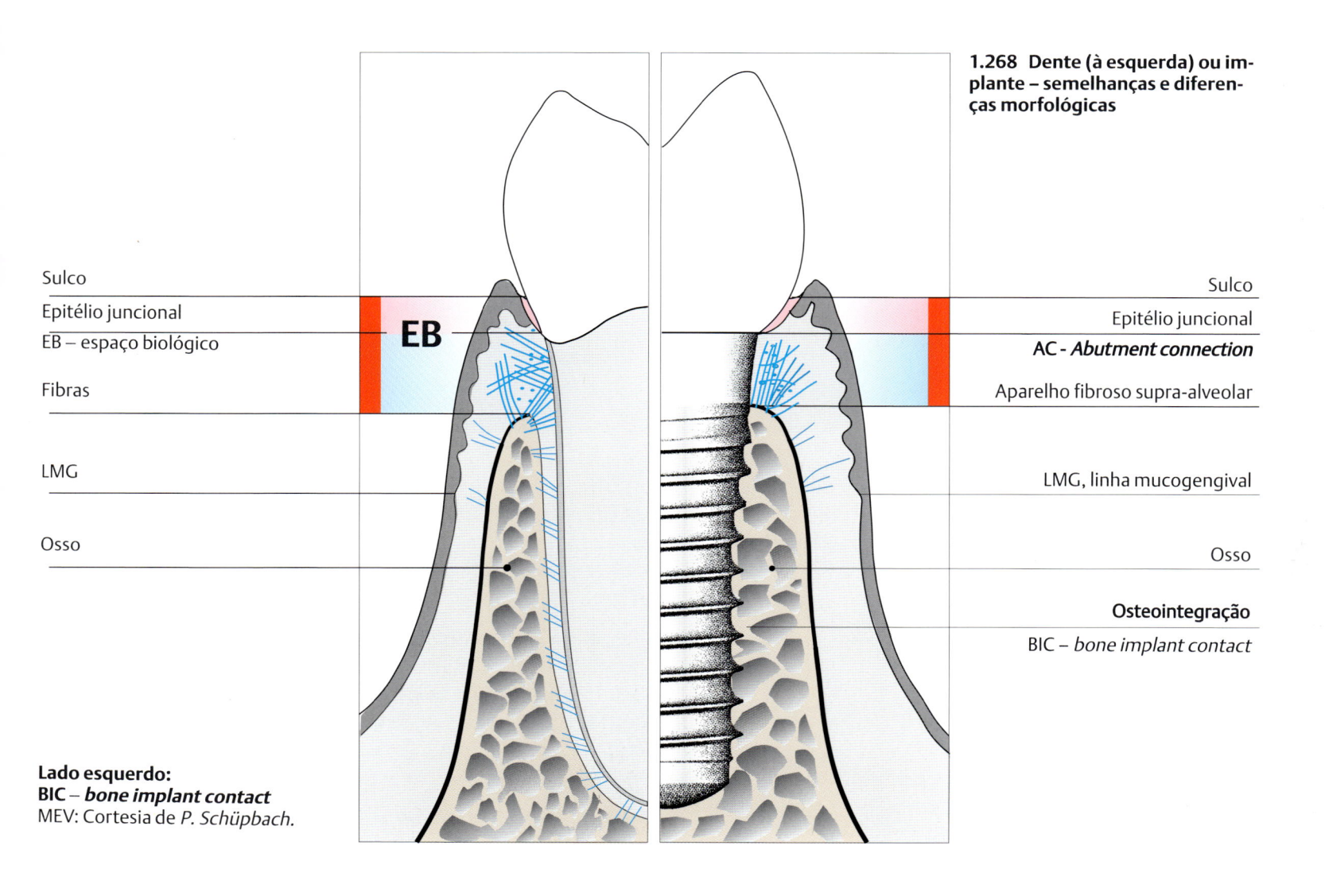

1.268 Dente (à esquerda) ou implante – semelhanças e diferenças morfológicas

Sulco
Epitélio juncional
EB – espaço biológico
Fibras

LMG

Osso

Sulco
Epitélio juncional
AC - Abutment connection
Aparelho fibroso supra-alveolar

LMG, linha mucogengival

Osso

Osteointegração
BIC – *bone implant contact*

Lado esquerdo:
BIC – *bone implant contact*
MEV: Cortesia de *P. Schüpbach*.

Critérios para o diagnóstico e para a escolha do tratamento

Manutenção do dente ou substituição por implante?

Essa pergunta só pode ser respondida de maneira muito genérica ou, então, específica para cada caso. Há relatos na literatura de que as taxas de sucesso dos implantes em pacientes saudáveis são de 99% (Lindquist e cols., 1996). Em pacientes acometidos por doenças sistêmicas ou periodontites agressivas, essa porcentagem é bem mais baixa, assim como a previsibilidade dos resultados também é bem menor. Os fatores de risco locais (higiene oral, colaboração do paciente, etc.) e, principalmente, os fatores gerais (fumo, diabete, osteoporose, doenças sangüíneas) devem ser esclarecidos, para só então decidir se o dente deve ser mantido ou não (van Steenberghe, 2003).

Para tanto, realiza-se um exame específico após a anamnese geral. A decisão a ser tomada depende de uma série de aspectos a serem interpretados pelo cirurgião-dentista, e é a competência do profissional que determinará a obtenção de bons resultados a longo prazo.

Manutenção dos dentes naturais

Não somente a Implantologia, mas também o tratamento periodontal regenerativo fizeram grandes avanços. Quando existe a possibilidade de se solucionar um caso apenas com o tratamento periodontal, a colocação de implantes não é indicada; isso vale principalmente para dentes em "áreas de risco", como a região póstero-superior (seio maxilar) ou inferior (canal mandibular/forame mental).

Se um futuro dente pilar necessitar, porém, de tratamento endodôntico, pino intra-radicular, núcleo, etc., a duração, o custo e o prognóstico do tratamento são comparáveis ao da colocação de um implante. É exatamente nesses casos que o paciente deve tomar parte na escolha do tratamento.

Substituição por implantes

Nos casos de ausência de elementos na arcada, trata-se, muitas vezes, de decidir-se entre um implante ou uma prótese parcial removível.

Os dentes com periodonto fortemente comprometido e risco de progressão da periodontite devem ser extraídos antes que uma grande parte do suporte ósseo necessário para a colocação do implante seja perdida.

1.269 Radiografia panorâmica de um paciente de risco com molares inferiores comprometidos
Devem ser realizadas intervenções regenerativas ou colocados implantes nesse caso de periodontite avançada (riscos: fumo, higiene oral)?

Direita: Apenas mediante um diagnóstico radiográfico mais preciso (neste caso: TC – cortes mandibulares, Denta-Scan) podem ser avaliadas estruturas importantes para a escolha do tratamento (dimensões mandibulares, largura do rebordo alveolar, canal mandibular, etc.).

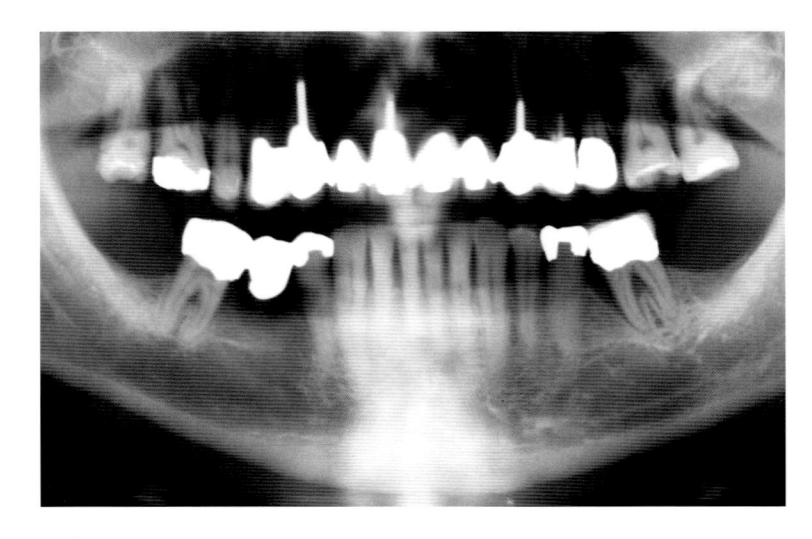

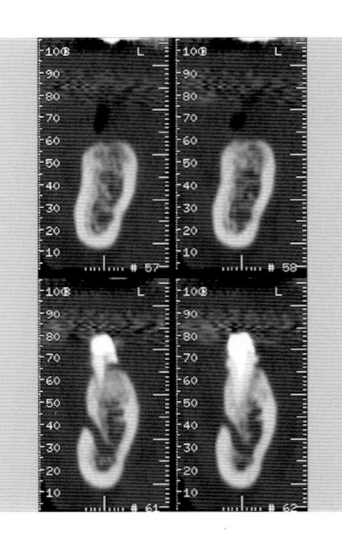

Avaliação para a colocação de implantes

Antes de se decidir definitivamente pela colocação de implantes, devem ser realizados os mesmos exames que para os pacientes com periodontite (p. 165). Os exames radiográficos complementares (escaneamento por TC) fornecem informações sobre a forma, a estrutura e a densidade do rebordo alveolar e também sobre estruturas como seios maxilares, canal mandibular e zonas residuais de osteíte e a espessura da compacta óssea, ou seja, a qualidade do osso (Lekholm e Zarb, 1985).

Ao mesmo tempo, os parâmetros relevantes para a reconstrução protética – como as posições dos implantes previamente determinadas mediante *setup* – também são reproduzidos sobre as radiografias especiais com o auxílio de placa radiográfica (gabarito com marcas normatizadas). Isso permite a avaliação do local escolhido para o implante já antes da cirurgia.

Nos casos de reabsorção por periodontite, o rebordo alveolar pode ficar afastado da crista alveolar. Como, hoje em dia, o local escolhido para a colocação do implante não é aquele onde ainda se encontra osso suficiente, mas sim, o que for melhor para a construção protética (*backward planning*), fazem-se necessárias cirurgias de reconstrução óssea.

Propostas de tratamento – resultados

Planejamento – problemas

O princípio da Implantologia moderna mencionado anteriormente implica o fato de que os implantes tenham de ser colocados em locais em que o suporte ósseo é escasso ou quase inexistente. Hoje em dia é realizado um grande número de cirurgias para a reconstrução do rebordo alveolar antes da colocação do implante ou – sob certas condições – *simultaneamente* a esta.

Todas essas intervenções devem ser planejadas com cautela no caso de pacientes suscetíveis à periodontite. Devem ser considerados especialmente o fator de risco "fumo" (grande número de cigarros por dia) associado à higiene bucal insatisfatória e à pouca colaboração do paciente, além de outros riscos, como diabete, polimorfismo IL-1 e outros polimorfismos genéticos que interferem na defesa imunológica.

O plano de tratamento é, muitas vezes, dificultado pelas expectativas do paciente, que deseja não só um bom resultado funcional, como também resultados estéticos excelentes. Fica a cargo do profissional advertir o paciente sobre as limitações do tratamento e, sempre que possível, apresentar-lhe proposta por escrito.

Técnicas de aumento de crista alveolar

Em linhas gerais, essas técnicas são as mesmas que as utilizadas nas cirurgias periodontais e mucogengivais (p. 295 e 397).

As cirurgias de *aumento de crista alveolar com tecidos moles* geralmente devem ser realizadas antes daquelas com tecidos duros. Com enxertos de tecido conjuntivo (ETC, p. 419), é possível obter bons resultados estéticos: o ganho em espessura de uma mucosa fina de crista alveolar permite o bom fechamento do local da cirurgia com o reposicionamento do retalho sem que este tenha de ser tensionado.

A conformação de papilas também é possível quando a mucosa é espessa: o *perfil de emergência* de um elemento de pôntico ovóide (p. 502) assemelha-se ao de um dente natural.

Dependendo da situação anatômica local, os *aumentos de crista alveolar* para a estabilização do leito do implante são realizadas simultaneamente à colocação do implante ou em dois tempos operatórios. As técnicas utilizadas são:

- Regeneração óssea guiada (ROG)
- Enxertos ósseos em bloco
- Elevação do assoalho do seio maxilar (*sinus lift*)
- Distração osteogênica alveolar, etc.

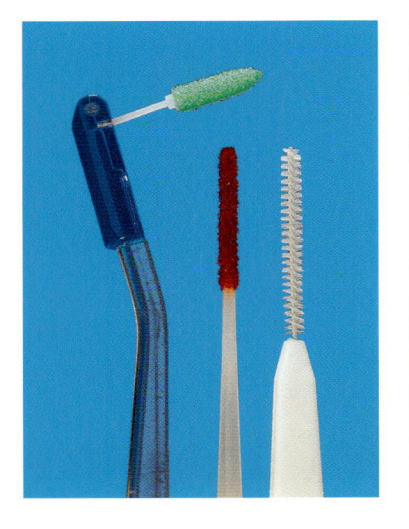

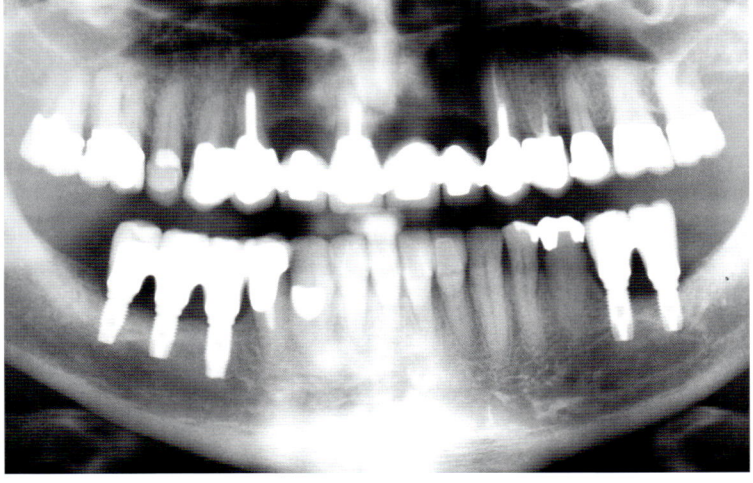

1.270 Radiografia panorâmica de paciente de risco 3 anos após a colocação de implantes

Após a extração dos molares inferiores acometidos por periodontite e a cicatrização alveolar (meio ano), foram colocados – sem aumento da crista alveolar – cinco parafusos de implantes com superfície microcondicionada.

Esquerda: A colaboração do paciente melhorou, de forma que, a cada 3 a 4 meses, ele comparece às consultas de manutenção, ocasião em que recebe novas orientações de higiene bucal. O paciente não está disposto, porém, a abandonar o fumo.

Resultados a longo prazo – higiene bucal

As chances de sucesso da manutenção de dentes naturais e de implantes são semelhantes nos pacientes com periodontite, mas consideravelmente menores do que em um paciente "saudável". Elas dependem do comportamento do paciente (higiene oral, colaboração), dos fatores de risco (fumo, bruxismo) e, principalmente, da colonização microbiana do tecido marginal, ou seja, a interface entre o dente ou o implante e o tecido mole. O paciente suscetível reage menos controladamente do que o "saudável" à instalação de microrganismos patogênicos, mesmo em bolsas rasas.

No sulco gengival e em bolsas de implantes, encontra-se uma flora que difere ligeiramente da dos dentes naturais, com predominância de *Tannerella forsythensis, Peptostreptococcus micros,* etc.

Conclusão: Em pacientes com periodontite tratada e implantes dentais, o controle de placa eficiente e cuidadoso junto ao tratamento de manutenção a curtos intervalos são condições importantes para um bom prognóstico a longo prazo.

Manutenção – administrando problemas com implantes

Os *insucessos precoces* de implantes, geralmente, são de origem biológica. A falta de refrigeração durante o preparo do leito do implante causa necrose óssea, e a contaminação da ferida cirúrgica, infecções. Tecido ósseo quantitativa ou qualitativamente insuficiente, falta de estabilidade primária ou ação muito precoce de cargas podem prejudicar a osteointegração.

Além disso, os *insucessos tardios* devem-se, normalmente, a fatores de ordem mecânica (sobrecarga, parafunções) ou técnica (fratura de componentes do implante). Já no casos de pacientes que passaram por tratamento periodontal, muitas vezes, o problema são as periimplantites.

O início desses processos deve ser diagnosticado o mais rapidamente possível na fase de manutenção, enquanto é ainda possível interrompê-los com relativa facilidade (ver classes CIST). Os intervalos entre as consultas devem ser estipulados de acordo com o problema detectado.

A cada consulta de manutenção, verificam-se, portanto, os seguintes aspectos:
- Acúmulo de placa bacteriana nas estruturas do implante
- Tendência ao sangramento do tecido periimplantar
- Secreção purulenta, início da formação de bolsas
- Presença de bolsas
- Destruição óssea periimplantar (visível na radiografia)

1.271 Checklist CIST
- **C** *Cumulative*
- **I** *Interceptive*
- **S** *Supportive*
- **T** *Therapy*

Esse *checklist* é um grande auxílio à THD – afinal, é ela a responsável pela verificação dos problemas. O conjunto de medidas **A** vai sendo complementado gradativamente por outras medidas conforme o aumento da gravidade da doença, até que se chegue ao conjunto **D**. Obs.: **E** corresponde ao insucesso, ou seja, à perda do implante.

PS (mm)	IP placa	BOP sangramento	Osso	CIST
≤3	–/+	–/+	–	A
4 – 5	+	+	–	A + B
>5	+	+	≤2 mm ↓	A + B + C
>5	+	+	>2 mm ↓	A + B + C ▶ D
Mobilidade/Dor		Exames clínico e radiográfico		E → Remoção do implante ?

Conduta cumulativa – níveis de tratamento

As letras A a E do diagrama representam conjuntos de medidas que são complementados conforme a classe CIST (Mombelli e cols., 2003):

Medida A (protocolo CIST A)

Casos de inflamação (mucosite e profundidades de sondagem de até 3 mm): limpeza mecânica do implante com taça de borracha e pasta; remoção dos depósitos da superfície do implante com instrumentos de plástico.

Medidas A+B

Casos em que há secreção purulenta, primeiros sinais de destruição do tecido periimplantar e bolsas de 4 a 5 mm: protocolo A + irrigação das bolsas com CHX 0,2%; o paciente deve utilizar também *spray* de CHX ou continuar, ele mesmo, a empregar a solução de irrigação.

Medidas A+B+C

Nos casos de profundidades de sondagem acima de 5 mm e perda óssea (periimplantite visível na radiografia): teste microbiológico, conforme o caso (Mombelli e cols., 1987; Mombelli e Lang, 1992; Luterbacher e cols., 2000); protocolo A+B + administração de antibiótico contra germes anaeróbios (metronidazol sistêmico: 1g durante 10 dias ou *controlled released drugs*, como o Atridox).

Medidas A+B+C+D

Quando, após a administração de antibiótico, a perda óssea continua extensa, procede-se à correção cirúrgica (D) para evitar a perda da osteointegração. A intervenção pode ser ressectiva ou para tentar preencher os defeitos ósseos com procedimentos regenerativos após a desintoxicação das superfícies do implante expostas (aplicação de ácido, remoção mecânica de irregularidades, jatos abrasivos com material biocompatível, etc.) e, em casos extremos, tentar nova osteointegração (Wetzel e cols., 1999). Com essas medidas, o implante talvez possa ser mantido.

Medida E

Remoção do implante. Dor à compressão e mobilidade significam falha da osteointegração. O implante deve ser removido o quanto antes, para que o alvéolo possa regenerar-se. Isso possibilita a realização de novo implante no mesmo local.

Obs.: A higiene bucal e os cuidados de manutenção do implante devem ser executados somente com instrumentos não-agressivos à sua superfície (de plástico, fibra de carbono ou titânio). Com isso, o implante se manterá por toda a vida do paciente.

O periodonto do idoso: periodontia geriátrica
Condições especiais – conceitos modificados de terapia

O contingente de idosos na população mundial torna-se cada vez maior, embora haja diferenças entre as populações do chamado Terceiro Mundo e dos países industrializados (Fig. 1.272).

O principal problema para a Odontologia é o distanciamento crescente entre o *absolutamente necessário* e os limites do *executável*. Essa marcante tendência carrega consigo problemas de ordem socioeconômica, previdenciária e de ética médica, de cujas dimensões só se tomou consciência nos últimos anos.

A classificação gerontológica da OMS é a seguinte:

- Indivíduo em início do envelhecimento   45 a 60 anos
- Indivíduo envelhecido   61 a 75 anos
- Indivíduo idoso   76 a 90 anos
- Indivíduo muito idoso   91 a 100 anos

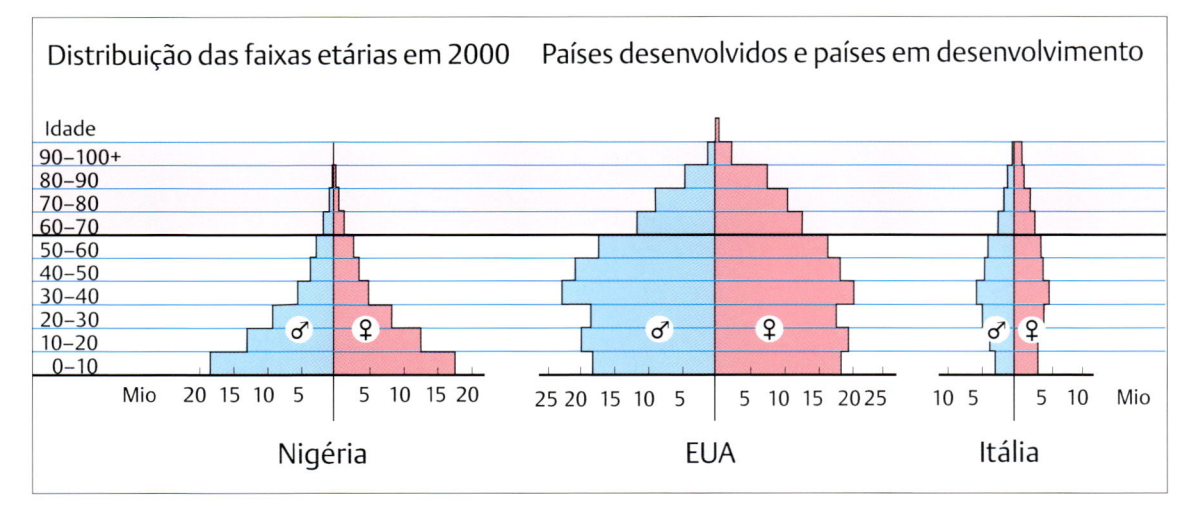

1.272 Distribuição das faixas etárias em um país em desenvolvimento e em países industrializados
No "Terceiro Mundo" (no exemplo, Nigéria), as taxas de nascimento são altas, e a pirâmide populacional tem base larga.
A pirâmide populacional dos EUA tem forma de barril, devido à redução das taxas de nascimento, por um lado, e, por outro, à elevação da expectativa de vida.
A curva italiana é semelhante à dos EUA, porém bem menos volumosa, em virtude do seu número de habitantes, bem mais baixo.

É claro que as condições gerais de cada indivíduo não podem ser avaliadas somente por sua idade cronológica. Muito mais importante do que esta para a sua qualidade de vida é o seu estado físico e psíquico. Doenças sistêmicas e medicamentos dificultam o plano de tratamento odontológico (classificação ASA, anamnese, p. 212).

Apesar do crescimento da população idosa, o número de próteses totais confeccionadas reduziu-se consideravelmente. A razão disso são, provavelmente, os vertiginosos avanços das pesquisas sobre a etiologia e a patogênese dentais e periodontais na segunda metade do século XX.

Esses conhecimentos, entretanto, conferiram maior importância às medidas de prevenção, cujo efeito se estende até as idades mais avançadas.

Além disso, as técnicas de tratamento e as estratégias preventivas desenvolveram-se e aprimoraram-se, aumentando o tempo de manutenção dos dentes na cavidade oral.

Condições especiais

O aumento da população idosa tem, naturalmente, repercussão importante na Periodontia.

No início do capítulo *Tratamento* (p. 201), afirmou-se que, para o tratamento da gengivite, da periodontite e da retração, existem métodos comprovadamente eficazes.

Com a alteração da distribuição etária da população, essa afirmação tem de ser relativizada:

O indivíduo idoso passa por alterações somáticas e psíquicas que podem obrigar o médico e o dentista à busca de alternativas. Isso não significa, de modo algum, que o paciente idoso e, eventualmente, doente receberá um tratamento de pior qualidade, mas apenas que será tratado de outra forma.

Deve-se considerar que nem todas as funções orgânicas, psíquicas e motoras regridem com a idade (Geering, 1986):

Habilidades que se mantêm ou podem, até mesmo, desenvolver-se:
- Memória de longo prazo
- Aprendizado
- Capacidade de julgamento
- Bom senso
- Fala
- Aptidões físicas e intelectuais
- Confiabilidade
- Equilíbrio, estabilidade, etc., porém, também, inflexibilidade

Funções e habilidades que podem reduzir-se:
- Queda de imunidade, com conseqüente aumento do risco de infecções.
- Maior freqüência de doenças sistêmicas e uso de medicamentos.
- Redução do potencial regenerativo dos tecidos, inclusive os orais.
- Queda da resistência física.
- Negligenciamento da higiene bucal.
- Redução do fluxo salivar.
- Cáries de raiz.

1.273 Fatores que favorecem o surgimento de problemas periodontais no idoso

Em uma pessoa idosa, não necessariamente se observam todos os fatores aqui relacionados. Porém, um ou dois aspectos – por exemplo, pouca colaboração e queda da imunidade – já podem comprometer seriamente a saúde bucal. Também pode haver acúmulo de diversos fatores, de forma que o paciente necessite de cuidados especiais.

Modif. de *Ratka-Krüger e cols.*, 1998.

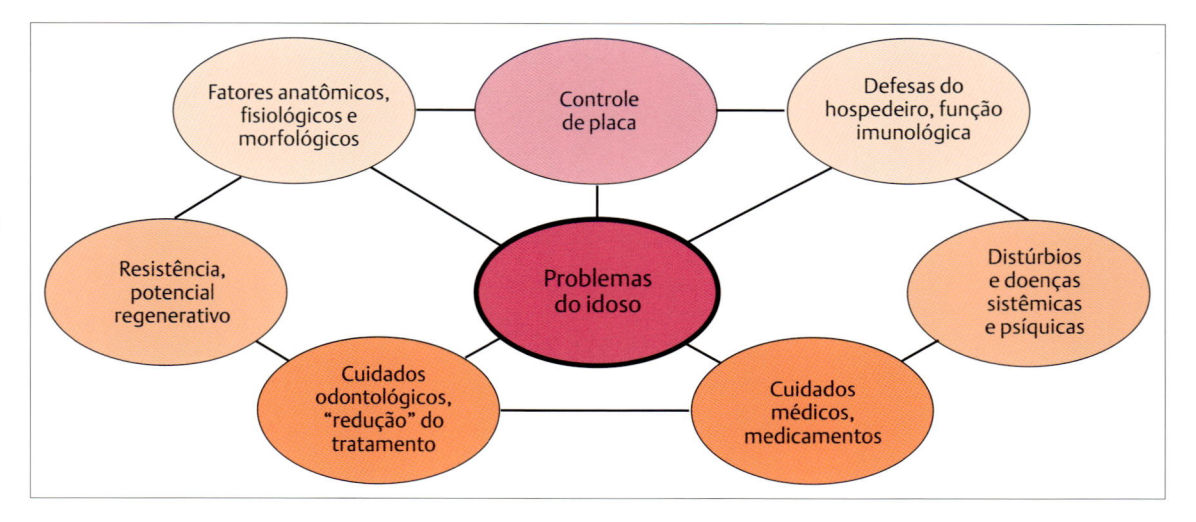

Alterações biológico-estruturais do tecido periodontal no idoso

Além dos fatores genéricos recém-discutidos, há também os processos clínicos e biológico-estruturais normais de envelhecimento em todos os órgãos e tecidos, inclusive o periodonto.

No capítulo "Retração gengival" (p. 155), são descritos aspectos clínicos do periodonto do idoso que se assemelham aos da retração. Na Figura 1.274, vê-se um paciente idoso com periodonto "normal". A migração gengival – inclusive interdental – é explicada por fatores externos que agem durante décadas: discreta inflamação crônica e, conseqüentemente, "encolhimento" da gengiva, induzido por uma higiene oral incorreta e eventuais problemas iatrogênicos.

Para o periodonto, são relevantes os processos de envelhecimento biológico-estruturais da gengiva (epitélio e tecido conjuntivo), do desmodonto e do tecido ósseo. Os processos de cicatrização e regeneração parecem reduzir-se com o avançar da idade (p. ex., redução de células indiferenciadas, p. 351).

Epitélios

As alterações no *epitélio gengival* são reguladas, em parte, pelo tecido conjuntivo subgengival. Os estudos acerca da proliferação, ou seja, da renovação do epitélio são controversos: enquanto alguns autores observaram aumento da atividade de proliferação com o avançar da idade, outros afirmam que essa atividade se mantém igual ou, mesmo, se reduz. De qualquer forma, é unânime a observação de que a mucosa oral e a gengiva tornam-se mais finas, "macias" e secas (redução da produção de saliva) e de que o pontilhado gengival diminui.

Todas as mucosas dos idosos são mais sensíveis e vulneráveis a ferimentos do que as dos jovens. Histologicamente, observa-se redução da queratinização da gengiva, bem como atrofia do estrato espinhoso. Todas essas modificações são mais comuns em mulheres na menopausa – provavelmente, devido à interrupção da função ovariana – do que em homens da mesma idade.

No epitélio juncional, não se observaram quaisquer alterações relacionadas ao envelhecimento.

Tecido conjuntivo

As *alterações do tecido conjuntivo* são iguais na *gengiva* e *no desmodonto*. O número de fibroblastos (e sua atividade mitótica) e a síntese de colágeno reduzem-se. O colágeno do desmodonto mantém-se ordenado normalmente, porém os feixes de fibras aparentam mais espessos e densos. Pode haver formação de zonas hialinas, que – raramente – originam regenerações cartilaginosas ou mineralizadas. O número de restos epiteliais de Malassez é menor.

A espessura do cemento celular de fibras mistas aumenta especialmente no terço apical das raízes e nas áreas de furca.

O espaço desmodontal diminui – isso pode, entretanto, estar correlacionado a estados funcionais (hipofunção, ausência de função).

Os vasos podem mostrar alterações arterioscleróticas; a vascularização se reduz.

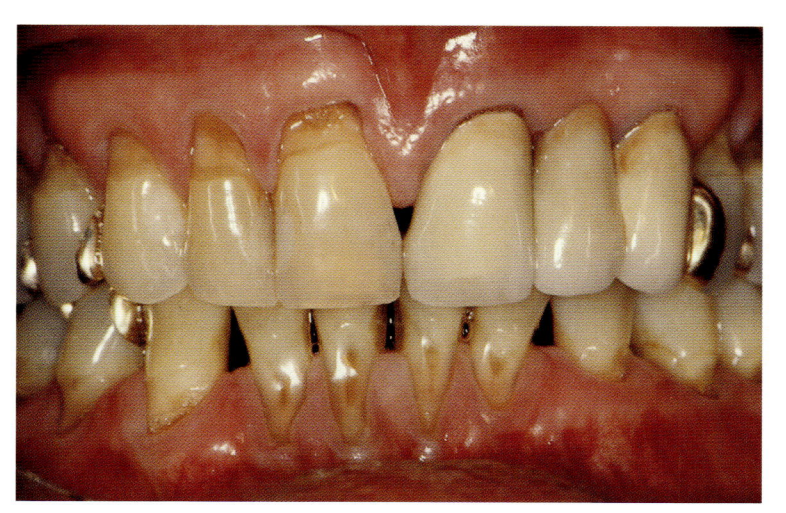

1.274 Imagem clínica de um paciente de 61 anos
Este paciente sempre escovou os dentes com movimentos horizontais, o que resultou em retrações ("encolhimentos") e defeitos em cunha. No dente 31, a gengiva inserida sofreu regressão total. Praticamente não há alterações periodontais.

Osso

Em pacientes com idade avançada, alterações ósseas por osteoporose – reabsorção da compacta óssea e aumento dos espaços medulares – também podem ocorrer na maxila e na mandíbula, porém em grau muito menor do que o que se achava. A osteoporose é mais comum em ossos longos e nas vértebras. As mulheres são mais acometidas devido à interrupção da produção de estrógenos e devem fazer exames regulares de densitometria óssea após a menopausa.

Cicatrização

É comum o cirurgião-dentista questionar se as intervenções periodontais, especialmente as cirúrgicas, são indicadas em pacientes idosos ou se são grandes as chances de haver problemas com a cicatrização. Esse risco é praticamente inexistente. Embora, em idosos, o número de células indiferenciadas seja menor em todos os tecidos, a sua potência se mantém. O único problema é o maior tempo de cicatrização: ele pode ser consideravelmente maior do que no paciente jovem.

Alterações relacionadas à idade – plano de tratamento

Como já mencionado diversas vezes, um tratamento periodontal abrangente só deve ser executado sob as seguintes condições:

- Tempo e disposição suficientes por parte do paciente
- Permanente colaboração do paciente com respeito à higiene bucal
- Boa saúde geral
- Redução dos fatores de risco.

Esses requisitos também podem ser preenchidos pelo paciente idoso física e psiquicamente saudável. Hoje em dia, os pacientes mais velhos exigem tratamentos de alta qualidade, como os que se proporcionam aos pacientes mais jovens. Os idosos não aceitam soluções paliativas e não abrem mão de bons resultados estéticos.

Há, porém, aqueles pacientes que não cumprem os critérios mencionados acima ou o fazem apenas parcialmente. A sua má disposição ("não vale mais a pena") obriga a soluções de compromisso. Muitas vezes, o paciente não é capaz de compreender a necessidade de um tratamento sistemático e deseja apenas o "absolutamente necessário" ou o alívio da dor. Muitos pacientes idosos julgam saber sempre melhor do que o cirurgião-dentista e seus auxiliares o que deve – ou não – ser feito.

Muitas doenças sistêmicas sérias, como diabete, Alzheimer, tumores, doenças auto-imunes e efeitos colaterais de medicamentos podem influenciar significativamente o plano de tratamento.

De forma geral, a habilidade motora reduz-se com a idade. Muitas vezes, os pacientes que sofrem das doenças há pouco mencionadas não compreendem mais o porquê da higiene bucal ou têm grandes dificuldades em praticá-la. Nem sempre a escova dental manual pode ser substituída pela elétrica ou pelo uso de anti-sépticos (CHX, ver p. 235). Dessa forma, o acúmulo de placa é grande, causando gengivite e, às vezes, periodontite. Conforme as estatísticas, as doenças periodontais desenvolvem-se mais rapidamente e/ou com maior intensidade em idosos (Imfeld, 1985). *Mesmo assim*, a periodontite não deve ser considerada uma doença senil.

Além dos problemas gerais e daqueles relacionados à higiene do paciente idoso, há também os sinais de desgaste natural da dentição, como atrição, abrasão, retração e alterações de cor.

1.275 Paciente de 80 anos
Este paciente psiquicamente saudável sofre de doença de Parkinson. Ele tem grandes dificuldades para executar a higiene mecânica, mas gostaria de manter os dentes "limpos". Após o tratamento periodontal, foi demonstrada a utilização de escovas elétricas e prescrito o uso de CHX de acordo com a sua situação individual (com o auxílio da família). As consultas de manutenção foram marcadas a intervalos curtos.

Direita: Regime de uso da CHX.

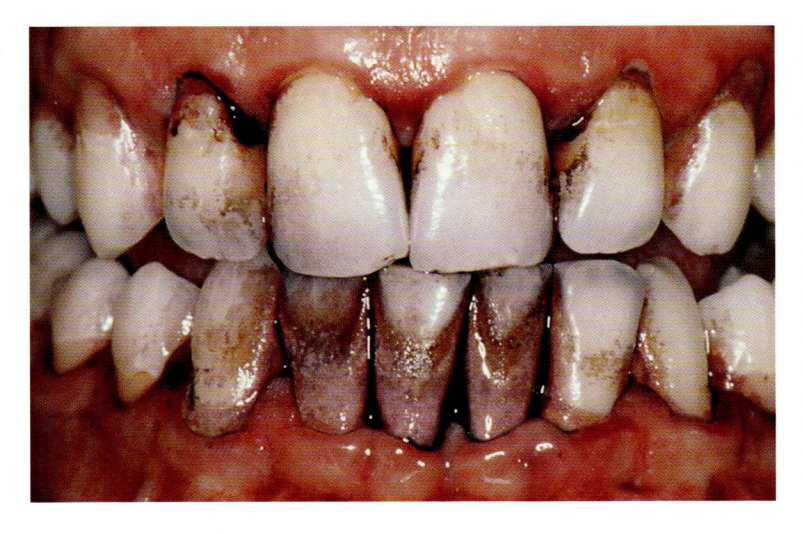

Regime de uso da CHX – duas formas diferentes de emprego

A

CHX 0,1 a 0,2% 2× ao dia por 1 mês
3 meses *sem* CHX
1 mês de CHX
3 meses *sem* CHX
e assim por diante.

B

Uso permanente de CHX em baixas concentrações (0,06%) em casos de higiene bucal deficiente (p. ex., em asilos).

Plano de tratamento modificado

Pacientes idosos, mas física e psiquicamente saudáveis, em geral não necessitam de tratamento especial. Nos casos em que há limitações físicas ou psíquicas, o tratamento deve ser planejado de acordo com a situação do paciente. Dentes com prognóstico incerto devem ser, geralmente, extraídos. Uma conduta mais radical seria realizar o tratamento periodontal somente daqueles dentes com expectativa de manter-se até o fim da vida do paciente.

No caso de ausências dentais em regiões posteriores, deve-se avaliar a necessidade de uma prótese. Se, por razões funcionais, esta for imprescindível, provavelmente a reconstrução removível será mais recomendável do que a fixa.

É melhor instalar a prótese em uma idade em que o paciente tenha maior facilidade de adaptação do que manter dentes durante anos (ou décadas) mediante tratamento periodontal e, por fim, ter de instalar uma prótese total, que o paciente não quer ou não consegue aceitar.

Em pacientes idosos, a máxima não é manter a qualquer preço os seus dentes, mas sim, o seu bem-estar oral (saúde, função, fonética e estética) e, assim, a sua auto-estima.

Classificação das doenças periodontais

Nova classificação das doenças e estados clínicos periodontais (1999)

Como já discutido no capítulo "Doenças periodontais associadas à placa bacteriana" (p. 79), os novos conhecimentos clínicos e científicos, a experiência clínica acumulada e a rápida troca de informações (Internet) promovem constantes revisões da nomenclatura das doenças e dos quadros clínicos.

Em 1999, no *workshop* realizado em Oak-Brook (Illinois, EUA), membros da *American Academy of Periodontology* (AAP) e da *European Federation of Periodontology* (EFP) elaboraram a classificação (tipos I-VIII) que consta nas próximas páginas – na versão original em inglês – e que foi publicada por Armitage, 1999, nos *Annals of Periodontology*.

Tipo	Classificação (1999) das doenças periodontais Descrição
I	Doenças gengivais
II	Periodontite crônica
III	Periodontite agressiva
IV	Periodontite como manifestação de uma doença sistêmica
V	Doenças periodontais necrotizantes
VI	Abscesso do periodonto
VII	Periodontite associada a lesões endodônticas
VIII	Deformações relacionadas ao desenvolvimento ou adquiridas

1.276 Doenças periodontais Tipos – classificação de 1999
Divisão das doenças periodontais em oito tipos principais: a classificação completa, com todas as suas subdivisões, consta nas próximas páginas na versão original em inglês.

Classificação de 1999 – prós e contras

A classificação antiga (AAP, 1989) continha cinco classes. Nessa classificação, a *idade do paciente ao surgimento da doença* e a velocidade de progressão da doença eram de grande relevância – como se nota nas denominações "periodontite de início precoce" (*early onset periodontitis*), "periodontite do adulto", "periodontite de rápida progressão" (PEP/PPR). Uma vez que a progressão rápida da doença (*rapidly progressive periodontitis*) não ocorre apenas em pacientes jovens, mas também em adultos – periodontites crônicas que, inesperadamente, passam a desenvolver-se de forma rápida com a queda da imunidade –, essa divisão teve de ser alterada.

Mas também a nova classificação de 1999 terá validade limitada: ela é (excessivamente) abrangente e confere pesos iguais às doenças mais comuns, *relevantes para a prática*, e às muito raras. Essa classificação se assemelha à minuciosa relação de doenças da OMS e pouco leva em consideração o caráter multifatorial (fatores de risco) da periodontite.

Esses problemas já foram tratados por diversos estudos (Van der Velden, 2000; Burgermeister e Schlagenhauf, 2002; Brunner e cols., 2002; *Deutsche Gesellschaft für Parodontologie* – DGP, 2002; Bengel, 2003; Lang, 2003).

1.277 Classificação – versão original (AAP, 1999)

A fim de se evitarem equívocos e imprecisões, optamos pela publicação do texto original da classificação em inglês (quadro ao lado).**

(Classificação simplificada, p. 78.)

Doenças gengivais (A)
Acometimento do periodonto sem perda de inserção ou de tecido ósseo.

(A gengivite também é um dos principais sinais da periodontite.)

As gengivites induzidas por placa bacteriana (tipo I A), principalmente são doenças de distribuição ubiqüitária. O periodonto de todo indivíduo está sujeito à gengivite, que é de fácil tratamento. Conforme a sua definição, a gengivite não acomete estruturas periodontais.

Doenças gengivais (B) não-induzidas por placa bacteriana
A essas patologias, também pode associar-se gengivite causada por placa.

Este é um grupo de doenças/lesões relativamente raro. Exceção: lesões virais, que acometem tanto o periodonto como a mucosa de revestimento. O seu tratamento pode ser difícil, e as chances de sucesso são variáveis. Em muitas situações, é necessário o tratamento por especialistas, principalmente nos casos de doenças mais sérias (p.ex. pênfigo vulgar).

Tipo I – Doenças gengivais
  A. Doenças gengivais induzidas por placa bacteriana
  1. Gengivite associada somente à placa dental
      a. sem influência de fatores locais
      b. sob influência de fatores locais (v. VIII A)
  2. Doenças gengivais modificadas por fatores sistêmicos
      a. associadas ao sistema endócrino
          1) gengivite associada à puberdade
          2) gengivite associada ao ciclo menstrual
          3) associada/o à gravidez
              a) gengivite
              b) granuloma piogênico
          4) gengivite associada ao *diabetes mellitus*
  3. Doenças gengivais alteradas por medicamentos
      a. doenças gengivais influenciadas por drogas
          1) hipertrofias gengivais alteradas por drogas
          2) gengivites alteradas por drogas
              a) gengivite associada ao uso de contraceptivos
              b) outras
  4. Doenças gengivais influenciadas por deficiências nutricionais
      a. gengivite por deficiência de ácido ascórbico
      b. outras

  B. Lesões gengivais não-induzidas por placa
  1. Doenças gengivais de origem bacteriana específica
      a. lesões associadas à *Neisseria gonorrhea*
      b. lesões associadas ao *Treponema pallidum*
      c. lesões associadas às espécies estreptocócicas
      d. outras
  2. Doenças gengivais de origem viral
      a. infecções pelo herpes-vírus
          1) estomatite herpética primária
          2) herpes gengival recorrente
          3) infecções por varicela-zóster
      b. outras
  3. Doenças gengivais de origem fúngica
      a. infecções por *Candida*
          1) candidíase gengival generalizada
      b. eritema gengival linear
      c. histoplasmose
      d. outros
  4. Lesões gengivais de origem genética
      a. fibromatose gengival hereditária
      b. outras
  5. Manifestações gengivais de alterações sistêmicas
      a. patologias mucocutâneas
          1) líquen plano
          2) penfigóide
          3) pênfigo vulgar
          4) eritema multiforme
          5) lúpus eritematoso
          6) induzidas por drogas
          7) outras
      b. reações alérgicas
          1) materiais restauradores
              a) mercúrio
              b) níquel
              c) acrílico
              d) outros
          2) reações atribuíveis a
              a) pastas dentais / dentifrícios
              b) irrigadores
              c) aditivos de gomas de mascar
              d) outros
  6. Lesões traumáticas (factícias, iatrogênicas, acidentais)
      a. químicas
      b. físicas
      c. térmicas
  7. Reações tipo corpo estranho
  8. Inespecíficas

Tipo I – Doenças gengivais
- **Patologias gengivais induzidas por placa**
  - Gengivite induzida (somente) por placa
  - Gengivite influenciada por fatores sistêmicos

  - Gengivite influenciada pela ação de medicamentos

  - Gengivite influenciada pela carência nutricional

- **Doenças gengivais não-induzidas por placa**
  - Lesões bacterianas específicas

  - Lesões virais

  - Lesões fúngicas

  - Lesões de origem genética

  - Manifestações de distúrbios sistêmicos

  - Lesões traumáticas
  - Reação de corpo estranho
  - Outras

Classificação das doenças e estados clínicos periodontais

Tipo II –
Periodontite crônica CP

Tipo III –
Periodontite agressiva PA

Tipo IV –
Periodontite associada a doenças sistêmicas

– Doenças sangüíneas

– Distúrbios genéticos

– Outras

Tipo V – Gengivite ulcerativa necrosante (GUN) e periodontite ulcerativa necrosante (PERUN)

Tipo VI – Abscessos

Tipo VII – Periodontite associada a lesões endodônticas

Tipo VIII – Anomalias de desenvolvimento ou adquiridas

– Fatores dentais localizados que favorecem a retenção de placa

– Anomalias mucogengivais junto aos dentes

– Anomalias mucogengivais em cristas alveolares edêntulas

– Trauma oclusal

Tipo II – Periodontite Crônica (PC)**
  A. Localizada
  B. Generalizada

Tipo III – Periodontite Agressiva (PA)**
  A. Localizada
  B. Generalizada

Tipo IV – Periodontite como manifestação de doenças sistêmicas
  A. Associada a distúrbios hematológicos
    1. Neutropenia adquirida
    2. Leucemia
    3. Outros
  B. Associada a distúrbios hereditários
    1. Neutropenia cíclica familiar
    2. Síndrome de Down
    3. Síndromes da deficiência de adesão de leucócitos
    4. Síndrome de Papillon-Lefèvre
    5. Síndrome de Chediak-Higashi
    6. Síndromes histiocíticas
    7. Doença do armazenamento de glicogênio
    8. Agranulocitose genética infantil
    9. Síndrome de Cohen
    10. Síndrome de Ehlers-Danlos (tipos IV e VIII)
    11. Hipofosfatasia
    12. Outros
  C. Inespecífica

Tipo V – Doenças periodontais necrosantes
  A. Gengivite úlcero-necrosante (**GUN**)
  B. Periodontite úlcero-necrosante (**PERUN**)

Tipo VI – Abscessos do periodonto
  A. Abscesso gengival
  B. Abscesso periodontal
  C. Abscesso periocoronário

Tipo VII – Periodontite associada a lesões endodônticas
  A. Lesões endoperiodontais

Tipo VIII – Deformidades e anomalias de desenvolvimento ou adquiridas
  A. Fatores dentais localizados que modificam ou predispõem às doenças gengivais/periodontites induzidas por placa
    1. Anatomia dental
    2. Anatomia dental
    3. Fraturas radiculares
    4. Reabsorção radicular cervical ou falhas no cemento
  B. Deformidades mucogengivais e anomalias ao redor dos dentes
    1. Recessão gengival/de tecidos moles
      a. vestibular ou lingual
      b. interproximal (papilar)
    2. Faixa estreita/ausente de gengiva inserida
    3. Vestíbulo raso
    4. Freio/inserção muscular anômalo/a
    5. Excesso de tecido gengival
      a. pseudobolsa
      b. margem gengival inconsistente
      c. exposição gengival excessiva
      d. hipertrofia gengival (v. IA3 e IB4)
    6. Pigmentação anômala
  C. Deformidades mucogengivais e anomalias em rebordos alveolares desdentados
    1. Redução vertical e/ou horizontal
    2. Insuficiência de tecido gengival/queratinizado
    3. Hipertrofia gengival
    4. Freio/inserção muscular anômalo/a
    5. Vestíbulo raso
    6. Pigmentação anômala
  D. Trauma oclusal
    1. Trauma oclusal primário
    2. Trauma oclusal secundário

1.278 Periodontites – tipos II a VIII

Periodontite crônica (II) e agressiva (III)
A periodontite crônica (antiga PA) é a doença periodontal mais comum (> 80% dos casos).

As formas agressivas (antigas PEP, PP, PJL, PPR) são raras.

Além da *patobiologia* (p. 96), devem ser consideradas as dimensões *patomorfológicas* (p. 98) e a localização da perda de inserção:

** **Localizada/generalizada**
Se menos de 30% das faces dentais (*sites*) estiverem acometidos, considera-se o problema *localizado*.

Um acometimento maior é considerado *generalizado*.

** **Escore clínico de gravidade**
A perda de inserção clínica (CAL) é classificada da seguinte forma:

– Leve   até 2 mm
– Moderada   3 a 4 mm
– Severa   5+ mm

** Além dessa classificação da AAP (1999), aceita internacionalmente, há também a classificação da ADA (*American Dental Association*)/AAP dos *case patterns* ou *case types*, que leva em consideração o grau de gravidade da perda de inserção e a complexidade do tratamento:

ADA – *case types*

• Graus	Classificação
I	Gengivite – três graus de gravidade
II	Periodontite precoce
III	Periodontite moderada
IV	Periodontite avançada

Modificações – comparação entre as classificações de 1989 e de 1999

Toda classificação não é mais do que a tentativa de denominar determinados estados patológicos, que só podem ser explicados por meio de definições mais longas.

Por isso, é praticamente impossível expressar com poucas palavras as causas, o início, o estado, o grau, a progressão e as conseqüências de uma forma específica e diferenciá-la de inúmeras outras doenças.

Em contrapartida, as classificações devem refletir a relevância e a ocorrência de determinada doença para serem bem-aceitas pelo clínico.

Os autores deste atlas procuraram empregar a nova classificação – que, além de críticas, também merece reconhecimento –, sempre mencionando, paralelamente, a antiga. O objetivo principal era, porém, descrever com clareza as *formas patológicas mais importantes* por meio de texto e figuras.

1.279 Modificações introduzidas pela classificação da AAP/1999
Essas alterações estão enumeradas na tabela ao lado (ver DGP, 2002).

De modo geral, a designação complementar "marginal" não é utilizada nos casos de gengivite e periodontite. Por outro lado, a designação "apical" deve ser mantida no caso da periodontite apical, uma vez que esse tipo de periodontite é muito menos freqüente.

Obs.: Para a maioria dessas formas mais novas, ainda não foram criadas abreviaturas.

	1989/1999 Modificações	1989 5 classes	1999 8 tipos
+	• Complementação do grupo "doenças gengivais"	—	I
+	• Complementação do grupo "abscessos periodontais"	—	VI
+	• Complementação do grupo "periodontite associada a lesões endodônticas"	—	VII
+	• Complementação do grupo "anomalias de desenvolvimento ou adquiridas"	—	VIII
△	• Detalhamento da "periodontite como manifestação de doença sistêmica"	III	IV
▶○	• Substituição de "periodontite do adulto" por "periodontite crônica"	I AP	II CP
▶○	• Substituição de "periodontite de início precoce (*early onset*)" por "periodontite agressiva"	II EOP PPP LJP RPP	III AP
▶○	• Substituição de "periodontites ulcerativas necrosantes" por "doenças periodontais necrosantes"	IV P/GUNA	V P/GUN
−	• Eliminação da categoria "periodontites refratárias e recorrentes"	V RP	✗

Limitações – algumas críticas à classificação

A nova classificação de 1999 possui um número excessivo de subdivisões (hierarquia): por exemplo, a gengivite associada à gravidez encontra-se em IA 2a3a/b. Além disso, exceto CP, AP, GUN/P, faltam abreviaturas apropriadas para as doenças mais comuns.

O tema do capítulo "Manifestações orais em doentes de AIDS" (p. 142), bastante atual, não é mencionado, embora não somente a gengivite/periodontite ulcerativa necrosante aguda (P/GUNA), como também uma série de doenças secundárias (bacterianas, virais e infecções fúngicas e tumores – como o sarcoma de Kaposi, p. 146) possam surgir nas mucosas e no periodonto em consequência dessa imunodeficiência grave.

Por fim, a retração clássica, que nos últimos anos tornou-se cada vez mais freqüente nos países industrializados (p. 155), foi introduzida no grupo "anomalias mucogengivais"(VIII B1 a). A retração de tecidos moles, aliás, só surge nos casos em que já exista deiscência óssea. Para o clínico, é irrelevante determinar se esse "estado" é patológico ou simplesmente uma variação morfológica do periodonto (higiene incorreta, disfunção funcional, p. 459). Ele tem de confrontar-se cada vez mais com o fato de que o paciente não deseja apenas restabelecer a saúde oral, mas também a estética. Cada vez mais pacientes anseiam a correção estética das retrações, e uma das soluções que se pode oferecer são as cirurgias plásticas mucogengivais.

Por um lado, faltam determinados estados clínicos (doenças infecciosas, como a AIDS) ou estes são classificados inadequadamente (como é o caso da retração) e, por outro lado, alguns estados como o abscesso periocoronal (VI C) encontram-se em posição de destaque.

Manutenção – tratamento individualizado

Com o quadro de fotos à página 448, os autores da 3ª edição deste *Atlas* prestam sua homenagem àqueles que, por meio do seu trabalho exemplar como pesquisadores e professores e da sua disponibilidade e amizade, contribuíram de modo especial para a realização desta obra, desde sua 1ª edição, há mais de 20 anos.

Pedimos desculpas a todos os colegas e amigos que não puderam ser incluídos nesse quadro devido à limitação de espaço.

A todos, os nossos mais sinceros agradecimentos.

Solução – Nomes dos homenageados no quadro de retratos à página 448

1 Sture Nyman		51 Ulrich Saxer
2 Thorkild Karring		52 Charlotte Kramer
3 Jan Lindhe		53 Bernita Bush
4 Jan Wennstrom		54 Connie Drisko
5 Cefald Kramer		55 Sandra Augustin-Wolf
6 Myron Nevins		56 jeanpierre Bernimoulin
7 Sigund Ramflond		57 Arie van Winkelhoff
8 Kenneth Kornman		58 Andrea Mombelli
9 Michael Newman		59 Pierre Baehni
10 ThomasWilson		60 François Roulet
11 Mick Dragoo		61 Max Leu
12 William Becker		62 Jürg Meyer
13 Michael Marxer		63 Klaus Rateitschak
14 Pierpaolo Cortellini		64 Edith Rateitschak-Plüss
15 Maurizio Tonetti		65 Hans Mühlemann
16 Gianfranco Carnevale		66 Herbert Wolf
17 Massinno de Sanctis		67 Thomas Hassell
18 Roberto Pontoriero		68 Hubert Schroeder
19 Hannes Wachtel		69 Thomas Marthaler
20 Per Axeisson		70 Klaus Onig
21 Per Ingvar Branernaflk		71 Roland Saladin
22 George Zarb		72 Rainer Oberhoizer
23 Hubertus Spiekermann		73 Max Listgarten
24 Saschajovanovic		74 Anthony Melcher
25 Daniel Buser		75 Bernhard Guggenheim
26 Christoph Hämmerle		76 Jorgen Slots
27 Uli Grunder		77 Roy Page
28 Michael Novak		78 Hans-Peter MOller
29 Markus Hurzeler		79 AnneTanner
30 Ralf Mutscheiknauss		80 Signnund Socransky
31 Nilklaus Lang		81 Lennart Niisson
32 Harald L6e		82 Wolfgang Bengel
33 Mareo Imoberdorf		83 Milan Schijatschky
34 Iorg Strub		84 Lars Hammarstrom
35 Carlo Marinello		85 Mariano Sanz
36 Pascal Magne		86 Thomas Hoffmann
37 Urs Belser		87 Sorenjepsen
38 Christian Augustin		88 Daniel van Steenberghe
39 Rino Burkhardt		89 Peter Raetzke
40 Ronald jung		90 Thomas Flemmig
41 Claude Rufenacht		91 Robert Genco
42 David Garber		92 Werner Mormann
43 a 48 –		93 Joachim Hermann
49 Jiri Sedelmayer		94 Ciorgio Cimasoni
50 Michael McGulne		95 Lavin Flores-de-Jacolby
		96 Sebastian Ciancio
		97 ffing Meyle
		98 EimarHeliwig
		99 James Deschner
		100 Georg Meyer

Imagens fotográficas

Os autores aqui relacionados cederam-nos, de forma cortês, material fotográfico para publicação.

As outras imagens pertencem aos arquivos particulares dos autores ou à clínica odontológica da Universidade de Basel. Todas as fotografias de estúdio foram feitas por H. F. Wolf.

As *fotomicrografias* – exceto aquelas com especificação de origem – foram executadas por PD Dra. Alice Kallenberger e Prof. Dr. Arthur Hefti, University of Columbus (Ohio).

Os *desenhos* e *representações gráficas* foram executados, sob a orientação de H. F. Wolf, pelo atelier de ilustrações científicas B. Struchen & Partner, Zurique (2ª edição), bem como, para esta 3ª edição, por J. Hormann – *design* gráfico, Stuttgart.

Nas figuras com mais de uma imagem, as foto(micro)grafias foram especificadas com as letras E (esquerda), C (centro) ou D (direita) ou as letras A, B e C. Nas imagens de abertura dos capítulos, o número da página correspondente está assinalado.

Universität Basel (CH)

B. Maeglin	261L, 262, 265, 266-268, 271, 271R, 272, 272L, 273, 275, 275R, 276, 276R
B. Daiker	285, 2851-, 286, 286L
R. Guggenheim	255L
J. Meyer	71, 71L
H. J. Müller	**290**
L. Ritz	638-643
B. Widmer	247

Universität Bern (CH)

D. D. Bosshardt	S. 6, 26R, 28L, 30L
N. P. Lang	21 R, 23, 25L, 278
M. Grassi	320R

University of California, San Francisco (USA)

G. C. Armitage	377
J. R. Winkler	310

Northern University of Arizona, Flagstaff (USA)

T. M. Hassell	253

Universität Genf (CH)

G. Cimasoni	47, 360, 745-747
A. Mombelli	410-412, 662, 663

University of California, Loma Linda (USA)

J. Egelberg	37R, 155R, 158R

University of Pennsylvania, Philadelphia (USA)

M. A. Listgarten	45, 46, 46L, 54, 563

Universität Zürich (CH)

B. Guggenheim	56, 56R, 57, 58, 581-, 59, 73R, 75R
I. Hermann	1150-1156
W. Iselin	1166-1168
F. Lutz	51L, 1161 L
W. Mbrmann	38, 1000-1002
H. R. Wühlemann	13R, 269R
P. Schüpbach	S.200, S.510

H. E. Schroeder	18, 18L, 19, 23L-, 26R-28L, 31 R, 32, 48R, 455, 446, 976
P. Stöckli	1143-1149

Poliklinik Basel-Stadt (CH)

T. Lambrecht et al.	1077-1079

Prophylaxe-Schule Zürich-Nord PSZN (CH)

U. P. Saxer	270, 299, 301, 653-655

Privatpraktiker

A. Adler (Basel)	1188-1194, 1255-1268*
C. Augustin (Zürich)	1029-1032, 1249-1251
A. Bachmann (Zürich)	906-908
U. Hersberger (Frenkendorf, BL)	239-241, 244
M. Imoberdorf (Zürich)	825-831, 1091-1097
P. Magne (Genf)	1225-1234**, 1237-1242
M. Marxer (Luzern)	813-820
R. Metzger (Allschwil, BL)	950-956
H. M. Meyer (Zürich)	1100
R. Oberholzer (Suhr AG)	788, 790-802
S. Studer (Zürich)	1255-1268*
F. Wolgensinger (Kilchberg, ZH)	11

* c/o **S. Studer/A. Adler**
** c/o **A. Darendeliler** e **B. Dubrez**

As Figuras 1.225 a 1.234 (fotos e radiografias) foram reproduzidas de:

Magne P., Belser U. Bonded Porcelain Restorations. Chicago: Quintessence; 2002, p. 142.

Referências

As referências bibliográficas deste atlas estão divididas em duas partes:

- A primeira parte, *Livros-texto de Periodontia* – obras que proporcionam um estudo mais aprofundado da matéria – consta a seguir.
- A segunda parte, com artigos de periódicos (*papers*) recomendados, encontra-se no *site* (em inglês) http://www.thieme.de/specials/farbatlas

Em virtude do rápido surgimento de novas informações, os autores limitaram-se a citar os trabalhos mais importantes dos últimos 15 anos, com base nos *proceedings* dos maiores congressos e *workshops*, *position papers* e nos *Annals of Periodontology* (AAP), bem como em revisões da literatura do *Periodontology 2000*, que analisam e comentam constantemente os mais recentes avanços científicos.

Fogem a essa regra os estudos *clássicos*, ou seja, obras mais antigas que servem de referência e base para os conhecimentos atuais e, portanto, merecem ser lidos. Um relato excepcional da história da Periodontia, por exemplo, encontra-se em *Periodontology: from its origins up to 1980*, de A. J. Helds.

Além disso, recomendamos a pesquisa com bases de dados científicos como o *Medline*. Utilizando-se de palavras-chave relacionadas ao assunto de interesse, obtém-se o acesso a sinopses (*abstracts*) de artigos atuais.

A nossa lista de referências não se pretende completa. Além dos *papers*, constam nela trabalhos que não são *mencionados no texto*. *Links* de acesso a esses trabalhos podem ser encontrados nos *sites* de instituições de Periodontia (p. ex., AAP, SSP, DGP).

Livros-texto de Periodontia

Bartolucci EG. Parodontologia. Milano: Edizioni scientifiche; 1999.
Calandriello M, Carnevale G, Ricci G. Parodontologia. Torino: Editrice Cides Odonto; 1986.
Carranza FA, Newman MG. Clinical Periodontology. 8th ed. Philadelphia: Saunders; 1996.
Flemmig TF. Parodontologie. Stuttgart: Thieme; 1993.
Genco RJ, Newman MC, eds. Annals of Periodontology, Vol.1 – World Workshop in Periodontics. Chicago: AAP; 1996.
Genco RJ, Page RC eds. Annals of Periodontology, Vol. 2, joint Symposium on Clinical Trial Design and Analysis in Periodontics. Chicago: AAP; 1997.
Genco RJ, Stamm JW, eds. Annals of Periodontology, Vol. 3, Sunstar-Chapel Hill Symposium on Periodontal Diseases and Human Health: New Directions in Periodontal Medicine. Chicago: AAP; 1998.
Heinemann D. Parodontologie, 3. Aufl. München: Urban & Schwarzenberg; 1997.
Held AJ, Periodontology – From its Origins up to 1980: A Survey. Basel, Boston, Berlin: Birkhäuser; 1989.
Kieser JB. Periodontics. London: Wright, 1990.
Lang NP, Karring T, eds. Proceedings of the 1 st European Workshop on Periodontology. London: Quintessence; 1994.
Lang NP. Checkliste Zahnärztliche Behandlungsplanung. 2. Aufl. Stuttgart: Thieme; 1988.
Lindhe J, Karring T, Lang NP. Clinical Periodontology and Implant Dentistry. 4th ed. Copenhagen: Blackwell/Munksgaard; 2003.
Müller HP. Parodontologie. Checklisten der Zahnmedizin. Stuttgart: Thieme; 2001.
Mutschelknauss RE. Lehrbuch der klinischen Parodontologie. Berlin: Quintessenz; 2000.
Nevins M, Mellonig JT Periodontal Therapy, Vol. 1. Chicago: Quintessence; 1998.
Plagmann HC. Lehrbuch der Parodontologie. München: Hanser; 1998.
Preus HR, Laurell L. Periodontal Diseases (A manual of ...). London: Quintessence; 2003.
Ramfjord SIP, Ash MM. Periodontology and Periodontics. Philadelphia: Saunders; 1979.
Schluger 5, Yuodelis R, Page RC, johnson RH. Periodontal Diseases. 2nd ed. Philadelphia, London: Lea & Febiger; 1990.
Wilson TG, Kornman KS. Fundamentals of Periodontics. Chicago: Quintessence; 1996.
Wilson TG, Kornman KS, Newman MG. Advances in Periodontics. Chicago: Quintessence; 1992.

Periodontia – subdivisões

- Conhecimentos básicos
- Formas específicas
- Exame, diagnóstico
- Prevenção
- Tratamento: primeira fase
- Medicamentos
- Tratamento: segunda fase
- Tratamento de furca – perio/endo
- Tratamento – cirurgia mucogengival
- Tratamento de manutenção
- Tratamento funcional – ortodontia – ferulização
- Prótese periodontal e implantes
- Integração estética
- Novas tecnologias – *laser*
- Diversos

Conhecimentos básicos

Abbas AK, Lichtman AH, Pober JS. Immunologie. Bern: Huber; 1996.
Bartold PM, Narayanan AS. Biology of the Periodontal Connective Tissues. Chicago: Quintessence Books; 1998.
Berg JM, Tymoczko JL, Stryer L. Biochemie. 5. Aufl. Heidelberg: Spektrum Akademischer Verlag; 2003.
Flores-de-Iacoby L, Tsalikis L, Voganatsi A (Hrsg.). Atlas der parodontalen Mikrobiologie. Berlin: Quintessenz; 1996.
Gemsa D, Kalden JR, Resch K. eds. Immunologie. 4. Aufl. Stuttgart: Thieme; 1997.
Genco R, Goldman HM, Cohen DW. Periodontics Contemporary Standards. St. Louis: Mosby; 1990.
Genco R, Harnada S, Lehner T, McGhee J, Mergenhagen S. Molecular Pathogenesis of Periodontal Disease. Washington D.C.: ASM Press; 1994.
Harnada S, Holt SC, McGhee JR, eds. Periodontal Disease. Pathogens and Host Immune Responses. Tokyo: Quintessence; 1991.
Jansen van Rensburg BG. Oral Biology. Chicago: Quintessence; 1995.
Karlson P, Doenecke D, Koolman J. Kurzes Lehrbuch der Biochemie. 14. Aufl. Stuttgart: Thieme; 1994.
Kayser FH, Bienz KA, Eckert J, Zinkernagl RM. Medizinische Mikrobiologie. 9. Aufl. Stuttgart: Thieme; 1998.
König KG. Karies und Parodontopathien. Ätiologie und Prophylaxe. Stuttgart: Thieme; 1989.
Lüllmann H., Mohr K, Wehling M. Pharmakologie und Toxikologie. Arzneimittelwirkungen verstehen – Medikamente gezielt einsetzen. 15. Aufl. Stuttgart: Thieme; 2003.
Marsh P, Martin MV. Orale Mikrobiologie. (Dt. Übers. A. S. Callaway) Stuttgart: Thieme; 2003.
Roitt I. Brostoff J, Male D. Immunology. London: Gower; 1985.
Roitt IM, Brostoff J, Male DK. Kurzes Lehrbuch der Immunologie. 3. Aufl. Stuttgart: Thieme; 1995.
Page RC, Schroeder HE. Periodontitis in Man and Other Animals. A Comparative Review. Basel: Karger; 1982.
Schroeder HE, Listgarten MA. Fine Structure of the Developing Epithelial Attachment of Human Teeth. 2nd ed. Basel: Karger; 1977.
Schroeder HE. The Periodontium. Berlin: Springer; 1986.
Schroeder HE. Orale Strukturbiologie. Entwicklungsgeschichte, Struktur und Funktion normaler Hart- und Weichgewebe der Mundhöhle und des Kiefergelenks. 4. Aufl. Stuttgart: Thieme; 1992.
Schroeder HE. Pathobiologie oraler Strukturen. 3. Aufl. Basel: Karger; 1997.
Zinkernagl RM. In: Kayser FH, Bienz KA, Eckert J, Zinkernagl RM. Medizinische Mikrobiologie. Stuttgart: Thieme; 1998, S. 76-78.

Formas específicas

Hassell TM. Epilepsy and the Oral Manifestations of Phenytoin Therapy. Basel: Karger; 1981.
Pindborg JJ. Atlas of Diseases of the Oral Mucosa. Copenhagen: Munksgaard; 1985.
Pindborg JJ. Atlas der Mundschleimhauterkrankungen. Köln: Deutscher Ärzte-Verlag; 1987.
Raetzke PB. Die parodontale Rezession. Untersuchungen zur Prävalenz, Ätiologie, Signifilkanz und zur Therapie. München: Hanser; 1988.
Reichart PA, Gelderblom HR. Die HIV-Infektion und ihre oralen Manifestationen. Frankfurt: Hoechst, Marion Roussel Deutschland; 1998.
Reichart PA, Philipsen HP. Oralpathologie. Farbatlanten der Zahnmedizin. Bd. 14. Stuttgart: Thieme; 1999.
Strassburg M, Knolle G. Farbatlas und Lehrbuch der Mundschleirnhauterkrankungen. 3. Aufl. Berlin: Quintessenz; 1991.
Williams DM, Hughes FJ, Odell EW, Farthing PM. Pathologie der parodontalen Erkrankungen. München: Hanser; 1997.

Exame, diagnóstico

Armitage GC. Development of a Classification System for Periodontal Diseases and Conditions. Annals of Periodontology 1999; 4: 1-6.
Axelson P. Periodontal Diseases. Diagnosis and Risk Prediction. Vol. 3. Chicago: Quintessence; 2002.
Bengel W. Dentale Fotografie. Berlin: Quintessenz; 2001.
DGP/Meyle J, Hoffmann T, Bengel W. Klassifikation der Parodontalerkrankungen. Berlin: Quintessenz; 2002.
Egelberg J, Claffey N. Periodontal Re-Evaluation – The Scientific Way. Copenhagen: Munksgaard; 1994.
Egelberg J. Periodontics – The Scientific Way. 2nd ed. Malmö: Odonto Science; 1995.

Prevenção

Axeisson P. An Introduction to Risk Prediction and Preventive Dentistry. Preventive Dentistry. Chicago: Quintessence; 1999.
Hellwege K-D. Die Praxis der zahnmedizinischen Prophylaxe. Ein Leitfaden für die Individualprophylaxe, Gruppenprophylaxe und initiale Parodontaltherapie. 6. Aufl. Stuttgart: Thieme; 2003.
Roulet J-F, Zimmer S. Prophylaxe und Präventivzahnmedizin. Farbatlanten der Zahnmedizin. Bd. 16. Stuttgart: Thieme; 2003.
Splieth C. Professionelle Prävention. Berlin: Quintessenz; 2000.

Tratamento: primeira fase

Hellwege KID. Die Praxis der professionellen Zahnreinigung und Ultraschall-Scaling. 2. Aufl. Stuttgart: Thieme; 2002.
Lang NP, Attström R, Löe H. Proceedings of the European Workshop on Mechanical Plaque Control. Chicago: Quintessence; 1998.
Pattison G, Pattison AM. Periodontal Instrumentation. Reston: Reston Publ.; 1979.

Medicamentos

Lang NP, Karring T, Lindhe J. Proceedings of the 2nd European Workshop on Periodontology, Chemicals in Periodontics. London: Quintessenz; 1996.
Newman MG, van Winkelhoff Aj. Antibiotic and Antimicrobial Use in Dental Practice. Chicago: Quintessence; 2001.

Tratamento: segunda fase

Polson AM. Periodontal Regeneration. Chicago: Quintessence; 1994.
Sato N. Parodontalchirurgie. Berlin: Quintessenz; 2001.
Wennström J, Heijl L, Lindhe J. Periodontal Surgery: Access Therapy. In: Lindhe J, Karring T, Lang NP. Clinical Periodontology and Implant Dentistry. 3rd ed. Copenhagen: Munksgaard; 1997, pp. 508-549.

Tratamento de furca – perio/endo

Löst C. Hemisektion und Wurzelamputation. München: Hanser; 1985.
Müller HP, Eger T. Furkationsbehandlungen. Berlin: Quintessenz; 1998.

Tratamento – cirurgia mucogengival

De Sanctis M, Zucchelli G. SoftTissue Plastic Surgery. 2nd ed. Bologna: Edizioni Martina; 1997.
Korbendaul J-M, Guyomard F. Mukogingivale Chirurgie bei Kindern und jugendlichen. Berlin: Quintessenz; 1992.

Tratamento de manutenção

Boticelli AT. Manual of Dental Hygiene. London: Quintessence; 2002.
Phagan-Schostok PA, Maloney KL. Contemporary Dental Hygiene Practice. Chicago: Quintessence; 1988.

Tratamento funcional – ortodontia – ferulização

Ash MM, Rarnflord SP. An Introduction to Functional Occlusion. Philadelphia: Saunders; 1982.
Ash MM, Ramfjord SP. Funktionelle Okklusion. Eine Anleitung. Berlin: Quintessenz; 1988.
Bumann A, Lotzmann U. Funktionsdiagnostik und Therapieprinzipien. Farbatlanten der Zahnmedizin. Bd. 12. Stuttgart: Thieme; 2000.
Posselt U. Physiology of Occlusion and Rehabilitation. Philadelphia: Davis; 1962.
Ramfjord SP, Ash MM. Occlusion. 3rd ed. Philadelphia: Saunders; 1983.

Prótese periodontal e implantes

Branemark PI, Zarb GA, Albrektsson T. Gewebeintegrierter Zahnersatz. Berlin: Quintessenz; 1985.
Branernark PI, Gröndahl K, Worthington P. Osseointegration and Autogenous Onlay Bone Grafts. Chicago: Quintessence; 2001.
Buser D, Dahlin C, Schenk RK. Guided Bone Regeneration in Implant Dentistry. Chicago: Quintessence; 1994.
Engelman MJ. Osseointegration – Behandlungsplanung und klinische Kriterien. Berlin: Quintessenz; 1997.
Fehér A, Schärer P. Zahnmedizin 2000, ZUl Zürich. Ein klinisches Kompendium. Bd. IV: 83-141; 1999.
Literatur 527
jacobs R, van Steenberghe D. Radiographic Planning and Assessment of Endosseous Oral Implants. Berlin: Springer; 1998.
jensen OT. The Sinus Bone Graft. Chicago: Quintessence Books; 1999.
jensen OT. Alveolar Distraction Osteogenesis. Chicago: Quintessence; 2002.
Lazarof 5, Hobo S, Nowzari H. The Immediate Load Implant System. Chicago: Quintessence; 1998.
Nevins M, Mellonig J1 Implantattherapie. Bd. 2. Berlin: Quintessenz; 1999.
Palacci P. Asthetische Implantologie. Quintessence Books; 2001. **Poison AM.** Periodontal Regeneration. Berlin: Quintessenz; 1994. **Renouard F, Rangert B.** Risikofaktoren in der Implantologie. Berlin: Quintessenz; 2000.
Rosenberg MM, Kay HB, Keough BE, Holt Rl. Die parodontale und prothetische Behandlung fortgeschrittener Fille. Berlin: Quintessenz; 1989. **Spiekermann H.** Implantologie, Farbatlanten der Zahnmedizin. Band 10. Stuttgart: Thieme; 1994.
Weinberg LA. Tooth- and Implant-Supported Prosthodontics. Chicago: Quintessence; 2003.

Integração estética

Cohen ES. Atlas of Cosmetic and Reconstructive Periodontal Surgery. 2nd ed. Philadelphia: Lea & Felbinger; 1994.
Magne P, Beiser U. Bonded Porcelain Restorations. Chicago: Quintessence; 2002.
Palaccl P. Asthetische Implantologie. Quintessence Books; 2001.
Rufenacht CR. Esthetic Integration. Chicago: Quintessence; 2000.
Rufenacht CR. Grundsitze der isthetischen Integration. Berlin: Quintessenz; 2000.
Schmidsederj. Asthetische Zahnmedizin. Farbatlanten der Zahnmedizin. Bd. 15. Stuttgart: Thieme; 1998.

Novas tecnologias – *laser*

Gutknecht N. Lasertherapie in der zahnirztlichen Praxis. Berlin: Quintessenz; 1999.
Miserendino Lj, Pick RM. Laser Dentistry. Chicago: Quintessence; 1995. **Riethe P.** Kariesprophylaxe und konservierende Therapie. Farbatlanten der Zallnmedizin. Bd. 6. Stuttgart: Thieme; 1988.
Romanos G. Atlas der chirurgischen Laserzahiheill<unde. M5nchen: U rba n & Fischer; 1999.

Diversos

Carranza F, Shildar G. History of Periodontology. Chicago: Quintessence; 2003.
Dennis C, Gailagher R. The Human Genome. London: Palgrave/Nature; 2001.
Grubwieser GJ, Baubin MA, Strobl Hj, Zangerle RB. Checkliste Zahnjrztiiche Notfille. Stuttgart: Thieme; 2002.
Hall WB. Entscheiclungsfinclung in der Parodontologie. Kbin: Deutscher Arzte-Verlag; 1992.
Kirch W. Handbuch Medizin/Zahnmedizin. Berlin: Quintessenz; 2003.
Malarned SF. Sedation. 3rd ed. St. Louis: Mosby; 1995.
Schijatschilky MM. Lebensbedrohende Zwischenfille in der zahnjrztlichen Praxis. 5. Aufl. Berlin: Quintessenz; 1992
Spallek H, Spallek G. The Global Village of Dentistry. Berlin: Quintessence; 1997.
Tsukiboshi IM, Schmeizeisen IR, Heliwig E. Behandiungsplanung bei Zahntraumata. Berlin: Quintessenz; 2001

Índice

A

Abfrações 398
Abscesso 29, 60, 107, 114, 521
Abscesso de bolsa 105
– radiografia 177
– tratamento de urgência 219
Abscesso, drenagem 219
Abscesso periodontal 107, 217
– abertura 219
– tratamento de urgência 219
Access flap, ver Retalho de acesso
Ácido acetilsalicílico 49
Aconselhamento do paciente 222
Actinobacillus actinomycetem-comitans (Aa) 30, 33, 51, 254, 287
– cultura, 181
– reservatório oral 255
– – fatores de virulência 36
Actinomyces 24seg.
– *israeli* 24
– *viscosus* 24
Acúmulo de placa 23, 26seg., 80
– áreas, remoção 247seg.
Adenocarcinoma 127
Adesinas 41, 46
Adesivos teciduais 370
Afecção das glândulas salivares em doentes de AIDS 147
Afiação
– óleo para 268
– pedra de 268
– teste de 269
Aftas
– extensas, em doentes de AIDS 147
– recidivantes 131
Agulhas 306
AIDS (Síndrome da Imunodeficiência Adquirida; *ver também* Infecção por HIV) 139segs.
– candidíase oral 142, 144
– epidemiologia 140
– infecção
– – bacteriana, oral 142seg.
– – oportunista, tratamento 150
– – por hepes-vírus humanos 145
– – viral, oral 142, 145
– manifestação oral 142
– – fúngica, oral 142, 144
– neoplasia, oral 142
– tratamento anti-retroviral 148segs.
AINES, *ver* Antiinflamatórios não-esteróides
Air scaler, ver Cavitador sônico
Alças capilares subepiteliais 18
Álcoois amínicos 235
Alergia, alteração gengival 120
Aletas 500segs.
Alicates 356
Alicates para osso, pequenos 356
Alisamento radicular 253segs., 256
– instrumentos manuais 258
Alloderm 340
Alteração histológica desmodontal por trauma oclusal 461
Altura do rebordo 171
Altura óssea 171
Amarria interdental 473
Amelogeninas
– e rebatimento de retalho 352seg.
– suínas 351
Amoxicilina 214
Amoxicilina – ácido clavulânico, associação 289
Análise funcional 174
Análise funcional simples 175
Anamnese 167
Angiografia por fluorescência 18
– cicatrização após enxerto de gengiva livre 411
Anquilose 206
Antibiograma 181
Antibióticos (AB) 257, 287segs.
– bactericidas 213, 289
– bacteriostáticos 289
– concentração subgengival conforme forma de aplicação 292
– resistência bacteriana 290
– sensibilidade bacteriana 290
Antibióticos, tratamento com 287segs.
– critérios de escolha 288seg.
– local 291segs.
– sistêmica 291
Anticoagulantes 212
Anticorpos 186

Antídoto contra cumarina 212
– antídoto 212
Antiepilépticos 379
Antifumo, terapia 216
Antígeno de superfície bacteriano 38
Antiinfecciosos 287segs.
Antiinflamatórios não-esteróides (AINES) 49, 294
Anti-sépticos 257
– subgengivais 283
Anti-sépticos, irrigação das bolsas 283
Aparelho de sustentação dental, *ver* Periodonto
Aparelho de sustentação óssea 16seg.
Aparelho de ultra-som 259, 240seg., 250, 257
– pontas finas 282
Aparelho fibroso
– gengival 12seg.
– periodontal 12seg.
Aparelho ortodôntico 463
– periodontite
– – agressiva 113
– – crônica 109
– – estágio inicial 117
Apinhamento dental 26
– retenção de placa 248
Apresentação de antígenos 46
Arcada inferior
– comprometimento de furca
– – hemissecção 392segs.
– – odontoplastia 388
– – raspagem 388
– – terapia regenerativa 390
– – correção do segundo molar 466seg.
– molares inclinados 466
– prótese adesiva 479
Arcada superior
– comprometimento de furca
– – plástica de furca 389
– – rizectomia 394seg.
– – trissecção 396
– gengivectomia 377
– gengivoplastia 377
– reconstrução protética 484
Arestin 293
Articulação, provisório fixo 480
Artigos de higiene bucal 227
– bacteriemia 214
ASA, classificação do estado de saúde 212
Ataque bacteriano, reação de defesa 21seg.
Atridox 293
Atrigel, tecnologia 345
Atrisorb 339, 345
– adaptado 347
– *free flow* 346seg.
– membrana, duração 345
Augmentina 289
Aumento de coroa clínica
– coroa protética 494seg.
– osteoplastia 494
– osteotomia 493segs.
– – indicação 493
Aumento de coroa clínica 492segs.
Aumento de crista alveolar em defeito de crista óssea 503, 505segs.
Aumento de volume gengival 105seg., 171
Aumento de volume gengival por diidropiridina 122
Auto-radiografia 183
Avaliação do paciente 212
AVC, acidente vascular cerebral 64
Azitromicina 289

B

Bacilos 30
Bactérias 23segs., 55
– adesão 26, 34
– antibioticorresistentes 290
– associação 24
– com a periodontite 33
– determinação da resistência 181
– fatores de virulência 34segs.
– fusiformes 86segs.
– Gram-negativas 30seg.
– Gram-positivas 30seg.
– microcolônias 24
– morfotipos 180
– parede celular 31
– patogênicas, eliminação 202
– periodontopatogênicas 1

– planctônicas 24, 28
– produtos que causam inflamação 21
– transferência de virulência 34seg.
– virulência 21
Bacteriemia 213
– intervenções de risco 214
Bacteriófagos 34seg. f
– transmissão de DNA 35
Bacteroides forsythus (BF) (antiga denominação para *Tannerella forsythensis*, TF), 30, 33, 36, 51
BANA, teste 187
Barreira de Gore-Tex 339segs.
Barricaid 370
Bass, técnica de escovação 228
BC–CP 496
Betadina, *ver* Iodopovidona
BIC (*bone implant contact*) 510seg.
Biofilme 23, 40, 203
– aparelho de ultra-som Vector 282
– eliminação 202, 287
– microbiano 199
– raiz dental 28
– subgengival 28, 62, 254
– – alteração na periodontite 63
– – remoção 282
Bio-Gide 339seg.
Biologia celular, cicatrização da ferida cirúrgica 206
Biologia molecular, cicatrização 206
Biomend 340
Biomodificadores 352
Bio-Oss
– colágeno 346, 348segs.
– Perio-System 349
Biovidro, aloplástico 333
Bisturi 402
Bisturi elétrico 364
– pontas 368
– – alça 369
Bisturi universal 368
Bleeding on probing, 192
BMP (*bone morphogenetic proteins*) 351
Bochechos 236
Bolsa
– aguda supurativa 217seg.
– – tratamento de urgência 218
– ativa 34
– gengival 59, 79, 104
– histológica 171
– inativa 34
– intra-alveolar 99, 104
– – anatomia do defeito 324segs.
– – preenchimento 327, 332seg.
– – tratamento regenerativo 324seg.
– periodontal 99
– – tratamento ressectivo 355
– profunda, pulpite 446
– reservatório bacteriano 36
– supra-alveolar 99, 104
Bolsa gengival, formação 25
– tratamento mecânico-instrumental 210
Bolsa gengival, formação 25
– cultura 181
– diagnóstico microbiano 180seg.
– – microscopia de campo escuro 180
– eliminação de bolsas 4seg., 204, 323, 355segs., 359segs.
– fundo 169
– – irregular 203
– – sondagem 272
– – microscopia de contraste de fases 180
Bolsa infra-óssea 99, 104
– ß-TCP, preenchimento 336
Bolsa residual 206
– após rebatimento de retalho de Widman modificado 318
– distal, ativa, excisão em cunha 320
Bone implant contact (BIC) 510seg.
BOP (*bleeding on probing*) 67, 69, 81, 192, 224, 249
– após tratamento da gengivite 252
– periodontite crônica grave 111
– validade do teste 192
Broca de *carbide* 328
Broca esférica 362

Broca tipo trépano 328
Brush sticks 231seg.
Bruxismo 462

C

Cálculo dental
– subgengival 26
– supragengival 26
Cálculo salivar 26
Cálculo seroso 26
Campylobacter rectus 30, 33
Candidíase
– atrófica eritematosa 144
– oral, AIDS 142, 144
– pseudomembranosa 144
Canino
– ectopia 470
– raspagem subgengival 260
– retido 176
Capnocytophaga gingivalis 24
Carga viral em infecção por HIV 141
Cárie de colo 456
Cárie de dentina 164, 456seg.
Cáries
– com terapia de manutenção 449
– em doentes de AIDS 147
– sem terapia de manutenção 449
– subgengival 378
Cascata de citocinas 47
Cascata do ácido araquidônico 49
Cascata do sistema complemento 42, 44seg.
Cavitador sônico, 240seg.
CDG (complexo dentogengival) 490
Células
– apresentadoras de antígeno 41
– cementogênicas 14
– fagocíticas 28seg.
– indiferenciadas 206
– inflamatórias 41, 59
– plasmáticas 43segs.
Células-tronco 206
Cemento 20
– acelular-afibrilar 14seg.
– lacunas de reabsorção 20
Cemento acelular de fibras extrínsecas 14seg.
Cemento celular de fibras intrínsecas 14seg.
Cemento celular de fibras mistas (CCFM) 14seg.
Cemento radicular 1, 7
Cementoblastos 14
Cementócitos 14seg.
Cerebral, abscesso 64
Charting computadorizado 195
CHX *ver* clorexidina
Cianoacrilato 370
Cicatrização
– periodontal 205
– regenerativa 323
Cicatrização da ferida cirúrgica 205segs.
– fases 205
– histologia 206
– insucesso 206seg.
– sucesso 206
Ciclosporina (Cs) 123
Cicloxigenase (COX) 49
Cimento cirúrgico 336
Cinzel 242seg., 356
– Zerfing 242seg.
Ciprofloxacina 289
Cirurgia combinada 334segs.
– cicatrização 336seg.
– plástica com retalho 334segs.
Cirurgia mucogengival 296, 299
– plástica 397segs.
– – correção estética 441seg.
– – indicação 397segs.
Cirurgia óssea a retalho, avaliação 358
Cirurgia periodontal 295segs.
– cicatrização monitorada 302
– defeitos, fatores 297
– fatores relacionados ao paciente 297
– manutenção 302
– métodos cirúrgicos 296, 299
– objetivo 295
– preparo 302
– regenerativa 299, 302
– resultado
– – a longo prazo 298
– – fatores de influência 298
Cirurgião-dentista 454

Cirurgias a retalho 303seg.
– agulhas 306
– alça 307
– avaliação 358
– contra-indicação 303
– indicação 303
– instrumentos 305
– material de sutura 306
– nós cirúrgicos 307
– suturas mais comuns 308
Cisalha [[alveolótomo?]] 356
Cisto de retenção 176
Cisto folicular 437
Citocinas 40, 47seg.
– ação 48
– antiinflamatórias 47, 66
– imunorreguladoras 48
– pró-inflamatórias 47seg., 66
– quimiotáticas 47
Classificação das doenças periodontais 519segs.
Classificação do estado de saúde geral do paciente (ASA) 212
Clindamicina 289
Clorexidina (CHX) 235, 281
– *full mouth therapy* 281, 283
– preenchimento da bolsa 281
CMT (tetraciclinas quimicamente modificadas) 294
CMV, infecção em doentes de AIDS 145
Coagulação 212
Coágulo ósseo 325, 329
Coágulo sangüíneo 206
Cocos 30
Col 7, 9
Colo dental
– exposição por tratamento periodontal 456
– exposto 458
– sensibilidade 164
– sulco 247
Coloração Gram 31
Colutórios 236, 281
– idosos 518
Community Periodontal Index of Treatment Needs (CPITN) 67, 72segs.
– estudo 75seg.
– necessidade de tratamento 73
Compacta óssea 7
Complexo bacteriano 37
Complexo dentogengival (CDG) 490
Compliance, ver
Concavidade interpapilar 7, 9
Condicionamento radicular, *ver* Emdogain
Condrossarcoma 127
Contatos dentais prematuros
– teste manual 175
Controle de placa 199
– antes da cirurgia periodontal 302
– em pônticos ovóides 502
– químico 235
– – permanente 379
– – supragengival 235
Cooperação do paciente 222
– insuficiente 455
Corantes de placa 225
Coroa
– com estrutura metálica 500
– transparente 491
Coroa clínica
– longa 456
– muito curta 492
– muito longa e estreita 497
Coroa metalocerâmica 500
Coroa protética após aumento de coroa clínica 494seg.
Coroas de porcelana 500
Coroas fresadas 487
Correção estética, cirurgia plástica mucogengival 441seg.
Correção ortodôntica 463segs.
– risco 463
Cratera interdental 151
Cratera óssea intra-alveolar, eliminação 357
Cultura bacteriana 277, 290
– anaeróbios 181
Curativo 370
– material permanentemente resiliente 370
Cureta universal 242, 252, 258, 268, 300
Curetagem 256
– com exposição cirúrgica 253
– gengival 300
– sem exposição cirúrgica 253

Índice

Necrose pulpar sob restauração de amálgama 446
Neoplasias orais em doentes de AIDS 146
Nervo
– mandibular 19
– maxilar 19
– óptico 19
– trigeminal 19
Nitroimidazóis 289
Nível de inserção clínico 171
Nó 307
– cirúrgico 307
– – duplo 307
Nó de marinheiro 307
– laço de estabilização 307
Nós cirúrgicos 307
Nova inserção 206seg.
– colágena 206seg.
– epitelial 206seg.

O

Oclusão, provisório fixo 480
OCT (*osseous coagulum trap*) 329
Odds-ratio 51, 191
Odontoplastia 247seg., 389
– tratamento de furca 388
Ofloxacino 289
Ornidazol 289
Ortodontia 463segs.
– perda papilar 497seg.
Ortopantomografia, *ver* Radiografia panorâmica 176
(ortopantomografia; radiografia panorâmica) 176
– implantes 512
Osseoquest, membrana 340
Osseous coagulum trap 329
Osso
– alógeno 325, 332
– alveolar, deiscência 155seg., 158
– autógeno 325, 327segs., 332
– – coleta 328
– exostose, remoção 357
– filtro para 328
– liofilizado 332segs.
– mandibular 17
– maxilar 17
– medula óssea congelada 332
– trituradores de 329
– volumoso, correção 357
Osso alveolar 1, 7
Osteoblastos 61
Osteoclastos 61
Osteointegração, nova 514
Osteoplastia 126, 301, 329, 335, 362
– coleta de osso 327seg.
– indicação 357
Osteoplastia/osteotomia
– indicação 357
– instrumentos 356
Osteotomia 301
– aumento de coroa clínica 493segs.
Osteotomia, coleta de osso 327seg.

P

P-15 351
Palato duro, histologia 404
Palato, comparação histológica de EGL e ETC
Palato, enxerto de tecido conjuntivo, *ver* Enxerto de tecido conjuntivo
Palato, rugosidades
– transferência durante cirurgia de EGL 412
"Palitos de dentes" 231seg.
Palitos dentais 231seg.
Papilas
– biópsia, gengivite ulcerativa 86
– hiperplásticas 496
– índice de sangramento (PBI) 67, 69seg., 224
– – estágio inicial 117
– – gengivite 82segs.
– – periodontite agressiva 113
– – periodontite crônica 109
– largura 162
– vestibulares, interdentais 7
Papillon-Lefèvre, síndrome
– periodontite pré-púbere 136segs.
Papilomavírus humano 145
Parafunção 174, 462
Parede alveolar 16
Parto prematuro 64
Pasta clareadora 234
Pasta dental 226, 234
– com potássio 458

Pasta dental fluoretada 458
Pasta profilática
– abrasividade à dentina 242seg.
– padronizada 242seg.
Pastas clareadoras 234
Patologia gengival
– classificação 520
– induzida por placa 520
– não-induzida por placa 520
Patologias genéticas 52
PBI, índice de sangramento papilar 113
PCR, reação em cadeia da polimerase 183
PD Probe (*pocket depth*)
PDI (*periodontal disease index*) 67, 71
Pênfigo vulgar 128
Penfigóide 128
Penicilina 289
Penicilina, paciente alérgico à 214
Peptostreptococcus micros 30, 33
Perda da papila 496segs.
– causas 496
– classificação 496
– coroa protética 500seg.
– prótese 497segs.
– tratamento ortodôntico 497seg.
Perda de esmalte 164
Perda de inserção (PI) 1, 3, 95, 98
– clínica 169
– com/sem manutenção 449
– epidemiologia 75
– genótipo IL-1 positivo 190
– grau de gravidade da periodontite 95, 98
– interrupção 204
– irregular 63
– periodontite ulcerativa 89
– regular 63
– retração gengival 161
– sangramento à sondagem 192
– vestibular 168
Perda dental 107
Perda óssea 61, 99seg.
– genótipo IL-1 positivo 190
– horizontal 99
– interdental 496
– irregular 329
– periodontal, radiográfica 177
– relacionada à idade 517
– vertical 99
Periimplantite 514
PerioChip 292
Periodontal Disease Index (PDI) 67, 71
Periodontal screening and recording (PSR) 67, 73
– necessidade de tratamento 73
Periodontal screening index (PSI) 67, 73
Periodontite 1, 3, 120
– agressiva 3seg., 66, 95segs., 112segs., 521
– – aguda 114seg.
– – bacteriologia 112
– – estágio inicial 116seg.
– – exame radiográfico 113, 115
– – fatores herdados 97
– – generalizada 97
– – índice de placa proximal 113
– – índice de sangramento papilar 113
– – localizada 97
– – profundidade de sondagem 115
– aguda 60
– alteração epitelial da bolsa 104
– avaliação do risco 193
– bactérias marcadoras 36, 51
– biologia molecular 40, 58seg.
– cíclica 63
– classificação 95, 521
– comprometimento de furca 98, 102seg., 381
– – horizontal 102
– – vertical 103
– crônica 63
– – grave, 110seg.
– índice de placa interproximal (API) 109
– – índice de placa proximal 109
– – índice de sangramento 111
– – índice de sangramento papilar (PBI) 109
– – radiografia 109, 111
– – terapia antes do tratamento ortodôntico 464
– debridamento sem exposição cirúrgica 271segs.
– diabete melito 132seg.
– diagnóstico dental 196
– diagnóstico geral 196
– doenças sistêmicas 521
– efeitos da higiene bucal 238

– epidemiologia 75seg.
– especificidade 182
– etiologia 21seg.
– evolução 4
– fatores de risco 40, 51segs.
– – alteráveis 51, 54, 199
– – genéticos 52seg.
– – inalteráveis 51segs.
– forma da bolsa 99segs.
– generalizado 98, 521
– – tratamento sem exposição cirúrgica 279
– – genética 40, 53
– grau de gravidade 95, 98, 521
– histologia 59
– histopatologia 104
– implante 4seg.
– infecção 32
– inflamação pulpar 445
– juvenil 176
– lesão estável 63
– limitada 63
– limpeza radicular 4seg.
– local 521
– – com retrações 405
– localizada 98
– mediadores 66
– medidas cirúrgicas radicais 4seg.
– mobilidade dental 98, 107
– não-tratada, retração gengival, 155, 160
– necrosantes 95
– – AIDS 143
– patobiologia 96seg.
– patogênese 39segs.
– patomorfologia 98
– perda de inserção 95, 98
– – irregular 63
– – regular 63
– perda óssea 98
– perda óssea 95
– perda papilar 496
– pré-púbere 118
– – síndrome de Papillon-Lefèvre 136segs.
– profilaxia 199
– profunda, crônica 447
– profundidade de sondagem 98, 106, 169
– progressiva 61seg., 63
– – causa 202
– reação do hospedeiro 294
– retalho de Widman modificado 313segs.
– sensibilidade 182
– sinais secundários 105
– suscetibilidade do hospedeiro 40
– tratamento: fase 3segs., 96seg., 204 *ver também* Tratamento
– – em fumantes 216
– – em pacientes diabéticos 215
– – inscucesso 455
– – regenerador 4seg.
– – sucesso 455
– – trissomia do 21 134seg.
– ulcerativa 85segs., 89
– – bacterianos 87
– – etiologia 85
– – generalizada 89
– – histopatologia 86
– – localizada 89
– – sintomas 87
– – tratamento 85
Periodonto 1, 7, 445
– ação de forças 459
– alteração oropatológica 119
– carga 459
– correção cirúrgica da margem gengival 296
– inervação 19
– irrigação sangüínea 18
– no idoso 515segs.
– – alteração biológico-estrutural 516
– reduzido 461
– *turnover* 20
Perio-Set 247
PerioStar 247
Periostat 294
Perio-System 339
Pérolas de esmalte 388
PGE2 (prostaglandina E2) 49
PI, *ver* Índice de placa 67seg., 199, 249
– manutenção 450
– periodontite crônica grave 111
Pinça cirúrgica 402
Placa 21, 51, 65seg., 203
– crescimento 24
– demonstração bacteriana 225
– desenvolvimento 24
– extensão subgengival 25
– gengivite 82segs.
– pouco aderida 28
– primeira reação 58

– subgengival 28
– – bactérias 37
– – supragengival 25
– – bactérias 37
– – – inespecífica 23
Placa de Michigan 462, 473
Placa de mordida 462
Placa de resina termoplástica, removível 473
Placa termoplástica 379
Plano de tratamento 208seg.
Plasma rico em plaquetas (PRP) 351
Plasmídeos 34seg.
Plexo vascular 18
– em gengivite leve 82seg.
Plexo venoso pós-capilar 18
PMN, *ver* Granulócitos polimorfonucleares
Polimento dental 243, 251
Polimorfismo do gene de IL-1 53seg., 189seg.
Polimorfismo genético IL-1 189seg.
Polipeptídeo sintético 351
Pontas diamantadas 247
Pôntico, 246
– correção 246
– duplo 504
– em forma de sela 502
– – modificado 502
– forma 502
– higienização 246
– ovóide 502
– controle de placa 502
– planejamento incorreto 246
– provisório fixo 480
Pontos simples interdentais 308
Porphyromonas gingivalis (Pg) 24, 33, 51, 114, 254, 287
– cultura 181
– fatores de virulência 36
– reservatório oral 255
Porta-agulhas 305
Posicionamento dental inadequado 463
– causas 463
– devido à periodontite 463segs.,
– plano de tratamento 463
Preenchimento, material de 324, 327
– xenógeno 333
Pré-molares, raspagem subgengival 260seg.
Prevenção 198seg.
– antiinfecciosa 208
– definição 198
– individual 257
– manutenção 450
– primária 221
– secundária 221
Prevenção primária 198
Prevenção secudária 198
Prevenção terciária 198
Prevotella intermedia (Pi) 24, 33
Problemas endoperiodontais 445, 447
Problemas mucogengivais 398seg.
– procedimento conservador 399
Problemas periodontais relacionados à idade 516
Processo alveolar 16seg.
Processo endodôntico-periodontal agudo 217
Profilaxia antibiótica, dose única 214
Profilaxia, definição 198
Profilaxia/depuração dental
– – problemas 203
– profissional 249segs.
– – instrumentos manuais 242
– subgengival 238, 251
– supragengival 238, 240segs., 250
– – instrumentos 240segs.
Profundidade de bolsas, *ver também* Profundidades de sondagem
– anotação dos dados 194
– genótipo IL-1 positivo 191
Profundidades de sondagem (PS) 169, 171, 271
– anotação 194
– interpretação dos valores 171
Prognóstico 197
– fatores gerais 197
– fatores locais 197
Prognóstico dental, periodontal 197
Projeção do esmalte 26, 172, 382, 388
Prostaglandina 49
Prostaglandina E2 (PGE2) 49
Proteína matricial 325
McCall – Girlande, gengival 156seg.

Proteínas da matriz do esmalte 351
Proteínas ósseas morfogenéticas 351
Prótese adesiva 475, 479
– arcada inferior 479
Prótese dental 484seg.
Prótese fixa, 467
– definitiva 480
– provisória 480
– funções 481
Prótese fixa de resina, provisória 481
Prótese gengival 457
– pôntico 504
Prótese parcial removível 488, 504
Prótese periodontal 477segs.
– estética 489
– – problemas 489
Prótese telescópica 487
Próteses peridontais, estética 489segs.
– problemas
Protuberâncias alveolares 398
Prova da estrutura metálica 479
Provisório 478, 480
– fixo 478, 480
– – higiene bucal 480
– – zonas problemáticas 480
– removível 478
Provisório de longa duração
– aumento incisal da coroa 495
– estabilização protética 476
– – reforço de metal, fixo 482segs.
Provisório de resina fixo 481
Provisório imediato 220
– removível 478
Proxoshape, *set* 244
PRP, plasma rico em plaquetas 351
Pseudobolsa 78, 380
– gengival 371seg.
PSI, *periodontal screening index* 67, 73
PSR, *periodontal screening and recording* 67, 73
– necessidade de tratamento 73
Pus 29

Q

Qualidade óssea, implante 512
Qualidade óssea, terapia com implantes 512
Quantidade, terapia de implantes 512
Questionário 167
Quick, valor, trombina 212
Quilite angular
Quimiocinas
Quimiotaxia
Quinolonas

Rabdomiossarcoma 127
Radiografia interproximal (BW)
– horizontal 176
– vertical 176
Radiografia panorâmica 176
– colocação de implantes 512
Radiografia periapical digital 177
Radiografias da boca toda 176
Radiografias periapicais de toda a boca 176
Raiz
– biofilme 28
Ramping 357
Raspador 242, 362
Raspador de Zbinden 242
Raspador lingual 242
Raspagem radicular 250
– furca 386, 388
– instrumentos manuais 258
– subgengival 238, 260seg.
– – pré-operativa 300
– supragengival 239
Reabsorção radicular 206
Reação antígeno-anticorpo 186
Reação em cadeia da polimerase (PCR) 183
Reação inflamatória 55
Rebordo alveolar, rebordo 490
Rebordo alveolar, segmento edêntulo 502segs.
Recessão gengival 1seg., 171, 297, 398seg., 516
– após tratamento ortodôntico 437
– após tratamento periodontal 155, 160
– causa 155
– clássica 155segs.
– classificação 162

– classificação de Miller 414
– conseqüências 164
– diagnóstico 161segs.
– em periodontite local 405
– em periodontite não-tratada 155
– forma do defeito 414
– generalizada 159, 430, 442
– horizontal 162
– interrupção com EGL 405
– involução relacionada à idade 155, 160
– localizada 158
– – profunda 157
– mensuração 162
– perda de inserção (PI) 161
– profilaxia 2
– redução
– – após cirurgia mucogengival 444
– – após regeneração tecidual guiada 444
– sintomas 157
– tratamento 2
– vertical 162
Recobrimento de retrações 405, 413segs.
– adaptação da membrana 436
– enxerto de gengiva livre 401, 405, 416seg.
– – dois tempos operatórios 418
– – fixação 417
– – leito do enxerto 416
– – resultado 417
– enxerto de tecido conjuntivo 419segs.
– – adaptação do retalho 428
– – cicatrização da ferida cirúrgica 432
– – complicação 432segs.
– – exame pós-operatório 428
– – preparo da superfície radicular 419, 426seg., 431
– – rebatimento do retalho 431
– – reposição do retalho 432
– – técnica de Nelson 420, 425segs.
– – técnica do envelope 420, 430segs.
– – técnicas cirúrgicas 420
– membrana reabsorvível 437segs.
– regeneração tecidual guiada 435segs.
– retalho pediculado 415
– técnica com membranas, princípio 436
– técnicas cirúrgicas 413
– – escolha das 414
Reconstrução com extensão 486
Reconstrução papilar 496segs.
Rede de citocinas 47
Reentrância radicular 172
Regeneração 206seg., 323segs., 355
– conjuntiva 206seg.
– desmodontal 206seg.
– epitelial 206seg.
– método regenerativo 323segs.
– – biológico 354
– – mecânico 354
– óssea 206seg.
– redução da bolsa 323
– requisitos 323
Regeneração óssea 324segs.
Regeneração tecidual
– após intervenção cirúrgica 296
– com Emdogain 354
– fatores de crescimento 351
– fatores de diferenciação 351
– proteínas 351
– regeneração tecidual guiada (RTG) 163, 324seg., 338segs.
– – acometimento de furca 390
– – barreira de membrana, ver Membranas
– – cicatrização 338
– – cirurgia 342segs.
– – cirurgia periodontal 299, 301
– – recobrimento da retração 435segs.
– – terapia de furca 386
Reinserção 206seg.
– conjuntiva 206seg.
Relação central (RC), posição 175

Remoção de cálculo
– profissional 208
– subgengival 90
– supragengival 243
Remoção de placa
– efeito da pasta dental 234
– proximal 251
– subgengival 90
– supragengival, profissional 208
Remoção de placa subgengival 179
Remoção do tecido de granulação 362
Remodelação óssea 61
Reparação 206seg.
Reposição, retalho, apical 359seg.
Reservatório microbiano oral 255
Resina acrílica, prótese gengival 457
Resistência à insulina 215
Resistência bacteriana, determinação 181, 290
Resistência do hospedeiro 21seg.
Resolut 340
Resposta do hospedeiro 199, 215
– em diabéticos 215
– exame 166
– imunoinflamatória 40
– substâncias moduladoras 287, 294
– teste 278, 188segs.
Ressecção óssea 356segs.
– instrumentos 356seg.
Restauração de amálgama
– excesso 27, 244
– fenda marginal, acúmulo de placa 27
– necrose pulpar 446
– recontorno 245
Restaurações antigas
– alisamento interproximal 245
– corrreção do contorno 244segs.
– polimento 244segs.
– restauração 244
Resultado do teste
– validade 182
– valor de predição
– – negativa 182
– – positiva 182
Retalho
– bucal 342
– – adaptação 336
– – cirurgia 335
– – proteínas ósseas morfogenéticas 351segs.
– deslocamento coronal 415, 440segs.
– deslocamento, recessão, coronal 440
– recessões
– – avanço 415
– – deslocamento coronal 415
– – deslocamento lateral 415
– retalho palatino 366
– técnicas cirúrgicas combinadas com retalhos 366
Retalho de acesso (ver também Retalho de Widman modificado) 299, 309seg., 354
– adaptação 312, 316
– contra-indicação 309
– indicação 309
– limpeza radicular 296
– medidas pós-operatórias 316
– ponto simples 312
– rebatimento parcial 310
– recobrimento do defeito 311
– redução da bolsa 318
– remoção da sutura 316
– tratamento de furca 386
Retalho de preservação papilar 303
– sutura 308
Retalho de Widman modificado, ver Retalho de acesso
– bolsas residuais 318
– ganho de inserção 318
– incisões 310seg., 314
– medidas pós-operatórias 316
– princípio 310
– técnica de Ramfjord 310segs.
Retalho dividido 303
– seimlunar 415
Retalho dobrado, pediculado, em defeito de crista alveolar 505

Retalho em ponte, pediculado lateralmente, reposição coronal 440
Retalho mucoperiosteal 301, 303, 352, 415
Retalho mucoso 303
Retalho total 301, 303, 352, 415
Retalhos 303seg.
– facial 366
– linha horizontal 303
– vista oclusal 321
– vista vertical 303
Retinopatia diabética 133
Retração gengival no idoso, 155, 160
Reveladores 225
– fluorescentes 225
Ridge lap 502
– modificado 502
Risco, avaliação do 165
Risco, perfil individual 193
Rizectomia em caso de comprometimento de furca 387
Rizectomia em caso de comprometimento de furca 394seg.
Rodogyl 289
ROG (regeneração óssea guiada) 340
Rotação papilar 441
RTG, ver Regeneração tecidual guiada

S

Saliva 54
Sangramento, 212
– à sondagem, ver BOP
– gengival, motivação 224
Sangramento à sondagem 192 (sangramento à sondagem), ver BOP
Segundos molares, correção da posição 466seg.
Selenomonas sputigena 30, 33
Sensibilidade do teste 182
Separadores 244
Septo interdentário, largura 99, 101
Sequestro ósseo 153
Síndrome ARC 141
Síndrome da imunodeficiência adquirida, ver AIDS
Síndrome de Chédiak-Steinbrinck-Higashi 53
Síndrome Langdon-Down (trissomia 21) 53
– periodontite 134seg.
Sirete 283
Sistema estomatognático, função 459
Sistema Florida Probe 170, 195
Sistema imunológico 41segs.
– componentes
– – celulares 41
– – humorais 41
– fortalecimento 199
Solução de clorexidina, bochechos 90
– após a cirurgia periodontal 302
Sonda de Williams 320
Sonda periodontal, ver Sondas
Sonda plástica 170
"Sonda sonora" 170
Sondagem de bolsas (ver também Profundidades de sondagem) 168seg.
Sondagem óssea 490
Sondas 170segs., 257, 320
– verificação da limpeza após raspagem 250
Sondas de RNA, teste de 183segs.
– germes marcadores 183
– resultado 185
Sondas genéticas 183
Sondas periodontais 170
ß-TCP (fosfato tricálcico) 334
ß-trifosfato de cálcio (TCP) 336
– cirurgia combinada 334
Stabilized power system 240
Stent probe 170
Streptococcus 25
– *constellatus* 254, 287
– *sanguis* 24
Substitutos da nicotina 216

Sulco 65, 79
– exame 99
– gengival 10segs.
Sulco palatino, abertura 247
Sulcos 247
– colo dental 247
Superfície radicular 203
– biomodificação 352
– desintoxicação 253
Sutura de colchoeiro
– horizontal 308
– vertical 308
Sutura tipo suspensório, contínua 308

T

Taça de borracha (*rubber cup and paste* – RCP) 251
Taça de borracha, polimento dental 243, 251
Tanerella forsythensis (Tf; antiga denominação: *Bacteroides forsythus*) 30, 33, 36, 51
Taxa de mortalidade infantil elevada 64
Tecido conjuntivo
– alterações 517
– gengival, função 20
Tecidos, homeostase 20
Técnica adesiva, ferulização 475
Técnica de ataque ácido (TAA) 474
Técnica de escovação 228
– com escova unitufo 229
– intra-sulcular 228
– traumática 398, 161
Técnica de hibridização 183
Técnica do arco segmentado 465
Técnica envelope, transplante de tecido conjuntivo, 420, 430, 505
Temperatura subgengival 188
Tempo de cicatrização no idoso 517
Terapia causal 210
Teste de ranhura 269
Teste de reflexão 269
Teste de sondas bacteriano 183segs.
Teste enzimático 188
Teste microbiológico enzimático 187
Testes
– biomolecular 183
– da reação do hospedeiro 188segs.
– especificidade 182
– imunológico 186
– microbiano 178seg., 185, 288
– periodontal, avaliação 182
– sensibilidade 182
Testes de IL– 1 190
– conseqüências 190
Tetraciclinas 289
– quimicamente modificadas 50, 294
Tira abrasiva 251
Tiras de linho 245
Tomografia computadorizada, terapia com implantes 512
Total ridge lap 502
Toxicidade das citocinas 42
Traçado diagnóstico 194
Transcriptase reversa, inibidores 148seg.
Transparência 491
Transplante ósseo 325, 327
Tratamento 3, 201segs., 511
– antiinfeccioso, não-cirúrgico
– – combate aos reservatórios 255
– – *full mouth therapy* 281segs.
– instrumental 257
– limites 278segs.
– medicamentoso 287
– objetivos do tratamento 254
– anti-retroviral 148seg.
– conservador 202, 208
– corretivo 202, 208
– critérios de escolha 512
– critérios diagnósticos 512
– espaço biológico 511
– fases 201
– fatores do hospedeiro 22
– objetivos 204

– problemas 203
– propostas 202
– regenerativo 4seg., 299, 301
– ressectivo 296, 299, 301
– – ganho de inserção 318
– – redução da bolsa 318
– sistematização 210
– ulcerativa 85segs.
– – bacteriologia 87
– – etiologia 85
– – histopatologia 86
– – sintomas 87
Tratamento de bolsas
– conservativo 216
– em problemas com implantes 514
Tratamento de eleição, 182
Tratamento do defeito 202
Tratamento endodôntico 446
Tratamento inicial 201, 221, 223segs.
Tratamento ortodôntico 463
– retração gengival 437
– risco 463
Tratamento periodontal
– higiene oral 238
– inscucesso 455
– pessoal auxiliar 454
– planejamento para pacientes idosos 518
– seqüelas 456
– sucesso 455
Tratamento, ver também Terapia causal
– cirúrgico 202
– mecânico, sem exposição cirúrgica 202
– ortodôntico 463segs.
– – retração gengival 437
– – risco 463
Trauma periodontal 217, 460seg.
– oclusal 461
– – adaptação do periodonto 461
– – alteração desmodontal, histológica 451
– – primário 461
– – secundário 461
Treponema denticola 30, 33, 51, 254
Trifurcação, sondagem 173
Trissecção em caso de comprometimento de furca 387, 396
Trissomia do 21 53
– periodontite 134seg.
Triturador de osso 329
Túbulos 458
– obliteração 458
– recobrimento 458
Tumor gengival 120, 125segs.
– benigno 125segs.
– maligno 127
Tunelização, tratamento de furca 386

U

Ulcerações
– amplas 145
– em doentes de AIDS 147
Urgências 217segs.

V

Vector, aparelho de ultra-som 282
Verrugas 145
Vicryl 339seg.
Viroses 211
Virulência bacteriana 34
Vitamina K 212

W

Waterpik 236

X

Xenoenxerto 332
Xerostomia em doentes de AIDS 147

Z

Zyban 216